Deutsche Gesellschaft für Chirurgie

Kongressband 2002
Redigiert von W. Hartel

Springer-Verlag Berlin Heidelberg GmbH

Digitale Revolution in der Chirurgie

119. Kongress der Deutschen Gesellschaft für Chirurgie
7.–10. Mai 2002, Berlin

Präsident: J. R. Siewert
Redigiert von W. Hartel

Mit 120 Abbildungen und 130 Tabellen

Springer

Ab Band 120 Kongreßorgan der Deutschen Gesellschaft für Chirurgie. „Archiv für klinische Chirurgie" begründet 1860 von B. v. Langenbeck. Herausgegeben von Th. Billroth, E. Gurit, E. v. Bergmann, W. Körte, A. v. Eiselsberg, A. Bier, F. Sauerbruch, E. Payr, A. Borchard, O. Nordmann u. a. Bis Band 117 (1921) Berlin, A. Hirschwald, ab Band 118 Berlin, Springer.

Seit 1948 (Band 207/260) unter dem Titel „Langenbecks Archiv für klinische Chirurgie" vereinigt mit: Deutsche Zeitschrift für Chirurgie. Begründet 1872 von A. v. Bardeleben, W. Baum u. a. Herausgegeben von H. v. Haberer und F. Sauerbruch. Bis Band 254 Leipzig-Berlin, F. C. W. Vogel, ab Band 255 (1941) Berlin, Springer.

Ab Band 324 (1969) unter dem Titel „Langenbecks Archiv für Chirurgie".

Ab Band 338 (1975) vereinigt mit Bruns' Beiträge für Klinische Chirurgie. München, Urban & Schwarzenberg.

Professor Dr. J. R. Siewert
Präsident der Deutschen Gesellschaft für Chirurgie 2001/2002
Direktor der Chirurgischen Klinik der TU München
Ismaninger Strasse 22, 81675 München

Professor Dr. W. Hartel
Generalsekretär der Deutschen Gesellschaft für Chirurgie
Steinhölzle 16, 89198 Westerstetten-Vorderdenkental

Unter redaktioneller Mitarbeit von Frau Dr. R. Nowoiski
Geschäftsstelle der Deutschen Gesellschaft für Chirurgie, Berlin

ISBN 978-3-540-44330-8 ISBN 978-3-642-55715-6 (eBook)
DOI 10.1007/978-3-642-55715-6

Bibliographische Information Der Deutschen Bibliothek
Die Deutsche Bibliothek verzeichnet diese Publikation in der Deutschen Nationalbibliografie; detaillierte bibliographische Daten sind im Internet über <http://dnb.ddb.de> abrufbar.

Springer-Verlag Berlin Heidelberg New York
ein Unternehmen der BertelsmannSpringer Science + Business Media GmbH
http://www.springer.de/medizin

Ursprünglich erschienen bei Springer-Verlag Berlin Heidelberg New York 2002
Softcover reprint of the hardcover 1st edition 2002

Herstellung: PRO EDIT GmbH, 69126 Heidelberg
Satz, Druck- und Bindearbeiten: K. Triltsch, Print und digitale Medien GmbH, 97199 Ochsenfurt
Gedruckt auf säurefreiem Papier 24/3160 hs 543210

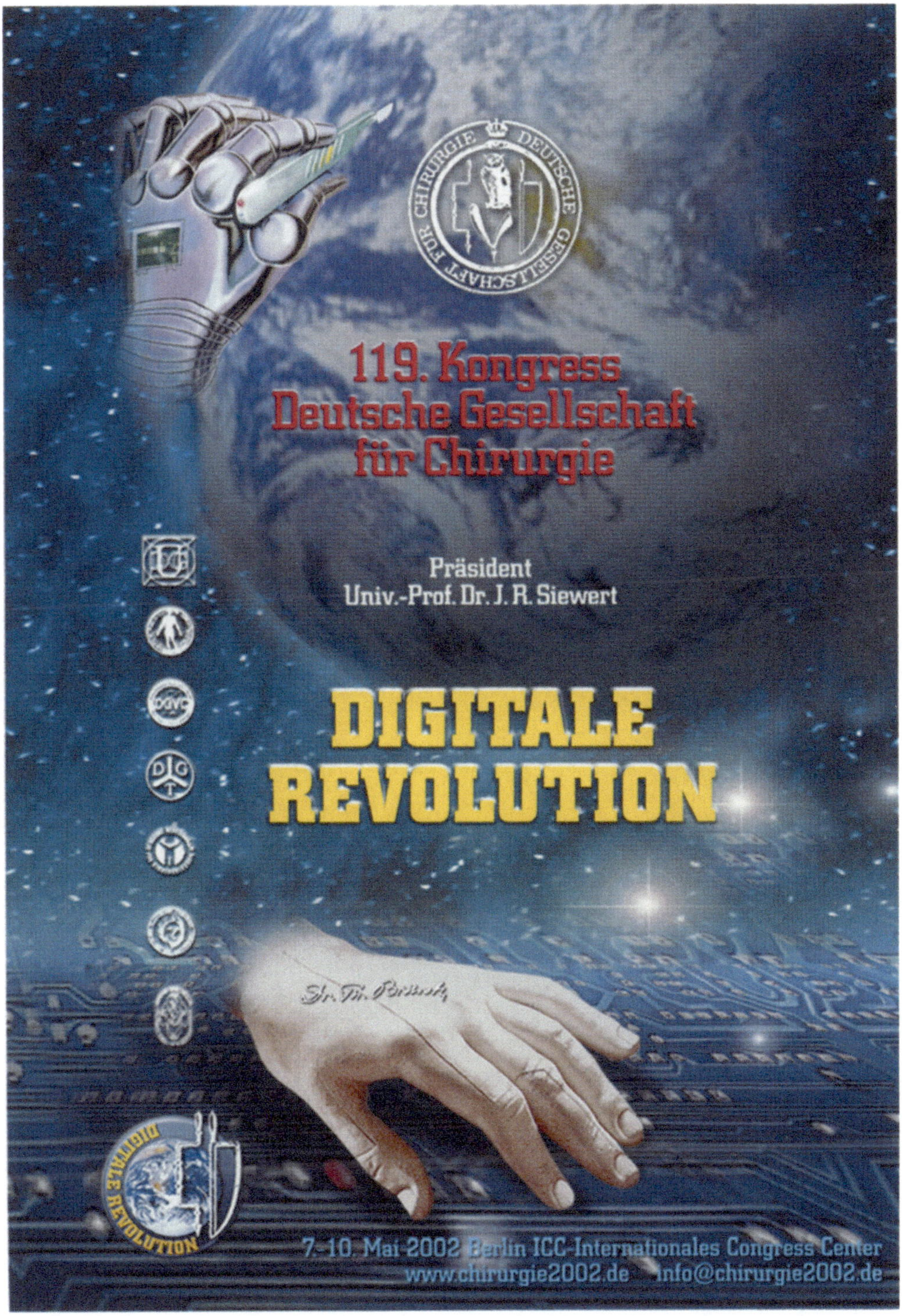
DEUTSCHE GESELLSCHAFT FÜR CHIRURGIE
119. Kongress
Deutsche Gesellschaft
für Chirurgie
Präsident
Univ.-Prof. Dr. J. R. Siewert
DIGITALE
REVOLUTION
DIGITALE REVOLUTION
7.-10. Mai 2002 Berlin ICC-Internationales Congress Center
www.chirurgie2002.de info@chirurgie2002.de

Inhaltsübersicht

Inhaltsverzeichnis IX
Verzeichnis der Erstautoren LXXXVII
Begrüßungsansprachen, Totenehrung, Eröffnungsanspache, Ehrungen und Preise, Mitgliederversammlung I und II 1
Festvorträge 29

Viszeralchirurgie 45
Weichteilkarzinome: Diagnostik, Staging und chirurgische Therapie 45
Chirurgische Therapie entzündlicher Darmerkrankungen: Colitis ulcerosa – Divertikulitis 58
Hepatobiliäre Malignome – Gallengangsrekonstruktion 76
Viszeralchirurgie 82
Zystische Pankreastumoren – Differentialdiagnostik, chirurgische Therapie 128
Rektumkarzinom: Radikalität und Funktion 134
Operative Endoskopie – Therapiealternativen innerhalb der chirurgischen Klinik 174
Chirurgie der Fettsucht/Hernien 191
Abstracts 216
Pouch-Rekonstruktionen in der Viszeralchirurgie 265
Biomaterialien in der Viszeralchirurgie 276
Chirurgie der euthyreoten Knotenstruma 288
Frühformen maligner Läsionen im Ösophagogastrointestinaltrakt – totale, endoskopische vs. chirurgische Therapie 322
Immuntherapie bei gastrointestinalen Malignomen 396
Transplantation und Lebendspende 398

Onkologie 436
Abstracts 436

Intensivtherapie 470
Abstracts 470

Unfallchirurgie 485
Biologie und Osteosynthese 485
Minimalinvasive Verfahren 507
Handchirurgie 513
Interdisziplinäre Unfallchir.-Chir.-Ortho. (Handwurzelverletzungen) 536
Fingerendgliedverletzungen 540
Verkehrsunfälle 546

Gefäßchirurgie 623
Wertigkeit neuer bildgebender Verfahren in der Gefäßchirurgie 623

Carotis-Plaquemorphologie: Konsequenzen für Indikationsstellung und Verfahrenswahl 631
Grenzen der Operabilität bei multimorbiden Gefäßpatienten 635
Planung von Endograft-Implantationen bei Aortenaneurysma 642

Kinderchirurgie 683
Das kindliche Schädel-Hirn-Trauma - Pathophysiologie - operative Intervention und Outcome 683
Innovative operative Techniken 689
Distale Femurfraktur 695

Plastische Chirurgie 733
Verbrennungen der Genito-Analregion 733
Defektdeckung bei pyogenen Gelenkinfektionen (gemeinsam mit Traumatologen und Orthopäden) 736
Chirurgische Korrektur der Gynäkomastie 743
Narbenbildung nach Verbrennung 748
Mikrozirkulation und Verbrennung 756

Thoraxchirurgie 779
Rezidiveingriffe/Zweiteingriffe bei Bronchialkarzinom 779

Allgemeine Themen 797
Digitaltechnik in der Chirurgie 797
New Imaging - funktionelle Bildgebung und Bildmerging 821
Neuorientierung in der onkologischen Chirurgie - differenzierte Radikalität im Rahmen multimodaler Konzepte (Deutsche Krebsgesellschaft und CAO) 829
Sepsis - Prädiktion und neue therapeutische Ansätze 834
Vom Reflux zum Barrett-Karzinom: The German Barrett Cancer Project 844
Chirurgische Aspekte chronischer Wundheilstörungen - vom Ulcus cruris bis zur Anastomosenfistel 850
Digitale Patientenakte - Science Fiction oder Realität? 864
Internet: Bilanz der nationalen und internationalen Arzt- und Patienten-Informationssysteme 879
Karrierechancen auch für Chirurginnen - Strukturen gemeinsam nutzen und entwickeln 917

Gesundheitspolitische Panels (gemeinsam mit dem BDC) 937
Arbeitszeitgesetz und Schichtdienst - Quantität statt Qualität?
DRG's - zwischen Albtraum und Realität 937

Europäisches Thema (gemeinsam mit der Österreichischen Gesellschaft für Chirurgie und der Schweizer Gesellschaft für Chirurgie) 941
„Polytrauma“ - Einsatz wissensbasierter Systeme 941

Digitale Erlebniswelt im klinischen Einsatz 943
Navigationssysteme 943

Inhaltsverzeichnis/Contents

Begrüßungsansprachen, Totenehrung, Eröffnungsansprachen, Ehrungen und Preise, Mitgliederversammlung

Begrüßung durch den Präsidenten
Totenehrung 13
Ehrungen und Preisverleihungen 14
Ansprache des Präsidenten 17
Mitgliederversammlung, Teil I 22
Mitgliederversammlung, Teil II 24
Festvorträge 29

Viszeralchirurgie

Weichteilkarzinome: Diagnostik, Staging und chirurgische Therapie

Bildgebende Diagnostik primärer Weichgewebssarkome (G. Krupski) — Imaging Diagnosis of Primary Soft-tissue Sarcoma 45

Lokoregionales Rezidiv (Klaus-Jürgen Winzer) — Loco-regional-recurrence 52

Chirurgische Therapie entzündlicher Darmerkrankungen: Colitis ulcerosa – Divertikulitis

Operative Verfahrenswahl bei Divertikelkrankheit – Konventionell oder laparoskopisch? (K. Schönleben und K. Kramer) — Surgery in Colondiverticulitis – Open or Laparoscopic Approach? 58

Die laparoskopische Therapie der Sigma- und Kolondivertikulitis (E. Bärlehner, St. Anders und B. Heukrodt) — Laparoscopic Surgery for Colonic and Sigmoid Diverticulitis 63

Operative Strategie bei toxischer Colitis (K.-H. Vestweber) — Operative Approaches to Toxic Colitis 67

Chirurgische Therapie entzündlicher Dickdarmerkrankungen Rationelle Diagnostik – Endoskopie, KE, CT? Indikation zur Operation (D. Hartmann und J. F. Riemann) — Rational Diagnosis – Endoscopy, KE, CT? Indications for Surgery 73

Hepatobiliäre Malignome – Gallengangsrekonstruktion

Kurative und palliative Therapie von Lebermetastasen (L. H. Blumgart) — Curative and Palliative Therapy of Liver Metastases — 76

Die chirurgische Therapie des fortgeschrittenen Gallenblasen - Karzinoms (H. Rau, R. Schauer, A. Zimmermann, M. K. Angele, O. Trapp und F. W. Schildberg) — Surgical Approach for the Treatment of Gall Bladder Cancer — 79

Abstracts

Viszeralchirurgie

Chirurgische Therapie des hilären Gallengangs-Karzinom. Eine klinisch-pathologische Untersuchung von 121 Patienten (E. G. Achilles, N. Zammar, J. Schulte am Esch II, M. Gundlach, D. C. Broering und X. Rogiers) — Surgical Treatment of the Hilar Carcinoma of the Bile Duct. A Clinical-Pathological Study of 121 Patients — 82

Das Angiomyolipom – ein seltener Lebertumor (H. Aselmann, P. Piso, B. Frericks, P. Flemming und H. J. Schlitt) — The Angiomyolipoma: A Rare Liver Tumor — 83

Zwei Jahre Nationale Fallsammlung Familiäres Pankreaskarzinom – klinischer Hinweis auf Beteiligung bekannter Tumorprädispositionsgene (D. K. Bartsch, M. Sina-Frey, E. Przypadlo, B. Gerdes, R. Kress, M. Colombo-Benkmann, R. Grützmann, S.A. Hahn und H. Rieder) — Two Years of National Case Collection of the Familiary Pancreatic Carcinoma-Clinical Hint on the Involvement of Known Tumor Predisposition Genes — 84

Blutungskomplikationen bei Pankreatitis (H. Bergert, D. Ockert, F. Dobrowolski und H. D. Saeger) — Bleeding Complications in Pancreatitis — 84

Wertigkeit der erweiterten Staginglaparoskopie bei Pankreaskarzinom. Ergebnisse einer monozentrischen prospektiven Studie (D. Birk, B. Poch, H. Hoeniger und H. G. Beger) — Significance of the Extended Staging Laparoscopy in Pancreatic Carcinoma. Results of a Monocentre Prospective Study — 85

Ante- oder retrokolische Duodenojejunostomie nach pyloruserhaltender Duodenopankreatektomie – eine prospektiv randomisierte Studie (T. C. Boettger, R. Engelmann und Th. Junginger) — Antecolic or Retrocolic Duodenojejunostomy After Pylorus-Saving Duodenopancreatectomy – A Prospective Randomized Study — 86

Lebensqualität nach Standard Whipplescher Operation und pyloruserhaltender Duodenopankreatektomie; eine prospektive Studie (T. C. Boettger, R. Engelmann und Th. Junginger) — Life Quality After Standard Whipple's Operation and Pylorus-Saving Duodenopancreatectomy; A Prospective Study — 87

Prospektive Studie zum Vergleich verschiedener Leberparenchymdissektionstechniken – UltraCision® versus Klemmendissektion versus CUSA® (D. C. Broering, P. Bok, C. Hillert, J. II. Schulte am Esch, E. G. Achilles, L. Fischer und X. Rogiers) — Prospective Study to Compare Different Dissection Techniques of the Liver Parenchyma – UltraCision vs. Clamping Dissection vs. CUSA — 88

Untersuchungen zur arteriellen und portalen Perfusion des IV. Lebersegmentes und deren Bedeutung für die Leber-Lebend-Spende (N. Buck, G. Krupski, J. Jr. Schulte am Esch, C. Hillert, X. Rogiers, G. Adam und D. C. Broering) — Studies to the Arterial and Portal Perfusion of the IV; Liver Segment and their Importance for the Liver Live Donor — 89

Zystische Neoplasien des Pankreas (F. Dobrowolski, D. Ockert, A. Bunk und H. D. Saeger) — Cystic Neoplasias of the Pancreas — 90

Heterotopes Pankreas – Klinik, Lokalisation und Pathologie in elf Fällen (C. F. Eisenberger, W. T. Knoefel, A. Gocht, E. F. Yekebas, M. Peiper und J. R. Izbicki) — Heterotopic Pancreas – Clinic, Localization and Pathology in Eleven Cases — 91

Wird beim Gallenblasenkarzinom zu oft und zu radikal operiert? (U. Garlipp, M. Specht und H. J. C. Wenisch) — Are There too Many and too Radical Operations of the Gallbladder Carcinoma? — 92

Operationsindikation und Verfahrenswahl bei der traumatischen Leberruptur (H.-J. Gassel, M. Gasser, M. Simon und A. Thiede) — Indication for Operation and Choice of Method with the Traumatic Liver Rupture — 92

Diagnoseverzögerung beim Pankreaskarzinom durch elektive Cholezystektomien (B. M. Ghadimi, O. Horstmann, K. Jacobsen und H. Becker) — Delay of Diagnosis in Pancreatic Cancer Due to Suspected Symptomatic Cholelithiasis — 93

Präoperative dopplersonografische Beurteilung der Resektabilität von Pankreastumoren (R. Grützmann, A. Bunk und H.-D. Saeger) — Preoperative Doppler Sonographic Assessment of the Resectability of Pancreatic Carcinoma — 94

Entgiftung Albumin-gebundener Plasmasubstanzen durch eine Albumin-Peritonealdialyse im Rattenmodell (S. Happich, M. Stickel, B. Mühling, C. J. Deglmann, F. W. Schildberg und H.-G. Koebe)	Detoxification of Albumin-Bound Plasma Substances by an Albumin Peritoneal Dialysis in the Rat Model	95
Rekonstruktion von Gallengangsdefektläsionen mittels Veneninterponat: Einsatz eines neuen resorbierbaren endoluminalen Stents (H. P. Heistermann, D. Palmes, K. Schneiders, M. Ebsen, G. Hohlbach und H. U. Spiegel)	Reconstruction of Bile Duct Defect Lesions by Means of Venous Interponat: Use of a New Resorbable Endoluminal Stent	96
Die Bedeutung der Okklusion von Segment 4 für die Induktion einer segmentalen Hyperplasie des linkslateralen Leberlappens (C. Hillert, D. C. Broering, L. Müller, G. Krupski, L. Fischer, G. Adam und X. Rogiers)	The Significance of the Occlusion of Segment 4 for the Induction of a Segmental Hyperplasia of the Lateral Left Hepatic Lobule	97
Erhöht die Pyloruserhaltung bei der Duodenopankreatektomie das Risiko der Magenentleerungsstörung? (O. Horstmann, P. M. Markus, B. M. Ghadimi, A. Strohmeyer und H. Becker)	Does Pylorus-preserving Duodenopancreatectomy Increase the Risk of Delayed Gastric Emptying?	98
Prognostische Faktoren bei der Resektion kolorektaler Lebermetastasen (I. Iesalnieks, M. Anthuber und K. W. Jauch)	Prognostic Factors in the Resection of Colorectal Liver Metastases	99
Intraoperative Bestrahlung beim Schwein-Toleranz zentraler Gallenwege und biliodigestiver Anastomosen (G. M. Kaiser, H. W. Zhang, A. B. Müller, N. R. Frühauf, S. Westermann, W. Sauerwein, K. Metz, K. J. Oldhafer und C. E. Broelsch)	Intraoperative Irradiation in Pigs-Tolerance of Central Bile Ducts and Biliodigestive Anastomoses	100
Stellenwert des Inspektionsstomas bei komplizierten biliodigestiven Anastomosen (S. Kastl, K. E. Matzel und W. Hohenberger)	Importance of the Inspection Stoma in Complicated Biliodigestive Anastomoses	101
Techniken der Pankreato-Jejunostomie (A. Kiehle, K. Heinemann, R. Metzner, J. Hauss und P. Lamesch)	Techniques of the Pancraticojejunostomy	102

Pankreassegmentresektion als Therapieoption bei benignen und Borderline-Tumoren des Pankreas (W. T. Knoefel, T. E. Langwieler, O. Mann und J. R. Izbicki)	Pancreatic Segment Resection as Therapeutic Option in Benign and Borderline Tumors of the Pancreas	103
Ergebnisse der Leberresektion beim lokal fortgeschrittenen cholangiozellulären Karzinom (UICC-Stadium IV) (H. Lang, M. Kaun, M. Malagó und C. E. Broelsch)	Results of the Liver Resection in the Locally Advanced Cholangiocellular Carcinoma (UICC Stage IV)	103
Prospektiv-randomisierter Vergleich von Anastomosentechniken der Pankreatojejunostomie nach partieller Duodenopankreatektomie (J. M. Langrehr, D. Jacob, M. Bahra, J. Kress, M. Glanemann, T. Steinmüller und P. Neuhaus)	Prospective Randomized Comparison of Anastomotic Techniques of the Pancreaticojejunostomy After Partial Duodenopancreatectomy	104
Einfluss der Pankreaskopfresektion mit und ohne Erhalt des Duodenums auf die endokrine und exokrine Pankreasfunktion und den Ernährungsstatus bei Patienten mit chronischer Pankreatitis – Prospektive Studie (S. Ludwig, H. Witzigmann, D. Max, D. Uhlmann, F. Geißler und J. Hauss)	Influence of the Pancreas Resection with and without Saving the Duodenum on the Endocrine and Exocrine Pancreas Function and the State of Nourishment in Patients with Chronic Pancreatitis – Prospective Study	106
Trypsinogenaktivierung und Pankreasschädigung bei Cathepsin L-defizienten Mäusen nach Caerulein-Hyperstimulation (R. Matthias, B. Brandt-Nedelev, W. Roth, C. Peters, H. Lippert, M. M. Lerch und W. Halangk)	Tryptinogen Activation and Damage of the Pancreas with Cathepsin L-deficient Mice After Caerulein Hyperstimulation	107
Transarterielle Chemoembolisation bei hepatozellulärem Karzinom (C. Moench, M. Pitton, J. C. Thies, M. T. Thelen und G. Otto)	Transarterial Chemoembolization in Hepatocellular Carcinoma	108
MRT-gesteuerte Thermoablation von Lebertumoren unter digital, radiologischer Kontrolle in einem interventionellen 0,5 Tesla MRT-Behandlungsergebnisse im Vergleich zur Leberchirurgie (F. P. Müller, Ch. Schoepp, F. Eickmeyer, Th. Frieling, H.-J. Schwarzmaier und P. R. Verreet)	MRT-Navigated Thermoablation of Liver Tumors under Digital Radiologic Control in an Interventional 0.5 Tesla MRT-Treatment Results Compared with Liver Surgery	109
Zystisches Insulinom als seltene Erscheinungsform eines zystischen Pankreastumors (H.-J. Peiper)	Cystic Insulinoma as a Rare Form of Cystic Pancreatic Tumors	110

Die Technik der pylorus-erhaltenden Duodeno-Pankreatektomie (S. Post)	The Technique of the Pylorus-Preserving Pancreatduodenectomy	111
Ausgedehnte Resektion bei cholangiozellulärem Karzinom: eine prospektive Analyse (A. Radtke, K. Cummins, J. Schmidt, H. Zirngibl und A. Wu)	Extended Resection in Cholangiocellular Carcinoma a Prospective Analysis	111
Adenomrezidive der Papilla Vateri – Analyse von Risikofaktoren und Therapieoptionen (C. Schleicher, M. Colombo-Benkmann, D. Tübergen und N. Senninger)	Recurrent Adenoma of the Papilla Vateri – Analysis of Risk Factors and Therapy Options	112
Präliminäre einseitige Pfortaderligatur vor Resektion ausgedehnter Lebertumoren (K. Schleimer, D. Stippel, K. T. E. Beckurts und A. H. Hölscher)	Preliminary Unilateral Portal Vein Ligation Before Resection of Extensive Liver Tumors	113
Leberresektionen mit hypothermer Perfusion ante-, ex- oder in-situ: Was ist ihr Stellenwert in der Leberchirurgie heute? (H. J. Schlitt und A. Bornscheuer)	Liver Resection with Hypothermic Perfusion Ante, Ex or In Situ: What is Their Importance for Hepatic Surgery Today?	114
Pankreatogastrostomie versus Pankreatojejunostomie zur Rekonstruktion nach partieller Pankreatoduodenektomie (H. J. Schlitt, U. Schmidt, D. Simunec und J. Klempnauer)	Pancreatogastrostomy vs. Pancreatojejunostomy for the Reconstruction After Partial Pancreatoduodenectomy	115
Führt die subtotale Pankreaskopfresektion bei Patienten mit Pankreas divisum zum Stillstand der Erkrankung? (W. Schlosser, K. H. Link, D. Henne-Bruns und H. G. Beger)	Does the Subtotal Pancreas Head Resection in Patients with Pancreas Divisum Lead to a Stop of the Disease?	116
Gallengangsverletzungen nach Cholecystektomie – Langzeitergebnisse nach chirurgischer Rekonstruktion (S. C. Schmidt, J. M. Langrehr, S. Jonas, R. Raakow, TH. Steinmüller und P. Neuhaus)	Bile Duct Injuries After Cholocystectomy – Long-Term Results After Surgical Reconstruction	117
Die duodenumerhaltende Pankreaskopfresektion in der Therapie des Pancreas divisum (M. H. Schoenberg, U. Widmaier und P. G. Paskuda)	The Duodenum-Saving Pancreas Head Resection in the Therapy of the Pancreas Divisum	118

Leberresektion vs. Laserinduzierte Thermotherapie (LITT) bei kolorektalen Lebermetastasen – Wird die Fallkostenkalkulation therapieentscheidend? (C. Schoepp, F. P. Müller, F. Eickmeyer, M. Schröder und P. R. Verreet)	Liver Resection vs. Laser-Induced Thermotherapy in Colorectal Liver Metastases – Will the Calculation of the Case Costs be Decisive for the Therapy?	118
Häufigkeit von Mutationen im PRSS1- und SPINK1-Gen bei Patienten mit akuter und chronischer Pankreatitis (H.-U. Schulz, H. Witt, A. K. Böhm, T. Reinheckel, W. Halangk und H. Lippert)	Incidence of Mutations in the PRSS1 and SPINK1 Gene in Acute and Chronic Pancreatitis	119
Die hepatische Kryotherapie bei Lebertumoren (J. K. Seifert, A. Heintz, F. Mattes und Th. Junginger)	The Hepatic Cryotherapy of Liver Tumors	120
Unterschiedliche Verteilung von Fremdstoff-metabolisierenden Enzymen in der ventralen und dorsalen Pankreasanlage (J. Standop, M. Schneider, A. Ulrich, M. W. Buechler und P. M. Pour)	Different Distribution of Foreign Substance Metabolizing Enzymes in the Ventral and Dorsal Pancreas Anlage	121
Serös zystische Neoplasien des Pankreas: Gibt es histologische und immunhistochemische Marker für Malignität? (O. Strobel, K. Zgraggen, A. Kappeler, A. Zimmermann, W. Uhl und M. W. Büchler)	Serous Cystic Neoplasm of the Pancreas: Are There Histologic and Immunohistochemical Markers for Malignancy?	122
Lebensqualität nach chirurgischer Therapie der intrahepatischen Echinokokkuszyste (J. Tjaden, C. Hillert, L. Fischer, D. C. Broering, K. H. Schulz und X. Rogiers)	Life Quality After Surgical Treatment of the Intrahepatic Echinococcus Cyst	123
Reduktion des Ischämie/Reperfusionsschadens nach totaler vaskulärer Exklusion der Leber durch den Einsatz eines Endothelin-A-Rezeptorantagonisten im Schweinemodell (D. Uhlmann, S. Ludwig, U. Pietsch, J. Hess, G. Gäbel, P. Fiedler, A. Tannapfel, J. Hauss und H. Witzigmann)	Reduction of Ischemia/Reperfusion Damage After Total Vascular Exclusion of the Liver Using a Endothelin-A-Receptor Antagonist in a Pig Model	124
Cooley-Shunt bei Pfortaderthrombose (M. Wolff, S. Scheingraber, N. Schäfer und A. Hirner)	Cooley Shunt in Portal Vein Thrombosis	125

Die V-förmige Excision der ventralen Pankreaswand bei Small Duct Disease – Pankreatitis (E. Yekebas, H. Honarpisheh, C. Habermann, M. Peiper, W. T. Knoefel, F. Weiss und J. R. Izbicki) — The V-Shaped Excision of the Ventral Pancreatic Wall in Small Duct Disease – Pancreatitis 126

Zystische Pankreastumoren – Differentialdiagnostik, chirurgische Therapie

Progonose zystischer Pankreastumore (J. Köhler) — Pronosis of Cystic Neoplasms of the Pancreas 128

Abstract

Postpankreatitische Aneurysmata – ein besonderes viszeralchirurgisches Problem (Z. Halloul, F. Meyer, J. Tautenhahn, R. Grote, H. Lippert und T. Bürger) — Aneurysms due to Pancreatitis – a Special Problem in Visceral Surgery 133

Rektumkarzinom: Radikalität und Funktion

Fortdauernde Störungen nach Eingriffen im anorektalen Bereich – Therapiemöglichkeiten (D. Geile, M. Haseitl und G. Osterholzer) — Therapy of Typical Disturbances After Ano Rectal Surgery 134

Interferon-alpha in der adjuvanten Behandlung des kolorektalen Karzinoms (L. Staib, K. H. Link und D. Henne-Bruns) — Adjuvant Therapy of Colorectal Cancer with Interferon-alpha 142

Kolonkarzinom – State of the Art Primäre und sekundäre Prävention (D. Hartmann und J. F. Riemann) — Primary and Secondary Prevention 146

Rektumkarzinom – Klinischer Wert adjuvanter und neoadjuvanter Therapie (R. Sjödahl) — Rectal Cancer – Clinical Value of Adjuvant and Neoadjuvant Treatment 149

Abstracts

Pouchitis nach Restaurativer Proktokolektomie: Komparative Validierung zweier Scoring-Systeme in der klinischen Nachsorge (E. H. Allemeyer, U. Hinz, G. Heuschen, F. Autschbach, Ch. Herfarth und U. A. Heuschen) — Pouchitis After Restorative Proctocolectomy: Comparative Validation of Two Scoring Systems in Clinical Follow-up 153

Wie zuverlässig ist die Koloskopie als Screening-Untersuchung für ein Colitis ulcerosa assoziiertes Carcinom? (C. Anthoni, M. Brüwer, E. J. M. Rijcken, M. G. Laukötter, G. Schürmann, N. Senninger und C. F. K. Krieglstein)	How Reliable is the Coloscopy as a Screening Examination for a Colitis ulcerosa Associated Carcinoma?	154
Funktionelle Ergebnisse nach totaler mesorektaler Exzision und Kolon-J-Pouch-Anlage als Therapie des tiefsitzenden Rektumkarzinoms (E. Berg, A. Ommer, M. Girona und K. P. Jung)	Functional Results After Total Mesorectal Excision and Colon J Pouch Construction as Therapy of the Lower Rectum Carcinoma	154
Funktionelle Ergebnisse nach anteriorer, tief anteriorer und intersphinktärer Rektumresektion (B. R. Bittorf, U. Stadelmaier, W. Hohenberger und K. E. Matzel)	Functional Results After Anterior, Low Anterior and Intersphincteral Rectum Resection	155
Erfahrung vs. Evidenz: Wie können für die Appendizitis diagnostisch hilfreiche klinische Symptome identifiziert werden? (H. Böhner, C. Franke, Q. Yang und C. Ohmann)	Experience vs. Evidence: How Do We Identity the Diagnostically Helpful Symptoms for Appendicitis?	156
BAR vs. Handnaht und Klammernaht nach anteriorer Rektumresektion - eine prospektive Studie mit Langzeit follow-up an 205 Patienten (E. S. Debus, U. A. Dietz, M. Sailer und A. Thiede)	BAR vs. Manual Suture and Stapling After Anterior Rectum Resection - a Prospective Study with Long-term Follow-up in 205 Patients	157
Ileoanale Pouch Rekonstruktion verschlechtert weder die Sphinkterfunktion noch die Lebensqualität - Eine klinische Studie von Patienten nach Proktokolektomie im Vergleich mit Patienten unter konservativer Therapie (K. A. Gawad, S. Wenske, W. T. Knoefel, T. von Schrenck und J. R. Izbicki)	Ileoanal Pouch Reconstruction Does not Aggravate Sphincter Function or Life Quality - A Clinical Study of Patients After Proctocolectomy Compared with Patients Under Conservative Therapy	158
Das Rektumkarzinomrezidiv: multimodale Therapieverfahren und aggressiveres chirurgisches Vorgehen verbessern das Gesamtüberleben (M. Golling, K. Kaiser, B. Rudek, M. Dueck, C. Herfarth und T. Lehnert)	Recurrent Rectum Carcinoma: Multimodal Therapy Procedure and Aggressive Surgical Technique Improve the Total Survival	159
Multimodales Therapiekonzept mit forciertem Kostaufbau und verkürzter Krankenhausverweildauer bei Kolonresektion: Erste Ergebnisse (C. N. Gutt, L. A. Brinkmann, E. Staib-Sebler, P. Kessler und M. Lorenz)	Multimodal Therapy Concept with Forced and Reduced Hospital Stay with Colon Resection: First Results	160

Ileoanaler Pouch (IAP) im Kindesalter: Indikation, Ergebnisse und Lebensqualität (G. Heuschen, U. Hinz, E. H. Allemeyer, Ch. Herfarth und U. A. Heuschen)	Ileoanal Pouch (IAP) in Childhood: Indication, Results and Life Quality	161
Postoperative peridurale Analgesie mit Ropivacain bei der Ratte erhöht die Kolonmotilität mit positivem Einfluß auf die Anastomosenheilung (M. Jansen, K. Junge, M. Anurov und V. Schumpelick)	Postoperative Peridural Analgesia with Ropivacain in the Rat Increases Colon Motility with Positive Influence on the Anastomosic Healing	162
Epidemiologische Aspekte der Appendizitis (A. Koch, F. Marusch, L. Meyer und I. Gastinger)	Epidemiologic Aspects of the Appendicitis	163
Evidence based medicine am Beispiel chronisch enzündlicher Darmerkrankungen (A. J. Kroesen, M. Utzig und H. J. Buhr)	Evidence-Based Medicine Illustrated by Chronic Inflammtory Ulcerative Colitis	163
Re-Pouchanlagen als letzte Möglichkeit zur Rettung des Neo-Reservoir nach Colitis ulcerosa (A. J. Kroesen, C. T. Germer und H. J. Buhr)	Re-Pouch Construction as the Last Chance to Save the Neo-Reservoir After Colitis Ulcerosa	164
Colonpouch-Nekrose – Worst Case nach colopouchanaler Rekonstruktion (M. Kruschewski, C. T. Germer, E. Riede und H. J. Buhr)	Colon-Pouch Necrosis – Worst Case After Colo-Pouch Anal Reconstruction	165
Akzeptanz der Operation nach Longo beim Patienten (M. Richter und U. Laffer)	Patients Acceptance of the Operation According to Longo	166
Totale mesorektale Exzision (TME) beim Rektumkarzinom: Verbesserte Überlebensraten nur im UICC-Stadium III (O. Schwandner, P. Sterk und H.-P. Bruch)	Total Mesorectal Excision (TME) for Rectal Cancer: Improved Survival Rates Only in the UICC Stage III	166
Wird bei der Divertikulitis zu häufig operiert? (M. Specht, U. Garlipp und H. J. C. Wenisch)	Are Operations Performed Too Frequently for Divertikulitis	167
Peutz-Jeghers-Syndrom: Ergebnisse einer Deutschlandweiten Untersuchung (T. Vogel, V. Schumacher, B. Leube, G. Möslein, B. Royer-Pokora und H.-D. Röher)	Findings of a Germany-wide Study	168

Zu aktuellen Fragen der OP-Indikation bei akuter Divertikulitis: Ergebnisse einer retrospektiven Analyse (P. Vogel, M. N. Scherer, S. Herbrig und K.-W. Jauch)	To Topical Questions of the OP Indication with Acute Diverticulitis: Results of a Retrospective Analysis	169
Einfluß des Erkrankungsmusters der Operationshäufigkeit auf die Lebensqualität bei Patienten mit Morbus Crohn (S. Vossen, K. Moussazadeh, C. Franke und H. D. Röher)	Influence of the Disease Patterns of the Operation Frequency on the Life Quality in Patients with Morbus Crohn	170
Laparoskopische kolorektale Chirurgie - 300 Fälle (H. M. Wang und J. B. Chen)	Laparoscopic Colorectal Surgery - 300 Cases Experience	171
Komplikationen, funktionelle Langzeitergebnisse und Lebensqualität nach Proktokolektomie und ileumpouchanaler Anastomose bei Colitis ulcerosa (S. Willis, M. Lörken, F. Hölzl und V. Schumpelick)	Complications, Functional Longterm Results and Life Quality After Proctocolectomy and Ileum-Pouch Anal Anastomosis in Colitis Ulcerosa	172
Ist nach intersphinktärer Rektumresektion die Rekonstruktion mittels Colonpouch von Vorteil? Ein Vergleich mit coloanaler End-zu-End-Anastomose (S. Willis, R. Kasperk und V. Schumpelick)	Is the Reconstruction by Means of Colon Pouch After Intersphincteral Rectum Resection an Advantage? A Comparison with Colon-Anal End-to-End Anastomosis	173

Operative Endoskopie – Therapiealternativen innerhalb der chirurgischen Klinik

Operative Endoskopie bei Polypen und Adenomen im Kolon (K. E. Grund)	Endoscopie Surgery in Polyps and Colorectal Adenomas	174
Stellenwert der Endoskopie im Spektrum palliativer Maßnahmen (K. E. Grund)	Palliative Therapy: Relevance of Endoscopic Methods	178
Die laparoskopische Fundoplikatio - was ist gesichert? (H. J. Stein)	Laparoscopic Fundoplication - What is Proven?	184

Abstracts

Endoskopische Therapie der Anastomosenkomplikationen nach Lungentransplantation (J. Reinmiedl, F. W. Spelsberg, C. Müller, G. Meyer und F. W. Schildberg)	Endoscopic Therapy of Anastomosis Complications After Lung Transplantation	188

Endoskopische Therapie bei sehr großen Anastomoseninsuffizienzen nach tiefer anteriorer Rektumresektion (S. Schinkel, R. Merkle, F. W. Spelsberg und G. Meyer)
Endoscopic Therapy of Major Anastomotic Leakage After Deep Anterior Rectum Resection 189

Morbidität und Funktionsstörungen nach Resektion von Rektumkarzinomen und-Adenomen durch transanal endoskopische Mikrochirurgie (G. Winde, R. Fischer, R. Chaoui und U. Lange)
Morbidity and Malfunction After Resection of Rectum Carcinomas and Adenomas by Transanal Endoscopic Microsurgery 189

Chirurgie der Fettsucht/Hernien

Die Versorgung von Narbenhernien und deren Rezidiven - ist die Onlay-Technik mit Kunststoffimplantaten obsolet? (J. Berger, J. Sombrowski und B. Ulrich)
Repair of Incisional Hernias and Their Relapses - Is the Onlay Technique with Plastic Implants Obsolete? 191

Dilatation und Motilitätsstörungen des tubulären Ösophagus nach laparoskopischer Implantation eines adjustierbaren Magenbandes zur chirurgischen Therapie der Adipositas permagna (C. Bloechle, A. M. F. Stenger, O. Mann, und C. R. Habermann)
Dilatation and Motility Disturbances of the Tubular Esophagus After Laparoscopic Implantation of an Adjustable Gastric Band for the Surgical Treatment of Adipositas Permagna 192

Prospektive Beobachtungsstudie zum gastro-oesophagealen Reflux bei Patienten mit morbider Adipositas nach laparoskopischem Gastric Banding (P. H. Collet, C. Gutschow, P. M. Schneider, E. Bollschweiler und A. H. Hölscher)
Prospective Observation Study of the Gastro-Esophageal Reflux in Patients with Severe Adipositas After Laparoscopic Gastric Banding 193

Lebensqualität nach laparoskopischem Gastric Banding (S. M. Freys, H. Tigges, M. Fein, J. Maroske, K. H. Fuchs und A. Thiede)
Quality of Life After Laparoscopic Gastric Banding 194

17 Jahre Erfahrung mit der vertikalen bandverstärkten Gastroplastik (E. Hell, K. Miller und P. Strasser)
17 Years Experiences with Vertical Banded Gastroplastic 195

Die deutsche Narbenhernienchirurgie im Umbruch. Ein Vergleich zweier Kliniksumfragen 1995 und 2001 (M. Korenkov, S. Sauerland, A. Paul und E. A. M. Neugebauer)
The German Incisional Hernia Surgery in a Time of New Horizon. A Comparison of Two Clinical Surveys 1995 and 2001 195

25 Jahre Erfahrung in der Narbenhernienchirurgie - Mayo, Cutislappenplastik oder Meshimplantation: Eine vergleichende retrospektive Studie an 427 Narbenbruchoperationen (C. Langer, Ch. Kley, M. Flosman und H. Becker)
25 Years of Experiences in the Incisional Hernia Surgery - Mayo, Cutis Flap or Mesh Implantation: A Comparative Retrospective Study of 427 Incisional Hernia Operations 196

Implantatreaktion bei Kunststoffnetzen in der Hernienchirurgie - Eine prospektiv vergleichende Untersuchung in der Rezidiv- und Nicht-Rezidivsituation bei Polypropylen-Implantaten gegenüber implantatfreien Narbengewebe (B. J. Leibl, M. Wehrmann, M. Ulrich, C. G. Schmedt, B. Bültmann und R. Bittner)
Implant Reaction with Polymer Nets in Hernia Surgery - A Prospective Comparative Study in the Relaps and Non-Relapse Situation with Polypropylen Implants Compared with Implant-Free Cicatrix Tissue 197

Gastrooesophagealer Reflux und Ösophagusmotilität bei Morbider Adipositas (K. Miller, E. Hoeller, E. Hell und P. Strasser)
Gastroesophageal Reflux and Esophageal Motility in Morbid Obesity 198

Postoperative Belastbarkeit der Shouldice-Reparation primärer Leistenhernien (Ch. Peiper, K. Junge, D. Kürten und V. Schumpelick)
Postoperative Strain Capacity of the Shouldice Reparation of Primary Inguinal Hernia 199

Der laparoskopische gastric bypass als Revisionseingriff nach Perforation eines ePTFE-Bandes in den Magen nach vertical banded gastroplasty (K. Schneiders, H. G. Schulz, J. Loick und G. Hohlbach)
The Laparoscopic Gastric Bypass as Revision Operation After Perforation of an ePTFE-Band in the Stomach After Vertical Banded Gastroplasty 200

Indikation zur Mesh-Augmentation beim Nabelhernienverschluß (O. P. Schumacher, C. Peiper, M. Lörken und V. Schumpelick)
Indication for Mesh-Augmentation with Umbilical Hernia Occlusion 201

Vollresorbierbares Material als Zwerchfellersatz - eine tierexperimentelle Untersuchung (G. Steinau, U. Klinge und V. Schumpelick)
Totally Resorbable Material as Diaphragm Substitution - a Study in Animals 201

Die laparoskopische Implantation eines adjustierbaren Magenbandes als Therapieoption zur Gewichtsreduktion und Behandlung von schlafbezogenen obstruktiven Atemstörungen (A. M. F. Stenger, S. Betge, H. Hein, O. Mann und C. Bloechle)
Laparoscopic Implantation of an Adjustable Gastric Band as Therapeutic Option for Weight Reducing and Treatment of Sleep-Related Obstructive Respiratory Disturbances 202

Akute Appendizitis – Laparoskopische Appendektomie – Indikation und Ergebnisse (R. A. Weiner, R. Blanco Engert und S. Weiner)	Acute Appendicitis – Laparoscopic Appendectomy – Indications and Results	204
Indikation, Technik und Ergebnisse nach laparoskopischer Magen-Bypass-Operation (R. A. Weiner, R. Blanco Engert und S. Weiner)	Indication, Technique and Results After Laparoscopic Gastric Bypass Surgery	210

Abstracts

Minimal-invasive Chirurgie des Rektumkarzinoms – Erfahrungsbericht nach über 70 Operationen und Vergleich mit dem konventionellen Vorgehen (M. Anthuber, I. Iesalnieks, F. Elser, A. Fürst und K.-W. Jauch)	Minimal-Invasive Surgery of the Rectal Carcinoma – Progress Report After More than 70 Operations and Comparison with the Conventional Technique	216
Techniken der laparoskopischen sphinctererhaltenden Resektion des Rektumkarzinoms (I. Baca, G. Amend, L. Grzybowski und C. Schultz)	Techniques of the Laparoscopic Sphincter-Saving Resection of the Rectal Carcinoma	217
Die laparoskopische Fundoplicatio nach Nissen-deMeester und Toupet im retrospektiven Vergleich (H. Bergmann, W. Heidemann und M. Kemen)	Laparoscopic Fundoplicatio According to Nissen-de Meester and Toupet in the Retrospective Comparison	217
Traumatische Zwerchfellhernie nach kardiopulmonaler Reanimation – frühzeitige laparoskopische Reparation (H. B. Berker, R. B. E. Blanco-Engert, H. H. Himmelreich und R. W. Weiner)	Traumatic Diaphragm Hernia After Cardio-pulmonary Reanimation – Early Laparoscopic Repair	219
Lebensqualität nach laparoskopischer oder offener kolorektaler Chirurgie: Ein Vergleich im Spätverlauf (P. Buchmann, E. Sokolovic und D. Christen)	Quality of Life After Laparoscopic or Open Colorectal Surgery: A long-term Comparison	219
Vergleich verschiedener Hernienoperationen – eine prospektiv randomisierte Studie (M. Butters, J. D. Redecke und J. S. Köninger)	Comparison of Different Hernia Operations – a Prospectiv Randomized Study	220
Die primäre Laparoskopie zur Diagnostik und Therapie beim akuten Abdomen (Th. Carus, H. Lienhard, U. Kempf und A. J. Coburg)	Primary Laparoscopy for Diagnosis and Therapy with the Acute Abdomen	221

Ligaturfreie Resektionen in der Visceralchirurgie mit dem LigaSure Versiegelungssystem (Th. Carus, H. Lienhard und A. J. Coburg)	Ligation-Free Resections in Visceral Surgery with the LigaSure Sealing System	221
Laparoskopische Sigmaresektionen – eine Lernkurve (S. Dinçler, M. Koller, D. Christen und P. Buchmann)	Laparoscopic Sigma Resections – a Learning Curve	222
Technik und Ergebnisse der laparoskopischen Refundoplikatio (M. Fein, K.-H. Fuchs, S. M. Freys und J. Maroske)	Technique and Results of the Laparoscopic Refundoplicatio	223
Die laparoskopisch gestützte Sigmaresektion bei Divertikulitis. Eine retrospektive Analyse von 105 Patienten in einem Haus der Grundversorgung (M.Gerdes, N. Rohrmoser und W. Heidemann)	The Laparoscopy-Assisted Sigma Resection in Diverticulitis. A Retrospective Analysis of 105 Patients in a Hospital of Basic Supply	224
Die roboterassistierte laparoskopische Hemifundoplikatio (Thal) beim Kind (C. N. Gutt, B. H. Markus, L. A. Brinkmann und K. Heller)	Robot-Assisted Laparoscopic Hemifundoplicatio (Thal) in the Child	225
Revolution der Bildgebung in der Magenkarzinomdiagnostik? (N. Hennes, F. P. Müller, W. U. Schmidt und P. R. Verreet)	Revolution of Imaging in the Gastric Carcinoma Diagnosis?	225
Thorakoskopische Enukleation eines Leiomyoms des Ösophagus (A. H. Hölscher, W. Schröder und C. A. Gutschow)	Thoracoscopic Enucleation of Leiomyoma of the Esophagus	226
Standards und Trends in der Antirefluxchirurgie in Deutschland (T. P. Hüttl, M. Hohle, G. Meyer, T. K. Geiger und F. W. Schildberg)	Anti-reflux Surgery in Germany – Standards and Trends	227
Einfluß der laparoskopischen und konventionellen Resektion eines soliden Kolonkarzinoms auf die Entwicklung von Metastasen. Eine tierexperimentelle Studie an Ratten (C. A. Jacobi, C. Balague, C. Braumann und J. M. Müller)	Influence of Lapaorscopic and Conventional Resection of a Solid Colon Carcinoma on the Development of Metastases. An Animal-Testing Study in Rats	228
Funktionelle Ergebnisse nach laparoskopischer Rektopexie und Altemeier-OP bei Rektumprolaps: Eine prospektive kontrollierte Studie (E. C. Jehle, M. Neuschl, T. T. Zittel, M. E. Kreis und H. D. Becker)	Functional Results After Laparoscopic Rectopexy and Altemeier Procedure for Rectal Prolapse: A Prospective and Controlled Study	229

Laparoskopische Colektomie bei chronischer Obstipation (H. Kessler und W. Hohenberger) — Laparoscopic Colectomy in Chronic Constipation 230

Technik und Ergebnisse der laparoskopisch assistierten restaurativen Proktokolektomie mit ileoanaler Pouchanlage (P. Kienle, J. Weitz, J. Werner, A. Benner und J. Schmidt) — Technique and Results of Laparoscopy-Assisted Restorative Proctocolectomy with Ileonal Pouch Construction 231

Komplette Ultraschalldissektion der Gallenblase (F. Kipfmüller, G. Walter und K. Kipfmüller) — Complete Ultrasound Dissection of the Gallbladder 232

Laparoskopische Reparation großer Zwerchfelldefekte (B. Kipfmüller und K. Kipfmüller) — Laparoscopic Repair of Major Diaphragm Defects 233

Einsatz eines sprachgesteuerten Kameraführungssystems in der laparoskopischen Kolonchirurgie (K. Kipfmüller, G. Walter und B. Kipfmüller) — Use of Speech-Navigated Camera Work System in the Laparoscopic Colon Surgery 233

Eindeutige Vorteile der laparoskopischen Appendektomie nur für Subgruppen nachweisbar (prospektiv-randomisierte Studie und Literaturübersicht) (B. Klinge, K. I. Witten und H. F. Weiser) — Obvious Advantages of the Laparoscopic Appendectomy can only be Proved for Subgroups (Prospective and Randomized Study of the Literature) 234

Sigmadivertikulitis – Stellt die fortgeschrittene Entzündung eine Kontraindikation für ein laparoskopisches Vorgehen dar? (B. J. Leibl, M. Ulrich, K. Kraft, C. G. Schmedt und R. Bittner) — Sigma Diverticulitis – Is the Advanced Infection a Contraindication for a Laparoscopie Method? 235

Die koloskopische, laparoskopisch-assistierte Polypektomie (J. C. Limmer, H. Möllenberg, A. Ommer, K. Peitgen und M. K. Walz) — The Coloscopic, Laparoscopic-Assisted Polypectomy 236

Minimal-invasive Resektion von Magentumoren (K. Ludwig, J. Berhardt, M. Patrzyk und L. Wilhelm) — Minimal-Invasive Resection of Gastric Tumors 236

Muskelaktivität und Arbeitsqualität in Abhängigkeit von der Monitorposition bei laparoskopischen Eingriffen (U. Matern, K. Kehl, C. Giebmeyer, M. Faist und K. D. Rückauer) — Muscle Activity and Work Quality Dependent on the Monitor Position in Laparoscopic Operations 237

Laparoskopische Resektionen gastraler Tumoren – Erfahrungen und Ergebnisse bei 20 Patienten (G. Meyer, R. A. Lang, T. P. Hüttl und M. W. Wichmann)	Laparoscopic Resections of Gastric Tumors – Experiences and Results in 20 Patients	238
Einfluß von Ösophagitis-Stadium und Operationsmethode auf das Ergebnis nach laparoskopischer Fundoplicatio (J. Miholic, J. Lenglinger, G. Bischof und G. Stacher)	Influence of the Esophagitis Stage and the Surgical Technique on the Result After Laparoscopic Fundoplicatio	239
Ist die intravasale Fibrinolyse bei laparoskopischen kolorektalen Resektionen erhöht? (J. Neudecker, T. Junghans, S. Ziemer und W. Schwenk)	Is the Intravasal Fibrinolysis with Laparoscopic Resection Increased?	240
Ergebnisse der minimal-invasiven Therapie bei symptomatischen Milzzysten (J. Obermeier, T. Strauss, G. Meyer und F. W. Schildberg)	Results of the Minimal-Invasive Therapy with Symptomatic Splenic Cysts	241
Antirefluxplastik nach Thal bei Situs inversus (V. Paolucci, Z. G. Kim und C. N. Gutt)	Anti-Reflux Plastic According to Thal with Situs Inversus	242
Organerhaltende laparoskopische Operationen an der Milz (K. Peitgen und M. K. Walz)	Organ-Saving Laparoscopic Operations on the Spleen	242
Evaluation der perioperativen Antibiotikaprophylaxe in der laparoskopischen Gallenwegschirurgie – Eine prospektiv randomisierte Studie (J.-P. Ritz, C.-T. Germer, M. Heidari, K. Borner und H. J. Buhr)	Evaluation of the Perioperative Antibiotic Prophylaxis in the Laparoscopic Bile Duct Surgery – A Prospective Randomized Study	243
Laparoskopisch assistierte oder offene Sigmaresektion bei perforierter Divertikulitis – Einfluss des Zugansgweges auf den postoperativen Verlauf (J.-P. Ritz, C.-T. Germer, C. Isbert und H. J. Buhr)	Laparoscopic-Assisted or Open Sigma Resection with Perforated Diverticulitis – Influence of the Access on the Postoperative Course	244
Die laparoskopische kontinente Gastrostomie nach Janeway – Ergebnisse aus 8 Jahren Anwendung (U. Scharlau, U. Helmke und H.-D. Czarnetzki)	Laparoscopic Continent Gastrostomy According to Janeway – Results from 8 Year's Use	245
Laparoskopische Operation des kolorektalen Karzinoms in kurativer Intention: Ergebnisse der Multicenterstudie (H. Scheidbach, C. Schneider, H. Scheuerlein und F. Köckerling)	Laparoscopic Surgery of the Colorectal Carcinoma in Curative Intention: Results of the Multicentre Study	246

Langzeitergebnisse nach endoskopisch extraperitonealer Leistenhernienreparatur beim Rezidiv (H. Scheuerlein, C. Schneider, A. Schiller und F. Köckerling)	Long-term Results After Endoscopic Extraperitoneal recurrent Inguinal Hernia Repair	247
Vergleichende Zeitablauferfassung in der minimal-invasiven Chirurgie – konventioneller OP-Betrieb versus Siemens Integriertes OP-System (SIOS) (C. H. Schick und T. Horbach)	Comparative Documentation of Lapse of Time in the Minimal-Invasive Surgery – Conventional OP Running vs. Siemens-Integrated OP System (SIOS)	248
Vorteile der Laparoskopie bei Differentialdiagnostik und Therapie der akuten Appendicitis (C.-G. Schmedt, S. Haaga, B.J. Leibl und R. Bittner)	Advantages of the Laparoscopy with Differential Diagnosis and Therapy of the Acute Appendicitis	249
Sympathikusaktivierung bei laparoskopischer und nadellaparoskopischer Cholezystektomie – eine prospektiv randomisierte Studie (J. Schmidt, C. Sparenberg, S. Fraunhofer und H. Zirngibl)	Sympathetic Nervous System Activity in Laparoscopic and Needle-Laparoscopic Cholecystectomy – A Prospective Randomized Study	250
Minimal invasiver Zugangsweg für die systematische Leistendissektion beim Melanom (C. Schneider, C. Yildirim, H. Scheuerlein und F. Köckerling)	Minimal-Invasive Access in the Systematic Inguinal Dissection in the Melanomas	251
Ist eine präoperative pH-Metrie und Manometrie vor Antirefluxoperation erforderlich? Eine prospektive Analyse an 104 Patienten (D. Schubert, B. Dreuw, N. Ponschek und V. Schumpelick)	Is a Preoperative ph-Metry and Manometry before Anti-Reflux Operation Necessary? A Prospective Analysis in 104 Patients	251
Spannungsfreier Verschluss einer großen Hiatushernie mit einem teilresorbierbaren Kunststoffnetz (A. M. F. Stenger und C. Bloechle)	Tension-Free Occlusion of a Major Hiatus Hernia with a Partially Resorbable Polymer Net	252
Ergebnisse der minimal-invasiven Therapie symptomatischer, nichtparasitärer Leberzysten im Langzeitverlauf (T. Strauss, J. Obermeier, B. Beyer und G. Meyer)	Results of the Minimal-Invasive Therapy of Symptomatic Non-Parasitic Hepatic Cysts in the Long Term Run	253
Total Extraperitoneale Hernioplastik (TEP) – Ergebnisse von 5.043 Leistenhernienoperationen (C. Tamme, C. Schneider, C. Hampe und F. Köckerling)	Total Extraperitoneal Hernioplasty (TEP) – Results of 5,043 Inguinal Hernia Operations	255

Laparoskopische Refundoplikatio (F. Templin und I. Baca)	Laparoscopic Refundoplicatio	255
Komplikationen nach laparoskopischer colorektaler Resektion – Erfahrungsbericht nach 392 Eingriffen (F. Templin, I. Baca und G. Amend)	Complications After Laparoscopic Colorectal Resection – Experience Report After 392 Operations	256
Minimal invasive videoassistierte Parathyreoidektomie (MIVAP) beim primären Hyperparathyreoidismus (A. W. Trupka und K. K. J. Hallfeldt)	Minimal-Invasive Video-Assisted Parathyreoidectomy (MIVAP) for Primary Hyperparathyroidism	257
Experimentelle Untersuchung zu verschiedenen Kameraführungs- und Instrumentenhaltesystemen (T. F. Ulmer, M. O. Schurr, A. Arezzo, G. F. Buess und V. Schumpelick)	Experimental Studies on Different Camera Work Systems and Implement Fixing Systems	258
Ergebnisse der laparoskopischen Cholezystektomie beim alten Patienten – eine Analyse über 10 Jahre (M. Ulrich, K. Kraft, B. J. Leibl und R. Bittner)	Results of the Laparoscopic Cholecystectomy in the Old Patient – An Analysis over 10 Years	259
Die posteriore retroperitoneoskopische Adrenalektomie (M. K. Walz und K. Peitgen)	The Posterior Retroperitoneoscopic Adrenalectomy	260
Die laparoskopisch-assistierte, rechtsseitige Hemikolektomie (M. K. Walz, A. Ommer und K. Peitgen)	The Laparoscopy-Assisted Right-Sided Hemicolectomy	260
Mittelfristige Ergebnisse nach total extraperitonealem Bruchlückenverschluß (TEP) (D. Weyhe, K-H. Bauer, Ch. Berndt M. Senkal und V. Zumtobel)	Medium-term Results After Total Extraperitoneal Hernioplasty	261
Digitale Dokumentation in der Minimal Invasiven Chirurgie mit dem integrierten Operationssystem (Ch. G. Wölfl, Ch. Knorr, Ch. Schick und Th. Horbach)	Digital Documentation in Minimal-Invasive Surgery with Integrated Operating Room System	262
Die coloskopisch assistierte laparoskopische Polypektomie-Technik, erste Erfahrungen (C. Wullstein, G. Woeste, K. Dette, M. Reiser, W. Schmiegel und W. O. Bechstein)	The Coloscopy-Assisted Laparoscopic Polypectomy-Technique, First Experiences	263

Laparoskopische Versorgung großer paraösophagealer und Misch-Hernien: Ergebnisse der Hiatusnaht, Fundophrenicopexie und Gastropexie ohne Fundoplicatio (J. Zacherl, H. J. Stein, H. Feussner, C. Hannig und J. R. Siewert) — Laparoscopic Care of Major Paraesophageal and Mixed Hernias: Results of Hiatus Suture, Fundophrenicopexy and Gastropexy Without Fundoplicatio 263

Pouch-Rekonstruktionen in der Viszeralchirurgie

Pathophysiologie der Magenpouchbildung (A. Schwarz) — Pathophysiology of the Reconstruction with a Gastric Pouch 265

Magen- und Rektumersatz mit Pouches – ist weniger mehr? (U. T. Hopt und O. Drognitz) — Pouchreconstruction in the Upper and Lower Gastrointestinal-Tract – Is Less More? 269

Kolonpouch: Indikation und Technik (N. Senninger und E. M. Rijcken) — Colonic Pouches: Indications and Technique 273

Biomaterialien in der Viszeralchirurgie

Klinischer Einsatz – Nahtmaterialien (A. Thiede, U. Dietz und S. Debus) — Biomaterials: Clinical Application of Suture Materials 276

LEISTENHERNIE: TAPP – zukünftiger Standard? (R. Bittner) — Inguinal Hernia: TAPP as the Standard of the Future? 283

Chirurgie der euthyreoten Knotenstruma

Schonung des Nervus recurrens (H. E. Vogelsang und T. Negele) — Protection of the Recurrent Laryngeal Nerve 288

Chirurgie der euthyreoten Knotenstruma: Besonderheiten bei der Operation der Rezidivstruma (R. A. Wahl, A. Hilpisch, P. Vietmeier und J. Schabram) — Nodular Goiter: Aspects of Re-operations for Recurrent Goiter 297

Abstracts

Einfluss der Narkoseführung und insbesondere der Muskelrelaxation auf die Durchführbarkeit des intraoperativen Neuromonitorings des N. laryngeus recurrens in der Schilddrüsenchirurgie (F. Marusch, I. Gastinger, J. Hussock, M. Kunath) — Influence of Anesthetic Procedure and in Particular of Muscle Relaxation on Practicability in Intra-operative Neuromonitoring of the N. laryngeus Recurrens in Thyroid Gland Surgery 304

Neuromonitoring bei Schilddrüsenoperationen – Eine kritische Bestandsaufnahme (W. H. Hamelmann, T. Meyer, S. Timm und W. Timmermann) — Neuromonitoring in Thyroid Gland Surgery – A Critical Review 305

Intraoperatives Parathormonmonitoring mit dem Routinelabor - erste Erfahrungen (H. Helfritzsch, M. Hüller, T. Deufel und J. Scheele)	Intraoperative Monitoring of Parathormone with the Routine Laboratory - First Experiences	306
Das intraoperative Monitoring des N. laryngeus recurrens in der Strumachirurgie: 3D-Computeranimation und praktische Anwendung (M. Hermann)	Intraoperative Monitoring of the N. Laryngeus recurrens in Thyroid Gland Surgary: 3D Computer Animation and Practical	307
Das intraoperative Monitoring des Nervus recurrens beim Reeingriff an der Schilddrüse - eine prospektive Studie an 162 Rezidivstrumen (M. Hermann, Ch. Hellebart, F. Kober, R. Kokoschka, B. Eltschka, S. Göbl, P. Geissler, A. Heiss und K. S. Glaser)	Intraoperative Monitoring of the N. Recurrens at Thyroid Gland Reoperation - A Prospective Study in 162 Relapse Strumas	308
Ergebnisse der chirurgischen Therapie des primären Hyperparathyreoidismus bei Patienten mit Multipler Endokriner Neoplasie Typ 1 (P. Langer, A. Wild, C. Nies, M. Rothmund und D. K. Bartsch)	Results of Surgical Therapy of the Primary Hyperparathyroidism in Patients with Multiple Endocrine Neoplasia Type I	308
Thymuscarcinom: Evaluierung der neuen WHO-Klassifikation im Vergleich zur Masaoka-Klassifikation und Korrelation mit der Proliferationsaktivität (T. Lübke, S. P. Mönig, K. T. E. Beckurts, P. Schneider und A. H. Hölscher)	Thymus Carcinoma: Evaluation of the New WHO-Classification Compared with the Masaoka Classification and Correlation with Proliferative Activity	309
Chemoembolisation - eine therapeutische Alternative in der Behandlung des inoperablen metastasierten neuroendokrinen Tumors? (A. Raffel, M. Krausch, K. Cupisti, P. E. Goretzki, K. M. Schulte und H. D. Röher)	Chemoembolism - A Therapeutic Alternative in the Treatment of the Inoperable Metastatic Neuroendecrine Tumor?	310
Minimal-invasive, video-assistierte Schilddrüsenchirurgie (MIVAT) (J. Schabram, T. Geßmann und R. A. Wahl)	Minimal-Invasive, Video-Assisted Thyroid Gland Surgery (MIVAT)	311
Parathyreoidektomie bei sekundärem und teriärem HPT - total oder subtotal? (L. Schiffmann, J. Beige, B. Mann und H. J. Buhr)	Parathyreoidectony in Secondary and Tertiary HPT-Total or Subtotal?	312
Genetische Variationen beim 174 G/C Polymorphismus des Interleukin-6-Gen-Promotors und Schilddrüsenerkrankung (K. M. Schulte, J. Mewes und H. D. Röher)	Genetic Variations at the – 174 G/C Polymorphism of the Interleukin-6 Gene Promotor and Thyroid Disease	313

Ist ein limitiertes chirurgisches Vorgehen bei papillären T1-Schilddrüsenkarzinomen gerechtfertigt? (K. Tecklenborg, A. Frilling, R. Görges und C. E. Broelsch)	Is a Limited Surgical Procedure Justified in Papillary T1 Thyrid Gland Carcinomas?	313
Sensitivität und Spezifität des intraoperativen Neuromonitorings in der Schilddrüsenchirurgie - Nationale multrizentrische prospektive Studie mit 8715 Patienten (O. Thomusch, C. Sekulla und H. Dralle)	Sensitivity and Specitivity of the Intraoperative Neuromonitoring in Thyroid Gland Surgery - National Prospective Multicentre Study in 8715 Patients	314
Patientenselektion zur minimal invasiven Parathyreoidektomie bei primärem Hyperparathyreoidismus (pHPT) (S. Timm, W. Hamelmann, M. Luster, M. Gehling, C. Reiners, A. Thiede und W. Timmermann)	Patient Selection for Minimal-Invasive Parathyroidectomy in Primary Hyperparathyroidism	315
Der Ramus externus des Nervus laryngeus superior (RENLS): Ist die Darstellung bei der Schilddrüsenchirurgie gerechtfertigt? (W. Timmermann, W. Hamelmann, Th. Meyer und A. Thiede)	The Ramus Externus of the Nervus Laryngeus Superior (RENLS): Is the Imaging in Thyroid Gland Surgery Justified?	316
Die simultane Autotransplantation von Nebenschilddrüsengewebe im Rahmen der totalen Thyreoidektomie benigner Strumen (A. W. Trupka und W. Sienel)	The Simultaneous Autotransplantation of Parathyroid Tissue in Total Thyreoidectomy of Benign Goiters	317
Operationsverfahren und Risikofaktoren in der Therapie der benignen Struma multinodosa (F. Ulrich, T. Steinmüller, N. Rayes und P. Neuhaus)	Surgical Procedure and Risk Factors in the Therapy of the Benign Struma Multinodosa	318
Langzeitverlauf nach totaler Parathyroidektomie bei renalem Hyperparathyreoidismus (F. Ulrich, T. Steinmüller, H. Hampl, N. Rayes, M. Lang und P. Neuhaus)	Long-Term Course After Total Parathyreoidectomy in Renal Hyperparathyreoidism	319
Der videoskopisch-assistierte Eingriff an der Schilddrüse (M. K. Walz, A. Ommer und K. Peitgen)	Video-Astissted Operation on the Thyroid Gland	320
Intraoperative Parathormon-Bestimmung zur Detektion ektoper Epithelkörperchen beim primären Hyperparathyreoidismus (S. Winkler, T. Weber, K. Nitschmann, C. Herfarth und E. Klar)	Intraoperative Determination of Parathormone for the Detection of Ectopic Epithelial Bodies in Primary Hyperparathyreoidism	321

Frühformen maligner Läsionen im Ösophagogastrointestinaltrakt – totale, endoskopische vs. chirurgische Therapie

Laparoskopische Cholecystektomie – Chirurgischer Standard bei Cholelithiasis (E. Kraas und S. Farke) | Laparoscopic Cholecystektomy – Surgical Standard for Cholelithiasis | 322

Resektion von Tumorstenosen und Stentimplantationen bei fortgeschrittenen Neoplasien des Ösophagus, Magens und Duodenums (D. Tübergen, L. Biermann und N. Senninger) | Tumor Resection and Stent Implantation in Progressed Neoplasms of the Esophagus, Stomach and Duodenum | 328

Adenokarzinom des Oesophagus: Prognosevergleich zwischen transthorakaler Oesophagusresektion mit erweiterter 2 Feld Lymphknotendissektion und transhiataler Oesophagusdissektion mit abdomineller Lymphknotendissektion (P. Dutkowski, W. Kneist, F. Sultanow und Th. Junginger) | Adenocarcinoma of the Esophagus: Prognostic Comparison Between Transthoracic Resection with Extended Two-field Lymph Node Dissection and Transhiatal Esophagus Dissection with Abdominal Lymph Node Dissection | 333

Papillenadenom: Was bringt die endoskopische Diagnostik und Therapie? (D. Hartmann und J. F. Riemann) | Adenoma of the Papilla: Of What Use are Endsocopic Diagnosis and Therapy? | 339

Abstracts

Zytokeratin- und Muzinantigene: Korrelationen zu Histogenese, histopathologischem Subtyp und Tumorstadium der Adenokarzinome des ösophagogastralen Überganges (S. E. Baldus, S. P. Mönig, U. Flucke, P. M. Schneider, H. P. Dienes und A. H. Hölscher) | Cytokeratine and Mucine-Antigenes: Correlations to Histogenesis, Histopathologic Subtype and Tumour Stage of Adenocarcinomas of the esaphagogastral Region | 342

Verzögerte Rekonstruktion nach Ösophagektomie als Sicherheitskonzept beim Hochrisikopatienten mit Ösophaguskarzinom (H. Bartels, H. J. Stein und J. R. Siewert) | Delayed Reconstruction After Esophagectomy as a Safety Concept in High-risk Patients with Esophageal Cancer | 343

Erfahrungen mit der Hyperthermen Radiochemotherapie (HRCT) beim Plattenepithelkarzinom des Ösophagus: Ergebnisse einer prospektiven Studie (T. Benhidjeb, M. Hünerbein, S. Koswig, T. Moesta, V. Budach und P. M. Schlag) | Experiences with the Hyperthermic Radio-Chemotherapy at the Squamons Epithelial Carcinoma of the Esophagus: Results of a Prospective Study | 344

Dreijahresresultate nach prospektiv randomisierter Versorgung von Inguinalhernien nach Lichtenstein oder Shouldice (E. D. L. Benninger, Th. Hotz, F. Hetzer, M. Kozomara und M. Decurtins) | Three Years' Results After Prospective Randomized Treatment of Inguinal Hermias According to Lichtenstein or Shouldice | 345

Die abdomino-thorakale Ösophagusresektion beim Ösophaguskarzinom im Frühstadium – Onkologischer Standard oder vermeidbares Operationsrisiko? (L. Biermann, J. Brockmann und N. Senninger)	The Abdominal-Thoracic Esophagus Resection with Esophagus Carcinoma at an Early Stage – Oncologie Standard or Avoidable Surgical Risk?	345
Ist Übergewicht ein Risikofaktor für das Adenocarcinom des gastroösophagealen Übergangs in Deutschland? (E. Bollschweiler, E. Wolfgarten, J. Leers, T. Nowroth und A. H. Hölscher)	Is Overweight a Risk Factor for the Adeno Carcinoma of the Gastro-esophageal Junction in Germany?	346
Rekonstruktive Chirurgie am Gastrointestinaltrakt nach Gastrektomie (G. Bondar, O. Popovitch und V. Bondar)	Reconstructive Surgery on Gastro-intestinal Tract After Gastrectomy	347
Die Bedeutung der Glutathion S-Transferase PI (GSTPI) mRNA Expression bei der Pathogenese und Progression des Barrett-Ösophagus (J. Brabender, R. Metzger, P. M. Schneider, R. V. Lord, T. R. DeMeester, K. D. Danenberg, A. H. Hölscher und P. V. Danenberg)	The Importance of Glutathione S-Transferase PI (GSTPI) mRNA Expression in the Pathogenesis and Progression of Barretts Esophagus	348
Operative Therapie des Primären Non-Hodgkin Lymphoms des Magens – Ergebnisse aus den prospektiven Deutschen Multizenterstudien 01/92 und 12/96 (J. G. Brockmann, J. Schumacher, M. Schmidt, L. Biermann, N. Senninger, N. A. Willich und P. Koch)	Surgical Therapy of the Primary Non-Hodgkin Lymphoma of the Stomach – Results from the Prospective German Muticentra Studies 01/92 and 12/96	349
CYFRA 21-1 – Ein neuer Tumormarker für das Ösophaguskarzinom (J. G. Brockmann, H. St. Nottberg, L. Biermann und N. Senninger)	CYFRA 21-1 – A New Tumour Marker for the Esophagus Carcinoma	350
Myotomie als integraler Bestandteil der Therapie des Zenkerdivertikels: obligat oder fakultativ? (M. Colombo-Benkmann, V. Unruh und N. Senninger)	Myotomy as an Integral Component of Zenker's Diverticulum Therapy: Obligatory or Optional?	351
Familiäre Häufung von GERD und assoziierter Tumorerkrankungen – Indizien einer auch genetischen Erkrankungsdisposition (C. D. Döring, H. Vogelsang, H. Stein, G. Keller und J. R. Siewert)	Familiary Accumulation of GERD and Associated Tumor Diseases – Indications of an additional Genetic Disease Disposition	352

<table>
<tr><td>Ursachenanalyse und Management der Anastomoseninsuffizienz nach Ösophagektomie
(B. Dreuw, M. Jansen, S. Truong und V. Schumpelick)</td><td>Etiology and Management of the Anastomosis Insufficiency After Esophagectomy</td><td>353</td></tr>
<tr><td>Ist die transhiatale Oesophagusresektion mit unterer posteriorer mediastinaler sowie abdomineller Lymphknotendissektion onkologisch ausreichend beim distalen Plattenepithelkarzinom des Oesophagus
(P. Dutkowski, W. Kneist, F. Sultanow und T. Junginger)</td><td>Is the Transhiatal Esophagus Resection with Lower Posterior Mediastinal and Abdominal Lymph Node Dissection Oncologically Sufficient?</td><td>354</td></tr>
<tr><td>Ösophagusmotilität und Säureexposition im Ösophagus
(M. Fein, K.-H. Fuchs, S. M. Freys und H. Tigges)</td><td>Esophageal Motility and Acid Exposition in the Esophagus</td><td>355</td></tr>
<tr><td>Prävalenz und Verteilungsmuster von Lymphknotenmetastasen bei Frühkarzinomen des ösophago-gastralen Überganges
(M. Feith, H. J. Stein, M. Werner und J. R. Siewert)</td><td>Prevalence and Distribution Pattern of Lymph Node Metastases in Early Carcinoma of the Esophago-Gastric Junction</td><td>356</td></tr>
<tr><td>Einfluss der neoadjuvanten Chemotherapie auf die Lymphknotenmetastasierung beim Adenokarzinom des distalen Ösophagus
(M. Feith, H. J. Stein, M. Werner, U. Fink und J. R. Siewert)</td><td>Influence of the Neoadjuvant Chemotherapy on Lymph Node Metastasis in Adenocarcinoma of the Distal Esophagus</td><td>356</td></tr>
<tr><td>Perioperative Bluttransfusionen: Ein prognostischer Faktor nach Ösophagektomie beim Barrett Karzinom
(M. Feith, H. J. Stein und J. R. Siewert)</td><td>Perioperative Blood Transfusions: A Prognostic Factor After Esophagectomy with Barrett's Carcinoma</td><td>357</td></tr>
<tr><td>Partielle oder totale Fundoplicatio – welche Technik ist besser? Ergebnisse einer randomisierten, experimentellen Studie im Schweinemodell
(K. A. Gawad, W. J. Tiefenbacher, R. Wachowiak, C. Rempf, C. Blöchle und J. R. Izbicki)</td><td>Partial or Total Fundoplicatio – Which Technique is Better? Results of a Randomized, Experimental Study in a Pig Model</td><td>358</td></tr>
<tr><td>Noninvasive Unterscheidung zwischen Platten- und Zylinderepithel mittels optischer Reflektometrie
(M. George, J. Knittel, H. Raestrup, L. Schnieder und G. F. Buess)</td><td>Non-Invasive Distinction Between Squamous and Columnar Epithelium by Means of Optical Reflectometry</td><td>359</td></tr>
</table>

Pseudodivertikel nach cervikalem Ösophagusersatz mittels Jejuninterposition - minimal invasive Therapie (Ch. A. Gutschow, H. Schäfer, K. T. E. Beckurts, W. Schröder und A. H. Hölscher)	Pseudodiverticulum After Cervical Esophagus Replacement by Means of Jejunum Interposition - Minimal - Invasive Treatment	360
Magenhochzugsoperation beim Ösophaguskarzinom - Kaum Einschränkung der Lebensqualität (H. Heep, J. W. Heise, A. Karabi und H. D. Röher)	Surgical Stomach Lifting with the Esophagus Carcinoma - Hardly Any Restrictions of Life Quality	360
Qualität der Laparotomieheilung: Einfluss von Faden/Wundlängenverhältnis, Nahttechnik und Nahtspannung auf die Kollagensynthese im Inzisionsbereich (J. J. Höer, U. Klinge, K. Junge, M. Anurov, A. Oettinger und V. Schumpelick)	Quality of Laparotomy Healing: Influence of the Suture/Wound Length Relation, Suture Technique and Suture Stress on the Collagene Synthethis in the Incision Area	361
Neoadjuvante Therapie beim Ösophaguskarzinom - erhöhte perioperative Komplikationsrate? (A. Imdahl, U. Schöffel, G. Ruf und E. H. Farthmann)	Neoadjuvant Therapy with the Esophagus Carcinoma - Increased Perioperative Rate of Complications?	362
16 Jahre Myotomie und Semifundoplikatio nach Dor bei Achalasie - Die Langzeitergebnisse (W. Kneist, Th. Junginger und V. F. Eckardt)	16 Years of Myotomy and Semi-Fundoplication in Achalasia According to Dor - The Longterm Results	363
Positronen-Emissions-Tomographie in der präoperativen Diagnostik des Ösophaguskarzinoms - Erste Ergebnisse einer prospektiven Studie (W. Kneist und Th. Junginger)	Positron - Emission Tomography in the Preoperative Diagnosis of the Esophagus Carcinoma - First Results in a Prospective Study	364
Persistierende und rezidivierende Schluckstörung nach Operation bei Achalasie - Ursache und Behandlung (W. Kneist, Th. Junginger und V. F. Eckardt)	Persisting and Relapsing Dysphagia After Achalasia-Surgery - Etiology and Treatment	365
Stellenwert der stationären Ösophagusdurchzugsmanometrie zur präoperativen Abklärung von Patienten mit gastro-ösophagealer Refluxkrankheit (M. Korenkov, S. Sauerland, N. Yücel, G. Grass, E. Neugebauer und H. Troidl)	Importance of the Stationary Esophagal Pull-Through Procedure for Preoperative Clarification in Patients with Gastro-Esophageal Reflux Disease	366
Endoskopische Magnet-Resonanz-Tomographie zum Staging von Magenkarzinomen (C. Kuntz, L. Grenacher, F. Autschbach, F. Volke und M. Düx)	Endoscopic Magnet Resonance Imaging for the Staging of Gastric Cancer	367

Erfahrungen und Ergebnisse mit der transoralen Schwellenspaltung bei Zenkerschem Divertikel (R. A. Lang, T. P. Hüttl und G. Meyer)	Experiences and Results with the Transoral Diverticulostomy in Zenker's Diverticulum	367
Pilotstudie zum intraoperativen Neuromonitoring bei der totalen mesorektalen Exzision beim Rektumkarzinom (B. Lünstedt, Th. Engelhardt und A. Bischay)	Pilot Study for the Intraoperative Neuromonitoring with the Total Mesorectal Excision in Rectum Carcinoma	368
Stellenwert der Rektumexstirpation im Therapiekonzept des tiefsitzenden Rektumkarzinoms (F. Marusch, A. Koch, U. Schmidt, I. Gastinger, F. Köckerling, B. Ulrich, J. Jost und H. Lippert)	Importance of the Rectum Exstirpation in the Treatment of Lower Rectal Carcinoma	369
Das ileocöcale Interponat als Magenersatz (J. Metzger, L. Degen, F. Harder, W. Gantert und M. von Flüe)	The Ileocecal Interponat as Stomach Replacement	370
Neuromonitoring des autonomen Nervensystems im kleinen Becken – Qualitätsverbesserung in der Rektumchirurgie? (D. Meyer, T. Eisert, A. Thiede und W. Timmermann)	Neuromonitoring of the Autonomous Nerval System in the Small Pelvic – Improvement of Quality in Rectal Surgery?	371
Unterschiede in der Prognose von pT3-Rektumkarzinomen abhängig von einer ventralen oder dorsalen Tumorlage (M. V. Meyer-Marcotty, H. R. Nürnberger und D. Löhlein)	Differences in the Prognosis of pT3 Rectal Carcinomas Dependent on a Ventral or Dorsal Tumor Localization	372
Neovaskularisation und VEGF Expression beim Barrett Karzinom (C. Möbius, H.-J. Stein, I. Becker, M. Feith, P. Gais, J. Jütting und J. R. Siewert)	Neovascularistion and VEGF Expression with Barrett's Carcinoma	373
Lymphknotenmetastasierung und Ergebnisse der transhiatal erweiterten Gastrektomie bei Adenokarzinomen des ösophago-gastralen Überganges nach Siewert (S. P. Mönig, W. Schröder, S. E. Baldus, T. K. E. Beckurts, H. P. Dienes und A. H. Hölscher)	Lymph Node Metastases and Results of Transhiatal Extended Gastrectomy of Adenocarcinoma of the Esophago-Gastric Junction According to Siewert	373

Histologische Klassifikation des Magenkarzinoms: Korrelation der Ming-Klassifikation mit etablierten histopathologischen Klassifikationen (S. P. Mönig, S. E. Baldus, G. Grass, E. Bollschweiler, P. M. Schneider und A. H. Hölscher)	Histological Classification of Gastric Carcinoma: Correlation of Ming Classification with Established Histopathological Classifications	374
Therapieergebnisse von fortgeschrittenen Magenkarzinomen mit Impfung von allogenen Zellhybriden aus Tumor- und dendritischen Zellen (A. Müller, P. M. Markus, H. Peters, H. Becker und A. Soruri)	Therapeutic Results of Advanced Stomach Carcinomas with Vaccination of Allogenic Cell Hybrids from Tumor Cells and Dendritic Cells	375
Die intraoperative Radiotherapie (IORT) des lokal fortgeschrittenen primären Rektumkarzinoms sowie des Rektumkarzinomrezidivs. – Notwendigkeit prospektiv randomisierter Studien (S. Ochman, M. Brüwer, S. Hesselmann, N. Willich und N. Senninger)	The Intraoperative Radiotherapy of the Locally Advanced Primary Rectal Carcinoma and the Rectum Carcinoma Relapse – Necessity of Prospective Randomized Studies	376
Langzeitergebnisse der Therapie des Ösophagus-/Cardiakarzinoms: Wann und wo ist eine Resektion gerechtfertigt? (A. Paul, M. Frackowiak, E. Eypasch, S. Fischer, M. Nagelschmidt und H. Troidl)	Longterm Results of the Therapy of Esophagus/Cardia Carcinoma: When and Where is a Resection Justified?	377
Lymphogenes Metastasierungsrisiko beim Magenfrühkarzinom (J. Pelz, S. Merkel und W. Hohenberger)	Lymphogeneous Risk of Metastasis in Early Gastric Cancer	378
Erste Erfahrungen mit der ambulanten 24-Std.-Impedanzmessung zur Refluxdiagnostik (N. Ponschek, B. Dreuw, D. Schubert, J. Silny und V. Schumpelick)	First Experiences with the Ambulant 24 h Measurement of Impedance for Reflux Diagnosis	379
Narbenhernienreparation – Ergebnisse von über 100 Patienten in Sublay-Technik (J. D. Redecke und M. Butters)	Incisional Hernia Repair – Results of more than 100 Patients in Sublay Technique	380
Prospektive Untersuchung zum Stellenwert der Staging Laparoskopie beim Magenkarzinom (B. Rudek, P. Kienle, K. Buhl, C. Herfarth und T. Lehnert)	Prospective Study of the Importance of Staging Laparoscopy with the Gastric Carcinoma	381
Response-Monitoring bei neoadjuvanter Radiochemotherapie des Ösophaguscarcinoms mit F-18-FDG-PET (P. M. Schneider, P. Theissen, A. Jost, M. Dietlein, S. E. Baldus, S. Staar, R.-P. Müller, H. Schicha und A. H. Hölscher)	Response Monitoring during Neoadjuvant Radiochemotherapy for Esophageal Cancer with F-18 FDG PET	382

Lymphknotenmetastasierung beim Adenokarzinom des Ösophagus (W. Schröder, S. P. Mönig, S. Baldus, P. M. Schneider und A. H. Hölscher)	Lymph Node Metastasis with the Adenocarcinoma of the Esophagus	383
Mesentericocoeliacographie vor Ösophagektomie und Rekonstruktion durch einen Magenschlauch (W. Schröder, M. Zähringer, D. Stippel, C. Gutschow, K. T. E. Beckurts und A. H. Hölscher)	Mesenterico-coeliacography Before Esophagectomy and Reconstruction with a Gastric Tube	383
Downstaging durch neoadjuvante Chemotherapie beim Magenkarzinom. Wunsch oder Realität? (C. Schuhmacher, K. Ott, K. Becker, J. Müller, H. J. Dittler und J. R. Siewert)	Downstaging by Neoadjuvant Chemotherapy in Gastric Carcinoma Ideal or Reality?	384
Ulkusblutung im Wandel der Zeit Aussterben der chirurgischen Therapie (F. Seidel, C. Reinhold, C. Ohmann, J. W. Heise und H. D. Röher)	Ulcer Bleeding in the Course of Time – Dying out of Surgical Treatment	385
Transthorakale versus radikale transmediastinale Ösophagektomie beim Barrett Carcinom (H. J. Stein, M. Feith, H. Bartels und J. R. Siewert)	Transthoracic vs. Radical Transmediastinal Esophagectomy in Barrett's Carcinoma	386
Visualisierung des subserosalen Fettgewebes zur Optimierung des endosonographischen Stagings des Rektumkarzinoms (H. O. Steitz, R. Weidenhagen, T. Strauss und K. U. Grützner)	Visualization of Subserous FaT Tissue for Optimizing the Endosonographic Staging of Rectal Carcinoma	387
Prognosefaktoren bei primär metastasierten kolorektalen Karzinomen in der palliativen Situation (S. Stelzner, G. Hellmich und K. Ludwig)	Prognostic Factors in Primarily Metastasised Colorectal Carcinoma in the Palliative Situation	387
Frühergebnisse der neoadjuvanten Radiochemotherapie beim Rektumkarzinom (H. Stöltzing, D. Wolken und K. P. Thon)	Early Results of the Neoadjuvant Radiochemotherpay in Rectal Carcinoma	388
Analyse des Kollagenstoffwechsels bei Patienten mit Anastomoseninsuffizienzen in Folge kolorektaler Resektionen (M. Stumpf, U. Klinge, K. Junge, B. Klosterhalfen und V. Schumpelick)	Analysis of the Collagen Metabolism in Patients with Anastomosis Insufficiencies Following Colorectal Resections	389

Zenker Divertikel: Myotomie mit Divertikulektomie versus Myotomie mit Divertikulopexie (J. Theisen, H. J. Stein, K. Prentl, B. L. D. M. Brücher und J. R. Siewert)	Zenker's Diverticulum: Myotomy with Diverticulectomy vs Myotomy with Diverticulopexie	390
Endoskopisch-radiologische Diagnostik zur bedarfsadaptierten Therapieplanung der Anastomoseninsuffizienz (D. Tübergen, L. Biermann und N. Senninger)	Combined Endoscopy and Radiology for Stage Adapted Therapy of Anastomotic Leakage	391
Das Rektum Karzinom - eine unterschätzte Manifestationsform beim Hereditären Nichtpolypösen Colon Carcinom (HNPCC) (A. Unger, T. Vogel, H.-D. Röher und G. Möslein)	The Rectal Carcinoma - An Underestimated Form of Manifestation with the Hereditary Non-Polyposis. Colorectal Carcinoma	392
Bedeutung des Endometriumkarzinoms zur Identifikation von HNPCC Familien - Eine interdisziplinäre Aufgabe? (A. Unger, S. Werner, T. Vogel, H.-D. Röher und G. Möslein)	Significance of the Endometrial Carcinoma for Identification of HNPCC Families - An Interdisciplinary Task	393
Postoperative Erfolgskontrolle nach Resektionsrektopexie: Vergleich von konventioneller vs. Magnet-Resonanz-Defäkographie (M. J. Utzig, A. Oesterheld, A. J. Kroesen, K. J. Wolff und H. J. Buhr)	Postoperative Control of Success After Resection Rectopexie: Comparison of conventional vs Magnet Resonance Defecography	394
Limitierte Resektion nach neoadjuvanter Radiochemotherapie beim Plattenepithelkarzinom des zervikalen Ösophagus (J. Zacherl, H. J. Stein, B. L. D. M. Brücher, M. Feith, U. Fink, M. Molls, M. Werner, E. Biemer und J. R. Siewert)	Limited Resection After Neoadjuvant Radiochemotherapy in the Squamous Epithelial Carcinoma of the Cervical Esophagus	395

Immuntherapie bei gastrointestinalen Malignomen

Apoptoseinduktion durch präoperative passive Immuntherapie beim resektablen Magenkarzinom (W. Timmermann, B. Illert, H. P. Vollmers, V. Krenn, H. Rückle-Lanz und M. Wilhelm, A. Thiede)	Induction of Apoptosis via Praeoperative Immunotherapy in Resectable Gastric Cancer	396

Transplantation und Lebendspende

Entwicklung primärer Malignome nach Leber- und Nierentransplantation und ihre Behandlungsstrategie (W. O. Bechstein, K. Dette, M. Golling und Ch. Wullstein) — Development of Primary Malignancies Following Liver and Kidney Transplantation and Treatment Strategy 398

Intensivmedizinische Behandlung des posttraumatischen Leberversagens (W. O. Bechstein, K. Dette, Ch. Wullstein und M. Golling) — Intensive Care of Post-traumatic Liver Failure 405

Erweiterte Indikationsstellung zur Lebertransplantation beim HCC unter besonderer Berücksichtigung der Leberlebendspende (H. Lang, M. Malagó und C. E. Broelsch) — Extended Indication for Liver Transplantation in HCC Considering Liver Living Donor 410

Abstracts

Chirurgische Technik der Teilung einer Spenderleber in zwei Hemitransplantate zur Transplantation in zwei erwachsene Empfänger (D. C. Broering, J. H. Schulte am Esch, C. Hillert, L. Fischer und X. Rogiers) — Surgical Technique of the Splitting Hemitransplants for Transplantation in Two Adult Recipients of a Donor Liver in Two 414

Chirurgische Technik der Entnahme des rechten Leberlappens zur Leber-Lebend-Spende (D. C. Broering, H. A. Al-Shurafa, C. Hillert und X. Rogiers) — Surgical Technique for the preparing of the Right Liver Lobule for Live Liver Donation 414

Untersuchungen zur regulatorischen Funktion selbstrestringierter MHC Klasse II Allopeptid-spezifischer T Helfer 1 und 2 Zell-Klone in vivo nach vollallogener Nierentransplantation (M. Gasser, J. E. Kist-van Holthe, S. M. Lenhard, M. H. Sayegh, A. Thiede und A. M. Waaga) — Studies of the Regulatory Functions of Self-Restricted MHC Class II Allopeptide-Specific T-Helper 1 and 2 Cell Clones After Fully Allogenic Kidney Transplantation 415

Immunogenetische Voraussetzungen bei der Toleranzinduktion für solide Organtransplantate durch stabilen gemischten Chimärismus in der Ratte (M. D. Jäger, K. Timrott, K. Wonigeit H. J. Schlitt) — Immunogenetic Prerequisites in Tolerance Induction for Solid Organ Transplants by Stable Mixed Chimerism in the Rat 416

Gemischter Chimärismus nach allogener Knochenmarktransplantation mit isolierter Konditionierung durch einen Alloantikörper gegen CD45 garantiert spender-spezifische Toleranz für solide Organtransplantate in der Ratte (M. D. Jäger, T. Röseler, K. Wonigeit und H. J. Schlitt) — Mixed Chimerism After Allogeneic Bone Marrow Transplantation with Isolated Conditioning by an Alloantibody Against CD45 Guaranteed Donor-Specific Tolerance for Solid Organ Transplants in the Rat 417

Langzeitverlauf von Patienten mit einer Hepatitis C-bedingten Leberzirrhose nach Lebertransplantation (J.M. Langrehr, U. Neumann, M. Bahra, T. Berg und P. Neuhaus)	Longterm Results of Patients with Hepatitis-C Induced Liver Cirrhosis After Liver Transplantation	418
Die extraperitoneale, pararectale Spendernephrektomie als Alternative zum herkömmlichen translumbalen Zugang (F. Lehner, R. Lück, T. Becker, J. Klempnauer und B. Nashan)	The Extraperitoneal Pararectal Donor Nephrectomy as an Alternative to the Usual Translumbar Approach	419
Zur Technik der arterialisierten Teillebertransplantation (J. Li, U. Dahmen, Y. Gu und C.E. Broelsch)	Technique of the Arterialized Partial Liver Transplantation	420
Profitieren Patienten > 65 Jahre von einer Nierentransplantation (NTx) im Vergleich zu Empfängern < 65 Jahre in Abhängigkeit vom Spenderalter? (L. P. Lübke, S. R. Schwarz, W. G. Woeste, K. K. Kohlhaw und B. W. O. Bechstein)	Do Patients over 65 Years of Age Profit from a kidney Transplantation (NTx) Compared with Recipients under 65 years of Age in Dependence upon the Donator's Age	421
Pfortaderrekonstruktion in Spender und Empfänger im Rahmen einer rechten Leberlebendspendetransplantation (M. Malagó, G. Testa, A. Paul, H. Lang, A. R. Biglarnia, S. Nadalin und C. E. Broelsch)	Portal Vein Reconstruction in Donators and Recipients During Transplantation of Liver Living Donor	422
Differenzielle Expression von CC-Chemokinen nach orthotoper Lebertransplantation während Rejektion und Infektion (C. Moench, A. Uhrig, J. C. Thies und G. Otto)	Differential Expression of CC-Chemokines After Orthotopic Liver Transplantation During Rejection and Infection	423
Effektiver Schutz vor Ischemic Type Biliary Lesions nach orthotoper Lebertransplantation durch arterielle ex situ-Nachperfusion unter Druck (C. Moench, A. Wunsch, J. C. Thies und G. Otto)	Effective Protection from Ischemic Type Biliary Lesions After Orthotopic Liver Transplantation by Arterial Ex Situ ongoing Pressure Perfusion	424
Die Auswirkung von Konservierungslösungen auf die primäre Transplantatfunktion und die 30-Tage Letalität nach Lungentransplantation (C. Müller, R. H. Hatz, P. Überfuhr, H. Fürst, G. Schelling, B. Reichart und M. L. T. G. Munich Lung Transplant Group)	The Consequences of Preservative Irrigations on the Primary Transplant Function and the 30 Day's Lethality After Lung Transplantation	425

Wie beeinflusst der Hirntod die pankreatische Mikrozirkulation? (R. Obermaier, S. Benz, E. von Dobschütz, O. Drognitz, W. Schareck und U. T. Hopt)	How does Brain Death Influence the Pancreatic Microcirculation?	425
Die postoperative Glukosetoleranz bestimmt die Langzeitfunktion nach Pankreastransplantation (F. Pfeffer, O. Drognitz, S. Benz, U. Adam und U. T. Hopt)	Postoperative Glucose Tolerance Determines the Longterm Function After Pancreas Transplantation	426
Einfluss des Hirntodes auf die hepatogene Zytokinexpression humaner Organspender (J. Pratschke, K. Kliem, S. Weiss, S. G. Tullius, S. Jonas, U. Settmacher, T. Steinmüller, H. D. Volk und P. Neuhaus)	Influence of the Brain Death on the Hepatogenic Cytokine Expression of Human Organ Donors	427
Kalte Ischämie senkt die Regenerationsfähigkeit der Leber: Neue Aspekte für Split-Leber und Lebendspenden Transplantation (M. Selzner, N. Selzner, H. A. Rüdiger, Y. Tiang, Z. Kadry und P. A. Clavien)	Cold Ischemia Reduces the Ability for Regeneration of the Liver: New Aspects for Split-Liver and Live Donor Transplantation	428
Technik der Gallengangsrekonstruktion bei der Leberlebendspende-Transplantation (U. Settmacher, S. Schmidt, T. Steinmüller und P. Neuhaus)	Technique of the Bile Duct Reconstruction in Living Donor Liver Transplantation	429
Distale Resektion und Rekonstruktion des Hauptstammes der Vena hepatica media bei der Leberlebendspende des rechten Leberlappens: Eine neue Entnahme- und Rekonstruktionstechnik (Th. Steinmüller, A. Pascher, I. M. Sauer, T. Theruvath, A. Müller, U. Settmacher und P. Neuhaus)	Distal Resection and Reconstruction of the Major Branch of the Vena Hepatica with Liver Live Donor of the Right Hepatic Lobule: A New Technique of Taking and Reconstruction	430
Einfluß eines selektiven Endothelin-A-Rezeptor-Antagonisten auf den Ischämie/Reperfusionsschaden nach Pankreastransplantation im Schweinemodell (D. Uhlmann, S. Ludwig, E. Escher, U. Pietsch, B. Armann, D. Teupser, A. Tannapfel, J. Hauss und H. Witzigmann)	Influence of a Selective Endothelin-A Receptor Antagonist on Ischemia/Reperfusion Injury After Pancreas Transplantation in the Pig Model	431
Das Essener Protokoll zur Evaluation von Leberlebendspendern (C. Valentin-Gamazo, M. Malagó, G. Testa, S. Nadalin, M. Karliova, U. Treichel und C.E. Broelsch)	The Essen Protocol for Evaluation of Living Liver Donors	432

Inselzell-spezifische Autoimmunphänomene bei Patienten mit Typ I Diabetes im Langzeitverlauf und nach Pankreastransplantation (H. Witzigmann, T. Lohmann, D. Uhlmann, F. Geißler, S. Ludwig und J. Hauss) — Islet-Cell Specific Autoimmune Phenomenons in Patients with Type I Diabetes in Long-Term Studies After Pancreas Transplantation 433

Die Bedeutung der Magnetresonanztomographie der Gefäße in der präoperativen Diagnostik von Nieren-Lebendspendern (K. Zamhöfer, G. Testa, A. Frilling, T. Schröder und C. E. Broelsch) — The Importance of Magnet Resonance Imaging of the Vessels in the Preoperative Diagnosis of Live Kidney Donors 434

Positiver Effekt einer stark verkürzten Kaltischämiezeit bei Nierentransplantationen im Rahmen des ET-Senior-Programms (C. Zülke, C. Graeb, M. Anthuber, A. Fürst, B. Krämer, M. Fischereder und K.-W. Jauch) — Positive Effect of Strongly Reduced Cold Ischemia Time in Kidney Transplantation within the ET Senior Program 435

Onkologie

Abstracts

Einflußfaktoren auf die unmittelbar postoperative Lebensqualität beim kolorektalen Karzinom (B. R. Bittorf, D. Bender, M. Lichthardt, U. Schmeisser, K. E. Matzel, F. Lösel und W. Hohenberger) — Influencing Factors on the Immediate Postoperative Life Quality in Colorectal Carcinoma 436

Hepatische Glukoneogenese und splanchnische Proteinbilanz nicht mangelernährter Patienten mit resektablen gastrointestinalen Tumoren (R.G. Bönninghoff, M.A. Keese, M.H. Konrad, A. Blum, E. Holm, S. Post und J.W. Sturm) — Hepatic Gluconeogenesis and Splanchnic Protein Balance of Non-Malnourished Patients with Resectable Gastrointestinal Tumors 437

Einfluss einer präoperativen hyperthermen Radiochemotherapie auf die Sphinkterfunktion (J. Fritzmann, W. Slisow, P. Wust und B. Rau) — Influence of the Preoperative Hyperthermic Radiochemotherapy on the Sphincter Function 438

Standardisiertes Therapieverfahren in der Behandlung des Rektumkarzinoms – Langzeitergebnisse einer prospektiven Datenerfassung (A. Fürst, I. Iesalnieks, A. Beham und K.-W. Jauch) — Standardized Therapeutic Procedure in the Treatment of Rectal Carcinoma – Long-Term Results of Prospective Data Recording 439

Interaktiver Online- Test für die Ermittlung eines familiär erhöhten Darmkrebsrisikos (A. Hansmann, T. Goecke, S. Hölwer, H. Fredrich, H. D. Röher und G. Möslein)
Interactive Online-Test for the Identification of Familial Colorectal Cancer Risk 440

Hochdosis Tamoxifentherapie bei FAP – assoziierten und sporadischen Desmoidtumoren (A. Hansmann, U. Oezesahin, A. Unger und G. Möslein)
High-Dose Tamoxifen Therapy for FAP-Associated and Sporadic Desmoid Tumors 441

Neue immuntherapeutische Strategien beim Magenkarzinom mit trifunktionalen bispezifischen Antikörpern (M. M. Heiss, M. A. Ströhlein, M. Jäger, H. Lindhofer und F. W. Schildberg)
New Immunotherapeutic Strategies on the Gastric Carcinoma with Trifunctional Bispecific Antibodies 442

Resektionsausmaß und Indikation zur multimodalen Therapie bei lokoregionär fortgeschrittenen Tumoren des kleinen Beckens (P. Hohenberger, P. Althaus, S. Coswig, W. Slisow, B. Rau und P.M. Schlag)
Extent of Resection and Indication for Multimodal Therapy with Locoregional Advanced Tumors of the Small Pelvis 443

Hypoxie steigert das maligne Potential des experimentellen Pankreaskarzinoms (H.G. Hotz, T. Foitzik, B. Hotz, O.J. Hines, H.A. Reber und H.J. Buhr)
Hypoxia Increases the Malignant Potential of Experimental Pancreatic Carcinoma 444

Intra- und frühe postoperative Chemotherapie in der Bauchhöhle mittels Gemcitabine kann das postoperative Auftreten einer Peritonealkarzinomatose verhindern (A. Hribaschek, F. Meyer, H. Lippert und K. Ridwelski)
Intra- and Early Postoperative Chemotherapy in the Abdominal Cavity by Means of Gemcitabine Can Prevent the Postoperative Occurrence of a Peritoneal Carcinomatosis 445

Die vena subclavia Thrombose hat keinen Einfluss auf die Anwendung eines Port-Katheters (M. Kaun, W. Niebel, K. Kroeger, H. Fink und C. E. Broelsch)
The Vena Subclavia Thrombosis Has no Influence on the use of a Portal Catheter 446

Lokale Tumorkontrolle nach operativer und multimodaler Therapie von Weichgewebssarkomen im Extremitätenbereich (C. Kettelhack, J. Aqua, P. Hohenberger und P. M. Schlag)
Local Tumor Control After Surgical and Multimodal Therapy of Soft Tissue Sarcomas of the Extremities 447

Detektion von K-ras Mutationen beim Pankreaskarzinom – Molekularbiologisches Verfahren zum Nachweis einer minimalen lymphatischen Tumorzelldissemination?
(A. Kropp, S. B. Hosch, V. N. Kalinin, W. T. Knoefel und J. R. Izbicki)
Detection of K-ras Mutations in Pancreas Carcinoma – Molecular Biologic Procedure for the Evidence of Minimal Lymphatic Tumor Cell Dissemination? 448

Untersuchungen zur HLA-Klasse-I-Downregulierung bei Weichteilsarkomen mit Expression des tumorspezifischen MAGE-Antigens zur Evaluation eines potentiellen adjuvanten Therapieansatzes
(A. Kutup, S.B. Hosch, P. Scheunemann, M. Peiper, V.N. Kalinin, K. Pantel und J.R. Izbicki)
Studies of HLA-Stage I Downregulation in Soft Tissue Sarcomas with Expression of the Tumor-Specific MAGE Antigene for the Evaluation of a Potential Adjuvant Therapeutic Approach 449

Her2/neu Überexpression beim Adenokarzinom des Pankreas
(J. M. Langrehr, H. Oettle, C. Hempel, M. Koch, A. Winkler, C. Radtke, G. Schaller, H. Riess und H. Schramm)
Her2/new Overexpression in Adenocarcinoma of the Pancreas 450

Effizienz der rektalen Endosonographie (rES) und der KM-gestützten Computertomographie (CT) im Staging und Restaging des multimodal behandelten UICC-II/III-Rektumkarzinoms (+/– präoperative Radio-/Chemotherapie)
(T. Liersch, C. Langer, CH. Jakob, M. Ghadimi, L. Füzesi und H. Becker)
Efficiency of the Rectal Endosonography (rES) and the Contrast-Media Assisted Computertomography in Staging and Restaging of the Multimodally Treated UICC-II/III Rectal Carcinoma (+/– Preoperative Radio/Chemotherapy) 451

Der Nachweis disseminierter kolorektaler Tumorzellen mittels quantitativer real-time PCR ist ein signifikanter, statistisch unabhängiger prognostischer Faktor
(W. R. Marti, U. Gueller, D. Oertli, P. Zajac, A. Schnyder, U. Metzger, F. Harder und M. Heberer)
The Evidence of Disseminated Colorectal Tumor Cells by Means of Quantitative Real-Time PCR is a Significant, Statistically Independent Prognostic Factor 452

Biomarker als Prädiktoren der Lymphknotenmetastasierung beim Magenkarzinom? Eine immunhistochemische Analyse von p53 und MMP-2
(S. P. Mönig, S. E. Baldus, J. K. Hennecken, S. Nolden, G. Grass und A. H. Hölscher)
Biological Markers as Predictors of Lymph Node Metastasis in Gastric Carcinoma? An Immunohistochemical Analysis of p53 and MMP-2 453

Neoadjuvante Radio-/Chemotherapie des lokal fortgeschrittenen, primär resektablen Adenokarzinoms des Rektums (cT3N0-2M0). 2-Jahresergebnisse einer unizentrischen Phase-II-Studie (H. Nekarda, F. Zimmermann, M. Werner, K. Ott, R. Rosenberg, H. J. Dittler, U. Fink, M. Molls und J. R. Siewert)	Neoadjuvant Radio-/Chemotherapy of the Locally Advanced Primary Resectable Adenocarcinoma of the Rectum (cT3NO-2MO). Two Years' Results of a Unicentre Phase II Study	454
Einfluß intravenöser Chemotherapie (CTx) auf immunhistochemisch nachgewiesene freie peritoneale Tumorzellen (FPTC) bei neoadjuvant therapierten lokal fortgeschrittenen Magenkarzinomen (K. Ott, H. Nekarda, U. Schenk, A. Sendler, U. Fink und J. R. Siewert)	Influence of Intravenous Chemotherapy (CTx) on Immunohistochemically Proved Free Peritoneal Tumor Cells (FPTC) with Neoadjuvantly Treated Locally Advanced Gastric Carcinomas	455
Phase II Studie zur abdominellen Stop-Flow-Perfusion (ASFP). Ein regionales Chemotherapiekonzept für nichtresektable abdominelle Tumormanifestationen (U. Pohlen, G. Berger und H. J. Buhr)	Phase II Study on the Abdominal Stop Flow Perfusion (ASFP). A Regional Chemotherapy Concept for Non-Resectable Abdominal Tumor Manifestation	456
Prätherapeutisches Staging und der interdisziplinäre Therapieansatz bei malignen Weichteiltumoren – Ergebnisse der Registerstudie der CAO (H. Rieske, T. Junginger, C. Kettelhack, M. Schönfelder, H.D. Saeger, F. Krummenauer und P. Hermanek)	Pretherapeutic Staging and the Interdisciplinary Therapy Approach with Malignant Soft Tissue Tumors – Results of the CAO Register Study	457
Multimodale Therapie des Analkarzinoms (G. Ruf, F. Meuschel, U. Baumgartner und U. Schöffel)	Multimodal Therapy of the Anal Carcinoma	458
Die Wertigkeit der PET in der Nachsorge des kolorektalen Karzinoms (M. Sailer, S. Timm, R. P. Baum, K. H. Fuchs, E. S. Debus und A. Thiede)	The Significance of PET in the Follow-up of the Colorectal Carcinoma	458
Histomorphologisches Regressionsgrading als objektiver Response-Parameter nach neoadjuvanter Radiochemotherapie beim Ösophaguscarcinom (P. M. Schneider, S. E. Baldus, R. Metzger, S. Staar, H. Schäfer, W. Schröder, H.-P. Dienes, R.-P. Müller und A. H. Hölscher)	Histomorphologic Regression Grading as an Objective Response Parameter After Neoadjuvant Radiochemotherapy for Esophageal Cancer	460
Wiederholte axilläre Lymphknotenentnahme: die gleiche oder die andere Seite? (C. G. Schneider, H. J. Stellbrink, J. van Lunzen, K. Tenner-Racz, G. Fröschle und J. R. Izbicki)	Repeated Axillary Lymph Node Taking: The Same or the Other Side?	461

Rezidivmuster nach neoadjuvanter Chemotherapie und R0 Resektion beim lokal fortgeschrittenen Magenkarzinom (A. Sendler, K. Ott, U. Fink, J. R. Siewert)	Relapse Pattern After Neoadjuvant Chemotherapy and R0 Resection in Patients with Locally Advanced Gastric Cancer	461
Chirurgische Onkologie der Weichgewebsarkome: Ist eine Referenzpathologie notwendig? (H. U. Steinau, CH. Soimaru, A. Puls, S. Langer, H. H. Homann, C. Kuhnen und K. M. Müller)	Surgical Oncology of Soft Tissue Sarcoma: Is a Reference Pathology Neccessary?	463
Hepatisch metastasierte Neuroendokrine Tumoren – Eine Indikation zur Lebertransplantation? (Th. Steinmüller, A. Pascher, B. Wiedenmann und P. Neuhaus)	Hepatically Metastatic Neuroendocrine Tumors – An Indication for Liver Transplantation?	464
Tumorspezifische Immuntherapie des Magenkarzinoms mit dem Antikörper SC-1: Ein neues therapeutisches Konzept (W. Timmermann, B. Illert, H. P. Vollmers, H. K. Müller-Hermelink, V. Krenn, H. Rückle-Lanz, M. Wilhelm und A. Thiede)	Tumor-Specific Immunotherapy of the Gastric Carcinoma with the Antibody SC-1: A New Therapeutic Concept	465
Analyse der Prädiktivität von 68 Onkobiogrammen bei 48 Weichteilsarkom-Patienten (A. Udelnow, P. Wuttke, S. Leinung, M. Schönfelder und P. Würl)	Analysis of the Predictivity of 68 Oncobiograms in 48 Patients with Soft Tissue Sarcoma	466
Prognostische Bedeutung der Tumorkontrolle bei malignen Weichteiltumoren:Ergebnisse einer retrospektiven Analyse (P. Vogel, M. N. Scherer, M. Gierl und K.-W. Jauch)	Prognostic Significance of Tumor Control with Malignant Soft Tissue Tumors: Results of a Retrospective Analysis	466
Immunologische Effekte der neoadjuvanten Radio-Chemotherapie beim lokal fortgeschrittenen Rektumkarzinom (M. W. Wichmann, G. Meyer, C. Müller, M. Adam, M. K. Angele und F. W. Schildberg)	Immunologic Effects of the Neoadjuvant Radiochemotherapy with the Locally Advanced Rectal Carcinoma	467
Diagnostik des Rektum Ca-Rezidivs auf OP-Indikation und Strategie (R. Wilke, D. Simon, A. Röhrborn und H. D. Röher)	Diagnosis of the Recurrent Rectal Carcinoma on Operative Indication and Strategy	468
Welche Konsequenz hat die Tumorinvasion der Pfortader beim Magenkarzinom? (H. Zühlke, A. Gabler und J.-P. Teßmann)	Which Consequence has the Tumor Invasion of the Portal Vein in Gastric Carcinoma?	469

Intensivtherapie

Abstracts

Procalcitonin - Ein Entscheidungskriterium in der Chirurgischen Herdsanierung (D. Abitzsch, M. Werner, TH. Junginger und J. Hauss)
Procalcitonin - A Decisive Criterion in Surgical Focal Rehabilitation 470

Fremdkörperinfektionsmodell zur Untersuchung biofilmproduzierender Staphylokokken (T. O. G. Golda, R. L. Landmann, F. Götz und H. D. Becker)
Infection Model of Foreign Bodies to Study Biofilm-Producing Staphylococci 471

Interleukin-8-mRNA Konzentrationen neutrophiler Granulozyten bei Patienten mit Peritonitis (K. Holzer, D. Henrich, K. Wilhelm und A. Encke)
Interleukin 8-mRNA Concentration of Neutrophil Granulocytes in Patients with Peritonitis 472

Insulin vermindert die systemische inflammatorische Akute-Phase-Reaktion nach einem Trauma (M. G. Jeschke, R. Einspanier und K. W. Jauch)
Insulin Reduces the Systemic Inflammatory Acute-Phase Reaction After Trauma 473

Freisetzung von Chemokinen und Cytokinen in humanen Mesothelzellen nach Stimulierung durch Bakterien und bakterielle Bestandteile (E. Mansouri, U. Jurgan, K. Wollenberg, W. Sendt und U. Schöffel)
Releasing of Chemokines and Cytokines in Human Mesothelium Cells After Stimulation by Various Bacteria and Bacterial Components 473

Stellenwert der monozytären HLA-DR-Expression für die Indikation großer abdominalchirurgischer Eingriffe (U. Mittelkötter, H. B. Reith, K. Ulrichs und A. Thiede)
Importance of Monocyte HLA-DR-Expression for the Indication of Major Abdominal Surgical Operations 474

Wirksamkeit und Kostenanalyse zur antibiotischen Behandlung der sekundären Peritonitis (U. Mittelkötter, F. Endter, H. B. Reith, H. Thielemann, R. Schmitz, P. Ihle und A. Thiede)
Effectiveness and Cost Analysis of the Antibiotic Treatment of the Secondary Peritonitis 475

Katecholaminerge Modulation zellulärer Immunfunktionen und des Überlebens während einer chronischen Sepsis in der Maus (R. Oberbeck, D. Schmitz, K. Wilsenak, M. Schüler, M. Schedlowski, D. Nast-Kolb und M. Exton)
Catecholaminergic Modulation of Cellular Immunofunctions and the Survival During Chronic Sepsis in Mice 476

Einfluß von präoperativer Zinkapplikation auf die Anastomosenheilung unter septischen Bedingungen in der Ratte (K. Ophoff, K. Junge, U. Klinge und V. Schumpelick) — Influence of Preoperative Zinc Application On the Anastomosis Healing under Septic Conditions in the Rat — 477

Massive Volumengabe und Erhaltung des Herzzeitvolumen in einem Modell des Abdominellen Kompartment Syndroms: Verhinderung von Organschäden?! (A. Schachtrupp, C. Töns, J. Höer, K. Junge und V. Schumpelick) — Massive Volume Resuscitation and Preserving of the Cardiac Output in a Model of the Abdominal Compartment Syndrome: Prevention of Organ Damage? — 478

Charakterisierung des Coekum-Stent-Interventionsmodelles zur Induktion und chirurgischen Therapie der kotigen Peritonitis und Sepsis der Ratte (S. Schmidbauer, B. Fottner-Schmidbauer, K. Hallfeldt, S. Bahrami und H. Redl) — Characterization of the Blind gut Stent Intervention Model for the Induction and Surgical Treatment of the Faecal Peritonitis and Sepsis in the Rat — 479

Welche Rolle spielt Interleukin-10 in der Immunantwort nach Trauma kombiniert mit hämorrhagischem Schock? (C. P. Schneider, E. Faist, F. W. Schildberg und I. H. Chaudry) — What is the Significance of Interleukin-10 in Immune Reaction After Trauma Combined With Hemorrhagic Shock? — 480

Colon Ascendens Stent Peritonitis (CASP) vs. Cöcale Ligatur und Punktion (CLP) in der Maus. Ein Vergleich zweier Modelle für polymikrobielle intraabdominelle Infektion (T. Traeger, S. Maier, K. E. Gerauer, N. Hüser, M. Entleutner, K. Pfeffer und C.-D. Heidecke) — Colon Ascendens Stent Peritonitis (CASP) vs. Cecal Ligation and Puncture (CLP) in the Mouse. A Comparison Between Two Models for Polymicrobiological Intraabdominal Infection — 481

Adenocarcinom und Plattenepithelcarcinom des Ösophagus: Unterschiede in Patientencharakteristika, Prognose und Rezidivmuster (M. Feith, H. J. Stein, B. L. D. M. Brücher, H. Bartels und J. R. Siewert) — Adenocarcinoma and Squamous Cell Carcinoma of the Esophagus: Differences in Patients' Characteristics, Prognosis and Recurrence Pattern — 482

Unfallchirurgie

Biologie und Osteosynthese

Minimal-invasive biologische Osteosynthese der Klavikula mit einem Titannagel (A. Jubel, J. Andermahr, A. Prokop, J. Isenberg und K. E. Rehm) — Minimally-invasive and Biological Osteosynthesis of Midclavicular Fractures — 485

Pathologie der Implantate (C. Mittermayer, M. Eblenkamp, H. A. Richter, G. Zwadlo-Klarwasser, R. S. Bhardwaj und B. Klosterhalfen) — Pathology of Implants — 491

LISS versus Kondylenplatte (U. Hahn, A. Prokop, A. Jubel, J. Isenberg und K. E. Rehm) — LISS versus 95° Condylar Blade Plate (CBP) — 498

Spätfolgen nach Frakturen im distalen Unterarmdrittel im Wachstumsalter (R. Zimmermann, M. Gabl, M. Gschwentner und S. Pechlaner) — Late Sequelae of Fractures in the Distal Third of the Forearm During Growth — 505

Minimalinvasive Verfahren

Die arthroskopische Untersuchung des Handgelenkes (P. Preissler) — Arthroscopic Investigation of the Wrist Joint — 507

Handchirurgie

Neurologische Untersuchungstechniken der Hand (H. Assmus) — Neurological Examination of the Hand — 513

Operative und konservative Behandlung der Endphalanxfrakturen (M. Lautenbach, A. Eisenschenk und M. Sparmann) — Operative and Conservative Treatment of Distal Phalanx Fractures — 519

Intramedulläre Stabilisierung kindlicher Schaftfrakturen (A. Prokop, A. Jubel, U. Hahn und K. E. Rehm) — Intramedullary Stabilisation of Shaft Fractures in Children — 526

Die konservative Behandlung der Metacarpalfraktur (A. Prokop, H.-J. Helling, S. Kulus und K. E. Rehm) — Conservative Treatment of Metacarpale Fracture — 532

Interdisziplinäre Unfallchir.-Chir.-Ortho. (Handwurzelverletzungen)

Die Lunatum-Nekrose – was ist an ambulanten Operationen möglich? (W. Förster und A. Kerres) — The Lunatum Necrosis — 536

Fingerendgliedverletzungen

Komplikationen nach Fingerendgliedverletzungen (R. Nyszkiewicz) — Complications Following Injuries of the Fingertips — 540

Verkehrsunfälle

ACN – Reduzierung von Toten im Straßenverkehr durch automatische Unfallmeldung (O. Pieske, G. Lob, G. Messner, W. Lange und J. Haberl) — ACN – Reducing Fatalities in Road Traffic Accident by Automatic Accident Information Notification — 546

Abstracts

Klinische und sonographische Ergebnisse nach arthroskopischer Behandlung der Tendinosis calcarea der Supraspinatussehne (T. Ambacher, J. Jahn und U. Holz)	Clinical and Sonographic Results After Arthroscopic Treatment of the Tendinosis Calcarea of the Supraspinatus Tendon	549
Die percutane, peritendineumerhaltende Achillessehnennaht – Indikationsstellung, Operationstechnik und erste klinische Ergebnisse (M. Amlang, P. Heinz und H. Zwipp)	The Percutaneous Peritendineum-Preserving Achilles Tendon Suture – Indiaction, Surgical Techniques an First Clinical Results	550
Die Augmentation der intraartikulären Kalkaneusfraktur mit einem injizierbaren Calziumphosphatzement: Dichtemessung, Histologie und klinisches Outcome (J. Andermahr, A. Jubel, A. Prokop, H. J. Helling, J. Koebke und K. E. Rehm)	The Augmentation of the Intraarticular Calcaneus Fracture with an Injectable Calcium Phosphat Cement: Dense Mesurement, Histology and Clinical Outcome	551
Wertigkeit der subjektiven Einschätzung der Thoraxverletzungsschwere durch den Notarzt (M. Aufmkolk, S. Ruchholtz und D. Nast-Kolb)	Significance of the Subjective Assessment Concerning the Severity of Chest Injuries by the Emergency Physician	552
Die modulare proximale Humerusosteosynthese – ein neues minimalinvasives und winkelstabiles Osteosyntheseverfahren (C. Bahrs, C. Rauer, M. Schnabel und L. Gotzen)	The Modular Proximal Humerus Osteosynthesis – a New Minimal-Invasive and Angle-Solid Osteosynthesis Method	553
In-vivo Analyse periostaler Mikrozirkulationsstörung nach geschlossener Fraktur (H. Bail, T. Mittlmeier, L. Zhang, M. Raschke, N. P. Haas und K.-D. Schaser)	In-Vivo Analysis of Periostal Microcirculation Disturbance After Closed Fracture	554
Medizinische Datenanalyse damals und heute: Ist heute möglich, was vor einer Dekade noch blosser Traum war? (M. T. J. Mohr und H. Redl)	Medical Data Analysis Then and Now: Is Today Possible What Was a More Dream one Decade ago?	555
Wundrandnekrose: Problem der Fersenbeinchirurgie? (D.-H. Boack, G. Bogusch, T. Mittlmeier und N. P. Haas)	Wound Edge Necrosis: A Problem in Calcaneal Surgery	556

Die Reduktion der Diagnostikzeiten Polytraumatisierter im Universitätsklinikum vor und nach Installation einer digitalen Röntgenanlage im Schockraum der Notaufnahme (C. Burger, J. Zwingmann, D. Sattler und C. Rangger)	The Reduction of Diagnosis Time of Patients with Multiple Trauma in the University Hospital Before and After Installation of a Digital Roentgen System in the Emergency Admission	557
Sparen ohne Qualitätsverlust? Das Beispiel der Ottawa ankle rules (Ü. Can, M. Koller, R. Ruckert und P. Buchmann)	Saving Money Without the loss of Quality? The Example of the Ottowa Ankle Rules	558
Lamedica - ein netzwerkfähiges, multimediales Lern- und Trainingssystem für die Medizin - Bereich Unfallchirurgie (C. Chan, M. Preisack und K. Weise)	Lamedica - a Network-Capable Multimedia Learning and Training System for the Medicine - Section Traumatology	559
Televisite zur Verkürzung der stationären Liegedauer (B. Clasbrummel, J. Schmitz, G. Muhr und A. Bolz)	Televisiting to Shorten the Stationary Stay	560
Zur Prognose der Quadricepssehnenruptur - Versuch einer Metaanalyse (J. Danner, M. A. Scherer und S. von Gumppenberg)	Prognosis of the Rupture of Quadrips Tendon - Attempt of a Metaanalysis	560
Biologie ohne Osteosynthese - Die dislozierte proximale Oberarmfraktur des Kindes (S. David, S. Elenz und A. Ekkernkamp)	Biology Without Osteosynthesis - The Dislocated Proximal Fractured Humerus of the Child	561
Die überbrückende Plattenosteosynthese bei Oberschenkelschaftfrakturen (C. Dumont, M. Fuchs, K. Dresing und K. M. Stürmer)	The Bridging Plating with Femoral Fraetures	562
Rarität CMC-Luxation - Schwierigkeiten in Diagnostik und Therapie anhand ausgewählter Fallbeispiele (J. Eichhorn-Sens, N. M. Meenen, J. M. Rueger, A. Katzer und P. M. Vogt)	The Rarity CMC Luxation - Difficulties in Diagnosing and Therapy Illustrated by Selected Case Studies	563
Achillessehnenruptur - Funktionelle Nachbehandlung bei minimalinvasiver Naht (R. Eisele und L. Kinzl)	Rupture of the Achilles Tendon - Functional Follow-up Treatment with Minimal-Invasive Suture	564
C-Bogen-basierte 3D-Röntgenbildgebung: Anwendungsspektrum in der Unfallchirurgie (E. Euler, S. Heining, S. Wirth, W. Mutschler, und K. J. Pfeifer)	C-Arm Image Based 3D X-Ray Imaging: Field of Application in Traumatology	565

Die Bedeutung der Sprunggelenksgabel bei Kombinationsverletzung von Unterschenkel und Sprunggelenk (E. K. Folwaczny, K. M. Stürmer und C. Dumont)	The Significance of the Ankle Joint in Combined Injuries of Lower Leg and Ankle Joint	566
Die Wertigkeit des Serummyoglobins als Prognoseparameter beim Ischämie-/Reperfusions-Syndrom (P. Fricke, G. Weiß und H. Lippert)	The Importance of Serum Myoglobin as a Prognostic Parameter with the Ischemia/Reperfusion Syndrome	567
Der XS-Nagel. Ein neuer Weg zur Vermeidung von Komplikationen bei der Osteosynthese von Patellafrakturen (J. Gehr, W. Neber und W. Friedl)	The XS Nail. A New Way to Avoid Complication with the Osteosynthesis of Patella Fractures	568
Der XS-Nagel. Ein intramedulläres Implantat zur Versorgung von Sprunggelenksfrakturen (J. Gehr, W. Neber, F. Hilsenbeck und W. Friedl)	The XS Nail. An Intramedullary Implant for the Care of Ankle Fractures	569
Der XS-Nagel. Ein neues Konzept bei der Versorgung von Sprunggelenksfrakturen (J. Gehr, W. Neber, F. Hilsenbeck und W. Friedl)	The XS Nail. A New Concept in the Care of Ankle Fractures	570
Vergleich zwischen digitaler und konventioneller Radiostereometrie (RSA) beim alloplastischen Kniegelenksersatz – Eine experimentelle RSA-Untersuchung (C. Georg, N. Ishaque, C. Sprey, V. Pavone, H. J. Klose und H. Kienapfel)	Comparison Between Digital and Conventional Radiosterometry (RSA) with the Alloplastic Knee Joint Replacement – An Experimental RSA Study	571
Die Wertigkeit der 3D rekonstruierten Computertomographie zur Klassifikation von Acetabulumfrakturen (G. Hartung, CH. Grüning, R. Kickuth, J. Kirchner und G. Hohlbach)	The Importance of 3D Reconstructed Computertomography for the Classification of Acetabula Fractures	572
Lokale Vancomycin-Hochdosis-Therapie bei Therapie-refraktärer Osteomyelitis (F. G. Huber, M. A. Scherer und S. von Gumppenberg)	Local Vancomycin High Dose Therapy with Therapy-Refractury Osteomyelitis	573
Palmar dislozierte Luxation des Os lunatum – Analyse zweier Fälle (J. Isenberg, A. Prokop, J. Andermahr und H. J. Helling)	Palmar Dislocated Luxation of the Os lunatum – Analyses of Two Case Studies	574
Behandlungsstrategie bei Frakturen der Mittelhand (A. Ishida, E.-M. Baur, G. Fromberg und A. Schmidt)	Treatment Strategy with Fractures of the Metacarpus	574

Die monosegmentale Instrumentation und Fusion instabiler Verletzungen der thorakolumbalen Wirbelsäule (A. J. Junge, T. von Garrel, A. Krueger und L. Gotzen)	The Monosegmental Instrumentation and Fusion of Instabile Injuries of the Thoraco-Lumbal Spinal Column	576
Der Softcastschuh in der Behandlung frischer fibularer Bandrupturen - eine prospektive randomisierte Studie zu Lebensqualität, klinischem Outcome und Kosten (A. Junge, S. Wilke, G. Böhringer und L. Gotzen)	The Soft Cast Shoe in the Treatment of Fresh Fibular Ligament Rupture - a Prospective Randomized Study to Life Quality, Clinical Outcome and Costs	577
Probleme und Fallstricke bei der Einführung der CT- und C-Arm-gestützten navigierten Hüftprothetik (St. Klima, R. Hube, M. Hildebrand und W. Hein)	Problems and Traps with the Introduction of CT and C-Arm Assisted Navigated Hip Prosthesis	578
Das Hüftprothesensystem Trilogy/Mayo - Planung, Operation, Nachbehandlung (St. Klima, U. Schietsch und W. Hein)	The Hip Prosthesis System Trilogy/Mayo - Planning, Postoperative Care	579
Lysinurethandimethacrylat (LUDM) - eine neue Generation von aminosäure-basierten Monomeren für Knochenzement und Rekonstruktion von Hartgeweben (U. Kneser, E. Müh, J. Zimmermann, D. J. Schaefer, R. Mühlhaupt und G. B. Stark)	Lysin Urethan Dimethacrylat (LUDM) - a New Generation of Lysine Aminopeptiden-Based Monomers for Bone Cement and Reconstructuion of Hard Tissue	579
Tissue Fleece: eine klinisch etablierte Biomatrix eröffnet neue Perspektiven für das Forschungsfeld Tissue Engineering (T. K. Kofidis, R. Leyh, S. Fischer, P. Akhyari, J. Boublik, B. Wachsmann, K. Müller-Stahl, A. Lenz und A. Haverich)	Tissue Fleece: A Clinical Established Biomatrix Opens New Perspectives for the Research Field Tissue Engineering	581
Telekonsil - Vorteile und Probleme am konkreten Beispiel (M. T. J. Mohr, T. Lange, T. Schall und M. Nerlich)	Tele Counsil - Advantages and Problems by Concrete Example	581
Haben präklinische Maßnahmen einen Effekt auf das Outcome schwerverletzter Patienten? (F. Lefarth, D. Liebler, R. Lefering, B. Bouillon und E. Neugebauer)	Do Preclinical Treatments Have an Effect on the Outcome of Seriously Injured Patients?	582

Stellt die operative Therapie der distalen Radiusfraktur des Typs A3 für den alten Patienten einen Vorteil gegenüber der konservativen Therapie dar?
(J. Loick, J. Becker, K. Schneiders und G. Hohlbach)
Is the Surgical Therapy of the Distal Radial Fracture of Type A3 an Advantage for the Old Patient Compared with the Conservative Treatment? 583

Ist die elastisch stabile Markraumschienung zur Versorgung der kindlichen Femurschaftfraktur ein kindgerechtes Verfahren?
(D. Mann, M. Baacke, L. Gotzen und M. Schnabel)
Is the Elastically Solid Bracing of the Medullary Cavity for the Care of Femoral Fractures in Children a Suitable Method in Children? 585

Der Einsatz der LISS bei der Versorgung von periprothetischen Fakturen des distalen Fermur
(J. Mehner, O. Gonschorek, K.-U. Mothes und C. Josten)
The Use of LISS in the Care of Periprosthetic Fractures of the Distal Fermur 586

Minimalinvasive Osteosynthese von Bennett-Frakturen durch kanülierte Schraube
(Ch. Meyer, B. Hartmann, G. Böhringer und R. Schnettler)
Minimal-Invasive Osteosynthesis of Bennett's Fractures by Cannula Screw 586

Erste Ergebnisse zur klinischen Anwendung von rekombinantem humanem Osteogenem Protein bei der Behandlung knöcherner Defekte
(H. Mothes, O. Bach, R. Friedel und E. Markgraf)
First Results for the Clinical Use of Recombinant Human Osteogenic Protein in the Treatment of Bone Defects 587

Enttäuschende mittelfristige Ergebnisse nach septischer Revisionsendoprothetik
(B. Müller, M. A. Scherer und S. von Gumppenberg)
Disappointing Medium – Term Results After Septic Revision Endoprothesis 588

New Imaging von innovativen Ultraschalltechnologien und ihr Einfluss auf die chirurgische Diagnostik am Bewegungsapparat
(K. Ortlepp, K.-H. Frosch und K. M. Stürmer)
New Imaging of Innovative Ultrasound Technologies and Their Influence on Surgical Diagnosis on the Locomotor System 589

Funktionelles outcome nach der Fraktur des coxalen Femurendes – Ergebnisse der externen Qualitätssicherung Westfalen-Lippe
(S. Paech, R. Smektala und K. Hupe)
Functional Outcome After the Fracture of the Coxal Femural End – Results of the External Quality Assurance Westfalen-Lippe 590

DRG Grouping in der Unfallchirurgie – Mit welchen Einnahmeverschiebungen ist zu rechnen?
(S. Piltz, H.-M. Hornung, A. Billing und G. Lob)
DRG Grouping in Traumatology – Which Income Shiftings Must be Expected? 591

Überlebensraten von Keramik- und Diamond-Like Carbon-Gleitpaarungen (DLC) bei Hüftendoprothesen (L. E. Podleska, G. Taeger, M. Ziegler, K. H. Taeger und D. Nast-Kolb)
Survival Rates of Ceramics and Diamond – Like Carbon Sliding Combinations (DLC) with Hip Prosthesis 592

Juristische Probleme bei Mittelhandfrakturen. Analyse der entschiedenen Behandlungsfehlerverfahren der letzten 6 Jahre bei der Ärztekammer Nordrhein und eigene Empfehlungen (A. Prokop, U. Hahn, S. Kulus, B. Weber und K. E. Rehm)
Legal Problems with Metacarpal Fracture. Analysis of Decided Proceedings on Treatment Faults of the Last 6 Years at the ‚Ärztekammer Nordrhein" and Own Advices 593

Mittelfristige Behandlungsergebnisse nach zentralen Talusfrakturen (S. Rammelt, J. M. Gavlik, J. Winkler und H. Zwipp)
Medium-Term Results of Treatment After Central Talus Fractures 594

Besonderheiten von Handfrakturen im Kindesalter (K. Reinshagen, U. Keßler und L. M. Wessel)
Specific Features of Hand Fractures in Children 595

Frakturen von Sprunggelenk und Fuß bei PKW-Frontinsassen – Eine retrospektive Langzeitstudie über 23 Jahre (M. Richter, H.-C. Pape, T. Hüfner, D. Otte und C. Krettek)
Fractures of the Ankle and Foot in Front Seat Passengers – A Retrospective Long Term Study over 23 Years 596

Versorgung der frischen Achillessehnenruptur – Vergleich der offenen mit einer percutanen Nahttechnik (St. Riedl, K. Nitschmann, L. Sandberger und P. J. Meeder)
Repair of Fresh Achilles Tendon Ruptures – Comparison Between the Open and a Percutaneous Suture Technique 597

Die Punktionstracheotomie – konkurrierende Verfahren im klinischen Vergleich (I. Roth, M. Baacke, L. Gotzen, R. J. Stiletto und M. Rothmund)
The Puncture Tracheotomy – Competing Methods in the Clinical Comparison 598

Stellenwert der Computertomographie in der Diagnostik potentiell schwerverletzter Patienten – Ist die primäre Ganzkörper-CT gerechtfertigt? (R. S. Ruchholtz, C. Waydhas, H. Kühl, T. Schröder, K. Piepenbrink und D. Nast-Kolb)
Importance of the Computertomography in the Diagnosis of Potentially Seriously Injured Patients – Is the Primary Whole Body CT Justified? 599

MRT-Diagnostik von Begleitverletzungen am Karpus nach distalen Radiusfrakturen (T. Rudy, D. Müller, A. Jaacks und K. M. Stürmer)
MRT Diagnosis of Accompanying Injuries on the Carpus After Distal Radial Fracture 600

Fersenbeinfrakturen: operative Behandlung versus konservative Behandlung (Ch. Rülander, M. Schofer, E. Sagnak und H.-R. Kortmann)	Calcaneal Fracture: Surgical vs Conservative Treatment	600
Optimierung des präklinischen Managements schwerverletzter Patienten durch den Einsatz eines mobilen Datenkommunikationssystems (U. Schächinger, W. Röckelein, C. Neumann und M. Nerlich)	Optimizing of the Preclinical Management of Seriously Injured Patient by the Use of a Mobile Data Communication System	601
Herbert-Whipple-Schraube oder Bold-Schraube zur perkutanen Osteosynthese von Skaphoidfrakturen? (M. Schädel-Höpfner, A. Peter, A. Junge und L. Gotzen)	Herbert-Whipple-Screw or Bold Screw for the Percutaneous Osteosynthesis of Scaphoid Fractures?	602
Lokalanästhesie als Standardverfahren bei der Versorgung von Achillessehnenrupturen – Prozeßqualität und wirtschaftliche Auswirkungen (M. A. Scherer und S. von Gumppenberg)	Local Anaesthesia as Standard Procedure in the Medical Care of Achilles Tendon Ruptures – Process Quality and Economic Consequences	603
Allografts in der rekonstruktiven Chirurgie der Kreuzbänder (M. A. Scherer und S. von Gumppenberg)	Allografts in the Reconstructive Surgery of the Cruciate Ligaments	604
Die ventrale Spondylodese der Frakturen an der thorakalen und lumbalen Wirbelsäule mit expandierbarem Cage – 2 Jahres Ergebnisse (K. J. Schnake, C. Khodadadyan-Klostermann, F. Kandziora, T. Görler, M. Raschke und N. P. Haas)	Anterior Stabilization of Fractures of the Thoracic and Lumbar Spine with Expandable Cages – 2 Years Results	605
Ein neuer Fixateur intern – LISS PT System – zur Versorgung von proximalen Tibiafrakturen – Prospektive Dokumentation von 31 Fällen (M. Schütz, M. J. Kääb, A. Schmeling, M. Raschke und N. P. Haas)	A New Internal Fixateur – LISS PT System – for the Medical Care of Proximal Tibial Fractures – Prospective Documentation of 31 Cases	606
Behandlungsalgorithmus bei Infekten nach osteosynthetisch versorgten Calcaneusfrakturen (M. Schwamborn, F. Gebhard, M. Mentzel und L. Kinzl)	Treatment Algorithm of Infections After Osteosynthetic Care of Calcaneus Fractures	607
Navigationsgestützte Pfannenimplantation in der Hüftendoprothetik – eine prospektive Studie zum zeitlichen Aufwand bei der Einführung der CAC (M. Seif El Nasr, W. Eich, A. T. Kunold und R. Ketterl)	Navigation – Assisted Acetabular Implantation in Hip Prothesis – a Prospective Study on the Time Needed for Introduction of CAS	608

Therapie und neues postoperatives Nachbehandlungskonzept osteosynthetisch versorgter Frakturen des oberen Sprunggelenkes (C. Simanski, D. Lehnen, N. Kawel, B. Bouillon und T. Tiling)	Therapy and New Postoperative After Care Concept of Osteosynthetically Supplied Fractures of the Upper Ankle Joint	608
Die Langerhans-Zell-Granulomatose (eosinophiles Knochengranulom) der Halswirbelsäule - eine seltene Differentialdiagnose von Schmerzen in der HWS (C. Simanski, S. Grote, S. Shafizadeh, B. Bouillon und T. Tiling)	The Langerhans' Cell Histiocytosis (Eosinophilic Bone Granuloma) of the Cervical Column - a Rare Differential Diagnosis of Pain in the Vertebral Column	609
Zyklische mechanische Dehnung von humanen Patellarsehnenfibroblasten. Aktivierung von JNK und Modulation der Apoptose (M. Skutek, M. v. Griensven, J. Zeichen und U. Bosch)	Cyclic Mechanical Stretching of Human Patellar Tendon Fibroblasts. Activation of JNK and Modulation of the Apoptosis	610
Die chirurgische Behandlungsqualität bei der Fraktur des coxalen Femurendes - Ergebnisse der erstmaligen flächendeckenden Erfassung in Westfalen-Lippe (R. Smektala, S. Paech und K. Hupe)	The Quality of Surgical Treatment with the Fracture of the Coxal Femural End - Results of the First Extensive Documentation in Westfalen-Lippe	611
Kontrollierte Teilbelastung unter Verwendung einer Biofeedback-Schuhsohle (R. Stangl und R. Krug)	Controlled Partial Weight Bearing by Using a Biofeedback Sole	612
Gute funktionelle Ergebnisse nach Fesselungsoperation bei Luxation der extensor carpi ulnaris Sehne (G. Taeger, A. Pfadenhauer, K. Wilhelm und D. Nast-Kolb)	Good Functional Results After Captivating Surgery with the Luxation of the Extensor Carpi Ulnaris Tendon	613
Management bei Achillessehnenruptur - Konservativ versus operativ mit primärer Umklapp-Plastik (R. Talaulicar, E. K. Folwaczny, C. Dumont und K. M. Stürmer)	Management with the Achilles Tendon Rupture - Conservative vs. Surgery with Primary Fold-Back Plasty	614
Die operative Behandlung der scapholunären Dissoziation über die PDS Augmentation mit Fadenankerdübeln (W. Teske, H. Tassler und H.-U. Langendorff)	The Surgical Treatment of Scapholunate Dissociation via PDS Augmentation with Minianchors	615
Poststationäres Telemonitoring in der Unfallchirurgie (D. Gürdal, S. Ulbrich, J. Baumer, T. Schall, W. Röckelein, T. Lange und M. Nerlich)	Poststationary Telemonitoring in Traumatology	616

Alters-spezifische Analyse der 5-Jahres-Überlebensrate nach hüftgelenksnaher Femurfraktur (U. von Ebner, M. A. Scherer, C. Graf und S. von Gumppenberg) — Age-Specific Analysis of 5 Years'Survival Rate After Femural Fracture Near the Hip Joint — 617

Minimalinvasive Versorgung komplexer distaler Femurfrakturen mit der retrograden Nagelung (F. Walcher, H. Laurer, D. Huth und I. Marzi) — Minimal-Invasive Care of Complex Distal Femural Fractures with Retrograde Nailing — 618

Das semifunktionelle Nachbehandlungskonzept der operativ versorgten Achillessehnenruptur-Vergleich unterschiedlicher postoperativer Behandlungsregime hinsichtlich klinischer, funktioneller und ökonomischer Ergebnisse (O. W. Weber, E. Kollig und G. Muhr) — The Semifunctional Aftercare Concept of the Surgical Supplied Achilles Tendon Rupture – Comparison of Different Postoperative Treatment Regimes Regarding Clinical Functional and Economical Results — 618

Lebensqualität nach Calcaneusfrakturen (T. Westphal, S. Schubert, J. P. Halm, J. P. Schenkengel, S. Piatek und S. Winckler) — Quality of Life After Calcaneus Fractures — 619

Stellenwert der MRT bei carpalen Verletzungen (J. Windolf, S. Keim, M. Mack und J. M. Rueger) — Importance of MRT with Carpal Injuries — 620

Computergestützte Venenverschluß-plethysmographie-Untersuchungen zur Pathophysiologie des Posttraumatischen Complex Regional Pain Syndrome Type I (CRPS I) – ist das CRPS I ein 'Local inflammatory response syndrome' (J. Z. Zaspel, G. G. Gradl, A. W. Wipfl und M. S. Schürmann) — Computer-Assisted Venous Occlusion Plethysmography Studies of Pathophysiology of Posttraumatic Complex Regional Pain Syndrome Type I (CRPSI). Is the CRPS I a Local Inflammatory Response Syndrome? — 621

Gefäßchirurgie

Wertigkeit neuer bildgebender Verfahren in der Gefäßchirurgie

Funktionelle Diagnostik durch farbige Ultraschall-Methode beim Verschluss der Peripheralarterien (M. Okada, I. Kitano, T. Sugimoto und Y. Ijiri) — Functional Diagnosis by Color Duplex Sonography for Occlusive Disease of the Peripheral Artery — 623

Wertigkeit der MR-Angiographie im follow-up nach cruro-pedalen Bypassanlagen (F. Verrel, O. Meissner, V. Ruppert, H. Ramirez, F. Tato und B. Steckmeier) — Surveillance After Revascularization of Crural and Pedal Arteries: Value of Contrast-enhanced Magnetic Resonance Angiography — 627

Carotis-Plaquemorphologie: Konsequenzen für Indikationsstellung und Verfahrenswahl

Plaquemorphologische Befunde an der Carotisgabel und deren Emboliehäufigkeit in Abhängigkeit vom klinischen Stadium der cerebrovaskulären Insuffizienz (K. Balzer, U. Boesger und K. M. Müller) — Findings of Plaque Morphology in Carotid Artery Bifurcation and Frequency of Embolisation depending on Clinical Stages of cerebrovascular Insufficiency 631

Grenzen der Operabilität bei multimorbiden Gefäßpatienten

Indikation und Operationsergebnisse beim hepatozellulären Karzinom mit Infiltration der Gefäße, Gallengänge und Lymphknoten (A. Altendorf-Hofmann und J. Scheele) — Indication and Outcome After Surgical Treatment of Hepatocellular Carcinoma with Vascular Invasion, Bile Duct Invasion, and Lymph Node Metastases 635

Planung von Endograft-Implantationen bei Aortenaneurysma

Stentprothesen bei AAA – präinterventionelle Ausschaltung von Aneurysmen der Arteria iliaca interna (M. Gawenda, J. Heckenkamp, M. Zähringer und J. Brunkwall) — Interventional Occlusion of Internal Iliac Artery before Stent Graft Replacement in AAAs 642

Abstracts

Die Stumpfdruckmessung bei der Carotischirurgie in Lokalanästhesie: technische Spielerei oder prädiktive Messung? (M. Aleksic, M. Gawenda, V. Reichert und J. Brunkwall) — Measurement of Stump Pressure in Carotid Surgery with Local Anesthesia: Technical Play or Predictive Measurement? 646

Ambulante Therapie von symptomatischen Arteria carotis interna Stenosen (R. Andresen und W. Brinckmann) — Ambulant Treatment of Symptomatic Arteria Carotis Interna Stenosis 647

Carotis-Stentimplantation: Eine prospektive Beobachtungsstudie bei 50 Stentimplantationen im Vergleich zur Carotis-TEA (H. Bergert, D. Ockert, V. Hänig, R. v. Kummer, U. Keßler und H. D. Saeger) — Carotid Stent Implantation: A Prospective Observation Study in 50 Stent Implantations Compared to Carotid TEA 648

Vergleich der intraoperativen Monitoring-Verfahren in der Carotis-Chirurgie (H. B. Bergert, U. Keßler, J. Schmidt, D. Ockert und H. D. Saeger) — Comparison of the Intraoperative Monitoring Procedure in Carotid Surgery 648

Planung, Methoden und Ergebnisse der endovaskulären Ausschaltung von Bauchaortenaneurysmen (U. Boesger, M. Heidrich, U. Radtke und K. Balzer) — Planning, Methods and Results of the Endovascular Inactivation of Abdominal Aorta Aneurysm 649

Die präoperative Einschätzung emboliegefährdender Läsionen an der Halsschlagader und deren Einfluß auf verfahrensbedingte Komplikationen (U. Boesger, J. Heger, K. Prangenberg, K. M. Müller und K. Balzer)	Preoperative Assessment of Embolism-Inducing Lesions at the Carotid Artery and Their Influence on Complications Caused by the Procedure	650
Aortale Operationen: mittelschwere und schwere Delirien, nicht aber leichte Delirien sind abhängig von einem komplizierten intraoperativen Verlauf (H. Böhner, F. Schneider, K. Klimmek, T. Hummel, R. Friedrichs und W. Sandmann)	Aortal Operations: Medium and Heavy Deliria, But Not Mild Deliria Depend on a Complicated Intraoperative Course	651
Die Plaquemorphologie der Carotis-Restenose - Konsequenzen für die Verfahrenswahl (R. Brandl, C. Reeps, T. Richter, R. Hegenloh, P. C. Maurer und H. Höfler)	Plaque Morphology of the Carotid Restenosis - Impact on Treatment Options	651
Die Pathogenese hyperdynamer Hämodialyseshunts - histopathologische Besonderheiten (E. Brune, K. M. Müller und R. Horstmann)	Pathogenesis of Hyperdynamic Hemodialysis Shunts - Histopathologic Specific Features	652
Präoperative Myokardszintigraphie - Ein ‚Muß' vor großen gefäßchirurgischen Eingriffen? (E. Delmes, T. U. Cohnert, T. Opfermann, M. Gross, J. M. Albes und T. H. Wahlers)	Preoperative Myocardium Scintigraphy - A "Must" Before Serious Vascular Operations	653
Die allogenen Arterientransplantate als Gefäßersatz bei tiefen Protheseninfektionen: Die Ergebnisse nach 6 Jahren (M. Gabriel, F. Pukacki, P. Checinski, K. Pawlaczyk, G. Oszkinis und Z. Krasinski)	The Allogenic Arterial Transplants as Vascular Replacement in Deep Prosthesis Infections: The Results After 6 Years	654
Stentprothesen bei AAA - Präinterventionelle Ausschaltung von Aneurysmen der A. iliaca interna (M. Gawenda, M. Zaehringer and J. Brunkwall)	Stent Prosthesis in AAA - Preinterventional Elimination of Aneurysms of the A. Iliaca Interna	655
Intra-aneurysmatischer Druck in Abhängigkeit verschiedener Stentprothesen - eine in vitro Untersuchung (M. Gawenda, S. Winter, G. Jaschke und J. Brunkwall)	Intra-Aneurysmatic Pressure Dependence on Different Stent Prosthesis - an In-Vitro Study	656

In-situ Rekonstruktion bei Gefäßprotheseninfektion - eine multizentrische prospektive Erhebung - Erfahrungen mit der silberimprägnierten Dacrongefäßprothese (G. Günther, A. Doermer, S. Classen und M. Zegelman)	In Situ Reconstruction with Vascular Prosthesis Infection - a Multicentre Prospective Survey - Experiences with the Silver-Impregnated Dacron Vascular Prosthesis	657
Die intraoperative transluminale Angioplastie (ITA) im Rahmen gefäßchirurgischer Rekonstruktionen bei Mehretagenlokalisation der pAVK (D. Hanschke, H. Prescher und J. D. Gruss)	The Intraoperative Transluminal Angioplasty (ITA) During Vascular Surgical Reconstruction with Polylocalization of the pAVK	658
Die Expression von High Mobility Group Proteinen als ein initialer Schritt bei der Entstehung humaner arteriosklerotischer Plaques und postangioplastischer Restenosierungen (S. Hauke, H. H. Wenk und J. Bullerdiek)	The Expression of High Mobility Group Proteins as a First Step in the Development of Human Arteriosclerotic Plaques and Postangioplastic Re-Stenoses	658
Ergebnisse und Lebensqualität nach operativer Behandlung des perforierten abdominellen Aortenaneurysmas (I. Hinterseher, H. Bergert, U. Keßler, D. Ockert und H. D. Saeger)	Results and Life Quality After Surgical Treatment of the Perforated Abdominal Aortic Aneurysm	659
Biologische in-situ Rekonstruktionen bei Infektionen des aorto-iliakalen Abschnittes (P. M. Kasprzak, S. Mann und W. E. Thasler)	Biologic In-Situ Reconstruction with Infections of the Aortoiliac Section	660
Ergebnisse und Komplikationen in der Behandlung des perforierten abdominellen Aortenaneurysma (U. Keßler, H. Bergert, I. Hinterseher, D. Ockert und H. D. Saeger)	Results and Complications in the Treatment of the Perforated Abdominal Aortic Aneurysm	661
Der Einfluss der Plaquemorphologie auf die intraoperative Embolisationsrate bei der Carotis-Endarteriektomie (D. Koch, K. Scheideler, R. Diehl, C. Samii, P. Berlit und M. Betzler)	The Influence of Plaque Morphology on the Intraoperative Embolisation Rate with the Carotid Endarterectomy	662
Extracorporale Fibrinogen-Absorption - Pilot-Studie zur Verbesserung der Mikrozirkulation der Extremitäten bei peripherer arterieller Verschlusskrankheit (J. Lange, M. Lüdin, A. Häfliger und W. Korte)	Extracorporal Fibrinogen Absorption - Pilot Study for the Improvement of Microcirculation of the Extremities in Peripheral Arterial Occlusive Disease	663

Schmerzempfinden und Lungenfunktion nach Eingriffen an der infrarenalen Aorta unter perioperativer thorakaler Periduralanalgesie mit Ropivacain und Sufentanyl (G. Löhr, M. Walter, S. Groll, R. Rückert, J. M. Müller und W. Schwenk)	Sensation of Pain and Lung Function After Operations on the Intrarenal Aoarta under Perioperative Thoracic Peridural Analgesia with Ropivacain and Sufentanyl	664
Pharmakologische Modulation der perioperativen inflammatorischen Reaktion bei Operationen an der infrarenalen Aorta. Präliminäre Ergebnisse einer prospektiv-randomisierten Doppelblindstudie (G. Löhr, S. Groll, M. Walter, R. Rückert, J. M. Müller und W. Schwenk)	Pharmacologic Modulation of the Perioperative Inflammatory Reaction in Operations on the Infrarenal Aorta. Preliminary Results of a Prospective-Randomized Double-Blind Study	665
Steuerung der Hirudintherapie bei Patienten mit heparin-induzierter Thrombopenie Typ II und kontinuierlicher Hämodiafiltration (CVVHDF): Ecarin-Clotting-time versus aPTT (E. M. Muhl, H. J. Siemens und H. P. Bruch)	Controlling of the Hirudin Therapy in Patients with Heparin-Induced Thrombopenia Type II and Continuous Haemodiafiltration (CVVHDF): Ecarin Clotting-Time Versus a PTT	666
Verlagerung des Life Site Hämodialyse Systems in die Bauchwand (W. Niebel, M. Baumann, A. Kribben, T. H. Philipp und C. H. E. Broelsch)	Transferring the Life Site Hemodialysis System in the Abdominal Wall	666
Funktionelle Diagnostik durch farbige Ultraschall-Methode für Verschluss der Peripheralarterien (M. Okada, I. Kitano und T. Sugimoto)	Functional Diagnosis by Color Ultrasound Technique for the Occlusion of the Peripheral Arteries	667
Die interventionelle Stentimplantation bei abdominellem Aortenaneurysma – eine komplikationsarme Therapie? (F. W. Pelster, H. H. Wolters, S. Ochman, W. L. Heindel, N. Senninger und R. Fischbach)	The Interventional Stent Implantation in the Abdominal Aortic Aneurysm – an Uncomplicated Therapy?	668
Endovaskuläre Kombinationseingriffe bei Mehretagenverschlüssen der unteren Extremität (A. Scheler, P. Dollinger und H. J. Buhr)	Endovascular Combined Operations in Occlusions of Various Levels of the Lower Extremities	669
Laparoskopische Resektion eines Aneurysmas der Vena cava inferior unter Verwendung eines Telemanipulators (T. C. Schmandra, P. Knez, F. Adili, R. Ritter und T. Schmitz-Rixen)	Laparoscopic Resection of an Aneurysm of the Vena Cava Inferior by Using a Telemanipulator	670

T-banding - eine neue Technik zur Flußreduktion von seit-zu-end AV-Dialysefisteln mit zu hohem Shuntvolumen (C. G. Schneider, K. A. Gawad, B. Pfalzer, C. F. Eisenberger, C. Bloechle und J. R. Izbicki)	T-Banding - a New Technique for the Flow Reduction of Side-to-End AV Dialysis Fistulas with an Extended Shunt Volume	671
Carotisplaquemorphologie und Apoplexrisiko: Evaluation des EKG-getriggerten Spiral-CT mittels immunhistochemischer ex-vivo Analyse intakter Eversionszylinder (H. Schumacher, J. Hansmann, G. M. Richter, P. H. Schnabel und J. R. Allenberg)	Carotid Plaque Morphology and Apoplexy Risk: Evaluation of the EKG-Triggered Spiral CT by Means of Immunhistochemical Ex-Vivo Analysis of Intact Eversion Cylinder	672
Intraoperative endoluminale Sanierung der Beckenstrombahn kombiniert mit distaler Bypasschirurgie (M. Thalhammer, H. Hornung und A. Billing)	Intraoperative Endoluminal Cleaning of the Vascular Bed of the Pelvis Combined with Distal Shunt Surgery	672
Indikation, Morbidität und Langzeitverlauf nach autologer Gefäßrekonstruktion mit V. femoralis Interponaten (deep vein grafts) (W. E. Thasler, A. Gräbe, S. Mann, P. Vogel, K. W. Jauch und P. M. Kasprzak)	Indication, Morbidity and Long-Term Course After Autologous Vascular Reconstruction with V. Femoralis (Deep Vein Grafts)	673
Das rupturierte Bauchaortenaneurysma - Gibt es Grenzen der Operabilität? (S. Thorban, R. Brandl, G. Pflugbeil und P. C. Maurer)	The Ruptured Abdominal Aortic Aneurysm - Are There Limits for Operability?	674
Laparoskopisch gesteuerte Ausschaltung eines Milzarterienaneurysmas (S. Thorban, R. Brandl, H. Feussner, M. Etter und P. C. Maurer)	Laparoscopic-Navigated Elimination of a Spleen Artery Aneurysm	675
Morbidität und Mortalität beim akuten Gefäßverschluß (M. J. Utzig, T. Foitzik, B. Mann und H. J. Buhr)	Morbidity and Mortality in Acute Vascular Occlusion	676
Morbidität und Mortalität des infrarenalen Bauchaortenaneurysmas bei alten Patienten (M. J Utzig, M. Kruschewski, P. Dollinger und H. J. Buhr)	Morbidity and Mortality of the Infrarenal Abdominal Aortic Aneurysm in Old Patients	677
Wertigkeit der MR-Angiographie im follow-up nach cruro-pedalen Bypassanlagen (F. Verrel, O. Meissner, V. Ruppert, H. Ramirez, F. Tato und B. Steckmeier)	Importance of MR-Angiography in the Follow-up After Cruropedal Bypasses	678

Modulation der Plaquemorphologie durch Chlamydien-Infektion? (E. U. Voss, T. H. Dahm, M. Elgas und A. Nagel) — Modulation of the Plaquemorphology by Chlamydiae Infection? 678

Nicht okklusive mesenteriale Ischämie als seltene Komplikation nach Revaskularisation einer hochgradig ischämischen Extremität mit septisch-toxischer Einschwemmung (R. Wilke, B. Luther, K. Grabitz, S. Ernst und W. Sandmann) — Non-Occlusive Mesenterical Ischemia as a Rare Complication After Revascularization of a High-Grade Ischemic Extremity with Septic-Toxic Inflow 679

Analyse der Ursache postoperativer cerebraler Läsionen nach Carotis-Thrombendarteriektomie (CEA) mittels diffusionsgewichteter Magnetresonanztomografie und intraoperativer Mikroemboliedetektion (O. Wolf, P. Heider, R. Brandl, D. Sander, O. Greil und P. C. Maurer) — Analysis of the Cause of Postoperative Cerebral Lesions After Carotid Thromboendarterectomy (CEA) by Means of Diffusion-Weighted Magnet Resonance Imaging and Intraoperative Microembolic Detection 680

Ausmessung von Aorta und Beckengefäßen zur Planung von Endograft-Implantationen: Die Angio-CT mit multiplaner Rekonstruktion ersetzt die Meßangiographie (B. Zipfel, F. Knollmann, M. Bauer und R. Hetzer) — Measuring of Aorta and Pelvic Vessels for the Planning of Endograft Implantations: The Angio-CT with Multiplane Reconstruction Replaces the Measurement Angiography 681

Kinderchirurgie

Das kindliche Schädel-Hirn-Trauma – Pathophysiologie – operative Intervention und Outcome

Prognostische Risikofaktoren bei schädelhirnverletzten polytraumatisierten Kindern und Jugendlichen (H. Rupprecht, A. Mechlin, D. Ditterich, R. Carbon und K. Bär) — Risk Factors in Polytraumatized Children and Adolescents with an Additional Head Injury 683

Innovative operative Techniken

Intramedulläre Stabilisierung kindlicher Schaftfrakturen (A. Prokop, A. Jubel, U. Hahn und K. E. Rehm) — Intramedullary Stabilisation of Shaft Fractures in Children 689

Distale Femurfraktur

Wachstumsprognose nach fugennaher und fugentangierender Verletzung der unteren Extremität am Beispiel des distalen Femurs: Ergebnisse nach Verletzungen der Wachstumsfugen am distalen Femur (A. M. Weinberg, C. Castellani, C.Werner und J. Mayr) — Prognosis of Growth After Treatment of Distal Femur Fractures 695

Ab wann wird die kindliche Fraktur zur Fraktur des Erwachsenen? Zeitpunkt und Bedeutung des Fugenschlusses (I. Marzi, B. Maier und H. L. Laurer) — When Does the Fracture in Childhood Change to the Fracture of the Adult? Timepoint and Clinical Relevance of Epiphyseal Closure 699

Abstracts

Die biologische Osteosynthese der kindlichen Unterschenkelfraktur – intramedulläre Schienung im Vergleich mit externer Fixation (M. G. Baacke, D. Mann, J. Petermann, L. Gotzen und M. Schnabel) — The Biological Osteosynthesis of the Leg Fracture in Children – Intramedullar Splinting Compared with External Fixateur 703

Die Verletzung der distalen Femurepiphyse: Operative Behandlung einer seltenen Verletzung (A. Beck, F. Gebhard, A. Rüter, W. Strecker und L. Kinzl) — Vulneration of Distal Femur Epiphysis: Operative Treatment of a Rare Vulneration 704

Hypertone Kochsalzlösung und Entlastungskraniotomie beim schweren Schädelhirntrauma im Kindesalter (S. Berger, M. Schwarz und R. Huth) — Hypertonic Saline Solution and Decompressing Craniectomy in Severe Pediatric Head Injury 705

Vergleich verschiedener homologer Interponate im Rahmen der mesenterico-portalen Shuntanlage (D. C. Broering, W. J. Tiefenbacher, R. Ganschow, K. Helmke, M. Burdelski und X. Rogiers) — Comparison Between Different Homologous Grafts in Mesenterico-Portal Shunts 706

Intestinale Frühgeborenenchirurgie – eine neue Herausforderung (P. Degenhardt, C. H. Bührer, J. Wit und H. Mau) — Intestinal Premature Infant Surgery – a New Challenge 707

Korrelation von IL-6- und CRP-Serum-Spiegeln zur Schwere des Schädelhirntraumas im Kindesalter (T. Elouahidi, K. Rothe und A. Schneider) — Correlation of IL-6 and CRP Serum Levels to the Seriosity of Head Injuries in Children 707

Interdisziplinäre Behandlungskonzepte zur Korrektur komplexer urogenitaler Fehlbildungen während einer Nierentransplantation im Kindesalter (J. Fuchs, J. Strehlau, P. Szavay, B. Nashan und G. Offner)	Interdisciplinary Treatment Concept for the Correction of Complex Urogenital Malformations During a Kidney Transplantation in Childhood	708
Charakteristika und Prognose epi- und subduraler Hämatome im Kindesalter (U. Gemander, K. Rothe, T. Woller und J. Bennek)	Characteristics and Prognosis of Epidural and Subdural Hematoma in Childhood	709
Erfahrungen mit bioresorbierbarem Osteosynthesematerial bei der Korrektur angeborener Fehlbildungen des Schädels (Chr. Geyer, A. Hemprich, G. Gräfe und J. Bennek)	Experiences with Bioabsorbable Osteosynthesis Material in the Corrections of Hereditary Malformations of the Skull	710
Ileusprophylaxe durch Fibrinplikatur bei Rezidivlaparotomien (S. Holland-Cunz, A. Boelter und K. L. Waag)	Ileus Prophylaxis by Fibrin Plication in Relaparotomies	710
Minimal invasive Thoraxchirurgie beim Kind (N. K. Jesch, S. Glüer, J. Fuchs, C. Petersen und B. M. Ure)	Minimal-Invasive Thoracic Surgery in the Child	711
Die Mekoniumtransportstörung bei sehr kleinen Frühgeborenen – ein interdisziplinäres Problem (F. Kirchmair, C. Bührer, H. Hammer, T. Hoehnen, P. Degenhardt, S. Golla, B. Stöver und J. Wit)	The Meconium Transport Disturbance in very small Premature Infants – an Interdisciplinary Problem	712
Effektivität der Elektrokauterisation in verschiedenen Medien: Gas, Perfluorcarbon, Glycerin und Elektrolytlösung (V. J. Klis, O. J. Muensterer, R. Metzger, H. Till und G. Simbruner)	Efficacy of the Electrocauterization in Different Media: Gas, Perfluorcarbon, Glycerol and Electrolyte Solution	713
Niedrige Komplikationsrate der kindlichen Appendizitis bei konventionellem Vorgehen und konsequenter intra- und postoperativer Antibiose (M. Krausch, K. Cupisti, A. Ragger, B. Willberg und U. Willnow)	Low Complication Rate of the Appendicitis in Children with Conventional Treatment and Consequent Intra and Postoperative Antibiosis	714
Chirurgische Therapie des organischen Hyperinsulinismus (S. Märzheuser, P. Amendt und H. Mau)	Surgical Treatment of the Organic Hyperinsulinism	715

Dringliche Ösophagogastroduodenoskopie beim Neugeborenen - obere gastrointestinale Blutung bei duodenalem Web (M. L. Metzelder, C. Böllinger und G. H. Willital) — Urgent Esophagogastroduodenostomy in the Newborn - Upper Gastrointestinal Bleeding with Duodenal Web 716

Falldarstellung: Dysontogenetische Leberzyste - differentialdiagnostische Besonderheiten - Management (M. L. Metzelder, C. Böllinger und G. H. Willital) — Case Description: Dysontogenetic Hepatic Cyst - Differential Diagnosis - Management 716

Argon Beamer-Anwendung in der laparoskopischen Behandlung rezidivierender dysontogenetischer Milzzysten (L. Meyer-Junghänel, H. Giest und J. Waldschmidt) — Use of the Argon Beamer in the Laparoscopic Treatment of Relapsing Dysontogenetic Spleen Cysts 717

Appendizitis im Neugeborenenalter (R.-P. Möritz, F. Linke, W. Krämer und W. Coerdt) — Appendicitis in the Newborn 717

3-dimensionale Darstellung von Organstrukturen und Bewegungsabläufen als Methode zur Planung von Korrekturosteotomien (W. Müller und U. Bühligen) — 3-Dimensional Imaging of Organ Structures and Motions as a Method for the Planning of Corrective Osteotomies 718

Postoperativer Adhäsionsileus im Kindesalter - Erste Erfahrungen mit einer Barrieremethode zur Adhäsionsprophylaxe (U. Rolle, A. Schneider, K. Rothe und J. Bennek) — Postoperative Adhesive Ileus in Childhood - First Experiences with a Barrier Method for Adhesion Prophylaxis 719

Monitoringverfahren bei Kindern mit erhöhtem intrakraniellem Druck (K. Rothe, U. Rolle, F. Chabaan und J. Bennek) — Monitoring in Children with Increased Intracranial Pressure 720

Prognostische Risikofaktoren bei schädelhirnverletzten polytraumatisierten Kindern und Jugendlichen (H. Rupprecht, A. Mechlin, R. Carbon und K. Bär) — Prognostic Risk Factors in Head-Injured and Multiple Traumatized Children and Juveniles 721

Einsatzmöglichkeiten der Transmissionssonographie in der Kinderchirurgie (V. Sander, B. Tillig, O. Keitmann, R. Oppelt und H. Ermert) — Potentialities of Transmission Sonography in Pediatric Surgery 721

Einsatz der Laser-induzierten Thermotherapie zur Thermoablation von Osteoidosteomen (B. Schupfner, P.-U. Tunn, C. Stroszczynski und P. M. Schlag)	Use of the Laser-Induced Thermotherapy for the Thermoablation of Osteoid Osteoma	722
Veränderungen des Flusses an kindlichen Ureterstenosen nach in vitro Ballondilatation (W. Sigge und J. Hellwinkel)	Changes of the Flow in Ureteral Stenosis of Children After In Vitro Balloon Dilatation	723
Digitale Sektormanometrie als Diagnostik bei Funktionsstörungen des Enddarms bei Kindern (H. J. Stenchly und G. H. Willital)	Digital Sector Manometry for the Diagnosis of Dysfunction of the Rectum in Children	724
Subtotale Splenektomie – operatives Vorgehen (G. Stöhr und S. Eber)	Subtotal Splenectomy – Surgical Procedure	725
Tumorresektion unter extrakorporalem Bypass und in Hypothermie bei Wilmstumor und Thrombose der V. cava inferior – Fallbeschreibung und Literaturübersicht (P. Szavay, J. Fuchs, M. Schrappe, T. Wahlers und D. Bürger)	Tumor Resection Under Extracorporal Bypass and in Hypothermia with Wilms' Tumor and Thrombosis of the V. Cava Inferior – Case Description and References	726
Intrauteriner Verschluß einer Laparoschisis bei Kaninchenfeten (H. Till, O. J. Muensterer, V. J. Klis, S. Klotz und P. Wang)	Intrauterine Occlusion of a Laparoschisis in Fetus of the Rabbit	727
Risikoadaptierte Chirurgie des Säuglingsneuroblastoms (R.-B. Tröbs, D. Körholz und J. Bennek)	Risk-Adapted Surgery of the Neuroblastoma in Infants	728
Verwendung der Elektrostimulation bei Kindern mit anorektalen Fehlbildungen zur Erhöhung des analen Sphinktertonus (J. Tsokas, A. Springer und G. H. Willital)	Use of the Electrostimulation in Children with Anorectal Malformations for the Increasing of the Anal Sphincter Tone	728
Notfallmäßige Laserokklusion großer AV-Fisteln bei kardialer Dekompensation (J. W. Waldschmidt)	Emergency Laser Occlusion of Large AV Fistulas with Cardial Decompensation	729
Gekreuzte Ektopie des Hodens: Chirurgische Korrektur durch Laparoskopie (J. W. Waldschmidt, L. M. J. Meyer-Junghänel und H. G. Giest)	Crossed Ectopia of the Testis: Surgical Correction by Laparoscopy	730
Laserassistierte thorakoskopische Perikardektomie beim Kind (J. W. Waldschmidt)	Laser-Assisted Thoracoscopic Pericardiectomy in the Child	731

Neue Aspekte zur Ätiologie der kindlichen Appendizitis (C. Wit, I. Morgenstern, A. Richter und M. Vogel) — New Aspects of the Etiology of Appendicitis in Children — 731

Plastische Chirurgie

Verbrennungen der Genito-Analregion

Sekundär rekonstruktive Eingriffe nach Verbrennungen im Ano-Genitalbereich (D. Drücke, M. Lehnhardt, L. Steinsträsser, S. Langer, H. H. Homann und H. U. Steinau) — Reconstruction of the Genital and Peri-anal Burn Injuries — 733

Defektdeckung bei pyogenen Gelenkinfektionen (gemeinsam mit Traumatologen und Orthopäden)

Gelenksinfektion durch radiogenen Defekt: Prävention und therapeutische Optionen (H.-H. Homann, M. Lehnhardt, S. Langer, D. Drücke und H.-U. Steinau) — Exposed Irradiated Joint: Prevention and Therapeutical Options — 736

Der pyogene Infekt nach Gelenkersatzoperationen: Inzidenz und ökonomische Auswirkungen (S. Arens, F. Kutscha-Lissberg, U. Hebler, C. Wingenfeld, T. Kälicke und G. Muhr) — Pyogenic Infection Following Arthroplasty: Incidence and Economic Consequences — 738

Chirurgische Korrektur der Gynäkomastie

Hormonelle Regulationsstörung der Gynäkomastie (J. Pfeilschifter) — Hormonal Dysfunction of Gynecomastia — 743

Narbenbildung nach Verbrennung

Abtragung von Verbrennungsnarben mit dem Erbium: YAG-Laser (A. Eberlein, H. Schepler und B. Hartmann) — Treatment of Burn Scars Using the Erbium: YAG-Laser — 748

Die Beurteilung der Narbenbildung mit objektivierbarer computerunterstützer viscoelastischer Messung (H.-O. Rennekampff, J. Rabbels, M. Pfau und H. E. Schaller) — Viscoelastic Assessment of Scarring with an Objective Computer-based Instrument — 749

Mikrozirkulation und Verbrennung

Direkte Visualisierung der Mikrozirkulation in Verbrennungswunden mit OPS imaging - sind Aussagen zur Verbrennungstiefe möglich? (S. Langer, R. Hatz, K. Messmer, H. H. Homann, F. W. Peter und H. U. Steinau)
Direct Visualization of Microcirculation in Burn Wounds Using OPS Imaging - Possible Analysis of the Depth of a Burn? 756

Intravitalmikroskopische Analyse von Perfusion, Leukozyten-Endothelzell-Interaktion und Neovaskularisation nach Verbrennung: Eine *in vivo*-Studie an SKH-1/hr Haarlosen Mäusen (O. Goertz, S. Langer, H. H. Homann, L. Steinstraesser und H. U. Steinau)
Intravital Microscopy of Perfusion, Leukocyte Endothelium Interaction and Neovascularization After Burn: An *In Vivo* Study on SKH-1/hr Hairless Mice 759

Schädigung des Anogenitalbereiches - Problematik bei Brandverletzung und toxisch epidermaler Nekrolyse (R. Battermann, M. Schulze, M. Möller, H-G. Machens, W. Eisenbeiß und P. Mailänder)
Lesions of the Anogenital Region - Problems in Burn Injuries and Toxic Epidermal Necrolysis 762

Ultraschallgestützte Aspirationsmammoplastik und aspirationsassistierte minimal-invasive subkutane Mastektomie bei Gynäkomastie (J. Borges und G. B. Stark)
Ultrasound-Assisted Aspiration Mammoplasty and Aspiration-Assisted Minimal-Invasive Subcutaneous Mastectomy in Gynecomastia 763

Therapiekonzept zur Erstbehandlung und plastischen Deckung bei der nekrotisierenden Fasziitis der Genitoanalregion (C. Eckmann, H. Shekarriz, A. Böhle, S. Lüthgens und P. Kujath)
Therapeutic Concept for First Treatment and Plastic Covering in Necrotizing Fasciitis of the Anogenital Region 764

Behandlungsstrategie bei zwei Ausbrüchen von Staphylococcus aureus- und Pseudomonas aeruginosa-Stämmen (M. Fuchs, C. Dumont, H. Mergeryan und K. M. Stürmer)
Treatment Strategy with Two Outbreaks of Staphylococcus Aureus and Pseudomonas Aeruginosa Strains 764

MRSA - Analyse des Ausbruchs auf einer Verbrennungsintensivstation (P. C. Fuchs, J. Kopp, U. Kleiner, H. Häfner und N. Pallua)
MRSA - Analysis of an Outbreak on an Intensive Care Unit for Burn Injuries 765

Patienten mit Gynäkomastie im Krankengut der Plastischen Chirurgie einer Universitätsklinik (I. Funke, T. Hernandez-Richter, F. W. Schildberg und R. G. H. Baumeister)
Patients with Gynaecomastia Among the Plastic Surgery Patients of a University Hospital 766

Die Kombination von Komponentenseparation und Kunststoffnetz zum Bauchdeckenverschluß (M.G. Geishauser)	The Combination of Component Separation and Plastic Net for the Abdominal Wall Closure	767
Myocutane Gastrocnemiuslappenplastik bei Wundheilungsstörungen nach Knieendoprothetik (F. A. König, T. Rudy und W. Schultz)	Mycutaneous Gastrocnemius Flap Graft with Wound Healing Disturbances After Knee Endoprosthesis	768
Ergebnisse nach perioperativer Periduralanästhesie bei der Behandlung chronischer Wunden (S. Lüthgens, T. Elsner, A. Kisse, A. Häring und J. Hoch)	Results After Perioperative Peridural Anaesthesia in the Treatment of Chronic Wounds	769
Algorithmus der Weichteildeckung in der septischen Unfallchirurgie (D. F. Müller, F. G. Huber, M. A. Scherer und E. Biemer)	Algorithm of the Soft Tissue Covering in Septic Traumatology	770
Endoskopische intrauterine Chirurgie und Lippen-Kiefer-Gaumenspalten: Neue Entwicklungen und Aussichten (N. A. Papadopulos, H. F. Zeilhofer, M. A. Papadopoulos, H. Feussner, J.Henke, L. Kovacs, J. Schaff, H-H. Horch und E. Biemer)	Endoscopic Intrauterine Surgery and Cheilognathopalatoschisis: New Developments and Perspectives	771
Verschlussmethoden der fetalen Membranen nach Fetoskopie am Kaninchenmodell (N. A. Papadopulos, S. Klotz, J. Henke, M. Kloeppel, D. Mueller, L. Kovacs, W. Erhardt, J. Schaff und E. Biemer)	Closure Methods of the Fetal Membranes after Foetoscopy in a Rabbit Model	772
Rekonstruktion von großen Thoraxwanddefekten als palliatives Therapiekonzept beim exulzeriertem fortgeschrittenen Mamma-Karzinomen (M. Peiper, T. Langwieler, C. Thomssen, C. F. Eisenberger, J. R. Izbicki und W. T. Knoefel)	Reconstruction of Large Thorax Wall Defects as a Palliative Therapeutic Concept in the Exulcerated Breast Carcinoma	773
Primäre Verschlusstechniken beim chronischen Sinus pilonidalis: Metaanalyse von Behandlungsergebnissen bei unterschiedlichen Operationsmethoden (S. Petersen, R. Koch, S. Stelzner, T. P. Wendlandt und K. Ludwig)	Primary Closure Techniques for the Chronic Pilonidal Sinus: A Metaanalysis of Treatment Results with Different Surgical Techniques	773
Fixierung von Spalthauttransplantaten durch vakuumversiegelte Polyvinylalkoholschwämme (M. Pfau, H. O. Rennekampff und H. E. Schaller)	Fixation of Split-Skin Graft by Vacuum-Sealed Polyvinyl Alcohol Sponges	774

Chirurgische Therapie der Gynäkomastie durch ultraschall-assistierte Fettabsaugung (UAL): Vorteile im Vergleich mit konventionellen Verfahren (K. Raptis, M. C. Hertl, M. Hertl, R. R. Olbrisch) — Surgical Treatment of the Gynaecomastia by Ultrasound-Assisted Liposuction (UAL): Advantages Compared with Conventional Techniques 775

Konzept der Defektdeckung bei offenliegender Kniegelenksendoprothese (U. Rohde, L. Kleinschmidt und P. M. Vogt) — Concept of the Wound Covering in Uncovered Knee Joint Endoprosthesis 776

Interdisziplinäre Salvage Operationen für freiliegende Gelenkimplantate - Ist die Vacuum-Spültherapie eine sinnvolle Ergänzung? (U. von Fritschen, A. Peek und K. Exner) — Interdisciplinary Salvage Operations for Exposed Joint Implants - Is the Additional Vacuum Irrigation Treatment feasible? 777

Thoraxchirurgie

Rezidiveingriffe/Zweiteingriffe bei Bronchialkarzinom

Rezidivtumor - pathologisch-anatomische Befunde (K.-M. Müller und J. Schirren) — Recurrent Tumour - Pathological-anatomical Findings 779

Was kann die Thoraxchirurgie beim Rezidiv-/Zweitcarcinom des nicht kleinzelligen Bronchialcarcinoms leisten? (P. Wex, E. Utta und V. Haas) — Postresection Follow up and Survival for Non-Small Cell Lung Cancer with Recurrence to the Lung 785

Abstracts

Massive Hämoptysen bei benigner Grunderkrankung - Notfallmanagement und Ergebnisse der operativen Therapie (S. Eggeling, J. Böttger, F. Petri, P. Romaniuk und K. Gellert) — Massive Haemoptysis in Benign Disease - Emergency Management and Results of Surgical Treatment 792

Integriertes PET-CT zum Staging von Lungentumoren (S. Korom, D. Lardinois, H. C. Steinert, T. Hany, G. K. v. Schulthess und W. Weder) — Integrated PET-CT for the Staging of Pulmonary Tumours 793

Operationspflichtige Hämoptysen. Analyse eines Krankengutes von 1990 - 2000 (L. H. L. Lampl) — Hemoptyses Necessitating Operations: Analysis of Patients from 1990 - 2000 794

Parenchymsparende Resektionen endobronchialer Früh- und Zweitkarzinome auf der Basis autofluoreszenz-bronchoskopischer Befunde (B. Passlick, M. Lindner, D. Geiger, F. Stanzel, K. Häussinger und Thetter) — Parenchyma-sparing Resections of Endobronchial Early and Secondary Lung Cancers Guided by Autofluorescence Bronchoscopy 794

Video-assistierte thorakoskopische Resektion (VATS) intrapulmonaler Rundherde nach CT-gesteuerter peritumoraler Drahtmarkierung (P. M. Schneider, C. Wesselmann, A. Baier, J. Olivier, S. E. Baldus, K. Lackner, K. Wassermann und A. H. Hölscher) — Video-assisted Thoracoscopic Surgery (VATS) of Intrapulmonary Nodules After CT-Guided Wire Marking 795

Jet-Ventilation (K. Wiedemann, P. Biro, U. Klein und R. Gottschall) — Jet-Ventilation 796

Allgemeine Themen

Digitaltechnik in der Chirurgie

Qualitätsmanagement unter Einsatz von Informationssystemen (G. R. Thurmayr und R. Thurmayr) — Quality Management with Information Systems 797

Abstracts

10 Jahre ‚Einsatzchirurgie‘ der Bundeswehr (H. P. Becker, R. Schwab, N. Schröder und W. Titius) — Ten Years ‚Emergency Surgery‘ of the German Armed Forces 803

Brauchen chirurgische Kliniken Qualitätsmanagement (qm) zum Nachweis von Excellence und Leadership? (P. Buechler, H. Friess, M. W. Mueller und M. W. Buechler) — Do Surgery Hospitals Need Quality Management for the Proof of Excellence and Leadership? 804

Verzahnung von Informationsmanagement und indikatorgestütztem Qualitätsmanagement im Krankenhaus (U. A. Clauer, J. Stausberg und R. R. Diehl) — Interlocking of Information Management and Indicator-Assisted Hospital Quality Management 805

Welche Unsicherheiten ergeben sich bei der Einführung der DRG‘s? (A. Gabler und H. Zühlke) — Which Uncertainties Result from the Introduction of DRGs? 806

Optimierung der ärztlichen Dokumentation von Diagnosen und Prozeduren. Erfahrungen aus einem digitalen Schwerpunktkrankenhaus (S. Hentsch, P. Heumann, D. Stengel, H. Dahshan, T. Köpfer, J. Cramer, K. Bauwens und A. Ekkernkamp) — Optimizing of the Medical Documentation of Diagnoses and Procedures. Experiences of a Digital Centre Hospital 807

Evaluierung des ‚Case Mix Index' und Fehleranalyse der Diagnosen- und Prozedurendokumentation einer chirurgischen Klinik. Ein einfaches Verfahrensmodell (J. M. Langrehr, R. Lohmann, K. Birkner und P. Neuhaus) — Evaluation of the Case Mix Index and Mistake Analysis of the Diagnoses and Procedure Documentation of a Surgical Hospital. An Easy Model of Procedure 808

Schichtdienst und Chirurgie - ein Paradoxon (B. Mann) — Shift Work and Surgery - a Paradox 808

Simulation von Operationstechniken als Ausbildungskonzept in der Viszeralchirurgie (P. M. Markus, O. Horstmann und H. Becker) — Simulation of Surgical Techniques as a Training Concept in Visceral Surgery 810

Reicht das Teaching-Volumen für den Bestandeserhalt? (F. Matthews, D. Frisse und O. Schöb) — Can the Teaching Volume Sustain the Demand for Surgical Practice? 810

Datenmanagement in der Hand des Chirurgen (A. Michael, A. Altendorf-Hofmann und J. Scheele) — Data Management Under the Control of the Surgeon 811

Optimale Diagnosendokumentation im Zeitalter der DRG (M. Mieth, F. Wolkener und T. Kraus) — Optimal Documentation of Diagnosis in the Era of DRG 812

Software-Agenten in der Chirurgie (M. T. J. Mohr und S. Hoffmann) — Solftware Agents in Surgery 813

Entwicklung ‚arztgerechter' EDV - Werkzeuge - Problematik aus Sicht der IT (H. Puhl, M. Walter und A. Ekkernkamp) — Development of Suitable Data Processing Tools for Doctors Problems Seen from the IT 814

Vorbereitung auf das DRG System - eine Aufgabe für das Qualitätsmanagement (E. Rembs, P. Harrer und V. Zumtobel) — Preparation for the DRG System - A Job for the Quality Management 815

Telemedizin: Die Videokonferenz im Dienste der Chirurgie und in der Chirurgischen Ausbildung? (P. Richter, M. Richter und U. Laffer) — Telemedicine - The Video Conference Used in Surgery and in the Surgical Training 816

Ein einfaches Computerprogramm zur Erfassung von 9 intensivmedizinischen Scores in der Tagesroutine (C. G. Schneider, A. Nierhaus, I. Nielsen, B. Montag, D. Frings und J. R. Izbicki) — An Easy Computer Program for the Recording of a Intensive Medical Scores in Daily Routine 816

10 Jahre Integration einer rechnergestützten chirurgischen Routinedokumentation in ein Krankenhausinformationssystem (J. Stausberg, H. Lang, I. Hawig und K. Albrecht) — Ten Years of Integration of a Computer-Assisted Surgical Routine Documentation into a Hospital Information System — 817

Mobile Datenerfassung als Grundlage einer DRG-gerechten Dokumentation (M. Walter, H. Puhl und A. Ekkernkamp) — Mobile Data Recording as the Basis of a DRG-Suitable Documentation — 818

Mens sana in corpore sano - Zur Geschichte der Ruderregatta im Rahmen des Kongresses der Deutschen Gesellschaft für Chirurgie (K. Wendl und B. Weiß) — Mens Sana in Corpore Sano - About the History of the Boat Race During the Congress of the German Surgical Society — 819

Definition und Kalkulation von chirurgischen G-DRGs: Status quo und zukünftige Entwicklungen (R. Bartkowski und E. Fellmann) — Definition and Calculation of Surgical G-DRGs: Status Quo and Future Perspectives — 820

New Imaging – funktionelle Bildgebung und Bildmerging

Nanotechnologie und ihre Konsequenzen für die Chirurgische Onkologie (A. Jordan) — Consequences of Nanotechnology in Surgical Oncology — 821

Neuorientierung in der onkologischen Chirurgie – differenzierte Radikalität im Rahmen multimodaler Konzepte (Deutsche Krebsgesellschaft und CAO)

Neoadjuvante Therapieprinzipien orientiert an Responseprädiktion und Evaluation (U. Fink, K. Ott, W. Weber und J. R. Siewert) — Neoadjuvant Strategies Guided by Response Prediction and Evaluation — 829

Sepsis – Prädiktion und neue therapeutische Ansätze

Fokussanierung, Antibiotikatherapie - und dann? Die Rolle von rhAPC in der Sepsis (C. Spies, H. Otter, H. Zuckermann-Becker und W. J. Kox) — Surgery and Antibiotic Therapy to Cure the Septic Focus - and After That? — 834

Vom Reflux zum Barrett-Karzinom: The German Barrett Cancer Project

Lymphadenektomiestrategien beim invasiven Barrett Carcinom (H. J. Stein, M. Feith und J. R. Siewert)	Lymphadenectomy in Invasive Barrett's Cancer	844

Chirurgische Aspekte chronischer Wundheilstörungen – vom Ulcus cruris bis zur Anastomosenfistel

Die chronische Anastomosenfistel: Spezielles Problem der Anastomosenwundheilung (A. Dignass)	Chronic Anastomotic Fistula: A Special Problem of Anastomosis Healing	850

Abstracts

Vakuumversiegelung bei chronischen Weichteildefekten mit freiliegendem Knochen? (G. Amtsberg, P. Hinz und A. Ekkernkamp)	Vacuum Sealing in Chronic Soft Tissue Defects with Uncovered Bone?	856
Lebensqualität von Patienten mit chronischen Ulcera cruris (E. S. Debus, E. Spech, H. H. Faller, M. Sailer, U. E. Ziegler und A. Thiede)	Life Quality of Patients with Chronic Ulcera Cruris	857
Die Behandlung komplizierter Wundinfektionen infolge schwerer Peritonitis durch Vacuumtherapie (S. Kriwanek, P. Beckerhinn, C. Armbruster, M. Schermann und R. Roka)	The Treatment of Complex Wound Infections Following Heavy Peritonitis Caused by Vacuum Treatment	858
Grenzen der Vacuseal-Behandlung (M. Kruschewski, B. Mann, P. Dollinger und H. J. Buhr)	Limits of the Vacuseal Treatment	858
Möglichkeiten der Wundkontrolle mit Hilfe der quantitativen Videothermographie (VideoTRM) (M. Ch. Niewiera, U. Klinge, K. Junge, F. Ulmer und V. Schumpelick)	Potentialities of the Wound Control by Quantitative Videothermography (VideoTRM)	859
Laparoskopische Exzision als Standard in der Behandlung der chronischen Urachusfistel (M. P. Patrzyk, J. Bernhardt, K. Ludwig, C. D. Heidecke und L. Wilhelm)	Laparoscopic Excision as the Standard in the Treatment of the Chronic Vesicoumbilical Fistula	860
Akne inversa (Pyodermia fistulans sinifica) – Therapeutisches Konzept (H. Shekarriz, O. Schwandner, P. Kujath, C. H. Eckmann, I. Klempien und H.-P. Bruch)	Acne Inversa (Pyodermia Fistulans Sinifica) – Therapeutic Concept	861

Antimikrobieller Wirksamkeitsnachweis von Terpinoiden für die topische Wundbehandlung (A. Tarabichi, M. Böhm, B. Grabein, B. Beyer und M. M. Heiss) — Antimicrobiologic Proof of Efficiency of Terpinoids for the Topical Wound Treatment — 862

Entwicklung einer neuen Methode zur endoskopischen Therapie der Anastomoseninsuffizienz nach tiefer anteriorer Rektumresektion (R. Weidenhagen, U. Grützner, F. Spelsberg und R. Merkle) — Development of a New Method for the Endoscopic Treatment of Anastomotic Leakage After Anterior Resection of the Rectum — 862

Digitale Patientenakte – Science Fiction oder Realität?

Die digitale Patientenakte (DPA) in der Rettungsstelle – Entwicklung, Probleme und Zukunft (E. Schöll, Stefan Eggli und H. Zimmermann) — Digital Patient Files for the Emergency Room: Development, Problems, and Future — 864

Internet: Bilanz der nationalen und internationalen Arzt- und Patienten-Informationssysteme

Internet und Intranet in der Chirurgie (K. Adelhard) — Internet and Intranet in Surgery — 879

Integrierte klinische Leitlinien (M. Linzbach, H.-P. Eich und C. Ohmann) — Integrated Clinical Guidelines — 883

Abstracts

Risikoanalysen – Voraussetzung für Benchmarking der Ergebnisqualität (C. G. Bürk, R. Linder, H. Shekarriz, S. J. Pöppl und H.-P. Bruch) — Risk Analyses – Requirement for Benchmarking of the Result Quality — 887

Die Internet-Präsentation der Abteilung für Kinderchirurgie der Klinik für Chirurgie im Klinikum der Friedrich-Schiller-Universität Jena (Th. Doede, F. Schier und P. Schmidt) — The Internet Presentation of the Department of Paediatric Surgery in the Surgical Hospital of the Friedrich-Schiller-Universität Jena — 888

Entscheidungshilfen für die Kitteltasche: Neue Strategien zur Implementierung computergestützte Entscheidungshilfen in der Gastroenterologie, Endokrinologie und Intensivstation (H.-P. Eich, D. Veniseleas, C. Ohmann, J. Sancho und S. Clamp) — Decision-Support for the Pocket – New Strategies for the Implementation of Computer-Assisted Decision-Support in Gastroenterology, Endocrinology and Intentive Care Unit — 888

Von der Idee zur Realisation: Aufbau einer webbasierten Lehre der Unfallchirurgie für die Aus- und Weiterbildung, Schritt eins (A. Euteneier, A. Lauw, T. Oberbeil und W. Mutschler)	From the Concept to Realization: Implementation of a Web-Based Teaching System of Traumatology for Graduated and Postgraduated Education, Step One	889
Der Handheld-Computer in der Hand des Chirurgen – Hilfsmittel oder unnötiger Ballast? (S. Farke, M. Sielaff, T. Abou-Ghazalé und H. Gögler)	The Handheld Computer for the Surgeon – An Aid or an Unnecessary Burden?	891
Konzept, Funktionalität und Sicherheit elektronischer Kommunikation zwischen Krankenhäusern und Arztpraxen (O. Freiermuth, S. Hunziker, U. Lüscher, P. Tschudi und M. Heberer)	Concept, Functionality and Safety of Electronic Communication Between Hospitals and Medical Practices	892
Ein Tool zur kontinuierlichen online-Evaluation chirurgischer Lehrveranstaltungen (T. Ganslandt, B. Marschall, N. Senninger und C. F. Krieglstein)	A Tool for the Continuous Online Evaluation of Surgical Lectures	893
Multimediale „Symposiaware" bereichert die Aus- und Weiterbildung! (K. A. Gawad, A. Mehrabi, H. Schwarzer, F. Kallinowski, J. R. Izbicki und J. M. Rueger)	Multimedia "Symposiaware" Enlarges Training and Further Education!	894
Digitale Patienteninformation: die dreidimensionale Computeranimation zur anschaulichen Darstellung komplexer Therapien am Beispiel einer Schilddrüsenoperation (M. Hermann)	Digital Patients' Information: the Three-Dimensional Computer Animation for the Clear Presentation of Complex Therapies Illustrated by a Thyroid Operation	895
Patientenaufklärung: 3D Computeranimation versus Informationsbogen – eine prospektiv randomisierte Studie zur Bewertung und Akzeptanz der Patienten am Beispiel einer Schilddrüsenoperation – (M. Hermann)	Patient Information: 3D Computer Animation vs. Information Sheet – A Prospective Randomized Study for the Valuation and Acceptance of the Patients Illustrated by a Thyroid Operation	895
Tumorspezifische Websites am Beispiel des Pankreaskarzinoms (K. Jacobsen, B. M. Ghadimi, O. Horstmann und H. Becker)	Tumour-Specific Websits Illustrated by the Pancreas Carcinoma	896
Entwicklung eines nationalen netzbasierten Informationssystems für die Chirurgische Fort- und Weiterbildung – (http://www.med-live.de) (F. Kallinowski, A. Mehrabi, R. Abu Azab, H. Schwarzer, K. Gawad und C. Herfarth)	Development of a National Network – Based Information System for the Surgical Further Training	897

Multimediale Operationsaufklärung in der klinischen Praxis (St. Klima, R. Hube, A. Hube und W. Hein)	Multimedia Operation Information in the Clinical Practice	898
Online Leitfaden „Chirurgie" http://olc.chirurgie-goettingen.de (S. König, P. Wagner, D. Zeiss, P. M. Markus und H. Becker)	Online Guide 'Surgery' http://olc.chirurgie-goettingen.de	899
Bilanz eines Patienten-Informationsangebotes im Internet – Nutzen oder unnötiger Mehraufwand für die Klinik? (K. S. Lehmann, J.-P. Ritz, C.-T. Germer und H. J. Buhr)	Outcome of a Patients' Information Offer in the Internet – Benefit or Unnecessary Extrawork for the Hospital?	900
Aufbau einer E-Health Kommunikationsplattform (L. Marti, H. Marlovits und J. Lange)	Establishing an E-Health Communication Platform	901
Qualitätskriterien für die Entwicklung von chirurgischen Lehr-/Lernmodulen (A. Mehrabi, Z. Zachariou, C. Jahnke, D. Leisenberg, K. Gawad und F. Kallinowski)	Quality Criteria for the Development of Surgical Teaching Modules	902
Wie beurteilen Studierende CBT-Module? Evaluation von CBT-Programmen in der Chirurgischen Ausbildung (A. Mehrabi, J. Zumbach, D. Leisenberg, C. Jahnke, Z. Zachariou und F. Kallinowski)	What are Students' Views of CBT Modules? Evaluation of CBT Programs in Surgical Training	903
XML in der (tele-)medizinischen Kommunikation: Sektorübergeifende Interoperabilität (M. T. J. Mohr, T. Lange, T. Schall und M. Nerlich)	XML in (Tele)medical Communication: Sector-Interdisciplinary Interoperability	904
Datenmanagement auf der Basis von XML für die Erstellung und Verwaltung webbasierter chirurgischer Aus- und Weiterbildungsinhalte (T. Oberbeil, A. Euteneier, A. Y. Lauw und W. Mutschler)	Data Management on the Basis of XML for the Production and Administration of Web-Based Surgical Training Content	905
Digitale Patientenakten: Potential ausgeschöpft? (A. Parasta, R. Metzger, H. Till, P. Kampmann und A. M. Parasta)	Digital Patients' Files: Is the Potential Exhausted?	906

Das Manual der endoskopischen Chirurgie auf CD-ROM und im Intranet; Ein Instrument zur Qualitätssicherung in der Chirurgie durch Standardisierung und Transparenz auf organisatorischer, klinischer und pflegerischer Ebene (K. Peitgen und M. K. Walz)	Manual of the Endoscopic Surgery on CD-ROM and in the Intranet; a Tool for the Quality Assurance in Surgery by Standardization and Transparence on the Organizing Clinical and Nursing Level	907
Zukunftsorientierte Datenerfassung durch ein elektronisches Dokumentationssystem am Beispiel vernetzter Wundzentren (F. Pfeffer, H. Riediger, S. Coerper, G. Koeveker und U. T. Hopt)	Forward-Looking Data Recording by an Electronic Documentation System Illustrated by a Network Wound Centre	908
Digitale Chirurgie im digitalen Krankenhaus: Erster Schritt in eine bessere Zukunft oder Sackgasse? (D. Richter, M. Müschenich und A. Ekkernkamp)	Digital Surgery in the Digital Hospital: First Step in a better Future or Dead End?	909
Die Digitale Interactive Poster-Präsentation (DIPP) - die digitale Revolution für Poster und Vortrag (J. Rodrian, P. Schemmer, R. DeSimone und M. Golling)	The Digital Interactive Poster Presentation (DIPP) - the Digital Revolution for Poster and Lecture	910
Online-Vorlesung Kinderchirurgie: Realisierung trotz begrenzter Ressourcen (A. Schmedding, L. M. Wessel und CH. Lorenz)	Online Lecture in Paediatric Surgery: Realization in Spite of Limited Resources	910
Anwendung von Handheldcomputern zur Leistungserfassung vor dem Hintergrund der DRG Einführung (S. Schwarzer, U. H. Hoetker und L. B. Brandt)	Use of Handheld Computers for Recording the Benefit Connected with the Introduction of DRG	911
Analyse der im Internet vorhandenen Informationen über hereditäre Colon Carcinome (HNPCC) (J. Swol-Ben und K.-W. Jauch)	Analysis of Internet Information about Hereditary Colorectal Carcinoma	912
Homepage der Klinik und Poliklinik für Chirurgie der Universität Regensburg. Bilanz nach 18 Monaten (http://www-chirurgie.uni-regensburg.de) (J. Swol-Ben, M. Sicklinger und K.-W. Jauch)	Homepage of the Surgical Hospital and Outpatients' Clinic of the University of Regensburg. Outcome After 18 Months	913
Standardisierte, medizinspezifische Schnittstellen sind notwendig (S. Hunziker, H. Tschümperlin, O. Freiermuth, P. Tschudi, O. Kasper und M. Heberer)	Standardized Specific Medical Interfaces are Necessary	914

Literaturverwaltungsprogramme zur online-Recherche und Zitatverwaltung – eine vergleichende Übersicht über 12 Programme
(R. Weidenhagen, B. Beyer, F. Spelsberg und F. W. Schildberg)
Software for the Administration of Publications, for the Online Inquiry and Administration of Quotations – a Comparative Survey About 12 Programs 915

Karrierechancen auch für Chirurginnen – Strukturen gemeinsam nutzen und entwickeln

Ist die Chirurgie männlich? – Diskussion eines Vorurteils
(A. Bühren)
Is Surgery Male? – Discussion of Prejudice 917

Forscherinnen auch in Spitzenpositionen und wie fördern Frauen Frauen auf diesem Weg?
(M. Schrader)
Female Researchers in Top Positions and how do Women Encourage Women to Take this Road? 922

Attraktive Arbeitsstrukturen – Das Modell Sinsheim
(B. Kuhnert-Frey)
Attractive Job Sharing – The Sinsheim Model 929

Gesundheitspolitische Panels (gemeinsam mit dem BDC)

Arbeitszeitgesetz und Schichtdienst – Quantität statt Qualität? DRG's – zwischen Albtraum und Realität

Qualität und Ökonomie – ein unüberbrückbarer Gegensatz
(H.-J. Oestern und T. Schwermann)
Quality and Cost – Contradictory Demands 937

Europäisches Thema (gemeinsam mit der Österreichischen Gesellschaft für Chirurgie und der Schweizer Gesellschaft für Chirurgie)

„Polytrauma" – Einsatz wissensbasierter Systeme

Digitale Erlebniswelt im klinischen Einsatz

Navigationssysteme

Die klinische Präzision von Iso-C-Arm navigierten Bohrungen am proximalen Femur
(M. Arand, M. Schempf, L. Kinzl und F. Gebhard)
The Clinical Accuracy of Iso-C-Arm-Navigated Drills on the Proximal Femoral Bone 943

Vergleichende Präzisionsuntersuchungen von traditionellen, Iso-C-Arm- und CT-basiert navigierten transpedikulären Zielbohrungen an BWS und LWS
(M. Arand, M. Schrempf, L. Kinzl und F. Gebhard)
Comparative Accuracy Studies of Traditional, Iso-C-Arm and CT-Based Navigated Transpedicular Precision Drill on Thoracic and Lumbar Vertebral Column 944

Stellenwert der dreidimensionalen Rekonstruktion des Pfortadersystems mittels multislice-CT für die mesenterico-portale Shuntoperation bei kongenitaler Pfortaderthrombose (S. Baus, H. Shin, B. Ure, M. Melter und J. Fuchs)	Importance of the Three-Dimensional Reconstruction of the Portal Vein System by Multislice CT for the Mesentericoportal Shunt Operation with Congenital Port Vein Thrombosis	945
Navigation mit dem Ultraschall-Guide – Einsatz im Rahmen der Thermoablation (M. Birth, U. Markert, J. Nolde, T. Leibecke und H. P. Bruch)	Navigation with the Ultrasound Guide – Use in Thermoablation	946
Robotergestützte arthroskopische vordere Kreuzbandplastik- extra-/intraartikuläre vs. intra-/extraartikuläre Fräsrichtung des femoralen Bohrkanals (K. Butenschön, S. Handke und A. Ekkernkamp)	Robot-Assisted Arthroscopic Anterior Cruciale Ligament Replacement	946
3D Endosonographie – teure Computerspielerei oder hilfreiches Instrument für den Chirurgen? (S. Farke, T. Abou-Ghazalé, M. Sielaff und H. Gögler)	3D Endosonography – Expensive Computergame or Helpful Tool for the Surgeon?	947
Intraoperative 5-ALA induzierte fluoreszenzoptische Nebenschilddrüsendetektion (J. Gahlen, R. Proßt, S. Winkler und S. Post)	Intraoperative 5-ALA-Induced Fluorescence Optical Detection of Parathyroid Gland	948
Quantitative Erfassung der intraoperativen Strahlendosis bei unfallchirurgischen navigationsgestützen Eingriffen der Wirbelsäule (F. Gebhard, M. Kraus, B. Schneider, L. Kinzl und M. Arand)	Quantitative Recording of the Intraoperative Radiation Dose in Traumatologic and Navigation-Assisted Operations on the Spinal Column	950
Erste klinische Erfahrungen bei der Implantation von Oberflächen-Knieendoprothesen mit einem Navigationssystem mit computergeführter Sägelehre (J. Gruß, R. Imig und W. Friedl)	First Clinical Experiences with the Implantation Surface Knee Endoprosthesis by a Navigation System with Computer-Navigated Sawing Gange	950
Erste klinische Erfahrungen mit der computerassistierten Osteosynthese mit dem LISS (Less invasive stabilisation system) (P. A. Grützner, G. Zengh, B. Vock, L. P. Nolte und A. Wentzensen)	First Clinical Experiences with the Computer-Assisted Osteosynthesis by LISS (Less Invasive Stabilisation System)	951

Volumen-Rendering und Computeranimation in der transanalen Endosonographie - Welchen Stellenwert besitzt die 3-dimensionale Endosonographie (3D-EUS) des Analsphinkters bei der Diagnostik von Analfisteln? (C. Isbert, A. J. Kroesen, M. Utzig, C.-T. Germer und H. J. Buhr)	Volume Rendering and Computer Animation in the Transanal Endosonography – What is the Importance of the 3D Endosonography (3D-EUS) of the Anal Sphincter in the Diagnosis of Anal Fistula?	952
Limitationen bei manuell und telemanipulator-assistierten Ziel- und Präzisionsbewegungen in der endoskopischen Chirurgie am bewegten Objekt (S. Jacobs, D. Holzhey, C. Ullmann und V. Falk)	Limitations for Manual and Telemanipulator-assisted Motiontracking and Accuracy in Endoscopic Surgery at the Moving Object	953
Die 2.5 D Sonographie zur Bestimmung der Beingeometrie (P. Keppler, F. Gebhard, D. Maier und L. Kinzl)	2.5 D Sonography for the Determination of Leg Geometry	954
CT- und C-Arm gestützte Navigation am Acetabulum bei der Implantation zementfreier Hüftprothesenpfannen (St. Klima, R. Hube, M. Hildebrand und W. Hein)	CT and C-Arm Assisted Navigation on the Acetabulum with the Implantation of Cementless Hip Prosthesis	955
Bildwandler-gestützte 3D-Navigation am Becken- Vergleich mit 2D-C-Arm-Navigation und CT- basierter Navigation (A. B. König, H. Wälti, A. Schäffler, U. Stöckle, N. P. Haas und L. P. Nolte)	Image Converter-Assisted 3D Navigation on the Pelvis-Compared with the 2D-C Arm Navigation and CT-Based Navigation	956
Verwendung des Robotersystems AESOP bei laparoskopischen Operationen – Vorteil oder Risikoerhöhung für Arzt und Patient? (B. Kraft, C. Jäger, B. Leibl, K. Kraft und R. Bittner)	Use of the Robot System AESOP in Laparoscopic Surgery – Advantage or Higher Risks for Surgeon and Patient?	957
Virtual Reality in der Chirurgie – Was bringt das Training mit dem Operationssimulator? (K. S. Lehmann, H. Maaß, H. K. Cakmak, T. Foitzik, G. Bretthauer und H. J. Buhr)	Virtual Reality in Surgery – What are the Benefits of the Operation Simulator?	958
Intraoperative digitale Therapiekontrolle von viszeralchirurgischen Eingriffen im offenen MRT (F. P. Müller, CH. Schoepp, V. Fiedler und P. R. Verreet)	Intraoperative Digital Therapy Control of Visceral Operations in the Open MRT	959

Dreidimensionale Planung und Roboter gestützte Schaftfräsung bei angeborener Hüftgelenksdysplasie (A. Olk, O. Jannasch und F. F. Hennig)	Three-Dimensional Planning and Robot-Assisted Shaft Milling in Congenital Hip Dysplasia	960
Experimentelle Untersuchung zur Femoralen Bohrkanallage in der Computer Assistierten Rekonstruktion des Vorderen Kreuzbandes mit dem CASPAR-System (A. Pashmineh-Azar, C. Hofmann, A. Krüger, J. Petermann und L. Gotzen)	Experimental Study of the Femoral Drilling Hole Position in the Computer-Assisted Reconstruction of the Anterior Cruciale Ligament with the CASPAR System	961
Mobile digitale Leistungserfassung am Krankenbett in der Chirurgie (M. Raible)	Mobile Digital Bedside Recording of Results in Surgery	962
Entwicklung und klinischer Einsatz eines computergestützten 3-D-Planungssystems für die thermische Ablation von hepatischen Tumoren (J.-P. Ritz, A. Roggan, C. Isbert, K. Lehmann, H. J. Buhr und C.-T. Germer)	Development and Clinical Use of Computer-Assisted 3D Planning System for the Thermic Ablation of Hepatic Tumors	963
Rechnergestützte Endoskopie des Bauchraumes: Teilprojekt im Sonderforschungsbereich 603 (C. H. Schick, T. Horbach, H. Weber, F. Vogt, G. Greiner und D. Paulus)	Computer-Assisted Endoscopy of the Abdominal Cavity – Part of a Project in the Special Research Program 603	964
Bildwandler gestützte Navigation in der Beckenchirurgie – Klinische Erfahrungen (U. C. Stöckle, B. König, M. Dahne, M. Raschke und N. P. Haas)	Fluoroscopy Based Navigation in Pelvic Surgery – Clinical Experiences	965
Qualitative Verbesserung der Intraoperativen Radiotherapie (IORT) – Fortschritt durch CT-gestütztes Navigationssystem (C. Tonus, G. Strassmann, Ch. Kolotas, N. Zamboglou und H. Nier)	Qualitative Improvement of the Intraoperative Radiotherapie (IORT) – Progress by a CT-Assisted Navigation System	965
Erleichtert die computerassistierte Navigation den Einbau von Knietotalendoprothesen bei posttraumatischen Achsfehlstellungen? (B. Vock, P. A. Grützner, K. Wendl und A. Wentzensen)	Does the Computer-Assisted Navigation Help with the Implantation of Total Knee Endoprosthesis in Posttraumatic Angular Limb Deformity?	966
Entwicklung eines kostengünstigen Systems zur zweitzeitigen Befundung von Endosonografiebefunden auf einem Standard PC (R. Weidenhagen, K. U. Grützner, T. Strauß und H. O. Steitz)	Development of a Cost Effective System for the Offline Analysis of Endosonographic Recordings on a Standard PC	967

Entwicklung eines konstengünstigen Systems zur 3D Rekonstruktion für die Endosonographie auf PC-Basis (R. Weidenhagen, K. U. Gützner, T. Strauß und H. O. Steitz) — Development of a Cost Effective System for 3D Reconstruction of Endoluminal Ultrasound on a Standard PC — 968

Sachverzeichnis — Subject Index — 969

Verzeichnis der Erstautoren

Abitzsch, D. 470
Achilles, E. G. 82
Adelhard, K. 879
Aleksic, M. 646
Allemeyer, E. H. 153
Altendorf-Hofmann, A. 635
Ambacher, T. 549
Amlang, M. 550
Amtsberg, G. 856
Andermahr, J. 551
Andresen, R. 647
Anthoni, C. 154
Anthuber, M. 216
Arand, M. 943, 944
Arens, S. 738
Aselmann, H. 83
Assmus, H. 513
Aufmkolk, M. 552

Baacke, M. G. 703
Baca, I. 217
Bahrs, C. 553
Bail, H. 554
Baldus, S. E. 342
Balzer, K. 631
Bärlehner, E. 63
Bartels, H. 343
Bartkowski, R. 820
Bartsch, D. K. 84
Battermann, R. 762
Baus, S. 945
Bechstein, W. O. 398, 405
Beck, A. 704
Becker, H. P. 803
Benhidjeb, T. 344
Benninger, E. D. L. 345
Berg, E. 154
Berger, J. 191
Berger, S. 705
Bergert, H. 84, 648
Bergert, H. B. 648
Bergmann, H. 217
Berker, H. B. 219
Biermann, L. 345
Birk, D. 85
Birth, M. 946
Bittner, R. 283
Bittorf, B. R. 155, 436
Bloechle, C. 192
Blumgart, L. H. 76
Boack, D.-H. 556
Boesger, U. 649, 650
Boettger, T. C. 86, 87
Böhner, H. 156, 651
Bollschweiler, E. 346
Bondar, G. 347
Bönninghoff, R. G. 437
Borges, J. 763
Brabender, J. 348
Brandl, R. 651
Brockmann, J. G. 349, 350
Broering, D. C. 88, 414, 706
Brune, E. 652
Buchmann, P. 219
Buck, N. 89
Buechler, P. 804
Bühren, A. 917
Burger, C. 557
Bürk, C. G. 887
Butenschön, K. 946
Butters, M. 220
Can, Ü. 558
Carus, T. 221
Chan, C. 559
Clasbrummel, B. 560
Clauer, U. A. 805
Collet, P. H. 193
Colombo-Benkmann, M. 351

Danner, J. 560
David, S. 561
Debus, E. S. 157, 857
Degenhardt, P. 707
Delmes, E. 653
Dignass, A. 850
Dinçler, S. 222
Dobrowolski, F. 90
Doede, T. 888
Döring, C. D. 352
Dreuw, B. 353
Drücke, D. 733
Dumont, C. 562
Dutkowski, P. 333, 354

Eberlein, A. 748
Ebner, U. von 617
Eckmann, C. 764
Eggeling, S. 792
Eich, H.-P. 888
Eichhorn-Sens, J. 563
Eisele, R. 564
Eisenberger, C. F. 91
Elouahidi, T. 707
Euler, E. 565
Euteneier, A. 889

Farke, S. 891, 947
Fein, M. 223, 355, 356, 356, 357, 482
Fink, U. 829
Folwaczny, E. K. 566
Förster, W. 536
Freiermuth, O. 892
Freys, S. M. 194
Fricke, P. 567
Fritschen, U. von 777
Fritzmann, J. 438
Fuchs, J. 708
Fuchs, M. 764
Fuchs, P. C. 765
Funke, I. 766
Fürst, A. 439

Gabler, A. 806
Gabriel, M. 654
Gahlen, J. 948
Ganslandt, T. 893
Garlipp, U. 92
Gassel, H.-J. 92
Gasser, M. 415
Gawad, K. A. 158, 358, 894
Gawenda, M. 642, 655, 656
Gebhard, F. 950
Gehr, J. 568, 569, 570
Geile, D. 134
Geishauser, M. G. 767
Gemander, U. 709
Georg, C. 571
George, M. 359
Gerdes, M. 224
Geyer, C. 710
Ghadimi, B. M. 93
Goertz, O. 759
Golda, T. O. G. 471
Golling, M. 159
Grund, K. E. 174, 178
Gruß, J. 950
Grützmann, R. 94
Grützner, P. A. 951
Günther, G. 657
Gürdal, D. 616
Gutschow, C. A. 360
Gutt, C. N. 160, 225

Hahn, U. 498
Halloul, Z. 133
Hamelmann, W. H. 305
Hanschke, D. 658
Hansmann, A. 440, 441
Happich, S. 95
Hartmann, D. 146, 339, 73
Hartung, G. 572
Hauke, S. 658
Heep, H. 360
Heiss, M. M. 442
Heistermann, H. P. 96
Helfritzsch, H. 306
Hell, E. 195
Hennes, N. 225
Hentsch, S. 807
Hermann, M. 307, 308, 895, 895
Heuschen, G. 161
Hillert, C. 97
Hinterseher, I. 659
Höer, J. J. 361
Hohenberger, P. 443
Holland-Cunz, S. 710
Hölscher, A. H. 226
Holzer, K. 472
Homann, H.-H. 736
Hopt, U. T. 269
Horstmann, O. 98
Hotz, H. G. 444
Hribaschek, A. 445
Huber, F. G. 573
Hunziker, S. 914
Hüttl, T. P. 227

Iesalnieks, I. 99
Imdahl, A. 362
Isbert, C. 952
Isenberg, J. 574
Ishida, A. 574

Jacobi, C. A. 228
Jacobs, S. 953
Jacobsen, K. 896
Jäger, M. D. 416, 417
Jansen, M. 162
Jehle, E. C. 229
Jesch, N. K. 711
Jeschke, M. G. 473
Jordan, A. 821
Jubel, A. 485
Junge, A. 577
Junge, A. J. 576

Kaiser, G. M. 100
Kallinowski, F. 897
Kasprzak, P. M. 660
Kastl, S. 101
Kaun, M. 446
Keppler, P. 954
Kessler, H. 230
Keßler, U. 661
Kettelhack, C. 447
Kiehle, A. 102
Kienle, P. 231
Kipfmüller, B. 233
Kipfmüller, F. 232
Kipfmüller, K. 233
Kirchmair, F. 712
Klima, S. 578, 579, 898, 955
Klinge, B. 234
Klis, V. J. 713
Kneist, W. 363, 364, 365
Kneser, U. 579
Knoefel, W. T. 103
Koch, A. 163
Koch, D. 662
Kofidis, T. K. 581
Köhler, J. 128
König, A. B. 956
König, F. A. 768
König, S. 899
Korenkov, M. 195, 366
Korom, S. 793
Kraas, E. 322
Kraft, B. 957
Krausch, M. 714
Kriwanek, S. 858
Kroesen, A. J. 163, 164
Kropp, A. 448
Krupski, G. 45
Kruschewski, M. 165, 858
Kuhnert-Frey, B. 929
Kuntz, C. 367
Kutup, A. 449

Lampl, L. H. L. 794
Lang, H. 103, 410
Lang, R. A. 367
Lange, J. 663
Langer, C. 196
Langer, P. 308
Langer, S. 756
Langrehr, J. M. 104, 418, 450, 808
Lautenbach, M. 519
Lefarth, F. 582
Lehmann, K. S. 900, 958
Lehner, F. 419
Leibl, B. J. 197, 235
Li, J. 420
Liersch, T. 451
Limmer, J. C. 236
Linzbach, M. 883
Löhr, G. 664, 665
Loick, J. 583
Lübke, L. P. 421
Lübke, T. 309
Ludwig, K. 236
Ludwig, S. 106
Lünstedt, B. 368
Lüthgens, S. 769

Malagó, M. 422
Mann, B. 808

Mann, D. 585
Mansouri, E. 473
Markus, P. M. 810
Marti, L. 901
Marti, W. R. 452
Marusch, F. 304, 369
Märzheuser, S. 715
Marzi, I. 699
Matern, U. 237
Matthews, F. 810
Matthias, R. 107
Mehner, J. 586
Mehrabi, A. 902, 903
Metzelder, M. L. 716
Metzger, J. 370
Meyer, C. 586
Meyer, D. 371
Meyer, G. 238
Meyer-Junghänel, L. 717
Meyer-Marcotty, M. V. 372
Michael, A. 811
Mieth, M. 812
Miholic, J. 239
Miller, K. 198
Mittelkötter, U. 474, 475
Mittermayer, C. 491
Möbius, C. 108, 373, 423, 424
Mohr, M. T. J. 555, 581, 813, 904
Mönig, S. P. 373, 374, 453
Möritz, R.-P. 717
Mothes, H. 587
Muhl, E. M. 666
Müller, A. 375
Müller, B. 588
Müller, C. 425
Müller, D. F. 770
Müller, F. P. 109, 959
Müller, K.-M. 779
Müller, W. 718

Nekarda, H. 454
Neudecker, J. 240
Niebel, W. 666
Niewiera, M. C. 859
Nyszkiewicz, R. 540

Oberbeck, R. 476
Oberbeil, T. 905
Obermaier, R. 425
Obermeier, J. 241
Ochman, S. 376
Oestern, H.-J. 937
Okada, M. 623, 667
Olk, A. 960
Ophoff, K. 477
Ortlepp, K. 589
Ott, K. 455

Paech, S. 590
Paolucci, V. 242
Papadopulos, N. A. 771, 772
Parasta, A. 906
Pashmineh-Azar, A. 961
Passlick, B. 794
Patrzyk, M. P. 860
Paul, A. 377
Peiper, C. 199
Peiper, H.-J. 110
Peiper, M. 773
Peitgen, K. 242, 907
Pelster, F. W. 668
Pelz, J. 378
Petersen, S. 773
Pfau, M. 774
Pfeffer, F. 426, 908
Pfeilschifter, J. 743
Pieske, O. 546
Piltz, S. 591
Podleska, L. E. 592
Pohlen, U. 456
Ponschek, N. 379
Post, S. 111
Pratschke, J. 427
Preissler, P. 507
Prokop, A. 526, 532, 593, 689
Puhl, H. 814

Radtke, A. 111
Raffel, A. 310
Raible, M. 962
Rammelt, S. 594
Raptis, K. 775
Rau, H. 79
Redecke, J. D. 380
Reinmiedl, J. 188
Reinshagen, K. 595
Rembs, E. 815
Rennekampff, H.-O. 749
Richter, D. 909
Richter, M. 166, 596
Richter, P. 816
Riedl, S. 597
Rieske, H. 457
Ritz, J.-P. 243, 244, 963
Rodrian, J. 910
Rohde, U. 776
Rolle, U. 719
Roth, I. 598
Rothe, K. 720
Ruchholtz, R. S. 599
Rudek, B. 381
Rudy, T. 600
Ruf, G. 458
Rülander, C. 600
Rupprecht, H. 683, 721

Sailer, M. 458
Sander, V. 721
Schabram, J. 311
Schächinger, U. 601
Schachtrupp, A. 478
Schädel-Höpfner, M. 602
Scharlau, U. 245
Scheidbach, H. 246
Scheler, A. 669
Scherer, M. A. 603, 604
Scheuerlein, H. 247
Schick, C. H. 248, 964
Schiffmann, L. 312
Schinkel, S. 189
Schleicher, C. 112
Schleimer, K. 113
Schlitt, H. J. 114, 115
Schlosser, W. 116
Schmandra, T. C. 670
Schmedding, A. 910
Schmedt, C.-G. 249
Schmidbauer, S. 479
Schmidt, J. 250
Schmidt, S. C. 117
Schnake, K. J. 605
Schneider, C. 251
Schneider, C. G. 461, 671, 816, 480
Schneider, P. M. 382, 460, 795
Schneiders, K. 200
Schoenberg, M. H. 118
Schoepp, C. 118
Schöll, E. 864
Schönleben, K. 58
Schrader, M. 922

Schröder, W. 383
Schubert, D. 251
Schuhmacher, C. 384
Schulte, K. M. 313
Schulz, H.-U. 119
Schumacher, H. 672
Schumacher, O. P. 201
Schupfner, B. 722
Schütz, M. 606
Schwamborn, M. 607
Schwandner, O. 166
Schwarz, A. 265
Schwarzer, S. 911
Seidel, F. 385
Seif El Nasr, M. 608
Seifert, J. K. 120
Selzner, M. 428
Sendler, A. 461
Senninger, N. 273
Settmacher, U. 429
Shekarriz, H. 861
Sigge, W. 723
Simanski, C. 608, 609
Sjödahl, R. 149
Skutek, M. 610
Smektala, R. 611
Specht, M. 167
Spies, C. 834
Staib, L. 142
Standop, J. 121
Stangl, R. 612
Stausberg, J. 817
Stein, H. J. 184, 386, 844
Steinau, G. 201
Steinau, H. U. 463
Steinmüller, T. 430, 464
Steitz, H. O. 387
Stelzner, S. 387
Stenchly, H. J. 724
Stenger, A. M. F. 202, 252
Stöckle, U. C. 965
Stöhr, G. 725
Stöltzing, H. 388
Strauss, T. 253
Strobel, O. 122
Stumpf, M. 389
Swol-Ben, J. 912, 913
Szavay, P. 726

Taeger, G. 613
Talaulicar, R. 614
Tamme, C. 255
Tarabichi, A. 862
Tecklenborg, K. 313
Templin, F. 255, 256
Teske, W. 615
Thalhammer, M. 672
Thasler, W. E. 673
Theisen, J. 390
Thiede, A. 276
Thomusch, O. 314
Thorban, S. 674, 675
Thurmayr, G. R. 797
Till, H. 727
Timm, S. 315
Timmermann, W. 316, 396, 465
Tjaden, J. 123
Tonus, C. 965
Traeger, T. 481
Tröbs, R.-B. 728
Trupka, A. W. 257, 317
Tsokas, J. 728
Tübergen, D. 328, 391

Udelnow, A. 466
Uhlmann, D. 124, 431
Ulmer, T. F. 258
Ulrich, F. 318, 319
Ulrich, M. 259
Unger, A. 392,
Utzig, M. J. 394, 676, 677

Valentin-Gamazo, C. 432
Verrel, F. 627, 678
Vestweber, K.-H. 67
Vock, B. 966
Vogel, P. 169, 466
Vogel, T. 168
Vogelsang, H. E. 288
Voss, E. U. 678
Vossen, S. 170

Wahl, R. A. 297
Walcher, F. 618
Waldschmidt, J. W. 729, 730, 731
Walter, M. 818
Walz, M. K. 260, 320
Wang, H. M. 171
Weber, O. W. 618
Weidenhagen, R. 862, 915, 967, 968
Weinberg, A. M. 695
Weiner, R. A. 204, 210
Wendl, K. 819
Westphal, T. 619
Wex, P. 785
Weyhe, D. 261
Wichmann, M. W. 467
Wiedemann, K. 796
Wilke, R. 468, 679
Willis, S. 172, 173
Winde, G. 189
Windolf, J. 620
Winkler, S. 321
Winzer, K.-J. 52
Wit, C. 731
Witzigmann, H. 433
Wolf, O. 680
Wolff, M. 125
Wölfl, C. G. 262
Wullstein, C. 263

Yekebas, E. 126

Zacherl, J. 263, 395
Zamhöfer, K. 434
Zaspel, J. Z. 621
Zimmermann, R. 505
Zipfel, B. 681
Zühlke, H. 469
Zülke, C. 435

Begrüßungsansprachen, Totenehrung, Eröffnungsansprachen, Ehrungen und Preise, Mitgliederversammlung

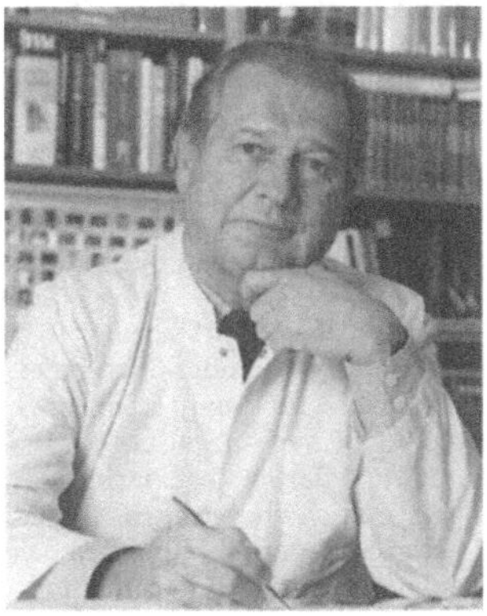

Einleitung:
Film „Digitale Revolution in der Chirurgie"

Begrüßung durch den Präsidenten

Präsident Professor Dr. Siewert: Meine sehr geehrten Damen und Herren! Das war das Erstlingswerk eines Nachwuchsregisseurs, nämlich ein Werk von Rudi Bumm, der gleichzeitig als Sekretär dieses Kongresses agiert.

Wir wollen den Bogen von der Entstehung der Chirurgie mit der ersten Äthernarkose über die Gründung unserer Gesellschaft bis hin zur digitalen Revolution spannen, was Thema dieses unseres Jahreskongresses sein soll.

Ich begrüße Sie auf das Allerherzlichste und bitte sogleich um Nachsicht, wenn ich den einen oder anderen Würdenträger zu erwähnen vergesse.

Ich begrüße den Herrn Regierenden Bürgermeister von Berlin und Bundesratspräsidenten Wowereit. Ich danke Ihnen vielmals, dass Sie als „Hausherr" zu uns gekommen sind, um ein Grußwort zu sprechen.

Sie werden verstehen, dass es mir als bayerischem Chirurgen eine besondere Ehre ist, Herrn Staatsminister Hans Zehetmair hier willkommen heißen zu dürfen. Er ist sozusagen mein local hero, mein oberster Dienstherr. Ich danke Ihnen sehr, dass Sie die Reise nach Berlin unternommen haben.

Ich begrüße die Senatorin für Gesundheit, Frau Knaake-Werner, ich begrüße den Präsidenten der Bundesärztekammer, Herrn Professor Dr. Hoppe, den Vorsitzenden des Wissenschaftsrats der Bundesrepublik Deutschland, Herrn Professor Einhäupl, sowie den Vertreter des Bundesministeriums für Verteidigung, Herrn Generalarzt Dr. Neuburger.

Ich begrüße mit besonderer Herzlichkeit die Präsidenten und Vertreter anderer mit uns sehr befreundeter benachbarter Gesellschaften, allen voran Herrn Professor Usadel, Präsident der Deutschen Gesellschaft für Innere Medizin, und Herrn Professor Tarnow, Präsident der Deutschen Gesellschaft für Anästhesie und Wiederbelebung.

Ich freue mich ganz besonders, dass auch die uns so nahe stehende Deutsche Gesellschaft für Orthopädie und orthopädische Chirurgie – ihr Präsident kommt später – durch Generalsekretär Jani vertreten ist. Ich danke Ihnen vielmals, Herr Jani, dass Sie dieses Zeichen der Verbundenheit mit uns hier setzen.

Ich begrüße alle Ehrengäste und vor allem auch die Ehrenmitglieder der Deutschen Gesellschaft für Chirurgie, die wir erstmalig gebeten haben, auf der Bühne Platz zu nehmen: Herrn Professor Allgöwer, Professor Kremer, Professor Carstensen, Professor Maruyama aus Tokio, Professor Hans-Wilhem Schreiber, Professor Friedrich Stelzner, Professor Karl Hempel, Professor Yoshi Hiki aus Tokio, Professor Felix Lagiardèr aus Zürich, Professor Masayoshi Okada, ebenfalls aus Japan, Professor Leonhard Schweiberer, aus München, Professor Tscherne, Hannover, Professor Klaus Peter, München, und last, but not least unser besonders enger Freund aus Hongkong Professor John Wong.

Meine sehr verehrten Damen und Herren, Sie werden mir nachfühlen, dass auch für mich die Situation, hier heute vor Ihnen stehen zu dürfen, eine besondere ist und dass ich zuallererst, bevor wir ins Programm eintreten, Ihnen allen, den Mitgliedern der Deutschen Gesellschaft für Chirurgie, herzlich dafür danken will, dass Sie mir die Ehre erwiesen haben, heute hier Präsident sein zu dürfen. Ich weiß, dass Ihnen diese Entscheidung nicht leicht gefallen ist; ich danke Ihnen trotzdem sehr und übe dieses Amt mit Freude aus.

Ich möchte auch gleich meiner Klinik danken. Ohne sie wäre das alles nicht möglich gewesen. Ich freue mich, dass so viele Mitarbeiter meiner Klinik und auch Angehörige meiner Fakultät aus München hier sind.

Es ist gute Tradition und mir auch ein wirkliches Bedürfnis, eine Minute zu verharren und zurückzublicken auf meine chirurgische Entwicklung. Ich möchte kurz vier Namen nennen und Ihnen die zugehörigen Bilder zeigen. (Abbildungen auf der Videowand).

Wilhelm Heim war chirurgischer Chefarzt im Virchow-Krankenhaus noch in der voruniversitären Ära. Bei ihm habe ich meine ersten Schritte in der Chirurgie getan. Ihm verdanke ich, dass ich überhaupt beim Fach geblieben bin. Er war ein außerordentlich prägender und eindrucksvoller chirurgischer Chef, dem ich sehr viel verdanke.

Es ist mir ein Anliegen, noch einen zweiten Namen aus der damaligen Klinik zu nennen und das zugehörige Bild zu zeigen. Es zeigt meinen damaligen Oberarzt Diedrich Cassau, der mir unglaublich viel beigebracht, der meine Hand geführt hat, dem ich sehr viel – auch viel Lebensweisheit – verdanke, der für meine Begriffe einer der begabtesten Chirurgen war, die ich jemals an meiner Seite erlebt habe. Leider ist er sehr früh tödlich verunglückt. Ich freue mich aber sehr, dass sein Sohn Jan-Sebastian heute bei uns ist.

Ich bin dann von Berlin nach Göttingen gegangen. Den hier abgebildeten Herrn kennen Sie alle; ich möchte aber nicht zögern, ihm noch einmal persönlich coram publico für die Lehrjahre zu danken, und zwar nicht nur für die

Lehre, sondern auch für die menschliche Hinwendung und die große Freundschaft und Förderung, die mir bei Herrn Professor Peiper in Göttingen zuteil geworden ist. – Später ging ich bekanntlich nach München.

Einen Mentor möchte ich noch erwähnen, nämlich Martin Allgöwer, der, obwohl ich nie die Ehre hatte, sein Assistent oder Mitarbeiter zu sein, meinen beruflichen Werdegang über Jahre als Mentor begleitet und unterstützt hat. Ihm verdanke ich etwas ganz Besonderes, nämlich zwanzig gemeinsame Jahre in Davos. – Vielen Dank ihnen allen.

Meine sehr verehrten Damen und Herren! Eine Kongresseröffnung ohne Grußworte ist nicht vorstellbar. Ich bin stolz, heute sagen zu dürfen, dass wir ausschließlich Persönlichkeiten gebeten haben, ein Grußwort zu sprechen, denen wir eine besondere Bedeutung für unsere Arbeit beimessen. Ich bitte als ersten den Regierenden Bürgermeister der Stadt Berlin, Herrn Wowereit, um sein Grußwort.

Herr Regierender Bürgermeister, die Deutsche Gesellschaft für Chirurgie ist 1872 in Berlin gegründet worden. Sie hat seit fast hundert Jahren ihren Sitz hier im Langenbeck-Haus. Diesbezüglich – da komme ich schon mit der ersten kleinen Attacke auf Sie zu – brauchen wir Hilfe und Zuwendung, weil immer noch eine Rechtsfrage zwischen der Stadt Berlin, der Charité und der Deutschen Gesellschaft für Chirurgie ungeklärt ist. Vielleicht wird Ihnen dies gelegentlich vorgetragen. Ganz besonders verbunden bin ich Ihnen als augenblicklicher Kongresspräsident, als geborener Berliner und jetzt von Ihnen neu hierher berufener Experte. Ich danke Ihnen vielmals, dass Sie gekommen sind, und bitte um Ihr Grußwort.

Klaus Wowereit, Regierender Bürgermeister der Stadt Berlin: Sehr geehrter Herr Präsident Professor Siewert! Meine sehr geehrten Damen und Herren! Mir wurde vom Veranstalter vorab gesagt: Bitte das Grußwort kurz und schmerzlos halten! – Das könnte natürlich Motto eines Chirurgenkongresses sein, es gibt aber schon ein zukunftsorientiertes Motto, nämlich „Digitale Revolution in der Chirurgie", sicherlich vor allem für Laien – davon konnten wir uns anhand des Einführungsfilms überzeugen – eine neue Welt, die sich auftut. Für Sie, die Sie täglich in der konkreten Arbeit stecken, ist dies sicherlich eine kontinuierliche und auch eine konsequente Entwicklung; für einen Laien ist es in der Tat eine Revolution, die sich dort zeigt. Man hofft, dass Technisierung und Spezialisierung auch zu Ergebnissen führen, von denen der Patient etwas hat, und dass die menschliche Zuwendung gegenüber dem Patienten durch die Technisierung nicht zu kurz kommt. Aber diese Fragen werden Sie sicherlich nicht nur bei diesem Kongress, sondern insgesamt diskutieren.

Ich freue mich, dass der 119. Kongress der Deutschen Gesellschaft für Chirurgie in Berlin stattfindet. Dass der Präsident ein geborener Berliner ist, freut mich ganz besonders. Für Berlin ist dieser Kongress eine der herausragendsten Veranstaltungen, die wir im Jahr zu bieten haben. Wir haben eine Reihe von Veranstaltungen, aber ich muss sagen: Ihr Kongress ist nicht nur vom Volumen, sondern auch von der Bedeutung her für die Stadt ganz besonders wichtig. Deshalb freue ich mich, dass Sie wieder nach Berlin gekommen sind und sich so zahlreich auf den einzelnen Veranstaltungen des Kongresses um die Fortentwicklung der Chirurgie kümmern und darüber diskutieren wollen, wie es künftig weitergeht.

Sie wissen, das die Stadt Berlin Kompetenzen auf diesem Gebiet hat, nicht nur in der Historie, wie man sehen konnte, sondern auch aktuell. Nachdem die Diskussion über die Umwandlung von Klinika in Krankenhäuser erfolgt ist, nachdem auch bundesweit Solidaritätsbekundungen zu Plänen des Berliner Senats, im Bereich der Universitätsklinika Umstrukturierungen durchzuführen, kamen, möchte ich Ihnen auch an dieser Stelle ein ganz deutliches Bekenntnis des Landes Berlin abgeben, dass wir sehr daran interessiert sind, in Berlin eine leistungsfähige Hochschulmedizin zu haben, dass wir Topqualität haben wollen, dass wir die besten Wissenschaftler an unseren Klinika beschäftigen wollen, wozu es aber auch notwendig ist, harte Strukturveränderungen durchzuführen. Ohne bestimmte Schnitte ist dies nicht zu erreichen, weil die Kostensituation für das Land Berlin in der Tat nicht mehr tragbar ist.

Für mich und für den Berliner Senat ist es ganz wichtig, sich dabei auf Spitzenleistungen zu konzentrieren und nicht die Universitätsklinika in normale Krankenhäuser umzuwandeln, wonach sie sich nicht mehr von anderen Häusern unterscheiden, sondern an ihnen sollen Forschung, Lehre und Wissenschaft schwerpunktmäßig betrieben werden, und zwar auf höchstem Niveau. Das bedeutet auch, dass man sich konzentrieren muss. Deshalb freue ich mich auch, dass es nach langen Debatten Experten gegeben hat, die sich bereit erklärt haben, diese schwierige Operation durchzuführen, und in einer Expertenkommission zusammengekommen sind. Ich freue mich, dass auch der Wissenschaftsrat erklärt hat, dass er dies begleiten wird. Daher bin ich optimistisch, dass wir am Ende dieses Diskussionsprozesses, der nicht ohne auch schmerzhafte Veränderungen durchgeführt werden kann, zu positiven Ergebnissen für die Medizin insgesamt – nicht nur in Berlin, sondern in der gesamten Bundesrepublik – kommen.

Ich freue mich, dass Sie viele Veranstaltungen im Rahmen dieses Kongresses haben. Das bringt Bewegung in die Stadt und die Stadt braucht Bewegung. Sie braucht auch Unterstützung. Das sage ich hier ganz bewusst. Wir sind die Hauptstadt der Bundesrepublik Deutschland, aber die Wirtschaftskraft ist nicht so, wie sie in einer Hauptstadt sein sollte. Es sind die Folgen der Teilung unserer Republik, aber auch der Teilung dieser Stadt, die immer noch nachwirken. Deshalb sind wir angewiesen auf hervorragende Veranstaltungen, weil sie auch Wirtschaftskraft in diese Stadt bringen. Nicht nur der wissenschaftliche Dialog ist wichtig, sondern auch der Wirtschaftsfaktor eines solchen Kongresses ist aus Berliner Sicht nicht zu unterschätzen. Wir wissen auch, wie viel Engagement und Arbeit in die Vorbereitung und Durchführung eines Kongresses investiert werden und wie lange der Vorbereitungsprozess dauert.

Ich habe mit Interesse gelesen, dass Sie sich nicht nur um Chirurgie kümmern, sondern – früher hat man gesagt, der Kongress tanzt, jetzt, habe ich den Eindruck, rudert er – auch eine Regatta in Grünau durchführen. Das ist eine bemerkenswerte Einrichtung für einen Chirurgenkongress und zeigt, dass auch das Rahmenprogramm stimmig ist.

Ich wünsche Ihnen für Ihren mehrere Tage dauernden Kongress hervorragende Veranstaltungen mit vielen neuen Erkenntnissen, die Sie in der täglichen Praxis umsetzen können, mit vielen Diskussionen, die auch dazu dienen, dass sich im Bereich der Medizin, im Bereich der Chirurgie neue Entwicklungen verfestigen und neue Ideen auftun.

Ich wünsche allen Kongressteilnehmern natürlich auch hinreichend Zeit, um die Berliner Kultur, die es Gott sei Dank reichhaltig gibt, aber auch die sonstigen Berliner Einrichtungen, wo man viel Geld ausgeben kann, zu erkunden. Wir können es brauchen und damit könnten Sie sehr indirekt in einem Jointventure – Sie haben etwas davon, wir haben etwas davon – auch einen Solidarbeitrag für die deutsche Hauptstadt leisten. In dem Sinne: Viel Erfolg!

Präsident Professor Dr. Siewert: Vielen Dank, Herr Regierender Bürgermeister. Vielen Dank auch dafür, dass Sie uns animiert haben, Berlin zu genießen. Ich glaube, alle, die hier sitzen, werden das tun. Berlin bietet so viel. Wir werden keine Probleme haben, auch gewisse merkantile Aspekte in Berlin zu berücksichtigen. Nochmals vielen Dank, dass Sie es trotz Ihres engen zeitlichen Rahmens ermöglicht haben, zu uns zu kommen. Dafür danke ich Ihnen persönlich ganz herzlich.

Ich hatte schon erwähnt, dass es mir eine besondere Ehre und ein besonderes Vergnügen ist, dass mein oberster Vorgesetzter, Herr Staatsminister Hans Zehetmair, extra nach Berlin gekommen ist, um heute zu uns zu sprechen. Ich muss nicht betonen, wie eng ich mich ihm persönlich verbunden fühle. Wir haben jetzt seit deutlich mehr als zehn Jahren an der Front in München gekämpft und versucht auch die universitäre Landschaft in München kreativ, konstruktiv positiv zu gestalten. Ihnen, Herr Minister, bin ich dankbar dafür, dass Sie immer in Ihrem Herzen einen Fleck für die TU und das Klinikum rechts der Isar hatten und uns unterstützt haben. Herr Minister Zehetmair ist, das wissen Sie alle, ein renommierter Wissenschaftspolitiker und ein selbstloser Vertreter universitärer Interessen auch in anderen bundesweiten Gremien. Ich danke Ihnen nochmals, dass Sie gekommen sind, und darf um Ihr Grußwort bitten.

Hans Zehetmair, Bayerischer Staatsminister für Wissenschaft, Forschung und Kunst: Herr Tagungspräsident! Lieber Herr Professor Siewert! Verehrte Herren des Präsidiums! Herr Regierender Bürgermeister! Liebe Kolleginnen und Kollegen aus der Politik! Sehr geehrte Teilnehmerinnen und Teilnehmer des 119. Kongresses der Deutschen Gesellschaft für Chirurgie! Das Motto „kurz" gilt für mich auch, aber schmerzlos, Herr Regierender Bürgermeister, wird nicht sein, was ich sage.

Zum Zweiten: Natürlich plädieren Sie für die Hauptstadt. Ich aber komme aus der heimlichen Hauptstadt, und insofern können wir uns da durchaus auch treffen.

Meine Damen und Herren, wenn mein Professor Siewert mich ruft, dann – so bin ich erzogen – folge ich und komme. Wenn ich gewissermaßen für die Länder Deutschlands als aus Bayern kommender Teilnehmer auch die Grüße der Länderkolleginnen und -kollegen der Wissenschaftspolitik überbringen darf, dann deswegen, weil das Hauptthema Ihres Kongresses, die digitale Revolution, durchaus mit Fragen korrespondiert, die uns umtreiben, und zwar nicht allein evolutionär, sondern auch revolu tionär. Nun ist es ja nicht immer so, dass eine Revolution nach vorn führt. Sie kann auch einen Rückschlag bringen.

Uns treiben große Probleme in der Wissenschaftspolitik insgesamt und damit auch in der Medizinpolitik um. Wir gehen – so meine Überzeugung – mit der Einengung der Möglichkeiten der wissenschaftlichen Nachwuchsbildung den falschen Weg. Ich bin dafür, dass wir die Juniorprofessur schaffen. Ich bin absolut dagegen, dass die Habilitation abgeschafft wird. Ich halte das für eine Einengung und nicht für eine interna tionale Perspektive, die Anzahl unserer Facetten zu erhöhen.

Wir haben eine Dienstrechtsreform. Wenn sie auf den Weg gebracht wird, brauche ich nicht nur mit den Wirtschaftsleuten, die hier ausstellen, einen Vergleich anzustellen und zu sagen: „Da sind wir chancenlos", sondern wenn wir herausragende junge Wissenschaftler überall und auch in der Medizin weiter haben wollen, müssen wir etwas drauflegen, sonst sind wir international nicht konkurrenzfähig.

Das, was der Regierende Bürgermeister zur Umstrukturierung gesagt hat, berührt uns alle in allen Ländern Deutschlands und darüber hinaus. Wir gehen alle in irgendeiner Modifikation solche Wege, gleichzeitig gibt es aber keine Zauberformel. Es gibt nicht die Möglichkeit, einen rapiden Wandel und Umwandlungsprozess – der auch mit Geld zu tun hat und mit höchstmöglichem Know-how der Persönlichkeiten – in der Wissenschaft und Forschung anzustreben, aber gleichzeitig eine Bremsfunktion in Kauf zu nehmen, weil wir sonst international nicht an vorderster Stelle bleiben werden. Die Medizin steht sowieso in der Schwierigkeit, dass sie mit ihrem doppelten Auftrag einerseits der Lehre und Forschung in der Universitätsarbeit und andererseits in der höchstrangigen Krankenversorgung in höchstem Maße beansprucht und strapaziert ist. Für ein klassisches operatives Fach und seine Facetten gilt das natürlich in besonderer Weise.

Resümee des Ganzen: Ich wollte zum Ausdruck bringen, dass wir nicht kommen, um hier rhetorisch eitel Sonnenschein darzulegen, sondern dass ich von den nun dreizehn Jahren meiner Verantwortung für Wissenschaft und Forschung in Bayern – so lange ist es her, Herr Professor Siewert – jetzt mit die schwierigsten Jahre sehe, einfach deswegen, weil wir alle nur an beschränkte und begrenzte Ressourcen herankönnen. Es gilt für uns alle, dass wir noch innovativer sein müssen, gleichzeitig aber kein Feindbild entstehen lassen wollen zwischen Forschungslandschaft, professoralen Vorstellungen einerseits und dem, was wir politisch leisten können und wollen, andererseits. In einer Zeit des Umbruchs muss das Miteinander in einem hohem Maße durchkommen, sich durchringen. Dies soll auch meine Anwesenheit hier dokumentieren.

Ich wünsche Ihnen einen erfolgreichen Kongress. Mich freut es immer, wenn Kongresse auch heute noch als sinnvoll und notwendig erachtet werden und man das Thema nicht nur via Internet „aussurft", sondern auch miteinander Kontakt pflegt. In diesem Sinne: Großen Erfolg!

Präsident Professor Dr. Siewert: Vielen Dank, Herr Staatsminister. Wieder einmal sind Sie mutig für uns in die Bresche gesprungen und haben das Habilitationsproblem angesprochen. Das ist in der Tat ein Anliegen der Chirurgen. Eine akademische Entwicklung ohne die Möglichkeit der Habilitation ist zumindest in den nächsten Jahren für uns nicht vorstellbar.

Mit Recht weisen Sie darauf hin, dass besonders schwere Jahre vor uns liegen. Ich glaube auch, dass es heißt, Kräfte zu konzentrieren, zusammenzufügen, Synergien auszulösen und zu neuen, besseren Strukturen in der Hochschullandschaft zu kommen. Nicht zuletzt deswegen meine ich auch: Das, was hier in Berlin diskutiert wird, wird irgendwann auch beispielgebend für andere Standorte in Deutschland sein.

Ich hätte eigentlich schon vorhin gern die Präsidenten der Fachgesellschaften und Schwerpunktgesellschaften hier zu meiner Rechten begrüßt, aber offenbar haben zwei Kollegen Berührungsängste. Ich hatte gedacht, dass meine Mitarbeiter die Kollegen Schweiger und Rehm auf die Bühne bringen würden, aber offenbar ist dies noch nicht gelungen. – Ich begrüße nun Herrn Professor Rehm als Vorsitzenden der Deutschen Gesellschaft für Unfallchirurgie und Herrn Professor Schweiger als Vorsitzenden der Deutschen Gesellschaft für Gefäßchirurgie im Auditorium und alle Kollegen, die hier oben Platz genommen haben, vielmals. Das ist ein Novum, nämlich das erste Mal, dass sich alle Fachgesellschaften der Deutschen Chirurgie zusammen auf eine Bühne setzen, um zu dokumentieren, dass sie gemeinsam an ihrer Zukunft arbeiten wollen.

Ich darf Ihnen Herrn Professor Dr. Engert, den Präsidenten der Deutschen Gesellschaft für Kinderchirurgie, und Herrn Professor Birnbaum aus Regensburg, Präsident der Deutschen Gesellschaft für Thorax-, Herz- und Gefäßchirurgie, vorstellen. Professor Rehm ist Präsident der Deutschen Gesellschaft für Unfallchirurgie. An der äußersten Flanke sitzt Professor Schweiger, Präsident der Deutschen Gesellschaft für Gefäßchirurgie, in der Mitte Professor Steinau, Präsident der Vereinigung der Deutschen Plastischen Chirurgen, Professor Teichmann aus Hamburg, Präsident der Deutschen Gesellschaft für Viszeralchirurgie, und Professor Presselt von der Deutschen Gesellschaft für Thoraxchirurgie. Vielen Dank, dass Sie auf die Bühne gekommen sind und das mittragen. Es soll ein äußeres Zeichen dafür sein, dass wir gemeinsam an der Zukunft der Chirurgie arbeiten.

Ich darf nun Herrn Professor Einhäupl begrüßen. Er ist Präsident des Wissenschaftsrates der Bundesrepublik Deutschland. Der Wissenschaftsrat ist für Universitätschirurgen sozusagen der Olymp, das höchste Gremium, das es für uns gibt. Der Wissenschaftsrat entscheidet über Wohl und Wehe an den Universitätskliniken. Das Wort von Professor Einhäupl hat besonderes Gewicht, so auch heute. – Ich danke Ihnen, dass Sie gekommen sind.

Professor Dr. Einhäupl, Präsident des Wissenschaftsrates: Herr Präsident! Lieber Herr Siewert! Herr Regierender Bürgermeister! Herr Staatsminister! Frau Senatorin! Meine sehr verehrten Damen und Herren! Ich bin etwas früher aufgestanden, weil ich als kleiner Neurologe nicht ahnen konnte, wie viele Gesellschaften in eine Gesellschaft integriert sein können.

Sie haben mich als Vorsitzenden des Wissenschaftsrates nicht etwa eingeladen, damit ich die fachliche Qualität beurteile oder bewerte oder die Entwicklungspotenziale nenne, die Sie haben, auch nicht, um die Strukturprobleme mit Ihnen zu lösen. Die Wurzeln der Menschen, die auch Ihre Fachgesellschaft gestalten, liegen in der Universität, in den Fakultäten. Es sind die Studenten, die Sie dort ausbilden. Es sind die Führungskräfte, die häufig in den Universitäten einen wesentlichen Teil ihres Trainings bekommen, und das sind nicht zuletzt die wissenschaftlichen Entwicklungen, die auch ihr Fach international weiterbringen.

Ich will versuchen, ganz kurz zumindest auf zwei dieser wichtigen Punkte einzugehen, und die Studentenausbildung, die dem Wissenschaftsrat wie allen Wissenschaftsorganisationen ganz besonders am Herzen liegt, zu einem Punkt machen.

Die Ausbildung der Medizinstudenten in diesem Lande ist, wie ich mir zu sagen erlaube, ein doch dunkles Kapitel. Die zukünftig steigenden Anforderungen machen es deshalb noch notwendiger, dass wir uns diesem Kapitel ganz intensiv widmen. Ich will Ihnen vier Gründe nennen, warum wir glauben, dass die Studentenausbildung zu einem dunklen Kapitel geworden ist.

Erstens. Die Qualifikation der Lehrer, der Lehre insgesamt hat einen geringen Wert, in der Berufskarriere eines Chefarztes ebenso wie bei Berufungen, bei denen die Lehre meist eine untergeordnete Rolle spielt.

Zweitens. Auch das Ansehen der Community hängt weniger von der Lehre als von der handwerklichen Qualität in ihrem Fachgebiet oder von vielen anderen Dingen in anderen Fachgebieten ab. Die Lehre dient an den Universitäten häufig als Zeitpuffer für überlastete Ärzte, die unvorbereitet und schlecht ihren Unterricht charakterisieren. Dies ist in einer Anzahl von Befragungen, die unter Studenten, auch vergleichend mit Befragungen ausländischen Studenten, durchgeführt worden sind, immer wieder deutlich geworden.

Ein dritter wesentlicher Punkt: Es gibt keine Qualifikationswege für Hochschullehrer in ihrer Profession als Lehrer. Man wird entweder als Lehrer geboren oder man muss sich das Notwendige selbst beibringen. Eine hochschuldidaktische Ausbildung etwa erfahren jedoch die wenigsten. Die Lehrenden sind häufig selbst noch Lernende. Sie wissen, dass es in vielen Bereichen so ist, dass der kleine A. i. P. einen Großteil der Lehre an den Institutionen durchführt. Die Medizindidaktik ist kein Fach, das in Deutschland eine besonders intensive Wurzel hat, ganz anders als in anderen Ländern.

Ein vierter Punkt sollte noch erwähnt werden: Die heterogenen Zielgruppen, die Sie als Hochschullehrer zu unterrichten haben. Sie haben also die Studenten, die späteren praktizierenden Ärzte, auszubilden, Sie haben die wissenschaftlichen Mitarbeiter auszubilden, die in Ihren Institutionen arbeiten, Sie haben den wissenschaftlichen Nachwuchs auszubilden, also die Doktoranden im Wesentlichen, Sie haben Führungskräfte auszubilden – in all diesen administrativen Dimensionen, um die es dabei auch geht –, die später große Kliniken leiten sollen. Letztendlich müssen sie als universitäre Einrichtung zumindest für die bereits praktizierenden Fachärzte Weiterbildung betreiben.

All dies kann man nicht in einer Person vereinen. Ich will deshalb ganz kurz vier Punkte nennen, die der Wissenschaftsrat als mögliche Lösungen, als Teile der möglichen Lösungen sieht, die anzustreben sind.

Wir müssen uns vom Gesamtvertretungsanspruch einer Person für all diese Dinge abwenden. Wir müssen neue Studienmodelle wagen. Es gibt Reformstudiengänge. Es gibt in Berlin den Studiengang des problemorientierten Lernens, einen Modellstudiengang. Es gibt in Essen, etwa in der Chirurgie, das Projekt „Teaching the teacher“, das sich auch andere Fachgesellschaften abgucken sollten. Es gibt Modellstudiengänge unter anderem in Dresden, aber auch in München – Städte, die in diesem Bereich besonders aktiv sind. Ich glaube, dass die Betonung der Lehre auch ein Teil der Profilbildung sein kann und sein muss, die Universitäten zukünftig ganz massiv im Auge haben müssen.

Es geht aber auch um die Trennung der Aus- und Weiterbildungswege. Es ist in Zukunft nicht mehr möglich, dass ein exzellenter Kliniker und ebenso begnadeter Lehrer und hochbegabter Wissenschaftler und ein bestorganisierter Administrator in einer Person alles auf höchstem Niveau leistet, was aber zukünftig notwendig sein wird. Dies bedeutet nicht, dass der Wissenschaftsrat oder ich die Abkehr vom Humboldt'schen Prinzip der Einheit von Forschung und Lehre predigen, aber ich glaube, wir können dies nicht mehr in einer Person erwarten, sehr wohl aber in einer Institu tion.

Es ist also vorstellbar, dass in einer universitären Klinik ein Wissenschaftler sich vorwiegend um die Ausbildung des Nachwuchses kümmert und ein anderer Mitarbeiter um die Ausbildung der Studenten und dies nicht mehr in einer Person vereint sein muss.

Wir müssen die Lehre messbar machen. Dazu müssen Modelle entwickelt werden, die es zum Teil schon gibt, die aber sicher weiterentwicklungsbedürftig sind. Wir müssen Belohnungen schaffen für diejenigen, die gute Lehre machen, und wir müssen Sanktionen gegen diejenigen schaffen, die es nicht tun.

Lassen Sie mich noch kurz einen zweiten Punkt adressieren, nämlich die Forschung, und zwar sage ich dies, obwohl man ihm Rahmen von Begrüßungsworten eher etwas Freundliches sagt: Es geht hier nicht um die Chirurgie im Besonderen, sondern um die Medizin im Allgemeinen. Trotz einiger ganz hervorragender Einzelleistungen ist der Zustand der klinischen Forschung in der Bundesrepublik unbefriedigend. Im internationalen Vergleich befindet sich die Bundesrepublik am unteren Ende. Wäre dies nicht eine Begrüßungsrede, hätte ich gesagt, sie ist das Schlusslicht in der Forschungseffektivität.

Wenn ich so etwas Provozierendes äußere, muss ich es natürlich mit Daten belegen. Ich beziehe mich da auf eine unlängst zum zweiten Mal durchgeführte Analyse einer niederländischen Forschergruppe, die anhand von biometrischen Untersuchungen versucht hat, hier ganz klare Zahlen zu finden.

Woran liegt es? Forschung ist eine Kernaufgabe der Universität, sie ist aber an viele Universitäten – gerade im klinischen Bereich; ich bin selbst Kliniker – zur Nebenaufgabe geworden. Wenn zum Beispiel Fachgesellschaften fordern, dass man jetzt nach Einführung des neuen Arbeitszeitschutzgesetzes die Forschung in der nicht vom Arbeitszeitschutzgesetz gedeckten Zeit vollbringt, ist dies der falsche Weg. In der Bundesrepublik forscht ein Wissenschaftler an der Universität etwa 10 bis 20 Prozent seiner Zeit und 60 bis 70 Prozent ist er klinisch tätig. In den USA ist es genau umgekehrt; er forscht in etwa 60 bis 80 Prozent der Zeit und ist zu 10 bis 20 Prozent klinisch tätig. Wir kennen alle die Worte von der Feierabendforschung, von der Proforma-Forschung, wie die DfG sie geprägt hat, und wir wissen, dass es für die jungen Wissenschaftler, die ihre Karriere noch vor sich haben, häufig keine Freistellungen für Forschungstätigkeit mehr gibt. Diese Vielfachbelastungen erfordern ebenso wie in der Lehre wiederum eine Trennung von Aus- und Weiterbildungswegen.

Es gibt aber noch drei weitere Komponenten, die wir für die Therapie dieses Zustandes heranziehen können. Das ist die kooperative Führung von Institutionen, von großen Institutionen und universitären Einrichtungen, also dass ein klinisch tätiger C4 von einem in der Grundlagenforschung besonders erfahrenen C4 komplementiert wird, dies aber tatsächlich in einer Klinik geschieht und Forschung dort integraler Bestandteil wird.

Die Entwicklung von Förderprogrammen für klinische Forschung ist in der Bundesrepublik dringend notwendig. Ich habe die Papiere, die Sie im letzten und vorletzten Jahr nach den Kongressen geschrieben haben, gelesen. Darin haben Sie zu Recht hervorgehoben, dass es in Deutschland keine wirklich substanzielle klinische Forschung gibt, die dann auch noch gefördert wird. Die DFG fördert die Grundlagenforschung, aber für die Förderung der klinischen Belange gibt es zu wenig Einrichtungen. Dies muss an den BMWF ebenso wie an die Kultusminister der Länder adressiert werden. Darum bin ich froh, dass Herr Zehetmair hier ist, einer der ganz wichtigen Kämpfer für eine bessere Forschung an den Universitätskliniken.

Ich glaube nicht, dass wir das missverstehen dürfen und dass wir die Forschung mit der Pharmaindustrie, mit klinischen Studien international als die klinische Forschung verkaufen müssen, sondern es geht um eine wirklich hochrangige klinische Forschung, die wir zu betreiben haben.

Ich glaube – das ist mein letzter Punkt –, dass die Einführung der Trennungsrechnung keine rein administrative Aufgabe ist, denn unter der Situation der „DRGs" und des Arbeitszeitschutzgesetzes ist es natürlich für Verwaltungsdirektoren bundesweit verführerisch, den Landeszuschuss dazu zu verwenden, das aus der Krankenversorgung zu erwartende Defizit mit Mitteln, die für die Forschung vorgesehen sind, auszugleichen.

Meine Damen und Herren! Eine Veränderung des deutschen Wissenschaftssystems hin zu einer international wettbewerbsfähigen Struktur erfordert nicht nur die Konzentration von Ressourcen, sondern auch eine klare Prioritätensetzung zugunsten von Wissenschaft und Bildung in diesem Lande, die von den politisch Verantwortlichen getroffen werden muss. Herr Staatsminister Zehetmair hat gesagt, wir müssten noch etwas drauflegen. Ich glaube, das ist die richtige Bezeichnung für das, was notwendig ist.

Ich will damit schließen, dass ich noch eine Information überbringe: Das amerikanische NIH wird im Jahre 2003 mit 27,3 Milliarden US-Dollar genau doppelt so viel Mittel zur Verfügung haben wie 1998, wo allein der Staat in den USA – Sie wissen, dass dort die private Finanzierung von Hochschulen ganz besonders im Vordergrund steht – die biomedizinische Forschung mit der traumhaften Summe von „nur" 13,6 Milliarden US-Dollar gefördert hat. Davon können wir in diesem Lande nur träumen. Es geht nicht darum, genau dies anzustreben, sondern darum, dass der Wissenschaftssektor zu einem ernsthaft auszubauenden Bereich erklärt wird und dass wir die Universitäten tatsächlich in die Lage versetzen, diesen Auftrag zu erfüllen.

In diesem Sinne wünsche ich Ihrem Kongress alles Gute. Ich wünsche Ihnen anregende und kritische Diskussionen und hoffe, dass wir uns in zwei Jahren in Berlin wiedersehen.

Präsident Professor Dr. Siewert: Sehr verehrter Herr Kollege Einhäupl, ich danke Ihnen vielmals. Ich habe mir schon gedacht, dass Sie uns eine Philippika halten werden. Das ist auch immer wieder gut, weil es uns aufrüttelt, besser zu werden und erneut über unsere Strukturen und unsere Erfolge nachzudenken.

Als Präsident der Deutschen Gesellschaft für Chirurgie möchte ich untertänigst einwerfen, dass wir eine Akademie „Lehren lernen" gegründet haben und uns sehr darum bemühen, die Lehrer besser zu schulen, wie sie Aus- und Weiterbildung gestalten können. Ich bin Ihnen dankbar, dass Sie diese holländische Studie erwähnt haben und ich die Gelegenheit habe, das vor meinem Herrn Minister sagen zu dürfen, Herr Staatsminister, die TU steht an zweiter Stelle in diesem Ranking, weit vor anderen befreundeten Fakultäten. Ich nutze diese Vorgabe natürlich dankbar dafür, diesen Ball zurückzuspielen.

Sie haben die Brücke zu Aus- und Weiterbildung geschlagen. Damit sind wir auch schon bei dem Aspekt unseres Berufes. Ich freue mich sehr, dass Herr Professor Hoppe, Präsident der Bundesärztekammer, zu uns gekommen ist. Er kommt regelmäßig und ist sozusagen schon Stammgast bei uns. Ich danke ihm dafür sehr; denn er ist immer in der Lage, uns auf den aktuellsten Stand der Dinge zu bringen. Normalerweise schimpfen die Präsidenten der Ärztekammer bei solchen Gelegenheiten auf die anwesenden Politiker. Ich meine aber, wir haben im Augenblick sehr viele eigene Probleme zu lösen. Lieber Herr Hoppe, ich denke, wir sollten über unsere eigenen Probleme miteinander sprechen. Darf ich Sie bitten!

Professor Dr. Hoppe, Präsident der Bundesärztekammer und des Bundesärztetages: Sehr geehrter Herr Professor Siewert! Meine sehr geehrten Herren des Präsidiums! Frau Senatorin Knaake-Werner! Herr Staatsminister Zehetmair! Meine sehr verehrten Damen! Meine Herren! Liebe Kolleginnen und Kollegen! Ich bedanke mich auch dieses Jahr für die Einladung zum Chirurgenkongress und überbringe die Grüße der Bundesärztekammer und des Bundesärztetages zusammen mit meinen Kollegen vom Vorstand der Bundesärztekammer, Frau Bühren und Herrn Jonitz, die ich heute schon hier getroffen habe. Wir machen das also gemeinsam.

Ich glaube, Sie haben es auch bemerkt: Der Wahlkampf zum nächsten Deutschen Bundestag hat begonnen. Wenn wir das bisher Bekanntgewordene richtig analysieren und die Kommentare der Zeitungen betrachten, dann ist festzustellen: Vieles in den Programmen ähnelt sich sehr, bloß in der Gesundheitspolitik gibt es Unterschiede. Daraus kann man schließen, dass Gesundheitspolitik ein wichtiges Wahlkampfthema werden wird. Darauf müssen wir uns vorbereiten bzw. – ich glaube, wir sind darauf vorbereitet – da müssen wir uns einbringen.

Die Vorstellungen, die wir gehört haben, sind noch relativ vage. Sie geraten in eine bestimmte Grundstimmung in unserer Bevölkerung, die eine Diskussion über die Qualität des Gesundheitswesens erlebt.

Bisher hatten wir mit der Feststellung, Budgetierung der Leistungsbereiche bedeutet auch Rationierung, den Nagel auf den Kopf getroffen. Ich glaube, dass das nach wie vor stimmt. Jetzt haben wir allerdings als Konkurrenz hinzubekommen: „Unser Gesundheitswesen ist zu teuer und es leistet im Verhältnis zu dem, was es kostet, zu wenig, besonders im internationalen Vergleich." Die Bevölkerung glaubt das sicher noch nicht so ganz, obwohl Begriffe wie „Überversorgung", „Unterversorgung" und „Fehlversorgung" im Gesetz stehen. „Normalversorgung" kommt im Gesetz nicht vor. Man geht wohl davon aus, dass das selbstverständlich ist.

Die Gründe für diese Entwicklung sind im internationalen Ranking zu sehen. OECD und WHO haben es durchgeführt. Dabei kommt die Bundesrepublik Deutschland auf einen schlechten Platz, auf Platz 26, während Frankreich zum Beispiel auf Platz 1 steht. Die Parameter, die benutzt worden sind, um dieses Ranking aufzustellen, sind erstens der Anteil, der vom Bruttosozialprodukt für das Gesundheitswesen ausgegeben wird, in Deutschland jetzt 10,4 Prozent, zweitens die Lebenserwartung der Bevölkerung und drittens die Überlebenszeit bei bestimmten Erkrankungen, vornehmlich Tumorerkrankungen.

Diese Statistik, dieses Ranking, ist von der deutschen Politik und vorher auch von der gesundheitsökonomischen Wissenschaft relativ kritiklos übernommen worden. Ich glaube, deswegen müssen wir es kommentieren.

Der Anteil des Bruttoinlandproduktes, der für das Gesundheitswesen ausgegeben wird, beträgt tatsächlich 10,4 Prozent seit der Wiedervereinigung Deutschlands. Vorher, in der alten Bundesrepublik, waren es 8,6 Prozent. Das liegt aber, wie wir alle wissen, an der Abflachung der Entwicklung des Inlandprodukts und nicht so sehr daran, dass die Ausgaben im Gesundheitswesen – jetzt auf die neue Bevölkerung gerechnet – gestiegen seien.

Frankreich hatte bei der Einführung dieses Rankings 8,5 Prozent. Es liegt heute bei 10,2 Prozent. Großbritannien will, wie Premierminister Blair vor wenigen Tagen veröffentlicht hat, den Anteil von 6,5 auf mehr als 9 Prozent steigen lassen, damit das britische Gesundheitswesen besser wird. Von Finnland habe ich an diesem Wochenende gehört, dass eine Kommission eingesetzt worden ist, die 18 Monate Zeit hat, ein neues Konzept für die Organisation des Gesundheitswesens einzuführen, auch mit dem Ziel, den Anteil des dortigen Bruttosozialproduktes von jetzt 6,5 auf etwa 9 Prozent zu erhöhen. Im westlichen Nachbarland Holland ist das Gesundheitswesen beim aktuellen Wahlkampf ein ganz wichtiges Thema, auch deswegen, weil die Versorgung nicht so gut ist.

Der zweite Punkt, die Lebenserwartung als Parameter: Danach müssten die besten Gesundheitswesen Europas, vielleicht sogar der Welt, in Japan, Griechenland und Portugal vorhanden sein, weil die Lebenserwartung dort am höchsten ist. Dass das etwas mit dem Gesundheitswesen zu tun hat, wage ich zu bezweifeln. Dieser Parameter ist sicherlich auch nur eingeschränkt brauchbar.

Der dritte Punkt: Die Überprüfung, ob Vergleichbarkeit gegeben ist, was die Betreuung von erkrankten Menschen angeht. Hier werden Überlebenszeiten bei Mamma karzinompatientinnen genommen, von solchen, die korrektable Karzinome haben und andere. Ich glaube, ein wichtiger Punkt, der auch diesen wissenschaftlichen Kongress und die wissenschaftlichen Gesellschaften beschäftigen sollte, ist: Sind die so genannten Kohorten, die da jeweils genommen werden, vergleichbar? Ich habe bei der Tagung des Weltärztebundes in Genf am vergangenen Wochenende den Eindruck gewonnen, dass sie nicht vergleichbar sind, dass manchmal nur Forschungseinrichtungen mit ihren Ergebnissen genommen werden und manchmal die ganze Population zum Vergleich herangezogen wird. Aber damit wird Politik gemacht.

Ich glaube, dass wir deswegen die Situation haben, dass unser Gesundheitswesen zurzeit wesentlich unter Wert diskutiert wird. Das hat Folgen. Wir haben eine Verunsicherung in der Bevölkerung, die bisher daran glaubt, gut versorgt zu werden – und überwiegend wohl auch zu Recht. Bisher ist es jedenfalls üblich, dass Deutsche, die im Ausland erkranken, sich zurücktransportieren und im Heimatland behandeln lassen. Wir sollten auch überlegen, ob es gut ist, wenn wir in dieser Art und Weise über unser Gesundheitswesen reden; denn wir schrecken potenzielle Patienten aus dem Ausland ab, die zum Beispiel aus Großbritannien oder auch unserem Nachbarland Holland gern nach Deutschland kommen, weil sie dort zu lange warten müssten.

Der dritte Punkt: Wir haben eine geradezu erodierende, fortschreitende Demotivation der im Gesundheitswesen Beschäftigten, insbesondere der Ärztinnen und Ärzte, mit der Folge, dass ein Ärztemangel von unten her gesehen auf uns zukommt. Der Nachwuchs bricht uns weg, weil sicher auch die Einrichtungen, in denen die jungen Kolleginnen und Kollegen arbeiten sollen, schlechtgeredet werden. Wir sollten aufhören mit diesem unberechtigten und überzogenen Kaputtreden unseres Gesundheitswesens; denn sonst geraten wir möglicherweise in die Gefahr einer sich selbst erfüllenden Prophezeiung und provozieren geradezu die wirkliche Destruktion. Wir als Ärztinnen und Ärzte auch auf diesem Kongress sollten Politik und Gesellschaft unterstützen, Orientierung zu finden.

Weil ich wusste, dass ich Herrn Staatsminister Zehetmair hier treffen würde, der Altphilologe ist, habe ich in meinem Gedächtnis gekramt und mir einen von meinem Lateinlehrer Heinz Hübner, dem Vater des Schachspielers Hübner, zitierten Seneca-Satz wieder ins Gedächtnis gerufen: „Es gibt keine günstigen Winde für solche, die nicht wissen, wohin sie segeln wollen." Diesen Satz sollten wir uns zu Herzen nehmen, ihn befolgen und uns beraten. In dem Sinne wünsche ich dem 119. Chirurgenkongress allen Erfolg!

Präsident Professor Dr. Siewert: Herr Präsident, ich danke Ihnen vielmals. – Ich glaube, wir sind uns alle einig: Wir wollen unsere Medizin nicht schlecht reden, sondern wir sind stolz auf das, was wir machen. Die Chirurgen sind mit Recht stolz auf den Beruf, den sie ausüben. Trotzdem müssen wir natürlich kritisch diskutieren. Ich danke Ihnen vielmals, dass Sie gekommen sind.

Damit haben wir die Grußworte der geladenen Gäste zur Kenntnis genommen. Nun sollte eigentlich etwas Überraschendes geschehen. (Einspielung eines Films mit den Grußworten von Peter Morris).

> I am delighted to have the opportunity of sending greetings from Royal College of Surgeons of England to you all in Berlin for the German Surgeon Society Congress. I am very sorry I cannot be there but unfortunately I had a private commitment in Australia, as you know, but can I this opportunity of wishing professor Rüdiger Siewert; your president, and everybody at the congress a very successful meeting and again: I am sorry I cannot be with you.

Das war Peter Morris, Präsident des Royal Colleges of Surgeons of England, ein College, dem sich die Deutsche Gesellschaft für Chirurgie sehr verbunden fühlt. Wir waren im Februar in London, um das Royal College zu besuchen und zu schauen, was wir von den dortigen Kollegen lernen können. Leider kann Sir Peter Morris nicht persönlich auf unserem Kongress zugegen sein. Daher schickt er uns diese Grüße per Telekommunikation.

Es gibt auch interne Grußworte. Ich darf Herrn Kollegen Witte, meinen Freund Jens Witte bitten, im Namen des Berufsverbands der deutschen Chirurgenwelt Grußworte zu sprechen. Der Berufsverband sind unsere Brüder, nicht unbedingt Zwillinge, aber gute Brüder.

Professor Dr. Witte, Präsident des Berufsverbandes der Deutschen Chirurgen e.V.: Zum Auftrag der Kürze gehört auch, die Wiederholung der Begrüßung der Honoratioren zu vermeiden. Daher also: Lieber Präsident! Meine Damen und Herren! Für den Berufsverband der Deutschen Chirurgen möchte ich unseren besonderen Dank dem Präsidenten der Deutschen Gesellschaft für Chirurgie, Herr Professor Siewert, überbringen, der in seinem großartigen Programm eine Vielzahl der uns drückenden Pro bleme aufgegriffen hat.

So spielen die heute bereits auch auf dem Kongress heftig diskutierten Zeitvorgaben und Arbeitsbedingungen in den Krankenhäusern insbesondere für unseren Nachwuchs natürlich eine ganz entscheidende, aber weiß Gott nicht die einzige Rolle. In dieser Diskussion wird häufig gern übersehen, dass es natürlich auch in anderen qualifizierten Berufen eine Vielzahl von ohne Bezahlung geleisteten Überstunden gibt. Ein Teil dieser Problematik muss auch wieder erlaubt sein, in unser Arbeitsgebiet hineingetragen zu werden.

Zu Ende gedacht heißt die Konsequenz für den chirurgischen Nachwuchs heute, dass eine qualifizierte Weiterbildung nur noch über bisher nicht akzeptierte und vielleicht auch unvorstellbare Zeiträume wird erreicht werden können. Auch in Deutschland begeistern wir nicht mehr die potenziell Besten unseres chirurgischen Nachwuchses für unser Fach und werden wohl bald in große Versorgungsnöte geraten.

Es tragen allerdings auch aktuelle Meldungen zu Unruhe bei oder sorgen für Unmut. Heute Morgen wurde beispielsweise bekannt, dass unser wahrer Konsens, getragen von allen acht wissenschaftlich-chirurgischen Gesellschaften, und die von der Deutschen Gesellschaft für Orthopädie und Traumatologie erarbeiteten Vorschläge zur zukünftigen Weiterbildungsstruktur, mit allen Konsequenzen im Hinblick auf die Krankenhausplanung und -struktur durchdacht, plötzlich in entscheidenden Passagen verworfen oder in nicht hinnehmbaren Dimensionen verwässert werden sollen. Wir können nach jahrelanger ernsthafter Diskussion dies nicht einfach hinnehmen, abgesehen von der gefährlichen Unsicherheit, die wir unserem chirurgischen und orthopädischen Nachwuchs in der eigenen Berufsplanung damit schaffen.

Mein Vorredner und geschätzter Präsident der Bundesärztekammer, Professor Hoppe, ist an all diesen Dingen nicht beteiligt, wie wir wissen. Dennoch, lieber Herr Hoppe, müssen wir Ihnen unsere große Bitte um Korrektur von hier aus mit auf den Weg geben.

Meine Damen und Herren, wir alle empfinden großes Glück angesichts des Standes der internen Diskussion zwischen den chirurgischen Fächern, innerhalb der Chirurgie und der Orthopädie. Wir werden diesen Schulterschluss auf allen Ebenen ausbauen und können der Politik, den Medien und der Selbstverwaltung immer wieder nur anbieten, bei wichtigen Themen unseren Sachverstand und unsere aktive Mitarbeit anzunehmen.

Die Chirurgen haben vieles zu vielen Themen geleistet. Wir hoffen gerade in dieser Woche wieder einen großen Schritt voranzukommen, so wie es diesem grandiosen Kongressprogramm entspricht. Möge es für uns alle ein großer Erfolg sein. – Ich danke Ihnen.

Präsident Professor Dr. Siewert: Herr Präsident, lieber Jens, ich danke dir für dein treffendes Grußwort, für die Kürze und die Würze. Sie sehen, es gibt schon einen roten Faden, der sich da aufräufelt: die Sorge bezüglich des Nachwuchsmangels. Darauf werden wir immer wieder zurückkommen.

Es ist inzwischen schon eine kleine Weile Tradition und Brauch, dass anlässlich der Eröffnungsveranstaltung der Deutschen Gesellschaft für Chirurgie auch ein Vertreter der Schwerpunktgesellschaften oder Fachgesellschaften zu Wort kommt. Der Reihenfolge nach ist diesmal die Deutsche Gesellschaft für Thoraxchirurgie aufgerufen, ein Grußwort zu sprechen. Ich darf Herrn Präsidenten Presselt bitten.

Professor Dr. Presselt, Präsident der Deutschen Gesellschaft für Thoraxchirurgie: Herr Präsident! Lieber Herr Siewert! Sehr geehrter Herr Staatsminister! Sehr geehrte Kolleginnen und Kollegen! Als Präsident der Deutschen Gesellschaft für Thoraxchirurgie ist es mir eine besondere Ehre, für die Fachgesellschaften und die Schwerpunktgesellschaften ein Grußwort an den 119. Kongress der Deutschen Gesellschaft für Chirurgie zu richten. Unter dem Dach der Deutschen Gesellschaft für Chirurgie haben die Fachgesellschaften eigene Sitzungen organisiert, um ihre speziellen Gesichtspunkte zum Leitthema „Digitale Revolution" darzustellen. Insbesondere Ihnen, sehr geehrter Herr Siewert, ist die unkomplizierte und offene Zusammenarbeit bei der Programmgestaltung zu danken.

Dieses Kooperationsverständnis hat einen bereits selbstverständlichen Charakter angenommen, sodass sich die Deutsche Gesellschaft für Chirurgie den Anforderungen mit Optimismus und Gestaltungswillen – Letzteres ist von den Vorredner mehrfach angesprochen worden – heute und auch morgen erfolgreich stellen wird.

Die wissenschaftliche Chirurgie blickt in Deutschland – wir haben uns gestern und auch heute darüber unterhalten – auf eine zirka 120-jährige Geschichte zurück. Damit hat sie auch langjährige Erfahrungen gesammelt. Sie hat sich in wechselnden gesellschaftlichen Rahmenbedingungen bewähren müssen. Sie hat sich kontinuierlich entwickelt und mittlerweile einen hohen Spezialisierungsstand erreicht.

Wir sehen uns heute mit neuen Vergütungsmodellen ärztlicher Tätigkeit konfrontiert, die die ganze Aufmerksamkeit, vielleicht auch das Misstrauen der wissenschaftlichen Fachgesellschaften verlangen. Vielleicht etwas unbemerkt, aber trotzdem vorhanden ist es bereits vor Verabschiedung des Fallpauschalengesetzes zu einem Paradigmenwechsel gekommen, der die traditionelle teleologische Handlungsweise des Arztes gegenüber seinen Patienten durchaus gefährdet. Beispielhaft möchte ich heute an einige Indikatoren erinnern, die mir wichtig erscheinen.

Erstens. Selbstverständlich und fast unbemerkt findet die Aufklärung des zunehmend mündigen Patienten vornehmlich an juristischen Fragestellungen orientiert statt.

Zweitens. Die Dokumentation ärztlicher und pflegerischer Tätigkeit hat sich gemausert zur Rechtfertigung gegenüber Kostenträgern, MDK, Öffentlichkeit, Jurisprudenz. Der Begriff der Abwehr-Dokumentation ist hierfür bereits etabliert.

Drittens. Durch offensichtlich verspieltes Vertrauen – verdientermaßen oder auch nicht – in die Ärzteschaft werden externe Kontrollmechanismen eingeführt und institutioniert, um letzten Endes der Autonomie Grenzen zu setzen. Dieser ärztlichen Kompetenz wiederum Transparenz zu verleihen, dienen wissenschaftliche Veranstaltungen, so auch der 119. Chirurgische Kongress, den wir hier gemeinsam gestalten.

Die unverzichtbare Autonomie des ärztlichen Handelns bedeutet für uns Selbstbestimmung und ein Handeln mit gewissenhafter Kompetenz. Dieser ärztlichen Kompetenz muss wiederum Transparenz verliehen werden, sodass wir die Ergebnisse dieser Tagungen durchaus anders als bisher, nämlich im Verbund, transportieren sollten. Wir sollen uns und müssen uns mit neuen Strukturen auseinander setzen, die auch innerhalb dieser Tagungen ihren Platz gefunden haben.

Kompetenz heißt in dem Zusammenhang auch über neue Strukturen nachzudenken, die ärztliches Handeln und die wissenschaftliche Arbeit auch künftig sicherstellen. Dies könnten medizinische Zentren sein, die organbezogen bei interdisziplinärer Vernetzung – und dafür stehen wir gerade – über große OP-Zahlen verfügen und somit über Erfahrungen, die die Optimierung der Patientenversorgung garantieren. Dass diese Strukturen einen sehr direkten Einfluss auf niedrigere Letalität, Morbidität, aber auch Kosten haben, ist nicht neu und kürzlich in England und den USA nachgewiesen worden. Im Übrigen fragen auch in Deutschland Patienten bereits häufiger nach der OP-Frequenz des Operateurs und seiner Klinik.

Darüber hinaus – und damit möchte ich schließen – haben Fachgesellschaften die Chance, gemeinsam mit Bundesärztekammer, AWMF, Bundesstelle Qualitätssicherung usw. bereits laufende Qualitätssicherungsstudien, zum Beispiel bei uns zum Bronchialkarzinom, zu verbindlichen Aufgaben zu qualifizieren.

Es muss und wird gelingen, Vertrauen durch Kompetenz zurückzugewinnen, die Aus- und Weiterbildung zu straffen und so das Ansehen und die Attraktivität der ärztlichen Tätigkeit, insbesondere der Chirurgen, zu stärken. Dies wäre ein notwendiger, insbesondere aber von uns selbst zu leistender Beitrag, um die aktuellen Arztzahlentwicklungen wieder umzudrehen.

Ich wünsche dem 119. Kongress der Deutschen Gesellschaft für Chirurgie angeregte Diskussionen und einen erfolgreichen Verlauf.

Präsident Professor Dr. Siewert: Herr Kollege Presselt, ich danke Ihnen vielmals für dieses Grußwort und möchte noch einmal die Gelegenheit ergreifen, allen Präsidenten der chirurgischen Fachgesellschaften, die hier sitzen, für ein Jahr guter Zusammenarbeit und konstruktiver Kooperation zu danken. Ich glaube, wir haben in diesem Jahr viel bewegt in Richtung neuer Selbstverständnisse der Deutschen Gesellschaft für Chirurgie und ich hoffe sehr, dass wir diese viel versprechenden Ansätze – ich werde dazu in der Mitgliederversammlung noch dezidierter berichten – fortsetzen können und am Ende des gemeinsame Ziel auch erreichen. – Nochmals vielen Dank auch dafür, dass Sie hier oben mit auf der Bühne Seite an Seite mit uns sitzen.

Ich möchte Ihnen kurz das Rautenberg-Trio vorstellen, das zwischendurch ein wenig Musik macht. Es hat Sie schon einleitend begrüßt. Vielleicht zeigt ihr einmal eine halbe Minute lang, was ihr könnt! (Musikalische Darbietung).

Es ist mir eine große Freude und Ehre, Ihnen unsere Ehrenmitglieder vorstellen zu dürfen. Ich beginne mit Professor Murray Brennan.

Professor Brennan wurde am 2. April 1940 in Neuseeland - downunder, weit weg - geboren. Er hat seine erste medizinische Ausbildung in Neuseeland und Australien erhalten, ist 1970 an die Harvard Medical University nach Boston gewechselt und hat dort seine klinische Ausbildung, vorzugsweise im Peter Bent Brigham Hospital in Boston, fortgesetzt. 1981 ist er als Professor of Surgery an die Cornell University New York berufen worden und hat gleichzeitig die Leitung des Memorial Sloan-Kettering Cancer Center, New York, übernommen. Seit 1998 ist er Inhaber des Benno C. Schmidt Chair in Clinical Oncology. Herr Professor Brennan ist ein weltweit anerkannter onkologischer Chirurg. Er hat seine Schwerpunkte in der Therapie der Weichteilsarkome, aber auch des Magen- und des Pankreaskarzinoms. Durch die Ernennung von Professor Murray Brennan zum Ehrenmitglied ehrt die Deutsche Gesellschaft für Chirurgie nicht nur seine überragende wissenschaftliche Leistung, sondern bringt auch den Dank für die langjährige erfolgreiche Kooperation zwischen ihm und der deutschen Chirurgie zum Ausdruck.

Prof. Murray the German Surgical Society is very proud to have you here with us in Berlin today. It is an honour for me as the current representative of the German Surgical Society to award you with the Honorary Membership.

I have the feeling, Germans have never felt closer to the people of New York than at the present time. But it is not the reason for today's celebration. This Honorary Membership is being granted to someone who is a superb surgeon, a famous clinical researcher, a widely accepted surgical politician and a respected personal friend of a lot of German surgeons. Congratulation!

Professor Murray Brennan: Mister Siewert! Mister Mayor! Mister Minister! Mister Senator! I thank you for this great honor. I've being educated in several cities and indead several countries. Up until now my education has been incomplete but today it becomes complete. You mentioned that there were problems in German surgery but, gentlemen, I would remind you that in the 20th century, in the 19th century German surgery inspired the world and, indeed, trained the people that trained the surgeons in the United States. I still use instruments in my operating room named after presidents of this organisation an I can assure you that any resident or fellow of mine who holds a Langenbeck retractor will realise it is named after the president of this organisation in 1872 and anyone who uses a Kocher will know that it is named after the president of this organisation in 1902. President Siewert, I accept this great honor on behalf of the people I have worked with and for. Most of them made me appear better than I am and for that I'm eternally grateful. You do me a great honor, Sir. Thank you!

Präsident Professor Dr. Siewert: Ich habe noch nachzutragen, dass Mister Murray Brennan der neu gewählte President of the American Surgecal Association ist. Auch dazu herzlichen Glückwunsch!

Ich darf Ihnen Professor Kitajima aus Tokio vorstellen. Er wurde am 2. August 1941 in Tokio geboren. Von 1975–1977 war Professor Kitajima Fellow der Harvard Medical School und des Massachusetts General Hospitals in Boston, USA. 1991 wurde er Lehrstuhlinhaber für Chirurgie an der Keio Universität, 1999 Direktor der Universitätsklinik und 2001 Dekan der Fakultät. Professor Kitajima war Präsident der Japanischen Gesellschaft für Chirurgie anlässlich ihres hundertjährigen Jubiläums im Jahre 2000. Seine wissenschaftliche und klinische Tätigkeit gilt vor allem der gastroenterologischen Chirurgie.

Die Deutsche Gesellschaft für Chirurgie verleiht dem herausragenden Chirurgen Professor Masaki Kitajima in Würdigung seiner Verdienste um die gastroenterologische Chirurgie und um die deutsch-japanische Freundschaft die Ehrenmitgliedschaft.

Meiyo-kaiin-sho

Kitajima Masaki Kyoju

Anata-wa, yushu-na gekai to shite, shokaki-geka ni oite kencho-na koseki-oosame-rare, sara-ni dokunichi-gekai-kan noch einmal yuko-kankei-o suishin-suru tame-ni doryoku-saretano-de, meiyo-kaiin-ni shimei-shimas'.

Heisei ju-yo-nen go-gatsu nanu-ka

Doitsu gekai-kai - bei Letzterem weiß ich, was es heißt. „Doitsu gekai-kai" heißt Deutsche Gesellschaft für Chirurgie.

Professor Kitajima: Ladies and Gentleman! It's a great honour for me to be nominated.

Herr Professor Dr. Siewert, vielen Dank für Ihre nette Vorstellung. Guten Abend, meine lieben Kolleginnen und Kollegen Doktoren! Ihre Einladung zum Kongress der Deutschen Gesellschaft für Chirurgie bedeutet für mich eine besondere Freude. Es freut mich auch sehr, heute hier als Ehrenmitglied der Deutschen Gesellschaft für Chirurgie einen herzlichen Gruß aussprechen zu dürfen. Im Namen der Japanischen Gesellschaft für Chirurgie wünsche ich Ihnen den glänzendsten Kongress.

Ein Rückblick auf die Beziehungen zwischen der japanischen und der deutschen Medizin: Die Zusammenarbeit auf dem Gebiet der Medizin zwischen Japan und Deutschland reicht bis ins 17. Jahrhundert zurück. In früheren Generationen gab es einen besonderen persönlichen Kontakt zwischen Lehrern und Chirurgen. Als Beispiele dafür stehen Robert Koch und Shiwasabro Kitasato. Shiwasabro Kitasato war der erste medizinische Dekan meiner Universität Keio. Jetzt bin ich der 19. Dekan. Nach dem 1. Weltkrieg intensivierten die Mediziner unseres Landes ihre Studien bei den deutschen Professoren. Ohne diese lange, über dreihundertjährige Geschichte wären die heute so engen freundschaftlichen Bindungen zwischen den beiden Ländern nicht denkbar. Ich bin der festen Überzeugung, dass dieser freundschaftliche Medizineraustausch der mittelbaren Tradition dieser dreihundertjährigen Geschichte entscheidend dazu beitragen wird, das gegenseitige Verständnis in beiden Ländern weiter zu vertiefen.

Schließlich möchte ich noch einmal für Ihre Einladung zu diesem Kongress herzlich danken und Ihnen alles, alles Gute wünschen, vor allem Gesundheit und „kräftiges Arbeiten".

Präsident Professor Dr. Siewert: Sie sehen, es besteht ein edler Wettstreit zwischen Professor Kitajima und mir, wer besser Japanisch bzw. Deutsch kann. Er spricht besser Deutsch als ich Japanisch; das räume ich gerne ein.

Meine sehr verehrten Damen und Herren! Ich darf Ihnen Herrn Professor Konrad Meßmer vorstellen. Professor Konrad Meßmer ist am 16. März 1937 geboren. Er war in der Zeit von 1964 bis 1969 Assistent am Institut für Chirurgische Forschung der Ludwig-Maximilians-Universität in München und hat sich dort 1969 habilitiert. Seit 1975 ist er Professor für Experimentelle Chirurgie. 1981 wurde Professor Meßmer als Ordinarius für Experimentelle Chirurgie an die Universität Heidelberg berufen, wo er in der Zeit von 1981 bis 1990 das Institut für Experimentelle Chirurgie leitete. 1990 folgte er einem Ruf auf den Lehrstuhl für Chirurgische Forschung an der Ludwig-Maximilians-Universität München, wo er bis zum Jahre 2002 als Ordinarius und Direktor tätig war.

Die Deutsche Gesellschaft für Chirurgie ehrt in ihm einen hoch angesehenen chirurgischen Forscher. Nicht zuletzt aber spricht sie diese Ehrung aus, um für seine Verdienste um die Deutsche Gesellschaft für Chirurgie, insbesondere um den Aufbau und die Leitung der Sektion Chirurgische Forschung bzw. das Chirurgische Forum, zu danken. Als Dank dafür ernennt die Deutsche Gesellschaft für Chirurgie Herrn Professor Meßmer zu ihrem Ehrenmitglied. – Jetzt könnte ich höchstens noch etwas auf Bayerisch sagen.

Professor Meßmer: Herr Präsident! Herr Regierender Bürgermeister! Herr Staatsminister Zehetmair! Meine sehr geehrten Damen und Herren! Die Verleihung der Ehrenmitgliedschaft der Deutschen Gesellschaft für Chirurgie an einen experimentellen Chirurgen ist eine ganz besondere Auszeichnung. Für diese möchte ich mich auch im Namen aller meiner Mitarbeiter, der Mitarbeiter der Abteilung für Experimentelle Chirurgie der Universität Heidelberg und des Instituts für Chirurgische Forschung in München, sehr herzlich bedanken.

Präsident Professor Dr. Siewert: Traditionell ernennt die Deutsche Gesellschaft für Viszeralchirurgie anlässlich der Eröffnungsfeier zum Jahreskongress ihre Ehrenmitglieder. Ich darf den Präsidenten, Herrn Professor Teichmann, bitten, dies jetzt zu tun.

Professor Dr. Teichmann, Präsident der Deutschen Gesellschaft für Viszeralchirurgie: Herr Präsident! Hohes Präsidium! Meine sehr verehrten Damen und Herren! Der Kongress der Deutschen Gesellschaft für Chirurgie ist zugleich der Jahreskongress der noch jungen Gesellschaft für Viszeralchirurgie. Viele von Ihnen erinnern sich: 1998 erst sind wir gegründet worden unter der schützenden Hand der Muttergesellschaft. Damals gab es auch starke Geburtswehen. Inzwischen befinden wir uns in ruhigem Fahrwasser. Wir haben im letzen Jahr sogar einen „dramatischen“ Mitgliederzuwachs erlebt, sodass wir denken, dass wir mit der Entwicklung dieser jungen Gesellschaft auf einem guten Weg sind.

An dieser Stelle darf ich unserer Muttergesellschaft für die Hilfe – namentlich nenne ich hier für das letzte Jahr Herrn Siewert – für die harmonische Zusammenarbeit danken und auch für die Unterstützung, die bisweilen verständlicherweise schwierig war. Ich danke an dieser Stelle auch Herrn Siewert und seiner Mannschaft aus München für die großartige Unterstützung bei der Erstellung des wissenschaftlichen Programms. Es gab absolut nichts zu beanstanden.

Es ist für mich eine besondere Ehre, jetzt drei hervorragende Chirurgen und Wissenschaftler zu ernennen. Ich darf als Ersten Herrn Professor Imrie zu mir bitten. Herr Professor Imrie hat seine Ausbildung vorwiegend in Glasgow und London absolviert. Wir alle kennen ihn als weltbekannten Pankreatologen. Beispielsweise an das Prognosesystem, das von ihm bezüglich des Glasgow Scoring Systems entwickelt worden ist, können wir uns gut erinnern. Er hat über hundert Originalarbeiten geschrieben und mehr als 50 Buchbeiträge verfasst. Er ist international akzeptiert mit seinen Beiträgen zu Diagnose und Management der akuten Pankreatitis. Sie begründen Professor Imries Position als einer der führenden Chirurgen von Schottland.

Ich habe ihn vor drei Jahren in unserem Altonaer Krankenhaus persönlich erlebt. Er hat eine Operation live in das Kongresszentrum in Hamburg übertragen. Wir waren alle begeistert, insbesondere auch deshalb, weil er uns menschlich sehr zugewandt war und in all den Jahren immer Kontakt zur deutschen Chirurgie gesucht hat. Das finden wir natürlich besonders sympathisch. Ich darf jetzt den Wortlaut der Urkunde verlesen:

> „Die Deutsche Gesellschaft für Viszeralchirurgie appoints Professor Dr. Clement Imrie, Professor and Surgeon of the Upper GI and Pancreatobiliary Surgery, Royal Infirmary, Glasgow, Scotland, Honorary Member. He is one of the leading pancreatologists of Europe. His research work in acut pancreatitis contributed significantly to the progress in clinical management of patients suffering severe acute pancreatitis.
> Berlin, May 2002

Professor Dr. Clement Imrie: Professor Teichmann! Professor Siewert! Professor Beger who has being my particular friend and perhaps mentor within Germany, this is a great privilege for me and for my university and for Glasgow Royal Infirmary. It is a very old hospital I work in, although half of it is now new buildings. The history goes back to 1794, but the most famous person who has worked in the hospital by far is Joseph Lister who ushered in the modern area of surgery. He was followed by McKewan who is one of the pioneers of surgery. I personally owe a great deal to the years I worked with Leslie Blumgart who is now of course a very close colleague of Murry Brennan in New York. I am greatly indebted to many people over the years. Currently I am considerably indebted to two particularly bright young men working with me, Ross Caster and Collin McKy, who provide huge stimulus on a dearly basis, and this is something that I am very grateful to. I am grateful to both of them. I also want to pay tribute to my wife who has been an fantastic support over so many years. I thank the German Society of Visceral Surgery for this singular honor and I am very grateful to all those members of the committee who voted for this distinction. Thank you.

Professor Dr. Teichmann: Als zweites neues Ehrenmitglied unserer Gesellschaft darf ich Herrn Peracchia aus Milano, Italien, vorstellen. Professor Alberto Peracchia ist ein führender italienischer Chirurg mit internationaler

Anerkennung im Bereich der Epidemiologie, Prävention und Chirurgie von Ösophaguserkrankungen. Er ist Autor und Co-Autor von mehr als 780 wissenschaftlichen Arbeiten. Seine internationale wissenschaftliche und klinische Anerkennung beruht auf der Weiterentwicklung chirurgischer Techniken bei Neoplasien des Ösophagus unter Einbeziehung von minimal-invasiven und onkologischen Therapieprinzipien. Auch er hat über viele Jahre den Kontakt zur Deutschen Gesellschaft für Chirurgie gesucht und ist bei vielen gut gelitten bzw. sogar mit ihnen befreundet – so kann ich behaupten –, und unsere Gesellschaft freut sich natürlich, ihn als Ehrenmitglied in unserer neuen und jungen Gesellschaft begrüßen zu dürfen. Ich darf auch hier den Wortlaut der Urkunde verlesen:

> Die Deutsche Gesellschaft für Viszeralchirurgie appoints Professor Dr. Alberto Peracchia, Professor and Chairman of Surgery, Head of the Department of General Surgery, University of Milan, Italy, Honory Member. He has his focus in research and clinical management of Esophagus Diseases. He is an international leader in the field of surgery of the upper GI-track. The German Society for Visceral Surgery honors his long standing scientific and clinical cooperation with German surgeons.
> Berlin, May 2002

Alberto Peracchia, M.D., FACS: Sehr geehrter Herr Präsident Professor Teichmann! Sehr geehrter Herr Präsident Siewert! Ich möchte mich herzlich für die Ehre bedanken, die mir zuteil wurde. Eine solche Ernennung stellt eine große Ehre nicht nur für mich, sondern für meine ganze chirurgische Schule dar. Ich habe immer das wissenschaftliche Niveau der deutschen Chirurgen als besonders hervorragend angesehen. Alle Chirurgen meiner Schule, die in Deutschland ihre Fachschulen besuchten, erinnern sich an die Freundlichkeit und die Gemütlichkeit, mit der sie aufgenommen worden sind. Ich freue mich, dass die heutige Gelegenheit hier zweifellos die freundschaftlichen Beziehungen zwischen unseren chirurgischen Schulen stärken wird. Vielen Dank!

Professor Dr. Teichmann: Meine Damen und Herren, last, but not least, darf ich jetzt die Ehrenmitgliedschaft für Herrn Richard Simmons aussprechen. Hier weiche ich etwas von meinen Vorgaben ab, weil ich ihn auch sehr gut kenne. Seit 1984 hat er sich ärztlich bevorzugt in New York, Minneapolis und Pittsburgh aufgehalten. Ich persönlich habe ihn 1984 in Minneapolis kennen gelernt. Er ist ein weltbekannter Forscher, insbesondere auf dem Gebiet der Sepsisforschung. Ich behaupte, dass ich kaum Vergleichbares nennen könnte. Die von ihm publizierten Arbeiten kann man kaum noch zählen. Er ist auch Leiter des Transplantationszentrums in Pittburg. Man kann ebenfalls nicht beschreiben, was er schon an Preisen in Amerika erhalten hat. Von Archiv of Surgery wurde er als einer der wenigen Chirurgen genannt, die in der Chirurgie bleibend etwas verändert haben. Das, denke ich, sagt sehr viel, wenn nicht sogar alles.

Vor zwei Tagen haben wir uns getroffen, haben abends miteinander geplaudert und ich habe ihn auch gefragt, wie es denn mit seiner Karriere gelaufen sei. Er erwähnte daraufhin auch, dass er besonders stolz auf die vielen jungen deutschen Akademiker sei, die er ausbilden konnte. Sie waren immer besonders fleißig, so hat er mir gesagt, und sehr zielstrebig. Ich denke, viele von uns haben Gelegenheit gehabt, bei ihm zu arbeiten, wofür wir ihm auch sehr dankbar sein sollten.

Auf meine Frage, wie er denn nun so bekannt geworden sei, hat er mir geantwortet: „Ja, ich bin jeden Tag zu meinen jungen Wissenschaftlern gegangen und habe gefragt: What are you doing today to make me famous?" Ich denke, das war eine sehr süffisante Art, wie man Teamarbeit vielleicht auch umschreiben könnte.

Ich möchte jetzt den Wortlaut der Urkunde für Herrn Simmons verlesen:

> Die Deutsche Gesellschaft für Viszeralchirurgie appoints Professor Dr. Richard Simmons, Chairman and Professor of Surgery, Vice-Chairman of Surgical Research, Department of Surgery University of Pittsburgh USA Honory Member acknowledging his outstanding clinical and scientific achievements especially in the field of surgical infection and transplantation and in recognition of his generosity and successes in training so many German academic surgeons.
> Berlin, May 2002

Professor Dr. Richard L. Simmons, M.D.: Professor Siewert! Professor Teichmann! I thank you for this great honor. It is a joy to join my distinguished colleagues in becoming an Honoring Member of the German Visceral Surgery Society. I did not know actually I was a visceral surgeon before today.

It is true that I am accepting this in the name of the Department of Surgery of the University of Pittsburgh where really wonderful and famous surgeons live and work. Professor Starso, Bernhard Fisher, Mark Ravidge, Henry Bonson, these are Pittsburgh surgeons, and I accept this in their name. It is true that I ask my colleagues every morning: What do you do today to make me famous? And for the past twelve or thirteen years the answer has always been in German, though I never did figure it out. But we have had about a dozen young surgeons from Germany, from Munich, from Bonn, from Berlin in particular, who have come and worked with us several years and have indeed made huge contribututions to surgery and its basic science underpinnings, and I am very grateful to them today. They have made me famous. Thank you.

Präsident Professor Dr. Siewert: Meine Damen und Herren! Die Deutsche Gesellschaft für Chirurgie hat nicht nur eine Reihe von sehr berühmten internationalen Ehrenmitgliedern, wie Sie eben erlebt haben, sondern auch eine Reihe von internationalen Mitgliedern. Natürlich sind es überwiegend deutschsprachige, aber deswegen haben diese ausländischen Mitglieder auch Sitz und Stimme im Präsidium der Deutschen Gesellschaft für Chirurgie. Professor Felix Harder aus Basel ist repräsentativ dieser Gruppe von Mitgliedern und hat das Recht, hier ein kurzes Grußwort, ein internationales Grußwort, an Sie zu richten.

Professor Harder: Sehr geehrter Präsident! Herr Regierender Bürgermeister! Herr Minister! Sehr verehrte Damen und Herren! Mein Schweizer-Deutsch würden Sie wahrscheinlich deutlich schlechter verstehen als unseres Präsidenten vorzügliches Japanisch.

Ich werde mich deshalb an Schriftdeutsch mit leicht Schweizer Konnotation halten. Nach einer stark international geprägten Verleihung von Ehrenmitgliedschaften an herausragende Persönlichkeiten freut es mich, Grußworte der zahlreichen extraterritorialen Mitglieder der Deutschen Gesellschaft für Chirurgie an diese und an die internationalen Gäste zu richten. Sie mögen vielleicht überrascht sein, dass von den 62 Ländern, aus denen die Mitglieder dieser Gesellschaft stammen, gerade die Schweiz die Grußbotschaft überbringen soll. Wieso ausgerechnet ein Land, das sich in Europa nicht eingliedern ließ und das es mit knappem Volksentscheid erst kürzlich und als letztes Land, Vatikan ausgeschlossen, in die UNO geschafft hat? Kein Wunder, dass zur Entstaubung der Rütli-Wiese hier in Berlin das internationale texanisch-schweizerische Rodeo auf glattem Diplomatenparkett geritten wurde, selbst unter Inkaufnahme des Risikos, aus dem Sattel geworfen zu werden.

Und siehe da, als feststand, dass Borer-Fielding zwar nicht in der Botschaft, wohl aber in Berlin bleiben würde, titelte die „Berliner Zeitung" vergangene Woche: „Was Borer und seine Frau in Bern alles verpassen!" In Bern!

Dabei wurde Bern in diesem Artikel gar als sexy qualifiziert. Deshalb vielleicht internationale Grüße aus der Schweiz. – Oder ist es die in den „Mitteilungen" dieser Gesellschaft eben erfolgte Marburger Erstbeschreibung eines weit um sich greifenden Übels unter der Bezeichnung „Schweizer Syndrom"? Syndrome erhalten zwar selten, aber besonders dann eine fremde nationale Etikette, wenn sie sich im eigenen Land ausbreiten und man ihnen ablehnend gegenübersteht. Altes Beispiel die französische Krankheit, wie man sie landläufig nannte. Sie heißt in Frankreich selbst natürlich anders, nämlich „le mal anglais".

Ganz anders verhält es sich, wenn die Hauptmerkmale eines Syndroms nicht stark negativ besetzt sind. Dann wird selbstbewusst der Name des Entdeckungsortes oder des Erstbeschreibers vorgezogen. Das neue Schweizer Syndrom hieße dann eher „Marburger Trias" oder „Rotkehlchensyndrom."

Wie auch immer, Berliner Rodeo oder Schweizer Syndrom, als Schweizer stelle ich mit großer Freude fest, dass sich die Deutsche Gesellschaft für Chirurgie mit weit offenen Armen präsentiert. In der Tat – und das wird Sie überraschen – stellen nach Österreich und der Schweiz mit einigem Abstand die USA die größte ausländische Mitgliedergruppe. Manches führt eine bemerkenswerte Öffnung, welche diese Gesellschaft in jüngerer Zeit vollzogen hat, klar vor Augen, etwa die Aufnahmefrequenz der letzten zwei Dutzend ausländischen Ehrenmitglieder in der zweiten Hälfte des vergangenen Jahrhunderts. Ganze zwölf in den 40 Jahren von 1950 bis 1989, und dann aber weitere zwölf in nur zehn Jahren, von 1990 bis 1999.

Mitgliedschaft ist eines, Mitwirkung etwas anderes. Leisten die ausländischen Mitglieder inneren Beistand oder beteiligen sie sich aktiv am Leben der Gesellschaft? Ausgesprochen letzteres. Ein Blick ins diesjährige Revolutionsprogramm zeigt, dass 72 Beiträge oder Moderationen aus Kliniken außerhalb Deutschlands stammen.

Oder nehmen Sie als weiteres Zeichen internationaler Vitalität die Jointmeetings, wie sie im Januar dieses Jahres in London gemeinsam mit dem Royal College und dem Treffen mit der japanischen Surgical Society stattfinden. Enge Beziehungen bestehen mit dem American College und Chirurgenaustausch mit den USA. Sie haben es gehört: Das ist Tradition.

Unser Präsident Siewert – um damit abzuschließen – wird als weiteres Zeichen internationaler Anerkennung nächster Präsident des International Society of Surgery. Es wird im August 2003 eine vorzügliche attraktive International Surgery Week in Bangkok präsiolieren.

Die Deutsche Gesellschaft für Chirurgie steht heute wirklich als international orientierte und anerkannte umfassende wissenschaftliche Fachgesellschaft da, wozu ich ihr, ihren führenden Gremien, den Organisatoren dieses Kongresses, dem Generalsekretär und dem Präsidenten im Namen aller Mitglieder und Mitwirkenden aus 62 Ländern von Herzen gratulieren und den Dank aller aussprechen möchte.

Präsident Professor Dr. Siewert: Lieber Felix, vielen Dank für dein Grußwort. Du bist hier ein besonders willkommener Schweizer Botschafter und wir freuen uns sehr, dass du bei uns bist.

Totenehrung

Meine sehr verehrten Damen und Herren, es gilt bei der heutigen Eröffnungsfeier auch derer zu gedenken, die im letzten Jahr von uns gegangen sind (Musikalische Darbietung).

Professor Emil Sebastian Bücherl ist am 28. Juni 2001 im 82. Lebensjahr von uns gegangen. Er war der Mann, der das Kunstherz erfand. Sein nachhaltiges Wirken als Forscher und Kliniker im großen Fach Herzchirurgie war jedoch viel breiter. Seine chirurgische Ausbildung erhielt er in Göttingen an der Chirurgischen Klinik unter Professor Hans Hellner. Von 1957 - 1963 war er Assistent und Oberarzt an der Chirurgischen Klinik der FU Berlin unter Fritz Linder. 1964 wurde er zum Chefarzt der Chirurgischen Klinik Neukölln gewählt und später zum Ordinarius für Chirurgie. Wir gedenken seiner.

Professor Günther Haenisch ist am 23. April 2001 im 94. Lebensjahr verstorben. Nach Tätigkeiten unter Professor Konjetzny im Universitätsklinikum Hamburg, am Hamburger Allgemeinen Krankenhaus St. Georg und in Heidberg wurde er Chefarzt der 1. Abteilung des Krankenhauses Barmbek in Hamburg. Seine besondere Aufmerksamkeit und Zuneigung galt der Vereinigung der Nord-West-Deutschen Chirurgen. Diese Vereinigung hat ihn deshalb mit der seltenen Ehre eines Ehrenvorsitzenden ausgezeichnet. Seit 1993 war Professor Haenisch Ehrenmitglied der Deutschen Gesellschaft für Chirurgie. Die Deutsche Gesellschaft für Chirurgie gedenkt seiner mit Hochachtung.

Universitätsprofessor Primarius i. R. Chefarzt der Landeskrankenanstalt in Salzburg Dr. med. univ. Alfred K. Zängl wurde am 17. Dezember 2001 im Beisein von Vertretern der Deutschen Gesellschaft für Chirurgie in Wien zu Grabe getragen. Die Deutsche Gesellschaft für Chirurgie nimmt Abschied von ihrem Ehrenmitglied. Die Ehrenmitgliedschaft wurde ihm 1986 verliehen. Professor Zängl war ein Garant für die enge und freundschaftliche Beziehung zur österreichischen Gesellschaft für Chirurgie. Er bekannte sich immer wieder öffentlich zu der mehr als tausendjährigen schicksalhaften unlösbaren Verbundenheit all jener, welchen die Mutter in derselben Sprache beten lehrte. Die Deutsche Gesellschaft für Chirurgie wird ihm allzeit ein ehrendes Gedenken bewahren.

Dr. Dr. Simon Snopkowski ist am 2. Dezember 2001 im 75. Lebensjahr verstorben. Er wirkte zunächst als Chefarzt der Chirurgischen Abteilung des Israelitischen Krankenhauses in Hamburg und später, von 1967 bis 1984, als Chefarzt der Chirurgischen Abteilung des Städtischen Krankenhauses München-Oberföhring, das später zum Akadem. Krankenhaus München-Bogenhausen wurde. Er war seit 1965 Mitglied der Deutschen Gesellschaft für Chirurgie, Träger großer und wichtiger Orden wie des Bayerischen Verdienstordens und des großen Verdienstkreuzes mit Stern der Bundesrepublik Deutschland. Über viele Jahre war er Mitglied des Bayerischen Senats. Seine wichtigste und erfolgreichste Tätigkeit außerhalb der Chirurgie war die Präsidentschaft des Landesverbandes der Israelitischen Kultusgemeinde in Bayern. Die Deutsche Gesellschaft für Chirurgie verliert mit ihm einen nimmermüden Kämpfer für Menschlichkeit und Gerechtigkeit.

Aber auch eine Reihe anderer Chirurgen, die nicht ausgiebig zitiert und erwähnt werden können, haben uns verlassen. Ich darf Sie bitten, sich im Gedenken zu erheben. (Die Namen der Verstorbenen des Jahres 2001/2002 werden auf einer Videowand eingeblendet.)

Wir wären ärmer gewesen ohne sie. Die Deutsche Gesellschaft für Chirurgie dankt ihnen für ihr Bekenntnis zu unserer Gesellschaft und ihre Aufopferung für die Chirurgie. Sie waren ein Teil der Gemeinschaft aller Chirurgen. Der Tod ist zwar das Ende eines Lebens, aber nicht das Ende dieser ideellen Verbundenheit. Wir versuchen ihrer würdig zu sein. Wir haben sie geschätzt und werden sie als Vorbild achten. - Ich danke Ihnen.

Es ist immer nicht einfach, den Übergang von der Totenehrung zu weiteren Ehrungen zu finden und ich danke den Musikern des Rautenbergtrios, dass sie versucht haben, das musikalisch akzeptabel für uns zu gestalten.

Ehrungen und Preisverleihungen

Ich komme zu den weiteren Ehrungen der Deutschen Gesellschaft für Chirurgie und darf als ersten Herrn Professor Herfarth auf die Bühne bitten.

Professor Herfarth wird in Anbetracht seiner Verdienste als Mitglied dieser Gesellschaft, aber natürlich auch als ehemaliger Präsident dieser Gesellschaft, zum **Senator auf Lebenszeit** ernannt.

Meine sehr verehrten Damen und Herren! Die Deutsche Gesellschaft für Chirurgie verleiht den **Jubiläumspreis 2002**, der im Übrigen künftig Rudolf-Zenker-Preis heißen soll und auf eine Stiftung der Firma Braun-Melsungen zurückgeht, an Herrn Professor Dr. med. Helmut Wolff, ehemaliger Direktor der Chirurgischen Klinik der Charité in Berlin. Mit dieser Preisverleihung soll das chirurgische Lebenswerk von Herrn Professor Wolff ausgezeichnet werden. Sein chirurgisches Lebenswerk ist außergewöhnlich und muss unabhängig von den politischen Entwicklungen in dieser Zeit gesehen werden.

Herr Professor Wolff ist am 8. Oktober 1928 in Ostpreußen geboren. Er hat seine Facharztweiterbildung an der Chirurgischen Universitätsklinik Leipzig unter der Leitung von Herrn Professor Dr. Übermut erfahren. 1972 erfolgte seine Berufung auf das Ordinariat für Chirurgie der Medizinischen Akademie Dresden. In dieser Funktion war er bis 1978 tätig. Dann wechselte er an die Charité. Seine Publikationen und Buchbeiträge sind umfangreich und betreffen ein breites Themenspektrum. Ganz im Vordergrund seiner wissenschaftlich-klinischen Tätigkeit standen die Transplantationsmedizin und die Transplantationschirurgie. Auf diesem Gebiet war er ganz außergewöhnlich erfolgreich. Zu erwähnen ist vor allem die erste Lebertransplantation in Osteuropa 1977. Herr Professor Wolff ist durch diese Pioniertaten zum wissenschaftlich führenden Chirurgen der damaligen DDR geworden und hat das Fach Chirurgie, insbesondere die Transplantationschirurgie, auf ein hohes Niveau gehoben. Trotz widriger politischer Umstände und eine dadurch erzwungene Isolation ist es ihm gelungen, in der Transplantationschirurgie den Anschluss an die Entwicklung der übrigen Welt zu halten. Diese außergewöhnliche chirurgische Lebensleistung ist Anlass, ihm den Jubiläumspreis der Deutschen Gesellschaft für Chirurgie zu verleihen.

Professor Dr. med. Helmut Wolff: Sehr geehrter Herr Siewert! Hohes Präsidium! Meine Damen und Herren! Für die Auszeichnung mit dem Jubiläumspreis darf ich mich bei Ihnen, Herr Präsident und beim Hohen Präsidium, recht herzlich bedanken, beinhaltet ja schon das Wort Jubiläum auch „jubilare" (sich freuen); und so freue ich mich besonders, dass ich diese Anerkennung an die Mitstreiter in Leipzig, Dresden und Berlin weitergeben kann.

Professor Rudolf Pichlmayr, der viel zu früh von uns gegangen ist, sagte in seinem Bericht als Präsident vor sechs Jahren, dass ich mich mit vielen von Ihnen gemeinsam um die Integration ostdeutscher und westdeutscher Chirurgen bemüht habe. Dass wir uns das sehr zu Herzen nehmen, wissen Sie. In Übereinstimmung mit diesen Worten von Rudolf Pichlmayr wird die Integration für mich auch weiterhin eine Herzensangelegenheit bleiben. – Vielen Dank.

Präsident Professor Dr. Siewert: Lieber Helmut, so will es die Gesellschaft auch verstanden wissen. Wir möchten einen deutlichen Schritt hin zur Normalisierung der Beziehungen zwischen den beiden ehemaligen Teilen unseres Vaterlandes leisten. Und wir freuen uns von ganzem Herzen, dass wir diese Ehrung dir haben zuteil werden lassen können.

Die **Werner-Körte-Medaille** in Gold der Deutschen Gesellschaft für Chirurgie wird an Ärzte verliehen, die in langjähriger Tätigkeit besondere Verdienste um die Geschäftsführung und den inneren Ausbau oder die Organisation der Deutschen Gesellschaft für Chirurgie erworben haben oder Aufgabengebiete der Gesellschaft wesentlich förderten.

Die Verleihung an Mr. Rodney Peyton erfolgt in Würdigung seiner Verdienste um den Aufbau der Akademie „Teaching the teacher" für die Deutsche Gesellschaft für Chirurgie. Mr. Peyton hat dies in enge Anlehnung an seine große Erfahrung mit derartigen Kursen innerhalb des Royal College of Surgeons of England getan. Er hat sich nicht nur in die Schaffung und Organisation dieser Kurse insbesondere auch als hervorragender Lehrer eingebracht. Mr. Peyton ist is a great honor and pleasure for me to celebrate this. This is the Körte-Medaille in gold for you.

Die Deutsche Gesellschaft für Chirurgie verleiht das **Siegel der Deutschen Gesellschaft für Chirurgie** an Herrn Anton Schmidt, Geschäftsführer der Ethicon Products Deutschland. Herr Anton Schmidt hat sich – seit vielen Jahren, wie Sie alle sehr genau wissen, in besonderer Weise um die Deutsche Gesellschaft für Chirurgie, nicht zuletzt auch um ihre Jahreskongresse, verdient gemacht. Dabei ging seine Unterstützung weit über das klassische Mäzenatentum hinaus. Vielmehr hat er sich auch beratend und durch Verbesserung der Infrastruktur und den Aufbau von Kommunikationsebenen um die deutsche Chirurgie bemüht und verdient gemacht. Herr Anton Schmidt ist ein von allen Chirurgen außerordentlich anerkannter, geschätzter Gesprächspartner. Die Deutsche Gesellschaft für Chirurgie ist ihm daher zu Dank verpflichtet und hat ihren Dank durch die Verleihung des „Siegels der Deutschen Gesellschaft für Chirurgie 2002" zum Ausdruck gebracht.

Wir kommen zu den wissenschaftlichen Preisen. Der höchst angesehene und wertvollste Preis, den die Deutsche Gesellschaft für Chirurgie als wissenschaftlichen Preis verleiht, ist der **„Von-Langenbeck-Preis"**.

Ich darf die Herren Privatdozenten Martin Fein aus Würzburg und Schulte aus Düsseldorf auf die Bühne bitten. Die Jury hat entschieden, in Anbetracht zweier sehr hervorragender und gleich wertvoller Arbeiten diesen Preis zu teilen. Herr PD Dr. rer. nat. Dr. med. Martin Fein von der Chirurgischen Poliklinik der Universität Würzburg erhält den Preis für die wissenschaftliche Arbeit „Karzinogenese im Barrett-Ösophagus – die Bedeutung des duodeno-gastro-ösophagealen Refluxes". Herr Kollege Dr. Schulte von der Klinik für Allgemeine Chirurgie und Unfallchirurgie der Heinrich-Heine-Universität Düsseldorf erhält den Preis gleichteilig für seine wissenschaftliche Arbeit „Untersuchungen zur Entstehung von Tumoren der menschlichen Schilddrüse unter besonderer Berücksichtigung des Verlustes hemmender Regulationswege". Ich gratuliere Ihnen von ganzem Herzen und überreiche Ihnen die Urkunden; selbstverständlich ist auch das Notwendige dabei. Alles Gute!

Die Deutsche Gesellschaft für Chirurgie verleiht den **„Karl-Heinrich-Bauer-Preis 2002"** an Herrn Dr. Björn Brücher aus der Münchener Klinik für seine wissenschaftliche Arbeit „Neoadjuvant Therapy of Esophageal Squamous Cell Carcinoma: Response Evaluation by Positron Emission Tomography". Ich gratuliere auch Herrn Brücher von ganzem Herzen. Alles Gute!

Wir haben weitere Preise zu vergeben. Die Deutsche Gesellschaft für Chirurgie verleiht den **Förderpreis Chirurgische Intensivmedizin 2002**, gestiftet von der Fresenius AG an Herrn Privatdozenten Dr. med. Christian Hierholzer für die Arbeit „Molekulare Mechanismen im hämorrhagischen Schock". Wie dürfen sagen, Herr Hierholzer, dass ihre Arbeiten in Zusammenarbeit mit Professor Simmons erfolgt sind und sozusagen Ihr geistiger Mentor mit auf der Bühne sitzt. Herzlichen Glückwunsch!

Die Wolfgang-Müller-Osten-Stiftung verleiht auf dem 119. Chirurgischen Kongress den **Müller-Osten-Preis** an Frau Dr. med. Carolin Tonus von der Chirurgischen Klinik Offenbach, die zusammen mit den Co-Autoren Strassmann, Debertshäuser, Kolotas, Walter, Zamboglou und Nier eine Arbeit mit dem Titel „Intraoperative Strahlentherapie-Fortschritt durch ein CT-gestütztes Navigationssystem" – also sehr passend zu unserem Thema – verfasst hat. Alles Gute!

Die Deutsche Gesellschaft für Chirurgie verleiht den **Félicien-Steichen-Preis**. Ich freue mich ganz besonders, dass Herr Steichen unter uns ist. Sie wissen alle, dass er einer der herausragenden amerikanischen Chirurgen – luxemburgischer Herkunft – ist, der allergrößte wissenschaftliche Verdienste um die Entwicklung der Staplernahtapparate erworben hat, ohne die wir heute gar nicht mehr leben könnten. Dieser Félicien-Steichen-Preis, gestiftet von der Firma Tyco, wird verliehen an Herrn Professor Dr. med. Karl Fuchs von der Klinik für Chirurgie der Universität Würzburg. Er erhält den Preis dafür, dass er in der täglichen Praxis den Einsatz von Klammernahtgeräten bei der Jejunalen Pouchanlage zur technischen Perfektion geführt und den wissenschaftlichen Hintergrund erarbeitet hat. Herzlichen Glückwunsch!

Der **Von-Mikulicz-Kelling-Preis** wird von der Deutschen Gesellschaft für Chirurgie an Herrn Professor Dr. med. Bernd Christoph Manegold, Chefarzt der Abteilung für Endoskopie der Chirurgischen Klinik am Klinikum Mannheim, Fakultät für Klinische Medizin der Universität Heidelberg für eine jahrzehntelange engagierte Tätigkeit als Schriftführer der Chirurgischen Arbeitsgemeinschaft Endoskopie/Sonographie, besonders aber für sein wissenschaftliches und fachliches Eintreten für die chirurgische Endoskopie verliehen.

Die Deutsche Gesellschaft für Chirurgie vergibt auch Stipendien, wie Sie wissen. Diesmal gilt es, zwei **Stipendien der Rudolf-Geißendörfer-Stiftung** zu vergeben. Sie wissen, dass Professor Rudolf Geißendörfer am 02.04.1902 in München geboren wurde, von 1946 bis 1973 Ordinarius für Chirurgie in Frankfurt war. Sein Geburtstag jährt sich in diesem Jahr zum 100. Male. Aus diesem Anlass hat die Familie freundlicherweise ein doppeltes Stipendium ausgesetzt, sodass die Deutsche Gesellschaft für Chirurgie Frau Niemeyerl-Keudell sehr dankbar ist, dass sie heute Gelegenheit hat, zwei Stipendien zu vergeben. Das erste geht an Herrn Privatdozent Dr. med. Josef Fangmann. Er erhält 5000 Euro für einen Forschungs- und Studienaufenthalt im Institute of Liver Studies am King's College Hospital in London. Herzlichen Glückwunsch!

Das zweite Stipendium, ebenfalls in Höhe von 5000 Euro, geht an Herrn PD Dr. med. Martin Wolff für klinische Studien im Bereich der portalen Hypertension. Herzlichen Glückwunsch!

Ich danke allen Preisträgern sehr, dass sie heraufgekommen sind. Selbstverständlich danken alle ihren Lehrern und ihren Familien, die sie in die Lage versetzt haben, heute diese Preise entgegennehmen zu können. Deswegen wollten wir es Ihnen ersparen, dass dies jeder von Ihnen noch einmal sagen muss. – Vielen Dank (Musikalische Darbietung).

Meine sehr verehrten Damen und Herren! Hohes Präsidium! Es ist das Schicksal des Präsidenten, zu seiner Rede anzuheben, wenn alle schon ermattet oder bierdurstig sind und auf den folgenden Empfang warten. Es hilft aber nichts, wir müssen da gemeinsam durch.

Ansprache des Präsidenten

Chirurgie in der Digitalen Revolution

J. Rüdiger Siewert

„Gentlemen - this is not humbug".

Mit diesem Satz versuchte Warren im Jahre 1846 in Boston seine Zuhörer auf die Besonderheit des Augenblickes aufmerksam zu machen - und es war in der Tat ein besonderer Augenblick: Der Zahnarzt Morton hatte gerade das erste Mal öffentlich die Äthernarkose erfolgreich vorgeführt - eine neue Ära der Chirurgie konnte beginnen. Ohne diesen denkwürdigen Augenblick hätte selbst ein Theodor Billroth keine Chance gehabt, sein unvergleichliches Lebenswerk zu schaffen.

Erinnern wir uns - vor genau 150 Jahren - im Jahr 1852 - begann die ärztliche Tätigkeit Theodor Billroths mit seiner Dissertation und Promotion hier in Berlin. Zur gleichen Zeit legte der preussiche König gesetzlich fest, dass die Chirurgie als gleichberechtigtes Fach der Medizin zu gelten habe.

Also, 150 Jahre moderne, naturwissenschaftlich geprägte Chirurgie - wir feiern Jubiläum - sind stolz und blicken zugleich besorgt in die Zukunft!

Wird die digitale Revolution die Chirurgie verändern? Sind die Anforderungen an die Chirurgie im Informationszeitalter andere als im vergangenen Industriezeitalter? Man ist erneut geneigt zu warnen:

„Gentlemen, this is not humbug". Die digitale Revolution ist eine Realität.

Man braucht kein Prophet zu sein, um einige Entwicklungen und Konsequenzen der digitalen Revolution, die auch für unser Fach relevant sein werden, vorauszusehen:

- Fast jedes Ereignis und jede Leistung wird messbar. Einmal digital erfasste Daten sind von annähernd überall her abrufbar. Die so erreichbare Transparenz führt zu einem gläsernen Krankenhaus und natürlich auch zu einer transparenten Chirurgie. Die neuen Entgeltsysteme tun ihr Übriges dazu. Transparenz heißt zugleich aber auch Kontrolle und letztendlich Ergebnisqualität - die immer eine risikoadaptierte Ergebnisqualität sein muss.

Ernst von Bergmann hat 1882 vor der Versammlung Deutscher Naturforscher und Ärzte in Eisenach gesagt: „Chirurgie ist Handwerk, Kunst und Wissenschaft"

Im Jahre 2002 müssen wir diese Aussage erweitern:

„Chirurgie ist immer noch Handwerk und Kunst, aber heute zugleich auch messbare Naturwissenschaft".

- Die moderne Informationstechnologie macht zudem Wissen und Information flächendeckend verfügbar. Dies bedeutet nicht nur Globalisierung des Wissens, z.B. via Internet - nicht zuletzt mit der Konsequenz des bestens informierten Patienten - sondern dies eröffnet gleichzeitig für die Chirurgie neue Möglichkeiten der Vernetzung mit anderen Bereichen der Medizin, zum Beispiel zum Zwecke einer besseren Therapieplanung. Durch moderne Bildaufbereitung mit 3-dimensionaler Darstellung und Fusion verschiedenster Informationen kann das Verständnis und die Erfassung krankhafter Prozesse entscheidend verbessert werden. Dies bereitet den Weg zu einer individualisierten Therapie - zum Vorteil unserer Patienten.
- Schließlich, die vielleicht spektakulärste Konsequenz der „Digitalen Revolution": Die Simulation in der virtuellen Realität, z.B. als neues Modul der chirurgischen Aus- und Weiterbildung; aber auch die Operationsdurchführung mit programmierbaren Automaten, Master-Slave-Systemen, oder durch autonome bzw. teilautonome Systeme. Wir erreichen eine neue Dimension.

Vor diesem Hintergrund muss sich die Chirurgie nach 150 erfolgreichen Jahren im Jahre 2002 neuen kritischen Fragen stellen:

- Ist das „Zugangstrauma" bzw. das operative Trauma generell, das wir über Jahrzehnte in der Mehrzahl der Eingriffe unseren Patienten fast unreflektiert zu gemutet haben, wirklich immer gerechtfertigt und notwendig?
- Stimmt die Zielgenauigkeit unserer chirurgischen Eingriffe?

D.h., klären wir sorgfältig genug ab, ob im Individualfall unseres Patienten das Therapieprinzip „Chirurgie" wirklich das erfolgversprechendste ist, oder ob andere, vielleicht weniger invasive Interventionen Ähnliches erreichen können? Fragen wir uns häufig genug, ob die Chirurgie z.B. durch flankierende Therapieprinzipien effektiver werden kann? Mit anderen Worten, suchen wir im interdisziplinären Verbund nach der objektiv besten Therapie für die individuelle Situation des Patienten – oder geht es uns immer nur um Chirurgie?

- Schließlich müssen wir uns der banalen Frage stellen, ob sich all das, was wir im Namen der Chirurgie derzeit tun, auch in den neuen Entgeltsystemen wiederfindet, d.h. sich auch rechnet.

Operatives Trauma

Die Diskussion des Problems Zugangstrauma fällt am leichtesten. Das Problembewusstsein ist erwacht. Die intracavitäre endoskopische Chirurgie verfolgt das richtige Ziel; die Umsetzung lässt allerdings noch viele Wünsche offen. Der Beginn war gut, jetzt aber lassen technologische Fortschritte auf sich warten. Nicht zuletzt deswegen ist es zu einer Stagnation in der Indikationsstellung gekommen. Wir operieren heute im Prinzip noch immer dieselben Erkrankungen minimal-invasiv wie vor 10 Jahren. Wir haben es hier – um mit Roman Herzog zu sprechen – nicht mit einem Erkenntnisproblem zu tun – das Ziel der Reduktion des Zugangstraumas ist klar und allgemein akzeptiert – wir haben ein Umsetzungsproblem.

Um hier weiter zu kommen, brauchen wir die modernen Möglichkeiten der Informationstechnologie, der Mechatronik, der Sensorik, der Navigation und nicht zuletzt der Robotik. Zielführende Kooperationen setzen aber zunächst ein Überwinden der tiefen Kluft zwischen zwei ganz unterschiedlichen Kulturen, nämlich zwischen der Welt der Medizin auf der einen Seite und der Welt des Ingenieurs bzw. des Informatikers auf der anderen Seite voraus. Ein schwieriges Unterfangen – gerade eben erst formiert sich unter Wehen der Bereich „Medizin-Technik" an den Universitäten; bis zu einem etablierten Fach mit technologischer Basis und medizinischen Zielen ist es aber noch ein weiter Weg.

Dennoch, ich bin ganz sicher: das vorgegebene Ziel ist erreichbar; in manchen Ansätzen der modernen Robotik ist die Zukunft bereits erkennbar.

Die Ziele müssen klar sein:Es gilt nicht den Chirurgen zu ersetzen – die Robodocs verlassen gerade eben wieder die Bühne – vielmehr geht es darum, die Erfahrung und das manuelle Geschick des Chirurgen unter Vermeidung großer, den Patienten traumatisierender Zugänge – mit Hilfe von Mechatronik und Robotik an den Ort des Geschehens, d.h. der Krankheit, zu bringen und dort – im übrigen auch unter verbesserter Sicht – umzusetzen.

Das Ziel kann es auch nicht sein, Chirurg und Patienten räumlich, und damit auch emotional voneinander zu trennen; vielmehr geht es vor allem darum dem Chirurgen angenehmere Arbeitsbedingungen zu verschaffen – z.B. eine sitzende Position beim Operieren mit abgestützten Armen etc. Dieser Vorteil für den Chirurgen und die Chance, sich unter optimaler Sicht ganz auf den Eingriff vor Ort konzentrieren zu können, wird zugleich zum Vorteil für den Patienten. Der vom unnötigen Ballast und unnötiger Belastung befreite Chirurg kann seine ganze Kraft und seine ungeteilte Aufmerksamkeit der Operation vor Ort zuwenden.

Was aber werden diese absehbaren Fortschritte in der Technologie für unser Fach bedeuten?

Werden wir auch in Zukunft bei derartig wachsenden technologischen Ansprüchen junge Chirurgen in beiden chirurgischen Techniken – offen und geschlossen – gleichermaßen gut ausbilden können? Sicher bis zu einem mittleren Niveau, sozusagen für die alltägliche Routine – aber auch für Spitzenleistungen? Eine weitere Spezialisierung kommt auf uns zu – notwendig und akzeptabel solange es dem Patienten nutzt. Kein Problem auch solange der organisatorische Verbund, z.B. einer viszeral-chirurgischen Klinik, erhalten bleibt. Nur im organisatorischen Verbund können Ressourcen flexibel gehandhabt und bedarfsgerecht verteilt ggf. auch umverteilt werden. Nur in derartigen größeren Einheiten kann z.B. auch aktuellen Entwicklungen der klinischen Forschung durch Konzentration auf bestimmte aktuelle Probleme gefolgt werden. Spezialistentum im organisatorischen Verbund, nicht in Isolation – das muss unser Ziel sein. Daran werden wir in Zukunft gemessen werden, ob es uns gelingt diese Herausforderung strukturell zu lösen.

Krankheitsorientierte Zentrumsbildung

Eine mit Hilfe von Mechatronik und Robotik trauma-reduzierte Chirurgie wird das vielleicht spektakulärste Ergebnis der digitalen Revolution sein. Wir benötigen die moderne Informationstechnologie aber auch, um unser zweites Problem – die historisch begründete Vereinzelung des Faches Chirurgie – zu lösen.

Es wird in Zukunft mehr als zuvor darum gehen, dass sich das Therapieprinzip „Chirurgie" im Wettbewerb mit anderen Therapieprinzipien bewährt. Gemeinsam mit anderen Experten müssen wir entscheiden, welche Therapie oder welche Therapiekombination für die individuelle Krankheitssituation des einzelnen Patienten die adäquate ist. Nicht das Therapieprinzip, das der zuerst behandelnde Arzt am besten beherrscht – also in unserem Fall „Chirurgie" – hat zur Anwendung zu kommen, sondern das, welches dem Patienten am meisten nutzt. Das klingt selbstverständlich – ist es aber nicht. Wer von Ihnen stellt regelmäßig seine eigenen Therapieentscheidungen vorbehaltlos der Diskussion einer Expertenrunde, z. B. einem Tumorboard, und schließt sich dann auch noch der Entscheidung des Panels an? Dabei liegen die Vorteile auf der Hand:

- Natürlich vor allem für den Patienten. Er erhält ein interdisziplinäres Therapiekonzept für seine häufig interdisziplinäre Erkrankung.
- Aber auch für den Chirurgen – Er erhält geradezu spielerisch Zugang zum Wissen eines Expertenpanels; er erhält eine Absicherung seiner chirurgischen Indikationsstellung – übrigens auch unter forensischen Gesichtpunkten – und letztendlich stärkt er die Kernkompetenzen seiner Klinik und damit seine eigene Marktposition. Seien Sie sicher, „high volume" wird zum Parameter der nächsten Jahre werden – nicht zuletzt, weil sie so leicht erfassbar ist.

Aber auch andere Überlegungen sprechen für die Organisationsform „krankheitsorientierte Zentren".

Mit der zunehmenden Fülle der zu erhaltenden Informationen über den Patienten und seine Erkrankung auf der einen Seite und der zunehmenden Vielfalt der Interventionsmöglichkeiten auf der anderen Seite wird die Festlegung eines individuellen Therapiekonzeptes immer mehr zu einem komplizierten Puzzle. Erst wenn alle diagnostische Informationen und alle Therapiemöglichkeiten zusammengefügt sind, entsteht ein klares Bild von der individuellen Krankheitssituation und den individuellen Therapiemöglichkeiten.

Um dieses Bild entstehen zu lassen bedarf es organisatorischer und struktureller Voraussetzungen - eben krankheitsorientierter Zentren. Diese müssen interdisziplinär und methodenunabhängig sein, ohne die klassischen Fächerstrukturen in Frage zu stellen, sondern um sie sinnvoll zu ergänzen. Nicht nur weil es dem Patienten nutzt, sondern auch weil der Kostenträger künftig Diagnose-orientierte Entgelte und nicht Therapie-orientierte Entgelte zahlen wird. „Verlegungskarussells" rechnen sich nicht mehr. Das Konzept der krankheitsorientierten Zentren gilt vor allem dort, wo verschiedene Therapieprinzipien scheinbar konkurrierend - in Wirklichkeit aber sich ergänzend - vorhanden sind. Beste Beispiele sind die soliden Tumoren, die Gefäßkrankheiten, die Kardiologie„ bestimmte Erkrankungen des Gastro-Intestinaltraktes etc. Der informierte Patient weiß diese Interdisziplinarität zu schätzen - übrigens auch Ihr Budget.

Natürlich ist der Aufwand groß - es bedarf der intelligenten Nutzung der modernen Informationstechnologie in Hard- und Software, um aus all diesen Informationen den virtuellen Patienten entstehen zu lassen; aber auch des Einsatzes ärztlicher Manpower, um die möglichen Therapiekonzepte zu gewichten und dann im Konsens ein Konzept festzulegen. Ggf. muss externes Know-How via Internet oder Telekommunikation herbei gezogen werden. Schon wieder hilft uns die *Digitale Revolution.*

Wir Chirurgen sollten nicht unsere Zeit damit vertun Argumente zu sammeln, diese Entwicklung zu be- oder sogar zu verhindern, sondern uns zum Schrittmacher dieser Entwicklung machen - jeder in seinem Bereich.

„Nicht Durchwurschteln auf der Suche nach dem kleinsten gemeinsamen Nenner, heißt die Devise, sondern das als richtig Erkannte durchsetzen." (R. Herzog)

Auch unser Berufsbild wird sich ändern. Der Chirurg steht nicht mehr als charismatischer Heiler und als einsamer Held im Zentrum der Therapieentscheidungen, vielmehr wird der argumentativ überzeugende, Fakten kennende, auch nicht-chirurgischen Therapien gegenüber aufgeschlossene Chirurg gesucht - eben ein Chirurg „Evidence-based"! Er muss die chirurgischen Therapieprinzipien dort durchsetzen, wo sie überzeugend wirksam sind, aber nicht um des Prinzips willen. Dafür braucht er über sein chirurgisches Können hinaus ein breites Wissen. Spezialisierung wird dabei Not tun und muss als Vorteil für den Patienten akzeptiert werden. Der Chirurg muss in der interdisziplinären Diskussion seinen Mann stehen, um seinem Fach den gebührenden Stellenwert zu verschaffen bzw. zu bewahren. „High-volume hospital" ist nicht nur ein Schlagwort, sondern ein inzwischen belegtes, sinnvolles Konzept. Der gerade aufgezeigte Weg führt am sichersten zu diesem Ziel.

Zielgenauigkeit der chirurgischen Therapie

Der Wunsch die Chirurgie „zielgenau" zu justieren, wird mehr und mehr unsere Überlegungen dominieren. Informationen aus der subzellulären Ebene durch molekularbiologischen Methoden entschlüsselt, werden uns immer häufiger sagen, welche Therapieoptionen bei welchem Patienten greifen werden. Die individualisierte Tumortherapie z. B. ist bereits jetzt das Gebot der Stunde. Damit wird auch der Chirurgie ein genauerer Platz zugeordnet werden. In der onkologischen Chirurgie sprechen wir schon jetzt von einem „chirurgischen Fenster", in dem Chirurgie eine sinnvolle Therapieoption ist. Frühbefunde und metastasierte Tumoren gehören z.B. nicht dazu. Die in den letzten Jahren mühsam standardisierte Radikalität in der dritten und vierten Dimension von Tumoren hat sich bewährt; nun aber müssen wir die Frage stellen: immer und bei jedem Patienten? Auch hier sind Zielgenauigkeit und individuelle Indikationsstellung gefragt. Die Sentinel-Lymphnode-Technik z.B. könnte den Weg zur individuellen Indikation zur Lymphadenektomie weisen, ebenso wie Computerprogramme und neuronale Netze. Aber auch die PET-Technologie kann helfen die chirurgische Indikationsstellung zu verbessern, d.h. zielgenauer zu machen.

Chirurgie, die effektivste aber auch riskanteste aller Therapieformen, muss da eingesetzt werden, wo sie belegt effektiv ist und anderen nicht chirurgischen Therapien überlegen ist. Möglicherweise kommt es so zu einer Reduktion der Eingriffszahlen, wie auch schon in den letzten Jahren. Die Chirurgie verschlankt. Sie wird aber fitter und besser.

Neue Entgeltsysteme

Damit sind wir bei der dritten Frage - und sie ist bereits teilweise beantwortet. Wer mit klaren chirurgischen Diagnosen arbeitet, dem muss vor den DRGs nicht bange sein. Wer im Graubereich schwimmt, muss rechnen lernen. Dennoch, auch wer mit klarer Indikation und guter Organisation eindeutig stationäre Diagnosen chirurgisch behandelt, findet bestimmte Leistungen nicht oder inadäquat in den neuen Entgeltsystemen abgebildet, z.B. multiviszerale, aufwendige Tumor Resektionen, multimodale Therapien bei Tumoren, die Intensivmedizin, die Verbrennungsmedizin, etc. Hier besteht Diskussionsbedarf - aufwändige und große Chirurgie muss auch künftig adäquat honoriert werden, sonst macht sie eines Tages keiner mehr. Ein anderes Problem könnte sich stellen, wenn man bestimmte chirurgische Erkrankungen - z.B. die Sigmadivertikulitis - teuer, d.h. minimal-invasiv, oder billiger, d.h. offen, operieren kann. Fällt die Entscheidung zu Gunsten des Patientenkomfort, oder zu Gunsten des Budgets aus?

Im Prinzip sind die DRGs leistungsfreundlich; da die Chirurgen unstrittige Leistungen erbringen, darf man sie als chirurgiefreundlich ansehen. Die Frage ist nur, ob man tatsächlich alle Leistungen zu 100% abbilden kann. Jedes andere Land musste bisher die Erfahrung machen, dass sich dies nicht verwirklichen lässt und hat daher für bestimmte Leistungen andere Finanzierungsformen gewählt. Besonders gilt dies für Innovationen, die sich naturgemäß nicht in fixierten Pauschalen abbilden lassen, aber für den medizinischen Fortschritt unverzichtbar sind.

Die neue „Trägerkultur"

Noch größeren Einfluss auf die chirurgische Struktur der Zukunft wird der sich neu entwickelnde Markt der Krankenhausträger nehmen. Nicht mehr der Landrat mit politischer Motivation, sondern private Trägerketten mit merkantiler Motivation werden die chirurgischen Strukturen nachhaltig beeinflussen. Eine neue Trägerkultur zieht ein. Übernimmt ein Träger mehrere Häuser einer Region gilt nicht mehr der Wettbewerb, sondern die Kompetenzumverteilung. Kernkompetenzen werden betont und gefördert. Periphere „Diagnostikinseln", flächendeckend verteilt wie MacDonald-Buden, werden online vernetzt, Schwerpunkt-Kliniken zuarbeiten und damit dort Fehlbelegungen reduzieren und Liegezeiten verkürzen – und so den regionalen Markt beherrschen. – kein Vorwurf, sondern simple Beschreibung der zukünftigen Realität.

Ein neuer Chirurgentyp wird auch hier gesucht. Chirurgisches Können muss sich durch Managementerfahrung ergänzen – Fachkompetenz und gleichzeitig Servicekompetenz sind gefragt.

Ein wichtiges Problem bleibt aber dabei derzeit fast undiskutiert: Was beinhaltet in Zukunft die Chirurgie der Grundversorgung, die flächendeckend sein muss, und wer macht sie? Die Inhalte dürfen nicht von den neuen Trägern festgelegt werden – z.B. nach dem Motto: Alles was ambulant oder tageschirurgisch operiert werden kann, ist Grundversorgung – alles andere gehört ins nächste Zentrum. Vielmehr müssen die verschiedenen chirurgischen Fachgesellschaften gemeinsam diejenigen Eingriffe festlegen, die aufgrund **ihres** chirurgischen Sachverstandes im Rahmen der Grundversorgung vertretbar ausgeführt werden können. Die Zeit drängt! Verantwortungsbewusstsein ist gefragt!

Der chirurgische Nachwuchs

Diese neuen Anforderungen des Marktes müssen sich auch in Aus- und Weiterbildung wiederfinden. Weiterbildung ist nicht Selbstzweck oder Mittel zur Durchsetzung strukturpolitischer Vorstellungen; Weiterbildung muss jungen Chirurgen für ihren Berufsweg optimale Marktchancen eröffnen und zugleich natürlich eine qualitativ hochstehende Versorgung der Patienten sichern.

Viele junge Ärzte zögern inzwischen die Weiterbildung zum Chirurgen anzustreben; nicht allein deswegen, weil sie die Arbeit und die Belastung der Chirurgie fürchten – vielleicht eher die parachirurgische Tätigkeiten des Kodierens und Dokumentierens! Sie wissen, Chirurgie ist nun einmal mit höheren physischen und psychischen Belastungen verbunden, die sich durch Gesetzesvorgaben nur schwer oder gar nicht regeln lassen. Mit Recht sagt Roman Herzog: „Arbeit kann und soll Freude machen und Stolz vermitteln. Niemandem, der sich mit voller Kraft engagiert, darf deswegen ein schlechtes Gewissen eingeredet werden." Sie zögern eher, weil sie keine Zukunftschancen mehr in diesem Beruf erkennen können.

Ein Chirurgenmangel steht vor der Tür. Schon jetzt sind freiwerdende Stellen – insbesondere in den neuen Bundesländern – nur schwer zu besetzen. Dies ist auch ein vielschichtiges marktpolitisches Problem: Es ist z.B. die Konkurrenz neuer, patientenferner, gut dotierter Positionen, z.B. bei Start-up-Firmen, bei Beraterfirmen, beim MDK der Kassen, etc., die den Nachwuchs von der Arbeit am Patienten abziehen. Es ist aber auch das Fehlen von Positionen an Kliniken für Chirurgen, die erstrebenswert sind. Positionen in denen chirurgische Leistung anerkannt und adäquat honoriert wird.

Marktgerechtes Verhalten ist also verlangt. Im Kampf um gute Arbeitskräfte sind Kreativität und Flexibilität gefordert, Arbeitszeitregelungen sind nur ein Aspekt. Dafür brauchen aber die Kliniken Wettbewerbsfreiheit und nicht weitere gesetzliche oder tarifliche Fesseln.

Hier ist eine Versorgungsqualität für unsere Bevölkerung in Gefahr, hier ist kein Platz für Selbstdarstellung oder politische Ranküne; hier muss gehandelt werden.

Hochschulmedizin

Damit bin ich bei den Universitätskliniken – und Sie sehen mir einige Bemerkungen sozusagen in eigener Sache nach. Alle bisher gemachten Ausführungen gelten uneingeschränkt auch für die Universitätskliniken. Der Ruf nach mehr Wettbewerbsfreiheit aber ganz besonders. Es gibt keine Vorteile mehr für die Universitätskliniken in den neuen Entgeltsystemen der Krankenversorgung. Der Landeszuschuss für Forschung und Lehre ist zu Recht mehr und mehr an Leistungsnachweise und Qualität gebunden. Um den Vorgaben der Wirtschaftlichkeit genüge zu tun, müssen Universitätskliniken Entgelte in Zukunft aus allen Bereichen der Krankenversorgung erzielen – nach den gleichen Regeln wie sie für alle anderen Krankenhäuser gelten. Das bedeutet, Universitätskliniken müssen auf dem freien Markt und in Konkurrenz zu anderen Häusern um ihre Patienten werben. Die Konzentration auf gerade so viel Krankenversorgung, wie es Forschung und Lehre erfordern würden – eine immer wieder erhobene Forderung – ist unter diesen Umständen weltfremd.

Zu viele staatliche Reglementierungen behindern aber die Bewegungsfreiheit der Universitätskliniken auf dem Markt und führen zu einer Wettbewerbsverzerrung – insbesondere im Vergleich zu privaten Trägern.

Die Universitätskliniken beziehen ihre Legitimation aus der klinischen Forschung und natürlich der Lehre. Erfolge in der klinischen Forschung können ihnen Wettbewerbsvorteile verschaffen. Sie akzeptieren inzwischen, dass sie an diesem Kriterium mehr und mehr gemessen werden. Wie soll aber klinische Forschung gedeihen, wenn die Wirtschaftlichkeit zunehmend dominiert? Klinische Forschung braucht deshalb eine eigene von Krankenversorgung und Grundlagenforschung unabhängige Infrastruktur und Förderung – und sie muss sich lohnen – für das Klinikum und den Arzt. Eine Neuorientierung ist dringend notwendig.

Klinische Forschung und speziell klinische Studien setzen aber auch Kooperationen und Netzwerkbildungen voraus – nicht nur unter den Universitätskliniken, sondern auch mit den nicht-universitären Krankenhäusern und den niedergelassenen Kollegen. Klinische Forschung darf nicht als Argument gegen die universitäre Medizin missbraucht werden, sondern muss zum Anliegen aller werden.

Leider werden aber die Universitätskliniken von vielen von Ihnen als Konkurrenten, gelegentlich auch als missliebige, empfunden. Dieses Gefühl sollten wir gemeinsam korrigieren. Zum einen haben die meisten von Ihnen Ihre Weiterbildung an einer Universitätsklinik erfahren – sie sind sozusagen selbst ein universitäres Produkt – zum anderen sollten sie sich dazu bekennen, dass wir alle Stätten der klinischen Forschung brauchen. Nur so kann der Fortschritt in der klinischen Medizin gesichert werden. Sie sollten sich Ihrer Universitätsklinik viel mehr bedienen, sich mit ihr vernetzen, und von ihrem Spezialwissen profitieren. Zukunft und Erfolg in der modernen Informationsgesellschaft sind nicht mehr vom Besitz – wie noch im Industriezeitalter – sondern vom Zugang zum Wissen abhängig.

Die Deutsche Gesellschaft für Chirurgie

Gestatten Sie mir zum Abschluss noch ein paar Worte zu unserer Deutschen Gesellschaft für Chirurgie. Für die Zukunft unserer Gesellschaft wird es wichtig sein, sich wieder mehr auf ihre eigene Identität zu besinnen. Sie ist von ihrer Gründung her eine wissenschaftliche Gesellschaft. Zwar kann sie Wissenschaft nicht selbst betreiben oder nennenswert finanziell fördern – aber sie ist der Wissenschaft verpflichtet. Wissenschaft bedeutet Erkenntnisgewinn. Ihre Aufgabe als wissenschaftliche Gesellschaft liegt somit darin, die Welt ihres Faches auf den Erkenntnisgewinn, d.h. den medizinischen Fortschritt hin, abzuhorchen – so hat es Friedrich Stelzner formuliert – und ich füge hinzu: – Und den so ausgemachten Fortschritt in praktische Empfehlungen umzusetzen, d.h., zur Wahrheitsfindung beizutragen und den Weg in die Zukunft zu weisen. Sie ist damit dem Patienten und der Versorgungsqualität verpflichtet und hat die Verantwortung für das Fach Chirurgie. Sie ist nicht Interessensvertreter für den Chirurgen – das ist der BDC.

Erfüllen wir diese Aufgabe?

Abgesehen davon, dass wir einen wissenschaftlichen Jahreskongress veranstalten, nicht ernsthaft genug, wie ich meine. Zu sehr rücken wir unsere Struktur- und Existenzprobleme des Alltags in den Vordergrund – meist von außen, häufig politisch an uns herangetragen. Dabei sollte doch der medizinische Erkenntnisgewinn die chirurgischen Strukturen bestimmen. Wenn sich z.B. neue Verbünde und neue Zugangswege zum Wissen, wie derzeit, eröffnen, muss dieser Fortschritt in chirurgische Strukturen umgesetzt werden. Diese Zusammenhänge aufzuzeigen und nach außen zu vertreten, ist die wichtigste Aufgabe der Deutschen Gesellschaft für Chirurgie; dies umso mehr als grundsätzlicher Fortschritt häufig **alle** Fachgebiete der Chirurgie betrifft. Eine Kopie des Berufsverbandes ist nicht gefragt – das Original ist ohnehin besser.

Schlussfolgerungen

Meine Damen und Herren, die „Digitale Revolution" ist kein Humbug. Sie ist Realität – aber kein Grund sich entmutigen zu lassen! Sie haben den schönsten Beruf der Welt. Keine Form der Medizin kann so effektiv den Menschen helfen wie die Chirurgie. Sie wirkt segensreich, wenn sie zielgenau und individuell eingesetzt wird. Auch die moderne von molekularbiologischen Wissen geprägte Medizin wird auf die Chirurgie noch lange nicht verzichten können. Sie wird ihr aber einen genaueren Platz zuweisen.

Neue Ziele können erobert oder zurückerobert werden, wenn die moderne Chirurgie die Notwendigkeit und das Ausmaß des operativen Traumas kritisch hinterfragt. Sie muss die Möglichkeiten der digitalen Revolution nutzen und mittels Mechatronik und Robotik das chirurgische Trauma weiter minimieren.

Die moderne Informationstechnologie erleichtert zudem neue Kooperationen. Sie macht Information und Wissen jeder Zeit und überall verfügbar. Nicht mehr die Beschaffung von Informationen, sondern das Wissensmanagement, die Auswahl und Bewertung der Informationen, sind das Problem.

Auch bei der Behandlung einer Erkrankung ist das Wissensmanagement das Problem. Deshalb hat das Problem des kranken Patienten in das Zentrum unserer künftigen Kliniksorganisationen zu treten, neben der Therapiemethode. Verfügbarkeit von Daten bedeutet aber immer zugleich auch Transparenz und damit Kontrolle. Gute Chirurgie muss aber weder Transparenz noch risikoadaptierte Ergebnisqualität scheuen.

Gute Chirurgie ist allerdings kein leichtes Unterfangen. Sie fordert Hingabe und Liebe. Vor genau 150 Jahren hat Theodor Billroth im Vorwort zu seiner Doktorthese diese notwendige Hingabe und Liebe wie folgt beschrieben:

„Ein Arzt, der zufrieden und glücklich sein will, muss die Wissenschaft lieben, wie seine Geliebte. Sie muss seine ganze Seele füllen, sie muss mit seinem ganzen Wesen aufs Innigste verschmolzen sein und sie wird ihm dann jeden Tag neu und interessant erscheinen."

Und er fügte hinzu:

„Dem Chirurg allein ist das Glück vorbehalten sein Fach mit dem ganzen Feuer der ersten Liebe wie seine Braut lieben zu können."

Diese Liebe zur Chirurgie und die daraus erwachsenden Konsequenzen für Leib und Lebensstil sind allen Chirurgen gleichermaßen eigen. Sie verbindet sie auch untereinander und sollte sie unter einem Dach der gemeinsamen Interessen versammeln.

Dies ist zumindest meine Vision – und Visionen sind nichts anderes als Strategien des Handelns. Das ist es, was sie von Utopien unterscheidet.

Mitgliederversammlung, Teil I

Rede des Generalsekretärs

Herr Präsident, liebe Kolleginnen und Kollegen,

zu den Mitgliederversammlungen Teil I und II wurde rechtzeitig eingeladen, zum dritten Mal im Märzheft unserer „Mitteilungen".

Im 1. Teil werden traditionell die Namen unserer Stipendiaten bekannt gegeben, und es werden die Wahlen in Teil 2 vorbereitet. Die Stipendiaten werden gebeten, an dieser Sitzung teilzunehmen. Das Auswahlgremium für die Stipendien als Fortbildungshilfe á 5000,- € bestand aus den Herren Schönleben, Junghanns, Ulrich, Gebhard und dem Generalsekretär.

Aus 8 Bewerbungen wurden die folgenden 4 Kollegen ausgewählt:

1. Herr PD Dr. Heinz-Jochen Gassel
   Chirurgische Universitätsklinik Würzburg
   zum Besuch von Zentren für hepato-biliäre Chirurgie
2. Herr Dr. Martin Kreis
   Chirurgische Universitätsklinik Tübingen
   zum Besuch von Zentren für chronisch-entzündliche Darmerkrankungen in den USA
3. Herr PD Dr. Hubert Stein
   Chirurgische Universitätsklinik, Klinikum r. d. Isar
   zum Besuch von Zentren für Ösophagus- und Magenchirurgie in Hong Kong und Kyoto
4. Herrn PD Dr. Detlef Ockert
   Chirurgische Universitätsklinik Dresden
   Besuch von Zentren in den USA zur Thematik
   „Verflechtung von klinischer Chirurgie und chirurgischer Forschung"

Ich gratuliere zu dem Stipendium und bitte um einen Bericht nach der Rückkehr.

Aus 4 Bewerbungen hat der Vorstand 2 Internationale Gaststipendien ausgewählt. Auch dafür zahlt die Gesellschaft je 5000,- €. Es handelt sich um die Herren Doktoren

1. György Juhasz, Ungarn
2. Elvedin Fazlagic, Bosnien.

Mit Hilfe der Müller-Osten-Stiftung wurden 3 weitere internationale Stipendien a 6000,- € vergeben. Sie gingen an die Herren

1. Dr. Guntis Smiltans, Lettland
   Hospitation am Zentralkrankenhaus Bremen
2. Prof. Dr. Kotisso, Addis Abeba
   Hospitation an der Chirurgischen Universitätsklinik Mannheim
3. Dr. Poor, Ungarn
   Hospitation an der Chirurgischen Universitätsklinik r. d. Isar
   Ein Stipendium der Müller-Osten-Stiftung wurde in Höhe von 7.500 € verliehen an:
   Herrn Dr. Hubert Mayer
   Chirurgische Klinik Augsburg
   Zum Besuch von Zentren für ambulantes Operieren in Europa und den USA.

Auf Kosten der Japanischen Gesellschaft für Chirurgie haben an ihrem 102. Kongress in Kyoto vom 10.–13.4.2002 diesen Jahres nach Auswahl durch den Vorstand teilgenommen:

1. Herr PD Dr. Markus Golling,
   Chirurgische Universitätsklinik Bochum, vormals Heidelberg
2. Herr Dr. Stefan Mönig,
   Chirurgische Universitätsklinik Köln

Umgekehrt nehmen folgende 3 japanischen Kollegen auf Kosten der Gesellschaft an unserem Kongress teil und schließen eine Hospitation an:

1. Herr Dr. Masoto Imai, Chirurgische Universitätsklinik Sapporo
2. Herrn Dr. Izumi Komoto, Chirurgische Universitätsklinik Kyoto
3. Herr Dr. Tadashi Kondo, Zentralkrankenhaus Kashiwada

Die Auswahl erfolgte durch die Japanische Gesellschaft für Chirurgie.

Ich komme nun zu den Wahlen. Ab dem 1. Juli bzw. 1. Oktober sind folgende Positionen im Präsidium neu zu besetzen:

1. 2. Stellvertretender Präsident
2. Generalsekretär
3. Leitender Krankenhauschirurg
4. Leitender Universitätschirurg
5. Oberarzt in nichtselbständiger Stellung einer chirurgischen Krankenhausabteilung
6. Vertreter des Gebietes Kinderchirurgie

Die Satzung bestimmt, dass das Präsidium seine Wahlvorschläge vorher bekannt gibt. Dies ist in Heft 2 (Märzheft) unserer „Mitteilungen" geschehen. Nach einem Präsidiumsbeschluss vom 31.2.2002 werden folgende Persönlichkeiten nominiert:

1. Zweiter Stellvertretender Präsident 2002/2003, dann Präsident 2003/2004
   (Die Jahreszahlen wurden im Mitteilungsheft falsch gedruckt und um ein Jahr jeweils nach vorne verschoben. Der Wahlzettel enthält die korrekten Jahreszahlen).
   B. Ulrich, Düsseldorf
2. Generalsekretär
   H. Bauer, Altötting
3. Leitender Krankenhauschirurg
   K. Rückert, Hamburg
4. Leitender Universitätschirurg
   L. Sunder-Plassmann, Ulm
5. Oberarzt in einer nicht selbständigen Stellung einer chirurgischen Krankenhausabteilung
   J. Sombrowski, Düsseldorf
6. Vertreter des Gebietes Kinderchirurgie
   K. Heller, Frankfurt

Letztlich wird eine Satzungsänderung, die ebenfalls rechtzeitig in Heft 2 der „Mitteilungen" bekannt gegeben wurde, vorgeschlagen. Sie soll bewirken, dass die Regionalvereinigungen besseren Zugang zur Gesellschaft bekommen und eine bessere Abstimmung untereinander möglich wird. Dadurch würden die Gastpositionen von 2 ostdeutschen Kollegen ohne Stimmrecht hinfällig werden. Der neue Satzungspunkt 11.1.18 soll lauten:

„Drei von den Chirurgischen Regionalvereinigungen vorgeschlagene Vertreter, die von der Mitgliederversammlung zu wählen sind. Die Wahlperiode beträgt 1 Jahr, Wiederwahl ist möglich."

Vorgeschlagen werden: H. Denecke, Schweinfurt, K. Gellert, Berlin, H. Lippert, Magdeburg.

Bitte denken Sie am Donnertag an Ihre Mitgliedsausweise zum Saaleinlass.
Ich danke Ihnen.

Mitgliederversammlung, Teil II

Rede des Generalsekretärs

Herr Präsident, liebe Kolleginnen und Kollegen,

Das ist mein letzter Bericht als Generalsekretär. Daher möchte ich meinen üblichen Jahresbericht in eine 10-Jahresrückschau umwandeln, ohne den zeitlichen Rahmen zu überdehnen. So denke ich zunächst zurück an 10 Präsidenten, mit denen zusammenzuarbeiten ich die Ehre hatte. Davon sind nicht mehr unter uns: Hans-Martin Becker aus München und Rudolf Pichlmayr aus Hannover. Jeder bereicherte die Gesellschaft durch seine besondere Persönlichkeit und spezifischen Impulse. Im Integral ist das der Gesellschaft gut bekommen; denn ohne Zweifel segelte sie unbeirrt einen modernen Kurs, dabei die Zukunft sehr wohl bedenkend und die Vergangenheit nicht vergessend. Jeder Präsident hat dazu eine Stufe beigetragen. Natürlich waren auch kluge Kompromisse nötig, um Stufen nicht zu Stolperstufen werden zu lassen. Der enge Umgang mit diesen außergewöhnlichen Persönlichkeiten war lebensbereichernd, toleranzfördernd und auch bildend im Fach Psychologie. Ich danke jedem einzelnen Präsidenten von Herzen.

Die wichtigsten Ereignisse der vergangenen 10 Jahre stellen sich aus meiner Sicht folgendermaßen dar:

1. West- und ostdeutsche Chirurgen unterscheiden sich nur mehr nostalgisch. Gleiche Bezahlung und ein ostdeutscher Präsident wären dafür der beste Beweis. Berührungsängste einerseits und eine Hemmschwelle für pauschale Akzeptanz andererseits haben zunächst in die Irre geführt. Dies waren Signale, die nur aus der damaligen Zeit heraus zu interpretieren sind.
2. Wir haben zwei Satzungsänderungen unter den Präsidenten M. Trede und Ch. Herfarth vollzogen. Die Präsidentenzeit von Herrn Siewert wird eine weitere nach sich ziehen. Alle zielen auf eine stärkere Beteiligung der Schwerpunkte und chirurgischen Gebiete und damit auf eine größere Durchschlagskraft der Gesellschaft. Die Wurzeln allerdings müssen in der weiterentwickelten Satzung erkennbar bleiben. Die Entwicklungsrichtung ist zentripedal gedacht.
3. Unsere Gesellschaft hat 8 Joint-Meetings organisiert mit den wissenschaftlichen Gesellschaften der USA, Japans, Chiles und Englands zur Stärkung des wissenschaftlichen und persönlichen Austausches mit dem Ausland.
4. Das Geburtshaus von Theodor Billroth in Bergen auf Rügen wurde erworben, renoviert und für die Benutzung freigegeben. Das Resultat ist eine wissenschaftliche und kulturelle Begegnungsstätte ganz im Sinne des dort Geborenen. Ende Mai findet dort die erste wissenschaftliche Tagung statt, weitere noch für 2002 sind angemeldet.
5. Der juristische Kampf um das Langenbeck-Virchow-Haus ist auch nach 10 Jahren noch unentschieden. Mit Hilfe des Bundesverwaltungsgerichtes wurden alle bisherigen Negativentscheidungen gegen uns für null und nichtig erklärt. Die endgültige Entscheidung wird noch in diesem Jahr fallen. Der geplante Umbau des historischen Hörsaals in einen Lesesaal durch die nutzungsberechtigte Charité verhinderte ein Einspruch der Langenbeck-Virchow-Gesellschaft.
6. Unsere Münchener Geschäftsstelle wechselte mit völlig neuer personeller Besetzung im Oktober 2000 nach Berlin. Die Technik ist auf dem neuesten Stand, die Ausstattung der historischen Umgebung angepasst. Sitzungssaal und Bibliothek erlauben Beratungen in traditionsreicher Atmosphäre.
7. Über nahezu 10 Jahre wurde mit dem Vorstand der AWMF enger Kontakt gehalten und intensiv am Aufbau eines Leitlinienkonzeptes mitgearbeitet. Die Anfangsphase war ausschließlich durch die Federführung der Chirurgie bestimmt, bis andere das damit verbundene politische Kapital entdeckten.
8. Auch an der Arbeit des Wissenschaftlichen Beirates der Bundesärztekammer nimmt die Gesellschaft durch die Mitgliedschaft von Herrn Neuhaus, Berlin, des Präsidenten sowie des Generalsekretärs aktiv teil. In dieser Mitgliederversammlung oder in den „Mitteilungen" wurde darüber regelmäßig berichtet.
9. In den vergangenen 10 Jahren wurden über 1200 neue Mitglieder gewonnen. Damit ist die Hälfte der deutschen Chirurgen in unserer Wissenschaftlichen Gesellschaft. Das entspricht der natürlichen Interessenslage.

10. Die finanzielle Basis zusammen mit den Immobilien, worüber der Schatzmeister berichten wird, ist gut, noch gut.
11. Lassen Sie mich aber auch eine Negativentwicklung nennen: Im letzten Abschnitt meiner Tätigkeit deutet sich ein Paradigmenwechsel an mit einer Abwendung von der traditionellen ärztlichen Berufsauffassung hin zu einer mehr ökonomisch-industriell geprägten. Je mehr dies geschieht, umso mehr wird der Arzt zum Spielball seines beruflichen Umfeldes. Das aber kann nicht der Grund für unsere Berufswahl gewesen sein.

Ich möchte schließen, indem ich mich an 4 Gruppierungen innerhalb unserer Gesellschaft wende, die sich dort besonders konturiert haben: an den chirurgischen Nachwuchs, die niedergelassenen Chirurgen, die chirurgischen Chefärzte und die Lehrstuhlinhaber.

a) Den Jungen wünsche ich, dass sie vom ärztlichen Ethos nicht abweichen und es notfalls verteidigen. Das Wort „Lifestyle" ist keine Alternative. Dann werden auch sie die gleich hohe Befriedigung in unserem Beruf finden, wie die ältere Generation. Soll eine wissenschaftlich basierte Chirurgie ausgeübt werden – wie eigentlich sonst – ist die Mitgliedschaft in unserer Gesellschaft dazu der natürlichste Weg.
b) Den Niedergelassenen ist zu danken für ihre tägliche, immer wieder neue Bereitschaft, sich in den Sprechstunden den Nöten und Leiden ihrer Patienten zu widmen. Diese Tätigkeit wird nie überflüssig, so lange sich Patienten aufmachen, den Arzt ihres Vertrauens zu suchen.
c) Die Chefärzte mit Ihren Oberärzten und Assistenten bewältigen Tag für Tag unter unerfreulicher werdenden Bedingungen den Hauptteil an chirurgischen Patienten. Dass die deutsche Chirurgie noch so gut funktioniert und immer noch einen so guten Namen in der Welt hat, ist zum großen Teil ihr Verdienst.
d) Schließlich ist den Lehrstuhlinhabern für das hohe wissenschaftliche Niveau der deutschen Chirurgie zu danken. Dazu tragen ihre Aktivitäten mit und im Ausland erheblich bei. Eine besondere Bedeutung kommt ihrer Verpflichtung zur Lehre und Vorbildfunktion zu, auch zu vermitteln, dass die Chirurgie ein faszinierendes Fach ist. Die Deutsche Gesellschaft für Chirurgie ist ganz besonders auf die wissenschaftlichen Beiträge unserer Universitätskliniken angewiesen.

Ihnen allen danke ich für Ihr Vertrauen über 10 Jahre, besonders aber Ihnen, Herr Präsident und dem Präsidium unserer Gesellschaft, dem ich mich ganz eng verbunden fühle. Ich wollte in der Gesellschaft nicht vorschreiben, sondern an ihrer Geschichte mitschreiben.

Abschlussveranstaltung – Ehrungen – Preisverleihungen

Präsident Prof. J. Rüdiger Siewert: Meine sehr verehrten Damen und Herren!

Die Deutsche Gesellschaft für Chirurgie besitzt ab jetzt eine Präsidentenkette. Ich habe sie zur Veranstaltung umgelegt, damit ich sie nachher Herrn Haas überreichen kann. Sie ist eigentlich dafür gedacht, damit der Präsident dieser Gesellschaft im Ausland nicht immer nackt herumlaufen muss, sondern sich bei allen internationalen Veranstaltungen damit schmücken kann.

Sehr verehrter Herr Bundespräsident, sehr verehrte gnädige Frau, wir danken Ihnen vielmals, dass Sie Zeit gefunden haben, die Deutsche Gesellschaft für Chirurgie mit Ihrer Anwesenheit zu ehren, und mehr noch, dass Sie nachher das Wort an uns richten werden.

Ich darf Sie noch um einige wenige Minuten Geduld bitten, weil es noch ein paar Zeremonien zu absolvieren gibt. Ich beginne damit, dass ich einige Preise verleihe. Als erstes möchte ich gern den **Fritz-Linder-Preis** des Chirurgischen Forums verleihen.

Die Gruppe von Herrn Hürner bekommt den Preis für eine Arbeit mit dem Titel „Rolle der selektiv leukozytären EONS-Expression bei der Genese der septischen Atonie des Gastrointestinaltraktes". Herzlichen Glückwunsch!

Wir haben einen **Posterpreis** zu verleihen. Der Posterpreis geht an Herrn Uhlmann aus der Chirurgischen Klinik der Universität Leipzig. Er bekommt den Preis für das Poster "Reduktion des Ischämie-Reperfusionsschadens nach totaler vaskulärer Exklusion der Leber durch den Einsatz eines Endothelin-A-Rezeptorantagonisten im Schweinemodell". Herzlichen Glückwunsch!

Last but not least haben wir noch ein Reisestipendium, ein **Stipendium der Wolfgang-Müller-Osten-Stifung** zu vergeben, hoch dotiert, wie ich sehe, an Herrn Dr. Mayer aus der Klinik für Allgemeine Viszeralchirurgie des Klinikums Augsburg, Thema: „Realisierung der Organisationsstruktur für eine Abteilung für ambulante Medizin". Er möchte dafür Zentren für ambulante Chirurgie in Schweden, den Niederlanden und den USA besuchen.

Meine sehr verehrten Damen und Herren, bevor ich den Herrn Bundespräsidenten einführe und ihm das Wort gebe, haben wir noch eine andere Ehrung vorzunehmen. Sie liegt mir ganz besonders am Herzen, weil es eine ganz außergewöhnliche Ehrung ist, die hier zu vollziehen ist. Es geht um die Verleihung der **Ernst-von-Bergmann-Gedenkmünze** in Gold. Das ist eine Ehrung, die die Deutsche Gesellschaft für Chirurgie nur ganz außerordentlich selten vornimmt. Ich darf sagen, dass diese Münze das letzte Mal vor zehn Jahren verliehen worden ist. Ich muss Ihnen nicht erklären, wer Ernst von Bergmann war. Sie haben auch gehört, dass ich ihn in der Eröffnungsrede erwähnt habe: „Chirurgie ist Kunst und Handwerk, aber zugleich auch Wissenschaft." Das stamm von Ernst von Bergmann. Er hatte die Nachfolge von Bernhard von Langenbeck in Berlin und hat von 1882 bis 1907 hier gewirkt.

Diese hochkarätige Auszeichnung geht an Herrn Prof. Dr. med. Wilhelm Hartel. Herr Prof. Hartel war, wie Sie sich alle erinnern können, Präsident dieser Gesellschaft 1991, und er war von 1992 und ist bis Ende 2002 Generalsekretär der Deutschen Gesellschaft für Chirurgie. Ich glaube, sagen zu dürfen, dass Herr Prof. Hartel sich wie kein Zweiter um die Deutsche Gesellschaft für Chirurgie verdient gemacht hat. Nicht nur durch seine Tätigkeit als Präsident und durch die Organisation eines besonders gut gelungenen und noch in lebhafter Erinnerung befindlichen Kongresses, sondern sehr viel mehr durch seine Tätigkeit als Generalsekretär der Deutschen Gesellschaft für Chirurgie über diese zehn Jahre. In diese Zeit seiner Tätigkeit fiel die schwierige Aufgabe der Zusammenführung der Chirurgen aus Ost und West unter dem Dach der Deutschen Gesellschaft für Chirurgie nach der Wiedervereinigung unseres Vaterlandes. Er hat in dieser Zeit besonders umsichtig und erfolgreich gewirkt. Ihm ist es gelungen, die Kollegen aus dem östlichen Teil unseres Vaterlandes durch fortwährende Beratung und, wie man wirklich sagen kann, freundschaftlich-kollegiale Unterstützung in den gesellschaftspolitischen Rahmen des westlichen Vaterlandes einzuführen und sie unter dem Dach der Deutschen Gesellschaft für Chirurgie zu vereinen.

Wilhelm, es ist der Gesellschaft gelungen, den Herrn Bundespräsidenten zu überzeugen, dass er dir dafür das Bundesverdienstkreuz verleihen muss. Ich hatte sehr gehofft, dass das anlässlich dieser Abschlussveranstaltung stattfindet. Aber ich bin belehrt worden, Herr Bundespräsident, dass das protokollgemäß von Ihnen nicht mehr vorgenommen werden darf, sodass das leider jetzt nur symbolisch erfolgt. Immerhin, Wilhelm besteht dein Landesvater, Herr Teufel, darauf, dass wir beide in seine Staatskanzlei kommen, um zu gegebener Zeit diesen Orden entgegenzunehmen. Ich habe auch gelernt, dass das nicht so einfach ist, dass man Bundesverdienstkreuze nicht bei irgendeiner Gelegenheit verleiht, sondern dass dies ein besonderer protokollarischer Akt ist. Das geht so nicht; aber nimm es bitte jetzt hier coram publico zur Kenntnis.

Professor Hartel hat in Zeiten der Reform und der sich grundsätzlich ändernden Gesellschaftsverhältnisse in Deutschland das Schiff der Deutchen Gesellschaft für Chirurgie sicher durch alle Fährnisse gesteuert. Er hat Ansehen und Vermögen der Deutschen Gesellschaft gemehrt. Er hat durch seinen großen Einsatz um die Rückgewinnung der Immobilien – des Billroth-Hauses auf Rügen und des Langenbeck-Hauses in Berlin – unvergleichbare Verdienste um unsere Gesellschaft erworben. Schließlich bleibt zu erwähnen, dass er die Deutsche Gesellschaft für Chirurgie auch für die Kontakte nach außen innerhalb Europas und weltweit geöffnet hat. Ihm ist es zu verdanken, dass es zu besonders engen Beziehungen zum American College of Surgeons, zur Japanese Surigcal Society und vielen anderen chirurgischen Gesellschaften Europas und jetzt auch zum Royal College of Surgery in London gekommen ist. Die Deutsche Gesellschaft für Chirurgie, lieber Herr Generalsekretär, hat sich entschlossen, diese seltene und nur ganz selten verliehene Auszeichnung der Ernst-von-Bergmann-Gedenkmünze in Gold an dich zu verleihen. Sie verleiht dir auch ein Duplikat dieser Präsidentenkette, damit du dich sozusagen in Erinnerung an deine Präsidentschaft zu Hause immer mal vor dem Spiegel freuen kannst.

Dank des Generalsekretärs

für die Verleihung der Ernst-von-Bergmann-Gedenkmünze in Gold

Herr Präsident, meine Nachteile hat meine Familie schon immer toleriert, meine Vorzüge aber nicht geglaubt. Aber Ihnen, Herr Präsident, muß sie letztendlich glauben. Herzlichen Dank für Ihre ehrenden Worte.

Herr Alt-Bundespräsident, meine Damen und Herren, für die Verleihung der Ernst-von-Bergmann-Medaille in Gold danke ich vielmals. Sie erinnert mich an meinen Lehrer Edgar Ungeheuer aus Frankfurt, an den sie zuletzt posthum vor zehn Jahren verliehen wurde.

Darüber hinaus danke ich dafür, mir zweimal fünf Jahre das Ehrenamt des Generalsekretärs anvertraut zu haben in einer Gesellschaft, die mir viel bedeutet.

Dieses Geschenk erlaubte es, auch nach der aktiven Zeit weiter in der Welt der Chirurgie tätig sein zu dürfen. Derartiges fällt nicht einfach von einem ab.

Der Abschied von diesem Ehrenamt mag den Einzelnen wehmütig stimmen, bringt der Gesellschaft aber für ihre Richtungsfindung auch Vorteile. Gleiches hat auch in der Politik Geltung.

Den ärztlichen Nachwuchs möchte ich aufrufen, auch in Zukunft den wunderbaren Beruf des Chirurgen zu wählen, eines Chirurgen, der anatomiegerecht operiert, biologisch-wissenschaftlich denkt, Verständnis für Biotechnik hat und vor allem ein Herz für seine Kranken.

Präsident Prof. J. Rüdiger Siewert: Meine sehr verehrten Damen und Herren!
Ich komme zum Abschluss und zum Höhepunkt unseres diesjährigen Kongresses. Ich heiße noch einmal mit ganz herzlichem Dank den Herrn Bundespräsidenten Roman Herzog willkommen. Wir wissen es sehr zu schätzen, dass Sie Ihre kostbare Zeit opfern und die Deutsche Gesellschaft für Chirurgie mit Ihrem Besuch ehren. Ich glaube, über Prof. Herzog lange reden zu wollen, hieße Eulen nach Athen zu tragen. Sie wissen, dass er von 1994 bis 1999 unser Bundespräsident war und leider nicht mehr ist – wenn ich das noch anfügen darf.

Ich gebe zu, das war eine unpassende bayerische Bemerkung.

Herr Prof. Herzog hatte natürlich schon ein reiches Leben voller Ämter und Würden hinter sich, als er Bundespräsident wurde. Er war Professor für Staatswissenschaften, Rektor der renommierten Hochschule für Verwaltungswissenschaften in Speyer; er war Staatssekretär und Bevollmächtigter des Bundeslandes Rheinland-Pfalz beim Bund, Kultus- und Innenminister in Baden-Württemberg, Vizepräsident und später Präsident des Bundesverfassungsgerichts.

Der Herr Bundespräsident schien uns geeignet wie kein Zweiter, zum Thema „Digitale Revolution" hier zu sprechen. Ich weiß nicht, ob Sie die berühmte „Ruck-Rede" noch in Erinnerung haben, die der Herr Bundespräsident vor ziemlich genau fünf Jahren hier im „Adlon" gehalten hat, da, wo die meisten von Ihnen heuer auch residieren.

Er hat in dieser Rede versucht, die deutsche Nation aufzuwecken, aufzurütteln und zu neuen Ufern voranzutreiben und ihr einmal den Spiegel vorzuhalten. Ich habe mir erlaubt, die eine oder andere Bemerkung bei der Eröffnungsrede zu zitieren. Als Bundespräsident ist er wahrlich nicht müde geworden, unliebsame Reformen, Abstand von alten Besitzständen und vor allem mehr Begeisterung für die Chancen der Zukunft anzumahnen und einzufordern. Das haben wir natürlich nicht in vergleichbarem Ausmaß auf diesem Kongress auch probiert. Deswegen ist es schlüssig und geradezu ideal, dass es gelungen ist, den Herrn Bundespräsidenten heute Abend für uns zu gewinnen. Ich mache jetzt die Bühne frei und darf Sie herzlich zu Ihrem Vortrag bitten.

Präsident Prof. J. Rüdiger Siewert: Herr Bundespräsident, der Beifall sagt alles; ich muss gar nichts ergänzen. Sie verlassen uns nachdenklich und das ist gut so. Ich will auch überhaupt keine Kommentare zu Ihrer hervorragenden Rede abgeben. Ich danke Ihnen sehr dafür, dass Sie unseren Horizont erweitert haben und dieses sehr chirurgisch fixierte Gremium in Richtung gesamtpolitische Weltlage und die gesellschaftspolitische Dimension erweitert haben. Das war im Übrigen auch eines meiner Anliegen. Ich habe immer gedacht: Der Chirurgenkongress muss auch irgendwie eine gesellschaftspolitische Größenordnung bekommen. Das haben wir versucht, mit diesen Festvorträgen zu erreichen.

Meine sehr verehrten Damen und Herren, ich verlasse die Bühne. Ich habe das sehr gern gemacht. Wir haben ein tolles Jahr gehabt, diesen Kongress vorzubereiten. Die ganze Klinik war beteiligt. Ich bin tief beeindruckt, was für ein Motivationsschub durch diese Klinik gegangen ist. Ich habe nicht geahnt, welche Kreativität in meinen Mitarbeitern zu Hause ist und was alles zu produzieren sie in der Lage sind. Ich bin sehr beeindruckt und danke meiner Klinik von ganzem Herzen, dass sie mir diesen Kongress so ermöglicht hat. Natürlich gibt es den einen oder anderen, dem wir persönlich danken wollen.

Ich beginne mit Herrn Bumm.

Er ist hervorragender Konzertpianist, wie die „Hardliner" gestern Abend nach zwölf noch beim Festabend erlebt haben; aber das ist nur ein Aspekt. Er ist sonst ein Verfechter und kreativer Kenner der digitalen Revolution. Er ist mein „Teacher"; er bringt mir bei, wie ich überhaupt ans Internet herangehen soll. Der Bundespräsident hat gesagt: Die Enkelkinder können das besser als wir. Ich bin auch mittlerweile im fortgeschrittenen Alter; aber ich lerne von ihm dauernd. Er hat den großen Wurf gemacht; er hat das Allermeiste für diesen Chirurgenkongress getan. Dafür möchte ich ihm hiermit öffentlich danken. Ich habe natürlich auch als äußere Zeichen des Dankes. lieber Herr Bumm, und weil ich nicht möchte, dass wir jetzt auseinander gehen und nicht mehr gemeinsam denken und spekulieren, hier ein Flugticket nach San Francisco. Ich möchte mit Ihnen zum American College fahren.

Unsere soziale Kompetenz ging von Herrn Schumacher aus. Er hat die Rahmenveranstaltungen organisiert. Es ist immer ein ganzes Team, das dazu gebraucht wird. Herr Schumacher, viele haben gestern zu mir gesagt, sie hätten gar nicht gewusst, dass Sie Humor haben, weil Sie gestern auf dem Festabend so lustig waren. Er hat wirklich Humor, er ist ein Blitzgescheiter. Ich danke ihm vielmals. Er hat all die Rahmendinge organisieren müssen, was nicht so einfach war, was viel Mühe gekostet hat. Aber alle haben gesagt: Es ist eigentlich schade, wenn es jetzt zu Ende ist. Aber wir machen wieder etwas anderes. Auch Sie fahren mit nach San Francisco. Alles Gute!

Herr Sendler hat die Pressearbeit gemacht. Darüber wird man noch zu reden haben. Aber ich glaube, die Pressearbeit ist außerordentlich gut gelungen. Wir sind in der Presse gut widergespiegelt worden. Das ist sein Verdienst. Dafür danke ich ihm.

Dann bitte ich noch Frau Thiele nach von. Sie waren sozusagen die geistige Herrin des Kongressbüros. Sie hat Sie alle immer am Telefon abgewimmelt, hat Sie mir vom Leibe gehalten und so versucht, die täglichen Dinge zu regeln, und für uns gearbeitet. Als Dame bekommt sie natürlich Blumen und, weil ich weiß, dass Sie das so lieben, ein Wochenende in London.

Dr. Sies ist unser volkswirtschaftliches, betriebswirtschaftliches Gewissen. Er hat die gesundheitspolitischen Panels für uns und für den Berufsverband gemacht. Vielen Dank.

Meine Frau hat das Rahmenprogramm für Sie gemacht. Ich habe sie immer bremsen wollen und gesagt: „Mach nicht so viel!" Aber sie hat doch gemeint, es müsse opulent sein. Der Verkaufserfolg – das ist ja der einzige, den ich bewerten kann – hat ihr Recht gegeben. Auch dir vielen Dank dafür, dass du dich in unsere Organisation mit eingebracht hast. Dafür gibt es Blumen.

Anja Kempermann hat uns die Eröffungsshow komponiert und gemacht.

Dann haben wir die Luise. Viele haben mich gefragt, ob sie ihre Adresse haben können. Die gibt es nicht.

Ich muss dazu sagen: Sie ist nicht von einer Modelagentur gerentet, sondern sie ist die Tochter unseres Kardiologen, der mit einer Japanerin verheiratet ist, und das ist das Produkt. Sie gehört echt zu uns. Vielen Dank.

Frau Ort von unserer Klinik hat das Dia-Wesen gemacht. Herr Theissen und Herr Elter und Snobbi, vielen Dank.

Wir hatten offizielle Repräsentanten. Ich will nicht versäumen, mich auch bei ihnen zu bedanken. Frau Straub muss ich besonders erwähnen. Sie ist die Chefin des ICC. Ich habe mit ihr hier schon den Krebskongress vor vier Jahren gemacht. Seidem haben wir uns gegenseitig schätzen gelernt. Sie ist unglaublich hilfsbereit, macht und tut alles. Wenn es Frau Straub hier nicht gäbe, könnte auch das ICC gar nicht bespielt werden. Vielen Dank.

Ich möchte noch danken Frau Hechler für die Firma Hechler, Frau Schwarz für MCN. Man muss die Geschäftsstelle der Deutschen Gesellschaft lobend erwähnen. Sie steht zwar sehr unter der Knute des Generalsekretärs, aber gelegentlich erhört sie auch den Präsidenten. Wenn man fragt: „Können wir das so und so machen?", heißt es: „Nein, solange keine Anweisung des Generalsekretärs vorliegt, läuft hier gar nichts." Aber wir haben uns irgendwie zusammengerauft. Frau Dr. Nowolski, Frau Pestel, kommen Sie nach vorn!

Last but not least würde ich gern der lieben Frau Hartel einen Blumenstrauß geben; denn sie hat in diesem Jahr ihren Mann für uns abgestellt. Wilhelm Hartel hat einmal, nachdem ich einmal fünf Minuten hinausgegangen bin, bei der Präsidiumssitzung gesagt: „Noch ein Jahr so'nen Präsidenten halte ich nicht aus!" Nach zehn Jahren geben wir dir deinen Mann zurück, ist das erträglich?

Das war die Crew. Vielen Dank. Alle sind entlassen. Es war großartig, was ihr gemacht habt.

Es kommt die letzte Zeremonie – das ist ganz neu –: Ich übergebe diese wunderbare Kette an den nächsten Präsidenten und gebe ihm damit nicht nur die Kette, sondern auch das Wort.

Prof. Dr. Haas: Herr Altbundespräsident! Meine Damen und Herren! Es ist eine schöne und angenehme Aufgabe, am Ende des Kongresses dem noch amtierenden – die offizielle Amtsübergabe ist am 1. Juli – Präsidenten zu danken zum einen für das, was er für unsere Gesellschaft getan hat. Er war höchst aktiv, hat extrem viel bewegt und auch erfolgreich agiert in seinem Präsidentenjahr. Ich nenne stellvertretend für alles nur die Zusammenführung aller chirurgischen Fächer durch seine Strukturkommission. Er wird auch noch weiter das Rad der Chirurgie richtungsweisend mit bewegen.

Zu danken ist ihm auch für diesen großartigen Kongress, der von ihm geprägt war, bis ins Detail unstrittig und für den Insider leicht erkennbar seine Handschrift trug. Dieser Kongress hat neue Maßstäbe gesetzt und die nachfolgenden Präsidenten werden daran gemessen werden. Lieber Rüdiger, du hast die Messlatte sehr hoch gehängt.

Meine Damen und Herren, das Banner der wissenschaftlichen Chirurgie weht kräftig, stolz und unübersehbar. Wir sind Prof. Siewert zu großem Dank verpflichtet.

Wie bereits vom Präsidenten selbst schon erwähnt: Der Kongress trägt auch noch eine zweite Handschrift. Das außergewöhnliche Rahmenprogramm verdanken wir seiner lieben Frau. „Siggis Specials" waren besondere Renner. Wir sind dankbar, dass Roncalli für uns Teilnehmer auch da war. Dafür auch unseren herzlichen Dank.

Meine Damen und Herren, der 119. Kongress war ein voller Erfolg, wie nicht anders erwartet. Die Vorbereitungen zum 120. Kongress laufen bereits auf vollen Touren. Ich als Berliner darf Sie alle recht herzlich vom 29. 04. bis zum 02. 05. 2003 nach München einladen. Das Leitthema lautet: „Zurück in die Zukunft" und schließt damit nahtlos an das diesjährige Thema an. Wissenschaftliche Innovationen und gesellschaftliche Entwicklungen verlangen auch die Besinnung auf das Wesentliche in der Chirurgie, um aus der Analyse der Vergangenheit die Zukunft kraftvoll und visionär gestalten zu können, ohne den Mittelpunkt unseres ärztlichen Handelns, nämlich den kranken Menschen, aus den Augen zu verlieren. Ich darf Sie alle recht herzlich dazu einladen, diese unsere Zukunft aktiv mitzugestalten und dies durch hohe Präsenz in München zu demonstrieren. Vielen Dank und auf Wiedersehen in München!

Festvorträge

Digitale Revolution in den Medien

H. Burda

Vorsitzender des Vorstandes Hubert Burda Media, Arabellastraße 23, 81925 München

Meine sehr geehrten Damen und Herren! Herzlichen Dank, Prof. Schildberg, für Ihre einführenden Worte und herzlichen Dank, lieber Herr Präsident Prof. Siewert, dass Sie mich eingeladen haben, vor einem so noblen und distinguierten Publikum, zu sprechen, sicherlich die nobelste Institution, die älteste Gesellschaft Deutschlands. Das sind schon Wavelengths wie bei der Max-Planck-Gesellschaft, und das macht Spaß, vor allen Dingen vor einem fachkundigen Publikum.

Nun gibt es ein Problem. Es ist bald 12:30 Uhr. Ein Redner darf über alles reden, nur nicht über 13:00 Uhr; denn da haben Sie sich zum Essen verabredet. Dann wird das noch gesplittet in einen sehr umfassenden Teil „Digitale Revolution der Medien" – darüber könnten wir um 17:00 Uhr noch diskutieren...

Ich bin vorhin durch die Ausstellung gegangen. Bei Ihnen ist so viel Know-how vorhanden, und die Schnittstelle ist praktisch die gleiche, ob „Medien und digitale Revolution" oder „Medizin und digitale Revolution", sodass ich mich konzentriere auf die Veränderungen in den Medien. Ich glaube, darüber gibt es einiges Spannendes zu berichten.

Zunächst einmal kann man sagen: Die Gutenberg-Revolution ist abgeschlossen; sie hat 500 Jahre gedauert. Das heißt nicht, dass das Buch oder die Schrift oder gar die Zeitschrift verschwindet; aber wir leben in einer Phase des Medienbruchs, wie es ihn noch nie gegeben hat. Sie sehen die Schwierigkeiten bei Leo Kirch, Sie sehen die Schwierigkeiten bei Vivendi, Sie sehen die Schwierigkeiten bei AOL, großen Conglomerats, Gruppierungen, die sich sehr schwer tun. Dann gab es – ich denke, es gilt als besonders objektiv, wenn ich den „Spiegel" zitiere – am Montag vier Seiten über die Probleme der Tageszeitungen: „Welt" minus 20 Prozent, „Süddeutsche" minus 30 Prozent, FAZ minus 40 Prozent Anzeigen. Das geht voll in den Gewinn. Redaktionen – 200 Leute, große Redaktionen über 400 Leute mit den Außenbüros – kosten sehr viel Geld. Und das Geld kommt über die Anzeigen, kann nicht allein vom Vertriebspreis her kommen. Die Frage ist: Ist das nur ein konjunkturelles Problem ohne ist es ein strukturelles Problem? Da der „Spiegel" dies nicht beantwortet, werde ich es zum Schluss meiner Ausführungen beantworten. Denn ich glaube, es ist spannend und es geht mitten hinein.

Die neuen Medien verändern den Blick auf die Welt. Wenn wir uns das einmal anschauen vom Ablauf her, haben wir als Erstes historisch Montgolfier 1780, der Blick von oben, Niepce hat 1828 die erste Daguerreotypie gemacht in Chalonne-sur-Saone. Nadar steigt dann in den Montgolfier-Ballon und fotografiert die Welt von oben, Auswirkungen: Ganz klar, ab dem Ersten Weltkrieg ist es der Krieg von oben, und im Golfkrieg oder bei allem anderen heute sind es die Bilder, die die Kriegsführung bestimmen. Ich zeige Ihnen dieses Hubble, den Blick ins All, der am Freitag auf Yahoo zu sehen war, auf der ersten Seite. Mir scheint – ich bin Kunsthistoriker – es so, dass der Blick ins All, also die größte Makroskopie, oft identisch ist mit dem Blick in den Darm oder dem Blick in das Körperinnere. Oft sind das morphologisch, so dünkt es mir, fast die gleichen Prozesse.

Als Nächstes die Eisenbahn 1830. Warum? Weil der Blick sich bewegt. Die Fotografie ist noch der statische Blick. Mit der Eisenbahn bewegt sich der Blick. Es entsteht vollkommen folgerichtig 1880 der Film. Der ist notwendig, denn 1898 kam die Braun'sche Röhre, und wir haben 1931 – Manfred von Ardenne – die ersten bewegten Bilder und für Sie ganz klar die Bilder aus dem Körper 1895. Dann beginnt noch etwas Neues: 1938 Zuse, der erste Computer, der Intelchip 1971 und das Internet 1989.

Medien verändern die Welt in der Art und Weise, wie wir auf die Welt blicken. Das ist ein erster Überblick. In München spricht am nächsten Donnerstag – „Iconic-Turn" heißt die Veranstaltungsreihe – Sloterdijk über „Die Gewalt der Bilder und die Bilder der Gewalt". Das ist sicherlich das im Moment spannende Thema.

Wie hat ein Verlagshaus wie das unsere darauf reagiert? (Projektion) Es sieht heute eigentlich in allen Redaktionen so aus. Aber als ich 1991 mit Rupert Murdoch hier eine Zeitung gemacht habe, waren wir die Ersten, die Computer to blade gegangen sind. Das heißt, die Zeitung wurde als erste in der Welt computergeneriert und ging direkt über die Datenströme auf den Zylinder. Das hat es vorher noch nie gegeben. In Vogelsdorf war die Druckerei und die Redaktion in der Mollstraße, wo sie heute noch ist. Das hat dann sofort Schule gemacht. Und es gibt heute keine Zeitung oder Zeitschrift mehr, die nicht am Bildschirm entwickelt wird. Warum? Digitalisierung hat Text, Bild, Sound, Ton oder Video, es ist genau das Gleiche. Die eigentliche Arbeit eines Verlegers besteht heute darin, zu überlegen: Ist diese Information etwas für Radio, ist das etwas für eine Zeitung, eine Zeitschrift oder ist das etwas für das Fernsehen oder etwas für das Online-Geschäft?

Ich habe Ihnen gesagt, dass ich bei Sedlmayr in München in Kunstgeschichte promoviert habe. Mich hat immer die Migration der Bilder interessiert. Als ich etwa 1988 vor allem in Chicago gesehen habe, wie über den Computer wissenschaftliche Bilder konfiguriert werden, hat mich das nicht losgelassen. 1992 traf ich Helmut Markwort, der dann „Focus" zu dem Erfolg gemacht hat, in der Berliner Redaktion, Mollstraße, und habe ihm mein Buch gegeben von solchen anatomischen Abbildungen, Imaging Science – so heißt die neue Wissenschaft, die eigentlich die Wissenschaft und die Kunst verbindet –, das gerechnete, errechnete Bild. Ich habe ihm das gegeben. Er hat gar nicht mehr groß darüber geredet. Sechs Monate später kam der Andruck des „Focus". Das war für uns beide ein großes Risiko; denn es hieß, man könne den „Spiegel" nicht schlagen. Wir waren, glaube ich, der 80. oder 90. Versuch. Aber ich hatte zum Glück 1962 den Enzensberger'schen Aufsatz über die Sprache des „Spiegels" gelesen, habe mich oft bei ihm dafür bedankt und habe mich gefragt: Wie sollen wir die textmäßig noch links überholen oder in der Ironie oder der Schadenfreude? Ich habe mir gesagt: Das geht nicht, sondern wir brauchen eine andere Applikation. – Und das war diese. Schauen Sie sich heute die Zeitungen, Zeitschriften an, sie sind meistens farbig. Das hat seinen Siegeszug gemacht. Warum? Es ist klar: Die linke Hirnhälfte ist mehr textbezogen, die rechte mehr bilderbezogen, Corpus callosum dazwischen. Das ist eine ganz andere Interaktivität, wie ich Informationen rüberbringe, vor allem bei extrem schwierigen Sachverhalten, wie Sie sie zum Beispiel haben und wie sie heute Morgen in „USA today" auf der Frontpage war, wie ein PC hinter die Retina oder vor die Retina geschoben wird und wie man diese Funktion verändern kann. Zwei Bilder so groß, neun Zeilen Text, 40 Anschläge, und Sie haben alles verstanden – wie wollen Sie das über einen Lauftext kommunizieren? Das war die Idee.

Ich hatte über das 18. Jahrzehnt promoviert. Es waren die Schnitte, hier für Sie die Schnitte in der Anatomie, aber es konnten genauso die Schnitte in der Architektur sein oder in der Agrikultur. Das war der große Erfolg, den es damals gab. Insofern sehen Sie, dass auch das Studium der Kunstgeschichte durchaus wirtschaftlich nutzbar gemacht werden kann. Es stellte sich dann heraus, dass diese Applikation, die Infografik, beim Leser einen viel höheren Impact hat, sodass wiederum die werbetreibende Industrie sagt: Wenn wir da eine Anzeige schalten, ist der Leser in einem anderen Suspense, dass „Focus" mit 7000 Seiten weltweit die größte, führende Zeitschrift ist für Anzeigen, was einen Verleger freut. Denn das ist direktes Geld in die Kasse.

Das ist die Zusammenfassung von New York, wo wir tagten: World Economic Forum. Da kommen am Sonntagvormittag alle zusammen. Paul ist der Sohn vom amerikanischen Außenminister Colin Powell. Das ist Golden Age of Television, da war das Fernsehen frei und wurde durch Anzeigen bezahlt. Das kam bei uns erst 1983; denn vorher hatten wir ARD und ZDF. Und in diesem Zeitalter – was für Sat.1 und Pro Sieben gilt – ist Distribution King. Sie haben die Fernsehanstalten, die Landesmedienanstalten. Und die Landesmedienanstalten vergeben Lizenzen. Wenn Sie eine Lizenz haben wie RTL oder wie Leo Kirch und Bertelsmann, geht das eigentlich ganz gut. In Amerika ist die Ära abgeschlossen. ABC, NBC und CBS sind aktienmäßig nicht so spannend, Merger mit Microsoft zum Beispiel, Microsoft Network NBC.

Das nächste Zeitalter ist das Kabelzeitalter, Homebox-Office oder der viel erwähnte Malone, Content is King. Das ist der Punkt, wo Leo Kirch sich wahrscheinlich ein bisschen verkauft hat, zu viel Filmrechte, Sportrechte. Es geht immer weiter, Formel 1 usf. Sie bezahlen für Inhalte, sicherlich ein gut funktionierendes Modell, denn Sie bezahlen ja die Zeitung, die Zeitschrift für Inhalte. Es ist nicht so, dass etwas zu Ende geht. Das Buch ist nicht zu Ende. Dinge überlagern sich und Sie können immer noch sehr gut Geld verdienen mit Büchern. Aber was kommt, ist die always connected generation. Das heißt, dass das Handy, wie wir sagen, längst ein PC ist und dass der Bildschirm auf dem PC Ihr Organizer sein kann, aber vor allem natürlich Ihr Internet-Anschluss. Und was jetzt kommt aus Japan – i-Mode von E-Plus – heißt, Bilder gehen darauf. Sie haben auf dem neuen Nokia eine Kamera und Sie können, wo immer Sie sind, durch den Raum gehen, zoomen auf ihn und sagen: „Hey, hier ist er". Und das kann digital sofort über das Internet übertragen werden.

In dieser dritten Ära, die uns sehr stark interessiert, ist der Consumer König. Er generiert sich seinen eigenen Content. Das Problem sehen Sie in der Musik. Was den Schallplattenfirmen im Moment passiert: 40 Prozent weniger Erlöse, weil sich die 10- bis 15-Jährigen ihre Musik selber herunterladen und brennen. Sie sagen: „Ich kriege es doch im Radio auch frei." Da haben wir es wieder: Radio is free, pay-by-ads. Sie haben gelernt, dass Musik an sich frei ist, nur von Zeit zu Zeit kaufen sie sich eine Platte. Das ist weitgehend vorbei. SMS oder MMS, Chat und dann My Yahoo, My Ebay, My Microsoft, My Health.com. Das will ich hier nicht zu weit ausführen. Aber sicherlich sind wir in einigen Jahren so weit, dass jeder seine eigene Health.com, seine eigene Patientenkarte, hat.

Was heißt das für uns? Wir brauchen Unique Products. Nicht interessante Sachen auf die Dauer sind sicherlich TV-Stationen; Druckereien sind nicht sehr rentabel, Papierfabriken auch nicht. Das sind Geschäfte, die jeder machen kann. Entscheidend ist, dass sie Titel durchbekommen. Ich denke, dass Microsoft einer der großen in diesem Geschäft ist. Sie sehen auch daran, wie stark im Moment Microsoft und SAP sich in die Wolle bekommen. Graf Nayhaus ist da von der Bild-Zeitung, einer der großen Kolumnisten, sicherlich ein Unique-Titel. Ich denke auch, dass wir das mit „Focus" haben. Und wenn ich in Hamburg bin, schreibe ich auch noch an den „Spiegel". Sie brauchen Brains, Sie brauchen einheitliche Produkte. Wer verdient dann was? Wenn es der Schallplattenindustrie schlecht geht, verdient natürlich Hewlett & Packard. An sich müsste Hewlett & Packard die Sänger einkaufen und sagen: Wenn ihr unseren Brenner wollt, habt ihr 50 Sänger von uns und nicht mehr von Ariola oder BMG. Aber ich zerbreche mir darüber nicht den Kopf; das ist nicht so sehr mein Geschäft.

Ich habe Ihnen versprochen, die Frage zu beantworten, warum ich glaube, dass die Tageszeitungen schwer in die Gänge kommen werden. Ob Sie ImmoScout nehmen oder Bellevue, was uns über die Milchstraße verbunden ist, also für die hochpreisigen Wohnungen und Häuser – gehen Sie hier einmal auf die Suche oder bei Job-Engines, Monster.de. Ich habe eingegeben: „Suche als Journalist Tätigkeit." Ich habe 70 Stellenangebote bekommen aus ganz Deutschland. Wie soll ich sie aus der „Süddeutschen", aus der „FAZ" oder aus der „Welt" kriegen? Wenn ich ein Auto verkaufen will, verkaufe ich es in ganz Deutschland, latent auch in ganz Europa. Das heißt, diese Kleinanzeigen – und das sind 70 Prozent der Zeitungen – gehen partiell weg. Rechts haben Sie eine Kleinanzeigenseite. Sehen Sie, das ist reine, linke Hirnhälfte. Sie werden müde und schlafen darüber ein. Rechts haben Sie ein Bild, das Sie selbst mit Ihrer Videokamera aufnehmen können. Sie gehen in die Wohnungen hinein, das ist ein ganz anderes Verkaufen über das Netz. Das wird wohl schwer zurückholen sein.

Die Frage ist: Wie ist die Schnittstelle hin zur Medizin? Gar keine Frage – das sehen wir im Internet –, mit welchem Interesse medizinische Themen aufgegriffen werden, wie stark das Bedürfnis danach ist.

Da sind wir mittendrin, das ist die „Abendzeitung" von gestern. Da sehen wir, wo die Schnittstelle ist und wie sich das Ganze darstellt. Professor Siewert hat schon angesprochen, was im März mit dem Monat des Darmkrebses stattgefunden hat. Ich erinnere mich, dass 1996/97 Professor Riemann aus Ludwigshafen einmal zu mir kam und sagte: „Was könnte man da tun? Dickdarmkrebs – hohe Todesrate, und die Leute sprechen nicht darüber, das ist ein tabuisiertes Thema." Ich habe zu ihm damals gesagt: „Ich traue mir viel zu an kommunikativen Themen in die Gesellschaft hineinzubringen, aber, Herr Riemann, das ist ein ganz, ganz schweres Thema." Wir haben einen kleinen Entwurf gemacht, und es ist letztendlich wieder versandet.

Die digitale Revolution in der Industrie

Heinrich v. Pierer

Sehr geehrter Herr Präsident,
sehr geehrter Herr Vorsitzender,
meine sehr verehrten Damen und Herren,

es ist für mich eine große Ehre und eine große Freude, auf einer so bedeutenden Veranstaltung wie dem Kongress der Deutschen Gesellschaft für Chirurgie sprechen zu dürfen. Vorträge vor einer so großen Zahl von Ärzten sind für mich, wie Sie sich vielleicht denken können, nicht gerade alltäglich. Vorträge vor Kunden gehören aber schon eher zu meinem regelmäßigen Programm. Und vielleicht kommt ja doch bei den meisten von Ihnen beides zusammen. Ich hoffe zumindest, hier sitzen viele Siemens-Kunden, und das in Frage kommende Spektrum ist ja groß. Handys zum Beispiel oder auch Haushaltsgeräte und Computer, aber am meisten denke ich bei Ihnen natürlich an die Produkte unserer Medizintechnik. Und falls Sie noch keine Kunden sein sollten, wofür ich natürlich auch Verständnis habe, es gibt viele Möglichkeiten, das zu ändern.

Auf jeden Fall hoffe ich allerdings, daß sie sich nach meinem Vortrag nicht fühlen wie der berühmte englische Chirurg Joseph Lister. Dieser wurde einmal mitten in der Nacht zu einem wohlhabenden Mann gerufen, der über furchtbare Beschwerden klagte. Die Untersuchung ergab aber nicht den geringsten Befund. Es war überhaupt kein Anlaß zur Besorgnis. Lister ließ sich davon aber nichts anmerken, sondern fragte den reichen Patienten, ob er sein Testament schon gemacht habe. Falls nicht, solle er seinen Notar rufen und seine Familie versammeln. Der Mann war daraufhin begreiflicherweise sehr beunruhigt und er fragte verängstigt, *ob es mit ihm zu Ende gehe. – Nein,* sagte Lister, *aber er wolle nicht der einzige Dumme sein, der mitten in der Nacht ohne Grund aus dem Bett geholt wurde.*

Mit meinem Vortrag raube ich Ihnen heute zwar nicht die Nachtruhe, aber doch die Ruhe eines Feiertags. Ich hoffe allerdings, daß dies bei Ihnen nicht die beherrschende Erinnerung an unsere Begegnung hier und heute bleiben wird.

Meine Damen und Herren,
als ich vor einem Jahr von Herrn Professor Siewert eingeladen wurde, einen Beitrag zu diesem eindrucksvollen Kongreß zu leisten, da habe ich mich gefragt, was Sie veranlaßt haben könnte, gerade mir diese ehrenvolle Aufgabe anzutragen. Beim Nachdenken sind mir einige Gründe eingefallen, die dabei eine Rolle gespielt haben könnten.

Erstens: Ärzte und Unternehmer haben eines gemeinsam: Sie genießen mitunter ein zwiespältiges Ansehen in der Öffentlichkeit. Erst kürzlich hat die FAZ in einem Leitartikel auf der Titelseite ein nicht immer schmeichelhaftes Bild zur Situation der Ärzte in Deutschland veröffentlicht. Und über Manager hört man eigentlich ständig irgendwelche eher kritischen Aussagen. Bewunderung und Neid liegen eben oft nahe beieinander. Jammern auf hohem Niveau wird Medizinern und Unternehmern von der öffentlichen und vor allem der veröffentlichten Meinung jedenfalls gerne in ähnlicher Weise nachgesagt. Nach meinem Eindruck und auch nach meinem persönlichen Verständnis haben aber gerade die Chirurgen nach wie vor ein außerordentlich hohes Ansehen und stoßen auf große Bewunderung. Die Verbindung aus handwerklichem Können, Beherrschen anspruchsvoller Technik und der menschlicher Nähe zum Patienten übt eine besondere Faszination aus. Man verbindet diese Vorstellung meiner Meinung nach völlig zu Recht mit dem Beruf des Chirurgen und daher kommt ihr Charisma. Sie sehen, ich bewundere und beneide Sie.

Der *zweite Grund,* warum Sie mich eingeladen haben könnten, hat einen anderen Hintergrund: Niedergelassene Ärzte und auch die Ärzte in den Krankenhäusern sind durch die angespannte Kostensituation im Gesundheitswesen mehr und mehr in der Lage von Unternehmern. Denn knappe Budgets und hohe Kosten zwingen zu hoher Wirtschaftlichkeit und hoher Produktivität. Natürlich muss man sehen, dass solche Fragen im Gesundheitssektor eine ganz eigene Dimension haben. Aber vielleicht besteht doch die Erwartung, diesbezüglich sei der Blickwinkel eines Unternehmers nicht uninteressant, der einem ständigen und weiter wachsenden Kostendruck ausgesetzt ist.

Und der *dritte Grund,* warum Sie mich gefragt haben könnten, hier einen Beitrag zu leisten, liegt mir zugleich am nächsten: Einfach deswegen, um Eindrücke aus der Industrie, also aus einem anderen großen gesellschaftlichen

Bereich zu gewinnen, der von der sogenannten Digitalisierung in besonderer Weise betroffen ist und sie mit voranbringt.

Meine Damen und Herren,
mein Thema „*Die digitale Revolution in der Industrie – Innovationen für den Einzelnen und die Gesellschaft*" betont den Zusammenhang zwischen Technik und Fortschritt, aber eben nicht Fortschritt um des Fortschritts willen, sondern Fortschritt im Dienste der Menschen. Unser Ziel sind *Technologien, die das Leben besser machen.* Und wir wollen mit unserer Technik und unseren Innovationen Beiträge leisten zur Sicherung der natürlichen Lebensgrundlagen und zum schonenden Umgang mit den knappen Ressourcen der Erde. Wir beide – Ärzte und – das sage ich in aller Bescheidenheit – auch die Unternehmen – tragen dazu bei, die Lebenserwartung der Menschen zu verlängern. Wir tun aber auch etwas zur Bewältigung der Folgen des Bevölkerungswachstums. Und wir helfen, Antworten zu geben auf die Herausforderungen von Megacities, aber auch auf die Gefahr zunehmender Landflucht in der Dritten Welt.

Um alles das geht es in unserem *Global network of innovation*, wie wir Siemens gerne bezeichnen. Dieses Netzwerk besteht aus 450.000 Mitarbeitern – darunter 180.000 in Deutschland, aber auch 80.000 in den USA und schon 25.000 in China. Insgesamt Menschen in 190 Ländern, also überall. Zu dem Netzwerk gehören aber auch Millionen von Kunden und Hunderttausende von Partnern auf der Lieferantenseite – und da überwiegen im übrigen mittelständische Partner. Beispiel Berlin: 17.000 Mitarbeiter bei Siemens mit Wertschöpfung von 2 Milliarden Euro. Für die gleiche Summe kaufen wir in Berlin und Brandenburg ein. Das ernährt viele Tausend Menschen indirekt, die vorwiegend in mittelständischen Betrieben arbeiten. Daran zeigt sich auch – und das nur als Nebenbemerkung –, wie realitätsfern das Gerede vom angeblichen Interessengegensatz zwischen Mittelstand und Großindustrie ist. Wir haben in Wirklichkeit eine Symbiose beider Gruppen zum gegenseitigen Vorteil. Aber vor allem in Wahlkampfzeiten wie gegenwärtig ist es offenbar eine fast unwiderstehliche Versuchung, die Dinge etwas anders darzustellen.

Unser größter Einzelmarkt noch vor Deutschland sind die USA mit einem Geschäftsvolumen über 20 Milliarden Euro. In Deutschland liegt unser Umsatz bei 18 Milliarden Euro – das sind etwas mehr als 20 Prozent des Gesamtumsatzes, und wir fahren damit hier seit vielen Jahren in etwa gerade aus, vornehm formuliert „Nullwachstum, und in diesem Jahr ist unser Geschäftsvolumen in Deutschland bisher leider sogar rückläufig. Bereits auf den dritten Platz vorgeschoben in der Rangliste unserer umsatzstärksten Länder hat sich China. Dort sind die Wachstumsraten unseres Geschäfts ganz besonders hoch. Siemens hat sich in China im übrigen in den letzten zehn Jahren hervorragend positioniert. Heute betreiben wir dort 45 Joint Ventures. Und ich darf sagen, wir genießen einen hohen Bekanntheitsgrad und eine außerordentlich hohe Wertschätzung. Und wir machen Gewinne.

Es ist für mich bei meinen vielen Reisen im übrigen immer wieder faszinierend zu sehen, mit welchem Vorwärtsdrang, welcher Wissbegier und welcher Zähigkeit die Chinesen ihr riesiges Land entwickeln. Nur eines muss ich zugeben: Der Zugang zu der traditionellen chinesischen Medizin fällt mir schwer. Da muß ich wohl erst noch einige Male mehr nach China reisen. Bisher haben jedenfalls die berühmten Nadeln bei mir noch nicht geholfen. Aber das kann auch an meiner mangelnden Offenheit liegen.

Meine Damen und Herren,
das Wort von der Globalisierung geht einem heute ja so selbstverständlich von den Lippen. Aber was da in den vergangenen zehn, zwölf Jahren stattgefunden hat und die Rahmenbedingungen in der Unternehmenswelt fundamental verändert hat, ist uns doch nicht immer voll bewußt. Ich will darauf kurz eingehen. Aus der Sicht eines Unternehmens heißt Globalisierung ganz einfach:

- Dieselben Wettbewerber,
- gleiche Produkte und
- gleiche Preise
- auf allen wesentlichen Märkten der Erde.

Die nationalen Märkte sind zu einem Weltmarkt zusammengewachsen. Und damit verbunden ist ein viel intensiverer Wettbewerb als früher. Worauf es da für das einzelne Unternehmen ankommt, das macht eine kleine Episode deutlich, die ich während einer Kanada-Reise gehört habe:

Es ging darum, daß zwei Wanderer in den Wäldern Kanadas einen Grizzly-Bären aufgeschreckt hatten, der sich vor ihnen aufbaute. Einer der beiden Wanderer zieht sich in aller Eile Turnschuhe an. Der andere fragt ihn daraufhin: „Was soll das? So wirst Du auch nicht schneller als der Bär sein." *Die Antwort*: „Das muß ich auch nicht. Es reicht schon, wenn ich schneller bin als Du!"

Warum erzähle ich diese Geschichte? – Weil unsere Situation mitunter sehr ähnlich ist. Wir müssen schneller und natürlich auch besser sein als andere. Und das um so dringender, weil klar ist, dass wir im reinen Kostenwettbewerb an unseren deutschen Standorten keine Aussicht haben, die Besten im Weltvergleich zu werden. Wir müssen uns auf andere Weise differenzieren: durch bessere Produkte und durch bessere Qualität. Deshalb haben wir zum Beispiel unsere Aufwendungen für Forschung und Entwicklung auf 6 Milliarden Euro pro Jahr gesteigert, also fast 30 Millionen Euro pro Arbeitstag! Heute machen wir über 70 Prozent unseres Umsatzes mit Produkten, die weniger als fünf Jahre alt sind. In der Medizintechnik sind zwei Drittel aller Produkte sogar jünger als drei Jahre.

Im Umkehrschluss bedeutet das aber auch – und da zeigt sich die ganze Dimension der Herausforderung – daß wir den größten Teil der Produkte noch gar nicht besitzen, die in wenigen Jahren unser Geschäft tragen und die Arbeitsplätze bei Siemens auch in Zukunft sichern sollen. Die Globalisierung hat dann etwa ab Mitte der neunziger Jahre auch lebhafte gesellschafts- und sozialpolitische Diskussionen ausgelöst – besonders um den sogenannten Shareholder Value. Aus der angelsächsisch geprägten Welt, und die ist maßgeblich für die Kapitalmärkte, kam die Kritik, daß im kontinentalen Europa zu wenig für die Interessen der Aktionäre getan werde. Dieser Diskussion mußten wir uns genauso wie andere börsennotierte Unternehmen stellen. Aber wenn man den Dingen dann auf den

Grund geht, wird schnell deutlich, daß hier ein Scheingegensatz zwischen Aktionärsinteressen einerseits und Arbeitnehmerinteressen andererseits aufgebaut worden war.

- Denn nur ein gut verdienendes Unternehmen kann die enormen Ausgaben für Forschung und Entwicklung finanzieren, von denen unsere Wettbewerbsposition und damit die Sicherheit der Jobs abhängen. 6 Milliarden Euro – wie gesagt – in unserem Fall.
- Und nur ein gut verdienendes Unternehmen kann eine halbe Milliarde Euro pro Jahr in die Qualifikation und Fortbildung seiner Mitarbeiter investieren, wie wir es tun, ohne die es auch keine Jobsicherheit gibt.

Die Financial Times, also die „Voice for Business" hat es einmal auf ihre Weise ausgedrückt und – wie dort üblich personalisiert, indem sie mich beschrieb als „A pragmatic capitalist and a social romantic". Ich muß sagen, mit einer solchen Charakterisierung lebe ich gerne!

Die Aktionärsinteressen und die Interessen der Mitarbeiter bilden also in Wirklichkeit keinen Gegensatz. Sondern sie sind die zwei Seiten ein und derselben Medaille.

Im Zuge der Globalisierung ist auch die Bedeutung der Finanzmärkte gewachsen und damit die Rolle der sogenannten Analysten. Sie haben erheblichen Einfluß auf das Verhalten von Investoren und damit mittelbar auch auf uns. Deshalb ist ihr Urteil für uns von großem Gewicht. Aber sie haben keinesfalls immer recht. Ich will dafür ein konkretes Beispiel nennen. Zu den Forderungen der Finanzanalysten zählte bis vor kurzem auch der Ruf nach einer stärkeren Fokussierung von Siemens. Wir wurden also aufgefordert, uns nur noch auf einen Teil unseres breiten Produkt- und Leistungsspektrums zu konzentrieren und alles andere abzustoßen. Und vor einiger Zeit gab es in diesem Zusammenhang den wohlgemeinten Ratschlag, wir sollten uns schleunigst von unserer Medizintechnik trennen.

Wir haben solchen Ratschlägen bei Zeiten widerstanden. Und wir haben sogar etwas gemacht, was in Analystenkreisen zunächst gar keinen Beifall fand: Wir haben eine neues großes Werk für Medizintechnik in Erlangen gebaut und eben nicht in Asien oder Osteuropa. Und dieses Werk ist ein großer Erfolg geworden. Übrigens auch, weil unsere Arbeitnehmer und Betriebsräte bei der Ausgestaltung der Arbeitszeiten eine sehr hohe Flexibilität an den Tag gelegt haben und dort zum Beispiel Arbeitsschichten möglich gemacht haben, die – wenn nötig – auch den Samstag und Sonntag einschließen. Das hat nicht immer den Beifall der IG-Metall in Frankfurt gefunden. Wir sind aber froh darüber, daß wir unseren eigenen Vorstellungen gefolgt sind und nicht den Ratschlägen aus der Analystenwelt. Die Medizintechnik ist inzwischen einer unserer erfolgreichsten Bereiche und auch im Vergleich zu allen Wettbewerbern sowohl technisch als auch wirtschaftlich hervorragend positioniert. Und deshalb bleibt es gegenüber den Analysten auch dabei: *„You analyze, we manage"*.

Meine Damen und Herren,
der Globalisierung liegen neben wirtschaftlichen und politischen Entwicklungen auch weitreichende technische Entwicklungen zugrunde. Man kann sagen, das Internet ist der backbone der Globalisierung. Etwas detaillierter betrachtet beschäftigen wir uns dabei mit dem Fortschritt in der Digitalisierung, das heißt mit Informationsverarbeitung und Telekommunikation. Eine große Rolle spielt hierbei natürlich die Mikroelektronik, die durch die Miniaturisierung immer mehr Leistung auf immer kleineren Chips unterbringt. Nirgendwo sonst war der Fortschritt in den vergangenen Jahren so rasant. Das verdeutlicht eine kleine Analogie:

Hätte es bei Kraftfahrzeugen denselben Entwicklungsfortschritt wie bei Halbleitern gegeben, dann wäre ein Auto heute etwa 50 Gramm schwer, 5.000 Kilometer pro Sekunde schnell, käme mit einer Tankfüllung rund 500.000 Kilometer weit und würde nur noch ganze 5 DMark kosten!

Ein 64-Megabit-Chip, heute fast schon „altes Eisen" in der Mikroelektronik, hat Strukturen 300 mal so fein wie ein menschliches Haar und eine Speicherkapazität für 4.000 Schreibmaschinenseiten. Und bei der aktuellen Chipgenerationen – also dem 256 Megabitchip gibt es dann erneut entsprechende Steigerungen auf eine Speicherkapazität von 16.000 Seiten. Wir haben in den vergangenen Jahren alle 18-24 Monate eine Verdopplung der Speicherdichte erlebt. Selbst wenn sich die Entwicklung in Zukunft wegen des enormen Kapitalbedarfs etwas verlangsamen sollte, wird es weitergehen, und der Gigabitchip und seine Nachfolger werden kommen. Physikalische oder produktionstechnische Grenzen sind so schnell jedenfalls noch nicht erreicht.

Man kann sich natürlich fragen: *Wofür immer leistungsfähigere Chips und Mikroprozessoren?* Das betrifft selbstverständlich nicht in erster Linie die Speicherung von Textseiten, auch wenn solche Beispiele eindrucksvoll klingen. Es geht eher um Anwendungen wie Spracherkennung, Gestikerkennung und Mimikerkennung, die jetzt möglich werden. Oder um dreidimensionale Bewegtbilder, wie in der Medizintechnik. Dafür braucht man hochgezüchtete Chips und leistungsfähige Prozessoren. Dieser Fortschritt bildet auch den Hintergrund für die Weiterentwicklung der Kommunikationsnetze. Sprach- und Datennetze wachsen zu einem Netz zusammen. Dieser Trend ist voll in Gang. Im Festnetzbereich setzen sich in der nächsten Generation Breitbandnetze durch.

Auf wesentlichen Feldern ist Deutschland da übrigens weltweit in einer Spitzenstellung. Bei ISDN mit 29 Anschlüssen pro 100 Einwohner auf einem der ersten Plätze, bei DSL – also dem schnellen Internet-Zugang auf Basis der Breitbandtechnik – hinter Schweden weltweit auf Platz zwei. Ganz allgemein kann man sagen: In der Telekommunikationsinfrastruktur ist Deutschland Weltklasse. Das ist im übrigen ein großes Verdienst der Deutschen Telekom, das nicht immer ausreichend gewürdigt wird. Bei der Ausstattung mit PCs und Internet-Anschlüssen der Haushalte liegen die USA dagegen klar vorne und Deutschland nur im Mittelfeld.

Wieder anders ist es im Mobilfunk. Er ist vor allem eine Domäne der Europäer. Die USA sind dort – was die Netze und die Verbreitung von Handys angeht – noch nicht so weit vorangekommen wie wir. Und trotz aller Unkenrufe wird sich UMTS durchsetzen und in wenigen Jahren von heute ganz selbstverständlich sein. Manchmal fehlt ja die Phantasie, sich Anwendungen vorzustellen, für die UMTS erforderlich ist. Zum Beispiel die Live-Übertragung von Urlaubsbildern und ganzen Filmen von einem Handy auf das andere. Ich könnte dann etwa hier auf meinem Handy sehen, wie meine Enkelkinder irgendwo am Strand im Sand spielen. Für mich eine sehr erfreuliche Vorstellung, hoffentlich auch für meine Enkelkinder.

Digitalisierung von Daten und ihre Übertragung spielen aber auch in den internen Abläufen der Unternehmen und zwischen Unternehmen und Kunden eine große Rolle. Bei Siemens sind inzwischen z.B. rund 300.000 unserer Mitarbeiter von Arbeitsplatz zu Arbeitsplatz untereinander vernetzt und viele auch mobil in der Lage, sich von jedem Ort der Welt in unser Firmennetz einzuwählen. Ich kann heute per e-mail mit einem Knopfdruck mehrere Hunderttausend Siemens-Mitarbeiter in aller Welt erreichen. Was ich im übrigen zur Verbreitung von unternehmensweiten Botschaften auch regelmäßig tue.

Oder Ferndiagnose, Fernservice und die Wartung und Inbetriebnahme ganzer Kraftwerke, Industrieanlagen oder natürlich auch medizintechnischer Anlagen und das Aufspielen neuer Software in installierte Systeme sind heute zunehmend über Datennetze möglich. Das erspart Zeit und steigert die kontinuierliche Verfügbarkeit der Anlagen. Ein anderes Feld ist das Gebäudemanagement in gewerblichen Gebäuden, Schulen, auch in Krankenhäusern aber auch in Privathäusern. Heute können über Datennetze und Bussysteme alle technischen Einrichtungen von der Klimaanlage bis zu Licht, Heizung, Haushaltsgeräten, Zugängen, Fenstern, Alarmeinrichtungen und anderen Installationen zentral gesteuert und überwacht werden. Das ganze kann natürlich auch aus Leitwarten außerhalb der jeweiligen Gebäudekomplexe erfolgen.

Für die Wertschöpfung bei Siemens bedeutet dieser Trend der Technik, daß der Anteil von Wertschöpfung in unseren Fabriken immer stärker abnimmt und der Anteil von Software-Entwicklung und Engineering rasch steigt. In der Medizintechnik liegt die reine Wertschöpfung in Fabriken teils bei nur noch 10 Prozent. Und daran sehen Sie: Die digitale Revolution hat natürlich auch in der Medizintechnik ganz neue Möglichkeiten eröffnet und einen Innovationsschub ausgelöst.

Ich will hierzu auf fünf Punkte konkret eingehen:

1. Bildgebende Systeme
2. den integrierten Operationssaal
3. den workflow innerhalb von Kliniken
4. die Telemedizin
5. und das E-Business.

Den Hintergrund für diese Bemerkungen bildet die allgemeine Lage im Gesundheitswesen, die Sie ja aus Ihrem Berufsalltag viel besser kennen als ich. Es geht dabei um das ständige Bemühen um Kostensenkung und Qualitätssteigerung. Oder schlicht: Um die Produktivität der Prozesse im Gesundheitswesen ganz generell. Sie wissen, meine Damen und Herren, daß Großgeräte an den gesamten Gesundheitsausgaben nur einen sehr geringen Kostenanteil ausmachen, nämlich weniger als 1 Prozent. Davon entfallen auf die reinen Investitionen sogar nur 0,2 Prozent. Betrachtet man die Kosten für krankenhausübergreifende IT, so liegen die Gesamtkosten etwa in gleicher Größenordnung, also ebenfalls bei 0,2 Prozent. Die Vorstellungen dazu in der Öffentlichkeit gehen oft in ganz andere Dimensionen. Sie sind aber um Faktoren falsch.

Zu den Großgeräten zählen bildgebende Systeme, und das ist der *erste Punkt.*

Ein Blick auf die Veränderung der Technik über einen Zeitraum von mehr als hundert Jahren zeigt den Schub, der durch Mikroelektronik, hochspezialisierte und leistungsfähige Prozessoren und digitalen Datenfluß ausgelöst worden ist. Für ein solches CT Bild aus dem Jahr 1974 mit einem Datenvolumen von 0,06 Megabyte und der Erfassung einer einzigen Schicht war noch ein Zeitbedarf von 5 Minuten erforderlich.

Das nächste Bild ist ein Beispiel für virtuelle Endoskopie – ein außerordentlich hilfreiches und zugleich für den Patienten schonendes Diagnoseverfahren. Hier findet ein virtueller Flug durch die Koronarien statt. Das Verfahren haben wir in unseren Forschungslabors in Princeton entwickelt. Es basiert auf einer Kombination von CT-Schichten zu dreidimensionalen Bildern, die dann exakte Einsichten in die anatomischen Strukturen erlauben. In 18 Sekunden werden 2000 Schichten aufgenommen. Dieses CT-Bild einer Niere aus dem Jahr 2002 erfordert 0,5 Sekunden also nur ein Sechshundertstel der Zeit von 1974 und erfaßt ein Volumen von 16 Schichten pro Rotation. Die Datenmenge liegt 80.000 mal so hoch wie bei dem Bild von 1974, nämlich bei 5 Gigabyte. Einen weiteren Eindruck von der bestechenden Schärfe solcher Verfahren auf dem Stand der Technik von heute liefert der Ultraschall. Hier sehen Sie dreidimensionale Bilder aus der pränatalen Diagnostik und daneben das Foto des neugeborenen Kindes, von dem die Ultraschall-Aufnahmen stammen. Ich weiß natürlich, daß das kein Beispiel aus der Welt der Chirurgen ist. Aber entsprechend hohe Qualität steht selbstverständlich auch für die Anwendung des Ultraschalls in der Chirurgie zur Verfügung .

Im Biograph sind PET und CT, also anatomische und funktionale Bildgebung in einem einzigen Diagnosesystem kombiniert und in einem Bild fusioniert. Damit wird bereits in sehr frühen Entwicklungsstadien eine genaue Tumordiagnose möglich. Der Zeitaufwand für eine solche Untersuchung beträgt nur 30 Minuten. Das ist eine erhebliche Verkürzung gegenüber bisherigen Untersuchungen an getrennten Geräten. Alle diese Systeme beruhen auf einer einheitlichen Software-Plattform, die wir Syngo nennen. Das ist kosteneffizient, aber auch eine große Arbeitserleichterung für das Bedienpersonal.

In meinem *zweiten Punkt* komme ich zum integrierten Operationssaal. Jeder OP ist natürlich auch nur Teil eines umfassenderen Gesamtsystems. Aber im OP gibt es eine Fülle von Funktionen, die mit moderner Datentechnik integriert werden können und die dann den Operateur entlasten. Via Sprachsteuerung kann er die verschiedenen Subsysteme unmittelbar bedienen. Das vermeidet Kommunikationsaufwand zwischen Personen, es beschleunigt Prozesse und erhöht die Konzentration auf die Kernaufgabe am OP-Tisch.

Ein entsprechender OP ist bei Professor Siewert im Klinikum rechts der Isar in München installiert. Er ist Teil der Arbeiten der Arbeitsgruppe *MITI – Minimal-invasive interdisziplinäre therapeutische Intervention*, die 1999 am Klinikum gegründet worden ist. Unser gemeinsames Ziel ist es, die Abläufe zu optimieren. Gerade für minimal invasive Methoden steht ja prinzipiell ein weites Anwendungsfeld offen, und dafür liefert dieses Projekt wertvolle Anschauung. Mit der stärkeren Nutzung dieser Methoden verbunden ist nicht nur ein erhebliches Effizienzpotential durch kürzere Liege- und Rekonvaleszenz-Zeiten pro Fall, sondern auch eine große Entlastung für den Patienten durch eine geringere Traumatisierung.

Meine Damen und Herren, im *dritten Punkt* geht es um den workflow in Kliniken oder kurz: um das vernetzte Krankenhaus. Also etwas salopp ausgedrückt um alle Prozesse zwischen Aufnahme des Patienten und seiner Entlassung. Und zwar alle Verwaltungsprozesse, aber auch darüber hinaus die Integration der Diagnoseverfahren und anderer Behandlungsschritte. Hier liegt eine enormes Einsparpotential von bis zu 30 Prozent, wenn Prozesse auf einheitliche Plattformen gebracht werden. Oder wenn händische Verwaltungsverfahren überwunden werden. Oder wenn bildgebende Systeme miteinander vernetzt und Aufnahmen an allen erforderlichen Stellen in einer Klinik elektronisch abgerufen und auch automatisch archiviert werden. Es werden Zeit und Wege gespart und Prozesse beschleunigt. Und nicht zuletzt wird die Arbeitsqualität verbessert.

Wir haben im vergangenen Jahr auf diesem Gebiet in den USA eine große Akquisition getätigt und eines der führenden Unternehmen, nämlich Shared Medical Systems, erworben. In Birmingham, Alabama errichten wir derzeit ein erstes voll digitales Krankenhaus. Wir statten es komplett aus mit vernetzter Medizintechnik, aber auch mit Gebäude-, Kommunikations- und Lichttechnik. Alles aus einer Hand. Alle Systeme sind in ein umfassendes Datennetz des Hauses integriert. Was die Situation in unserem Land angeht, weiß ich natürlich um die klamme Lage der Krankenhausträger, vor allem der Kommunen. Ich glaube aber, daß eine sorgfältige Investitionsrechnung ein starkes Argument für eine aktivere Einführung vernetzter Systeme und kompletter Lösungen wäre. Die Gewinne aus Prozeßbeschleunigung, Kostenreduktion und Arbeitsqualität sind jedenfalls beachtlich.

Mein *vierter Punkt* von der Telemedizin schließt unmittelbar an. Es geht ebenfalls um die Nutzung von Datennetzen, aber für die Zusammenarbeit über den Bereich einer Klinik oder Arztpraxis hinaus. In dem Projekt Eye Doctores Network ist die Universität Erlangen beispielsweise mit anderen bekannten Augenzentren weltweit vernetzt. Schon zuvor wurde ein Netzwerk zwischen der Uni-Klinik und niedergelassenen Augenärzten in Israel, Palästina und Ägypten aufgebaut, damit Spezialisten den niedergelassenen Arzt beim Befund unterstützen können. Wir betreiben dieses Netzwerk zusammen mit den ärztlichen Partnern seit einigen Jahren mit gutem Erfolg. Ein anderes eindrucksvolles Telemedizin-Projekt wird zwischen der Charité hier in Berlin und Kliniken und Ärzten in Estland auf dem Gebiet der Kardiologie betrieben. Die dünne Besiedelung Estlands läßt eine ausgewiesene Expertise auf dem Gebiet der Kinder-Kardiologie nicht zu. Deshalb war die Versorgung von Kindern mit angeborenen Herzfehlern dort unzureichend. Hier konnte mit der Telemedizinbrücke zwischen der Charité und Estland Abhilfe geschaffen werden. Inzwischen besteht diese Brücke im dritten Jahr. Sie umfaßt zum Beispiel Herzkatheder-Untersuchungen und online-Beratungsgespräche.

Ähnliche Projekte und den Ausbau solcher Ansätze zu umfassenden Netzwerken finden sich in anderen gering besiedelten Gebieten Nordeuropas – zum Beispiel in Norwegen. Große Bedeutung hat das Thema auch in Entwicklungsländern, insbesondere in der pazifischen Inselwelt. Gerade durch die Telemedizin können Menschen in der Dritten Welt unmittelbar den Nutzen von Globalisierung und technischem Fortschritt für ihr persönliches Leben erfahren – etwa wenn Geburtshelfer irgendwo in der indonesischen Inselwelt bei Komplikationen schon mit vergleichsweise einfachen Mitteln der Telekommunikation Spezialisten in Jakarta hinzuziehen können. Ich würde mir wünschen, dass der Stellenwert solcher Aktivitäten auch in der Entwicklungspolitik deutlicher erkannt würde. Hier wären viele wirklich nutzbringende Projekte vorstellbar, die dazu beitragen könnten, Ängste gegenüber der Globalisierung abzubauen.

Meine Damen und Herren,

mein *letzter Punkt* dreht sich um das Thema E-Business, also die Verlagerung von Geschäftsprozessen auf elektronische Plattformen im Internet. Unter dem Titel e.health sind wir das Thema E-Business auch in der Medizintechnik breit angegangen. Allerdings machen wir sehr differenzierte Erfahrungen. E-Commerce, also der Vertrieb über das Internet – setzt sich zum Beispiel nicht so schnell durch, wie zunächst erwartet worden war. Und das liegt nicht an technischen Verzögerungen beim Aufbau, sondern hat etwas mit dem Echo zu tun, das von den Kunden kommt. Längst nicht alle machen auf Anhieb mit. Offenbar sind die traditionellen Wege der Kundenansprache und des Dialogs doch vielen weiterhin vertrauter als die elektronischen Wege.

Aber es gibt auch schon ermutigende Erfahrungen. Unser Medical-Portal im Internet mit Informationen über unsere Produkte, Leistungen und medizinische Entwicklungen verzeichnet über 50.000 klicks pro Monat. Wir haben auch großen Erfolg mit unserer Plattform SiemensMedicalAcademy-dot-com. Das ist ein online-Qualifizierungsangebot für unsere Mitarbeiter und für Kunden. Dort stehen rund 1.000 Lernmodule für den Umgang mit medizinischen Geräten, mit Informationstechniken im klinischen Bereich und zu business management im Gesundheitswesen zur Verfügung. Auch diese Plattform wird fleißig genutzt. Mit dabei sind wir auch zusammen mit anderen Unternehmen bei dem einzigen leistungsfähigen healtcare-Marktplatz im Internet, dem „*Global Healthcare Exchange*". Die Zahl der Transaktionen auf diesem Marktplatz steigt langsam aber stetig an.

Meine Damen und Herren,

unser Umfeld und unsere Technologien eröffnen immer neue Anwendungsmöglichkeiten – und es geht in hohem Tempo voran. Aber hohes Tempo bedeutet nicht Fortschritt um jeden Preis. Und da spreche ich nicht nur von materiellen Kosten. Die sind natürlich wichtig, denn Profitabilität ist Voraussetzung für nachhaltige Existenz. Aber wir tragen in einem viel umfassenderen Sinn *Verantwortung* für das, was wir tun. Und das darf sich nicht in irgendwelchen abgehobenen Sonntagsreden ohne Bodenhaftung erschöpfen. Sondern im Kern handelt es sich um Verhaltensweisen, die für jeden Einzelnen und für Unternehmen insgesamt selbstverständlich sein sollten. Es geht um Werte wie Integrität, Zuverlässigkeit, Pflichtbewußtsein, Ehrlichkeit und Solidarität im Umgang. Der Chirurg Rudolf Pichlmayr hat einmal zur Verantwortung der Ärzteschaft formuliert:

„Es gibt in der Ärzteschaft eine Grundeinstellung, in der die offensichtlich auch heute vom sogenannten Zeitgeist häufig als altmodisch angesehenen Tugenden wie Pflichterfüllung, außergewöhnlicher Einsatz oder Leben für eine Aufgabe noch gelten. Dies ist wohl die ethisch wichtigste Grundvoraussetzung zur Vorbeugung ärztlich-ethischer Verfehlungen".

Ich meine, das gilt nicht nur für Ärzte. Auch Naturwissenschaftler, Ingenieure und Kaufleute sind zu einer vergleichbaren Einstellung verpflichtet: In Forschung und Entwicklung, im täglichen Geschäft und in der Verantwortung für Mitarbeiter, Kunden und Lieferanten. Hier wie da sind verantwortungsbewußte Menschen vonnöten, die die Tragweite ihres Handelns erfassen und die Konsequenzen bedenken. Aber das darf die Fähigkeit zu entschlossenem, mitunter sehr schnellem Handeln auf Basis von Kompetenz und innerer Festigkeit nicht einschränken. Denn die Folgen unterlassenen Handelns sind oft drastisch: im Arzt-Patienten-Verhältnis im unmittelbaren Sinn und bei uns im Unternehmen eher im übertragenen Sinn. Es geht um das Wohl und Wehe von Menschen. In der Medizin sowieso, aber letztlich auch in der Technik ganz allgemein.

Meine Damen und Herren,

mir persönlich und Siemens als Unternehmen liegt blinde Technikgläubigkeit fern. Wir verschließen nicht die Augen davor, daß Technik mißbraucht werden kann. Und wir kennen so gut wie andere die Fälle, in denen dies geschehen ist. Aber wir wissen auch, daß Technik der Schlüssel zur Lösung von Problemen und zur Bewältigung von Herausforderungen ist, die anders gar nicht zu lösen wären. Technik ist für den Menschen da und nicht umgekehrt der Mensch für die Technik. Und Fortschritt der Technik muß Fortschritt für die Menschen sein und nicht Belastung. In diesem Sinne setze ich auf Technik und Innovationen und halte sie nicht nur für verantwortbar, sondern für zwingend erforderlich.

Karl Popper hat einmal auf die Frage, was er dem geplagten Zeitgenossen mit auf den Weg geben könne, geantwortet:

„Eines ist einfach und wichtig: Wir hier im europäischen Westen und den Vereinigten Staaten leben heute in einer besseren und gerechteren Welt, als es je eine vorher gegeben hat. Wir haben keinen Grund zur Verzweiflung und jeden Grund, auf weitere Verbesserungen zu hoffen."

Karl Popper hat das in einem Interview vor fünfzehn Jahren gesagt. Ich meine, seitdem hat sich vieles verändert und trotz aller Unzulänglichkeiten auch vieles verbessert. Dazu zählt auch der Stellenwert, den der Schutz von Natur und Umwelt und der Gedanke der Nachhaltigkeit einnehmen. Auch dazu hat Karl Popper im selben Interview etwas gesagt:

„Wir Menschen haben unsere Umgebung immer schlecht behandelt und ausgenutzt. Die auf Wissenschaft basierende Technik ist das einzige, was uns helfen kann, diese Schäden wieder in Ordnung zu bringen. Das ist eine unendliche und sehr wichtige Aufgabe."

Dazu, meine Damen und Herren, versuchen wir auf dem Gebiet der Elektrotechnik und Elektronik Beiträge zu leisten! Und auf dem Gebiet der Medizintechnik wollen wir gemeinsam mit Ihnen weiter bessere Lösungen zum Nutzen für die Menschen entwickeln. Hieran mitwirken zu dürfen, das freut mich ganz besonders.

Anschrift des Verfassers:
Dr. Heinrich v. Pierer
Vorsitzender des Vorstands der Siemens AG
Wittelsbacher Platz 2
80333 München

Digitale Revolution und Gesellschaft

R. Herzog, Bundespräsident a. D.

Prinzregentenstraße 89, 81675 München

Lassen Sie mich mit einer persönlichen Bemerkung beginnen. Lieber Herr Siewert, ich gratuliere Ihnen zu dieser wunderschönen Amtskette.

Aus der Sicht eines Bundespräsidenten sieht das folgendermaßen aus: Man wird irgendwo hingefahren; das Auto spuckt einen aus; da stehen vier, fünf Leute dunkel gekleidet und mit feierlichen Gesichtern, und man weiß nicht, an wen man sich wenden muss. Es gibt zwei Kategorien von Menschen, die da außerordentlich praktisch sind. Das sind die Oberbürgermeister, die haben eine Amtskette, und die Universitätsrektoren haben eine Amtskette. Auf die stürzt man dann zu, und dann läuft alles richtig. Jetzt gibt es noch eine dritte Kategorie von Menschen, Herr Siewert.

Aber sie wäre nicht nötig; Sie würde ich ohnehin kennen.

Ich soll über die digitale Revolution aus der Sicht des Staates sprechen, meine Damen und Herren. Ich muss zunächst gestehen, ich habe mit dem Adjektiv „digital" schon meine Schwierigkeiten. Normalerweise ist es ja so, dass man in den Bereichen, um die es hier gehen soll, zwischen analog und digital unterscheidet. Ich habe keine Vorstellung, worin das beruht. „Analog" kann ich mir noch vorstellen; „digital" kommt nach meinen spärlichen Lateinkenntnissen vom lateinischen Substantiv „digitus" (der Finger). Das mag für den Chirurgen passen, von denen bekannt ist, dass sie im Körper ihrer Patienten herumfingern.

Aber was das mit der Information zu tun hat, weiß ich nicht. Und da ich hier nicht vor Internisten und Kardiologen spreche, erspare ich mir auch den Hinweis auf das abgeleitete Substantiv „Digitalis".

Es geht also auf gut Deutsch um eine wahnsinnige Explosion von Informationsmöglichkeiten, damit verbunden von vorhandener Information. Und ich will Ihnen ganz offen sagen: Ich habe den Eindruck, mit „digital" geht es noch schneller als mit „analog". Aber im Übrigen soll es mir gleichgültig sein; denn für die Phänomene, mit denen wir in der Politik und vor allen Dingen in den politischen Entwicklungen der nächsten Jahrzehnte zu rechnen haben, kommt es nie auf die wissenschaftliche und die technische Eigenart einer Entwicklung an, sondern immer auf so primitive Dinge wie Informationsmenge, Informationsgeschwindigkeit, Verfügbarkeit von Informationen. Und das ist schlimm genug.

Ich möchte eigentlich damit beginnen, dass ich Ihnen ganz allgemeine, ganz selbstverständliche und jedem von Ihnen in der einen oder anderen Weise bekannte Denkfiguren vorführe. Ich beginne mit den allgemeinen: Die Entwicklung eines neuen Gedankens, die Entdeckung eines bisher nicht entdeckten Sachverhalts, die Erfindung eines bisher nicht bekannten Verfahrens oder eines nicht bekannten Instruments – das alles sind Dinge, die, wenn ich die Wissenschaftssoziologie richtig verstanden habe, im Grunde, jedenfalls prinzipiell, auf vorhandenen Informationen aufbauen, und zwar darauf, dass vorhandene Informationen zu neuen Informationsmustern zusammengesetzt werden, vielleicht da und dort durch ein weiteres relativ kleines Informationsmuster ergänzt werden, sodass es, wenn dieser Satz richtig ist, im Grunde darauf ankommt, an einem beliebigen Ort in unserer Welt, an dem gedacht, geforscht, entwickelt wird, möglichst viele Informationen, die überhaupt für das, was getan wird, infrage kommen – und man weiß ja immer erst nachher, was infrage gekommen wäre –, vorhanden sind und dass eine möglichst rasche Verfügbarkeit vorliegt.

Wenn Sie das in die Geschichte zurückverfolgen – und damit bin ich noch bei der Geschichte –, können Sie das zunächst einmal fast geografisch festmachen. In den alten Hochkulturen Ägyptens, Mesopotamiens, Chinas usw. gibt es ganz bestimmte Stellen, an denen man sagen kann: Hier hat sich immer wieder Neues entwickelt, hier haben sich Kulturen, hier haben sich Wissenschaftsdisziplinen entwickelt. Und zwar waren es Stellen, an denen viele Menschen zusammengekommen sind, an denen möglichst die Informationen, die man in der fraglichen Zeit hatte, beieinander waren, sodass sie auch relativ rasch und relativ leicht verfügbar waren. In Mesopotamien und Ägypten sind es die Paläste der Regierenden, die Tempel, was ja meistens nicht so exakt voneinander zu trennen ist. Später, in unserem Mittelalter aber noch um einige kleine Beispiele zu nennen, sind es das Kloster, im künstlerischen, aber auch im bautechnischen Bereich etwa die Bauhütten der großen Dome, die Städte insgesamt, die man immer wieder als die Stellen festmachen kann, die während des letzten Jahrtausends die Kultur und die Wissenschaft vorangebracht haben; dann wird es schon etwas organisatorischer: die Universitäten, die Akademien.

Die Veränderung, die wir heute zu verzeichnen haben, ist eine ungeheure, meine Damen und Herren. Es ist die Veränderung, die dazu führt, dass man im Prinzip an jedem beliebigen Ort der Welt jede beliebige Information auf eine relativ einfache Weise erhalten kann: Man muss nur mit dem Internet umgehen können; aber das kann selbst der deutsche Geistesriese Boris Becker, das schaffen wir alle. Man hat an jedem beliebigen Ort, zu jeder beliebigen Zeit nahezu jede beliebige Information zur Verfügung. Und dies ist zunächst einmal eine Riesenchance, und zwar eine Chance insbesondere in den Gesellschaften, in denen etwa unser Kulturkreis seit etwa 150–200 Jahren lebt. Wir sprechen davon, dass es sich um dynamische Gesellschaften handelt. Ich halte diese Bezeichnung – ich habe sie hundertmal verwendet – heute auch für falsch, weil es dynamisierte Gesellschaften sind; dynamisch sind die meisten gar nicht, jedenfalls nicht die unsere. Das ist eine Gesellschaft mit doch sehr vielen eingeschlafenen Füßen. Aber es handelt sich um Gesellschaften, die durch eine wissenschaftliche, technische und letzten Endes auch wirtschaftliche Entwicklung ungeheure Fortschritte erzielt haben, in ungeheure Bewegungen geraten sind. Man hat immer wieder neue Produktionsmethoden, immer neue technische Möglichkeiten, immer neue wissenschaftliche, auch medizinische Möglichkeiten entdeckt. Man hat dabei gelernt, dass es mit den gesellschaftlichen Problemen ist wie nach Wilhelm Busch mit den Wünschen – Sie kennen das –: Ein jeder Wunsch, wenn er erfüllt, kriegt augenblicklich Junge. So ist es auch mit unseren gesellschaftlichen und wissenschaftlichen Problemen. Alles, was momentan modern und entwickelt zu sein scheint, ist in fünf oder zehn Jahren veraltet, hat aber jedenfalls in der Zwischenzeit zwei, drei Dutzend neue, zur Lösung anstehende Probleme erzeugt.

Niemand weiß mehr, wohin die Entwicklung geht. Man hat nicht das Gefühl, dass irgendein Staat, ein Monarch, ein Präsident oder sonst irgendjemand diese Entwicklung steuern könnte. Man hat auch das Gefühl – so jedenfalls ich –, dass das überhaupt nicht wünschenswert wäre, weil daraus nur eine ungeheure Diktatur entstehen würde. Aber das andere ist es eben auch. Man hat – mir geht es wenigstens so – das Gefühl, in einem riesigen reißenden Strom mitzuschwimmen, von dem man nicht weiß, wo er eigentlich hinfließt und in dem man vielleicht nur die Möglichkeit hat, einmal zwei, drei Meter nach links oder nach rechts aus dem Strom auszubrechen. Es entstehen ständig neue wissenschaftliche, neue wirtschaftliche, neue technische Probleme; aber es entstehen auch die neuen Chancen, diesen Problemen gerecht zu werden, sich diesen Problemen zu widmen, aber sich diesen Problemen auch zu widersetzen.

Das, was unsere freiheitliche Gesellschaftsordnung besser als jede noch so schön organisierte sozialistische Gesellschaftsordnung auszeichnet, ist, dass eigentlich jeder die Möglichkeit hat, sich zunächst an der Entdeckung solcher Probleme zu beteiligen, sich über ihre Lösung Gedanken zu machen und schließlich auch – das alles natürlich nur im Prinzip – diese Lösungen zu verwirklichen.

Offene Information nach allen Seiten, das haben wir. Hirn für neue Lösungskonzepte haben wir auch. Freiheit, sie, wenn sie konzipiert sind, zu verwirklichen, haben wir im Prinzip; aber da wird es schon problematisch, denn das ist in einer ungeheuren Weise behindert, auf der einen Seite dadurch – was sich nicht verändern und nicht verhindern lässt –, dass viele Problemlösungen heute ungeheuer viel Geld kosten und man dann doch entscheiden muss: Soll es nach dem Prinzip der freien Entwicklung der Grundrechte gehen oder muss man nicht doch durch Vergabe von Mitteln steuern und selektionieren?

Sehr behindert wird das Ganze auch dadurch, dass wir so viele Gesetze haben, wie sie sich kein vernünftiger Mensch wünschen kann. Ich will die alten Sprüche, die ich auch gelegentlich gemacht habe, nicht wiederholen. Aber es ist ja nicht völlig falsch, wenn Sie sich etwa die Entstehung von Microsoft, was immer man über dieses Unternehmen oder seinen Chef sagen und denken mag, auf Deutschland übertragen vorstellen: Er hätte wahrscheinlich gar nicht anfangen können, weil die Garage, in der er das nach allem, was ich lese, gemacht haben soll, bei uns für wissenschaftliche oder sonstige Dinge überhaupt nicht zugelassen gewesen wäre.

Aber da sehen Sie bereits das erste Dilemma – und durch dieses Dilemma werde ich Sie in den nächsten 25 Minuten noch einige Male führen –: auf der einen Seite das Gefühl, man ist in einem Strom, dessen Richtung man gar nicht mehr mitbestimmen kann, der einen aber mitnimmt, und auf der anderen Seite das Gefühl, wenn das dann alles reglementiert wird, damit das Schlimmste möglichst ausgeschlossen wird, hört der Strom im Grunde zu laufen auf. In diesem Dilemma befinden wir uns augenblicklich. Herr Prof. Siewert hat von der „Ruck"-Rede gesprochen hat, von der ich gelegentlich das Gefühl habe, die Deutschen hätten sie ohnehin so verstanden, dass jeder angesprochen sei, aber immer der jeweilige Nachbar, der jeweils Andere. Aber es ist noch etwas Anderes. Im Gefühl habe ich, die Deutschen – damit waren nicht primär Regierungen und Parlamente gemeint, sondern unsere 82 Millionen Mitbürger und wir alle selber – haben das so ins Bukolische gezogen, sie hätten vielleicht das Gefühl gehabt, ich möchte eine neue Nationalhymne, nämlich: „Mädle, ruck, ruck, ruck an meine grüne Seite." Und ich war ja auch in Baden-Württemberg tätig. Dies kann es nicht sein.

Aber das ist das Vierte, was man dazu braucht: offene Information nach allen Seiten, das schöpferische Gehirn des Menschen zum Finden von Lösungen und zum Entwickeln von Problemlösungskonzepten, die Freiheit, sie zu verwirklichen, bei uns schon ziemlich eingeengt, und schließlich den Mut, sie zu verwirklichen, also nicht nur die Freiheit, sondern auch den Mut. Das ist der Punkt, der mich in all den letzten Jahren am meisten gepeinigt hat. Die Entstehung der offenen, der freiheitlichen Gesellschaft hat konzeptionell seit der zweiten Hälfte des 18. Jahrhunderts, dann durch das ganze 19., zum Teil auch durch das 20. Jahrhundert hindurch immer auf der inneren Sicherheit aufgebaut, man gebe den Menschen Freiheit, dann machen sie etwas daraus, und zwar etwas Vernünftigeres, als die schönste staatliche Bürokratie, sie sei monarchisch, sie sei demokratisch, sie sei kommunistisch, sie sei sozialistisch, bewirken könnte.

Die Frage, vor der wir heute stehen – so ist jedenfalls mein Gefühl –, ist eine ganz andere: Was passiert eigentlich, wenn die Brüder dann nichts mehr machen?, wenn Sie ihre Freiheit haben, aber nicht genießen. Wir haben oft diskutiert: Wo sind die Grenzen der Freiheit? Eine schöne Frage; sie interessiert mich nicht wirklich, obwohl sie natürlich auftritt. Freiheit wozu?

Meine Damen und Herren, Freiheit dazu, dass jeder das in seinem eigenen Interesse und damit zugleich im Interesse der Gesellschaft leistet, was er überhaupt leisten kann. Aber was passiert, wenn der lieber auf Mallorca die Erbschaft, die er von den Eltern und Großeltern bekommen hat, verfrisst und nichts mehr leistet?

Was passiert in einer Gesellschaft, die nicht mehr das tut, was sie tun könnte? Das ist die eigentliche Frage.

Aber dies alles, meine Damen und Herren, war nur eine Einleitung; denn jetzt möchte ich schon noch etwas über den Begriff „Wissensexplosion", auch über die Akzeleration der Entwicklungen, die Verbreiterung der dadurch indizierten Entwicklungen sagen.

Zunächst einmal: Wir haben es mit einer ungeheuren Wissensexplosion in den letzten Jahrzehnten zu tun. Sie können das besser beurteilen als ich. Ich weiß zwar auch, dass man heute von einem jungen Juristen – ich bin früher einmal Jurist gewesen –, der ins Examen geht, wahrscheinlich das Doppelte an Wissen und Kenntnissen verlangt als zu der Zeit, als ich das Examen gemacht habe. Da ist uns auch schon nichts geschenkt worden. Aber ich habe immer das Gefühl, das ist kein entscheidendes, kein wirklich relevantes Wissen. Wenn die Juristen etwas anderes oder ein bisschen weniger wüssten, wäre es auch nicht schlimm. Bei Chirurgen mag das schon etwas anders sein.

Es ist jedenfalls mein Gefühl und auch meine Beobachtung, dass wir in dieser ungeheuren Wissensexplosion, von der wir ja primär sagen, das sei eine ungeheure Leistung der Menschheit, das bringe die Menschheit sehr viel weiter voran, dabei auch die Frage haben: Wie kommen wir damit eigentlich zurecht? Ich sage es zunächst einmal so einfach. Ich habe das Gefühl, dass wir, auch wenn wir heute mit Internet umgehen und wunderbar darin herumschwimmen, schon wieder Leute brauchen, die uns sagen, was von den tausenden Informationen, die da auf den Tisch kommen, nun eigentlich weiterführt und was nicht, also Information Broker(?), wie das die Angelsachsen nennen, also Menschen, auch möglicherweise als Software. Ich beobachte das alles, ich versuche es so weit wie möglich zu beobachten.

Die Frage wird auch hier wieder sein von der staatlichen Seite her, der es um die Freiheit des Menschen gehen muss, um die Autonomie der Gesellschaft: Wer kontrolliert eigentlich diejenigen, die uns sagen, was wir von dem, was uns von den Druckern ausgeworfen wird, überhaupt lesen sollen und was nicht? Im juristischen Bereich, wo ich das zeitweise täglich gemacht habe, ist es eindeutig so: Der wirklich Gute, ist nicht der, der das Zeug alles noch liest, in Erwägung zieht und darüber nachdenkt, der wirklich Gute ist der, der mit Instinkt und auch einer gewissen Sensibilität die richtigen neun Zehntel wegwirft, ohne sie gelesen zu haben.

Die Frage ist: Was bedeutet das etwa für eine staatliche Politik? Es führt zunächst mit Sicherheit das Mehr an Informationen, das wir haben, die Möglichkeit, sich immer rascher zu informieren, tendenziell zu einer Verbesserung unserer Entscheidungssituationen in der Politik, im Übrigen aber nicht nur in der Politik, sondern auch in der Wirtschaft, aber auch in Gerichtsorganen wie dem, dem ich einige Zeit vorgesessen bin. Aber ich habe zunehmend das Gefühl: Das, was man früher nicht ausgesprochen, aber ganz genau gewusst hat, dass Politik eben auch darin besteht, schon ein bisschen mit einer langen Stange in einem relativ dicken Nebel herumzustochern und sich dann an einem bestimmten Punkt zu entscheiden, obwohl die letzte Rationalität nicht gewonnen worden ist oder vielleicht im Augenblick auch gar nicht gewonnen werden kann, dass das von einer ganz anderen Seite her wieder auf uns zukommt. Früher haben wir oft zu wenig Wissen, zu wenig Informationen für unsere Entscheidungen gehabt. Es könnte sein, dass wir künftig zu viele Optionen, zu viele Zweifel mitbekommen und dass wir dann aus anderen Gründen wieder vor erheblichen Bereichen der Unsicherheit, der Irrationalität stehen. Ich glaube nicht daran, dass der Mensch ein so rationales Wesen ist, dass er ohne den Mut, irgendwann zu sagen: „jetzt ist Schluss mit dem Überlegen, jetzt muss gehandelt, entschieden werden" und auch ohne den Instinkt, das halbwegs richtig zu machen, auskommen könnte.

Ich komme später noch einmal kurz darauf zurück, was das bedeutet. Wenn wir weiterhin mit ungesichertem Wissen, jetzt aus ganz anderen Gründen ungesichertem Wissen, arbeiten müssen, führt das sehr leicht zu einer Erscheinung, die wir alle kennen, das man versucht, sich möglichst nach allen Seiten abzusichern. Machen Sie heute einmal einen größeren Ukas in einer Landesregierung, machen Sie eine Verordnung, gar ein Gesetz. Für das Gesetz brauchen Sie zunächst die Regierung. Aber bevor der Entwurf ins Kabinett kommt, müssen mindestens schon sechs oder sieben Ministerien gemeinsam gezeichnet haben. Da gibt es federführende und mit federführende und solche, die nicht Federn führen, sie aber trotzdem schwingen. Das alles gibt es. Dann geht es ins Parlament, in die Parlamentsausschüsse, dann gibt es Anhörungen, dann müssen die Gewerkschaften, die Kirchen, die Bauernverbände und auch noch die Flüchtlings- und Vertriebenengruppierungen gehört werden. Dann wird es entschieden, dann sind soundso viele Probleme nicht gelöst, die werden dann durch drei Instanzen Verwaltungsgerichtsbarkeit rauf und runter gejagt. Und beim Bund ist es nicht sehr viel anders.

Dies alles ist eine relativ schwerfällige Angelegenheit. Ich habe es einmal so gesagt: Wenn Sie bei einem Bundesministerium, wo es sechs Entscheidungsebenen gibt, auf jeder Entscheidungsebene einen Menschen annehmen, der fifty-fifty für und gegen Reformen ist, was ich schon nicht glaube, die sind alle 80 zu 20 gegen Reformen, aber nehmen Sie fifty-fifty an. Stellen Sie sich vor, Sie haben einen Referenten, der eine wirkliche Reformidee hat. Er trifft auf seinen Referatsleiter, da waren es nur noch fünfzig Prozent Wahrscheinlichkeit, dass es durchgeht. Dann trifft er auf den Unterabteilungsleiter, dann sind es nur noch 25 Prozent, dann trifft er auf den Abteilungsleiter, dann sind es nur noch 12,5 Prozent, dann kommt er auf den Staatssekretär, dann sind es nur 6,25 Prozent Wahrscheinlichkeit. Und wenn dem Minister dazu auch noch etwas einfällt, dann sind es dreikomma – ich kann es gar nicht mehr ausrechnen, was dann hinter dem Komma ist. Und wenn dem Minister etwas einfällt – ich habe es erlebt, ich kann es bekunden, das gibt es –, dann geht es von oben nach unten mit den gleichen Prozentzahlen, nur in umgekehrter Reihenfolge.

Und davor habe ich etwas Angst, meine Damen und Herren. In einer Welt, die sich täglich so verändert wie die unsere, in der auf immer wieder neue Probleme – die müssen erst entdeckt werden, erahnt werden – reagiert werden muss, unter Umständen nicht im Abstand von zehn oder zwanzig Jahren. Was heute über Zuwanderungspolitik gesprochen wird, das haben wir in Baden-Württemberg vorübergehend im Jahr 1980 praktiziert. Das hat in Deutschland zu nichts geführt. Wenn man also Probleme zwanzig, dreißig Jahre vor sich herschieben kann, kommen wir mit dem Tempo, das uns die digitale Revolution beschert und mit der Erwartung, dass jetzt alles hundertprozentig richtig sein muss und gewissermaßen Ewigkeitswert bis über die übernächste Generation haben muss, nicht mehr hin. So können wir unseren Staat nicht führen.

Ich nehme etwas anderes, die Bildungspolitik, die mir immer besonders am Herzen lag. Was vermitteln wir? Wo ist die Diskussion, dass junge Menschen auf diese Situation überhaupt eingestellt werden? Ich weiß nicht, wie es bei Ihrem medizinischen Nachwuchs ist. Aber wie ist das wirklich? Bei unserem Bildungssystem haben wir 35 Jahre lang diskutiert haben, ob man noch eine organisatorische Veränderung machen soll oder ob die Reform nicht lieber darin besteht, das Alte wieder einzuführen und dergleichen. Was passiert eigentlich mit dem, was die Kinder lernen? Ich bin der felsenfesten Überzeugung, die Grundmisere unseres Bildungssystems ist, dass zu wenig Wissen vermittelt wird, weil zu viel Wissen angeboten wird. Die lernen alles. Ich weiß nicht, ob Sie einmal eine Ausbildungsordnung gemacht haben. Es sind viele Täter hier im Saal. Es geht doch nach dem Motto – ich nehme es jetzt von der historischen Seite, wo ich das Beispiel gern gewählt habe –, dass da einer sagt: „Karl IV. muss gelernt werden!" Der andere sagt: „Aber Karl V. ist genauso wichtig!" Dann heißt es: „Gut, es muss Karl IV. und Karl V. gelernt werden." Man kann ja auch nicht sagen, Karl der Vierkommafünfte. Es kommt immer noch etwas drauf. Da muss Sportphilosophie gelehrt werden. Dann müssen die Kinder die Nationalhymne in der Schule lernen. Ich habe sie zu Hause bei meiner Mutter gelernt. Aber das waren offenbar andere Zeiten. Dann gibt es Sexualkundeunterricht, dann gibt es dieses und jenes. Ich habe nicht gegen einen einzigen Unterricht dieser Art irgendetwas einzuwenden; aber klar ist: Es geht alles in riesigen Mengen über die Köpfe der Kinder hinweg. Dann wundert man sich, dass bei einer an sich doch jämmerlichen Studie wie der PISA-Studie herauskommt, dass die Kinder bei uns zum Teil die primitivsten Dinge nicht wissen. Man hat sie ihnen angeboten, dafür lege ich meine Hand ins Feuer. Nur ist es über die Köpfe hinweggegangen, weil dann wieder irgendetwas anderes gekommen ist, was auch modern war. Ich sollte einmal als Kultusminister ein ganz neues Fach einführen, das hieß „Erziehungserziehung".

Das ist absolut richtig, meine Damen und Herren: Die Kinder müssen – wir erleben es an dem Fall Erfurt im Augenblick – auch wissen, wie man sich untereinander erzieht und wozu man sich erzieht, in der Form, dass sie selber Erziehende sind, aber natürlich auch in der Form, dass sie zu Erziehende sind. Das alles geht in Ordnung. Nur ist das Erste, das nötig ist, dass sie lesen und schreiben können – und möglichst mit einer halbwegs ordentlichen Orthografie. Da kann man Kompromisse schließen, da gibt es bei mir keine Probleme. Ich gehe auch nicht mehr an die Rechtschreibreform heran, die ich aber gar nicht für eine Reform halte. Ich schreibe groß, was man anfassen kann, und klein, was man nicht anfassen kann.

Aber wo ist eigentlich die Diskussion darüber, was unsere Kinder in welchen Schulen nun wirklich so lernen müssen, dass es, wenn sie entlassen werden, sitzt, sodass sie es ihr Leben lang können? Lesen, Schreiben, Rechnen, heute auch mit dem Computer umgehen, das ist selbstverständlich. Und was ist ganz anders zu handhaben, nämlich in der Form, dass man ihnen sagt: Da gibt es ein Problem, und wie holen wir das jetzt aus dem Computer heraus?

Alle die Bemühungen auch des Bundeskanzlers – ich habe das auch gemacht, nur, damit Sie nicht glauben, ich schiebe alle Ursachen auf Rot-Grün –, Computer in die Schulen zu bringen, sind richtig. Nur, meine Damen und Herren, nicht das Technische – das können die Kinder meistens besser als wir alle miteinander –, das Wesentliche ist doch: Was fangen die mit dem Computer an? Sie müssen, wenn sie ein Problem haben, und sei es nur das Lösen eines Kreuzworträtsels, doch mit dem Ding umgehen können! Was bringt man ihnen da bei? Eine historische Prüfungsarbeit oder Zulassungsarbeit oder eine ökonomische oder literar-historische, das ist völlig gleichgültig, man muss ihnen doch beibringen, wie man mit solchen Problemen umgeht. Wir reden vom lebenslangen Lernen. Im Grunde ist nur gemeint, dass man etwas mehr Geld für Volkshochschulen ausgeben kann, die propagieren das natürlich; aber das Lernen, darin besteht, ein Problem zu sehen, es halbwegs so zurechtzuschneiden, dass es handhabbar wird und dann das Ganze aus dem Internet zu lösen versuchen, das lernen sie nicht. Es gibt auch keine Diskussion darüber innerhalb der Fächer, auf welchen Stufen die Information, der Unterricht bleiben soll. Dabei sagt jeder – und Sie werden genauso müde abwinken wie ich, wenn ich das höre –, dass die Halbwertzeit unseres Wissens permanent sinkt. „Halbwertzeit" ist eben wahrscheinlich schon nicht mehr richtig. Es gibt Disziplinen, wo mir die Sachverständigen sagen, nach sechs Monaten oder einem Jahr ist aber wirklich Schicht am Schacht, da kommt wieder etwas Neues.

Aber, meine Damen und Herren, in welchen Staat führt uns das hinein? Ich muss ja immer über den Staat reden; ich will ja keine bildungspolitische Rede halten. Dass die Kinder, die Schulen nachhinken, ist eh klar. Dass die Hochschulen nachhinken, wird Ihnen nicht so wahrscheinlich vorkommen wie mir; aber es ist wahrscheinlich auch so. Dass lebenslanges Lernen wirklich lebenslanges Lernen heißt und nicht nur einige Kurse besetzen, ist auch klar. Aber wie wirkt das in unsere Generationenfolge hinein? Das ist nun zutiefst ein Problem des demokratischen Staates. Wie wirkt das hinein? Die Erfahrung der Alten verliert zunehmend ihren Wert. Wenn ich mit meinen Enkeln über bestimmte Dinge, die sie in der Schule, und zwar mit Recht, machen, rede, kann ich nur noch über den Daumen peilen und, wenn sie mich fragen: „Soll ich zu dem schwierigen Lehrer gehen oder zu dem, der es leichter macht?", aus meiner Lebenserfahrung sagen: Man geht zu dem, der es schwerer macht, davon hat man mehr. Aber das Urteil, dass der eine einen schwereren und der andere einen leichteren Mathematikunterricht gibt, kann ich mir nicht anmaßen. Und damit beginnt es.

Aber, meine Damen und Herren, die Erfahrung, das Wissen der Alten nimmt nicht nur zu, sondern auch die Zahl der Alten nimmt zu. Ich höre von Bundestagswahl zu Bundestagswahl – auch dieses Jahr kann man es wieder lesen –, dass das wahrscheinlich die letzte Bundestagswahl sei, die nicht von Rentnern entschieden wird. Ich freue mich über jeden Rentner, den wir haben. Ich bin auch einer und noch hinlänglich rüstig und freue mich meines Lebens. Aber wenn ich in einer Gesellschaft bin, in der es täglich neue Probleme gibt, in der die Veränderungen einem ungeheuren Akzelerationsprozess unterliegen, ist es, jedenfalls nach meinem Gefühl, nicht gut, diese Gesellschaft von einer Generation dominieren zu lassen, die definitionsgemäß etwas konservativer ist als Zwanzig- oder Dreißigjährige. Aber die baden es dann aus. Da wird die Demokratie fragwürdig, die Lebensfähigkeit, die Reaktionsfähigkeit – Sie sehen, dass ich darauf immer wieder sehr guten Wert lege –, die Reaktionsfähigkeit nicht nur unseres Staates, auch unserer Gesellschaft und damit ihre Überlebensfähigkeit. Ich habe darauf keine einzige Antwort mit Ausnahme der allerältesten, die es seit 250 Jahren in Europa gibt, nämlich der der alten Liberalen, die sagen: Reduziert den Staat, reduziert die Kompetenzen des Staates; dann haben nämlich die, die etwas leisten, das Übergewicht und nicht die, die um siebzig und achtzig herumkrebsen. – Das ist auch nicht gerecht. Immer, wenn ich das öffentlich sage, bekomme ich empörte Zuschriften von Altersgenossen. Aber am Ende ist es so. Der entscheidende Grund für mich, nun ernsthaft für so wenig Staat wie möglich zu plädieren, ist der, dass ich sage: Man muss der Rentnerdemokratie, die da entsteht und die mit Sicherheit nicht so beweglich ist wie eine Demokratie jüngerer Menschen, so wenig Kompetenzen wie möglich in die Hand geben. Das heißt, man muss die Staatsaufgaben reduzieren, im Übrigen dann auch die Staatsfinanzierung, meine Damen und Herren, auch wenn es weh tut, auch im Universitäts- und Klinikwesen. Aber das kommt von selber.

Ich möchte noch zwei, drei kurze Ausblicke geben auf das, was uns immer wieder quält. Ich nehme als erstes Muster die internationalen Finanzspekulationen, die wir in den letzten Jahren erlebt haben, wo man innerhalb weniger Minuten Billionen von Dollars oder Euros – Lire waren es natürlich noch mehr – über die ganze Welt jagen kann, wo einige wenige Leute gegen ganze Landeswährungen spekulieren können und dergleichen. Und es kommt die besorgte Frage: Wie ist es mit Souveränität unseres Staates? Wir wissen, dass das eine Konsequenz der technischen Entwicklung ist, von der wir hier sprechen. Früher war das einfach nicht möglich, sonst hätten sie es auch getan. Nicht die Kapitalisten sind schlechter geworden, sondern die Reaktionsmöglichkeiten sind rascher, größer geworden.

Aber, meine Damen und Herren, trösten Sie sich: Wir versuchen zwar auch von der Politik her diese Dinge in den Griff zu bekommen; aber einen souveränen Staat – ich weiß nicht, ob es den je wirklich gegeben hat – haben wir schon lange nicht mehr, auch ohne die Erfindung der Computer und auch ohne Digitalis usw. Ich habe es immer gesagt: Ein Staat, in den man eine Inflation oder eine Rezession einschleppen kann, ist doch nicht mehr souverän im Sinne des 19. Jahrhunderts. Ein Staat, über dessen Grenzen die sauren Regenwolken kommen, ist doch nicht souverän. Das hatte man sich noch im 19. Jahrhundert ganz anders vorgestellt. Staaten, die mit ihren Migrationen nicht mehr fertig werden, sind doch nicht mehr souverän. Staaten, die sich bei jedem Flugzeugabsturz fragen müssen: War das jetzt ein Attentat des internationalen Terrorismus oder ist es doch nur ein ganz normales und ziviles Unglück?, sind doch nicht mehr souverän. Ich sage fast: Da kommt es auf ein paar Finanzspekulationen schon nicht mehr an.

Die Antwort, die richtig wäre, wissen wir ganz genau. Gegen alle diese Dinge hat man in früheren Jahrhunderten das, was man den modernen Staat nannte, der aber natürlich längst out ist, geschaffen. Also müssen wir einen Weltstaat anpeilen. Sehen Sie irgendwo einen Weltstaat? Die UN, der Kofi Annan – der bemüht sich redlich – werden es nicht können. Dann gibt es die Finanzinstrumente Weltbank, Internationaler Währungsfonds und dergleichen, redliche Versuche. Man wird sie mehr aufeinander abstimmen müssen; aber am Ende ist es im Weltmaßstab der gleiche Vorgang, den wir etwa zwischen 1500 und 1800/1850 bei der Entstehung des modernen Staates hatten. Wenn Sie mit dem Wormser Reichstag beginnen – den ich Ihnen hier nicht mehr erklären will, weil mich Herr Siewert sonst vom Rednerpult jagt –, wenn Sie mit den Reichsreformen unter Maximilian I. beginnen und damit aufhören, dass das alles irgendwann zu Beginn des 19. Jahrhunderts wirklich Früchte getragen hat, insbesondere in Preußen und nach dem Vorgang von Preußen, werden Sie sehen, dass wir trotz der Akzelerationsprozesse, von denen ich vorher gesprochen habe, noch eine ganze Zeit Geduld haben müssen. Wir müssen das Problem nur sehen.

Dann noch einmal die grundsätzliche Frage: Ist unser Staat, sind unsere Staaten imstande, auf rasche Entwicklungen dieser Art wirklich zu reagieren? Erinnern Sie sich an den 11. September 2001. Es hat sich nachher herausgestellt – es stand nicht so brühwarm in den Zeitungen, aber ich gehöre zum Verein für klare Aussprache –, was man alles vorher wusste. Man hat es gewusst; aber der eine war in Washington, der hat das eine gewusst, der andere war in Peking, der hat das Zweite gewusst, der Dritte war in Rom, in Berlin oder in Wiesbaden, der hat das Dritte gewusst usw. Man hätte es wissen können. Gewusst hat man von diesen Verbindungen erst, nachdem man dann allerdings sehr rasch nach dem 11. September all die Dinge zusammengeworfen hat. Da frage ich mich: Ist es bei der nächsten Krise dieser Art – das muss ja nun nicht Terrorismus sein, das kann ja wieder einmal eine Finanzkrise sein – genauso? Ich bin voller Skepsis, obwohl ich an sich ein Optimist bin.

Bleibt das Letzte, um das abzuschließen: Da haben wir also in den letzten Jahrzehnten, gerade seit dem Zusammenbruch des sozialistischen Lagers, die alte schöne Zweiteilung der Nordhalbkugel der Erde – auf der einen Seite kapitalistisches oder marktwirtschaftliches, demokratisches Lager, auf der anderen Seite kommunistisches oder sozialistisches Lager – eingeebnet. Es sind Grenzen gefallen, die es vorher gegeben hat. Die Information, aber auch der Warenaustausch, der Wissensaustausch ist weltweit geworden. Man nennt das Globalisierung im weitesten Sinne; ich will darüber jetzt nicht philosophieren. Die Amerikaner, die immer alles genau wissen und auch alles so wunderschön übertreiben können, haben zum Teil schon gesagt: Das ist das Ende der Geschichte. Das hat sich ja mittlerweile wieder beruhigt. Wir sind mitten in der Geschichte drin.

Es ist eine ungeheure, natürlich zum Teil auch vorher vorhandene Angst, aber sehr verstärkt, seit 1990, in anderen Teilen der Welt entstanden um die eigene kulturelle Identität, die soziale, aber auch die kulturelle Identität. Es sind Rückstöße entstanden. Das Selbst-Bewusstsein – beides großgeschrieben, obwohl man es nicht anfassen kann – der Kulturkreise, der Moslems, der Hindus, der chinesischen Konfuzianer usw. ist ungeheuer gewachsen. Das Bewusstsein der Unterlegenheit ist gewachsen. Ich bin ganz sicher, dass das, was wir Fundamentalismus in manchen anderen Religionen nennen, auch eine Basis, ein Nährboden für den Terrorismus ist. Ich bin nicht davon zu überzeugen, dass der eigentliche Nährboden die Armut in der so genannten Dritten Welt ist. Das erleichtert die Geschichte. Wir haben die verdammte Pflicht und Schuldigkeit schon unseren Kindern gegenüber, hier wirklich einmal etwas zu tun und nicht immer nur über 0,3, 0,5, 0,7% zu diskutieren. Aber das andere, diese Reaktion auf die – das ist wahrscheinlich weitgehend nur so empfunden – kulturelle Vereinnahmung durch den westlichen Kulturkreis, insbesondere natürlich durch unsere amerikanischen Spielkameraden, ist ebenso vorhanden. Wir hätten allen Grund, dagegen etwas zu tun. Ich habe als Bundespräsident immer wieder gesagt, unermüdlich: Kümmert euch um das, was bei uns den interkulturellen Dialog nennt. Ich bin immer missverstanden worden. Die Leute haben gedacht, es gehe darum, nach irgendeinem Feiertag in Düsseldorf oder München in eine Moschee zu gehen. Das ist auch nicht schädlich, aber das ist nicht das, worum es geht. Es geht darum, die guten Kräfte, die besonnenen Kräfte, die Kräfte, denen klar ist, dass man, egal welcher Religion man angehört oder früher angehört hat, verpflichtet ist, den anderen Menschen zu respektieren, die andere Kultur zu respektieren, um damit wenigstens so viel Gemeinsamkeiten herauszudestillieren, wie es überhaupt möglich ist – das ist wenig genug –, das ist die eigentliche Aufgabe. Sie ist uns nicht durch die digitale Revolution gestellt worden, aber sie ist durch die digitale Revolution wie vieles andere in einer brennglasähnlichen Schärfe in den letzten Jahren des vergangenen Jahrzehnts deutlich geworden. Wir könnten auch dafür etwas tun. Eine chinesische, eine indische, eine schwarzafrikanische Leber ist wahrscheinlich genauso zu operieren wie eine deutsche, nur dass die wahrscheinlich etwas fetter geraten sein wird. Aber das ist die Aufgabe, die wir alle miteinander haben, nicht um des Guten im Menschen willen oder nicht nur – dafür bin ich immer zu haben –, sondern auch, um in unserem eigenen Interesse friedlich weiterleben zu können, und zwar so weiterleben zu können, wie wir es aufgrund einer jahrtausendealten Tradition zu tun uns angewöhnt haben. Denn das müssen Sie auch sehen: Es gibt eine Milliarde Chinesen auf der Welt, es gibt eine Milliarde Hindus auf der Welt, es gibt eine Milliarde Moslems, allerdings unterschiedlicher Denominationen auf der Welt. Und in der Europäischen Union haben wir 300 Millionen Menschen, die vorwiegend klagen und sonst nichts anderes mehr machen. Wenn wir die Osterweiterung durchführen, sind es vielleicht 550 oder 600 Millionen. Schon von der Zahl her ist das eine prekäre Situation. Wir hätten allen Grund, uns das bewusst zu machen und auf diese Weise dafür zu sorgen, dass das Ganze zwar digital läuft, Herr Kollege Siewert, aber keine Revolution wird. Revolutionen sind immer schlecht. – Danke sehr.

Viszeralchirurgie

Weichteilkarzinome: Diagnostik, Staging und chirurgische Therapie

Bildgebende Diagnostik primärer Weichgewebssarkome

G. Krupski

Abeilung für Diagnostische u. Interventionelle Radiologie, Klinik und Poliklinik für Radiologie, Universitätsklinikum Hamburg-Eppendorf, Martinistraße 52, 20246 Hamburg
(e-mail: krupski@uke.uni-hamburg.de)

Imaging Diagnosis of Primary Soft-tissue Sarcoma

Einleitung

Weichteilsarkome sind teilweise hochgradig maligne Tumoren, die, wenn rechtzeitig entdeckt und chirurgisch adäquat therapiert, oftmals – und das abhängig von der sich ergebenden Histologie und dem Grading – eine exzellente Prognose besitzen. Selbst Rezidive können unter Umständen noch im interdisziplinären Therapiekonzept kurabel therapiert werden. Dies Prämissen stellen hohe Anforderungen an die Bildgebung. Bei klinischem Verdacht muss die anatomische Ausdehnung eines etwaigen Tumors präzise beschrieben werden, eine möglichst verlässliche Aussage zur Dignität erfolgen – eine hohe Sensitivität sichert eine ausreichende Therapie – und im Verlauf eine etwaiges Rezidiv rechtzeitig erkannt werden.

All diese Anforderungen kann seit Jahren im Spektrum aller uns zur Verfügung stehenden bildgebenden Verfahren nur die MRT leisten.

Problemstellungen

Bei der bildgebenden Diagnostik sind wir als Radiologen mit 4 kardinalen Problemen konfrontiert (Kransdorf 1995):

1. Es handelt sich um seltene Erkrankungen
2. Die Tumoren weisen unterschiedlichste Lokalisationen auf
3. Die Histomorphologie ist extrem heterogen
4. Jegliche Therapie führt zu erheblichen Interferenzen mit der Bildgebung im weiteren

Insbesondere der Punkt 4 muss hier besonders erörtert werden.

Im Weiteren werden die differentiellen Indikationen und spezielle Aspekte für die Zukunft systematisch erläutert.

Indikationen

Das **lokoregionäre Staging** zielt auf 2 klar umgrenzte Fragen: handelt es sich bei einer Raumforderung um einen malignen oder einen benignen Tumor und wie dehnt sich der Tumor

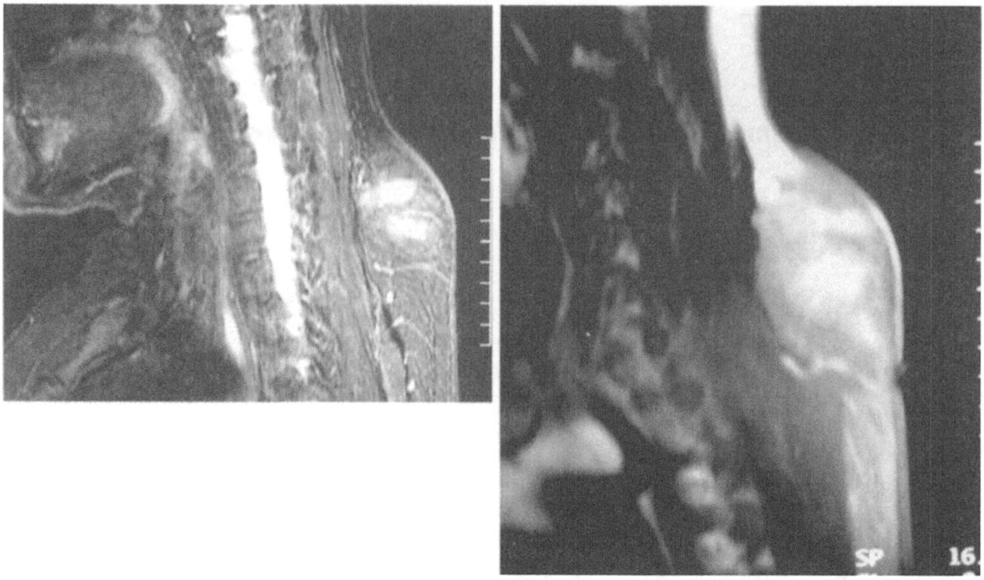

Abb. 1. T1w SE-Bild nach KM-Gabe (*links*) sowie T2w SE-Bild (*rechts*); beide Aufnahmen sind mit Fettsignalunterdrückung angefertigt. Die jeweils zentralen hellen Areale sind Proliferative maligne Anteile des Liposarkoms umgeben von Fettgewebe. Man erkennt einzelne, sich im dunklen Fett hell abhebende Septierungen

infiltrativ oder verdrängen in welche benachbarten anatomischen Strukturen aus. Methode der Wahl für die Frage der **Malignität** einer bekannten Läsion ist die MRT. Aufgrund des exzellenten Weichteilkontrastes und der exzellenten Ortsauflösung insbesondere im Bereich der Extremitäten, wo höchstauflösende Oberflächen zum Einsatz kommen können und eine Auflösung von 1 mm bis hinunter zu 0,5 mm möglich ist, gelingt es, eine Sensitivität bis zu 100% bei einer Spezifität von 71% und einer Treffsicherheit von 76% zu erreichen (Lundorf 1996). Kriterien der Malignität sind dabei eine hohe Signalintensität in flüssigkeitssensitiven Sequenzen (IR oder fettsupprimierte T2w-Sequenzen) sowie eine pathologische Kontrastmittelaufnahme im Vergleich zur Umgebung respektive normalem Gewebe. Daneben gelten die auch aus anderen bildgebenden Verfahren bekannten klassischen Kriterien der Malignität wie eine fehlende kapsuläre Einscheidung, Umgebungsinfiltrationen (Nerven, Gefäße, Knochen), lokoregionäre Herdsetzungen und das Übergreifen auf andere (insbesondere muskuläre) Kompartimente (Kaplan 2001, Abb. 1).

Maligner Tumor

Die **Artdiagnose** der Tumoren ist cum grano sale in der MRT nicht möglich. Maligne Tumoren wirken als Entitätenübergreifendes Kriterium in T2 gewichteten Aufnahmen hell und in T1 gewichteten Sequenzen dunkel. Abweichend hiervon gibt es wenige Ausnahmen, die hierdurch verlässlicher artdiagnostisch zugeordnet werden können. Eine Übersicht über derartige Tumoren gibt die Tabelle 1.

Bei der Beurteilung der Weichteiltumoren illustriert insbesondere der variabel Bildeindruck von Hämatomen, dass eine differentialdiagnostische Klassifizierung nie ohne klinische und anamnestische Angaben erfolgen sollte.

Tabelle 1. Artdiagnostik von Weichteiltumoren in der MRT

Hell in T1-Sequenzen	Lipom/Liposarkom Hämatom/Hämangiom Melanom
Dunkel in T2-Sequenzen	PVS/Riesenzell-Tumor fibröse Tumoren altes Hämatom Ablagerung (HS, Amyloid) Melanom
Dunkel in T1 + hell in T2	alle sonstigen Tumoren

Artdiagnostik/Bildeindruck in der MRT

Dass das Grading einen ganz erheblichen Einfluss auf den Bildeindruck einer Raumforderung hat und zur Heterogenität der Bildgebung führt, lässt sich besonders eindrucksvoll am Beispiel des Liposarkoms zeigen. Während sich G1 Liposarkome nur marginal von Lipomen (Abb. 2) unterscheiden und der fettige Anteil die Entdeckung kleinster malignitätshinweisender solider Veränderungen wie Septen, Fettinseln, Nekrosen und eine Randunschärfe erschwert, sind G3 Liposarkome (Abb. 3) in der Regel weitestgehend fettarm oder fettfrei und als maligner Weitteiltumor nicht zu übersehen (Einardottir 1999, Uhl 1998). Auch ist nicht zu vergessen, dass innerhalb der Läsionen unterschiedlich sich histologisch abgrenzende Areale häufig zu finden sind.

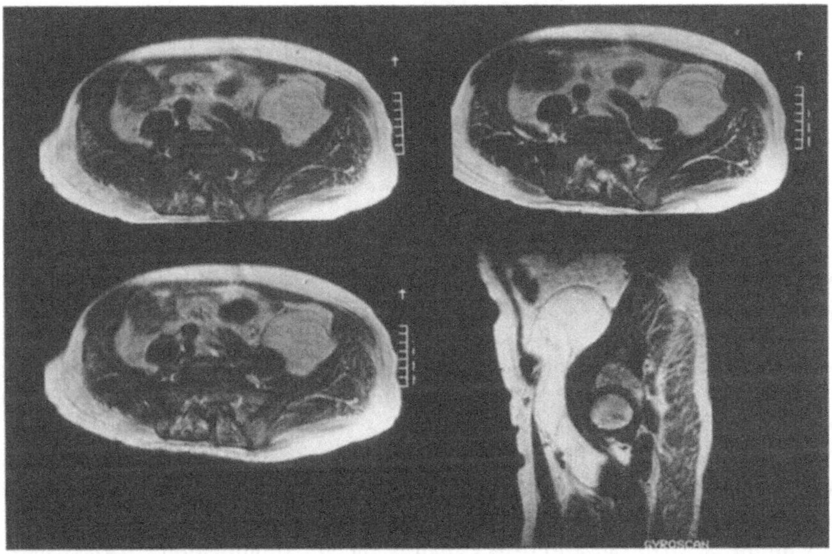

Abb. 2. Lipom: es findet sich eine retroperitoneale, scharf begrenzte, nicht septierte aus Fett bestehende Raumforderung

Lipom

Die **Metastasensuche** bei malignen Weichgewebssarkomen unterscheidet sich nicht von der anderer solider Tumoren. Zum Nachweis oder Ausschluss von Fernmetastasen kommen CT (Leber, Lunge, Lymphknoten) und Sonographie (Lymphknoten und Leber) zum Einsatz. Skelettale Metastasen oder eine knöcherne Beteiligung lassen sich mit der Szintigraphie sowie

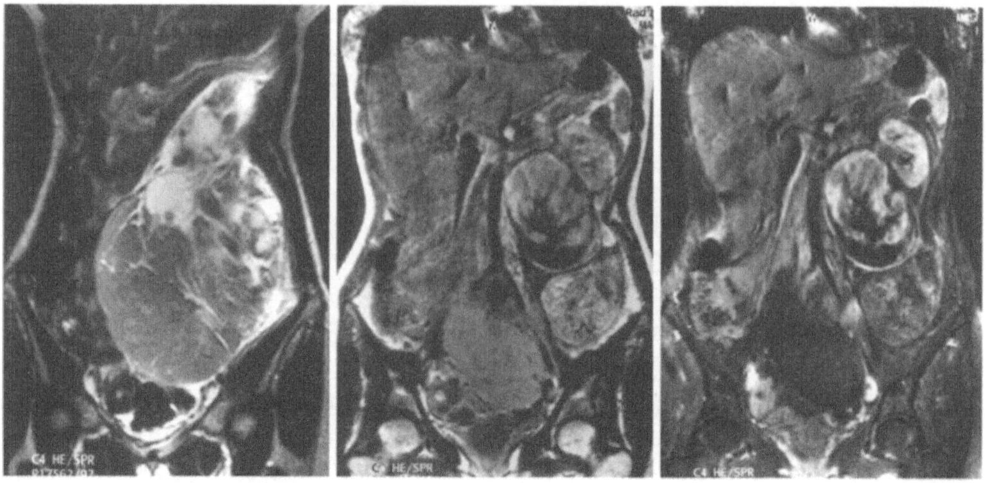

Abb. 3. Liposarkom: retroperitoneale, wenig Fett, jedoch viel Nekrosen und Flüssigkeit enthaltende große, teils unscharf abgrenzbare Raumforderung

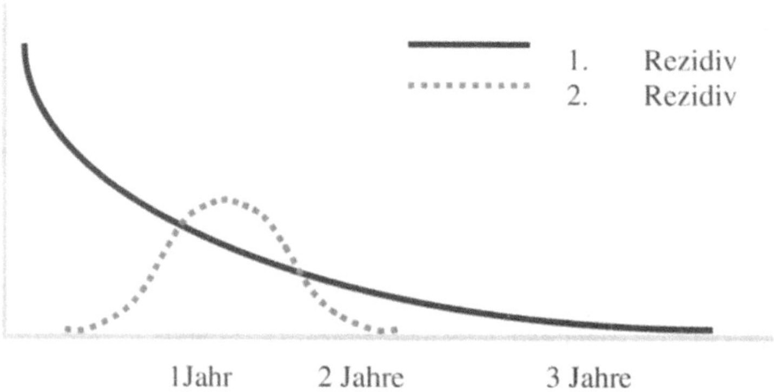

Abb. 4. Rezidivwahrscheinlichkeit nach primäre OP bei Weichgewebssarkomen

zunehmend auch mit der MRT und dem Mehrzeilen-Spiral-CT abbilden. Das kontrovers diskutierte Phänomen der Skip-Lesions (z.B. beim Ewing-Sarkom) ist ebenso wie die lokale Situation am besten mit der MRT zu klären.

Zur Zeit ist die Rolle des FDG-PET wie auch in vielen anderen Bereich der Onkologie kontrovers diskutiert. Die extrem hohe Sensitivität bei allerdings mäßiger Spezifität lässt das PET primär als sehr gutes diagnostische Tool erscheinen. Das entscheidende derzeitige Problem ist jedoch die relativ unpräzise Ortlokalisation, die es häufig auch in Kombination mit klassischen Schnittbildverfahren nicht gestattet, den eigentlichen anreichernden Fokus zu lokalisieren. Ist dieser nicht morphologisch nachweisbar, ist eine insbesondere chirurgische Therapeutische Konsequenz von dem Befund nicht ableitbar und in derartigen Fällen das Ergebnis ohne klinische Relevanz.

Zu den wichtigsten Fragestellungen an den Radiologen gehört auch das **posttherapeutische Follow-up Monitoring.** Als allgemeine Faustregel bei der Bildinterpretation gilt, dass ohne Nachweis einer T2-signalintensen Raumforderung und ohne pathologische Kontrastmittelaufnahme auch kein Rezidiv vorliegt. Erschwert wird das Follow-up allerdings dadurch, dass Narben nach operativen Eingriffen als auch Bestrahlungs-Zielgebiete bis zu 6 Monate nach Eingriff respektive nach Ende der Bestrahlung eine deutlich erhöhte Signalintensität in T2-

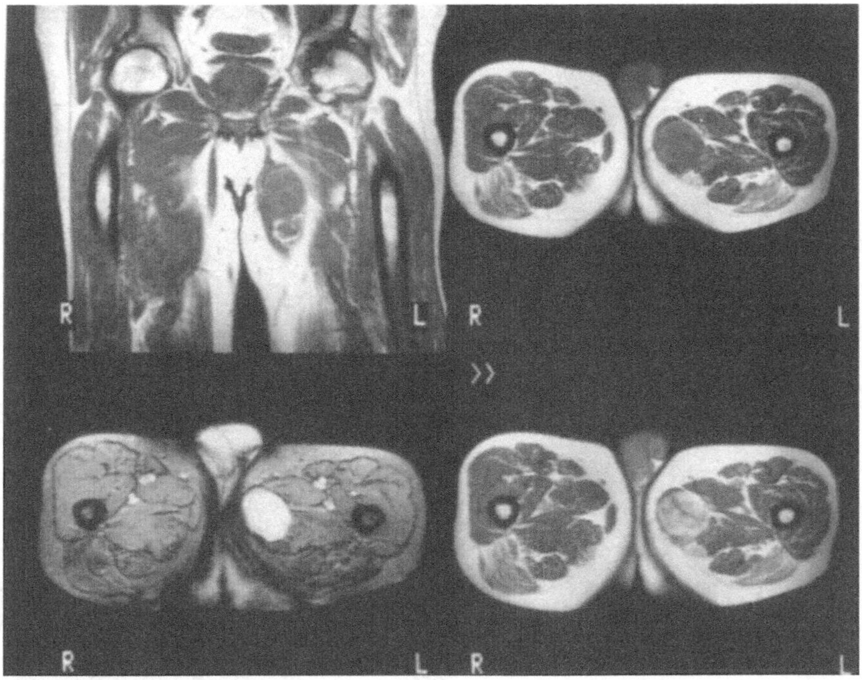

Abb. 5. Klinisch palpables Lokalrezidiv eines MFH 1 Jahr nach Erstmanifestation und Operativer Therapie ohne Nachbestrahlung

Aufnahmen und eine ‚pathologische„ Kontrastmittelaufnahme aufweisen können. In diesem Zeitfenster ist daher ein Nachweis eines lokalen Rezidives deutlich erschwert. Um eine bessere Aussagekraft zu erhalten, sind engmaschige Kontrollen in 8 – 12 wöchigem Abstand in Abhängigkeit vom tumorbedingten Rezidiv-Risiko erforderlich vor dem Hintergrund, dass ein erstes Rezidiv gehäuft gerade in diesem Zeitfenster zu erwarten ist (Abb. 4).

Rezidivwahrscheinlichkeit

In Kenntnis dieser Probleme und unter Verwendung differenzierter Nachsorgeprotokolle finden sich passable Ergebnisse bei der Qualität der Rezidivdiagnostik in der MRT mit Sensitivitäten im Bereich von 90% bei einer Spezifität von ca. 96% und einer Treffsicherheit von 95% (Nicolas 1995). Ein Lokalrezidiv 1 Jahr nach Resektion eines G2 Malignen Fibrösen Histiozytoms wie in Abb. 5 stellt dabei keine Herausforderung an die Bildgebung dar, muss jedoch wie bei der Primärdiagnostik präzise anatomisch vor dem Re-Eingriff dargestellt werden.

Lokalrezidiv MFH

Ein **Therapiemonitoring** unter laufender Chemotherapie sind außer Größen- und Strukturveränderungen (Oedem, Kontrastmittelaufnahme) der Tumoren selbst keine weiteren Informationen mit den heute verfügbaren bildgebenden Verfahren möglich. Insbesondere die den Kliniker dringlich interessierende Frage der Differenzierung von Responder und Non-Responder ist nicht gelöst (Kransdorf 1997). Ähnliches gilt für das Monitoring der Tumoren unter Hyperthermie-Behandlung (Carter 1998).

Primär- und Sekundärdiagnostik in der MRT

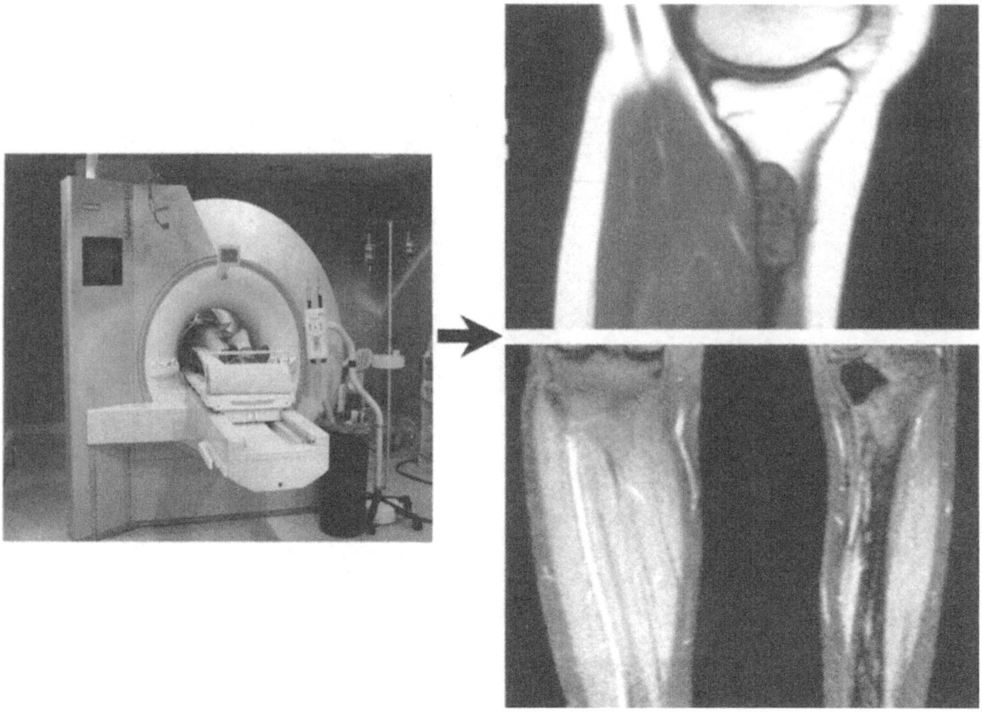

Abb. 6. Darstellung des primären Tumors (MFH, oben rechts) und des postoperativen Verlaufes (unten rechts) in der MRT an einem Gerät der neuesten Generation (Magnetom Symphony Quantum, Siemens AG Erlangen, 1,5 Tesla)

Zusammenfassung

In der Tabelle 2 sind die heute etablierten Modalitäten bei der Bildgebung maligner Weichgewebstumoren. Die MRT stellt weiterhin, auch im Zeitalter des PET, die Methode der Wahl dar für die primäre und sekundäre Diagnostik von Sarkomen (Abb. 6). Die PET muss in Zukunft beweisen, ob sie eine alternative oder komplementäre Modalität sein wird (el-Zeftawy 2001). Auch bleiben neuere Entwicklungen bei MRT-Kontrastmittel abzuwarten, in Form von molekularer Bildgebung durch Kopplung von Antikörpern an Eisenpartikel oder Gadolinium abzuwarten, die vielversprechend experimentell bereits eingesetzt worden sind.

Tabelle 2. Einsatzgebiete der bildgebenden Verfahren bei malignen Weichgewebstumoren

State of the Art der Bildgebung Staging/Artdiagnose	MRT
Metastasensuche	CT (+MRT Sono, Szinti)
Therapiemonitoring	MRT
Verlaufskontrolle	MRT

Literatur

Kransdorf MJ (1995) Benign soft tissue tumors in a large referral group AJR 164:395–402

Kransdorf MJ (1995) Malignant soft tissue tumors in a large referral group AJR 164:129–134

Lundorf E, Keller J-O, Nielsen O-S, Jensen O-M, Christensen T (1996) Can magnetic resonance imaging differentiate between benign and malignant conditions in patients with skeletal or soft tissue tumors? UgeskrLaeger 11; 158:1518 – 1520

Uhl M, Roeren T, Schneider B, Kauffmann G-W (1996) Magnetresonanztomographie der Liposarkome. RöfoFortschrGebRöntgenstrNeuenBildgebVerfahr 165:144 – 147

Einarsdottir H, Soderlund V, Larson O, Jenner G, Bauer CF (1999) MR imaging of lipoma and liposarcoma. Acta Radiol. 40:64 – 68

Kransdorf MJ, Murphey MD (1997) Imaging of soft tissue tumors. Philadelphia: WB Saunders

Kaplan PA et al. (2001) Musculoskelettal MRI Philadelphia: WB Saunders

Carter D-L, MacFall J-R; Clegg S-T, Wan X, Prescott D-M, Charles H-C, Samulski T-V (1998) Magnetic resonance thermometry during hyperthermia for human high-grade sarcoma. IntJRadiatOncolBiolPhys Mar 1 40:815 – 822

el-Zeftawy H, Heiba S-I, Jana S, Rosen G, Salem S, Santiago J-F, Abdel-Dayem H-M (2001) Role of repeated F-18 fluorodeoxyglucose imaging in management of patients with bone and soft tissue sarcoma. CancerBiother-Radiopharm 16:37 – 46

Lokoregionales Rezidiv

Klaus-Jürgen Winzer

Klinik für Allgemein-, Viszeral-, Gefäß- und Thoraxchirurgie des Universitätsklinikums, Charité, Campus Mitte, Humboldt-Universität zu Berlin, Schumannstraße 20/21, 10117 Berlin
(e-mail: klaus-juergen.winzer@charite.de)

Loco-regional-recurrence

Summary. The different options of the therapeutic strategies for the local recurrence of breast cancer has not been evaluated in detail so far. 10% of the patients with local resection of malignant tumors of the breast do develop a local recurrence.

In all cases with local resection of the tumor total excision (R0-resection) is mandatory. In the case of local recurrence a total mastectomy should be performed. Postoperative radiotherapy is only indicated if this has not been performed previously. A second additional radiotherapy is not generally advocated,. The value of chemotherapy has to be confirmed in clinical trials. Patients with receptor positive recurrence should undergo a hormonal therapy.

Key words: Breast cancer – local recurrence

Zusammenfassung. Die Therapieoptionen für das Lokalrezidiv beim Mammakarzinom sind bisher nur ungenügend evaluiert worden. Nach einer brusterhaltenden Therapie ist in etwa 10% mit einem In-Brust-Rezidiv zu rechnen.

Bei der chirurgischen Therapie ist eine R0-Resektion anzustreben. Beim In-Brust-Rezidiv wird die Mastektomie bevorzugt. Erfolgte primär keine Strahlentherapie, so ist diese indiziert. Eine nochmalige Strahlentherapie ist umstritten. Die Wertigkeit einer Chemotherapie muß noch durch Studien belegt werden. Patientinnen mit rezeptorpositiven Rezidiven sollten eine hormonelle Therapie erhalten.

Schlüsselwörter: Brustkrebs – Lokalrezidiv

Einleitung

Die EUSOMA-Richtlinien fordern die Konzentration der Behandlungsfälle (150 primäre Mammakarzinome pro Brustkrebszentrum bzw. 50 Primärbehandlungen je Operateur) und eine interdisziplinäre Zusammenarbeit von subspezialisierten Ärzten (Brustkrebschirurg, Mamma-Radiologe [Diagnostik und Strahlentherapie], Mamma-Pathologe, Onkologe) und anderen Fachleuten (Datenerfassung und Breast Care Nurses) innerhalb von Brustkrebszentren [7]. Gleichzeitig wird die Teilnahme an prospektiv randomisierten Studien propagiert und eine möglichst niedrige In-Brust-Rezidiv-Rate von 5% angestrebt.

Der letzte Punkt führt so zur Thematik dieses Beitrages, dem lokoregionalen Rezidiv. Wird aber die Quantität, hier der Prozentsatz, als Qualitätsmerkmal beschrieben, kann es forensisch bedeutsam sein. Daher muß neben der Diagnostik und Therapie besonders das Risiko eines Lokalrezidivs beleuchtet werden.

Definition

Ein Lokalrezidiv ist definiert als das Wiederauftreten eines Mammakarzinoms im Operationsbereich oder im Bestrahlungsfeld nach abgeschlossener Primärbehandlung.

Es betrifft Haut und Weichteile der Brustwand sowie verbliebenes Brustdrüsengewebe nach Mastektomie.

Ein regionäres Rezidiv ist definiert als postprimärer Befall der ipsilateralen regionalen (= axillären, infraklavikulären oder parasternalen) Lymphabflußgebiete.

Das „In-Brust-Rezidiv" ist die spezielle Form des Lokalrezidivs nach brusterhaltender Therapie. Es beinhaltet somit das eigentliche Narbenrezidiv als auch das ipsilaterale Zweitkarzinom.

Risikofaktoren für das Auftreten eines Lokalrezidivs

Internationale Studien rechnen mit einem Lokalrezidiv bei bestrahlten Patientinnen von 2 bis 20%. In den nicht bestrahlten Kontrollgruppen sind es entsprechend 27 bis 42%. Durch die Bestrahlung erreicht man somit eine Verbesserung der lokalen Tumorkontrolle von 10 bis 36%. Jedoch besteht zumindest in den Studien kein statistisch signifikanter Überlebensvorteil zwischen den Behandlungsgruppen [12]. Daher erscheint die eingangs erwähnte geforderte Maximalrate von 5% an In-Brust-Rezidiven eher unrealistisch und man sollte von etwa 10% ausgehen. Da regionäre Rezidive eher selten sind, wird im weiteren auf die Lokalrezidive und insbesondere auf die In-Brust-Rezidive eingegangen. Nach Schätzungen werden in Deutschland 60 bis 75% aller Mammakarzinome brusterhaltend operiert. Neben der Abhängigkeit von der Operationsmethode und der adjuvanten Strahlentherapie sind für die Lokalrezidivrate die weiteren nachfolgend zu behandelnder Faktoren bemerkenswert. Dabei ist eine extensive intraduktale Komponente als auch das DCIS an sich mit einem erhöhten Risiko behaftet. Beim intraduktalen Karzinom finden sich unabhängig vom Van Nuys Prognoseindex bei der alleinigen Lumphektomie in 14,5%, bei einer zusätzlichen Radiatio in 7,5% und schließlich bei der Mastektomie in 2,6% Lokalrezidive [29]. Randomisierte Studien der NSAPB [10] und der EORTC [14] ergaben eine Halbierung der Lokalrezidivraten nach einer Radiatio, wobei die invasiven Rezidive gegenüber dem erneuten intraduktalen Auftreten deutlicher reduziert wurden. Weshalb kontralaterale Rezidive in der EORTC-Studie unter der Bestrahlung von 2 auf 4% zunahmen, ist bisher nicht geklärt (Tabelle 1). Sowohl die Überlebenswahrscheinlichkeit als auch die Metastasierungsrate verschlechtert sich durch die Zunahme des Anteils der invasiven Rezidive nach einem intraduktalem Karzinom [27].

Tabelle 1. Radiatio nach brusterhaltender Therapie

Studie	NSABP B-17		EORTC 10853	
follow up	90 Monate		4,25 Jahre	
n	818		1010	
Radiatio	nein	ja	nein	ja
DCIS-Rez.	13,4	8,2	8	5
inv. Rezidiv	13,4	3,9	8	4
alle Rezidive	26,8	12,1	16	9

Tabelle 2. Zeitintervall des In-Brust-Rezidivs (Narbenrezidiv oder ipsilaterales Zweitkarzinom)

Autor	Intervall (Monate)	
	Gleicher Quadrant	Anderer Quadrant
Schnitt et al. 1985 [26]	23,9	74,7
Recht et al. 1988 [22]	38,5	64,5
Stotter et al. 1989 [28]	34	69
Fowble et al. 1990 [11]	38	46

Erwartungsgemäß spielt dieser Effekt bei Lokalrezidiven nach einem invasiven Karzinom nur eine untergeordnete Rolle, weil hier die meisten Rezidive invasiv sind [6].

Betrachten wir im weiteren die Prognose des Lokalrezidivs beim invasiven Mammakarzinom, so ergibt sich als wesentlicher Risikofaktor das Zeitintervall zwischen Primärerkrankung und Auftreten des Rezidivs [6]. Vergleicht man die Art der Detektion zwischen klinischer Untersuchung versus Mammographie versus einer Kombination von beiden, so schneidet erwartungsgemäß die Mammographie einschließlich der klinischen Untersuchung am besten ab [6]. Andererseits ist die Dauer des Intervalls davon abhängig, ob das Rezidiv im gleichen Quadranten auftritt und somit am ehesten ein echtes Narbenkarzinom darstellt oder ob es sich um ein ipsilaterales Zweitkarzinom handelt (Tabelle 2). Außerdem treten In-Brust-Rezidive ohne adjuvante Strahlentherapie nicht nur häufiger sondern auch früher auf [9].

Bemerkenswert erscheint auch, daß nach neoadjuvanter Therapie und nachfolgender Radikaloperation nicht nur 27% Rezidive auftraten, sondern selbst bei histologisch nachgewiesener Komplettremission des Primärtumors noch 19% Lokalrezidive zu verzeichnen sind. In dieser Studie aus der Arbeitsgruppe von Hortobagyi wurden als Risikofaktoren ein fortgeschrittenes Tumorstadium, mehr als 3 befallene Lymphknoten und ein Nichtansprechen der Tamoxifentherapie ermittelt [4].

Auch für die brusterhaltende Therapie nach neoadjuvanter Therapie ist das In-Brust-Rezidiv bei ER-negativen und lymphknotenpositiven Patientinnen ein unabhängiger Risikofaktor für eine Metastasierung. Nach einem In-Brust-Rezidiv entwickeln etwa 30% innerhalb von 2 Jahren Metastasen und 60% sind nach 5 Jahren verstorben [24].

Betrachtet man die positive Familienanamnese und somit den möglichen Einfluß genetischer Faktoren, so ergibt sich kein wesentlicher Einfluß. Patientinnen mit einem In-Brust-Rezidiv und positiver FA sind etwas älter, haben etwas besser differenzierte Karzinome und entwickeln mehr Zweitmalignome insbesondere kontralaterale Ca [2]. Jedoch zeigen andere Untersuchungen, daß bei Patientinnen mit einem bilateralen Karzinom mehr Genmutationen beobachtet werden und daß bei diesen Patientinnen wiederum mehr Lokalrezidive auftreten [3].

Zuletzt sei auf eine Untersuchung verwiesen, bei der mit einem zunehmenden Body Mass Index weniger Lokalrezidive beobachtet wurden, ohne jedoch das Metastasierungsrisiko zu senken, obwohl bekanntlich ja Übergewicht mit einer höheren Mammakarzinominzidenz und schlechterer Prognose einhergeht [17].

Diagnostik

Besteht der dringende Verdacht auf ein Lokalrezidiv, so sollte zunächst eine systemische Erkrankung ausgeschlossen werden, weshalb die typischen Lokalisationen durch einen konventionellen Röntgen-Thorax, eine Ultraschalluntersuchung des Abdomens und eine Skelettszintigraphie abgeklärt werden.

Ein MRT ist einerseits zur Abschätzung einer möglichen Thoraxwandinfiltration und anderseits bei einem fraglichen In-Brust-Rezidiv, wenn bereits eine Mammographie und eine Sonographie durchgeführt waren, indiziert.

Therapie

Operativ erfolgt standardmäßig beim In-Brust-Rezidiv die Mastektomie. Bei bestehendem Wunsch der Patientin schließt sich eine primäre oder sekundäre Rekonstruktion an. Nach einer erneuten brusterhaltenden Operation ergibt sich keine schlechtere Lebenserwartung gegenüber einer Mastektomie aber eine höhere Rate an Zweitrezidiven [25].

Das Lokalrezidiv nach einer Mastektomie ist in etwa 60% singulär. Daher ist eine großzügige Lokalexzision unter Mitnahme des subkutanen Fettgewebes einschließlich der Muskelfaszie ausreichend. Die Resektion der Thoraxwand ist nur bei isoliertem Lokalrezidiv indiziert und geht mit einer hohen Morbiditätsrate einher.

Das Carcinoma en-cuirasse ist eine Sonderform des Lokalrezidivs. Es ist gekennzeichnet durch eine die gesamte Thoraxfläche einnehmende Verhärtung in Verbindung mit multiplen Ulzerationen. Die Erfolge sind sowohl nach einer chirurgischen Intervention als auch nach einer systemischen Therapie oder einer Radiatio schlecht. Daher ist interdisziplinär die günstigste Therapie abzuwägen.

War primär kein Lymphknoten-Staging erfolgt, weil es sich bei der Primäroperation um ein DCIS gehandelt hatte, so ist das axilläre Staging jetzt indiziert. Bei einer vorangegangenen Sentinel-Lymphonodektomie ist die Wertigkeit einer erneuten Detektion oder eines konventionellen Lymphknoten-Staging bisher nicht evaluiert worden.

Neben der Operation gehört die Strahlentherapie wie schon bei der Primärbehandlung zum lokalen Therapiekonzept. Die üblichen Kontraindikationen zur Strahlentherapie gelten auch für eine Radiatio nach einem Rezidiv. Dazu zählen eine bestehende Schwangerschaft, eine vorausgegangene Bestrahlung einschließlich der Mantel-Bestrahlung beim Morbus Hodgkin und die Unmöglichkeit der flachen Lagerung oder der Abduktion des Armes. Relative Kontraindikationen sind die Sklerodermie und der systemische Lupus erythematosus [5]. Die Indikation zur Strahlentherapie bei einem Lokalrezidiv und bereits erfolgter Strahlentherapie ist äußerst streng zu stellen. Eine relative Indikation besteht bei R1- oder R2-Resektionen nach einer Mastektomie wegen eines Lokalrezidivs. Bei einem In-Brust-Rezidiv mit nachfolgender Mastektomie ohne Thoraxwandbefall besteht keine Indikation.

Bei einem erneut brusterhaltend operierten In-Brust-Rezidiv und vorausgegangener Radiatio ist weder eine interstitielle Brachytherapy, noch eine interstitielle Brachytherapie in Kombination mit einer Hyperthermie oder eine externe low Dosis Therapie des lokalen Feldes gegenüber keiner Therapie ausreichend evaluiert worden [15, 18, 19, 21, 23].

Wie auch schon vorher zitiert [24], ist ein Lokalrezidiv ein Prädiktor für eine Metastasierung. Der entscheidende Faktor ist das rezidivfreie Intervall [13] aber nicht die Art der vorausgegangenen Operation [30]. Die 5-Jahres-Überlebenswahrscheinlichkeit nach einem Lokalrezidiv beträgt bei einem freien Intervall von unter 4 Jahren 50%, während es bei einem Intervall von über 4 Jahren immerhin schon 78% sind [13].

Ganze drei randomisierte Studien, soweit sie publiziert und uns bekannt geworden sind, existieren zur systemischen Therapie beim Lokalrezidiv. Olson [20] fand nach dem Einsatz von Actinomycin-D eine verbesserte lokale Kontrolle aber keine Verlängerung des Überlebens und Fentimen [8] konnte durch den Einsatz von alpha-Interferon keinen Vorteil aufzeigen. Bei diesen beiden Studien wurden jeweils nur 32 Patientinnen randomisiert.

Die Schweizer SAKK-Studie untersuchte die Wirksamkeit von Tamoxifen und beobachte 5-Jahres-Rezidivraten nach der Gabe von Tamoxifen von 12% und ohne Tamoxifen von 33%, aber weder die Metastasierung noch die Gesamtüberlebenszeit wurden beeinflußt. Auch diese Studie war mit nur 167 randomisierten Patientinnen innerhalb von 10 Jahren [1] relativ klein.

Woran sollte sich eine erneute systemische Therapie orientieren? Es erschein sinnvoll, dass man sich nach der Wirksamkeit von Medikamenten im Stadium der Metastasierung richtet. Da man außerdem eine Vorbehandlung nach dem CMF- oder EC-Schema annehmen kann, bieten sich die Taxane in der Kombination mit Doxorubicin an. Man verwendet also nach einem vorausgegangenem CMF-Schema kreuzresistente Zytostatika. Sind aber bereits Anthracycline eingesetzt worden, so setzt man bei deren erneuter Anwendung dann keine Resistenz voraus, wenn keine Metastasierung nachgewiesen wurde.

Genau unter diesen Prämissen werden zur Zeit Studien zur adjuvanten Therapie des Lokalrezidivs von der IBCSG (International Breast Cancer Study Group) und der NSABP (National Surgical Adjuvant Breast and Bowel Project) [16] geplant. Nach einer persönlichen Mitteilung will die IBCSG im Mai 2002 mit der Rekrutierung beginnen. Zur Auswertung würden bei dieser Studie mindestens 350 Ereignisse benötigt werden, da die Art der Chemotherapie freigestellt werden sein soll. Äußerst ärgerlich erscheint dabei, daß wir sehr wahrscheinlich wieder Studienergebnisse aus der Arbeitsgruppe um Bernhad Fisher diskutieren werden und unsere eigene, früher (1998) gestartete deutsche Studie mit identischem Design (Doxorubicin und Docetaxel) mußte wegen schleppender Rekrutierung bei geplanten 480 Patientinnen abgebrochen werden. Hier waren die Chirurgen wesentlich beteiligt, denen mitunter eine Unterschätzung der systemischen Therapie nachgesagt wird.

Somit ist die Wertigkeit einer zusätzlichen systemischen Therapie beim Lokalrezidiv bisher nicht belegt und daher keine Standardtherapie.

Zusammenfassend gelten folgende Therapieoptionen für das Lokalrezidivs beim Mammakarzinom:

Bei der chirurgische Therapie ist eine R0-Resektion anzustreben. Beim In-Brust-Rezidiv wird die Mastektomie bevorzugt.

Erfolgte primär keine Strahlentherapie, so ist diese indiziert. Eine nochmalige Strahlentherapie ist umstritten.

Die Wertigkeit sowohl einer nochmaligen Chemotherapie als auch eine erstmalige Gabe beim invasiven Rezidiv nach einem DCIS muß noch durch Studien belegt werden.

Patientinnen mit rezeptorpositiven Rezidiven sollten eine hormonelle Therapie erhalten.

Literatur

1. Borner M, Bacchi M, Goldhirsch A, Greiner R, Harder F, Castiglione M, Jungi WF, Thurlimann B, Cavalli F, Obrecht JP (1994) First isolated locoregional recurrence following mastectomy for breast cancer: results of a phase III multicenter study comparing systemic treatment with observation after excision and radiation. Swiss Group for Clinical Cancer Research. J Clin Oncol 12:2071 – 2077
2. Brekelmans CT, Voogd AC, Botke G, van Geel BN, Rodrigus P, Rutgers EJ, Klijn JG, Coebergh JW (1999) Family history of breast cancer and local recurrence after breast-conserving therapy. The Dutch Study Group on Local Recurrence after Breast Conservation (BORST). Eur J Cancer 35:620 – 626
3. Bremer M, Steinmann D, Dork T, Borger J, Rades D, Karstens JH (2001) Bilaterales Mammakarzinom und Lokalrezidiv: Prävalenz von BRCA-1 und BRCA-2 Genemutationen an einem unselektionierten Kollektiv. Strahlenther Onkol 177:325 – 329
4. Buchholz TA, Tucker SL, Masullo L, Kuerer HM, Erwin J, Salas J, Frye D, Strom EA, McNeese MD, Perkins G, Katz A, Singletary SE, Hunt KK, Buzdar AU, Hortobagyi GN (2002) Predictors of local-regional recurrence after neoadjuvant chemotherapy and mastectomy without radiation. J Clin Oncol 20:17 – 23
5. Canadian Association of Radiation Oncologists (1998) Breast radiotherapy after breast-conserving surgery. The Steering Committee on Clinical Practice Guidlines for the Care and Treatment of Breast Cancer. CMAJ 158 Suppl 3:35 – 42
6. Doyle T, Schultz DJ, Peters C, Harris E, Solin LJ (2001) Long-term results of local recurrence after breast conservation treatment for invasive breast cancer. Int J Radiat Oncol Biol Phys 51:74 – 80
7. EUSOMA (2000) Position Paper: The requirements of a specialist breast unit. Eur J Cancer 36:2288 – 2293
8. Fentiman IS, Balkwill FR, Cuzick J, Hayward JL, Rubens RD (1987) A trial of human alpha interferon a an adjuvant agent in breast cancer after loco-regional recurrence. Eur J Surg Oncol 13:425 – 428
9. Fisher ER, Anderson S, Tan-Chiu E, Fisher B, Eaton L, Wolmark N (2001) Fifteen-year prognostic discriminants for invasive breast carcinoma: National Surgical Adjuvant Breast and Bowel Project Protocol-06. Cancer 91(8 Suppl):1679 – 1687
10. Fisher B, Dignam J, Wolmark N, Mamounas E, Costantino J, Poller W, Fisher ER, Wickerman DL, Deutsch M, Margolese R, Dimitrov N, Kavanah M (1998) Lumpectomy and radiation therapy for the treatment of intraductal breast cancer: findings from National Surgical Adjuvant Breast and Bowel Project B-17. J Clin Oncol 16:441 – 452
11. Fowble B, Solin LJ, Schultz DJ, Rubinstein J, Goodman RL (1990) Breast recurrence following conservative surgery and radiation: Patterns of failure, prognosis, and pathologic findinghs from mastectomy specimens with implications for treatment. Int J Radiat Oncol Biol Phys 19:833 – 842

12. Gatzemeier W, Orecchia R, Gatti G, Intra M, Veronesi U (2001) Intraoperative Strahlentherapy (IORT) in der Behandlung des Mammakarzinoms – eine neue therapeutische Alternative im Rahmen der brusterhaltenden Therapie? Strahlenther Onkol 177:330–337
13. Haffty BG, Reiss M, Beinfield M, Fischer D, Ward B, McKhann C (1996) Ipsilateral breast tumor recurrence as a predictor of distant disease: implications for systemic therapy at the time of local relapse. J Clin Oncol 14:52–57
14. Julien JP, Bijker N, Fentiman IS, Peterse JL, Delledonne V, Rouanet P, Avril A, Sylvester R, Mignolet F, Bartelink H, Van Dongen JA on behalf of the EORTC Breast Cancer Cooperative Group and EORTC Radiotherapy Group (2000) Radiotherapie in breast-conserving treatment for ductal carcinoma in situ: first results of the EORTC randomised phase III trial 10853. Lancet 355:528–533
15. Kurtz JM, Jaquemier J, Amalric R, Brandone H, Ayme Y, Hans D, Bressac C, Spitalier JM (1991) Is breast conservation after local recurrence feasible? Eur J Cancer 27:240–244
16. Mamounas EP (2001) Ipsilateral breast tumor recurrence after lumpectomy: is it time to take the bull by the horns? J Clin Oncol 19:3798–3800
17. Marret H, Perrotin F, Bougnoux P, Descamps P, Hubert B, Lefranc T, Le Floch O, Lansac J, Body G (2001) Low body mass index is an independent predictive factor of local recurrence after conservative treatment for breast cancer. Breast Cancer Res Treat 66:17–23
18. McCormick B, Halberg F, Peschel R, Phillips T, Son Y (1990) Breast Cancer. In: Interstitial Collaborative Working Group: Interstitial Brachytherapy, 221–226, Raven Press, New York
19. Mullen EE, Deutsch M, Bloomer WD (1997) Salvage radiotherapy for local failures of lumpectomy and breast irradiation, Radiother Oncol 42:25–29
20. Olson CE, Ansfield FJ, Richards MJ, Ramirez G, Davis HL (1977) Review of local soft tissue recurrence of breast cancer irradiated with and without actinomycin-D. Cancer 39:1981–1983
21. Petrovich Z, Langholz B, Lam K, Luxton G, Cohen D, Jepson J, Astrahan M (1989) Interstitial microwave hyperthermia combine with Iridium-192 radiotherapy for recurrent tumors. Am J Clin Oncol 12:264–268
22. Recht A, Silen W, Schnitt SJ, Connolly JL, Gelman RS, Rose MA, Silver B, Harris JR (1988) Time-course of local recurrence foolowing conservative surgery and radiotherapy for early stage breast cancer. Int J Radiat Oncol Biol Phys 15:255–261
23. Recht A, Schmitt S, Connolly J, Rose MA, Silver B, Come S, Henderson IC, Slavin S, Harris J (1989) Prognosis following local or regional recurrence after conservative surgery and radiotherapy for early stage breast carcinoma. Int J Radiat Oncol Biol Phys 16:3–9
24. Rouzier R, Extra JM, Carton M, Falcou MC, Vincent-Salomon A, Fourquet A, Pouillart P, Bourstyn E (2001) Primary chemotherapy for operable breast cancer: incidence and prognostic significance of ipsilateral breast tumor recurrence after breast-conserving surgery. J Clin Oncol 19:3828–3835
25. Salvadori B, Marubini E, Miceli R, Conti AR, Cusumano F, Andreola S, Zucali R, Veronesi U (1999) Reoperation for locally recurrent breast cancer in patients previously treated with conservative surgery. Br J Surg 86:84–87
26. Schnitt SJ, Connolly JL, Recht A, Silver B, Harris JR (1985) Breast relapse following primary radiation therapy for early breast cancer. II. Detection, pathologic features and prognostic significance. Int J Radiat Oncol Biol Phys 11:1277–1284
27. Silverstein MJ, Lagios MD, Martino S, Lewinsky BS, Craig PH, Beron PJ, Gamagami P, Waisman JR (1998) Outcome after invasive local recurrence in patients with ductal carcinoma in situ of the breast. J Clin Oncol 16:1367–1373
28. Stotter AT, McNeese MD, Ames FC, Oswald MJ, Ellerbroek NA (1989) Predicting the rate and extent of locoregional failure after breast conservation therapy for early breast cancer. Cancer 64:2217–2225
29. Tunon-de-Lara C, de-Mascarel I, Mac-Grogan G, Stockle E, Jourdain O, Acharian V, Guegan C, Faucher A, Bussieres E, Trojani M, Bonichon F, Barreau B, Dilhuydy MH, Dilhuydy JM, Mauriac L, Durand M, Avril A (2001) Analysis of 676 cases of ductal carcinoma in situ of the breast from 1971 to 1995: diagnosis and treatment – the experience of one institute. Am J Clin Oncol 24:531–536
30. van Tienhoven G, Voogd AC, Peterse JL, Nielsen M, Andersen KW, Mignolet F, Sylvester R, Fentiman IS, van der Schueren E, van Zijl K, Blichert-Toft M, Bartelink H, van Dongen JA (1999) Prognosis after treatment for loco-regional recurrence after mastectomy or breast conserving therapy in two randomised trials (EORTC 10801 and DBCG-82TM). EORTC Breast Cancer Cooperative Group and the Danish Breast Cancer Cooperative Group. Eur J Cancer 35:32–38

Chirurgische Therapie entzündlicher Darmerkrankungen: Colitis ulcerosa – Divertikulitis

Operative Verfahrenswahl bei Divertikelkrankheit – Konventionell oder laparoskopisch?

K. Schönleben und K. Kramer

Chirurgische Klinik, Klinikum der Stadt Ludwigshafen, Bremserstr. 79, 67063 Ludwigshafen am Rhein

Surgery in Colondiverticulitis – Open or Laparoscopic Approach

Summary: There are no prospective randomized studies available to decide which surgical approach should be superior to treat sigmoid diverticulosis. Analysis of clinical studies evaluating laparoscopic or conventional surgery are presenting results as follows: for elective surgery morbidity ranges between 12 – 20% and mortality rates between 0 – 2% indicating comparable complication rates. For emergency operations only data from open surgery are available, with morbidity of 33 – 57% and mortality rates of 7 – 16%.

Advantages of conventional approach are availability, reliability of the surgical technique and there is no patient selection required. Laparoscopic access may offer superior patients comfort and reduce cost, length of hospital stay and resocialisation. It remains to be proven, which approach may be the option of choice in the future, while this surgical technique is still developing.

Key words: Open or laparoscopic surgery in Colondiverticulitis

Zusammenfassung: Es gibt keine prospektiv randomisierten Studien zur Klärung der Frage nach der adäquaten operativen Verfahrenswahl bei Divertikulose des Kolons. Die Analyse von Einzelstudien zum laparoskopischen versus konventionellen Operationsverfahren (7 Jahre MED-Line) ergibt folgendes Bild: bei der elektiven Operation liegen Morbidität mit 12 – 20% und Mortalität mit 0 – 2% auf vergleichbarem Niveau, wobei die Mortalität beim offenen Zugang etwas höher zu sein scheint. In der Notfallsituation gibt es nur Daten aus der konventionellen offenen Chirurgie. Die Morbidität liegt dann bei 33 – 57%, die Mortalität bei 7 – 16%. Die Vorteile für den konventionellen Eingriff liegen in der Verfügbarkeit, der bewährten Technik und der Tatsache, dass keine Patientenselektion stattfinden muss. Die Vorteile des laparoskopischen Zugangs liegen eindeutig im Patientenkomfort und möglicherweise auch bei der Gesamtkostenkalkulation bezüglich Krankenhausverweildauer und Resozialisierung der Patienten. Was für die Zukunft, bei weiterer Perfektionierung der Technik das evidenzbasierte bessere chirurgische Verfahren sein wird, bleibt noch nachzuweisen.

Schlüsselwörter: Kolondivertikulitis – offene oder laparoskopische Operation

Tabelle 1. Studien zur laparoskopischen Operation bei Sigmadivertikulitis [5 – 10]

Referenz	N	Studie	Konversion	Morbidität	Mortalität	OP-Zeit (min)	KH-Dauer
Burgel et al. 2000	114	vergleichend	14%	16%	0	200 – 600	9,4
Tuech et al. 2001	85	vergleichend	9%	14%/18%	–	136/234	20/13
Schlachta et al. 1999	92	prospektiv	6,5%	17,9%	1,1%	150	–
Smadja et al. 1999	54	prospektiv	9,2%	12,2%	0	298	6,4
Petropoulos et al. 1998	171	retrospektiv	10,5%	13,5%	0,6%	180	8,4
Köckerling et al. 2001	1162	multizentrisch	5,5%	17,1%	0,5%	167	–
	Σ 1678						

Tabelle 2. Ergebnisse nach konventioneller Operation [11 – 15]

Referenz	n	Morbidität			Mortalität		
		gesamt	elektiv	Notfall	gesamt	elektiv	Notfall
Siewert et al. 1995	204	26%	18,5%	39,5%	3,4%	0	11,5%
Bittner et al. 1998	365	26%	21,2%	33,3%	1,1%	0	7,6%
Illert et al. 2001	406	33%	28%	57%	3%	1,7%	12,2%
Netri et al. 2000	239	–	12%	40%	–	2%	16%
Le Neel et al. 2000	370	–	10,8%	38,7%	–	0	12,3%
	Σ 1584						

Vor einer Diskussion über die operative Verfahrenswahl zur Behandlung der Divertikelkrankheit steht die Frage nach der jeweiligen Therapie-Indikation. Sie sollte in der heutigen Zeit interdisziplinär, von Internisten und Chirurgen gemeinsam, gestellt werden. Nach einer *„Consensus development conference"* des *„Scientific Comitee of the European Association for Endoscopic Surgery"* ist die Indikation zur chirurgischen Therapie bei der Divertikelkrankheit erstmals nach zwei Schüben und bei Risikopatienten (Immunsupression) bereits nach dem ersten Schub zu erwägen. Außerdem ist die Operations-Indikation gegeben, bei Stenose, Fistel, Abszess, Perforation und Blutung sowie bei nicht sicher auszuschließendem Malignom [1 + 2].

Die vergleichende Bewertung von laparoskopischer und konventioneller Operation bei der Divertikelkrankheit setzt in jedem Fall voraus, dass die Indikation zur Operation gegeben ist. Die zu vergleichenden operativen Techniken erstreben auf unterschiedlichem Zugangsweg dann das gleiche Operationsziel. Durch die Möglichkeiten des minimal invasiven Zuganges wird an der Operations-Indikation nichts verändert.

Die Frage, die sich dabei stellt lautet: Bringt das eine Verfahren im Vergleich zum anderen für den Patienten signifikante Vorteile? – Nach dem heute verbreiteten medizinischen Wissenschaftsverständnis, kann man diese Frage nur mit prospektiv randomisierten Studien valide und seriös beantworten.

Die Medline-Recherche über die vergangenen sieben Jahre zeigt allerdings, dass es keine prospektiv randomisierte Studie über den Vergleich von laparoskopischer mit der konventionellen Operation in der Behandlung der Divertikelkrankheit gibt. Dabei finden sich insgesamt nur zwei prospektive, diese operativen Verfahren vergleichende, und zwar *nicht randomisierte* Studien. Haupt-Zielkriterium ist in der einen dieser beiden Studien das Alter – über oder unter 75 Jahre [3]. Die andere vergleicht die operativen Zugangswege in der kolorektalen Chirurgie unabhängig von der Indikation bei verschiedenen Krankheitsbildern (einschließlich der onkologischen Chirurgie) und erlaubt von daher keinen spezifischen Rückschluss über die Frage einer etwaigen Überlegenheit eines der Verfahren bei der Divertikelkrankheit [4].

Das wird verständlich, wenn man berücksichtigt, dass um statistisch valide Aussagen zu erhalten, unter Berücksichtigung der Patientenkriterien, der Stadien der Erkrankung und Anzahl der abzufragenden Parameter mehrere hundert Patienten in jeden Studienarm eingebracht werden müssten.

Insofern gibt es keine Alternative, als zur Beurteilung der Frage, laparoskopisch oder konventionell, eine Blütenlese aus der Blätterwiese von Verlaufsstudien vorzunehmen, die ja eine nützliche Alternative zu kontrollierten Studien sein können.

Im Folgenden sind einige zahlenstarke Studien mit vergleichbaren Verlaufsparametern sowohl für den laparoskopischen (1678 Patienten) sowie für den konventionellen Zugang (1584 Patienten), d. h. von insgesamt 3262 Patienten aufgelistet: (Tabelle 1 und 2).

Zur Beurteilung der Validität der Operationsverfahrens dienen folgenden Parameter:

- die technische Anwendbarkeit
- die medizinische Ausführbarkeit
- die Komplikationsraten: Morbidität und Mortalität
- die Operationsdauer
- der Patientenkomfort einschließlich stationäre KH-Verweildauer
- Kosten für das Gesundheitssystem

Technische und medizinische Anwendbarkeit

Die – in Abhängigkeit von den verschiedenen Stadien der Erkrankung – weitgehend standardisierte Technik beim konventionellen Vorgehen gehört zum Repertoire eines jeden ausgebildeten Krankenhaus-Chirurgen und ist insofern immer verfügbar. Das laparoskopische Vorgehen erfordert neben der speziellen technischen Ausstattung einen laparoskopisch versierten Chirurgen. Er muss um so versierter sein, je schwieriger die individuelle Situation eines Patienten ist. Das ist auch in den sog. Zentren nicht immer rund um die Uhr gewährleistet. Von einer standardisierten laparoskopischen Technik kann noch nicht gesprochen werden. Verschiedene minimalinvasive Techniken werden beschrieben:

- die laparoskopisch assistierte Operation (wird am häufigsten angewendet)
- die intrakorporale Technik
- die hand-assistierte Operation
- die sog. resection-facilitatet Operation (lap. Darmmobilisation, Resektion + Anastomose offen, Unterbauchquerschnitt).

Studien, zum Vergleich der minimalinvasiven Techniken liegen noch nicht vor. Dabei gibt es für das laparoskopische Vorgehen keine Kontraindikationen aber doch Ausschlusskriterien. Laut dem EAES-Konsensus-Statement sind das Hinchey III und IV-Divertikulitiden [1]. Es hängt vom Mut und vom Können des Operateurs ab, ob er Fistelbildungen zu Nachbarorganen, die akute Divertikelblutung, multiple Voroperationen im Unterbauch oder die extreme Adipositas als Ausschlusskriterien betrachtet. Franklin bestreitet das in seiner Beobachtungsstudie [16]. Die medizinische Anwendbarkeit ist beim konventionellen Vorgehen zu 100% gegeben, während mit der minimalinvasiven Technik 74% der Betroffenen operiert werden können: Bei 17% erfolgt primär der Ausschluß für das endoskopische Vorgehen, bei 9% der Patienten muss konvertiert werden. Beim laparoskopischen Vorgehen finden wir also in 26% der Fälle eine primäre oder sekundäre Patientenselektion.

Zu den Komplikationsraten: Morbidität und Mortalität

Was die elektive Operation betrifft, so bewegt sich die Morbidität mit 12 – 20% beim laparoskopischen wie beim konventionellen Vorgehen, auf vergleichbarem Niveau [5 – 15] – siehe auch Tabelle 1, 3 und 4. Die Mortalität scheint beim konventionellen Vorgehen etwas höher zu liegen: 0 – 2% vs 0 – 1.1%. Für die Notfallsituation liegen Daten zur Morbidität/Mortalität

Tabelle 3. Komplikationsraten [5 - 15]

	konventionell		laparoskopisch	
	Notfall	elektiv	elektiv	Notfall
Morbidität	33 - 57%	12 - 21%	12 - 18%	?
Mortalität	7,6 - 16%	0 - 2%	0 - 1%	?

Tabelle 4. Komplikationsrate in Abhängigkeit von der chirurgischen Expertise [17]

	< 100 OP's	> 100 OP's
Konversion	6,9%	4,3%
Morbidität	47,7%	26%
Mortalität	3,5%	1,5%

Tabelle 5. Pateinetenkonfort [1]

	konventionell	Laparoskopisch
Analgetikabedarf	relativ hoch (PCA)	gering
Darmfunktion	3.-5.d	3.-7-d
Kosmetik	Große Narbe	Versteckte kleine Narben
KH-Aufenthalt	9 - 23d	6 - 14d

bisher nur für das konventionelle Operieren vor. Ob die dafür beschriebene Morbidität von 33 - 57% bzw. eine Mortalität von 7.6 - 16% durch das minimal invasive Vorgehen unterschritten werden kann, bleibt - sofern sich die Nofall-Indikation zur laparoskopischen Operation weiterentwickelt - weiteren Untersuchungen vorbehalten. In der vergleichenden Betrachtung von Chirurgen, die mehr bzw. weniger als 100 laparoskopische Dickdarmresektionen durchgeführt hatten zeigte sich eine Überlegenheit der erfahrenen Operateure bezüglich Konversionsrate, Morbidität und Mortalität (Tabelle 4) [17].

Patientenkomfort

Der Begriff Patientenkomfort impliziert Schmerzqualität, Wundqualität, Kosmetik und Krankenhausverweildauer. In diesem Kontext kommen die bekannten Vorteile des minimal invasiven Zugangs gänzlich zum Tragen: Bezüglich Analgetikabedarf, frühzeitigem Beginn der normalen Darmfunktion, Krankenhausverweildauer und Wundkosmetik hat der laparoskopische Zugang vergleichsweise eindeutige Vorteile [1] (Tabelle 5).

Auch und gerade der adipöse Patient profitiert vom laparoskopischen Zugang, denn die Länge der Bauchdeckeninzision beim konventionellen Eingriff wächst mit dem Leibesumfang. Die Langzeit-Lebensqualität ist nach beiden Operationsverfahren gleich gut [18].

Kosten

Bezüglich Kostenberechnung ist das amerikanische Schrifttum ergiebiger als das deutsche. Dort wurde errechnet, dass unter Berücksichtigung des kürzeren Krankenhausaufenthaltes und der früheren Resozialisierung des Patienten eine Einsparung von etwa 5 000.- $ pro Patient durch das laparoskopische Vorgehen erreicht werden kann. Eigene Überschlagsberechnungen für die finanzielle Belastung der Solidargemeinschaft durch einen Krankenhausaufenthalt mit Operation wegen Divertikulose ergeben etwa Kostengleichheit: Die höheren Kosten für Material und Operationszeit werden im wesentlichen durch den kürzeren Krankenhausaufenthalt ausgeglichen. Die betriebswirtschaftlichen Kosten für das Krankenhaus allerdings liegen für laparoskopische Eingriffe deutlich höher.

Zusammengefasst ergibt sich in der überschlägigen Bewertung von minimalinvasiver Chirurgie und der konventionellem Operation in der Behandlung der Divertikulose folgendes Bild: Beide Verfahren zeigen vergleichbarer Komplikationsraten bei der elektiven Operation (Morbidität 12 – 20%, Mortalität 0 – 2%). Für die Notfallsituation finden sich nur Daten für die offene Operation (Morbidität 33 – 57%, Mortalität 7 – 16%).

Die Vorteile für den konventionellen Eingriff liegen in der Verfügbarkeit, der bewährten Technik und der Tatsache, dass keine Patientenselektion stattfinden muss. Die Vorteile des laparoskopischen Zugangs liegen eindeutig im Patientenkomfort und möglicherweise auch bei der Gesamtkostenkalkulation bezüglich Krankenhausverweildauer und Resozialisierung der Patienten. Was für die Zukunft, bei weiterer Perfektionierung der Technik das evidenzbasierte bessere chirurgische Verfahren sein wird, bleibt noch nachzuweisen.

Literatur

1. Kohler L, Rixen D, Troidl (1998) *Laparoscopic colorectal resection for diverticulitis.* Int J Colorectal Dis 13:43 – 47
2. Farthmann EH, Rückauer KD, Häring RU (2000) *Evidence based surgery: diverticulitis – a surgical disease?* Langenbeck's Arch Surg 385:143 – 151
3. Tuech JJ, Pessaux P, Rouge C, Regenet N, Bergamaschi R, Arnaud JP (2000) *Laparoscopic vs open colectomy for sigmoid diverticulitis: a prospectivecomparative study in the elderly.* Surg Endosc, Nov, 14:1031 – 1033
4. Lezoche E, Feliciotti F, Paganini AM, Guerrieri M, Campagnacci R, De Sanctis A (2000) *Laparoscopic colonic resections versus open surgery: a prospective non-randomized study on 310 unselected cases.* Hepatogastroenterology, May – Jun, 47:697 – 708
5. Burgel JS, Navarro F, Lemoine MC, Michel J, Carabalona JP, Fabre JM, Domergue J (2000) *Elective laparoscopic colectomy for sigmoid diverticulitis. Prospective studyof 56 cases.* Ann Chir, Apr, 125:231 – 237
6. Tuech JJ, Pessaux P, Regenet N, Rouge C, Hennekinne S, Bergamaschi R, Arnaud JP (2001) *Laparoscopic colectomy for sigmoid diverticulitis: a prospective study in the elderly* Hepatogastroenterology, Jul – Aug, 48:1045 – 1047
7. Schlachta CM, Mamazza J, Poulin EC (1999) *Laparoscopic sigmoid resection for acute and chronic diverticulitis. An outcomescomparison with laparoscopic resection for nondiverticular disease.* Surg Endosc, Jul, 13:649 – 653
8. Smadja C, Sbai Idrissi, Tahrat M, Bobocescu E, Baillet P, Franco D (1999) *Elective laparoscopic sigmoid colectomy fo diverticulitis.* Surg Endosc, Feb, 13:645 – 648
9. Petropolous P, Nassiopoulus K, Chanson C (1998) *Laparoscopic therapy of diverticulitis.* Zentralbl. Chir. 123:1390 – 1393
10. Köckerling: persönliche Mitteilung, zur LCSSG-Studie
11. Siewert JR, Huber FT, Brune IB (1995) *Frühelektive Chirurgie der akuten Divertikulitis des Colons.* Chirurg 66:1182 – 1189
12. Bittner R, Leibl B, Schroter M, Schmedt CG (1998) *Surgical therapy of sigmoid diverticulitis: can resection with primary anastomosis be considered the current standard procedure? Results of 65 patients.* Zentralbl Chir 123 Suppl:17 – 22
13. Illert B, Engemann R, Thiede A (2001) *Success in treatment of complicated diverticular disease is stage related.* Int J Colorectal, Sep, Dis 16:276 – 279
14. Netri G, Verbo A, Coco C, Cogliandolo S, Mattana C, Salvadori L, D'Andrilli A, Picciocchi A5 (2000) *The role of surgical treatment in colon diverticulitis: indications and results.* Ann Ital Chir, Mar – Apr, 71:209 – 214; discussion
15. Le Neel JC, Denimal F, Letessier E, Bernard P, Jurczak F, Armstrong O (2000) *Complicated colonic diverticulosis. Results of surgical treatment between 1981and 1998 in 370 patients.* Ann Chir, May, 125:334 – 339
16. Franklin ME Jr, Dorman JP, Jacobs M, Plasencia G (1997) *Is laparoscopic surgery applicable to complicated colonic diverticular disease?* Surg Endosc, Oct, 11:1021 – 1925
17. Marusch F, Gastinger I, Schneider C, Scheidbach H, Konradt J, Bruch HP, Kohler L, Barlehner E, Kockerling F (2001) Laparoscopic Colorectal Surgery Study Group(LCSSG) *Importance of conversion for results obtained with laparoscopic colorectalsurgery.* Dis Colon Rectum, Feb, 44:207 – 214; discussion 214 – 216
18. Roblik UJ, Massmann A, Schwandner D, Sterk P, Krug F, Bruch HP, Schiedek THK (2002) Lebensqualität nach chirurgischer Therapie einer Divertikulitis. Zentralbl Chir 127:33 – 35

Die laparoskopische Therapie der Sigma- und Kolondivertikulitis

E. Bärlehner, St. Anders und B. Heukrodt

Helios Klinikum Berlin, Klinikum Buch, Chirurgische Klinik, Hobrechtsfelder Chaussee 100, 13125 Berlin

Laparoscopic Surgery for Colonic and Sigmoid Diverticulitis

Summary. The evidence of innovative surgical procedures is based on study results, general acceptance, and individual experiences. In Germany, 47% of all hospitals agreed to laparoscopic colonic surgery. In our own clientele, we noted a morbidity of 6.8% and a lethality of 0%. Up to now, studies of laparoscopic surgery for sigmoid diverticulitis showing a high level of evidence are still missing. Case-control studies and case studies describe some adventages of this procedure.

Key words: Laparoscopy – sigmoid diverticulitis – inquiry results – state of studies

Zusammenfassung. Die Evidenz eines innovativen OP-Verfahrens wird durch Studienergebnisse, allgemeine Akzeptanz und individuelle Erfahrung getragen. In einer deutschlandweiten Umfrage haben sich 47% der Kliniken zur laparoskopischen Kolonchirurgie bekannt. Im eigenen Patientengut mit 286 laparoskopischen Sigmaresektionen resultierte eine Morbidität von 6,8% und eine Letalität von 0%. Studien mit einem hohen Evidenzlevel zur laparoskopischen Therapie der Sigmadivertikulitis fehlen. Fallkontrollserien und Fallserien sehen Vorteile des Verfahrens.

Schlüsselwörter: Laparoskopie – Sigmadivertikulitis – Umfrageergebnisse – Studienlage

Epidemiologisch ist die Divertikulitis eine Volkskrankheit. Mit einer Divertikulosehäufigkeit von 12% und 80.000 Behandlungsfällen im Jahr bei steigender Tendenz gewinnt diese Krankheit zunehmend an chirurgischer Bedeutung. Für die westliche Zivilisation ist die Divertikulitis eine typische Erkrankung des linken Kolon, nur 5 – 8% Divertikulitisereignisse finden sich am rechten Kolon. Im chirurgischen Behandlungskonzept vollzog sich in den letzten 2 Jahrzehnten ein Strategiewechsel zur Frühindikation, der frühelektiven Operation und der einzeitigen operativen Versorgung. Eine zunehmende Bedeutung gewinnt in den letzten Jahren die laparoskopische Therapie. Dieser Vorgang erscheint angesichts einer weithin unzureichenden Evaluation durch Studien unglaublich, aber die Dominanz des praktischen Vergleichs und damit die individuelle Erfahrung in einem handwerklich ausgeführten Beruf ist offenbar noch immer die ausschlaggebende „Evidenc based Medicine".

So haben wir im Jahr 2000 in einer deutschlandweiten Umfrage an allen chirurgischen Kliniken feststellen können, dass von 864 beteiligten Kliniken bereits 47% laparoskopisch am

Tabelle 1. Studien offene vs. laparoskopische Chirurgie (prospektiv und retrospektiv)

Sigmadivertikulitis	Vorteile lap. OP
Sher et al. (1997)	+ Hinchey I
Libermann et al. (1996)	+
Junghans et al. (1997)	+
Faynsod et al. (2000)	+
Tuech et al. (2000)	+
Hammerhofer et al. (1996)	+
Bergamaschi et al. (1998)	+

Tabelle 2. Sigmadivertikulitis - Schweregrade n = 286

Divertikulitis	89	31,1%
akute phlegmonöse Peridivertikulitis	26	9,1%
komplizierte Divertikulitis (n. Hinchey		
- Stadium I	69	24,2%
- Stadium II	35	12,2%
- Stadium III	27	9,4%
Fistel	22	7,7%
Blutung	18	6,3%

Kolon operieren und 25% die Einführung dieser Technik planen. Nur 25% lehnten aus unterschiedlichen Gründen (z. B. Fehlen prospektiv randomisierter Studien) dieses Vorgehen ab. Insgesamt 10,4% aller kolorektalen Operationen wurden demnach in Deutschland laparoskopisch ausgeführt. Die führende Indikation war mit 90% die Divertikulitis. Folgende Gründe sind naheliegend:

- Als nichtmaligne Erkrankung gibt es keine Kollision mit möglichen onkologischen Defiziten.
- Die Laparoskopie ist eine sichere diagnostische Methode bei den oft unklaren Schmerzzuständen.
- Die laparoskopische Operationsmethode ist für den Patienten im beschwerdefreien Intervall eine akzeptable Behandlungsalternative.
- Die laparoskopische Sigmaresektion ist ein hocheffizientes Operationsverfahren.

Bezüglich Evaluation durch Studien fehlen Vergleichsuntersuchungen im Evidenzlevel 1a bis 3b. Lediglich 2 Kohortenstudien, 7 Fallkontrollstudien und 17 Fallserien [7] lassen keine Nachteile der laparoskopischen Operation gegenüber der offenen Verfahrensweise erkennen. Hinsichtlich des Patientenkomfort - kleine Wunden, weniger Schmerz, verkürzte intestinale Dysfunktion, frühe Mobilität, kurzer Krankenhausaufenthalt und kürzere AU-Zeit - lassen mehrere Studien Vorteile der laparoskopischen Operation erkennen (Tabelle 1).

Mögliche Vorteile hinsichtlich der Spätmorbidität mit weniger Adhäsionen, seltener Ileuszustände und weniger Narbenbrüche (Minilaparotomie) sind bei fehlenden Studien vorerst Einzelbeobachtungen. Als Nachteile werden längere Operationszeiten und höhere Kosten angegeben. Die Aussage vorliegender Fallserien und Fallkontrollstudien unterliegt dem Mangel einer einheitlichen Operationsstrategie. Der Unterschied zwischen laparoskopisch assistierter und komplett laparoskopischer Operation scheint evident zu sein [2]. Unterschiedlich werden die Festlegungen der distalen und proximalen Resektionsgrenze angegeben. Die Flexurmobilisierung erfolgt im Literaturquerschnitt allenfalls bei einem Drittel der Patienten.

Im eigenen Patientengut wurden zwischen Oktober 1993 bis Dezember 2001 insgesamt 789 laparoskopische kolorektale Operationen durchgeführt, darunter 286 Sigmaresektionen wegen Divertikulitis. Eine Altersbegrenzung gab es nicht - unsere älteste Patientin mit einer divertikulitisbedingten Sigma-Blasen-Fistel war 94 Jahre alt. Die Schweregrade der Divertikulitis gibt die Tabelle 2 wieder.

Tabelle 3. Intraoperative Komplikationen elektiver Operation n = 250

Komplikationen	-ose, -itis n = 136	Hinchey I - II n = 144
Darmläsion	1 (0,7%)	-
Staplerdefekt	-	2 (1,7%)
Blutung	-	2 (1,7%)
Milzverletzung	-	1 (0,9%)
Blasenverletzung	-	1 (0,9%)
Ureterverletzung	2 (1,4%)	-
Total	3 (2,1%)	6 (5,2%)

Tabelle 4. Postoperative Komplikationen elektiver Operation n = 250

Komplikationen	-ose, -itis n = 136	Hinchey I - II n = 114
Anastomoseninsuffizienz	3 (2,2%)	1 (0,9%)
Ileus	2 (1,5%)	1 (0,9%)
Nachblutung	3 (2,2%)	1 (0,9%)
Wundinfektion	2 (1,5%)	2 (1,8%)
Darmleckage	-	1 (0,9%)
Lungenembolie	-	1 (0,9%)
Total	10 (7,4%)	7 (6,3%)
Letalität	-	-

In 92% wurde eine einzeitige Kontinuitätsresektion durchgeführt, in 3% eine Hartmann-OP und in 5% eine Hartmann-Rückoperation. Die Operationsdauer betrug durchschnittlich 120 Minuten (Literatur 130 - 397 Minuten), die Konversionsrate 0,3% (Literatur 4 - 39%). Unter 250 Wahloperationen sahen wir in 3,8% intraoperative und in 6,8% postoperative Komplikationen bei 0% Letalität.

Im Literaturquerschnitt liegt die Komplikationsrate bei 15%, in der größten Fallserie zur laparoskopischen Kolorektalchirurgie [5] bei 14,8% bei einer Letalität von 1,1%.

Im Vergleich der unkomplizierten Divertikulitisstadien mit den Komplikationsstadien I und II nach Hinchey zeigten sich keine signifikanten Unterschiede (intraoperative Komplikationen 2,1% zu 5,2%, postoperative Komplikationen 7,4% zu 6,3%) (Tabelle 3 und 4).

Zunehmend wurden auch Akutoperationen bei vorrangig bestehender Perforationsperitonitis laparoskopisch ausgeführt. Bei 36 Patienten betrug die Komplikationsrate 22% und die Letalität 5,6%. Eine definitive Aussage zur Wertigkeit der laparoskopischen Notfallversorgung lassen diese Zahlen noch nicht zu. Voraussetzung für den Erfolg der Operationsmethode ist eine strenge Standardisierung der Technik und Beschränkung auf wenige erfahrene Operateure. Unter diesen Voraussetzungen ist an unserer Klinik die elektive laparoskopische Sigmaoperation das Verfahren der ersten Wahl.

Es ist absehbar, dass der Komfort dieser Operation die Indikation in frühere Krankheitsphasen verlagert (u. a. von Reifferscheid gefordert) und durch die minimale Invasivität auch hochbetagte multimorbide Patienten effizient versorgt werden. Eine Begleitung durch kontrollierte Studien bleibt eine zwingende Forderung.

Literatur

1. Bärlehner E, Heukrodt B, (1998) Schwetling R Laparoskopische Chirurgie der Sigmadivertikulitis. Zentralbl Chir 123 Suppl 1:13 - 16
2. Bergamaschi R, Tuech JJ, Pessaux P, (2000) Arnaud JP Intracorporal vs laparoscopic assisted resection for uncomplicated diverticulitis of the sigmoid. Surg-Endosc 14:520 - 523

3. Faynsod M, Stamos MJ, Arnell T, Borden C, Udani S, Vargas H (2000) A case-control study of laparoscopic versus open sigmoid colectomy for diverticulitis. Amer-Surg 66: 841 - 843
4. Junghans T, Böhm B, Schwenk W, Gründel K, Müller JM (1997) Progress in laparoscopic sigmoid resection in elective surgical therapy of sigmoid diverticulitis. Langenbecks Arch Chir 382: 266 - 270
5. Köckerling F, Schneider C, Reymond MA, Scheidbach H, Scheuerlein H, Konradt J, Bruch HP, Zornig C, Köhler L, Bärlehner E, Kuthe A, Szinicz G, Richter HA, Hohenberger W (1999) Laparoscopic resection of sigmoid divertikulitis. Results of a multicenter study. Surg Endosc 13: 567 - 571
6. Libermann MA, Phillips EH, Carroll BJ, Fallas M, Rosenthal R (1996) Laparoscopic colectomy vs traditional colectomy for diverticulitis. Surg Endosc 10: 15 - 19
7. Senninger N, Drews G (2001) Muss die einfache Sigmadivertikulitis laparoskopisch operiert werden? In: Divertikulitis - Eine Standortbestimmung; Schumpelick, V., Kasperk, R. (Hrsg) Springer Verlag 256 - 261
8. Sher ME, Agachan F, Bortul M, Nogueras JJ et al. (1997) Laparoscopic surgery for diverticulitis. Surg Endosc 11: 264
9. Tuech JJ, Pessaux P, Rouge C, Regenet N, Bergamaschi R, Arnaud JP (2000) Laparoscopic vs open colectomy for sigmoid diverticulitis: a prospective comparative study in the elderly Surg Endosc 14: 1031 - 1033

Operative Strategie bei toxischer Colitis

K.-H. Vestweber

Klinikum Leverkusen, Dhünnberg 60, 51375 Leverkusen

Operative Approaches to Toxic Colitis

Summary. Toxic colitis is still a major diagnostic and therapeutic challenge. Mortality rates depend on the severity of the disease and range from 2% to 30%. Interdisciplinary approaches are necessary and structured therapeutic steps from conservative to operative treatment seem to be most effective. The surgical option for toxic colitis usually is subtotal colectomy with closure of the rectal stump or mucus fistula and ileostomy. This procedure allows the reconstructive operation later on. In selected cases and suitable situations a primary colectomy with ilealpouch are also possible depending on local and general effects.

Key words: Severe colitis – subtotal colectomy – interdisciplinary therapy

Zusammenfassung. Die schwere toxische Colitis ist nach wie vor eine Herausforderung für Diagnostik und Therapie. Je nach Schweregrad der Erkrankungen werden Mortalitätsraten von 2% – 30% berichtet. Gerade bei dieser Erkrankung ist ein interdisziplinärer Zugang besonders wichtig. Definierte diagnostische und therapeutische Richtlinien erhöhen die Chance, die beste Therapie zu wählen. Als chirurgische Strategie bleibt in den allermeisten Fällen die subtotale Colektomie mit der Anlage eines Ileostomas und dem Verschluss des Rektumstumpfes bzw. einer Mucusfistel die beste Methode. In seltenen ausgewählten Fällen kann auch primär an eine Colektomie mit J-Pouch-Rekonstruktion gedacht werden, wobei dies von lokalen und allgemeinen Faktoren abhängig ist.

Schlüsselwörter: Schwere Colitis – subtotale Colektomie – interdisziplinäre Behandlung

Die schwere toxische Colitis ist eine interdisziplinäre Herausforderung in Diagnostik und Therapie. Die Erkrankung ist selten und synonym werden meist die Ausdrücke „toxisch“, „akut“, „fulminant“ oder „sehr schwer“ benutzt. Beim toxischen Megacolon handelt es sich um eine besondere Verlaufsform mit einer Dilatation des Colons, definitionsgemäß des Colon transversum über 5,5 – 6 cm im Durchmesser. Wichtig ist es, die einzelnen Differential-Diagnosen der toxischen Colitis zu kennen, weil zunächst meist nur an die Colitis ulcerosa, allenfalls an M. Crohn gedacht wird. Es handelt sich dabei besonders um Formen infektiöser Colitiden mit einem schweren Verlauf. Es kann sich um eine ischämische Colitis, eine Strahlen-Colitis, eine medikamenten-induzierte Colitis oder um eine vaskulititsche Colitis handeln. Im weiteren soll die toxische Colitis bei Colitis ulcerosa bzw. bei M. Crohn bearbeitet werden.

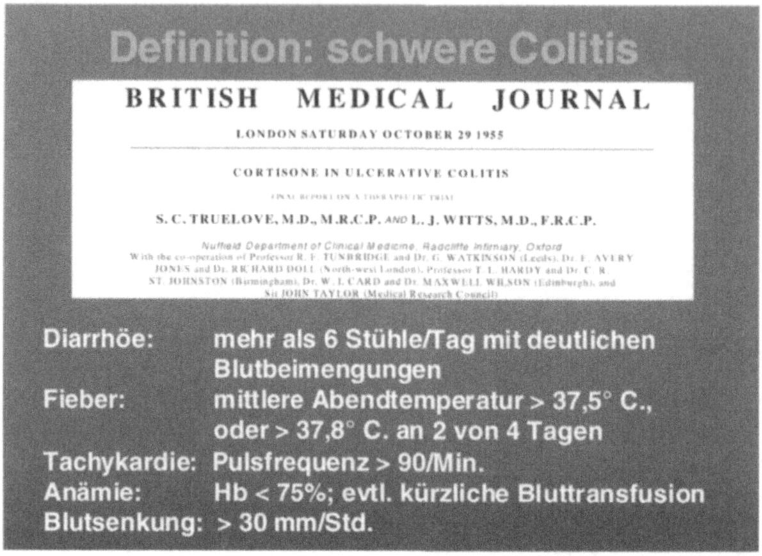

Abb. 1. Definitionsvorschlag zur Eingrenzung bei schweren Verlaufsformen der Colitis ulcerosa [7]

Definition der toxischen Colitis

Sehr wichtig ist die Definition der Erkrankung, um einen möglichst objektivierbaren Hinweis auf das Vorliegen der schweren Verlaufsform zu erhalten. Schon in den 50er Jahren wurde die Basis für die auch noch heute vielfach angewendete Definition gelegt. Es wird hierbei die Verschlechterung einer Colitis mit dem Auftreten von Diarrhöe, Fieber, Tachycardie, Anämie und einer Blutsenkungsbeschleunigung definiert (Abb. 1) [7].

Von Buhr [1] wird 1993 im Chirurgen folgendes definiert: „Toxisches Colon bedeutet nicht immer Dilatation im Sinne eines Megacolons. Führt konservative Therapie nicht innerhalb von 48 Std. zur Stabilisierung, erfolgt die Operation". Diese chirurgisch gebräuchliche Definition ist besonders praxisgerecht und bezieht sich auf die notwendige operative Therapie im Falle des Versagens der konservativen Maßnahmen. Als Basis für fast alle gebräuchlichen Definitionen wird der Truelove'sche Vorschlag benutzt (Abb. 1) [7]. Eine der wenigen prospektiven Studien zum Vorhersagewert verschiedener Parameter wurde von Travis 1996 [6] publiziert. Er zeigt die Wertigkeit einiger Parameter im Hinblick auf die später notwendige Colektomie. Hierzu gehören z.B. die Persistenz einer blutigen Diarrhöe, der beschleunigten Blutsenkungsgeschwindigkeit und der Tachycardie sowie einiger weiterer Parameter.

Therapeutisches Management bei toxischer Colitis

Zweifelsohne ist der schwere Verlauf einer Colitis eine besondere Herausforderung für die interdisziplinäre Zusammenarbeit zwischen Gastroenterologen und Visceralchirurgen. Eine ständige Beobachtung und ein Ineinandergreifen der Maßnahmen ist erforderlich. Der richtige Zeitpunkt für einzelne Therapieverfahren hat entscheidenden Einfluss auf das Ergehen des Patienten. Einen modernen Vorschlag für einen therapeutischen Stufenplan hat kürzlich MODIGLIANI vorgelegt [4] (Abb. 2). Sein Algorithmus beruht in besonderer Weise auf der diagnostischen Sicherheit und dem Vorhersagewert der koloskopischen Untersuchung bei den schwerkranken Colitis-Patienten. Er konnte in einer zusammenfassenden Statistik verschiedener Arbeitsgruppen zeigen, dass in geübten Händen die Koloskopie beim Patienten mit schwerer

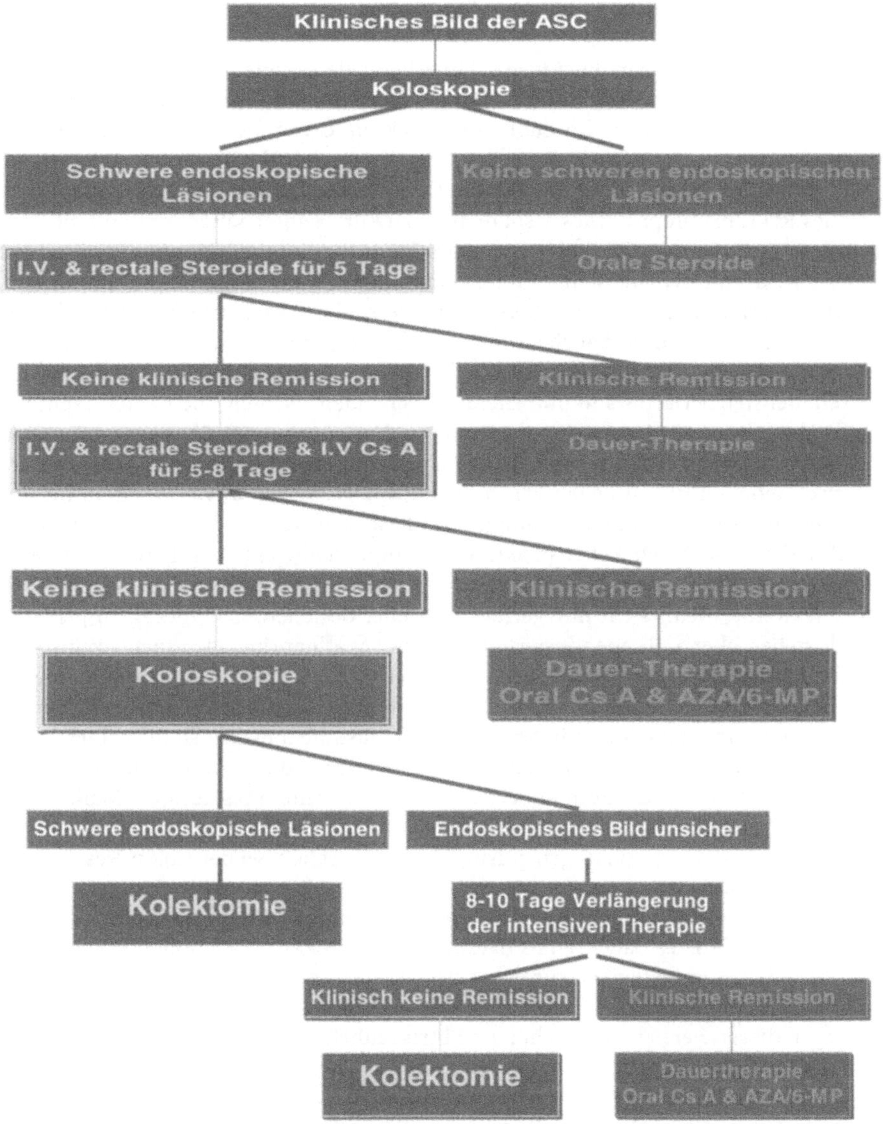

Abb. 2. Von Modigliani [4] wird ein moderner Algorithmus für die Therapieentscheidung bei toxischer („akuter, schwerer") Colitis vorgelegt. Erheblicher diagnostischer Wert wird auf die endoskopischen Untersuchungen des Colons gelegt. (*AZA* = Azathioprin, *6-MP* = 6 Mercatoprin, *CsA* = Cyclosporin A)

Colitis ohne ein wesentlich erhöhtes Risiko an Komplikationen möglich ist. Die Einschätzungen der Veränderungen der Colon-Schleimhaut sind dagegen aber ausschlaggebend für die initiale Therapie, die Veränderungen unter therapeutischen Maßnahmen, die Beibehaltung oder Therapie-Änderung. Natürlich muss es möglich sein, jederzeit den Algorithmus einer Therapie zu unterbrechen, wenn überraschende neue Symptome auftreten und z. B. eine Operation erforderlich machen. Den Verlauf einer toxischen Colitis erleiden bei der Colitis ulcerosa etwa 10% aller Patienten. Etwa 2% erleiden eine Perforation des Darmes und von den Patienten, die wegen einer Colitis ulcerosa stationär aufgenommen werden müssen, haben etwa 6% einen toxischen Krankheitsverlauf während der stationären Behandlung [5].

Auswahl des operativen Vorgehens bei toxischer Colitis

Als nur noch historisch muss man das Anlegen einer Loop-Ileostomie mit einem oder weiteren Colostomata nennen, das von Turnbull als Notfall-Operation empfohlen wurde. Das Standardverfahren heute ist sicherlich die subtotale Colektomie mit Ileostomie. Bezüglich der Ileostomie muss man sich entweder für eine klassische terminale Ileostomie oder für ein Schlingen-Ileostoma in schon annähernder Pouchform entscheiden. Wichtig erscheint die Behandlung des Rektumstumpfes. Dieser sollte nicht zu kurz sein. Je kürzer der Stumpf, umso schwieriger die spätere Präparation bei der restaurativen Operation. Ein Stumpf etwa bis zum Promontorium wird von den meisten Autoren empfohlen. Die 2. Entscheidung betrifft die Versorgung des Stumpfes, entweder ein Stumpfblindverschluss, wenn dieser gut möglich ist, oder eine Mucosfistel im Unterbauch. Die Entscheidung hierzu wird wesentlich davon beeinflusst, wie gut sich der Stumpf verschließen lässt. Gelegentlich kann dies sehr problematisch sein bei steifer Darmwand und „herausbrechenden" Nähten, sodass in diesem Falle eine Mucusfistel die bessere Alternative sein kann. Auch wird man sich überlegen müssen, ob man den Restdarm spülen oder lokal behandeln möchte, was über eine Mucusfistel sehr unproblematisch möglich ist. Auf jeden Fall sollte die spätere restaurative Operation im Auge behalten werden und die Maßnahmen dahingehend ausgelegt werden. In einigen Fällen wird auch die direkte Ileoanale Pouch-Rekonstruktion mit vorgeschaltetem Loop-Ileostoma möglich sein. Hier gilt, dass im Zweifelsfall die sicherste Maßnahme zu wählen ist und somit der subtotalen Colektomie, wenn auch nur geringste Zweifel bestehen, der Vorzug zu geben ist. Grundsätzlich stellen aber z. B. hochdosierte Cortison-, Azathiaprin- oder auch Cyclosporin-Therapie keine Kontraindikation für eine primäre Pouch-Rekonstruktion dar, sondern hier gilt das sorgfältige individuelle Auswählen und das Überdenken auch noch einmal während der Operation in Kooperation mit dem Anästhesisten. Heute fast nie indiziert ist die primäre totale Proktocolektomie mit Entfernung des Schließmuskelapparates. Zum einen stellt diese Operation einen relativ großen Eingriff dar, zum anderen vereitelt sie weitere restaurative Maßnahmen. Diese Operation ist nur dann indiziert, wenn eine Wiederanschluss-Operation von vornherein ausgeschlossen wird. Zum zweckmäßigen chirurgischen Vorgehen bei der Colon-Resektion im Falle der toxischen Colitis gibt es einige Hinweise: äußerste Vorsicht ist im Umgang mit der Dickdarm-Wand zu empfehlen. Die Wand ist meistens sehr fragil und reißt leicht ein, sodass eine erhebliche Kontamination des Bauchraums daraus resultieren kann. Es empfiehlt sich hier aus praktischen Gründen, die beiden Flexuren, insbesondere die linke Flexur, gegen Ende der Präparation zu mobilisieren, wenn alle Anteile bereits frei und beweglich sind. Hierdurch kann man meist Zug in diesen Bereich, der leicht zum Einriss führt, vermeiden. Weiterhin muss man besonders auf abgedeckte Perforationen achten. Langsam penetrierte Bezirke können durch Omentum, Bauchwand oder auch Darmabschnitte abgedeckt sein und beim Öffnen dieser Bezirke kann wiederum leicht Darminhalt austreten. Wenn solche Bezirke erkannt werden, so empfiehlt es sich, die Nachbarstrukturen, z. B. Omentum oder Bauchwand, en bloc mitzuresezieren. Beim Rektumstumpfverschluss, z. B. durch eine Klammernahtreihe bei sehr dicker Wand, empfiehlt es sich, gelegentlich eine längere Klammergröße (4,8 mm anstatt 3,5 mm) zu benutzen. Die Nahtreihe kann oft sinnvoll mit umgebenden Beckenweichteilen noch zusätzlich abgedeckt werden.

Eigene Ergebnisse der chirurgischen Therapie bei der toxischen Colitis

Die Mortalitätsraten für Operationen bei toxischer Colitis liegen zwischen 2% und 30%, wobei der Ausgangszustand des Patienten entscheidend ist. So kann man etwa 2% – 4% Letalität bei Patienten ohne Perforation und bis zu 30% mit Perforation des Darms erwarten [3]. Wir haben von 1991 bis 2001 27 Patienten notfallmäßig wegen toxischer Colitis operieren müssen. In allen Fällen wurde die subtotale Colektomie mit Ileostoma-Anlage durchgeführt. Tabelle 1 zeigt die

Tabelle 1. Basisdaten der notfallmäßig operierten Patienten mit toxischer Colitis; Klinikum Leverkusen.

Eigene Patienten 1991 - 2001 (n = 27)	
Geschlecht:	15m. / 12w
Alter (Jahre):	34 (14 - 79)
Erkrankungsdauer (Jahre):	5 (3 Mon.–18 J.)
Anzahl blutiger Stühle:	12 (4 - 25)
Hb (mg/dl):	8,7 (5,4 - 10,8)
Diagnose:	schwere (hochfloride) toxische Colitis ulcerosa n = 24, M. Crohn n = 3 (2 Pat. mit Colonperforation, Peritonitis)

Tabelle 2. Operative Daten der notfallmäßig operierten Patienten mit toxischer Colitis. 2 Patienten (7,4%) sind postoperativ verstorben. Bei 15 Patienten (55,9%) wurde im Verlauf bisher eine J-Pouch-Rekonstruktion vorgenommen

Eigene Patienten 1991 - 2001 (n = 27)	
OP-Verfahren:	subtotale Colektomie, Ileostomaanlage
OP-Dauer (min):	90 Min. (55 - 260)
Komplikationen:	2 exitus letalis, 1 revisionsbed. Nachblutung
spätere, bisherige J-Pouch Anlage:	n = 15 Patienten 6 Monate (4 - 24 Monate) nach subtotaler Colektomie

Basisdaten dieser Patienten und Tabelle 2 die operativen Ergebnisse. Es sind 2 Patienten (7,4%) im Krankenhaus postoperativ verstorben. Bei 15 Patienten, dies ist mehr als die Hälfte, ist mittlerweile eine restaurative Operation durchgeführt worden. Einige Patienten haben sich entschlossen, mit dem Ileostoma zu leben und es wurde eine Rektumstumpf-Resektion vorgenommen. Einige Patienten stehen noch zur restaurativen Operation an. Bei den beiden verstorbenen Patienten handelt es sich einmal um eine 35jährige Patientin, bei der es postpartum zu einer Exazerbation der Colitis gekommen war. Sie wurde lange konservativ behandelt und wurde zur Operation mit einer Leukopenie unter 1000 Leukocyten sowie einer Thrombocytopenie bei Kreislauf- und Niereninsuffizienz vorgestellt. Eine initiale Stabilisierungstherapie führte nicht zur Verbesserung, sodass die Patientin nach kurzer Zeit in einem sehr schlechten Zustand als letztmögliche Maßnahme operiert wurde. Sie ist dann, ohne noch einmal eine Stabilisierung erzielen zu können, verstorben. Bei dem 2. Patienten handelt es sich um einen 39jährigen, der übergewichtig und mangelernährt war. Er hatte eine Colon-Perforation mit Peritonitis und weiterhin ein bereits T3-Carcinom im Colon transversum. Er verstarb postoperativ nach einem prolongierten Intensivverlauf.

Zusammenfassende Wertung

Durch interdisziplinär strukturiertes Vorgehen bei schweren Verlaufsformen der Colitis, hier besonders der Colitis ulcerosa, seltener des M. Crohn, konnte eine wesentliche Verbesserung der hohen Mortalitätsraten in der postoperativen Phase erzielt werden. Es besteht in den letzten Jahren eine Zunahme dringlicher oder notfallmäßiger Colektomien. Dies scheint mit dem Erfolg und der häufig eingesetzten aggressiven medikamentösen Therapie zusammenzuhängen. Für eine optimale Auswahl der Behandlungsschritte bieten sich originelle und sorgfältig erarbeitete Algorithmen an (4), wobei jedes Schema bei entsprechender Notwendigkeit sofort durchbrochen werden kann. Auch ökonomische Aspekte sollten beachtet werden. Die Notfall-Operation mit mehrzeitiger Rekonstruktion stellt die teuerste Variante der Behandlung dar (2). Als operatives Standardvorgehen muss heute die subtotale Colektomie mit Belassung eines ausreichend langen Rektumstumpfes und der Anlage eines geeigneten Ileostomas angesehen werden. Alle anderen Varianten sind individuell sorgfältig abzuwägen.

Literatur

1. Buhr HJ, Heuschen UA, Stern J, Herfarth CH (1993) Kontinenzerhaltende Operation nach Proktocolektomie. Chirurg, 64: 601 – 613
2. Ferzoco SJ, Becker JM (1994) Does Aggressive Medical Therapy for Acute Ulcerative Colitis Result in a Higher Incidence of Staged Colectomy? Arch Surg 129: 420 – 424
3. Heppell J, Farkouh HE, Dube S (1986) Toxic Megacolon: An Analysis of 70 Cases Dis. Colon Rectum 29: 789 – 792
4. Modigliani R (2002) Medical management of Fulminant Colitis Inflammatory Bowel Diseases 8: 129 – 134
5. Tjandra JJ (1999) Toxic Colitis and Perforation In: Michelassi F, Milsom JW (Hrsg) Operative Strategies in Inflammatory Bowel Disease S 234 – 244
6. Travis SDL, Farrant JM, Ricketts C, Nolan DJ, Mortensen NM, Kettlewell MGW, Jewell DP (1996) Predicting Outcome in Severe Ulcerative Colitis. GUT 38: 905 – 910
7. Truelove SC, Witts LJ (1955) Cortisone in Ulcerative Colitis. Brit Med J 29: 1042 – 1048

Chirurgische Therapie entzündlicher Dickdarmerkrankungen Rationelle Diagnostik – Endoskopie, KE, CT ? Indikation zur Operation

D. Hartmann und J. F. Riemann

Medizinische Klinik C, Klinikum der Stadt Ludwigshafen gGmbH, Bremserstraße 79, 67063 Ludwigshafen am Rhein (e-mail: MedCLu@t-online.de)

Rational Diagnosis – Endoscopy, KE, CT? Indications for Surgery

Summary. Sume 10 to 25 percent of all patients with diverticulosis will come down with diverticulitis in the course of their lives. Apart from physical examinations, sonography and – if results are still unclear – computer tomography are seen as the most important diagnostic devices. 75 percent of patients with acute diverticulitis can initially be treated conservatively, and only one in four ever falls ill again with another inflammation. According to those numbers a conservative method is justified when dealt with a primary uncomplicated diverticulitis. If a second attack occurs, should an elective resection be considered. An increased mortality and morbidity exists among young and immunocompromised patients so that elective surgery is recommended already after the first incident.

Key words: Diverticulitis – sonography – computer tomography – surgery

Zusammenfassung. 10 bis 25 Prozent der Divertikelträger erkranken im Laufe ihres Lebens an einer Divertikulitis. Neben der körperlichen Untersuchung ist die Sonographie und bei Unklarheiten die Computertomographie als wichtigstes diagnostisches Instrument anzusehen. 75 Prozent der Patienten mit einer akuten Divertikulitis können initial konservativ behandelt werden, wobei nur jeder Vierte zeitlebens an einer erneuten Entzündung erkrankt. Aufgrund dieser Zahlen ist bei der primär unkomplizierten Divertikulitis ein konservatives Vorgehen gerechtfertigt und erst nach Auftreten des zweiten Schubes eine elektive Resektion anzustreben. Bei jungen und immunsupprimierten Patienten besteht eine erhöhte Mortalitäts- und Morbiditätsrate, so dass hier eine elektive Operation bereits nach dem ersten Ereignis zu empfehlen ist.

Schlüsselwörter: Divertikulitis – Sonographie – Computertomographie – Operation

Einleitung

Die Divertikulose stellt heute in den westlichen Industrienationen die häufigste pathologische Wandveränderung am Dickdarm dar. Während Kolondivertikel bei jungen Menschen nur selten gefunden werden, liegt die Häufigkeit bei über 70-jährigen bei 50 Prozent. Mit 90 Prozent stellt das Colon sigmoideum den Hauptmanifestationsort der Divertikulose dar [1]. Die überwiegende Mehrzahl der Divertikelträger bleibt zeitlebens beschwerdefrei. Nur etwa 10 bis 25 Prozent erleiden im Laufe ihres Lebens eine mehr oder weniger ausgeprägte Divertikulitis [2].

Diagnostik

Bei der akuten Sigmadivertikulitis wird das diagnostische Procedere entscheidend vom klinischen Erscheinungsbild der Erkrankung beeinflusst. Die typischen klinischen Zeichen sind der linksseitige Unterbauchschmerz (sog. Linksappendicitis) mit Obstipation oder Diarrhoe, Übelkeit und Erbrechen. Durch die anatomische Nähe zur Blase klagen die Patienten häufig über eine Dysurie oder Polyurie. Das Auftreten einer Pneumaturie oder Fäkalurie weist auf die Ausbildung einer vesikalen Fistel hin.

An erster Stelle der technischen Untersuchungen sollte neben den Laborparametern (Leukocytose, CRP-Erhöhung) eine Sonographie des Abdomens angefertigt werden. Nach vorliegenden Publikation kann durch die Sonographie eine bis zu 98%-ige Sensitivität bei hoher Spezifität in der Diagnostik der akuten Divertikulitis erreicht werden [3]. Ähnliche Ergebnisse liefert die Computertomographie. In einem prospektiven Vergleich von Computertomographie und Sonographie in der Diagnostik der akuten Divertikulitis bei 64 Patienten konnten Pradel und Mitarbeiter keinen signifikanten Unterschied nachweisen [4]. Somit ist wegen der breiten Verfügbarkeit und der hohen Aussagekraft die Sonographie als Methode der ersten Wahl anzusehen.

Mit der Magnetresonanztomographie sind die Erfahrungen noch begrenzt. Erste Untersuchungen zeigen jedoch eine der CT und Sonographie gleichwertige diagnostische Genauigkeit [5].

Der Kolonkontrasteinlauf liefert ähnliche Ergebnisse in der Diagnostik der akuten Divertikulitis wie die Computertomographie, was von Ambrosetti in einer vergleichenden Studie an 420 Patienten gezeigt werden konnte [6]. Die Sensitivität der CT war mit 98% dem Kolonkontrasteinlauf (92%) nur geringfügig überlegen. Die oben genannte Studie zeigte jedoch deutlich den Vorteil der CT in der Diagnostik der extraluminal verlaufenden Entzündung (Abszess, Perforation, Fistel).

In der Akutphase der Divertikulitis sollte auf endoskopische Untersuchungen wegen des überdurchschnittlich hohen Perforationsrisikos verzichtet werden. Nach Abklingen der akuten Entzündung ist jedoch im freien Intervall zur Sicherung der Diagnose und zum Ausschluss einer Neoplasie eine komplette Koloskopie zu empfehlen.

Indikation zur Operation

Bei 75 Prozent der Patienten mit einer akuten Divertikulitis verläuft die Erkrankung unkompliziert, so dass primär ein konservatives Vorgehen möglich ist. Nach konservativer Therapie bleiben 50 Prozent der Patienten beschwerdefrei, 25 Prozent haben leichte Beschwerden und bei lediglich 25 Prozent kommt es im Verlauf zu einer erneuten Entzündung [2]. Aufgrund dieser Zahlen ist bei der primär unkomplizierten Divertikulitis ein konservatives Vorgehen gerechtfertigt. Nach Auftreten des zweiten oder dritten Schubes sollte dann die elektive Operation angestrebt werden.

Eine klare Indikation zur Notfall-Operation ist die freie Perforation, der Ileus und die generalisierte Peritonitis. Beim Nachweis eines isolierten intraabdominellen Abszesses ist eine präoperative perkutane Drainage indiziert, um nach Beseitigung der intra-abdominellen Sepsis im Intervall eine einzeitige Sigmaresektion mit primärer Anastomosierung unter Vermeidung eines Anus praeter vornehmen zu können [7].

Mehrere Studien weisen darauf hin, dass die akute Divertikulits bei jungen Menschen einen aggressiveren Verlauf nimmt [8]. Deshalb sollte bei dieser Gruppe eine elektive Resektion bereits nach dem ersten Schub durchgeführt werden.

Ähnliches gilt für immunsupprimierte Patienten, die eine deutlich erhöhte Mortalitäts- und Morbiditätsrate aufweisen [9]. Hier sollte ebenfalls nach dem ersten Ereignis eine elektive Resektion erfolgen.

Fazit

In der Diagnostik der akuten Divertikulitis haben sich neben dem klinischen Bild und der körperlichen Untersuchung in der initialen Phase die Sonographie und die Computertomographie bewährt. Die primär unkomplizierte Divertikulitis wird konservativ behandelt und erst nach Auftreten eines zweiten Schubes ist die elektive Resektion anzustreben. Bei jungen und immunsupprimierten Patienten besteht eine erhöhte Mortalitäts- und Morbiditätsrate, so dass hier eine elektive Operation bereits nach dem ersten Ereignis empfohlen wird.

Literatur

1. Parks TG (1975) Natural history of diverticular disease of the colon. Clin Gastroenterol 4:53 - 69
2. Young-Fadok TM, Roberts PL, Spencer MP et al. (2000) Colonic diverticular disease. Curr Probl Surg 37:457 - 514
3. Zielke A, Hasse C, Nies C et al. (1997) Prospective evaluation of ultrasonography in acute colonic diverticulitis. Br J Surg 84:385 - 388
4. Pradel JA, Adell JF, Taourel P et al. (1997) Acute colonic diverticulitis: prospective evaluation with US and CT. Radiology 205:503 - 512
5. Heverhagen JT, Zielke A, Ishaque N et al. (2001) Acute colonic diverticulitis: Visualization in magnetic resonance imaging. MAGMA 19:1275 - 1277
6. Ambrosetti P, Becker C, Terrier F. (1990) Colonic diverticulitis: impact of imaging on surgical management - a prospective study of 542 patients. Eur Radiol 12:1145 - 1149
7. Stabile BE, Puccio E, vanSonnenberg E et al. (1990) Preoperative percutaneous drainage of diverticular abscesses. Am J Surg 159:99 - 105
8. Ambrosetti P, Robert JH, Witzig JA et al. (1994) Acute left colonic diverticulitis in young patients. J Am Coll Surg 179:156 - 160
9. Tyau ES, Prystowsky JB, Joehl RJ et al. (1991) Acute diverticulitis. A complicated problem in the immunocomprimised patient. Arch Surg 126:855 - 858

Hepatobiliäre Malignome – Gallengangsrekonstruktion

Curative and Palliative Therapy of Liver Metastases

L. H. Blumgart

Memorial Sloan-Kettering Cancer Center, 1275 York Avenue, New York, New York 10021, USA

There are a number of areas of clinical research relative to the management of metastases from colorectal carcinoma to the liver.

1. A clinical score for prediction of recurrent disease
2. The relevance of diagnostic laparoscopy
3. The management of multiple metastases
4. The management of pulmonary metastases
5. Combined or staged resection of synchronous disease

These have all been addressed in publications from the Hepatobiliary Service at the Memorial Sloan-Kettering Cancer Center, New York. The following brief abstracts relate to the results.

1. A clinical score for prediction of recurrent disease (Fong Y, et al. Clinical score for predicting recurrence after hepatic resection for metastatic colorectal cancer. An analysis of 1001 consecutive cases. Annals of Surgery 1999; 230: 309)

Clinical, pathologic, and outcome data for 1001 consecutive patients undergoing liver resection for metastatic colorectal cancer between July 1985 and October 1998 were examined. These resections included 237 trisegmentectomies, 394 lobectomies, and 370 resections encompassing less than a lobe. The surgical mortality rate was 2.8%.

The 5-year survival rate was 37%, and the 10-year survival rate was 22%. Seven factors were found to be significant and independent predictors of poor long-term outcome by multivariate analysis: positive margin ($p = 0.004$), extrahepatic disease ($p = 0.003$), node-positive primary ($p = 0.002$), disease-free interval from primary to metastases < 12 months ($p = 0.03$), number of hepatic tumors > 1 ($p = 0.0004$), largest hepatic tumor > 5 cm ($p = 0.01$), and carcinoembryonic antigen level > 200 ng/ml ($p = 0.01$). When the last five of these criteria were used in a preoperative scoring system, assigning one point for each criterion, the total score was highly predictive of outcome ($p = < 0.0001$). No patient with a score of 5 was a long-term survivor.

Resection of hepatic colorectal metastases may produce long-term survival and cure. Long-term outcome can be predicted from five criteria that are readily available for all patients considered for resection. Patients with up to two criteria can have a favorable outcome. Patients with three, four or five criteria should be considered for experimental adjuvant trials. Studies of preoperative staging techniques or of adjuvant therapies should consider using such a score for stratification of patients.

2. The relevance of diagnostic laparoscopy (Jarnagin WR, et al. A clinical scoring system predicts the yield of diagnostic laparoscopy in patients with potentially resectable hepatic colorectal metastases. Cancer 2001; 91:1121)

Between December 1997 and July 1999, 103 consecutive patients with potentially resectable colorectal liver metastases underwent laparoscopy prior to planned laparotomy and partial hepatectomy. Surgical findings, length of hospital stay, and hospital charges were analyzed. Patients were assigned a clinical risk score (CRS) based on five factors related to the primary tumor and the hepatic disease. The likelihood of finding occult unresectable disease and the yield of laparoscopy were analyzed with respect to the CRS. Seventy-seven patients (75%) underwent resection. Laparoscopy identified 14 of 26 patients with unresectable disease, 10 of whom were spared an unnecessary laparotomy. In patients who underwent biopsy only, the laparoscopic identification of unresectable disease shortened the hospital stay (1.2 ± 0.6 days vs. 5.8 ± 2.3 days; $p = 0.0001$) and reduced the hospital charges by 55% ($p = 0.0001$). The CRS predicted the likelihood of occult unresectable disease, which was 12% in those with a score of ≤ 2 and increased to 42% in those with a score of > 2 ($p = 0.001$). If laparoscopy were used only in high risk patients (CRS > 2), 57 laparoscopies would have been avoided and the net savings doubled.

With extensive preoperative imaging, the vast majority of patients with potentially resectable hepatic colorectal metastases do not benefit from laroscopy. However, in the minority of patients with occult unresectable disease, laparoscopy prevents unnecessary laparotomy and reduces hospital stay and the total hospital charges. The CRS, previously shown to predict survival after hepatic resection, identifies those high risk patients most likely to benefit from laparoscopy and may improve resource utilization.

3. The management of multiple metastases (Weber S, et al. Survival after resection of multiple hepatic colorectal metastases Annals of Surgical Oncology 2000; 7:643)

Patients with four or more colorectal hepatic metastases who were submitted to resection were identified from a prospective database. Number of metastases was determined by serial sectioning of the gross specimen at the time of resection. Demographic data, tumor characteristics, complications, and survival were analyzed.

From August 1985 to September 1998, 155 patients with four or more metastatic tumors (range 4 - 20) underwent potentially curative resection by extended hepatectomy (39%), lobectomy (42%), or multiple segmental resections (19%). Operative morbidity and mortality were 26% and 1% respectively. Actuarial 5-year survival was 23% for the entire group (median = 32 months) and there were 12 actual 5-year survivors. On multivariate analysis, only number of hepatic tumors ($p = 0.005$) and the presence of a positive margin ($p = 0.003$) were independent predictors of poor survival.

Hepatic resection in patients with four or more colorectal metastases can achieve long-term survival although the results are less favorable as the number of tumors increases. Number of hepatic metastases alone should not be used as a sole contraindication to resection, but it is clear that the majority of patients will not be cured after resection of multiple lesions.

4. The management of pulmonary metastases (Abstract presented at the American Surgical Association Meeting, 2002)

Surgical resection of isolated hepatic or pulmonary metastases from colorectal cancer is known to improve survival. However, the role of surgery in patients with both liver and lung metastases remains unclear.

Over the last 17 years, 131 patients at Memorial Sloan-Kettering Cancer underwent both hepatic and pulmonary resection for metastatic colorectal cancer. The median age was 60 (28 - 77) years and there were 73 males. The primary tumor was located in the colon in 97 patients and the rectum in 34. The first liver and lung metastases were simultaneous (occuring within 1 year of each other) in 60 (46%) patients and sequential in 71 (54%). The median number of liver and lung tumors was each 1 and median tumor size was 4.5 and 1.5 cm, respectively. Resection of at least half of the eliver was required in 80 (61%) patients while lung operations were mostly (80%) wedge resections. At a median follow up of 3.9 years from resection of the first metastasis, 71 (54%) patients had died. The 5-year actuarial survival was 51% after hepatectomy and 31% once a liver and lung resection had been performed. Survival was predicted on multivariate analysis by whether the liver and lung metastases were simultaneous to each other or sequential and whether there was more than 1 liver tumor.

Conclusion: Selected patients with both liver and lung metastases from colorectal cancer benefit from the combination of hepatic and pulmonary resection, especially when metastases to the two Organs develop more than a year apart.

5. Combined or staged resection of synchronous disease (Martin RC, et al. Is there an optimal surgical therapy for synchronous colorectal liver metastasis: Simultaneous vs staged resection? Submitted)

Two hundred and forty patients with primary colon and synchronous hepatic metastasis were identified from a prospective database from September 1984 to November 2001. Clinicopathologic, operative, perioperative and survival data were compared between the simultaneous resection group and the staged resection group. Chi square analysis and logistic regression method were used to compare and estimate factors significant for complications.

One hundred and thirty-four patients underwent simultaneous resection of a colon primary and hepatic metastasis and 106 patients underwent staged resection. Right hemicolectomy was more common in the simultaneous group with the staged group requiring left hemicolectomy or low anterior resection. In the simultaneous group, 64 (49%) patients sustained 143 complications. In the staged group, 72 (68%) patients sustained 195 complications for both hospitalizations. The overall complication rate for the simultaneous group (49%) was significantly less than the staged group (68%, $p = 0.003$) with similar overall perioperative mortality (simultaneous $n = 3$, staged $n = 2$). In patients who had ≥ 1 lobe resected, the overall complication in the simultaneous group (27/57 or 47%) was significantly lower than the staged patients (53/77 or 69%, $p = 0.0001$). The overall length of stay was also significantly reduced in the simultaneous group (median = 12 days) when compared to the staged group (median = 20). In the simultaneous group, univariate analysis identified extended hepatectomy ($p = 0.01$), estimated blood loss of > 1000 cc ($p = 0.05$), and operative duration of greater than 5.5 hours ($p = 0.003$) to be significant for overall complication. However, logistic regression did not identify these factors to be significant. After a median follow up of 28 months the 5-year survival for the staged group is 58% and 48% for the simultaneous group. Simultaneous resection of colon and hepatic metastasis is safe and efficient in the treatment of patients with synchronous colorectal metastasis. Overall complication rate is improved in the simultaneous group with no difference in perioperative mortality. With similar overall survival in both groups, simultaneous resection should be considered the first line treatment in suitable patients with resectable synchronous colorectal metastasis. These conclusions apply particularly to patients with right-sided colonic primary tumors.

Die chirurgische Therapie des fortgeschrittenen Gallenblasen – Karzinoms

H. Rau[1], R. Schauer[1], A. Zimmermann[2], M. K. Angele[1], O. Trapp[2] und F. W. Schildberg[1]

[1] Chirurgische Klinik und Poliklinik der LMV, Standort Großhadern, Marchioninistraße 15, 81377 München
[2] Abteilung für Abdominal-, Gefäß- und Thoraxchirurgie, Amper Klinik Dachau, Krankenhausstraße 15, 85221 Dachau

Surgical Approach for the Treatment of Gall Bladder Cancer

Summary. The use of surgery for the treatment of advanced gall bladder cancer is controversially discussed. This retrospective study included 204 patients who were subjected to surgery due to advanced gall bladder cancer at the Klinikum Grosshadern. Mean survival time of all patients was 4.5 months. Advancement of the tumor stage resulted in a decreased percentage of possible R0 resections (T3 **n**=48, R0 31%, T4 **n**=87, R0 13%). Nonetheless, R0 resections of T3 tumors significantly increased the survival rate compared to R1 and R2 resections (mean survival 20.2 vs. 4.5 months). R0 resections of T4 tumors also significantly attenuated the survival rate (18.1 vs. 2.4 months compared to R1 and R2 resections). Thus, diagnostic procedures have to focus on identifying patients with possible R0 resections and perform extensive resections on those patients.

Key words: Gall bladder cancer – surgical resection – mean survival time

Zusammenfassung. Die chirurgische Therapie zur Behandlung des fortgeschrittenen Gallenblasen-Karzinoms ist umstritten. In einer retrospektiven Studien wurden 204 Patienten eingeschlossen, die im Klinikum Großhadern wegen eines Gallenblasen-Karzinoms operiert wurden. Das mediane Überleben aller Patienten war 4,5 Monaten. Bei T3-Tumoren resultierte eine R0-Resektion in einer signifikanten Verbesserung des Überlebens (medianes Überleben 20,2 verglichen mit 4,5 Monaten bei R1 ,R2). Auch bei T4-Tumoren fand sich ein signifikanter Unterschied der medianen Überlebenszeit von R0- im Vergleich zu R1- und R2-Resektionen, 18,1 zu 2,4 Monaten. Die diagnostischen Anstrengungen müssen daraufhin ausgerichtet sein, Patienten mit einer möglichen R0-Resektion zu selektieren und einer ausgedehnten Operation zu unterziehen.

Schlüsselwörter: Gallenblasen Karzinom – chirurgische Resektion – mittleres Überleben

Einleitung

Seit der Erstbeschreibung 1777 durch den Wiener Pathologen Maximilian Stoll handelt es sich beim Gallenblasenkarzinom auch heute noch um ein Tumorleiden mit äußerst schlechter Prognose. Die 5-Jahresüberlebensraten aller Gallenblasenkarzinome zusammengefasst liegen

Tabelle 1. Darstellung des Lymphknotenstatus und des Prozentsatz an Fermetastasen in Abhängigkeit vom Tumorstadium. Ferner Abbildung des mittleren Überlebens in Abhängigkeit von Tumorstadium und den Resektionsgrenzen

	N+	M+	>R0	R1/2
	Prozentsatz		Mittleres Überleben	
T3	79%	38%	20,2	4,5*
T4	86%	73%	18,1	2,4*

* p < 0,05, t-Test

Tabelle 2. Darstellung der Prognosefaktoren nach Analyse in einer uni- und multivariat Analyse.

Variable	Univariate Signifikanz		Multivariate Signifikanz	
	Rohes rel. Risiko	p-Wert	Adj. Rel. Risiko	p-Wert
T-Stadium	5,19	0,0001		
N-Stadium	5,52	0,0001		
M-Stadium	5,00	0,0001		
UICC	12,7	0,0001	5,86	0,001
Resektabilität	9,63	0,0001	3,58	0,001
Grading	1,77	0,001		
Bilirubin	1,54	0,273		
Alter	1,00	0,611		

unter 5% (1 – 3). Bei 3 von 4 Erkrankten ist das Gallenblasenkarzinom wegen seinen engen Beziehungen zu den zentralen Strukturen des Leberhilus nicht mehr chirurgisch zu behandeln. Wegen der anatomischen Lage treten Symptome erst in sehr fortgeschrittenen Stadien auf, weshalb der Chirurg häufig mit einem lokal ausgedehnten Befund konfrontiert wird. Neben den spezifischen Symptomen, die sich bei Infiltration der Gallenwege ergeben, kann in seltenen Fällen ein Dickdarmileus oder eine Magenausgangsstenose das erste Symptom des Gallenblasenkarzinoms sein. Da der venöse Abstrom der Gallenblase über Segmentäste der rechten Pfortader direkt in die Leber erfolgt, können frühzeitig intrahepatische Metastasen auftreten, was bei über 79% der Patienten mit T3- und T4-Tumoren bereits erfolgt ist.

Von 1980 bis 2002 wurden in der Chirurgischen Klinik und Poliklinik der Ludwigs-Maximilians-Universität München, Standort Großhadern, 204 Patienten mit einem Gallenblasenkarzinom operativ behandelt. Das Verhältnis von Männern zu Frauen betrug 1 : 2,6. Das mittlere Lebensalter betrug 64 +/− 14 Jahre. Bei 89% bestand ein begleitendes Gallensteinleiden, bei 42% wurde das Gallenblasenkarzinom zufällig entdeckt. Im T1-Stadium konnte der Tumor zu 100% radikal entfernt werden, im T2-Stadium lag diese Quote bei 73%. Von einem fortgeschrittenen Gallenblasenkarzinom sprechen wir ab dem Stadium T3, hier lag die R0-Resektionsrate bei 31%, bei T4 bei immer noch bei 13%.

Nach der UICC-Klassifikation von 1997 ist das T3-Stadium definiert als Serosaperforation des viszeralen Peritoneums oder direkte Perforation in ein Nachbarorgan oder beides mit Ausdehnung des Tumors bis in die Leber unter 2 cm Eindringtiefe. Bei diesen Tumoren fanden sich in 79% Lymphknotenmetastasen und in 38% Fernmetastasen. Bei den T4-Tumoren, bei denen eine hepatische Tumorinfiltration über 2 cm sowie in zwei oder mehr anliegende Organe vorzufinden ist, finden sich 86% Lymphknotenmetastasen und 73% Fernmetastasen. Bei T3-Tumoren liegt sie so bei 20,2 Monaten, einem signifikant besserem Ergebnis als bei R1/2-Resektionen (median 4,5 Monate; P < 0,05; t-Test). Bei T4-Tumoren beträgt das mediane Überleben 18,1 Monate, nach R-0-Resektion. Demgegenüber beträgt die Überlebenszeit bei diesem Tumorstadium nach R1/2-Resektion nur 2,4 Monate (p < 0,05; t-Test) (siehe Tabelle 1). Die 5-Jahresüberlebensrate der R0-Resektion liegt bei 22%.

Leberresektionen plus Lymphknotendissektion mit Cholezystektomie in kurativer Intention wurden bei 37 Patienten durchgeführt, die Rate der R0-Resektionen bei diesen Patienten war 64%. Es wurden 10 Hemihepatektomien, 14 Segmentresektionen (Segment 5 und Segment 4) und 13 Leberbettresektionen durchgeführt. Hierbei hat sich im Laufe der Zeit die Strategie geändert. Bei Karzinomen der Gallenblase, die die Leber infiltrieren, führen wir gleich eine anatomische Segmentresektion durch. Die Leberbettresektion bleibt lediglich den T2-Stadien vorbehalten.

Die Morbiditiät dieser Eingriffe lag bei 13,6%. Keiner dieser Patienten ist an operationsbedingten Komplikationen verstorben. Ein Patient wurde wegen einer Galleleckage operiert, bei einem Patienten wurde ein Stent in den Gallengang platziert.

In der univariaten Analyse entsprechen alle Parameter der TNM-Klassifikation der UICC 1997. Die multivariate Analyse weist nur noch zwei Parameter aus. Es ist die UICC-Klassifikation, die die TNM-Kriterien beinhaltet und die Radikalität (siehe Tabelle 2).

Diskussion

Die 5-Jahresüberlebenswahrscheinlichkeit aller operativ behandelten Gallenblasenkarzinom-Patienten beträgt bei unseren Patienten 6,6%. Sie wird in der Literatur zwischen 1,8 und 10,9% angegeben. Gelingt eine R0-Resektion, so steigt die 5-Jahresüberlebensrate auf 22%, wobei die Angaben aus der Literatur zwischen 10 und 56% sehr variabel sind. Einheitlich wird eine ansteigende Lymphknoten- und Fernmetastasierung mit steigendem T-Stadium angegeben. Die Möglichkeit einer R0-Resektion nimmt somit auch ab und liegt bei T3-Tumoren bei 31% und bei T4-Tumoren bei 13%. Unsere Ergebnisse zeigen auch, dass bei den Patienten, bei denen wir eine ausgedehnte Operation mit Leberteilresektion und LK.-dissektion sowie Cholecystektomie durchgeführt haben, der Anteil der R0-Resektionen bei 64% liegt. Es stellt sich also das Problem die Patienten, die von einer Resektion profitieren können, zu selektieren.

Findet man bei der Exploration befallene Lymphknoten im Bereich des Gallenblasenhalses oder am Choledochuslymphknoten am oberen Duodenalknie, so rechtfertigt dieser Befund alleine noch keinesfalls, den Eingriff als Exploration abzubrechen. Gerade in diesen Fällen profitieren die Patienten, was das Überleben anbetrifft, von einer R-0-Resektion.

Literatur

1. De Aretxabala X, Roa I, Burgos L (1999) Gallbladder cancer, management of early tumors. Hepatogastroenterology 46:1547 – 1551
2. North JH Jr, Pack MS, Hong C, Rivera DE (1998) Prognostic factors for adenocarcinoma of the gallbladder: an analysis of 162 cases. Am Surg 64:437 – 440.
3. Ruckert JC, Ruckert RI, Gellert K, Hecker K, Muller JM (1996) Surgery for carcinoma of the gallbladder. Hepatogastroenterology 43:527 – 533

Abstracts

Viszeralchirurgie

Chirurgische Therapie des hilären Gallengangs-Karzinom. Eine klinisch-pathologische Untersuchung von 121 Patienten

E. G. Achilles[1], N. Zammar[1], J. Schulte am Esch II[1], M. Gundlach[2], D. C. Broering[1] und X. Rogiers[1]

[1] Abteilung für Hepatobiliäre Chirurgie, Klinik und Poliklinik für Chirurgie, Martinistraße 52, 20246 Hamburg
[2] Chirurgische Klinik, Städtisches Krankenhaus Duisburg

Surgical Treatment of the Hilar Carcinoma of the Bile Duct. A Clinical-Pathological Study of 121 Patients

Zielsetzung: In der Behandlung der ersten Wahl des hilären cholangiozellulären Karzinoms (Klatskin-Tumor) ist die chirurgische Therapie etabliert. Sie hat sich von der limitierten Resektion der extrahepatischen Gallenwege hin zur ausgedehnten Leberresektion entwickelt. Die vorliegende Studie soll den Stellenwert der kombinierten Resektion im Vergleich zur limitierten Resektion oder der palliativen Therapie belegen. *Patienten und Methoden*: Für eine retrospektive Analyse (Zeitraum 1982 – 1999) waren die klinisch-pathologischen Daten von 121 Patienten verfügbar. Die weitere Einteilung erfolgte nach palliativer Therapie (Gallengangsstent und oder explorative Laparotomie; Gruppe I, n = 46 Patienten), bzw. Therapie unter kurativer Intention (Resektion der extrahepatischen Gallengänge isoliert; Gruppe II, n = 33 Patienten oder in Kombination mit einer anatomischen Leberresektion; Gruppe III, n = 42 Patienten). *Resultate*: In der Mehrzahl lag bei den resezierten Patienten ein Klatskin Typ III vor (55% vs. 64%), in Gruppe I hingegen ein Typ IV (67%). Klinisch dominierte das Stadium IV a (39% vs. 50%) bzw. IV b in Gruppe I (41%). Eine R0-Resektion war bei den radikal (einschließlich anatomischer Leberresektion) operierten Patienten häufiger möglich (69% Gruppe III) vs. 39% (Gruppe II). Von den nicht operierten Patienten verstarben tumorbedingt 74% innerhalb von 12 Monaten nach Diagnosestellung (vs. 30% vs. 7%). Die perioperative Mortalität (30-Tage Mortalität) betrug 3% vs. 10%. *Zusammenfassung*: Die kombinierte radikale Resektion sollte beim extrahepatischen Cholangiokarzinom stets angestrebt werden, da sie die 1-Jahres Mortalität deutlich senkt. Eine palliative Therapie mit Gallengangsstent ist lediglich bei Patienten mit hoher Co-Morbidität vertretbar.

Korrektur bis Redaktionsschluss nicht eingegangen.

Das Angiomyolipom – ein seltener Lebertumor

H. Aselmann[1], P. Piso[1], B. Frericks[2], P. Flemming[3] und H. J. Schlitt[1]

[1] Klinik für Viszeral- und Transplantationschirurgie, Medizinische Hochschule Hannover, Carl-Neuberg-Straße 1, 30625 Hannover
[2] Abteilung Diagnostische Radiologie, Medizinische Hochschule Hannover
[3] Institut für Pathologie, Medizinische Hochschule Hannover.

The Angiomyolipoma: A Rare Liver Tumor

Das Angiomyolipom gehört zu den seltenen Tumorentitäten der Leber. Bis zum Jahr 2000 sind weltweit weniger als 100 Fälle beschrieben. Die Histogenese ist unklar, der Tumor zeichnet sich durch einen stark variierenden Anteil reifer Fettzellen, Blutgefäße und glatter Muskulatur aus. Wesentlich häufiger findet sich das Angiomyolipom in der Niere.

Wir berichten den Fall eines 33 jährigen, russischen Mannes, dessen unklarer Lebertumor sechs Monate zuvor in Russland aufgefallen war. Trotz der dort ohne genaue vorherige Diagnose vorgenommen Chemoembolisation und Bestrahlung der Leber und kam es zu einem Tumorprogress.

Die klinische Untersuchung und die Laborbefunde zeigten keine pathologischen Veränderungen. Die Hepatitisserologie (A, B und C) war negativ, das alpha-Fetoprotein war nicht erhöht. In der Sonographie Nachweis einer zentral lokalisierten, vermehrt echogenen Raumforderung, die in der T2 gewichteten Magnetresonanztomographie inhomogen und größtenteils hyperintens imponierte. Der Tumor nahm seinen Ursprung von Segment I und hatte eine Größe von $10 \times 8 \times 8$ cm. Er hatte breiten Kontakt zu den Hilusgefäßen, weiterhin wurden alle drei Lebervenen verdrängt und durch den Tumor aufgespannt. Da ein maligner Prozess durch die bildgebenden Verfahren nicht sicher ausgeschlossen werden konnte, erfolgte, auch in Anbetracht der Größenzunahme, die Resektion in totaler vaskulärer Okklusion der Leber. Die histologische Untersuchung zeigte dann ein epitheloid differenziertes Angiomyolipom. Der postoperative Verlauf war vollkommen unauffällig, der Patient wurde am 14. postoperativen Tag entlassen.

Da richtungsweisende Befunde fehlen, kann eine präoperative Abgrenzung von anderen Lebertumoren schwierig sein, insbesondere lassen sich Malignome nicht immer sicher ausschließen. Da im vorliegenden Fall, mitbedingt durch die vorangegangenen Therapiemaßnahmen, sichere Charakteristika eines benignen Tumors nicht nachweisbar waren, bestand eine Operationsindikation. Zentrale Leberresektionen können in erfahrenen Zentren heute sicher und mit geringer postoperativer Morbidität und Letalität vorgenommen werden. Da mulifokale Angiomyolipome beschrieben sind, sollten regelmäßige Kontrolluntersuchungen erfolgen.

Zwei Jahre Nationale Fallsammlung Familiäres Pankreaskarzinom – klinischer Hinweis auf Beteiligung bekannter Tumorprädispositionsgene

D. K. Bartsch[1], M. Sina-Frey[2], E. Przypadlo[1], B. Gerdes[1], R. Kress[3], M. Colombo-Benkmann[5], R. Grützmann[4], S.A. Hahn[6] und H. Rieder[2]

[1] Klinik für Viszeral-, Thorax- und Gefäßchirurgie, Philipps-Universität, Baldingerstraße, 35043 Marburg
[2] Medizinisches Zentrum für Humangenetik, Philipps-Universität, Marburg
[3] Institut für Medizinische Biometrie, Philipps-Universität, Marburg
[4] Klinik für Viszeral-, Thorax- und Gefäßchirurgie, Technische Universität Dresden, Dresden
[5] Chirurgische Klinik der Westfälischen Wilhelms-Universität Münster
[6] Klinik für Innere Medizin, Knappschaftskrankenhaus, Ruhr-Universität Bochum

Two Years of National Case Collection of the Familiary Pancreatic Carcinoma-Clinical Hint on the Involvement of Known Tumor Predisposition Genes

Einleitung: Bei 5 – 7% der Patienten mit einem duktalen Pankreaskarzinom (PC) soll eine vererbte Prädisposition zugrundeliegen. Bisher ist immer noch völlig unklar, wie häufig eine vererbte Prädisposition beim PC vorliegt und welche unbekannten und bekannten genetischen Faktoren zur familiären Häufung dieses Tumors beitragen. *Patienten und Methoden*: Seit dem 1.07.99 werden in einer Nationalen Fallsammlung für Familiäre Pankreaskarzinome (FaPaCa) Familien, in denen mindestens 2 erstgradig Verwandte an einem histologisch gesicherten PC bzw. mindestens je ein Patient an einem PC und einem Melanom erkrankt sind, bezüglich ihrer Charakteristika und assoziierten Malignomen untersucht. *Ergebnisse*: Von 88 nicht-verwandten Familien, die sich ratsuchend an die FaPaCa gewandt haben, erfüllen nach Überprüfung der histologischen Befunde bisher 23 Familien die Kriterien für ein familiäres PC (FPC) und 6 Familien für ein PC-Melanom-Syndrom (PCMS). Den meisten Familien liegt ein autosomal-dominanter Erbgang zugrunde. Bei den 23 FPC-Familien fanden sich in 4 Familien je 4, in 3 Familien je 3 und in 16 Familien je 2 Betroffene. In 1 Familie waren 3 Generationen, in 13 Familien 2 Generationen und in 9 Familien 1 Generation betroffen. Auffällig war bei 4 FPC-Familien das zusätzliche Auftreten von Mammakarzinomen, zum Teil beim der gleichen Patientin. In den 6 PCMS-Familien traten nur PC und maligne Melanome auf. *Schlußfolgerungen*: Die Stammbaumanalysen der Familien der FaPaCa deuten auf eine genetische Heterogenetität der mit dem FPC assoziierten Tumore hin. Das assoziierte Tumorspektrum impliziert, dass möglicherweise bis zu einem Drittel der hereditären PC auf Mutationen in den bekannten Tumorprädispositionsgenen $p16^{INK4a}$ und BRCA2 beruhen könnten. Die gezielte Analyse dieser Kandidatengene wird möglicherweise zu einer raschen Aufklärung der genetischen Grundlage bei einem Teil dieser FPC-Familien führen.

Blutungskomplikationen bei Pankreatitis

H. Bergert, D. Ockert, F. Dobrowolski und H. D. Saeger

Klinik für VTG-Chirurgie, Universitätsklinikum, Technische Universität Dresden, Fetscherstraße 74, 01307 Dresden

Bleeding Complications with Pancreatitis

Akute Blutungen in den GIT, ins Retroperitoneum oder in die freie Bauchhöhle im Verlauf einer Pankreatitis sind selten und werden im Schrifttum mit einer Häufigkeit von 2 bis 9% in heterogenen Patientenkollektiven beschrieben. Anhand einer Analyse aus unserer prospektiv geführten Pankreasdatenbank sollen unsere Erfahrungen in der Behandlung von Blutungskomplikationen bei Pankreatitis vorstellt werden.

In den vergangenen 5 Jahren wurden 357 Patienten mit chronischer und nekrotisierender Pankreatitis behandelt. Insgesamt wurden bei 28 (8%) der 357 Patienten Blutungskomplikationen beobachtet. Blutungskomplikationen traten bei 10 Patienten mit nekrotisierender Pankreatitis und 18 Patienten mit chronischer Pankreatitis auf.

Bei 5 der 28 Patienten kam es zu einer akuten oberen GIT-Blutung, die durch Ulcus ventriculi/ duodeni Forrest Ia bis b – Blutung verursacht wurde.

Bei 3 Patienten kam es zu einem Milzinfarkt mit Organruptur und notwendiger Splenektomie und bei ebenfalls 3 Patienten kam es zu diffusen intra- und retroperitonealen Blutungen.

Bei insgesamt 17 Patienten traten Pseudoaneurysmen auf. Bei 4 davon kam es lediglich zu blanden Pseudozysteneinblutungen, die konservativ beherrscht wurden. Von den Viszeralarterien war die A. lienalis am häufigsten betroffen, weitere Pseudoaneurysmen traten dreimal bei Jejunalarterienästen, je zweimal bei der A. gastroduodenalis und A. hepatica dextra. auf. Je einmal wurde die A. mes. sup. und ein Ast der A.pankreaticoduodenalis arrodiert. In 5 Fällen konnte das Pseudoaneurysma erfolgreich embolisiert werden und in 8 Fällen wurde operativ vorgegangen – als Operationsverfahren kamen situationsabhängig eine Blutungsumstechung bzw. Gefäßligatur mit oder ohne Zystojejunostomie, die Splenektomie und in einem Fall auch eine Pankreaslinksresektion zur Anwendung.

Die Letalität im betroffenen Patientengut betrug nahezu 20%.

Zusammenfassend läßt sich feststellen, daß lebensbedrohliche Blutungskomplikationen bei Pankreatitis insgesamt selten zu erwarten sind. Bei der Behandlungsstrategie favorisieren wir primär ein interventionelles Vorgehen. Bei den operativen Verfahren muß situationsabhängig unterschieden werden, ob eine Gefäßligatur, Zystendrainage oder Pankreasteilresektion zum Sistieren der Blutung führen kann.

Wertigkeit der erweiterten Staginglaparoskopie bei Pankreaskarzinom. Ergebnisse einer monozentrischen prospektiven Studie

D. Birk[1,2], B. Poch[2], H. Hoeniger[2] und H. G. Beger[2]

[1] Evangelisches Krankenhaus, Oberer Himmelsbergstraße 38, 66482 Zweibrücken
[2] Chirurgie I, Universtätsklinik Ulm, Steinhövelstraße 9, 89075 Ulm

Significance of the Extended Staging Laparoscopy with the Pancreatic Carcinoma. Results of a Monocentre Prospective Study

Effizientes Staging bei Verdacht auf ein Pankreaskarzinom kann zur Verminderung von unnötigen Probelaparotomien beitragen und die Grundlage für ein stadienorientiertes Therapieschema geben.

In der aktuellen Literatur wird der Wert der Staging Laparoskopie für diese Patientengruppe diskrepant diskutiert. Als eine wesentliche Ursache hierfür erscheint uns die schlechte Vergleichbarkeit der publizierten Studien mit zum Teil sehr unterschiedlicher operativer Technik.

Zum korrekten laparoskopischen Staging ist eine alleinige Inspektion des Peritoneums und Leberoberfläche zum Ausschluß von Fernmetastasen nicht ausreichend, da die lokale Tumorausbreitung nicht evaluiert wird. *Patienten und Methode*: In einer prospektiven klinischen Studie wurde die Wertigkeit der erweiterten Staging Laparoskopie (ESL) an 45 Patienten (19w, 26m; im Median 63 Jahre alt) mit Pankreaskarzinom untersucht. Die präoperative Diagnostik bestand lediglich aus einer perkutanen Ultraschalluntersuchung und einem hochauflösendem CT oder MRI. Wurden bei diesen Untersuchungen keine Fernmetastasen erkannt und der Tumor als resektabel eingestuft erfolgte die Aufnahme in die Studie. Die Staginglaparoskopie wurde direkt vor der geplanten Tumoresektion durchgeführt. Zunächst erfolgt die orientierende Laparoskopie, die Inspektion der Mesenterialwurzel und des Treitz'schen Ligamentes.

Anschließend wird die Bursa omentalis durch Spaltung des Ligamentum Gastrokolikum eröffnet. Das Pankreas wird auf seiner ventralen Fläche freigelegt und inspiziert.

Mittels laparokopischer Ultraschalluntersuchung (LUS) von Pankreas, Mesenterialwurzel und Leber wurde die Größe und Lokalisation des Tumors und seiner Beziehung zum portalvenösen System, dem Trunkus Zöliakus und der A. mes. sup. dargestellt. *Ergebnisse*: Die ESL konnte bei allen Patienten durchgeführt werden, die mediane Operationsdauer betrug 38 min (14 – 68), mit der laparoskopischen Untersuchung assoziierte Komplikationen traten nicht auf. Bei 7/45 Patienten (16%) wurde eine Fernmetastasierung festgestellt. Von den übrigen 38 Patienten wurden 31 als resektabel eingestuft, 30 konnten tatsächlich reseziert werden, eine Patientin wies eine Infiltration der a. mes. sup. auf die sonografisch nicht als solche interpretiert wurde. 7 Patienten wurden aufgrund der lokalen Tumorausbreitung als nicht resektabel eingestuft aber aufgrund des Studiendesigns trotzdem laparotomiert. Bei einem Patienten konnte nach Teilresektion der Pfortader dennoch eine R1 Resektion durchgeführt werden. *Schlußfolgerungen*: ELS ist eine komplikationsarme Methode die eine sichere Einstufung der Erkrankung zulässt und somit die Entscheidung zur Laparotomie und Tumorresektion vorangestellt werden sollte. Selbst bei minimierter präoperativen Diagnostik, was einen Zeit- und Kostenreduktion bedeutet, kann die Rate der reinen Probelaparotomien deutlich reduziert und Konzepte einer minimal invasiven Palliation (endoskopische Stentung des Gallenganges und laparoskopische Gastrenterostomie) verwirklicht werden.

Ante- oder retrokolische Duodenojejunostomie nach pyloruserhaltender Duodenopankreatektomie – eine prospektiv randomisierte Studie

T. C. Boettger, R. Engelmann und Th. Junginger

Allgemeinchirurgische Klinik der Universität Mainz, Langenbeckstraße 1, 55131 Mainz

Antecolic or Retrocolic Duodenojejunostomy After Pylorus-Saving Duodenipancreatectomy – A Prospective Randomized Study

Die pyloruserhaltende Duodenopankreatektomie (PPPD) soll die funktionellen Resultate nach Pankreaskopfresektion verbessern. Allerdings werden in durchschnittlich 30% Magenentleerungsstörungen beobachtet. *Methodik:* Wir initiierten eine prospektiv-randomisierte Studie um die Hypothese zu testen, das nach pyloruserhaltender Duodenopankreaskopfresektion eine antekolische Duodenojejunostomie signifikant die Rate an Magenentleerungsstörungen gegenüber der retrokolischen Duodenojejunostomie senkt.

Zwischen April 2000 und März 2001 wurden in unserer Klinik bei 33 Patienten eine pyloruserhaltende Duodenopankreatektomie durchgeführt. 11 Patienten mussten aus der Studie ausgeschlossen werden. Die postoperative Überwachung der Patienten sowie die Dauer der parenteralen Ernährung (5 Tage), die Entfernung der Magensonde (< 400 ml) und die Beurteilung der postoperativen Komplikation erfolgte anhand eines standardisierten Studienprotokolls. Bei allen Patienten wurde am 10. postoperativen Tag zusätzlich eine szintigraphische Magenentleerungsuntersuchung durchgeführt. *Ergebnisse*: 10 Patienten wurden in die retrokolische und 12 Patienten in die antekolische Gruppe randomisiert. Kein Unterschied konnte in beiden Gruppen hinsichtlich der praeopertiven ASA-Klassifikation der durchschnittlichen Operationszeit (240 Min.) des Blutverlustes (900 ml) und der Histologie festgestellt werden. Postoperativ verstarb kein Patient. Der postoperative Verlauf war bei 90% der Patienten unauffällig. Beobachtet wurden 2 Wundinfekte und eine Pankreasfistel. Wegen persistierender Magenentleerungsstörungen war eine Relaparotomie am 35. Tag notwendig. Patienten mit antekolischer Rekonstruktion benötigen im Medianen nur 1,5 Tage, eine Magensonde und konnten einen Tag früher feste Kost zu sich nehmen als Patienten nach retrokolischer Rekonstruktion die durchschnittlich 3 Tage ($p < 0{,}04$) eine Magensonde benötigten. Kein Patient hatte nach antekolischer Rekonstruktion klinische Zeichen der Magenentleerungsstörungen gegenüber 4 von 10 Patienten mit retrokolischer Rekonstruktion. In der szintigraphischen Magenentleerungsuntersuchung betrug die Halbwertszeit für die retrokolische Rekonstruktion 95 min. gegenüber 40 min. der antekolischen Vorgehensweise (Normalwert 60 - 80 min.). Dies hatte jedoch keinen Einfluss auf die postoperative Verweildauer, die bei beiden Gruppen 14,5 Tage betrug. *Fazit*: Diese prospektiv randomisierte Untersuchung zeigt, dass die antekolische Duodenojejunostomie nach pyloruserhaltender Duodenopankreatektomie die Rate an Magenentleerungsstörungen senkt. Ursächlich verantwortlich ist unserer Meinung nach die Lokalisation der Duodenojejunostomie die beim antekolischen Vorgehen im linken Unterbauch weit von der Pankreatikojejunostomie liegt während beim retrokolischen Vorgehen diese Anastomose direkt an der Pankreasanastomose liegt. Jegliche Komplikationen von Seiten der Pankreaticojejunostomie können demzufolge zu Magenentleerungsstörungen führen.

Lebensqualität nach Standard Whipplescher Operation und pyloruserhaltender Duodenopankreatektomie; eine prospektive Studie

T. C. Boettger, R. Engelmann und Th. Junginger

Allgemeinchirurgische Klinik, Universität Mainz, Langenbeckstraße 1, 55131 Mainz

Life Quality After Standard Whipple's Operation and Pylorus-Saving Duodenopancreatectomy; A Prospective Study

Einleitung: Nach Beherrschung chirurgisch - technischer Fragen tritt die Lebensqualität nach großen abdominellen Eingriffen mehr und mehr in den Vordergrund. *Methodik*: Bei 54 Patienten mit einer Pankreaskopfresektion (Standard Whipple Operation, $n = 12$) und polyruserhaltender Duodenopankreatektomie (PPPT, n = 42) wurde anhand eines standardisierten Erhebungsbogens die prospektive Morbidität und Lebensqualität anhand des EORTC QLQ-C30-Bogens bestimmt. *Ergebnisse*: Beide Gruppen (PPPT und Whipplesche Operation) waren hinsichtlich der Alters- und Geschlechtsverteilung, histologischer Diagnosen, postoperativer Komplikationen (23 – 25%) und 30-Tage-Letalität vergleichbar. Bei Beurteilung der postoperativen Lebensqualität über einen Zeitraum von 2 Jahren konnte bei den malignen Erkrankungen kein Unterschied zwischen beiden Operationsverfahren bezüglich des funktionellen Scores, des symptomatischen Scores (Erbrechen, Schmerzen, Appetitlosigkeit, postoperative Diarrhöe) und der globalen Lebensqualität festgestellt werden. Nach 9 Monaten kam es aufgrund der Tumorprogression zu einer deutlichen Verschlechterung der Lebensqualität. Demgegenüber verbesserte sich bei Patienten mit benignen Erkrankungen (n = 9) nach Ablauf von 12 Monaten sowohl der funktionelle Score als auch der Symtomenscore und die globale Lebensqualität signifikant. *Fazit*: Diese Ergebnisse zeigen, daß die postoperative Lebensqualität nach partieller Duodenopankreatektomie mehr von der Tumorprogression bestimmt wird als von einem magenschonenden Verfahren.

Prospektive Studie zum Vergleich verschiedener Leberparenchymdissektionstechniken – UltraCision® versus Klemmendissektion versus CUSA®

D. C. Broering, P. Bok, C. Hillert, J. II. Schulte am Esch, E. G. Achilles, L. Fischer und X. Rogiers

Abteilung für Hepatobiliäre Chirurgie, Chirurgische Klinik, Universitätsklinikum Hamburg-Eppendorf, Martinistraße 52, 20246 Hamburg

Prospective Study to Compare Different Dissection Techniques of the Liver Parenchyma – UltraCision vs. Clamping Disuction vs. CUSA

Hintergrund: Leberresektionen sind mit verhältnismäßig hohen Blutverlusten verbunden, die zu minimieren wichtiges Ziel sein muß. Morbidität und Mortalität nach Leberresektionen korrelieren mit dem intraoperativen Blutverlust und der Transfusion von Fremdblut. Für die Parenchymdissektion stehen eine Vielzahl verschiedener Techniken zur Verfügung, deren Wertigkeit in prospektiven Studien bisher nicht ausreichend untersucht ist. Dies gilt insbesondere für den Einsatz des UltraCision®, einem ursprünglich zum Einsatz in der laparoskopischen Chirurgie eingeführten Ultraschallskalpell, in der offenen Leberchirurgie. *Ziel der Studie* war die prospektive vergleichende Untersuchung des Ultracision® mit der konventionellen Methode und mit dem CUSA® hinsichtlich Blutverlust, Arbeitsgeschwindigkeit und postoperativer Morbidität. *Material und Methodik*: Bei 57 konsekutiven Patienten mit einer elektiven Leberteilresektion wurde der intraoperative Blutverlust bestimmt, das Ausmaß der Resektionsfläche vermessen und der Blutverlust pro cm^2 Resektionsfläche berechnet. Gleichermaßen wurde die Transsektionsdauer in Minuten und der Transfusionsbedarf von Fremdblut in ml pro cm^2 Resektionsfläche bestimmt. Bei 18 Patienten wurde das UltraCision®, bei 19 Patienten die Klemmendissektions-Technik und bei 20 Patienten der Cusa® angewandt. Die Auswahl des Dissektionsinstrumentes erfolgte zufällig. Die Patienten wurden so drei Gruppen zugeteilt, die sich hinsichtlich mittlerem Lebensalter, Operationsindikation und dem Anteil großer Resektionen (von 2 und mehr Segmenten) nicht wesentlich unterschieden. Die Krankenhaussterblichkeit betrug in allen 3 Gruppen 0.

Ergebnisse (in Mittelwert (Standardabweichung))

	UltraCision® (n = 18)	Klemmendissektion (n = 19)	CUSA® (n = 20)
Größe der Resektionsfläche in cm^2	88,6 (43,7)	70,5 (44,4)	103,5 (75,7)
Blutverlust in ml/cm^2	7,25 (3,7)	8,8 (9,4)	6,0 (2,6)
Dissektionsdauer min/cm^2	0,6 (0,3)	0,7 (0,6)	0,7 (0,4)
Transfusion in ml/cm^2	4,4 (6,3)	4,8 (10)	1,9 (3,7)
Patienten ohne Bluttransfusion (n (%))	8 (44%)	12 (63%)	14 (70%)
Transfusionsbedarf in EK's	1,3 (1,3)	1,1 (1,6)	1,2 (2,1)
Anzahl der Resektionen mit Pringle-Manöver (n (%))	6 (33%)	3 (16%)	4 (20%)
Zentraler Venendruck während der Parenchymdissektion (mmHg)	7 (3)	9 (2,2)	8 (3)
Gallelecks (n (%))	2 (11%)	o	3 (15%)
Nachblutung (n (%))	0	0	0
Leberinsuffizienz (n (%))	0	1 (5%)	0

Schlußfolgerung: Die postoperative Morbidität und Mortalität unterscheiden sich bei Anwendung der untersuchten Dissektionsmethoden nicht signifikant. Bei annähernd gleicher Arbeitsgeschwindigkeit bietet das UltraCision® hinsichtlich blutsparender Effektivität gegenüber dem CUSA® keinerlei Vorteile. Vielmehr kann mit dem CUSA® die Parenchymdissektion mit dem geringsten Blutverlust durchgeführt werden. Daher ist der CUSA® das Leberparenchym-Dissektionsinstrument der Wahl, insbesondere bei großen Leberresektionen. Bei kleineren Resektionen kann das UltraCision® eine wertvolle, blutsparendere Alternative zur Klemmendissektion darstellen.

Untersuchungen zur arteriellen und portalen Perfusion des IV. Lebersegmentes und deren Bedeutung für die Leber-Lebend-Spende

N. Buck[1], G. Krupski[2], J. Jr. Schulte am Esch[1], C. Hillert[1], X. Rogiers[1], G. Adam[2] und D. C. Broering[1]

[1] Abteilung für Hepatobiliäre Chirurgie, Chirurgische Klinik, Universitätsklinikum Hamburg-Eppendorf, Martinistraße 52, 20246 Hamburg
[2] Abteilung für Radiologische Diagnostik, Radiologische Klinik, Hamburg

Studies to the Arterial and Portal Perfusion of the IV; Liver Segment and their Importance for the Liver Live Donor

Einleitung: Bei der Leberlebendspende (LR) für einen kindlichen Empfänger erfolgt die Teilung der Leber links des IV. Lebersegmentes und bei der Entnahme des rechten Leberlappens (Segment V – VIII) rechts des IV. Lebersegmentes. Somit kommt dem Erhalt der arteriellen und auch portalen Perfusion des IV. Segmentes eine Schlüsselrolle im Rahmen der Leber-Lebend-Spende zu. *Ziel* der vorliegenden Untersuchung war die radiologisch-anatomische Klassifikation der arteriellen und portalen Perfusion dieses ambivalenten Segmentes. *Methodik*: Von insgesamt 105 Leberspendern, die im Zeitraum zwischen Oktober 1991 bis August 2001 evaluiert wurden, wurden retrospektiv konventionelle Angiographien,

MRT-Angiographien, MRT-Leber und/oder Oberbauch-CT-Untersuchungen hinsichtlich der arteriellen und portalvenösen Gefäßversorgung des Lebersegmentes IV ausgewertet. *Ergebnisse*: Die arterielle Versorgung des Segmentes IV erfolgte in 42,5% isoliert über die linke Leberarterie, in 25% über einen isolierten intermediären Ast, in 20% sowohl über die rechte als auch über die linke Leberarterie, zu jeweils 5% über die rechte Leberarterie bzw. über die linke Leberarterie und einen zusätzlichen isolierten intermediären Ast und in 2,5% der Fälle über die rechte Leberarterie und einem isolierten intermediären Ast. Die portalvenöse Gefäßversorgung erfolgte überwiegend isoliert über die linke (42,5%) sowie isoliert über die rechte (20%) Pfortader sowie über einen isolierten intermediären Ast (22,5%). Seltener erfolgte die Versorgung des Segmentes IV über eine Trifurkation von rechts (5%), die linke Pfortader in Kombination mit einem isolierten intermediären Ast (5%) oder kombiniert über die rechte und linke Pfortader (5%). *Schlußfolgerungen*: Das Lebersegment IV wird nur in 42,5% über die Gefäße von links versorgt, obwohl es anatomisch dem linken Leberlappen zugeordnet wird. In den übrigen Fällen erfolgt die Gefäßversorgung über isolierte intermediäre Äste (22,5% bzw. 25%), über rechts (5% bzw. 20%) oder andere anatomische Gefäßvarianten. Um eine postoperative Nekrose von Segment IV, insbesondere nach der Spende des rechten Lappens, zu verhindern, ist eine suffiziente präoperative anatomische Gefäßdarstellung inklusive aller Varianten erforderlich.

Korrektur bis Redaktionsschluss nicht eingegangen.

Zystische Neoplasien des Pankreas

F. Dobrowolski, D. Ockert, A. Bunk und H. D. Saeger

Klinik für Viszeral-, Thorax- und Gefäßchirurgie, Universitätsklinik Carl Gustav Carus, Technische Universität Dresden, Fetscherstraße 74, 01307 Dresden

Cystic Neoplasias of the Pancreas

Zystische Neoplasien des Pankreas sind im Gegensatz zu den soliden Tumoren eher eine seltene Entität. Sie sind eine heterogene Gruppe von verschiedenen Tumoren. Sie machen laut Literaturangaben ca 1 – 2% aller Pankreasneoplasien aus.

Die Differenzierung zu inflammatorischen Zysten oder Pseudozysten ist oftmals schwierig. Zur korrekten Diagnosestellung ist neben der bildgebenden Diagnostik vor allem eine Pankreatitisanamnese wichtig.

Zwischen Oktober 1993 und Oktober 2001 behandelten wir insgesamt 73 zystische Neoplasien des Pankreas (56 Frauen, 17 Männer). Es handelte sich um 34 gutartige Neoplasien (21 seröse Zystadenome, 8 muzinöse Zystadenome, 5 intraduktal papillär muzinöse Adenome), 16 Borderline Tumore (5 muzinös zystische Tumore mit moderater Dysplasie, 8 intraduktalpapillär muzinöseTumore mit moderater Dyplasie, 3 solid-pseudopapuilläre Tumore) und 23 maligne Tumore (10 muzinöse Zystadenokarzinome, 10 intraduktal papillär muzinöse Karzinome, 1 Acinuszellkarzinom, 2 solid-pseudopapilläre Karzinome).

Der Altersmedian betrug bei den benignen Tumoren 62 Jahre (min 32, max 77); den Borderline Tumoren 62 Jahre (min 33, max 72) und malignen Tumoren 66 Jahre (min 36, max 76).

Die zystischen Neoplasien hatten einen Durchmesser im Mittel von 5.3cm $\pm$ 3.3 cm (Maximum 17.5 cm). Es handelte sich in 23 Fälle um einen Zufallsbefund.

Das Serum CA 19-9 war in 11 Fällen erhöht.

Es wurden insgesamt bei 28 Patienten Punktionen durchgeführt. Die Aspiration von Mucin (bei 25%) war ein deutliches Hinweiszeichen für eine zystische Neoplasie. Der Tumormarker CA 19-9 betrug im Median in der Zystenflüssigkeit 9300 U/ml (min. 7.8, max. 288687). Bei der Amylase in der Zystenflüssigkeit betrug der Median 722 (min 41, max. 57732). Die Cytologie war in 7 von 18 Fällen verdächtig auf eine zystische Neoplasie.

Es wurden 30 Pankreaskopfresektionen, 29 Pankreaslinksresektionen, 8 Segmentresektionen, 5 totale Pankreatektomien und 1 explorative Laparotomie durchgeführt. Perioperativ ist eine Patientin verstorben.

Im follow up zeigten die resezierten malignen zystischen Neoplasien im Vergleich zu den anderen Neoplasien des Pankreas die beste Prognose mit einer 5 Jahres Überlebensrate von 90% in unserem Krankengut.

Wegen dieser guten Prognose sollte die Resektion dieser Tumore bei allen Patienten mit einem akzeptablen operativen Risiko durchgeführt werden.

Korrektur bis Redaktionsschluss nicht eingegangen.

Heterotopes Pankreas – Klinik, Lokalisation und Pathologie in elf Fällen

C. F. Eisenberger[1], W. T. Knoefel[1], A. Gocht[2], E. F. Yekebas[1], M. Peiper[1] und J. R. Izbicki[1]

[1] Abteilung für Allgemeinchirurgie, Klinik und Poliklinik für Chirurgie
[2] Institut für Pathologie, Universitätsklinikum Hamburg-Eppendorf, Martinistraße 52, 20249 Hamburg

Heterotopic Pancreas – Clinic, Localization and Pathology in Eleven Cases

Einleitung: Heterotopes Pankreasgewebe ist eine seltene Ursache für gastrointestinale Beschwerden. Üblicherweise verursacht es keine Beschwerden, kann aber bei Größenwachstum oder im Falle chronisch entzündlicher Veränderungen zu einer klininschen Symptomatik führen. *Material und Methoden*: Es wird über elf Fälle von Patienten mit heterotopem Pankreasgewebe berichtet. Klinik, Diagnostik und Therapie wurden retrospektiv untersucht. *Ergebnisse*: Übelkeit und Erbrechen (54%), epigastrische Schmerzen (45%), Ulceration (27%) und Gewichtsverlust (27%) waren die häufigsten klinischen Symptome. Das heterotope Gewebe wurde in 54% d. F. als gastrointestinaler Tumor unklarer Dignität, in 18% d. F. als Ulcus durch eine Gastroskopie, seltner in einer Routine Endoskopie diagnostiziert oder aber in einem chirurgischen Notfalleingriff (18%). Eine definitive Diagnose konnte in allen Fällen erst durch die histologische Untersuchung erreicht werden. Heterotopes Pankreas als Ursache für klinische pathologische Symptome war in 54% d. F. der Grund für eine chirurgische Intervention, in weiteren 36% wurde die Diagnose inzidentell im Rahmen einer Laparotomie histologisch gestellt und in 18% wurde die Diagnose endoskopisch durch Probebiopsie gestellt. Eine chirurgische Intervention wurde dann nicht notwendig. *Schlußfolgerung*: Heterotopes Pankreas ist eine seltene klinische Diagnose. Erst die endgültige Histologie kann die Dignität in symptomatischen und asymptomatischen Patienten zweifelsfrei klären. Die chirurgische Resektion ist die Therapie der Wahl bei symptomatischen Patienten. Bei asymptomatischen Patienten ist nach Diagnosesicherung eine engmaschige Kontrolle zu vertreten.

Wird beim Gallenblasenkarzinom zu oft und zu radikal operiert?

U. Garlipp, M. Specht und H. J. C. Wenisch

Chirurgische Klinik des Klinikum Ernst v. Bergmann, Charlottenstraße 72, 14467 Potsdam

Are There For Many and Too Radical Operations of the Gallbladder Carcinoma?

Zielsetzung: In der Literatur existieren aufgrund der geringen Fallzahlen keine kontrollierten Studien über den Benefit erweiterter Resektionen beim Gallenblasenkarzinom in Abhängigkeit vom Stadium der Erkrankung. Es soll anhand einer Metaanalyse sowie der eigenen Daten gezeigt werden, welche Patienten mit Gallenblasenkarzinom von welcher Art der Resektion profitieren. *Material und Methoden*: In einer Metaanalyse wurden 29 retrospektive Analysen der Behandlung von insgesamt 3301 Patienten mit Gallenblasenkarzinom aus den vergangenen 4 Jahren ausgewertet. Es erfolgte ein Vergleich der erhobenen Daten mit denen der eigenen 124 Patienten, die während der vergangenen 10 Jahre wegen eines Gallenblasenkarzinom behandelt wurden. *Ergebnisse*: Aufgrund der oftmals späten Diagnosestellung wurden nur 43% der diagnostizierten Gallenblasenkarzinome operiert. Unter den mit kurativer Zielsetzung operierten Patienten konnte eine R_0-Resektionsrate von 40% erreicht werden. Unabhängig von der Behandlungsart konnte in den ausgewerteten Arbeiten ein 5-Jahresüberleben von 92% (T1), 56% (T2), 20% (T3) und 7,7% (T4) ermittelt werden. Bei radikaler Resektion unter kurativer Zielsetzung wurden 5-Jahresüberlebensraten von 75,6% (T1), 68% (T2), 34,8% (UICC Stadium III) und 6,4% (UICC Stadium IV) erreicht. In keiner der Arbeiten konnte ein Vorteil für eine über die Cholezystektomie hinausgehende Resektion beim T1-Karzinom gefunden werden, die meisten Arbeiten zeigen einen deutlichen Benefit für radikal operierte Patienten mit T2-Tumoren. Im Stadium III und IV konnte nur in wenigen Einzelfällen ein Überlebensvorteil nach ausgedehnter Resektion gegenüber palliativ behandelten Patienten bewiesen werden. Entscheidend für die Überlebensrate war hier die R_0-Resektabilität, die im fortgeschrittenen Stadium nur selten gegeben war. Unter den eigenen Patienten lag die Resektionsrate bei 24 %. Bei stadienabhängiger Therapie lag das 5-Jahresüberleben bei 90%, 64%, 12% und 0% für die UICC-Stadien I – IV. *Zusammenfassung*: Bei T1-Karzinomen scheint die Cholezystektomie ausreichend zu sein. Den größten Vorteil durch radikale Resektion haben Patienten im UICC-Stadium II, während Patienten mit fortgeschrittenen Gallenblasenkarzinomen nur im Falle der (selten möglichen) Resektion im Gesunden von ausgedehnten Eingriffen profitieren.

Operationsindikation und Verfahrenswahl bei der traumatischen Leberruptur

H.-J. Gassel, M. Gasser, M. Simon und A. Thiede

Chirurgische Universitätsklinik und Poliklinik, Josef-Schneider-Straße 2, 97080 Würzburg

Indication for Operation and Choin of Method with the Traumatic Liver Rupture

Zielsetzung: In den letzten Jahren wurden traumatische Leberrupturen unter Ausschöpfung interventioneller Techniken zunehmend konservativ therapiert. Anhand einer retrospektiven Analyse des eigenen Krankenguts sollen die Therapieprinzipien stadiengerecht überprüft und kritisch gewertet werden. *Material und Methoden*: Im Zeitraum von Januar 1985 bis Juni 2001 wurden insgesamt 256 Patienten mit traumatischer Leberruptur behandelt. Anhand der Krankenakten erfolgte die Auswertung epidemiologischer Parameter, Verletzungsart- und -muster, Begleitverletzungen, Operationsindikation, Verfahrenswahl, Anwendung interventioneller Maßnahmen, Komplikationsraten, Liegedauer und Überlebensraten. *Ergebnisse*: Die Entscheidung zu primär konservativem Vorgehen oder Operation wurde von der Kreislaufsituation, dem Abdominalbefund und dem Substitutionsbedarf an Erythrozytenkonzentraten abhängig gemacht. Bei insgesamt 256 Patienten wurden 14 Verletzungen durch ein spitzes Trauma hervorgerufen, in 242 Fällen lag ein stumpfes Abdominaltrauma vor. 65% der Patienten wurden konservativ, 35% primär oder sekundär operativ behandelt. Die Rate primär operativ behandelter Patienten verringerte sich im Zeitraum 1994 bis 2001 deutlich gegenüber dem früheren Zeitraum 1985 bis 1993. 68% der Verletzungen waren vom Schweregrad II - IV nach Moore. 10% der Patienten erlitten Verletzungen des Schweregrades V oder VI, bei 22% fanden sich Grad I- Verletzungen. Die Art und Schwere der Begleitverletzungen in den einzelnen Gruppen war statistisch nicht signifikant unterschiedlich. Die operative Therapie der Grad I und II- Verletzungen bestand ausschließlich aus Naht und Gewebeklebung, die Grad III und IV-Verletzungen wurden in 12 von 30 Fällen primär chirurgisch durch Debridement und Resektion erfolgreich im Ersteingriff behandelt. Eine Grad VI-Verletzung wurde durch Notfalltransplantation therapiert. Sowohl die Gesamtmortalität der operativ therapierten Patienten(16 bis 100%) als auch die hepatisch bedingte Mortalität (0 bis 100%) des Patientenkollektivs korrelierte mit dem Schweregrad der Leberverletzung. Hingegen war der mittlere Polytraumascore in allen Gruppen vergleichbar. Die Komplikationsrate der operativ versorgten Patienten betrug 19%, die Gesamtkomplikationsrate betrug 9%. Insgesamt war eine signifikante Abnahme der Mortalität und Morbidität im zweiten Beobachtungszeitraum (1994 - 2001) festzustellen. *Zusammenfassung*: Die Indikation zur primär operativen Versorgung der traumatischen Leberruptur ist aufgrund der guten Ergebnisse nach konservativer Therapie streng zu stellen. Die eigenen Daten lassen den Schluß zu, daß neben der Klebung und Naht das Debridement und die primäre Resektion bei ausreichender operativer Erfahrung geeignete Therapieoptionen sind. Kreislaufinstabilität und schwerste Verletzungen erfordern weiterhin korrektes Packen und zweizeitige Strategien.

Diagnoseverzoegerung beim Pankreaskarzinom durch elektive Cholezystektomien

B. M. Ghadimi, O. Horstmann, K. Jacobsen und H. Becker

Klinik für Allgemeinchirurgie, Universitätsklinikum Göttingen, Robert-Koch-Straße 40, 37075 Göttingen

Delay of Diagnosis in Pancreatic Cancer Due to Suspected Symptomatic Cholelithiasis

Einleitung: Trotz der Fortschritte in der chirurgischen Therapie des Pankreaskarzinoms bleibt die 5-Jahres-Überlebensrate für das Gesamtkollektiv aller Patienten unter 5%. Aus diesem Grund ist es von hoher klinischer Relevanz Patienten möglichst früh zu diagnostizieren. In der vorgestellten Studie sollte untersucht werden, wie häufig es zu einer Verzögerung der Diagnose eines Pankreaskarzinoms durch letzlich nicht indizierte Cholezystektomien kommt. *Patienten und Methodik*: In einer retrospektiven Studie der Jahre 1994 - 2000 wurden alle Patienten mit einem Pankreaskarzinom (n = 186) auf die

Anzahl erfolgter Cholezystektomien hin analysiert, die in einem Zeitraum von 2 Jahren vor Tumordiagnose erfolgt waren. *Resultate*: Es konnte gezeigt werden, daß 17 von 186 Patienten mit einem Pankreaskarzinom (9%) innerhalb von 2 Jahren vor der Diagnosestellung ihrer malignen Erkrankung einer Cholezystektomie zugeführt wurden. Bei 10 dieser Patienten erfolgte eine laparoskopische, bei 7 eine konventionelle Cholezystektomie. Die Mehrzahl dieser Patienten zeigte bereits einen deutlichen Gewichtsverlust von 4 - 12 kg zum Zeitpunkt der Cholezystektomie (9 von 17). In 4 der 17 Patienten ergab eine präoperativ durchgeführte Sonographie Auffälligkeiten im Pankreaskopfbereich wie z.B. echoarmen Läsionen, die allerdings nicht weiter abgeklärt wurden. Die kurative Resektionsquote (R0-Resektion) betrug in diesem Kollektiv 35%, während in dem Gesamtkollektiv (n = 186) die R0-Quote bei 44% lag. *Diskussion*: Es ist naheliegend, daß die Symptome, die zur Cholezystektomie geführt haben, bereits durch das Pankreaskarzinom bedingt waren. Patienten, die an einer Cholelithiasis leiden und atypische Symptome oder andere pathologische Befunde wie Gewichtsverlust zeigen, sollten einer detaillierteren prä- und postoperativen Diagnostik zugeführt werden, um das Risiko einer Fehldiagnose und dadurch bedingten Verzögerung zu minimieren. Dies ist insofern relevant, da sich in dieser Gruppe der Patienten die kurative Resektionsrate reduziert und damit die Prognose der Patienten verschlechtert.

Präoperative dopplersonografische Beurteilung der Resektabilität von Pankreastumoren

R. Grützmann, A. Bunk und H.-D. Saeger

Klinik für Viszeral-, Thorax- und Gefäßchirurgie, Universitätsklinik Carl Gustav Carus, Technische Universität Dresden, Fetscherstraße 74, 01307 Dresden

Preoperative Doppler Sonographic Assessment of the Resectability of Pancreatic Carcinoma

Einleitung: Trotz des Einsatzes verschiedener bildgebender Verfahren ist die lokale Resektabilität eines Pankreastumors häufig erst im Rahmen einer chirurgischen Exploration zu klären. So liegt die Resektionsquote nach Literaturangaben zwischen 15 und 30% der diagnostizierten Fälle. Anhand einer prospektiven Studie von Januar 1997 bis Oktober 1998 wurde ein Konzept zur duplexsonografischen Resektabilitätsbeurteilung von Pankreastumoren erarbeitet. In einer 2. prospektiven Studie (September 1998 bis April 2001) sollte dieses Diagnostikmodell validiert werden. Ziel unserer Arbeit ist es zu überprüfen, wie weit der Einsatz eines modernen Farbdopplersystems die Resektabilitätsvorhersage in der onkologischen Pankreaschirurgie beeinflußt. *Patienten und Methode*: Im Rahmen einer prospektiven Studie wurden von Oktober 1998 bis zum April 2001 die Resektabilität von 197 Raumforderungen am Pankreas duplexsonografisch mit dem intraoperativen Befund verglichen. Die Sonografien wurden von insgesamt 5 Untersuchern (darunter 4 Ausbildungsassistenten) durchgeführt.

Resektabilitätskriterien waren Tumorkontakt und Abgrenzbarkeit zu Gefäßen und Retroperitoneum, die Flußgeschwindigkeit in Viszeralarterien und Pfortadersystem sowie der Nachweis von Lebermetastasen, vergrößerter Lymphknoten bzw. einer Peritonealkarzinose.'*Ergebnisse*: Unter Berücksichtigung des gesamten onkologischen Status (Lokalbefund, Metastasierung, Lymphknotenstaging) wurde farbdopplersonographisch die Resektabilität bei 197 Tumoren des Pankreas beurteilt. Dabei wurden 93 als resektabel, 69 als irresektabel und 35 als fraglich resektabel eingestuft. Bezüglich der lokalen Operabilität wurde eine Sensitivität von 96,3% und die Spezifität von 81,5% erreicht. Aufgrund nicht erfaßter kleiner Leber- und Lymphknotenmetastasen sinken die Werte für den gesamten onkologischen Status auf 95,9% (Sensitivität) bzw. 74% (Spezifität). Die Ergebnisse der 1. Studie konnten damit bestätigt werden. Vor allem eine nach FDS-Kriterien erhobene Inoperabilität wurde in 95,7% (N = 69) durch eine operative Exploration bestätigt. Die verminderte Spezifität ist durch sonografisch nicht erfasste kleine Lebermetastasen und LK-Metastasen begründet. *Zusammenfassung*: Unser Diagnostikkonzept hat sich in der Praxis bewährt. Es ermöglicht verlässliche Aussagen zur lokalen Resektabilität von Pankreastumoren und ist auch von Ausbildungsassistenten nachvollziehbar. Schwierigkeiten bestehen in der Dignitätsbeurteilung von Lymphknoten, dem Nachweis kleiner Lebermetastasen und der Peritonealkarzinose ohne Aszites.

Entgiftung Albumin-gebundener Plasmasubstanzen durch eine Albumin-Peritonealdialyse im Rattenmodell

S. Happich, M. Stickel, B. Mühling, C. J. Deglmann, F. W. Schildberg und H.-G. Koebe

Chirurgische Klinik und Poliklinik, Klinikum Großhadern, Ludwig-Maximilians-Universität, Marchioninistraße 15, 81377 München

Detoxification of Albumin-Bound Plasma Substances by an Albumin Peritoneal Dialysis in the Rat Model

Hintergrund: Das akute Leberversagen ist ein Krankheitsbild mit schweren Störungen der metabolischen Funktion der Leber und einer Enzephalopathie, die u.a. durch akkumulierende Toxine hervorgerufen wird. Die Mortalität beim resultierenden Koma Grad IV liegt bei ca. 80%. Die Transplantation des Organs ist derzeit die lebenserhaltende Therapiemaßnahme der Wahl, aufgrund des definitionsgemäßen Fehlens einer vorbe-stehenden Lebererkrankung besteht jedoch eine potentiell volle Reversibilität. Der Mangel an Spendeorganen läßt zudem auf alternative und unterstützende Therapie-möglichkeiten hoffen. In Voruntersuchungen konnte gezeigt werden, daß albuminge-bundene Toxine über eine Membran hinweg an eine Dialysatlösung aus 5 % Humanalbumin abgegeben werden können (Stange et al. 1993). Dementsprechend könnte eine peritoneale Albumin-dialyse eine Detoxifikation bei Patienten im akuten Leberversagen ermöglichen. *Methoden*: Männlichen SD-Ratten (300 - 400 g KG; n = 6 pro Gruppe) wird in Äther-narkose ein Peritonealkatheter implantiert. Anschließend werden in den jeweiligen Gruppen 2 ml reine Galle (Bilirubin 21 - 22 mg/dl), 0,75 mg Theophyllin bzw. 0,6 mg Phenol i.v. injeziert. Nach 10 Minuten wird eine 60-minütige Dialysebehandlung begonnen (5% bzw. 20% Humanalbumin (HA), 6 ml/100 g KG), während der zu definierten Zeitpunkten sowohl aus dem Dialysat (D) als auch aus dem Blut (S) Proben zur Spiegelbestimmung gewonnen werden. Als Kontrollgruppen dienen eine mit 0,9% NaCl und eine nicht dialysierte Versuchsgruppe. *Ergebnisse*: Die Albumintherapiegruppen zeigen einen deutlichen Abfall des Bilirubin- und Serumtheophyllinspiegels bei entsprechend steigendem Dialysatspiegel. Bei den mit 20%-igem HA behandelten Tieren ist dieser Zusammenhang sowohl bei Bilirubin (S: Beginn 21,5 mg/dl ± 0,63; Ende 7,6 mg/dl ± 0,48; D:Beginn 0, Ende 13,8 mg/dl ± 0,51) als auch bei Theophyllin (S:Beginn 35 µg ± 0,34,

Ende 12,3 >g ± 0,53;D:Beginn 0, Ende 14,3 μg ± 0,21) und bei Phenol (S:Beginn 16,3 ± 0,38, Ende 5,7 ± 0,33; D: Beginn 0, end 7,9 ± 0,51)deutlicher sichtbar, als bei den mit 5%-igem HA bei Bilirubin (S: Beginn 21,2 mg/dl ± 0,17, Ende 15,1 mg/dl ± 0,37; D: Beginn 0, Ende 6,4 mg/dl ± 0,36), Theophyllin (S:Beginn 35 μg ± 0,41, Ende 25 μg ± 0,44; D:Beginn 0, Ende 4,5 μg ± 0,23) und Phenol (S: Beginn 14,3 ± 0,55, Ende 9,8 ± 0,63; D: Beginn 0, Ende 5,3 ± 0,21). behandelten Gruppen. Die mit 0,9% NaCl dialysierte und die unbehandelte Kontrollgruppe weisen dagegen nur geringfügige Änderungen in Serum- und Dialysatspiegel auf. *Schlußfolgerung*: Die Ergebnisse zeigen die Entfernung von Bilirubin, Theophyllin und Phenol aus dem Blutkreislauf duch eine Albumin-Peritonealdialyse bei hoher Albuminbindung der Substanzen (60 - 70%). Diese Methode könnte eine Möglichkeit zur Detoxifikation des Organismus sein, bis ausreichend Lebergewebe regeneriert ist, um ein Überleben zu ermöglichen. Die Auswirkungen einer solchen selektive Detoxifikation werden derzeit im Tierversuch bei einem durch D-Galaktosamin induzierten Leberversagen untersucht.

Korrektur bis Redaktionsschluss nicht eingegangen.

Rekonstruktion von Gallengangsdefektläsionen mittels Veneninterponat: Einsatz eines neuen resorbierbaren endoluminalen Stents

H. P. Heistermann[1], D. Palmes[2], K. Schneiders[1], M. Ebsen[3], G. Hohlbach[1] und H. U. Spiegel[2]

[1] Chirurgische Universitätsklinik, Ruhr-Universität Bochum, Marienhospital, Hölkeskampring 40, 44625 Herne
[2] Abteilung Chirurgische Forschung, Klinik und Poliklinik für Allgemeine Chirurgie der WWU Münster, Münster
[3] Abteilung für Pathologie, Ruhr-Universität Bochum, Bochum

Reconstruction of Bile Duct Defect Lesions by Means of Venous Interponat: Use of a New Resorbable Endoluminal Stent

Zielsetzung: Die Therapie der Wahl bei Defektläsionen des D. choledochus, die als Komplikationen der laparoskopischen Cholzystektomie oder bei Tumorresektionen auftreten, stellt derzeit die Choledochojejunostomie dar. Deren Langzeitprognose ist durch Komplikationen wie z. B. Cholangitiden eingeschränkt. Ziel der Studie war die Überbrückung eines Gallengangdefekts mit einem Veneninterponat, das durch einen neuen resorbierbaren endoluminalen Stent in einem tierexperimentellen Modell am Schwein geschient wurde. *Material und Methoden*: Bei 18 Schweinen (Deutsche Landrasse, 20 - 25 kg) wurde ein 2 cm langes Segment der V. jugularis interna entnommen. In der Venengruppe wurde über eine mediane Laparotomie ein ebenfalls 2 cm langes Segment aus dem D. choledochus reseziert und durch das Veneninterponat, das End-zu-End mit 6 – 0 PDS eingenäht wurde, rekonstruiert. In der Stentgruppe erfolgte zusätzlich die endoluminale Schienung des Veneninterponats mit Poly-L-Milchsäure-Stent. In der Kontrollgruppe wurde der D. choledochus nur mobilisiert. Postoperativ wurden Überleben, Allgemeinzustand und Gewichtsverlauf bis 5 Monate beobachtet. Zur Untersuchung der Kinetik der Stentdegradation wurden in der Stentgruppe jeweils 2 Tiere nach 3, 4 und 5 Monaten geopfert. Zum OP- und Opferungszeitpunkt erfolgten Blut- und Biopsieentnahmen aus Leber und Gallengang, die semiquantitativ auf Entzündung, Fibrose und Fremdmaterial untersucht und in einem Score bewertet wurden. *Ergebnisse*: Alle Eingriffe ließen sich komplikationsfrei mit Op-Zeiten unter 90 Minuten durchführen. In der Kontrollgruppe überlebten alle Tiere im guten AZ. In der Stentgruppe überlebten die Tiere bis zum geplanten Zeitpunkt der Opferung, das Veneninterponat war mit Gallengangsepithel ausgekleidet und heilte mit dem Durchmesser des implantierten Stents ein. Das Stentmaterial war nach 4 Monaten vollständig abgebaut, parallel mit einem Rückgang der Cholangitis. Die Serumchemie zeigte keine signifikanten Unterschiede zur Kontrollgruppe. 1 Tier zeigte eine Abknickung des Veneninterponats. In der Venengruppe starben 3 Tiere innerhalb von 2 Wochen mit Nekrose des Veneninterponats und galliger Peritonitis. Weitere 2 Tiere verstarben innerhalb von 3 Monaten mit hochgradig stenosiertem Veneninterponat und eitriger Cholangitis. 1 Tier überlebte 5 Monate und zeigte eine hochgradige Stenose des D. choledochus mit ausgepägter sekundärer biliärer Leberzirrhose. *Zusammenfassung*: Durch Schienung mittels resorbierbarem Stent können perioperative Komplikationen wie z. B. Stenose und Nekrose des Veneninterponats, vermieden werden. Nach 4 Monaten ist der Stent vollständig resorbiert und das Veneninterponat mit Gallengangsepithel ausgekleidet. In Kombination mit dem resorbierbaren Stent stellt das Veneninterponat bei erhaltenem Sphinkter Oddi eine viel versprechende Alternative zur Hepatikojejunostomie in der Behandlung von Gallengangsdefekten dar.

Die Bedeutung der Okklusion von Segment 4 für die Induktion einer segmentalen Hyperplasie des linkslateralen Leberlappens

C. Hillert[1], D. C. Broering[1], L. Müller[1], G. Krupski[2], L. Fischer[1], G. Adam[2] und X. Rogiers[1]

[1] Abteilung für Hepatobiliäre Chirurgie
[2] Abteilung für Radiologische Diagnostik, Universitätsklinikum Hamburg-Eppendorf, Martinistraße 52, 20246 Hamburg

The Significance of the Occlusion of Segment 4 for the Induction of a Segmental Hyperplasia of the Lateral Left Hepatic Lobule

Einleitung: Die radikale Resektion ist das einzige potentiell kurative Verfahren zur Therapie von primären und sekundären Lebertumoren. Zum Zeitpunkt der Diagnosestellung sind jedoch nur 15 – 25% aller Lebertumoren resektabel. Die Okklusion des rechten Pfortaderastes führt zur Induktion einer Hyperplasie des kontralateralen Leberlappens und somit zur Vergrößerung des prospektiven Restlebervolumens und Erhöhung der Resektabilitätsquote von Lebertumoren. Der Einfluss der Okklusion vom Lebersegment 4 für die Induktion einer Hyperplasie des linkslateralen Leberlappens vor geplanter erweiterter Hemihepatektomie rechts wird am eigenen Patientengut beschrieben. *Material und Methode*: Zwischen Mai 1996 und August 2001 wurden im Universitätsklinikum Hamburg-Eppendorf bei 31 Patienten mit primären (n = 19) und sekundären (n = 12) Leber- und Gallenwegstumoren sowie einem errechneten Restleberparenchym von weniger als 0,5% des Körpergewichtes eine perkutane oder transmesenteriale Pfortaderembolisation (PVE) (n = 20) oder offene Pfortaderligatur rechts (PVL) (n = 10) zur Induktion einer segmentale Hypertrophie links durchgeführt.. Bei 18 Patienten wurde das Segment 4 okkludiert (PVE n = 15, PVL n = 3) (Gruppe A), in 13 Fällen war ein Verschluss des Pfortaderastes von Segment 4 nicht notwendig oder technisch nicht möglich (PVE n = 6, PVL n = 7) (Gruppe B). Das Lebervolumen wurde präinterventionell und in 4-wöchigen Abständen bis zur geplanten Operation mittels CT-Volumetrie bestimmt. *Ergebnisse*: Die Mortalität und Morbidität nach Intervention betrug 0% für Gruppe

B und 0% bzw. 11% in der Gruppe A (1 Leberabszess, 1 Galleleck). Das prospektive Restlebervolumen wuchs von 290 ± 66 ml auf 416 ± 82 ml in 100 ± 44 Tagen ohne Okklusion und von 259 ± 93 ml auf 464 ± 140 ml in 56 ± 27 Tagen mit Okklusion von Segment 4. In Abhängigkeit vom Zeitintervalls zwischen dem Verschluss des Pfortaderastes und geplanter Operation war die Volumenzunahme in der Gruppe A mit 4,51 ± 2,63 ml/Tag vs. 1,55 ± 0,69 ml/Tag in der Gruppe B signifikant größer ($p = 0{,}01$). Auch die körpergewichtsbezogene Volumenzunahme des prospektiven Restlebergewebes war in der Gruppe mit Segment 4 Okklusion mit 0,29 ± 0,12% vom Körpergewicht vs. 0,19 ± 0,05% ohne Verschluss von Segment 4 signifikant höher ($p = 0{,}024$). Eine anschließende kurative Leberresektion konnte bei 12 von 18 Patienten (67%) mit Verschluss von Segment 4 und 8 von 13 Patienten ohne Verschluss von Segment 4 durchgeführt werden (61%). *Schlußfolgerung*: Die Pfortaderembolisation und Pfortaderligatur sind effektive und sichere Methoden zur maximalen Steigerung der Resektabilität von primären und sekundären Lebertumoren. Der Verschluss der portalen Äste von Segment 4 resultiert in einer signifikant größeren und schnelleren Zunahme des linkslateralen Lebervolumens und sollte, wenn technisch möglich, routinemäßig durchgeführt werden.

Erhöht die Pyloruserhaltung bei der Duodenopankreatektomie das Risiko der Magenentleerungsstörung?

O. Horstmann, P. M. Markus, B. M. Ghadimi, A. Strohmeyer und H. Becker

Klinik für Allgemeinchirurgie, Universitätsklinikum Göttingen, Robert-Koch-Straße 40, 37075 Göttingen

Does Pylorus-preserving Duodenopancreatectomy Increase the Risk of Delayed Gastric Emptying?

Zielsetzung: Haupthinderungsgrund für die weitere Verbreitung der pyloruserhaltenden Duodenopankreatektomie (PPPD) ist neben Bedenken der onkologischen Radikalität die Inzidenz der Magenentleerungsstörung (MES), die mit 20 bis 50% angegeben wird. Auch wenn diese Komplikation in der Regel selbstlimitierend ist, so verlängert sie den postoperativen Kliniksaufenthalt, führt zu nachhaltigem Patientendiskomfort und verteuert die Behandlung signifikant. Daher wird die PPPD der konventionellen Kausch-Whipple Resektion (KWPD) und der duodenumerhaltenden Rankreaskopfresektion (DPPR) gegenübergestellt und nach Prädiktoren der MES gesucht. *Patienten und Methode*: Vom 1.8.94 bis zum 31.10.2000 wurde bei 150 konsekutiven Patienten eine Pankreaskopfresektion durchgeführt. Der bevorzugte Zugang bestand in der PPPD ($n = 113$), die KWPD wurde bei Tumorinfiltration des postpylorischen Duodenums ausgeführt ($n = 19$). Die DPPR war Patienten mit chronischer Pankreatitis ohne Malignomverdacht vorbehalten ($n = 18$). In Abänderung von der klassischen Rekonstruktion der PPPD wurde die Duodenojejunostomie nicht retrokolisch, sondern antekolisch angelegt, um so einerseites einer Abwinkelung der Anastomose vorzubeugen und andererseits einen größeren räumlichen Abstand zwischen dem häufigsten potentiell septischen Focus, der Pankreojejunostomie, und der Duodenojejunostomie zu schaffen. Der klinische Verlauf wurde prospektiv im Hinblick auf eine MES dokumentiert, die Auswertung erfolgt uni- und multivariat. *Ergebnisse*: Insgesamt betrug die Inzidenz der MES

11% (17/150), wobei keine statistisch signifikanten Unterschiede zwischen den drei Gruppen bestanden (PPPD 12%, KWPD 21%, DPPD 0%). Bei 104 Patienten (69%) bestanden keine anderen postoperativen Komplikationen, hier wurde die MES lediglich bei einem Patienten gesehen (1%). Unabhängig von einer MES bestanden bei 25 bzw. 21 Patienten leichte oder schwere Komplikationen (Kliniksletalität 0,7 %), hier stieg die relative Inzidenz der MES auf 28 bzw. 43% ($p < 0{,}0001$). Weder in einer uni- noch in der multivatiaten Analyse von 31 möglichen Einflußfaktoren konnten weitere Prädiktoren für das Auftreten einer MES eruiert werden. *Zusammenfassung*: Die MES nach PPPD spielt bei ansonsten unkompliziertem postoperativem Verlauf nur einer untergeordnete Rolle. Vielmehr scheint das Auftreten der MES von anderen postoperativen Komplikation abzuhängen und nicht von der Pyloruserhaltung. Im Vergleich zu der KWPD ergeben sich diesbezüglich keine Unterschiede, sodaß die MES der Pyloruserhaltung nicht entgegen steht. Ob die mit 12% insgesamt niedrige Inzidenz der MES nach PPPD durch die antekolische Duodenojejunostomie günstig beeinflusst wird muß offen bleiben.

Prognostische Faktoren bei der Resektion kolorektaler Lebermetastasen

I. Iesalnieks, M. Anthuber und K. W. Jauch

Chirurgische Klinik, Uniklinikum Regensburg, Franz-Josef-Strauß-Allee 11, 93053 Regensburg

Prognostic Factors in the Resection of Colorectal Liver Metastases

Einleitung: Die Leberresektion stellt nach wie vor die einzige kurative Therapieoption bei Lebermetastasen kolorektaler Karzinome dar. Trotz wachsenden Erfolg dieser Operation, bleibt die Rezidivrate hoch. Die Prognose bestimmende Faktoren werden weiterhin kontrovers diskutiert, so daß auf diesem Gebiet noch weitere Erfahrung kumuliert werden muß. Das Ziel dieser Untersuchung war die prognostische Parameter in eigenem Patientengut zu untersuchen. *Patienten und Methoden*: Im Zeitraum von 1992 bis 6/2000 wurden insgesamt 170 Leberresektionen bei 153 Patienten (93 Männer, 60 Frauen; Durchschnittsalter 60 Jahre) mit Metastasen kolorektaler Karzinome durchgeführt. Bei 77 Patienten war der Sitz des Primärtumors das Kolon, bei 76 das Rektum. 69 Patienten (45%) hatten synchrone Metastasen, 84 (55%)—metachrone. Die extrahepatische Tumormanifestationen waren bei 22 Patienten (14%) vorhanden (11 mit Fernmetastasen, 8 mit Invasion der Nachbarstrukturen der Leber, 5 mit Lymphknotenbefall im Leberhilus, 2 mit Lokalrezidiv). Es wurden 32 (21%) erweiterte Resektionen (Hemihepatektomien und erweiterte Hemihepatektomien) durchgeführt. 28 (16%) Operationen waren wiederholte Eingriffe wegen Rezidivmetastasen. *Ergebnisse*: Die postoperative Komplikationsrate betrug 33,5%, die Mortalität lag bei 2,35% (4 Fälle). In 86% der Eingriffe wurde eine R0-Situation erreicht. Die 5-Jahres-Überlebensrate betrug 28,6% für die gesamte Gruppe und 30,9% für die R0-resezierte. Die 3-Jahres krankheitsfreie Überlebensrate lag bei 21,1%. In der univariaten Analyse nach Ausschluss der nicht R0-resezierten und Patienten mit extrahepatischer Tumormanifestation haben sich folgende Faktoren als prognostisch deutlich ungünstiger ($p < 0{,}05$) gezeigt: die Anzahl der Metastasen und der befallenen Segmente, bilobärer Leberbefall, Lymphknotenstatus des Primärtumors sowie Metastasierung innerhalb der ersten 12 Monaten nach Diagnose des

Kolonkarzinoms. In der multivariaten Analyse waren nur noch synchrone Lebermetastasen diagnostiziert innerhalb erster 12 Monaten nach Primärtumor und Anzahl der befallenen Segmente > 1. *Schlußfolgerung*: Unsere Erfahrung bestätigt, daß die Leberresektion bei Metastasen kolorektaler Karzinome mit akzeptabler Morbidität und Mortalität unter 5% durchführbar ist. Nach wie vor weisen die Patienten mit biologisch aggressiverem Tumorverhalten und einem fortgeschrittenem Tumorleiden schlechtere Überlebenschancen auf. Die Unmöglichkeit einer R0-Resektion sowie extrahepatische Tumormanifestationen sollen als Kontraindikation einer Leberresektion dienen.

Intraoperative Bestrahlung beim Schwein-Toleranz zentraler Gallenwege und biliodigestiver Anastomosen

G. M. Kaiser, H. W. Zhang, A. B. Müller, N. R. Frühauf, S. Westermann, W. Sauerwein, K. Metz, K. J. Oldhafer und C. E. Broelsch

Klinik und Poliklinik für Allgemein- und Transplantationschirurgie, Universitätsklinikum Essen, Hufelandstraße 55, 45122 Essen

Intraoperative Irradiation in Pigs-Tolerance of Central Bile Ducts and Biliodigestive Anastomoses

Einleitung: Nach Resektion extrahepatischer Gallengangskarzinome stellt das Lokalrezidiv ein wesentliches Problem dar. Eine Verbesserung der lokalen Tumorkontrolle ermöglicht die intraoperative Radiotherapie (IORT). In dieser Studie wurden folgende Fragen untersucht: 1.Treten nach Anlage einer Hepatikojejunostomie bei Strahlendosen bis maximal 40 Gy Anastomoseninsuffizienzen auf? 2.Zeigen sich nach IORT Anastomosenstenosen? *Methode*: 22 weibliche Pietrain Hamshire Schweine (40 + / − 5kg) wurden in folgende Versuchsgruppen eingeteilt:
Ia.Laparotomie, 20 Gy (n = 2); Ib.Laparotomie, 30 Gy (n = 2); Ic.Laparotomie, 40 Gy (n = 2).
IIa.Gallengangsresektion, 20 Gy (n = 4); IIb.Gallengangsresektion, 30 Gy (n = 4);
IIc.Gallengangsresektion, 40 Gy (n = 4); IId.Gallengangsresektion, keine IORT (n = 4).

Nach Einleitung der Intubationsnarkose wurde eine mediane Laparotomie (Gruppen I und II) und eine zentrale Gallengangsresektion (nur Gruppe II) durchgeführt. Bei den Tieren der Gruppen Ia - c und IIa - c wurde vor Anlage der biliodigestiven Anastomose im Bereich des Leberhilus mit 8 MeV an einem Linearbeschleuniger (Mevatron ME) bestrahlt (Gruppen I/IIa: 20Gy, Gruppe I/IIb: 30 Gy, Gruppe I/IIc: 40Gy). Anschließend erfolgte die Anlage einer Hepatikojejunostomie. Die postoperative Nachbeobachtungszeit betrug 56 Tage. *Ergebnisse*: 1. Bei keinem der 22 Tiere trat ein Galleleck auf. 2. Bilirubinverlauf: Gruppen Ib,c: starker Anstieg 4 Wochen postoperativ (Ib: 2 mg/dl; Ic: 8 mg/dl), bis Versuchsende jedoch Normalisierung des Serumbilirubins. Gruppe Ia: keine Hyperbilirubinämie in der Nachbeobachtungszeit. Gruppe IIa: 2/4 Bilirubinanstieg > 2mg/dl innerhalb von 5 Wochen, jedoch bis Versuchsende Abfall auf Normwerte; Gruppe IIb: 3/4 Anstieg des Bilirubins (> 2,5 mg/dl) innerhalb von 5 Wochen, bis Versuchsende kein Abfall auf Normwerte; Gruppe IIc: 3/4 Tieren Anstieg des Bilirubins (> 3,0 mg/dl) innerhalb von zwei Wochen, leichter Abfall bis Versuchsende; Gruppe Id: keine Hyperbilirubinämie. 3. Nach IORT mit 40 Gy entwickelte sich eine ausgeprägte intrahepatische Gallengangsdilatation aufgrund einer

Anastomosenverlegung mit einem intraluminalen fibrinhaltigen Sludge. *Schlußfolgerung*: Auch nach IORT mit 40 Gy wurde keine Anastomoseninsuffizienz festgestellt. Die Anlage einer biliodigestiven Anastomose ist somit auch bei dieser Strahlendosis sicher. In der postoperativen Nachbeobachtungszeit trat jedoch eine deutliche Cholestase auf, die eine klare Abhängigkeit von der applizierten Strahlendosis zeigte. Eine Erhöhung der zur Zeit in der Klinik angewendeten Strahlendosis von 20 auf 40 Gy ist damit nicht zu empfehlen.

Stellenwert des Inspektionsstomas bei komplizierten biliodigestiven Anastomosen

S. Kastl, K. E. Matzel und W. Hohenberger

Abteilung für Allgemeinchirurgie, Chirurgische Universitätsklinik Erlangen, Krankenhausstraße 12, 91054 Erlangen

Importance of the Inspection Stoma in Complicated Biliodigestive Anastomoses

Einleitung: Die Inzidenz von Gallengangsstenosen nach Cholezystektomie beträgt 0.2 – 1.28%, wobei diese nach laparoskopischer Cholezystektomie 2 – 3-fach häufiger beobachtet werden. Verantwortlich hierfür sind entweder direkte Gallengangsverletzungen, thermische Läsionen oder fehlplazierte Clips. Bei Anastomosenstenosen nach Gallengangsresektionen sind meist trophische Störungen der Anastomosenregion für eine sekundäre Stenosierung verantwortlich. Wir berichten über eine Operationstechnik, die Anlage eines endständigen Jejunostomas als „Inspektionsstoma", die die Möglichkeit eines wiederholten endoskopischen Zuganges zur Gallengangsanastomose erlaubt. *Ergebnisse*: Von 12/1996 – 07/2001 legten wir bei 14 Patienten (medianes Alter 58 Jahre) ein Inspektionsstoma an: bei 4 Patienten erfolgte dies *primär* im Rahmen einer Gallengangsresektion (3 Patienten mit einem Choledochuskarzinom, einmal histologisch eine R1-Situation, eine Patientin mit einer FNH), bei 10 Patienten (6 Patienten nach lap. Cholezystektomie, 4 Patienten nach offener Cholezystektomie) wurde bei einer Gallangangsstenose zusammen mit der Anlage einer biliodigestiven Anastomose *sekundär* ein Inspektionsstoma angelegt. Die endoskopischen Kontrollen wurden vierteljährlich postoperativ komplikationsfrei durchgeführt, die Rückverlagerung erfolgte nach jeweils einem Jahr. Tumorrezidive oder Restenosierungen wurden nicht beobachtet. *Diskussion*: Das Inspektionsstoma bietet die Möglichkeit, die bis zu einem Jahr postoperativ noch auftretenden Anastomosenstenosen rechtzeitig zu erkennen; dies erklärt auch den späten Zeitpunkt der Rückverlagerung. Die Notwendigkeit einer Zweitoperation zur Rückverlagerung müssen neben einer als wenig günstig zu betrachtenden Stomaposition subcostal und einer geringen Akzeptanz durch den Patienten als Nachteil dieser Operationsmethode berücksichtigt werden. Sie stehen der Möglichkeit einer einfachen endoskopischen Kontrolle komplizierter Anastomosen gegenüber. Insbesondere kann so bei histologisch nicht sicher tumorfreien Resektionsrändern ein Lokalrezidiv frühzeitig erkannt und behandelt werden. Von der Anlage eines „subcutanen Inspektionsstomas", das im Bedarfsfalle durch einen vergleichsweise kleinen Eingriff „aktiviert" werden kann nehmen wir Abstand, da unseres Erachtens im stillgelegten Jejunalschenkel ein ungehinderter Galleabfluss erforderlich ist. *Schlußfolgerungen*: Das Inspektionsstoma erlaubt eine einfache, gut tolerierte und sichere endoskopische Kontrolle komplizierter biliodigestiver Anastomosen, Stenosen oder auch intraluminale Tumorrezidive können so erkannt und behandelt werden. Der Nachteil einer notwendigen Reoperation zur Rückverlagerung des Stomas wird von der Sicherheit der postoperativen endoskopischen Kontrollen überwogen.

Techniken der Pankreato-Jejunostomie

A. Kiehle, K. Heinemann, R. Metzner, J. Hauss und P. Lamesch

Klinik für Abdominal-, Transplantations- und Gefäßchirurgie, Zentrum Chirurgie, Universität Leipzig, Liebigstraße 20a, 04103 Leipzig

Techniques of the Pancraticojejunostomy

Einleitung: Morbidität, Reinterventionen und verlängerter stätionärer Aufenthalt nach chirurgischen Pankreaseingriffen sind häufig durch eine Insuffizienz der Pankreato-Jejunostomie bedingt. In der vorliegenden retrospektiven Arbeit sollen die Ergebnisse unterschiedlicher Anastomosentechniken analysiert werden. *Patienten und Methoden*: Vom Januar 1997 bis zum Dezember 2000 wurden an unserer Klinik 108 resezierende Eingriffe am Pankreas vorgenommen. Es handelte sich hierbei um 75 Kausch- Whipple- Procedere, 31 duodenumerhaltende und 2 Pankreaskorpusresektionen. Bei den Kausch- Whipple-Operationen erfolgte in 22 Fällen die PTFE- gestützte Pankreatojejunostomie, bei 15 Patienten mit gezielte externe Drainage des Pankreasganges und 38× eine konventionelle Anastomose. Grunderkrankungen und demographische Daten waren in den 3 Gruppen vergleichbar. *Ergebnisse*: Die Gesamtmorbidität betrug im untersuchten Patientenkollektiv 37,3%, die 30- Tage Letalität lag bei 5,3%. Bei den PTFE- gestützten Anastomosen beobachteten wir 2/22 (9%) Insuffizienzen, wobei in einem Fall konservativ verblieben werden konnte, in einem Fall kam es zu einer Sepsis mit letalem Ausgang. Nach dem Drainageverfahren beherrschten wir die einzige Leckage (6,6%) konservativ. Hingegen zeigte sich bei den konventionellen Whipple'schen Operationen 6/38 (15,7%) Fälle einer Anastomoseninsuffizienz. *Zusammenfassung*: Beim Kausch- Whipple- Procedere verbleibt die Insuffizienz der Pankreato- Jejunostomie als einer der kritischsten Punkte. Die gezielte Pankreasgangdrainage mit externer Ableitung des Pankreassekretes ermöglicht eine effizient Protektion der Pankreasanastomose. Unsere PTFE- gestützte Anastomosentechnik stellt eine gute Alternative dar.

Pankreassegmentresektion als Therapieoption bei benignen und Borderline-Tumoren des Pankreas

W. T. Knoefel, T. E. Langwieler, O. Mann und J. R. Izbicki

Abteilung für Allgemeinchirurgie, Klinik und Poliklinik für Chirurgie, Universitätsklinikum Hamburg-Eppendorf, Martinistraße 52, 20246 Hamburg

Pancreatic Segment Resection as Therapeutic Option in Benign and Borderline Tumors of the Pancreas

Hintergrund: Bei der Therapie der chronischen Pankreatitis konnte gezeigt werden, dass durch organerhaltende Operationsverfahren eine gegenüber ausgedehnten Resektionen signifikante Verbesserung der Lebensqualität erzielt werden kann. Auch bei benignen Pankreastumoren, Metastasen und neuroendokrinen und Borderline-Tumoren des Pankreas stellen limitierte Resektion unter Erhalt von gesundem Pankreasgewebe eine sichere Behandlungsoption dar. Bei Notwendigkeit einer Ausdehnung des Eingriffs kann die Operation nach rechts mit einer duodenumerhaltenden Pankreaskopfresektion erweitert werden. Die Rekonstruktion kann dann entsprechend mittels Roux-Y oder als T-Anastomose erfolgen. *Ziel dieses Videofilms* ist es, eine standardisierte Operationstechnik der Pankreassegmentresektion bei einem Patienten mit einem Borderline-Tumor im Pankreaskorpus zu demonstrieren. *Technik*: Oberbauchquerschnitt. Eröffnung der Bursa omentalis. Komplette Freilegung des gesamten Pankreas. Nach Kocher'schem Manöver erfolgt die Lokalisation des Tumors durch Palpation und intraoperativer Sonographie. Diese ergibt den vorbeschriebenen Tumor im Pankreaskorpus. Das restliche Pankreas stellt sich unauffällig dar. Nach entsprechender Präparation werden die Resektionsgrenzen proximal und distal des Tumors festgelegt. Danach erfolgt die Resektion des Tumors. Die Schnellschnittuntersuchung bestätigt die Diagnose und zeigt freie Resektionsränder. Die Rekonstruktion erfolgt mittels je einer termino-lateralen Pankreato-Jejunostomie zum Pankreaskopf und zum Pankreasschwanz. Anlegen einer Roux-Y-Fußpunktanastomose. *Zusammenfassung*: Die Pankreassegmentresektion stellt bei bei benignen und Borderline-Tumoren des Pankreas ein onkologisch sicheres Operationsverfahren dar. Durch das organerhaltende Vorgehen einer limitierten Resektion kann eine deutliche Verbesserung der Lebensqualität erreicht werden, bei niedrigerem Risiko einer endo- oder exokrinen Insuffizienz.

Ergebnisse der Leberresektion beim lokal fortgeschrittenen Cholangiozellulären Karzinom (UICC-Stadium IV)

H. Lang, M. Kaun, M. Malagó und C. E. Broelsch

Klinik für Allgemein- und Transplantationschirurgie, Universitätsklinikum Essen, Hufelandstraße 55, 45122 Essen

Results of the Liver Resection in the Locally Advanced Cholangiocellular Carcinoma (UICC Stage IV)

Zielsetzung: Durch Verbesserungen der chirurgischen Technik und des perioperativen Managements konnte die Morbidität und Mortalität selbst nach ausgedehnten Leberresektionen zum Teil deutlich unter 5% gesenkt werden. Hierdurch erscheint es berechtigt, die Indikation zur Leberresektion selbst in fortgeschrittenen Tumorstadien auf solche Tumorentitäten zu erweitern, die aufgrund ihres biologischen Verhaltens zwar mit einer sehr schlechten Prognose einhergehen, für die allerdings kaum therapeutische Alternativen bestehen. Wir berichten über die Ergebnisse eines aggressiven chirurgischen Vorgehens beim lokal fortgeschrittenen Cholangiozellulären Karzinom (CCC). *Patienten und Methoden*: Zwischen 04/1998 und 08/2001 wurden in unserer Abteilung 478 Leberresektionen durchgeführt, davon bei 16 Patienten (m:w = 6:10; medianes Alter 60 Jahre) aufgrund eines CCC im UICC-Stadium IV. In einem Fall handelte es sich um eine Zweitresektion wegen eines intrahepatischen Rezidivs drei Jahre nach Lebersegmentresektion. *Ergebnisse*: Insgesamt wurden zehn erweiterte Hemihepatektomien rechts (Seg I, IV – VIII) und vier erweiterte Hemihepatektomien links (Seg I – V, VIII) durchgeführt. Je einmal wurden die Segmente IVa/VIII bzw. IVb/V/VI reseziert. Als Operationserweiterungen wurden vorgenommen: Hepaticusgabelresektion (n = 5), Zwerchfellteilresektion (n = 4), partielle Vena Cava Resektion und Rekonstruktion (n = 2), Thrombektomie und Resektion der Vena portae sowie Rekonstruktion mit allogenem Veneninterponat (n = 1), Pfortaderresektion mit End/End-Anastomose (n = 1), Resektion der Gerotafaszie und partielle Omentektomie (n = 1). Die postoperative Mortalität betrug 1/16. Jeweils sieben Resektionen wurden als R0 bzw. R1 sowie zwei Resektionen als R2 klassifiziert. Alle Patienten nach R1-Resektion entwickelten innerhalb von 5 Monaten ein klinisch nachweisbares Rezidiv. Nach R1/2-Resektion betrug das mediane Überleben 5 Monate (3 – 16 Monate), aktuell leben zwei Patienten mit einem intrahepatischen Tumorrezidiv 5 und 7.5 Monate nach R1-Resektion. Beide Patienten sind beschwerdefrei, bei beiden Patienten hatte vor der Operation eine ausgeprägte tumorbedingte Symptomatik (Oberbauchschmerzen bei massiver Hepatomegalie, Ikterus, Cavakompressionssyndrom) bestanden. Nach R0-Resektion ist bislang kein Patient verstorben, das mediane Überleben beträt zur Zeit 10 Monate (1 – 27 Monate). Der Patient nach Rezidivleberresektion ist seit 21 Monaten tumorfrei. Nach R0-Resektion trat bisher nur ein Tumorrezidiv auf. Bei dieser Patientin wurde 25 Monate nach der Leberresektion eine Teillebertransplantation (Leberlebendspende) durchgeführt. *Zusammenfassung*: Durch eine R0-Resektion kann auch beim lokal fortgeschrittenen Cholangiozellulären Karzinom (Stadium IVA) eine deutliche Prognoseverbesserung erreicht werden. Ein aggressives chirurgisches Vorgehen sollte daher immer in Betracht gezogen werden, wenn eine komplette Tumorentfernung möglich erscheint. Im Gegensatz hierzu geht die R1/2-Resektion mit nahezu keinem Überlebensvorteil im Vergleich zur Spontanprognose einher. Eine Indikation zur palliativen Tumorreduktion kann allenfalls bei ausgeprägter klinischer Symptomatik gegeben sein.

Prospektiv-randomisierter Vergleich von Anastomosentechniken der Pankreatojejunostomie nach partieller Duodenopankreatektomie

J. M. Langrehr, D. Jacob, M. Bahra, J. Kress, M. Glanemann, T. Steinmüller und P. Neuhaus

Klinik für Allgemein-, Viszeral- und Transplantationschirurgie, Charité, Virchow-Klinikum, Humboldt-Universität Berlin, Augustenburger Platz 1, 13353 Berlin

Prospective Randomized Comparison of Anastomoses Techniques of the Pancreaticojejunostomy After Partial Duodenopancreatectomy

Einleitung: Die pankreatojejunale Anastomose bei der partiellen Duodenopankreatektomie gilt wegen ihrer Dehiszensgefährdung gerade bei gesundem Restpankreas als „Schwachpunkt“

der Operation. Ein Großteil der letalen Komplikationen resultiert aus Nahtinsuffizienzen mit konsekutiver Peritonitis. In vielen Kliniken gilt neben der Einzelknopfnaht die Gang-zu-Mukosa Anastomosentechnik nach Warren-Cattell als Standardtechnik für die Pankreatojejunostomie. Um die bei diesen Techniken beim Knoten auftretenden Scherkräfte zu vermeiden, entwickelten wir eine neue Matratzentechnik für die Pankreatojejunostomie. Bei dieser Technik führt der Stichkanal gerade von dorsal nach ventral durch den Pankreasrest und die Knoten werden nach Einstülpen des Pankreasrestes in den Darm auf der Darmserosa angezogen. So werden die Scherkräfte vermieden. Diese neue Technik wurde prospektiv-randomisiert mit der Standardtechnik nach Warren-Cattell verglichen. *Methodik*: Von Juli 1999 bis Dezember 2000 wurden 162 Pankreasresektionen durchgeführt. Nach Ausschluß von Duodenum-erhaltenen Resektionen (10), Links- und Segmentresektionen (21), erweiterten Resektionen (8), Einzelknopftechnik für die Anastomose (6) und fehlender Einwilligung (4), wurden 113 Patienten nach Pankreaskopfresektion randomisiert (56 für Warren-Cattell und 57 für Matratzennahttechnik). Das mittlere Alter der Patienten betrug in der Cattell-Gruppe 61 Jahre und in der Matratzennaht-Gruppe 59 Jahre. Das Pankreaskarzinom war die häufigste Indikation (Cattell-Gruppe: 24 [42,9%]; Matratzennaht-Gruppe 28 [49,2%]). Periampulläre Karzinome führten in 9 Fällen (16,1%) in der Cattell-Gruppe und in 15 Fällen (26,3%) in der Matratzennaht-Gruppe zur Operation. Als benigne Indikationen zur Resektion beobachteten wir in 17 (30,3%)(Cattell-Gruppe) und 10 Fällen (17,5%)(Matratzennaht-Gruppe) eine chronische Pankreatitis und in einem (1,8%)(Cattell-Gruppe) und in 4 Fällen (7,0%)(Matratzennaht-Gruppe) ein Adenom der Papilla Vateri. Fünf Patienten (8,9%) mit verschiedenen weiteren malignen Läsionen des Pankreas erhielten ein Cattell Anastomose. Das Sekret des Pankreasrestes wurde für 10 - 12 Tage drainiert. *Ergebnisse*: Die Anastomosenkomplikationen in Abhängigkeit von der verwendeten Technik sind in Tabelle 1 aufgeführt. Der Vergleich der mittleren Werte für Amylase, Lipase und Menge des Easyflow-Sekretes ergab keine signifikanten Unterschiede. *Diskussion*: Unsere Ergebnisse zeigen, daß beide Anastomosentechniken sicher sind und mit geringer Inzidenz von Insuffizienzen, Fistelbildung und konsekutiven Reoperationen einhergehen. Neben der einfachen Technik und somit der zeitsparenden Anlage scheint die Matratzentechnik nach unserer Erfahrung insbesondere für „weiche" Restpankreata zu eignen, da sie durch die veränderte Stichtechnik beim Knoten die tangentialen Scherkräfte vermeidet.

Tabelle 1

Anastomosenkomplikationen	Gang-zu Mukosa	Matratzennaht
n (verstorben)	56 (-)	57 (-)
Insuffizienz Pankreatojejunostomie [Re-OP]	1 (1,8%) [1]	-
Pankreasfistel [Re-OP]	2 (3,6%) [1]	2 (1,8) [-]
Insuffizienz Hepatikojejunostomie [Re-OP]	2 (3,6%) [1]	-
Intraabdomineller Abszeß	-	3 (5,4%)
Gesamt [Re-OP]	5 (8,9%) [3]	5 (8,8%) [-]

Einfluss der Pankreaskopfresektion mit und ohne Erhalt des Duodenums auf die endokrine und exokrine Pankreasfunktion und den Ernährungsstatus bei Patienten mit chronischer Pankreatitis – Prospektive Studie

S. Ludwig, H. Witzigmann, D. Max, D. Uhlmann, F. Geißler und J. Hauss

2. Chirurgische Klinik, Universität Leipzig, Liebigstraße 20a, 04103 Leipzig

Influence of the Pancreas Resection with and Without Saving the Duodenum on the Endocrine and Exocrine Pancreas Function and the State of Nourishment in Patients with Chronic Pancreatitis – Prospective Study

Einleitung: In der chirurgischen Therapie der chronischen Pankreatitis werden in zunehmendem Umfang Resektionen des Pankreaskopfes eingesetzt. *Ziel*: Prospektive Untersuchung der endokrinen und exokrinen Funktion und des Ernährungsstatus nach duodenumerhaltender Pankreaskopfresektion nach Beger (DEPKR) und nach klassischer Kausch-Whipple Operation (KW) bei Patienten mit chronischer Pankreatitis. *Patienten und Methoden*: Bei 70 Patienten mit Pankreaskopftumor und schweren Schmerzen auf dem Boden einer chronischen Pankreatitis wurde eine Pankreaskopfresektion durchgeführt. Bei 38 Patienten erfolgte eine DEPKR und bei 32 Patienten wegen prä- und/oder intraoperativem Verdacht auf ein Karzinom eine KW. Im Rahmen einer prospektiven Studie wurden prä- und postoperativ die endo- und exokrine Funktion und der Ernährungsstatus untersucht. Die endokrine Funktion wurde mittels oralem Glukosetoleranztest (oGTT) und die exokrine Funktion durch die Stuhlelastase und den klinischen Parameter der Stuhlfrequenz gemessen. Die Bestimmung des Ernährungsstatus erfolgte mittels Body-Mass-Index (BMI) und Körpergewicht (KG). Das mediane Follow-up der Patienten betrug 32 Mon. *Ergebnisse*: Präoperativ zeigten 66% der KW-Gruppe und 76% der DEPKR-Gruppe einen normalen oGTT ($p < 0.05$). Postoperativ kam es bei 5 Patienten der DEPKR Gruppe und bei 9 Pat. der KW Gruppe zu einer Neuentstehung oder einer Verschlechterung des Diabetes mellitus (DEPKR: 3× orale Antidiabetika, 2× pathologischer oGTT; KW: 3× insulinpflichtig, 4× orale Antidiabetika, 2× pathologischer oGTT). Insgesamt entwickelte sich bei 3 Pat. nach KW-Operation und bei keinem Pat. nach DEPKR ein insulinpflichtiger Diabetes mellitus. Die Neumanifestation oder Verschlechterung des Diabetes mellitus trat bei 50% der Patienten innerhalb eines Jahres nach der Operation auf.

Die exokrine Funktion, gemessen mit der Stuhlelastase, zeigte prä- und postoperativ keinen Unterschied zwischen der KW- und der DEPKR-Gruppe (Elastase < 200 μg/g präop: KW 81%, DEPKR 84% ; postop: KW 84%, DEPKR 81%; $p > 0.05$). In beiden Gruppen zeigte sich kein Unterschied zwischen prä- und postoperativem exokrinen Funktionszustand. Postoperativ kam es zu einem deutlichen Abfall der Stuhlfrequenz in beiden Gruppen (Stuhlfrequenz mehr als 3 pro Tag: präop: KW: 37,5%, DEPKR: 24%; postop: KW 12,5%, DEPKR: 3%).

Präoperativ (vor Beginn der Erkrankung = preillness und unmittelbar präoperativ) sowie postoperativ zeigten die medianen BMI und KG-Werte keinen Unterschied ($p > 0.05$) zwischen den beiden Gruppen (Preillness: BMI: KW 24,2 kg/m^2 vs. DEPKR 23,9 kg/m^2 ; KG: KW 70,2 kg vs. DEPKR 72,2 kg // Präop: BMI: KW 20,8 kg/m^2 vs. DEPKR 19,7 kg/m^2; KG: KW 60,1 kg vs. DEPKR 57,2 kg // Postop: BMI: KW 22,1 kg/m^2 vs. DEPKR 23,1 kg/m^2; KG: KW 68,2 kg vs. 70,8 kg). Beim Vergleich der medianen BMI- und KG-Werte vor Beginn der Erkrankung mit denen nach der Operation zeigte sich in beiden Gruppen kein signifikanter Unterschied ($p > 0.05$). 84% in der PD-Gruppe und 87% der DEPKR-Gruppe zeigten postoperativ einen höheren BMI-Wert als 20 kg/m^2. *Zusammenfassung*: In Übereinstimmung mit der Literatur bietet die duodenumerhaltende Pankreaskopfresektion im Vergleich zur

Kausch-Whipple-Operation Vorteile bezüglich des Glukosestoffwechsels [1 – 3]. Bei beiden Verfahren kommt es zu keiner Verschlechterung der exokrinen Funktion. Die Patienten erreichen durch beide OP-Verfahren einen normalen Ernährungsstatus. Aufgrund dieser Ergebnisse sollte die DEPKR als organerhaltendes Verfahren bis auf wenige Ausnahmen (Karzinomverdacht) als Standardoperation favorisiert werden.

Literatur

1. Beger HG et al. (1999) Ann Surg; 230
2. Eddes EH et al. (1997) Am J Surg; 174
3. Buchler MW et al. (1995) Am J Surg; 16

Korrektur bis Redaktionsschluss nicht eingegangen.

Trypsinogenaktivierung und Pankreasschädigung bei Cathepsin L-defizienten Mäusen nach Caerulein-Hyperstimulation

R. Matthias[1], B. Brandt-Nedelev[1], W. Roth[2], C. Peters[2], H. Lippert[1], M. M. Lerch[3] und W. Halangk[1]

[1] Abteilung für Experimentelle Operative Medizin, Klinik für Chirurgie, Universität Magdebur, Leipziger Straße 44, 39120 Magdeburg
[2] Institut für Molekulare Medizin und Zellforschung, Universität Freiburg
[3] Medizinische Klinik B, Universität Münster

Tryptinogen Activation and Damage of the Pancreas with Cathepsin L-deficient Mice After Caerulein Hyperstimulation

Einleitung: Die Aktivierung von Trypsinogen wird als ein initiales Ereignis in der akuten Pankreatitis (AP) angesehen. Untersuchungen an der Cathepsin B (CTSB)-defizienten Maus zeigten, daß CTSB eine Rolle als Trypsinogen-aktivierender Faktor spielt. In der vorliegenden Arbeit soll die Rolle von Cathepsin L (CTSL), einer weiteren sehr aktiven lysosomalen Cysteinproteinase, *in vivo* an CTSL-defizienten Mäusen und *in vitro* an pankreatischen Lobuli untersucht werden. *Methode*: CTSB- und CTSL-defiziente Mäuse wurden durch gezielte Ausschaltung der betreffenden Gene erzeugt. Eine Caerulein-Pankreatitis wurde durch wiederholte Injektionen von Ceruletid (50 µg/h.kg KG; i.p.) induziert. Kontrollmäuse erhielten Kochsalz-Injektionen. Serumamylase und -lipase wurden enzymatisch bestimmt. Pankreaslobuli wurden durch Nadeldissektion präpariert. Die Trypsinaktivität wurde in Homogenat von Pankreasgewebe oder Lobuli fluorimetrisch mit dem Substrat BOC-Gln-Ala-Arg-AMC gemessen. Das Trypsinogen-Aktivierungs-Peptid (TAP) wurde mit einem ELISA-Kit (Biotrin) gemessen. *Ergebnisse*: Die Caerulein-induzierte Trypsinaktivität im Pankreas der CTSL-defizienten Maus war mehr als zweimal höher als in der Wild-Typ-Kontrolle. Im Gegensatz dazu stieg der TAP-Spiegel der Wild-Typ-Mäuse eine Stunde nach Caerulein-Gabe um das Zweifache, unterschied sich aber zum späteren Zeitpunkt nicht mehr von dem der CTSL-defizienten Mäuse. Die Caerulein-bedingte Sekretion von Amylase und Lipase ins Serum war bei CTSL-defizienten Mäusen um 50 – 70% verringert. Die initiale Aktivierung von Trypsinogen wurde *in vitro* vergleichend an CTSB-, CTSL-defizienten und Wild-Typ-Mäusen studiert. Die Trypsin-Aktivität in Lobuli CTSL- und CTSB-defizienter Mäuse betrug 160% bzw. 34% im Vergleich zur Wild-Typ-Kontrolle, während die TAP-Gehalte 81% bzw. 53% betrugen. *Schlußfolgerungen*: Die Ergebnisse veranschaulichen, daß das CTSL im Gegensatz zum CTSB keine Rolle als Trypsinogen-aktivierendes Enzym spielt. Erhöhte Aktivitäten von Trypsin im Pankreas der CTSL-k.o.-Maus lassen eine Rolle als Trypsin-inaktivierender Faktor vermuten. Die verminderte Pankreasschädigung bei erhöhten Trypsin-Aktivitäten in der CTSL-k.o.-Maus deutet auf eine protektive Rolle des Trypsins in der Zellschädigung.

Korrektur bis Redaktionsschluss nicht eingegangen.

Transarterielle Chemoembolisation bei Hepatozellulärem Karzinom

C. Moench[1], M. Pitton[2], J. C. Thies[1], M. T. Thelen[2] und G. Otto[1]

[1] Abteilung für Transplantationschirurgie, Chirurgie von Leber, Galle und Pankreas
[2] Klinik und Poliklinik für Radiologie, Klinikum der Johannes-Gutenberg - Universität Mainz, Langenbeckstraße 1, 55131 Mainz

Transarterial Chemoembolization with the Hepatocellular Carcinoma

Einleitung: Die palliative Therapie des hepatozellulären Karzinoms (HCC) mittels transarterieller Chemoembolisation (TACE) ist aufgrund des nur geringen Zuwachses an Überlebenszeit im Vergleich zum Spontanverlauf umstritten. Im folgenden berichten wir über die Ergebnisse der TACE von 9/1997 bis 9/2001 in unserer Abteilung. *Ergebnisse*: Im Untersuchungszeitraum wurden n = 57 Patienten mit HCC (inoperabel bei Diagnosestellung n = 38 [67%], Überbrückung der Wartezeit zur Transplantation n = 17 [30%], Rezidive nach OP n = 2 [3%]) mittels TACE behandelt. In 95% lag eine Leberzirrhose vor (54% ethyltoxische Zirrhose, 23% HBV, 16% HCV, 2% Hämochromatose). Die Leberfunktion lag bei 58% der Patienten im Stadium Child A, bei 25% im Stadium Child B und bei 12% im Stadium Child C (5% keine Zirrhose). Die histologische Untersuchung ergab bei 16% der Patienten einen G1-Tumor, bei 45% einen G2-Tumor, bei 2% einen G3-Tumor und bei 9% einen G4-Tumor (28% keine Histologie bei AFP > 1000). Alle Patienten wurden in einem Abstand von jeweils 6 bis 8 Wochen unabhängig vom Verlauf mit Lipiodol und Mitomycin C embolisiert. Insgesamt wurden bei den 57 Patienten 329 TACE-Anwendungen (5,5/Pat., 1-13) durchgeführt. Dabei traten n = 4 (1,2%) schwerwiegende Komplikationen auf (Kontrastmittelallergie n = 1, [0,3%], Pankreatitis aufgrund Embolisatverschleppung n = 1, [0,3%], Dissektion Arteria hepatica n = 1, [0,3%], Leistenhämatom mit OP-Indikation n = 1, [0,3%]).

Bei n = 3 Patienten (7,5%) konnte ein Down-Staging erzielt werden, so dass eine sekundäre Lebertransplantation möglich wurde. Die Überlebensdauer nach Therapiebeginn reichte von 2 bis 38 Monaten. Das mediane Überleben nach Kaplan-Meier lag bei 22,7 Monaten. Nach einem Jahr lag das Überleben bei 59%, nach zwei Jahren bei 42%. Anhand einer computertomographischen Größenmessung der Herde im Verlauf unter Therapie wurden die Patienten in drei Gruppen (Tumorregress, Größenkonstanz und Tumorprogress) eingeteilt. Bei n = 19 Pat. (33%) mit Tumorregress lag das mittlere Überleben bei 28,7 Monaten (Alter 61 ± 9 Jahre, 5,7 Embolisationen, Zirrhoseursachen: Ethyltox. 63%, HBV 16%, HCV 21%, Grading: G1 32%, G2 43%, G3 0%, keine Histologie 25%, Leberfunktion: Child A 68%, Child B 32%, Child C 0%). Bei n = 31 Pat. (54%) mit Größenkonstanz lag das mittlere Überleben bei 17,6 Monaten (Alter 59 ± 10 Jahre, 4,6 Embolisationen, Zirrhoseursachen: Ethyltox. 55%, HBV 23%, HCV 13%, keine 9%, Grading: G1 10%, G2 52%, G3 3%, G4 13%, keine Histologie 22%, Leberfunktion Child A 52%, Child B 20%, Child C 19%, keine Zirrhose 9%). Bei n = 7 Pat. (13%) mit Tumorprogress lag das mittlere Überleben bei 12 Monaten (Alter 62 ± 13 Jahre, 5,1 Embolisationen, Zirrhoseursachen: Ethyltox. 29%, HBV 43%, HCV 14%, Hämochromatose 14%, Grading: G1 0%, G2 28%, G3 14%, keine Histologie 58%,

Leberfunktion Child A 72%, Child B 28%) Keiner der untersuchten Faktoren war signifikant bezüglich auf das Ansprechen der Tumoren auf die TACE, jedoch war ein Tumorregress unter Therapie assoziiert mit einem verlängerten Überleben. *Zusammenfassung*: Die transarterielle Chemoembolisation ist eine gut verträgliche, in der Anwendung problemlose und effektive palliative Therapiemöglichkeit bei inoperablem hepatozellulären Karzinom sowie zur Überbrückung der Wartezeit auf die Lebertransplantation. In seltenen Fällen kann ein Down-Staging mit der sekundären Möglichkeit der kurativen Lebertransplantation erzielt werden.

MRT-gesteuerte Thermoablation von Lebertumoren unter digital, radiologischer Kontrolle in einem interventionellen 0,5 Tesla MRT-Behandlungsergebnisse im Vergleich zur Leberchirurgie

F. P. Müller[1], Ch. Schoepp[1], F. Eickmeyer[2], Th. Frieling[3], H.-J. Schwarzmaier[4] und P. R. Verreet[1]

[1] Klinik für Allgemein- und Viszeralchirurgie
[2] Institut für Röntgendiagnostik
[3] Medizinische Klinik II
[4] Abteilung für Medizintechnik, Klinikum Krefeld, Lutherplatz 40, 47805 Krefeld

MRT-Navigated Thermoablation of Liver Tumors Under Digital Radiologic Control in an Interventional 0.5 Tesla MRT-Treatment Results Compared with Liver Surgery

Einleitung: Die Resektion stellt zur Zeit die einzig kurative Therapieform primärer und sekundärer Lebertumoren dar. Hierbei ist die RO-Resektion der wichtigste Prognosefaktor. Alle weiteren Therapieverfahren müssen sich an den Resultaten der Chirurgie messen. Die lokal ablativen Verfahren rücken sowohl in der Effektivität als auch im Kostenvergleich immer mehr in den Vordergrund. Hierbei stellt die interstitielle laserinduzierte Thermotherapie (LITT) international ein experimentell, wie klinisch gut evaluiertes Therapieverfahren dar, welches durch digitale Kontrolle im offenen MRT eine real-time-Optimierung der strikt intrahepatischen Prozesse erlaubt. Vorgestellt werden die Ergebnisse der ersten beiden Patientengruppen im Vergleich zur Chirurgie. *Patienten und Methoden*: In einer interdisziplinären Leberkonferenz wird das Therapiekonzept aller Patienten mit primären und sekundären Lebertumoren besprochen. Es wurden nach Abklärung der Ein- und Ausschluß-kriterien 90 Patienten (49m, 41w, Alter 61,5 $\pm$ 8,5 Jahre) mit primären und sekundären Lebertumoren einer Thermoablation zugeführt. Die Behandlungsergebnisse der ersten und zweiten 45 Patienten werden gesondert untersucht, sowie den Resultaten der Leberchirurgie im gleichen Zeitraum gegenübergestellt. Die LIT-Therapie erfolgt in einem 0,5T offenen MRT in Allgemeinanästhesie mit einem Nd:YAG-Laser (1064 nm). Mit real-time, bzw. auch mit T1-gewichteten Thermosequenzen erfolgten digital, radiologische Kontrollen der Thermoablation bei Laserzeiten zwischen 24 – 30 Minuten miti einer Laserleistung von 25 – 32 Watt. *Ergebnisse*: Im Zeitraum von Februar 1998 bis August 2001 wurden 199 Tumore mit LITT behandelt (Durchmesser 8 - 55mm). Die Durchmesser betrugen bei n = 58 (25,1%) < 2 cm, n = 99 (49,7%) lagen zwischen 2 und 4 cm und 42 Leberherde (21,1%) waren größer als 4 cm. Die Therapie wurde bei niedriger Komplikationsrate (8%) unter Vollnarkose von den Patienten gut toleriert Im Vergleich der ersten 45 zu den folgenden 45 Patienten wurden 109 bzw. 90 Tumore behandelt. In 54% bzw. 83% wurde eine vollständige Nekrose erreicht. Eine subtotale Nekrose zeigte sich in 18,3% bzw. 11,1% , während eine partielle Nekrose in 28% bzw. 6% erreicht wurde. Gleichzeitig wurden 145 Patienten mit primären und sekundären Lebertumoren in kurativer Intention operiert (77 Frauen, 68 Männer, Durchschnittsalter 61,4 Jahre). Hierbei erfolgte n = 50 mal eine Hemihepatektomie, n = 62 mal eine Ein- oder Mehrfach-Segmentresektion und n = 33 eine atypische Resektion. Die Nachbeobachtungszeit lag zwischen 5 und 35 Monaten (Median: 17,5 Monate). Die Komplikationsrate 9%. 4 Patienten verstarben in Folge der Thermoablation, fünf Patienten nach Leberresektion. Die hochgerechnete mediane ÜLR beträgt 34 Monate für die LITT und 42 Monaten für die resezierenden Verfahren. *Diskussion*: Die LITT im offenen MRT ist eine effektive und sichere Methode zur Zerstörung von Lebertumoren. Nach den Ergebnissen dieser Studie gibt es bei der LITT eine deutliche Lernkurve. Gerade größere Tumoren erfordern ein agressiveres LITT-Verfahren mit simultanen Mehrfachapplikationen. Die Ergebnisse machen deutlich, daß die Chirurgie weiterhin das Standardverfahren darstellt, die LITT einem ausgesuchten Patientengut nicht vorenthalten werden darf.

Korrektur bis Redaktionsschluss nicht eingegangen.

Zystisches Insulinom als seltene Erscheinungsform eines zystischen Pankreastumors

H.-J. Peiper

Allgemeinchirurgie, Georg-August-Universität Göttingen, Robert-Koch-Straße 40, 37075 Göttingen

Cystic Insulinoma as a Rare Form of Cystic Pancreatic Tumors

Sind zystische Tumoren des Pankreas an sich schon seltene Erkrankungen, so stellt die zystische Form eines Insulinoms eine absolute Rarität dar. Konnten wir in einem relativ kurzen Zeitraum, nämlich von 1985 – 1988 immerhin 8 zystische Pankreastumoren beobachten und behandeln, wobei dies 4 mal benigne seröse Zystadenome, 1 mal ein muzinöses Zystadenom und 3 mal maligne Zystadenokarzinome betraf, so exstirpierten wir unter 65 Insulinomen der Jahre 1969 – 1994 nur in einem Falle ein zystisches Insulinom aus dem Pankreaskopf. Bei einer damals 59-jährigen Patientin war wegen rezidivierender Hyperglykämien und bei im Insulin / C-Peptid – Tolbutamidtest nachgewiesenen, exzessiv hohen, Insulinspiegeln der Verdacht auf ein Insulinom erhoben worden, wobei gleichzeitig durch CT—und sonographische Untersuchungen ein zystischer Pankreastumor von 2 – 3 cm Größe ohne sicheren Nachweis von Malignitätskriterien nachzuweisen war. Neben dem zystischen Anteil des Prozesses ließ die angiographische Darstellung einen hypervaskularisierten Anteil mit pathologischen Gefäßen erkennen, was die Diagnose eines zystischen Pankreastumors untermauerte. Das vermutete Insulinom ließ sich mit diesem Befund nicht von vorneherein in Verbindung bringen. Bei der Operation fand sich dann aber ein vom Pankreaskopf ausgehender, den D. choledochus komprimierender, zystischer Tumor, der ausgeschält werden konnte. Die histologische Untersuchung ergab ein zystisches Insulinom. Die Kranke ist heute, 9 Jahre nach dem Eingriff, beschwerdefrei bzw. euglykämisch. Uns ist lediglich eine Veröffentlichung mit Bezug auf ganz wenige diesbezügliche Einzelbeobachtungen bekannt geworden.

Die Technik der pylorus-erhaltenden Duodeno-Pankreatektomie

S. Post

Chirurgische Universitätsklinik, Klinikum Mannheim, Theodor-Kutzer-Ufer, 68135 Mannheim

The Technique of the Pylorus-Preserving Pancreatecoduodenectomy

Weltweit hat sich an Zentren mit großer Erfahrung als Standardeingriff für die Pankreaskopfresektion die pyloruserhaltende Modifikation (Traverso-Longmire) der klassischen Kausch-Whipple-Resektion durchgesetzt. Sie ist aber in einigen Serien mit einer hohen Rate postoperativer Magenentleerungsstörungen belastet.

Die vorliegende CD-ROM erläutert Schritt für Schritt das operative Vorgehen, diskutiert auch anhand exemplarischer Studien aus der Literatur die Kontroverse um das Ausmaß der Lymphadenektomie, die Resektionstrategie und die Anastomosentechniken. Hierbei wird besonderer Wert auf die Art der Magenrekonstruktion gelegt (antekolische Verlagerung des Magens, einreihige Duodeno-Jejunostomie im Mittelbauch).

In der eigenen Erfahrung mit 120 pylorus-erhaltenden Duodeno-Pankreatektomie im 3-Jahreszeitraum konnte mit einer Letalität von 3% die Sicherheit der gewählten Techniken demonstriert werden. Bemerkenswert war insbesondere die niedrige Rate von postoperativen Magenentleerungsstörungen, die mit 6% weit unter dem Literaturvergleich lagen und darüber hinaus auch im historischen Vergleich seltener waren als bei der klassichen Whipple-Resektion (11%).

Ausgedehnte Resektion bei cholangiozellulärem Karzinom: eine prospektive Analyse

A. Radtke[1], K. Cummins[2], J. Schmidt[1], H. Zirngibl[1] und A. Wu[2]

[1] Lehrstuhl für Chirurgie II, Universität Witten-Herdecke, Heusnerstraße 40, 42283 Wuppertal
[2] Hepatobiliary Unit, University Hospital Aintree, Liverpool, United Kingdom

Extended Resection with the Cholangiocellular Carcinoma a Prospective Analysis

Zielsetzung: Der Stellenwert einer Resektion ist bei Gallenblasen (GB)- und Gallengangskarzinomen (GG) weiterhin umstritten. Ziel der prospektiven Analyse war die Beurteilung eines aggressiven chirurgischen Therapiekonzeptes in einem universitären Krankengut. *Material und Methoden*: Von 1/1992 bis 8/2000 wurden 56 Patienten erfasst. Die GB-Gruppe umfasste 21 Patienten (mittleres Alter 67 Jahre), in die GG-Gruppe konnten 35 Patienten (mittleres Alter 64 Jahre) eingebracht werden. Die Verlaufsbeurteilung erfasste die Tumorlokalisation, das Tumor-Stadium, die OP-Morbidität und -Letalität sowie das Langzeitüberleben. Das chirurgische Konzept beinhaltete die Gallengangsresektion, Lymphknotendissektion, Leberresektion und die partielle Duodenopankreatektomie. *Resultate*: In der GG-Gruppe waren 3/4 aller Tumore perihilär gelegen, in der GB-Gruppe überwiegend diffus gewachsen. In der GB-Gruppe befanden sich 3 Patienten im Tumorstadium III, 2 in Stadium

IVa und 13 in IVb. In der GG-Gruppe zeigten 2/3 aller Patienten bereits fortgeschrittenes Tumorstadium (III und größer). Die Resektionsrate war in beiden Gruppen 86% (18/21 und 30/35). 3 Patienten waren inoperabel, 5 Patienten erhielten konservative Therapie. *Zusammenfassung:* Die ausgedehnte und radikale Resektion ist bei niedriger Morbidität und akzeptabler Letalität ein vertretbares Konzept in der Behandlung fortgeschrittener Gallenblasen- und Gallengangs-karzinome. Es konnte die Überlebenszeit bei guter Lebensqualität im Vergleich zur Palliation und zum konservativen Vorgehen verlängert werden. Bei distaler Tumorlokalisation und nodalnegativer Lymphknotensituation ist eine erhebliche Steigerung der Überlebensrate möglich (von 4 auf 16 bzw. von 9 auf 20 Monate). Das Krankengut ist teilweise nicht groß genug, um suffiziente statistische Aussagen für die einzelnen Untergruppen machen zu können.

	n	Gallenblasen-Ca (n = 21)	Gallengangs-Ca (n = 35)
Konservativ	8	3	5
Exploration, Palliation	17	7	10
Ausgedehnte Resektion R0	24	4	20
Ausgedehnte Resektion R1	3	3	0
Morbidität	56	16,6%	13,3%
operationsassoziierte Letalität	56	0%	6,6%
Überleben konservativ (Monate)	8	1 (1 - 8)	2 (1 - 16)
Überleben Palliation (Monate)	17	4 (1 - 9)	7,5 (1 - 15)
Überleben R0 (Monate)	24	10 (2 - 32)	18 (0 - 96)
Überleben R1 (Monate)	3	6 (2 - 7)	/
Überleben N − (Monate)	8	16 (6 - 38)	20
Überleben N + (Monate)	26	4 (1 - 13)	9,0
Kumul. Überleben ges. (Monate)	56	6 (1 - 41)	9,5 (0 - 96)

Adenomrezidive der Papilla Vateri – Analyse von Risikofaktoren und Therapieoptionen

C. Schleicher, M. Colombo-Benkmann, D. Tübergen und N. Senninger

Klinik und Poliklinik für Allgemeine Chirurgie, Universitätsklinikum Münster, Waldeyerstraße 1, 48129 Münster

Adenoma Relapse of the Papilla Vateri – Analysis of Risk Factors and Therapy Options

Einleitung: Adenome der Papilla Vateri gelten als potentiell prämaligne Läsionen, eine vollständige Entfernung ist obligat. Dennoch sind Adenomrezidive häufig. Ziel dieser Untersuchung war die Analyse von Risikofaktoren für das Auftreten von Adenomrezidiven und die Evaluation verschiedener Behandlungsmöglichkeiten. *Patienten und Methodik*: Von 1990 bis 1999 wurden 56 Patienten (60 ± 13 [30 - 83]; w = 32, m = 24) mit bioptisch gesichertem Papillenadenom behandelt, deren Daten retrospektiv analysiert wurden. Die Initialtherapie bestand in endoskopischer Abtragung (EA; n = 26,46%), transduodenaler Papillenresektion (TPR; n = 14,25%) und Whipplescher Operation (WH; n = 16,29%). Die mittlere Nachbeobachtungszeit betrug 35 Monate ± 19 (8 - 69). *Ergebnisse*: Bei neun (16%) Patienten zeigte die postoperative Histologie ein Papillenkarzinom. Sechszehn (34%)

Patienten mit Adenom in der endgültigen Histologie entwickelten Rezidive nach einem mittleren Intervall von 16 Monaten ± 14 (3 – 49). Bei allen Patienten war initial eine EA durchgeführt worden, wohingegen bei keinem Patienten nach WH bzw. TPR ein Rezidiv beobachtet wurde ($p < 0.001$). Hinsichtlich Patientencharakteristika, Adenomgröße, Adenomhistologie und Dysplasiegrad fanden sich keine signifikanten Unterschiede zwischen Patienten mit und ohne Rezidiv. Intraduktales Tumorwachstum (n = 6;38% vs. n = 4;13%) und positive Resektionsränder im histologischen Präparat (n = 4;25% vs. n = 0) wurden signifikant häufiger bei Patienten mit Rezidiventwicklung nach EA beobachtet ($p < 0.05$). Die Rezidivtherapie erfolgte mittels erneuter EA (n = 9;56%), WH (n = 3;19 %), TPR (n = 2;12,5%) sowie endoskopischen Kontrollen (n = 2;12,5%). Zweitrezidive traten nach 17 Monaten ± 6 (9 – 24) ausschließlich bei 3 Patienten (33%) nach im Rahmen der Rezidivtherapie durchgeführter EA auf. Die Rezidivhistologie zeigte bei 2 (12,5%) Patienten eine Transformation zu höhergradigen Dysplasien, 2 (12,5%) weitere entwickelten ein Adenokarzinom der Papilla Vateri. *Schlußfolgerung*: Patienten- oder tumorspezifische Risikofaktoren für das Auftreten von Adenomrezidiven der Papilla Vateri konnten nicht identifiziert werden, entscheidend ist vielmehr die Auswahl des adäquaten Therapieverfahrens zur primär vollständigen Resektion der Tumoren. Die EA hat sich hierbei – insbesondere in der Therapie von Adenomen mit intraduktalem Tumoranteil und Rezidivadenomen – als insuffizientes Verfahren mit signifikant erhöhtem Rezidivrisiko erwiesen. Adenomrezidive der Papilla Vateri sollten daher ausschließlich operativ behandelt werden, um erneute Rezidive und die potentielle maligne Transformation zu vermeiden.

Präliminäre einseitige Pfortaderligatur vor Resektion ausgedehnter Lebertumoren

K. Schleimer, D. Stippel, K. T. E. Beckurts und A. H. Hölscher

Klinik für Viszeral- und Gefäßchirurgie der Universität zu Köln, Joseph-Stelzmann-Straße 9, 50937 Köln

Preliminary Unilateral Portal Vein Ligation Before Resection of Extensive Liver Tumors

Einleitung: Aus Tierexperimenten ist bekannt, dass die Ligatur eines Portalvenenastes im Versorgungsgebiet zur Atrophie führt, während der kontralaterale Leberlappen hypertrophiert. Diese Erkenntnis macht sich die Methode der präoperativen portalen Embolisation zunutze, welche in einer Studie mit 105 Patienten eine ca. 10%ige Vergrößerung des verbleibenden Lebergewebes bewirkte. Bei 71 Patienten konnte daraufhin eine erweiterte Leberresektion durchgeführt werden. Zur Zeit ist jedoch noch kein optimales Embolisationsmaterial verfügbar, das eine persistierende Occlusion bei minimaler Begleitentzündung gewährleistet. Daher führten wir das sichere Verfahren der präoperativen Ligatur eines Portalvenenastes vor einer Leberresektion durch. *Therapie und Verlauf*: Bei einer 46-jährigen Patientin wurde eine 14 cm×12 cm×11 cm große Metastase eines Adenocarcinoms des Sigmas im rechten Leberlappen diagnostiziert, die primär nicht resektabel war. Bei einer erweiterten Hemihepatektomie rechts hätte der verbleibende linke Leberlappen keine suffiziente Leberfunktion gewährleisten können. Daher führten wir zunächst die Ligatur des rechten Portalvenenastes durch. Daraufhin kam es zur Hypertrophie des linken Leberlappens, so dass nach 7 Wochen eine erweiterte Hemihepatektomie rechts möglich wurde. Bei einem 42-jährigen Patienten war eine 19 cm×10 cm×15 cm große Lebermetastase eines Coloncarcinoms im rechten Leberlappen zunächst ebenfalls nicht resektabel. Nach Ligatur des rechten Portalvenenastes hypertrophierte der linke Leberlappen. Ebenfalls nach 7 Wochen war eine erweiterte Hemihepatektomie rechts durchführbar. Im postoperativen Verlauf war die Leberfunktion bei beiden Patienten zu jedem Zeitpunkt sufffizient. Heute, 7 bzw. 20 Monate nach der Leberresektion sind beide Patienten in einem guten Allgemeinzustand; im Kontroll-CT sind keine erneuten Metastasen nachweisbar. *Schlußfolgerung*: Die Ligatur eines Portalvenenastes mit konsekutiver Hypertrophie des kontralateralen Leberlappens ist eine Möglichkeit, die Resektion primär wegen ihrer Größe bzw. Lokalisation nicht resektabler Lebertumoren zu erreichen.

Leberresektionen mit hypothermer Perfusion ante-, ex- oder in-situ: Was ist ihr Stellenwert in der Leberchirurgie heute?

H. J. Schlitt[1] und A. Bornscheuer[2]

[1] Klinik für Viszeral- und Transplantationschirurgie
[2] Abteilung Anästhesie, Medizinische Hochschule Hannover, Carl-Neuberg-Straße 1, 30625 Hannover

Liver Resection with Hypothermic Perfusion Ante, Ex or In Situ: What is Their Importance for Hepatic Surgery Today?

Bestimmte primäre und sekundäre Lebertumore, die eine enge Beziehung zu Gefäßen haben und deren Resektion eine aufwendige Gefäßrekonstruktion erfordert, sind nicht absolut irresektabel, können aber mit konventionellen Resektionstechniken zumeist nicht entfernt werden. In diesen Fällen kann eine Resektion unter hypothermer Perfusion der Leber ex-, ante- oder in-situ erwogen werden, Verfahren, die von Rudolf Pichlmayr 1988 erstmals auf dem Chirurgenkongress vorgestellt wurden. Was sind die bisherigen Erfahrungen mit diesen Methoden und was ist aktuell ihr Stellenwert in der Leberchirurgie? Von 1997 bis 2000 wurden bei 54 Patienten 56 Leberresektionen mittels hypothermer Perfusion durchgeführt, 22 davon ex-situ, d.h. komplett extrakorporal, 25 ante-situm, d.h. unter Durchtrennung der suprahepatischen V. cava, und 9 in-situ. Während in den ersten zwei Jahren ex-situ Resektionen überwogen, kamen danach zumeist ante-situm und in-situ Techniken zur Anwendung. Die häufigste Indikation waren Lebermetastasen bei 33 Patienten (19 kolorektale Ca's, 5 Leiomyosarkome, 3 Mamma-Ca's, and 6 andere, davon ein Echinokkokkus alveolaris), 15 Patienten litten an einem primären malignen hepatobiliären Tumor (7 HCC/FLC's, 4 Klatskin Tumore, 4 andere), und 5 Patienten hatten symptomatische benigne Läsionen (3 FNH's, 2 Adenome). Insgesamt war die perioperative Mortalität hoch; 15 Patienten starben an postoperativen Komplikationen bei den 56 Operationen (26.7%). Die Mortalität war jedoch für die drei Techniken unterschiedlich: 41% für ex-situ (einschließlich vieler früher Fälle), 20% für ante-situm und 11% für in-situ Operationen. Alle 5 Patienten mit benignen Tumoren hatten einen problemlosen postoperativen Verlauf und leben aktuell zwischen 13 und 4 Jahren nach Resektion. Von den 35 Patienten mit malignen Tumoren, die aus dem Krankenhaus entlassen werden konnten, leben derzeit 10 während 24 weitere im Mittel nach 2 Jahren (9

Monate bis 7 Jahre) nach Resektion an einem Rezidiv verstorben sind, z.T. nach erneuter Resektion. Die Ergebnisse zeigen, daß diese Verfahren der Resektion mit einer relevanten Morbidität und Mortalität verbunden sind, in vielen Fällen jedoch eine radikale Resektion erreicht werden kann. Mit zunehmender Erfahrung und optimierter Indikationsstellung können in sehr ausgewählten Fällen gute Ergebnisse erzielt werden. Mit zunehmender chirurgischer und anästhesiologischer Erfahrung auch mit konventionellen Resektionstechniken, die die Resektion auch großer und den Lebervenenkonfluens aufspannender Tumoren unter totaler vaskulärer Okkusion erlauben, sind diese Verfahren derzeit jedoch sehr selten indiziert, in unserem Zentrum mit über 100 größeren Leberresektionen pro Jahr höchstens 1× jährlich.

Pankreatogastrostomie versus Pankreatojejunostomie zur Rekonstruktion nach partieller Pankreatoduodenektomie

H. J. Schlitt, U. Schmidt, D. Simunec und J. Klempnauer

Klinik für Viszeral- und Transplantationschirurgie, Medizinische Hochschule Hannover, Carl-Neuberg-Straße 1, 30625 Hannover

Pancreatogastrostomy vs. Pancreatojejunostomy for the Reconstruction After Partial Pancreatoduodenectomy

Nach wie vor ist die Pankreasanastomose die Achillesferse bei partieller Pankreatoduodenektomie (PPD). Die Beschreibung vieler verschiedener Rekonstuktionsmöglichkeiten in der Literatur zeigt dabei, dass keine „optimale" Rekonstruktionsform existiert. In der vorliegenden Untersuchung wurden die Erfahrungen mit der Pankreatogastrostomie (PG) zur Rekonstruktion mit der Pankreatojejunostomie (PJ) über einen Zeitraum von 12 Jahren (1989 – 2000) retrospektiv analysiert und verglichen. In diesem Zeitraum wurden 446 PPDs durchgeführt, davon 265 bei Carcinomen (59%), 62 bei chronischer Pankreatitis (14%), 30 bei endokrinen Tumoren (7%) und 84 bei anderen Indikationen. Bei 363 Patienten erfolgte eine isolierte PD – mit oder ohne Gefäßrekonstruktion – („Standard-PPD") und bei 71 Patienten (16%) wurden weitere Organresektionen durchgeführt („erweiterte PPD"). Im Rahmen der Operation wurde zur Rekonstruktion des Pankreasrestes bei 250 Patienten (56%) eine Pankreatogastrostomie (PG) und bei 191 Patienten (43%) eine Pankreatojejunostomie (PJ) angelegt, abhängig von der Präferenz des Operateurs; bei 5 Patienten (1 %) wurde das Restpankreas nicht anastomosiert. Eine Insuffizienz der Pankreasanastomose trat in 2,5% der Fälle nach PG auf im Vergleich zu 12,6% der Fälle nach PJ ($p < 0.01$). Andere chirurgische Komplikationen wie Galleleck (3,2% vs. 3,1%), Nachblutung (3,2% vs. 3,6%) und Pankreatitis ohne Insuffizienz (2,0% vs. 1,6%)) waren hingegen bei beiden Gruppen gleich häufig. Bei 3 der 250 Patienten nach PG (1,2%) und bei 10 der 191 Patienten nach PJ (5,2%) war die Pankreasinsuffizienz entscheidender Faktor für den Tod der Patienten, wobei Patienten mit erweiterter PPD erwartungsgemäß eine signifikant höhere Mortalität aufwiesen. Nach Standard-PPD lag die perioperative Mortalität nach PG bei 3,4% gegenüber 6,4% nach PJ ($p < 0.05$). Zusammenfassend erscheint die PG somit als eine sichere und verläßliche Methode zur Rekonstruktion nach PPD und weist im Vergleich zur PJ möglichweise ein geringeres Insuffizienzrisiko auf.

Führt die subtotale Pankreaskopfresektion bei Patienten mit Pankreas divisum zum Stillstand der Erkrankung?

W. Schlosser, K. H. Link, D. Henne-Bruns und H. G. Beger

Abteilung für Allgemein- und Viszeralchirurgie, Chirurgische Klinik I, Universität Ulm, Steinhövelstraße 9, 89075 Ulm

Does the Subtotal Pancreas Head Resection in Patients with Pancreas Divisum Lead to a Stop of the Disease?

Das Pankreas divisum (PD) stellt eine Pankreasganganomalie im Pankreaskopf dar, die zu akut rezidivierender Pankreatitis (rAP) oder zu chronischer Pankreatitis (CP) führen kann. Die Häufigkeit des PD beträgt nach ERCP-Studien 1 – 6%, jedoch wird die Korrelation zum klinischen Krankheitsbild und die geeignete Therapie nach wie vor kontrovers diskutiert. Die duodenumerhaltende Pankreaskopfresektion (DEPKR) stellt als organschonendes Verfahren eine kausale Therapie durch Beseitigung der Ganganomalie und der daraus resultierenden pathomorphologischen Veränderungen im Pankreaskopf dar. *Methode*: Von 5/1982 bis 2/2000 wurden 36 Patienten (21 Männer, 15 Frauen; mittleres Alter 37,9 Jahre) mit einer Pankreatitis (30 CP, 6 rAP) aufgrund eines PD mit der DEPKR behandelt. Die mittlere Dauer der Erkrankung betrug 46,3 Monate. Die Patienten mit CP hatten im Mittel jährlich 1,5 akute Schübe (AP), die Patienten mit rAP 2,2 AP. 97% der Patienten hatten Oberbauchschmerzen, 32% mussten ständig Analgetika einnehmen. Die Schmerzintensität (visual analog scale, VAS) war 8 (Median). Bei 61% der Patienten waren bereits endoskopische und/oder chirurgische Interventionen ohne dauerhaften Erfolg durchgeführt worden. Der Schmerzstatus, die endokrine (OGTT) und exokrine Funktion (PLT) wurden präoperativ und spätpostoperativ mit einer Follow-up Rate von 100% bei einer mittleren Nachbeobachtungszeit von 39,3 Monaten untersucht. *Ergebnisse*: Kein Patient verstarb infolge der Operation, ein Patient (2,7%) mußte reoperiert werden. 4 Patienten waren zum Zeitpunkt der Nachuntersuchung verstorben. 50% der Patienten waren völlig schmerzfrei, 31% der Patienten hatten eine signifikante Reduktion der Schmerzen mit einer medianen Schmerzintensität von 2 (VAS; $p < 0{,}002$). 6 Patienten (19%) mußten aufgrund von erneuten AP Schüben behandelt werden. 75% der Patienten wiesen spätpostoperativ eine normale Glukosestoffwechselfunktion (OGTT) auf. *Zusammenfassung*: Die DEPKR führt bei Patienten mit Pankreatitis aufgrund PD zu einer signifikanten Verbesserung der Schmerzsituation und zu einer Verringerung der AP-Schübe. Die endokrine Funktion kann in der Mehrzahl der Patienten erhalten oder verbessert werden. Die DEPKR stellt daher bei Versagen der interventionellen Therapie die Methode der Wahl zur langfristigen Therapie des PD dar.

Gallengangsverletzungen nach Cholecystektomie – Langzeitergebnisse nach chirurgischer Rekonstruktion

S. C. Schmidt, J. M. Langrehr, S. Jonas, R. Raakow, TH. Steinmüller
und P. Neuhaus

Klinik für Allgemein-, Viszeral- und Transplantationschirurgie, Charité, Campus Virchow, Universitätsklinikum, Medizinische Fakultät, Humboldt Universität Berlin, Augustenburger Platz 1, 13353 Berlin

Bile Duct Injuries After Cholocystectomy – Long-Term Results After Surgical Reconstruction

Einleitung: Langstreckige Strikturen, ausgedehnte laterale Läsionen und Substanzdefekte des Ductus hepatocholedochus, die während oder als Folge einer Cholecystektomie aufgetreten sind, erfordern aufwendige chirurgische Rekonstruktionen – in der Regel die Anlage einer biliodigestiven Anastomose. Ziel der vorliegenden Untersuchung war die Evaluierung der Langzeitergebnisse nach Anlage einer Hepaticojejunostomie zur Therapie von Cholecystektomie bedingten Gallengangsverletzungen. *Patienten und Methode*: Im Zeitraum vom 01.01.1990 bis 31.01.2001 wurde am Virchow-Klinikum der Charité bei 53 Patienten (mittleres Alter: 51,5 Jahre, w/m: 30 : 23) wegen einer Gallengangsverletzung nach Cholecystektomie (37 laparoskopisch, 16 konventionell) eine Hepaticojejunostomie durchgeführt. Die Gallengangsläsionen ließen sich einteilen in 7 Clip bzw. Naht bedingte Occlusionen (Typ B), 12 tangentiale Verletzungen (Typ C), 22 komplette Durchtrennungen mit meist ausgeprägtem Substanzverlust (Typ D) sowie 12 Spätstenosen (Typ E). Die Langzeitergebnisse wurden anhand klinischer und laborchemischer Befunde ermittelt. *Ergebnisse*: Bei 45 (85%) von 53 Patienten war eine Aussage über den Langzeitverlauf möglich. 3 Patienten verstarben während des Beobachtungszeitraumes unabhängig von der Gallengangsläsion. Ein weiterer Patient verstarb frühpostoperativ an Multiorganversagen. Die mittlere Nachbeobachtungszeit betrug 59,6 (6 – 127) Monate. 36 (80%) Patienten waren beschwerdefrei und laborchemisch unauffällig. 3 (7%) Patienten berichteten über rezidivierende cholangitische Episoden, aktuell einhergehend mit erhöhten Cholestasewerten. Bei 5 (11%) Patienten entwickelte sich eine therapiebedürftige Anastomosenstenose. Während bei 3 Patienten war die Neuanlage der biliodigestiven Anastomose ausreichend war, mußte bei 2 Patienten bei sekundär biliärer Zirrhose eine Lebertransplantation durchgeführt werden. *Schlußfolgerung*: Insgesamt konnte bei 41 (89%) von 46 Patienten ein zufriedenstellendes Ergebnis nach primärer Hepaticojejunostomie bzw. Folgetherapie erreicht werden. Die Ergebnisse demonstrieren aber auch, daß Gallengangsverletzungen nach Cholecystektomie mit einer erheblichen Morbidität assoziiert sein können.

Die duodenumerhaltende Pankreaskopfresektion in der Therapie des Pancreas divisum

M. H. Schoenberg, U. Widmaier und P. G. Paskuda

Rotkreuz-Krankenhaus München, Nymphenburger Straße 163, 86034 München

The Duodenum-Saving Pancreas Head Resection in the Therapy of the Pancreas Divisum

Zielsetzung: Bei 1–6% der Patienten, die sich einer endoskopisch retrograden Cholangiopancreaticographie (ERCP) unterziehen, wird ein Pancreas divisum diagnostiziert. Bei einigen dieser Patienten kommt es zu akut rezidivierenden Pankreatitisschüben und schließlich zu einer chronischen Pankreatitis. *Material und Methoden*: Bei einigen Patienten mit Pankreas divisum kommt es zu akut rezidivierenden Pankreatitisschüben und schließlich zu einer chronischen Pankreatitis(CP). Operative Verfahren bieten Aussicht auf langfristige Beschwerdebesserung und Heilung. Wir stellen ein Videoband der Technik der duodenumerhaltenden Pankreaskopfresektion (DEPKR) vor und berichten über unsere Erfahrungen bei 22 Patienten mit Pancreas divisum und CP. *Ergebnisse*: In der präoperativen Abklärung fanden sich bei allen Patienten neben einem Pancreas divisum klinische, funktionelle und radiologische Zeichen einer CP. Die DEPKR wurde in allen Fällen ohne perioperative Komplikationen durchgeführt. Bei allen Patienten zeigte sich frühpostoperativ eine pathologische exokrine Pankreasfunktion, während sich im oralen Glucosetoleranztest (OGTT) die endokrine Funktion aller Patienten im Vergleich zum präoperativen Befund gleichblieb. 21 Patienten, die nach einer mittleren Beobachtungszeit von 33 Monaten nachuntersucht wurden, waren bei fehlender spätpostoperativer Letalität schmerzfrei. Die spätpostoperative, endokrine Funktion hatte sich nicht verschlechtert, während alle Patienten bei exokriner Pankreasinsuffizienz substituiert werden mussten. *Schlußfolgerung*: Zusammenfassend führt die DEPKR bei Patienten mit Pancreas divisum und CP zu einer anhaltenden Beschwerdefreiheit und bei einem Teil dieser Patienten zu einer Verbesserung der endokrinen Funktion. Dieses Verfahren sollte den nicht resezierenden, operativen Eingriffen oder endoskopischen Maßnahmen vorgezogen werden.

Leberresektion vs. Laserinduzierte Thermotherapie (LITT) bei kolorektalen Lebermetastasen – Wird die Fallkostenkalkulation therapieentscheidend?

C. Schoepp[1], F. P. Müller[1], F. Eickmeyer[2], M. Schröder[3] und P. R. Verreet[1]

[1] Klinik für Allgemein- und Viszeralchirurgie
[2] Institut für Röntgendiagnostik
[3] Verwaltungsdirektion, Klinikum Krefeld, Lutherplatz 40, 47805 Krefeld

Liver Resection vs. Laser-Induced Thermotherapy in Colorectal Liver Metastases – Will the Calculation of the Case Costs be Decisive for the Therapy?

Einleitung: Bei der Etablierung innovativer Therapieverfahren stellt sich neben der Effektivität die Frage nach den Kosten im Vergleich zum Standardverfahren.

Die chirurgische Resektion kolorektaler Lebermetastasen ist das Verfahren der Wahl. In den letzten Jahren sind verschiedene lokoregionäre Therapieverfahren wie die laserinduzierte Thermotherapie von Lebertumoren (LITT) etabliert worden. Die Kosten und Erlöse einer Leberresektion im Vergleich zur LITT werden anhand eines Patientenkollektives mit kolorektalen Lebermetastasen dargestellt. *Patienten und Methode*: Bei jeweils 6 konsekutiven Patienten wurde eine Leberteilresektion bzw. LITT durchgeführt. Die Kostenkalkulation erfolgte unter Berücksichtigung des stationären Aufenthaltes, der Intervention (Resektion bzw. LITT), der Intensivverweildauer, der Institutsleistungen (Labor, Röntgen, etc.) und der Basisleistungen (Verpflegung, Verwaltung). In die Erlösrechnung wurden Basis-, Abteilungs- und Intensivpflegesatz sowie Sonderentgelte einbezogen. Außerdem erfolgte eine Berechnung auf Basis der AR-DRG's, um einen Ausblick auf die zukünftige Erlössituation und deren mögliche Folgen zu gestatten. *Ergebnisse*: Bei initialer Gruppengleichheit liegen die durchschnittlichen Fallkosten in der Resektionsgruppe bei €14.061,68 (LITT-Gruppe: €6.993,67). Die Erlöse betragen €11.066,61 (OP) und €3.179,06 (LITT). Es ergibt sich somit ein Fehlbetrag von €2.995,07 (OP) bzw. €3.814,61 (LITT). Die Verschlüsselung nach dem neuen Vergütungssystem bewirkt für beide Interventionen dieselbe DRG und somit gleiche Erlöse (bei gleichen relativen Kostengewichten). Diese liegen zwischen €5.816,07 und €15.362,45. *Diskussion*: Sowohl eine chirurgische Leberresektion als auch eine LITT werden nicht kostendeckend durchgeführt. Diese Eingriffe sind heute auf der Basis einer ausgewogenen Mischkalkulation möglich. Das DRG-Vergütungssystem wird, gleiche Effektivität der Therapien vorausgesetzt, zu einem deutlichen Rückgang der Leberresektionen zugunsten kostengünstiger lokoregionärer Therapieverfahren führen.

Häufigkeit von Mutationen im PRSS1- und SPINK1-Gen bei Patienten mit akuter und chronischer Pankreatitis

H.-U. Schulz[1], H. Witt[2], A. K. Böhm[1], T. Reinheckel[3], W. Halangk[1] und H. Lippert[1]

[1] Klinik für Allgemein-, Viszeral- und Gefäßchirurgie, Universität Magdeburg, Leipziger Straße 44, 39120 Magdeburg
[2] Kinderklinik, Charité, Campus Virchow-Klinikum, Berlin
[3] Institut für Molekulare Medizin und Zellforschung, Universität Freiburg

Incidence of Mutations in the PRSS1 and SPINK1 Gene with Acute and Chronic Pancreatitis

Mutationen im Gen des kationischen Trypsinogens (PRSS1) sind mit der Entstehung der hereditären Pankreatitis assoziiert. Bei der Mehrzahl der Patienten mit hereditärer oder idiopathischer chronischer Pankreatitis lassen sich jedoch keine PRSS1-Mutationen finden. Der pankreatische sekretorische Trypsin-Inhibitor (SPINK1) ist ein wichtiger Trypsin-Gegenspieler. Auch SPINK1-Mutationen sind als genetischer Risikofaktor für die Entwicklung von Pankreatitiden beschrieben worden. Wir untersuchten die Häufigkeit von PRSS1- und SPINK1-Mutationen in unserem Krankengut akuter und chronischer Pankreatitiden.

Von 76 Patienten mit akuter Pankreatitis (AP) und 97 Patienten mit chronischer Pankreatitis (CP) standen Blutproben für eine DNA-Isolierung zur Verfügung. Die relevanten Target-Sequenzen wurden mit PCR-Techniken amplifiziert. Das Screening umfaßte die PRSS1-Mutationen A16V, N29I und R122H sowie die SPINK1-Mutation N34S.

Fünf Patienten mit CP (4 Erwachsene, 1 Kind) und 1 erwachsener Patient mit AP wurden als heterozygote Träger der SPINK1-Mutation N34S identifiziert. Bei einem 12jährigen Mädchen mit chronischer Pankreatitis konnten wir die R122H-Mutation im PRSS1-Gen nachweisen. Die anderen Mutationen kamen in unserem Krankengut nicht vor.

Mutationen im SPINK1- und insbesondere im PRSS1-Gen stellen eine seltene Ätiologie entzündlicher Pankreaserkrankungen dar. Betroffene Allelträger haben jedoch ein deutlich erhöhtes Risiko, an einer akuten oder chronischen Pankreatitis zu erkranken.

Die hepatische Kryotherapie bei Lebertumoren

J. K. Seifert, A. Heintz, F. Mattes und Th. Junginger

Klinik für Allgemein- und Abdominalchirurgie, Universität Mainz, Langenbeckstraße 1, 55101 Mainz

The Hepatic Cryotherapy of Liver Tumors

In einer prospektiven Fallkontrollstudie sollte die Morbidität, Mortalität und Effizienz der Kryotherapie bei der Behandlung von malignen Lebertumoren am eigenen Krankengut überprüft werden.

Die Patienten-, Tumor- und Operationsdetails wurden ebenso wie die perioperativen Komplikationen prospektiv dokumentiert. In dreimonatigen Abständen wurden Nachsorgeuntersuchungen mit Kontrolle der jeweiligen Tumormarker und bildgebender Diagnostik zur Erfassung lokaler und nicht-lokaler hepatischer (CT, MRT) und extrahepatischer Tumorrezidive durchgeführt.

Von 1/96 bis 9/01 wurden bei 70 Patienten mit Lebertumoren (medianes Alter: 64,5 Jahre (37 – 78), 31 weiblich) insgesamt 76 kryotherapeuische Eingriffe durchgeführt. Als Primärtumor lag ein HCC (n = 5), colorectales Carcinom (n = 49), Mamma-Carcinom (n = 4), Magencarcinom (n = 4), Nierenzellcarcinom (n = 2) und sechsmal ein anderer Primärtumor vor. Bei 34 Patienten kam ausschließlich die Kryotherapie zur Anwendung (davon achtmal laparoskopisch), bei 36 Patienten wurde das Verfahren in Kombination mit einer Leberresektion eingesetzt. Es wurden im Mittel 3 (1 – 10) Metastasen mit einem mittleren Durchmesser von 3,7cm (1,5-11) behandelt. Ein Patient verstarb innerhalb 30 Tagen postoperativ an Multiorganversagen. Bei 15 der restlichen 69 Patienten (22%) traten Komplikationen auf: Blutung/Nachblutung (n = 3), Ösophagusvarizenblutung (n = 1), intraabdomieller Verhalt (n = 3), bilio-pulmonale Fistel (n = 1), Wundinfekt (n = 1), passageres Leberversagen (n = 3), Pleuraerguß (n = 4), Pneumonie (n = 1), Lungenembolie (n = 1). Bei 34/49 Patienten mit colorectalem Primärtumor war der Tumormarker CEA präoperativ erhöht (> 4 ng/ml). Bei allen Patienten war postoperativ ein deutlicher Abfall des CEA zu beobachten; bei 24/34 Patienten (71%) lag das CEA postoperativ im Normbereich. Nach einer mittleren Nachbeobachtungszeit von 19 Monaten (1 – 56) haben 39 der 60 Patienten mir „R0“-Therapie (65%) ein Tumorrezidiv entwickelt, davon 10mal unter Beteiligung der Kryoablationsstelle (17%). Die mediane Überlebenszeit (Kaplan-Meier) für alle Patienten liegt bei 27 Monaten bei einer 2- und 3-Jahres-Überlebensrate von 51% und 34%: Bei colorectalem Primarius (n = 49) liegt die mediane Überlebenszeit bei 29 Monaten bei einer 2- und 3-Jahres-Überlebensrate von 58% und 40%.

Die Kryotherapie stellt eine Behandlungsmethode für nicht-resektable Lebertumoren dar, die mit vertretbarer Morbidität durchführbar ist. Die Wirksamkeit der Behandlung ist durch den Tumormarkerverlauf belegt. Die Überlebensergebnisse sind bei einer Nachbeobachtung von bis zu 56 Monaten im Vergleich zu den Ergebnissen alternativer Therapieverfahren vielversprechend.

Unterschiedliche Verteilung von Fremdstoff-metabolisierenden Enzymen in der ventralen und dorsalen Pankreasanlage

J. Standop[1,2], M. Schneider[1,3], A. Ulrich[1,4], M. W. Buechler[4] und P. M. Pour[1]

[1] UNMC Eppley Research Institute, University of Nebraska, Medical Center, 986805 Nebraska, 68198 Omaha, NE, USA
[2] Klinik und Poliklinik für Allgemein-, Viszeral-, Thorax- und Gefässchirurgie, Rheinische Friedrich-Wilhelms-Universität Bonn
[3] Chirurgische Klinik, Insel Hospital, Bern, Schweiz
[4] Chirurgische Klinik, Ruprecht-Karls-Universität, Heidelberg

Different Distribution of Foreign Substance Metabolizing Enzymes in the Ventral and Dorsal Pancreas Construction

Zielsetzung: Umwelttoxine und -karzinogene spielen eine massgebliche Rolle in der Pathogenese des Pankreaskarzinoms. Die Aktivierung von endo- und exogenen (Prä-) Karzinogenen erfolgt in > 90% über ein Cytochrom P450 (CYP) abhängiges Enzymsystem (Tabelle 1). Aktivierte Karzinogene werden von nachgeschalteten Glutathion S-Transferasen (GST) metabolisiert und deaktiviert. Die Verteilung und Aktivität dieser Enzyme unterliegen einer grossen interindividuellen Variabilität. Da 4/5 aller Pankreaskarzinome im Kopfbereich des Organs lokalisiert sind, war es Ziel dieser Studie Unterschiede in der Verteilung von Karzinogen-metabolisierenden Enzymen in der ventralen (Kopf) und dorsalen (Corpus-, Schwanzbereich) Pankreasanlage zu untersuchen.

Tabelle 1

Gruppe		Histologie		Immunhistochemie		
	Nr.	vermehrt Kernatypien	Papilläre Strukturen	CA 19-9	p53[%]	Ki-67 [%]
1 (Kontrollgruppe)	1	nein	++	0	0	< 0.1
	2	nein	+++	0	0	< 0.1
	3	nein	++	+ (fokal)	0	< 0.1
Keine vermehrte Kernatypie,	4	nein	++	0	0	< 0.1
keine Expression von p 53,	5	nein	+	+ (fokal)	0	0.1 - 1.0
niedrige Proliferation	6	nein	+	+ (fokal)	0	0.1 - 1.0
	7	nein	–	0	0	1 - 5
2 (Kontrollgruppe)	8	ja	++	0	0	0.1-1.0
vermehrte Kernatypie, niedere	9	ja	–	0	< 1.0	0.1 - 1.0
Expression von p 53, leicht	10	ja	–	0	< 1.0	0.1 - 1.0
erhöhte Proliferation	11	ja	++	+ (diffus)	< 1.0	0.1 - 1.0
3 (Primärtumor) vermehrte Kernatypie, niedere Expression von p53, deutlich erhöhte Proliferation		ja	+	0	< 1.0	1 - 3
4 (Metastase) vermehrte Kernatypie, hohe Expression von p 53, hohe Proliferation		ja	+++	0	1 - 5	5 - 10

Legende: Papiliäre Strukturen: +: wenige; ++: mässig, +++: häufig

Material und Methoden: 24 histologisch unauffällige Pankreaspräparate von 7 Organspendern und 17 Autopsiefällen wurden immunohistochemisch mit Antikörpern gegen die folgenden Enzyme untersucht: CYP 1A1, 1A2, 2B6, 2C8-19, 2D6, 2E1, 3A1, 3A2 und 3A4, sowie die NADPH Cytochrome P450 Oxido-Reductase (NA-OR). Die weitere Untersuchung mittels anti-Pankreatisches Polypeptide (PP) zeigte, dass 13 Präparate aus dem PP-reichen Kopfbereich stammten. Die immunohistochemischen Untersuchungen wurden mittels der Avidin-Biotin-Peroxidase Complex (ABC) Methode durchgeführt und die Spezifität der Antikörper wurde im Western blot überprüft. *Ergebnisse*: Bis auf CYP 1A2 und 3A4, konnte die Spezifität aller Antikörper nachgewiesen werden. Die Expression der Enzyme in Duktal- und Azinuszellen war tendenziell höher in Pankreaskopfpräparaten im Vergleich zu Präparaten aus dem Corpus- oder Schwanzbereich (87 vs 80% bzw. 88 vs 78%). In intra- und extrainsulären Endokrinzellen war CYP 2C8-19 ausschliesslich, und waren CYP 2B6, 2E1 und die NA-OR signifikant häufiger, in Pankreaskopfpräparaten vertreten. Die Intensität der Immunoreaktion, als semiquantitativer Hinweis auf die Enzymkonzentration, war ebenfalls signifikant stärker ausgeprägt in Präparaten mit organogenetisch ventralem Ursprung. *Zusammenfassung*: Karzinogen-metabolisierende Enzyme sind in einer signifikant höheren Konzentration im Pankreaskopfbereich, dem Bereich der häufigsten Tumorentstehung, vertreten. Die höchste Enzymkonzentration fand sich in Inselzellen, die aufgrund der anatomischen Blutversorgung des Pankreas, als erste Zellen mit zirkulierenden Karzinogenen in Kontakt kommen. Im Gegensatz hierzu wurde bereits für zwei nachgeschaltete detoxifizierende Enzyme, GST-μ und π, eine signifikante Reduktion in Pankreaskopfpräparaten nachgewiesen. Die höhere Konzentration an Karzinogen-aktivierenden CYP-Enzymen zusammen mit der erniedrigten Konzentration an Karzinogen-deaktivierenden GST-Enzymen im Bereich des Pankreaskopf kann eine Akkumulation von Schadstoffen in diesem Organsegment begünstigen und eine mögliche Erklärung für die präferierte Tumorlokalisation liefern.

(Unterstützt durch die Deutsche Forschungsgemeinschaft STA 603/1-1 und den National Cancer Institute's SPORE Grant No. P50CA72712)

Korrektur bis Redaktionsschluss nicht eingegangen.

Serös zystische Neoplasien des Pankreas: Gibt es histologische und immunhistochemische Marker für Malignität?

O. Strobel[1], K. Zgraggen[1], A. Kappeler[2], A. Zimmermann[2], W. Uhl[1] und M. W. Büchler[1]

[1] Abteilung für Allgemeine, Viszerale und Unfallchirurgie, Ruprecht-Karls-Universität Heidelberg, Im Neuenheimer Feld 110, 69120 Heidelberg
[2] Pathologisches Institut, Inselspital, Universität Bern, Bern, Schweiz

Serous Cystic Neoplasm of the Pancreas: Are There Histologic and Immunohistochemical Markers for Malignancy?

Hintergrund: Während das maligne Potential muzinöser Neoplasien des Pankreas allgemein bekannt ist, werden serös zystische Neoplasien bisher als gutartige Tumoren eingestuft. Es wird deshalb empfohlen, muzinöse Neoplasien radikal zu resezieren und seröse Neoplasien zu beobachten und nur bei Symptomatik chirurgisch zu therapieren. Vorgestellt wird ein Fall eines serösen Zystadenokarzinoms des Pankreas, diagnostiziert durch das Auftreten von metachronen Lebermetastasen 2 Jahre nach totaler Pankreatektomie. Der Primärtumor war bei fehlendem Nachweis infiltrativen Wachstums als seröses Zystadenom eingestuft worden.

Ziel der vorliegenden Arbeit war es, histologische und immunhistochemische Malignitätsmarker bei serös zystischen Pankreastumoren zu definieren. *Material und Methoden*: Die Resektionspräparate des Primärtumors, der metachronen Lebermetastase und einer Kontrollgruppe von 11 klinisch benignen serös-zystischen Neoplasien des Pankreas von Patienten der Universitätsklinik Bern wurden histologisch und immunhistochemisch untersucht. Histologisch wurde nach infiltrativem Wachstum, Kernatypien und der Bildung papillärer Strukturen gesucht. Immunhistochemisch wurden die Marker CA 19-9, Protein p53 und Ki-67 (Proliferationsmarker) untersucht. Die Nachsorge der Patienten der Kontrollgruppe ergab bisher kein Anhalt für Rezidiv. *Ergebnisse*: Die Tumoren konnten anhand der Risikofaktoren Kernatypie, p53 und Ki-67 in 4 Gruppen eingeteilt werden. Tumoren ohne vermehrte Kernatypien waren negativ für p53 und das Ki-67 war nur in einem Fall deutlich erhöht. Tumoren mit vermehrten Kernatypien waren positiv für p53 und das Ki-67 war leicht erhöht. Der Primärtumor des Indexfalles war deutlich positiv für p53 und für Ki-67. Die metachrone Metastase war sowohl für p53 als auch für Ki-67 stark positiv. Papilläre Strukturen waren sowohl in den benignen als auch in den malignen Tumoren vorhanden. Das CA 19-9 war bei einem Teil der benignen Tumoren erhöht, konnte jedoch weder im Primärtumor noch in der Metastase des Indexfalles nachgewiesen werden. *Zusammenfassung*: Serös zystische Neoplasien des Pankreas haben das Potential zur malignen Entartung und sollten deshalb wie muzinöse Tumoren radikal reseziert werden. Die eingehende Suche nach Kernatypien und die immunhistochemische Untersuchung der p-53 und Ki-67 ist hilfreich zur Identifikation potentiell maligner Tumoren und kann zum Design der Nachsorge herangezogen werden.

Lebensqualität nach chirurgischer Therapie der intrahepatischen Echinokokkuszyste

J. Tjaden, C. Hillert, L. Fischer, D. C. Broering, K. H. Schulz und X. Rogiers

Abteilung für Hepatobiliäre Chirurgie, Universitätsklinikum Hamburg-Eppendorf, Martinistraße 52, 20251 Hamburg

Life Quality After Surgical Treatment of the Intrahepatic Echinococcus Cyst

Einleitung: Bei benignen Erkrankungen spielt der Erhalt der Lebensqualität eine wichtige Rolle zur Beurteilung des Operationserfolges. Vor diesem Hintergrund werden bei der intrahepatischen Echinokokkuszyste die etablierten chirurgischen Therapieverfahren zunehmend kontrovers diskutiert. Ziel der Studie war der Vergleich der etablierten chirurgischen Therapieverfahren in Hinblick auf Komplikationen, Rezidive und die postoperativen Lebensqualität. *Material und Methode*: Von Februar 1988 bis Februar 1998 wurden am Universitätsklinikum Hamburg-Eppendorf bei 46 Patienten 47 Eingriffe bei hepatischen Echinokokkuszysten durchgeführt. Je nach Befund und Zustand des Patienten wurde eine Endozystektomie (ENZ) ($n = 11$), Perizystektomie (PEZ) ($n = 17$) oder Leberteilresektion (RES) ($n = 19$) vorgenommen. Die Verläufe wurden retrospektiv analysiert und die Patienten zu einer Erhebung der Lebensqualität sowie einer Sonographie und Serologie einbestellt. Die Dokumentation der Lebensqualität erfolgte mit dem CLDQ (Cleveland Liver Disease Quality of Life) -Fragebogen für die leberspezifischen Parameter sowie dem SF-36 (Medical Outcome Short Form 36) für den allgemeinen Gesundheitszustand. *Ergebnisse*: Das mediane Follow-up betrug 6 Jahre (28 Monate – 12 Jahre und 7 Monate). In einem Fall kam es zu einem Rezidiv (RES), bei 2 Patienten entstand eine Narbenhernie (ENZ, PEZ). Interventionspflichtige Komplikationen traten bei 14,9% der Fälle auf. Bezüglich Zystengröße, Lokalisation, Morbidität, Mortalität und postoperativem Krankenhausaufenthalt gab es zwischen den Gruppen keine signifikanten Unterschiede. An der Nachuntersuchung beteiligten sich 27 Patienten (59%). Bei keinem Patienten konnte klinisch, sonographisch und serologisch zum Zeitpunkt der Nachuntersuchung ein Rezidiv nachgewiesen werden. Im Gesamtkollektiv waren 78,5% der Patienten beschwerdefrei, 22,5% klagten über operationsabhängige gelegentliche oder chronische Beschwerden. Im Vergleich zu chronisch Magen-/Darmkranken fiel die Lebensqualität bezüglich Schmerz, Vitalität, allgemeiner Gesundheitswahrnehmung nach dem SF-36 signifikant besser ($p < 0{,}01$) und bezüglich sozialer Funktion tendenziell besser aus. Im CLDQ ergaben sich keine signifikanten Unterschiede zu nichtoperierten Patienten z.B. mit Autoimmunerkrankungen der Leber. Der Vergleich der unterschiedlichen Therapie-Gruppen mit dem SF 36- Fragebogen ergab signifikant bessere Ergebnisse für die allgemeine Gesundheitswahrnehmung und Vitalität im RES- Kollektiv. Auch mit dem CLDQ-Test schnitten Resektionspatienten signifikant besser ab als nach PEZ- und ENZ ($p < 0{,}05$). *Schlußfolgerung*: Perizystektomie, Endozystektomie und Leberteilresektion sind effektive und sichere Methoden zur definitiven Therapie der hepatischen Echinokokkuszyste mit einer akzeptablen postoperativen Lebensqualität. Die signifikant besseren Werte für die postoperative Aktivität, Vitalität und Gesundheitswahrnehmung nach Leberteilresektion zeigen, dass das Ausmaß einer Therapie nicht zwangsläufig mit einer größeren Beeinträchtigung der Lebensqualität korreliert.

Reduktion des Ischämie/Reperfusionsschadens nach totaler vaskulärer Exklusion der Leber durch den Einsatz eines Endothelin-A-Rezeptorantagonisten im Schweinemodell

D. Uhlmann[1], S. Ludwig[1], U. Pietsch[4], J. Hess[1], G. Gäbel[1], P. Fiedler[2], A. Tannapfel[3], J. Hauss[1] und H. Witzigmann[1]

[1] 2. Chirurgische Klinik
[2] Institut für Laboratoriumsmedizin, Klinische Chemie und Molekulare Diagnostik
[3] Institut für Pathologie
[4] Klinik für Anästhesie, Universitätsklinikum Leipzig, Liebigstraße 20 a, 04103 Leipzig

Reduction of Ischemia/Reperfusion Damage After Total Vascular Exclusion of the Liver Using a Endothelin A Receptor Antagonist in a Pig Model

Hintergrund und Ziel: Der Ischämie/Reperfusionsschaden bei Leberresektionen als Folge der vaskulären Exklusion trägt wesentlich zur Mortalität und Morbidität bei. Endothelin (ET) ist ein potenter Mediator der auftretenden Mikrozirkulationsstörungen. Ziel dieser Studie war eine Verringerung des Ischämie/Reperfusionsschadens (IRS) durch einen selektiven ET-A-Rezeptor-Antagonisten (ET-A-RA) im Großtiermodell als Vorstufe zum klinischen Einsatz. *Material und Methoden*: Bei 14 Schweinen der Deutschen Landrasse wurde eine 2-stündige totale vaskuläre Exklusion der Leber mit passivem porto/femoro-jugulärem Bypass durchgeführt. Die Tiere wurden in Kontroll- und Therapiegruppe randomisiert. In der Therapiegruppe erhielten die Tiere mit Beginn der Reperfusion den ET-A-RA BSF 208075 (Knoll, Ludwigshafen) in einer Dosierung von 5 mg/kg i.v., in der Kontrollgruppe NaCl. Folgende Parameter des IRS wurden gemessen: Sauerstoffpartialdruck im Gewebe ($ptiO_2$, Licox, GMS), Blutgase im Gewebe (pO_{2para}, pCO_{2para}, pH_{para}, Paratrend, Agilent); Laser-Doppler-Flow (DRT4, Moor Instruments); semiquantitative Analyse histologischer Veränderungen, ET-Immunhistochemie; ASAT, ALAT, GLDH und α-GST. Das Follow-up betrug 5 Tage. *Ergebnisse*: In der Kontrollgruppe wurden 60 min nach der Reperfusion folgende Werte als Ausdruck der Schädigung der Mikrozirkulation gemessen: $ptiO_2$ 34,7 ± 5,4 mmHg (präop.: 42,8 ± 8,4 mmHg), pO_{2para} 43,4 ± 3,0 mmHg (präop.: 61,0 ± 12,9 mmHg), Laser-Doppler-Area: 166,4 ± 25,4 (präop.: 220,6 ± 26,6). Die Therapiegruppe zeigte in allen drei Parametern signifikant bessere Werte als die Kontrollgruppe ($ptiO_2$: 50,8 ± 13,3 mmHg, pO_{2para}: 65,0 ± 11,8 mmHg, Laser-Doppler-Area: 225,5 ± 31,3; $p < 0{,}05$).

Histologisch fand sich in der Therapiegruppe 2 h nach Reperfusion eine signifikante Verbesserung hinsichtlich des Ausmaßes an Hemorrhagien, Ödem und Qualität des Sinusoidalraums ($p < 0{,}05$). Die Serum-ASAT-Werte zeigten einen signifikant geringeren Anstieg in der Therapiegruppe (15,7 ± 5,1 μmol/l vs Kontrolle: 27,5 ± 6,3 μmol/l, $p < 0{,}05$), ALAT war nicht signifikant unterschiedlich. GLDH (0,4 ± 0,2 μmol/l vs Kontrolle: 1,1 ± 0,2 μmol/l, $p < 0{,}05$) und α-GST zeigten in der Therapiegruppe nur zu einem Zeipunkt (18 h nach Reperfusion) signifikant niedrigere Werte. *Zusammenfassung*: In der Kontrollgruppe zeigte sich nach der Reperfusion eine deutliche Beeinträchtigung der Lebermikrozirkulation mit einer erheblichen Gewebsschädigung. Die Therapie mit einem selektiven ET-A-RA nach 2stündiger vaskulärer Exklusion führt im Großtiermodell zur Verminderung des I/R-Schadens.

Cooley-Shunt bei Pfortaderthrombose

M. Wolff, S. Scheingraber, N. Schäfer und A. Hirner

Klinik und Poliklinik für Allgemein-, Viszeral-, Thorax- und Gefäßchirurgie der Universitätsklinik Bonn, Sigmund-Freud-Straße 25, 53105 Bonn

Cooley Shunt in Portal Vein Thrombosis

Einleitung: Der splenorenale Seit-Seit-Shunt wurde von D. A. Cooley 1963 zur Milzerhaltung und Vermeidung einer Pfortaderthrombose bei Leberzirrhose und Varizenblutung erstmalig beschrieben. Im Vergleich zur zirrhosebedingten portalen Hypertension (PH) ist die ausschließlich extrahepatisch bedingte PH durch Thrombosen im Pfortadersystem seltener. Die oft jungen Patienten sind durch Varizenblutungen, häufige Endoskopien und Folgen des Hypersplenismus bedroht und in der Lebensqualität eingeschränkt. *Patienten und Methoden*: Von 1989 bis 2000 wurden in unserer Klinik 94 Patienten wegen symptomatischer extrahepatischer PH operiert. Aufgrund von Voroperationen (meist Splenektomie), Milzvenenthrombosen oder Pankreatitis) konnte bei lediglich 27 Patienten ein splenorenaler Shunt angelegt werden, in 23 Fällen ein Cooley-Shunt, in 4 Fällen ein distaler splenorenaler Shunt nach Warren. Die Indikationen zum Cooley-Shunt waren rezidivierende Varizenblutungen ($n = 20$) und primär prophylaktisch bei Markumarisierung oder Hypersplenismus ($n = 3$). Bei den Patienten mit Cooley-Shunt (12 weiblich ,11 männlich) war, wie auch bei den anderen Patienten mit Thrombosen des Pfortadersystems, eine zweigipflige Altersverteilung mit unterschiedlicher Ätiologie zu beobachten. Gruppe < 40 Jahre (n = 18): Nabelvenensepsis (n = 13), kongenitale Leberfibrose (n = 1), unklar (n = 4), Altersmedian 17 (Range 10 – 37) Jahre; Gruppe > 40 Jahre (n = 5): chronische Pankreatitis (n = 2), essentielle Thrombozytose (n = 1), unklar (n = 2), Median 59 (Range 48 – 69) Jahre. In drei Fällen erfolgte keine direkte Anastomose sondern ein splenorenales Interponat mit 8 mm rPTFE-Prothese, in 4 Fällen konnte die stark vergrößerte Nebennierenvene zur Anastomose verwendet werden. Die Patienten wurden nach 3, 6 und 12 Monaten und dann jährlich nachuntersucht (SF-36, Reitan-Test), die Shuntoffenheit wurde duplexsonografisch und ggf. mit MR-Angiografie dokumentiert. *Ergebnisse*: Nach einer mittleren Nachbeobachtungszeit von 37 (12 – 62) Monaten leben alle Patienten rezidivblutungsfrei bei einer Shunt-Okklusionsrate von 0%. Bis auf einen Fall besteht kein Hinweis für eine klinische oder latente Enzephalopathie (PSE) bei hämodynamisch komplettem Shunt (splenocavaler Gradient nach Shunt 4 ± 3 mmHg). Lediglich bei einem 13-jährigen Knaben mit episodischer PSE bei komplexen Missbildungen und kongenitaler Leberfibrose wurde der Cooley-Shunt in einen selektiven Warren-Shunt umgewandelt. Bei einem 18-jährigen Patienten wurde 2 Monate postoperativ ein retroperitonealer Abszeß links, durch infizierte Histoacrylpräzipitate bedingt, zunächst perkutan drainiert und dann operativ saniert. *Schlußfolgerung*: Bei den überwiegend jungen Patienten mit symptomatischer Pfortaderthrombose und normaler Leberfunktion kann mit sehr niedriger operativer und funktioneller Komplikationsrate ein splenorenaler Seit-Seit Shunt angelegt werden. Durch die komplette Druckentlastung werden weitere Thrombosen im Pfortadersystem verhindert und damit ggf. eine Markumarisierung bei Thrombophilie ermöglicht.

Die V-förmige Excision der ventralen Pankreaswand bei Small Duct Disease – Pankreatitis

E. Yekebas[1], H. Honarpisheh[1], C. Habermann[2], M. Peiper[1], W. T. Knoefel[1], F. Weiss[2] und J. R. Izbicki[1]

[1] Abteilung für Allgemeinchirurgie, Chirurgische Klinik und Poliklinik
[2] Abteilung für diagnostische und interventionelle Radiologie, Klinik und Poliklinik für Radiologie, Universitätsklinikum Hamburg-Eppendorf, Martinistraße 52, 20246 Hamburg

The V-Shaped Excision of the Ventral Pancreatic Wall in Small Duct Disease – Pancreatitis

Hintergrund: Die chronische Pankreatitis (CP) geht üblicherweise mit einer Gangpathologie des Duktus Wirsungianus bzw. der Pankreasgänge zweiter- und dritter Ordnung einher. Bei der sehr seltenen Entität der Small Duct Disease (SDD) ist hingegen der Durchmesser des Duktus Wirsungianus ≤ 3 mm. Die chirurgische Therapie der SDD beinhaltet, neben der meist erforderlichen Resektion eines entzündlichen Pankreaskopftumors, die komplette Freilegung des Pankreasganges mit einer nachfolgenden inneren Drainage durch einer Pankreatojejunostomie. In der vorliegenden Studie wurden sämtliche Patienten mit SDD bei denen in Anlehnung an die Partington-Rochelle-Opertaion eine von uns inaugurierte V-förmige Excision der ventralen Pankreaswand durchgeführt worden war, prospektiv erfasst.

Material und Methoden: Von 12/1992 bis 01/2001 wurden insgesamt 32 Patienten mit SDD operiert. Bei 12 Patienten wurde aufgrund eines zusätzlichen entzündlichen Pankreaskopftumors eine duodenumerhaltende Pankreaskopfresektion in Kombination mit einer V-förmigen Excision im Korpus-Schwanzbereich durchgeführt. Bei 20 Patienten wurde lediglich eine V-förmige Excision des gesamten Pankreasganges durchgeführt. Die Patienten wurden in Median 30 Monate nachbeobachtet (6 – 48). Die postoperative Nachuntersuchung beinhaltete eine Evaluierung der endokrinen und exokrinen Pankreasfunktion, eine MRCP und ein Parenchym-MRT des Pankreas sowie einen multidimensionalen psychometrischen Fragebogen zur Quantifizierung der Lebensqualität und des Schmerzscores. *Ergebnisse*: Die Krankenhaus-Mortalität lag bei 0%. Die perioperative 30-Tage-Morbidität betrug 28%. Die Besserung des globalen Lebensqualitätsindex betrug im Median 64% (50 - 80%). In keinem Fall kam es zu einem kompletten Therapieversagen im Sinne einer Beschwerdepersistenz. 27 Patienten (84%) waren völlig beschwerdefrei. 50% der Patienten erkrankten im Verlauf unter einem Diabetes mellitus. Zu einer Verschlechterung der exokrinen Pankreasfunktion kam es lediglich bei 6 Patienten (19%). Die postoperative Bildgebung mittels MRCP und Pankreas-MRT zeigte bei keinem Patienten Anhaltspunkte für gestörte Abflussverhältnisse des Pankreasgangsystemes. *Schlußfolgerung*: Die ventrale V-förmige Excision des Pankreas ist eine effektive Prozedur bei Small Duct Disease-Pankreatitis. Der Eingriff verbessert signifikant die Lebensqualität und Schmerzintensität. Die Beeinträchtigung der exokrinen und endokrinen Pankreasfunktion fällt hierbei unwesentlich ins Gewicht. Anhand bildgebender Untersuchungen mittels MRCP und Parenchym-MRT erweist sich dieses Operationsverfahren als geeignet zur suffizienten Organdrainage.

Zystische Pankreastumoren – Differentialdiagnostik, chirurgische Therapie

Progonose zystischer Pankreastumore

J. Köhler

Klinikum Nürnberg Nord, Prof.-Ernst-Nathan-Straße 1, 90419 Nürnberg

Pronosis of Cystic Neoplasms of the Pancreas

Summary. From 1986 – 2001 we treated 31 patients with cystic neoplasms of the pancreas. 13 patients showed a cystadenocarcinoma including one rare case of a serous cystadenocarcinoma. A curative resection (R0) was possible in 10 patients (resection rate: 76.9%). After median 61 months (range 29 – 144 months) 8 patients are alive without evidence of tumour. 2 patients died 2 months (pneumonia) and 36 months (local recurrence) respectively after operation. The latter case of tumour recurrence showed nodal involvement (pN1) in the Whipple specimen. One patient died 44 months after Whipple procedure with tumour-positive resection margin (R1 Situation) from local recurrence and hepatic spread. Our data reflect the good prognosis of cystic neoplasms of the pancreas reported in literature after curative resection – a result of the different biological behaviour compared with ductal adenocarcinome.

Key words: Cystadenoma – cystadenocarcinoma – cystic neoplasms – pancreas

Zusammenfassung. Von 1986 bis 2001 behandelten wir 31 Patienten mit zystischen Pankreasneoplasien. Bei 13 Patienten fand sich ein Cystadenokarzinom, hierunter ein Fall eines seltenen serösen Cystadenocarcioms. Bei 10 Patienten war eine kurative Resektion (R0) möglich (Resektionsrate: 76,9%). Nach median 61 Monaten (29 – 144 Monaten) lebten 8 Patienten tumorfrei. 2 Patienten verstarben 2 (Pneumonie) bzw. 36 Monate (Lokalrezidiv) postoperativ. Im letzten Fall hatte das Operationspräparat eine nodal-positive Situation gezeigt. Ein Patient nach R1-Resektion verstarb 44 Monate postoperativ am Tumorrezidiv und hepatischer Metastasierung. Unsere Daten belegen die günstige Prognose zystischer Pankreasneoplasien nach kurativer Resektion – ein Ergebnis des unterschiedlichen Tumorbiologie verglichen mit den duktalen Pankreaskarzinomen.

Schlüsselwörter: Cystadenom – Cystadenokarzinom – zystischer Pankreastumor

Einleitung

Zystische Pankreastumore sind selten. Bis 1990 wurden lediglich 400 Fälle publiziert (5). Eine zunehmende Zahl von Publikationen im vergangenen Jahrzehnt dokumentiert das gestiegene Interesse an dieser Krankheitsentität.

Tabelle 1. Cystadenome, -adenocarcinome Häufigkeitsverteilung

Erst-Autor	Jahr	N	SCA	MCA	MCAC	SCAC
Warshaw	1990	60	18	15	27	
Delcore	1992	21	6	2	13	
Schneider	1993	24	10	5	9	
Brenin	1999	22	10	5	7	
de Calan	1995	71	20	29	22	
Zanow	1996	26	8	6	12	
Siech	1998	51	19	15	15	2
Martin	1998	19	6	3	10	
Hashimoto	1998	41	20	10	11	
Horvath	1999	20	12	4	3	1
Le Borgne	1999	398	170	150	78	
Nürnberg	2001	31	8	10	12	1
Summe	1990 - 2001	784	307 (39,2%)	254 (32,4%)	219 (27,9%)	4 (0,5%)

Tabelle 2. Seröses Cystadenocarcinom - Literaturberichte

Erst-Autor	Jahr	Anzahl	% zystischer Neoplasien
George	1989	1	
Kamei	1991	1	
Yoshimi	1992	1	
Ohta	1993	1	
Siech	1998	2	3,9
Eriguchi	1998	1	
Horvath	1999	1	5,0
(Nürnberg)	2001	1	3,2

Tabelle 3. Zystische Pankreasneoplasien - Chirurgische Klinik Nürnberg (1986 - 2001)

	n (31)	weiblich (19)	männlich (12)
Seröse Cystadenom	8	7	1*
Mucinöses Cystadenom	10	5	5**
Seröses Cystadenocarcinom	1	1	0
Mucinöses Cystadenocarcinom	12	6	6

*Ein Pat. mit synchronem duktalen Pankreaskopfkarzinom
**Ein Pat. mit synchronem distalen Choledochuskarzinom
Mittleres Lebensalter 58 Jahre (26 - 83)

Nur die sichere Diskriminierung zystischer, nicht-neoplastischer Läsionen von zystischen Neoplasien verhindert falsche therapeutische Wege (12, 23).

Unter den zystischen Neoplasien, die etwa 10% aller zystischen Pankreasläsionen ausmachen, dominieren Cystadenome sowie ihre malignen Formen, die Cystadenocarcinome (Tabelle 1). In der Sammelstatistik findet sich die mucinöse Neoplasie mit etwa 60% als häufigster Tumor. Nach der Erstbeschreibung im Jahre 1989 existiert bereits seit 1996 auch in der gültigen WHO-Klassifikation die Entität des serösen Cystadenocarcinoms (8, 11). Bemerkenswert ist, dass diese in den letzten Jahren gehäuft beschrieben wird, sodass mit einer Häufigkeit um 1% zu rechnen ist (Tabelle 2). In einer großen französischen Sammelstatistik aus dem Jahre 1999 mit fast 400 Patienten bei über 70 einbringenden Kliniken findet sich allerdings kein Fall eines serösen Cystadenocarcinoms (13).

Tabelle 4. Cystadenom – Therapieergebnisse (n = 18) Klinikum Nürnberg Nord 1986 – 2001

- Keine Krankenhausletatität
- Majorkomplikation: 1 Pankreasfistel nach Whipple-Prozedur. 1 Pankreasfistel nach Enukleation
- In drei Fällen (3/18 = 17%) synchrones Malignom:
  - Coloncarcinom (MCA),
  - duktales Pankreaskarzinom (SCA; pT3,N1b;L1,V1),
  - distales Choledochuskarzinom (MCA; T3,N2,L1,V1)

Tabelle 5. Cystadenocarcinom Therapieergebnisse (n = 13, 1986 – 2001)

- Resektionsrate 11/13: 84% (R0 = 76%)
- Verstorben nach palliativer Chirurgie: 6 und 18 Monate
- Verstorben nach R1-Resektion: 44 Monate (Lokaler Tumorprogress, Leberfiliae)
- Verstorben nach kurativer Resektion: n = 2; 2 Monate (Pneumonie), 36 Monate (Lokalrezidiv, primär pN1)
- Lebend nach kurativer Resektion: n = 8; median 61 Monate (29 – 144 Monate)

Tabelle 6. Mucinöses Cystadenocarcinom Literatur – Therapieergebnisse

Erst-Autor	Jahr	n	Resektionsrate (%)	5-Jahres-Überlebensrate (%)
Warshaw	1990	27	63	76
Delcore	1992	13	77	72
Ridder	1996	10	90	56
Schmidt-Rohlfing	1998	17		67
Hashimoto	1998	11	80	52
Moesinger	1999	27		38
Le Borgne	1999	78	74	63
Yamaguchi	2000	11		27

Patienten und Ergebnisse

In einem 16-Jahreszeitraum (1986 – 2001) konnten wir 31 Patienten mit zystischen Neoplasien behandeln (Tabelle 3). In 42% fand sich ein malignes Cystadenocarcinom. Hierunter auch ein Fall eines seltenen serösen Cystadenocarcinomes. Beinahe zwei Drittel der Betroffenen waren Frauen. Das durchschnittliche Lebensalter betrug 58 Jahre. Bei zwei Patienten in der Gruppe der Cystadenome fand sich ein maligner Kollisionstumor des Pankreaskopfes. Gemessen an den im gleichen Zeitraum behandelten duktalen Pankreascarcinomen (n = 565) traten Cystadenocarcinome in einer Häufigkeit von 2,3% auf.

In der Gruppe der benignen zystischen Neoplasien (n = 18) erfolgte in Abhängigkeit von der Lokalisation bei 7 Patienten die Pankreaskopfresektion (in 6 Fällen: klassische Kausch-Whipple-Operation, in einem Fall: pyloruserhaltende Pankreaskopfresektion – PPPHR) und bei 10 Patienten die Pankreaslinksresektion. Bei einem Patienten wurde der Tumor durch Enucleation aus dem Pankreaskopf entfernt. Bei fehlender Letalität war als Majorkomplikationen eine konservativ zur Ausheilung kommende Pankreasfistel nach Whipple-Prozedur und eine Fistel nach Enucleation zu beobachten (Tabelle 4). Im Langzeitverlauf war kein Tumorrezidiv zu beobachten.

In der Gruppe der malignen Cystadenocarcinome (n = 13) erfolgte bei 7 Patienten die Pankreaskopfresektion (in 5 Fällen: klassische Kausch-Whipple-Op, in einem Fall: PPPHR und in einem Fall die duodenumerhaltende Pankreaskopfresektion – DPPHR) und bei 4 Patienten die Pankreaslinksresektion. Bei 2 Patienten war eine kurative Resektion nicht möglich (einmal explorative Laparotomie, einmal Umgehungsoperation). Nach Etablierung der pyloruserhaltenden Pankreaskopfresektion (PPPHR) in unserer Klinik im Jahre 1999 haben wir dieses Verfahren bei einem Patienten mit Cystadenom und einem Patienten mit Cystadenocarcinom durchgeführt. Ein Patient (83 Jahre) wurde durch eine duodenumerhaltende Pankreaskopfresektion (DPPHR) behandelt. Bei fehlender Letalität war auch in dieser Gruppe eine konservativ behandelte Pankreasfistel nach Whipple-Op zu beobachten.

In der Gruppe der malignen zystischen Neoplasien war bei 3 Patienten (23%) präoperativ fehldiagnosebedingt eine interventionelle Zystendrainage erfolgt (in zwei Fällen interventionell-radiologisch perkutan, in einem Fall interventionell-gastroenterologisch in den Magen).

Die histologische Aufarbeitung von 10 onkologisch – kurativen Resektaten (R0) zeigte in 9 Präparaten tumorgrößenunabhängig keinen Lymphknotenbefall. Lediglich bei einem Patienten fand sich eine pN1-Situation bei einem auch lokal fortgeschrittenen Tumor mit Pfortaderinfiltration.

Bei einer Resektionsrate von 84,6 bzw. 76,9% (R0) verstarb kein Patient während des Krankenhausaufenthaltes. Die Überlebenszeit zweier lokal inoperabler Patienten betrug 6 und 18 Monate. Der Patient nach palliativer R1-Resektion überlebte über 3 Jahre. Zwei Patienten verstarben nach kurativer Resektion (2/10 = 20%) – einmal tumorunabhängig 2 Monate postoperativ, einmal durch Tumorrezidiv 36 Monate postoperativ (nodal-positiver Patient). 8 Patienten (alle pN0) leben nach median 61 Monaten (Tabelle 5).

Diskussion

Seit der Intensivierung des Interesses an den relativ seltenen zystischen Pankreasneoplasien Anfang der 90-er Jahre steigt die Anzahl der Berichte. Übereinstimmend wird im Gegensatz zum duktalen Pankreascarcinom über eine hohe Resektionsrate um 80% und eine 5-Jahresüberlebensrate um 50 – 60% berichtet (Tabelle 6). Trotz erheblicher Tumorgröße scheint eine lymphatische und hämatogene Fernmetastasierung erst spät zu erfolgen. Dieser Ausdruck des günstigeren biologischen Verhaltens erklärt auch die besseren Therapieergebnisse.

Die Arbeitsgruppe um Warshaw, Boston berichtete erstmals über eine hohe Fehldiagnoserate mit entsprechender Fehlbehandlung (23). Dies hat sich in den letzten Jahren deutlich gebessert – Erfolg der gesteigerten Sensibilität in der Beurteilung zystischer Pankreasläsionen. Übereinstimmend muß das Fehlen von Hinweisen auf eine postentzündliche Ätiologie der zystischen Läsion den Verdacht auf eine Neoplasie lenken.

Als Ausdruck der Tumorbiologie zystischer Pankreastumore ist mit einer 5-Jahresüberlebensrate von über 50% zu rechnen. Auch nach palliativen Eingriffen und im Spontanverlauf ist die mediane Überlebenszeit verglichen mit den duktalen Pankreaskarzinomen deutlich länger.

Literatur

1. Balcom IV JH, Fernandez-Del Castillo C, Warshaw AL (2000) Cystic lesions in the pancreas: when to watch, when to resect Curr Gastroenterol. Rep 2: 152 – 158
2. Brenin DR, Talamonti MS, Yang YET, Sener StF, Haines GK, Joehl RJ, Nahrwald DL (1995) Cystic neoplasms of the pancreas: A clinicopathologic study, including DNA flow cytometry. Arch Surg 130: 1048 – 1054
3. Compagno J, Oertel JE (1978) Mucinous cystic neoplasms of the pancreas with overt and latant malignancy (cystadenocarcinoma and cystadenoma). A clinicopathologic study of 41 cases. Am J Clin Pathol 69: 573 – 580
4. De Calan L, Levard H, Hennet H, Fingerhut A (1995) Pancreatic cystadenoma and cystadenocarcinoma: diagnostic value of preoperative morphological investigations. Eur J Surg 161: 35 – 40
5. Delcore R, Thomas JH, Forster J, Hermeck AS (1992) Characteristics of cystic neoplasms of the pancreas and results of aggressive surgical treatment. Am J Surg 164: 437 – 442
6. Eriguchi N, Aoyagi S, Nakayama T, Hara M, Miyazaki BT, Kutami R, Jimi A (1998) Serous cystadenocarcinoma of the pancreas with liver metastasis. J Hep-Bil-Panc Surg 5: 470 – 473.
7. Fernandez-del Castello C, Warshaw AL (2000) Current management of cystic neoplasms of the pancreas. Adv Surg 34: 237 – 248
8. George DH, Murphey F, Michalski R, Ulmer BG (1989) Serous cystadenocarcinoma of the pancreas: a new entity ? Am J Surg Pathol 13: 61 – 66

9. Hashimoto L, Walsh RM, Vogt D, Henderson JM, Mayes J, Hermann R (1998) Presentation and management of cystic neoplasms of the pancreas. J Gastrointest Surg 2: 504 – 508.
10. Horvath KD, Chabot JA (1999) An aggressive resectional approach to cystic neoplasms of the pancreas. Am J Surg 178: 269 – 274.
11. Klöppel G, Solcia E, Longnecker DS, Capella C, Sobin LH (1996) Histological typing of tumours of the exocrine pancreas, 2nd edn. Springer Heidelberg new York, pp 11 – 20 (World Health Organisation international histological classification of tumours).
12. Köhler J, Meyer W, Gebhardt C (1998) Mucinöses Zystadenokarzinom des Pankreas – fehlgedeutet als Pseudozyste. Leber Magen Darm 28: 77 – 79
13. Le Borgne J, de Calan L, Partensky C (1999) Cystadenomas and castadenocarcinomas of the pancreas: a multiinstitutional retrospective study of 398 cases. French Surgical association Ann Surg 230: 152 – 161
14. Martin I, Hammond P, Scott J, Redhead D, Carter C, Garden OJ (1998). Cystic tumours of the pancreas. Br J Surg 85: 1484 – 1486.
15. Meyer W, Köhler J, Gebhardt C (1999) Cystic neoplasms of the pancreas – cystadenomas and cystadenocarcinomas. Langenbeck's Arch Surg 384: 44 – 49
16. Moesinger RC, Talamini MA, Hruban RH, Cameron JL, Pitt HA (1999) Large cystic pancreatic neoplasms: pathology, respectability, and outcome. Ann Surg Oncol 6: 682 – 690.
17. Nagel M, Dobrowolski F, Bunk A, Saeger HD (2000) Das seröse Cystadenom des Pancreas. Chirurg 71: 424 – 428.
18. Ohta T, Nagakawa T, Itoh H, Fonseca L, Miyazaki I, Terada T (1993) A case of serous cystadenoma of the pancreas with focal malignant changes. Int J Pancreatol 14: 283 – 289.
19. Schmidt-Rohlfing B, Siech M, Mattfeldt T, Schoenberg MH (1989) Zystische Neoplasien des Pankreas: operative Therapie und Heilungschancen. Z Gastroenterol 36: 939 – 945.
20. Ridder GJ, Maschek H, Klempnauer J (1996) Favourable prognosis of cystadeno- over adenocarcinoma of the pancreas after curative resection. Eu J Surg Oncol 22: 232 – 236
21. Schneider C, Reck T, Greskötter KR, Köckerling F, Gall FP (1993) Zystische Pankreastumoren. Langenbeck's Arch Chir 378: 281 – 287.
22. Siech M, Tripp K, Schmidt-Rohlfing B, Mattfeldt T, Widmaier U, Gansauge F, Görich J, Beger HG (1998) Cystic tumours of the pancreas: diagnostic accuracy, pathologic observations and surgical consequence. Langenbeck's Arch Surg 383: 56 – 61.
23. Warshaw AL, Compton CC, Lewandrowski K, Cardenosa G, Mueller PR (1990) cystic tumors of the pancreas. New clinical, radiologic, and pathologic observations in 67 patients. Ann Surg 163: 432 – 445.
24. Yoshimi N, Sugie S, Tanaka T, Aijin W, Bunai Y, Tatematsu A (1992) A rare case of serous cystadenocarcinoma of the pancreas. Cancer 69: 2449 – 2453.

Abstract

Postpankreatitische Aneurysmata – ein besonderes viszeralchirurgisches Problem

Z. Halloul[1], F. Meyer[1], J. Tautenhahn[1], R. Grote[2], H. Lippert[1] und T. Bürger[1]

[1] Klinik für Chirurgie
[2] Klinik für Diagnostische Radiologie, Otto-von-Guericke-Universität Magdeburg, Leipziger Straße 44, 39120 Magdeburg

Aneurysms due to Pancreatitis – a Special Problem in Visceral Surgery

Ziel: Mittels Kasuistiken werden Aneurysmata des duodenalen Gefäßbaums beschrieben, die nach Pankreatitiserkrankung auftraten und wegen ihrer Seltenheit eine Herausforderung darstellen. Die Aneurysmata der A. gastroduodenalis bzw. pancreaticoduodenalis wurden offen bzw. interventionell-radiologisch therapiert und reflektieren so das gegenwärtige gefäßchirurgische Therapiespektrum bei derartigen Krankheitsbildern. Darüberhinaus veranschaulicht der Verlauf die Probleme und Konsequenzen dieser Erkrankung. *Patienten und Ergebnisse*: Die Notfallangiographie bei 3 Patienten mit drohendem hämorrhagischen Schock zeigte folgende Befunde: i & ii) Pseudoaneurysma der A. gastroduodenalis (bei rezidivierender gastrointestinaler Blutung); iii) rupturiertes Aneurysma der A. pancreaticoduodenalis superior (bei im CT nachgewiesenem retroperitonealen Hämatom). In den ersten beiden Fällen wurde eine selektive interventionell-radiologische Spiralembolisation erfolgreich vorgenommen. Beim 3. Patient erfolgte die Konversion auf das offene chirurgische Vorgehen wegen mißlungenen Katheterisierungsversuchs der A. pancreaticoduodenalis superior bei kritischen Kreislaufverhältnissen. Die Blutung wurde durch proximale und distale Ligatur des Aneurysmas gestoppt. Während die Interventionen erfolgreich waren, wurde die Prognose der Patienten wesentlich durch die präoperativen Bedingungen bestimmt. *Schlußfolgerung*: Die perkutane endovaskuläre Behandlung von Läsionen der Äste der A. gastroduodenalis mittels Spiralembolisation in 2 Fällen stellt eine vielversprechende Behandlungsoption dar, die vor einem offenen chirurgischen Vorgehen in Betracht gezogen werden sollte.

Rektumkarzinom: Radikalität und Funktion

Fortdauernde Störungen nach Eingriffen im anorektalen Bereich – Therapiemöglichkeiten*

D. Geile, M. Haseitl und G. Osterholzer

Proktologisches Institut München-Ost, Chirurgische Privatklinik Bogenhausen, Denninger Straße 44, 81679 München
Koloproktologische Praxis, Einsteinstraße 127, 81675 München

Therapy of Typical Disturbances After Ano Rectal Surgery

Summary. Long lasting alterations of anal function and persistent pain in a few patients after ano-rectal operations are a great therapeutic problem. Sometimes more than 6 months after LAR there are complaints about incontinence, disturbance connected to a spastic evacuation – whereas pain is more often connected with the situation after Stapler hemorrhiodectomy or other anal interventions.

The therapeutic management has to consider all etiological factors and consists mainly of conservative therapy, including regulation of stool volume, slow-down of colon transit, strengthening of anal and pelvic floor muscles, regulation of co-ordination and ability of relaxation and straining, therapy of pain and – last not least – psychological support.

Key words: Chronic pelvic floor pain postoperatively – functional disorders after ano rectal surgery – postoperative biofeedback therapy, anal incontinence after surgery

Zusammenfassung: Andauernde Funktionsstörungen und hartnäckige Schmerzen stellen bei einigen Patienten nach ano-rektalen Eingriffen ein erhebliches therapeutisches Problem dar. Gelegentlich besteht eine Inkontinenz länger als 6 Monate nach tiefer anteriorer Rektumresektion, vergesellschaftet mit einer spastischen Entleerungsstörung. Chronische Schmerzen treten dagegen öfter nach Stapler-Hämorrhoidektomie und anderen analen Eingriffen auf.

Das therapeutische Konzept hat alle ätiologischen Faktoren der Beschwerden zu berücksichtigen und beinhaltet hauptsächlich konservative Maßnahmen einschließlich Stuhlregulierung, Verlangsamung der Colonpassage, Kräftigung der Beckenboden- und Sphinktermuskulatur, Verbesserung der Koordination und Relaxationsfähigkeit, Schmerztherapie und – last not least – psychologischer Unterstützung.

Schlüsselwörter: Postoperative Funktionsstörungen – chron. Schmerzsyndrome n. anorektalen Eingriffen, postoperatives Biofeedback-Training – postoperative anale Inkontinenz.

Nach resezierenden, raffenden und/oder nahtlegenden Operationen im retroanalen und tiefen rektalen Bereich treten bei einer gewissen Anzahl von Patienten fortdauernde Störungen auf, die

* Herrn Prof. Dr. med. Herbert Scholze in Dankbarkeit zugeeignet.

über die als physiologisch anzusehende Erholungsphase von drei bis sechs Monaten hinaus fortdauern, sich fixieren und den Patienten in eine Art Teufelskreis führen, aus dem er ohne Hilfe nicht wieder zu einer normalen und schmerzfreien Funktion gelangen kann. In der Regel treten die Störungen in Kombination auf, die pathophysiologische Ursache ist multifaktoriell bestimmt und so müssen auch die therapeutischen Ansätze dieser Ätiologie Rechnung tragen und mehrere Konzepte kombinieren. Es handelt sich in der Regel um konservative Maßnahmen.

Funktionsstörungen

Dabei handelt es sich um Störungen der Kontinenzfunktion, um spastische Entleerungsstörungen und um die Kombination beider Fehlfunktionen. Bei den in den Jahren 2000 und 2001 in der Proktologischen Praxis behandelten sechs Patienten mit Z.n. tiefer anteriorer Rektumresektion kann eine typische Symptomatik einheitlich dargestellt werden:

- Dauerspastik in Ruhe bzw. in der Relaxationsphase.
- Entzündung distal der Anastomose, die sich in einer schweren erosiven Hautentzündung fortsetzt.
- Druckwerte nur wenig und nicht signifikant verändert.
- Dazu : psychische Fixierung, Verzweiflung, Angstzustände.
- Permanenter Stuhldrang, Dauerschmerz.
- Ständige Entleerungen kleiner Mengen flüssigen Stuhls.

Mit derartigen Inkontinenzerscheinungen ist nach der Sammelstudie von Herold (13) nach tiefer anteriorer Rektumresektion (TAR) bei bis zu 15% der Patienten über den 6. postoperativen Monat hinaus zu rechnen. Leichtere Kontinenzstörungen treten bei bis zu 75% der Patienten auf.

Dagegen wird über eine Inkontinenzrate nach Stapler-Hämorrhoidektomie und konventioneller Hämorrhoidenoperation von weniger als 1,5‰ berichtet (19). Die Genese wird in der Literatur durch unterschiedliche und mehrfach kombinierte pathophysiologische Faktoren definiert:

- Fehlende Reservoirfunktion:
  Darüber besteht Konsens, dass auch über eine Adaptationsphase hinaus die Reservoirfunktion des Neorektums oder auch des Pouch gestört sein kann (15, 22).
- Fehlende Compliance des anastomosierten Colons:
  Neben dem eben genannten Punkt kann es auch zu Staseerscheinungen und damit zu Überlaufreaktionen durch Entfernung des Sigmas – also des Teils der höchsten Motilität des Colons – kommen (3, 6, 15, 21, 26).
- Denervation bzw. Nervschädigungen.
- Schädigung der Sphinkteren direkt:
  Allein durch das Einsetzen von Sperrern und Staplern kommt es zu einer gewissen Überdehnung und Schädigung durch Mikrotraumen im Sphinkterbereich (17, 18).
- Schädigung der Beckenbodenmuskeln (3).
- Veränderung der Darmfunktion (1).

Therapeutische Ansätze

Regulierung der Darmfunktion

Eine Regulierung der Colonfunktion kann über Medikamente bzw. durch Stuhlkonsistenzveränderungen erreicht werden, außerdem über ein Compliancetraining des Neorektums.

Als bewährte Medikamente stehen zur Verfügung:

1) Loperamid:
Dieses führt zu einer Erhöhung der Dehnbarkeit der Colonwand und damit zu einer Herabsetzung der Colonmotilität sowie zur Erhöhung des Sphinkterruhedruckes. Außerdem werden Stuhldrangschwelle und rektale Compliance verbessert.

2) Amitriptylin (trizyklische Antidepressiva):
Diese Medikamentengruppe führt zu einer Erhöhung der Colontransitzeit sowie zu einer Herabsetzung der Amplitude und Frequenz des rektalen motorischen Komplexes (27).

Es muss darauf hingewiesen werden, dass bei Anwendung von Medikamenten eine Nützlichkeitszeitgrenze bei ca. sechs Monaten liegt, sollte in diesem Zeitraum keine zufriedenstellende Besserung erzielt worden sein, sind Medikamente nicht als weitere Hilfe anzusehen (16, 24).

Stuhlkonsistenzerhöhung

Durch die Flüssigkeitsaufnahme von Ballaststoffen bzw. Quellmitteln kann eine Erhöhung des Stuhlvolumens erreicht werden, auch eine Verbesserung der rektalen Perzeption und damit eine Kontrolle der Darmtätigkeit. Da eine vermehrte Colonfüllung aber andererseits motilitätsfördernd wirkt und eine Speicherfunktion bei diesen Patienten in der Regel nicht vorhanden oder gestört ist, kann besonders die Gabe von Ballaststoffen zu vermehrten Beschwerden und schweren Durchfällen führen. Empfehlenswert sind daher eher Quellmittel wie Methylzellulose, die auch bekanntermaßen zu weniger Blähungen führen.

Alle drei genannten Möglichkeiten setzen in ihrer Wirkung zumindest zum Teil an einer nicht mehr vorhandene Funktionseinheit an, so dass die Wirksamkeit bei den einschlägigen Patienten herabgesetzt sein dürfte. Bei nicht operierten Patienten kann mit Amitriptylin bei 89% eine Besserung der Inkontinenz erreicht werden (27), entsprechende Zahlen für operierte Patienten stehen aus.

Trainingstherapien

Compliancetraining

In der Praxis hat sich seit langer Zeit eine sehr pragmatische Form des Trainings des Neorektums bewährt, die in einem Einlauftraining in steigender Menge besteht. Man beginnt mit 50 ml einer Mischung aus Fertigklysma, Kamillentee und Haferbrei zu gleichen Teilen, der Einlauf sollte eine breiige Konsistenz haben und noch gut einführbar sein. Diese Menge kann allmählich und bei fortschreitender Kontinenz gesteigert werden, nach Erreichen von 150 ml kann das Training beendet werden. Bei einigen Patienten wäre es sicher wünschenswert, wenn bei exakter Diagnostik vor Rückverlegung des protektiven Anus praeter ein solch einfaches und von den Patienten zu Hause selbst durchführbares Training indiziert würde. In der Regel genügen zwei bis drei Monate Zeitraum, um die Haltefunktion zu normalisieren. Es handelt sich letztlich um eine Art von Biofeedbacktraining, auch hierzu gibt es keine kontrollierten Studien, wie übrigens zu den anderen Therapieformen auch nicht.

Biofeedbacktraining

In einer Sammelstatistik aus der Literatur im Deutschen Ärzteblatt 2000 von Pehl und Koautoren wird die mediane Erfolgsrate des Biofeedbacktrainings mit 73% angegeben (aus 20 Studien), sie erweist sich bis dato als die wirksamste Methode konservativer Inkontinenztherapie (Beckenbodengymnastik 40%, Elektrostimulation 55% median in der gleichen Studie (25)).

Tabelle 1. BFB n. tiefer anteriorer Rektumresektion

BFB nach TAR: Ho e.a. 97, N = 11, nach 33 ± 6,1 Mon., kein Nahtbruch, kein Rezidiv				
Stuhlfrequenz / Wo	von	37,3 (±12,7)	auf	14,4 (±2,3)
Inkontinenzereignisse		14,8 (±4,1)		1,8 (±0,8)
Pat., die Pas brauchten		5		0
Pat., die Medik. brauchten		6		0

Keine signifikanten Änderungen in den Meßparametern der analen Physiologie!

Beim Biofeedbacktraining wird eine aktive Muskelkontraktion dem Patienten über die Umwandlung der Aktivitätspotentiale in Licht- oder Tonsignale sichtbar gemacht nach Qualität und Quantität, so dass der Patient gezielt reagieren kann. Im Bereich der quergestreiften Beckenboden- und Schließmuskulatur hat sich das EMG-gesteuerte Training mit intraanal platzierten Oberflächenelektroden am besten bewährt (14). Dabei ist es nach neueren Studien nicht notwendig, ein gleichzeitiges Ballontraining des Neorektums, das unter Umständen als sehr unangenehm empfunden wird, durchzuführen (14). Die Methode kommt aus der Psychologie, sie wird dort als „operantes Konditionieren" definiert, das heißt also „Lernen durch Verstärkung".

Im Analbereich unterscheiden wir zwei Wirkungsansätze:

Lerneffekt durch (Wieder)Erlernen der Willkürkontraktion von M. sphinkter ani externus und M. levator ani.

Übungseffekt durch Auftrainieren der quergestreiften Muskulatur, ein nachweisbarer Trainingseffekt ist im Oberflächen-EMG durch die messbare Verstärkung der Kontraktionsfähigkeit darstellbar (9).

Besondere Wirkungsansätze beim operierten Patienten sind:

- Verbesserung der Koordination (31).
- Verbesserung der rektalen Sensibilität (5, 7, 20, 23).
- Verbesserung der Retentionsfähigkeit (30).
- Verbesserung der analen Relaxation (7, 30).

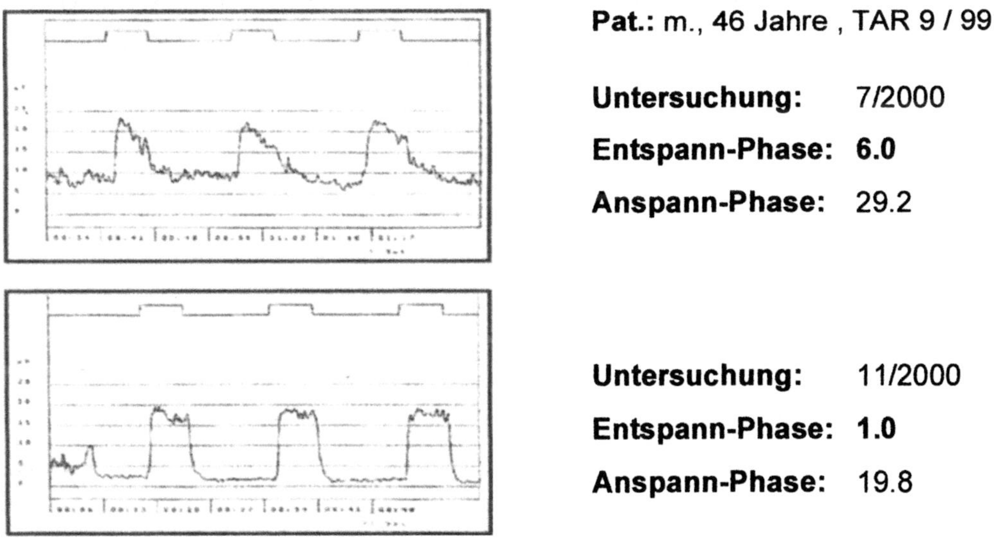

Abb. 1. Fallbeispiel der Therapie der spastischen Funktionsstörung

In der Literatur findet sich eine Arbeit von Ho und Koautoren (16), in der bei elf Patienten nach TAR und fortbestehenden Inkontinenzbeschwerden nach 33 ± 6,1 Monaten ein Biofeedbacktraining über vier Wochen indiziert wurde. Tabelle 1 zeigt die signifikante Wirksamkeit des Trainings auf die Kontinenzstörungen. Eine messbare Veränderung der analen Druckwerte und der Kontraktionswerte ist dabei nicht verzeichnet worden, diese ist auch nicht zu erwarten, da die Werte, wie bereits ausgeführt, in der Regel nicht besonders pathologisch verändert sind.

Abbildung 1 zeigt ein typisches Beispiel aus der Praxis, ein 46-jähriger Patient mit fortbestehender Inkontinenz wird drei Monate mittels Biofeedbacktraining behandelt, deutlich werden die Normalisation der Entspannungsfunktion sowie das gute Kontraktionsplateau über 5 Sekunden sichtbar. Am Ende der Therapie nach drei Monaten kann der Anus praeter zurückverlegt werden.

Schmerzsyndrome

Bei einer Reihe von Patienten in der proktologischen Praxis kommt es zu chronischen und außerordentlich schwer therapierbaren Schmerzzuständen. Auslösend sind einmal morphologische Faktoren wie forciertes Pressen, schwere Diarrhoen oder Obstipation, schmerzhafte Wunden wie Analfissuren und postoperativ bestehenden Läsionen. Aber auch psychologische Faktoren wie Ängste, Depressionen, besondere Belastungssituationen und Neurosen scheinen eine Rolle zu spielen. Über die Tonuserhöhung der Beckenbodenmuskulatur wird ein Defäkationsreflex ausgelöst, je nach Dauer der Noxe kommt es dann zu akuten oder chronischen Schmerzzuständen (siehe Abb. 2).

Postoperativ hat man es in der Praxis besonders mit Schmerzzuständen im Sinne des Levatorsyndroms zu tun, es handelt sich um einen diffusen dumpfen Schmerz am Beckenboden mit Presszwang und Gefühl der unvollständigen Entleerung, also auch um einen schmerzhaften Dauerstuhldrang (8). Die Schmerzauslösung kann durch mechanische Reize, digitale Untersuchung, Operationen (!) (2) sowie Stress, Angst und Anspannung erfolgen. Die Prävalenz liegt bei 7% (2), bevorzugt tritt das Bild bei Frauen zwischen 40 bis 60 Jahren auf (11, 29).

Nach Stapler-Hämorrhoidektomie liegt das geschätzte Risiko für einen schmerzhaft Dauerstuhldrang bei 11% (8), in der Studie von Cheetham tritt bei 5 von 16 Patienten nach Stapler-Hämorrhoidektomie ein solches Bild auf. Dabei kann bei dem genannten Autor als einzige verifizierbare Operationsfolge im Resektat von 4 Patienten gefunden werden, dass Muskelanteile mitgegriffen worden sind. Eine wirkliche Häufigkeitsangabe über derartige Schmerzsyndrome postoperativ fehlt bisher. In der Proktologischen Praxis tritt das Levatorsyndrom mit ca. 3% (31 von 968 Patienten im 1. Quartal 1999) auf.

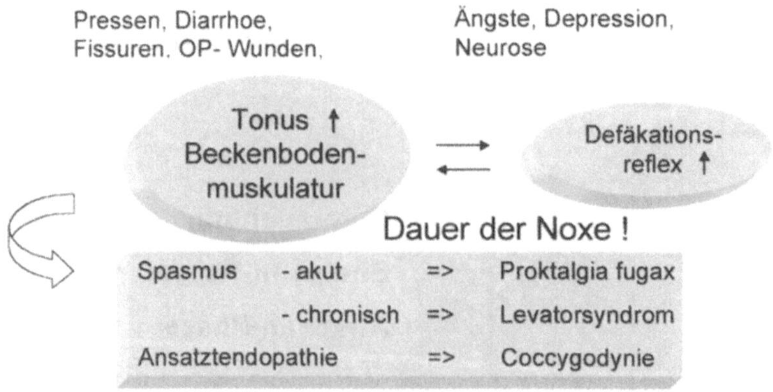

Abb. 2. Genese der Beckenbodenschmerzsyndrome

Dabei ist eine sorgfältige Anamneseerhebung bereits ein zur Diagnose führender Hinweis, dafür ein Fallbeispiel: Eine 48-jährige Patientin in reduziertem Allgemeinzustand wird mit schwersten Dauerschmerzen im Bereich des Beckenbodens und des Damms aufgenommen, Verdachtsdiagnose Beckenbodenabszess mit perinealer Fistel.

Voroperationen: Zweimal Hämorrhoidektomie, Hysterektomie, Rektopexie nach Goldberg zweimal, Probelaparatomie, mehrfache Sklerosierungen des Plexus haemorrhoidalis über mehrere Jahre hinweg, mehrfach Setzen von Gummibändern.

Bei der Untersuchung in Narkose kein morphologisch fassbares Äquivalent für den Dauerschmerz auffindbar.

Therapeutische Ansätze

Schmerztherapie

Schmerztherapien sind medikamentös systemisch und auch lokal möglich, als Schmerzmittel haben sich nicht-steroidale Antirheumatika bewährt. Besonders gute Wirkung zeigt Diclofenac in Retardform, 150 mg/Tag, eventuell auch schon vor einem analen Eingriff zu applizieren. Lokal hat sich Anästhesiensalbe® bereits seit Jahren im Analbereich bewährt.

Muskelrelaxierend wirken Präparate wie Myoson®, 2×1 Tabletten täglich, allerdings muss ausdrücklich auf die Nebenwirkungen hingewiesen werden. Gute Erfahrungen haben in letzter Zeit lokale Anwendungen mit Nifedipin-Salbe gebracht wie auch bei der Analfissur. Sie sollte 2×täglich dünn aufgetragen werden, eventuell auch bereits präoperativ.

In der etablierten Schmerztherapie gelten im Moment trizyklische Antidepressiva als Favoriten, in einer Dosierung von 30 bis 70 mg Amitriptylin pro Tag sind sie hervorragend wirksam ohne die so gefürchteten Nebenwirkungen der Koprostase bzw. der Kotsteinbildung.

Trainingstherapien

In Tabelle 2 sind die Erfolgsquoten aus einer Studie der Arbeitsgruppe um Wexner von 1993 (10) aufgelistet, selbst das sonst so wirksame Biofeedbacktraining wird hier nur mit 43% Erfolgsrate genannt. Allerdings handelt es sich um sehr kleine Patientenzahlen.

Das Ziel der Biofeedbacktherapie sollte vor allen Dingen die Relaxation der quergestreiften Muskulatur sein. In einer Studie von Grimaud kann bei 12 Patienten Schmerzfreiheit nach zwei Monaten Therapie erreicht werden, diese Schmerzfreiheit hält bei allen bis auf einen Patienten über 16 Monate hinaus an. Grimaud kann dabei eine Herabsetzung des analen Ruhedruckes nachweisen (12).

Abbildung 3 zeigt die Ergebnisse aus der Praxis an 20 Patienten mit Analspasmus von bis zu 5,5 µV in der Ruhephase. Nach dreimonatigem Training kann bereits bei einem Großteil der Patienten die Behandlung abgebrochen werden, nach sechsmonatigem Training ist bei allen Patienten bis auf einen eine deutliche Besserung erreicht. Weitere Ergebnisse bleiben abzuwarten und auszuwerten.

Tabelle 2. Physikalische Therapie chron. Schmerzsyndrome (Ger. Werner Dis Colon Rectum 1993)

	n=	% Erfolg gut - sehr gut
Elektrogalvanische Stimulation	29	38%
Steroid Caudablock	11	18%
Biofeedback	14	43%
Gesamt	38	

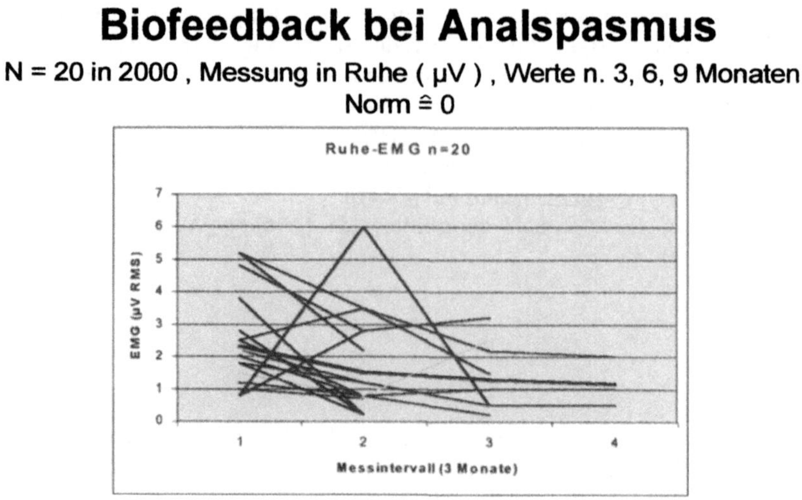

Abb. 3. Wirkung des Biofeedback-Trainings bei analer Spastik

Schlußfolgergung

Das Wissen über das multifaktorielle Geschehen bei postoperativen Störungen und über den Teufelskreis, in dem der Patient sich befindet, muss zu einem multifaktoriellen Therapieansatz führen. Dabei muss es sich um ein ganzheitliches Therapiekonzept handeln mit einer engmaschigen medizinischen Betreuung. Äußerst selten und eher in der Regel ausdrücklich kontraindiziert sind operative Maßnahmen. Zum Abschluss zeigt Tabelle 3 die Kriterien, nach denen in der Schmerztherapie bei chronischen Schmerzsyndromen ein Patient der Psychotherapie zugeführt wird (28) Inwieweit diese auch bei operierten Patienten zur Anwendung kommen sollten, bleibt abzuwarten, da bei den neueren Operationsmethoden bisher gezielte Studien über postoperative Komplikationstherapie weitgehend fehlen.

Tabelle 3. Indikation für Psychotherapie bei chron. Schmerzsyndromen (R. Schors © 1990)

- Schmerzdauer > als 6 Mon.
- Fehlen erklärender Befunde n. mehreren Untersuchungen
- Auffälliges Mißverhältnis zwischen Klagen und Befunden
- „Paradoxe" Reaktion auf Schmerzmittel
- Symptome d. Depression, Psychopathologische Auffälligkeit
- Auffallende soziale Bedingungen / Verhaltensweisen
- Lebensknick / beruflicher Abstieg / Schmerzkrankheit
- Unangemessene Forderungen n. Wiedergutmachung
- Verzweifelung / Hilflosigkeit bei Patient / Arzt
- Rentenbegehren i. Zusammenhang m. Schmerzkrankheit

Literatur

1. Adachi Y, Kakisako K, Sato K, Shiraishi N, Miyahara M, Kitano S (2000 Jan – Feb) Factors influencing bowel function after low anterior resection and sigmoid colectomy. Hepatogastroenterology 47:155 – 158
2. Bassotti G, Whitehead WE (1997 Aug) Biofeedback, relaxation training, and cognitive behaviour modification as treatment for lower functional gastrointestinal disorders. QJM 90:545 – 550
3. Batignani G, Monaci I, Ficari F, Tonelli F (1991) What affects continence after anterior resection of the rectum? Dis Colon Rectum 34:329 – 335
4. Billingham RP, Isler JT, Friend WG, Hosteler J (1987) Treatment of levator syndrome using high-voltage electrogalvanic stimulation. Dis Colon Rectum 30:584 – 587

5. Buser WD, Miner PB (1986) Delayed rectal sensation with fecal incontinence. Successful treatment using anorectal manometry. Gastroenterology 91:1186 – 119
6. Carmona JA, Ortiz H, Perez-Canabas I (1991) Alternations in anorectal function after anterior resection for cancer in rectum. Int J Colorectal Dis 6:108 – 110
7. Cerulli MA, Nikoomanesh P, Schuster MM (1979) Progress in biofeedback conditioning for fecal incontinence. Gastroenterology 76:742 – 746
8. Cheetham MJ, Mortensen NJ, Nystrom PO, Kamm MA, Phillips RK (2000 Aug 26) Persistent pain and faecal urgency after stapled haemorrhoidectomy. Lancet 356:730 – 733
9. Geile D, Osterholzer G, Zinner I, Müller J, Rosenberg R (2001) Conservative management of faecal incontinence. Dt. Ges. F. Chirurgie Kongressbd 321 – 327
10. Ger GC, Wexner SD, Jorge JM, et al. (Feb 1993) Evaluation and treatment of chronic intractable rectal pain – a frustrating endeavor. Dis Colon Rectum 36:139 – 145
11. Grant SR, Salvati EP, Rubin RJ (1975) Levator syndrome: an analysis of 316 cases. Dis Colon Rectum 18:161 – 163
12. Grimaud JB, Bouvier M, Naudy B, Guien C, Salducci J (1991) Manometric and radiologic investigations and biofeedback treatment of chronic idiopathic anal pain. Dis Colon Rectum 34:690 – 695
13. Herold A (2001) Sammelstudie TAR, persönliche Mitteilung
14. Heymen S, Pikarsky AJ, Weiss EG, Vickers D, Nogueras JJ, Wexner SD (2000) A prospective randomized trial comparing four biofeedback techniques for patients with faecal incontinence. Colorectal Disease 2:88 – 92
15. Ho YH, Wong J, Goh HS (1993) Level of anastomosis and anorectal manometry in predicting function following anterior resection for adenocarcinoma. Int J Colorectal Dis 8:170 – 174
16. Ho YH, Tan M (1997 May, 26) Biofeedback therapy for bowel dysfunction following low anterior resection. Ann Acad Med Singapore:299 – 302
17. Horgan FG, O'Connel PR, Shinkwin CA, Kirwan WO (1989) Effect of anterior resection on anal sphincter function. Br J Surg 76:783 – 786
18. Jehle EC, Haehnel T, Starlinger MJ, Becker HD (1995) Level of anastomosis does not influence functional outcome after anterior rectal resection for rectal cancer. Am J Surg 169:147 – 153
19. Kirsch JJ, Staude G, Herold A (2001 Feb) Haemorrhoidectomies according to Longo and Milligan-Morgan – a prospective comparison in 300 patients. Chirurg 72:180 – 185
20. Latimer PR, Campbell D, Kasperski J (1984) A component analysis of biofeedback in the management of fecal incontinence. Biofeedback Self Regul 9:311 – 324
21. Lewis WG, Holdsworth PJ, Stephenson BM, Finan PJ, Johnston D (1992) Role of the rectum in the physiological and clinical results of coloanal and colorectal anastomosis after anterior resection for rectal carcinoma. Br J Surg 79:1082 – 1086
22. Matsushita K, Yamada K, Sameshima T, et al. (1997) Prediction of incontinence following low anterior resection for rectal carcinoma. Dis Colon Rectum 40:575 – 579
23. Miner PB, Donelly TC, Read NW (1990) Investigation of mode of action of biofeedback in treatment of fecal incontinence. Dig Dis Sci 35:1291 – 1298
24. Nakahara S, Itoh H, Mibu R, Ikeda S, Oohata Y, Kitano K, et al. (1988) Clinical and manometric evaluation of anorectal function following low anterior resection with low anastomotic line using EEA stapler for rectal cancer. Dis Colon Rectum 31:762 – 766
25. Pehl C, Cluss B, Birkner B, Schepp W, Bittmann W, Emmert H, Fuchs M, Passern J, Wendl B, Heitland W (97) Stuhlinkontinenz: Diagnostisches und therapeutisches Stufenschema. Deutsches Ärzteblatt 19:A1302
26. Pederson K, Hint K, Olsen J, Christiansen HN, Jensen P, Mortensen PE (1986) Anorectal function after low anterior resection for carcinoma. Ann Surg 204:133 – 135
27. Santoro GA, Eitan BZ, Pryde A, Bartol DC (2000 Dec) Open study of low-dose Amitriptyline in the treatment of patients with idiopathic fecal incontinence. Dis Colon Rectum 43:1676 – 1681
28. Schors R (Nov 1990) Depressive symptoms in psychosomatic pain syndromes. Fortschr. Med 108:613 – 615
29. Sinaki M, Merritt JL, Stillwerk GK (1977) Tension myalgia of the pelvic floor. Mayo Clin Proc 109:1271 – 1275
30. Sun WM, Read NW, Miner PB (1990) Relation between rectal sensation and anal function in normal subjects and patients with faecal incontinence. Gut 31:1056 – 1061
31. Whitehead WE, Burgio KL, Engel BT (1985) Biofeedback treatment of fecal incontinence in geriatric patients. J Am Geriatr Soc 33:320 – 324

Interferon-alpha in der adjuvanten Behandlung des kolorektalen Karzinoms

L. Staib[1], K. H. Link[2] und D. Henne-Bruns[1]

[1] Abteilung für Viszeral- und Transplantationschirurgie, Chirurgische Universitätsklinik Ulm, Steinhövelstraße 9, 89075 Ulm, (e-mail: ludger.staib@medizin.uni-ulm.de)
[2] Abteilung für Chirurgie II, Asklepios Paulinen Klinik, 65197 Wiesbaden

Adjuvant Therapy of Colorectal Cancer with Interferon-alpha

Summary. Based on preclinical and clinical studies, in this German three-arm adjuvant multicenter trial the FOGT (Forschungsgruppe Onkologie Gastrointestinale Tumoren) studied whether one of the 5-FU modulations with either folinic acid (FA) or Interferon alpha-2a (IFNa) is superior to the recommended standard of adjuvant treatment in R0-resected colon cancer, 5-fluorouracil (5-FU) plus levamisole (LEV) for 12 months, in terms of overall survival rates. *Patients/Methods*: From 7/92 to 10/99 813 patients with resected colon cancer stage II (only T4N0M0, 63 pts.) and stage III (750 pts.) were randomized into three treatment groups and stratified according to N-stage and participating centers (64 hospitals). The patients received a postoperative loading course with 5-FU [450 mg/m^2 d1 – 5 (arms A and C)] or 5-FU [450 mg/m^2 plus folinic acid (Rescuvolin®, medac, Hamburg, Germany), 200 mg/m^2 d1 – 5 (arm B)]. After completion of the first chemotherapy cycle LEV was administered orally at 150 mg/d d1 – 3, every 2 weeks. After a 4-week chemotherapy-free interval the treatment was continued weekly for up to 52 weeks. The standard group, arm A (279 pts.) was treated with 5-FU i.v. (450 mg/ m^2 at d 1, q 1 w) plus LEV. 5-FU plus LEV was modulated in arm B (283 pts.) with FA (200 mg/ m^2 d1, q 1 w), and in arm C (251 pts.) with IFNa at 6 million units 3×/week, q 1 w. Chemotherapy doses were adjusted to toxicity if toxic events >WHO 2 occurred. The patients were followed-up to determine relapse rates and – patterns and survival. Survival rates were calculated according to Kaplan-Meier, and treatment costs and immune effects were analysed. *Results*: Toxic event(s) > WHO2, mainly leukopenia, diarrhea and nausea, occurred in 113 pts. (14%), in arms A (8%), B (13%) and C (32%). Discontinuance rates were 28% (all), 29% (A), 21% (B), 34% (C), but 80% of patients received ≥6 months treatment. Overall relapse rates were 27% (all), 30% (A), 24% (B) and 28% (C). Tumors relapsed either locally (2% each) or distant (A: 22%, B: 20%, C: 22%). 4-year overall survival rates in arms A, B and C were 66%, 77%, 66%, respectively. The 4-year survival rate in arm B was significantly superior to arms A and C ($p < 0.02$, log-rank). There were no signs of a superior immune function in either treatment arm (skin test, proliferation, cytotoxicity, flow cytometry). Treatment costs per patient were 2,500 €(arm A), 3,500 €(arm B) or 10,850 € (arm C), respectively. *Conclusion*: Adjuvant therapy with 5-FU plus FA plus LEV for 12 months is superior to the recommended standard (5-FU + LEV, 12 m). IFNa-modulation of 5-FU (plus LEV) adds toxicity and high treatment costs without therapeutic benefit.

Key words: Adjuvant therapy – colorectal cancer – interferon-alpha – folinic acid – – 5-fluorouracil – levamisole – immune monitoring – cost-efficacy – FOGT

Zusammenfassung: Die FOGT (Forschungsgruppe Onkologie Gastrointestinale Tumoren) prüfte in einer dreiarmigen, randomisierten Multicenterstudie, ob die adjuvante Standardtherapie (5-FU und Levamisol) bei Patienten mit Hochrisiko-Kolonkarzinom durch Doppelmodulation mit entweder Interferon-alpha oder Folinsäure verbessert werden konnte. In 64 Kliniken wurden zwischen 7/1992 und 10/1999 813 Patienten mit Kolonkarzinomen Stadium III (750) oder Stadium II/ T4N0M0 (63) behandelt. Die Patienten wurden balanciert in die drei Arme A (279), B (283) und C (251) aufgenommen. Arm A („Standard") bestand aus 5-FU 450mg/m^2 *d einmal wöchentlich, Levamisol 3×50 mg/d an 3 Tagen alle 2 Wochen, Arm B wie (Arm A) plus Folinsäure 200mg/m^2 *d und Arm C wie (Arm A) plus Interferon-alpha2a 6 Mio IU/d dreimal wöchentlich. Die Therapie wurde bei Toxizitäten > WHO Grad 2 definiert reduziert. Begleitend wurden in den drei Behandlungsarmen die Kosten, getrennt nach Personal-, Material-, Medikamenten- und Infrastrukturkosten ermittelt. Die 4-Jahres Gesamtüberlebensraten betrugen je 66% in den Armen A und C, 77% in Arm B ($P < 0,02$, log rank). Die Gesamtrezidivraten betrugen 27% (alle), 30% (A), 24% (B), 28% (C), hierbei jeweils 2% Lokalrezidive und 20% (B) bzw. 22% (A, C) Fernmetastasen. Die Abbruchraten betrugen 28% (alle), 29% (A), 21%, (B), 34% (C). Es kam bei 113 Patienten (14%) zu Toxizitäten > WHO 2, überwiegend Leukopenie, Übelkeit und Durchfälle. Die Toxizitäten betrugen 8% (A), 13% (B) und 32% (C). Bei der Behandlung mit Interferon standen Fieber, Schüttelfrost, Gliederschmerzen und Blutbildveränderungen im Vordergrund. Im begleitenden Immunmonitoring, das an einem Subkollektiv der Studiengruppe durchgeführt wurde, ließ sich keine erhöhte Immunreaktivität (Hauttest, Proliferation, Zytotoxizität, FACS-Analyse) in der Patientengruppe, die mit Interferon-alpha behandelt wurde, im Vergleich zu den anderen beiden Gruppen erkennen. Die Kosten für eine einjährige adjuvante Behandlung lagen im Interferonarm (C) bei 10.850€pro Patient, im Standardarm (A) bei 2.500€und im Folinsäurearm (B) bei 3.500€. Aus den Ergebnissen läßt sich schließen, daß die Doppelmodulation von 5-Fluorouracil mit Levamisol und Interferon alpha in der adjuvanten Behandlung des Kolonkarzinoms gegenüber der 5-FU/ Levamisol Standardtherapie keinen Therapievorteil bietet, da sie die Toxizität und Kosten erhöht, ohne eine meßbare Immunstimulation oder einen Überlebensvorteil aufzuweisen.

Fragestellung

Die Wirkung von Interferon hat jeder von uns am eigenen Körper bereits gespürt: Fieber, Schüttelfrost, Gliederschmerzen bei einem Infekt als Zeichen der funktionierenden Abwehr gegen eindringende Krankheitserreger. Daneben ist die therapeutische Verwendung von mittlerweile rekombinant hergestellten Interferonen bei Hepatitis, Haarzell Leukämie (Golomb and Ellis 1991), Nierenzell Karzinom (Crusinberry and Williams 1991) und Melanom (Aapro 1993) bekannt. Bei Malignomen wird der Effekt von Interferonen einerseits durch eine unspezifische Immunstimulation, andererseits durch eine direkte zytostatische Wirkung auf die Tumorzelle erklärt. In den letzten Jahren wiesen klinische und experimentelle Studien darauf hin, daß auch kolorektale Karzinome durch eine unspezifische Stimulation des Immunsystems mit Interferon-alpha in ihrem Wachstum gehemmt werden können (Sedman, Ramsden et al. 1988) (Wadler 1991) (Nichols, Ward et al. 1994) (Tsavaris, Baxevanis et al. 1996). Neuerdings wird ein synergistischer Effekt von Interferon-alpha und 5-Fluorouracil (5-FU) an der Tumorzelle diskutiert: Interferon-alpha verändert wirkungssteigernd die intrazelluläre und extrazelluläre Pharmakokinetik von 5-FU (Eguchi, Nagano et al. 2000). Eine Kombination von Interferon-alpha mit 5-FU war in einer nicht-randomisierten Studie der alleinigen 5-FU

Therapie bei Stadium III- Kolonkarzinom Patienten mit einem Überlebensvorteil von 18% überlegen (Frasci, Leone et al. 1994).

In der dreiarmigen, randomisierten deutschen Multicenterstudie (FOGT-1) der Forschungsgruppe Onkologie Gastrointestinale Tumoren (FOGT) wurde untersucht, ob der bislang in Konsenskonferenzen empfohlene adjuvante Therapiestandard (5-Fluorouracil und Levamisol) durch Modulation mit entweder Interferon-alpha oder Folinsäure verbessert werden konnte. Parallel wurde für Rektumkarzinome das gleiche dreiarmige Studiendesign gewählt (FOGT-2), jedoch um eine adjuvante Strahlentherapie erweitert. Da diese Studie noch nicht geschlossen ist, beschränkt sich die nachfolgende Darstellung auf die Ergebisse der FOGT-1 Studie.

Patienten und Methodik

Zwischen Juli 1992 und Oktober 1999 wurden 813 Patienten mit reseziertem Kolonkarzinom Stadium III (n = 750) oder Stadium II / nur T4N0M0 (n = 63) oder in drei Behandlungsarme randomisiert und stratifiziert nach Lymphknotenstatus (N0 vs. N1 vs. N2) und Klinik (n = 64). Direkt postoperativ wurde ein 5-tägiger Initialzyklus verabreicht, dann die Behandlung nach 4 Wochen Pause ambulant über 52 Wochen fortgesetzt. Die Behandlungsarme bestanden aus (A = „Standard") 5-Fluorouracil 450mg/m^2 *d einmal wöchentlich, Levamisol 3×50 mg/d an 3 Tagen alle 2 Wochen, (B) wie (A) plus Folinsäure (Rescuvolin®, medac, Hamburg) 200 mg/m^2 *d und (C) wie (A) plus Interferon-alpha2a 6 Mio IU/d s.c. dreimal wöchentlich. Die Therapie wurde bei Toxizitäten > WHO Grad 2 nach im Studienprotokoll festgelegten Kriterien reduziert. Die Nachbeobachtung erfolgte mit einem definierten engmaschigen Programm zur Bestimmung von Rezidiv, Toxizität und Überleben (Kaplan-Meier). Begleitend wurden in den drei Behandlungsarmen die Kosten, getrennt nach Personal-, Material-, Medikamenten- und Infrastrukturkosten ermittelt. An einem Subkollektiv der Patienten (Ulm) wurde zusätzlich ein therapiebegleitendes Immunmonitoring mit Bestimmung zellulärer Immunparameter (Hauttest, Proliferationstest, Zytotoxizitäts-Assays, Durchflußzytometrie) durchgeführt.

Ergebnisse

Bundesweit wurden balanciert in den Armen A 279, B 283 und C 251 Patienten behandelt. Die 4-Jahres Gesamtüberlebensraten betrugen je 66% in den Armen A und C, 77% in Arm B ($P < 0,02$, log rank). Die Gesamtrezidivraten betrugen 27% (alle), 30% (A), 24% (B), 28% (C). Hierbei zeigten sich jeweils 2% Lokalrezidive und 20% (B) bzw. 22% (A, C) Fernmetastasen. Die Abbruchraten (Patientenwunsch, Toxizität, Progression) betrugen 28% (alle), 29% (A), 21%,(B), 34% (C), jedoch erhielten 80% aller Patienten mindestens 6 Monate adjuvante Behandlung. Es kam bei 113 Patienten (14%) zu Toxizitäten > WHO 2, überwiegend Leukopenie, Übelkeit und Durchfälle. Die Toxizitäten betrugen 8% (A), 13% (B) und 32% (C). Bei der Behandlung mit Interferon, das von den Patienten nach stationärer Anleitung in Selbstinjektion subkutan appliziert wurde, standen Fieber, Schüttelfrost, Gliederschmerzen und Blutbildveränderungen im Vordergrund.

Im begleitenden Immunmonitoring, das an einem Subkollektiv der Studiengruppe durchgeführt wurde, ließ sich keine erhöhte Immunreaktivität (Proliferation, Hauttest, Zytotoxizität, FACS-Analyse) in der Patientengruppe, die mit Interferon-alpha behandelt wurde, im Vergleich zu den anderen beiden Gruppen erkennen. Die Kosten für eine einjährige adjuvante Behandlung lagen im Interferonarm (C) bei 10.850€pro Patient, im Standardarm (A) bei 2.500€und im Folinsäurearm (B) bei 3.500€.

Diskussion

Die Doppelmodulation von 5-Fluorouracil mit Levamisol und Interferon alpha bietet in der adjuvanten Behandlung des Kolonkarzinoms gegenüber der 5-FU/ Levamisol Standardtherapie keinen Therapievorteil, da sie die Toxizität erhöht (Prange 1994) und die Überlebensrate nicht verbessert. Zu diesem Ergebnis kommen auch zwei weitere randomisierte Multicenterstudien in den USA (Wolmark, Bryant et al. 1998) und in Griechenland (Fountzilas, Zisiadis et al. 2000). Eine Immunstimulation ist in der Interferongruppe im begleitenden Immunmonitoring nicht nachweisbar. Die Kosten einer Kombinationsbehandlung von 5-FU mit Interferon übertreffen erheblich die der beiden Vergleichsgruppen. Neurere experimentelle Ansätze untersuchen momentan die Wertigkeit von Kombinationstherapien mit Interferon-beta und 5-FU (Verstärkung des 5-FU Metabolismus) sowie den Gentransfer von IFN-alpha mit einem retroviralen Vektor, der eine Verminderung der Zellproliferation und eine Hemmung der Zellresistenz gegenüber einer 5-FU vermittelten Apoptose zeigte. Aus heutiger Perspektive jedoch scheint der Behandlung kolorektaler Karzinome mit Interferon-alpha angesichts der Toxizität und der neuen chemo- und immuntherapeutischen Optionen allenfalls eine geringe Bedeutung zuzukommen.

Literatur

1. Aapro MS (1993) „Advances in systemic treatment of malignant melanoma." Eur J Cancer 29:613 - 617
2. Crusinberry R, Williams RD (1991) „Immunotherapy of renal cell cancer." Semin Surg Oncol 7:221 - 229
3. Eguchi S, Nagano H, Yamamoto H, Miyamoto A, Kondo M, Dono J, Nakamori S, Umeshita K, et al. (2000). „Augmentation of antitumor activity of 5-fluorouracil by interferon alpha is associated with upregulation of p27Kip1 in human hepatocellular carcinoma cells." Clin Cancer Res 6:2881 - 2890
4. Fountzilas G, Zisiadis A, Dafni U, Konstantaras C, Hatzitheoharis G, Papavramidis S, Bousoulegas A, Basdanis G, et al. (2000). „Fluorouracil and leucovorin with or without interferon alfa-2a as adjuvant treatment, in patients with high-risk colon cancer: a randomized phase III study conducted by the Hellenic Cooperative Oncology Group." Oncology 58:227 - 236
5. Frasci G, Leone F, Monaco M, Cremone L, Sapio U, Faiella F, Espinosa A, Persico G (1994) „5-Fluorouracil-interferon-alpha 2b adjuvant treatment of Dukes C colorectal cancer." Dis Colon Rectum 37:643 - 650.
6. Golomb HM, Ellis E (1991) „Treatment options for hairy-cell leukemia." Semin Oncol 18(5, Suppl 7):7 - 11.
7. Nichols PH, Ward U, Ramsden CW, Primrose JN (1994) „The effect of 5-fluorouracil and alpha interferon and 5-fluorouracil and leucovorin on cellular anti-tumour immune responses in patients with advanced colorectal cancer." Br J Cancer 70:946 - 949.
8. Prange H (1994) „Interferon-alpha - Zum Problem der persistierenden Neurotoxizität." Dt Ärztebl 91(Heft 49):A.3420 - 3427.
9. Sedman PC, Ramsden CW, Brennan TG, Giles GR, Guillou PJ (1988) „Effects of low dose perioperative interferon on the surgically induced suppression of antitumor responses." Br J Surg 75:976 - 981.
10. Tsavaris N, Baxevanis C, Kosmidis P, Papamichael M (1996) „The prognostic significance of immune changes in patients with renal cancer, melanoma and colorectal cancer, treated with interferon alpha 2b." Cancer Immunol Immunother 43:94 - 102
11. Wadler S (1991) „The role of immunotherapy in colorectal cancer." Semin Oncol 18(1 Suppl 1):27 - 38.
12. Wolmark N, Bryant J, Smith R, Grem J, Allegra C, Hyams D, Atkins J, Dimitrov N, et al. (1998) „Adjuvant 5-fluorouracil and leucovorin with or without interferon alfa-2a in colon carcinoma: National Surgical Adjuvant Breast and Bowel Project protocol C-05." J Natl Cancer Inst 90:1810 - 1816.

Kolonkarzinom – State of the Art Primäre und sekundäre Prävention

D. Hartmann und J. F. Riemann

Medizinische Klinik C, Klinikum der Stadt Ludwigshafen gGmbH, Bremserstraße 79, 67063 Ludwigshafen am Rhein, (e-mail: MedCLu@t-online.de)

Primary and Secondary Prevention

Summary. Considering the high incidence and mortality rate of colorectal cancer, great efforts are made for primary and secondary prevention. By doing so, primary prophylaxis includes the use of protective measures in order to prevent the development of adenomas and carcinomas. Epidemological studies have shown that nutrition or medication (e.g. NSAID) have an immediate influence on the pathogenesis of colorectal carcinomas. Secondary prevention includes early diagnosis and treatment of precursors of carcinomas. Considering this, colonoscopy is the cheapest and gentlest method and therefore the screening method of choice.

Key words: Colorectal cancer – primary prevention – secondary prevention – colonoscopy

Zusammenfassung. Angesichts der hohen Inzidenz- und Sterblichkeitsrate des kolorektalen Karzinoms werden große Anstrengungen zur primären und sekundären Prävention unternommen. Hierbei umfasst die primäre Prävention die Anwendung protektiver Maßnahmen zur Verhinderung von Adenom- und Karzinomentstehung. Epidemiologische Studien belegen, dass Ernährung oder Medikamente (z.B. nicht-steroidale Antiphlogistika) unmittelbar in die Pathogenese des kolorektalen Karzinoms eingreifen. Sekundäre Prävention beinhaltet die Früherkennung und Behandlung von Vorläufern des Kolonkarzinoms. In diesem Zusammenhang stellt die Koloskopie die sensitivste und kostengünstigste Methode dar und ist somit als Screeningverfahren der ersten Wahl anzusehen.

Schlüsselwörter: Kolorektales Karzinom – primäre Prävention – sekundäre Prävention – Koloskopie

Einleitung

Das kolorektale Karzinom ist in der westlichen Welt eine Erkrankung mit hoher Sterblichkeit. In der Bundesrepublik Deutschland starben alleine 1999 29.100 Menschen an den Folgen eines kolorektalen Karzinoms, knapp 53.000 Neuerkrankungen werden jährlich verzeichnet (Statistisches Bundesamt 2000).

Angesichts der hohen Inzidenz- und Sterblichkeitsrate des kolorektalen Karzinoms werden auch wegen des ökonomischen Aspektes große Anstrengungen zur primären und sekundären

Tabelle 1. Relatives Risiko der „lifestyle factors" beim kolorektalen Karzinom

„lifestyle factors"	Relatives Risiko (Ausgangspunkt 1)
Körperliche Aktivität (> 3 h/Woche vs. Keine Aktivität	0,6
Ernährung: rotes Fleisch (< 7×/Woche vs. < 1×/Monat)	1,5
Ernährung: Obst, Gemüse (> 5×/Tag vs. < 3×/Tag)	0,7
Multivtaminpräparate (> 15 Jahre vs. nie)	0,5
Übergewicht (BMI > 27 vs. BMI < 21	1,5
Alkohol (> 4×/Woche vs. nie)	1,4
Rauchen (Raucher vs. Nicht-Raucher)	1,4
Acetylsalicylsäure	0,4

Prävention unternommen. Die *primäre Prävention* umfasst die Anwendung protektiver Maßnahmen zur Verhinderung von Adenom- und Karzinomentstehung. Die *sekundäre Prävention* beinhaltet die Detektion von Vorläufern des kolorektalen Karzinoms, sowie deren Behandlung noch vor maligner Entartung, sowie die Erkennung von Frühkarzinomen in primär kurablen Stadien.

Primäre Prävention

In das pathophysiologische Modell des kolorektalen Karzinoms gehen sowohl endogene (genetische) als auch exogene („life style factors") ein. (Tabelle 1) Nach Expertenmeinung kann durch die frühzeitige Bekämpfung von exogenen Risikofaktoren eine Inzidenzsenkung des KRK um 50% erwartet werden (1).

Körperlich aktive Menschen weisen ein um bis zu 50 Prozent vermindertes Erkrankungsrisiko auf (2). Eine denkbare Erklärung wäre, dass durch die körperliche Bewegung die intestinale Transitzeit verkürzt und somit die Kontaktzeit von Karzinogenen verringert wird.

Zahlreiche Untersuchungen beschreiben eine positive Korrelation eines hohen Fleisch- (v.a. „rotes" Fleisch) und Fettanteil der Nahrung mit dem Auftreten eines kolorektalen Karzinoms (1, 3, 4, 5). Zum Thema Ballaststoffe liegen aus der Epidemiologie widersprüchliche Daten vor. Während Fallkontrollstudien überwiegend auf eine Protektion durch Ballaststoffe hinweisen, zeigte eine aktuellere Auswertung der Nurses' Health Study keinen Zusammenhang zwischen Ballaststoffaufnahme und kolorektalem Tumorrisiko (6).

Eine jahrzehntelange Exposition gegenüber Zigarettenrauch erhöht statistisch das relative Risiko an kolorektalen Adenomen oder Karzinomen zu erkranken (7). Dies gilt auch für einen vermehrten Alkoholkonsum. Eine erst kürzlich erschienene Studie verdeutlichte nochmals, das Alkohol ein Risikofaktor zur Entwicklung eines Kolonkarzinoms darstellt (8).

Hinsichtlich der Protektion durch Kalzium existieren widersprüchliche Daten aus Kohorten- und Fallkontrollstudien. Eine große Interventionsstudie mit oraler Kalziumgabe (1200 mg/Tag) ließ bei Patienten nach endoskopischer Polypektomie eine verminderte Rezidivrate (– 15%) von Kolonpolypen erkennen (9).

Die Wirkungen von Acetylsalicylsäure beim Menschen stützen sich hauptsächlich auf epidemiologische Studien, bei denen eine inverse Assoziation zwischen ASS-Einnahme und Kolonkarzinomrisiko aufgezeigt werden konnte. Bezüglich der Rückbildung von Polypen bei Patienten mit einer familiären adenomatösen Polyposis coli (FAP) nach Gabe von Cyclooxygenase-II-Inhibitoren gibt es unterschiedliche Daten. Neuere Untersuchungen zeigten, dass bei Patienten mit FAP die Anzahl und Größe von Polypen durch die Gabe von Celecoxib (COX-II-Hemmer) deutlich reduziert werden konnte (10). Demgegenüber konnte in einer in diesem Jahr publizierten Arbeit kein Vorteil von Sulindac bei 41 phänotypisch unauffäligen Patienten mit einer APC-Mutation gezeigt werden (11). Inwieweit Cox-II-Hemmer Einfuß auf die Ausbildung sporadischer kolorektaler Adenome hat wird derzeit in großen Studie untersucht.

Sekundäre Prävention

Da jedoch nur ein kleiner Anteil der Bevölkerung diesen Maßnahmen zur Primärprävention des kolorektalen Karzinoms Aufmerksamkeit schenkt, kommen Präventivmaßnahmen in Form von Polypen- und Karzinomfrüherkennung eine umso größere Bedeutung zu. Die Daten belegen, dass mit der Durchführung eines jährlichen Okkultblutscreening ab dem 55. Lebensjahr die Darmkrebsinzidenz um 20 Prozent gesenkt werden kann (12).

Die flexible Sigmoidoskopie führt zur deutlichen Mortalitätssenkung des kolorektalen Karzinoms (13). Gravierender Nachteil ist jedoch die fehlende Einsehbarkeit der proximalen Kolonabschnitte. Lieberman konnte zeigen, dass 50 – 60% aller Patienten mit fortgeschrittenen proximalen Adenomen keine distalen Polypen aufweisen (14).

Aufgrund der niedrigen Sensitivität des Occultbluttestes und der hohen Anzahl an übersehenen Läsionen bei der Sigmoidoskopie wird heute die Koloskopie aus medizinischer und ökonomischer Sicht als das Screeningverfahren der ersten Wahl angesehen. Die amerikanische nationale Polypenstudie hat eindeutig gezeigt, dass sich mit einer konsequenten Polypektomie der Krebsvorstufen das Entstehen des Darmkrebses in bis zu 90% verhindern lässt (15).

Die virtuelle Koloskopie hat deutliche Einschränkungen bei der Detektion von Läsionen kleiner 1 cm und ist somit aktuell als Screeningmethode nicht geeignet (16).

Fazit

Eine wirksame Prävention des kolorektalen Karzinoms ist nur durch eine deutliche Akzeptanzsteigerung in der breiten Bevölkerung möglich. Insbesondere Ärzten kommt die Aufgabe zu, ihre Patienten verstärkt für die Maßnahmen der Primär- und Sekundärprävention zu motivieren.

Literatur

1. Potter JD (1997) Food, nutrition and cancer: a global perspective. World Cancer Research Fund / American Institute for Cancer Research, Washington DC
2. Peters HP, De Vries WR, Vanberge-Henegouwen GP et al. (2001) Potential benefits and hazards of physical activity and exercise on the gastrointestinal tract. Gut 48:435 – 439
3. Giovannucci E, Rimm EB, Stampfer MJ et al. (1994) Intake of fat, meat, and fiber in relation to the risk of colon cancer in men. Cancer res 54:2390 – 2397
4. Giovannucci E, Ascherio A, Rimm EB et al. (1995) Physical activity, obesity, and risk for colon cancer and adenoma in men. Ann Intern Med 122:327 – 334
5. Ghadirian P, Lacroix A, Maisonneuve P et al. (1997) Nutritional factors and colon carcinoma: a case-control study involving French Canadians in Montreal, Quebec, Canada. Cancer 80:858 – 864
6. Fuchs CS, Giovannucci EL, Colditz GA et al. (1999) Dietary fiber and the risk of colorectal cancer and adenoma in women. N Engl J Med 340:169 – 176
7. Giovannucci E, Martinez ME. Tobacco, (1996) colorectal cancer, and adenomas: a review of the evidence. J Natl Cancer Inst 88:1717 – 1730
8. Bardou M, Montembault S, Giraud V et al. (2002) Excessive alcohol consumption favours high risk polyp or colorectal cancer occurrence among patients with adenomas: a case control study. Gut 50:38 – 42
9. Baron JA, Beach M, Mandel JS et al. (1999) Calcium supplements for the prevention of colorectal adenomas. N Engl J Med 340:101 – 107
10. Steinbach G, Lynch PM, Phillips RK et al. (2000) The effect of celecoxib, a cyclooxygenase-2 inhibitor, in familial adenomatous polyposis. N Engl J Med 342:1946 – 1952
11. Giardiello FM, Yang VW, Hylind LM et al. (2002) Primary chemoprevention of familial adenomatous polyposis with sulindac. N Engl J Med 346:1085 – 1087
12. Mandel JS, Church TR, Bond JH et al. (2000) The effect of fecal occult-blood screening on the incidence of colorectal cancer. N Engl J Med 343:1603 – 1607
13. Selby JV, Friedman GD, Quesenberry CP et al. (1992) A case-control study of screening sigmoidoscopy and mortality from colorectal cancer. N Engl J Med 326:653 – 657
14. Lieberman DA, Weiss DG, Bond JH et al. (2000) Use of colonoscopy to screen asymptomatic adults for colorectal cancer. N Engl J Med 343:162 – 168
15. Winawer SJ, Zauber AG, O'Brian MJ et al. (1993) Randomized comparison of surveillance intervals after colonoscopic removal of newly diagnosed adenomatous polyps. N Engl J Med 328:901 – 906
16. Fenlon HM, Nunes DP, Schroy PC et al. (1999) A comparision of virtual and conventional colonoscopy for the detection of colorectal polyps. N Engl J Med. 341:1496 – 1503

Rectal Cancer – Clinical Value of Adjuvant and Neoadjuvant Treatment

R. Sjödahl

Dept of Surgery, University Hospital, 581 85 Linköping, Sweden

The objective of adjuvant therapy is to eradicate microscopic disease both at the operation field and in tissues distant to the primary tumour. Radiation is the basic local and chemotherapy the basic systemic adjuvant treatment. In contrast the aim of neoadjuvant therapy is to reduce the volume of the tumour before surgery – downsizing and downstaging – e.g. making an unresectable tumour resectable. Radiation, chemotherapy as well as chemoradiation are all used as local treatment in that situation.

To evaluate the biological effect of various radiation schedules making it possible to compare them, the linear-quadratic time model (LQ-time) is commonly used (1). A total dose of 50 Gy is required to achieve a probability of 90% to kill tumour cells exposed to radiation, which corresponds to an LQ-time of about 40. It can kill 100 Million cells. However, 5 Gy daily during five days has the same LQ-time, and approximately the same biological effect as 50 Gy. Thus not only the total dose but also the fraction and the treatment time will determine the biological effect. Fourteen Gy during one day, 25 Gy during one week or 46 Gy during four weeks are similar regarding tumour control but there is a difference regarding side effects. In addition to the total dose, dose per fraction and the treatment time, also the extent of the radiation field has an impact particularly on complications.

In Europe preoperative radiation is dominating while postoperative radiation has been advocated in North America. No doubt there are some theoretical advantages with the postoperative approach. Selection of patients can be based upon the operative findings and the pathological report, and tumour cells released during surgery can be treated. On the other hand preoperative radiation offers superior compliance and a lower dose is required. With preoperative radiation there is of course a risk of overtreatment in patients with a T1 tumour and other low risk tumours or when there is metastatic disease. However, various preoperative imaging techniques are continuously improving and still the educated finger and the educated mind is of great importance. Lower doses are required with preoperative than postoperative radiation: to obtain a 50% reduction of local recurrence, an LQ-time of about 35 is needed with preoperative radiation while an LQ-time of about 50 is required with postoperative radiation. Last year an overview (2) was published of 22 randomised trials of surgery combined with radiation versus surgery alone. Altogether there were 6350 patients with preoperative radiation, and 2157 with postoperative radiation. The biologically effective dose was calculated. All studies included had been started before 1987. The overall survival was only marginally better in patients who were allocated to radiation even if it was statistically significant. In fact 62% versus 63% died during follow up. However, fewer patients with preoperative radiation died from rectal cancer than those who had surgery alone – 45% versus 50%. When radiation doses below 30 Gy were omitted the reduction after preoperative radiation was 22%, and highly significant. But death within the first year was 8% in the radiation group compared with 4% in the surgery alone group which also is highly significant. The yearly risk of local recurrence was 46% lower in those with preoperative radiation than in those with surgery alone, and 37% lower in patients with postoperative radiation. The conclusion was that preoperative radiation at higher doses than 30 Gy reduces both local recurrence and death from rectal cancer, and that short preoperative radiation schedules seem to be as effective as longer schedules. One can argue that surgery for rectal cancer has improved substantially since that time and it has been questioned whether adjuvant local treatment is of value any longer.

In a non-randomised series from Stockholm with a follow up of 2 – 4 years the local recurrence rate after TME surgery combined with preoperative radiation (5×5 Gy) was only 1.5% compared with 9% in the surgery alone group (3). The first trial with standardised modern surgery and pathology was published last year where 1805 patients were randomised to either surgery alone, or to 5 Gy daily during 5 days, immediately before surgery. After 2 years – which of course is not the definite outcome – the local recurrence rate was 8% after surgery alone but only 2% after surgery and preoperative radiation. The difference was most pronounced for tumours in the middle third of the rectum but it was not statistically significant for tumours in the upper third (4).

Combinations of chemotherapy and radiation are attractive as their mechanisms for killing tumour cells are different. In the first randomised study of postoperative chemoradiation (5) there was a significant improvement in survival but the acut toxicity was high. Later preoperative chemoradiation was carried out in Europe by EORTC but the final analysis failed to show any benefit in the combined therapy group (6). Instead there was in fact an increased number of postoperative and intercurrent deaths, and obviously that report had a negative impact on the approach to preoperative chemoradiation for some time. But the benefit of postoperative chemoradiation was further documented, and five studies during the 80-ies and 90-ies showed a significant improvement of both local recurrence and survival (7 – 11). However, the toxicity was a drawback and treatment related deaths occurred in 1% – 4%, most often from small bowel injuries and intestinal obstruction. No randomised trial comparing preoperative with post-operative chemoradiation has yet been published but there is now increasing evidence that preoperative chemoradiation may involve tumour downstaging with increased sphincter preservation and less acute toxicity. In five studies on patients initially scheduled for abdomino-perineal resection (n = 166), a sphincter saving procedure could be done in as many as 75% after preoperative chemoradiation (12 – 16). Several studies have been published on preoperative chemoradiation in patients with locally advanced unresectable tumours (n = 194). After chemoradiation resectability became greater than 60%, local control was obtained in 80%, and the survival was approaching 50% (17 – 22). Downstaging with no evidence of tumour cells at all in the pathologic specimen has been reported in 8% – 27% of 479 patients (12 – 14, 16, 23 – 25).

This looks good but we must be aware of the adverse effects of radiation and even more with chemoradiation. Two trials using preoperative radiation have reported an increased post-operative mortality. In the Stockholm I trial the mortality was 8% in the radiation arm and 1.8% in the surgery alone arm (26). However, in that study only two portals were used. With four portals there is no increased postoperative mortality. After preoperative radiation there is an increased risk of perineal wound sepsis (27). Acute neurogenic pain in the lower back starting a few hours after radiation has also been reported but is extremely rare (4). Long-term adverse effects as venous thromboembolism, fractures, intestinal obstruction, and fistula/sinuses have also been reported (28). The distal bowel function is severly impaired after postoperative adjuvant treatment (29). Five years after the Swedish Rectal Cancer trial a follow up was done with a questionnaire in 171 patients (15%). In the radiation group the bowel frequency was twice as high as in the surgery alone group. Incontinence for loose stools, urgency, and disordered evacuation were more common after radiation. At that time the rectal remnant as well as the sphincters were radiated (30). Toxicity is probably less with preoperative than with postoperative chemoradiation, but is higher than after radiotherapy alone. However, modern treatment techniques imply that the perioperative morbidity and mortality is not affected any longer. New approaches for adjuvant and neoadjuvant treatment are under progress, e.g. higher radiation doses using two fractions a day, boost radiotherapy during the last week for the infusion of the cytostatic agent, new drugs, and molecular markers to selecting patients for adjuvant combined modality treatment. New diagnostic tools as DNA microarray may help to identify tumours with a high potential of lymphatic spread and distant metastatic disease.

In Linköping we use at present ultrasound and MRI for evaluation of the tumour growth. Radiation before surgery is given to selected tumours in the lower two thirds of the rectum but to all patients undergoing an abdomino-perineal resection. Chemotherapy is not yet used routinely. The short radiation schedule is used for mobile tumours, T2 – T3, and long radiation to advanced tumours (T3 – T4) sometimes combined with 5-FU. We do not use local excision for cure.

In conclusion, preoperative radiation is more dose effective and has less adverse effects, the radiation technique is crucial, chemoradiation is very promising and will probably be used more and more in the future, the adverse effects must not be neglected. Tailored adjuvant, tailored neoadjuvant treatment as well as tailored surgery will probably replace standardised treatment schedules.

References

1. Fowler JF (1989) The linear-quadratic formula and progress in fractionated radiotherapy. Br J Radiol 62:679 – 694
2. Colorectal Cancer Collaborative Group (2001) Adjuvant radiotherapy for rectal cancer: a systematic overview of 8507 patients from 22 randomised trials. Lancet 358:1291 – 1304
3. Lehander-Martling A, Holm T, Rutqvist LE et al. (2000) Lancet 356;93 – 96
4. Kapiteijn E, Marijnen CAM, Nagtegaal ID et al. (2001) N Engl J Med 345:638 – 646
5. Moertel CG, Childs DS Jr, Reitemeier et al. (1969) Combined 5-fluorouracil and supervoltage radiation therapy of locally unresectable gastrointestinal cancer. Lancet 2:865 – 867
6. Boulis Wassif S, Gerard A, Loygue J et al. (1984) Final results of a randomized trial on the treatment of rectal cancer with preoperative radiotherapy alone or in combination with 5-fluorouracil, followed by radical surgery. Trial of the European Organization on Research and Treatment of Cancer Gastrointestinal Tract Cancer Cooperative Group. Cancer 53:1811 – 1818
7. Gastrointestinal Tumour Study Group 7175 (1985) Prolongation of the disease-free interval in surgically treated rectal carcinoma. N Engl J Med 312:1465 – 1472
8. Krook JE, Moertel CG, Gunderson LL et al. (1991) Effective surgical adjuvant therapy for high-risk rectal carcinoma. N Engl J Med 324:709 – 715
9. O'Connell MJ, Martenson JA, Wieand HS (1994) Improving adjuvant therapy for rectal cancer by combining protracted-infusion fluoracil with radiation therapy after curative surgery. N Engl J Med 331:502 – 507
10. Tepper JE, O'Connell MJ, Petroni GR et al. (1997) Adjuvant postoperative fluoracil-modulated chemotherapy combined with pelvic radiation therapy for rectal cancer: Initial results of Intergroup 0114. J Clin Oncol 15:2030 – 2039
11. Gastrointestinal Tumour Study Group 7180 (1992) Radiation therapy and fluoracil with or without semustine for the treatment of patients with surgical adjuvant adenocarcinoma of the rectum. J Clin Oncol 10:549 – 557
12. Valentini V, Coco C, Cellini N et al. (1999) Preoperative chemoradiation with cisplatin and 5-fluorouracil for extraperitoneal T3 rectal cancer: Acute toxicity, tumor response, sphincter preservation. Int J Radiat Oncol Biol Phys 45:1175 – 1184
13. Grann A, Minsky BD, Cohen AM et al. (1997) Preliminary results of preoperative 5-fluorouracil, low-dose Leucovorin and concurrent radiation therapy for clinically resectable T3 rectal cancer. Dis Colon Rectum 40:515 – 522
14. Hyams DM, Mamounas EP, Petrelli N et al. (1997) A clinical trial to evaluate the worth of preoperative multimodality therapy in patients with operable carcinoma of the rectum: A progress report of National Surgical Breast and Bowel Project Protocol R-03. Dis Colon Rectum 40:131 – 139
15. Maghfoor I, Wilkes J, Kuvshinoff B et al. (1997) Neoadjuvant chemoradiotherapy with sphincter-sparing surgery for low lying rectal cancer. Proc Am Soc Clin Oncol 16:274
16. Valentini V, Coco C, Cellini N et al. (1998) Preoperative chemoradiation for extraperitoneal T3 rectal cancer: Acute toxicity, tumor response, and sphincter preservation. Int J Radiat Oncol Biol Phys 40:1067 – 1075
17. Minsky BD, Cohen AM, Enker WE et al. (1997) Preoperative 5-FU, low- dose leucovorin, and radiation therapy for locally advanced and unresectable rectal cancer. Int J Radiat Oncol Biol Phys 15:289 – 295
18. Landry JC, Koretz MJ, Wood WC et al. (1993) Preoperative irradiation and fluorouracil chemotherapy for locally advanced rectosigmoid carcinoma: PhaseI-II study. Radiology 188:423 – 426

19. Chen ET, Mohiuddin M, Brodovsky H et al. (1994) Downstaging of advanced rectal cancer following combined preoperative chemotherapy and high dose radiation. Int J Radiat Oncol Biol Phys 30: 169 – 175
20. Videtic GM, Fisher BJ, Perera FE et al. (1998) Preoperative radiation with concurrent 5-fluorouracil continuous infusion for locally advanced unresectable rectal cancer. Int J Radiat Oncol Biol Phys 42: 319 – 324
21. Rodel C, Grabenbauer GG, Schick C et al. (2000) Preoperative radiation with concurrent 5-fluorouracil for locally advanced T4-primary rectal cancer. Strahlenther Onkol 176: 161 – 167
22. Ratto C, Valentini V, Cellini N et al. (October 26 – 28, 2000) Combined modality therapy including IORT in local rectal cancer treatment. Presented at the Second International Conference of the International Society of Intraoperative Radiation Therapy, Boston, MA
23. Bosset JF, Magnin V, Maingon P et al. (2000) Preoperative radiochemotherapy in rectal cancer: Long-term results of a phase II trial. Int J Radiat Oncol Biol Phys 46: 323 – 327
24. Janjan NA, Khoo VS, Rich TA et al. (1998) Locally advanced rectal cancer: Surgical complications after infusional chemotherapy and radiation therapy. Radiology 206: 131 – 136
25. Chari RS, Tyler DS, Anscher MS et al. (1995) Preoperative radiation and chemotherapy in the treatment of adenocarcinoma of the rectum. Ann Surg 221: 778 – 786
26. Cedermark B, Johansson H, Rutqvist SE, Wilking N (1995) The Stockholm I trial of pre-operative short-term radiotherapy in operable rectal cancer: a prospective randomised trial. Cancer 75: 2269 – 2275
27. Swedish Rectal Cancer Trial (1997) Improved survival with pre-operative radiotherapy in resectable rectal cancer. N Engl J Med 336: 980 – 987
28. Holm T, Singnomklao T, Rutqvist LE, Cedermark B (1996) Adjuvant preoperative radiotherapy in patients with rectal carcinoma. Adverse effects during long-term follow-up of two randomised trials. Cancer 78: 968 – 976
29. Kollmorgen CF, Meagher AP, Pemberton JH et al. (1994) The long-term effect of adjuvant postoperative chemoradiotherapy for rectal cancer on bowel function. Ann Surg 220: 676 – 682
30. Dahlberg M, Glimelius B, Graf W et al. (1998) Preoperative irradiation affects functional results after surgery for rectal cancer. Dis Colon Rectum 41: 543 – 551

Abstracts

Pouchitis nach Restaurativer Proktokolektomie: Komparative Validierung zweier Scoring-Systeme in der klinischen Nachsorge

E. H. Allemeyer[1], U. Hinz[2], G. Heuschen[1], F. Autschbach[3], Ch. Herfarth[1] und U. A. Heuschen[1]

[1] Abteilung für Allgemeinchirurgie
[2] Abteilung Biostatistik, Chirurgische Universitätsklinik Heidelberg
[3] Pathologisches Institut, Universität Heidelberg, Im Neuenheimer Feld 110, 69120 Heidelberg

Pouchitis After Restorative Proctolectomy: Comparative Validation of Two Scoring Systems in Clinical Follow-up

Zielsetzung: Die Pouchitis gehört zu den häufigsten Komplikationen nach ileoanaler Pouchanlage. Es können schwere Einschränkungen der Lebensqualität bis hin zum Pouchversagen resultieren. Auch eine maligne Entartung der Pouchschleimhaut ist möglich. Eine adäquate Therapie der Pouchitis erfordert eine frühzeitige und präzise Diagnose. Validierte Scoring-Systeme sind bislang nicht verfügbar. Das Ziel der vorliegenden Studie ist, zwei etablierte Scoring-Systeme in der klinischen Routine-Nachsorge vergleichend zu validieren. *Material und Methode*: Der Heidelberg Pouchitis Activity Score (PAS) und der Pouchitis Disease Activity Index (PDAI) der Mayo Clinic wurden prospektiv gleichzeitig bei 103 konsekutiven ambulanten Konsultationen eingesetzt. Beide Scoring-Systeme setzen sich aus den 3 Elementen *Klinik, Endoskopie* und *Histologie* zusammen. Die Gesamtscores sowie die einzelnen Elemente wurden gegenüber der unabhängigen Diagnose („Pouchitis" oder „keine Pouchitis") zweier Kliniker (1 Internist und 1 Chirurg) validiert. *Ergebnisse*: In beiden Scores war die mediane Punktzahl von Patienten, bei denen die Kliniker eine Pouchitis diagnostiziert hatten, signifikant höher als bei Patienten, ohne Pouchitis [PAS: 17 (IQR 14 - 21) bzw. 8 (IQR 5 - 10), $p < 0.001$; PDAI : 7 (IQR 5 - 8) bzw. 2.5 (IQR 1 - 4), $p < 0.001$]. In den Gesamtscores von PAS und PDAI lagen die Sensitivität und Spezifität bei 84% und 79.5%, bzw. 60% und 96.2%, im Abschnitt *Klinik* 44% und 73.1%, bzw. 20% und 87.2%, im Abschnitt *Endoskopie* 88% und 83.3%, bzw. 60% und 89.7% und im Abschnitt *Histologie* 72% und 76.9% bzw. 44% und 96.2%. Durch ein Absenken der Punkteschwelle für die Diagnose der Pouchitis im PDAI um 2 Punkte würde sich eine Gesamtsensitivität von 88% und eine Gesamtspezifität von 67% ergeben. *Schlußfolgerungen*: Der PAS hat eine ausreichende Spezifität und Sensitivität, dagegen müßte die Punkteschwelle für die Diagnose „Pouchitis" im PDAI gesenkt werden. In beiden Scores zeigt der Abschnitt *Klinik* eine sehr geringe Validität. Eine Pouchitis darf deshalb nur auf Grundlage zusätzlicher endoskopischer und histologischer Befunde diagnostiziert werden.

Wie zuverlässig ist die Koloskopie als Screening-Untersuchung für ein Colitis ulcerosa assoziiertes Carcinom?

C. Anthoni[1], M. Brüwer[3], E. J. M. Rijcken[1], M. G. Laukötter[1], G. Schürmann[2], N. Senninger[1] und C. F. K. Krieglstein[1]

[1] Klinik und Poliklinik für Allgemeine Chirurgie, UKM Münster, Waldeyerstraße 1, 48149 Münster
[2] Chirurgische Klinik, Klinikum Itzehoe
[3] Emory University, Atlanta, USA

How Reliable is the Coloscopy as a Screening Examination for a Colitis ulcerosa Associated Carcinoma?

Hintergrund: Patienten mit langjähriger Colitis ulcerosa (CU) haben ein vielfach erhöhtes Risiko an einem kolorektalen Carcinom zu erkranken. Obwohl diese Risikopatienten in regelmäßigen Intervallen koloskopisch auf Karzinomhinweise wie z. B. Dysplasien untersucht werden, ist die Prävalenz von Colitis assoziierten Carcinomen (CU-Ca) in den vergangenen Jahren unverändert geblieben. Das Ziel dieser Studie war es, die Prävalenz der Risikofaktoren (z.B. Dysplasien) für eine Karzinomentwicklung zu überprüfen und den Erfolg der koloskopischen Vorsorgeuntersuchung in der Gruppe der Patienten mit einem CU-Ca zu überprüfen. *Patienten und Methoden*: In unserem CU-Krankengut wurden zwischen 1 - 1975 und 2 - 2001 bei insgesamt 26 Patienten ein CU-Ca diagnostiziert. Retrospektiv wurden die Daten für die Dauer der Colitis, die Prävalenz präoperativ bestehender Dysplasien und für weitere Risikofaktoren wie Pancolitis, primär sklerosierende Cholangitis, früher Krankheitsbeginn und backwash ileitis erhoben. *Ergebnisse*: Das durchschnittliche Alter zum Zeitpunkt der CU-Ca Diagnose war 44 Jahre (19 - 75 Jahre). Die durchschnittliche Krankheitsdauer lag bei 15 Jahren. Bei 24 der 26 Patienten (92%) wurde präoperativ eine Koloskopie durchgeführt, die in 15 Fällen (62,5%) die Diagnose stellte. In 7 der 15 Fälle (47%) wurden zusätzlich Dysplasien gesehen. 4 der 9 (44%) falsch negativ diagnostizierten Patienten hatten Dysplasien. Davon lagen bei 3 Patienten zusätzliche Risikofaktoren vor. Insgesamt 19 Patienten hatten zusätzliche Risikofaktoren wie z.B. eine Pancolitis. *Schlußfolgerungen*: Trotz regelmäßiger koloskopischer Kontrollen wurde bei 9 Patienten (35%) die UC-Ca Diagnose nicht präoperativ gestellt. Wegen dieser diagnostischen Lücke sollte bei allen Patienten mit Dysplasien eine Proktokolektomie mit Ileum-analer J-Pouchbildung in Betracht gezogen werden.

Funktionelle Ergebnisse nach totaler mesorektaler Exzision und Kolon-J-Pouch-Anlage als Therapie des tiefsitzenden Rektumkarzinoms

E. Berg, A. Ommer, M. Girona und K. P. Jung

Koloproktologische Klinik, Prosper-Hospital Recklinghausen, Mühlenstraße 27, 45659 Recklinghausen

Functional Results After Total Mesorectal Excision and Colon J Pouch Construction as Therapy of the Lower Rectum Carcinoma

In der Zeit vom 1.7.1999 bis zum 30.6.2001 wurde bei 116 Patienten mit Tumoren des unteren und mittleren Rektums (m: n = 64 (55,2%), w n = 52 (44,8%), mittleres Alter 64,1 ± 11,3

Jahre) eine totale mesorektale Exzision mit Kolon-J-Pouch – analer Anastomose durchgeführt.

Die Anlage eines protektiven Stomas erfolgte bei 57 Patienten (49,1%) primär und bei fünf Patienten (4,3%) sekundär wegen Anastomosenkomplikationen.

Eine präoperative Vorbestrahlung erfolgte bei 45 Patienten (38× als Kurzzeitbestrahlung mit 5×5 Gy und 7× als konventionelle Radiochemotherapie).

Im Rahmen einer Nachuntersuchung (mittleres Follow-up 12 ± 6 Mo.) wurden die Daten von 82 Patienten ausgewertet, die mindestens 3 Monate nach der Erstoperationen bzw. der Stomarückverlegung untersucht werden konnten. Weitere 8 Patienten waren zum Zeitpunkt der Nachuntersuchung verstorben. Bei 15 dieser Patienten (18,3%) fand die Nachuntersuchung unter laufender Chemotherapie statt.

62% der Patienten berichteten über keinerlei Inkontinenzbeschwerden, 8,5% waren intermittierend inkontinent für Luft, 14,6 für flüssigen und weitere 8,5% für festen Stuhl. 78 Patienten berichteten über eine weitgehend ausreichende Warnperiode vor der Stuhlentleerung. Der mittelere Inkontinenzscore nach Wexner lag bei 7 ± 4.

Bei 19 Patienten (23%) bestanden Stuhlentleerungsstörungen, die jedoch nur bei 8 eine medikamentöse Therapie in Form von Laxantien oder Einläufen erforderlich machten.

Unsere Untersuchungen zeigen somit bereits in der frühen postoperativen Phase nach totaler mesorektaler Exzision und Kolon-J-Pouch – analer Anastomose gute funktionelle Ergebnisse mit entsprechend hoher Lebensqualität für die Patienten.

Korrektur bis Redaktionsschluss nicht eingegangen.

Funktionelle Ergebnisse nach anteriorer, tief anteriorer und intersphinktärer Rektumresektion

B. R. Bittorf, U. Stadelmaier, W. Hohenberger und K. E. Matzel

Chirurgische Klinik, Universität Erlangen-Nürnberg, Krankenhausstraße 12, 91054 Erlangen

Functional Results After Anterior, Low Anterior and Intersphincteral Rectum Resection

Zielsetzung: In den letzten Jahren konnten zunehmend auch Patienten mit Tumoren des mittleren und unteren Rektumdrittels sphinktererhaltend operiert werden. Für den Patienten selbst ist nicht nur rezidiv- und metastasenfreies Überleben wesentlich, auch funktionelle Gesichtspunkte wie Kontinenzleistung und Erhaltung der Sexualfunktion spielen für die postoperative Lebensqualität eine gewichtige Rolle. *Material und Methoden*: Um auf diese spezielle Problematik einzugehen, wurden insgesamt 139 Patienten nach anteriorer, tiefer anteriorer oder intersphinktärer Rektumresektion wegen Rektumkarzinom in den Jahren 1995 bis 1998 unter funktionellen Aspekten nachuntersucht. Bei 109 dieser Patienten erfolgte eine Evaluation der Kontinenzleistung sowie der Sexualfunktion mittels eines standardisierten Fragebogens 102 ± 45 Wochen postoperativ. Dabei wurde der Kontinenzgrad nach dem Kontinenzscore von Jorge und Wexner bewertet (Score 0: vollständige Kontinenz, Score 20: vollständige Inkontinenz). 70 Patienten unterzogen sich einer anorektalen Manometrie mit Bestimmung maximaler und mittlerer Ruhe- und Willkürdruckwerte, Perzeptions- und Drangschwelle, maximal tolerablem Volumen und rektaler Compliance 28 ± 18 Wochen postoperativ. *Ergebnisse*: Insgesamt betrug der mittlere Wexner-Score aller rektumresezierten Patienten 7,4 (± 6,1). Der Score hing in hochsignifikanter Weise ($p < 0{,}01$) von der Art der

Resektion ab. So wiesen Patienten mit anteriorer Rektumresektion (n = 22) einen mittleren Score von 4,1 (± 4,6), mit tief anteriorer Resektion (n = 65) einen mittleren Score von 6,9 (± 5,9) und mit intersphinktärer Resektion (n = 22) von 12,2 (± 5,1) auf. Die manometrische Untersuchung zeigte, daß Patienten mit intersphinktärer Resektion (n = 28) gegenüber den Patienten mit anteriorer oder tief anteriorer Resektion (n = 42) hochsignifikant (p < 0,001) niedrigere maximale und mittlere Ruhedruckwerte aufwiesen (maximaler Ruhedruck 39 ± 13 mmHg versus 54 ± 17 mmHg, mittlerer Ruhedruck 24 ± 9 mmHg versus 35 ± 12 mmHg). Auch die Drangschwelle war nach intersphinktärer Resektion signifikant (p < 0,05) niedriger (50 ± 13 ml versus 68 ± 42 ml). 50,5% der Patienten gaben an, postoperativ in ihrem Sexualleben gelegentlich oder ständig beeinträchtigt zu sein. Eine Korrelation zur Art der Resektion bestand nicht, jedoch waren signifikant häufiger männliche Patienten betroffen (69% der Männer, 26,7% der Frauen) (p < 0,001). Insgesamt fühlten sich 34,5% der Patienten nach Rektumresektion manchmal oder ständig in ihrer Alltagsaktivität erheblich eingeschränkt. *Schlußfolgerung*: Aufgrund des hohen persönlichen Stellenwertes für den einzelnen Patienten sollten im Rahmen der Tumornachsorge auch funktionelle Parameter wie Kontinenz und Sexualfunktion sowie deren mögliche Verbesserung vermehrt Beachtung finden.

Erfahrung vs. Evidenz: Wie können für die Appendizitis diagnostisch hilfreiche klinische Symptome identifiziert werden?

H. Böhner[1], C. Franke[2], Q. Yang[3] und C. Ohmann[3]

[1] Klinik für Gefäßchirurgie und Nierentransplantation
[2] Klinik für Allgemein- und Unfallchirurgie, Universität Düsseldorf, Moorenstraße 5, 40225 Düsseldorf
[3] Koordinierungszentrum für Klinische Studien, Universität Düsseldorf

Experience vs. Evidence: How Do We Identity the Diagnostically Helpful Symptoms for Appendicitis?

Trotz Fortschritts bildgebender Diagnostik und laborchemischer Spezialtechniken ist die akute Appendizitis auch heute eine klinische Diagnose. Die Rate negativer Appendektomien reicht über 30%, obwohl die akute Appendizitis in Standardlehrbüchern eindeutig beschrieben zu sein scheint. *Patienten und Methoden*: In einer prospektiven multizentrischen Studie zur Diagnostik bei akuten Bauchschmerzen wurden 2280 Patienten (Alter > 5 Jahre) mit abdominellen Schmerzen (< 7 Tage, kein Trauma) eingeschlossen. Sie wurden strukturiert und standardisiert zu ihrer Anamnese befragt und untersucht. Alle anamnestischen oder untersuchungstechnischen Parameter wurden auf ihre positiv prädiktiven Werte (PPW) und Sensitivitäten (SEN) in Bezug auf eine akute Appendizitis analysiert. Die gefundenen Symptome wurden mit den Angaben aus drei internationalen Lehrbüchern für Chirurgie verglichen. *Ergebnisse:* 519 (22,8%) der Patienten hatten eine histologisch gesicherte akute Appendizitis. Den höchsten Einzel-PPW erreichte das Symptom Loßlaßschmerz(47,2%), die höchste SEN der Parameter axilläre Temperatur < 38°C (91,2%). Beim Vergleich der acht Parameter mit den höchsten PPW und den höchsten SEN fanden sich nur vier Überschneidungen. Keines der ausgewählten Lehrbücher gab konkrete Zahlen für PPW an, die Beschreibung erfolgte an Hand typischer Krankheitsbilder, der SEN von Einzelsymptomen und der Erfahrung der Autoren. *Schlußfolgerungen*: Lehrbücher beschreiben die klinischen Symptome der Appendizitis mit Hilfe der SEN, die ex post die Häufigkeit eines Symptoms bei einem Kollektiv von sicher Erkrankten beschreibt. Der PPW, der die Häufigkeit einer Erkrankung bei Vorliegen eines Symptoms beschreibt, ist aber die relevante Maßzahl in einer Situation diagnostischer Unsicherheit. Die Einzel-PPW für die akute Appendizitis sind niedrig. Zukünftige Lehre sollte die diagnostisch relevanten Parameter für die Appendizitis mittels PPW charakterisieren.

BAR vs. Handnaht und Klammernaht nach anteriorer Rektumresektion – eine prospektive Studie mit Langzeit follow-up an 205 Patienten

E. S. Debus, U. A. Dietz, M. Sailer und A. Thiede

Abteilung für Allgemeinchirurgie, Chirurgische Universitätsklinik Würzburg, Josef-Schneider-Straße 2, 97080 Würzburg

BAR vs. Manual Suture and Stapling After Anterior Rectum Resection – a Prospective Study with Long-term Follow-up in 205 Patients

Zielsetzung: Die Rektumanastomose stellt aufgrund ihrer topographischen Lokalisation, Durchblutungsverhältnisse und intraluminalen Keimkonzentration eine Risikoanastomose dar. Die radiologische Insuffizienzrate beträgt in kontrollierten Studien bis heute 30 – 50%, eine konsekutive Peritonitis ist unverändert mit einer Letalität von bis zu 40% behaftet. Ziel der Studie war die morphologische und funktionelle Evaluierung der Valtrac-Technik im Vergleich zur extramukösen Handnaht (Einzelknopf, Maxon 4/0 USP) und Klammernaht unter standardisierten Bedingungen. *Material und Methoden*: von 4/91 bis 2/96 wurden insgesamt 205 Patienten in die Studie aufgenommen. 93 Patienten wurden in die Handnahtgruppe stratifiziert, 45 Patienten in die Staplergruppe und 67 Patienten in die Valtrac-Gruppe. Intra- und postoperativer Verlauf wurden anhand eines Fragebogens dokumentiert. Zusätzlich wurde eine strukturierte Nachuntersuchung, sowie eine Endoskopie oder Colonkontrastdarstellung durchgeführt. *Ergebnisse*: Die Alters- und Geschlechtsverteilung der Patienten war in den Untersuchungsgruppen vergleichbar (MW 63,3 J; 54% weiblich, 46% männlich). Die Operationsindikationen waren zwischen den Gruppen ebenfalls vergleichbar (total: 43% benigne, 57% maligne Erkrankungen). Intraoperativ traten keine anastomosenbedingten Komplikationen auf. Der erste Stuhlgang trat bei allen Gruppen durchschnittlich am 5. Tag auf, feste Nahrung wurde vom 6. Tag an gegeben, der stationäre Aufenthalt lag bei 17,5 Tagen. Die postoperative Letalität unterschied sich mit durchschnittlich 2,9% in den drei Gruppen nicht, ebenfalls die radiologische Insuffizienzrate mit 7,8% nicht. Einmal war es in der Staplergruppe und in der Handnahtgruppe zu einem Ileus gekommen (konservative Therapie). Im Follow-up, der durchschnittlich 48 Monate nach der Operation durchgeführt wurde ($\pm$ 17,9 Mon.), konnten 78% der Patienten endoskopisch oder radiologisch nachuntersucht werden. Es ergaben sich hier 5 Stenosen in der Staplergruppe (11%), dagegen keine Stenose in der Handnaht- und Valtrac-Gruppe. Dieser Unterschied war signifikant ($p > 0{,}001$). Ebenso war der Laxantiengebrauch in der Staplergruppe im Vergleich zu den anderen Gruppen signifikant erhöht.

Schlußfolgerung: Im oberen extraperitonealen Rektum können die Handnaht, Klammernaht und die Valtrac-Technik in gleicher Sicherheit angewendet werden. Es zeigt sich jedoch im Langzeitverlauf bei den geklammerten Anastomosen eine Tendenz zur funktionell wirksamen Stenosebildung, die im vorliegenden Kollektiv signifikant war.

Ileoanale Pouch Rekonstruktion verschlechtert weder die Sphinkterfunktion noch die Lebensqualität – Eine klinische Studie von Patienten nach Proktokolektomie im Vergleich mit Patienten unter konservativer Therapie

K. A. Gawad[1], S. Wenske[1], W. T. Knoefel[1], T. von Schrenck[2] und J. R. Izbicki[1]

[1] Abteilung für Allgemeinchirurgie, Chirurgische Universitätsklinik Hamburg
[2] Medizinische Universitätsklinik, Martinistraße 52, 20246 Hamburg

Ileoanal Pouch Reconstruction Does not Aggravate Sphincter Function or Life Quality – A Clinical Study of Patients After Proctocolectomy Compared with Patients Under Conservative Therapy

Hintergrund: Kontinenz und Lebensqualität sind entscheidende Parameter nach restaurativer Proktokolektomie. Wir führten eine retrospektive Vergleichsstudie von Patienten nach Proktokolektomie und Ileoanaler Pouchanlage (IAP) wegen Colitis ulcerosa (CU) oder Familiärer Polyposis Coli (FAP) mit Patienten unter konservativer Therapie wegen Colitis ulcerosa durch. Durch Objektivierug dieser Parameter sollte eine mögliche Entscheidungshilfe zur prophylaktischen Proktokolektomie erarbeitet werden. *Methoden*: 50 Patienten wurden eingeschlossen. 25 Patienten hatten waren wegen UC ($n = 13$) bzw. FAP ($n = 12$) proktokolektomiert und mittels IAP versorgt worden. 25 Kontrollpatienten standen unter medikamentöser Therapie bei CU. Zur Objektivierung der analen Kontinenz wurden alle Patienten einer standardisierten wasserperfundierten anorektalen Manometrie unterzogen. Weiterhin wurden zur Lebensqualitätsevaluation und zur subjektiven kontinenzeinschätzung 4 standardisierte Fragebögen (Gastrointestinale Lebensqualität (GLQI), Funktioneller Score (FS), Aktivitätsindex (AI), Inkontinenz Score (IS)) angewendet. *Ergebnisse*: Es fand sich kein signifikanter Unterschied hinsichtlich des maximalen basalen und des maximalen Kneifdrukkes zwischen beiden Gruppen. In der operierten Gruppe fand sich eine signifikant kürzere Hochdruckzone (25 mm vs. 35 mm; $p < 0{,}0001$) Die Perzeption war in der operativen Gruppe signifikant später (55 ml vs. 39 ml $p = 0{,}0054$) als in der Kontrollgruppe die auch eine signifikant geringere Stuhlfrequenz (4 vs. 6 pro Tag; $p = 0{,}0018$) aufwies. Die operierten Patienten wiesen weiterhin eine negative Korrelation zwischen Perzeption und GLQI ($p = 0{,}014$) und AI ($p = 0{,}04$), als Zeichen dafür auf, dass je später die Perzeption je schlechter die Lebensqualität ist. Die operative Gruppe zeigte insgesamt dennoch bessere Werte hinsichtlich der GI Lebensqualität und des Aktivitätsindex, diese waren jedoch nicht signifikant. *Schlussfolgerung*: Proktokolektomie und ileoanale Pouchanlage führen nicht zu einer Verschlechterung der Kontinenzfunktion oder der Lebensqualität im vergleich zu einer konservativ behandelten Kontrollgruppe. Diese Daten unterstützen die frühe Indikation zur prophylaktischen Proktokolektomie bei Patienten mit hohem Risiko für die Entwicklung eines Kolonkarzinoms.

Das Rektumkarzinomrezidiv: multimodale Therapieverfahren und aggressiveres chirurgisches Vorgehen verbessern das Gesamtüberleben

M. Golling, K. Kaiser, B. Rudek, M. Dueck, C. Herfarth und T. Lehnert

Sektion Onkologische Chirurgie, Chirurgische Universitätsklinik Heidelberg, Im Neuenheimer Feld 110, 69120 Heidelberg

The Rectum Carcinoma Relaps: Multimodal Therapy Procedure and Aggressive Surgical Technique Improve the Total Survival

Einleitung: Rektumkarzinomrezidive werden bei 3 - 50% der Patienten nach Primäroperation beschrieben. Wir untersuchten den Einfluß des operativen Vorgehens und des Einsatzes multimodaler Therapieverfahren intervallbezogen (82 - 89 und 90 - 97) im Hinblick auf das rezidivfreie und Gesamtüberleben. *Patienten und Methodik*: In die retrospektive Auswertung der prospektiv dokumentierten Patientendatei (82 - 97) wurden insgesamt 247 Patienten mit einem Rektumkarzinomrezidiv (Primär-OP: 121 [49%] in HD, 126 [51%] auswärts) eingeschlossen. Darüberhinaus erfolgte eine Einteilung in *konservativ* (n = 96) und *operativ* (n = 151) behandelte Patienten sowie in 2 gleichgroße *Zeitintervalle* (Int. I: 82 - 89, n = 119; Int. II: 90 - 97, n = 128). Die Daten wurden auf einem eigens konzipierten Erhebungsbogen erfasst und computergestützt ausgewertet. Die Berechung der ÜLR erfolgte nach dem Verfahren von Kaplan-Meier. *Ergebnisse*: Für *alle Patienten* betrug das mittlere rezidivfreie Überleben nach Primäroperation 22,8 Monate (I: 19,1 ± 17,3 vs II: 23,9 ± 19,8). Knapp 70% der Rezidive traten innerhalb der ersten 2 Jahre (34,5% asymptomatisch) auf. Sie waren in 34% auf die Anastomose beschränkt, bei 66% lag ein extraluminales Rezidiv vor. Insgesamt wurden 151 Patienten (61%) mit einem Rezidiv operiert. R-Status: R0: n = 44 (33%), R1:n = 9, R2: n = 79 (60%), keine Resektion: n = 19 (13%). Für die mit Rezidiv R0-resezierten Patienten lag das mittl. rezidivfreie Überleben bei 20,7 ± 18,1 (Int. I) vs 24,3 ± 13,3 (Int. II) und mit einer 18% 5J.-ÜLR signifikant über den inoperablen/R1/R2- Patienten (5J.-ÜLR: 0 - 7%) ($p < 0{,}001$). Die Zahl der R0- resezierten Patienten stieg von 12/60 (Int.I: 20%) auf 32/91 (Int.II: 35%) verbunden mit einer Verbesserung der 5 J. ÜLR von 8 auf 23% ($p < 0{,}05$).Bei kurativem Ansatz wurde nahezu durchwegs eine abdomino-perineale Exstirpation (insgesamt bei 40%) durchgeführt. Dabei stieg die Anzahl der erweiterten Eingriffe von 25% (Int.I) auf über 80% (Int.II). Wenngleich bereits knapp 47% zum Zeitpunkt der Diagnose Fernmetastasen aufwiesen wurde als Hauptursache für die nicht kurative Einschätzung zu 75% das regionale Tumorwachstums genannt. Der intra-und postoperative Blutverlust lag im Mittel bei 1530 ml, die postoperative Komplikationsrate bei 34%. Die 30 Tage Letalität war rückläufig (Int.I: 6%, Int.II: 3,9%, R0-resezierte Patienten: 0%). *Zusammenfassung*: Die Prognose R0-resezierter Patienten ist mit den Ergebnissen nach primär OP vergleichbar. Die Radikalität (R0-Resektionen) nahm im Intervall zwischen 1990 - 97 am ehesten auch infolge der neoadjuvanten Radiochemotherapie (+ IORT) zu. Gleichzeit kam es zu einem Abfall der Mortalität bei signifikantem Anstieg der 5 J. ÜLR.

Multimodales Therapiekonzept mit forciertem Kostaufbau und verkürzter Krankenhausverweildauer bei Kolonresektion: Erste Ergebnisse

C. N. Gutt[1], L. A. Brinkmann[1], E. Staib-Sebler[1], P. Kessler[2] und M. Lorenz[1]

[1] Klinik für Allgemein- und Gefäßchirurgie
[2] Klinik für Anästhesiologie, Intensivmedizin und Schmerztherapie, Johann-Wolfgang-Goethe-Universität Frankfurt am Main, Theodor-Stern-Kai 7, 60590 Frankfurt am Main

Multimodal Therapy Concept with Forced and Reduced Hospital Stay with Colon Resection: First Results

Einleitung: Die klassische Form der frühen postoperativen Ernährung nach Koloneingriffen ist die Gabe spezieller Nährstofflösungen über einen zentralen oder peripheren Venenkatheter, gefolgt von einem schrittweise langsamen Kostaufbau nach einigen Tagen. Grundlage dieser Überlegung ist es, durch den verzögerten enteralen Nahrungsaufbau die Darmanastomose zu schützen und bei eingeschränkter postoperativer Magen- und Darmmotorik eventuellen Passagestörungen entgegenzuwirken. In der vorliegenden Arbeit wird ein multimodales Therapiekonzept nach elektiven Kolonresektionen im Rahmen einer prospektiv, randomisierten Studie vorgestellt, dass es den Patienten ermöglicht bereits am ersten postoperativen Tag leichte orale Kost zu sich zu nehmen und ggf. am zweiten postoperativen Tag das Krankenhaus zu verlassen. *Material und Methode*: 10 Patienten wurden im Rahmen einer prospektiv randomisierten Studie für das multimodale Konzept ausgelost und gebeten bereits zwei Tage vor der Operation jeweils zu den Mahlzeiten eine proteinreiche Trinklösung zu sich zu nehmen. Unmittelbar präoperativ wurde den Patienten durch einen Anästhesisten ein Periduralkatheter (PDK) auf die Höhe Th 8 – 12 gelegt. Am Abend der Operation sollten die Patienten maximal 1500 ml Flüssigkeit und zwei proteinreiche Getränke zu sich nehmen und wurden, wenn möglich, für eine kurze Gehstrecke mobilisiert. Am ersten postoperativen Tag erhielten die Patienten bereits leichte Kost plus 4 Proteingetränke bei gleicher Trinkmenge und wurden bereits vier mal aus dem Bett für einen längere Gehstrecke mobilisiert. Am zweiten postoperativen wurde die Trinkmenge auf 2000 ml erhöht. Bei Schmerz- und Beschwerdefreiheit, guter Mobilisation und ausreichender häuslicher Versorgung konnten die Patienten sechs Stunden nach Entfernung des PDK's bereits das Krankenhaus verlassen. Entlassungsfähigkeit wurde mit komplikationslosen Verlauf, eingesetzter Peristaltik/Stuhlgang, Verträglichkeit der oralen Kost und selbstständiges Laufen für ca. 120m definiert. *Ergebnisse*: Der Altersdurchschnitt betrug 65,8 Jahre (Karnofsky Index 90%, ASA II). Darmgeräusche und Stuhlgang setzte bei allen Patienten spätestens am ersten postoperativen Tag ein. 5 Patienten konnten am zweiten postoperativen Tag bereits eine Gehstrecke von > 250 m zurücklegen, nur 2 Patienten wurden zu diesem Zeitpunkt nur kurz auf dem Gang mobilisiert. Die durchschnittliche Krankenhausverweildauer betrug 6 Tage. Bei Entlassung waren alle Patienten in der Lage eine Gehstrecke von mindestens 100 m zurückzulegen und Treppen zu steigen. 5 Patienten hatten bereits am ersten postoperativen Tag keine Schmerzen mehr und nur 3 Patienten klagten über gelegentliche, leichte Schmerzen. 2 Patienten hatten nur bei bestimmten Bewegungen leichte Schmerzen. Der PDK lag durchschnittlich 2,8 Tage. 9 Patienten waren eine Woche nach der Operation zu Hause vollständig mobil und in das tägliche Leben integriert, eine Patientin bedurfte noch häuslicher Pflege. 9 Patienten berichteten retrospektiv von guten bis sehr guten Erfahrungen, lediglich eine Patientin äußerte sich zufrieden stellend. 3 Patienten klagten postoperativ über einen Wundinfekt, der im Laufe der ambulanten Weiterbetreuung vollkommen rückläufig war. 2 Patienten erhielten im Rahmen der stationären Therapie parenteral Flüssigkeit. *Diskussion*: Das vorgestellte multimodale Therapiekonzept nach elektiven Dickdarmoperationen hat sich bei der postoperativen Behandlung bewährt, da alle Patienten frühzeitig mobilisiert und kostaufgebaut werden konnten. Auch waren die Patienten über den gesamten Verlauf fast schmerzfrei und die Krankenhausverweildauer betrug lediglich 6 Tage. Die hohe Rate an Wundinfektionen (30%) ist wahrscheinlich auf die hohe Mobilität der Patienten zurückzuführen und sollte Gegenstand zukünftiger Überlegungen bei der Wundbehandlung sein. Allerdings waren die Wundinfekte nicht sehr ausgeprägt und unter konservativer Therapie vollkommen rückläufig, was auch die hohe Akzeptanz (90%) unter Beweis stellt.

Korrektur bis Redaktionsschluss nicht eingegangen.

Ileoanaler Pouch (IAP) im Kindesalter: Indikation, Ergebnisse und Lebensqualität

G. Heuschen[1], U. Hinz[2], E. H. Allemeyer[1], Ch. Herfarth[1] und U. A. Heuschen[1]

[1] Abteilung für Allgemeine Chirurgie
[2] Abteilung Biostatistik, Chirurgische Universitätsklinik Heidelberg, Im Neuenheimer Feld 110, 69120 Heidelberg

Ileoanal Pouch (IAP) in Childhood: Indication, Results and Life Quality

Zielsetzung: Die Indikation zur Kolektomie wird von Pädiatern nur sehr zurückhaltend gestellt. Bei Kindern stellt die IAP noch kein Standardverfahren dar und wird nur an wenigen Zentren in sehr kleinen Fallzahlen durchgeführt. Entsprechend spärlich sind Literaturangaben. *Material und Methode*: Von 1986 bis 12/2000 wurden an der Chirurg. Univ.-Klinik HD 50 Kinder (CU n = 34; FAP n = 16) restaurativ proktokolektomiert. Alle Kinder wurden prospektiv erfaßt. Die Nachsorge erfolgte standardisiert (med. NBZ 4,9 J. (0,5-14 J.)). Die Lebensqualität (LQ) wurde mit einem kindgerecht modifizierten LQ-Score gemessen. *Ergebnisse*: Die Indikation zur IAP wurde bei CU-Kindern in 88,2% wegen Wachstumsretardierung, in 55,9% wegen schwerer Medikamenten-NW, in 23,5% wegen therapierefraktärem Verlauf und in 2,9% wegen Dysplasien gestellt (Mehrfachnennung). Die FAP-Kinder wurden in allen Fällen wegen ausgeprägter Symptomatik (Blutung, Tenesmen) operiert, zusätzlich bestanden bei 2 Kindern Epithelatypien (Tabelle 1).

Tabelle 1

		CU (n = 34)	FAP (n = 16)
Alter bei OP [Jahre]		12 (2 - 16)	14 (6 - 16)
Operation:	einzeitig	7 (20,6%)	8 (50,0%)
	zweizeitig	17 (50,0%)	8 (50,0%)
	dreizeitig	10 (29,4%)	0
	Laparosk.-ass.	2 (5,9%)	2 (12,5%)
Re-OP	.	8 (23,5%)	3 (18,8%)
Pouchitis	akut	10 (29%)	0
	chronisch	1 (2,9%)	0
Funktion	Stuhlfrequenz/24 h	5 (2 - 12)	3,8 (2-5)
	Volle Kontinenz tags	32 (94,1%)	15 (93,8%)
	nachts	20 (58,8%)	11 (68,8%)
Medik. postop	Stuhlregulation	15 (44,1%)	3 (18%)
	Cortison	2 (5,9%)	0
Schul-/Arbeitsfähig		32 (94,1%)	15 (93,8%)
Lebensqualität *	präop	76 Punkte	112 Punkte
	postop	119 Punkte	131 Punkte

* max. 144 Punkte, Gesunde 120 Punkte

Schlußfolgerungen: Insgesamt wird die Indikation zur Proktokolektomie bei CU im Kindesalter zu spät gestellt (Medikamenten-NW und Krankheitsfolgen). Trotz des i.d.R. schlechten präop. AZ der CU-Kinder ist die Komplikationsrate nach IAP relativ gering und im Vergleich zur FAP nicht wesentlich erhöht. Die postop. Langzeitergebnisse sind gut. Dies spiegeln auch die Ergebnisse der LQ-Untersuchung wider. CU-Kinder weisen präoperativ eine stark reduzierte LQ auf. Postoperativ verbessert sich diese u. die Kinder erreichen eine LQ wie gesunde Kontrollen.

Postoperative peridurale Analgesie mit Ropivacain bei der Ratte erhöht die Kolonmotilität mit positivem Einfluß auf die Anastomosenheilung

M. Jansen, K. Junge, M. Anurov und V. Schumpelick

Chirurgische Universitätsklinik, RWTH Aachen, Pauwelsstraße 30, 52074 Aachen

Postoperative Peridural Analgesia with Ropivacain in the Rat Increases Colon Motility with Positive Influence on the Anastomosic Healing

Zielsetzung: Die peridurale Analgesie mit Naropin wird zur postoperativen Therapie bei visceralchirurgischen Eingriffen regelhaft eingesetzt. In der Literatur gibt es jedoch weiterhin gegensätzliche Auffassungen hinsichtlich des Einfluß der früh auftretenden und möglicherweise heftigeren Peristaltik auf die Anastomosenheilung. *Material und Methoden*: Bei 32 Wistar Ratten wurde ein kurzes Colonsegment reseziert. Proximal der Anastomose wurden zwei Dehnungsmeßstreifen zur Messung der Intensität und der Häufigkeit der Colonkontraktionen auf die Serosa genäht. Ein 24 G PDA-Katheter wurde zwischen L7 und dem Sakrum in den epiduralen Raum eingebracht. Vier, 16, 20 und 24 Stunden nach der Operation erhielten jeweils 16 Tiere 0,3 ml Ropivacain 0,75%/kg KG bzw. die entsprechende Menge NaCl 0,9%. Nach 3 bzw. 10 Tagen wurde bei jeweils 8 Tieren die Anastomose reseziert. Zur Bestimmung der Stabilität der Anastomose ermittelten wir den Berstungsdruck. Zum Nachweis des relativen Kollagengehaltes wurde die Proben mit Sirius Red/Fast Green gefärbt. *Ergebnisse*: Epidurales Ropivacain führt zu einer erhöhten Amplitude von phasischen und tonischen Kontraktionen des Colons, während die Frequenz nicht beeinflußt wird. Die Stabilität der Anastomose nach 3 und 10 Tagen war in beiden Gruppen ohne signifikanten Unterschied. In der Ropivacaingruppe war der Kollagen-I-Gehalt der Anastomose nach 10 Tagen mit 214,7 ($\pm$ 6,5) µg/mg Protein signifikant höher als in der Kontrollgruppe (150,4 ($\pm$ 6,4) µg/mg Protein). *Zusammenfassung*: Die postoperative peridurale Analgesie mit Ropivacain führt zu verstärkten Kontraktionen des Colons. Der Nachweis verstärkter phasischer Kontraktionen spricht für eine verbesserte propulsive Peristaltik. Der signifikant höhere Anteil von Kollagen I deutet auf eine verbesserte Anastomosenheilung hin.

Epidemiologische Aspekte der Appendizitis

A. Koch, F. Marusch, L. Meyer und I. Gastinger

Chirurgische Klinik, Carl-Thiem-Klinikum, Thiemstraße 111, 03048 Cottbus

Epidemiologic Aspects of the Appendicitis

Zielsetzung: In den letzten 20 Jahren ist ein deutlicher Rückgang der Appendektomien zu verzeichnen. Ziel dieser Untersuchungen ist es die Gründe hierfür unter epidemiologischen Gesichtspunkten darzustellen. *Material und Methode*: Vom 1.1.1974 bis 31.12.2000 wurden an einem ostdeutschen Krankenhaus insgesamt 9794 Appendektomien prospektiv mittels eines einheitlichen Erfassungsbogens erfasst. In einer Stadt mit 120.000 Einwohnern handelt es sich hierbei um das einzige Krankenhaus, sodass aus den vorliegenden Daten epidemiologische Aussagen über die Entwicklung der Appendektomien in einem 25-Jahreszeitraum ableiten lassen. Mittels linearer Regression wurden altersgruppenspezifische Trends ermittelt. *Ergebnisse*: In der Gesamtbevölkerung lässt sich ein signifikanter Rückgang der Appendektomien bis zum Jahr 2000 feststellen ($p < 0.001$). Insbesondere in den Altersgruppen der Kinder und Jugendlichen bis zum 15. Lebensjahr ($p = 0.005$) und der Erwachsenen bis zum 60. Lebensjahr ($p < 0.001$) findet sich ein statistisch signifikanter Trend, währenddessen die Appendektomien bei über 60-jährigen keinen signifikanten Trend aufweisen ($p = 0.112$). Die Bevölkerungszahlen haben sich in den Gruppen wie folgt entwickelt:

Altersgruppe	1989	2000
0 - 15	28.104	16.346
16 - 60	86.144	79.631
> 60	13.888	18.895

Zusammenfassung: Der Rückgang von Kindern, Jugendlichen und jungen Erwachsenen in der Gesamtbevölkerung ist ein wichtiger Parameter für die sinkende Inzidenz der Appendizitis.

Evidence based medicine am Beispiel chronisch enzündlicher Darmerkrankungen

A. J. Kroesen, M. Utzig und H. J. Buhr

Abteilung für Allgemein-, Gefäß- und Thoraxchirurgie, Chirurgische Klinik I, Universitätsklinikum Benjamin Franklin, Hindenburgdamm 30, 12200 Berlin

Evidence-Based Medicine Illustrated by Chronic Inflammtory Ulcerative Colitis

Zielsetzung: Evidenz basierte Medizin (EBM) stellt derzeit die höchste Stufe einer differenzierten Chirurgie dar. Allerdings hat die detailliertere Auseinandersetzung unter EBM-Bedingungen erbracht, daß viele Therapiemodalitäten und Einzelstrategien innerhalb der Chirurgie keine EBM-Grundlage haben. Ziel dieser Studie war es auf dem Gebiet der chronisch entzündlichen Darmerkrankungen exemplarisch an einzelnen Grundproblemen aufzuzeigen, welche Therapiestrategien sich auf EBM stützen. *Material und Methoden*: A. Für die Colitis ulcerosa wurden die folgenden Themen hinsichtlich des Vorhandenseins von EBM-Studien analysiert: 1. Beim Colitis-assoziiertem Karzinom: limitierte Resektion vs. Coloproktomukosektomie; 2. Ileoanaler Pouch: Handnaht vs. Stapling; 3. Therapierefraktärer Verlauf: forcierte Immunsuppressive Therapie vs. Coloproktomukosektomie; 4. Pouchitis-Therapie: welches Medikament.

B. Für den M. Crohn: 1. End-zu-End vs. Seit-zu-Seit-Anastomose zur Rezidivprophylaxe; 2. Medikamentöse Rezidivprophylaxe: Welches Medikament; 3. Fisteltherapie: Fadendrainage vs. plastischer Fistelverschluß; 4. Intensivierte Immunsuppression vs. Operation.

EBM-Kriterien: Ia Metaanalysen randomisierter, kontrollierter Studien; Ib randomisierte, kontrollierte Studie; IIa kontrollierten Studie ohne Randomisierung; IIb quasi-experimentelle Studie; III, nicht experimentelle deskriptive Studien; IV Expertenmeinung. *Ergebnisse*: A1: 50 IV-Publikationen: kein Nachweis, eines eindeutig negativen Einflußes der limitierten Resektion; A2: 2 Ib-Publikationen: einmal Gleichwertigkeit der Verfahren, einmal Überlegenheit der Stapler-Anastomose, 15 IV-Publikationen: tendentiell Überlegenheit der Stapler-Anastomose; A3: 2 IV-Publikationen: Therapien gleichwertig; A4: 5 Ib-Publikationen: Metronidazol Medikament der Wahl.

B1: 2 III-Publikationen: Geringere Rezidivraten bei Seit-zu-Seit-Anastomose; B2: 6 Ib-Publikationen: Mesalazin bedingt zur Rezidivprophylaxe geeignet; B3: 20 IV-Publikationen: Fadendrainage besser; B4: 5 IV-Publikationen: Immunsuppression tendentiell bevorzugt. *Zusammenfassung*: 1. Selbst für lange etablierte Therapieverfahren besteht bei CED's nur ein geringer Evidence-Grad. 2. Gerade für zukünftige neue Therapiemodalitäten ist das frühere Erreichen eines hohen-Evidence-Grades unerläßlich.

Re-Pouchanlagen als letzte Möglichkeit zur Rettung des Neo-Reservoir nach Colitis ulcerosa

A. J. Kroesen, C. T. Germer und H. J. Buhr

Abteilung für Allgemein-, Gefäß- und Thoraxchirurgie, Chirurgische Klinik I, Univeritätsklinikum Benjamin Franklin, Hindenburgdamm 30, 12200 Berlin

Re-Pouch Construction as the Last Chance to Save the Neo-Reservoir After Colitis Ulcerosa

Zielsetzung: Die Komplikationsrate nach ileoanaler Pouchrekonstruktion wird in der Literatur mit bis zu 60% abgegeben. Diese Rate beinhaltet allerdings auch postoperative Komplikationen – wie z.B. Ileus, Narbenbruch –, die nach jedem Eingriff auftreten können. Dabei zeigen sich als Haupt-Risikofaktoren eine erhöhte Spannung der ileoanalen Anastomose, Anastomoseninsuffizienz, die ileoanale Anastomose durch Handnaht, ein fehlender Stomaschutz, ein präoperativ undiagnostizierter M. Crohn und die Unerfahrenheit des Chirurgen. Ziel dieser Arbeit ist es am eigenen Krankengut die Lösungsmöglichkeiten Pouch-immanenter Probleme aufzuzeigen. *Patienten und Methode*: In unserer Klinik wurden während der letzten 4 Jahren insgesamt 120 (Alter 38,4 ± 5,2 Jahre; Geschlechtsverhältnis m:w = 65:55) ileoanale Pouchoperationen wegen Colitis ulcerosa (n = 100) und FAP (n = 15) vorgenommen. Während des gleichen Zeitraums wurden insgesamt 14 Redo-Operationen durchgeführt, von denen 2 Patienten aus dem eigenen Krankengut stammten. *Ergebnisse*: Indikationen zur Redo-Operation waren in 9 Fällen pouch-assoziierte Fisteln, davon 3 Fälle mit präoperativ undiagnostiziertem M. Crohn, eine Pouch-Auslaß-Stenose bei langem S-Pouch-Auslaß, 3 Pouch-Fehlkonstruktionen und eine chronische Pouchitis. Die chirurgische Therapie bestand 3 Pouchexstirpationen, 4 J-Pouch-Neubildungen, 4 transabdominelle

Fistelrevisionen, 1 transanale Fistelrevision, 1 Fistelrevision über Rectotomia posterior, 1 Ileumsegmentresektion. Bislang sind vier dieser Redo-Operationen in guter Funktion 3 mußten komplett aufgegeben werden und bei 2 Patienten besteht der Pouch noch unter Loop-Ileostoma-Schutz, kann jedoch aufgrund eines M. Crohns mit rezidivieredn perianalen Fisteln und Abszessen der Pouch nicht mehr in Funktion genommen werden und bei zwei Patienten steht die Ileostomarückverlagerung gegenwärtig noch aus. *Zusammenfassung*: 1. Pouchbezogene Komplikationen verlangen eine differenzierte, individuelles chirurgische Strategie. 2. Durch konsequentes Angehen pouchassoziierter Spätkomplikationen kann auch bei schwereren Komplikationen der ileoanale Pouch erhalten werden.

Colonpouch-Nekrose – Worst Case nach colopouchanaler Rekonstruktion

M. Kruschewski, C. T. Germer, E. Riede und H. J. Buhr

Abteilung für Allgemein-, Gefäß- und Thoraxchirurgie, Chirurgische Klinik I, Universitätsklinikum Benjamin Franklin, Hindenburgdamm 30, 12200 Berlin

Colon-Pouch Necrosis Worst Case After Colo-Pouch Anal Reconstruction

Hintergrund und Fragestellung: Die colopouchanale Rekonstruktion nach ultratiefer bzw. intersphinctärer Rektumresektion führt gegenüber der direkten End-zu-End-Anastomosierung für die betroffenen Patienten zu einer Besserung funktioneller Beschwerden. Allerdings handelt es sich um eine anspruchsvolle Technik, bei der es zu einer besonders schweren Komplikation kommen kann. Neben der Anastomoseninsuffizienz kann es zu einer kompletten Nekrose des Colonpouches kommen. Die vorliegende Studie untersucht, wie häufig mit einer derartigen Komplikation zu rechnen ist und welches diagnostische und therapeutische Regime sinnvoll erscheint. *Krankengut und Methode*: EDV-gestützte online-Dokumentation aller konsekutiv operierten Patienten mit colopouchanaler Rekonstruktion im Zeitraum 3/96 – 6/01. *Ergebnisse*: Bei 84 Patienten (47 Männer und 37 Frauen) mit einem mittleren Alter von 59 Jahren (20-80 Jahre) wurde eine Colo-J-Pouch-anale Rekonstruktion durchgeführt. In 80% der Fälle war die Indikation ein tiefsitzendes Rektumkarzinom, bei 7% lagen Adenome vor. Die übrigen 13% hatten andere maligne Erkrankungen mit einem tiefen Rektumbefall. Bei 85% der Patienten wurde ein protektives Stoma angelegt. 58% der Patienten hatten einen komplikationslosen Verlauf, bei 10% (n = 8) trat eine Anastomoseninsuffizienz auf, bei 4% (n = 3) kam es zu einer kompletten Pouchnekrose. Ein Patient verstarb an den Folgen dieser schweren Komplikation (33%). Bei allen 11 Patienten wurde bei klinischem Verdacht (Anstieg der Sepsis-Parameter, Organdysfunktion, Katecholaminpflicht) ein Peritrast-KE sowie ein Becken-CT mit rektaler Füllung durchgeführt. Dennoch wurde in einem Fall eine Pouchnekrose nicht als solche erkannt. Im Falle einer Anastomoseninsuffizienz erfolgte bei 6 Patienten die Relaparotomie, in einem Fall die alleinige Pigtail-Drainage, in einem anderen die transanale Übernähung. In allen Fällen gelang es, den Pouch zu erhalten. Im Falle der Pouchnekrose erfolgte die Explantation mit Drainage des kleinen Beckens und Anlage eines endständigen Stomas. *Schlußfolgerungen*: (1) Die komplette Pouchnekrose ist der worst case bei der colopouchanalen Rekonstruktion, sie ist mit einer erheblichen Letalität verbunden. (2) Die Inzidenz der Pouchnekrose beträgt etwa 5%. (3) Das diagnostische Regime sollte um die Endoskopie erweitert werden, da falsch negative radiologische Befunde auftreten können. (4) Die frühzeitige Pouch-Explantation ist die einzige therapeutische Möglichkeit fatale septische Komplikationen zu begrenzen bzw. zu beherrschen.

Akzeptanz der Operation nach Longo beim Patienten

M. Richter und U. Laffer

Chirurgische Klinik, Spitalzentrum Biel, Vogelsang 84, 2500 Biel 9, Schweiz

Patients Acceptance of the Operation According to Longo

Zielsetzung: Nachdem die Behandlung des Haemorrhoidalleidens über Jahrzehnte hinweg keine wesentlichen Änderungen erlebte, wurde durch die „schmerzlose Alternative", die Staplermukosektomie nach Longo, ein wahrer Boom ausgelöst. Mit Einführung dieser neuen Operationsmethode haben wir im Sinne der Qualitätssicherung unsere Patientendaten erfasst. Aufgrund der medienwirksamen Publikationen und dem daraus entstandenen Anspruch der Patienten war eine randomisierte Studie nicht möglich. *Material und Methode*: Im Zeitraum vom 01.01.1999 bis 31.08.2001 wurden 121 Patienten wegen eines Haemorrhoidalleidens operiert. 62,8% der Patienten konnten 6 – 8 Wochen postoperativ nachkontrolliert werden. *Ergebnisse*: Die Operation nach Longo kam bei 62 (51%) der 121 Patienten zur Anwendung, 59 (49%) Patienten wurden mittels konservativer Operation (Ferguson, Milligan Morgen) operiert. Der Anteil der Frauen am Gesamtkollektiv lag bei 38,8%, in der Gruppe der nach Longo operierten nur bei 27,4%. Schwerwiegende Komplikationen, wie in der Literatur zunehmend berichtet, traten in unserem Kollektiv nicht auf. In der Longo-Gruppe musste jedoch drei mal, nach konventioneller OP ein mal wegen einer Nachblutung revidiert werden. Nur in der Longo-Gruppe kam es zu Rezidiven. Einmal trat ein vollständiger, dreimal ein Prolaps einzelner Knoten auf, letztere jeweils bei assymetrischer Lage der Klammernahtreihe. Nach Operation nach Longo gaben 37 Patienten (60%) an nur geringe oder gar keine Schmerzen gehabt zu haben, nur zwei Patienten (3,2%) klagten über Schmerzen, welche über eine Woche lang anhielten. Nach konventioneller Operation lag der Anteil der Patienten mit geringen Beschwerden bei 17% (10 Patienten), starke Beschwerden über mehr als 1 Woche beklagten 10 Patienten (17%). *Zusammenfassung*: Seit der Einführung der Operation nach Longo erfreut sich diese Methode einer hohen Akzeptanz bei den Patienten. Die konsekutiv erhobenen Daten bestätigen, dass es sich um ein sicheres Verfahren handelt, welches mit einer deutlichen Reduktion der postoperativen Schmerzen einhergeht.

Totale mesorektale Exzision (TME) beim Rektumkarzinom: Verbesserte Überlebensraten nur im UICC-Stadium III

O. Schwandner, P. Sterk und H.-P. Bruch

Klinik für Chirurgie, Universitätsklinikum Lübeck, Ratzeburger Allee 160, 23538 Lübeck

Total Mesorectal Excision (TME) for Rectal Cancer: Improved Survival Rates Only in the UICC Stage III

Einleitung: Es war Ziel dieser Studie, den Einfluß der totalen mesorektalen Exzision (TME) beim Rektumkarzinom in Abhängigkeit des Tumorstadiums für die Prognose (rezidivfreies

Überleben) nach kurativer Resektion zu evaluieren. *Methodik*: Die Daten aller kurativen Resektionen bei Karzinomen des mittleren und unteren Rektumdrittels (0 – 12 cm ab ano bei starrer Rektoskopie, UICC-Stadien I-III) wurden prospektiv in einer PC-Datenbank gespeichert und regelmäßig im Rahmen der Nachsorge aktualisiert. Für einen repräsentativen 15-Jahres-Zeitraum wurden konventionelle Resektionen ohne TME ($n = 145$) mit Resektionen nach dem Konzept der TME ($n = 217$) stadienabhängig (UICC I-III) im Hinblick auf die rezidivfreie 5-Jahres-Überlebensrate evaluiert. Überlebensfunktionen wurden zensiert nach Kaplan-Meier ermittelt. Statistische Signifikanzberechnungen erfolgten univariat (log rank) sowie multivariat (proportional hazards). *Ergebnisse*: Mit Einführung der TME konnte die Lokalrezidivrate signifikant gesenkt werden (18,6% ohne TME *vs.* 5,0% mit TME, $p < 0{,}05$), wohingegen kein Einfluß der TME auf die Inzidenz von Fernmetastasen bestand ($p > 0{,}05$). In Abhängigkeit des Tumorstadiums zeigte sich bei lymphknotennegativen Rektumkarzinomen (UICC-Stadien I und II), daß keine signifikanten Unterschiede in der rezidivfreien 5-Jahres-Überlebensrate bestanden (UICC-Stadium I: 80% ohne TME *vs.* 74% mit TME; UICC-Stadium II: 59% ohne TME *vs.* 67% mit TME; jeweils $p > 0{,}05$). Hingegen wurde bei Rektumkarzinomen im UICC-Stadium III eine signifikante Prognoseverbesserung (rezidivfreie 5-Jahres-Überlebensrate) mit TME erreicht (38% ohne TME *vs.* 64% mit TME, $p = 0{,}02$). *Schlußfolgerung*: Obwohl nie in prospektiv-kontrollierten Studien überprüft, führt das Konzept der TME beim Rektumkarzinom zu einer Abnahme der Lokalrezidivrate nach kurativer Resektion. Darüber hinaus ist die TME mit einer signifikanten Prognoseverbesserung im Hinblick auf die rezidivfreie 5-Jahres-Überlebensrate assoziiert – den eigenen Ergebnissen zufolge trifft die jedoch nur für lymphknotenpositive Rektumkarzinome (UICC III) zu, während es bei lymphknotennegativen Karzinomen (UICC I und II) keine Rolle zu spielen scheint.

Wird bei der Divertikulitis zu häufig operiert?

M. Specht, U. Garlipp und H. J. C. Wenisch

Abteilung für Allgemein- und Viszeralchirurgie, Klinikum Ernst v. Bergmann, Charlottenstraße 72, 14467 Potsdam

Are Operations Performed Too Frequently for Divertikulitis

Zielsetzung: In den vergangenen Jahren mehren sich die Arbeiten über laparoskopische Sigmaresektionen bei Divertikulitis. Vergleicht man die veröffentlichten Fallzahlen mit denen vor 5 Jahren, so ist ein Anstieg der Resektionsrate auf mehr als das Dreifache zu verzeichnen. Anhand des eigenen Patientengutes und der Diagnosedaten von Krankenhauspatienten des statistischen Bundesamtes soll untersucht werden, ob eine Erweiterung der Operationsindikation zu einer Reduktion der Notfalleingriffe führen kann und wie hoch die Häufigkeit der Resektionen gemessen am Einzugsgebiet der Klinik sein sollte. *Material und Methoden*: Es wurden retrospektiv die Daten der 544 wegen einer Sigmadivertikulitis in den vergangenen 10 Jahren behandelten Patienten hinsichtlich der Rezidivhäufigkeit und der Rate an Nortfalleingriffen analysiert. Zum Vergleich wurden die Daten des Statistischen Bundesamtes über das Verhältnis der Zahl der insgesamt wegen Divertikulitis behandelten zur Zahl der operierten Patienten des Jahres 1998 herangezogen. *Ergebnisse*: Von den 544 in den vergangenen 10

Jahren wegen Divertikulitis aufgenommenen Patienten wurden 149 (27%) operiert. Davon waren 47 Operationen Notfalleingriffe. Die Zahl der jährlich wegen Divertikulitis behandelten Patienten verdoppelte sich von durchschnittlich 40 Patienten auf 80 Patienten innerhalb der letzten 10 Jahre. Die Zahl der Resektionen stieg proportional von 10 auf 21 pro Jahr, der Anteil der Notfalleingriffe blieb über den gesamten Zeitraum bei ca. 30% der Operationen. Bei allen notfallmäßig operierten Patienten handelte es sich um den ersten Schub der Erkrankung. Bei den elektiv operierten Patienten lag die Zahl der zuvor stationär behandelten Schübe bei durchschnittlich 1,1 (1 – 3). Bei den konservativ behandelten Patienten lag die Anzahl der Schübe bei 1,2 (1 – 4). Die Daten des statistischen Bundesamtes weisen eine Zahl von 65.182 im Jahr 1998 wegen Divertikulitis behandelten Patienten auf, die Zahl der operierten Patienten lag bei 19.327 (30%). *Zusammenfassung*: Aufgrund der erhobenen Daten besteht nach dem ersten Schub einer Divertikulitis kein erhöhtes Risiko für eine Perforation gegenüber der Normalbevölkerung. Bei anhaltend strenger Indikationsstellung zur Resektion bleibt die Rate der Notfalleingriffe im Verhältnis zur Erkrankungshäufigkeit sowie zur Rate der elektiven Resektionen konstant. Eine Resektionsrate von mehr als 1/3 der behandelten Patienten bzw. von mehr als 25 pro 100.000 Einwohner und Jahr weist auf eine nicht gerechtfertigte Ausweitung der Indikation hin.

Peutz-Jeghers-Syndrom: Ergebnisse einer Deutschlandweiten Untersuchung

T. Vogel[1], V. Schumacher[2], B. Leube[2], G. Möslein[1], B. Royer-Pokora[2] und H.-D. Röher[1]

[1] Klinik für Allgemein- und Unfallchirurgie
[2] Institut für Anthropologie und Humangenetik, Universitätsklinikum Düsseldorf, Moorenstraße 5, 40225 Düsseldorf

Findings of a Germany-wide Study

Zielsetzung: Das Peutz-Jeghers-Syndrom (PJS) geht mit einer hamartomatösen Polyposis, typischen Pigmentierungen sowie erhöhtem Malignomrisiko einher. 1998 wurde ein Gen gefunden, das für einen Teil der PJS-Fälle verantwortlich ist. Wegen der Seltenheit des Syndroms beruhen bisherige Therapie- und Vorsorgeempfehlungen auf Untersuchungen kleiner Patientenkollektive. Zudem ist die Bedeutung der Mutationsdiagnostik unklar. Wir haben daher PJS-Familien gesammelt und neben der Mutationsanalyse das Malignomrisiko, eine mögliche Genotyp-Phänotyp-Korrelation sowie den Krankheitsverlauf untersucht. Auf der Basis dieser Ergebnisse wurde ein Vorsorgeplan erstellt. *Material/ Methoden*: 45 Familien mit 83 betroffenen Angehörigen (46 Frauen/37 Männer) im Alter von 7 – 77 Jahren und einer durchschnittlichen Beobachtungszeit von 16 Jahren (1 – 50). Diagnosekriterien: a) zwei PJS-Polypen, oder b) ein Polyp zusammen mit typischen Pigmentierungen, oder c) ein Polyp oder Pigmentierungen bei positiver Familienanamnese. *Ergebnisse*: Das STK11/LKB1-Gen wurde bisher in 38 Familien untersucht. Hierbei wurden 27 Mutationen gefunden; 11 mal gelang kein Mutationsnachweis. Die Polyposis betraf vornehmlich den Dünndarm, gefolgt von Colon und Magen. Die Entfernung des ersten Polypen erfolgte zwischen 0 – 56 Lebensjahren; die Hälfte der Patienten wurde in der zweiten Lebensdekade symptomatisch. Insgesamt wurden 44 Notoperationen im Dünndarm wegen Invaginationen durchgeführt. 24 mal hatte sich die Notsituation über Tage bis Wochen angekündigt, während sich in 20 Fällen die akute Situation binnen Stunden entwickelte. Dem gegenüber stehen an elektiven Operationen 11 Dünndarmeingriffe, 11 Coloneingriffe und 4 Mageneingriffe. In 22 Familien wurde eine regelmäßige Vorsorge durchgeführt während in 23 Familien keine oder nur sehr unregelmäßige Kontrollen erfolgten. Bei 13 Patienten aus 10 Familien fanden sich 15 Malignome: 5 Pankreas-, 2 Brust-, 2 CUP, 2 Dünndarm-, und je ein Colon-, Lungen- und Magen-Ca sowie eine Leukämie. 10 Patienten sind bereits am Malignom verstorben mit einem mittleren Todesalter von 45 Jahren. In 35 Familien traten bislang keine Tumore auf. Hinweise auf eine Genotyp-Phänotyp Korrelation im Sinne einer innerfamiliären Uniformität der Krankheitsausprägung konnten nicht gefunden werden. *Zusammenfassung*: Die Vorsorge bei Peutz-Jeghers Syndrom verfolgt zwei Ziele: 1.) Vermeidung von Notfällen durch die Polyposis mit Verlust von Darmlänge. Dies ist durch Kontrolle und prophylaktische Entfernung großer und symptomatischer Polypen, ggf. auch durch Operation, erreichbar. Hier stehen auch neueste Diagnoseverfahren wie Sellink-MRT oder Kapselendoskopie zu Verfügung. 2.) Früherkennung von Malignomen. Die breite Streuung der Malignome macht Untersuchungen des GI-Traktes, des Pankreas und der gynäkologischen Organe erforderlich. Die Mutationsdiagnostik kann bislang den Krankheitsverlauf nicht vorhersagen und dient nur der präsymptomatischen Diagnose von Risikopersonen. Ein Vorsorgeplan wird präsentiert.

Zu aktuellen Fragen der OP-Indikation bei akuter Divertikulitis: Ergebnisse einer retrospektiven Analyse

P. Vogel, M. N. Scherer, S. Herbrig und K.-W. Jauch

Klinik und Poliklinik für Chirurgie, Universität Regensburg, Franz-Josef-Strauß-Allee, 93042 Regensburg

To Topical Questions of the OP Indication with Acute Diverticulitis: Results of a Retrospective Analysis

Einleitung: Die akute Divertikulitis stellt ein häufiges Krankheitsbild dar. Dabei bestehen weiterhin kontroverse Ansichten u.a. zu folgenden Fragen der OP-Indikation:

i) Ist die frühelektive Operation schon nach dem ersten Schub indiziert ? ii) Stellen junge Patienten (< 40 Jahre) eine Sonderindikation dar? *Methodik*: In einer retrospektiven Analyse von 1992 – 2000 wurde das eigene Patientengut mit akuter Divertikulitis untersucht. Von 212 Patienten (männlich n = 110, weiblich n = 102), wurden 186 Patienten operiert, 26 Patienten konservativ behandelt. Morbidität und Letalität wurden prospektiv erfasst. Die mittlere Nachbeobachtungszeit betrug 50 ± 6 Monate. *Ergebnisse*: In unserem Patientengut (Alter: 62 ± 13 Jahre) lag die Letalität unter Berücksichtigung aller Hinchey Stadien bei 5,7%, die Morbidität bei 25,4%. i) In der Literatur wird die *frühelektive Operation* meist mit der Rezidivhäufigkeit und der zunehmenden Erkrankungsschwere im Verlauf begründet. Unsere Ergebnisse zeigen, dass die Patienten mit Hinchey Stadium II, III oder IV eine signifikant kürzere Erkrankungsdauer aufwiesen (10 ± 4, 14 ± 9, 1 ± 0,6 Monate), als solche mit Hinchey Stadium 0 oder I (56 ± 11, 44 ± 10 Monate). Man muss also davon ausgehen, dass der Patient mit langem Erkrankungsverlauf eher nicht mit der Diagnose einer Perforation stationär aufgenommen wird. Mit steigender *Schubanzahl* nahm in unserer Untersuchung der Anteil der Hinchey Stadien III und IV ab, ebenso der Anteil der Notfalloperationen, die OP-Morbidität und OP-Letalität. ii) Die frühelektive Operation bei *jungen Patienten* (< 40 Jahre) wird mit dem in dieser Gruppe beobachteten aggressiveren Erkrankungsverlauf begründet. Nach Literaturangaben müssen 40 – 70% dieser Patienten bei fortgeschrittenem Hinchey Stadium einer Notfalloperation unterzogen werden. In unserem Patientengut wiesen 23% der

Patienten < 40 Jahre ein Hinchey Stadium II – IV auf (> 40 Jahre: 22%). Die OP-Letalität betrug bei diesen Patienten 0% (> 40 Jahre: 22%). *Zusammenfassung*: Die Angst vor einer im Krankheitsverlauf zunehmenden Gefahr einer Perforation ist nicht begründet und stellt daher keine Indikation für eine frühelektive Operation dar. Das Risiko einer komplizierten Divertikultis (Hinchey III, IV) ist nach mehrfachen Schüben geringer, ebenso wie OP-Morbidität und Letalität. Einen aggressiveren Verlauf bei jüngeren Patienten konnten wir nicht nachweisen, so dass das Alter < 40 Jahre keine Sonderindikation darstellt. Verbleibende Indikationen zur frühelektiven Operation könnte die rezidivierende Beschwerdesymptomatik (Lebensqualität, Kosten?) sein. Hierzu sollten unter Berücksichtigung klinischer und radiomorphologischer Kriterien Scoresysteme entwickelt werden, die eine Aussage zur Wahrscheinlichkeit von Rezidiven erlauben.

Einfluß des Erkrankungsmusters der Operationshäufigkeit auf die Lebensqualität bei Patienten mit Morbus Crohn

S. Vossen, K. Moussazadeh, C. Franke und H. D. Röher

Klinik für Allgemeine und Unfallchirurgie, Universitätskliniken Düsseldorf, Moorenstraße 5, 40225 Düsseldorf

Influence of the Disease Patterns of the Operation Frequency on the Life Quality in Patients with Morbus Crohn

Einleitung: Der Morbus Crohn als chronische Erkrankung kann unterschiedliche Verläufe sowohl in Bezug auf das Erkrankungsmuster als auch auf den Schweregrad der Erkrankung nehmen. In der Therapie kommt der Chirurgie nur eine Bedeutung in der lokalen Therapie der konservativ nicht mehr beherrschbaren Komplikationen zu. Wir untersuchten, welchen Einfluß die Anzahl der Operationen und das Erkrankungsmuster der chirurgisch behandelten Patienten auf die Lebensqualität hat. *Material und Methoden*: Dafür wurden als Punktbeobachtung im März und April 2001 insgesamt 242 Patienten angeschrieben, die zwischen 1988 und 2000 in der chirurgischen Universitätsklinik Düsseldorf wegen eines Morbus Crohn behandelt wurden. Sie wurden gebeten den gastrointestinalen Lebensqualitätsbogen nach Eypasch auszufüllen. Dieser quantifiziert für Patienten mit Erkrankungen des Gastrointestinaltraktes die Befindlichkeit in mehreren Dimensionen: psychologisches Wohlbefinden, soziale Funktionen, physische Funktionen und Symptomatik der Erkrankung und der Therapie. Es können Punktwerte zwischen 0 und 144 erzielt werden. Gleichzeitig wurde die Anzahl der Operationen und das Erkrankungsmuster (Fistel, Stenose, Fistel und Stenose) der Patienten erfasst. Die jeweiligen Patientengruppen wurden in Bezug auf die Lebensqualität ausgewertet. *Ergebnisse*: Von den 242 Patienten verloren wir 33 (14%) aus dem Follow-up. Von den übrigen sendeten uns 83(40%) den Fragebogen zurück. Die Ergebnisse des Fragebogens lagen zwischen 144 und 34 Punkten mit einem Mittelwert von 103 und einer Standardabweichung (SD) von 23,5. Patienten mit ein oder zwei Operationen haben eine bessere Lebensqualität als Patienten mit drei oder mehr Operationen (Mittelwert 108 ± 19,5 SD vs. 98,5 ± 24,3 SD). Der Unterschied ist jedoch statistisch nicht signifikant $p = 0{,}06$. Die Korrelation zwischen Lebensqualität und Erkrankungsmuster zeigt eine statistisch signifikant schlechtere Lebensqualität bei Patienten mit einer Stenoseerkrankung ($n = 27$) im Vergleich zu den Patienten, die an Fisteln erkrankt sind ($n = 49$) (Mittelwert 95 ± 23,7 SD vs.105,6 ± 22,2 SD; $p = 0{,}049$). *Schlußfolgerung*: Patienten, die mehr als zwei Mal operiert wurden, geben in der Tendenz eine schlechtere Lebensqualität an als Patienten, die weniger häufig operiert werden mußten. So kann von der Operationshäufigkeit auf die Erkrankungsschwere geschlossen werden.

Die Klassifikation von Wien, die 1998 festgelegt wurde und u. a. Crohn-Patienten in Subgruppen in Bezug auf das Erkrankungsmuster unterteilte, spiegelt sich auch in der unterschiedlichen Befindlichkeit der Patienten wider. Es zeigt sich in unserer Untersuchung, dass Patienten mit einer Stenoseerkrankung eine statistisch signifikant schlechtere Lebensqualität haben als Patienten mit Fisteln.

Laparoscopic Colorectal Surgery – 300 Cases Experience

H. M. Wang und J. B. Chen

Division of Colorectal Surgery, Taichung Veterans General Hospital, No. 160, Sec. 3, Taichung-Kong Road, 40705 Taichung Taiwan

Laparoskopische kolorektale Chirurgie – 300 Fälle

Introduction: Although the laparoscopic cholecystectomy is the gold standard for surgery of the gall bladder, there were still controversies in laparoscopic colorectal surgery (lap-CRS) such as: time consuming, difficult technique, high complication rate and not feasible for cancer (port site recurrence). The aim of this study was to find if the controversies in Lap-CRS is true. *Material and methods*: Analysis of prospective medical records in 300 consecutive cases with Lap-CRS procedure was done. The data enrolled the patient profile, operation time, operative complication, pathology and oncological outcome. The short-term oncological outcome was compared with open laparotomy procedures in the same period. *Results*: From July 1998 to Oct. 2001, we attempted to perform Lap-CRS in 309 patients and successfully in 300 patients. 9 patients (2.9%) needed conversion to open surgery due to 8 uncontrolled bleeding and 1 ureter injury. There was one (0.3%) operative mortality and 29 patients (10.0%) had complications; 15 patients (5.0%) had major complications and needed further surgical treatment: 7 leakages, 1 with necrotizing fascitis, 3 intestinal obstructions, 3 ureter injuries and 2 re-bleedings. The average operation time of anterior resection was 135 min. (90 - 180 min). Eighty-five percent of patients could begin walking on POD 1. The average return of bowel movement was 2.3 days. We completely followed up 138 patients with adenocarcinoma with potentially curative Lap-CRS done between July 1998 to Nov. 2000. The preliminary oncological results of Lap-CRS are encouraging (11 recurrences, 8.0%, no port site recurrence) and seem not to be inferior to open surgery (11.3%). *Conclusion*: 1) The Lap-CRS is not so difficult and is a well-established and standardized procedure with acceptable conversion and complication rate. 2) The Lap-CRS was also feasible for cancer patients it well selected.

Komplikationen, funktionelle Langzeitergebnisse und Lebensqualität nach Proktokolektomie und ileumpouchanaler Anastomose bei Colitis ulcerosa

S. Willis, M. Lörken, F. Hölzl und V. Schumpelick

Chirurgische Klinik und Poliklinik, Universitätsklinik der RWTH Aachen, Pauwelsstraße 30, 52057 Aachen

Complications, Functional Longterm Results and Life Quality After Proctocolectomy and Ileum-Pouch Anal Anastomosis in Colitis Ulcerosa

Hintergrund und Zielsetzung: Der ileoanale Pouch hat sich als Behandlungsmethode der Wahl in der chirurgischen Therapie der Colitis ulcerosa durchgesetzt. Neben den perioperativen Komplikationen ist der Langzeiterfolg der Operation durch Spätkomplikationen oder funktionelles Versagen gefährdet. Es war daher das Ziel der vorliegenden Studie, anhand des eigenen Patientenkollektivs Komplikationsrate und funktionelle Langzeitergebnisse unter Berücksichtigung operationstechnischer Details zu evaluieren und anschließend ihren Einfluss auf die postoperative Lebensqualität zu untersuchen. *Methodik:* Die Komplikationsrate wurde retrospektiv anhand der Akten von 101 Patienten, die zwischen 1987 und 2000 operiert wurden erhoben. Bei allen Patienten wurde eine Proktokolektomie mit direkter, intersphinktärer J-Pouch-analer Anastomose und protektiver Ileostomie durchgeführt. Die funktionellen Langzeitergebnisse wurden anhand eines standardisierten Fragebogens bei den Patienten, deren Operation mehr als 5 Jahre zurücklag erfasst (n = 37). Die Beurteilung der Kontinenz erfolgte anhand des Kelly-Hohlschneider-Score in der Modifikation nach Herold. Das subjektive Wohlbefinden und Fragen zur Lebensqualität wurden anhand eines validierten Kernfragebogens evaluiert (EORTC QLQ-C30). *Ergebnisse:* Kein Patient verstarb an den Folgen des Ersteingriffs. Ein Patient verstarb an einer nekrotisierenden Fasziitis in Folge des Ileostomieverschlusses. Klinisch relevante Anastomosenkomplikationen traten in 10% der Fälle auf. Insgesamt errechnete sich eine postoperative Morbidität von 35% bei einer Letalität von 1%. Die funktionellen Langzeitergebnisse wurden nach einer medianen Nachbeobachtungszeit von 8 (5 – 13) Jahren erhoben. Die spätpostoperative Stuhlfrequenz betrug 5,5 ± 1,7/Tag. Im retrospektiven Vergleich zur Situation war die Warnungsperiode vor dem Stuhlgang nach ileoanaler Pouchoperation signifikant verlängert, während Stuhlfrequenz und -konsistenz, die Häufigkeit von Stuhlschmieren und die Sensibilität unbeeinflusst blieben. Ebenfalls retrospektiv berichteten 83 Prozent der Patienten eine Verbesserung ihrer Lebensqualität nach ileoanaler Pouchoperation. Der auf der Basis des EORTC QLQ-30 validierte Gesamt-Lebensqualitätsindex war mit 83 (28 – 100) Prozent annähernd normal. Patienten mit ehemaligen Komplikationen hatten einen signifikant geringeren Lebensqualitätsindex als Patienten, die nie eine Komplikation erlitten hatten. Es bestand keine eindeutige statistische Korrelation zwischen Lebensqualitätsindex und Stuhlkontinenz oder Lebensalter. *Schlußfolgerungen:* Der ileoanale Pouch löst die Probleme der Colitis ulcerosa von allen zur Verfügung stehenden Verfahren hinsichtlich äußerer Integrität, Lebensqualität und Funktion am besten. Eine Restitutio ad integrum wird jedoch nur inkomplett erreicht. Die Stuhlfrequenz bleibt langfristig erhöht und die Kontinenzleistung ist häufig zumindest partiell eingeschränkt. Aufgrund der schweren präoperativen Einschränkungen durch die Colitis ulcerosa bedeutet dies für die meisten Patienten dennoch eine Verbesserung ihrer Lebensqualität. Komplikationsbehaftete Verläufe führen dagegen zu einer anhaltenden Verschlechterung der postoperativen Lebensqualität. Die ileoanale Pouchoperation und die Langzeitbetreuung der Patienten gehören daher in spezialisierte Zentren.

Ist nach intersphinktärer Rektumresektion die Rekonstruktion mittels Colonpouch von Vorteil? Ein Vergleich mit coloanaler End-zu-End-Anastomose

S. Willis, R. Kasperk und V. Schumpelick

Chirurgische Klinik und Poliklinik, Universitätsklinik der RWTH Aachen, Pauwelsstraße 30, 52057 Aachen

Is the Reconstruction by Means of Colon Pouch After Intersphincteral Rectum Resection an Advantage? A Comparison with Colon-Anal End-to-End Anastomosis

Zielsetzung: Im allgemeinen Trend zu sphinktererhaltenden Resektionen bei Tumoren des distalen Rektumdrittels hat die colonpouchanale Anastomose mit einem Colon-J-Reservoir (CPA) auf Kosten der geraden coloanalen Anastomose (CAA) zunehmende Verbreitung gefunden. Ziel der vorliegenden Studie war es, Komplikationsrate, anorektale Funktionsparameter und funktionelle Ergebnisse beider Rekonstruktionsformen nach intersphinktärer Rektumresektion miteinander zu vergleichen. *Methodik:* 32 Patienten mit CPA und 63 Patienten mit CAA wurden in Form einer prospektiven Verlaufskontrolle miteinander verglichen. Die Komplikationen wurden unmittelbar erfasst, die postoperative Verlaufskontrolle erfolgte mittels anorektaler Manometrie und einem standardisierten Kontinenzfragebogen. *Ergebnisse:* Die Komplikationsraten von CPA und CAA unterschieden sich nicht signifikant voneinander. Nach CPA waren 1 Jahr postoperativ sowohl Stuhlfrequenz und Stuhldrang signifikant reduziert (1,7 ± 2,2/d; 6,9% vs. 2,4 ± 3,6/d;14,3%), während Stuhlkonsistenz, Diskrimination, Kontinenz und Pflegebedarf weitgehend identisch waren. 3 Monate nach Colo-/Ileostomieverschluss waren das maximale Füllungsvolumen, das Schwellenvolumen für Stuhldrang und die neorektale Compliance nach CAA im Vergleich zur CPA signifikant reduziert (55 ± 12 ml / 34 ± 12 ml / 3,9 ± 0,3 ml/mmHg vs. 85 ± 21 ml / 53 ± 11 ml / 6,2 ml/mmHg). Die Analmanometrie ergab für beide Rekonstruktionsformen eine signifikante Reduktion des Ruhedrucks bei gleichbleibendem Kneifdruck ohne relevanten Unterschied untereinander. *Schlußfolgerung:* Aufgrund der funktionellen Vorteile vor allem im ersten postoperativen Jahr ist die coloanale Rekonstruktion mit vorgeschaltetem Colon-J-Pouch bei sphinktererhaltenden Resektionen von Tumoren des unteren Rektumdrittels der coloanalen End-zu-End-Anastomose vorzuziehen.

Operative Endoskopie – Therapiealternativen innerhalb der chirurgischen Klinik

Operative Endoskopie bei Polypen und Adenomen im Kolon

K. E. Grund

Chirurgische Endoskopie, Abt. für Allgemeinchir., Chirurgische Universitätsklinik, Eberhard-Karls-Universität Tübingen, Hoppe-Seyler-Straße 3, 72076 Tübingen

Endoscopie Surgery with Polyps and Colorectal Adenomas

Summary. Endoscopic polypectomy being a standard procedure for „normal" colorectal polyps, big and complicated polyps and adenomas, however, are mostly subject to surgical operations.

The analysis of 3300 polypectomies performed in the own institution with up to 36% difficult polyps shows, that using new techniques for submucosal injection (SIT) and innovative rf-surgical technologies (FC) even these difficult polyps can be removed with very low complication rates.

Technical and oncological aspects however, have to be respected thoroughly.

Keywords: Polypectomy – adenoma – endoscopy – colorectal carcinomas

Zusammenfassung. Die endoskopische Polypektomie ist ein Standardverfahren zur Prävention des colorektalen Karzinoms. Die bislang gültige Beschränkung der endoskopischen Technik auf einfache und unkomplizierte Polypen könnte sich durch Anwendung neuer Techniken der submukösen Injektion (SIT) und hochfrequenzchirurgischen Abtragungen (FC) im Sinne einer echten endoskopischen Mucosaresektion (EMR) jedoch ändern. Die Analyse des eigenen Krankengutes der letzten 12 Jahre mit 3300 Polypektomien zeigt, daß auch große, komplizierte Polypen und Adenome endoskopisch mit sehr niedrigen Komplikationsraten entfernt werden können, wenn neue endoskopische Techniken (SIT, FC) genutzt und die entscheidenden abtragungstechnischen und onkologischen Gesichtspunkte streng beachtet werden.

Schlüsselwörter: Polypektomie – Adenom – Endoskopie – colorektales Karzinom

Die endoskopische Polypektomie gilt seit 25 Jahren als Standardprozedur und entscheidende Maßnahme der Prävention des colorectalen Carcinoms. Solche „Routinepolypektomien" betreffen Polypen bis 20 mm Durchmesser mit guter Zugänglichkeit und ohne komplizierende Begleitumstände. Andererseits geht mit zunehmender Erfahrung und neuen technologischen Entwicklungen das Interesse immer mehr Richtung großer und komplizierter Polypen und großflächiger Adenome. Sie bergen jedoch nicht unerhebliche technische und onkologische Probleme und sind nicht nur durch ihre Größe (mehr als 20 mm ∅), sondern auch durch problematische Anatomie, Lage und Form charakterisiert. Deshalb wurden sie bislang meist

Tabelle 1. Literaturbelege für endoskopische Therapie auch bei großen und schwierigen Polypen und Adenomen

Bedogni 1986	Kanamori 1996	Schiele 1994
Binmoeller 1996	Marcon 1997	Van Gossum 1992
Christie 1978	Nivatvongs 1984	Walsh 1992
Cohen 1986	Rex 1997	Waye 1993 - 1997
Cotton 1990	Rosen 1993	Williams 1985 - 1991
	⟶ „*Methode der Wahl*" praktikabel - sicher - reproduzierbar	

Tabelle 2. Ergebnisse der Abtragung von Polypen und Adenomen 1990 - 1997 in der chirurgischen Endoskopie Tübingen (erste, historische Periode/vgl. Tab. 5)

2212 Polypen bei 967 Patienten		
davon:	60	bis 20 mm ∅
398 Polypen (= 18%) diffizil	229	20 bis 29 mm ∅
	109	> 29 mm ∅
Kriterien für „diffizil": (und/oder)		• > 20 mm Durchmesser • breitbasig • Stiel mit Gefäß > 1 mm (gesichert durch Makroskopie, Histologie oder endoskopische Doppleruntersuchung) • Problematische Konfiguration bzw. Lokalisation

durch konventionelle offene oder laparoskopische Operationen (Kolotomie und lokale Exzision, Segmentresektion, onkologische Resektion) behandelt. Für Rektumtumoren steht mit der TEM ein spezielles Verfahren zur Verfügung.

Dass auch diese großen und diffizilen Polypen und Adenome einer erfolgreichen endoskopischen Therapie zugänglich sind, zeigen die Daten großer Zentren aus den letzten Jahren (Tabelle 1); diese Ergebnisse sind allerdings bislang nicht auf breiter Front nachvollziehbar.

Neue Methoden der submukösen Injektionstechnik (SIT), neue Entwicklungen auf dem Gebiet der Hochfrequenzgeneratoren mit automatischem Schnitt (AC), Anschnittsteuerung (PPS) und fraktioniertem Schnitt (FC) sowie die Verfügbarkeit effektiver Blutstillungsverfahren wie Clipping oder Argonplasmakoagulation (APC) schaffen die Voraussetzung für diese oft technisch anspruchvollen Prozeduren. Für die flachen Adenome spielen die in Japan entwikkelten Techniken der endoskopischen Mukosaresektion (EMR) eine entscheidende Rolle, wobei aber technische Details immer noch kontrovers diskutiert werden.

Für die Beurteilung des Therapieverfahrens entscheidend sind die möglichen Komplikationen, vor allem Blutung und Perforation. Liegen die Blutungsraten für die konventionelle Polypektomie bei im Mittel 1,9 (0,2 - 2,7%) so steigen sie ohne Verwendung der SIT und spezieller Generatoren auf bis zu 40% an, wenn schwierige Polypen angegangen werden. Glücklicherweise ist die Mehrzahl dieser Blutungen zwar endoskopisch zu stillen, es bleibt aber ein nicht unbedeutender Anteil, der einer Operation zugeführt werden muß. Ähnliches gilt für die Perforationsraten, die von 0,4 (0,1 bis 0,9%) auf bis zu 15% ansteigen, wenn schwierige Befunde mit konventioneller Technik angegangen werden.

Ein weiteres Problem sind onkologische Gesichtspunkte im Sinne eines Vorgehens, das sowohl die Gesetze der lokalen Tumorausbreitung als auch die der Metastasierung berücksichtigt.

Möglichkeiten und Grenzen der Polypektomie und der Adenomektomie wurden anhand des eigenen Krankengutes der letzten 12 Jahre aufgeschlüsselt (Tabelle 2, 3, 4 und 5). Hier sind 2.212 Polypektomien bei 967 Patienten analysiert, die in zwei Zeiträumen (1990 bis 1995 *ohne* SIT und FC / 1995 bis 1997 *mit* SIT und FC) erfasst sind sowie 1078 Polypen bei 476 Patienten 1998 - 2001.

Obwohl der Prozentsatz der diffizilen Polypen im zweiten Zeitraum von 10 auf 28% (zuletzt 36%) angestiegen war, sind die Komplikationen Blutungen und Perforation für normale Polypen

Tabelle 3. Ergebnisse bezüglich Submucöser Injektionstechnik (SIT) und Fraktioniertem Schnitt (FC) im Vergleich zweier Perioden (1990 - 1995 und 1995 - 1997)
„nor." = „normale" Polypen
„diff." = „diffizile Polypen, Definition s. Tabelle 2

	Pat.	Polypen	diffizil	Blutung		Perforation	
	n	n	%	%		%	
				nor.	diff.	nor.	diff.
1990 - 1995 **ohne** SIT / FC	552	1257	10	1,5	15	0,5	3,0
			↓	↓	↓	↓	↓
1995 - 1997 **mit** SIT / FC	415	995	28	0,8	2	0,1	0,5
Σ	967	2212	18	1,2	9,4	0,33	1,92

Tabelle 4. Reduktion der Komplikationsraten durch SIT und FC

Vergleich: 1990 - 1995 mit 1995 - 1997			
Reduktion der Blutungsrate:			
Faktor **1,9** (normale Polypen)	1,5%	⇒	0,8%
bis **7,5** (diffizile Polypen)	15%	⇒	2%
Reduktion der Perforationsrate:			
Faktor **5** (normale Polypen)	0,5%	⇒	0,1%
bis **6** (diffizile Polypen)	3%	⇒	0,5%
Endoskopie statt Operation:			
Faktor >**3** endoskopisch operative Polypektomie bei diffizilen Polypen praktikabel und sicher			

um den Faktor 1,9 bzw. 5, für die diffizilen Polypen um den Faktor 7,5 bzw. 6 gefallen, das heißt, auch schwierige Polypen mit den in Tabelle 2 definierten Kriterien können mit entsprechender Technik und Erfahrung mit Komplikationsraten abgetragen werden, wie sie für die Standardpolypektomie in der Literatur berichtet sind.

Im jüngsten Beobachtungszeitraum (1998 bis 2001) (Tabelle 5) zeigt sich bei mehr als 1000 Polypen von 476 Patienten und einer Häufigkeit von 36% für diffizile Polypen eine weitere Verbesserung dieser Ergebnisse. Die Komplikationsraten für normale Polypen liegen für Blutungen und Perforation bei 0,5 bzw. 0%, für die schwierigen Polypen bei 1,8 bzw. 1,2% und damit in Bereichen, die auch für große und/oder schwierige Polypen einen endoskopischen Abtragungsversuch in erfahrenen Händen durchaus vertretbar erscheinen lassen.

Bei einem solchen Statement ist aber klar herauszustellen, dass es nur bei Einhaltung der entsprechenden Voraussetzungen Gültigkeit hat. Diese sind eine ausgefeilte submuköse Injektionstechnik (SIT), bei der auch Inversionsinjektionen und spezielle Injektionsverfahren zum Repertoire gehören müssen sowie die situationsangepasste Verwendung optimierter Hochfrequenzgeneratoren. Erforderlich sind eine entsprechende Anschnittsteuerung (entweder durch eine suffiziente Automatik des Generators oder durch gezielten Einsatz der Schnitt- und Koagulationsfunktionen des Generators mit manueller Steuerung) und eine Optimierung der Generatorparameter. Dabei sind entsprechende Kurzpulsverfahren und eine exakte Adaptation der Parameter an die jeweilige Situation, eventuell mit Wechsel der Schnitt-Modalitäten erforderlich. Ausserdem müssen alle endoskopischen Haemostasetechniken verfügbar und anwendbar sein. Nur so können solche niedrigen Komplikationsraten realisiert werden.

Ein weiterer Aspekt ist die Onkologie: Sie beginnt mit der Gewinnung und Bewertung histologischer Proben. In der Regel können von großen Polypen keine repräsentativen Zangenbiopsien gewonnen werden, so dass sich die beschriebenen Abtragungsverfahren

Tabelle 5. Ergebnisse der letzten 4 Jahre mit ausgefeilter Injektionstechnik (SIT) und optimierter HF-Abtragung (FC)
„nor." = „normale" Polypen
„diff." = „diffizile Polypen, Definition s. Tabelle 2

Pat.	Polypen	Diffizil	Blutung		Perforation	
n	n	%	%		%	
			nor.	diff.	nor.	diff.
476	1087	391 ~ 36%	0,5	1,8	0	1,2

Chirurgische Endoskopie Tübingen 1998 - 2001

insbesondere dafür eignen, von einem suspekten Polypen oder Adenom große repräsentative Gewebsanteile für die histologische Untersuchung zu gewinnen, um die optimale Therapie im jeweiligen Fall definieren zu können. Damit vermeidet man eine Untertherapie von dysplastischen oder bereits maligne entarteten Polypen durch einfache endoskopische Ektomie, andererseits eine Übertherapie größerer dysplasie- und neoplasiefreier Befunde durch konventionelle Operationen mit entsprechenden Komplikations- und Letalitätsraten.

Die endoskopische Polypektomie darf als Methode auch nicht überstrapaziert werden: Nur durch sorgfältigste histologische Aufarbeitung und durch Beachtung der onkologischen Gesetze kann der Patient optimal behandelt werden. Wo keine hohe endoskopische Expertise vorhanden ist, müssen große Polypen und Adenome sicherlich weiterhin der offenen oder laparoskopischen Operation zugeführt werden; die Entwicklung geht jedoch eindeutig dahin, dem Patienten die viel weniger invasiven endoskopischen Methoden bei gleicher Sicherheit als Alternative anzubieten. Dies stellt der Chirurgie eine ganz besondere Aufgabe: Sie muß sich im Rahmen der chirurgischen Endoskopie mit hoher Expertise diesem Problem stellen.

Literatur

1. Binmoeller KF, Bohnacker S, Seifert H, Thonke F, Valdeyar H, Soehendra N (1996) Endoscopic snare excision of „giant" colorectal polyps. Gastrointest Endosc 43:183 - 188
2. Bond JH (1997) Colorectal polyps and cancer Annual of Gastrointestinal. Endoscopy 161 - 170
3. Dorais J, Marcon N (1997) Endoscopic Resection of Gastrointestinal Tumors: How far can the endoscopist go? Endoscopy 29:192 - 195
4. Frühmorgen P (1994) Richtlinien für endoskopische Untersuchungen bei kolorektalen Polypen. Z Gastroenterol 32:371 - 374
5. Grund KE, Schrimpf U, Farin G (1998) The "Difficult Polyp„ - New Techniques to remove big and complicated Polyps. Digestion 59(suppl 3):717
6. Waye JD (1996) How big is too big? Gastrointest Endosc 43:256 - 257
7. Williams CB, Saunders BP (1998) Endoluminal therapy in the colon. Min Invas Ther & Allied Technol 21 - 29

Stellenwert der Endoskopie im Spektrum palliativer Maßnahmen

K. E. Grund

Chirurgische Endoskopie, Abt. f. Allgemeinchir. Chirurgische Universitätsklinik, Hoppe-Seyler-Straße 3, 72076 Tübingen

Palliative Therapy: Relevance of Endoscopic Method

Summary. In a palliative situation quality of life (QoL) more and more seems to overcome simple prolongation of life as the target of therapy.

Treatment of those symptoms which most vigorously affect QoL in a palliative patient includes surgery, radio / chemotherapy and best supportive care. Endoscopy however, offers with methods like recanalisation (dilation, ablation, prosthesis), devitalisation and nutritional therapy (PEEs) most favorable alternatives, especially if used in combination.

Better knowledge and consequent use of endoscopic therapy should be achieved by surgeons and oncologists.

Keywords: Palliation – quality of life – endoscopy

Zusammenfassung. Langsam setzt sich die Erkenntnis durch, daß in der Palliativsituation die Kriterien der Lebensqualität höher einzuschätzen sind als die der reinen Lebensverlängerung. Zur Behandlung derjenigen Symptome, welche die Lebensqualität von Tumorpatienten im Palliativbereich gravierend beeinträchtigen, sind die modernen endoskopischen Verfahren zur Stenosetherapie und Rekanalisation (Dilatation, Ablation, Prothetik), zur Devitalisation/ Destruktion (LASER, APC, Injektion) und für die Ernährungstherapie (Sonden, PEEs) besonders gut geeignet. Dabei ist für die verschiedenen Abschnitte des Gastrointestinaltraktes der Einsatz dieser endoskopischen Methoden und die Differentialtherapie gegenüber chirurgischen Verfahren, Radio / chemotherapeutischen Methoden und der „best-supportive care“ durchaus differenziert zu sehen. Vielversprechende neue endoskopische Methoden lassen eine Ausweitung der Indikationen erwarten, vor allem im Rahmen einer primären oder sekundären Kombinationstherapie; andererseits wird es aber auch immer wichtiger, dass die vielfältigen endoskopischen Möglichkeiten mehr ins Bewußtsein von Chirurgen und Onkologen dringen.

Schlüsselwörter: Palliativtherapie – Lebensqualität – Endoskopie – palliative Operation

Es ist heute allgemeiner Konsens, dass in der Palliativtherapie maligner Erkrankungen das Augenmerk des Therapeuten hauptsächlich auf der Lebens*qualität* und erst in zweiter Linie auf einer Lebens*verlängerung* zu liegen hat. Neben diesem Grundsatz („*qualitas* vitae suprema lex...“) ist besonders zu betonen, dass Palliativtherapie nicht bei der Entlassung des Patienten

Tabelle 1. „Killer" der Lebensqualität (LQ) in der Palliativsituation bei endoskopisch relevanten Krankheitsbildern

- Atemnot (Dys- / Orthopnoe)
- Schluckstörungen (Dys- / Odynophagie)
- Ernährungsprobleme
- Galleabflußstörungen
- Stuhlpassageprobleme
- Blutungen
- Schmerzen, Koliken, Tenesmen
- Übelkeit, Erbrechen, Singultus
- Verschlucken, Aspiration
- Ikterus, Juckreiz
- Meteorismus, Distension
- Obstipation, Obstruktion, Ileus
- Magensonde, Stomata
- Sekretabsonderung
- Stationärer Aufenthalt per se
- Kurze Therapie - / Kontrollintervalle
- Folgen von Bestrahlung bzw. Chemotherapie
- Stomata per se

Tabelle 2. Endoskopische Methoden zur Palliativtherapie

■ Stenosetherapie:	- Dilatation (Ballon, Bougie)
	- Ablation (APC, LASER)
	- Prothetik (SEMS, SEPS, PS)
■ Haemostase:	- mechanische Verfahren (Clip, Loop)
	- thermische Verfahren (HF-Chirurgie, APC, LASER, Heaterprobe)
	- Injektionsmethoden (NaCl/Adr., Fibrinkleber)
	- Embolisation (Acrylat, FK)
■ Ernährungstherapie:	- Sonden
	- PEE's (PEG, EPJ)
■ Dekompression:	- Sonden
	- PEE's (PEG, EPJ, Gastrojejunale Umwandlung)
■ Devitalisierung:	- thermische Verfahren (HF-Chirurgie, APC, LASER)
	- chemische Verfahren (Polidocanol, C_2H_5OH, Formalin)

aufhört, sondern sich begleitend in weiterem konsequentem Follow-up bis zum Tode des Patienten erstrecken muß; nur so wird Lebensqualität auch einigermaßen objektiv beurteilbar.

Wie wenig diese Maximen in der Realität Beachtung finden, zeigt sich bei der Durchsicht der onkologischen Literatur. Hier stehen auch beim Thema Palliativtherapie die Kaplan-Meier-Überlebenskurven und die entsprechenden Überlebenszeiten beim Vergleich verschiedener Therapieformen ganz im Vordergrund; die Kriterien der Lebensqualität werden nicht oder nur ganz am Rande behandelt. Auch Änderungen der Lebensqualität bezogen auf die jeweiligen Therapieformen werden im Langzeitverlauf nicht oder viel zu wenig berücksichtigt.

Diejenigen Faktoren, die die Lebensqualität - hier in Zusammenhang mit viszeralchirurgisch relevanten Tumorleiden - am meisten beeinträchtigen, sind in Tabelle 1 aufgelistet. Für den Patienten besonders relevant - von den Ärzten aber oft vernachlässigt oder verdrängt - ist vor allem auf die vier letztgenannten Kriterien besonders hinzuweisen.

Seit etwa 15 Jahren hat die Bedeutung der interventionellen Endoskopie stark zugenommen. Verschiedene endoskopische Verfahren (Tabelle 2) sind geeignet, bei Stenosen, Blutungen, Ernährungsproblemen, Fisteln, unerwünschten Sekretionen etc. einen Großteil der aufgeführten Symptome zu beseitigen oder zumindest zu lindern.

Der Stellenwert dieser endoskopischen Methoden ist in Tabelle 3 im Vergleich mit entsprechenden konventionellen (oder laparoskopischen) Operationen dargestellt. Es zeigt sich, dass im Bereich des Oesophagus, der Kardia und des Duodenums sowie im Bereich der Gallenwege und des Pankreasgangsystems endoskopische?

Tabelle 3. Stellenwert der konventionellen Operation und der alternativen endoskopischen Verfahren für die Palliativtherapie (GE: Gastroenterostomie, SSA: Seit/Seit-Anastomose, OP KJ: Operative Katheterjejunostomie)

					Endoskopie		
	Palliative Resektion	Bypass GE SSA.	Stoma	OP KJ	Ablation Devitalis.	Prothetik	PEG EPJ
Oesophagus	☹	☹	\	😐	☺	☺	☺
Cardia	😐	☹	\	😐	☺	😐	☺
Magen	😐	😐	\	😐	😐	😐	😐
Duodenum	☹	😐	\	😐	☺	☺	😐
Gallenwege Pankreas	☹	😐	\	\	😐	☺	\
Dünndarm	😐	😐	😐	😐	\	😐	\
Colon	☺	😐	😐	\	😐	😐	\
Rektum	😐	\	😐	\	☺	😐	\

Tabelle 4. Stellenwert endoskopischer Maßnahmen bei der Therapie des Oesophaguskarzinoms (RCT = Radio-ChemoTherapie)

- 90% der palliativ therapierten Patienten
- 60% der Patienten unter / nach RCT
- 50% der Patienten unter / nach erfolgreicher RCT
- 50% der operierten Patienten
- 40% der „erfolgreich" operierten Patienten
- 75% aller Patienten mit einem Oesophaguskarzinom

... benötigen im Verlauf endoskopische Interventionen zur Stenosebehandlung, Blutstillung oder Ernährungstherapie

Methoden eindeutige Vorteile gegenüber den operativen Alternativen aufweisen, so dass ihnen hier in der Regel bei objektiver Abwägung und Verfügbarkeit aller Alternativen der Vorzug zu geben ist. Für Magen und Dünndarm bieten weder Operation noch Endoskopie eindeutig überlegene Alternativen.

Im Kolon und im Rektum haben palliative chirurgische Verfahren, insbesondere die palliative Resektion und die Stomaanlage ihren unbestrittenen Stellenwert. Allerdings finden auch hier zunehmend ablative und prothetische Methoden aus der Endoskopie Eingang in das therapeutische Repertoire.

Bei der primär chirurgischen palliativen Therapie des kolorektalen Karzinoms sind Lokalrezidive und blutende oder schleimproduzierende Tumoren mit endoskopischen Methoden effektiv anzugehen. Ähnliches gilt für die Passageprobleme nach Voroperationen oder Bestrahlungen im oberen Gastrointestinaltrakt. Genauso erhöht eine Prothesenimplantation bei stenosierenden Tumoren der abführenden Gallenwege mit Abfall des Bilirubins sowie Nachlassen des Juckreizes und Erholung der Leberfunktion sehr schnell die Lebenqualität des Patienten erheblich.

Nimmt man zu diesen ablativen und prothetischen Methoden, die häufig mit dilatativen Verfahren kombiniert werden, noch die perkutanen endoskopischen Enterostomieverfahren (PEE's) zur Ernährung und Dekompression hinzu, wird offensichtlich, dass die Endoskopie eine breite Palette hocheffektiver und nebenwirkungs- und komplikationsarmer Lösungen für die Palliativtherapie anbietet.

Betrachtet man beispielhaft ein einzelnes, besonders häufig (aufgrund der späten Diagnosestellung) nur palliativ angehbares Krankheitsbild, wie das Oesophaguskarzinom (Tabelle 4), so stellt sich heraus, dass bei drei Viertel aller Patienten mit einer solchen Erkrankung im Verlauf endoskopische Interventionen zur Stenosebehandlung, Blutstillung oder Ernährungstherapie erforderlich werden; dies gilt auch für diejenigen Patienten, die primär nicht einem palliativen endoskopischen Konzept unterzogen wurden. Gerade Patienten unter oder nach Radiochemotherapie bzw. postoperativ bieten oft gravierende Probleme, die nur endoskopisch zu lösen sind.

Besonderer Erwähnung und Diskussion bedarf die neu aufkommende Tendenz, ein primäres kolorektales Neoplasma mit Obstruktion oder Ileus primär endoskopisch anstatt operativ anzugehen. Einerseits kann gezeigt werden, dass in den meisten Fällen mittels endoskopischer Rekanalisation und Dekompression der akute Ileuszustand behoben und dem Patienten ein Notfalleingriff unter schlechten Bedingungen mit hoher Komplikations- und Letalitätsrate erspart werden kann. Wird in der Akutsituation – durchaus auch in der Vorbereitungsphase einer Notfalloperation – eine Dekompressionssonde eingelegt, kann nach wenigen Tagen, die für die weitere Dekompression und das Staging genutzt werden können, oft ein einzeitiger resezierender Elektiveingriff durchgeführt werden. Im Interesse des Patienten kann damit die risikoreiche und komplikationsträchtige Notfalloperation – meist mit Kolostoma und mehrzeitigem Vorgehen verbunden – durch einen einzeitigen Elektiveingriff ohne Stoma ersetzt werden. Der endoskopische Eingriff in der Notfallsituation erfordert einen besonders erfahrenen Endoskopeur; diese Möglichkeit sollte aber dort, wo eine kompetente Endoskopie besteht, zum Wohl des Patienten mehr genutzt werden.

Andererseits zeigen sich – vor allem in den romanischen Ländern – Trends, solche Situationen mit einer primären Stentimplantation als „bridge to surgery“ anzugehen. Damit soll der Darm primär effektiv entlastet und die Zeit bis zur Operation optimal überbrückt werden. Leider zeigen sowohl die Auswertungen der bislang verfügbaren Literatur (meist Arbeiten aus der interventionellen Radiologie ohne Endoskopie) als auch die Vorgehensweisen in der Praxis, dass nicht selten dieser primär implantierte Stent als Dauerlösung in situ verbleibt, ohne dass die Möglichkeit einer kurativen – meist chirurgischen – Therapie hinreichend geprüft und realisiert worden wäre.

Wenn durch diese Stentimplantation ein adäquates Staging und eine evtl. kurative Therapie verzögert oder unterlassen werden, wird dem Patienten ein Bärendienst erwiesen. Ausserdem ist in diesem Zusammenhang das Problem der Tumorzellverschleppung durch die Manipulation bei der Stenteinlage – die in dieser Hinsicht wesentlich traumatisierender einzuschätzen ist als das Legen einer Dekompressionssonde – durchaus nicht geklärt.

Deshalb wird im eigenen Vorgehen in diesen Fällen eine sehr schonende Notfallendoskopie mit einem Feinkaliberendoskop, ohne Luft- und mit komplementärer Wasser- oder Kontrastmittelinstillation durch den Instrumentierkanal ausgeführt und nach Passage der Stenose das Kolon präliminär dekomprimiert. Dann wird über einen Führungsdraht eine Dekompressions-

Tabelle 5. Vergleich verschiedener palliativer Therapiekonzepte (Operation, Radio-/Chemotherapie, Endoskopische Therapie, Best supportive care) basierend auf der Befragung von Patienten

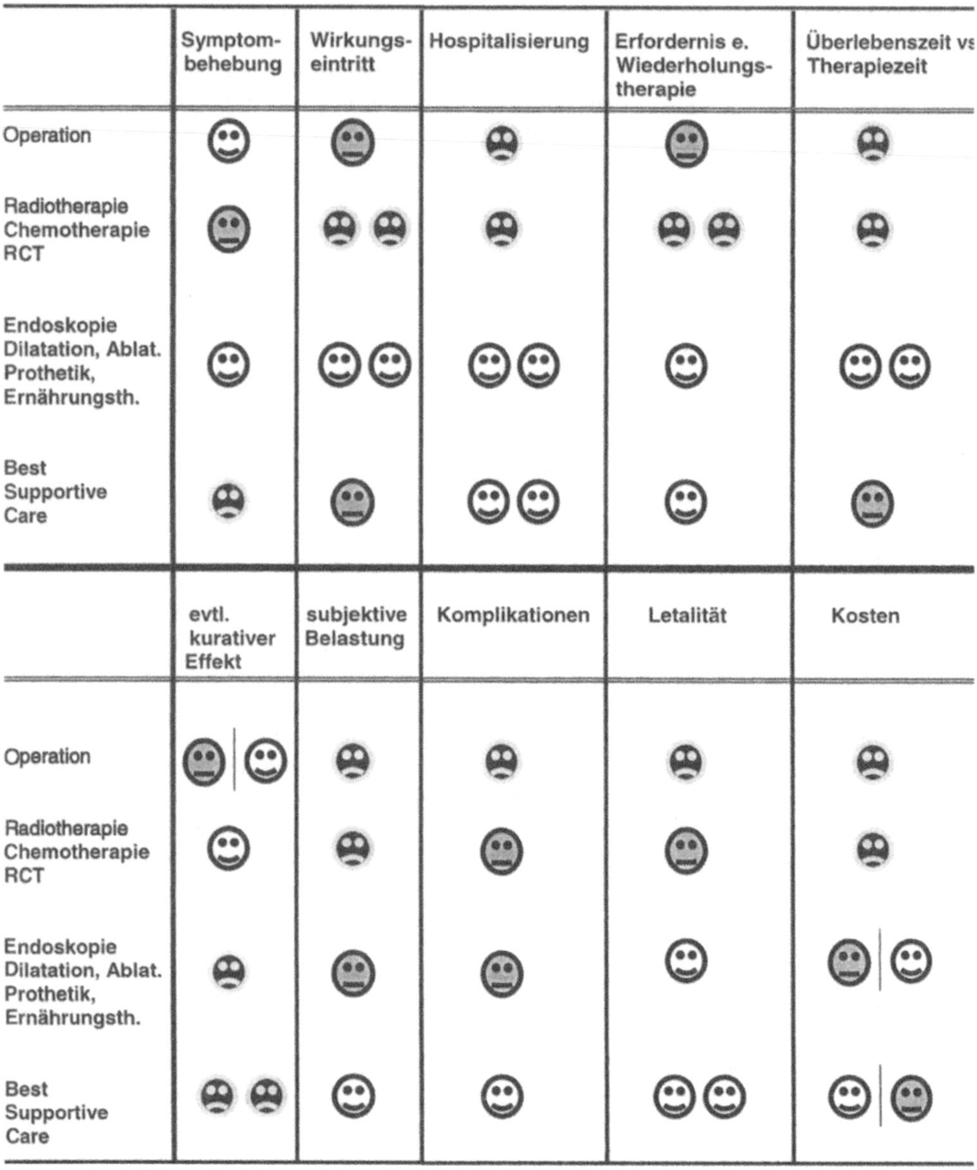

sonde vorgeschoben, die zunächst belassen und dann gespült wird. Dieses Vorgehen hat sich inzwischen bei mehr als 120 Patienten bewährt und bei niedriger Komplikationsrate und Null-Letalität ein zuverlässiges Staging ohne Zeitdruck sowie eine optimale definitive Therapiewahl ermöglicht.

Betrachtet man synoptisch die vier gängigen Therapiekonzepte für die Palliativbehandlung gastrointestinaler Tumoren, nämlich konventionelle beziehungsweise laparoskopische Operation, Radiotherapie, Chemotherapie oder Radiochemotherapie, endoskopische Verfahren der Dilatation, Ablation, Prothetik und Ernährungstherapie sowie die Methoden der Best-Supportive-Care, kommt man zu Bewertungen wie in Tabelle 5 dargestellt. Hier sind die

Hauptkriterien Symptombehebung, Wirkungseintritt, notwendige stationäre oder ambulante Behandlung, Wiederholungstherapie, das Verhältnis Überlebenszeit versus Therapiezeit, ein eventuell kurativer Effekt, die subjektive Belastung, Komplikationen, Letalität sowie die Kosten bewertend nach Befragung einer großen Zahl von Patienten (n = 200) und Therapeuten (n = 50) aufgeschlüsselt. Die Übersicht zeigt einerseits, dass es kein einzelnes ideales Verfahren gibt, andererseits tritt der hohe Stellenwert endoskopischer Methoden klar hervor.

Bezüglich des heute dominierenden Themas „Kosten" ist klarzustellen, dass hier der monetäre Gesamtaufwand entscheidend ist und nicht die Kosten der einzelnen Prozedur oder des einzelnen Medizinproduktes. So relativieren sich die absolut gesehen hohen Kosten einer Stentimplantation durch die finanzielle Analogie mit 24 bis 60 Stunden Intensivtherapie, 3 bis 5 Tagen Normalstation, 10 Tagen parenteraler Ernährung, 20 Tagen Antibiotikagabe oder 35 Tagen PPI-Medikation. Andererseits muss ganz klar die schwierige Frage aufgeworfen und diskutiert werden, was eine palliative Therapie kosten „darf", beziehungsweise welchen gesamtgesellschaftlichen Stellenwert man ihr zuweist.

Auch in diesem Zusammenhang erweisen sich die patientenfreundlichen endoskopischen Methoden als sehr effektiv bei günstiger Relation zwischen Aufwand und Effekt. Die Endoskopie ist in der Regel ambulant oder tageschirurgisch durchführbar ohne stationären Aufenthalt und erbringt keinen Verlust an Lebenszeit und keinen Verlust von Lebensqualität, ganz im Gegensatz zu Operationen oder Radiochemotherapien. Als Nachteil ist die Notwendigkeit zu oft mehrerer Sitzungen zu nennen und die Tatsache, dass manche aufwendigen Prozeduren nur in einem endoskopischen Zentrum möglich sind.

Generell erfüllen endoskopische Methoden sehr gut die Forderung nach einer schnellen, effektiven und dauerhaften Palliativtherapie mit geringen Schmerzen, geringen Nebenwirkungen und niedriger Komplikationsrate.

Um die therapeutischen Potentiale voll auszunützen ist es auch in der Palliativtherapie oft vorteilhaft, Kombinationen verschiedener Strategien oder Verfahren einzusetzen. Damit lassen sich synergistische Effekte erzielen und die Komplikationsrate senken. So erlaubt zum Beispiel beim fortgeschrittenen Oesophaguskarzinom der primär eingelegte Nitinolstent eine orale Ernährung und (Hyper-) Alimentation des Patienten in der „Down staging" - Phase mit Radiochemotherapie, wobei durch die Prothese weder die Bestrahlung noch die geplante Operation behindert werden. Ist jedoch der Patient ein Non-Responder - womit bei 70 bis 80% der Patienten gerechnet werden muß - ist damit schon der wichtigste Schritt für eine vernünftige Palliation unabhängig von weiteren möglichen zusätzlichen Maßnahmen getan.

Bei allen kombinierten Behandlungsformen tritt der hohe Stellenwert der endoskopischen Methoden als primärer oder sekundärer Kombinationspartner klar zu Tage. Es wäre wünschenswert, dass die vielfältigen Möglichkeiten der modernen Endoskopie bei Chirurgen, Chemotherapeuten und Strahlentherapeuten noch mehr ins Bewußtsein rücken.

Literatur

1. Grund KE, Lange V (2000) Stellenwert der flexiblen Endoskopie in der Chirurgie Teil I - Diagnostik und Blutstillung. Chirurg 71:1179 - 1190
2. Grund KE, Lange V (2000) Stellenwert der flexiblen Endoskopie in der Chirurgie Teil II - Interventionen. Chirurg 71:1307 - 1326
3. Grund KE, Schumpelick V (2002) Durch Kompetenz zur chirurgischen Endoskopie. Chirurg 73;32 - 37

Die laparoskopische Fundoplikatio – was ist gesichert?

H. J. Stein

Chirurgische Klinik und Poliklinik, Klinikum rechst der Isar der Technischen Universität München, Ismaningerstraße 22, 81675 München (e-mail: stein@nt1.chir.med.tu-muenchen.de)

Laparoscopic Fundoplication – What is Proven?

Summary. Laparoscopic fundoplication has become a popular procedure but several questions remain unresolved. Although randomised trials suggest that antireflux surgery is a good alternative to continuous medical therapy, the selection of patients for surgery remains crucial to achieve success. There is currently no profe that antireflux surgery will reduce the risk for developing esophageal adenocarcinoma. Complications, side effects and failures appear to be higher after a laparoscopic approach as compared to conventional open surgery, particularly in un-experienced hands. Partial fundoplications and tailored approaches have so far not shown convincingly better results than those that can be achieved by short and floppy 360 fundoplication.

Key words: Laparoscopic fundoplication – gastroesophageal reflux disease

Zusammenfassung. Trotz zunehmender Popularität der laparoskopischen Fundoplikatio sind wesentliche Fragen der Antirefluxchirurgie noch ungeklärt. In randomisierten Studien konnte zwar gezeigt werden, daß die Antirefluxchirurgie eine gute Alternative zur medikamentösen Dauertherapie darstellt, dennoch bleibt die sorgfältige Patientenselektion entscheidend für den Erfolg der Fundoplikatio. Eine Schutzwirkung der Antirefluxchirurgie vor Entstehung eines Barrett Carcinoms konnte bislang nicht belegt werden. Komplikationen, Nebenwirkungen und Refluxrezidive scheinen vor allem bei unerfahrenen Chirurgen beim laparoskopischen Vorgehen häufiger zu sein als beim konventionellen, offenen Zugang. Partielle Fundoplikationes und 'maßgeschneiderte' Konzepte konnten bislang keine überzeugend besseren Ergebnisse zeigen als die kurze, lockere 360 Grad Manschette.

Schlüsselwörter: Laparoskopische Fundoplikatio – Gastroösophageale Refluxkrankheit

Einleitung

Mehr als 10 Jahre nach Durchführung der ersten laparoskopischen Fundoplikatio hat sich auch in Deutschland der laparoskopische Zugang als Standardverfahren in der Antirefluxchirurgie durchgesetzt (1). Die Anzahl der durchgeführten laparoskopischen Antirefluxeingriffe nimmt hier, wie in vielen anderen Ländern der westlichen Welt, derzeit nahezu exponentiell zu. Diese Entwicklung erfolgte ungeachtet der Tatsache, daß eine Reihe wesentlicher Fragen zur

Indikationsstellung, Verfahrenswahl und Erfolgsbeurteilung nicht ausreichend durch Studien belegt sind. Der derzeitig durch Studien gesicherte Wissenstand soll im Folgenden dargestellt werden.

Fundoplikatio versus medikamentöse Therapie der Refluxkrankheit

Ein Vergleich zwischen der modernen medikamentösen Therapie der gastroösophagealen Refluxkrankheit mit Protonenpumpeninhibitoren (PPI) und einer allerdings konventionell (offen) durchgeführten Antirefluxoperation erfolgte prospektiv randomisiert im Rahmen einer schwedischen Multicenterstudie (2). Im Langzeitverlauf zeigte sich nach Antirefluxchirurgie eine signifikant geringere Rezidivrate als unter medikamentöser Dauertherapie mit einer Standarddosis des PPI's. Bei Dosisanpassung, d.h. bedarfsorientierter Erhöhung der PPI-Dosis, waren beide Therapieverfahren gleichwertig. Die begleitend durchgeführten Lebensqualitätsuntersuchungen ergaben ebenfalls keinen signifikanten Unterschied zwischen beiden Therapieverfahren.

Die einzig bislang vorliegende prospektive randomisierte Studie zum Vergleich laparoskopische Fundoplikatio versus medikamentöse Dauertherapie mit PPI ist bislang nur in Abstraktform publiziert. Die noch vorläufigen Daten mit relativ kurzer Nachsorgezeit (3 – 12 Monate) zeigen eine signifikante Überlegenheit der laparoskopischen Fundoplikatio in den pH-metrie- und Lebensqualitätsscores.

Anhand dieser Daten scheint die Fundoplikatio bei adäquat selektierten Patienten eine der medikamentösen Dauertherapie zumindest ebenbürtige Alternative darzustellen.

Wer profitiert von einer Fundoplikatio?

Große Diskrepanzen existieren in Deutschland nach wie vor in der Patientenselektion zur Antirefluxchirurgie und der präoperativ durchgeführten Diagnostik (1). Häufig werden Patienten zur Fundoplikatio vorgestellt, die nicht oder nicht adäquat auf eine medikamentöse Therapie ansprechen, nur atypische Symptome einer Refluxkrankheit haben oder eine negative bzw. nur grenzwertig positive pH-metrie aufweisen (3). Eine Reihe prospektiver Studien zeigt jedoch eindeutig, daß vor allem die Patienten mit einem guten Ansprechen auf PPI-Therapie, typischen Symptomen der Refluxkrankheit (d.h. Sodbrennen und Regurgitation) und eindeutig positiver pH-metrie von der Antirefluxchirurgie profitieren. Nach einer Untersuchung von Campos et al. (4) liegt die Erfolgsaussicht einer Fundoplikatio bei über 97% wenn alle drei dieser Faktoren gegeben sind. Die Erfolgsaussicht sinkt unter 85% wenn nur zwei dieser drei Faktoren vorliegen und ist weniger als 70% bei Vorliegen von nur einem Parameter (4). Auf eine präoperative pH-metrie und mindestens einen mehrwöchigen Therapieversuch mit ausreichend hoch dosierten PPI's sollte deshalb vor der Indikationsstellung zur Antirefluxoperation unter keinen Umständen verzichtet werden (3). Dies gilt umso mehr für Patienten mit atypischen Symptomen.

„Never take a PPI again"?

Die Indikation zur Antirefluxchirurgie wird häufig unter der Maßgabe gestellt, der Patient bräuchte dann keine säuresuppressiven Medikamente mehr einzunehmen („Never take a PPI again"). Eine Reihe kürzlich veröffentlichter Studien zeigte jedoch, daß im Langzeitverlauf bis zu 60% der Patienten nach Antirefluxchirurgie wieder oder immer noch PPI's verordnet werden (5). In einer eigenen Nachuntersuchung war dies 1 Jahr nach Fundoplikatio bei 34% der Patienten der Fall. Eine detaillierte Analyse zeigte, daß die Einnahme der PPI's überwiegend aufgrund unspezifischer Oberbauchbeschwerden erfolgte, nur bei 12% dieser Patienten konnte ein Refluxrezidiv pH-metrisch gesichert werden. Dennoch sollte mit dem Argument „der Patient wird nach Fundoplikatio keine säuresuppressiven Medikamente mehr benötigen" zurückhaltend umgegangen werden.

Stellenwert der Fundoplikatio bei Patienten mit Barrett Ösophagus

Der vermutlich kausale Zusammenhang zwischen chronischer Refluxkrankheit und Adenocarcinom des Ösophagus (6) wird zunehmend auch in der Laienpresse dargestellt und diskutiert. Dies hat in Teilen der Bevölkerung zu einer Sensibilisierung und ‚Krebsangst' geführt. Zunehmend häufiger werden deshalb Patienten mit dem Wunsch vorstellig, „prophylaktisch" eine Antirefluxoperation durchzuführen, um die Entwicklung eines Adenocarcinoms im Ösophagus zu verhindern. Anhand der vorliegenden Daten kann jedoch weder die medikamentöse Dauertherapie noch eine Antirefluxoperation das bei Refluxpatienten erhöhte Carcinomrisiko verringern. Dies gilt vor allem dann wenn bereits ein Barrett Ösophagus vorliegt (6). Darüber hinaus scheinen die Langzeitergebnisse der Antirefluxchirurgie im Hinblick auf Reflux- und Symptomkontrolle bei Patienten mit Barrett Ösophagus deutlich schlechter zu sein als bei Patienten ohne Vorliegen eines Barrett Ösophagus (7, 8). Das Argument „mögliche Verhinderung eines Adenocarcinoms im Ösophagus" kann deshalb gerade bei Patienten mit bereits bestehender Barrett Metaplasie nicht als Operationsindikation dienen. Vielmehr wird im eigenen Vorgehen bei Refluxpatienten mit nachgewiesenem Barrett Ösophagus die Indikation zur Antirefluxchirurgie zunehmend zurückhaltend gestellt.

360 Grad Manschette, partielle Fundoplikatio oder maßgeschneidertes Vorgehen?

Zur Vermeidung postoperativer Dysphagien und sogenannter ‚Postfundoplikations-Syndrome' nach 360 Fundoplikatio werden häufig weniger ausgedehnte Manschetten um den distalen Ösophagus (Semiplikatio nach Toupet, Dor, etc) propagiert (9). Auf der Basis theoretischer Überlegungen wird ein derartiges Vorgehen vor allem bei Patienten mit gestörter Motilität des tubulären Ösophagus im Sinne einer ‚maßgeschneiderten' Antirefluxchirurgie diskutiert. In keiner der vorliegenden prospektiven und auch randomisierten Studien konnte jedoch im Langzeitverlauf eine eindeutige Überlegenheit einer reduzierten oder ‚adaptierten' Manschettenbildung im Vergleich zur kurzen und lockeren 360 Grad Fundoplikatio aufgezeigt werden. Vielmehr scheint die Semiplikatio vor allem bei Patienten mit schwerer Refluxkrankheit und assoziierter Funktionsstörung des tubulären Ösophagus im Langzeitverlauf eine höhere Reflux-Rezidivrate aufzuweisen, als eine adäquat durchgeführte kurze und lockere 360 Grad Fundoplikatio (10).

Offenes versus laparoskopisches Vorgehen

Im Verlauf der letzten Dekade wurde die klassische offene Antirefluxchirurgie an vielen Zentren nahezu komplett durch das laparoskopische Vorgehen verdrängt. Diese Entwicklung erfolgte ohne Vorliegen aussagekräftiger vergleichender Studien. Eine Reihe neuerer Untersuchungen zeigen, daß das laparoskopische Vorgehen mit einer deutlich höheren Rate and Komplikationen, Nebenwirkungen, Refluxrezidiven und Reoperationen verbunden sein kann als bei der ‚offenen' Antirefluxchirurgie (11). Dies scheint vor allem auf die lange und flache Lernkurve der laparoskopischen Antirefluxchirurgie zurückzuführen zu sein. Nur in erfahrenen Händen kann die laparoskopische Antirefluxchirurgie ähnlich gute Langzeitergebnisse erbringen wie die konventionell offen durchgeführte Antirefluxchirurgie. Der laparoskopische Zugang bei der

Antirefluxchirurgie kann damit derzeit nicht als ‚Standard' gelten. Vielmehr ist die Erfahrung des Operateurs mit dem einen oder anderen Zugang der entscheidende Parameter für den Erfolg (12).

Literatur

1. Hüttl TP, Hohle M, Meyer G, Schildberg FW (2002) Antirefluxchirurgie in Deutschland: Ergebnisse einer repräsentativen Umfrage mit Analyse von 2540 Antirefluxoperationen. Chirurg 73:451 – 461
2. Lundell L, Miettinen P, Myrvold HE, Pederson SA, Liedman B, Hatlebakk JG et al (2001) Continued (5-year) follow up of a randomized clinical study comparing antireflux surgery and omeprazole in gastroesophageal reflux disease. J Am Coll Surg 192:172 – 181
3. Stein HJ, Feussner H, Siewert JR (1998) Indikationen zur Antirefluxchirurgie des Ösophagus. Chirurg, 69:132 – 140
4. Campos GM, Peters JH, DeMeester TR, Oberg S, Crookes PF, Tan S, DeMeester SR, Hagen JA, Bremner CG (1999) Multivariate analysis of factors predicting outcome after laparoscopic Nissen fundoplication. J Gastrointest Surg 3:292 – 300
5. Spechler SJ, Lee E, Ahnen D, Goyal RK, Hirano I, Ramirez F, Raufman JP, Sampliner R, Schnell T, Sontag S, Vlahcevic ZR, Young R, Williford W (2001) Long-term outcome of medical and surgical therapies for gastroesophageal reflux disease: follow-up of a randomized controlled trial. JAMA 285:2331 – 2338
6. Stein HJ, Feith M, Feussner H (2000) The relationship between gastroesophageal reflux, development of Barrett's epithelium and cancer of the esophagus. Langenbeck's Arch Surg 385:309 – 316
7. Hofstetter WL, Peters JH, DeMeester TR, Hagen JA, DeMeester SR, Crookes PF, Tsai P, Banki F, Bremner CG (2001) Long-term outcome of antireflux surgery in patients with Barrett's esophagus. Ann Surg 234:532 – 538
8. Csendes A, Braghetto I, Burdiles P, Puente G, Korn O, Diaz JC, Maluenda F (1998) Long-term results of classic antireflux surgery in 152 patients with Barrett's esophagus. Surgery 123:645 – 657
9. Stein HJ, Liebermann-Meffert D, Feussner H, Feith M, Theisen J, Siewert JR (2002) Gutartige Erkrankungen von Ösophagus und Magen. In Siewert, JR, Harder, F, Rothmund, M (Herausgeber) Praxis der Viszeralchirurgie – Gastroenterologische Chirurgie. Band I (Bandherausgeber Harder F), Springer Verlag, Berlin, Heidelberg, New York, pp 241 – 308
10. Stein HJ, Feussner H, Siewert JR (1998) Antireflux surgery – A current comparison of open and laparoscopic approaches. Hepatogastroenterology 45:1328 – 1337
11. Bais JE, Bartelsman JF, Bonjer HJ, Cuesta MA, Go PM, Klinkenberg-Knol EC, van Lanschot JJ, Nadorp JH, Smout AJ, van der Graaf Y, Gooszen HG (2000) Laparoscopic or conventional Nissen fundoplication for gastro-oesophageal reflux disease: randomised clinical trial. The Netherlands Antireflux Surgery Study Group. Lancet 355:170 – 174
12. Stein HJ, Feith M, Siewert JR (1999) Complications and pitfalls of open and laparoscopic antireflux surgery. Acta Austr Chir 32:7 – 10

Abstracts

Endoskopische Therapie der Anastomosenkomplikationen nach Lungentransplantation

J. Reinmiedl, F. W. Spelsberg, C. Müller, G. Meyer und F. W. Schildberg

Chirurgische Klinik, Klinikum Großhadern, Marchioninistraße 15, 81377 München

Endoscopic Therapy of Anastomosis Complications After Lung Transplantation

Von 01/93 – 98/2001 wurden in unserer Klinik 52 Pat. wegen benigner tracheobronchialer Stenosen endoskopisch behandelt – 18 Pat. davon nach Lungentransplantation. Bei den übrigen Pat. waren Tracheostomata, Schildrüsenresektionen, bronchoplastische Operationen, eine Brochusstumpfinsuffizienz oder ein thorakales Aortenaneurysma vorausgegangen. Es wurden 43 Wallstents implantiert und 56 Laserungen vorgenommen.

Von 10/91 – 98/2001 wurden in unserer Klinik 201 Lungenflügel bei 141 Pat. transplantiert. Eine einseitige Lungentransplantation (sLTX) erfolgte bei 80 Pat., eine doppelseitige (dLTX) bei 61 Pat.-Anastomosenstenosen, welche endoskopisch behandelt wurden, traten bei 9,9% d.h. 20 von 201 Anastomosen auf, betroffen waren 18 Pat., d.h. 12,7%. 6 Pat wurden nur mit dem Nd-YAG-Laser behandelt (9 Sitzungen). Bei 6 Pat. wurden 8 uncovered Wall-Stents implantiert, 4 Pat unterzogen sich einer Kombination aus Stentversorgung + Laserung (19 Laserungen, 9 Stents) Die mittlere Nachbeobachtungsdauer liegt bei 746 Tagen (22 – 2441 Tage). 2 Pat. wurden bei Anastomoseninsuffizienz mit beschichteten Wall-Stents versorgt.

Zusammenfassend ermöglicht die bronchoskopische Laserung mit dem Neodym-YAG-Laser eine gute Kontrolle überschießender Narben- oder Granulationsbildung nach Lungentransplantation oder nach Tracheostoma. Die Lasertherapie ist für den einzelnen Patienten wenig belastend und beliebig oft wiederholbar. Die Patienten verspüren unmittelbar nach dem Eingriff eine Verbesserung der pulmonalen Situation. Es ist keine spezifische Nachbehandlung erforderlich, in der Regel ist eine sofortige Extubation mit Verlegung auf Normalstation möglich. Durch eine Stentversorgung kann das Rekanalisationsergebnis aufrechterhalten werden, wobei es im Bereich des Stents zu überschießenden Granulationen kommen kann, welche mittels Laser beherrschbar sind. In Einzelfällen kann auch eine postoperative Insuffizienz durch einen beschichteten Stent abgedichtet werden.

Endoskopische Therapie bei sehr großen Anastomoseninsuffizienzen nach tiefer anteriorer Rektumresektion

S. Schinkel, R. Merkle, F. W. Spelsberg und G. Meyer

Chirurgische Klinik und Poliklinik - Großhadern, Klinikum der Ludwig-Maximilians-Universität München, Marchioninistraße 15, 81377 München

Endoscopic Therapy of Major Anastomatic Leakage After Deep Anterior Rectum Resection

Die Anastomoseninsuffizienz nach tiefer anteriorer Rektumresektion stellt eine häufige Komplikation dar, die in bis zu 30% nach colo-analer Anastomose auftritt. Es wird daher die Anlage eines doppelläufigen Schutzileostomas empfohlen. Bei Patienten, bei denen primär auf ein Anus praeter verzichtet wurde, muß beim Auftreten einer Insuffizienz in der Regel sekundär ein Anus praeter angelegt werden. Bei ausgewählten Patienten ohne Zeichen einer systemischen Infektion kann die endoskopische Therapie alleine ausreichend sein. Regelmäßige endoskopische Nekroseabtragungen und Spülungen in Kombination mit der Applikation von Fibrinkleber werden bei allen Patienten mit Insuffizienzen durchgeführt. Durch die frühzeitige endoskopische Therapie kann die Heilung der Insuffizienz beschleunigt werden. Falls eine erneute OP notwendig sein sollte, werden deren Chancen durch die vorausgegangene endoskopische Behandlung nicht verschlechtert.

Im eigenen Krankengut wurden von 01/94 bis 01/00 44 Patienten mit sehr großen Anastomoseninsuffizienzen - d.h. mehr als 1/3 der Zirkumferenz - nach tiefer anteriorer Rektumresektion behandelt. (Durchschnittsalter 63,4 ± 8,7 Jahre; m:w 4:1; Diagnose der Insuffizienz 11 ± 6.9 Tage postop.). Die Größe der Insuffizienz wurde radiologisch und endoskopisch dokumentiert. Die endoskopische Behandlung wurde alle 2 - 3 Tage wiederholt.

12 ± 9 endoskopische Behandlungen mit 36 ± 26 ml Fibrinkleber waren notwendig, 7,6 ± 5,2 Behandlungen erfolgten während des stationären Aufenthaltes, 4,8 ± 4,0 ambulant. Bei 41% (8/18) der Patienten ohne primäres Ileostoma wurde sekundär ein Anus angelegt. Ein Abszeß oder Sepsis traten bei 5% (2/44) auf; Blutungen wurden nicht beobachtet. 18% aller Patienten (8/44) entwickelten eine Anastomosenstenose, die endoskopisch dilatiert wurde. Die endoskopische Behandlung war bei 91% (40/44) erfogreich. An Hand des eigenen Krankengutes konnten wir zeigen, dass eine frühzeitige endoskopische Therapie, selbst bei sehr großen Anastomoseninsuffizienzen nach tiefer anteriorer Rektumresektion, erfolgreich ist.

Morbidität und Funktionsstörungen nach Resektion von Rektumkarzinomen und-Adenomen durch transanal endoskopische Mikrochirurgie

G. Winde[1], R. Fischer[1], R. Chaoui[1] und U. Lange[2]

[1] Klinik für Allgemein-, Thorax- und Viszeralchirurgie
[2] Institut für Pathologie, Klinikum Herford. Schwarzenmoorstraße 70, 32049 Herford

Morbidity and Malfunction After Resection of Rectum Carcinomas and Adenomas by Transanal Endoscopic Microsurgery

Diese prospektive Erfassung dient der Evaluation der Sicherheit des TEM-Operationsverfahrens gezeigt an einer großen Serie von Patienten, die zwischen 1986 und 2000 wegen eines breitbasigen Rektum-Adenoms oder wegen eines Rektumkarzinoms (pT1 – pT3) operiert wurden. *Patienten/Methode:* TEM-OP in Intubationsnarkose; statische Sphinktermanometrie prä- und postoperativ. Patienten gesamt n = 336, Karzinome n = 81 (pT1 64kurativ, pT2 11, pT3 6), Adenome n = 255; Durchschnittsalter gesamt M = 68 Jahre, F = 61 Jahre; mittlere OP-Dauer bei Adenomen 72 min (30 – 186) vs. Karzinome 86 min (50 – 129); mittlerer Blutverlust bei Adenomen 129 ml (30 – 560) vs. Karzinome 149 ml (40 – 380); mittlere Liegezeit Adenome 5,8 Tage vs Karzinome 7,5 Tage. *Ergebnisse f. Adenome*: Frühmorbidität (< 30 Tage)gesamt 55/255 (21,5%), i.E. Nachblutung (21/255) > Miktionsstörung (15/255) > Nahtinsuffizienz (11/255) > Perforation(8/255). Spätmorbidität gesamt 40/255 (15,6%), i.E. passagere Kontinenzstörung (22/255) > Lokalrezidiv (18/255). Sphinktertonusminderung unmittelbar postop. 15 – 35%, nach 6 Wochen 0 – 10%. *Ergebnisse f. Karzinome*: pT1 vs. pT2 vs. pT3: Frühkomplikationen: Nachblutung 5/64 vs 1/11 vs 1/6, Miktionsstörung 1/64 vs.0 vs.0; Nahtinsuffizienz 2/64 vs 0 vs.0, Perforation 1/64 vs.0 vs.0; Kompartmentsyndrom 1/64 vs. 0 vs. 0. Spätkomplikationen-passagere Kontinenzstörung 5/64 vs. 0 vs 3/6; Lokalrezidiv 1/64 vs 0/11 vs. 2/6. 5-Jahres-Überlebenszeit: pT1 Karzinome 96.). Sphinktertonusminderung unmittelbar postop. 15 – 40%, nach 6 Wochen 0-20%. *Schlußfolgerungen*: Die TEM-Methode ist in geübten Händen sicher und zeigt beherrschbare Komplikationen, die nur in Einzelfällen zur Laparotomie führen (Perforation, Lokalrezidiv). Das lokale Trauma ist gering, die OP-Zeit vertretbar kurz. Die kurative Operationsoption besteht bei ausschließlicher Operation nur für T1-Karzinome. T2 und T3-Tumore sollten ausschließlich bei palliativer OP-Indikation ohne Nachbehandlung bleiben, ansonsten ist die postoperative Radio- bzw. Radiochemotherapie obligat. Karzinompatienten mit pT3 Tumore haben häufiger Komplikationen als pT1/2 Tumore und neigen eher zu Rezidiven, was bei palliativem OP-Charakter aber akzeptabel erscheint. Im Rahmen der Alterschirurgie und bei Multimorbiden könnte sich der Stellenwert der TEM-Operation in der Zukunft noch deutlich erhöhen. Sphinkter-Tonusminderung ist nur von passagerer Bedeutung und führt nicht zu nennenswerter Leistungsminderung.

Chirurgie der Fettsucht/Hernien

Die Versorgung von Narbenhernien und deren Rezidiven – ist die Onlay-Technik mit Kunststoffimplantaten obsolet?

J. Berger, J. Sombrowski und B. Ulrich

Kliniken der Landeshauptstadt, Krankenhaus Düsseldorf-Grerresheim, Gräulinger Straße 120, 40625 Düsseldorf

Medical Care of Incisional Hernias and Their Relapses – Is the Onlay Technique with Plastic Implants Obsolete?

Narbenhernien werden mit einer Häufigkeit von ca. 10 – 20% nach Laparotomien als immanente Folge angegeben.

Neben den allgemeinen Risikofaktoren ist ein großer Teil auf technische Voraussetzungen wie Erfahrung und Nahttechnik des Operateurs zurückzuführen.

Aufgrund der hohen Rezidivraten nach konventionellen Nabenhernien-reparationen in den bisher geübten konventionellen Techniken wie z. B. Mayo-Dick werden seit mehreren Jahren zunehmend Implantate zu Verstärkung der Abdominalwand eingesetzt. Hier setzten sich in zunehmenden Maße nicht resorbierbare Materialien durch. Aber auch hier ist noch mit 10 – 20% Rezidiven zu rechnen.

Die eigene Technik, Indikation und Ergebnisse bei der Implantation von Polyropylennetze (Prolene®) oder Polypropylen/Polyglaktinnetze (Vypro®)in der Onlay-Technik im Untersuchungszeitraum 01.06.1995 – 1930.12.2000 zeigt die Vorteile des Einsatzes alloplastischer Implantate.

Im oben angegebenen Zeitraum wurden in unsere Klinik *210* Patienten mit Narbenhernien und deren Rezidive mittels Netzen versorgt.

Komplikations- und Rezidivrate zeigen im Vergleich aller publizierten Techniken und deren Ergebnisse adäquate Resultate. *Fazit:* Die Entstehung einer Narbenhernie ist ein multifaktorielles Ereignis und lässt sich durch Erfahrung des Operateurs und einwandfreier Technik zwar minimieren, auf absehbare Zeit jedoch nicht gänzlich verhindern.

Trotz der geforderten Technik und Erfahrung, sowie unter Berücksichtigung aller anderen möglichen Faktoren sind primäre Narbenhernienraten von durchschnittlich 10% zu erwarten. Durch eine saubere chirurgische Präparation als Grundvoraussetzung einer spannungsfreien direkten Naht und durch die Verstärkung der Faszie mit nicht resorbierbaren Kunstoffimplantaten

sind sehr gute Resultate zu erzielen und eine Senkung der Rezidivquote auf unter 10% zu erreichen. Die von uns bisher vorrangig praktizierte Versorgung von Narbenhernien und deren Rezidive mittels Implantation eines Netzes in der Onlay-Technik zeigt bei vertretbaren Komplikationsraten insbesondere beim Risiko- und älteren Rezidivpatienten eine deutlichgesenkte Rerezidivrate im Vergleich zu den konventionellen Techniken.

Korrektur bis Redaktionsschluss nicht eingegangen.

Dilatation und Motilitätsstörungen des tubulären Ösophagus nach laparoskopischer Implantation eines adjustierbaren Magenbandes zur chirurgischen Therapie der Adipositas permagna

C. Bloechle[1], A. M. F. Stenger[1], O. Mann[2], und C. R. Habermann[3]

[1] Chirurgische Klinik, Evangelisches Krankenhaus Witten, Pferdebachstraße 27, 58455 Witten
[2] Abteilung für Allgemeinchirurgie
[3] Abteilung für Radiologie, Universitätsklinikum Hamburg-Eppendorf, Martinistraße 52, 20246 Hamburg

Dilatation and Motility Disturbances of the Tubular Esophagus After Laparascopic Implantation of an Adjustable Gastric Band for the Surgical Treatment of Adipositas Permagna

Hintergrund: Die funktionelle Magenverkleinerung durch Implantation eines adjustierbaren Magenbandes bietet die aussichtsreiche Möglichkeit der dauerhaften, substantiellen Gewichtsreduktion. Eine potentielle Gefahr liegt jedoch in der exzessiven Dilatation der Speiseröhre mit Motilitätsstörungen bei Patienten mit mangelnder Compliance bezüglich des Essverhaltens. *Ziel der Untersuchung*: war es, die relative Weite der Speiseröhre (RWS) und funktionelle Störungen des Ösophagus nach Implantation eines adjustierbaren Magenbandes bei Patienten mit Adipositas permagna III Grades zu erfassen. *Patienten und Methodik*: Seit 11/1998 wurde 32 Patienten (27 Frauen und 5 Männer) mit Adipositas permagna III Grades (BMI $\geq$ 40 kg/m^2) mit einem mittleren BMI von 51.0 $\pm$ 7.9 kg/m^2 ein adjustierbares Magenband laparoskopisch implantiert. Alle Patienten litten unter signifikanter Adipositas-assoziierter Komorbidität. Die Diagnostik beinhaltete regelmässig eine endoskopische Untersuchung (ÖGD), eine 24-pH-Metrie, eine Ösophagomanometrie und eine radiologische Darstellung der Speiseröhre (Gastrographin-Breischluck), sowie ein Ernährungsprotokoll und die Erfassung der Lebensqualität (Eypasch-Score (LQS) max. 144 Pkt.). Bei 18 Patienten war das Band mit 2 ml, bei 5 mit 3 ml und bei 2 mit 4 ml NaCl geblockt worden. Die RWS wurde aus dem Quotienten aus maximaler Weite der Speiseröhre (mm) und Höhe des 12. BWK (mm) ermittelt. Eine postoperative RWS von 130% der präoperativen RWS wurde als signifikante Ösophagusdilatation definiert. Die mediane Nachbeobachtungszeit betrug 9 Monate (3 – 18). *Ergebnisse*: Die mittlere Gewichtsreduktion betrug 26.0 $\pm$ 15.2 kg (BMI-Reduktion: 9.0 $\pm$ 5.7 kg/m^2 bzw. 35% des Übergewichtes). Der mediane LQS nahm von 100 auf 117 Pkt. zu ($p < 0.05$). Präoperativ zeigten 8 von 32 und postoperativ 11 von 32 Patienten einen signifikanten gastroösophagealen Reflux mit einem medianen pathologischen DeMeester-Score von 36 (16 – 90) bzw. 41 (22 – 79) Pkt. (Norm < 14.7). Unspezifische Störungen der tubulären Ösophagusmotilität lagen präoperativ bei 2 Patienten vor und persistierten postoperativ. Zusätzlich traten bei 8 Patienten während des Follow-up neue unspezifische tubuläre Motilitätsstörungen auf.

Die mediane präoperative RWS betrug 0.77 (0.52 – 1.13). Während der Nachbeobachtung nahm die mittlere RWS um 16.5% auf 0,96 (0.63-1.33) zu ($p < 0.05$), wobei 8 Patienten eine signifikante Ösophagusdilatation von > 130% des Ausgangswertes aufwiesen. Bei diesen 8 Patienten nahm die RWS von 0.73 (0.57-0.87) auf 1.11 (0.84 – 1.33) bzw. die mediane absolute Ösophagusweite von 24.3 (21.5 – 28.5) auf 37.1 (31.8 – 46.2) mm zu ($p < 0.001$). *Zusammenfassung*: Die funktionelle Magenverkleinerung durch Implantation eines adjustierbaren Magenbandes bietet die Chance auf eine dauerhafte, substantielle Gewichtsreduktion. Bei Patienten mit mangelnder Compliance bezüglich des Essverhaltens besteht jedoch die Gefahr einer exzessive Dilatation des tubulären Ösophagus mit ungewissen Langzeitfolgen.

Korrektur bis Redaktionsschluss nicht eingegangen.

Prospektive Beobachtungsstudie zum gastro-oesophagealen Reflux bei Patienten mit morbider Adipositas nach laparoskopischem Gastric Banding

P. H. Collet, C. Gutschow, P. M. Schneider, E. Bollschweiler und A. H. Hölscher

Klinik und Poliklinik für Viszeral- und Gefäßchirurgie, Universität zu Köln, Joseph-Stelzmann-Straße 9, 50931 Köln

Prospective Observation Study of the Gastro-Esophageal Reflux in Patients with Severe Adipositas After Laparoscopic Gastric Banding

Einleitung: Zur Gewichtsreduktion bei morbider Adipositas kommen in Europa seit mehr als zehn Jahren adjustierbare Silikon-Magenbänder zum Einsatz. Seit 1993 wird diese Operation auch als laparoskopisches Gastric Banding durchgeführt. Um den Einfluss dieser Operation auf den gastro-oesophagealen Reflux zu bestimmen, führten wir eine prospektive Beobachtungsstudie durch. *Methodik*: Von September 1997 bis September 2001 wurde bei insgesamt 30 Patienten mit morbider Adipositas, medianer Body-Mass-Index (BMI) 50 kg/m^2 (39 – 59,9), das Schwedische adjustierbare Magenband (SAGB; Obtech Medical) von einem Operateur (PMS) in retrocardialer Technik mit einem kleinen Pouch von 20 ml angelegt. 14 Patienten wurden prä- und postoperativ standardisiert befragt und es wurde eine Endoskopie des oberen Gastrointestinaltraktes, eine Oesophagusmanometrie und eine 24-Stunden-pH-Metrie durchgeführt (Studiengruppe). Das mediane Follow-Up betrug 23 (7 – 40) Monate. *Ergebnisse*: Der BMI konnte signifikant um durchschnittlich 65,8% auf 32,9 kg/m^2 (23 –44,9) gesenkt werden. Drei Patienten (21,4%) berichteten präoperativ über Sodbrennen oder Regurgitation, wovon zwei Patienten (66,7%) auch eine pathologische pH-Metrie ($>$ 4% Gesamtfraktionszeit pH $<$ 4 in 24 Std. im distalen Oesophagus) aufwiesen. Postoperativ gaben diese Patienten kein Sodbrennen mehr an. Fünf Patienten (35,7%) klagten postoperativ erstmalig über eine Reflux-Symptomatik. Bei sechs Patienten (42,9%) war sechs Monate nach der Intervention eine pathologische pH-Metrie festzustellen, korrelierend zu einer Abnahme der peristaltischen Amplituden in der Oesophagusmanometrie. Nur bei einem Patienten war sechs Monate postoperativ eine Oesophagitis nachweisbar. Patienten, die präoperativ nicht unter Sodbrennen litten, zeigten in der 24-Stunden-pH-Metrie postoperativ signifikant ($p = 0{,}015$) erhöhte Werte in der Gesamtfraktionszeit pH $<$ 4 der oesophagealen Sonde. *Schlußfolgerung*: Obwohl für die gesamte Studiengruppe statistisch nicht signifikant, so kommt es nach diesem Eingriff gehäuft zu pathologischem gastro-oesophagealen Reflux (4,3% pH $<$ 4/24h präoperativ zu 8,1% pH $<$ 4/24h postoperativ). Der Pathomechanismus könnte in einer verminderten Clearance-Funktion der Speiseröhre, durch Abnahme der Propulsivität, begründet sein. Andererseits waren Patienten, die präoperativ eine positive Anamnese für Sodbrennen aufwiesen, nach der Intervention symptomfrei. Somit zeigte sich ein unterschiedliches Refluxverhalten für Patienten mit präoperativ evidentem Sodbrennen und solchen ohne eine Refluxsymptomatik.

Lebensqualität nach Laparoskopischem Gastric Banding

S. M. Freys, H. Tigges, M. Fein, J. Maroske, K. H. Fuchs und A. Thiede

Chirurgische Universitätsklinik Würzburg, Universität Würzburg, Josef-Schneider-Straße 2, 97080 Würzburg

Quality of Life After Laparoscopic Gastric Banding

Zielsetzung: Prospektive klinische Untersuchung der Lebensqualität von Patienten mit Adipositas permagna nach Laparoskopischem Gastric Banding (LGB). *Methodik*: 188 Patienten mit Adipositas permagna wurden in einem 3-Jahres-Zeitraum hinsichtlich der Indikation eines LGB nach folgendem Protokoll untersucht: 1. Anamnese mit spezieller Dokumentation der Essensgewohnheiten, 2. Beratung von Patienten und Angehörigen bezüglich nicht-chirurgischer Therapiealternativen, Risiken der operativen Therapie und Notwendigkeit der Änderung der Lebensgewohnheiten nach LGB, 3. psychologische Evaluierung mit standardisierten Instrumenten, 4. internistische Untersuchung mit endokrinologischem Schwerpunkt, 5. Ösophago-Gastro-Duodenoskopie, 6. Ösophagus-Manometrie und 24-Std-Ösophagus- und Magen-pH-Metrie, 7. Evaluierung der Lebensqualität mit dem gastrointsestinalen Lebensqualitätsindex (GLQI) und dem World Health Organisation Questionnaire on Quality of Life (WHOQOL). Nach diesem Diagnostik-Prozeß wurden 62 Patienten (58 w, 8 m, Alter 36 (22 - 59) Jahre, Body Mass Index: 41 (37 - 51)) zum LGB ausgewählt und operiert. Nachsorgeuntersuchungen erfolgten in 3-Monats-Abständen mit besonderem Fokus auf Gewichtsverhalten und Lebensqualität.

Ergebnisse: Gewichtsverlust und Lebensqualität nach LGB (Median und Bereich) (Tabelle 1):

Tabelle 1

	prä-op (n = 62)	6 Mo. post-op (n = 45)	12 Mo. post-op (n = 29)	24 Mo. post-op (n = 13)
% Gew.-verlust	0	33 (17 - 69)	47 (38 - 56)	64 (39 - 79)
GLQI	95 (56 - 140)	104 (75 - 141)	119* (92 - 141)	126* (89 - 141)
WHOQOL	66 (49 - 90)	75 (61 - 93)	79* (63 - 97)	91* (62 - 101)

* = $p < 0.05$ vs. prä-op in Wilcoxon Rank Sum Test. GLQI: höchster Wert: 144, Median-Wert bei 90 gesunden Probanden: 120; WHOQOL: höchster Wert: 115, Median-Wert bei 20 gesunden Probanden: 86

Fazit: Zusammen mit einer zufriedenstellenden Reduktion des Körpergewichtes kann Laparoskopisches Gastric Banding in einem sorgfältig ausgewählten Patientengut mit Adipositas permagna zu einer signifikanten Verbesserung der Lebensqualität in einem 2-Jahreszeitraum nach chirurgischer Therapie führen.

17 Jahre Erfahrung mit der vertikalen bandverstärkten Gastroplastik

E. Hell[1], K. Miller[1,2] und P. Strasser[1]

[1] Chirurgische Abteilung, Krankenhaus Hallein, Bürgermeister Straße 34, 54000 Hallein, Österreich
[2] Ludwig-Boltzmann Institut für Gastroenterologie, Salzburg, Österreich

17 Years Experiences with Vertical Banded Gastroplastic

Die sogenannte vertikale bandverstärkte Gastroplastik wurde 1980 erstmals von Mason vorgestellt. Diese Operationsmethode war in der Folge etwa 15 Jahre lang der am häufigsten durchgeführte Eingriff zur Behandlung der morbiden Adipositas (Adipositas Grad III).

Gerade in der bariatrischen Chirurgie ist es nicht sinnvoll Operationsergebnisse anhand von kleinen Zahlen nach kurzer Beobachtungszeit zu publizieren, den überzeugend für eine entsprechende Akzeptanz sind nur Langzeitresultate von größeren Kollektiven.

In der Zeit von Januar 1985 bis Dezember 2000 wurden neben anderen bariatrischen Eingriffen insgesamt 601 vertikale bandverstärkte Gastroplastiken zur Behandlung der morbiden Adipositas durchgeführt. In 65 Fällen handelte es sich um Sekundäreingriffe nach bereits vorangegangenen bariatrischen Operationen. Die mittlere Beobachtungszeit dieser konsekutiven Serie beträgt 10 Jahre. 6% der Patienten gingen aus der Kontrolle verloren.

Nach 10 Jahren beträgt bei 244 nachuntersuchten Patienten die durchschnittliche Gewichtsabnahme 47 kg, das entspricht einer Reduzierung des Übergewichtes um 70%. In diesen Zahlen sind auch Gewichtsverlustversager mitberücksichtigt, die in 10% der Fälle beobachtet werden. Das Ziel der Operation gilt dann als nicht erreicht, wenn der Patient weniger als 35 kg abnimmt oder sein Übergewicht höher als 40% bleibt bzw. wieder erreicht wird. Die jährliche Reinterventionsrate beträgt 1,6% innerhalb der ersten 5 postoperativen Jahre. Zwei Patienten sind an einem postoperativen Multiorganversagen verstorben.

Die vertikale bandverstärkte Gastroplastik ist in den letzten Jahren praktisch durch das verstellbare Magenband, das ausschließlich laparoskopisch angelegt wird, weitgehend verdrängt worden. Der Stellenwert der vertikalen bandverstärkten Gastroplastik bleibt jedoch aufgrund des geringen technischen Inputs und der weltweit 10fachen Anwendungserfahrung, wenn verglichen mit dem verstellbaren Magenband, unbestritten.

Die deutsche Narbenhernienchirurgie im Umbruch. Ein Vergleich zweier Kliniksumfragen 1995 und 2001

M. Korenkov[1], S. Sauerland[1], A. Paul[2] und E. A. M. Neugebauer[1]

[1] Biochemische und Experimentelle Abteilung, II. Chirurgischer Lehrstuhl der Universität zu Köln, Ostmerheimer Straße 200, 51109 Köln
[2] Klinik und Poliklinik für Allgemein- und Transplantationschirurgie, Universitätsklinikum Essen, Hufelandstraße 55, 45122 Essen

The German Incisional Hernia Surgery in a Time of Zephearal. A Comparison of Two Clinical Survey 1995 and 2001

Einleitung: Die operative Versorgung von Narbenhernien ist derzeit ein kontroverses Thema, das von viel Innovation geprägt ist. *Methoden*: Um einen aktuellen Überblick über die

Narbenhernienchirurgie in Deutschland zu gewinnen, wurden 2380 chirurgische Kliniken in einer Umfrage angeschrieben. 732 Kliniken antworteten. Die Ergebnisse der jetzigen Umfrage wurden mit denen einer ähnlichen Umfrage von 1995 verglichen. *Ergebnisse*: Insgesamt zeichnet sich eine deutliche Zunahme von Narbenhernienoperationen ab. Auch konzentriert sich die Narbenhernienchirurgie immer mehr auf wenige große Zentren. Je nach Hernientyp (Primärhernien < 5 cm, Primärhernien > 5 cm, bzw. Rezidivhernien) werden heute deutlich häufiger Meshes implantiert (14,8%, 66,8%, bzw. 79,1%) als noch vor 6 Jahren. Prolene® (34%) und Vypro® (25%) sind hierbei die beliebtesten Meshes. Zum Faszienverschluss verwenden heute doppelt soviele Kliniken (45%) nicht-resorbierbares Nahtmaterial als noch vor 6 Jahren (22%). Die Einzelknopfnaht zum Faszienverschluss ist nicht länger die Standardmethode (80% in 1995, 50% in 2001). Die autodermale Hernioplastik und der laparoskopische Hernienverschluss spielen eine untergeordnete Rolle. Obwohl höhere Raten in der Literatur beschrieben sind, erhoffen die meisten Chirurgen weiterhin Rezidivraten von nur 5 - 10% in der Versorgung primärer oder rezidvierter Narbenhernien. *Schlußfolgerung*: Die Narbenhernienchirurgie befindet sich in einer Phase des Umbruchs. Es ist nicht klar, ob dieser Wandel chirurgischer Techniken und Materialien durch klinisches Erfahrungslernen, die Publikation großer Studien oder finanzielle Aspekte ausgelöst wurde.

25 Jahre Erfahrung in der Narbenhernienchirurgie – Mayo, Cutislappenplastik oder Meshimplantation: Eine vergleichende retrospektive Studie an 427 Narbenbruchoperationen

C. Langer, Ch. Kley, M. Flosman und H. Becker

Klinik und Poliklinik für Allgemeinchirurgie, Georg-August-Universität Göttingen, Robert-Koch-Straße 40, 37075 Göttingen

25 Years of Experiences in the Incisional Hernia Surgery – Mayo, Cutis Flap or Mesh Implantation: A Comparative Retrospective Study of 427 Incisional Hernia Operations

Zielsetzung: Vergleichende Analyse der Langzeitergebnisse nach Anwendung konventioneller Verfahren oder Netzimplantationen mit unterschiedlichen Biomaterialien und Operationstechniken. *Material und Methoden:* Ausgewertet wurden 427 Narbenhernienoperationen bei 348 Patienten (Durchschnittsalter 56,4, (20-86) Jahre) mit einem follow-up von durchschnittlich 91,3 Monaten, für Netzplastiken von 45,4 Monaten. Es erfolgten 230 Fasziendoppelungen nach Mayo, 9 Cutislappenplastiken und 188 Netzimplantationen: 131 Marlex®- (Polypropylen), 18 Biomesh®-(Polypropylen), 17 Vypro®-(Polypropylen + Polyglactin), 15 Gore-Tex®-(PTFE) und 4 Vicryl®-(Polyglactin)-Netze, dazu je 1 Mersilene®-(Polyester), Parietex composite®-(Polyester) und SepraMesh®-(Polypropylen)-Netz.

159 (84,6%) Netzplastiken erfolgten in der sublay-Technik, 15 (8,0%) als inlay und 12 (6,4%) als onlay, zweimal (1,1%) als „sandwich"-Verfahren (sublay + onlay). *Resultate*: Die Komplikationsrate betrug nach Mayo-Operation 3,0%, für die Cutisplastiken 11,1%. Die Gesamtkomplikationsquote nach Netzimplantation lag bei 37,8%, davon 10,6% mit der Notwendigkeit einer operativen Revision. Der Großteil entfiel mit 64,6% auf Serome und Hämatome bzw. Wundinfektionen. Für die sublay-Technik wurde eine Komplikationsrate von

33,3% ermittelt, für inlay von 40,0% und für onlay von 83,3%. Zwischen den unterschiedlichen Netztypen schwankte die Quote an Komplikationen zwischen 32,8% für Marlex®, 44,4% für Biomesh®, 60% für GoreTex® und 64,7% für Vypro®.

Die Rezidivrate nach Mayo-Plastik lag bei 24,8%, für die Cutislappenbildung bei 44,4% und nach Netzimplantation bei insgesamt 14,4%. Für die sublay-Technik betrug die Rezidivrate 9,4%, für inlay 73,3%, kein Rezidiv fand sich in der onlay-Gruppe (n = 12). Die relativ meisten Rezidive traten mit 80 % nach GoreTex®-Implantation auf, gefolgt von 75% nach Vicryl®-Netz. Die Marlex®plastik lag bei 8,4%, nach Biomesh®-Einsatz (n = 18) fand sich bis dato kein Rezidiv. Der durchschnittliche Zeitraum zwischen Netzimplantation und Rezidiv lag bei 10,9 (± 9,3) Monaten (1 - 33 Monate). *Zusammenfassung*: Im Langzeitvergleich ist die Narbenhernienreparation unter Einsatz von Kunststoffnetzen mit einer Rezidivrate von insgesamt 14,4% (bzw. 9,0% im eigenen Operationsgut) den konventionellen Verfahren deutlich überlegen. Die inlay-Technik erscheint dabei mit einer Rezidivquote von 73,3% im Vergleich zu sublay und onlay obsolet zu sein. Die niedrigere Rezidivquote der Meshplastiken wird allerdings mit einer höheren Rate an perioperativen Komplikationen erkauft, wobei die Quote chirurgisch revisionspflichtiger Komplikationen bei 10,6% liegt. In der offenen Narbenhernienchirurgie hat GoreTex® mit einer Rezidivquote von 80%, ebenso wie Vicryl® allein mit 75%, keinen Stellenwert mehr.

Implantatreaktion bei Kunststoffnetzen in der Hernienchirurgie – Eine prospektiv vergleichende Untersuchung in der Rezdiv- und Nicht-Rezdivsituation bei Polypropylen-Implantaten gegenüber implantatfreien Narbengewebe

B. J. Leibl[1,2], M. Wehrmann[2], M. Ulrich[1], C. G. Schmedt[1], B. Bültmann[2] und R. Bittner[1]

[1] Klinik für Allgemein- und Viszeralchirurgie, Marienhospital, Böheimstraße 37, 70199 Stuttgart
[2] Institut für Pathologie, Universität Tübingen, Tübingen

Implant Reaction with Polymer Nets in Hernia Surgery – AProspective Comparative Study in the Relaps and Non-Relapse Situation with Polypropylen Implants Compared with Implant-Free Cicatrix Tissue

Die Implantation von Kunststoffnetzen in der Hernienchirurgie stellt ein effektives und etabliertes Verfahren dar. Im Gegensatz zu klinischen Daten des Reparationsergebnisses finden sich nur wenige Grundlageninformationen über die histologische Reaktionsweise im Implantatbereich. Völlig unbekannt ist darüber hinaus ein Vergleich dieser speziellen Gewebsreaktion mit implantatfreien Narbengewebe. *Methodik*: Von 12/99 bis 06/01 wurden laparoskopisch oder konventionell Proben aus Implantatbereichen nach vorausgegangenen Hernienreparationen sowie von Narbengeweben nach Laparotomien in einer prospektiven Untersuchungsserie gewonnen. Die Proben wurden mittels konventionellen und immunhistochemischen Techniken (Anti-CD 3, -CD 20, -CD 68) analysiert. Gemessen wurde ebenso mit Hilfe von Proliferationsmarkern (Anti Ki 67) und Tumorsupressorantigen (Anti-P53). *Ergebnisse*: Insgesamt wurden 109 Gewebeproben untersucht. In 70 Fällen wurde eine Netzprobe aus dem Implantatbereich entnommen, wobei in 28 Fällen (40%) eine Rezidivhernie vorlag. Die mediane Implantationsdauer betrug 32,4 (0,5 - 78,7) Monate. Bei 29 Patienten wurde ausschließlich Narbengewebe im Median 22,0 (2,5 - 1220,7) Monate nach der Primärlaesion untersucht. Ab 4 Monaten findet sich bis zum längsten Beobachtungsintervall eine konstante resorptive Entzündung mit Fremdkörperriesenzellen und immunologischer Reaktion (B- und T-Lymphozyten) um die Netz-Filamente mit umgebenden zellarmen Narbengewebe. Es besteht keine gesteigerte Proliferationsrate und keine Überexpression des Tumorsupressorgens P 53. *Schlußfolgerung*: Durch die Netzimplantation resultiert im Gegensatz zum netzfreien Narbengewebe im Implantatlager eine zelluläre Reaktion vom Fremdkörpertyp. Diese nimmt nach der Implantation zunächst deutlich ab, persistiert dann jedoch. Anhand dieser Ergebnisse finden sich derzeit keine Hinweise für ein erhöhtes Entartungsrisiko. Molekularbiologische Untersuchungen auf genomische Aberration werden zur Zeit durchgeführt.

Gastrooesophagealer Reflux und Ösopgagusmotilitaet bei Morbider Adipositas

K. Miller[1,2], E. Hoeller[2], E. Hell[1] und P. Strasser[1]

[1] Chirurgische Abteilung, Krankenhaus Hallein, Bürgermeister Straße 34, 5400 Hallein, Österreich
[2] Ludwig-Boltzmann Institut fuer Gastroenterologie Salzburg

Gastroesophageal Reflux and Esophageal Motility in Morbid Obesity

Hintergund: Gastroösophagealer Reflux und Oesophagusmotilitätsstörung sind häufige Begleiterkrankungen bei morbider Adipositas. Die Operation mit einem Laparoskopischen verstellbaren Magenband ist in Europa zunehmend die Therapie der Wahl bei einem Body Mass Index (BMI) über 40. Es ist wenig über die Auswirkungen dieser Operation auf Gastroösophagealen Reflux und Ösophagusmotilität bekannt. *Methode*: Anhand einer prospektiven Studie wurden Patienten mit morbider Adipositas und einem laparoskopischen verstellbaren Magenband untersucht. Refluxanamnese sowie Ösophagogastroduodenoskopie wurden routinemäßig prospektiv erfasst. Oesophagusmanometrie und 24 Std pH-Metrie erfolgte konsekutiv bei 45 Patienten prae- und postoperativ. Die Einteilung der Patienten hinsichtlich Gastroösophagealer Refluxkrankheit (GERD) erfolgte in 4 Gruppen. Gruppe I – endoskopisch nachgewiesene Refluxösophagitis mit Refluxsymptomen, Gruppe II – endoskopisch nachgewiesene Refluxösophagitis ohne Refluxsymptomatik, Gruppe III – Refluxsymptome ohne endoskopische Veränderung, Gruppe IV – keine Symptome und keine endoskopisch nachgewiesene Veränderung. Klinische Kontrollen erfolgten postoperativ nach 4 – 6 Wochen, 3 Monate, anschl. jährlich. Manometrie und 24 std. pH-Metrie erfolgten in der konsekutiven Serie präoperativ und 3 Monate postoperativ sowie individuell bei Auftreten von schweren postoperativen Symptomen. *Ergebnisse*: Zwischen Juni 1994 und April 2001 wurden 394 Patienten an einem laparoskopischen verstellbaren Magenband operiert. Patientencharakteristik: Durchschnittsalter 36,3 (10 – 72) Jahre, BMI präoperativ 44,3 (37 – 69). 386 (98%) Patienten konnten mit einer mittleren Nachbeobachtungszeit von 3,8 Jahren nachuntersucht werden.Der mittlere BMI war in der Nachbeobachtungszeit 31,7 ($p < 0{,}001$).Bei 148 (37,6%) Patienten konnte eine GERD festgestellt werden (Gruppe I $n = 62$, Gruppe II $n = 38$, Gruppe III $n = 48$, Gruppe IV $n = 246$). 23 Patienten mit GERD (15%) hatten eine obstruktive Lungenerkrankung, während dies nur bei 9 (3,6%) der übrigen Patienten beobachtet werden konnte ($p < 0{,}05$). Eine Hiatushernie > 3 – 5 cm war häufig mit GERD korreliert (69%)Bei 18% der untersuchten Patienten fand sich ein untererer

Ösophagussphinkterdruck (LES) von unter 10 mmHG und bei 33% eine pathologische 24 Std. pH-Metrie (DeMeester Score > 10). Eine asymptomatische Ösophagusmotilitätsstörung wurde bei 12 von 45 manometrierten Patienten präoperativ festgestellt. Postoperativ war vor der Bandengerstellung bei 10 Patienten eine asymptomatische Motilitätsstörung beobachtet worden. 3-6 Monate nach Bandengerstellung wurde bei 38 von 45 Patienten eine Motilitätsstörung festgestellt. Die Refluxsymptomatik und der DeMeester Score reduzierten sich jedoch signifikant von 9,5 ± 2,3 auf 6,2 ± 2,8 (p < 0,001). *Schlußfolgerung*: Morbide Adipositas ist sehr häufig mit GERD korreliert. GERD bessert sich signifikant nach Operation mit gastric banding, wobei die Oesophagusmotilität deutlich beeinträchtigt wird. Die klinische Auswirkung der Motilitätsänderung ist noch weiter zu prüfen.

Postoperative Belastbarkeit der Shouldice-Reparation primärer Leistenhernien

Ch. Peiper, K. Junge, D. Kürten und V. Schumpelick

Chirurgische Universitäts- und Poliklinik, RWTH, Aachen, Pauwelsstraße 30, 52057 Aachen

Postoperative Strain Capacity of the Shouldice Reparation of Primary Inguinal Hernia

Zielsetzung: Einer der wesentlichen postulierten Vorteile der Leistenhernien-Reparation mit Implantation eines Kunststoffnetzes ist die sofortige postoperative Belastbarkeit. Die Empfehlungen zum Verhalten nach einer Shouldice-Reparation hingegen variieren von körperlicher Schonung für 4 bis 6 Wochen bis hin zum zügigen Belastungsaufbau. Um für eine valide Empfehlung Daten zu liefern, haben wir die Stabilität der Leistenregion direkt nach Shouldice-Plastik untersucht. *Material und Methoden*: An 17 Leichnamen frisch Verstorbener wurden insgesamt 28 Shouldice-Plastiken durchgeführt. Auf die zweite Nahtreihe nach Doppelung der Fascia transversalis mit Fixierung der Mm. transversus abd. sowie obliquus int. abd. an das Leistenband verzichteten wir. Als Nahtmaterial wurde ein monofiler 0er Polyester-Faden (Miralene®) verwendet. Anschließend erfolgte die Explantation der gesamten Reparationsebene in einer Größe von 5×3 cm. Zur Prüfung der maximalen Reißfestigkeit wurde das Gewebe quer zur Nahtrichtung über eine Breite von 1 cm am Lig. inguinale und am lateralen Rand der Rektusscheide in einer Zwick Z030 Prüfapparatur fixiert. Die Proben wurden mit einer Vorkraft von 10 N belastet, um eine einheitliche Straffung des Gewebes zu erzielen. Anschließend wurden die Probenaufnehmer mit einer Geschwindigkeit von 20 mm/min auseinander bewegt und die entstehende Maximalkraft bestimmt. *Ergebnisse*: Die gemessene Maximalkraft bis zur Ruptur des Gewebes betrug 53,9 ± 3,8 N (MW ± SEM). Unterschiede zwischen Mann und Frau waren gering (49,8 ± 4,6 N vs. 56,5 ± 5,5 N). Nach Erreichen der Maximalkraft zerriß die Bauchdecke nahe der Fixierungsstellen, jedoch nicht im Bereich der Fasziendoppelung. Die Elastizität des Gewebes betrug durchschnittlich 4,6 ± 0,4 N/cm. *Diskussion*: Nach durchgeführter Shouldice-Plastik weist die gedoppelte Fascia transversalis eine höhere Reißfestigkeit auf als das umgebende Gewebe. Insgesamt jedoch ist die Leistenregion auch nach Nahtreparation ausreichend stabil. Aus der Literatur ist bekannt, daß die maximal auftretende Belastung der Shouldice-Plastik bei einer Erhöhung des intraabdominellen Druckes um 200 mgHg bei ca. 10 N liegt. Die bis zur Ruptur des Gewebes gemessenen Kräfte liegen um den Faktor 5,4 höher. Somit ist auch nach lege artis durchgeführter Shouldice-Reparation die frühzeitige Wiederaufnahme körperlicher Aktivitäten ohne erhöhtes Rezidivrisiko uneingeschränkt möglich.

Der laparoskopische gastric bypass als Revisionseingriff nach Perforation eines ePTFE-Bandes in den Magen nach vertical banded gastroplasty

K. Schneiders, H. G. Schulz, J. Loick und G. Hohlbach

Chirurgische Klinik, Marienhospital Herne, Universitätsklinik der Ruhr-Universität Bochum, Hölkeskampring 40, 44625 Herne

The Laparoscopic Gastric Bypass as Revision Operation After Perforation of an ePTFE-Band in the Stomach After Vertical Banded Gastroplasty

Zielsetzung: Treten in der Adipositas-Chirurgie Komplikationen auf, sind nicht selten ausgedehnte Revisionseingriffe notwendig. Das Fallbeispiel aus unserer Klinik soll in erster Linie die Problematik des Einsatzes alloplastischer Materialien am Beispiel der laparoskopischen „vertical banded gastroplasty" verdeutlichen und die Möglichkeit der laparoskopischen Umwandlung in einen „gastric bypass" zeigen. *Material und Methoden*: Im September 1999 stellte sich eine 40-jährige Patientin erstmals bei Adipositas mit einem BMI von 40 in unserer Klinik zur operativen Obesitas-Operation bei gleichzeitig bestehender Refluxkrankheit vor. Retrospektiv erfolgt die Falldarstellung vom Ersteingriff bis zur letzten Revision. *Ergebnisse*: Bei der Patientin wurde die Indikation zur laparoskopischen „vertical banded gastroplasty" kombiniert mit einer Hiatoplastik und Hemifundoplicatio nach Toupet gestellt. Zur dauerhaften Stabilisierung des Pouchausgangs wurde ein ePTFE-Band um denselben geschlungen. Ein Jahr später beklagte die Patientin progrediente Schluckstörungen. Gastroskopisch war eine Perforation des zirkulär platzierten ePTFE-Bandes über zwei Drittel der Zirkumferenz ins Magenlumen zu sehen. Es wurde eine laparoskopische Revision vorgenommen. Aufgrund einer ausgedehnten lokalen Entzündungsreaktion war eine einfache lokale Revision nicht möglich, so dass laparoskopisch ein „gastric bypass" nach proximaler Magensegmentresektion angelegt wurde. Trotz einer Operationsdauer von 10 Stunden traten in der postoperativen Phase keine Komplikationen auf, die Patientin konnte am 12. postoperativen Tag beschwerdefrei aus der stationären Behandlung entlassen werden. Bei der Abschlussuntersuchung hatte die Patientin seit der ersten Vorstellung in unserer Klinik 40 kg Gewicht verloren. *Zusammenfassung*: Das Fallbeispiel demonstriert die Möglichkeit der mehrfachen laparoskopischen Revision nach „vertical banded gastroplasty". Erneut konnte die Möglichkeit der laparoskopischen Anlage eines „gastric bypasses" demonstriert werden. Problematisch stellt sich weiterhin der Einsatz alloplastischer Materialien am Magen dar. So wie sich beim gastric banding und der Angelchick-Prothese, unabhängig von der Art des alloplastischen Materials, Migrationen in das Magenlumen zeigen, war auch im hier dargestellten Fall 15 Monate nach Implantation eines ePTFE-Bandes ein Durchtritt desselben ins Magenlumen zu sehen. Da es sich bei Obesitas-Eingriffen um hochelektive Eingriffe handelt sollte das Ziel verfolgt werden die Komplikationsrate so gering wie möglich zu halten. Obwohl die Erfolgsrate von 60% bei der „vertical banded gastroplasty" durch die Augmentation des Pouchausganges mit alloplastischen Material gesichert werden kann, haben uns Literaturangaben über endoluminale Migrationsraten von 0,4 – 25% verschiedener alloplastischer Bänder sowie das hier demonstrierte Fallbeispiel dazu veranlasst auf den Einsatz alloplastischen Materials in der Adipositas-Chirurgie zu verzichten.

Indikation zur Mesh-Augmentation beim Nabelhernienverschluß

O. P. Schumacher, C. Peiper, M. Lörken und V. Schumpelick

Chirurgische Klinik, RWTH Aachen, Pauwelsstraße 30, 52057 Aachen

Indication for Mesh-Augmentation with Umbilical Hernia Occlusion

Einleitung: Bei der Reparation der Nabelhernie des Erwachsenen ist die Methode nach Spitzy mittels Adaptation der Faszienränder Stoß-auf-Stoß das Verfahren der Wahl. Um die Indikation der Bauchwandverstärkung durch alloplastisches Material zu klären, haben wir unsere Patienten einer retrospektiven Studie unterzogen. *Methode*: In den Jahren 1995 bis 1999 wurden an unserer Klinik 140 Patienten an einer Nabelhernie operiert. Wir führten eine Befragung der Patienten und Hausärzte zum Langzeitergebnis der Operation sowie eine Nachuntersuchung einschließlich Sonographie durch. Insgesamt 108 Patienten beteiligten sich an der Studie und wurden ausgewertet (Follow-up 77%). *Ergebnisse*: Im untersuchten Kollektiv kam es bei 14 Patienten (13%) zu einem Rezidiv. Prolongierte postoperative Beschwerden wurden von 9 Patienten (8%) angegeben. Durchschnittlich 16 Tage postoperativ konnten die Patienten wieder ihren Beruf ausüben, nach durchschnittlich 27 Tagen wurde allen Freizeitaktivitäten nachgekommen. Es zeigte sich, daß das Risiko eines Rezidives mit dem relativen Körpergewicht der Patienten korrelierte. So betrug die Rezidivrate bei den Patienten mit einem Body-mass-Index bis 30 lediglich 8%, bei den Patienten mit einem BMI ab 30 lag sie bei 32%. Auch die Größe der Bruchlücke hatte einen signifikanten Einfluß auf das postoperative Ergebnis. Die Rezidivrate bei Bruchlücken bis 1,5 cm betrug 4%, bei Bruchlücken von 1,5 – 3 cm 12% und bei Bruchlücken ab 3 cm 43%. In der Gruppe der Patienten mit einem BMI kleiner 30 sowie Bruchlücken von weniger als 3 cm lag die Gesamtrezidivrate bei 4%. *Diskussion*: Insgesamt beobachteten wir bei unseren operierten Patienten eine mit 13% deutlich erhöhte Rezidivrate. Auffallend ist das schlechte Ergebnis des Nabelhernienverschlusses bei adipösen Patienten sowie großen Brüchen. Vor dem Hintergrund der Ergebnisse dieser Studie empfehlen wir bei Patienten mit einem BMI ab 30.0 sowie einer Bruchlücke ab 3 cm eine Mesh-Augmentation zum Bruchlückenverschluß.

Vollresorbierbares Material als Zwerchfellersatz – eine tierexperimentelle Untersuchung

G. Steinau, U. Klinge und V. Schumpelick

Chirurgische Klinik, RWTH Aachen, Pauwelsstraße 30, 52057 Aachen

Totally Resorbable Material as Diaphragm Substitution – an Animal-Test Study

Einleitung: Große Zwerchfelldefekte im Neugeborenenalter stellen in bis zu 53% eine Indikation für einen Ersatz des Diaphragmas dar. Bisherige autologe und allogene Materialien führen zu Rezidiven in bis zu 20% und werden entweder gar nicht oder nur verzögert abgebaut. *Material und Methodik*: In einer tierexperimentellen Studie sind zunächst an 100 Ratten, später an 24 Schweinen unterschiedliche Materialien als Zwerchfellersatz getestet worden. Als Kontrollgruppe ist in beiden Tierspezies der primäre Verschluß des Defektes verwandt worden. In der Gruppe I ist als Ersatzmaterial lyophilisierte Dura, in II PTFE, in III autologe M. transversus-Plastik und in IV vollresorbierbare bovine Serosa eingesetzt worden. Nach 3 und 6 Monaten post Op sind EMG-, physikalische (Elastizitäts- und Belastbarkeitsprüfungen) sowie histologische Untersuchungen vorgenommen worden. *Ergebnisse*: Insgesamt überlebten 89 Ratten und 21 Schweine und konnten somit ausgewertet werden. Materialspezifische Unterschiede ließen sich in den EMG-Ableitungen nachweisen. Die Elastizitätsergebnisse ergaben Werte zwischen 3396 $\pm$ 2218 N/m und 8027 $\pm$ 2220 N/m, wobei zu den Ergebnissen des nativen Zwerchfells 1516 $\pm$ 437 N/m ein signifikanter Unterschied bestand. Die Belastbarkeitsprüfung ergab den höchsten Wert von 51,99 $\pm$ 18,63 N für die PTFE-Gruppe; den niedrigsten von 4,71 $\pm$ 0,96 N für das native Zwerchfell. Die histologischen Untersuchungen zeigten schon 3 Monate post Op keine Reste des ursprünglichen Materials mehr. *Zusammenfassung*: Im Tierexperiment konnten unterschiedliche Materialien erfolgreich als Zwerchfellersatz an Ratten und Schweinen eingesetzt werden, wobei ein kurzzeitresorbierbares Material ($>$ 12 Wochen; bovine Serosa) erfolgreich als Defektverschluß verwandt werden konnte.

Die laparoskopische Implantation eines adjustierbaren Magenbandes als Therapieoption zur Gewichtsreduktion und Behandlung von schlafbezogenen obstruktiven Atemstörungen

A. M. F. Stenger[1], S. Betge[4], H. Hein[2], O. Mann[3] und C. Bloechle[1]

[1] Chirurgische Klinik, Evangelisches Krankenhaus Witten, Pferdebachstraße 27, 58455 Witten
[2] Zentrum für Pneumologie u. Thoraxchirurgie, KH Großhansdorf
[3] Abteilung für Allgemeinchirurgie, Universitätsklinik Hamburg-Eppendorf, Martinistraße 52, 20246 Hamburg
[4] Wöhrendamm 80, 22927 Großhansdorf

Laparoscopic Implantation of an Adjustable Gastric Band as Therapeutic Option for Weight Reducing and Treatment of Sleep-Related Obstructive Respiratory Disturbances

Hintergrund: Ein obstruktives Schlafapnoesyndrom (OSAS) zählt zu den charakteristischen Begleiterkrankungen der Adipositas permagna. Die symptomatische Therapie des OSAS besteht in der Nutzung einer nCPAP-Maske während des Schlafes. *Ziel der Studie* ist es, den Einfluss der Gewichtsreduktion durch die laparoskopische Implantation eines adjustierbaren Magenbandes auf das OSAS von Patienten mit Adipositas permagna Grad III zu untersuchen. *Patienten und Methodik*: Seit 11/98 wurden 37 Patienten im medianen Alter von 42 Jahren (31 Frauen und 6 Männer) mit Adipositas permagna III. Grades (BMI $>$ 40 kg/m^2) bei einem mittleren BMI von 51.0 $\pm$ 7.9 kg/m^2 ein adjustierbares Magenband laparoskopisch implantiert. Die Diagnostik beinhaltete die prä- und postoperative polysomnographische Messung (PSG) im Schlaflabor unter stationären Bedingungen, die Lungenfunktionsprüfung durch Spirometrie, ein Ernährungsprotokoll über 3 Wochen und die Erfassung der Lebensqualität nach dem Eypasch-Score (LQS: max. 144 Pkt.). Bei 23 Patienten war das Band mit 2 ml, bei 5 mit 3 ml und bei 2 mit 4 ml NaCl geblockt worden. Die mediane Nachbeobachtungszeit betrug 11 Monate (2 – 24 Monate). *Ergebnisse*: Die mittlere Gewichtsreduktion aller Patienten betrug 26.0 $\pm$ 15.2 kg (BMI-Reduktion: 9.0 $\pm$ 5.7 kg/m^2 bzw. 35% des Übergewichtes). Der mediane LQS aller Patienten nahm von 100 auf 117 Pkt. zu ($p < 0.05$). Eine schlafbezogene obstruktive Atmungsstörung ohne nCPAP lag bei 8 Patienten (22%) vor, ebenso lag bei 8 (22%) Patienten ein schweres OSAS mit nCPAP vor. Bei OSAS-Patienten dauerte die längste Apnoephase im Median 54 sec. (40 – 90 sec.), wobei die präoperative niedrigste Sauerstoffsättigung im Median bis auf 68% (65 – 71) abfiel. Während des Follow-up verbesserten sich die niedrigsten Sauerstoffsättigungswerte auf einen Median von 82% (80 – 93; $p < 0.05$). Bei einer medianen Gewichtsreduktion von 25 kg konnte die nCPAP-Pflichtigkeit bei 4 der 8 Patienten aufgehoben werde. Der mediane LQS verbesserte sich bei Patienten mit OSAS gleichzeitig von 85 auf 108 Punkte ($p < 0.05$). *Zusammenfassug*: Die funktionelle Magenverkleinerung durch Implantation eines adjustierbaren Magenbandes bietet die Chance auf eine dauerhafte, substantielle Gewichtsreduktion und auf gleichzeitige Rekompensation eines assoziierten OSAS.

Akute Appendizitis – Laparoskopische Appendektomie – Indikation und Ergebnisse

R. A. Weiner, R. Blanco Engert und S. Weiner

MIC-Zentrum Frankfurt, Krankenhaus Sachsenhausen, Schulstraße 31, 60594 Frankfurt am Main

Acute Appendicitis – Laparoscopic Appendectomy – Indications and Results

Summary. Laparoscopic surgery has been proposed to have diagnostic and therapeutic advantages over conventional surgery. *Results:* Laparoscopic Appendectomy (LA) is a safe procedure resulting in shorter hospitalization and sooner return to activity. The relative merits of LA and open appendectomy (OA) are evaluated in this review.

There were no differences in postoperative analgesia, resumption of oral intake, or morbidity, but laparoscopic appendectomy is associated with longer operating times and increased cost.

Laparoscopic appendectomy is a more expensive alternative but offers advantages related to pain relief, length of stay, return to normal activities, or morbidity. *Conclusion:* In those clinical settings where surgical expertise and equipment are available and affordable, diagnostic laparoscopy and LA (either in combination or separately) seem to have various advantages over OA.

Keywords: Open Appendectomy – Laparoscopic Appendectomy – Evidence Based Medicine

Zusammenfassung: Die laparoskopische Chirurgie der Appendizitis wird aufgrund von diagnostischen und therapeutischen Vorteilen gegenüber dem konventionellen Verfahren häufig favorisiert. *Ergebnisse:* Die laparoskopische Appendektomie ist ein sicheres Verfahren, welches kürzere Hospitalisationszeit und schnellere Rückkehr zur normalen Aktivität des Patienten gewährleistet. Die relativen Verdienste der laparoskopischen und der offenen Appendektomie sind in dieser Untersuchung evaluiert.

Es fanden sich keine Unterschiede in postoperativer Analgesie, Wiederaufnahme oraler Ernährung oder Morbidität. Das laparoskopische Verfahren ist nur während der „Lernkurve" mit längeren Operationszeiten assoziiert. Erfahrene Laparoskopiker führen die Operation deutlich in kürzeren Zeiten durch, als in „offener" Technik, insbesondere bei Adipösen. Trotz der höheren Kosten bietet das laparoskoskopische Verfahren eine Alternative mit Vorteilen im Zusammenhang mit Schmerzminderung, Wundheilung und der stationären Aufenthaltsdauer sowie der Rückkehr zu normalen Aktivitäten. *Schlußfolgerung:* In einer klinischen Umgebung, in welcher chirurgische Erfahrung und Ausstattung verfügbar und erschwinglich sind, ist die Durchführung von diagnostischer Laparoskopie und laparoskopischer Appendektomie zu befürworten.

Schlüsselwörter: Offene Appendektomie; Laparoskopische Appendektomie; Evidence Based Medicine

Die laparoskopische Appendektomie (LA) ist lange kontrovers diskutiert worden. K. Semm (1983) wurde als Pionier dieser Technik lange Zeit ausgegrenzt. Die ersten Serien wurden 1987 von Gangal & Gangal (1987) und Schreiber (1987) publiziert. In Deutschland hat sich F. Götz et al. (1990) mit der Einführung der LA verdient gemacht. In der Anfangsphase wurde über höhere Komplikationsraten hinsichtlich einer Stumpfinsuffizienz und das Auftreten von Spätabszessen berichtet. Clarkson et al. (1993) registrierten 27,2% postoperative Komplikationen, die im Vergleich zu 4,5% nach der offenen Appendektomie (OA) deutlich erhöht waren. Der Vorteil für den Patienten wurde angezweifelt, zumal zunächst deutlich längere Operationszeiten und Kosten auftraten. Das Anlegen eines Pneumoperitoneums bei Peritonitis galt als Risiko für spätere infektiöse Komplikationen. Diese Befürchtungen wurden durch Studien und erweiterte operative Erfahrung in der LA nur langsam beseitigt.

Nach Überwindung der Lernphase und insbesondere nach der Verbannung der Stromanwendung am Zökalpol nahm die Komplikationsdichte ab. Kliniken, die routinemäßig laparoskopisch appendektomieren erzielen inzwischen hervorragende Resultate. Dennoch wird die laparoskopische Technik bei der Appendektomie nicht so rasch und umfassend den Goldstandard erreichen, wie er es für die Cholezystektomie geworden ist. In der Schweiz betrug der Landesdurchschnitt 1995 und 1996 annähernd nur 10%.

Es ist bei dieser Operation einer 24-Stunden-Präsenz versierter laparoskopisch tätiger Chirurgen erforderlich, um dieses Verfahren flächendeckend durchführen können.

Die Rate von 40 % unnötiger Laparotomien bei Frauen im gebärfähigen Alter konnte durch die Laparoskopie bereits in der Zeit vor Einführung der LA um 20 – 30% gesenkt werden (Spirtos et al., 1987; Reiertsen et al., 1997; Tytgat et al., 1998). Inwieweit bei der Laparoskopie wegen rechtsseitiger Unterbauchsymptomatik auch bei unauffälliger Appendix eine LA durchgeführt wird oder nicht, wird sehr kontrovers diskutiert und gehandhabt.

Die Appendizitis beginnt in der Mukosa und kann bereits klinische Symptome verursachen, bevor sie makroskopisch Veränderungen aufweist. Dennoch halten wir es mit F. Stelzner „Man trägt ihn wieder", denn auch die unnötige Appendektomie hat ihre Komplikationsrate. Bei dem akuten Krankheitsbild der Appendizitis steht die rasche und fachgerechte Versorgung im Vordergrund. Die Wundinfektionsrate ist bei der LA deutlich niedriger als bei der konventionellen Technik. Insbesondere die adipösen Patienten profitieren von dem laparoskopischen Verfahren. Prospektiv randomisierte klinische Studien haben belegen können, dass Schmerzen nach LA weniger intensiv auftreten und somit die Frühmobilisation sofort erfolgen kann und der Klinikaufenthalt verkürzt wird. Die Kosmetik ist nach subjektiver Einschätzung der Patienten deutlich besser als nach OA. In der Hand des versierten laparoskopischen Chirurgen profitieren die Patienten mit fortgeschrittenenen und komplizierten Krankheitsbildern stärker von einer laparoskopischen Vorgehensweise (retrozökale Lage, lokale Abszedierung, lokale Peritonitis). Dies trifft nicht auf die diffuse kotige Peritonitis zu.

Die leidigen Spätfolgen des Bridenileus nach Appendektomie, etwa 1 % aller Fälle nach OA (Käufer et al., 1989), ist nach LA deutlich in ihrer Häufigkeit zurückgegangen (Schäfer et al., 1998). Die E.A.E.S. hat 1994 in einer Konsensus-Konferenz zu einem Vergleich der technischen Ausführbarkeit und Vorteile der LA gegenüber der OA Stellung genommen, hier wurde der LA grundsätzlich ihre Berechtigung zugesprochen.

Lediglich die Indikationstellungen haben sich erweitert, insbesondere hinsichtlich der lokal perforierten Appendizitis. Die Lernkurve des Berufsstandes hat die Komplikationsrate weiter senken können und die Zahl der Kliniken, die routinemäßig laparoskopisch appendektomieren, hat weiter zugenommen. Die jetzige Nachwuchsgeneration wird diese Frage endgültig entscheiden.

Tabelle 1. Letalität nach offener (OA) und laparoskopischer Appendektomie (LA)

konventionell (OA)	laparoskopisch (LA)
0,8% Lewis et al. 1975	
0,0% Raue et al. 1995	0,00% Raue et al. 1995
3,1% Cox et al. 19962	3,01%[2] Cox et al. 1996
0,0% Ortega et al.1995	0,00% Ortega et al. 1995
	0,40% Wagner et al. 1996 267
0,0% Kazemir et al.1997	0,00% Kazemir et al.1997
1,2% Nazzal et al. 1997	0,00% Nazall et al. 1997
	0,00% Navez u. Krick, 1998
	0,00% Schäfer et al. 1998
	0,00% Gentry et al. 1999 A
6,1%[1] Neumann et al. 1999	0,00%[1] Neumann et al. 1999

[1] In allen Fällen bei perforierter Appendizitis
[2] Allgemeine Komplikationen (Lungenembolie u.a.)

Letalität

Die Letalität in der operativen Behandlung der Appendizitis muß differenziert betrachtet werden, wenn OA und LA miteinander verglichen werden. Während in der Ära der OA alle Stadien der Erkrankung behandelt wurden, kommt die LA in der Regel nur in Frühstadien zur Anwendung und wird erst in den letzten Jahren auch bei lokal perforierten Appendizitiden eingesetzt. Aus diesem Grunde sind die publizierten Zahlenangaben für die einzelnen Operationstechniken zwar gegenübergestellt, jedoch nicht zu einem wertenden Vergleich herangezogen werden (Tabelle 1). Die Letalität bei der OA betrug < 1%, wobei insbesondere Patienten mit perforierter Appendizitis und im hohen Lebensalter betroffen waren. Ursache der operationsbedingten Letalität war in allen Fällen eine Perforation mit kotiger Peritonitis.

Betrachtet man die Appendizitis im höheren Lebensalter separat, so ergab sich eine Letalität von bis zu 11% (Dienstl & Huber, 1965).

Bei der perforierten Appendizitis steigt die Letalität der OA für alle Altersbereiche auf über 6% an. In der Ära der LA wird die Entscheidung zur diagnostischen Laparoskopie früher gestellt werden, so dass bei unklaren Unterbauchbeschwerden eher eine Appendizitis diagnostiziert und die Entwicklung von fortgeschrittenen Stadien minimiert werden kann.

Navez u. Krick (1998) haben 82 Patienten mit einer Peritonitis auf dem Boden einer Appendizitis behandelt. Nach Sicherung der Diagnose durch Laparoskopie (APACHE II Score 6,0, Mannheimer Peritonitis-Index 20,1) konnten 79% der Patienten definitiv laparoskopisch behandelt werden (65/82). Bei einer postoperativen Komplikationsrate von 12% trat kein Todesfall auf. Gleiche Ergebnisse werden für die Sammelstatistik der Schweiz berichtet. Schäfer et al. (1998) haben bei 147 Fällen einer perforierten Appendizitis in 17,6% konvertiert, jedoch keinen einzigen Patienten verloren. In vielen Versorgungskrankenhäusern ist die LA zum Standardverfahren bei der perforierten Appendizitis geworden (Neumann et al., 1999). Die Ostdeutsche Multizenterstudie (Koch et al., 2000) verdeutlicht jedoch, wie groß die Varianz in der Anwendung laparoskopischer Techniken bei der Appendektomie ist.

In einer Vielzahl von Publikationen wird jedoch der Trend zu einer höheren Rate von LA in den letzten Jahren deutlich. Mit einer großzügigeren Indikationsstellung zur Laparoskopie hat jedoch die Konversionsrate nach initialem „Lernkurven-Effekt " wieder zugenommen. Der Trend, dass schwer entzündliche Komplikationen, wie Perforationen, häufiger primär offen oder nach Konversion versorgt werden, ist deutlich. Die intraoperativen Befunde zeigten bei der Konversion wiederum die höchste Rate an Perforationen.

Morbidität

Die operationsbedingte Morbidität bei der Appendizitis wird klassisch durch Wundinfektionen und Abszesse charakterisiert. Sie ist vom Stadium der Appendizitis und bereits eingetretenen Komplikationen der Erkrankung zum Zeitpunkt der Operation abhängig. Frühoperationen sind daher mit einer geringeren Morbidität behaftet, als Eingriffe in fortgeschrittenen Entzündungsstadien oder nach bereits eingetretener Perforation.

Die Morbidität der OA von 10 - 20% war in erster Linie durch die genannten infektiösen Komplikationen verursacht. Sie treten auch bei „unnötigen" Appendektomien auf, so dass die „Negativ-Rate" ebenfalls im Vergleich beider Techniken von Bedeutung ist. Die Spätfolgen der OA dürfen dabei im Vergleich der Techniken berücksichtigt werden. Hier handelt es sich um die in 80 - 90% auftretenden Verwachsungen zwischen Zökalbereich, Bauchwand und Omentum majus.

Der späte Adhäsionsileus trat in 2 - 5% der Patienten nach OA auf und kann in seiner Häufigkeit durch die LA deutlich gesenkt werden.

Der Platzbauch nach Appendektomie (bis zu 0.9%: Nagy & Leb, 1980) ist eine heute fast vergessene Komplikation.

Die prospektiv randomisierten Studien haben oftmals bei einer kleinen Fallzahl keine signfikanten Unterschiede in der postoperativen Morbidität nachweisen können (Heikkinen et al., 1998).

Tabelle 2

Autoren	Jahr	Fallzahl	Konversionsrate
Götz et al.	1990	388	3,0%
Pier et al.	1991	625	2,0%
Valle et al.	1991	4654	1,0%
McAnena et al.	1992	29	0,0%
Attwood et al.	1992	30	6,6%
Tate et al.	1993	70	20,0%
Kum et al.	1993	52	0,0%
Hebebrand et al.	1993	34	26,5%
Fraze et al.	1994	38	5,2%
Mompean et al.	1994	100	5,0%
Ortega et al.	1995	167	6,6%
Raude et al.	1995	306	10,1%
Zaninotto et al.	1995	20	0,0%
Fabinai et al.	1996	32	12,5%[1]
Kipfmüller & Melzer	1996 A	300	5,1%
Moorthi & Voß	1996	39	2,6%
Wagner et al.	1996	267	5,6%
Wallasch & Labitzke	1996	504	2,1%
Kazemier et al.	1997	97	12,0%[1]
Nazzal et al.	1997	76	1,3%
Johnson & Peetz	1998	48	6,0%
Koch et al.	1998 A	1703	3,8%
Navez & Krick	1998	82	21,0%[1]
Kotsifas et al.	1998 A	30	0,0%
Schäfer et al.	1998	1223	6,4%
Schäfer et al.	1998	815	4,2%[2]
Schäfer et al.	1998	147	27,6%[1]
Gentry et al.	1999 A	138	18,0%[1]
Greason et al.	1998	44	0,0%
Stare et al.	1998 A	48	0,0%
Neumann et al.	1999	33	19,5%[3]
Koch et al.	2000	1609	7,2%

[1] Bei Peritonitis in allen Fällen
[2] Bei Patienten ohne Perforation
[3] Ausschließlich Patienten mit bei Appenditis perforata
[4] Nur bei Kindern

Das trifft auch auf die große „Ostdeutsche Multizenterstudie“ mit 4846 Appendektomien zu. Bei gleicher Morbidität sind jedoch wesentliche Vorteile im postoperativen Verlauf zu verzeichnen. Während die Operationskosten bei der LA höher als bei der OA sind, sinken die Gesamtkosten bei der LA (Macarulla et al., 1997).

Die Morbidität steigt bei Peritonitis signifikant an. Navez u. Krick (1998) haben 65 von 82 Patienten mit einer Peritonitis auf der Grundlage einer Appendizitis laparoskopisch behandelt. Die postoperative Morbidität stieg bei diesen Patienten auf 12,1% an. In erster Linie handelte es sich um einen protrahierten Ileus, der konverativ behandelt werden konnte. Infektiöse Komplikationen, wie Wundinfekte (2/65), Abszesse (1/65) und Pneumonien (2/65) bildeten die Hälfte aller postoperativen Probleme. Gerade aber bei der perforierten Appendizitis ist nach Gentry et al. (1999 A) die postoperative Morbidität mit 25% (LA) gegenüber 42% bei der OA und 45% bei den Konversionen überlegen. Allerdings gibt es auch Morbiditätsangaben bis zu 42% bei der perforierten Appendizitis (Frazee & Bohannon, 1996).

Hinweis: Das „Syndrom des fünften Tages“ gehörte sowohl bei der OA (Schmauss, 1975: 0,34%) als auch in der Anfangsphase der LA (Verwendung von HF-Technologien am Appendixstump) zur postoperativen Morbidität. Im „Zeitalter des Staplers“ wird diese Erscheinung nicht mehr beobachtet.

Konversionsrate

Konversionsraten von laparoskopischer Appendektomie (LA) auf offene Technik (OA) sind in chronologischer Reihenfolge der Publikation in der Tabelle 2 dargestellt. Es zeigt sich chronologisch kein eindeutiger Trend zur Senkung der Konversionsrate. Dabei ist jedoch zu berücksichtigen, dass es eine individuelle Lernkurve und eine Ausdehnung der Indikationen auf fortgeschrittene Befunde gibt, die sich in der Konversionsrate niederschlägt.

Betrachtet man die Konversionsraten einer Klinik, so wird deutlich, dass mit zunehmender Erfahrung die Zahl der LA eindeutig zugenommen und die Konversionsrate abgenommen hat.

Literatur

Ablaßmaier B, Kiessling s, Pier A (1996) „Offene“ versus laparoskopische Appendektomie. Chirurg 68:30 – 32

Attwood SEA, Hill ADK, Murphy PG, Thornton J, Stephens RB (1992) A prospective randomized trial of laparoscopic versus open appendectomy. Surg 112:497 – 501

Bonnani F, Reed J, Hartzel G, Trostle D, Boorse R. Gittleman L, Cole A (1994) Laparoscopic versus conventional appendectomy. J Am Coll Surg 179:273 – 278

Buckley RC, Hall TJ, Muakkassa FF, Anglin B, Rhodes RS, Scott-Conner CEH (1994) Laparoscopic appendectomy: Is it worth it? Am Surg 60:30 – 34

Büchler MW, Frei E, Klaiber CH, Krähenbühl L (1995) Five years of laparoscopic cholecystectomy: a reappraisal. Progr Surg 22. Karger Basel

Chiarugi M, Buccianati P, Celona G, Decannini L, Martina MC, Goletti MC, Cavina E (1996) Laparoscopic compared with open appendicectomy for acute appendicitis: a prospective study. Eur J Surg 162:385 – 390

Clarkson R, Waldner H, Siebeck M, Schweiberer L(1993) Hat die laparoskopische Appendektomie Vorteile? Zentralbl Chir 118:801 – 808

Cox MR, McCall JL, Tooli J, Padbury RTA, Wilson TG, Wattchow DA, Langcake M (1996) Prospective randomized comparison of open versus laparoscopic appendectomy in men. World J Surg 20:263 – 266

DeWilde RL (1991) Godbye to late bowel obstruction after appendectomy. Lancet 338:1012 – 1014

Eypasch E McAnnena OJ, McMahon M, Attwood S, Schippers E, Jakimowicz J, van Erp W, Testas P, Lujan JA, Valla JS (1995) Results of E.A.E.S. consensus developmeat conference on laparoscopic appendectomy. Surg Endosc 9:556

Fabinai P, bartels AM, Cursio R, Crafa F, Gugenheim J, Mouiel J (1996) Tratement par voie coelioscoipique des peritonitis appendiculaires chez làdulte. Ann Chir 50:892 – 895

Frazee RC, Bohannon WT (1996) Laparoscopic appendectomy for complicated appendicitis Arch Surg 131:509 – 513

Frazee CR, Roberts JW, Symmonds RE, Snyder SK, Hendricks JC (1994) A prospective randomized trial comparing open versus laparoscopic appendectomy. Ann Surg 219:725 – 731

Garbutt JM, Soper NJ, Shannon WD, Botero A, Littenberg B (1999) Meta-Analysis of randomized Controlled Trials Comparing Laparoscopic and Open Appendectomy. Surg Laparosc & Endoscopy 9:17 – 26

Gastinger I, Köckerling F, Krause W, Schneider B, Koch A (1995) Zum derzeitigen Stand der laparoskopischen Appendektomie. Min Invas Chir 4:76 - 79
Gawenda M, Said S (1994) Die Laparoskopische Appendektomie-Eine Literaturrecherche. Langenbecks Arch Chir 379:145 - 151
Gentry CL, Schirmer BD (1999) Laparoscopic appendectomy: effective treatment for perforation. SAGES-Meeting 1999, San Antonio, Texas, USA, März 24.-27. Surg Endosc. 13:1 - 94
Hansen JB, Smither BM, Sehaehe D, Wall DR, Miller BJ, Menzies BL (1996) Laparoscopic versus open appendectomy: prospective randomized trial. World J Surg 20:17 - 21
Hebebrand D, Troidl H, Spangenberger W, Neugebauer E, Schwalm T, Günther MW (1994) Laparoskopische oder klassische Appendetomie? Eine prospektiv randomisierte Studie. Chirurg 65:112 - 120
Karaormann M, Fernandes F, Werthmann K, Trede M (1994) Ergebnisse zur prospektiven Studie zur laparoskopischen Appendektomie. Chirurg 65:1126 - 1129
Manger Th, Fahlke J, Settmacher U, Zanow J, Lippert H (1994) Komplikationen bei 1000 laparoskopischen Eingriffen. Min Invas Chir 2:64 - 80
Martin LC, Puente I, Sosa J, Bassin A, Breslaw R, MeKenncy MG, Ginzberg E, Seeman D (1995) Open versus laparoscopic appendectomy:a prospective randomized comparison Ann Surg 222:256 - 262
Mc Aenna OJ, Austin O, O Connell PR, Hederman WP, Gorey TF, Fitzpatrick J (1992) Laparoscopic versus open appendectomy: A prospective evaluation. Br J Surg 79:818 - 820
Ortega AE, Hunter JG, Peters JH, Swanstrom LL, Schirmer B (1995) A prospective, randomized comparison of laparoscopic appendectomy with open appendectomy. Am J Surg 169:208 - 213
Raude H, Löhde E, Kleine U, Kraas E (1995) Laparoskopische Appendektomie. Min Invas Chir 4:21 - 22
Reddick Ej, Saye WB (1991) Laparoscopic appendectomy In: Zucker KA (ed) Surgical Laparoscopy. St. Louis. Quality Medical Publishing Inc., pp 227 - 239
Sauerland S, Lefering R, Holthausen U, Neugebauer E (1998) A meta-analysis of studies comparing laparoscopic with conventional appendectomy. Progr Surg 25:109 - 114
Schäfer M, Krähenbühl L, Borer D, Frei E, Klaiber Ch, Büchler MW (1998) Aktueller Stellenwert der laparoskopischen Appendektomie in der Schweiz. Min Invas Chir 7:13 - 16
Schippers E (1993) Appendektomie - Laparoskopisch vs konventionell. Langenbecks Arch Chir (Suppl.) 142 - 145
Schirmer BD, Schieg RE Jr, Dix J, Edge SB, Hanks JB (1993) Laparoscopic versus traditional appendectomy for suspected appendicitis. Am Surg 165:670 - 675
Schreiber JH (1987) Early experience with laparoscopic appendectomy in women. Surg Endosc 1:211 - 216
Schreiber LD (1995) Die Appendektomie- eine endoskopische Standardoperation? Endo Trends 3:4 - 6
Shredder DM, Lathrop IJC, Lloyd LR, Boccaccio JE, Hawasli A (1993) Laparoscopic appendectomy for acute appendicitis: is there really any benefit? Am Surg 59:541 - 548
Semm K (1983) Endoscopic appendectomy. Endoscopy 15:59 - 64
Semm K, Mettler L (1980) Technical progress in pelvic surgery via operative laparoscopy Am J Obstet Gynecol 138:121 - 127
Strathern DW, Jones BW (1999) Retained fecalith after laparoscopoic appendectomy. Surg Endosc 13:287 - 289
Tang E, Anthone GJ, Beart RW, Orterga AE (1995A) Intraabdominal abscesses following laparoscopic appendectomy. 3rd Annual Congress of The E.A.E.S, Luxembourg, 11 - 17 June 1995, Surg Endosc 9:565 - 617
Tate JJT, Dawson JW, Chung SCS, Lau WY, Li AKC (1993) Laparoscopic versus open appendectomy: prospective randomized trial. Lancet 342:633 - 637
Thiele H, Lang RD, (1995) Argumente pro laparoskopischer Appendektomie. Chir Gastroenterol 11:258 - 261
Troidl H, Gaitzsch A, Winkler-Wilfurth A, Müller W (1993) Fehler und Gefahren bei der laparoskopischen Appendektomie. Chirurg 64:212 - 220
Tygat SHAJ, Bakker XR, Butzelaar RMJM (1998) Laparoscopic evaluation of patients with suspected acute appendicitis. Surg Endosc 12:918 - 920
Valla JS, Lommone B, Chavrier Y (1991) Laparoscopic appendectomy in children:Report of 465 cases. Surg Laparosc Endosc 1:166 - 172
Vallina VL, Velasco JM, Mc Culloch CS (1993) Laparoscopic versus conventional appendectomy Ann Surg 218:685 - 692
Wallasch A, Labitzke R (1996) Pladoyer für die laparoskopische Appendektomie. Min Invas Chir 5:131 - 136
Williams MD, Collins JN, Wright TF, Christensen BJ, Fenoglio ME (1996) Laparoscopic versus open appendectomy. S Med J 89:668 - 674

Indikation, Technik und Ergebnisse nach laparoskopischer Magen-Bypass-Operation

R. A. Weiner, R. Blanco Engert und S. Weiner

MIC-Zentrum Frankfurt, Krankenhaus Sachsenhausen, Schulstraße 31, 60594 Frankfurt am Main

Indication, Technique and Results After Laparoscopic Gastric Bypass Surgery

Summary. Laparoscopic Roux en-Y-Gastric Bypass (RYGB) has been performed in our initial series in 50 patients. *Methods:* The results of surgery, technique, including 3 – 12 months follow-up, are described with 100% follow-up in the first 50 patients. Weight loss, operative morbidity and relief of co-morbidities have been thoroughly studied in a prospective way. *Results*: Diabetes mellitus was normalized and gastroesophageal reflux was relieved in all patients. Length of stay, recovery time and cosmetic results are superior to the 'open' technique, and the operative times are comparable. *Conclusion:* Laparoscopic RYGB deserves a place in the operative repertoire of bariatric surgeon.

Keywords: Laparoscopic Roux-en-Y-Gastric Bypass – Morbid Obesity – Bariatric Surgery

Zusammenfassung: Der laparoskopische Roux-en-Y-Magenbypass wurde in unserer Klinik in einer initialen Serie bisher 50 mal duchgeführt. *Methode*: Der Übergewichtsverlust und die Komorbiditäten wurden prospektiv erfasst. *Ergebnisse*: Es konnte sowohl eine Normalisierung des Diabetes mellitus Typ II, als auch eine deutliche Besserung anderer Komorbiditäten (Hypertonie) festgestellt werden. Die Refluxsymptomatik verschwand bei fast allen Patienten. Krankenhausverweildauer, Restitutio und kosmetisches Ergebnis sind dem offen chirurgischem Vorgehen überlegen. Die OP Zeiten gleichen sich nach überwinden der Lernkurve an. *Schlussfolgerung*: Der laparoskopische Roux-en-Y-Magenbypass sollte in das Repertoire des bariatrischen Chirurgen aufgenommen werden.

Schlüsselwörter: Laparoskopischer Roux-en-Y-Magenbypass – krankhafte Adipositas Adipositaschirurgie

Betrachtet man die steigende Zahl übergewichtiger Kinder und Jugendlicher- in der USA sind es 25 Prozent – wird deutlich, dass starkes Übergewicht eines der wichtigsten gesundheitlichen Probleme im nächsten Jahrtausend darstellen wird. Die Krankheit Adipositas erfordert ein integratives ärztliches Management, dessen Ziel eine radikale Gewichtsreduktion und langfristiges Halten eines gesunden Körpergewichts ist.

Bei Jugendlichen muss man präventive Maßnahmen fördern. Ein Drittel aller Übergewichtigen hatten schon mit 20 Jahren Gewichtsprobleme.

All diese Übergewichtigen sind bedroht andere chronische somatische (Hypertonie, Dyslipidämien, Diabetes mellitus, Herzerkrankungen, Lungenerkrankungen, degenerative Wirbelsäulenerkrankungen, Arthrosen usw.) und psychische Erkrankungen zu entwickeln. Stark Übergewichtige haben gegenüber schlanken Menschen ein zwölffach erhöhtes Mortalitätsrisiko. Bei 25 bis 35-jährigen Dicken ist das Erscheinen der Hypertonie, der Depression und des Blutzucker sechsfach größer. Die Kriterien für die hoch-elektive bariatrische Chirurgie sind seit 20 Jahren etabliert: Effektivität und Sicherheit der Methode, Langzeit -Stabilität und möglichst wenig unerwünschte Nebenwirkungen. Eine Vielzahl von Operationsmethoden wurden versucht und wegen Ineffektivität oder Komplikationen wieder verlassen; insbesondere verschiedene intestinale Bypassverfahren wie der jejuno-kolische oder jejuno-ileale Bypass.

Der Roux-en-Y-Magenbypass hat sich in den 80 er und 90 er Jahren besonders in den Vereinigten Staaten und Südeuropa mit Erfolg etabliert. Bei dieser Operation wird eine funktionelle Verkürzung des Dünndarms vorgenommen. Das Jejunum wird etwa 70 cm bis 200 cm hinter dem Übergang zum Duodenum abgetrennt und mit einem künstlich geschaffenen Magen-Pouch in der Nähe des Ösophagus anastomosiert. Die stillgelegte Jejunumschlinge wird wie bei der Roux-en-Y-Operation End-zu-Seit-anastomosiert. Die Technik ist sehr komplex und komplikationsträchtig. Er wurde anlässlich der National Institutes of Health (NIH) Consensus Development Conference von 1991 als einzige, zusammen mit der vertikalen Gastroplastik, als nicht im experimentellen Stadium befindliche Methode der Adipositaschirurgie empfohlen .In den USA gilt er gegenwärtig als der Goldstandard der Adipositaschirurgie.

Operative Verfahren der Adipositaschirurgie

Grundlagen der derzeitigen operativen Verfahren sind drei verschiedene therapeutische Ansätze:

1. Restriktive Verfahren
2. Gemischte Verfahren: restriktiv und malabsorptiv
3. Malabsortiv

Die Ergebnisse des Magenbypass-Verfahrens sind hinsichtlich der Gewichtsreduktion und der Lebensqualität überzeugend.

Die wichtigsten Verfahren im Einzelnen:
Jejunoilealer Bypass (obsolet)
End-zu-Seit-Roux-en-Y-Magenbypass
Original retrokolischer Loop-Magen-Bypass nach Mason (obsolet)
Biliopankreatische Diversion
Vertical Banded Magenbypass
Magenband
Vertikale Gastroplastie
Horizontale Gastroplastie
Magenschrittmacher (Nur in Studien)

OP Indikationen

Indikationen für einen operativen Eingriff sind ein BMI von >40 kg/m^2 (ausnahmsweise BMI >35 kg/m^2 bei ausgeprägter Co-Morbidität) gemäß NIH-Kriterien von 1991 mehrere über mindestens 5 Jahre dauernde, erfolglose, ärztlich begleitete Versuche zu einer Gewichtsreduktion, keine Kontraindikationen bezüglich Operabilität oder medizinischen Nebenerkrankungen, die Kostengutsprache der betroffenen Krankenkasse und eine schriftliche Einverständniserklärung des Patienten. Die Indikationsgrenzen sind jedoch derzeit weiter in Diskussion. Diabetologen fordern bereits bei Typ 2 Diabetikern mit einem BMI von 32 eine chirurgische Indikation.

Ausschlusskriterien sind organische Ursachen der Adipositas (Endokrinopathien), schwere psychische Störungen (Schizophrenie, floride Suchterkrankung, schwere Depression), schwere Begleiterkrankungen (Tumoren), Alter <18 oder >65 Jahre sowie ein erhöhtes Operationsrisiko.

Roux-en-Y-Technik

Der Patient wird in Antitrendelenburg-Position gelagert. Die Videomonitore werden über den Schultern des Patienten links und rechts positioniert.

Beide Arme werden ausgelagert. Ein transurethraler Blasenkatheter wird gelegt, das Operationsfeld wird mehrmals abjodiert.

Eine Antibiotika-Prophylaxe erfolgt mit Cefuroxim 3 g .

Das Pneumoperitoneum wird mit der Doppelklickmethode oder einem Schraubtrokar bis auf 15 mm Hg im der linken Fossa hypogastrica angelegt.

Nach Einbringen des 10 mm Trokars erfolgt die Inspektion der Bauchhöhle mit einer 30 Grad Optik. Die restlichen Trokare werden unter ständiger Sicht eingebracht.

Die Exposition des oberen Abdomens wird durch einen fixierten Leber-Retraktor erzielt. Nach der Exploration des Abdomens wird die Kardia dargestellt. Die Dissektion beginnt am His'schen Winkel, der mit dem Ultraschalldissektor mobilisiert wird. Die cranialen Vasa brevia werden durchtrennt, um eine Mobilität des späteren Pouches zu erreichen. Die Darstellung der Resektionslinie beginnt mit einer Dissektion an der kleinen Kurvatur des Magens, ungefähr 2 cm distal des gastro-oesophagealen Übergangs. Die richtige Lage ergibt sich üblicherweise proximal oder distal zu einer großen prominenten Vene, die auf der Magenvorderwand zusammen mit einem Seitenast der A. gastrica sinistra verläuft. Wir bevorzugen einen Kalibrationsballon, um eine konstantes Pouchvolumen von maximal 50 ml zu kreieren. Während der Dissektion kann es zu kleineren Blutungen kommen.

Die Benutzung des Ultraschalldissektors ist hier zu empfehlen. Die Magendurchtrennung wird mit multiplen Magazinen des 3.5-mm/45-mm Linearstaplers durchgeführt, so entsteht ein neuer Magenpouch. Dieser sollte ein kleines Fassungsvermögen haben. Die heute gewählten Volumina bewegen sich zwischen 25 ml und 90 ml.

Prinzipiell besteht eine Tendenz der Durchtrennung des Gewebes zwischen den Klammernähten, damit der Pouch komplett vom distalen Magen getrennt ist. Das verlängert jedoch die Operationsdauer, macht den Eingriff komplexer und führt gelegentlich zur gastro-gastralen Fistelbildung, die wahrscheinlich durch Insuffizienzen der Pouchnahtreihe entsteht und sich dann in den distalen Magen drainiert. Die fortlaufende Übernaht kann die Gefahr von Klammernahtdehiszenzen minimieren. Sie stillt effektiv die Blutungen aus den Klammernahtreihen und verbessert somit die operative Sichtverhältnisse. Die Verwendung von Peri-Strips ist sehr kostentensiv.

Die Gastrojejunostomie

Bei hochgeschlagenem Querkolon wird eine Dünndarmschlinge gewählt, die ohne Spannung die hiatale Region erreicht. Wir wählen den Fußpunkt dieser Schlinge ca. 50 cm distal vom Treitz'schen Band entfernt. Der proximale Anteil wird dann durch einen Clip markiert und das Jejunum mit einem Klamernahtgerät an der Markierung durchtrennt. Zuvor wird das Mesenterium mit dem Ultraschalldissektor oder dem Ligasure skelletiert.

Es gibt grundsätzlich zwei Formen der Gastrojejunostomie:

1. antekolisch (eigene Präferenz) und
2. retrokolisch.

Technisch lassen sich die Anastomosen unterscheiden:
1. Zirkulärstapler Anastomose
2. Linear Klammernahtanastomose (Hinterwand mit Klammernahtreihe, Vorderwand durch fortlaufende Naht)
3. „Hand-Naht" Anastomose

Der Vorteil der Zirkulär-Klammernaht-Anastomose liegt in der Sicherheit bei einer sachgerechten Handhabung; allerdings machen extrem dicke Bauchdecken die Handhabung des Staplers zu einem technischem Problem. Die größeren Inzisionen für den Zirkulärstapler sind infektionsgefährdet. Wir haben nach 16 Anastomosen mit einem Zirkulärstapler eine schwere Bauchwandnfektion gesehen. Die verfügbaren Trokare für zirkuläre Klammernahtgeräte sind bei Adipösen zu kurz. Als Alternativen werden Folien eingesetzt, um das Pneumoperitoneum aufrecht zu erhalten und die Bauchdecken zu schützen. Bei Verwendung von linear Klammernahtgeräten werden die 12-mm bzw. 13-mm Trokare notwendig. Da keine Gewebsausstanzungen erforderlich sind, der Stapler im Trokar ohne Kontakt mit der Bauchwand bewegt werden kann, sind die hier Wundinfektionen seltener.

Bei 31 kontinuierlichen Anastomosen (Hinterwand mit dem Klammernahtgerät, Vorderwand mit fortlaufender „Hand "-Naht) haben wir keine einzige Wundinfektion gesehen. Der Durchmesser der Anastomose sollte mindestens 8 mm betragen. Die Anaesthesie prüft dann die Beweglichkeit der Magensonde. Die Seitlöcher der Sonde werden sowohl im jejunalen Schenkel als auch im Pouch plaziert, um eine adäquate Dekompression zu erreichen. Die Sonde wird an der Nase des Patienten befestigt.

Da eine postoperative Insuffizienz der Anastomose mit hoher Morbidität und Mortalität verbunden ist, wird intraoperativ mit Methylenblau unter Druck auf Dichtigkeit geprüft . Es wird das Jejunum unmittelbar am distalen Ende der Sonde kurz mit Klemmen komprimiert, und mindestens 250 ml Methylenblau werden durch die Sonde mit Druck injiziert, Undichtigkeiten machen eine sichere seromuskuläre Übernaht notwendig.

Die Entero-Enterale Anastomose

Im nächsten Schritt wird das Treitzsche Band identifiziert und eine 50 cm lange Jejunalschlinge wird mit einem 3.5-mm/45-mm linearstapler durchtrennt. Danach wird das Meso ca. 5 cm durchtrennt um eine spannungsfreie Anastomose zu erhalten.

Die jejunojejunale Anastomose wurde 70 – 150 cm von der Gastrojejunostomie hergestellt, abhängig vom BMI des Patienten. Je höher der BMI, desto länger der alimentäre Schenkel- es gibt dazu entsprechende Erfahrungswerte. Bei einer Länge des jejunalen Schenkels von 150 und mehr wird sich zunehmend die Funktionsweise des biliopancreatischen Bypass angenähert. Um die Inzidenz von Galle-Reflux, der kaum auf konservative Therapie reagiert, zu minimieren, sollte ein Mindestabstand von 50 cm eingehalten werden. Größere Abstände mit steigendem Risiko für Malabsorption werden bei Varianten des Bypasses benutzt. Die entero-enterale Anastomose wird in Seit-zu-Seit Technik unter Zuhilfenahme des 30-mm Linearstaplers durchgeführt.

Eine fortlaufende Naht verschließt die noch verbleibende Enterotomie. Eine Blauprüfung auf Dichtigkeit ist in dieser Lokalisation nur schwer möglich. Eine routinierte laparoskopische Nahttechnik ist eine Vorraussetzung bei dieser Operation.

Zwei Drainagen werden platziert: Eine nahe der gastrojejunalen Anastomose und die andere nahe der jejunojejunalen Anastomose.

Postoperative Phase

Da eine Tachykardie manchmal das einzige Zeichen für signifikante Probleme bei diesen Patienten ist, ist ein postoperatives Monitoring auf einer Intensivtherapieeinheit nötig. Noch am Abend nach der Operation wird der Patient mobilisiert. Eine hohe Inzidenz von Atelektasen und niedriger Sauerstoffsättigung zwingt bei diesem Patientengut zum häufigen Atemtraining (z.B. Triflow).

Alle Patienten erhielten eine Thromboseprophylaxe mit niedrigmolekularem Heparin (an das Körpergewicht adaptierte Dosis).

Die Magensonde wurde nach 24 Std. entfernt und anschließend, nach einer Röntgenkontrastdarstellung des Pouches und der enteroenteralen Anastomose, am 2. postoperativen Tag mit einer flüssigen Ernährung begonnen. Die Drainage wird 36 Stunden postoperativ entfernt. Die postoperative Ernährung ist flüssig (Suppen).

Ab dem 14. Tag wurde auf eine Schonkost gewechselt (weißes Fleisch und Fisch gekocht leicht verdaulich, Faser-Reduziertes, ohne rohes Gemüse und rohes Obst). Während ernsthafte Wundheilungsstörungen eher selten auftreten, sind Hämatome und Serome häufig.

Deshalb drainieren wir bei den meisten Patienten die Subkutis über 1 ± 2 Tage nach der Operation, um das Auftreten von Wundheilungsstörungen zu reduzieren. Falls ein subkutaner Verhalt entsteht, versuchen wir dessen Drainage durch eine kleine Wundspreizung zu erreichen. Während der frühen postoperativen Phase kommt es gelegentlich zu einer Stenose der Gastrojejunostomie, was dazu führt, dass Patienten noch nicht einmal Flüssigkeit zu sich nehmen können. Während sich dieses Problem von selbst lösen kann, ist in manchen Fällen eine endoskopische Ballondilatation des Stenosebereichs indiziert.

Ergebnisse

Die Ergebnisse des Bypass-Verfahrens sind hinsichtlich der Gewichtsreduktion und der Lebensqualität überzeugend, so lange sie an Zentren in größerer Anzahl durchgeführt werden. Wittgrove hatte 2001 bereits 1500 Operationen und Schauer 500 Operationen bis März 2002 laparoskopisch ausgeführt. Die allgemeine Komplikationsrate (Thrombose, Embolie ,Narbenbrüche etc.) ist nach laparoskopischer Ausführung deutlich geringer, als nach einer Ausführung per laparatomiam. Die laparoskopische Ausführung erfordert besondere „Skills“ und hat eine lange Lernkurve.

Die Ergebnisse in der Gewichtsreduktion sind nach dem Roux-en-Y-Bypass überzeugend. Unsere eigenen Ergebnisse gleichen denen der bereits publizierten Daten mit einem initialen Übergewichtsverlust von 40% nach 6 Monaten und von 75% nach einem Jahr. Ziel ist ein Übergewichtsverlust von 65% nach 5 Jahren.

Literatur

Balsiger BM, Luque-De Leon E, Sarr MG (1997) Surgical treatment of obesity: who is an appropriate candidate? Mayo Clin Proc 72:551 - 558

Benotti PN, Forse RA (1995) The role of gastric surgery in the multidisciplinary management of severe obesity. Am J Surg 169:361 - 367

Consensus Development Conference Panel (1991) Gastrointestinal surgery for severe obesity. Ann Int Med 115:956 - 961

Deitel M (1997) Laparoscopic bariatric surgery [Letter]. Surg Endosc 11:965

Kfoury E, Vanguri A (1993) Distal Roux-en-Y gastric bypass conversion operation for failed vertical banded gastroplasty. Obes Surg 3:41 - 43

Lönroth H, Dalenbäck J, Haglind E, Lundell L (1996) Laparoscopic gastric bypass: another option in bariatric surgery. Surg Endosc 10:636 - 638

Martin LF, Hunter SM, Lauve RM, O'Leary JP (1995) Severe obesity: expensive to society, frustrating to treat, but important to confront. South Med J 88:895 - 902

Potvin M, Gagner M, Pomp A (1997) Laparoscopic Roux-en-Y-gastric bypass for morbid obesity: a feasibility study in pigs. Surg Laparosc Endosc 7:294 – 297

Standards Committee, American Society for Bariatric Surgery [ASBS] (1997) Guidelines for reporting results in bariatric surgery. Obes Surg 7:521 – 522

Weiner R, Blanco-Engert, R (2002) Laparoscopic Roux-en-Y-Gastric-Bypass for the Surgical Treatment of Morbid Obesity© Verlag Endo-Press, Tuttlingen ISBN 3-89756-515-3

Wittgrove AC, Clark GW (1996) Laparoscopic gastric bypass, Roux-en-Y experience of 27 cases, with 3 – 18 months follow-up. Obes Surg 6:54 – 57

Abstracts

Minimal-invasive Chirurgie des Rektumkarzinoms – Erfahrungsbericht nach über 70 Operationen und Vergleich mit dem konventionellen Vorgehen

M. Anthuber, I. Iesalnieks, F. Elser, A. Fürst und K.-W. Jauch

Klinik und Poliklinik für Chirurgie, Klinikum der Universität Regensburg, Franz-Josef-Strauß-Allee 11, 93042 Regensburg

Minimal-Invasive Surgery of the Rectum Carcinoma – Progress Report After More than 70 Operations and Comparison with the Conventional Technique

Zielsetzung: Die laparoskopische Chirurgie hat in den vergangenen 10 Jahren eine rasante Entwicklung genommen und konsekutiv wurden mehr und mehr Operationen aus dem viszeralchirurgischen Patientengut in das Indikationsspektrum zum minimal-invasiven Vorgehen aufgenommen. Wir berichten über unsere Erfahrungen in einer klinikinternen Durchführbarkeitsstudie mit der minmal-invasiven Chirurgie des Rektumkarzinoms. *Material und Methoden*: Im Zeitraum von 01/98 bis 09/01 wurden an unserer Klinik 322 Patienten wegen eines Rektumkarzinoms operiert. Bei 74 Patienten erfolgte die Resektion oder Exstirpation laparoskopisch assistiert. Die Entscheidung über das OP-Verfahren wurde im Einzelfall vom verantwortlichen Operateur vorgenommen. Ausgenommen waren lediglich gesicherte T4-Karzinome. Die demographischen und Tumor bezogenen Daten in der Gruppe der konventionell (konOP) und laparoskopisch (lapOP) operierten Patienten entsprachen sich, mit Ausnahme, dass sich in der lap. Gruppe signifikant mehr weibliche Patienten befanden.

Ergebnisse:

	Resektion/Exstirpation konOP	Resektion/Exstirpation lapOP
OP-Dauer (min, range)	211 (70 – 430)	207 (87 – 380)
p.o. Verweildauer gesamt (Tage, MW ± SD)	19,6 (4 – 137)	14,5 (7 – 55)
p.o. Verweildauer ICU (Tage, MW ± SD)	1,52 (3,76)	0,22 (0,57)
Morbidität (%)	27	26
Anastomoseninsuffizienz (%)	10,8	9,1
Allg. Komplikationen (%)	9,4	1,7
Letalität (%)	3,4	0

Schlussfolgerungen: Auch wenn zum jetzigen Zeitpunkt noch keine Tumor bezogenen Verlaufsdaten präsentiert werden können, bestätigen unsere Erfahrungen aktuelle Literaturhinweise, dass beim Rektumkarzinom die minimal-invasive Technik ohne Einschränkung der Radikalität oder Verzicht auf innovative Rekonstruktionsverfahren (Kolon-J-Pouch!) mit vergleichbar guten, wenn nicht gar besseren Ergebnissen, wie sie im konventionellen Verfahren erzielt werden, durchgeführt werden kann.

Techniken der laparoskopischen sphinctererhaltenden Resektion des Rektumkarzinoms

I. Baca, G. Amend, L. Grzybowski und C. Schultz

Klinik für Allgemein- und Unfallchirurgie, Zentralkrankenhaus Bremen-Ost, Züricher Straße 40, 28325 Bremen

Techniques of the Laparoscopic Sphincter-Saving Resection of the Rectum Carcinoma

Zielsetzung: Grundsätzliches Prinzip der laparaskopischen onkologischen Eingriffe ist, daß die bewährten Operationstechniken der konventionellen Verfahren auch beim minimal-invasiven Vorgehen angewendet werden müssen. *Material und Methode*: In diesem Video werden verschiedene Techniken der laparaskopischen sphinctererhaltenden Therapie des Rektumkarzinoms dargestellt. *Ergebnisse*: Nach dem Aufzeigen der Trokarpositionen folgt die Beschreibung der Mobilisation von Sigma und Rektum. Das stammnahe Absetzen der A. mesenterica inferior entsprechend onkologischer Kriterien und die Ureterdarstellung werden detailliert gezeigt. Im weiteren sieht man die Technik der Mobilisierung der linken Flexur und im weiteren die Darmpräparatgewinnung transanal oder über eine Minilaparatomie.Ein wesentlicher Bestandteil der Videopräsentation sind die Beschreibung der Anastomosen-techniken mit oder ohne Pouchbildung einschließlich der transsphincteren Resektion mit totaler mesorektaler Excision. *Zusammenfassung*: Wie gezeigt, können die beschriebenen laparaskopischen Operationstechniken sicher und nach onkologischen Standard ausgeführt werden.

Die laparoskopische Fundoplicatio nach Nissen-deMeester und Toupet im retrospektiven Vergleich

H. Bergmann[1], W. Heidemann[1] und M. Kemen[2]

[1] Franziskus-Hospital, Harderberg, Alte Rothenfelder Straße 124, 49124 Georgsmarienhütte
[2] Evangelisches Krankenhaus Herne

Laparoscopic Fundoplicatio According to Nissen-de Meester and Toupet in the Retrospective Comparison

Einleitung: Mit dem Einzug der laparoskopischen Techniken in der Antirefluxchirurgie begann eine Renaissance in der chirurgischen Behandlung der Refluxerkrankung. Im europäischen Raum setzten sich die Verfahren nach Nissen-deMeester und Toupet im wesentlichen durch, wobei das ideale Verfahren noch nicht bestimmt werden konnte. Die Untersuchung sollte Unterschiede im postoperativen Verlauf zeigen und eine Entscheidungs-hilfe auf der Suche nach der idealen Manschette darstellen. *Methodik und Patienten*: 168 Patienten, die im Zeitraum vom 24.02.1997 bis zum 29.12.1999 nach Nissen-deMeester und Toupet laparoskopisch operiert wurden, erhielten einen Fragebogen. Bei Jedem war praeoperativ eine Ösophagoduodenoskopie, Manometrie, MDP oder eine pH - Metrie durchgeführt wurde und eine primäre oder sekundäre Motilitätsstörung ausgeschlossen worden. Anhand der Operations-Berichte, Patientenunterlagen und der Fragebögen wurden die Daten erhoben. Wurde ein Fragebogen nicht zurückgesandt, so erfolgte eine telefonische

Kontaktaufnahme. *Ergebnisse*: Insgesamt konnten 145 Patientenfragebögen ausgewertet werden. Das mittlere Patientenalter betrug 50.5 Jahre(20.1 – 79.4). Hiervon waren 90 männlich und 78 weiblich. An Nebeneingriffen wurden 8 Cholezystektomien, 2 Adhäsiolysen, 1 Bridenlösung und 1 Hauttumorentfernung durchgeführt. Ferner erhielten 5 Patienten ein Prolene – Netz zur Sicherung der Hiatoplastik. *Ergebnisse der Methode nach Nissen-deMeester*: 90 Patienten erhielten eine 360° – Manschette. 85 Patienten erhielten eine hintere Hiatoplastik, 4 eine vordere Hiatoplastik. Die mittlere Operationsdauer betrug 102 Minuten. Rezidive im späteren postoperativen Verlauf fanden sich bei 3 (3.3%) Patienten, eine Umwandlungsoperation von 360° nach 270° wurde an 2 (2.2%) Patienten durchgeführt. Postoperativ ohne Dysphagien waren 18.9% der Patienten, nach 2 Wochen waren 32.2% beschwerdefrei, nach 4 Wochen 48.9%, 74.5% nach 8 Wochen und 86.7% der Patienten nach 12 Wochen. 13.3% der Patienten klagten länger als 12 Wochen über Dysphagien. 41.1% der Patienten hatten kein postoperatives Völlegefühl. 12.2% klagten bis zu 2 Wochen, 10% bis 4 Wochen, 12.2% 8 Wochen und 11.1% bis 12 Wochen über ein Völlegefühl. 13.3% der Patienten hatten darüber hinaus ein Völlegefühl. Bei 50% der Patienten traten keine Schmerzen postoperativ auf. 21.1% klagten bis zu 2 Wochen, 12,2% 4 Wochen, 5.6% 8 Wochen und 3.3% bis 12 Wochen Schmerzen. 7.8% beklagten länger als 12 Wochen Schmerzen. Das Gefühl zuviel Luft im Bauch zu haben fehlte bei 34.4% der Patienten. 11.1% beschrieben dieses Gefühl 2 Wochen, 8.9% 4 Wochen, 7.8% 8 Wochen und 5.6% 12 Wochen. 32.2% der Patienten hatten das Gefühl zuviel Luft im Bauch zu haben über 12 Wochen postoperativ. *Ergebnisse der Methode nach Toupet*: 55 Patienten erhielten eine 270° – Manschette, 53 davon eine hintere Hiatoplastik, 2 Patienten keine. Die mittlere Operationsdauer betrug 96 Minuten. Rezidive im späteren postoperativen Verlauf fanden sich bei 4 (7.3%) Patienten. Postoperativ ohne dysphagische Beschwerden waren 34.5% der Patienten. 43.6% waren nach 2 Wochen beschwerdefrei, 65.4% nach 4 Wochen, 81.8% nach 8 Wochen ohne Dysphagien. Nach 12 Wochen waren 90.9% dysphagiebeschwerdefrei. 9.1% der Patienten klagten länger als 12 Wochen über Dysphagien. 41.8% beklagten kein postoperatives Völlegefühl und 14.5% nur 2 Wochen. 12.7% beklagten sich jeweils bis 4 und 8 Wochen über ein Völlegefühl und 8.7% bis 12 Wochen. 16.1% hatten ein postoperatives Völlegefühl längerdauernd als 12 Wochen. 50.9% aller Patienten beklagten keine Schmerzen, 14.5% bis zu 2 Wochen, 9.1% bis 4 Wochen und 5.5% bis12 Wochen. 18.2% hatten darüber hinaus länger als 12 Wochen Schmerzen. 38.2% hatten nicht das Gefühl zuviel Luft im Bauch zu haben. 14.5% lediglich 2 Wochen, 9.1% 4 Wochen nd 1.8% 8 Wochen. 5.5% beklagten12 Wochen und 18.2% länger als 12 Wochen das Gefühl zuviel Luft im Bauch zu haben. *Komplikationen*: An intraoperativen Komplikationen traten bei einem Patienten eine Magenverletzung auf, die später weitere postoperative Komplikationen zur Folge hatte. Eine Milzverletzung oder eine transfusionpflichtige grössere Blutung traten in keinem Fall auf. Eine Konversion der Technik fand in keinem Fall statt. Klinisch relevante Pneumothoraces fanden sich 4, wobei 1 Patient eine Bülaudrainage erhielt, alle bei der 360° Manschettenanlage. 2 Pleuraempyeme bildeten sich postoperativ aus. Bei einen Patienten zeigte sich ein Wundhämatom einer Throkareinstichstelle. Frührezidive fanden sich bei 2 Patienten am 1.postoperativen Tag, auf Grund massiven postoperativen Erbrechens. Ein Patient mit einer 270° – Manschette erlitt eine Lungenembolie, welche sich klinisch jedoch nicht manifestierte und Zufallsbefund war. *Diskussion*: Auf der Suche nach der idealen Manschette zeigte sich in dieser Untersuchung ein Vorteil der 360° – Manschette gegenüber der 270° – Manschette in Hinsicht des Rezidivverhaltens. Mehr als doppelt so häufig traten Rezidive in der Gruppe der Fundoplicatio nach Toupet auf. Zwar ist die anfängliche Dysphagierate erheblich geringer als bei der 360° – Manschette, so gleicht sich dieser Unterschied nach 12 Wochen aneinander an und der Unterschied beträgt nur noch lediglich 4.2%. Vorteile der 270° – Manschette zeigen sich im Gefühl zuviel Luft im Bauch zu haben, wo 18.2% über längerfristige Beschwerden klagen, jedoch über 32% der 360°-Kontrollgruppe länger als 12 Wochen hierüber klagen. Andererseits beschreiben 18.2% der Toupet – Gruppe längerdauernde Schmerzen, dazu nur 7.8% der Nissen-deMeester – Gruppe.

Korrektur bis Redaktionsschluss nicht eingegangen.

Traumatische Zwerchfellhernie nach kardiopulmonaler Reanimation – frühzeitige laparoskopische Reparation

H. B. Berker, R. B. E. Blanco-Engert, H. H. Himmelreich und R. W. Weiner

Chirurgische Klinik, KH Sachsenhausen, Schulstraße 31, 60594 Frankfurt am Main

Traumatic Diaphragm Hernia After Cardio-pulmonary Reanimation – Early Laparoscopic Repair

Fragestellung: Die Diagnose einer Zwerchfellruptur wird in der meisten fällen unmittelbar nach dem Traumaereignis gestellt ,dennoch kommt es in einigen Fällen erst mit wesentlicher Zeitverzögerung zur Sicherung der Diagnose. In den meisten Fällen ist das linksseitige Zwerchfellsegel betroffen, oft mit Defekten im zentralen Bereich.

Die Behandlung der Zwerchfellruptur ist speziell beim älteren und Risikopatienten mit einer hohen Morbiditäts- und Mortalitätsrate behaftet. Die Vorzüge des minimal invasiven Operierens erlauben eine leichtere Diagnosestellung sowie Reparation. *Patienten*: Bei einem 53 Jahre alten Patienten war es zu einem Myokardinfarkt mit Asystolie gekommen .Die unmittelbar zunächst durch Laien durchgeführte und fachinternistische kardiopulmonale Reanimation war erfolgreich .Im weiteren klinischen Verlauf klagte der Patient über Linksseitigen Flankenschmerz. Die bildgebende Diagnostik zeigte eine linksseitige Zwerchfellruptur (defekte 8×8 cm) mit Herniation der Milz ,der linken Flexur sowie Magenanteilen in den linken Hemithorax. Die Pleura war intakt. *Methoden*: Niedrig-Druck-Laparoskopie (8 mm Hg) mit insgesamt 3 Zugängen. Deckung des Defekts mit einem Mesh 15×15 cm und Nahtfixation am linken Crus und zirkulär nach laparoskopischer Reposition der Milz , der linken Flexur sowie Magenfundusanteilen . Es wurde eine zusätzliche ventrale Gastropexie durchgeführt. Während der 45 minütigen Operation war der Patient völlig stabil. Es kam zu keinen pulmonalen Komplikationen. *Schlußfolgerungen*: Die frühzeitige minimal invasive Reparation ist auch beim Risikopatienten eine sichere und effiziente Methode. Der Patient wurde am 3. postoperativen Tag in ambulante Behandlung entlassen. Die abschließenden Kontrollen mit bildgebenden Verfahren zeigten regelrechte anatomische Verhältnisse.

Lebensqualität nach laparoskopischer oder offener kolorektaler Chirurgie: Ein Vergleich im Spätverlauf

P. Buchmann, E. Sokolovic und D. Christen

Chirurgische Klinik, Stadtspital Waid; Tièchestraße 99, 8037 Zürich, Schweiz

Quality of Life After Laparoscopic or Open Colorectal Surgery: A long-term Comparison

Zielsetzung: Die laparoskopische Operationstechnik wird zunehmend bei benignen und malignen Leiden in der kolorektalen Chirurgie angewandt. Das Ziel dieser Untersuchung war ein Vergleich der Lebensqualität im Spätverlauf nach laparoskopischer und offener Chirurgie. *Material und Methode:* Retrospektiv wurden alle 314 Patienten erfasst, welche in den Jahren 1997 und 1998 am Kolorektum elektiv operiert worden waren. Die Gruppen der laparoskopisch (n = 196) und offen (n = 118) Operierten waren in Bezug auf Alter, BMI, Geschlecht und Comorbidität (Charlson Index) vergleichbar. Es fanden sich keine signifikanten Unterschiede bis auf die Ca-Häufigkeit (lap.: offen = 35,2%:50,8%). Die Erhebung der Lebensqualität erfolgte 2 bis 3,5 Jahre postoperativ mittels des validierten SF-36 Fragebogens [1], welcher 8 Domänen in einem Score von 0 – 100 (100 am Besten) erfasst. *Resultate*: Frühpostoperativ lag die Komplikationsrate (Pneumonie, LE, Nahtinsuffizienz, Wundinfektion) bei 13,3% (lap.) resp. 28% (offen) ($p < 0,001$). Die Umsteigerate betrug 6,1%.

Die Lebensqualität war bei den 167 befragten Patienten 2 bis 3,5 Jahre nach einer laparoskopischen Operation (n = 121 [72,5%]) besser als nach der offenen Technik (n = 46 [26,5%]), weil die beiden Domänen, körperliche Aktivität (Score 87 versus 78) und Vitalität (Score 68 versus 59), signifikant bessere Werte ergaben ($p < 0,05$). *Zusammenfassung*: Die laparoskopische Kolorektalchirurgie weist in Bezug auf die frühpostoperative Komplikationsrate und die Lebensqualität im Spätverlauf signifikante Vorteile gegenüber der offenen Technik aus.

Literatur

Ware JE, Sherbourne GD (1992) The MOS 36-item short-form health survey (SF-36). Med. Care; 30:473 – 483

Vergleich verschiedener Hernienoperationen – eine prospektiv randomisierte Studie

M. Butters, J. D. Redecke und J. S. Köninger

Chirurgische Abteilung, Krankenhaus Bietigheim, Riedstraße 12, 74321 Bietigheim-Bissingen

Comparison of Different Hernia Operations – a Prospectiv Randomized Study

Zur Überprüfung der verschiedenen Reparationsmethoden in der Leistenhernienchirurgie haben wir eine prospektiv randomisierte Studie vor 6 Jahren begonnen. Verglichen werden Parameter wie Langzeitbeschwerden, Spätkomplikationen und Rezidivraten. *Patienten und Methode:* 3 Gruppen (Shouldice, Lichtenstein, TAPP) wurden je 90/90/94 stoffwechselgesunde Männer zwischen 25 und 75 Lebensjahren mit primären Hernien zugeteilt. Die Gruppen waren nach Alter und BMI gleich, die Nachbeobachtungszeit beträgt durchschnittlich 4,5 Jahre. *Ergebnisse:* Die Untersuchung erfolgte klinisch und sonographisch bei 78/78/81 Patienten. Rezidive beobachteten wir bei Shouldice 9,3%, Lichtenstein 1,3%, TAPP 1,2%. Sowohl bei den Beschwerden, als auch bei der körperlichen Aktivität zeigt die TAPP-Methode eindrucksvolle Überlegenheit (Zufriedenheit 90% vs 73/78%, uneingeschränkte Aktivität 99% vs 89/88%). Neurologische Defizite traten bei Shouldice in 13%, bei Lichtenstein in 16% und bei TAPP in 2% auf. Spätkomplikationen konnten wir in keiner Gruppe beobachten. *Schlußfolgerung*: Spannungsfreie Methoden wie Lichtenstein oder TAPP haben geringere Rezidivraten. Der anteriore Zugang scheint eher als das implantierte Netz Ursache für den wesentlichen Teil der Beschwerden zu sein. Die laparoskopische Versorgung scheint deshalb für uns auch bei primären Hernien die Methode der Wahl.

Die primäre Laparoskopie zur Diagnostik und Therapie beim akuten Abdomen

Th. Carus[1], H. Lienhard[1], U. Kempf[2] und A. J. Coburg[2]

[1] Klinik für Allgemein- und Viszeralchirurgie, Krankenhaus Neuwerk, Dünner Straße 214–216, 41066 Mönchengladbach
[2] Chirurgische Klinik I, Städt. Kliniken – Lukaskrankenhaus, Neuss

Primary Laparoscopy for Diagnosis and Therapy with the Acute Abdomen

Einleitung: Die Operationsindikation beim akuten Abdomen wird nicht wegen einer bekannten Diagnose, sondern aufgrund der klinischen Symptomatik gestellt. In dieser Arbeit untersuchen wir die Wertigkeit der Laparoskopie hinsichtlich Diagnosestellung und möglicher Therapie. *Krankengut*: Bei 2037 Patienten mit einem akuten Abdomen wurde zwischen dem 1.1.1996 und dem 30.09.2001 primär eine Laparoskopie durchgeführt. In 1711 Fällen lag eine entzündliche Pathogenese zugrunde, in 134 ein Subileus oder Ileus, in 19 Fällen eine Mesenterialischämie und 39 mal ein Bauchtrauma. 405 Patienten wurden im selben Zeitraum wegen bestehender Kontraindikationen zur Laparoskopie primär laparotomiert. *Ergebnisse*: Bei 95% der Patienten konnte die Diagnose laparoskopisch gestellt werden. Die präoperative Sonographie und die Röntgenuntersuchung des Abdomens erreichten in ihrer Aussage nur bei wenigen speziellen Verdachtsdiagnosen annähernd gute Werte. 13% der Patienten wurden ausschließlich diagnostisch laparoskopiert, da keine chirurgische Therapie erforderlich war. Diesen Patienten wurde eine unnötige Laparotomie erspart. 1267 Patienten (62,2%) konnten nach laparoskopischer Diagnosestellung auch minimal-invasiv therapiert werden. Eine Konversion zum offenen Vorgehen war in 24,8% der Fälle notwendig. *Diskussion*: Die Laparoskopie als Primärzugang beim akuten Abdomen ist nicht-invasiven diagnostischen Verfahren weit überlegen und bietet bei einer geringen Komplikationsrate von unter 0,2% eine hohe Sicherheit. Die Vorteile liegen in der Möglichkeit zur minimal-invasiven Therapie ohne Zeitverzögerung und in der Vermeidung unnötiger Laparotomien. *Schlußfolgerung*: Die Laparoskopie beim akuten Abdomen hat sich als sichere und effiziente Methode erwiesen und wird von uns primär zur Diagnostik mit gleichzeitiger Option zur Therapie eingesetzt.

Ligaturfreie Resektionen in der Visceralchirurgie mit dem LigaSure Versiegelungssystem

Th. Carus[1], H. Lienhard[1] und A. J. Coburg[2]

[1] Klinik für Allgemein- und Viszeralchirurgie, Krankenhaus Neuwerk, Dünner Straße 214–216, 41066 Mönchengladbach
[2] Chirurgische Klinik I, Städt. Kliniken – Lukaskrankenhaus, Neuss

Ligation-Free Resections in Visceral Surgery with the LigaSure Sealing System

Zielsetzung: Im Gegensatz zur herkömmlichen Ligaturchirurgie werden Gefäße und Gewebsstrukturen mit dem Versiegelungssystem durch die Kombination von Druck und elektrischer Energie versiegelt und können dann in der Koagulationszone durchtrennt werden. Bei Strukturen bis zu einem Durchmesser von 7 mm entfällt dadurch die Applikation von Fremdmaterial wie Ligaturen oder Clips. Entscheidend für den sicheren Verschluß von Arterien ist der experimentell gemessene Berstwiderstand, der beim LigaSure System mit rund 900 mm Hg dem von Ligaturen oder Clips entspricht. Ziel war es zu untersuchen, ob verschiedene visceralchirurgische Operationen mit dem LigaSure System mit derselben Sicherheit wie mit Ligaturen durchführbar sind und ob weitere Vorteile in der Präparation bestehen. *Patienten und Methodik*: Seit April 2000 wurden 122 resezierende Eingriffe (10 Magenresektionen, 4 Gastrektomien, 77 elektive kolorektale Resektionen, 4 Whipple-Operationen, 21 notfallmäßige Darmresektionen und 6 laparoskopische Sigmaresektionen) mit dem LigaSure System durchgeführt. Das zu durchtrennende Gewebe wurde dabei jeweils angespannt, mit dem Overholt unterfahren und einfach oder bei großer Gewebsdicke doppelt versiegelt. Das scharfe Durchtrennen des Gewebes erfolgte in der bzw. zwischen den Versiegelungszonen. Alternativ wurde die LigaSure Klemme nach Anspannen des Gewebes direkt aufgesetzt und die Struktur in der Versiegelungszone durchtrennt. *Ergebnisse*: Alle 122 Operationen unter Verwendung des LigaSure Systems konnten erfolgreich ohne intra- oder postoperative Komplikationen bezüglich Blutung oder Nachblutung durchgeführt werden. Bis auf die zusätzliche Sicherung großer Gefäße (z.B. A. gastrica sinistra, A. mesenterica inferior) mit Durchstechungsligaturen konnte auf die Verwendung von Ligaturen oder Clips vollständig verzichtet werden. Weiterhin zeigte sich eine Beschleunigung der Präparationsphase durch den stark reduzierten Hand- und Instrumentenwechsel beim Operateur. Die LigaSure Versiegelung war unabhängig vom Eingriff universell einsetzbar und erleichterte v.a. in schwer zugänglichen Regionen (z.B. linke Flexur, kleines Becken) die Präparation bzw. Resektion. *Diskussion*: Die Durchtrennung von Gewebe zwischen Ligaturen ist ein sicheres Verfahren bei konventionellen Operationen und kann als Standardmethode angesehen werden. Die mono- oder bipolare Koagulation von Gewebe ist nur bei geringer Gewebsdicke und bei Gefäßen mit einem Durchmesser bis maximal 2 mm ohne zusätzliche Ligaturen ausreichend sicher. Durch die Kombination von mechanischer Kompression des Gewebes und Elektrokoagulation kann mit dem LigaSure System bei Gefäßen bis zu einem Durchmesser von 7 mm ein sehr hoher Berstwiderstand von rund 900 mm Hg erzielt werden. Auf die Verwendung von Fremdmaterial kann dadurch weitestgehend verzichtet werden. *Folgerung*: Die Gewebs- und Gefäßversiegelung mit dem LigaSure System ist eine sichere und schnelle Alternative zur herkömmlichen Ligaturchirurgie und zur mono- oder bipolaren Gewebskoagulation. Sie wird von uns standardmäßig bei allen konventionellen visceralchirurgischen Resektionen eingesetzt. Von Nachteil sind die Kosten für die Einmalelektrode, wobei diese durch die Einsparung von Fremdmaterial verringert werden.

Laparoskopische Sigmaresektionen – eine Lernkurve

S. Dinçler[1], M. Koller[2], D. Christen[1] und P. Buchmann[1]

[1] Chirurgische Klinik, Stadtspital Waid, Tiéchestraße 99, 8037 Zürich, Schweiz
[2] Horten Zentrum für praxisorientierte Forschung und Wissenstransfer des Universitätsspitals Zürich, Belleystrasse 40, 8006 Zürich Schweiz

Laparoscopic Sigma Resections – a Learning Curve

Zielsetzung: Klassische Lernkurven erfassen die Operationszeitreduktion durch wachsende Erfahrung. Solche Lernkurven lassen die Analyse von Einflussfaktoren auf die Operationszeit ausser Betracht. Lässt sich durch Messung der Operationsdauer, der Komplikations- und Umsteigerate am Beispiel von laparoskopischen Sigmaresektionen eine Lernkurve für einen Chirurgen beschreiben? *Material und Methoden:* Zwischen Mai 1993 und März 2001 wurden an unserer Klinik insgesamt 715 laparoskopische Eingriffe am Kolon durchgeführt und prospektiv erfasst. Bei jedem Patienten wurden 41 Variablen zur Person, Diagnose, Operationsindikation, intra- und postoperative Komplikationen, die Umsteigerate und schliesslich die Operationsdauer beschrieben. Die Beobachtungsdauer der Patienten erstreckte sich vom Krankenhauseintritt bis zur -entlassung. Für die Analyse wurden 199 laparoskopische Sigmaresektionen, welche der erfahendste Kolorektalchirurge vorgenommen hatte, verwendet. Sein Erlernen der laparoskopischen Kolonchirurgie erfolgte weitgehend autodidaktisch. Die jeweiligen Indikationen zur laparoskopischen Technik blieben während der gesamten Zeitspanne unverändert. Die 199 Operationen umfassten 181 gutartige Leiden und 18 Karzinome bei 122 weiblichen (61,3%) und 77 männlichen (38,7%) Patienten. Das mediane Alter lag bei 62 Jahren (22 – 85). Die Operationsdauer wurde mit der „moving-average"-Methode, die intraoperativen Komplikationen und die Umsteigerate auf die offene Technik mit der „Cusum"-Methode dargestellt. *Ergebnisse*: Die Operationszeit nimmt initial kontinuierlich ab und erreicht nach ca. 80 Patienten das „steady state" um 150 min. Die intraoperative Komplikationsrate lag initial bei 10% und erreichte nach der 70. Operation eine Konstanz um ca. 5%. Diese intraoperativen Komplikationen können unterteilt werden in 3 technische Probleme und 10 Organverletzungen, wobei bei einer Dünndarmverletzung und einer unstillbaren Blutung aus der A. iliaca sinistra umgestiegen werden musste. Die Umsteigerate liegt bei 5%. Viermal musste aufgrund der Tumorgrösse/Einwachsen in benachbarte Strukturen, dreimal wegen Adhäsionen/mangelnder Übersicht, einmal wegen einer zu ausgedehnten Entzündung sowie den beiden oben genannten intraoperativen Komplationen umgestiegen werden. Auch hier bildet die 70. Operation einen Wendepunkt, indem die Umsteigerate deutlich geringer wird und danach nur noch einmal umgestiegen wurde. *Zusammenfassung*: Der Einbezug der kumulativen Komplikationsrate sowie der Umsteigerate in die traditionelle operationsdauergestützte Lernkurve erlaubt eine umfassende Interpretation der Reduktion der Operationszeit. Ein erfahrener Kolorektalchirurge braucht als Autodidakt demnach 70 – 80 Resektionen, um eine Konstanz der Performance zu erreichen. Wieweit die Lernzeit durch Tutoren reduziert werden kann, müssen entsprechende Analysen zeigen.

Technik und Ergebnisse der laparoskopischen Refundoplikatio

M. Fein, K.-H. Fuchs, S. M. Freys und J. Maroske

Abteilung für Viszeralchirurgie, Chirurgische Universitätsklinik Würzburg, Josef-Schneider-Straße 2, 97080 Würzburg

Technique and Results of the Laparoscopic Refundoplicatio

Zielsetzung: In den letzten Jahren nimmt die Zahl der Antirefluxoperationen kontinuierlich zu. Eine Therapieoption für Patienten mit unzureichenden Operationserfolg ist nach umfassender präoperativer Diagnostik und bei ausreichender Erfahrung die laparoskopische Refundoplikatio. Welche Ergebnisse sind nach laparoskopischer und offener Voroperation erreichbar? *Material und Methoden*: In der Zeit von 12/93 bis 7/01 wurden 43 Patienten laparoskopisch refundopliziert (26 M, 17 W, Alter: 46 (8 - 65) Jahre). 13 Patienten hatten als Voroperation mindestens eine offene Antirefluxoperation erhalten. 11 Patienten waren in der eigenen Klinik laparoskopisch voroperiert worden (Re-OP Rate 2,7%). 37 Patienten beklagten ein Refluxrezidiv und 6 eine schwere Dysphagie. Die präoperative Diagnostik umfasste Endoskopie, Manometrie, pH-Metrie und ggf. Röntgen. Nach einem Jahr erfolgte eine Evaluierung der Lebensqualität, eine Kontrollendoskopie, Manometrie und pH-Metrie. *Resultate*: Drei der 29 laparoskopisch voroperierten Patienten wurden wegen Verwachsungen konvertiert. Während bis 1997 bei 5 der 8 offen voroperierten Patienten eine Konversion erforderlich war, konnten in den letzten drei Jahren 4 der 6 offen voroperierten Patienten laparoskopisch reoperiert werden. Bei 6 Patienten lag ein Rezidiv nach Gastropexie vor. Laparoskopisch war der häufig vorliegende Befund einer dislozierten (n = 24), einer offenen (n = 11) oder zu engen (n = 2) Manschette gut zu korrigieren. Die OP-Zeit betrug 3 Std. 30 min, die postoperative Krankenhausverweildauer im Median 9 Tage. 35 der 43 Patienten waren mit dem Operationsergebnis zufrieden. Im Langzeitverlauf wurde bei 2 Patienten ein Refluxrezidiv, bei 4 Patienten eine ausgeprägte Dysphagie und bei 2 Patienten ein Gasbloat-Syndrom beobachtet. *Zusammenfassung*: Gegenwärtig ist bei Patienten sowohl nach offener als auch nach laparoskopischer Antirefluxoperation eine laparoskopische Reoperation möglich, allerdings mit einer Konversionsrate von ca. 20%. Im Vergleich mit den Langzeitergebnissen nach Erstoperation fällt eine höhere Dysphagierate (9%) auf, ansonsten sind die Ergebnisse ähnlich.

Die laparoskopisch gestützte Sigmaresektion bei Divertikulitis. Eine retrospektive Analyse von 105 Patienten in einem Haus der Grundversorgung

M.Gerdes, N. Rohrmoser und W. Heidemann

Klinik für Allgemein-, Viszeral- und Unfallchirurgie Franziskus Hospital Harderberg, Klinikum St. Georg, Alte Rothenfelder Straße 23, 49124 Georgsmarienhütte

The Laparoscopy-Assisted Sigma Resection with Diverticulitis. A Retrospective Analysis of 105 Patients in a Hospital of Basic Supply

Einleitung: Die laparoskopisch gestützte Sigmaresektion wird bei der Divertikulitis zunehmend durchgeführt und stellt eine hervorragende Alternative zum konventionellen Vorgehen dar. Anhand dieser retrospektiven Analyse wurde der intra- und postoperative Verlauf bei 105 Patienten ermittelt, bei denen in einem Haus der Grundversorgung eine laparoskopisch gestützte Sigmaresektion durchgeführt worden war. *Patienten und Methoden:* Im Zeitraum von 5/98 bis 6/01 erfolgte bei 105 Patienten (Frauen n = 66, Männer n = 39) im Franziskus Hospital Harderberg, einem Haus der Grundversorgung, die laparoskopisch gestützte Sigmaresektion bei Divertikulitis. Retrospektiv wurde der intra- und postoperative Verlauf bzw. Komplikationen erfaßt. *Ergebnisse*: Die durchschnittliche Operationsdauer reduzierte sich von anfänglich 147 Minuten (1998 - 2000) auf 120 Minuten im Jahr 2001. Routinemäßig wurde seit Anfang 2001 die intraoperative Rektoskopie zur Anastomosenkontrolle durchgeführt. Die intensivmedizinische Überwachungsphase betrug im Mittel 2,5 Tage, nur bei 8 Patienten (7%) wurden Erythrozytenkonzentrate transfundiert. Nach Kostaufbau am 3. Tag konnten die Patienten im Mittel am 13. postoperativen Tag entlassen werden. Bei 3 Patienten (2,8%) trat eine Anastomoseninsuffizienz auf, dabei wurde in 2 Fällen ein temporärer Anus praeter angelegt. Bei 7 Patienten (6,7%) erfolgte im Jahr 1998/99 ein Umsteigen zum konventionellen Vorgehen. In den letzten 1,5 Jahren wurden alle Operationen erfolgreich laparoskopisch durchgeführt und es trat keine Anastomoseninsuffizienz mehr auf. *Schlußfolgerung*: Diese retrospektive Untersuchung zeigt, daß die laparoskopisch gestützte Sigmaresektion bei Divertikulitis sicher und komplikationsarm in einem Haus der Grundversorgung durchgeführt werden kann.

Die roboterassistierte laparoskopische Hemifundoplikatio (Thal) beim Kind

C. N. Gutt[1], B. H. Markus[1], L. A. Brinkmann[1] und K. Heller[2]

[1] Klinik für Allgemein- und Gefäßchirurgie, Zentrum Chirurgie
[2] Klinik für Allgemein- und Gefäßchirurgie, Funktionsbereich Kinderchirurgie, Johann Wolfgang-Goethe-Universität Frankfurt, Theodor Stern Kai 7, 60590 Frankfurt am Main

Robot-Assisted Laparoscopic Hemifundoplicatio (Thal) in the Child

Laparoskopische Operation mit Hilfe eines Roboters wurden bisher überwiegend bei erwachsenen Patienten durchgeführt. Der dargestellte Film zeigt die Technik der roboterassistierten Hemifundoplikatio nach Thal beim Kind mit dem DaVinci-System (Intuitive Surgical, USA).

Neben den beiden speziellen Instumententrokaren (7mm) und dem Optiktrokar (12mm) des Roboters wird ein weiterer 5 mm Trokar zur Retraktion der Leber benötigt. Stereooptik und Instrumente, die von einer Konsole aus über Masterarme vom Operateur gesteuert werden, erlauben eine präzise und sichere Operation.

Subjektiv ist die Kombination eines dreidimensionalen Sehens gepaart mit den in ihren Freiheitsgraden erweiterten Instrumenten gerade bei komplexeren laparoskopischen Eingriffen wie der Hemifundopliokatio im Vergleich zur herkömmlichen Technik beeindrukkend. Allerdings ist der Einsatz bei kleineren Kindern derzeit noch aufgrund der relativ großen Instrumente limitiert. Darüber hinaus ist der Einsatz von Roboter-Systemen noch mit erheblichen Kosten verbunden.

Korrektur bis Redaktionsschluss nicht eingegangen.

Revolution der Bildgebung in der Magenkarzinomdiagnostik?

N. Hennes, F. P. Müller, W. U. Schmidt und P. R. Verreet

Klinik für Allgemein- und Viszeralchirurgie, Zentrum für Chirurgie, Klinikum Krefeld, Lutherplatz 40, 47805 Krefeld

Revolution of Imaging in the Gastric Carcinoma Diagnosis?

Einleitung: Der technische Fortschritt in der Medizin ermöglicht mit immer weniger Invasivität Erkrankungen und deren Ausmaß zu diagnostizieren. Beim Magenkarzinom verfügen wir über nichtinvasive (CT), wenig invasive (Endosonographie) und invasive Diagnostik (Staginglaparoskopie) in Ergänzung zur Routinediagnostik. Daher eignet sich dieses Krankheitsbild besonders zur Demonstration sowohl der Möglichkeiten als auch die Grenzen der modernen Diagnostik. *Material:* Im Zeitraum vom 01.07.1998 bis zum 01.07.2001 wurden in unserer Klinik 201 Patienten mit Magenkarzinomen operiert. Die präoperative Diagnostik entspricht den Vorgaben der AWMF-Leitlinien. Von den als optional bewerteten Untersuchungsverfahren wird bei uns routinemäßig die Computertomographie des Abdomen und die Endo-Ultraschalluntersuchung vorgenommen. Basierend auf den Daten dieser Untersuchungen führen wir ergänzend bei vermuteten fortgeschrittenen Tumoren (T3N +, T4) eine Staginglaparoskopie durch. Bestätigt sich der fortgeschrittene Tumorbefund, führen wir die Patienten befundbezogen einer neoadjuvanten oder palliativen Therapie zu. Bei Patienten, die einer Staginglaparoskopie unterzogen wurden, ergibt sich die Möglichkeit der unmittelbaren Bewertung der Zuverlässigkeit der weniger invasiven diagnostischen Verfahren. *Ergebnisse*: Im oben angeführten Zeitraum erfolgte eine Staginglaparoskopie bei 28 Patienten. Über die Informationen der Sonographie, CT, Endoskopie und Endosonographie hinaus ergaben sich zusätzliche Informationen in 53% der Patienten (N = 15). Im Einzelnen fanden sich in 5 Fällen Lebermetastasen, in 7Fällen eine Peritonealkarzinose, bei 5 Patienten eine Lymphknotenmetastasierung und Organüberschreitung bei 4 Patienten. Ein diagnostisches Down-Staging ergab sich bei 2 Patienten. Wir sahen eine einzige Komplikation in Form einer nicht revisionsbedürftigen Nachblutung. *Diskussion*: Unsere Zahlen belegen, daß trotz deutlicher Verbesserung der nichtinvasiv diagnostischen Möglichkeiten in einem hohem Prozentsatz wichtige Informationen verborgen bleiben. Derzeit ist die invasive Diagnostik des Magenkarzinoms bei vermutet fortgeschrittenen Fällen unvermeidbar, um ein adaptiertes Behandlungskonzept für den Patienten zu etablieren.

Die Vorzüge der Staginglaparoskopie mit Vermittlung verläßlicher Informationen bei geringem Risiko erlaubt nach unserer Vorstellung ggf. sogar den Verzicht auf die Endosonographie, da wir retrospektiv aus dieser Untersuchung im Vergleich zur Kombination von CT und Staginglaparoskopie keinen relevanten Informationsgewinn sehen konnten. Wir werden dies in Form einer prospektiven Erhebung verfolgen.

Korrektur bis Redaktionsschluss nicht eingegangen.

Thorakoskopische Enukleation eines Leiomyoms des Ösophagus

A. H. Hölscher, W. Schröder und C. A. Gutschow

Klinik und Poliklinik für Viszeral- und Gefäßchirurgie, Universitätsklinik, Joseph-Stelzmann-Straße 9, 50931 Köln

Thoracoscopic Enucleation of Leiomyoma of the Esophagus

Leiomyome der Speiseröhre sind überwiegend benigne Tumoren, so dass keine en bloc-Resektion der Speiseröhre erforderlich ist, sondern eine lokale Entfernung in Form einer Enukleation ausreicht. Für dieses Vorgehen können die Vorteile der minimal-invasiven Chirurgie mittels Thorakoskopie genutzt werden. Entscheidend für das Gelingen dieser Technik ist eine gute Exposition der Speiseröhre. Dazu werden in Linksseitenlage bei Einseitenventilation der Lunge vier Trocare in den rechten Pleuraraum eingesetzt. Ein Trocar dient zum Einführen der Optik und über einen anderen Trocar wird mit dem Fächer die Lunge nach ventral gehalten, um die Speiseröhre dorsal zu exponieren. Über die zwei weiteren Trocare werden die Instrumente für die Speiseröhrendissektion eingeführt. Nach Lokalisation des Leiomyoms und segmentaler Mobilisation der Speiseröhre wird die Muskelschicht des Ösophagus vorsichtig inzidiert, so dass das Leiomyom prolabieren kann. Der entscheidende Schritt ist danach das vorsichtige Abschieben des Tumors von der Schleimhautschicht ohne Eröffnung des Lumens. Nach Entfernen des Leiomyoms über einen Bergebeutel sollte die Integrität der Ösophaguswand über Einspritzen von Blaulösung in die Speiseröhre überprüft werden.

Im Video wird die präoperative Diagnostik und die operative Technik anhand eines Fallbeispiels dargestellt. Ein 39-jähriger Patient wurde mit lageabhängigen, retrosternalen Schmerzen und einem Gewichtsverlust von 10 kg über 6 Monate auffällig. Die präoperative Diagnostik einschliesslich Endoskopie, Endosonographie und Bariumbreischluck zeigte eine 14×15 mm grosse, glatt begrenzte Raumforderung, die submukös im distalen Ösophagus lokalisiert war. Im Video wird die Technik der thorakoskopischen Enukleationsresektion im distalen Ösophagus über einen rechts-thorakalen Zugang demonstriert. Der postoperative Verlauf war bei unbehinderter Schluckfunktion komplikationslos. Die histologische Aufarbeitung des Tumors bestätigte die präoperative Verdachtsdiagnose eines Leiomyoms.

Standards und Trends in der Antirefluxchirurgie in Deutschland

T. P. Hüttl, M. Hohle, G. Meyer, T. K. Geiger und F. W. Schildberg

Chirurgische Klinik und Poliklinik der Ludwig-Maximilians-Universität München, Klinikum Großhadern, Marchioninistraße 15, 81366 München

Anti-reflux Surgery in Germany – Standards and Trends

Ein 34 Fragen und 184 strukturierte Unterpunkte umfassender Fragebogens wurde Ende 2000 randomisiert an 33% aller abdominalchirurgischen Kliniken in Deutschland versandt, um die aktuelle diagnostische und therapeutische Vorgehensweise sowie die 1-Jahres-Resultate nach laparoskopischer wie offener Antirefluxchirurgie zu evaluieren. Bei einer Rücklaufquote von 74% wurden aus insgesamt 340 Kliniken 2540 Antirefluxeingriffe mitgeteilt. 81% davon erfolgten laparoskopisch, 66% waren 360°-Fundoplikationes. 76% gaben an, ein Standard-OP-Verfahren zu haben, in der Mehrzahl eine 360°-Variante, begründet wird dies mit guten eigenen Ergebnissen (49%), besserer Standardisierung (39%), Expertenmeinung (20%), 39% machen die Verfahrenswahl von der präoperativen Funktionsdiagnostik abhängig.

Die Gesamtkomplikationsrate der laparoskopisch durchgeführten Eingriffe ist mit 7,7% (5,7% chirurgische, 2,0% allgemeine Komplikationen) signifikant geringer als die der offen durchgeführten Operationen mit 15,2% (10,3% chirurgisch, 4,9% allgemein). Diese Unterschiede sind im wesentlichen zugangsbedingt: Wundheilungsstörungen und Milzverletzungen traten häufiger bei offener Operationsdurchführung (4,5% u. 3,1% vs. 0,9% u. 0,6%) auf. Pleuraverletzungen dagegen wurden mit 2,1% ausschließlich für laparoskopisch durchgeführte Fundoplikationes mitgeteilt. Ösophagus- und Magenperforationen als schwerwiegenste Komplikation wurden in beiden Kollektiven mit gleicher Häufigkeit (0,95%) beobachtet. 2 Todesfälle (1 Lungenembolie, 1 chirurgische Komplikation, (0,1%)) nach laparoskopischen Eingriffen wurden mitgeteilt. Die Komplikationsrate nach laparoskopischer

Fundoplikatio war zudem von der institutionellen Erfahrung abhängig (< 11 Fundoplikationes p.a.: 14% vs. > 10 p.a.: 5,1%, $p < 0{,}001$), dabei wurden an 61% der Kliniken weniger als 10 Fundoplikationes durchgeführt. Die mitgeteilten Dysphagieraten waren dagegen methodenabhängig: Eine länger als 3 Monate persistierende Dysphagie wurde bei 360°- vs. partiellen Fundoplikationes mit 6,6% vs. 2,4% ($p < 0{,}001$) mit 2,6% vs. 0% Dysphagie-bedingten Interventionen beobachtet. Signifikante Unterschiede ($p < 0{,}05$) fanden sich diesbezüglich auch zwischen den Nissen-/Nissen-Rossetti- und Floppy-Nissen-Techniken mit 6,6% vs. 3,6% Dysphagien und 3,3% vs. 2,2% Dysphagie-bedingten Interventionen. Hinsichtlich der 1-Jahres-Refluxrezidivrate fanden sich keine signifikanten Unterschiede (360°-Fundoplikatio: 8,7%; partielle Fundoplikationes: 9,0%). Die noch weiter detailliert aufschlüsselbaren Ergebnisse belegen erhebliche Unterschiede hinsichtlich Diagnostik, Indikationsstellung und Wahl des Operationsverfahrens sowie deren Einfluss auf Komplikationen und 1-Jahres-Outcome. Bei korrekter Indikationsstellung und hinreichender Erfahrung sind aber alle mitgeteilten Verfahren sicher und effektiv anwendbar.

Einfluß der laparoskopischen und konventionellen Resektion eines soliden Kolonkarzinoms auf die Entwicklung von Metastasen. Eine tierexperimentelle Studie an Ratten

C. A. Jacobi[1], C. Balague[2], C. Braumann[1] und J. M. Müller[1]

[1] Chirurgische Klinik, Charité, Humboldt Universität zu Berlin, Campus Mitte, Schumannstraße 20/21, 10117 Berlin
[2] Department of General Surgery, Clinic Hospital, University of Barcelona, Barcelona, Spain

Influence of Lapaorscopic and Conventional Resection of a Solid Colon Carcinoma on the Development of Metastases. An Animal-Testing Study in Rats

Hintergrund: Der Einfluss der Laparoskopie auf das perioperative Tumorwachstum und die Entstehung von Trokarmetastasen wurde experimentell bislang nur in Tumorzellsuspensionsmodellen, welche die klinische Situation nur unzureichend widerspiegeln, untersucht. Hierbei zeigte sich eine Stimulation des Tumorwachstums und der Entwicklung von Trokarmetastasen durch Kohlendioxid. Ob diese Beobachtung auch bei der Resektion eines soliden Kolonkarzinoms im Tiermodell bestätigt werden kann, ist bislang unklar. *Methodik*: In einer experimentellen Studie wurde in 30 Ratten zunächst ein solides Kolonkarzinom im mittleren Drittel durch submuköse Implantation eines soliden Tumorstückes (20 mg) aus Donorratten induziert. Eine Woche nach Tumorimplantation wurden die Ratten in zwei Gruppen (A: $n = 15$, B: $n = 15$) unterteilt und entweder eine konventionelle Resektion (Gruppe A) oder eine laparoskopische Resektion des Tumors unter Verwendung von CO_2 durchgeführt. Tiere, die bei der Resektion keinen makroskopisch sichtbaren Tumor hatten (A: $n = 2$; B: $n = 1$), wurden von der Studie ausgeschlossen. Bei allen anderen Tieren wurden nur Tumoren, welche die Serosa nicht infiltrierten, gefunden. 4 Wochen nach der Tumorresektion wurden die Tiere getötet und die Anzahl der intraperitonealen Metastasen und der Trokar- bzw. Bauchwandmetastasen bestimmt. *Ergebnisse*: In Gruppe A starben zwei Tiere und in Gruppe B vier Tiere an den Folgen der Operation. Somit wurden in Gruppe A 11 Tiere und in Gruppe B 10 Tiere auf eine perioperative Metastasierung untersucht. Bauchwand- bzw.

Trokarmetastasen traten in einem Fall der Laparoskopiegruppe auf, während keine Ratte in der Gruppe A eine solche Metastasierung aufwies. Intraperitoneale Metastasen wurden in einem Tier (Mesorektum) nach konventioneller Resektion und in 1 Tier (Anastomose) nach laparoskopischer Resektion gefunden. 10 Tiere in der konventionellen Gruppe und 9 Tiere in der laparoskopischen Gruppe waren tumorfrei. Es konnte somit kein signifikanter Unterschied zwischen den Gruppen in bezug auf die Tumormetastasierung gefunden werden. *Schlußfolgerung*: Obwohl CO_2 in mehreren experimentellen Studien eindeutig das Wachstum von Tumorzellen stimulierte, scheint dieser Einfluss bei der Resektion eines soliden kolorektalen Karzinoms nur eine untergeordnete Rolle zu spielen. Bei regelrechter onkologischer Resektion des Tumors zeigen sich bei diesem Modell keine Unterschiede in der Inzidenz von intra- und extraperitonealen Metastasen.

Funktionelle Ergebnisse nach laparoskopischer Rektopexie und Altemeier-OP bei Rektumprolaps: Eine prospektive kontrollierte Studie

E. C. Jehle, M. Neuschl, T. T. Zittel, M. E. Kreis und H. D. Becker

Klinik für Allgemeine Chirurgie, Universtätsklinikum Tübingen, Hoppe-Seyler-Straße 3, 72076 Tübingen

Functional Results After Laparoscopic Rectopexy and Altemeier Procedure for Rectal Prolapse: A Prospective Controlled Study

Die optimale Operationsmethode für Patienten (Pat.) mit Rektumprolaps oder symptomatischer Intussusception ist umstritten. In Europa wird die laparoskopisch durchgeführte Rektopexie nach Wells (LR) mit oder ohne Sigmaresektion, in USA wird die posteriore Rektumresektion nach Altemeier (A-OP) favorisiert. Kontrollierte Daten gibt es jedoch dazu bisher nicht. Wir untersuchten deshalb in einer prospektiven Studie die Ergebnisse beider OP-Techniken. *Methodik*: Im Jahr 2000 wurden 41 Pat. aus unserer Inkontinenzsprechstunde wegen eines Rektumprolapses oder einer symptomatischen Intussusception von einem Operateur (ECJ) operiert. Bei 23 Pat. (19w, 4m; 52 [17 - 73] Jahre) wurde eine LR, bei 18 Pat. (17w, 1m; 66 [54 - 76] Jahre) eine A-OP durchgeführt. Alle Pat. wurden präoperativ (prä), 6 Wochen postoperativ (post) und erneut nach einem sich anschließenden obligaten 3-monatigen Biofeedbacktraining (3-M) mittels standardisiertem Interview, klinischer Untersuchung, anorektaler Manometrie und EMG untersucht. Zu jedem Untersuchungszeitpunkt wurde die Lebensqualität mit je einem validierten Fragebogen zur allgemeinen (LQ1) und Inkontinenz-bezogenen (LQ2) Lebensqualität .bestimmt. Präoperativ wurde obligat eine Defäkographie durchgeführt. Die Indikation zu LR oder A-OP erfolgte aus individueller Einschätzung der Kontraindikationen. *Ergebnisse*: Bei 16 der 23 LR-Pat. und bei 15 der 18 A-OP-Pat. war eine anale OP vorausgegangen. 14 der 19 Frauen mit LR hatten mindestens eine vaginale Entbindung (max.3 Entb.), ebenfalls 14 der 17 Frauen mit A-OP (max. 6 Entb.). Von den LR-Pat. hatten 13 der 14 Frauen mit vaginaler Entbindung mindestens einen Dammriß in der Anamnese, von den A-OP-Pat. 12 von 14. Die OP-Zeiten für LR (156 [105 - 225] min) und A-OP (78 [35 - 125] min) unterschieden sich signifikant ($p < 0.001$). Der max. Kneifdruck stieg post-op. bei der LR (prä 94 $\pm$ 57, post 106 $\pm$ 47, 3-M 114 $\pm$ 29 [mmHg], $p < 0.01$) an, bei der A-OP (prä 99 $\pm$ 65, post 90 $\pm$ 55, 3-M 112 $\pm$ 53 [mmHg]) gab es post-op einen Abfall und daraufhin einen signifikanten Anstieg ($p < 0.01$). Der Ruhedruck änderte sich bei der LR (prä 71 ± 34, post 63 ± 26, 3-M 61 ± 31 [mmHg]) und bei der A-OP (prä 62 ± 35, post 61 ± 26, 3-M 59 ± 38 [mmHg]) nicht. Die sensiblen Schwellen für die erste Wahrnehmung, Stuhldrang und Schmerz bei Ballondilatation des Rektums waren bei der LR post-op. erhöht (Schmerz prä 197 ± 58, 3-M 243 ± 78 [ml], $p < 0.01$), dagegen bei der A-OP erniedrigt (Schmerz prä 196 ± 67, 3-M 170 ± 90 [ml], $p < 0.01$). Parallel dazu erhöhte sich bei der LR die Compliance der Rektumwand, bei der A-OP verminderte sie sich($p < 0.05$). Die Lebensqualität beider Patientengruppen verbesserte sich post-op. sowohl in LQ1 (LR: prä 57.9, post 69.8, 3-M 73.9, A-OP prä 65.0, post 70.1, 3-M 76.2, $p < 0.01$), als auch LQ2 (LR: prä 69, post 82, 3-M 85; A-OP: prä 59, post 65, 3-M 73, $p < 0.01$) signifikant. *Schlußfolgerungen*: Bei Patienten mit Rektumprolaps und Intussusception wird sowohl durch eine laparoskopische Rektopexie, als auch durch eine Altemeier-OP signifikant die Inkontinenzsymptomatik vermindert und die Lebensqualität erhöht. Diese Ergebnisse rechtfertigen einen randomisierten prospektiven Vergleich beider OP-Verfahren.

Laparoskopische Colektomie bei chronischer Obstipation

H. Kessler und W. Hohenberger

Abteilung für Allgemeinchirurgie, Chirurgische Universitätsklinik Erlangen, Krankenhausstraße 12, 91054 Erlangen

Laparoscopic Colectomy in Chronic Constipation

Einleitung: Über eine chronische Obstipation wird häufig geklagt, obwohl solche Beschwerden als Krankheitsbild schwer eindeutig zu definieren sind. Versagen sämtliche konservativen Therapieversuche, sind Colontransitzeitstudien indiziert. Kann hierbei eine dauerhaft verlängerte Stuhlpassage nachgewiesen werden, kann eine Colektomie mit Ileorektostomie angezeigt sein. Durch die fortschreitende technische Erfahrung ist hierbei heute ein laparoskopisches Vorgehen möglich geworden. *Methodik*: Im Videofilm wird das technische Vorgehen demonstriert. Nach präoperativer Darmreinigung wird der Patient auf dem Rektumtisch gelagert. Die Kamera wird konstant über einen subumbilikalen 12 mm-Port geführt. Zwei zusätzliche 12 mm-Ports werden im rechten und linken Unterbauch plaziert, zwei 5 mm-Trokare im rechten und linken Mittelbauch. Zunächst erfolgt die Ligatur der großen Gefäße, beginnend an der A. ileocolica, fortschreitend nach distal über die A. colica media nach links. Über eine getrennte peritoneale Inzision wird das Gefäßbündel der A. mesenterica inferior ligiert. Nach der kompletten medialen Mobilisation beginnt die laterale Auslösung im oberen Rektum und Sigma, fortschreitend nach oral mit vollständiger Mobilisation der linken Colonflexur. Nun wird das große Netz vom Quercolon von links nach rechts abgelöst, bis auch dieses mobil ist. Weitere Schritte sind die Auslösung der rechten Colonflexur, des Coecums und des terminalen Ileums. Das obere Mesorektum wird mit dem harmonischen Skalpell durchtrennt, bevor das Rektum selbst im oberen Drittel mit dem geraden Endo-Stapler abgesetzt wird. Über einen 4 cm langen Pfannenstielschnitt wird das Colon extrahiert und proximal das Ileum abgesetzt. Nach Implantation eines 31 mm-Staplerkopfes im Ileum wird der Darm wieder in der Bauchhöhle versenkt, die Pfannenstielinzision wird verschlossen. Nach Wiederherstellung des Pneumoperitoneums wird eine

End-zu-End-Ileorektostomie in Doppelstaplertechnik hergestellt und mittels Luftinsufflation überprüft, ob die Nahtverbindung dicht ist. *Ergebnisse*: Bei 9 Patienten, die seit 1995 an zwei Institutionen operiert wurden, ergaben sich keine intraoperativen oder postoperativen Komplikationen. Ein Fall von verzögerter Dünndarmpassage wurde konservativ behandelt. Langfristig litt eine Patientin an zeitweisem Völlegefühl mit Bauchschmerzen. *Schlußfolgerung*: Das laparoskopische Vorgehen erweist sich bei der Colektomie mit Ileorektostomie bei chronischer Obstipation als technisch präzise und ohne Auftreten von Komplikationen durchführbar.

Technik und Ergebnisse der laparoskopisch assistierten restaurativen Proktokolektomie mit ileoanaler Pouchanlage

P. Kienle[1], J. Weitz[1], J. Werner[1], A. Benner[2] und J. Schmidt[1]

[1] Abteilung für Chirurgie, Chirurgische Universitätsklinik, Im Neuenheimer Feld 110, 69120 Heidelberg
[2] Abteilung für Biostatistik, DKFZ, Im Neuenheimer Feld 280, 69120 Heidelberg

Technique and Results of Laparoscopy-Assisted Restorative Proctocolectomy with Ileonal Pouch Construction

Zielsetzung: Die restaurative Proktokolektomie mit ileoanaler Pouchanlage gilt als Operationsmethode der Wahl bei der familiären Polyposis und der therapierefraktären Colitis ulcerosa. Als Standard wird die Operation über eine mediane Laparotomie durchgeführt. Vorteile eines minimal invasiven Vorgehens sind hinsichtlich postoperativem Schmerzmittelverbrauch, kürzerer Rekonvaleszenz und eines besseren kosmetischen Ergebnisses bei anderen Operationen vielfach belegt worden. In einer prospektiven Serie sollte die Durchführung der restaurativen Proktokolektomie mit Hilfe einer laparoskopisch assistierten Technik evaluiert werden. *Material/ Methoden*: Seit Juni 1999 wurde bei 61 Patienten die restaurative Proktokolektomie laparoskopisch assistiert durchgeführt. Bei 23 Patienten erfolgte die Operation prophylaktisch bei nachgewiesener familiären Polyposis, bei 38 Patienten wurde sie auf Grund therapierefraktärer Colitis ulcerosa durchgeführt. Patienten mit Epitheldysplasien bzw. Karzinomen wurden vom laparoskopisch assistierten Vorgehen ausgenommen. Die laparoskopische Kolonmobilisation erfolgte über die Anlage von 4 Trokaren (die Inzisionsstellen dienten später als Drainageaustrittsstellen bzw als Ileostomaaustrittsstelle) und wurde bis zur Mitte Colon ascendens und descendens durchgeführt, so daß das Kolon schließlich spannungsfrei bis zur Symphyse heruntergezogen werden konnte. Danach erfolgte über einen Pfannenstielschnitt die Kolektomie und ileoanale Pouchbildung gegebenenfalls mit protektivem Ileostoma. *Ergebnisse*: Die laparoskopische Kolonmobilisation gelang in 56 von 61 Fällen, bei 2 Fällen wurde auf Grund erheblicher Entzündungsreaktion bei Colitis ulcerosa das gesetzte Zeitlimit (60 Minuten pro Hemicolon) überschritten und deswegen primär konvertiert. Bei 3 Fällen mußte zusätzlich zur Pfannenstielinzision noch eine mediane Laparotomie erfolgen, da die Kolektomie und vor allem die mesenteriale Verlängerung nicht adäquat über die Pfannenstielinzision durchgeführt werden konnte. Die mediane laparoskopische Operationszeit betrug 1h 15 min (50 min - 2h), die mediane Gesamtoperationszeit 6 Stunden und 20 Minuten (3h30 - 11h30). Der mediane Blutverlust war 500 ml, 27% der Patienten brauchten Bluttransfusionen. Ein erhöhter BMI war statistisch signifikant mit dem Verssagen der laparoskopisch assistierten Technik assoziiert (p = 0,001, Regressionsanalyse). Alle 9 Patienten mit Majorkomplikationen waren entweder unter hochdosierten Immunsuppressiva oder wiesen einen erhöhten BMI auf (Median 29,5). Das Versagen der minimal invasiven Technik war nicht mit einer erhöhten Rate an Majorkomplikationen assoziiert. *Zusammenfassung*: Die laparoskopisch assistierte restaurative Colektomie und ileoanale Pouchanlage ist technisch ohne erhöhte Komplikationsrate mit vertretbarem Zeitaufwand durchführbar. Adipöse Patienten haben ein erhöhtes Risiko, dass die laparoskopische Methode nicht erfolgreich ist. Allerdings wird dadurch die Majorkomplikationsrate nicht erhöht, so dass grundsätzlich eine minimal invasive Operationstechnik versucht werden kann. Bei diesem vorwiegend jungen Patientengut ist der Hauptvorteil die günstigere kosmetische Situation.

Komplette Ultraschalldissektion der Gallenblase

F. Kipfmüller[1], G. Walter[2] und K. Kipfmüller[2]

[1] Medizinische Fakultät Universität Witten/Herdecke
[2] Chirurgische Klinik, St. Marien-Hospital, Mülheim, Kaiserstraße 50, 45468 Mühlhein an der Ruhr

Complete Ultrasound Dissection of the Gallbladder

Zielsetzung: Es sollte überprüft werden, ob eine komplette Dissektion der Gallenblase bei der laparoskopischen Cholezystektomie mit Ultraschallhaken und -schere einschließlich Durchtrennung von Duktus zystikus und Arteria zystika unter Verzicht auf jegliche Klippapplikation möglich ist. *Material und Methoden:* Wir haben im Rahmen einer prospektiven, nicht randomisierten Beobachtungsstudie 50 konsekutive Patienten mit symptomatischer Cholezystolithiasis auf die gleiche Art und Weise operiert: Die Präparation der Gallenblase erfolgte ausschließlich mit dem Ultraschallhaken und der Ultraschallschere (UltraCision), der Verschluß und die Durchtrennung der Arterie und des Duktus zystikus wurde mit der Ultraschall-schere auf Level 1 durchgeführt. Auf jegliche Klippapplikation wurde verzichtet. Alle Operationen wurden von einem Operateur durchgeführt. Bei 9 Patienten lag eine akute Cholezystitis vor. Das Alter der Patienten lag zwischen 24 und 87 Jahren. *Ergebnisse:* Alle Operationen wurden ohne Probleme zu Ende geführt. Bei einer Patientin mit breitem Zystikusstumpf bei akuter Cholezystitis wurde der Stumpf mit einer Endoloop-Schlinge zusätzlich gesichert. Der post-operative Verlauf war bei 49 Patienten unauffällig, einschließlich der täglichen sonographischen und laborchemischen Kontrollen. Bei einer Patientin mit akuter Cholezystitis ist es zu einer Zystikusstumpf-insuffizienz gekommen, die am zweiten postoperativen Tag mit einer nasobiliären Sonde behandelt wurde. Die durchschnittliche postoperative Verweildauer lag bei 4,7 Tagen. *Zusammenfassung:* Die komplette Dissektion der Gallenblase mit Ultraschallhaken und -schere ist bei der laparoskopischen Cholezystektomie möglich. Ebenso die Durchtrennung von Duktus zystikus und Arteria zystika unter Verzicht auf jegliche Klippapplikation. Wir überprüfen jetzt die Methode in einer randomisierten Studie.

Laparoskopische Reparation großer Zwerchfelldefekte

B. Kipfmüller und K. Kipfmüller

Chirurgische Klinik, St.Marien-Hospital, Kaiserstraße 50, 45468 Mülheim an der Ruhr

Laparoscopic Repair of Major Diaphragm Defects

Zielsetzung: Im Rahmen der oesophagealen Refluxkrankheit bestehen häufig große Zwerchfelldefekte. In etwa 90% der Fälle handelt es sich um eine axiale Gleithernie. Weniger häufig liegt eine paraoesophageale Hernie vor, selten ein up-side-down-Magen oder eine gemischte Hernie. Im Video wird die Technik der laparoskopischen Reparation großer Zwerchfelldefekte demonstriert. *Material und Methoden*: Seit 1998 haben wir bei 27 Patienten eine laparoskopische Reparation großer Zwerchfelldefekte vorgenommen. 12mal lag eine axiale Gleithernie, 5mal eine paraoesophageale Hernie, 4mal ein up-side-down-Magen, 2mal eine gemischte Hernie, 2mal eine Frühruptur mit paraoesophagealer Hernie nach laparoskopischer Fundoplikatio und bei 2 Patienten eine veraltete Zwerchfellruptur vor. Bei allen oesophagealen Hernien bestand gleichzeitig eine operationspflichtige Refluxkrankheit. Das Alter der Patienten lag zwischen 42 und 84 Jahren. Trokar- und Kamerapositionierung erfolgten nach den Regeln der laparoskopischen Fundoplikatio. Im ersten Schritt erfolgte die Auslösung der hernierten Magen- bzw. Dickdarmanteile aus dem Thorax. Der Zwerchfelldefekt wurde mit nichtresorbierbaren Einzelnähten verschlossen und mit einer Patchplastik gesichert. Bei den Patienten mit Refluxoesophagitis wurde je nach Ergebnis der Oesophagusmanometrie eine 360Grad-Fundoplikatio nach Nissen oder eine 270Grad-Fundoplikatio nach Toupet angeschlossen. *Ergebnisse*: Bei 26 Patienten konnte die Operation komplett laparoskopisch durchgeführt werden. Bei einem Patienten mit einem paraoesophagealen Hernienrezidiv 25 Jahre nach offener Fundoplikatio mußte konvertiert werden. Sowohl Operationen als auch postoperativer Verlauf waren jeweils komplikationslos. Die postoperative Verweildauer war bei allen Patienten unter 10 Tagen. Bisher sind keine Rezidive aufgetreten. *Zusammenfassung*: Große Zwerchfelldefekte lassen sich bei der Fundoplikatio problemlos laparoskopisch versorgen. Für uns hat sich die zusätzliche Applikation eines Kunststoffnetzes bewährt. Im Video wird die Technik zusammen mit der Versorgung zweier alter Zwerchfellrupturen demonstriert.

Einsatz eines sprachgesteuerten Kameraführungssystems in der laparoskopischen Kolonchirurgie

K. Kipfmüller, G. Walter und B. Kipfmüller

Chirurgische Klinik St. Marien-Hospital Mülheim, Kaiserstraße 50, 45468 Mülheim an der Ruhr

Use of Speech-Navigated Camera Work System in the Laparoscopic Colon Surgery

Zielsetzung: Seit Anfang 1999 setzen wir in der Endoskopischen Chirurgie ein sprachgesteuertes, computergestütztes Kameraführungssystem (AESOP 3000) ein. Nach über 500

Eingriffen haben wir AESOP 3000 in einer Beobachtungsstudie bei 55 laparoskopischen Kolonresektionen hinsichtlich Bedienungskomfort und Zeitersparnis überprüft. *Material und Methoden*: Das Kameraführungssystem wurde nach Einbringen aller Arbeitstrokare konnektiert. Mit Ausnahme der Zeit zur Bergung des Präparates über Minilaparotomie wurde das System bis zum Ende der Operation eingesetzt. Alle aufgezeichneten Videoaufnahmen wurden ausgewertet. *Ergebnisse*: In allen Fällen erfolgte der Einsatz komplikationslos. Die Häufigkeit der Optikreinigung ließ sich im Vergleich mit einer Gruppe ohne Kameraführungssystem auf ein Fünftel reduzieren. Die dadurch erreichte Zeitersparnis lag bei etwa 15 min. *Zusammenfassung:* Mit AESOP 3000 steht ein sprachgesteuertes Kameraführungssystem zur Verfügung, mit dem laparoskopische Kolon-resektionen von einem Operateur und einem Assistenten, während der laparoskopischen Phase auch als „Solo-Surgery", durchführbar sind. Es erlaubt eine ruhige und ermüdungsfreie Kameraführung bei länger dauernden Operationen. Durch die wesentlich seltener erforderlichen Reinigungen der Endoskop-Frontlinse läßt sich deutlich Operationszeit einsparen. Im Vortrag wird der Einsatz des AESOP 3000 bei einer laparoskopischen Colektomie demonstriert.

Eindeutige Vorteile der laparoskopischen Appendektomie nur für Subgruppen nachweisbar (prospektiv-randomisierte Studie und Literaturübersicht)

B. Klinge, K. I. Witten und H. F. Weiser

I. Chirurgische Klinik für Allgemein-, Viszeral- und Thoraxchirurgie, Diakoniekrankenhaus, Elise-Averdieck-Straße 17, 27342 Rotenburg/Wümme

Obvious Advantages of the Laparoscopic Appendectomy can only be Proved for Subgroups (Prospective Randomized Study and List of References)

Seit ihrer Einführung konnte die laparoskopische Appendektomie sich nicht flächendeckend durchsetzen. Gründe hierfür waren neben der immer wieder vorgebrachten mangelnden Vorhaltung endoskopisch erfahrener Operateure auch das Fehlen prospektiv-randomisierter Studien. Nach kritischer Durchsicht der vorliegenden Metaanalysen und Durchführung einer eigenen prospektiv-randomisierten Untersuchung kann man die laparoskopische Appendektomie nur noch für die Subgruppen der adipösen Patienten und der Frauen im gebährfähigen Alter empfehlen.

Vorliegende Metaanalysen wurden hinsichtlich der Parameter Krankenhausaufenthalt, OP-Dauer, postoperativer Schmerz, Wundinfektrate und Gesamtkomplikationsrate analysiert und mit den Daten der eigenen prospektiv-randomisierten Studie verglichen.

Zeitraum 2/95 - 11/97, n = 200, Alter 30,8 (6 - 78), mittlerer BMI 24,1 (16,4 - 35,4), m/w = 1,7 : 1.

Statistisch signifikante Unterschiede ergaben sich nur für die Wundinfekrate bei adipösen Patienten, die laparoskopisch appendektomiert wurden. Hinsichtlich der weiteren Parameter konnten sowohl in der Literatur als auch in unserer Studie keine signifikanten Vorteile für die laparoskopische Methode erkannt werden. Ein weiterer Vorteil ergibt sich noch für Patientinnen im gebährfähigen Alter wegen der simultan möglichen Therapierbarkeit behandlungspflichtiger Nebendiagnosen.

Aus unserer Sicht kann man somit die laparoskopische Appendektomie nur für adipöse Patienten und für Frauen im gebährfähigen Alter empfehlen. Unter den wachsenden ökonomischen Zwängen durch Einführung der DRG ist ein so differenziertes Konzept zur operativen Therapie der Akuten Appendizitis sinnvoll.

Sigmadivertikulitis – Stellt die fortgeschrittene Entzündung eine Kontraindikation für ein laparoskopisches Vorgehen dar?

B. J. Leibl, M. Ulrich, K. Kraft, C. G. Schmedt und R. Bittner

Klinik für Allgemein- und Viszeralchirurgie, Marienhospital, Böheimstraße 37, 70199 Stuttgart

Sigma Diverticulitis – Is the Advanced Infection a Contraindication for a Laparoscopie Method?

Die laparoskopisch assistierte Colonresektion stellt ein wichtiges Konkurrenzverfahren zur konventionellen Resektion bei der Divertikulitis dar. Unklar ist bislang jedoch ob die endoskopische Technik auch bei fortgeschrittenen Entzündungsstadien Anwendung finden kann.

Methodik: Zur Evaluierung der Effektivität der endoskopischen Operation wird seit 12/97 eine prospektive Computerdatenbank geführt. Einteilung der Entzündungsstadien erfolgt dabei nach Hinchey, wobei diese durch das Stadium 0 für die elektive Operation im entzündungsfreien Intervall nach mindestens zweimaligen Krankheitsschub ergänzt wurde. Als Präparationskomplikation wurde eine intra- oder postoperative Komplikation im Rahmen der Dissektion definiert. Gleichlautend wurden Rekonstruktionskomplikationen im Zusammenhang mit der Anastomosierung dokumentiert, wobei hier die Anastomoseninsuffizienz mit eingeschlossen wurde.

Ergebnisse: Insgesamt wurden seit 12/97 212 laparoskopisch assistierte Colonresektionen durchgeführt, wobei die Operationsindikation „Divertikulitis" in 149 Fällen (70,3%) bestand.

	Stadium 0	Stadium I	Stadium II
N (Patientenzahl)	63 (42,3%)	54 (36,2%)	32 (21,5%)
Alter (Jahre)	64 (38 - 82)	60 (39 - 80)	56 (24 - 78)
Geschlecht (w / m)	41/22	34/20	18/14
BMI (Body Mass Index)	25 (19 - 37)	26 (19 - 37)	25 (19 - 33)
CRP (mg / l)	10,9	36,8	66,9
Resektatlänge (cm)	34,4 (18 - 59)	37,6 (19 - 73)	32,1 (19 - 55)
OP-Dauer (min)	182 (105 - 345)	186 (120 - 420)	187 (110 - 290)
Umsteiger (n)	0	0	0
Präparationskomplikation (n, %).	4 (6,4%)	2 (3,7%)	2 (6,25%)
Rekonstruktionskompl. ges. (n, %)	4 (6,3%)	6 (11,1%)	2 (6,25%)
Anastomoseninsuffizienz (n, %).	1 (1,6%)	3 (5,5%)	2 (6,25%)
Reoperation (n, %)	1 (1,6%)	4 (7,4%)	3 (9,38%)

Signifikante Unterschiede ergaben sich dabei nicht (Chi^2-Test).

Schlußfolgerung: Ein Unterschied in der Morbidität zwischen den verschiedenen Entzündungsstadien lässt sich bislang nicht nachweisen Die tendenziell längere Operationszeit dokumentiert jedoch den höheren Schwierigkeitsgrad bei fortgeschrittenen Entzündungsstadien, sodass hier die laparoskopische Resektionsbehandlung dem in dieser Technik erfahrenen Operateur vorbehalten sein sollte.

Die koloskopische, laparoskopisch-assistierte Polypektomie

J. C. Limmer, H. Möllenberg, A. Ommer, K. Peitgen und M. K. Walz

Klinik für Chirurgie und Zentrum für Minimal-Invasive Chirurgie, Kliniken Essen Mitte, Evang. Huyssens-Stiftung, Henricistraße 92, 45136 Essen

The Coloscopic Laparoscopic-Assisted Polypectomy

Einleitung: Die koloskopische Abtragung großer breitbasiger Colonpolypen, insbesondere des Colon sigmoideum und des Coecums oder auch an schwer einsehbaren Lokalisationen der Colons bergen die Gefahr der Colonperforation. In solchen Fällen bietet sich ein endoskopisch-laparoskopisch kombiniertes Verfahren an. *Patienten und Methodik:* Seit 1995 haben wir bei 21 Patienten eine laparoskopisch-assistierte Coloskopie durchgeführt. Es handelte sich um 11 Frauen und 10 Männer, mit einem Durchschnittsalter von 71,8 Jahren (51 - 86). Hierbei waren 9 Polypen im C. sigmoidem, 7 im Coecum und 3 im C. transversum, je 2 im C. ascendens bzw descendens und 1 Polyp in der rechten Colon Flexur lokalisiert. In Allgemeinnarkose und Steinschnittlagerung erfolgt zunächst die Laparoskopie, dann die Coloskopie. Nach Identifikation des Polypen wird dieser unter laparoskopische Überwachung abgetragen. Hierbei kann die Colonwand laparoskopisch stabilisiert, hinderliche Verwachsungen gelöst oder auch Wandläsionen sofort versorgt werden. *Ergebnisse*: Bei 16 Patienten konnte die Polypabtragung laparoskopisch-assisitiert durchgeführt werden. Hierbei war siebenmal eine Adhäsiolyse erforderlich. Eine Perforation trat nicht auf. Ein Coecalpolyp war zu ausgedehnt und wurde durch eine laparoskopisch-assistierte Coecalpolresektion, ein Sigma Polyp wurde durch eine lap.-ass. Sigmaresektion behandelt, ein Colon transversum Polyp zeigte eine transmurale Ausdehnung, war hochgradig Carzinomverdächtig, weshalb eine konventionelle Resektion des C. transversum durchgeführt wurde. Zweimal erfolgte eine Polypektomie per Minilaparotomie und Colotomie. Ein Sigmapolyp erwies sich histologisch als T1-Carzinom , hier wurde sekundär durch eine laparoskopisch-assistierte Hemicolektomie links vorgenommen. Komplikationen durch die Laparoskopie konnten weder peri- noch postoperativ beobachtet werden. *Schlußfolgerung*: Die laparoskopisch assistierte Coloskopie zur Polypektomie wird in unserer Klinik zur Therapie großer breitbasiger oder schwer einsehbarer Colonpolypen routinemäßig durchgeführt. Sie ermöglicht das sichere koloskopische Abtragen auch von größeren Polypen, die sonst nur über eine Colotomie oder Colonresektion entfernt werden können. Die zusätzliche Belastung für die Patienten ist minimal.

Minimal-invasive Resektion von Magentumoren

K. Ludwig[1], J. Berhardt[2], M. Patrzyk[2] und L. Wilhelm[2]

[1] Abteilung für Viszeralchirurgie, Chirurgische Klinik, Klinikum Südstadt Rostock, Südring 81, 18059 Rostock
[2] Chirurgische Universitätsklinik Greifswald, Loefflerstr. 23, 17487 Greifswald

Minimal-Invasive Resection of Gastric Tumors

Einleitung: Submucöse und mucöse Tumoren des Magens zeichnen sich durch ihre Heterogenität aus. Erreichen sie eine Größe von mehr als 50 mm wird die endoskopische

Schlingenabtragung ein Problem. Dagegen können Stanz- und Zangenbiopsien nur selten verwertbare histologische Proben liefern, die für eine Entscheidung im weiteren Prozedere ausreichen. *Material und Methode*: Grundlage der vorliegenden Untersuchung bilden 14 Patienten, die sich zwischen 1999 und 2001 einem kombiniert endoskopisch-laparoskopischen Eingriff im Rendezvous-Verfahren am Magen unterzogen haben. *Ergebnisse:* Unter den 14 Patienten befanden sich 9 Frauen und 5 Männer (64%:36%). Das Durchschnittsalter der Patienten lag bei 67,4 (38–81) Jahren. In 10 Fällen wurden Tumore präoperativ unklarer Dignität reseziert. Dabei handelte es sich nach histologischer Aufarbeitung um 6 GIST-Tumore (2× onkologisch orientierte Nachresektion, 4× Nachbeobachtung), in 2 Fällen um ein Neurinom und 2 mal um ein Neurofibrom. Bei 4 Patienten wurde eine Wedge-Resektion eines Magenfrüh-Karzinoms vorgenommen. In diesen Fällen handelte es sich ausschließlich um Patienten über 75 Jahre mit einer hohen Co-Morbidität, für die ein ausgedehnte Resektion kritisch eingeschätzt werden mußte. Intraoperative Komplikationen traten bei 2 Patienten auf (1× Blutung, 1× Magenperforation) und konnten in der weiteren Folge durch Konversion bzw. Re-Laparoskopie mit Blutstillung beherrscht werden. Die methodenspezifische Morbidität lag bei 9%, die Kliniketalität war 0. Schlußfolgerung: Die kombiniert endoskopisch-laparoskopische Resektion am Magen ist gut durchführbar. Lokalisation und Größe des Tumors bestimmen dabei die technischen Grenzen. Nach exakter histologischer Differenzierung wird das weitere therapeutische Vorgehen festgelegt.

Muskelaktivität und Arbeitsqualität in Abhängigkeit von der Monitorposition bei laparoskopischen Eingriffen

U. Matern[1], K. Kehl[1], C. Giebmeyer[1], M. Faist[2] und K. D. Rückauer[1]

[1] Abteilung Allgemein- und Viszeralchirurgie, Chirurgische Universitätsklinik Freiburg, Hugstetter Straße 55, 79106 Freiburg
[2] Abteilung Neurologie und Neurophysiologie, Neurologische Universitätsklinik Freiburg, Breisacher Str. 64, 79106 Freiburg

Muscle Activity and Work Quality Dependent on the Monitor Position in Laparoscopic Operations

Zielsetzung: Die ergonomischen Aspekte von Bildschirmarbeitsplätzen sind gut evaluiert und gestaltet worden. Studien über Ergonomie im OP sind noch selten. Eines der Hauptprobleme der Laparoskopie ist die Darbietung des OP-Situs auf dem Monitor und dessen Positionierung. Ziel der Studie ist es, die Beziehungen zwischen Monitorpositionierung, Muskelaktivität und Arbeitsqualität festzustellen. *Material und Methoden*: 18 chirurgisch unerfahrene Probanden simulierten laparoskopisches Nähen, indem sie kleine Perlen auffädelten. Dies wurde in drei Durchgängen über je 15 min mit verschiedenen Monitorpositionen durchgeführt. Die Reihenfolgen der Monitorpositionen wurde randomisiert:

- A: Frontal – in Augenhöhe
- B: Frontal – in Höhe des OP-Gebietes
- C: 45° – in Augenhöhe rechts

Während einer vierten Messung war es den Probanden erlaubt, auf jeden der drei Monitore zu blicken. Abschließend wurden sie nach ihrer bevorzugten Position befragt. Gemessen wurde die EMG-Aktivität von sechs Nackenmuskeln sowie die Anzahl der aufgefädelten Perlen. *Ergebnisse*: Die EMG-Aktivität der sechs Nackenmuskeln war in Position „A" signifikant ($p < 0{,}05$) am niedrigsten. Zwischen den Positionen „B" und „C" gab es keine signifikanten Unterschiede. Die Anzahl der aufgefädelten Perlen als Indikator der Arbeitsleistung war in Position „B" am höchsten, aber nicht signifikant höher als in Monitorposition „A". Obwohl es hierbei keinen signifikanten Unterschied zwischen den Positionen „A" und „C" gab, wurde „C" von keinem Proband bevorzugt. *Zusammenfassung*: Die EMG-Daten zeigen, dass die Monitorposition frontal in Augenhöhe zu bevorzugen ist. Berücksichtigt man die subjektiven Aussagen der Probanden und deren Arbeitsleistung, liegt der Schluss nahe, zwei Monitore zu benutzen: einen in Position „A" zur Schonung der Nackenmuskulatur und einen zweiten in der Nähe des OP-Gebietes („B") für schwierige OP-Phasen. Die seitliche Monitorposition ist nicht zu empfehlen.

Laparoskopische Resektionen gastraler Tumoren – Erfahrungen und Ergebnisse bei 20 Patienten

G. Meyer, R. A. Lang, T. P. Hüttl und M. W. Wichmann

Chirurgische Klinik u. Poliklinik, Klinikum Großhadern, Ludwig-Maximilians-Universität München, Marchioninistraße 15, 81377 München

Laparoscopic Resections of Gastric Tumors – Experiences and Results in 20 Patients

Zwischen Januar 1991 und September 2001 wurden insgesamt 20 laparoskopische Magenresektionen (3× B-II- Resektion und 17× atypische Resektion) durchgeführt. Diese Machbarkeitsstudie untersucht klinische und chirurgische Ergebnisse mit einer maximalen Nachbeobachtungszeit von 10 Jahren. *Methodik*: Die Indikation zur B-II-Resektion war in 2 Fällen ein MALT-Lymphom und ein Magenfrühkarzinom. Die Anastomosen wurden zweimal vollständig intrakorporal, einmal extrakorporal assistiert angelegt. Atypische Magenresektionen wurden in 10 Fällen wegen eines gastrointestinalen Stromatumors (GIST), 2× wegen eines Myoms und jeweils 1× wegen einem Neurofibrom, Schwannom, ektopem Pankreasgewebe, Karzinoid sowie Magenfrühcarcinom notwendig. Bei 5 Patienten wurden 6 laparoskopische Simultaneingriffe durchgeführt (Fundoplikatio nach Toupet 2×, Cholezystektomie 2×, Colonsegmentresektion bei Adenom 1×, Uterusextirpation 1×). *Ergebnisse*: Die Operationsdauer inklusive der Begleiteingriffe lag für die B-II-Resektionen zwischen 265 und 380 min (Median: 335), für die atypischen Resektionen zwischen 65 und 300 min (Median: 103). Die Dichtigkeit der Klammernahtreihe wurde bei allen Patienten endoskopisch überprüft. Bei einem Patienten war eine laparoskopische Übernähung der Nahtreihe notwendig. Bei 6 Patienten wurden Blutungen aus der evertierten Nahtreihe mit Hilfe von Clips gestillt. Im Rahmen der Colonsegmentresektion kam es zu einer Milzläsion, die laparoskopisch mittels Tabotamb®-Applikation versorgt wurde. Bei einer Patientin mit malignem GIST wurde nach Erhalt der endgültigen Histologie eine offene subtotale Magenresektion angeschlossen. Der postoperative stationäre Aufenthalt betrug im Median 13 Tage (2/3-Resektion) bzw. 9 Tage (atypische Resektion). Während des Untersuchungszeitraums wurde keine Konversion notwendig. Die postoperative Morbidität (1× hypertensive Krise) liegt bei 5% und die Krankenhausmortalität beträgt 0%. Bislang traten bei einer medianen Nachbeobachtungszeit von 53 Monaten keine Tumorrezidive auf. *Schlußfolgerung*:

Anatomische und insbesondere atypische Magenresektionen können auch wegen Tumoren in ausgewählten Fällen erfolgreich, sicher und ausreichend radikal laparoskopisch durchgeführt werden. Sie stellen somit eine wertvolle Erweiterung des chirurgischen Therapiespektrums dar und sollten zukünftig bei der Indikationsstellung vermehrt Beachtung finden.

Einfluß von Ösophagitis-Stadium und Operationsmethode auf das Ergebnis nach laparoskopischer Fundoplicatio

J. Miholic[1], J. Lenglinger[2], G. Bischof[1] und G. Stacher[2]

[1] Abteilung für Allgemeinchirurgie
[2] Psychophysiologisches Labor, Universitätsklinik für Chirurgie, Währinger Gürtel 18, 1090 Wien, Österreich

Influence of the Esophagitis Stage and the Surgical Technique on the Result After Laparoscopic Fundoplicatio

Hintergrund: Wenig ist bekannt über Faktoren, welche das Ergebnis nach Fundoplikatio beeinflussen. *Patienten und Methodik:* Über einen Zeitraum von 4 Jahren wurden die Daten von 313 Fällen von gastro-ösophagealem Reflux und laparoskopischer Fundoplicatio prospektiv dokumentiert. Bei 250 Patienten konnte das Ergebnis mittels Nachuntersuchung nach 2 - 53 Monaten (median:15 Monate) ermittelt werden. Das Alter der Patienten betrug im Median 53 (24 - 83) Jahre, 65% waren Männer. 24,5% der Fälle hatten einen massiven sauren Reflux, d.h. einen DeMeester-Score von über 50. 101 Patinten (40%)hatten eine Striktur, ein Ulcus oder ein Barrett-Segment unterschiedlicherLänge (Grad IV nach Savary und Miller). 83 Fälle (33,2%) erhielten eine partielle Fundoplicatio nach Toupet, 66,8 % eine Nissen-Manschette. Bei 20 Patienten handelte es sich m einen Re-Eingriff. *Ergebnisse*: Bei 22 Fällen (9%) wurde ein Wiederauftreten der Refluxbeschwerden beobachtet und mittelspH-Metrie als Refluxrezidiv dokumentiert. Das Intervall bis zu diesem Rezidiv betrug 2 - 38 (median: 11) Monate. Die nach Kaplan-Maier ermittelte Rezidivrate nach 24 Monaten betrug für die Stadien I - III 8%, für Stadium IV 13 % (N.S.). Nach primärer Fundoplicatio betrug der Rezidivanteil 9%, nach Re-Fundoplicatio 22% ($p < 0,05$). Bis zu einem DeMeester-Score von 50 betrug die Rezidivrate 5,6%, jedoch 22% bei massiverem Reflux($p < 0,05$). Nach Nissen hatten 7,6%, nach Toupet 15% ein Rezidiv nach 24 Monaten (N.S.). Der Unterschied zwischen den Operationsmethoden war deutlicher, wenn nur Grad IV Fälle analysiert wurden: Hier lag die Rezidivrate nach Nissen bei 7%, nach Toupet 31% nach 24 Monaten ($p < 0,05$). Die multivariate Cox-Regression bestätigte die Variablen DeMeester Score < 50 (Risk Ratio: 3,9), Re-Fundoplicatio (RR: 4,0) und Toupet bei Grad IV Ösophagitis (RR: 2,0) als unabhängig signifikante prognostische Faktoren. *Zusammenfassung*: Das Rezidivrisiko nach laparoskopischer Fundoplicatio steigt bei massivem saurem Reflux, nach Re-Eingriffen sowie nach Toupet-Fundoplicatio bei Barrett-Ösophagus , Ulcus oder Striktur. Bei der Evaluierung von Operationsergebnissen ist die schwere der Grunderkrankung zu berücksichtigen.

Ist die intravasale Fibrinolyse bei laparoskopischen kolorektalen Resektionen erhöht?

J. Neudecker[1], T. Junghans[1], S. Ziemer[2] und W. Schwenk[1]

[1] Klinik für Allgemein-, Viszeral-, Gefäß- und Thoraxchirurgie
[2] Institut für Labormedizin und Pathobiochemie, Medizinische Fakultät, Humboldt Universität zu Berlin, Charité, Campus Mitte, Schumannstraße 20/21, 10117 Berlin

Is the Intravasal Fibrinolysis with Laparoscopic Resection Increased?

Einleitung: Der durch ein Pneumoperitoneum erhöhte intraabdominelle Druck vermindert den venösen Rückstrom, führt zu einer venösen Stase in den unteren Extremitäten und erhöht das Risiko thromboembolischer Komplikationen. Die Inzidenz klinisch nachgewiesener tiefer Bein- und Beckenvenenthrombosen nach laparoskopischen Eingriffen ist jedoch gering. Daher wird vermutet, dass die systemische intravasale Fibrinolysekapazität durch die laparoskopische Operationstechnik beeinflußt wird. *Methodik*: Prospektiv-randomisierte Studie an Patienten mit elektiven laparoskopischen (LAP = 14) und konventionellen (KON = 16) kolorektalen Resektionen. Präoperativ, zu Beginn und am Ende der Operation, sowie 2, 8 und 24 Stunden postoperativ wurden Blutproben entnommen. Mittels ELISA-Kits wurden die Aktivitäten und Konzentrationen von tissue-Plasminogenaktivator (t-PA), Plasminogenaktivatorinhibitor (PAI-1), t-PA/PAI-Komplex, Fibrinogen und der D-Dimere bestimmt und für jeden Parameter die Fläche unter der Kurve (AUC) errechnet. Die Gruppen wurden mit dem Mann-Whithney-U-Test miteinander verglichen. *Ergebnisse*: Die beiden Gruppen unterschieden sich hinsichtlich Alter, Geschlecht, Body Mass Index (BMI) und Operationsindikationen nicht voneinander. Perioperativ ergaben sich für die Fläche unter der Verlaufskurve für Konzentrationen und Aktivitäten von tPA, PAI-1, tPA/PAI-Komplex, Fibrinogen und D-Dimere keine Unterschiede zwischen beiden Gruppen:

	Laparoskopisch	Konventionell	p-Wert
	(n = 14)	(n = 16)	
TPA-Aktivität (IU/mg)	2268 (425 - 4939)	1252 (535 - 3669)	0,1
PAI-1-Aktivität (IU/mg)	46954 (12521 - 190859)	52145 (9089 - 177997)	0.4
TPA-Konzentration (ng/mg)	37553 (15005 - 64709)	37587 (13963 - 71584)	0,5
PAI-1-Konzentration (ng/mg)	60322 (24648 - 134126)	63881 (12995 - 123067)	0,5
TPA/PAI-Komplex (ng/mg)	25811 (12631 - 53460)	28575 (9769 - 62772)	0,9
Fibrinogen (ng/mg)	514085 (395255 - 640378)	560542 (372508 - 832988)	0,1
D-Dimere (ng/mg)	2762 (1353 - 16695)	3529 (1312 - 6712)	0,3

Schlußfolgerung: Sowohl bei laparoskopischen als auch bei konventionellen Operationen kommt es postoperativ zu einem fibrinolytischen 'shut down'. Insgesamt ist die intravasale Fibrinolyse im Verlauf von laparoskopischen und konventionellen Operationen jedoch nicht unterschiedlich.

Ergebnisse der minimal-invasiven Therapie bei symptomatischen Milzzysten

J. Obermeier, T. Strauss, G. Meyer und F. W. Schildberg

Chirurgische Klinik und Poliklinik, Klinikum Großhadern, Universität München, Marchioninistraße 15, 81377 München

Results of the Minimal-Invasive Therapy with Symptomatic Splun Cysts

Fragestellung: Im Zuge der Entwicklung minimal-invasiver Verfahren wurden auch symptomatische Milzzysten laparoskopisch operiert. Im längeren postoperativen Verlauf wird die Komplikationsrate, Rezidivhäufigkeit und Akzeptanz der laparoskopischen Therapie symptomatischer Milzzysten untersucht. *Patienten und Methoden*: Von 06/1991 bis 08/2000 wurden 14 Patienten [8 Männer, 6 Frauen] mit einem Durchschnittsalter von 29,6 [19 - 59] Jahren minimal-invasiv an symptomatischen Milzzysten operiert. Die Echinoccocus-Serologie war bei 13 Patienten negativ, bei einem Patienten unbekannt. Es handelte sich um 4 posttraumatische, 2 eingeblutete und 8 primäre Milzzysten. In 9 Fällen wurde ein Deroofing, in 2 Fällen eine Resektion, in 2 Fällen ein kombiniertes Vorgehen und in 1 Fall eine Splenektomie durchgeführt. Die mittlere OP-Dauer betrug 93,6 [50 - 155] Minuten. Die mittlere postoperative Liegedauer betrug 4 [3 - 6] Tage. Die Kontrolluntersuchung erfolgte mittels Sonographie und standardisiertem Fragebogen. Es konnten 9 Patienten nachuntersucht werden. Die Rücklaufquote der Fragebögen betrug 11/14. *Ergebnisse*: Intraoperativ gab es, abgesehen von 2 laparoskopisch beherrschbaren Blutungen, keine Komplikationen. Der postoperative Verlauf war bei allen Patienten unauffällig. Die Beschwerden waren postoperativ bei 10 von 14 Patienten komplett regredient, 1 Patient machte dazu keine Angaben. Der durchschnittliche Nachuntersuchungszeitraum betrug 54,1 [30 - 117] Monate. Bei den Kontrolluntersuchungen konnten 4 Rezidive dokumentiert werden. Der erste laparoskopisch operierte Patient musste bereits 1 Monat postoperativ wegen eines symptomatischen Rezidivs pericystektomiert werden, die anderen 3 Rezidive blieben asymptomatisch. Der durchschnittliche Zeitraum bis zum Auftreten des Rezidivs betrug 26,5 [1 - 42] Monate.

Die Akzeptanz des Operationsverfahrens ist groß. Im Falle eines symptomatischen Rezidivs würden sich laut Fragebogen 8 von 9 Patienten erneut mit einem minimal-invasiven Verfahren operieren lassen. *Diskussion*: Die laparoskopische Operation symptomatischer Milzzysten ist ein komplikationsarmes und zuverlässiges Verfahren. Die Symptomatik konnte bei nahezu allen Patienten gebessert werden. Das Operationsverfahren (Deroofing, Pericystektomie, Teilresektion) hat keinen Einfluß auf das postoperative Ergebnis. Die Rezidive traten erst nach einem mittleren Zeitraum von gut 2 Jahren auf und sind in der Regel asymptomatisch. Aufgrund der Komplikationsarmut und des kurzen Klinikaufenthaltes ist die Akzeptanz des Verfahrens bei den Patienten recht groß. In den Händen des erfahrenen laparoskopischen Chirurgen ist bei gegebener Indikation das minimal-invasive Vorgehen zur operativen Therapie symptomatischer Milzzysten zu empfehlen.

Antirefluxplastik nach Thal bei Situs inversus

V. Paolucci, Z. G. Kim und C. N. Gutt

Abteilung für Allgemein- und Gefäßchirurgie, Chirurgische Klinik, Universität Frankfurt am Main, Theodor-Stern-Kai 7, 60590 Frankfurt am Main

Anti-Reflux Plastic According to Thal with Situs Inversus

Die operative Beseitigung des Refluxes als Ursache einer chronischen Säure- und Nahrungsaspiration hat zunehmend auch beim Fehlen einer gastroenterologischen Symptomatik, eine klare Indikation. Neben der klassischen Nissen-Fundoplicatio kommen für diesen Indikationsbereich auch laparoskopische Techniken in Frage, welche die Anatomie des gastroösophagealen Überganges rekonstruieren.

Dieses Video zeigt Technik, Probleme und Vorteile der laparoskopischen *Fundoplicatio nach Thal* am Beispiel einer Patientin mit einem kompletten Situs inversus der Abdominalorgane. *Material und Methode*: Die laparoskopische Operation, besteht aus einer retroösophagealen Hiatusplastik und einer vorderen, zweireihigen 180 Grad Ösophagogastropexie und wird mit einem Pneumoperitoneum von nur 8mmHg in der 4-Trokar-Technik durchgeführt. *Ergebnisse*: Die intraoperativen Schritte werden zunächst anhand von Skizzen erläutert und anschliessend in den verschiedenen Anatomischen Situationen gezeigt.

Eine kurze, bildlich begleitete Ausführung über intra und postoperative Komplikationen schließt das Video ab. Bei der Patientin mit einer bereits vorbestehenden Lungeninsuffizienz war postoperativ subjektiv und objektiv eine Verbesserung der Lungenfunktion registriert. *Diskussion*: Die laparoskopische Antirefluxplastik nach Thal stellt einen technisch aufwendigeren aber schonenderen Eingriff dar, der die Anatomie des Ösophagogastralen Überganges rekonstruiert und bei den bronchopulmonalen Komplikationen eines gastroösophagealen Refluxes zum Erfolg führt. Das Video zeigt auch die interessante Situation des Situs inversus und der damit verbundenen operativen besonderheiten.

Korrektur bis Redaktionsschluss nicht eingegangen.

Organerhaltende laparoskopische Operationen an der Milz

K. Peitgen und M. K. Walz

Klinik für Chirurgie und Zentrum für Minimal Invasive Chirurgie, Kliniken Essen-Mitte, Ev. Huyssens-Stiftung, Henricistraße 92, 45136 Essen

Organ-Saving Laparoscopic Operations on the Spleen

Einleitung: Die laparoskopische Splenektomie hat trotz ihrer frühen Erstbeschreibung noch nicht den Rang einer Standardoperation erreicht. Unklar ist bisher noch völlig, ob auch organerhaltende endoskopische Operationen an der Milz möglich und sinnvoll sind. *Patienten und Methode*:Von 3/1994 – 9/2001 wurden bei 7 Patienten mit benigner (n = 6) und maligner Erkrankung (n = 1) funktionserhaltende laparoskopische Operationen an der Milz durchgeführt. Bei 2 Patientinnen mit Milzzysten erfolgten Entdachungsoperationen, bei 1 Patientin mit multiplen symptomatischen Nebenmilzen bei Polysplenie wurden 7

Nebenmilzen entfernt. Bei einer Patientin mit einer symptomatischen Wandermilz erfolgte eine Reposion der Milz mit Splenopexie durch Omentum-Pouchbildung. Bei einer diagnostischen Splenektomie wegen malignen Lymphoms konnten 2 Nebenmilzen selektiv erhalten werden erhalten. Bei 2 Patienten wurde nach primärer Darstellung der Segmentarterien je eine Resektion der cranialen 2/3 und des caudalen Drittels der Milz durchgeführt. Im gleichen Zeitraum wurden 73 laparoskopische Splenektomien durchgeführt bei benignen (n = 50) und malignen (n = 23) Erkrankungen. *Ergebnisse*: Alle organfunktionserhaltenden Eingriffe konnten laparoskopisch in 75 ± 22 [60 - 120] Minuten beendet werden, die Konversionsrate bei den Splenektomien betrug 7% bei einer Operationszeit von 122 ± 43 [50 - 230] Minuten. Die Morbidität bei laparoskopischer Splenektomie betrug 11%, bei funktionserhaltender Chirurgie waren bisher keine Komplikationen zu verzeichnen. Die postoperative Verweildauer betrug im Mittel 4 [2 - 7] Tage. *Schlußfolgerung*: Organerhaltende laparoskopische Operationen sind bei entsprechender Erfahrung mit der laparoskopischen Splenektomie eine sichere minimal invasive Therapieoption bei selektierten benignen und malignen Erkrankungen.

Evaluation der perioperativen Antibiotikaprophylaxe in der laparoskopischen Gallenwegschirurgie – Eine prospektiv randomisierte Studie

J.-P. Ritz[1], C.-T. Germer[1], M. Heidari[1], K. Borner[2] und H. J. Buhr[1]

[1] Chirurgische Klinik und Poliklinik I
[2] Institut für klinische Chemie, Universitätsklinikum Benjamin Franklin, Hindenburgdamm 30, 12200 Berlin

Evaluation of the Perioperative Antibiotic Prophylaxis in the Laparoscopic Bile Duct Surgery – A Prospective Randomized Study

Einleitung: Der Einsatz einer perioperativen Antibiotikaprophylaxe in der laparoskopischen Gallenwegschirurgie wird besonders bei Risikopatienten in vielen Kliniken noch als notwendige Routinemaßnahme angesehen. Im Rahmen dieser prospektiv-randomisierten Studie sollte der Einfluß einer solchen Prophylaxe auf die Inzidenz von postoperativen Komplikationen, Verträglichkeit, und Kosten geklärt werden. Zusätzlich sollte überprüft werden, ob eine kostengünstigere orale Prophylaxe der intravenösen Gabe gleichgestellt werden kann. Ausschlußkriterien waren Ikterus, schwere akute Cholecystitis oder eine Choledocholithiasis. *Methoden*: Alle Patienten der chirurgischen Klinik, die einer elektiven laparoskopischen Cholecystektomie zugeführt wurden, wurden in drei Gruppen unterteilt. Gruppe I erhielt praeoperativ 500 mg eines Gyrasehemmers per os, Gruppe II erhielt 400 mg des gleichen Antibiotikums intravenös. Gruppe III erhielt kein Antibiotikum. Die Antibiotika-Konzentrationen im Serum und in der Gallenflüssigkeit wurden mittels HPLC intraoperativ bestimmt. Die Patienten wurden entsprechend ihrer präoperativen Befunde und Begleiterkrankungen in eine low-risk-Gruppe (keine Cholecystitis, Alter < 70 Jahre, < 2 Nebendiagnosen, keine ERCP) bzw. high-risk-Gruppe (Chjolecystitis in Anamnese, Alter > 70 Jahre, > 2 Nebendiagnosen, ERCP) unterteilt. Der Verlauf wurde prospektiv bis zum Ablauf der 4. postoperativen Woche dokumentiert. *Ergebnisse*: 232 Patienten wurden in die Studie aufgenommen. 72 Pat. (14m, 58w) erhielten die orale, 69 Pat. (14m, 55w) die intravenöse Applikation. 91 Pat. (22m, 69w) erhielten keine Prophylaxe. Hinsichtlich Alter,

Geschlecht, Gewicht, Größe, Vorerkrankungen und Op-Dauer unterschieden sich die Gruppen nicht. 185 Pat. wurden der low-risk-Gruppe, 47 Pat. der high-risk-Gruppe zugeordnet. Wundinfekte traten bei 1 Pat. der Gruppe I (1,4%) und 3 Pat. der Gruppe III (3,2%, p > 0,05) auf. Systemische Infekte traten bei einem Pat. der Gruppe II (1,1%) auf. Alle Komplikationen traten bei high-risk-Patienten auf (p < 0,05). Die max. Galle-Konzentration des Antibioikums war in Gruppe I und II nicht signifikant unterschiedlich. Die Gesamtkosten der Prophylaxe waren in Gruppe I um 4282,56 DM niedriger als in Gruppe II.

	n	Op-Dauer (h)	Wund-infekte	System. Infekte	Neben-wirkungen	HWZ (Min)	Galle-Konz. (mg/l).	Kosten/ Pat. (DM)
Gruppe I	72	1,3 (± 0,43)	1	0	1	224 (138 – 300)	9,2 (± 1,2)	4,92
Gruppe II	69	1,2 (± 0,41)	0	1	3	69 (19 – 125)	5,8 (± 0,9)	67,20
Gruppe III	91	1,3 (± 0,38)	3	0	0	–	–	0

Schlussfolgerung: 1. Durch die Applikation einer perioperativen Antibiotikaprohylaxe in der laparoskopischen Gallenwegschirurgie wird die Komplikationsrate bei low-risk-Patienten nicht beeinflusst. 2. High-risk-Patienten weisen ein erhöhtes Risiko für perioperative Infektionen auf und sollten eine perioperative Antibiotika-Prophylaxe erhalten. 3. Die orale Applikation eines Gyrasehemmers ist zur perioperativen Antibiotikaprophylaxe bei gleicher Effektivität, Pharmakokinetik und deutlich niedrigeren Kosten ebenso geeignet wie eine intravenöse Applikation.

Laparoskopisch assistierte oder offene Sigmaresektion bei perforierter Divertikulitis – Einfluss des Zugansgweges auf den postoperativen Verlauf

J.-P. Ritz, C.-T. Germer, C. Isbert und H. J. Buhr

Chirurgische Klinik und Poliklinik I, Universitätsklinikum Benjamin Franklin, Hindenburgdamm 30, 12200 Berlin

Laparoscopic-Assisted or Open Sigma Resection with Perforated Diverticulitis – Influence of the Access on the Postoperative Course

Einleitung: Die laparoskopisch-assistierte Sigmakontinuitätsresektion hat sich zu einem komplikationsarmen Routineverfahren bei der unkomplizierten Sigmadivertikelkrankheit entwickelt. Die Durchführung dieses Verfahrens ist auch bei den akuten und komplizierten Verlaufsformen dieser Erkrankung technisch möglich. Unklar bleibt, wie der peri- und postoperative Verlauf dieser Patientengruppe durch die Wahl des Zugangsweges beeinflußt wird. Ziel dieser prospektiven Untersuchung war es, die Ergebnisse der laparoskopischen und offenen Sigmaresektion bei komplizierten Verlaufsformen der Sigmadivertikelkrankheit zu vergleichen, um die Indikation für das laparoskopische Vorgehen bei dieser Patientengruppe zu überprüfen. *Material und Methode*: Seit Januar 1995 wurden alle Patienten mit einer Sigmadivertikelkrankheit prospektiv erfasst und hinsichtlich Krankheitsverlauf, Op-Befunden und postoperativem Verlauf (Kostaufbau, Analgesie, Komplikationen) ausgewertet. Patienten mit komplizierter Divertikelkrankheit (Perforationsstadien nach Hinchey-Stadien I/II, Fistel, Blutung) wurden 2 Gruppen zugeordnet. Gruppe I mit laparoskopisch assistierter Sigmaresektion. Gruppe II mit Sigmaresektion durch Medianlaparotomie. Ausschlusskriterien waren eine generalisierte Peritonitis (Hinchey-Stadien III/IV) und Zeichen einer Sepsis. *Ergebnisse*: Im Untersuchungszeitraum von 1/1995 bis 8/2001 wurden 349 Patienten mit einer Divertikelkrankheit stationär behandelt. 118 Patienten (33,8%) davon wurden laparoskopisch, 106 Patienten (30,3%) offen reseziert. 38 Patienten wurden Gruppe I und 42 Patienten Gruppe II zugeordnet. Hinsichtlich Alter, ASA-Score, Vorerkrankungen und Ausmaß der Entzündung unterschieden sich die Gruppen nicht. Postoperativ blieben 85 Patienten (82,6%) ohne Komplikationen, 8 Pat. entwickelten Minor-Komplikationen (BDA = 6, HWI = 2). Bei 5 Patienten der Gruppe I (13,2%) musste intraop. umgestiegen werden. Kein Patient verstarb während des stat. Aufenthaltes. Bei 2 Patienten (je 1 × Gruppe I und II) kam es zur Ausbildung einer Anastomoseninsuffizienz. Die übrigen Ergebnisse hinsichtlich OP-Dauer, Kostaufbau, Anagetikabedarf, Komplikationsrate und stationärer Verweildauer sind tabellarisch. angegeben.

	n	OP-Dauer (Min.)	1. postop. Stuhlgang (d)	Abschluss Kostaufbau (d)	Analgetika gabe (d)	Major-Komplik. (%)	Stationäre Liegedauer (d)
Gr. I	38	160 (100 - 245)	3,5	7,2	3,0	7,1	12,4
Gr. II	42	138 (95 - 295)	4,3	9,9	8,6	12,5	16,1

Schlussfolgerung: 1. Die laparoskopische Sigmaresektion kann in der Mehrzahl der Fälle auch bei komplizierter Divertikelkrankheit durchgeführt werden. Die Konversions-und Komplikationsrate sowie die stationäre Verweildauer waren in dieser Gruppe niedrig. 2. Im Vergleich dazu ist die offene Sigmaresektion mit einer kürzeren OP-Zeit aber einem verlängerten postoperativen Kostaufbau, verlängertem Analgetikabedarf und längerer stationärer Liegedauer verbunden. 3. Patienten mit perforierter Sigmadivertikulitis (Hinchey-Stadien I/II) profitieren hinsichtlich des postoperativen Verlaufes von einem laparoskopischen Vorgehen.

Die laparoskopische kontinente Gastrostomie nach Janeway – Ergebnisse aus 8 Jahren Anwendung

U. Scharlau, U. Helmke H.-D. Czarnetzki

Klinik für Chirurgie, Klinikum Südstadt, Südring 81, 18059 Rostock

Laparoscopic Continent Gastrostomy According to Janeway – Results from 8 Year's Use

Die laparoskopische kontinente Gastrostomie nach Janeway ist eine palliative Maßnahme bei Patienten mit malignen Tumoren des Ösophagus, aber auch des Pharynx, des Larynx und des Bronchialsystems. Sie erlaubt eine enterale Nähstoffzufuhr und dient dem Erhalt an Lebensqualität der Patienten.

Das Verfahren ist indiziert, wenn eine PEG und die Anwendung von Stents auf Grund einer hochgradigen Stenose des Ösophagus nicht eingesetzt werden können.

Die Operationstechnik beinhaltet die Bildung eines breitbasig an der großen Kurvatur gestielten „Magenzipfels“ mit Hilfe eines laparoskopisch einsetzbaren Staplers. Der

„Magenzipfel" wird im Bereich des linken M. rectus abdominis nach Außen geführt (Kontinenzmechanismus) und als Lippenfistel fixiert.

Zwischen März '93 und September '01 wurde der Eingriff bei 25 Patienten vorgenommen. Die Operationszeit betrug im Durchschnitt 49 min. (25 - 80min.).

Folgende Komplikationen traten auf:

Frühkomplikation: In einem Fall war die intraoperative Konversion zum konventionellen Verfahren wegen eines zu eng gewählten Fistelkanals erforderlich.

Spätkomplikation: In einem Fall mußte 7 Wochen postoperativ wegen einer Torquierung des Fistelkanals die Revision der Fistel mit Neuanlage in konventioneller Technik erfolgen.

Revisionen wegen Infektion waren nicht erforderlich.

Ergebnisse: Die Funktionsdauer der Gastrostomie (durchschnittlich 159 Tage; Extrembereich 18-353 Tage) wird durch den letalen Ausgang des Grundleidens limitiert.

Trotz der geringen Fallzahl bei langem Anwendungszeitraum führen die Ergebnisse dazu, daß an unserer Einrichtung die laparoskopische kontinente Gastrostomie nach Janeway einen festen Platz in der palliativen Tumorchirurgie besitzt.

Laparoskopische Operation des kolorektalen Karzinoms in kurativer Intention: Ergebnisse der Multicenterstudie

H. Scheidbach, C. Schneider, H. Scheuerlein und F. Köckerling

Chirurgische Klinik und Zentrum für Minimal Invasive Chirurgie, Klinikum Hannover-Siloah, Roesebeckstraße 15, 30449 Hannover

Laparoscopic Surgery of the Colorectal Carcinoma in Curative Intention: Results of the Multicentre Study

Seit dem 1.8.1995 bis zum 1.3.2001 konnten im Rahmen der Multicenterstudie „Laparoskopische Kolorektale Chirurgie" insgesamt 3133 Patienten aus 54 Kliniken erfaßt werden. Bei 1990 (63,5%) stellte ein gutartiges Leiden die Indikation zum Eingriff dar, 317 Patienten (10,1%) wurden bei Tumorleiden palliativ operiert und bei 826 Patienten (26,4%) erfolgte eine kurative Karzinomoperation. Dabei waren die bevorzugten Tumorlokalisationen das Rektum (n = 383) und das Sigma (n = 291). Dementsprechend war die Sigmaresektion (n = 291) vor der Rektumresektion (n = 231) und der Rektumexstirpation (n = 152) der am häufigsten durchgeführte Eingriff.

Nur bei 121 dieser Patienten (14,6%) wurde kein typischer Radikaleingriff, sondern eine Segmentresektion durchgeführt. Dabei waren 64 dieser Patienten im UICC-Stadium I und 51 über 75 Jahre alt. Bei 15 Patienten (1,8%) kam es zu einer Tumorzellverschleppung (6 Tumorperforationen, 5 Rektumexstirpationen, 43 weitere iatrogene Tumorläsionen). Die mittlere Lymphknotenausbeute stieg mit zunehmender Tumorgröße und fortschreitendem Tumorstadium bis auf 18 an. Dabei lag das 95-%-Intervall der aufgefundenen Lymphknoten immer deutlich über der Anzahl der im entsprechenden Stadium aufgefundenen befallenen Lymphknoten.

Bezüglich der Nachbeobachtung ergab sich nach maximal 5 Jahren Nachbeobachtungszeit bei einem Vergleich mit einer historischen Kontrollgruppe (Studiengruppe Kolorektales Karzinom/Hermanek) kein Abweichen der errechneten Kaplan-Meier-Kurven von denen der

Kontrollgruppe. Es wurden bislang bei 4 Patienten das Auftreten von Port-site Rezidiven berichtet. Bei zwei dieser Patienten war gleichzeitig auch eine peritoneale Aussaat zu konstatieren.

Die durchgeführten Operationen scheinen nach Dokumentation nur in Ausnahmefällen als limitierte Eingriffe erfolgt zu sein. Die pathohistologischen Ergebnisse der durchgeführten Operationen können als befriedigend bezeichnet werden. Obwohl in der vorliegenden Studie die Randomisation zum Vergleich mit dem offenen Vorgehen fehlt, kann zum jetzigen Zeitpunkt kein Abweichen der Langzeitergebnisse vom historischen Kontroll-Kollektiv festgestellt werden. Insbesondere die Anzahl der Port-site Rezidive liegt im Rahmen der Angaben über Implantationsrezidive beim offenen Eingriff.

Langzeitergebnisse nach endoskopisch extraperitonealer Leistenhernienreparatur beim Rezidiv

H. Scheuerlein, C. Schneider, A. Schiller und F. Köckerling

Chirurgische Klinik und Zentrum für Minimal Invasive Chirurgie, Klinikum Hannover-Siloah, Roesebeckstraße 15, 30449 Hannover

Long-term Results After Endoscopic Extraperitoneal Inguinal Hernia Repair in the Relapse

Über die beste Versorgung einer Rezidivleistenhernie wird bis heute kontrovers diskutiert, da bislang kein Verfahren absolut befriedigende Langzeitergebnisse erbrachte. Eine deutliche Verbesserung ergab sich erst mit Durchführung von spannungsfreien Patch-Reparaturen. Nachdem inzwischen die endoskopischen Operationsverfahren mit transperitonealer (TAPP) und extraperitonealer (TEPP) Patchplastik zunehmend Akzeptanz finden, stellt sich jetzt die Frage nach Langzeitergebnissen.

An unserer Klinik werden Leistenhernien und Rezidive seit 1994 abgesehen von Ausnahmen durchgehend mit der TEPP versorgt (bis heute n = 5.000). Wir haben jetzt alle Patienten, die in den Jahren 1997 und 1998 an einem Leistenhernienrezidiv operiert wurden, klinisch nachuntersucht.

Innerhalb dieser 2 Jahre wurden 154 Patienten mit insgesamt 181 Leistenhernienrezidiven operiert (27 Patienten mit einem beidseitigen Rezidiv). Dabei entsprach der Anteil von Rezidivhernien am Gesamtkrankengut mit 14,1% (insg. 1284 operierte Hernien) vergleichbaren Kollektiven. Intraoperativ kam es in 3 Fällen zu einer Blutung und bei einem Patienten zu einer Blasenläsion, wobei alle intraoperativen Komplikationen endoskopisch beherrscht werden konnten. Postoperativ kam es bei 7 Patienten zu einer Hämatombildung, die in 2 Fällen zu einer endoskopischen Hämatomausräumung führten. Nach einer mittleren Nachbeobachtungszeit von 2,3 Jahren sahen wir bei keinem Patienten auf der als Rezidiv operierten Seite ein neuerliches Leistenhernien-Rezidiv. Einzig bei einem Patienten, bei dem eine kontralaterale Primärhernie synchron operiert wurde, entwickelte sich auf der Seite der Primärhernie einen Rezidivbruch. Dieser war, wie in der Folgeoperation konstatiert werden musste, durch eine primäre Dislokation des eingelegten Patches verursacht.

Insgesamt scheint die TEPP bei niedriger intra- und postoperativer Komplikationsrate in der Hand des Erfahrenen ein günstiges Verfahren zur operativen Behandlung von Rezidiv-Leistenhernien zu sein.

Vergleichende Zeitablauferfassung in der minimal-invasiven Chirurgie – konventioneller OP-Betrieb versus Siemens Integriertes OP-System (SIOS)

C. H. Schick und T. Horbach

Abteilung für Allgemeinchirurgie, Chirurgische Klinik mit Poliklinik Universität Erlangen-Nürnberg, Krankenhausstraße 12, 91054 Erlangen

Comparative Documentation of Lapse of Time in the Minimal-Invasive Surgery – Conventional OP Running vs. Siemens-Integrated OP System (SIOS)

Moderne minimal-invasive Chirurgie (MIC) erfordert den Einsatz einer Vielzahl von speziellen Geräten und Arbeitsmaterialien. Diese müssen nicht nur in der Rüstphase der Operation bereitgestellt werden, sondern erfordern die ständige Anwesenheit eines Springers für Geräteeinstellungen und Anreichungen, da dies aus dem Sterilbereich heraus nicht möglich ist.

In einer prospektiven Studie werden die Zeitabläufe einer konventionellen MIC-Operation mit denen in einer SIOS-Umgebung verglichen. Hierbei kommt das vom Operateur sprachgesteuerte Siemens Integrierte OP-System zum Einsatz. Nach dem Zufallsprinzip werden thorakoskopische (Sympathektomie) und abdominelle (Fundoplikatio, Gastricbanding) MIC-Eingriffe ohne und mit Einsatz des SIOS durchgeführt. Die genannten Operationen werden im Hause häufig durchgeführt. Sie sind sehr gut im Ablauf standardisiert und in ihrem Verlauf stets gleich. Erfasst wird der Zeitverlauf der Eingriffe sowie die durch die Anforderung von Hilfspersonal verbundenen Verzögerungen zur Beurteilung im Sinne einer Prozessanalyse.

Die Auswertung präliminärer Daten zeigt eine hohe Einsatzsicherheit des SIOS mit sehr guter Steuerbarkeit per sprecherunabhängiger Spracheingabe. Der Einsatz des SIOS führt zu keiner Verlängerung der OP-Rüstzeiten, jedoch zu einer deutlichen Reduktion der Springerleerlaufzeiten bei direkter Umgebungssteuerbarkeit ohne Zeitverzögerung. Dies bedeutet eine hohe Zufriedenheit der Operateure und des OP-Pflegepersonals sowie eine relevante Zeiteinsparung.

Das SIOS stellt eine funktionierende OP-Plattform dar, welche den Operationsablauf straffen und verkürzen hilft. Der Operateur gewinnt durch den Einsatz des Systems die volle Kontrolle über seine Operationsumgebung zurück. Ein personelles Einsparpotential ergibt sich zusätzlich.

Vorteile der Laparoskopie bei Differentialdiagnostik und Therapie der akuten Appendicitis

C.-G. Schmedt, S. Haaga, B.J. Leibl und R. Bittner

Klinik für Allgemein- und Viszeralchirurgie, Marienhospital Stuttgart, Böheimstraße 37, 70199 Stuttgart

Advantages of the Laparoscopy with Differential Diagnosis and Therapy of the Acute Appendicitis

Einleitung: Neben dem reduzierten Zugangstrauma bietet die laparoskopische Operationstechnik bei der chirurgischen Therapie der akuten Appendicitis zusätzlich die Möglichkeit einer erweiterten intraabdominellen Differentialdiagnostik, welche zur einer Änderung der präoperativ vorgesehenen chirurgischen Maßnahmen führen kann. *Fragestellung*: Die vorliegende Studie untersucht, wie häufig Differentialdiagnosen im Rahmen diagnostischer Laparoskopien bei der Verdachtsdiagnose einer akuten Appendicitis erhoben werden und wie häufig diese Befunde zu einer Änderung des initial geplanten Vorgehens führen. Weiterhin sollen Patienten und präoperative Befundkonstellationen identifiziert werden, bei welchen der Vorteil der laparoskopischen Diagnostik besonders deutlich ist. *Methodik*: Retrospektive Analyse aller konsekutiven Operationen, die wegen des Verdachtes auf eine akute Appendicitis in unserer Klinik zwischen dem 01.07.98 und dem 31.12.00 durchgeführt wurden. Bei laparoskopischer Operation wurde die Appendektomie nur durchgeführt, wenn makroskopisch eine akute Appendicits diagnostiziert wurde. Die makroskopischen und histologischen Kriterien einer akuten Appendicits wurden definiert. *Ergebnisse:* Während des 30 Monate umfassenden Beobachtungszeitraumes wurde die Operationsindikation wegen des Verdachtes auf eine akute Appendicitis bei 444 konsekutiven Patienten gestellt. In 405 (91.2%) Fällen konnte primär ein laparoskopisches Vorgehen realisiert werden. Je nach intraoperativem Befund wurde bei diesen Patienten entweder auf weitere Maßnahmen verzichtet und die Operation als diagnostische Laparoskopie beendet (Gruppe 1: n = 59, 14.6%), die laparoskopische Appendektomie wie geplant durchgeführt (Gruppe 2: n = 187, 46.2%), die laparoskopische Appendektomie und zusätzlich eine weitere vorher nicht geplante chirurgische Maßnahme laparoskopisch durchgeführt (Gruppe 3: n = 65, 16.0%), auf eine Appendektomie verzichtet und eine inital nicht vorgesehene chirurgische Maßnahme laparoskopisch durchgeführt (Gruppe 4: n = 38, 9.4%), nach diagnostischer Laparoskopie zur offenen Appendektomie gewechselt (Gruppe 5: n = 46, 11.4%) oder nach diagnostischer Laparoskopie auf eine andere offene chirurgische Intervention umgestiegen (Gruppe 6: n = 10, 2.3%). Somit zeigt sich, daß bei 26.4% (Gruppe 1 + Gruppe 4 + Gruppe 6: n = 107) durch das primär laparoskopische Vorgehen eine unnötige Appendektomie vermieden wurde, welche beim offenen Vorgehen immer durchgeführt worden wäre. Bei weiteren 18.5% (n = 75) der Patienten wurde das therapeutische Vorgehen durch die diagnostischen Möglichkeiten der Laparoskopie erweitert (Gruppe 3) oder gezielt verändert (Gruppe 6). Der Anteil der vermiedenen Appendektomien war bei Frauen signifikant höher als bei Männern (31.9% vs. 17.2%, p = 0.001). Bei der „Intension-to-treat-Analyse" des laparoskopisch operierten Gesamtkollektivs (n = 405) zeigten sich folgende Ergebnisse: Mediane Operationszeit: 41 min, Morbidität: 5.9%, Revisionsrate: 1.5%, Mortalität: 0%, medianer stationärer Aufenthalt: 6 Tage. *Schlußfolgerung*: Die Laparoskopie stellt bei Diagnostik und Therapie der akuten Appendicitis eine effektive und sichere Alternative zum primär offenen Vorgehen dar. Durch die Möglichkeiten der erweiterten intraabdominellen Diagnostik profitieren besonders Frauen und Patienten mit unklaren präoperativen Befundkonstellationen.

Sympathikusaktivierung bei laparoskopischer und nadellaparoskopischer Cholezystektomie – eine prospektiv randomisierte Studie

J. Schmidt, C. Sparenberg, S. Fraunhofer und H. Zirngibl

Chirurgische Klinik, Lehrstuhl für Chirurgie II, Universität Witten-Herdecke, Heusnerstr. 40, 42283 Wuppertal

Sympathetic Nervous System Activity in Laparoscopic and Needle-Laparoscopic Cholecystectomy – A Prospective Randomized Study

Sympathikusaktivierung bei laparoskopischer und nadellaparoskopischer Cholezystektomie – ein prospektiver Vergleich *Zielsetzung:* Das Ausmaß des chirurgischen Traumas ist mit den herkömmlichen Meßtechniken nur mit großem Aufwand (Hormone, Interleukine, Katecholamine) quantifizierbar. Mittels einer neuen, einfach zu handhabenden Meßmethodik sollte die Sympathikusaktivität vor, während und nach operativen Eingriffen gemessen werden. Die dabei verwendete Messung der Hautleitfähigkeit stellt eine simple Methode zur Beurteilung der sympathischen Aktivierung eines Menschen dar. *Material und Methoden:* Es wurde in zwei Patientengruppen (Gruppengröße 20) randomisiert in laparoskopische und nadellaparoskopische Cholezystektomie. Die elektrische Hautleitfähigkeit wurde vor, während und nach der Operation an repräsentativen Dermatomen (12 pro Körperhälfte) in der von Nakatani (Ryodoraku) angegebenen Methode gemessen. 55 gesunde Erwachsene fungierten als Kontrollgruppe ohne Operation. Bei diesen sollte die Basisaktivität ohne die psychische Beeinträchtigung durch einen geplanten operativen Eingriff erfasst werden. *Resultate:* Mittleres Alter war 52,4 und 54,1 Jahre. Die gemessene Sympathikusaktivität vor der Operation und am ersten postoperativen Tag war in beiden Gruppen gleich. 30 Minuten nach Beginn des Eingriffs war die Sympathikusaktivität signifikant niedriger in der nadellaparoskopischen Gruppe ($p < 0{,}05$).

	Lap. Cholezystektomie	Nadellap. Cholezystektomie	Signifikanz
Operationsdauer (min)	39	51	$p < 0{,}05$
VAS 1 h postop.	3,5	3,6	n.s.
VAS 12 h postop.	3,9	2,7	$p < 0{,}05$
VAS 24 h postop.	2,0	1,9	n.s.
Analgetika oral	65% (13/20)	60 % (12 /20)	n.s.
Analgetika i.v.	15% (3/20)	10 % (1/20)	$p < 0{,}05$
Narben-score (nach 4 Wo.)	2,7	1,4	$p < 0{,}05$

Zusammenfassung: Messung der Hautleitfähigkeit ist eine non-invasive Meßtechnik zur Evaluation der Sympathikusaktivität. Mittels dieses Verfahrens konnte gezeigt werden, daß die nadellaparoskopische Technik eine geringere Streßaktivierung beim Menschen bewirkt. Ein geringerer Verbrauch von intravenöser Analgesie sowie eine Verbesserung der ohnehin schon guten Narbenzufriedenheit konnten nachgewiesen werden.

Minimal invasiver Zugangsweg für die systematische Leistendissektion beim Melanom

C. Schneider, C. Yildirim, H. Scheuerlein und F. Köckerling

Chirurgische Klinik und Zentrum für Minimal Invasive Chirurgie, Klinikum Hannover-Siloah, Roesebeckstraße 15, 30449 Hannover

Minimal-Invasive Access in the Systematic Inguinal Dissection with the Melanoma

Mit zunehmender Erfahrung in der endoskopisch extraperitonealen Leistenhenienreparatur (TEPP) mit über 5.000 operierten Patienten entstand die Frage nach anderen Indikationen zu einem Eingriff über diesen Zugang. Gleichzeitig werden bis heute Leistendissektionen beim malignen Melanom der unteren Extremität nur über einen konventionellen Zugang mit Schnittführung vom mittleren Oberschenkel bis knapp unter Nabelhöhe durchgeführt.

Seit Oktober 1999 haben wir an unserer Klinik den Zugangsweg für die therapeutische Leistendissektion beim malignen Melanom dahingehend modifiziert, daß der Anteil der Operation unterhalb des Leistenbandes über einen typischen Schnitt, der Anteil oberhalb des Leistenbandes über einen endoskopisch extraperitonealen Zugang durchgeführt wird. Die Trokarplazierung der drei verwendeten Trokare war dabei identisch mit der Plazierung bei der TEPP. Die Bergung des Dissektates erfolgte abschließend im Bergebeutel entweder infraumbilical oder an der - ggf. erweiterten - 10-mm Incision lateral.

Bis zum 1.9.2001 konnten nach dieser Methode insgesamt 18 Patienten operiert werden, einer davon bilateral (5 Männer, 13 Frauen). Bei 2 Patienten erfolgte bei Vorliegen eines Leitenbruches die einzeitige Netzimplantation. Intraoperativ war keine Komplikation zu verzeichnen. Postoperativ ergaben sich in 2 Fällen je eine Wundheilungsstörung im Bereich der konventionell durchgeführten Leistendissektion unterhalb des Leistrenbandes. Bei weiteren 6 Patienten mußten die distal eingebrachten Redon-Drainagen bei persistierendem lymphatischem Sekretfluß mehr als 14 Tage belassen werden. Im Bereich der endoskopisch extraperitonealen Dissektion war keine postoperative Komplikation zu vermerken.

Mit entsprechender Erfahrung bei extraperitonealen Eingriffen (Leistenhernienreparatur) erscheint die kombinierte Dissektion der Leistenregion mit endoskopisch extraperitonealem Zugang für die Dissektion oberhalb des Leistenbandes ein sicheres Verfahren, das das Operationstrauma anschaulich deutlich reduziert. Analog zu kurativen laparoskopischen Koloneingriffen sollten diese Eingriffe nur unter zurückhaltender und sorgfältiger Indikationsstellung erfolgen.

Ist eine präoperative pH-Metrie und Manometrie vor Antirefluxoperation erforderlich? Eine prospektive Analyse an 104 Patienten

D. Schubert, B. Dreuw, N. Ponschek und V. Schumpelick

Chirurgische Klinik, RWTH-Aachen, Pauwelsstraße 30, 52057 Aachen

Is a Preoperative ph-Metry and Manometry before Anti-Reflux Operation Necessary? A Prospective Analysis in 104 Patients

Einleitung: Als präoperative Diagnostik vor Antirefluxoperation wird eine pH-Metrie und Manometrie empfohlen. Anhand der Analyse von 176 bis Ende 2000 konsekutiv operierten und prospektiv erfassten Patienten mit laparoskopischer Fundoplikatio wurde untersucht, ob die Befunde der pH-Metrie und Manometrie das Operationsergebnis beeinflussen. *Methode:* Die präoperative Diagnostik bestand aus einer Anamneseerhebung, Endoskopie, Manometrie und 24-Std-pH-Metrie. 104 Patienten mit einem follow-up von mindestens einem Jahr erhielten postoperativ einen standardisierten Fragebogen und wurden zu einer Nachuntersuchung eingeladen. Die präoperativ erhobenen Befunde der Funktionsdiagnostik wurden mit dem subjektiven und objektiven Ergebnis verglichen. *Ergebnisse*: Am untersuchten Krankengut war die präoperativ durchgeführte 24-Std-pH-Metrie bei 56,7% der operierten Patienten (n = 59) pathologisch mit einem DeMeester-Score > 14,75. Auf das Ergebnis der Operation hatte eine normale präoperative pH-Metrie keinen signifikanten Einfluss. 86,4 % (n = 51) der Patienten mit pathologischer pH-Metrie und 88,9% (n = 40) mit normaler pH-Metrie waren mit dem Operationsergebnis zufrieden.

72,1% der operierten Patienten (n = 75) hatten einen mechanisch insuffizienten UÖS. 90,7% dieser Patienten (n = 68) waren mit dem Ergebnis der Operation zufrieden. Die restlichen 27,9% (n = 29) hatten einen manometrisch normalen UÖS. Die OP- Indikation dieser Patienten ergab sich aus der Klinik und dem endoskopischen Befund. 20,7% dieser Patienten (n = 6) und 9,3% der Patienten mit defektem UÖS (n = 7) waren mit dem Ergebnis der Operation nicht ganz zufrieden (Unterschied nicht signifikant, p = 0,182, Mann-Whitney-U Test). Bis auf 1 Patienten in jeder Gruppe würden sich alle wieder operieren lassen, wenn sie erneut vor die Wahl gestellt würden. *Schlußfolgerung*: Aus diesen Ergebnissen wird geschlossen, dass die Beurteilung der Kompetenz des UÖS allein mit der Standardmanometrie bei einen Teil der Refluxpatienten nicht ausreichend ist. Komplexere Diagnostik (Vektorvolumenbestimmung, Erfassung transienter Relaxationen) kann in solchen Fällen möglicherweise dennoch den zugrundeliegenden Sphinkterdefekt aufdecken. Andererseits relativieren diese Ergebnisse die Annahme, dass für die Selektion von Patienten zur Antirefluxoperation die manometrische Dokumentation eines insuffizienten UÖS entscheidend ist.

Korrektur bis Redaktionsschluss nicht eingegangen.

Spannungsfreier Verschluss einer großen Hiatushernie mit einem teilresorbierbaren Kunststoffnetz

A. M. F. Stenger[1,2] und C. Bloechle[1,2]

[1] Chirurgische Klinik, Evangelisches Krankenhaus Witten, Pferdebachstraße 27, 58455 Witten
[2] Abteilung für Allgemeinchirurgie, Universitätsklinikum Hamburg-Eppendorf, Martinistraße 52, 20246 Hamburg

Tension-Free Occlusion of a Major Hiatus Hernia with a Partially Resorbable Polymer Net

Hintergrund: Die operative Versorgung der symptomatischen Refluxösophagitis mit axialer Hiatushernie erfolgt meistens durch die hintere Hiatoplastik und Fundoplikatio nach Nissen. Bei sehr großen Hiatushernien kann es zusätzlich zur Ausbildung eines Thoraxmagens kommen. Eine besondere Schwierigkeit stellt hier nach Magenreposition die spannungsfreie Hiatuseinengung dar. Eine Behandlungsoption könnte der Hiatusverschluß mittels teilresorbierbaren Kunststoffnetz darstellen. *Ziel des Filmes* ist es, die mögliche laparoskopische Versorgung einer großen Hiatushernie mit Thoraxmagen zu demonstrieren. *Patientin*: Bei der 59-jährigen Patientin besteht eine langjährige Refluxösophagitis mit Ausbildung eines Thoraxmagens bei großer axialer Hiatushernie. Jetzt zunehmende Dyspnoe. *Methodik*: Rükkenlagerung auf dem Pereyra-Tisch. Einbringen von insgesamt 5 Trokaren in Anlehnung an die laparoskopische Fundoplikatio (3×5 mm, 2×10 mm). Darstellung des Hiatus Ösophagie. 2/3 des Magens sind im Sinne einer axialen Hernie nach mediastinal prolabiert. Reposition des Magens durch vollständige Auslösung. Präparation und Identifikation der beiden Vagusnerven, der beiden Zwerchfellschenkel sowie des retroösophagealen Raumes. Mobilisierung des Fundus und herumführen um die Speiseröhre. Die große Hiatushernie kann aufgrund der Spannung zwischen den beiden Zwerchfellschenkeln nicht mittels hinterer Hiatusplastik verschlossen werden. Zuschneiden eines Kunststoffnetzes, einbringen des Netzes und Fixierung nach Plazierung mit Hernienstapler entlang beider Zwerchfellschenkel. Dies erfolgt unter kontinuierlichem Zug des Ösophagus und Magens durch die schlitzförmige Öffnung des Netzes. Fixierung des Netzes von ventral mit den überlappenden Flächen. Anschließend Anlage der 360° Fundoplikatio nach Nissen-Rosetti in typischer Art mit nicht resorbierbaren Nahtmaterial. *Zusammenfassung*: Bei sehr großen Hiatushernien, die nicht mittels Naht durch hintere Hiatoplastik aufgrund der anatomischen Gegebenheiten versorgt werden können, stellt der spannungsfreie Verschluß mittels teilresorbierbaren Kunststoffnetz eine Alternative dar.

Ergebnisse der minimal-invasiven Therapie symptomatischer, nichtparasitärer Leberzysten im Langzeitverlauf

T. Strauss, J. Obermeier, B. Beyer und G. Meyer

Chirurgische Klinik und Poliklinik, Klinikum Großhadern, Universität München, Marchioninistraße 15, 81377 München

Results of the Minimal-Invasive Therapy of Symptomatic Non-Parasitic Hepatic Cysts in the Long Term Run

Fragestellung: Im Rahmen der Entwicklung minimal-invasiver Operationsverfahren wurden diese auch zunehmend zur Therapie benigner, nicht-parasitärer Leberzysten eingesetzt. Es wird die Komplikationsrate und Akzeptanz dieser Methode sowie die im bis zu 10-jährigen Langzeitverlauf ermittelte Rezidivhäufigkeit und Reinterventionsrate untersucht. *Patienten und Methoden*: 55 Patienten [48 Frauen, 7 Männer] wurden von 09/91 bis 09/00 laparoskopisch an Leberzysten operiert. Zwei Indikationsgruppen werden differenziert: solitäre symptomatische Leberzysten [47 Patienten (41 Frauen, 6 Männer)] und polyzystische Lebererkrankung [8 Patienten (7 Frauen, 1 Mann)]. Die Ecchinococcus-Serologie war bei allen Patienten beider Gruppen negativ. Die Gruppe der solitären Leberzysten besteht aus 32 Patienten mit einer einzelnen Zyste und 15 Patienten mit multiplen (11 Patienten weniger als 10, 4 Patienten mehr als 10) Zysten. Das mittlere Alter zum OP-Zeitpunkt in dieser Gruppe betrug 57,4 [21 – 82] Jahre. In 32 Fällen wurde ein Deroofing, in 11 Fällen ein kombiniertes Vorgehen, in 2 Fällen eine anatomische und in 1 Fall eine atypische Resektion sowie in 1 Fall eine Pericystektomie durchgeführt. In 24 Fällen fand eine Synchronoperation statt. Die mittlere OP-Dauer betrug 116 [35-320] Minuten. Die mittlere postoperative Liegezeit betrug 5,3 [5 – 13] Tage, exklusive 2 Fällen mit weiteren größeren Eingriffen während desselben stationären Aufenthaltes. Die zweite Gruppe besteht aus Patienten mit multiplen Leberzysten bei polyzystischer Leberdegeneration. Das mittlere Alter zum OP-Zeitpunkt in dieser Gruppe betrug 54,5 [39 – 75] Jahre. Hier wurde in 3 Fällen eine Zystenresektion i.S.e. Deroofing und in 4 Fällen kombinierte Verfahren durchgeführt, in einem Fall musste von der laparoskopischen Entdachung auf eine Laparotomie konvertiert werden. Hier fand in einem Fall eine synchrone Operation statt (CHE). Die mittlere OP-Dauer betrug exklusive der Konversion 218 [65 – 390] Minuten. Die mittlere postoperative Liegezeit betrug 11 [6 – 23] Tage. Die Kontrolluntersuchungen erfolgten seit 1995 in zweijährigen Abständen mittels Sonographie und standardisiertem Fragebogen. In der Gruppe der solitären Leberzysten konnten 40/47 Patienten nachuntersucht werden, die Rücklaufquote der Fragebögen betrug 40/47. In der Gruppe der polyzystisch Erkrankten konnten 6/8 Patienten nachuntersucht werden, die Rücklaufquote der Fragebögen betrug 5/8. *Ergebnisse*: Intraoperative Komplikationen gab es bei den solitären Zysten nicht. In einem Fall der polyzystisch Erkrankten kam es intraoperativ zu einer laparoskopisch unstillbaren Blutung. Hier musste zum offenen Verfahren konvertiert werden. Postoperativ kam es in 2 Fällen der solitären Zysten zu einer Nachblutung (einmal Drainagekanal, einmal OP-Gebiet). In einem weiteren Fall kam es zur Ausbildung eines Leberabszesses, der laparoskopisch revidiert wurde. In der Gruppe der polyzystischen Lebererkrankungen gab es postoperativ keine Komplikationen. Der mittlere Nachuntersuchungszeitraum in der Gruppe der solitären Leberzysten betrug 52,5 [7 - 116] Monate. Es konnten 28 Rezidive (15 Rezidive bei den monozystisch, 13 bei den multiplen Zysten) dokumentiert werden. 22 dieser Patienten sind beschwerdefrei, 4 Patienten symptomatisch und 2 Patienten ohne Angaben. Der durchschnittliche Zeitraum bis zum Auftreten eines Rezidives in dieser Gruppe insgesamt betrug 31,8 [2 – 66] Monate, bei den monozystisch Erkrankten isoliert 33,7 [8 – 63] Monate, bei den multiplen Zystenvorkommen 29,7 [2 – 66] Monate.

Der durchschnittliche Nachuntersuchungszeitraum in der Gruppe der polyzystisch Erkrankten betrug 47,8 [11-76] Monate. 6/8 Patienten wiesen Rezidive bzw. ein Fortschreiten der Grunderkrankung auf. Hier gaben 2 Patienten eine erneut aufgetretene, weitere 2 eine nie verschwundene Symptomatik an. Der mittlere Zeitraum bis zum Auftreten eines Rezidives (bzw. deutlichen Fortschreiten der Grunderkrankung) betrug 16,2 [4 – 37] Monate. 37/45 befragten Patienten aus beiden Gruppen würden sich erneut laparoskopisch behandeln lassen, 4 Patienten nicht, 4 Patienten beantworteten die Frage nicht. *Diskussion*: Die minimal-invasive Therapie symptomatischer solitärer Leberzysten stellt sich in der Hand des erfahrenen Laparoskopikers als komplikationsarmes, sicheres und im Ergebnis dauerhaftes Verfahren dar. Im Verlauf traten nur bei 8,5 % der Patienten symptomatische Rezidive auf, die in zwei Fällen erneut laparoskopisch therapiert wurden. Die Komplikationen dieses Kollektivs traten alle in der Anfangszeit auf. Bei der polyzystischen Lebererkrankung ist die Indikation sehr streng zu stellen, da die intraoperativen Anforderungen an den Operateur höher und das postoperative Ergebnis schlechter als bei den solitären Zysten ist. Insgesamt kann man das minimal-invasive Vorgehen mindestens als konkurrenzfähige Therapieoption bei der Behandlung solitärer und multipler nichtparasitärer Leberzysten ansehen.

Total Extraperitoneale Hernioplastik (TEP) – Ergebnisse von 5.043 Leistenhernienoperationen

C. Tamme, C. Schneider, C. Hampe und F. Köckerling

Chirurgische Klinik und Zentrum für Minimal Invasive Chirurgie, Klinikum Hannover – Siloah, Roesebeckstraße 15, 30449 Hannover

Total Extraperitoneal Hernioplasty (TEP) – Results of 5,043 Inguinal Hernia Operations

Die Technik der total extraperitonealen endoskopischen Hernioplastik (TEP) mit Einbringung eines Polypropylen-Meshes in den extraperitonealen Raum bildet ein sicheres Verfahren zur spannungsfreien Versorgung aller Formen inguinaler Hernien unter gleichzeitiger Abdeckung aller Bruchpforten der Leistenregion. Die TEP wird zunehmend auch als Standardverfahren akzeptiert, die Zahlen der nach dieser Technik operierten Patienten steigt stetig.

Bei 3768 Patienten wurden zwischen 1.9.1994 und 30.9.2001 insgesamt 5043 Hernien an unserem Hause endoskopisch extraperitoneal versorgt. Dabei wurden 681 Rezidive (13,5%) operiert, bei 1614 Patienten lag eine beidseitige Hernie vor. Operiert wurden 376 Frauen (10%) und 3392 Männer (90%). Die Operationszeit lag im Mittel bei 52 min. (Minimum 10 min, Maximum 140 min).

Intraoperativ kam es in 6 Fällen (0,2%) zu einer Blasenläsion, die in jedem Fall endoskopisch beherrscht werden konnte. In 9 Fällen mußte (nur in den ersten 2 Jahren) bei ausgedehnten Verwachsungen zu einer offenen Patchplastik übergegangen werden.

Postoperativ sahen wir einmal einen Patchinfekt, der konservativ ohne Patchentfernung zur Ausheilung gebracht werden konnte. In 12 Fällen (0,3%) trat eine revisionspflichtige Nachblutung auf, davon in 4 Fällen inguinal und in 8 Fällen präperitoneal. Zweimal kam es im weiteren follow-up zu einem Adhäsionsileus. Bei 3 Patienten (0,1%) blieb ein persistierender Nervenschaden.

Bislang sahen wir bei momentan laufender Nachuntersuchung 24 Hernienrezidive (0,5%).

Aufgrund der niedrigen Komplikationsraten und der geringen Rezidivrate bei nahezu unselektiertem Krankengut gelten an unserem Hause nur noch wenige Ausschlußkriterien für die TEP. Verbliebene Kontraindikationen sind Blutgerinnungsstörungen sowie vorausgegangene Y-Prothesen oder radikale Prostatektomien. Bei allen anderen Patienten ist die TEP-Technik inzwischen das Standardverfahren.

Laparoskopische Refundoplikatio

F. Templin und I. Baca

Klinik für Allgemein- und Unfallchirurgie, Zentralkrankenhaus Bremen-Ost, Züricher Straße 40, 28325 Bremen

Laparoscopic Refundoplicatio

Zielstellung: Während die laparoskopische Fundoplikatio sich als effiziente Methode zur Therapie der Refluxkrankheit durchgesetzt hat, gibt es nur in Zentren größere Erfahrungen der laparoskopischen Refundoplikatio. Ziel war es, unsere Ergebnisse der Refundoplikationseingriffe retrospektiv zu erfassen. *Material und Methode:* In der Zeit von 9/1993 bis 8/2001 operierten wir bei 170 Patienten eine Fundoplikatio, davon 168 (98,8%) laparoskopisch. In 12 Fällen erfolgte eine Refundoplikatio. *Ergebnisse:* Es handelte sich um 6 laparoskopische und 6 offene Primäroperationen. Das Durchschnittsalter betrug 54,4 Jahre (26 – 67 Jahre). Hauptsymptome waren achtmal eine therapieresistente Refluxsymptomatik und viermal eine schwere Dysphagie. Zum Zeitpunkt der Reoperation war endoskopisch bzw. histologisch eine Barrett-Ösophagus in 4 Fällen, eine Ösophagitis III° in 2 Fällen und eine Ösophagitis II° in 6 Fällen nachgewiesen worden.

Die Ursachen für die fehlgeschlagene Erstfundoplikatio war ein Zwerchfellhernienrezidiv mit Slipping in 9 Fällen, eine Stenosierung in 2 Fällen und ein Teleskopphänomen. Die durchschnittliche Dauer zwischen Ersteingriff und Refundoplikatio betrug 6 Jahre und 4 Monate (10 Wochen bis 16 Jahre). 11 Patienten konnten laparoskopisch versorgt werden. Ein Patient mit Stenose und Fistelung erhielt eine offene Kardiaresektion. Durchgeführt wurde in 11 Fällen eine Fundoplikatio nach Nissen, in 1 Fall die OP nach Toupet. Ein Patient erhielt zusätzlich eine Dualmeshplastik. Die durchschnittliche OP-Zeit betrug 129 Minuten.

Es trat intraoperativ mit einem Pneumothorax und notwendiger Bülaudrainageneinlage eine Komplikation auf. Postoperativ wurde ein größeres subcutanes Hämatom im Bereich eines Trokarzuganges beobachtet. *Zusammenfassung*: Zusammenfassend sehen wir auf Grund unserer Ergebnisse die laparoskopische Refundoplikatio als sichere und effektive Operationsmethode nach fehlgeschlagener Antirefluxoperation an.

Komplikationen nach laparoskopischer colorektaler Resektion – Erfahrungsbericht nach 392 Eingriffen

F. Templin, I. Baca und G. Amend

Klinik für Allgemein- und Unfallchirurgie, Zentralkrankenhaus Bremen-Ost, Züricher Straße 40, 28325 Bremen

Complications After Laparoscopic Colorectal Resection – Experience Report After 392 Operations

Zielsetzung: Größere Erfahrungen mit der laparoskopischer kolorektalen Resektion sind noch immer auf wenige chirurgischen Zentren begrenzt. Wir berichten hier über peri- und postoperative Komplikationen im unserem Krankengut. *Material und Methode:* Seit 1993 führten wir in unserer Klinik 392 laparoskopische kolorektale Eingriffe durch. Dies umfasst fast das gesamte Spektrum der kolorektalen Chirurgie sowohl bei benignen als auch bei malignen Erkrankungen. Alle Patienten wurden in einer prospektive Untersuchung perioperativ und postoperativ erfaßt. *Ergebnisse*: Wegen der vorwiegend schwierigen lokalen Verhältnisse mußten wir bei 20 (5,1%) Patienten eine Konversion auf offene Verfahren vornehmen. Von 372 Patienten hatten 190 eine maligne und 182 eine benigne Erkrankung. Die Gesamtkomplikationsrate betrug 18,2%. Eine offene oder laparoskopische Reoperation während des stationären Aufenthaltes mußte bei 25 (6,7%) Patienten, am häufigsten wegen Anastomoseninsuffizienz (n = 12) und Nachblutung (n = 4) vorgenommen werden. Der größte Anteil der Anastomoseninsuffizienzen (n = 22) fanden sich mit 45% (n = 10) bei der

Rektumresektion. Bei den benignen Erkrankungen konnten wir insgesamt eine geringere Komplikationsrate mit 22 (12,0%) gegenüber der malignen Erkrankungen mit 49 (25,3%) beobachten. Die maligne Erkrankungen wiesen eine insgesamt höhere Komplikationsrate auf, bedingt durch gehäufte Auftreten der Anastomoseninsuffizienzen und der darauf folgenden Problematik. Die Gesamtmortalitätsrate betrug 3,5 %, differenziert bei malignen mit 5,2% gegenüber 1,6% bei benignen Erkrankungen. Bei 85 Patienten, die über 75 Jahre alt waren, fanden wir mit 16% eine geringere Komplikationsrate vor. Die Mortalität betrug hier 3,5%. *Zusammenfassung*: Bei allen Vorteilen des minimal invasiven Zugangs ist die Morbitidät wie auch die Mortalität vergleichbar mit verschiedenen Arbeitsgruppen, die über laparoskopische und offene colorektale Resektion berichten. Auffallend in unserem Krankengut sind relativ geringe kardiopulmonale und thromboembolische Komplikationen. Damit scheint das laparoskopische Vorgehen insbesondere für die älteren Patienten von großem Vorteil zu sein.

Minimal invasive videoassistierte Parathyreoidektomie (MIVAP) beim primären Hyperparathyreoidismus

A. W. Trupka und K. K. J. Hallfeldt

Chirurgische Klinik, Klinikum der Universität München, Innenstadt, Nußbaumstraße 20, 80336 München

Minimal-Invasive Video-Assisted Parathyreoidectomy (MIVAP) for Primary Hyperparathyroidism

Zielsetzung: Die Verbesserung der präoperativen Lokalisationsdiagnostik und die Einführung des intraoperativen Parathormonmonitorings als „biochemischen Schnellschnitt" haben zur Entwicklung minimal invasiver Operationstechniken beim primären Hyperpara-thyreoidismus (pHPT) geführt. Hierdurch sollte eine Reduzierung des operativen Zugangs-traumas zu den in der Regel kleinen Adenomen der Nebenschilddrüse (NSD) und der Morbidität bei schnellerer Rekonvaleszenz und besserem kosmetischen Ergebnis möglich sein. *Methodik:* Patienten mit biochemisch gesichertem pHPT und eindeutiger Lokalisations-diagnostik (Sono und MIBI-Scan) wurden, sofern keine größere Knotenstruma oder cervikale Voroperationen vorlagen, minimal-invasiv videoassisitiert in der Technik nach Miccoli operiert: Über einen 1,5 cm großen Zugang über dem Jugulum wird der dorso-laterale Spaltraum zwischen Schilddrüse und der Gefäß-Nervenscheide stumpf präpariert, ggf. unter kurzfristiger Gasinsufflation über einen 12-mm Trokar. Es erfolgt dann videoassistiert (5-mm, 30° Optik) die Darstellung des NSD-Adenoms, des N. recurrens und Clippung des Gefäßstieles. Die intraoperative iPTH Bestimmung dokumentiert die biochemische Heilung nach Entfernung des Adenoms und zeigt Mehrdrüsenerkrankungen zuverlässig an. *Ergebnisse:* Im Zeitraum 11/99 bis 08/2001 wurden von insgesamt 68 Patienten mit pHPT 30 minimal-invasiv operiert (44%). Bei vier Patienten (13%) mußte nach erfolgreicher MIVAP aufgrund mittels iPTH-Monitoring nachgewiesener Mehrdrüsenerkrankung (1 Doppel-adenom, 3 Hyperplasie) eine konventionelle bilaterale Exploration in gleicher Sitzung durchgeführt werden. In einem Fall war die Lokalisationsdiagnostik falsch, dreimal mußte infolge technischer Probleme zum offenen Verfahren umgestiegen werden. Alle Operationen waren hinsichtlich des pHPT erfolgreich (Normocalcämie), über den stationären Aufenthalt hinausgehende Hypocalcämien wurden nicht gesehen. Wir beobachteten eine temporäre Recurrensparese, sowie eine oberflächliche Wundheilungsstörung bei einer Patientin nach Konversion. In zwei Fällen erfolgte gleichzeitig die minimal-invasive Entfernung von Schilddrüsengewebe. *Schlußfolgerung:* Die ersten Erahrungen mit der MIVAP in der Therapie des pHPT sind sehr ermutigend und geben Anlaß zur weiteren klinischen Evaluierung der Methode, die für etwa ein Drittel der Patienten mit pHPT geeignet erscheint. Bei exzellenten kosmetischen Ergebnissen scheint durch das reduzierte Operationstrauma eine Reduzierung der Komplikationen (Hypocalcämie) bei gleichzeitiger Verkürzung des Hospitalaufenthaltes möglich zu sein.

Experimentelle Untersuchung zu verschiedenen Kameraführungs- und Instrumentenhaltesystemen

T. F. Ulmer[1], M. O. Schurr[2], A. Arezzo[2], G. F. Buess[2] und V. Schumpelick[1]

[1] Abteilung für Allgemeine Chirurgie, Universitätsklinikum Aachen, Kullenhofstraße 54, 52074 Aachen
[2] Sektion für Minimal Invasive Chirurgie, Chirurgische Universitätsklinik Tübingen, Waldhörnlestraße 22, 72072 Tübingen

Experimental Studies on Different Camera Work System and Implement Fixing System

Einleitung: Der Einsatz von sogenannten Robotiksystemen in der Chirurgie wird immer verbreiterter. Groß angelegte Studien zum Vergleich solcher Hilfsmittel sind aber selten. Ziel unserer Untersuchung war die Verifikation der sogenannten „Solochirurgie". Nur noch ein Operateur führt den Eingriff durch. Die Assistenz übernehmen verschiedene Führungssysteme. Die laparoskopische Cholezystektomie wurde an einem Tiermodell durchgeführt und die unterschiedlichen Systeme miteinander und gegen eine Kontrollgruppe verglichen. Die Vor- und Nachteile der Geräte werden dargestellt. *Methodik:* Die laparoskopische Cholezytektomie als etabliertes und standardisiertes Verfahren wurde von vier erfahrenen Chirurgen in einem Tiermodell mit Schweinelebern durchgeführt. Die Untersuchung lief in 2 Phasen ab. In der ersten Phase verglichen wir AESOP 2000 (Fuß-, Sprach, bzw. Handsteuerung), FIPS Endoarm (mit aktiver Ansteuerung durch eine Art „Joystick), und den passiven, mechanischen TISKA Endoarm. In der zweiten Phase untersuchten wir ENDOSISTA 2 (wird durch ein sensoroptisches System angesteuert), AESOP 2000 (mit Sprachsteuerung) sowie erneut FIPS Endoarm (diesmal mit Sprachsteuerung). In beiden Phasen wurde ein zweiter TISKA Endoarm als Instrumentenhaltesystem verwendet. In der Kontrollgruppe wurde mit einem weiteren Chirurgen als Assistenz operiert. Statistische Auswertung erfolgte mit dem Dunnett- und Tukey-Kramer-Test. *Ergebnisse:* Keine Operation wurde aufgrund von Systemfehlern abgebrochen. Die erste Operation in der jeweiligen Gruppe wurde aufgrund der "learning curve„ nicht ausgewertet. Phase I: In der Kategorie Gesamtzeit (Aufbau, Positionierung, Eingriff, Cholangiographie, Extraktion der Gallenblase, Abbau) gab es keinen signifikanten Unterschied ($\alpha = 0.05$) der Kontrollgruppe zu den anderen Gruppen. Die schnellste Zeit in der Phase des Eingriffs erzielte TISKA Endoarm als Kameraführungssystem. Die Kontrollgruppe war hier am zweitschlechtesten. Bei der subjektiven Bewertung der einzelnen Systeme erhielt AESOP 2000 mit Sprachsteuerung die besten Noten, gefolgt von TISKA und FIPS Endoarm. Phase II: Die Operationen in der Kontrollgruppe waren in der Gesamtzeit am kürzesten. Eine Signifikanz zwischen den Gruppen bestand aber nicht. Die Operationen mit ENDOSISTA 2 waren in der Phase des Eingriffs signifikant schlechter als FIPS mit Sprachsteuerung und als die Kontrollgruppe. Bei der subjektiven Bewertung schnitt AESOP

2000 erneut am besten ab, gefolgt von ENDOSISTA 2 und FIPS Sprachsteuerung. In beiden Phasen war der Ab- bzw. Aufbau in der Kontrollgruppe signifikant schneller. *Zusammenfassung*: Solochirurgie ist unserer Ansicht nach ohne Sicherheitsmängel schnell und komplikationslos durchführbar. Je weiterentwickelter die Systeme sind, scheinen Sie um so intuitiver in der Steuerung und einfacher im Umgang zu sein. Die beste Lösung des Problems "Mensch-Technik-Kommunikation„ stellt die Sprachsteuerung dar. Ob dies mit einer Hardware-Lösung für verschieden Benutzer wie bei AESOP 2000 gelöst wird oder mit einer Software-Lösung wie bei FIPS Sprachsteuerung scheint funktionell keinen, jedoch finanziell einen Unterschied zu machen. Weitere Entwicklungen im Aufbau der Systeme in Hinsicht auf Ergonomie, intuitive Bedienung und Präzision, werden diese Führungssysteme zur weiteren Verbreitung in den Kliniken verhelfen.

Korrektur bis Redaktionsschluss nicht eingegangen.

Ergebnisse der laparoskopischen Cholezystektomie beim alten Patienten – eine Analyse über 10 Jahre

M. Ulrich, K. Kraft, B. J. Leibl und R. Bittner

Klinik für Allgemein- und Viszeralchirurgie, Marienhospital Stuttgart, Böheimstraße 37, 70199 Stuttgart

Results of the Laparoscopic Cholecystectomy in the Old Patient – An Analysis over 10 Years

Im Zeitraum von 1991 - 2000 wurden an unserer Klinik 5689 Cholezystektomien wegen eines Gallensteinleidens durchgeführt. Zunehmend wurde seit Juni 1991 das laparoskopische Verfahren etabliert und die Indikation auf die Operation der akuten Cholezystitis und auf den Einsatz beim älteren Patienten erweitert.

Ziel der Untersuchung war es herauszufinden, ob das laparoskopische Operationsverfahren altersabhängig unterschiedliche Ergebnisse bezüglich der überprüften Parameter liefert. Die Daten aller Patienten wurden mit Hilfe eines Datenbanksystems seit 1991 prospektiv erfasst und ausgewertet.

Insgesamt wurden 4782 Patienten laparoskopisch cholezystektomiert und folgenden Altergruppen zugeordnet: Gr. I, Patienten < 70 Jahre (n $= 4060$, 84,9%), Gr. II, Patienten $< = 70$ Jahre und < 80 Jahre (n $= 583$, 12,2%), Gr. III, Patienten $< = 80$ Jahre (n $= 139$, 2,9%). Zielkriterien waren Alter, BMI, Operationsdauer, stationäre Aufenthaltsdauer, Entzündungsstatus sowie die Morbidität in den einzelnen Gruppen.

Ergebnisse:

	Gruppe I, n = 4060	Gruppe II, n = 583	Gruppe III, n = 139
Alter [Jahre]	∅ 50	∅ 74	∅ 83
BMI	25,5	25,9	23,4
OP-Dauer	53 min	57 min	53 min
Aufenthalt [Tage]	8,42	10,56	11,64
Akute Cholezystitis	11,1%	19,0%	21,9%
Choledochusläsion	4 (0,098%)	2 (0,34%)	1 (0,72%)
Galleleck	7 (0,17%)	2 (0,34%	1 (0,72%)
Reoperation	16 (0,39%)	3 (0,51%)	1 (0,72%)
Umsteiger	40 (0,98%)	18 (3,08%)	2 (1,44%)
Wundinfekt	39 (0,96%)	18 (3,08%)	5 (3,59%)
Allg. Komplikation	29 (0,71%)	19 (3,25%)	7 (5,03%)

Die Häufigkeit eines akuten Befundes erhöht sich mit zunehmendem Alter. Allgemeine Komplikationen (Pulm. und card. Komplikationen, Harnwegsinfekte, Niereninsuffizienz), Aufenthaltsdauer und Wundinfektionen nehmen im hohen Alter zu ($p < 0,05$). Eingriffsspezifische Komplikationen treten in allen Altersgruppen äquivalent auf.

Die laparoskopische Cholezystektomie ist auch im hohen Patientenalter ein Verfahren mit geringer spezifischer Morbidität, obwohl häufiger bei akutem Befund operiert werden muss.

Die posteriore retroperitoneoskopische Adrenalektomie

M. K. Walz und K. Peitgen

Klinik für Chirurgie und Zentrum für Minimal Invasive Chirurgie, Kliniken Essen-Mitte, Henricistraße 92, 45136 Essen

The Posterior Retroperitoneoscopic Adrenalectomy

Bei Erkrankungen der Nebenniere haben minimal-invasive Operationsverfahren inzwischen einen hohen Stellenwert. Nach wie vor ist offen, welches Verfahren (Laparoskopie, Retroperitoneoskopie) mit der größten Schonung und Sicherheit durchgeführt werden kann.

Das Video zeigt unsere aktuelle Operationsmethode der posterioren retroperitoneoskopischen Adrenalektomie. Nach über 250 derartigen Eingriffen werden die Indikationen, Kontraindikationen und besondere Vorgehensweisen in Sondersituationen dargestellt. Dabei wird deutlich, daß der retroperitoneoskopische Zugang zur Nebenniere sicher, vergleichsweise einfach erlernbar und rasch anwendbar ist.

Die laparoskopisch-assistierte, rechtsseitige Hemikolektomie

M. K. Walz, A. Ommer und K. Peitgen

Klinik für Chirurgie und Zentrum für Minimal Invasive Chirurgie, Kliniken Essen-Mitte, Henricistraße 92, 45136 Essen

The Laparoscopy-Assisted Right-Sided Hemicolectomy

Laparoskopische Eingriffe am linken Hemikolon sind inzwischen weit verbreitet. Dies betrifft Indikationen bei benignen und in zunehmendem Maße auch bei malignen Erkrankungen. Die radikuläre, onkologische Resektion ist hier vergleichsweise einfach durchzuführen. Demgegenüber sind laparoskopische, onkologisch-adäquate Operationen am rechten Kolon kompliziert. Das Video zeigt unsere Vorgehenweise der radikulären Resektion des rechten Hemikolons in no-touch-Technik. Die zentrale Gefäßpräparation steht im Mittelpunkt der Darstellung. Es demonstriert so die klare Einhaltung onkologischer Prinzipien.

Mittelfristige Ergebnisse nach total extraperitonealem Bruchlückenverschluß (TEP)

D. Weyhe[1], K-H. Bauer[2], Ch. Berndt[1] M. Senkal[1] und V. Zumtobel[1]

[1] Chirurgische Klinik, Ruhr- Universität Bochum, St. Josef-Hospital, Gudrunstraße 56, 44712 Bochum
[2] Giradet Clinic Essen, Giradetstraße 2 – 38, 45131 Essen

Medium-term Results After Total Extraperitoneal Hernioplasty

Einleitung: Der videoassistierte total extraperitoneale Bruchlückenverschluß (TEP) ist eine zunehmend häufiger durchgeführte Form der Leistenhernienreparation. Bezüglich des hohen technischen Aufwandes, der perioperativen Morbidität, der biologischen Kompatibilität der Netze und nicht zuletzt wegen höherer Kosten werden die videoassistierten Verfahren aber fortwährend kontrovers diskutiert. *Methode:* Zur Feststellung von Langzeitergebnissen und zur Evaluation klinischer Kriterien die eine höhere perioperative Morbidität bedingen, erfolgte eine retrospektive Analyse (01/1996 – 12/1998) von 623 Patienten mit 836 Leistenhernienoperationen. Klinisch erhobene präoperative Parameter waren Beschwerdesymtomatik, Alter, Geschlecht, Begleiterkrankungen und die in gleicher Sitzung durchgeführten Operationen. Ferner wurden intraoperative Komplikationen (u.a. Verletzung epigastrischer Gefäße, Peritonealeinrisse, Verletzung des Samenstranggebildes, Konversionsrate) erfasst und die früh- sowie spätpostoperativen Komplikationen (Infektionen, revisionspflichtige Hämatome, Serome, Neuralgien, Rezidivrate) im Verlauf verfolgt. *Ergebnisse:* Die mittlere Follow- up Zeit betrug 24 Monate mit einer Follow- up Rate von 74,8% (455Pat). Die intraoperative Gesamtmorbidität betrug 8,6% (39/455) mit drei schwerwiegenden Komplikationen (einer Blasenperforation, zwei Blutungen aus der Art.epigastrica). In 6,1% wurde wegen mangelhafter Dissektion des präperitonealen Raumes auf eine TAPP- Technik gewechselt aber in keinem Fall auf eine offenes Verfahren konvertiert. Insgesamt trat in 7,9% (36/455) eine Frühkomplikation auf, davon viermal ein Frührezidiv (0,9%). Die Gesamtrezidivrate betrug 2,8% (13/455), sank aber einer Lernkurve entsprechend auf unter 1,5%. In 0,6% war eine Netzinfektion aufgetreten. Über ein Taubheitsgefühl im Operationsgebiet klagten 3,3%. Ein störendes Fremdkörpergefühl wurde von 31 Patienten (6,8%) beschrieben. Die materialbezogenen Mehrkosten für ein videoassistiertes Verfahren gegenüber einem konventionellen spannungsfreien Bruchlückenverschluß (Lichtenstein) betrugen 36% . *Diskussion:* Auch bei einer in 85,8% der Patienten subjektiv guten bis sehr guten Beurteilung des Gesamtoperationsergebnis sind auftretende Komplikationen schwerwiegend und weitreichend. Die aber geringe Komplikations- und eine geringe Rezidivrate scheinen den total extraperitoneale Bruchlückenverschluß (TEP) weiterhin zu rechtfertigen. Noch unklar ist die Bedeutung eines von einigen Patienten beschriebenen Fremdkörpergefühls. Es bedarf daher bezüglich der biologischen Kompatibilität der Netzimplantate noch weiterführender Untersuchungen.

Digitale Dokumentation in der Minimal Invasiven Chirurgie mit dem integrierten Operationssystem

Ch. G. Wölfl, Ch. Knorr, Ch. Schick und Th. Horbach

Abteilung für Allgemein-, Thorax und Gefäßchirurgie, Chirurgische Klinik mit Poliklinik, Friedrich-Alexander-Universität Erlangen-Nürnberg, Krankenhausstraße 12, 91054 Erlangen

Digital Documentation in Minimal-Invasive Surgery with Integrated Operating Room System

Einleitung: Digitale Bilddokumentation in der flexiblen Endoskopie der Chirurgischen Universitätsklinik Erlangen ist ein fest integrierter Standard. Die Vorteile sind eine sofortige Dokumentation von Bildern mit standardisierten Befunden, Erstellung und Sicherung dieser auf dem vorhandenen Speichermedium, Abruf bei Bedarf für Briefe und Befunde, Bearbeitung für Qualitätssicherung und Schulung und auch Einspeisung in das Kliniknetz zur Befunddiskussion. *Ziel:* Auch für Eingriffe der Minimal Invasiven Chirurgie kann solch ein Dokumentationssystem zur Verfügung gestellt werden. Damit können die selben Qualitätsstandards angeboten werden wie sie aus der flexiblen Endoskopie bekannt sind. *Material und Methoden:* In Erlangen besteht mit dem SIOS-System eines der ersten „Integrierten Operationssysteme“ für die Minimal Invasive Chirurgie in Deutschland. Dieses kann komplett per Sprachsteuerung geführt werden. Mittels Head-Set ist es dem Operateur möglich die Raumbeleuchtung, den OP-Tisch, einen AESOP-Kamera-Roboter, die Lichtquelle, die Gasinsufflation sowie den Photoprinter oder den Videorekorder zu bedienen. Durch Koppelung des Dokumentationssystems mit dem SIOS kann außerdem das Modul Photodokumentation angesteuert werden. So können Bildbefunde der Operation abgespeichert werden und beispielsweise definierte Perspektiven dokumentiert werden. *Ergebnisse:* Diese Art der Dokumentation erlaubt eine Verbesserung der Qualitätsstandards in der Minimal Invasiven Chirurgie. Folgende Punkte können durch das Erlanger System erreicht werden

→ Intraoperative digitale Bilddokumentation per Sprachsteuerung
→ Bilderfassung von Standardperspektiven im Ablauf der Eingriffe
→ Intraoperative Dokumentation der Verbrauchsmaterialien
→ Sofortige Erstellung von OP-Berichten bzw. Patientenbriefen mit Bildern
→ Übertragung und Fremdbefundung im Rahmen der Telemedizin
→ Qualitätskontrolle
→ Standardisierung von Operationsschritten
→ Erarbeitung von Schulungsstandards
→ Kostenplanung- und Einsparung durch Standardisierung von OP-Abläufen

Diskussion: Digitale Dokumentation im Rahmen der flexiblen Endoskopie ist ein standardisiertes und erprobtes Verfahren. Die Vorteile für den Einsatz eines solchen Systems auch in der Minimal Invasiven Chirurgie, gerade in Kombination mit einem Integrierten Operationssystem sind offensichtlich. Die positiven Erfahrungen mit dem Erlanger Modell stellen einen Anreiz zum weiteren Ausbau dieses Moduls dar. Insbesondere die Schaffung standardisierter Befundmodule für alle Minimal Invasiven Operationen ist hier das Ziel.

Die coloskopisch assistierte laparoskopische Polypektomie-Technik, erste Erfahrungen

C. Wullstein[1], G. Woeste[1], K. Dette[1], M. Reiser[2], W. Schmiegel[2] und W. O. Bechstein[1]

[1] Chirurgische Klinik
[2] Medizinische Klinik, Ruhr-Universität Bochum, Knappschaftskrankenhaus Bochum-Langendreer, In der Schornau 23 – 25, 44892 Bochum

The Coloscopy-Assisted Laparoscopic Polypectomy-Technique, First Experiences

Coloskopisch nicht abtragbare Colonpolypen müssen chirurgisch entfernt werden. Neben konventionellen Techniken (tubuläre Resektion, Polypentfernung via Colotomie) werden vermehrt laparoskopische Verfahren zur Resektion dieser Colonpolypen eingesetzt. Gerade am rechtsseitigen Colon erfolgt die Resektion häufig in laparoskopisch-assistierter Technik durch eine „Minilaparotomie". Die coloskopisch assistierte laparoskopische Polypektomie (CALP) in der sog. „Rendezvous-Technik" ermöglicht häufig den Verzicht auf einen Hilfschnitt. *Methode/Technik*: Die CALP wurde im Januar 2001 in interdisziplinärer Zusammenarbeit eingeführt. Die Verlaufsdaten dieser Pat. werden i.R. einer klinischen Beobachtungsstudie prospektiv erfasst. Die Laparoskopie erfolgt mit 3 Trokaren. Nach Mobilisierung des Colons erfolgt die intraoperative Coloskopie unter laparoskopischer Führung. Unter direkter coloskopischer Sichtkontrolle erfolgt dann die „Wedge"-Resektion mit dem ENDO-GIA. Die Unversehrtheit der Ileocoecalklappe und die Dichtigkeit der Klammernahtreihe werden coloskopisch kontrolliert. Die Präparatbergung erfolgt in einem Bergebeutel durch eine Trokarincision. *Ergebnisse*: Die CALP wurde bisher bei 3 Patienten durchgeführt. Bei allen Pat. waren breitbasige, coloskopisch nicht abtragbare Polypen des Coecums die OP-Indikation. Alle Pat. wiesen Vor-Operationen auf (2 konv.Appendektomien, 1 Sigmaresektion). Die OP-Zeit betrug im Mittel 98 min., der stat. Aufenthalt 5,7 Tage. Histologisch fanden sich 2 tubulovillöse Adenome und 1 villöses Adenom, die Resektionsränder waren frei. Intra- oder postoperative Komplikationen traten nicht auf. *Diskussion*: Die CALP stellt eine sichere und minimal-invasive Alternative zu konverntionellen oder laparoskopisch-assistierten Verfahren in der Entfernung coloskopisch nicht abtragbarer Polypen dar.

Korrektur bis Redaktionsschluss nicht eingegangen.

Laparoskopische Versorgung großer paraösophagealer und Misch-Hernien: Ergebnisse der Hiatusnaht, Fundophrenicopexie und Gastropexie ohne Fundoplicatio

J. Zacherl[1], H. J. Stein[1], H. Feussner[1], C. Hannig[2] und J. R. Siewert[1]

[1] Chirurgische Klinik und Poliklinik
[2] Institut für Röntgendiagnostik, Technische Universität München, Klinikum rechts der Isar, Ismaninger Straße 22, 81675 München

Laparoscopic Care of Major Paraesophageal and Mixed Hernias: Results of Hiatus Suture, Fundophrenicopexy and Gastropexy Without Fundoplicatio

Große paraösophageale und Misch-Hernien stellen aufgrund gefürchteter Komplikationen eine Operationsindikation dar, selbst beim asymptomatischen Patienten. Mittlerweile konnte gezeigt werden, daß diese Hernien sicher und für den zumeist älteren Patienten weniger belastend als bei der offenen Operation versorgbar sind. Während über die Art des Zuganges weitgehend Einigkeit herrscht, gibt es beträchtliche Kontroversen bezüglich der Operationstechnik, besonders bei der Frage der Notwendigkeit einer Fundoplicatio.

Es wurden 66 Patienten (medianes Alter: 67; 44 weiblich; Typ II:20, Typ III:44, Typ IV:2) einer elektiven laparoskopischen Operation unterzogen und nach Rückverlagerung des Magens eine primäre Hiatoplastik mit einer Fundophrenicopexie und hinteren Gastropexie kombiniert. Bei 44 Patienten wurde der Bruchsack zumindest teilweise reseziert. Eine Fundoplikatio wurde nur bei 3 Patienten durchgeführt. Nach einem medianen Beobachtungszeitraum von 20 Monaten wurden 62 Patienten nachuntersucht.

Bei 1/66 Patienten wurde aufgrund unübersichtlicher Verhältnisse zum offenen Vorgehen komnvertiert (Konversionsrate 1,5%). Die postoperative Morbidität beträgt 15%, kein Patient verstarb innerhalb von 90 Tagen. Die mediane OP-Dauer war 95 min. Bei der Nachuntersuchung gaben 17% Sodbrennen an und benötigen ein bis mehrmals pro Woche säurehemmende Medikation. Bei 3 von 22 mittels Ösophagogramm reevaluierten Patienten (14%) zeigte sich im follow-up eine kleines paraösophageales Hernienrezidiv oder eine axiale Gleithernie $>$ 3 cm. Ein komplettes Rezidiv mit Inkarzerationsgefahr war nicht festzustellen. 56/62 Patienten (90.3%) waren mit dem Ergebnis des Eingriffs zufrieden. Kein Patient musste wegen eines ausgeprägten Hernienrezidivs erneut operiert werden.

Im Vergleich mit publizierten Serien mit Hiatoplastik und Fundoplicatio ist die laparoskopische Versorgung großer paraösophagealer Hernien und Mischhernien ohne Fundoplicatio in Hinblick auf die Inzidenz radiologischer und symptomatischer Rezidive und postoperativer Refluxbeschwerden vergleichbar. Gerade beim älteren Patienten kann die gelegentlich auftretende postoperative Refluxsymptomatik medikamentös gut beherrscht werden.

Korrektur bis Redaktionsschluss nicht eingegangen.

Pouch-Rekonstruktionen in der Viszeralchirurgie

Pathophysiologie der Magenpouchbildung

A. Schwarz

Chirurgische Klinik I, Universität Ulm, Steinhövelstraße 9, 89075 Ulm

Pathophysiology of the Reconstruction with a Gastric Pouch

Summary. Reservoir function of a jejunum pouch is better than a simple Roux-en-Y limb. Postoperative processes of adaptation take at least 6 months. Pouch volume increases substantially after the operation and reaches about 200% of its initial volume. Morphological structure changes with muscular wall hypertrophy, plump deformation and widening of the villi, and a reduction of the mucosal surface. There is a change of motility pattern with a reduction of the propagation velocity. Randomized studies demonstrate a better reservoir function, less reflux, less heart burn, a slower passage time and fewer dumping symptoms after pouch reconstruction.

Keywords: Total gastrectomy - Pouch - Pathophysiology

Zusammenfassung. Ein Pouch erfüllt die Funktion als Nahrungsspeicher besser als gerade Jejunumsegmente. Entscheidender Nachteil ist die Unfähigkeit, solide Nahrungsbestandteile zu zerkleinern und portioniert an den Dünndarm abzugeben. Postoperative Adaptationsprozesse führen innerhalb der ersten 6 Monate zur Volumenzunahme um 100 - 200%. Histomorphologisch kommt es zu Mukosaatrophie, muskulärer Wandhypertrophie, Verplumbung und Verbreiterung der Zotten, funktionell zur Abnahme der Propagierungsgeschwindigkeit. Randomisierte Studien konnten zeigen, dass Pouchanlage zu besserer Nahrungsaufnahmekapazität, weniger Reflux, weniger Sodbrennen und langsamerer Entleerung mit weniger Dumping führt.

Schlüsselwörter: Gastrektomie - Pouch - Pathophysiologie

Tierexperimentell und klinisch sind die postoperativen Adaptationsprozesse eines Jejunumpouches gut untersucht; und es gibt zahlreiche randomisierte Studien, die klinische Vorteile bei Pouchanlage belegen [2, 5, 7 - 11, 16].

Die Entfernung des Magens ohne adäquaten Ersatz hat erheblichen Einfluss auf die Lebensqualität der Patienten. Bis zu 2/3 leiden unter Dumpingsymptomen, verursacht durch eine beschleunigte Passage hyperosmolarer Speisen. Viel problematischer aber ist der alkalische Reflux mit Sodbrennen, da er nur schwer zu behandeln ist. Bis zu 20% der Patienten klagen über Diarrhoe, fast die Hälfte über Appetitlosigkeit. Pouchrekonstruktionen haben das Ziel, diese schwerwiegenden Symptome zu vermindern.

Pathophysiologische Folgezustände nach Gastrektomie

Der gesunde Magen ist hinsichtlich der Motilität ein ideal funktionierendes Organ. Er besitzt eine sog. „rezeptive Relaxation", der intragastrale Druck bleibt mit zunehmender Füllung bis zu einem Volumen von 750 ml niedrig, bei etwa 10 mmHg. Eine hochgezogene Jejunumschlinge hingegen reagiert auf Volumenbelastung nicht mit Relaxation, sondern mit Kontraktion, und damit kontraproduktiv. Durch Pouchbildung soll diese vermehrte Kontraktilität herabgesetzt werden.

Die Antirefluxmechanismen – unterer Ösophagussphincter in Verbindung mit His'schem Winkel und Pylorus – funktionieren unter physiologischen Bedingungen einwandfrei. Wegfall dieser Antirefluxmechanismen kann zum alkalischen Reflux führen. Da ein Pouch auf Volumenbelastung im Vgl. zur Y-Roux-Schlinge mit einem geringeren intraluminalen Druckanstieg reagiert und ein größeres Fassungsvermögen hat, resultiert ein geringerer intestinoösophagealer Reflux.

Die Entleerung aus dem Magen erfolgt unter physiologischen Bedingungen geregelt. Ein Schrittmacherzentrum der glatten Muskulatur an der großen Kurvatur erzeugt zyklische Potentialänderungen, die sich ringförmig nach distal bis zum Pylorus erstrecken. Sie triggern peristaltische Kontraktionen, welche die festen Nahrungsbestandteile zerkleinern. Erst ab einer Fragmentgröße von etwa 1 mm passieren die Partikel den Pylorus. Ein Jejunumpouch kann diese komplexen elektrischen und motorischen Funktionen nicht adäquat übernehmen. Es fehlt z. B. ein Pförtneräquivalent. Die Entleerung erfolgt nach hydrostatischen Regeln.

Osmorezeptoren regulieren nicht nur die Osmolarität, sondern sie nehmen auch Einfluss auf die Magenentleerung. Bei Wegfall dieser Rückkoppelung führt eine überschießende Belastung des Dünndarms mit hyperosmolaren Kohlehydraten zum Früh-Dumping und zur Malabsorption.

Unter physiologischen Bedingungen sorgt der niedrige pH des Magens für eine weitgehende Dekontamination des Speisebreis. Nach Gastrektomie sind meist alle Bedingungen für eine bakterielle Besiedlung erfüllt: Der völlige Säureverlust und, je nach Rekonstruktionsform, die Bildung von Blindsäcken oder aus der Passage ausgeschalteten Dünndarmschlingen.

Adaptationsvorgänge eines Dünndarmpouch

Histomorphologische Veränderungen

Tierexperimentell sind die morphologischen und funktionellen Effekte der Pouchanlage mittlerweile recht gut untersucht. Starker (12) fand einen morphologischen Strukturwandel mit Schleimhautatrophie, mit muskulärer Wandhypertrophie, Verplumpung und Verbreiterung der Zotten und einer Verminderung der Schleimhautoberfläche.

Faß (4) untersuchte die Verteilung peptidhormon-produzierende Zellen. Er machte die interessante Beobachtung, dass es zu einer Veränderung des Verteilungsmusters im Jejunumpouch kommt. Dieser Befund kann als Adaptationsprozess an veränderte Passagebedingungen und eine hierdurch bedingte Umstellung der gastrointestinalen Regelkreise der Hormonsekretion gedeutet werden.

Reservoirfunktion: Maximal tolerable Nahrungsaufnahmekapazität

Ein gesunder Magen hat eine Füllungskapazität von etwa 750 ml. Beim 15 cm-langen Jejunum liegt die Aufnahmekapazität zunächst bei etwa 400 ml. Postoperativ nimmt das Pouchvolumen deutlich zu und erreicht nach 6 Monaten etwa 200% seines ursprünglichen Ausgangsvolumens (1). Die Pouchanlage führt zu einer signifikant besseren maximal tolerablen Nahrungsaufnahmekapazität. Dieser Unterschied bleibt über die gesamte Follow-up-Periode von 24 Monaten signifikant (6).

Kapazität und Dehnbarkeit

Liedman (7) hat in einer randomisierten Studie Pouch vs Y-Roux nach 3, 6 und 12 Monaten das maximal tolerable Volumen in Relation zum intraluminalen Druck untersucht. Bei Patienten ohne Pouch war bereits der Anfangsdruck um ein vielfaches höher und erreichte nach 250 ml die maximal tolerierten Druckwerte von 50 cm Wassersäule. Bei Pouchpatienten bleibt der intraluminale Druck bis zu einer Volumenbelastung mit 400 ml niedrig, und steigt erst danach stärker an. Mit dem Pouch werden also die physikalischen Grundvoraussetzungen geschaffen, um ein größeres Reservoir und eine bessere Adaptation an größere Speisemengen bereitzustellen.

Retention und Entleerung

Nach Gastrektomie ist eine geregelte Entleerung nicht mehr gewährleistet. Eine rasche Sturzentleerung des hyperosmolaren Speisebreis führt zum Dumpingsyndrom und zur Malabsorption. Verschiedene Autoren konnten mit entleerungsszintigraphischen Studien zeigen, daß es bei Y-Roux-Rekonstruktion ohne Pouch zu einer Sturzentleerung kommt. In der prospektiven randomisierten Studie von Nakane (8) ist bereits nach 5 Minuten nur noch 10% der Aktivität nachweisbar. In der Pouchgruppe läßt sich nach 30 Minuten noch 40% der Aktivität nachweisen, also eine deutlich verzögerte Entleerung. Bei Pouchanlage liegt demzufolge eine der normalen Magenfunktion eher angemessene, verzögerte Entleerung vor.

Refluxprophylaxe

In der Studie von Buhl und Herfarth (3) gaben 16% der Patienten mit Y-Roux-Rekonstruktion ohne Pouch häufiges Sodbrennen an, aber nur 3% der Patienten mit Pouchrekonstruktion. Alkalischer Reflux ist das schwerwiegendste Symptom nach Gastrektomie. Durch Pouchbildung sind die volumeninduzierten Kontraktionen geringer ausgeprägt, und das Pouchreservoir ist groß genug, um den Speisebrei aufzufangen und nicht weiter nach proximal in den Ösophagus hinaufzutreiben.

Vergleichbare Resultate finden sich auch bei den endoskopischen Befunden: Bei 39% der Patienten mit Y-Roux-Rekonstruktion ohne Pouch findet sich 12 Monate nach Gastrektomie endoskopisch eine Refluxösophagitis unterschiedlichen Grades, aber bei keinem der Patienten nach Pouchanlage. Hier finden sich lediglich bei 10% geringfügige Rötungen.

Wie groß ist der ideale Pouch?

Hierzu hat Tanaka (14) in einer randomisierten Studie den Reflux klinisch und szintigraphisch gemessen bei Patienten mit unterschiedlicher Pouchgröße, 15 cm bzw. 20 cm, und ihn mit einem gesunden Normalkollektiv verglichen. Im Hinblick auf den alkalischen Reflux ist der kleinere Pouch dem großen 20 cm-Pouch im klinischen Refluxscore, im szintigraphischen Refluxindex und der Entleerungszeit signifikant überlegen. Diese Ergebnisse decken sich auch mit unserer eigenen Ulmer Studie. Der kleine Ulmer 10 cm-Pouch war zumindest tendenziell dem großen 20 cm-Pouch überlegen (11).

Interdigestive Motilität

Die Motilität ist im Pouch nicht nur in der Füllungsphase, sondern auch in der interdigestiven Phase verändert. Pouchanlage führt im Vergleich zur Y-Roux-Rekonstruktion ohne Pouch zu einer signifikanten Reduzierung der Dauer der Phase-3-Aktivitäten mit orthograder Propagation und maximaler Aktivität (15).

Lebensqualität nach Pouchanlage

Durch Pouchanlage lassen sich eine Vielzahl postoperativer Beschwerden wie Völlegefühl, Übelkeit, Erbrechen und Meteorismus verbessern. Keinen Einfluss hat die Pouchanlage allerdings auf das Ausmaß der Diarrhoen und auf die Appetitlosigkeit (13). In randomisierten Studien [2, 5, 7–11, 16] konnte gezeigt werden, dass Pouchanlage zu einer besseren Nahrungsaufnahmekapazität, zu weniger Reflux, weniger Sodbrennen und zu einer langsameren Entleerung mit weniger Dumping führt. Inwieweit diese Einzelkomponenten letztlich einen dokumentierbaren Vorteil für den Patienten bringen, bleibt nach wie vor umstritten. Zumindest in den bisherigen randomisierten Studien konnte die Bedeutung der Pouchanlage für die Lebensqualität nicht eindeutig belegt werden.

Wegen der langandauernden Adaptationsphase von mindestens 6 Monaten ist die Jejunumpouchanlage nach Gastrektomie nur sinnvoll bei Langzeitüberlebenden, d.h. nach R0-Resektionen.

Literatur

1. Beese G, Fuchs KH, Thiede A (1994) Experimentelle Untersuchungen zur Wertigkeit des Pouches nach Gastrektomie. Zentralblatt für Chirurgie 119:904–910
2. Bozetti F, Bonfanti G, Castellani R, Maffioli L, Rubino A, Diazzi G, Cozzaglio L, Gennari L (1996) Comparing reconstruction with Roux-en-Y to a pouch following total gastrectomy. J Am Coll Surg 183:243–248
3. Buhl K, Lehnert T, Schlag P, Herfarth C (1995) Reconstruction after gastrectomy and quality of life. World J Surg 19:558–564
4. Faß J, Füzesi L, Steffes B, Itoh Z, Dreuw B, Schumpelick V (1995) Nach Gastrektomie beeinflußt die Duodenalpassage das Verteilungsmuster verschiedener peptidhormonproduzierender Zellen in der Dünndarmmukosa. Langenbecks Arch Chir Suppl I:329–334
5. Hoksch B, Ablassmaier B, Zieren J, Müller JM (2002) Quality of life after gastrectomy: Longmire's reconstruction alone compared with additional pouch reconstruction. World J Surg 26:335–341
6. Iivonen MK, Koskinen MO, Ikonen TJ, Matikainen MJ, Jivonen MK (1999) Emptying of the jejunal pouch and Roux-en-Y limb after total gastrectomy – a randomised prospective study. Eur J Surg 165:742–747
7. Liedman B, Andersson H, Berlund B, Boaeus J, Hugossom I, Olbe L, Lundell L (1996) Food intake after gastrectomy for gastric carcinoma: the role of a gastric reservoir. Br J Surg 83:1138–1143
8. Nakane Y, Okumura S, Akehira K, Okamura S, Boku T, Okusa T, Tanaka K, Hioki K (1995) Jejunal pouch reconstruction after total gastrectomy for cancer. Ann Surg 222:27–35
9. Schmitz R, Moser KH, Treckmann J (1994) Lebensqualität nach prograder Jejunuminterposition mit und ohne Pouch. Eine prospektive Studie bei Magencarcinompatienten zur Frage des Reservoirs als Rekonstruktionsprinzip nach totaler Gastrektomie. Chirurg 65:326–332
10. Schwarz A, Beger HG (1998) Gastric substitute after total gastrectomy – clinical relevance for reconstruction techniques. Langenbeck's Arch Surg 383:485–491
11. Schwarz A, Büchler M, Usinger K, Rieger H, Glasbrenner B, Friess H, Kunz R, Beger HG (1996) Importance of the duodenal passage and pouch volume after total gastrectomy and reconstruction with the Ulm pouch: Prospective randomized clinical study. World J Surgery 20:60–67
12. Starker M, Grund KE, Krieg H (1982) Morphometrische Untersuchungen an Darminterponaten nach totaler Gastrektomie. Langenbecks Arch Chir 356:119–128
13. Stier A, Hölscher AH, Schwaiger M, Siewert JR (1994) Jejunumpouch nach totaler Gastrektomie – Klinische und szintigraphische Untersuchungen zu Funktion und Befindlichkeit. Zentralbl Chir 119:838–844
14. Tanaka T, Fujiwara Y, Nakagawa K, Kusunoki M, Utunomiya J (1997) Reflux esophagitis after gastrectomy with jejuna pouch recostruction: Comparison of long and short pouches. Am J Gastroenterol 92:821–824
15. Thomas H, Heimbucher J, Fuchs KH, Freys SM, DeMeester TR, Peters JH, Bremner CG, Thiede A (1996) The mode of Roux-en-Y reconstruction affects motility in the efferent limb. Arch Surg 131:63–66
16. Troidl H, Kusche J, Vestweber KH, Eypasch E, Maul U (1987) Pouch versus esophagojejunostomy after gastrectomy: a randomized clinical trial. World J Surg 11:699–712

Magen- und Rektumersatz mit Pouches – ist weniger mehr?

U. T. Hopt und O. Drognitz

Chirurgische Universitätsklinik Freiburg, Hugstetterstraße 55, 79106 Freiburg

Pouchreconstruction in the Upper and Lower Gastrointestinal-Tract – Is Less More?

Summary. The effects of pouch reconstruction on long term are dependent not only on the capacity of the pouch, but also on its motility and contractability. Problems with evacuation of the pouches in the upper and lower abdominal tract may become a major problem in a significant part of the patients. Thus the length of the pouches should be limited to 5 cm at the most in patients with complete rectal resection and to 10 – 15 cm after gastrectomy. The evacuation profile of the pouches is influenced in addition by the outlet characteristics of the pouch. Finally one should take into consideration that the beneficial effects of pouch reconstruction disappear with time due to adaptation of the bowel after straight reconstruction procedures, while on the other hand the evacuation problems persist.

Key words: Pouch – size – upper/lower gastrointestinal tract – evacuation

Zusammenfassung. Die Langzeiteffekte einer Pouchrekonstruktion sind nicht nur abhängig von der Pouchkapazität, sondern auch von der Motilität und Kontraktionskraft des Pouches. Entleerungsstörungen nach Pouchrekonstruktionen können im oberen wie auch im unteren Gastrointestinaltrakt ein erhebliches Problem darstellen. Wichtig ist daher eine Limitierung der Pouchgröße auf maximal 5 cm im unteren und maximal 10 – 15 cm Länge im oberen Gastrointestinaltrakt. Von Bedeutung für die Entleerungscharakteristik ist auch noch der Ausflußtrakt der Pouches. Zu bedenken ist schließlich, dass aufgrund von Adaptationsprozessen die positiven Effekte einer Pouchrekonstruktion langsam verschwinden, während Entleerungsstörungen sich im Langzeitverlauf nicht bessern.

Schlüsselwörter: Pouch – Magenersatz – Rektumersatz – Entleerungsstörungen

Es besteht kein Zweifel, dass die Verwendung von Pouches zur Rekonstruktion der Darmkontinuität nach Gastrektomie bzw. ultratiefer Rektumresektion für viele Patienten im postoperativen Verlauf messbare Vorteile mit sich bringt. Trotzdem wird aus der Literatur klar, dass die mittel- und langfristigen Ergebnisse nach Pouchrekonstruktion unterschiedlich beurteilt werden. Zahlreiche Studien haben darauf hingewiesen, dass der postoperative Verlauf nach Gastrektomie bzw. ultratiefer Rektumresektion nicht als ein statischer Prozess angesehen werden darf. Es ist zwischenzeitlich allgemein akzeptiert, dass es bei allen Rekonstruktionsverfahren letztendlich zu Adaptationsprozessen kommt, die bei der Beurteilung des Stellenwertes der einzelnen Operationsverfahren von ganz zentraler Bedeutung sind. Hinzu kommt noch, dass gerade auch die Pouchrekonstruktion ganz spezifische Probleme mit sich bringen kann. Es ist daher wichtig, die Ursachen dieser pouchspezifischen Problematik zu analysieren, um die Inzidenz dieser Komplikationen möglichst gering zu halten. Dabei müssen der Pouch als Magenersatz und der Pouch als Rektumersatz gesondert beurteilt werden.

Coloanaler Pouch

Es besteht kein Zweifel, dass ein Rektumersatz mittels coloanalem Pouch anstelle einer direkten coloanalen Anastomose im frühen postoperativen Verlauf die Stuhlfrequenz deutlich reduzieren und auch eine Reihe weiterer Defäkationsparameter wie z. B. den imperativen Stuhldrang, etc., verbessern kann. Zwischenzeitlich ist aber auch klar, dass dieser positive Effekt des Pouches vor allem in den ersten ein- bis zwei Jahren nachweisbar ist. Im späteren Verlauf zeigt sich bei der Stuhlfrequenz zwischen Patienten mit und ohne Pouch praktisch kein Unterschied mehr (4). Ursache dafür ist, dass offensichtlich auch bei der direkten coloanalen Anastomose das Colon dilatiert und eine gewissen Reservoirfunktion ermöglicht. Hinzu kommt noch, dass der Unterschied zwischen Patienten mit coloanalen Pouch bzw. direkter coloanaler Anastomose deutlich geringer wird, wenn nicht das Sigma, sondern grundsätzlich das Colon descendens als Rektumersatz verwandt wird. Dies ist erklärlich, da das Sigma bekanntermaßen mehr zur Kontraktion und Spastik neigt. Der positive Effekt einer Pouchrekonstruktion im unteren Gastrointestinaltrakt ist also zeitlich limitiert.

Wie jedes andere Operationsverfahren hat auch die Pouchrekonstruktion im unteren Gastrointestinaltrakt ihre spezifischen Probleme. Als zentrale Problematik müssen Entleerungsstörungen des Pouches angesehen werden. Dabei handelt es sich zum einen um eine fehlende Spontanentleerung. Diese Patienten können den Stuhl nur nach Einlauf bzw. lokaler Gabe von Abführzäpfchen entleeren. Als weiteres Problem nach Pouchrekonstruktion kann sich das Symptom einer unvollständigen Entleerung entwickeln. Die Patienten können dann den Stuhl nicht auf einmal entleeren und setzen wiederholt immer wieder kleine Portionen ab. Die Inzidenz dieser Entleerungsstörungen ist erheblich. Bei einem 8 – 10 cm langen Colonpouch sind 1/4 bis 1/3 der Patienten von diesen Entleerungsstörungen betroffen (7). Von zentraler Bedeutung ist nun aber, dass sich die Entleerungsproblematik beim Pouchpatienten im Lauf der Jahre nicht bessert (1). Im Gegensatz zu den langsam verschwindenden positiven Effekten des Pouches bleiben demnach seine negativen Auswirkungen unverändert erhalten.

Pathophysiologisch lässt sich diese Problematik relativ leicht erklären. Nicht nur das direkt anastomosierte Colon, sondern auch der Pouch unterliegen einem gewissen Adaptationsprozess. Der maximale röntgenologische Durchmesser eines 10 cm langen Pouches vergrößert sich im Laufe des ersten Jahres auf das Doppelte. Die Zunahme des maximalen Durchmessers bei einem 5 cm Pouch beträgt dagegen weniger als 20% (3). Damit wird klar, dass je größer der Pouch primär ist, umso größer ist offensichtlich auch seine Tendenz zur weiteren Dilatation. Es entwickelt sich dann ein sackartiges Gebilde, welches nur noch eine eingeschränkte Kontraktionskraft hat. Dies lässt sich sehr leicht mittels des Ballonexpulsionstests und des Flüssigkeitsevakuationstests nachweisen. Während bei einem kurzen 5 cm Pouch 90% der Patienten einen mit Kochsalz gefüllten Ballon ausstoßen konnten, waren bei einem 10 cm langen Pouch nur noch die Hälfte der Patienten dazu in der Lage. Dies entspricht dem Problem der fehlenden Spontanentleerung. Bei standardisierter Auffüllung des Pouches mit 500 ml Kochsalzlösung konnten die Patienten mit einem 5 cm Pouch im ersten Anlauf im Durchschnitt 430 ml entleeren, während die Entleerungsmenge bei Patienten mit einem 10 cm Pouch nur 270 ml betrug (2). Dies verdeutlicht das Problem der unvollständigen Entleerung. Dass auch in der Klinik die Inzidenz der Entleerungsstörungen beim coloanalen Pouch mit der Größe desselben korreliert, konnte in prospektiv randomisierten Studien eindeutig nachgewiesen werden. Während beim 10 cm Pouch 30% der Patienten über Entleerungsstörungen klagten, betrug die Inzidenz beim 6 cm

Pouch nur noch 10% (5). Da andererseits auch der kleine Pouch fast gleich günstige Effekte auf die postoperative Stuhlentleerungsfrequenz hat, sollte grundsätzlich kein größerer Pouch als Rektumersatz mehr angelegt werden.

Pouchrekonstruktion nach Gastrektomie

Auch nach Gastrektomie findet ein gewisser Adaptationsprozess im Langzeitverlauf statt. Allerdings ist der positive Effekt einer Pouchrekonstruktion gegenüber einer einfachen Roux-Y Rekonstruktion wesentlich länger nachweisbar. Wenn der Parameter: „Gewichtsverlauf" analysiert wird, findet z. B. erst nach 7 – 10 Jahren ein Ausgleich statt (6). Dieser längere Zeitraum bis zur Adaptation einer direkten Roux-Y Verbindung ist vermutlich dadurch bedingt, dass im Gegensatz zum Rektumersatz kein Sphinktermechanismus zum temporären Aufstau und zur Dilatation des Darmes führt.

Auch im oberen Gastrointestinaltrakt spielt die Entleerungscharakteristik des Magenersatzes eine Rolle. Wichtig ist dabei nicht nur die Frage, ob eine Kontinuitätsherstellung mit oder ohne Pouch durchgeführt wird. Von zentraler Bedeutung ist offensichtlich auch, ob der Pouch zwischen Oesophagus und Duodenum interponiert oder im Sinne einer Roux-Rekonstruktion unter Umgehung des Duodenums angelegt wird. Die Entleerungsgeschwindigkeit bei der isolierten Roux-Schlinge ist überschnell und damit pathologisch. Bei gleicher Pouchgröße ist die Entleerungsgeschwindigkeit bei oesophago-duodenaler Interposition aber deutlich langsamer als bei einer Pouchrekonstruktion mit Hilfe einer Roux-Schlinge (8).

Neben der Frage der oesophago-duodenalen Interposition oder Roux-Rekonstruktion spielt selbstverständlich bei der Entleerungszeit auch die Größe des Pouches eine Rolle. Die Entleerungszeit (t: 75%) ist z. B. bei oesophago-duodenaler Interposition eines 20 cm Pouches mehr als doppelt so groß als bei Interposition eines 15 cm Pouches und damit hoch pathologisch (10). Dementsprechend lässt sich auch nachweisen, dass bei Patienten mit verzögerter Magenentleerung der Refluxscore aufgrund der Stase deutlich ansteigt. Ganz generell ist zu sagen, dass Patienten, die im Langzeitverlauf nach Gastrektomie unter Übelkeit, Erbrechen und Völlegefühl leiden, in aller Regel eine verzögerte Entleerung ihres Pouches aufweisen. Obwohl diese Patienten ein größeres Reservoir als Magenersatz haben, nehmen diese Patienten typischerweise pro Mahlzeit weniger Essen zu sich als Patienten mit einem kleineren Pouch, um die entsprechenden klinischen Symptome zu vermeiden.

Der dritte Faktor, der die Pouchentleerung wesentlich beeinflusst, ist offensichtlich der Ausflusstrakt des Pouches. Bei oesophago-duodenaler Pouchinterposition und einer Pouchlänge von 20 cm fanden sich hochsignifikante Unterschiede je nach dem, ob der Pouchausflußtrakt 10 cm oder 20 cm lang war. Während bei einem 20 cm Pouch mit einem 10 cm langen Ausflusstrakt die Entleerungscharakteristika annähernd normal waren, war bei fast der Hälfte der Patienten, die einen gleichgroßen Pouch, aber einen 20 cm langen Ausflusstrakt hatten, eine pathologische Retention nachweisbar (9).

Zusammenfassend kann deswegen festgestellt werden, dass die Beurteilung einer Pouchrekonstruktion im oberen und im unteren Gastrointestinaltrakt nicht nur die Reservoirfunktion des Pouches berücksichtigen muss, sondern vor allem auch die Motilität und damit das Entleerungsverhalten. Hinzu kommt, dass je nach Rekonstruktion für die Beurteilung des Stellenwertes der zeitliche Verlauf von entscheidender Bedeutung ist.

Um Entleerungsstörungen aus dem Pouch vorzubeugen, sollte ein Colonpouch als Rektumersatz nicht länger als 5 cm sein. Der Jejunumpouch als Magenersatz hat idealerweise eine Länge von 10 – 15 cm. Beachtet werden muss hierbei allerdings zusätzlich auch die Länge und Art des Ausflusstraktes. Insgesamt gesehen gilt für die Pouchrekonstruktion im Hinblick auf mögliche Entleerungsstörungen und damit auch im Hinblick auf die postoperative Lebensqualität tatsächlich die Feststellung: „Weniger ist mehr"!

Literatur

1. Dehni N, Tiret E, Singland JD, Cunningham C, Schlegel RD, Guiguet M, Parc R (1998) Long-term functional outcome after low anterior resection. Comparison of low colorectal anastomosis and colonic J-pouch-anal anastomosis. Dis Colon Rectum 41:817–823
2. Hida J, Yasutomi M, Fujimoto K, Okuno K, Ieda S, Machidera N, Kubo R, Shindo K, Koh K (1996) Functional outcome after low anterior resection with low anastomosis for rectal cancer using the colonic J-pouch. Prospective randomized study for determination of optimum pouch size. Dis Colon Rectum 39:986–991
3. Hida J, Yasutomi M, Maruyama T, Tokoro T, Wakano T, Uchida T (1999) Enlargement of colonic pouch after proctectomy and coloanal anastomosis. Potential cause for evacuation difficulty. Dis Colon Rectum 42:1181–1188
4. Joo JS, Latulippe JF, Alabaz O, Weiss EG, Nogueras JJ, Wexner SD (1998) Long-term functional evaluation of straight coloanal anastomosis and colonic J-pouch. Is the functional superiority of colonic J-pouch sustained? Dis Colon Rectum 41:740–746
5. Lazorthes F, Gamagami R, Chiotasso P, Istvan G, Muhammad S (1997) Prospective, randomized study comparing clinical results between small and large colonic J-pouch following coloanal anastomosis. Dis Colon Rectum 40:1409–1413
6. Liedman B, Bosaeus I, Hugosson I, Lundell L (1998) Long-term beneficial effects of a gastric reservoir on weight control after total gastrectomy: a study of potential mechanisms. Br J Surg 85:542–547
7. Mortensen NJ, Ramirez JM, Takeuchi N, Smilgin Humphreys MM (1995) Colonic J pouch-anal anastomosis after rectal excision for carcinoma: functional outcome. Br J Surg 82:611–613
8. Nakane Y. Okumura S, Akehira K, Okamura S, Boku T, Okusa T, Tanaka K, Hioki K (1995) Jejunal pouch reconstruction after total gastrectomy for cancer. A randomized controlled trial. Ann Surg 222:27–35
9. Nakane Y, Akehira K, Okumura S, Okamura S, Osawa T, Okusa T, Hioki K (1997) Emptying of the jejunal pouch as a gastric substitute after total gastrectomy for cancer. Hepatogastroenterology 44:901–906
10. Tanaka T, Fujiwara Y, Nakagawa K, Kusunoki M, Utunomiya J (1997) Reflux esophagitis after total gastrectomy with jejunal pouch reconstruction: Comparison of long and short pouches. Am J Gastroenterol 92:821–824

Kolonpouch: Indikation und Technik

N. Senninger und E. M. Rijcken

Klinik und Poliklinik für Allgemeine Chirurgie, Universitätsklinikum Münster, Waldeyerstraße 1, 48149 Münster (e-mail: senning@uni-muenster.de)

Colonic Pouches: Indications and Technique

Summary. Early functional outcome after low anterior resection with total mesorectal excision (TME) and colo-anal anastomosis for colorectal carcinoma can be improved by the restoration of the colonic reservoir. This can be achieved by the construction of a colonic J-pouch. The technique is safe and has been refined during the last years. A decrease in stool frequency, urgency, and incontinence rates during the first two postoperative years with an improved quality of life has been observed. Alternative methods with similar functional results are provided by the ileocecal reservoir, the transverse coloplasty pouch or the side-to-end anastomosis. Colonic J-pouch reconstruction should be considered as an superior alternative to straight coloanal anastomosis in patients undergoing anterior resection.

Key words: Anterior rectal resection – Colonic J-pouch

Zusammenfassung. Die funktionellen Frühergebnisse nach anteriorer Rektumresektion mit totaler mesorektalen Exzision (TME) und koloanale Anastomose beim kolorektalem Karzinom können durch die Rekonstruktion des Kolonreservoirs verbessert werden. Dies kann erzielt werden durch die Konstruktion eines Kolon J-Pouches. Die Technik der Pouchformation ist sicher und wurde in den letzten Jahren verfeinert. Sie bewirkt eine Abnahme der Stuhlfrequenz, des Stuhldranges und der Inkontinenz zumindest in den ersten zwei postoperativen Jahren, welches zu einer verbesserten Lebensqualität des Patienten führt. Alternative Methoden mit vergleichbaren Ergebnissen sind das Ileozökalinterponat, die transverse Koloplastik sowie die Seit-zu-End Anastomose. Die Rekonstruktion mittels eines Kolon-J-Pouches sollte der herkömmlichen End-zu-End Anastomose bei Patienten mit einer anterioren Rektumresektion vorgezogen werden.

Schlüsselwörter: Anteriore Rektumresektion – Kolon J-Pouch

Einleitung

Nachdem bei den Tumoren des unteren Rektumdrittels zunächst Prinzipien der Radikalität in Vordergrund standen, wird in jüngster Zeit mehr Wert auf eine funktionelle Rekonstruktion des Anorektums gelegt. Klassischerweise wird nach einer anterioren Rektumresektion beim kolorektalen Karzinom eine direkte kolorektale oder coloanale Anastomose durchgeführt. Der

Verlust des rektalen Reservoirs jedoch führt bei einer betrachtlichen Zahl von Patienten zu funktionellen Einbussen mit Diarrhoen, erhöhter Stuhlfrequenz, erhöhten Stuhldrang und Stuhlinkontinenz. Dieser Symptomenkomplex wurde als „anterior resection syndrome" beschrieben und bedeutet für vielen Patienten eine deutlich verminderte Lebensqualität. In Anlehnung an die Ergebnisse der Ileum-Pouchkonstruktion nach Proktokolektomie, entwikkelten Lazorthes et al. [1] und Parc et al. [2] unabhängig voneinander eine Rekonstruktion des Rektumreservoirs in Form eines Kolon J-Pouches. Unter Berücksichtigung der Radikalitätsprinzipien inklusive der totalen mesorektalen Exzision (TME) wird ein J-Pouch aus distalem Kolon konstruiert und eine pouchrektale oder pouchanale Anastomose vorgenommen.

Verschiedene prospektiv randomisierte Studien haben inzwischen zeigen können, dass die Pouchkonstruktion auch bei älteren Patienten ein sicher durchführbares Verfahren ist [3]. Dabei scheint eine Anastomoseninsuffizienz bei der pouchanalen Anastomose weniger häufig zu sein, welches auf eine verbesserte Durchblutung der Seit-zu-End Anastomose zurückgeführt wird [4]. Je nach Tiefe der Anastomose kann diese per Handnaht oder mit Hilfe eines Staplers durchgeführt werden. Die laparoskopisch assistierte J-Pouch Anlage wird zur Zeit entwickelt. Die funktionellen Ergebnisse scheinen zumindest in den ersten zwei Jahren der direkten colorektalen Anastomose überlegen zu sein. Die Stuhlfrequenz betrug in der Studie von Lazorthes lediglich 1,1 pro Tag, ohne Stuhldrang oder Inkontinenz [1]. Die Studie von Seow-Choen ergab, dass 95% der 19 Patienten in der Pouch-Gruppe weniger als 3 Stuhlgänge pro 24 h hatten, während dies nur bei 70% der Patienten mit einer direkten coloanalen Anastomose zutraf [3]. Diese physiologischen Vorteile werden durch signifikant größeres Reservoirvolumen sowie durch eine signifikant verbesserte Compliance erklärt. Allerdings brauchten in Pilotstudie von Lazorthes bis zu 25% der Patienten einen Einlauf zur Entleerung des Pouches. Diese Entleerungsprobleme werden zurückgeführt auf eine Übergröße des Neoreservoirs. Hida et al. konnten zeigen, dass optimale funktionelle Ergebnisse bei einer Pouch-Schenkellänge von 5 cm erzielt werden können [5]. Langzeitstudien belegen, dass das onkologische Outcome nach Pouch-Rekonstruktion vergleichbar ist mit der direkten kolorektalen Anastomose [6]. Die funktionellen Vorteile des J-Pouches gegenüber der direkten kolorektalen Anastomose verlieren jedoch zwei Jahre postoperativ an Bedeutung [7]. Nach dieser Zeit hat sich die direkte kolorektale Anstomose an ihre Funktion als Neorektum adaptiert. Andere Studien mit mittleren Follow-up Zeiten von ca. 5 Jahren und länger konnten allerdings nach wie vor eine geringe Stuhlfrequenz und einen verminderten Stuhldrang nach Kolon J-Pouch Anlage beobachten [8].

Technische Probleme

In der Praxis jedoch wird der Kolon J-Pouch deutlich seltener durchgeführt als propagiert wird. Die Platzverhältnisse im kleinen Becken, insbesondere beim Manne, machen die Anlage eines Kolon J-Pouches häufig schwierig. Ein sehr ausgeprägtes Mesorektum bei der Adipositas sorgt für zusätzliche Probleme. In solchen Fällen ist eine einfache Seit-zu-End Anastomose eine sinnvolle Alternative. Huber et al. konnten zeigen, dass mit der Seit-zu-End Anastomose ähnliche Langzeitergebnisse erzielt werden können [9]. Bei einer ausgeprägten Resektion kann das Restkolon zu kurz für eine spannungsfreie Anastomose geraten. Dann kann durch eine Rückresektion des Colons auf das Ascendens oder durch eine transmesenteriale Führung oft noch eine Pouch-Rekonstruktion ermöglicht werden. Die J Pouch-Rekonstruktion ist auch ohne Anlage eines vorgeschalteten Stomas zum Schutz der Anastomose sicher durchführbar. Der Operateur soll an Hand der intra-operativen Situation entscheiden, ob ein protektives Ileostoma angelegt werden soll oder nicht. Dabei soll die Komorbidität des Patienten, eine (neo-)adjuvante Radiochemotherapie und der Operationsverlauf berücksichtigt werden.

Alternative Rekonstruktionsmöglichkeiten

Eine Rekonstruktion des Reservoirs kann auch durch andere Methoden als eine J-Pouchkonstruktion erzielt werden. Von Flüe bediente sich des natürlich vorhandenen Reservoirs des Coecums als Rektumersatz nach TME [10]. Das Coecum wurde isoperistaltisch als Interponat eingefügt. Dabei wurde ein ähnlich gutes Reservoir-Volumen und Compliance des Neorektums als bei der J-Pouch Konstruktion beobachtet. Die Vorteile wurden darin gesehen, dass ein intaktes neurovaskuläres Kolonsegment eine normale anorektale Funktion erlaubt. In 80% der Fälle konnte der anorektale Inhibitionsreflex erhalten bleiben. Eine Alternative bietet die transverse Koloplastik von Z'graggen et al. [11]. Dabei wird nach der Rektumresektion zunächst eine End-zu-End Anastomose in Double-stapling Technik durchgeführt. Anschließend wird proximal der Anastomose eine longitudinale Kolotomie durchgeführt, welche ähnlich der Strikturoplastik horizontal verschlossen wird, um auf diese Weise ein kleines Reservoir zu erhalten. Diese Methode kann bei limitierten Platzverhältnissen eine Lösung bieten. Beide Techniken erzielen gute operative und funktionelle Ergebnisse. Die Langzeitergebnisse müssen allerdings noch evaluiert werden.

Zusammenfassung und Fazit

Die Konstruktion eines Kolon-Pouches beeinflusst die Radikalität der Resektion nicht. Die Indikation zur Konstruktion eines Kolonpouches besteht dann, wenn das Rektumreservoir verloren geht, das heißt, dass die Anastomose tiefer als 7 cm ab ano durchgeführt wird. Wenn die Ampulle erhalten bleibt, ist eine Pouch-Rekonstruktion nicht indiziert. Es ist darauf zu achten, dass die Schenkellänge 5 cm nicht überschreitet. Bei mangelnden Platzverhältnissen im kleinen Becken kann alternativ eine transverse Koloplastik, ein Coecum-Interponat oder eine Seit-zu-End Anastomose angelegt werden. Die funktionellen Ergebnisse der direkten Anastomose gleichen sich nach zwei Jahren denen des J-Pouches an. Allerdings überwiegen die Vorteile der Pouchrekonstruktion im unmittelbaren post-operativen Verlauf, so dass wir dieses Verfahren als State-of-the-art bei der anterioren Rektumresektion empfehlen.

Literatur

1. Lazorthes F, Fages P, Chiotasso P, Lemozy J, Bloom E (1986) Resection of the rectum with reconstruction of a colonic reservoir and coloanal anstomosis for carcinoma of the rectum. Br J Surg 73:136 - 138
2. Parc R, Tiret E, Frileux P, Moscowski E, Loygue J (1986) Resction and coloanal anastomosis with colonic reservoir for rectal carcinoma. Br J Surg 73:139 - 141
3. Seow-Choen F, Goh HS (1995) Prospective randomized trial comparing J colonic pouch-anal anastomosis and straight coloanal reconstruction. Br J Surg 82:608 - 610
4. Hallbook O, Johansson K, Sjodahl R (1996) Laser Doppler blood flow measurement in rectal resection for carcinoma - comparison between the straight and colonic J-pouch reconstruction. Br J Surg 83:389 - 392
5. Hida J, Yasutomi M, Fujimoto K, Okuno K, Ieda S, Machidera N, Kubo R, Shindo K, Koh K (1996) Functional outcome after low anterior resction with low anastomosis for rectal cancer using the colonic J-pouch. Prospective randomized study for determination of optimum pouch size. Dis Colon Rectum 39:981 - 991
6. Berger A, Tiret E, Cunningham C, Dehni N, Parc R (1999) Rectal excision and colonic pouch anal anastomosis for rectal cancer. Dis Colon Rectum 42:1265 - 1271
7. Joo JS, Latulippe JF, Alabaz O, Weiss EG, Nogueras JJ, Wexner SD (1998) Long-term functional evaluation of straight coloanal anastomosis and colonic J-pouch: is the functional superiority of colon J-pouch sustained? Dis Colon Rectum 41:740 - 746
8. Harris GJC, Lavery IC, Fazio VW (2001) Function of a colonic J pouch continues to improve with time. Br J Surg 88:1623 - 1727
9. Huber FT, Herter B, Siewert JR (1999) Colonic pouch vs. side-to-end anastomosis in low anterior resection. Dis Colon Rectum 42:896 - 902
10. Von Flue MO, Degen LP, Beglinger C, Hellwig AC, Rothenbuhler JM, Harder FH (1996) Ileocecal reservoir reconstruction with physiologic function after total mesorectal cancer excision. Ann Surg 224:204 - 212
11. Z'graggen K, Maurer CA, Birrer S, Giachino D, Kern B, Buchler MW (2001) A new surgical concept for ractal replacement after low anterior resection. Ann Surg 234:780 - 787

Biomaterialien in der Viszeralchirurgie

Klinischer Einsatz – Nahtmaterialien

A. Thiede, U. Dietz und S. Debus

Chirurgische Universitätsklinik und Poliklinik, Universität Würzburg, Josef-Schneider-Straße 2, 97080 Würzburg

Biomaterials: Clinical Application of Suture Materials

Summary. The surgical suture should be chosen in dependence of the tissue being operated upon and be oriented on the main properties of its chemical composition. Synthetic absorbable suture materials are the first choice in the majority of the procedures, to prevent the formation of foreign body reaction – excepting sites subjected to continuous mechanical stress, for example hernias, orthopedic and vascular surgery. By causing lesser tissue damage and interfilament bacterial transport, monofilament sutures are preferable than multifilament ones. However, knotting monofilament sutures requires additional skills in comparison to multifilament strains, due to their special handling an knotting properties.

Key words: Suture materials – handling – clinical application

Zusammenfassung. Die Wahl des chirurgischen Nahtmaterials ist abhängig von dem zu vereinigenden Gewebe und sollte sich an den speziellen Eigenschaften der einzelnen Nahtmaterialien orientieren. Wenn immer möglich, sollte – ausgenommen Situationen mit dauerhafter mechanischer Belastung (Hernien, Gefäßnaht) – synthetisch resorbierbares Material verwendet werden, um eine persistierende Fremdkörperreaktion zu vermeiden. Wegen der geringeren Gewebetraumatisierung und des fehlenden interfilamentären Bakterientransportes sollte in der Regel monofilen Fäden der Vorzug vor geflochtenen Fäden gegeben werden. Jedoch müssen die schlechtere Knotenfunktion und ungünstigeren Handhabungseigenschaften monofiler Nahtmaterialien berücksichtigt werden.

Schlüsselwörter: Nahtmaterialien – Handhabungseigenschaften – klinischer Einsatz

Einflussfaktoren auf die Wahl des Nahtmaterials

Die Wahl des chirurgischen Nahtmaterials ist von einer Vielzahl verschiedener Faktoren abhängig, die von dem Chirurgen differenziert gegeneinander abzuwägen sind. Auf der einen Seite ist die Wahl des Materials von objektiven Kriterien abhängig, die sich im wesentlichen aus physikalischen Materialeigenschaften sowie aus biochemischen Eigenschaften im Körpergewebe definieren. Auf der anderen Seite müssen dagegen subjektive Kriterien abgewogen werden, die sich im wesentlichen aus den Handhabungseigenschaften und Anwendungsgewohnheiten des Chirurgen ergeben. In Abhängigkeit vom Implantationsort sind Nahtmaterialien unterschiedlichen Anforderungen unterworfen, denen sie gewachsen sein müssen. Die Kenntnis der Eigenschaften der einzelnen chirurgischen Nahtmaterialien stellt daher für den anwendungsgerechten Einsatz eine Voraussetzung dar.

Fäden und Nadeln

Die Nahtmaterialeigenschaften werden in drei Oberbegriffe eingeteilt: Konstitutionsmerkmale, unterscheidende Parameter und Handhabungseigenschaften (Tabelle 1). Hier gilt es anhand dieser Eigenschaften das jeweils angebrachte Nahtmaterial in Kombination mit einer angebrachten Nadel zu wählen. Unter den Konstitutionsmerkmalen kann eine Einteilung nach den Kategorien Herkunft (organisch, synthetisch), Resorbierbarkeit (resorbierbar, nichtresorbierbar) und Verarbeitung („Struktur") des Materials erfolgen. Die resorbierbaren Fäden werden je nach Auflösungs- und Funktionszeit in vier Hauptgruppen eingeteilt: ultra-kurzfristig, kurzfristig, mittelfristig und langfristig resorbierbar. Funktionszeit (FZ) wird definiert als die Zeitspanne in der ein resorbierbarer Faden messbare Zugfestigkeit aufweist. Die FZ50 bedeutet der Zeitpunkt zu dem ein resorbierbarer Faden noch 50% der Ausgangszugfestigkeit besitzt. Resorptionszeit (auch Auflösungszeit genannt) ist dagegen die Zeitspanne zwischen Implantation und dem histologischen Nachweis der Fadenauflösung (Tabelle 2).

Die Ursache unterschiedlicher Auflösungs- und Funktionszeiten von Nahtmaterialien ist nicht nur durch die Ausgangssubstanz, sondern insbesondere auch durch deren spezielle Verarbeitungsformen bedingt. Grundsätzlich unterscheidet man monofile Fäden (homogen,

Tabelle 1. Kriterien zur Beschreibung und Evaluierung chirurgischen Nahtmaterials

1. Konstitutions-Merkmale	1a)	Beschaffenheit (Degradationsverhalten)
		Resorbierbar
		Nicht-resorbierbar
	1b)	Fadenaufbau
		Filament-Architektur
		Oberflächeneigenschaften
		Durchmesser
		Beschichtung
		Farbe
2. Unterscheidende Parameter	2a)	In vitro
		Zugfestigkeit
		Knotenhalt (Zug- u. Sitzfestigkeit)
		Dehnbarkeit
		Elongation
	2b)	In vivo
		Durchzugswiederstand
		Gewebeverträglichkeit
		Quellung
		Dochtwirkung
		Funktionszeit
3. Handhabungseigenschaften	3a)	Handlichkeit
		Sägewirkung
		Flexibilität
		Geschmeidigkeit
		Knotengleitfähigkeit
		Knotenhalt
	3b)	Gewebedurchzugsverhalten
		Sägewirkung
		Reibwirkung
		Traumatisierung
4. Andere Eigenschaften	4a)	Sterilität
	4b)	Armierung
	4c)	Verpackung

Tabelle 2. FZ 50 + Resorptionszeit resorbierbarer Nahtmaterialien

	FZ50 (Tage)	Resorptionszeit (Tage)	Filament-Architektur	Kategorie
Vicryl rapid®	5	40	p	Ultra-kurzfristig resorbierbar
Safil Quick®	7	40	p	
Monocryl®	7 - 8	100	m	
Monosyn®	14	80	m	
Dexon®	17	70	p	Kurzfristig resorbierbar
Polysorb®	18	70	p	
Vicryl®	21	70	p	
Biosyn®	19	100	p	
Maxon®	28	170	m	Mittelfristig resorbierbar
PDS®	35	195	m	
Panacryl®	210	400	p	Langfristig resorbierbar

m = monofilamentär; p = polyfilamentär.

nicht strukturiert mit völlig glatter Oberfläche) von polyfilen Fäden, welche aus einer Vielzahl von Einzelfilmenten bestehen. Dabei liegen die polyfilen Fäden in geflochtener (feine Filamente, die zunächst verzwirnt und anschließend um die längsgerichtete Fadenseele geflochten werden) oder in gezwirnter Form (Einzelfilamente werden um die Fadenlängsachse gedreht) vor. Zusätzlich können diese Fäden von einer oberflächlichen Ummantelung umgeben – man spricht von pseudomonofil – oder aber durch eine Einzelfaserbeschichtung eingehüllt sein. Diese zusätzlichen Behandlungsformen können ebenfalls einen wesentlichen Einfluss auf die Funktionszeit ausüben [1, 2, 3, 4, 5, 8, 17].

Darüber hinaus hat die Verarbeitung des Nahtmaterials erheblichen Einfluss auf das Gewebedurchzugsverhalten sowie auf die Handhabungseigenschaften (Handling). Eine raue Oberfläche, wie sie bei geflochtenen, unbeschichteten Fäden vorliegt, zeigt im Gegensatz zu monofilen Nahtmaterialien einen nicht unerheblichen Sägeeffekt und damit eine höhere Gewebetraumatisierung. Zusätzlich weisen geflochtene, unbeschichtete Nahtmaterialien eine Kapillarität (Dochtwirkung), die zur Keimverschleppung führen können auf. Auch eine Quellneigung mit der Gefahr einer sekundären Knotenlösung und auch lokalen Ischämie wird bei diesen Fäden beschrieben. Alle diese Effekte können durch eine Beschichtung erheblich vermindert werden. Gleichzeitig wird die Handhabung dadurch vereinfacht. Polyfile Fäden besitzen insgesamt günstigere Knüpfeigenschaften bei gleichzeitig besserem Knotensitz und somit eine höhere Knotensicherheit als monofile Materialien. Polyfile Fäden weisen auch eine höhere Flexibilität als monofile Fäden auf, da sie durch geringere Steifigkeit flexibler sind [4, 5, 6, 7, 10, 16, 18].

Untrennbar vom Faden ist dessen Armierung zu betrachten. Eine harmonische Faden-Nadel-Kombination ist von ausschlaggebender Bedeutung. Bei der Federöhrnadel springt durch leichten Zug der Faden von selbst in das Öhr. Die Entwicklung und Konzeption der atraumatischen Naht, d.h. einer stufenlosen, festen Verbindung zwischen Nadel und Faden, war eine wichtige Weiterentwicklung des Nadel- und Fadenmaterials. Der Faden ist in das Nadelende montiert, wobei Einfachbohrungen und Kanalschaftbohrungen zur Anwendung kommen. Der Faden erscheint als direkte Nadelverlängerung. Das Gewebetrauma ist demzufolge gering, da nur eine kleine Stufenbildung an der Armierungszone verbleibt. Die jüngste Entwicklung ist der sog. Abreißfaden, wobei sich durch leichten Zug am Nadelhalter die Nadel vom Faden löst. Die Armierungszone ist so schwach eingestellt, dass der Nähvorgang selber zwar nicht beeinträchtigt wird, aber eine Kraft von ca. 3 – 10 N (d.h. 30 – 100 g) ausreicht, um den Lösungsvorgang zu induzieren. Bei dieser atraumatischen Nadel-Faden-Kombination entfällt einmal das Einfädeln des Fadens und das zeitraubende Abschneiden.

Zu den Eigenschaften chirurgischer Nadeln gehören neben der Bruchfestigkeit die Biegesteifigkeit, Durchstichkraft und die Elastizität. Nadeln unterschiedlicher Hersteller bieten eine erhebliche Qualitätsspanne, die vom Bruch nach einmaliger Biegebelastung bis hin zum

Bruch nach 27maliger Belastung reichen kann. Diese Werte sind weniger abhängig von der Nadelkonfiguration als vielmehr von dem verwendeten Stahl und der Nadelgröße. Auch die Durchstichkraft ist abhängig von der Nadelgröße (neben der Schleifart der Nadelspitze): größere Nadeln haben im allgemeinen eine höhere Durchstichkraft als kleine Nadeln, scharf geschliffene Nadeln weisen höhere Werte auf als runde Nadeln. Die Stabilität nimmt ebenfalls mit der Größe der Nadel zu.

Zur adäquaten Anwendung chirurgischen Nahtmaterials gehört das Knoten. Dieses ist in Abhängigkeit der verschiedenen Nahtmaterialien sehr verschieden und muss vom Operateur vollständig beherrscht werden. Einen sicheren Knotensitz mit einem monofilen Nahtmaterial zu erreichen ist bekannterweise aufwendiger als mit einem polyfilen Faden. Die Erklärung liegt in der Knotenarchitektur. Hierzu müssen einige Begriffe definiert werden. Nach Thiede et al. [18] besteht ein Knoten aus mehreren Schlingen. Der Knotenaufwand ist definiert durch Arbeitsgänge, wobei eine Schlinge einem Arbeitsgang entspricht; ebenfalls ist der Wechsel von Zug- und Knüpffaden als ein Arbeitsgang zu werten. Jeder Faden und jede Fadenstärke weisen eine eigene Knotenformel auf, deren Anwendung einen sicheren Knotensitz garantiert. Die Knotenformel bzw. der Knotenaufwand ist darüber hinaus für einen Rutschknoten eines gegebenen Fadens anders als bei einem chirurgischen Knoten des gleichen Fadens [14, 15, 18].

Operateur

Ein weiterer Einflussfaktor auf die Wahl des chirurgischen Nahtmaterials ist zunächst die klinische Erfahrung des Operateurs. Diese ergibt sich aus verschiedenen Variablen. Die Kenntnis der zellulären und biochemischen Abläufe der Wundheilung (exudative, proliferative und reparative Phasen) erlaubt die Einschätzung der mechanischen Belastbarkeit der Wunde in den verschiedenen Phasen [9, 11]. Eine gering gehaltene operative bzw. manipulative Gewebeschädigung ist maßgeblich für die harmonische Wundheilung; auch der Chirurg der makroskopisch elegant operiert, verursacht aus mikroskopischer Sicht eine beträchtliche Gewebetraumatisierung [12]. Übung und Geschicklichkeit sind subjektive, jedoch für den jungen Chirurgen wichtige Kriterien bei der Wahl des Nahtmaterials; ebenfalls verhält es sich mit der experimentellen und klinischen Erfahrung. Hinzu kommt die Kenntnis des gesamten Angebotes der verfügbaren Nahtmaterialien sowie das Wissen um Evidenzanalysen zur Nahttechnik. Nichtsdestotrotz bleibt jedoch die Entscheidungskompetenz im Bereich der verantwortlichen Autonomie des einzelnen Operateurs [7, 10, 17].

Einsatzort

Lokale und systemische Faktoren beeinflussen die Wundheilung (Tabelle 3). Die Wundheilung untersteht je nach Gewebe verschiedenen einwirkenden Faktoren, so z.B. dem pH, der Keimbesiedelung, der physiologischen Belastung, Durchblutung, der für den Heilungsverlauf

Tabelle 3. Faktoren, welche die Wundheilung beeinflussen

Lokale	Systemische
Durchblutung	Ernährungszustand
Nahtspannung (Zugzone)	Männliches Geschlecht
Kompression (Nahtzone)	Sepsis
Gewebezustand	Hypovolämie
Bakterielle Kontamination	Medikamente
Strahlenfolgen	Blutübertragung
Orthograde Spülung	Ikterus, Urämie, Diabetes

Tabelle 4. Unterschiede der Wundheilung aufgrund physiologischer Faktoren am Beispiel GI-Trakt und Haut [19]

	GI-Trakt	Haut
pH	variabel	konstant
Keime	pathogen	apathogen
physiol. Belastung	Motilität	Ruhigstellung
Durchblutung	Gefässe	Gef. + Diffusion
Zelltypen	F + gl. Muskelzellen	nur Fibroblasten
Collagenase	↑ Aktivität	unbedeutend
Festigkeit	Kurzfristig	Mittelfristig

verantwortlichen Zelltypen und des Collagenmetabolismus (Tabelle 4). Auch auf ein einziges Organ hin bezogen kann es zu einzelnen Unterschieden kommen. Bei der Hautnaht variiert z. B. die Zeitangabe zur Nahtmaterialentfernung mit den verschiedenen Körperregionen. Am Gesicht und Hals können die Fäden schon nach 4 - 5 Tagen entfernt werden, am Rumpf und Leistenregion nach 8 - 10, an der oberen Extremität nach 10 - 12 und an der unteren Extremität nach 12 - 14 Tagen [9, 11, 19].

Kriterien zur Wahl des Nahtmaterials

Daraus lassen sich zunächst Kriterien zur Wahl resorbierbarer (Abb. 1) und nicht-resorbierbarer Fäden (Abb. 2) Ableiten.

Zum plastischen Hautverschluss werden überwiegend monofile nicht-resorbierbare Nahtmaterialien verwendet, um zum einen einen glatten und atraumatischen Gewebedurchzug zu gewährleisten, zum anderen aber auch Fadengranulome oder überschießende Abbaureaktionen zu vermeiden. In der Schleimhaut hingegen müssen gänzlich andere Anforderungen an das Nahtmaterial gestellt werden: da sich Schleimhautdefekte innerhalb von wenigen Tagen regenerieren und die Schleimhaut in der Regel keinen Druck- und Zugbelastungen ausgesetzt ist, sind hier Nahtmaterialien zu verwenden, die bereits innerhalb von wenigen Tagen ihre Funktion im Gewebe verlieren. Am Gastrointestinaltrakt ist – insbesondere am Ösophagus und extraperitontealen Rectum – auf eine besonders schonende Gewebebehandlung zu achten. Ein atraumatischer Gewebedurchzug wird, wie bereits angesprochen, durch die Verwendung

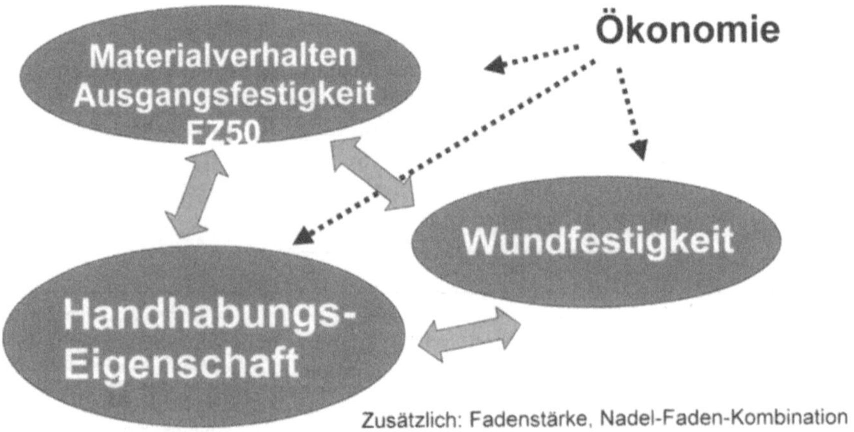

Abb. 1. Kriterien zur Wahl resorbierbarer Fäden

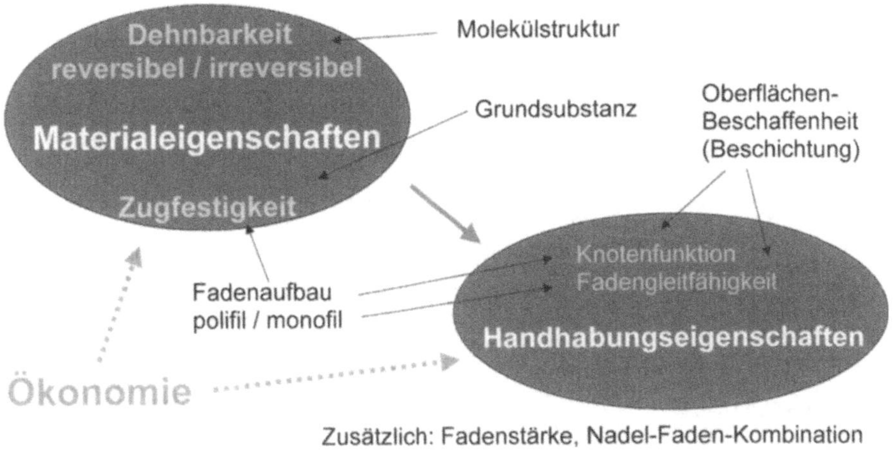

Abb. 2. Kriterien zur Wahl nicht resorbierbarer Fäden

monofiler resorbierbarer Materialien gewährleistet. Zur Gefäßnaht hingegen werden in der Regel Nahtmaterialien verwendet, die sich durch eine lange Haltbarkeit auszeichnen – also in aller Regel nicht resorbierbar sind – und zudem mit einer minimalen Gewebetraumatisierung einhergehen. Darüber hinaus sollten sie eine nur minimale irreversible Elongation aufweisen, also der Dauerbelastung durch die Pulswelle nicht irreversibel nachgeben. Diesen Ansprüchen wird beispielsweise Polypropylen weitestgehend gerecht. Eine reversible Elongation dagegen ist in einigen Bereichen durchaus erwünscht; beispielsweise wird in der Herzchirurgie Polybutester aus diesem Grunde unter der Vorstellung der pulssynchronen, reversiblen Dehnung des Fadens häufig für die Gefäßnaht verwendet [8, 13, 16].

In der Unfallchirurgie werden in der Regel Nahtmaterialien benötigt, die eine langfristige Funktion im Organismus behalten (z. B. Sehnennaht). Um einen persistierenden Fremdkörper im Nahtbereich zu vermeiden, sollten resorbierbare Materialien verwendet werden. Da jedoch mehrere Monate bis zum Erreichen der endgültigen Wundfestigkeit vergehen, sollte langfristig resorbierbares, synthetisches Nahtmaterial höherer Fadenstärke verwendet werden. Im Gegensatz zu diesen Prinzipien steht die Versorgung von Hernien und Rezidivhernien. Ein Rezidiv gilt es hier in jedem Fall zu vermeiden, insbesondere vor dem Hintergrund, dass Narbenhernien und Rezidivhernien in einem hohen Prozentsatz zu erneuten Rezidiven neigen. Daher empfiehlt es sich hier ausschließlich nicht resorbierbare Nahtmaterialien hoher Fadenstärken zu verwenden. Wegen der geringsten Gewebetraumatisierung wird hier monofilen Fäden der Vorzug gegeben.

Komplikationen

Die Nahtmaterial bedingten Komplikationen können verschiedene Ursachen haben. Allergien sind auf die Grundsubstanz zurück zu führen. Die Nahtinfektion kann in Abhängigkeit der Grundsubstanz, des Herstellungsprozesses oder des Fadenaufbaus sowie der Nahttechnik (ob extrakorporal oder intrakorporal) entstehen. Der primäre rein Nahtbedingte Nahtbruch ist Folge eines Missverhältnisses zwischen Fadenstärke und Knotenbruchfestigkeit oder einer inkorrekten Knotentechnik. Sekundär kann es durch Sägewirkung des Fadens auf das Gewebe sowie durch das Resorptionsverhalten zum Nahtbruch kommen. Grundsubstanz und Fadenaufbau können auch für die Narbenbildung mitverantwortlich sein.

Literatur

1. Anderson E, Sondenaa K, Holter J (1989) A comparative study of polydioxanone (PDS) and polyglactin 910 (Vicryl) in colonic anastomosis in rats. Int J Colorectal Dis 4:251 – 254
2. Anscombe AR, Hira N, Hunt B (1970) The Use of a New Absorbable Material (PGS) in General Surgery. Br J Surg 57:917 – 920
3. Blomstedt B, Jacobsson S-J (1970) Experiences with Polyglactin 910 (Vicryl) in General Surgery. Acta Chir Scand 143:259 – 263
4. Chu CC (1982) The Effect of pH on the in vitro degradation of polyglycolide lactide copolymer Absorbable sutures. J Biomed Mater Res 16:117 – 124
5. Chu CC, Moncrief G (1983) An in vitro evaluation of the stability of mechanical properties of surgical suture Materials in various pH conditions. Ann Surg 198:223 – 228
6. Debus ES, Geiger D, Sailer M, Ederer J, Thiede A (1997) Physical, biological and handling characteristics of surgical suture material: a comparison of four different multifilament absorbable sutures. Eur Surg Res 29:52 – 61
7. Debus ES, Geiger D, Ziegler UE, Thiede A (1999) Nahtmaterialien: Eigenschaften und Wertigkeit der Parameter physikalische und biologische Eigenschaften, Handhabungseigenschaften, Gewebeverträglichkeit. Langenbecks Arch Chir Suppl.:439 – 442
8. Diener H (2001) Organspezifisches Resorptionsverhalten verschiedener moderner absorbierbarer Nahtmaterialien Inauguraldissertation, Medizinische Fakultät der Julius-Maximilians-Universität Würzburg
9. Hendriks T, Mastboom WJB (1990) Healing of experimental intestinal anastomoses. Parameters for repair. Dis Col & Rect 33:891 – 901
10. Knoop M, Lünstedt B, Thiede A (1987) Maxon und PDS – Bewertung physikalischer und biologischer Eigenschaften monofiler, absorbierbarer Nahtmaterialien. Langenbecks Arch Chir 371:13 – 28
11. Linder J (1982) Morphologie und Biochemie der Wundheilung. Langenbecks Arch Chir 358:153 – 160
12. Lord MG, Broughton AC, Williams HTG (1978) A morphologic study on the effect of suturing the submucosa of the large intestine. Surgery Gynecol & Obstet 146:211 – 216
13. Lünstedt B Debus ES, Thiede A (1993) Anastomosenheilung bei verschiedenen Nahtverfahren im Gastrointestinaltrakt. Zbl Chir 118:1 – 7
14. Rodeheaver GT, Thacker JG, Owen J, Strauss M, Masterson T, Edlich RF (1983) Knotting and handling characteristics of coated synthetic absorbable sutures. J Surg Res 35:525 – 530
15. Tera H, Åberg C (1976) Tensile stregths of twelve types of knot employed in surgery, using different suture materials. Acta Chir Scand 142:1 – 7
16. Thiede A, Hamelmann H (1982) Moderne Nahtmaterialien und Nahttechniken in der Chirurgie Springer Verlag, Berlin/Heidelberg/New York
17. Thiede A, Lünstedt B (1991) Chirurgisches Nahtmaterial – Vor- und Nachteile. In: Jahrbuch der Chirurgie. Biermann Verlag. S. 243 – 255
18. Thiede A, Stüwe W, Lünstedt B (1985) Vergleich von physikalischen Parametern und Handhabungseigenschaften kurzfristig und mittelfristig absorbierbarer Nahtmaterialien. Chirurg 56:803 – 808
19. Thorton FJ, Barbul A (1997) Healing in the gastrointestinal tract. Surg Clin North Am 77:540 – 573

LEISTENHERNIE: TAPP – zukünftiger Standard?

R. Bittner

Klinik für Allgemein-Viszeralchirurgie, Marienhospital Stuttgart, Böheimstraße 37, 70199 Stuttgart

Inguinal Hernia: TAPP as the Standard of the Future?

Standard bedeutet Maßstab, Norm, Richtschnur; Leistungs- und Qualitätsniveau. Der Standard in der Leistenhernienchirurgie beschreibt somit das optimale Niveau von Komplikationshäufigkeit und Rezidivraten, in neuerer Zeit auch von Dauer der Arbeitsunfähigkeit sowie der Einschränkung der Lebensqualität. Unter Standardoperation ist dann die operative Technik zu verstehen, mit der die Richtwerte bezogen auf die genannten Kriterien erreicht werden können. Die Standardmethode sollte nach Möglichkeit alle Hernientypen, auch die komplizierten, einbeziehen und von jedem Chirurgen erlern- und durchführbar sein sowie eine optimale Sozioökonomie haben. Die Standardoperation in der Leistenbruchchirurgie hat in den letzten 20 Jahren einen drastischen Paradigmawechsel erfahren (Abb. 1).

Während 1982 noch mehr als 90% der Leistenbrüche nach Bassini operiert wurden (und nur 0,4% nach Shouldice) waren dies 1992 nur noch 31%. Häufigste Operation war jetzt mit 53,8% die Shouldice-Reparation. Laparoskopische/Endoskopische Verfahren sowie konventionelle Ver-

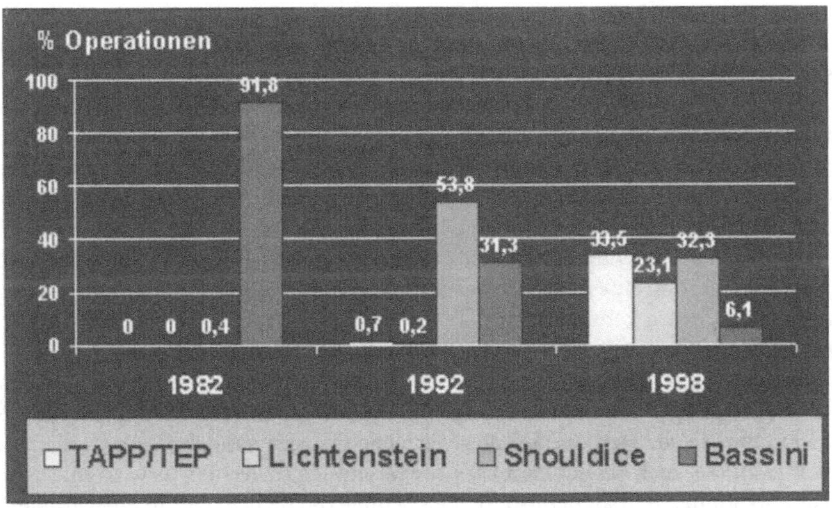

Abb. 1. Standardoperationen in der Leistenhernienchirurgie (Deutschland). Paradigmawechsel

Tabelle 1. Qualitätskontrolle Baden-Württemberg[a] Leistenhernienchirurgie 1988/89

	Primärhernien [n = 4045]	Rezidivhernien [n = 516]
Rezidivrate	8,1%	36,2%
Hodenatrophie	7,3%	14,7%

[a] Seidel W. Scheibe O. (1993) Ergebnisse der Leistenhernienchirurgie beim Erwachsenen Langenbecks Arch Chir Suppl (Kongressbericht 1993): 234 - 237

Tabelle 2. Leistenhernienchirurgie. Ergebnisse der konventionellen, anterioren Reparation[a]

	Primärhernie	Rezidivhernie
Wundkomplikationen	0,3 - 10%	9,2% (3,4 - 21%]
Hodenatrophie	0,5 - 2%	2 - 10%
Chronische Schmerzen	1,5%	2,7%
Rezidive	1,5%	3,1%

[a] Hernien, Schumpelick 1996

Tabelle 3. Primärhernie. Ergebnisse der Lichtensteinreparation [Metzger et al. Ann R Coll Surg Engl 2001; 83: 209 - 214]

Wundkomplikationen	9,8%
Persistierende Schmerzen/neurologische Symptome	6,3%
Hodenatrophie	0,85%
Rezidivrate	0,85%

Follow-up 70% (Fragebogen)

Tabelle 4. Randomisierte Studie. Lichtenstein versus Shouldice [Nordin et al., Br J Surg 2002; 89: 45 - 49]

	Lichtenstein [n = 149]	Shouldice [n = 148]
Operationszeit	54 min	61 min
Wundkomplikationen	6,7%	3,4%
Persistierende Schmerzen	5,6%	4,2%
Hodenatrophie	1,3%	0%
Rezidivrate	0,7%	4,7%

fahren mit anteriorer Netzimplantation spielten 1992 mit unter 1% keine Rolle. 1998 ging der Anteil der Bassini-Technik auf deutlich unter 10% zurück. Jetzt fand sich als häufigste Operation mit 33,5% die laparoskopische/endoskopische Technik, gefolgt von der Shouldice-Operation mit 32,3% und der anterioren Netzimplantation nach Lichtenstein mit 23,1%. Der Grund für den Paradigmawechsel von der Bassini zur Shouldice-Operation war sicher die Unzufriedenheit über die Ergebnisse mit der Bassini-Operation, wie sie flächendeckend erzielt und bspw. in der Qualitätskontrolle Baden-Württemberg dokumentiert wurden (Tabelle 1).

Es besteht kein Zweifel, dass mit der Shouldice-Operation einschließlich der anterioren Verfahren mit Netzimplantation eine deutliche Verbesserung der Ergebnisse in der Behandlung der Primärhernie erzielt werden konnte (Tabelle 2).

Nach wie vor sind allerdings die Ergebnisse bei der Rezidivhernie nach einer Literaturzusammenstellung („Hernien" Herausgeber V. Schumpelick, 1996) unbefriedigend. Darüber hinaus ist bei der Beurteilung der in Tabelle 3 aufgeführten Zahlen zu berücksichtigen, dass es sich hier um die Ergebnisse weltweit anerkannter Hernienchirurgen handelt. In kontrollierten Studien sind die Ergebnisse, auch bei der Primärhernie wesentlich schlechter. Es wird eine hohe Rate an Wundkomplikationen und an persistierenden Schmerzen beobachtet. In einer flächendeckenden Studie aus Schottland (Hair et al., Br J Surg 2000; 87: 1722 - 1726) über immerhin

Tabelle 5. Chirurgie der Leistenhernie. Ergebnisvergleich

	Primärhernie		Rezidivhernie	
	konv.[a]	lap.[b]	konv.[a]	lap.[b]
Wundkomplikationen	0,3 - 10%	0,04%	9,2	0%
Hodenatrophie	0,5 - 2%	0,04%	2 - 10%	0,09%
Chron. Schmerzen	1,5%	0,03%	2,7%	0%
Rezidivrate	1,5%	0,7%	3,1%	1,1%

[a] Hernien, Hrsg. Schumpelick (1996) Literaturübersicht
[b] Marienhospital Stuttgart IV/93-XII/01 n = 8048

mehr als 5 506 Hernienreparationen, davon 85% offen mit Netz, betrug die Rate der Wundkomplikationen sogar 15% und die Dauer der Arbeitsunfähigkeit 33 Tage. Auch in einer randomisierten Studie aus Schweden fand sich sowohl nach der Lichtenstein, als auch nach der Shouldice-Operation eine hohe Rate an Wundkomplikationen und persistierenden Schmerzen (Tabelle 4).

Darüber hinaus wurde nach der Shouldice-Operation in dieser randomisierten Studie eine Rezidivrate von 4,7% beobachtet. In einer aktuell publizierten Studie aus Dänemark (Sörensen et al., World J Surg 2002; 26: 397 - 400) wurden Rezidivraten bei der Primärhernie von 11.2% und nach Operation einer Rezidivhernie von sogar 18,7% beobachtet bei immerhin 649 Hernienreparationen. Eine nicht akzeptable Rate chronischer Schmerzen von 30% nach offener Leistenbruchoperation wurde ebenfalls aktuell publiziert von Poobalan und Mitarbeitern (Br J Surg 2001; 88: 1122 - 1126), wobei interessanterweise die Patienten mit einer Netzimplantation mehr Schmerzen hatten, als die ohne Netz. Als chronische Schmerzen wurden nach dem McGill-Pain Questionnaire anhaltende Beschwerden nach mehr als drei Monaten nach der Operation definiert.

Zusammenfassend können als Gründe für den Paradigmawechsel in der Chirurgie der Leistenhernie bei konventioneller anteriorer Operationstechnik aufgeführt werden: eine hohe Rate an Wundkomplikationen und chronischen Schmerzen, eine signifikante Rate an Hodenatrophien, eine lange Dauer der Arbeitsunfähigkeit und bei den Reparationen ohne Netzimplantation auch eine hohe Rate an Rezidiven.

Die laparoskopische Hernioplastik (TAPP) stellt eine Synthese bewährter konventioneller Techniken (Rives, Stoppa) mit den Vorteilen eines minimal-invasiven Zuganges dar. Die Wirkungsbasis ist das physikalische Prinzip nach Pascal, d. h. es handelt sich hier und dies auch im Gegensatz zur Lichtensteinoperation um eine vollkommen spannungsfreie Rekonstruktion. Diese Vorteile müssen sich auch in den Ergebnissen niederschlagen. Wir beobachten bereits in der Behandlung der Primärhernien eine deutliche Reduktion von Wundkomplikationen, Hodenatrophien und chronischen Schmerzen um etwa eine 10er Potenz (Tabelle 5). Die Rezidivrate kann um die Hälfte gesenkt werden.

Noch deutlicher sind die Unterschiede der Rezidivhernie. Hier kommen die Vorteile des laparoskopischen Vorgehens besonders deutlich zum Tragen. In der laparoskopischen Technik kann Primär- und Rezidivhernie mit nahezu identischer Effektivität operiert werden. Da es sich hier um die Ergebnisse unserer großen prospektiven Studie über 8 048 Hernienreparationen handelt, ist ein Evidence-Niveau von IIb anzunehmen. Evidence-Niveau Ia hat die aktuell in Annals of Surgery (2002; 235: 322 - 332) publizierte Meta-Analyse von insgesamt 58 randomisierten Studien durch die EU-Hernia-Trialist-Collaboration. Die wichtigsten Ergebnisse dieser Meta-Analyse sind: die Dauer der Arbeitsunfähigkeit kann durch die TAPP/TAP im Vergleich zur offenen Reparation ohne Netz und auch im Vergleich zur offenen Reparation mit Netz um ca. eine Woche verkürzt werden. Persistierende Schmerzen werden signifikant seltener beobachtet ($p < 0{,}001$) und die Rezidivrate kann im Vergleich zur offenen Reparation ohne Netz auf die Hälfte gesenkt werden ($p < 0{,}001$). Nahezu identische Ergebnisse wurden auch in der vielzitierten holländischen Studie von Liem (New Engl J Med. 1997; 336: 1541 - 1547), die randomisiert 507

Tabelle 6. TAPP (Marienhospital Stuttgart 4/1993 – 1912/2001) Ergebnisse

	Chef und Oberärzte [n = 3] individuelle Operationen > 300	Fachärzte [n = 3]	Assistenzärzte [n = 9]
Operationen [n]	5122	1303	607
Op.-Zeit [Median]	40 min	50 min	53 min
Morbidität	2,4%	2,9%	2,3%
Reoperationen	0,4%	0,5%	0,5%
Rezidivrate	0,4%	0,3%	0,2%

Tabelle 7. Laparoskopische Hernioplastik (TAPP). Kosten (Marienhospital Stuttgart 4/93 – 12/00)

	Ersten 50 Fälle[a]	Letzen 50 Fälle[b]
Op.-Zeit [Median]	60 min	39 min
Kosten pro Hernie [Personal, Instrumente, Material]	EUR 1002,70	EUR 418,50

[a] Einmalinstrumente
[b] Resterilisierbare Instrumente

Patienten mit offener Reparation gegenüber 487 Patienten mit endoskopischer Reparation vergleicht, publiziert. Trotzdem hat sich wie kürzlich von Knook und Mitarbeitern in Surg Endosc 2001; 15: 55 – 58 publiziert, die chirurgische Praxis in den Niederlanden nicht zu Gunsten der laparoskopischen/endoskopischen Hernioplastik verändert – eher das Gegenteil ist zu beobachten. Die Frage nach der Ursache der mangelhaften Akzeptanz der laparoskopischen Hernioplastik wird treffend von Fitzgibbons (Surg Endosc 2002; 16: 545 – 546) beantwortet: „Can you blame a surgeon for not putting him or herself through this painful learning process only to be penelized financially?“ Von Fitzgibbons werden die beiden kritischen Punkte der laparoskopischen Hernioplastik angesprochen. Der hohe technische Schwierigkeitsgrad und die höheren Kosten. Es ist daher zunächst der Frage nachzugehen, ob die TAPP lehr- und lernbar ist und in der täglichen Routine auch vom jungen Chirurgen in der Ausbildung durchgeführt werden kann.

Zur Beantwortung dieser Frage haben wir die Ergebnisse der laparoskopischen Hernioplastik in Abhängigkeit zum Ausbildungsstand der Chirurgen analysiert (Tabelle 6).

Inzwischen sind nahezu 2000 Hernienreparationen von insgesamt 12 nachgeordneten Chirurgen, davon 5 in der Weiterbildung zum Facharzt, durchgeführt worden. Interessanterweise bestehen – ausgenommen die Operationszeit bezüglich der Morbidität und der Rezidivrate keine Unterschiede zu den drei Operateuren, die die Methode in die Klinik eingeführt haben, wobei deren Ergebnisse nach Überwindung der Lernkurve für diesen Vergleich herangezogen wurden. Dies bedeutet, daß in einer Klinik, in der routinemäßig die laparoskopische Hernioplastik durchgeführt wird, junge Chirurgen in diese Methode hineinwachsen können, ohne daß dies mit den üblichen Folgen der sogenannten Lernkurven verbunden ist.

Auch zur Beantwortung der zweiten Frage, ob die Kosten vertretbar sind, haben wir das eigene Krankengut analysiert und zwar die ersten 50 Fällen mit den letzten 50 Fällen (Tabelle 7) verglichen. Es wird deutlich, daß mit der Verkürzung der Operationszeit und der Verwendung resterilisierbarer Instrumente die Kosten pro Hernie signifikant auf weniger als die Hälfte gesenkt werden können. Andererseits besteht jedoch kein Zweifel, daß im Vergleich zu den konventionellen anterioren Reparationen die Kosten der laparoskopischen Technik auch in unserer Klinik um ca. 100 bis 200 € höher sind. Wenn wir allerdings die Gesamtkosten, d. h. auch die Kosten die durch den Ausfall der Arbeitsfähigkeit entstehen berücksichtigen, wie dies von Heikkinen und Mitarbeitern (Surg Endosc 1998; 12: 1199) publiziert wurde, so liegt die laparoskopische Hernioplastik mit mehr als 1100 $ signifikant günstiger als bspw. die Lichtenstein-Operation.

Wir können daher die eingangs gestellte Frage TAPP - zukünftiger Standard? wie folgt beantworten: unter Berücksichtigung von Patientenkomfort, der Rate an Wundkomplikationen, chronischen Schmerzen, sowie von Rezidiven ist die Antwort ein klares JA. Andererseits jedoch bestehen flächendeckend noch erhebliche Ausbildungsdefizite abgesehen von dem fehlenden internen/externen Kostenausgleich. Ziel sollte daher sein, ein flächendeckendes strukturiertes Ausbildungskonzept zu realisieren, sowie bei den Kostenträgern auf eine entsprechende Honorierung der laparoskopischen/endoskopischen Technik hinzuwirken. Erst nach dem Erreichen beider Ziele hat die Technik, die sich bereits heute nach EBM-Kriterien als die für den Patienten komfortabelste herausgestellt hat, eine Chance, auch die Standardoperation der Zukunft zu werden.

Chirurgie der euthyreoten Knotenstruma

Schonung des Nervus recurrens

H. E. Vogelsang und T. Negele

Chirurgische Klinik und Poliklinik, Klinikum rechts der Isar, Technische Universität, Ismaningerstraße 22, 81675 München

Protection of the Recurrent Laryngeal Nerve

Summary. A strategy to protect the inferior laryngeal nerve (ILN, recurrent and nonrecurrent) as well as the superior laryngeal nerve (SLN) includes the reason for and extend of the operation to avoid recurrent goiter, selection of an experienced institution and operating team, a cautious intubation, adequate and anatomical operating technique, recognition of risk factors and postoperative treatment with a sufficient dosage of hormone and/or iodine. The ILN should be dissected routinely in view of its anatomical variation. The "capsular dissection technique" should be applied. The "laterialisation technique" of the upper pole protects the SLN with regard to its anatomic variability. Neuromonitoring of both nerves can be helpful under difficult circumstances.

Key words: Thyroid surgery – inferior laryngeal nerve – recurrent nerve – superior laryngeal nerve

Zusammenfassung. Eine Strategie zur Schonung des Nervus laryngeus inferior (NLI, Nn. recurrens et nonrecurrens) sowie Nervus laryngeus superior (NLS) reicht von der korrekten Indikationsstellung mit rezidivvermeidendem Resektionsausmaß über die Auswahl eines erfahrenen Behandlungsteams, einer schonenden Intubation, adäquaten und anatomiegerechten Operationstechnik, der Berücksichtigung von Risikofaktoren bis zur Rezidivprophylaxe und Substitutionstherapie. Eine routinemäßige Darstellung des NLI unter Berücksichtigung seiner topographischen Variationsbreite sowie eine schilddrüsennahe Präparation der Kapselgefäße sind wesentlich. Die „Lateralisationstechnik" des oberen Pols mit Berücksichtigung der Verlaufstypen des NLS dient seiner Schonung. Das Neuromonitoring kann eine schonende Präparation fördern.

Schlüsselwörter: Schilddrüsenchirurgie – Nervus laryngeus inferior – Nervus recurrens – Nervus laryngeus superior

Einleitung

Die Schonung des Nervus recurrens ist neben der Schonung der Epithelkörperchen ein Hauptanliegen des Chirurgen bei der Operation einer insbesondere benignen Schilddrüsenerkrankung. Begrifflich sollte korrekterweise vom Nervus laryngeus inferior gesprochen werden, der typischerweise als Nervus recurrens und in ungefähr 0.5% der Fälle nahezu ausschließlich rechtsseitig als Nervus non-recurrens verläuft. Eine postoperativ unveränderte Kehlkopffunktion setzt aber auch eine Schonung des Nervus laryngeus superior voraus, der im Vergleich zum Nervus laryngeus inferior in der Chirurgenschaft deutlich geringere Beachtung genießt und daher von Lennquist als „neglected nerve" bezeichnet wurde. Ziel des Chirurgen muss daher eine Operationsstrategie sein, die eine Verletzung beider Nervi laryngei verhindert.

Im zeitlichen Ablauf der Planung, Durchführung und Nachbehandlung einer Schilddrüsenoperation gibt es unterschiedliche Aspekte, die zu einer Schonung der Nervi laryngei beitragen.

Indikationsstellung – Rezidivvermeidung

Eine korrekte Indikationsstellung zur Operation in Abwägung zu einer Verlaufsbeobachtung, medikamentösen Therapie oder einer Radioiodtherapie hilft, unnötige Operationen an der Schilddrüse zu vermeiden. Der Chirurg ist im Sinne einer korrekten Aufklärung geradezu verpflichtet, den Patienten über alternative Behandlungsverfahren zu informieren. Die Indikationsstellung umfasst auch das operative Verfahren, also das Resektionsausmaß. Hier ist eine morphologie- und funktionsgerechte Resektion anzustreben. Sie reicht von einer selektiven ventralen Resektion mit nur geringfügiger einseitiger Exposition des Nervus laryngeus inferior bis hin zu einer Thyreoidektomie bei beidseitig lappenfüllender Struma multinodosa mit vollständiger langstreckiger Darstellung der Nervi laryngei inferiores und sicherer Schonung der Nervi laryngei superiores. So werden einerseits beide Laryngealnerven durch Belassen von möglichst viel gesundem Restschilddrüsengewebe geschont und andererseits durch Resektion von im Bedarfsfall auch der gesamten Schilddrüse das Strumarezidiv verhindert, dessen potentiell operative Behandlung eine große Gefährdung der Laryngealnerven darstellt. Die Schonung der Laryngealnerven durch Vermeidung eines operationspflichtigen Strumarezidivs umfasst auch den Aspekt der korrekten und bereits durch den Chirurgen eingeleiteten Rezidivprophylaxe bzw. Substitutionstherapie.

Schilddrüsenzentrum – erfahrener Operateur

Die Wahl einer geeigneten, mit der Operation erfahrenen Klinik („Zentrum") sowie eines adäquaten Operateurs sollte grundsätzlich ein niedriges Komplikationsrisiko sicherstellen und damit „nervschonend" sein. Sosa [28] wies darauf hin, dass die Erfahrung des Chirurgen für das Outcome nach Thyreoidektomie einen größeren Stellenwert hat als die Erfahrung der klinischen Einrichtung, an der der Chirurg tätig ist. Auch in der ostdeutschen Qualitätssicherungsstudie zur Chirurgie der benignen Struma [30] ist die Rate permanenter Paresen des Nervus laryngeus inferior in Kliniken mit unterschiedlichem Operationsaufkommen nicht voneinander verschieden, die temporäre Rate ist sogar in „high volume"-Krankenhäusern höher. Letzteres ist möglicherweise durch ein größeres Resektionsausmaß in erfahreneren Einrichtungen bedingt, was sich in signifikant kleineren Schilddrüsenresten ausdrückt. Die Erfahrung des Chirurgen war in dieser Studie ohne Einfluß auf die Pareserate des Nervus laryngeus inferior, d. h. Chirurgen in Ausbildung bedingten keine häufigere Nervschädigung als erfahrene Chirurgen. Hierbei ist aber davon auszugehen, dass die erfahreneren Chirurgen jeweils die Eingriffe mit höherem Schwierigkeitsgrad, z. B. Basedow-Struma oder Rezidivoperation, durchführen.

Intubationsnarkose

Ein Risiko für eine Stimmbandschädigung, insbesondere aber auch eine Parese des Nervus laryngeus inferior, geht von der Intubation aus. Stimmänderungen nach Intubationsnarkosen werden bei ungefähr 3% der Patienten beobachtet [15]. Bei der intubationsbedingten Recurrensparese kommt es am ehesten zu einer Druckschädigung des Nerven ausgehend vom Cuff. Im Rahmen einer prä- und postoperativen Kehlkopfspiegelung nach kurzen bis mittellangen hals- und thoraxfernen Eingriffen konnte eine passagere bzw. permanente Pareserate des Nervus laryngeus inferior von 1,4 und 0,5% festgestellt werden [10]. Publikationen zur Schilddrüsenchirurgie aus dem Endemiegebiet mit einer temporären bzw. permanenten Pareserate von deutlich unter 1 bzw. 0,5% könnten den Schluß nahe legen, die Schilddrüsenoperation sei unter vielen chirurgischen Eingriffen der beste Schutz vor einer Recurrensparese.

Anatomie und Embryologie

Wichtige Kenntnisse der Anatomie und Embryologie helfen dem endokrinen Chirurgen bei der Schonung des Nervus laryngeus inferior. Prädilektionsstellen einer Schädigung bestehen in Höhe des unteren Schilddrüsenpols, der Kreuzungsstelle mit der A. thyreoidea inferior sowie im Bereich des Ligamentum Berry (Abb. 1). Die unterschiedlichen Umschlagspunkte des Nerven links (Aortenbogen) und rechts (A. subclavia) bedingen links einen eher steilen und rechts einen schrägen Verlauf. Die Tatsache einer Anspannung des Nerven um ein großes arterielles Gefäß beim insbesondere reklinierten Kopf führt zu dem Phänomen eines pulsierenden Nerven („Glockenzugphänomen“), was nicht Anlass zur Verwechslung mit einer Arterie geben darf. Mit variabler Häufigkeit kann es in unterschiedlicher Höhe zu einer Aufteilung des Nervus laryngeus inferior in zumindest einen ventralen und dorsalen Ast kommen. Eine derartige Aufteilung wird links häufiger als rechts beobachtet, dabei hat in der Regel der ventrale Ast motorische Funktion. Die topographische Lage des Nerven zur Trachea und zum Ösophagus unterliegt in Abhängigkeit von der Distanz zur laryngealen Einmündung einer deutlichen Varianz. So kann der Nerv insbesondere in Höhe des unteren Schilddrüsenpols deutlich ventraler als erwartet angetroffen werden (Abb. 2) [17]. Im Bereich des Zuckerkandl'schen Tuberculums ist der Nerv unmittelbar dorsal gelegen und im Falle einer Vergrößerung des Tuberculums meist mediodorsal verlaufend [24]. In Höhe des Ligamentum Berry wird in bis zu 10% der Fälle ein intrathyreoidaler Verlauf des Nervus laryngeus inferior beobachtet, was insbesondere bei ausgedehnteren Resektionen ein hohes Verletzungspotential darstellt. Bereits zu Beginn der Mobilisation des rechten Schilddrüsenlappens ist ein in bis zu 0,5% der Patienten non-recurrenter Verlauf des Nerven zu beachten. Diese meist mit einer A. lusoria einhergehende Lagevariante kann mit maldeszendiertem zervikalen Thymusgewebe (u. U. auch eingeschlossener unterer Parathyroidea) einhergehen und wird linksseitig nur bei einem Situs inversus beobachtet [12, 21]. Bei permanenten Recurrenspareseraten von ca. 1% in erfahrenen Zentren stellt die Verletzung des Nervus non-recurrens einen potentiell hohen Anteil dar. Grundsätzlich sollten daher seitlich an die

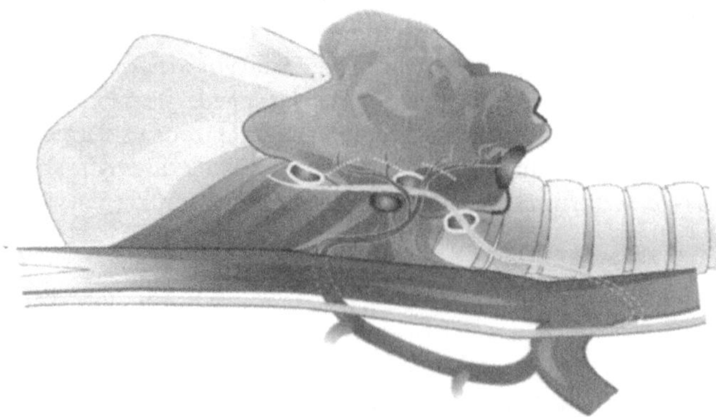

Abb. 1. Verletzungsprädilektionsstellen (*weißberandete Markierungen*) des Nervus laryngeus inferior: unterer Schilddrüsenpol, Kreuzung mit der A. thyreoidea inferior, Ligamentum Berry; Kapseldissektionstechnik (*weißgepunktete Markierungen*): Ligatur der Arterienäste dritter Ordnung schilddrüsennah unter Erhalt der Parathyreoideagefäße

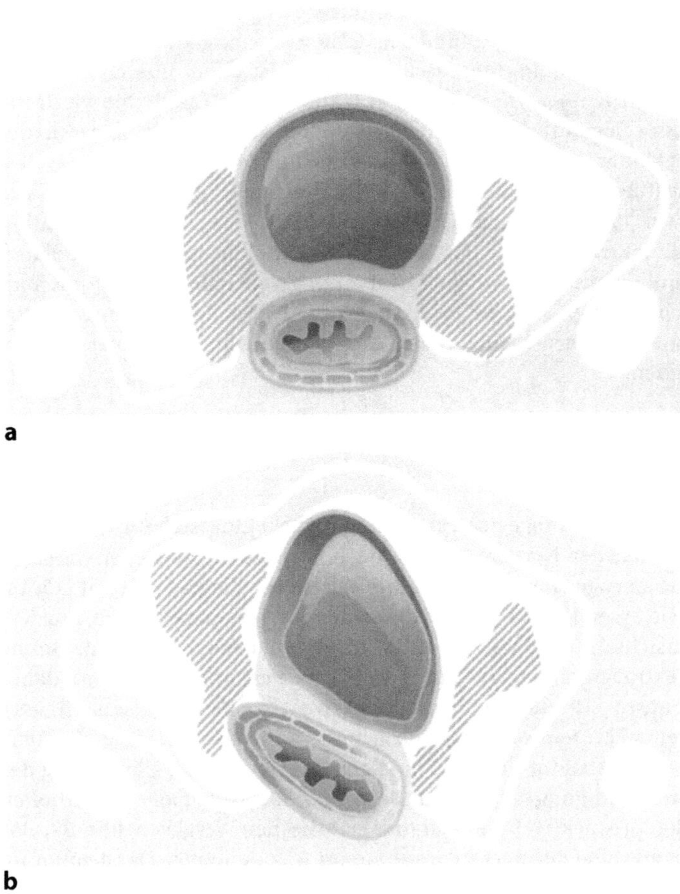

Abb. 2a, b. Lagevariation des Nervus laryngeus inferior (*schraffierte Fläche*) zur Trachea (ventral) und zum Ösophagus (dorsal) 1 cm (**a**) und 4 cm (**b**) unter dem Cricoidknorpel (in Anlehnung an [143])

Schilddrüse heranziehende Gewebestrukturen vor einer sicheren Darstellung des Nervus laryngeus inferior nicht durchtrennt werden. Bei Einsatz des Neuromonitoring kann durch jeweils frühzeitige Stimulation des N. vagus in Höhe des oberen und unteren Schilddrüsenpols ein potentiell non-recurrenter Verlauf des Nervus laryngeus inferior entdeckt werden [4].

Operationstechnische Aspekte

Selbstverständlich können insbesondere spezielle operationstechnische Aspekte zu einer Schonung des unteren und oberen Larynxnerven beitragen. Nicht die Durchtrennung der Nerven muss als häufigstes Schädigungsmuster angenommen werden sondern andere traumatische Einflüsse technischer Art. Eine gute Exposition der Schilddrüse mit adäquat großem Zugang erleichtert eine Nervdarstellung und lässt übergroße Zug- oder Druckbelastung vermeiden. In Abhängigkeit von der Größe der Schilddrüse sollte eine möglichst frühzeitige Darstellung des Nervus laryngeus inferior vor weiteren präparatorischen Schritten angestrebt werden. Die überwiegende Anzahl angloamerikanischer und deutscher Lehrbücher bzw. Operationslehren steht noch sehr in der Tradition der klassischen subtotalen Resektion großer Knotenkröpfe mit Empfehlung einer Präparation zunächst am oberen Schilddrüsenpol und erst anschließender Darstellung des Nerven. In einem Zeitalter der morphologie- und funktionsgerechten Resektion mit z. T. Erhalt des oberen Schilddrüsenpols sollte wenn immer möglich eine

Nervdarstellung vor weitergehender Präparation der Schilddrüse angestrebt werden, um ggf. eine frühzeitige Schädigung des Nerven zu verhindern. Eine Spreizung des Bindegewebes oberhalb des Nerven mit sicherer Schonung der Vasa nervorum ist dabei unerlässlich. Die Präparation erfolgt mit feinen Instrumenten und ggf. mit Lupenbrille (zwei- bis vierfache Vergrößerung) mit schrittweiser Ligatur der Arterienäste dritter Ordnung im Bereich der Schilddrüsenkapsel im Sinne einer sogenannten „Kapseldissektionstechnik" (Abb. 1) [7]. Insbesondere nervennahe Ligaturen und falsch gesetzte Klemmen, die möglicherweise das Perineurium oder den Nerven miterfassen, sind zu vermeiden. Eine Elektrokoagulation nervennah ist in jedem Fall zu vermeiden, der ausschließliche Einsatz einer bipolaren Elektrokoagulation ist dringend angeraten. Eine gute Blutstillung verhindert Hämatome und damit eine sekundäre Nervschädigung. Letztere kann auch durch Redondrainagen und eine unsachgemäße Entfernung unter Sog verursacht werden. Der nervennahe Einsatz des Saugers sollte ebenfalls vermieden werden.

Darstellung des Nervus laryngeus inferior

Eine jahrzehntelange Diskussion um die Frage der Darstellung und Nichtdarstellung des Nervus laryngeus inferior kann zugunsten der Nervdarstellung beendet werden. Zunächst waren es geringe Pareseraten des Nervus laryngeus inferior einzelner erfahrener Zentren, die mit [15, 14, 33] oder ohne Darstellung des Nerven [25, 34] erzielt und einander gegenübergestellt wurden. Zunehmend setzte sich die Ansicht durch, dass zumindest im Rahmen einer Thyreoidektomie bzw. ausgedehnter Strumaresektionen eine Darstellung des Nerven erforderlich ist und daher ausreichend geübt werden muss. Einzelne, z.T. retrospektive Arbeiten, die eine höhere temporäre oder auch permanente Pareserate des Nervus laryngeus inferior mit einer Nervdarstellung zeigten [9, 18] wurden als Beleg für die alte These angeführt, daß eine Darstellung des Nerven die Grundlage seiner Schädigung ausmacht. Demgegenüber erlauben die Arbeiten solcher Kliniken, die entweder prospektiv [19] oder im historischen Vergleich [20, 27, 35] innerhalb ihres eigenen Zentrums eine geringere Pareserate im Rahmen einer Darstellung im Vergleich zur Nichtdarstellung des Nerven anführen, die Festellung der Überlegenheit der Darstellung des Nervus laryngeus inferior gegenüber der Nichtdarstellung auf einem EBM-Niveau 3 [31]. Stellvertretend für diese Arbeiten zeigen Herrmann et al. eine signifikante Reduktion der temporären und permanenten Pareserate nach Übergang auf eine routinemäßige Darstellung des Nervus laryngeus inferior von 3,4 bzw. 1,1 (15865 nerves at risk; 1979 – 1990) auf 2,6 bzw. 0,4% (10458 nerves at risk; 1991 – 1998). Die Pareseraten differierten sogar signifikant in Abhängigkeit vom Umfang der Darstellung (Lokalisation – partielle Freilegung – komplette Dissektion) zugunsten einer kompletten Freilegung [13]. Erstmalig konnten Thomusch et al. im Rahmen einer multivariaten Analyse die Nichtdarstellung des Nervus laryngeus inferior als unabhängigen Risikofaktor für das Auftreten einer permanenten Parese identifizieren. Als wichtigster Risikofaktor ergab sich das Vorliegen einer Rezidivstruma gefolgt vom Resektionsausmaß der Operation [30]. Eine Operationstaktik, die vor allem bei jüngeren Patienten durch ein adäquates Resektionsausmaß das Auftreten eines späteren Rezidivs verhindert, hat zwei unterschiedliche Einflüsse auf das Schädigungspotential des Nervus laryngeus inferior: Während das radikalere Resektionsausmaß eine unmittelbar größere Gefahr für den Nerven darstellt, hat die Vermeidung eines später operationspflichtigen Rezidivs einen schonenden Einfluss. Erfahrene Zentren weisen darauf hin, dass in ihren Händen subtotale Strumaresektionen und primäre Lobektomien eine vergleichbar niedrige Pareserate des Nervus laryngeus inferior aufweisen und damit ein radikaleres Resektionsausmaß nicht den Nerven gefährdet [29]. Diese Feststellung einzelner „High Volume"-Einrichtungen kann nicht auf die Breite aller chirurgischen Kliniken übertragen werden, stellt doch in der ostdeutschen Qualitätssicherungsstudie das Resektionsausmaß bei Strumaresektion einen unabhängigen Riskofaktor für das Auftreten einer permanenten Parese des Nervus laryngeus inferior dar [30].

Qualitätssicherung

Qualitätssichernde Maßnahmen machen Ergebnisqualität transparent und können durch Aufzeigen von Problembereichen Verbesserungsmaßnahmen begründen. Ihr Einfluss auf die Pareserate des Nervus laryngeus inferior ist in Abhängigkeit von den Ausgangsvoraussetzungen, eventueller Konsequenzen und beobachteter Zeiträume in verschiedenen Einrichtungen offensichtlich unterschiedlich. So konnte mit Einführung einer routinemäßigen videolaryngoskopischen Nachuntersuchung mit Diskussion der Untersuchungsergebnisse die Pareserate des Nervus laryngeus inferior in einem Zentrum signifikant verbessert werden [22], während eine qualitätssichernde Maßnahme mit Rückführung der Pareseraten an die einzelnen Operateure in einer anderen Einrichtung zunächst keine signifikant verbesserte Ergebnisqualität erbrachte [13].

Neuromonitoring

Während die Wertigkeit der Darstellung des Nervus laryngeus inferior als gesichert gilt, bleibt die Wertigkeit des Neuromonitoring zur Zeit noch offen. Die vorliegenden Ergebnisse können über einen Studieneffekt im Sinne einer „Hinwendung zum Nerven" hinaus nicht beweisen, dass der gezielte Einsatz des Neuromonitoring gegenüber einer ausschließlichen Darstellung des Nervus laryngeus inferior eine signifikante Verbesserung der Pareseraten bewirkt. Unizentrische Erfahrungen mit unterschiedlichsten Techniken des Neuromonitorings zeigen im historischem Vergleich niedrigere Pareseraten, eine prospektiv randomisierte Studie steht aber noch aus [8, 11, 5, 32]. Möglicherweise erlaubt das Neuromonitoring eine langstreckige Identifikation des Nerven, ohne diesen komplett sichtbar exponieren zu müssen, was eventuell eine schonendere Erhaltung des Nerven und seiner Durchblutung im Gewebeverbund bedeutet [23]. Sicherlich kann das Neuromonitoring bei einem komplizierten operativen Situs, hier insbesondere bei einer Rezidivstruma, zur Identifikation des Nerven und der Prüfung seiner funktionellen Integrität herangezogen werden. Dabei muss aber das Auftreten falsch positiver Funktionsbeurteilungen berücksichtigt werden, was eine leicht höhere Rate temporärer beidseitiger Paresen des Nervus laryngeus inferior bei der Rezidivstrumaoperation bewirken könnte [26, 32].

Nervus laryngeus superior

Dem 1998 von Lennquist als „neglected nerve" [16] bezeichneten Nervus laryngeus superior sind in den vergangenen Jahren zahlreiche Arbeiten zur topographischen Anatomie und der Frage seiner Darstellung bzw. Schonung gewidmet worden. Bezüglich seiner Schädigung ist von einer hohen Dunkelziffer mit bis zu 28% auszugehen, da eine einfache postoperative Laryngoskopie seinen Funktionsdefekt in der Regel nicht aufzeigt. Hierzu ist eine videostroboskopische Beurteilung erforderlich. Klinisch werden durch den Patienten hohe Töne nicht mehr erreicht und eine Ermüdbarkeit der Stimme beklagt. Der Ramus externus des Nervus laryngeus superior verläuft überwiegend medial der oberen Polgefäße und ist nur in einzelnen Fällen von lateral um diese herumgeschlagen. In Anlehnung an Cernea et al. [6] werden drei Verlaufstypen des Ramus externus des Nervus laryngeus superior beschrieben, die ein unterschiedliches Schädigungspotential bei einer Strumaresektion aufweisen: der Ramus externus zieht deutlich oberhalb (> 1 cm) des oberen Schilddrüsenpols bereits an den Kehlkopf (Typ 1; Abb. 3a), er zieht an den oberen Schilddrüsenpol (< 1 cm) heran und dann zum Kehlkopf (Typ 2a; Abb. 3b), der Ramus externus verläuft auf dem oberen Schilddrüsenpol und erreicht dann erst den Kehlkopf (Typ 2b; Abb. 3c). Mit zunehmendem Größenwachstum der Schilddrüse und damit auch des oberen Schilddrüsenpols erlangt der Ramus externus des Nervus laryngeus superior einen näheren topographischen Bezug zur Schilddrüse. So beobachteten Aina und Hisham [1] bei 202 nerves at

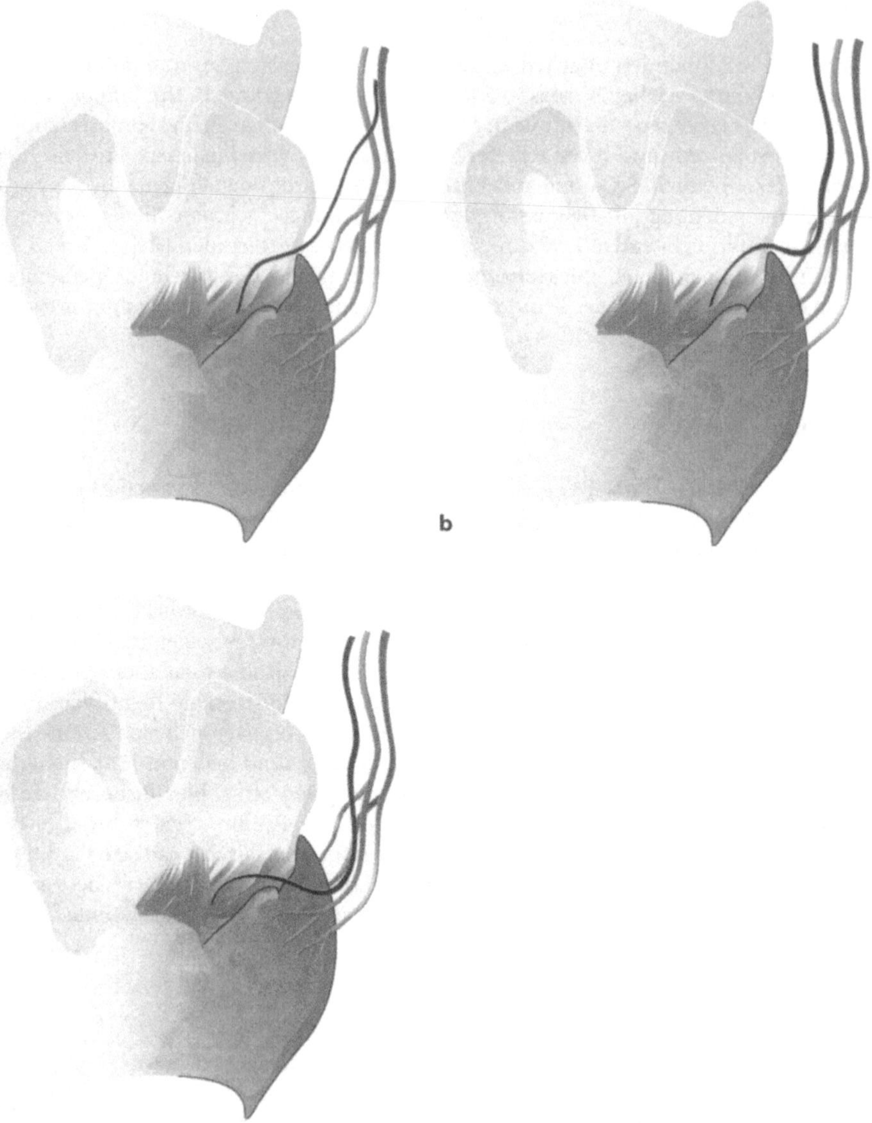

a b c

Abb. 3 a – c. Lagevariation des Ramus externus des Nervus laryngeus superior (schwarz) zu den oberen Polgefäßen (grau): der Ramus externus zieht deutlich oberhalb (> 1 cm) des Schilddrüsenpols an den Kehlkopf (Typ 1; **a**), er zieht an den oberen Pol (< 1 cm) und dann an den Kehlkopf (Typ 2a; **b**), der Ramus externus verläuft auf dem oberen Schilddrüsenpol und erreicht dann erst den Kehlkopf (Typ 2b; **c**) (in Anlehnung an [151]

risk eine Verteilung der topographischen Typen in Abhängigkeit von der Strumagröße. Bei Strumen unter bzw. über 100g konnte der Typ 1 in 17 bzw. 8%, Typ 2a in 56 bzw. 41% und Typ 2b in 27 bzw. 51% nachgewiesen werden. Eine operationstechnische Strategie zur Schonung des Nerven beinhaltet eine Lateralisierung des oberen Schilddrüsenpols durch Eingehen in den avaskulären Raum zwischen Kehlkopfmuskulatur und oberem Schilddrüsenpol mit selektiver Ligatur der Aufzweigungen der oberen Polgefäße auf der Schilddrüse. Während einzelne Autoren mit 89 und 95% eine hohe Darstellungsquote für den Ramus externus des Nervus laryngeus superior angeben [2, 1], wird diese Erfahrung von vielen endokrinen Chirurgen nicht geteilt [3]. Eine Darstellung des Ramus externus war im Vergleich zu einer ausschließlichen „blinden" nervschonenden Präparationstechnik mit selektiver Ligatur der Polgefäßaufzweigungen auf dem Schilddrüsengwebe nicht überlegen [2]. Diese Diskussion erinnert an eine jahrzehntelange Debatte über die Darstellung des Nervus laryngeus inferior und lässt eine schrittweise Entwicklung zur Darstellung des Nerven erwarten. Möglicherweise kann der Einsatz des Neuromonitorings auch bei diesem Nerven eine Tendenz der Hinwendung zur gezielteren Schonung induzieren [1, 23].

Eine umfassende Strategie zur Schonung der Laryngealnerven des Patienten in der Strumachirurgie reicht von der Indikationsstellung bis zur rezidivvermeidenden Nachbehandlung. Die Einhaltung einer deratigen Strategie schont nicht nur die Nerven des Patienten sondern in einem erheblichen Umfang auch die des Chirurgen.

Literatur

1. Aina EN, Hisham AN (2001) External laryngeal nerve in thyroid surgery: Recognition and surgical implications. Aust N Z J Surg 71:212 - 214
2. Bellantone R, Boscherini M, Lombardi CP, Bossola M, Rubino F, De Crea C, Alesina P, Traini E, Cozza T, D'alatri L (2001) Is the identification of the external branch of the superior laryngeal nerve mandatory in thyroid operation? Results of a prospective randomized study. Surgery 130:1055 - 1059
3. Bliss RD, Gauger PG, Delbridge LW (2000) Surgeon's approach to the thyroid gland: surgical anatomy and the importance of technique. World J Surg 24:891 - 897
4. Brauckhoff M, Walls G, Brauckhoff K, Thanh PN, Thomusch O, Dralle H (2002) Identification of the non-recurrent inferior laryngeal nerve using intraoperative neurostimulation. Langenbecks Arch Surg 386:482 - 487
5. Brennan J, Moore EJ, Shuler KJ (2001) Prospective analysis of the efficacy of continuous intraoperative nerve monitoring during thyroidectomy, parathyroidectomy, and parotidectomy. Otolaryngol Head Neck Surg 124:537 - 543
6. Cernea CR, Ferraz AR, Nishio S, Dutra A, Jr., Hojaij FC, dos Santos LR (1992) Surgical anatomy of the external branch of the superior laryngeal nerve. Head Neck 14:380 - 383
7. Delbridge L, Reeve TS, Khadra M, Poole AG (1992) Total thyroidectomy: the technique of capsular dissection. Aust N Z J Surg 62:96 - 99
8. Eltzschig HK, Posner M, Moore FD, Jr. (2002) The use of readily available equipment in a simple method for intraoperative monitoring of recurrent laryngeal nerve function during thyroid surgery: initial experience with more than 300 cases. Arch Surg 137:452 - 457
9. Friedrich T, Steinert M, Keitel R, Sattler B, Schonfelder M (1998) [Incidence of damage to the recurrent laryngeal nerve in surgical therapy of various thyroid gland diseases - a retrospective study]. Zentralbl Chir 123:25 - 29
10. Friedrich T, Hansch U, Eichfeld U, Steinert M, Staemmler A, Schonfelder M (2000) [Recurrent laryngeal nerve paralysis as intubation injury?]. Chirurg 71:539 - 544
11. Hemmerling TM, Schmidt J, Bosert C, Jacobi KE, Klein P (2001) Intraoperative monitoring of the recurrent laryngeal nerve in 151 consecutive patients undergoing thyroid surgery. Anesth Analg 93:396 - 399
12. Henry JF, Audiffret J, Denizot A, Plan M (1988) The nonrecurrent inferior laryngeal nerve: review of 33 cases, including two on the left side. Surgery 104:977 - 984
13. Hermann M, Alk G, Roka R, Glaser K, Freissmuth M (2002) Laryngeal recurrent nerve injury in surgery for benign thyroid diseases: effect of nerve dissection and impact of individual surgeon in more than 27,000 nerves at risk. Ann Surg 235:261 - 268
14. Jacobs JK, Aland JW, Jr., Ballinger JF (1983) Total thyroidectomy. A review of 213 patients. Ann Surg 197:542 - 549
15. Kark AE, Kissin MW, Auerbach R, Meikle M (1984) Voice changes after thyroidectomy: role of the external laryngeal nerve. Br Med J (Clin Res Ed) 289:1412 - 1415
16. Lennquist S. (1997) Thyroidectomy. In Clark OH, Duh QY (eds) Textbook of Endocrine Surgery, WB Saunders, Philadelphia, pp 147 - 153
17. Liebermann-Meffert DM, Walbrun B, Hiebert CA, Siewert JR (1999) Recurrent and superior laryngeal nerves: a new look with implications for the esophageal surgeon. Ann Thorac Surg 67:217 - 223
18. Mann B, Schmale P, Klenk E, Jochims J, Stremmel W (1993) Häufigkeit, Symptomatik und Verlauf von Recurrensparesen nach Schilddrüsenoperationen mit und ohne Nervdarstellung. Akt Chir 28:155 - 158
19. Mann B, Schmale P, Kleinschmidt S, Döhrmann A, Stremmel W (1995) Die Bedeutung der Recurrensdarstellung und der Ligatur der A. thyroidea inferior für Funktionsstörungen nach Schilddrüsenoperationen. Akt Chir 30:28 - 32
20. Mättig H, Bildat D, Metzger B (1998) [Reducing the rate of recurrent nerve paralysis by routine exposure of the nerves in thyroid gland operations]. Zentralbl Chir 123:17 - 20
21. Mra Z, Wax MK (1999) Nonrecurrent laryngeal nerves: anatomic considerations during thyroid and parathyroid surgery. Am J Otolaryngol 20:91 - 95

22. Negele T, Spelsberg F. (1997) Die Videolaryngoskopie mit dem flexiblen Gastroskop als Beitrag zur Qualitätssicherung in der Strumachirurgie. In Thomusch O, Dralle H (eds) Schilddrüsenchirurgie – Kostenanalyse und Qualitätssicherung, Johann Ambrosius Barth Verlag, Heidelberg, Leipzig, pp 113 – 119
23. Neumann H-J, Hamelmann WH, Timmermann W (2001) Intraoperatives neurophysiologisches Monitoring des Nervus recurrens. Deutsches Ärzteblatt 98: 963 – 967
24. Pelizzo MR, Toniato A, Gemo G (1998) Zuckerkandl's tuberculum: an arrow pointing to the recurrent laryngeal nerve (constant anatomical landmark). J Am Coll Surg 187: 333 – 336
25. Roulleau P, Blondeau P, Trotoux J (1973) [Recurrent nerve risk in thyroid surgery. (Study of a series of 1,000 operations)]. Ann Otolaryngol Chir Cervicofac 90: 519 – 525
26. Schulte KM, Cupisti K, Roher HD (2001) [Monitoring the recurrent laryngeal nerve as a routine measure in thyroid gland surgery]. Kongressbd Dtsch Ges Chir Kongr 118: 229 – 231
27. Seiler CA, Glaser C, Wagner HE (1996) Thyroid gland surgery in an endemic region. World J Surg 20: 593 – 596
28. Sosa JA, Bowman HM, Tielsch JM, Powe NR, Gordon TA, Udelsman R (1998) The importance of surgeon experience for clinical and economic outcomes from thyroidectomy. Ann Surg 228: 320 – 330
29. Steinmuller T, Ulrich F, Rayes N, Lang M, Seehofer D, Tullius SG, Jonas S, Neuhaus P (2001) [Surgical procedures and risk factors in therapy of benign multinodular goiter. A statistical comparison of the incidence of complications]. Chirurg 72: 1453 – 1457
30. Thomusch O, Machens A, Sekulla C, Ukkat J, Lippert H, Gastinger I, Dralle H (2000) Multivariate analysis of risk factors for postoperative complications in benign goiter surgery: prospective multicenter study in Germany. World J Surg 24: 1335 – 1341
31. Thomusch O, Dralle H (2000) [Endocrine surgery and evidence-based medicine]. Chirurg 71: 635 – 645
32. Thomusch O, Dralle H (2000) [Advantages of intraoperative neuromonitoring in thyroid gland operations]. Dtsch Med Wochenschr 125: 774
33. Tschantz P (1978) [Prevention of recurrent nerve paresis and parathyroid lesions in thyroidectomy]. Fortschr Med 96: 2286 – 2288
34. Weitensfelder W, Lexer G, Aigner H, Fellinger H, Trattnig J, Grunbacher G (1989) [Temporary and permanent recurrent laryngeal nerve paralysis following thyroid surgery. Modifying factors: the educational status of the surgeon]. Zentralbl Chir 114: 583 – 589
35. Zornig C, de Heer K, Koenecke S, Engel U, Bay V (1989) [Identification of the recurrent laryngeal nerve in thyroid gland surgery – a status determination]. Chirurg 60: 44 – 48

Chirurgie der euthyreoten Knotenstruma: Besonderheiten bei der Operation der Rezidivstruma

R. A. Wahl, A. Hilpisch, P. Vietmeier und J. Schabram

Chirurgische Klinik, Bürgerhospital Frankfurt am Main e. V., Nibelungenallee 37 - 41, 60318 Frankfurt am Main

Nodular Goiter: Aspects of Re-operations for Recurrent Goiter

Summary. *Indications* for surgery need individual risk-analysis. Operative *strategy* is more conservative with unilateral procedures, more radical with total lobectomy. The crucial risk is recurrent laryngeal nerve paralysis (r.l.n.p.).

In 434 operations with 647 nerves at risk (1985 - 2001) we classified the anatomical situation of the nerve prospectively: *X*: not identified, *A*: not in scar and *B*: within scar (B_1, B_2 and B_3 dorsally, laterally or ventrally). The risk of r.l.n.p. increased from types A to type B to X, and from B_1 to B_3.

Up to now, intraoperative neuromonitoring did not reduce this risk, additionally.

Key words: Recurrent goiter - Laryngeal nerve paralysis

Zusammenfassung. Die *Indikation* bedarf strenger Risikoabwägung. Die *Strategie* ist bei Begrenzung auf eine Seite zurückhaltender, bei Lobektomie radikaler. Das *spezifische Risiko* ist die Recurrensparese.

Bei 434 Operationen mit 647 „Nerves at risk" (1985 - 2001) wurde der Verlauf des N. recurrens prospektiv klassifiziert nach *X*: fehlende Darstellung, *A*: nicht im Narbengewebe und *B*: im Narbengewebe (B_1 - B_3 entsprechend dorsaler, lateraler oder ventraler Circumferenz der Narbenkapsel.) Recurrensparesen traten häufiger bei Typ B als Typ A und Typ X als Typ B auf, mit steigendem Risiko von B_1 bis B_3. Das intraoperative Neuromonitoring war bisher nicht in der Lage, zusätzlich zur Risikominderung beizutragen.

Schlüsselwörter: Rezidivstruma - Recurrensparese

Auf der Suche nach einer allgemein gültigen *Definition* der Rezidivstruma begegnet einem Widersprüchliches: Die recht behagliche Definition, wie sie Huber und Steiner in den 60er Jahren aus der Situation der ausgeprägten Endemiegebiete Tirol und Salzburg gegeben haben (10, 16), nämlich, dass eine behandlungsbedürftige Rezidivstruma erst ab einem tastbaren Schilddrüsenvolumen von 60 - 70 ml vorläge, kann heute sicher keine Gültigkeit mehr beanspruchen. Auf der anderen Seite erscheint die Definition von Fritsche (4), der als Rezidivstruma einen Wiederanstieg des Schilddrüsenlappenvolumens über die Normgrenze (9 ml bei Frauen, 13 ml bei Männern), das Vorhandensein von Knoten mit Wachstumstendenz in der Restschilddrüse und/oder die rezidivierende (auch latente) Hyperthyreose bezeichnet, streng, aber konsequent. Hauptproblem bei der (autonomen wie nicht-autonomen) Knotenstruma sind bei der Erstoperation belassene Knoten im Schilddrüsenrest, wie sie insbesondere bei der klassischen subtotalen Resektion der multinodösen Struma nach Enderlen-Hotz vorkommen, wenn die dorsalen Lappenpartien nicht ausreichend mobilisiert werden (2, 5, 15, 13, 20). Daneben ist jedoch durchaus auch die De-Novo-Entstehung knotiger Veränderungen – insbesondere bei jüngeren Menschen – zu diskutieren, wobei Untersuchungen zur Klonalität von Knoten in der Rezidivstruma widersprüchliche Ergebnisse zeigen (7, 17).

Die *Rezidivprophylaxe* mit Thyroxin erweist sich nach Beseitigung des Jodmangels (19) als immer unbefriedigender (12). Die entscheidende Rezidivprophylaxe liegt sicherlich in der Erstoperation. Ein gegenwärtig sich im Aufwind befindendes überradikales Konzept der grundsätzlichen Thyreoidektomie bei allen Knotenstrumen (6) erscheint nur für Fälle mit vollständiger knotiger Durchsetzung beider Schilddrüsenlappen angemessen, innerhalb einer übergeordneten Strategie der morphologiegerechten, funktionskritischen Operation, deren erstes Ziel die vollständige Entfernung allen knotigen Gewebes einerseits und deren zweites Ziel die Belassung einer nach Möglichkeit funktionell kompetenten, knotenfreien Restschilddrüse andererseits darstellt, wozu eine ausgeprägte operative Variabilität (z. B. Belassen eines oberen Poles) und Versiertheit in der schonenden Darstellung der dorsalen Strukturen erforderlich ist (5, 20). Bei konsequenter Anwendung dieses Konzepts erscheint eine Langzeit-*Inzidenz von Rezidivstrumen* von 1,5% (5, 20) und die Häufigkeit kleiner Restknoten von ca. 5% (5, 20) tolerabel.

Die *Operationsindikation* unterscheidet sich nicht prinzipiell von derjenigen zur Erstoperation, wobei die Hauptindikationsgruppen wie bei dieser a) mechanische Indikation, b) der Malignitätsverdacht und c) die funktionelle Autonomie mit bereits eingetretener oder drohender Hyperthyreose sind. In Anbetracht des spezifischen Komplikationsrisikos der Rezidivoperation jedoch ist die Indikation strenger zu stellen, unter individueller Risikoabwägung. Im eigenen Krankengut von 443 Patienten mit Operationen benigner Rezidivstrumen von 1985 bis 2001 steht dementsprechend im Vordergrund die mechanische Indikation (55%), gefolgt von den Fällen mit meist im Gefolge der Punktionszytologie operativ auszuschließender Malignität (25%). Nur bei 20% der Patienten stellte die funktionelle Autonomie die entscheidende Operationsindikation dar – entsprechend den hier doch vermehrt zum Einsatz kommenden therapeutischen Alternativen (Radiojodtherapie oder thyreostatische Langzeitbehandlung). Auffällig ist, dass das Durchschnittsalter der Patienten mit 53 ± 13 Jahren sich nicht wesentlich vom Durchschnittsalter der Patienten mit Erstoperation autonomer oder nicht-autonomer Knotenstrumen unterscheidet. Patienten mit Rezidivstruma waren also zum Zeitpunkt der Erstoperation, bei einem Intervall von durchschnittlich etwa 10 Jahren, deutlich jünger, woraus sich schließen lässt, dass es sich bei den Patienten mit Rezidivstruma schon von vornherein um ein Kollektiv mit überdurchschnittlich ausgeprägter Proliferations- bzw. Wachstumstendenz handelt.

Den aus früheren Serien berichteten erhöhten *Anteil retrosternaler und intrathorakaler Strumen* (9) konnten wir bei unseren Rezidivoperationen der letzten 15 Jahre nicht mehr beobachten: Von 647 operierten Rezidiv-Schilddrüsenlappen lagen 82% zervikal, nur 11% retrosternal, 3% retrotracheal, 3% intrathorakal. Eine Sternotomie war nur bei 0,7% aller, 3% der retrosternal gelegenen, aber 14% der intrathorakal gelegenen Rezidivlappen erforderlich.

Die *Operationstaktik* bei der Rezidivstruma unterscheidet sich im wesentlichen nicht von der bei der Erstoperation, d. h. also extrakapsuläre Präparation mit Darstellung der anatomischen Strukturen, insbesondere des Nervus recurrens und der Nebenschilddrüsen (1, 3, 13, 21, 22). Über die grundsätzlich erforderliche Darstellung des Nervus recurrens (Verzicht lediglich bei begründetem Einzelfall) muss wie bei der Erstoperation heute nicht mehr diskutiert werden. Die Darstellung der Nebenschilddrüsen ist oft erheblich schwieriger als bei der Erstoperation,

a) wegen der bei entsprechenden Vernarbungen vorhandenen Einbeziehung der Nebenschilddrüsen in die Narbenkapsel und

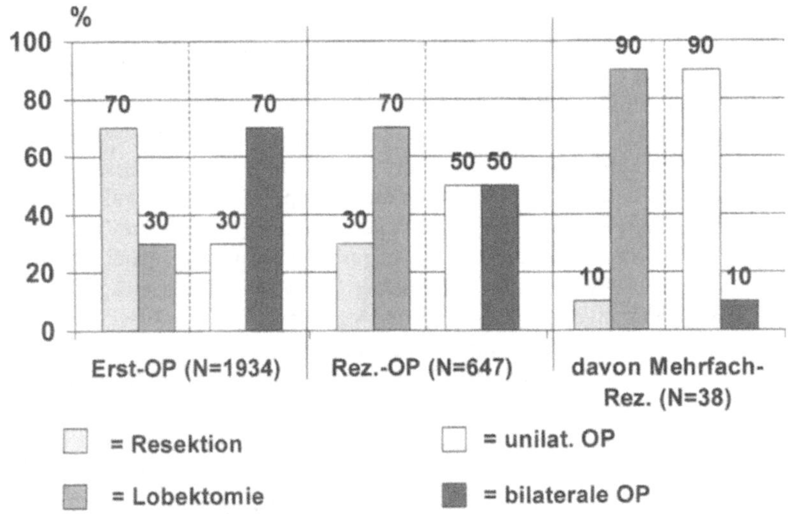

Abb. 1. Operationsverfahren bei benignen Knotenstrumen: Vergleich von Erstoperationen, Rezidivoperationen und Operationen wegen Mehrfachrezidivs hinsichtlich unilateraler oder bilateraler Operation und hinsichtlich Resektion oder Lobektomie

b) in Anbetracht einer doch oft erheblichen Unsicherheit bzgl. Zahl und Lage der noch vorhandenen Nebenschilddrüsen (diese finden in älteren Operationsberichten oft keinerlei Erwähnung). Auch bei der Rezidivoperation gilt, dass die empfindlichen dorsalen Strukturen nach erfolgter Darstellung nicht über das unbedingt erforderliche Maß hinaus manipuliert werden sollen, dass es aber besser ist, offensichtlich minder perfundierte Nebenschilddrüsen in den Musculus sternocleidomastoideus zu autotransplantieren als in situ zu belassen. Im eigenen Krankengut war die Autotransplantation einer oder mehreren Nebenschilddrüsen bei 7,5% der Rezidivoperationen erforderlich, wobei nach Autotransplantation keine permanenten Hypokalzämien resultierten.

Als Zugangsweg bietet sich bei Vorhandensein ausgeprägter Vernarbungen in der Regel nicht der mediale Zugang auf die Trachea und die Mobilisation der vernarbten geraden Halsmuskulatur von medial nach lateral an, sondern besser ein lateraler Zugang zwischen gerader Halsmuskulatur und Musculus sternocleidomastoideus, mit dann anschließender Ablösung und Mobilisation der großen Gefäße und des Nervus vagus und frühzeitigem Eingehen in den häufig narbenfreien dorsalen Raum zur Darstellung des Nervus recurrens und der Nebenschilddrüsen. In Fällen mit großem, überwiegend dorsal entwickeltem Rezidiv und Ventralverlagerung von Arteria carotis, Vena jugularis interna und Nervus vagus kann der laterale Zugang nach Keminger (11) zunächst seitlich und dorsal der großen Gefäße, Vorteile bieten. Retrosternale Anteile können in aller Regel nach Lösen der caudalen zervikalen Vernarbungen Schritt für Schritt, unter Verzicht auf Sternotomie, nach zervikal entwickelt werden. Prinzipiell ist die Rezidivoperation im Vergleich zur Erstoperation sowohl zurückhaltender als auch radikaler, d.h., dass der Eingriff sich häufiger auf eine unilaterale Operation beschränkt und andererseits der zu operierende Lappen vorzugsweise vollständig entfernt wird. Diese Verhältnisse sind Abb. 1 dargestellt, wobei Erstoperationen und Rezidivoperationen, von letzteren getrennt die Operationen wegen Mehrfachrezidivs bzgl. der Operationsverfahren dargestellt sind: Das Verhältnis zwischen Resektion und Lobektomie, bei Erstoperation 70:30, kehrt sich bei Rezidivoperationen um. Bei Operationen wegen Mehrfachrezidivs wurde in aller Regel vollständig lobektomiert. Beschränkung auf einen unilateralen Eingriff erfolgte bei Erstoperationen in 30%, bei Rezidivoperationen aber in 50% der Patienten; bei Mehrfachrezidivoperationen wurde fast immer (90%) ein auf eine Seite beschränkter Eingriff durchgeführt.

Morbidität der Rezidivoperation: Die in vielen Veröffentlichungen erwähnte, wenn auch geringfügig erhöhte unspezifische Morbidität (und auch Letalität) der Rezidivoperation können wir im eigenen Krankengut nicht bestätigen. Todesfälle traten bei 434 Rezidivoperationen von 1985 bis 2001 nicht auf, die Rate von Wundinfektionen und Nachblutungen lag mit 0,7 bzw. 1,2% nicht signifikant über derjenigen der Erstoperation. Tracheotomie war nur in einem Fall erforderlich (0,2%), bei dem einzigen Fall mit postoperativer bilateraler Recurrensparese. Im Gegensatz dazu stellen die spezifischen Komplikationen der postoperativen Hypokalzämie und der Recurrensparese sehr wohl ein Problem der Rezidivoperation dar (im eigenen Krankengut protrahierte bzw. permanente Hypokalzämie bei 4,1% und Recurrensparese bei 4,8% der Patienten, davon eine bilateral. Bezogen auf die Anzahl der „Nerves at risk" beträgt die Rate permanenter Recurrensparesen im eigenen Krankengut 3,2%. Während in der älteren Literatur Recurrensspareseraten bis 30% und postoperative Hypokalzämien ebenfalls bis 30% keine Seltenheit darstellen, ist die in den letzten 10 Jahren berichtete Rate dieser Komplikationen aus speziell erfahrenen Zentren mit systematischer Darstellung der dorsalen Strukturen doch deutlich niedriger (1, 3, 8, 10, 13, 14, 15, 16, 21, 22), im Durchschnitt 3,5 (1,7 – 8,4)% für die permanente Recurrensparese und 2,0 (1,0 – 6,0)% für den permanenten Hypoparathyreoidismus (Übersicht bei RÖHER et al., 1999). Die von THOMUSCH et al. im Jahr 2000 (18) veröffentlichte multivariate Analyse von 7.266 Patienten mit 13.436 „Nerves at risk" aus 45 Kliniken erwies die Rezidivoperation als Risikofaktor sowohl für die frühpostoperative als auch für die permanente Recurrensparese mit einer Erhöhung des relativen Risikos auf 3,05 bzw. 3,44 und als Risikofaktor für den Hypoparathyreoidismus mit einer Erhöhung des relativen Risikos auf 1,82 frühpostoperativ und 1,91 permanent, wobei letzteres bei Operationen wegen Morbus Basedow mit 2,83 bzw. 2,80 höher liegt als bei der Rezidivoperation. Es kristallisiert sich also durchaus das Risiko der Recurrensparese als das eigentliche spezifische Risiko der Rezidivoperation heraus. Dies soll im folgenden näher betrachtet werden:

Differenzierung des Risikos einer postoperativen Recurrensparese: In unserem Krankengut von 443 wegen benigner Rezidivstrumen 1985 – 2001 operierten Patienten, mit 647 „Nerves at risk", traten permanente Recurrensparesen bei der ersten Rezidivoperation (609 „Nerves at risk") in 3,0% auf; bei Mehrfachrezidivoperationen (38 „Nerves at risk") war demgegenüber die Rate permanenter Recurrensparesen mit 7,9% erhöht ($p < 0,1$). Bei vollständigen Lobektomien (447 „Nerves at risk") lag die Rate permanenter Recurrensparesen mit 3,6% nicht signifikant höher als nach Lappenresektion mit 2,5% (200 „Nerves at risk"). Altbekannt ist, dass beim sog. Pseudorezidiv, also bei der Operation eines bei der Erstoperation nicht angegangenen Lappens, folgerichtigerweise auch kein erhöhtes Risiko gegenüber einer Erstoperation besteht, während das Risiko der Recurrensparese bei Reoperation eines schon früher operativ ausgiebig angegangenen Lappens bis zu 10fach erhöht ist. Wir haben versucht, das jeweilige lappenspezifische Risiko genauer zu analysieren und exakter zu definieren. Hierzu wurden bei allen Rezidivoperationen Verlauf und anatomische Situation des jeweiligen „Nerve at risk" prospektiv folgendermaßen klassifiziert (Abb. 2):

Typ X: Nerv nicht dargestellt bzw. nicht darstellbar;

Typ A: Nervus recurrens nicht in Narbengewebe einbezogen;

Typ B: Nervenverlauf im Narbengewebe.

Bei Typ B wurden weitere Unterklassen gebildet, je nachdem, ob der Nerv an der dorsalen Circumferenz (Typ B_1), an der lateralen Circumferenz (Typ B_2) in die Narbenkapsel einbezogen war oder gar die ventrale Circumferenz des Rezidivlappens erreichte (Typ B_3). Typ X lag bei fast 10%, Typ A bei über einem Viertel und Typ B bei nahezu zwei Dritteln der Nervenverläufe vor, darunter Typ B_1 bei einem Drittel der Patienten, Typ B_2 bei einem Viertel der Patienten und Typ B_3 immerhin bei knapp 5% der Patienten. Bezüglich des Risikos der Recurrensparese zeigten sich signifikante Unterschiede zwischen den Typen: Typ A gegenüber der Erstoperation kein erhöhtes Risiko, Typ B (Nerv im Narbengewebe) ca. 6fach erhöht, wobei wiederum Typ B 1 das niedrigste, Typ B 2 ein mittleres und Typ B 3 mit 18,8% permanenten Recurrensparesen das höchste Risiko aufwies. Typ X, also fehlende Darstellung des Nerven, war von einem höheren Risiko

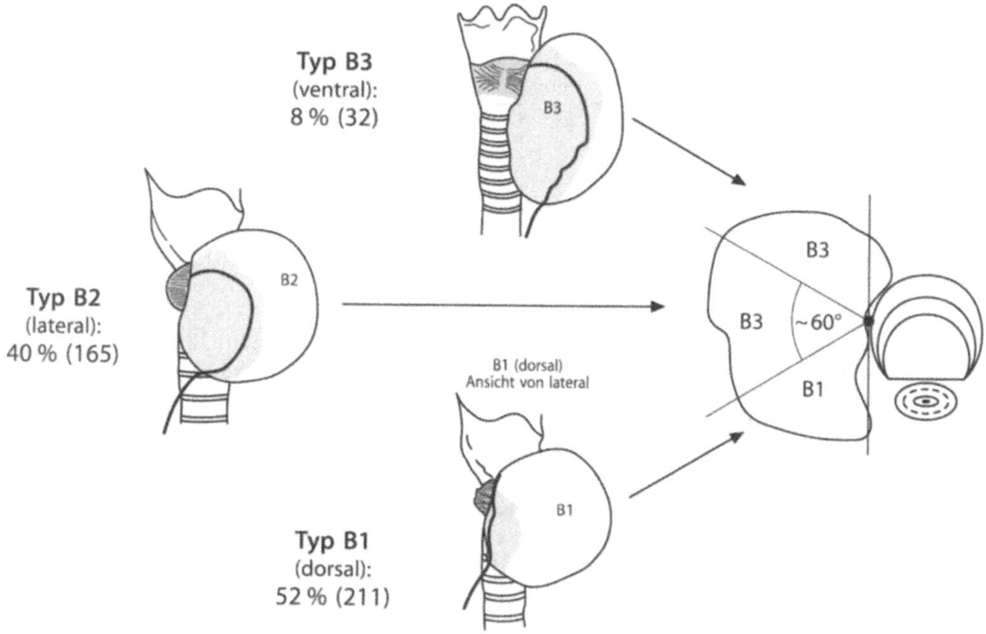

Abb. 2. Anatomische Verläufe des Nervus recurrens bei benignen Rezidivstrumen. X: unbekannter Verlauf (nicht dargestellt); A: Nerv nicht in Narbengewebe einbezogen; B: Nerv in Narbengewebe einbezogen. Dabei B1 an der dorsalen Circumferenz; B2: an der lateralen Circumferenz; B3 an der ventralen Circumferenz des Rezidivlappens (n = 408 N.a.R.)

Tabelle 1. Recurrenspareserisiko bei Erstrezidiv vs. Mehrfachrezidiv, bei Resektion vs. Lobektomie und bei den anatomischen Verlaufstypen des Nerven, X (Verlauf unbekannt bzw. nicht dargestellt), A (Nerv nicht in Narbengewebe einbezogen), B (Nervenverlauf im Narbengewebe), dabei B1 an der dorsalen, B2 an der lateralen und B3 an der ventralen Circumferenz des Rezidivlappens

	frühpostop.		permanent		Rückbildungs-rate %	Chi-Quadrat p<	
	n	%	n	%			
Erstrezidiv (N = 609)	-	-	18	3,0	-	}	<0,1
Mehrfachrezidiv (N = 38)	-	-	3	7,9	-		
Resektion (N = 200)	-	-	5	2,5	-	}	n. s.
Lobektomie (N = 447)	-	-	16	3,6	-		
Verlaufstyp des N. rec.							
X (nicht dargestellt) N = 59 (9,1%)	7	11,9	4	6,8	43	X vs. A	<0,005
A (nicht im Narbengewebe) N = 180 (27,8%)	6	3,3	1	0,6	83	X vs. B	n. s.
B (im Narbengewebe) N = 408 (63,1%)	36	8,8	16	3,9	56	A vs. B	<0,05
B1 (dorsal) N = 211 (32,6%)	10	4,7	3	1,4	70	B1 vs. B2	<0,1
B2 (lateral) N = 165 (25,5%)	16	9,7	7	4,2	56	B1 vs. B3	<0,005
B3 (ventral) N = 32 (4,9%)	10	31,3	6	18,8	40	B2 vs. B3	<0,05
Alle N = 647 (100%)	49	7,6	21	3,2	57		

frühpostoperativer und insbesondere auch permanenter Paresen gekennzeichnet als Typ A. Innerhalb von Typ B war lediglich bei Typ B_3 das Risiko höher als bei Typ X. Auch die Rückbildungsrate war wiederum bei Typ X die schlechteste, gefolgt von Typ B_3. Die Beziehungen zwischen Erst- und Mehrfachoperation, Ausmaß der Operation, Nervenverlauf und Recurren-

Tabelle 2. Intraoperatives Neuromonitoring bei Reoperationen der Schilddrüse (Jan. 2000 bis Dez. 2001): 84 Operationen, 116 stimulierte Nerven

Signal/postop. HNO *	direkte Stimulation N = 107	indirekte Stimulation N = 45
• richtig positiv (Signal +, HNO +)	85	36
• falsch positiv (Signal +, HNO −)	9	3
• richtig negativ (Signal −, HNO −)	2	2
• falsch negativ (Signal −, HNO +)	11	4
• Sensibilität	88,5%	90%
• Spezifität	18,2%	40%
• Treffsicherheit	81,3%	84,4%
• positiver Vorhersagewert	90,4%	92,9%
• negativer Vorhersagewert	15,4%	33,3%

* Signal + = regelrechtes Signal Signal − = stark abgeschwächtes / fehlendes Signal
* HNO+ = regelrechte Stimmbandfunktion HNO − = eingeschränkte Beweglichkeit / Stimmlippenstillstand

spareserisiko sind in Tabelle 1 zusammengefasst. Die getrennte Betrachtung unterschiedlicher Zeiträume zeigt, wie der Anteil von Nervi recurrentes mit unbekanntem Verlauf (Typ X) von 15% in einem ersten Zeitraum von 1985 bis 1994 auf 3,9% im Zeitraum 1995 bis 1999 zurückging und schließlich in den beiden letzten Jahren mit 2,3% weiter sinkende Tendenz aufwies. Der entscheidende Rückgang nicht dargestellter Recurrensnerven erfolgte durch konsequente Verfolgung der prinzipiellen Darstellung und Klassifikation des Nerven nach den beschriebenen Verlaufstypen, nachdem in einer ersten Analyse des Krankenguts bis 1994 dieses Problem bewusst gemacht wurde. Dieser Rückgang des Anteils nicht dargestellter Nerven erfolgte also noch vor Einführung des Neuromonitorings, welches erst im Zeitraum von 2000 bis 2001 durchgeführt wurde.

Das *intraoperative Neuromonitoring* bei Reoperationen an der Schilddrüse wurde in den Jahren 2000 und 2001 bei 84 Operationen an 116 „Nerves at risk“ durchgeführt, wobei 108 mal die direkte Stimulation über den Nervus recurrens und 45×die indirekte Stimulation über den Nervus vagus erfolgte. Bei oft erschwerter anatomischer Situation waren durchschnittlich 1,7 (1 – 4) Plazierungsversuche der Kehlkopfelektrode erforderlich. Die Rate frühpostoperativer Recurrensparesen pro „Nerve at risk“ lag frühpostoperativ bei 10%, permanent bei 4,2%. Es trug also das Neuromonitoring nicht zu einer Senkung der Recurrensspareserate bei, wobei allerdings zu berücksichtigen ist, dass im genannten Kollektiv von 84 Patienten auch Reoperationen maligner Strumen enthalten sind. In der Aussagekraft bzgl. der Feststellung postoperativer Recurrensparesen zeigte sich die indirekte Stimulation über den Nervus vagus der direkten Stimulation des Nervus recurrens überlegen, bei insgesamt erheblich eingeschränkter Spezifität (Tabelle 2). Auffällig und in Zukunft möglicherweise prognostisch wie auch operationstaktisch verwertbar ist die Beobachtung, dass in den Fällen, in denen das intraoperative Signal positiv war, bei der HNO-ärztlichen ersten postoperativen Kontrolle aber dennoch eine Recurrensparese festgestellt wurde, diese in der Regel (80%) reversibel war. Die Beurteilung des Stellenwertes des intraoperativen Neuromonitorings bei Reeingriffen ist jedoch noch unvollständig und erfordert weitere - auch vergleichende - Analysen.

Zusammenfassung

Die *Indikationen* zur Operation der Rezidivstruma sind die gleichen wie zur Erstoperation, sind jedoch unter besonders strenger Risikoabwägung zu stellen.. Die *Operationstaktik* unterscheidet sich - bis auf die lateralen Zugangsvarianten - nicht wesentlich von der bei Erstoperation (extrakapsuläres Vorgehen, Darstellung der zu erhaltenden Strukturen). Die *Operationsstrategie* ist bei häufiger Begrenzung der Operation auf *eine* Seite einerseits zurückhaltender, andererseits mit bevorzugt vollständiger Lobektomie radikaler. Das *spezifische Risiko* liegt in der erhöhten Inzidenz von Recurrensparesen.

Im *eigenen Krankengut* von 434 Operationen benigner Rezidivstrumen (1985 – 2001) mit 647 „Nerves at risk" wurde der Verlauf des *N. recurrens* prospektiv dokumentiert und klassifiziert nach *X*: fehlende Darstellung, *A*: Nervenverlauf nicht im Narbengewebe und *B*: Nervenverlauf im Narbengewebe (B_1 bis B_3 entsprechend Einbeziehung in die dorsale, laterale oder ventrale Circumferenz der Narbenkapsel).

Als Risikofaktor zeigte sich das Mehrfachrezidiv im Vergleich zum Erstrezidiv, nicht aber die Lobektomie im Vergleich zur Resektion. Erwartungsgemäß traten Recurrensparesen häufiger bei Typ B als Typ A und häufiger bei Typ X als Typ B auf (Typ X zeigte besonders schlechte Rückbildungstendenz mit steigendem Risiko von B_1 bis B_3).

Das intraoperative Neuromonitoring war bisher nicht in der Lage, zusätzlich zu der durch die systematische Darstellung erreichten Risikominderung beizutragen.

Literatur

1. Bay V, Engel U, Zornig C (1988) Technik und Komplikationen bei Rezidiveingriffen an der Schilddrüse. Wien. Med. Wochenschr. 100:352 – 354
2. Biebl M, Becker HH (1963) Das Strumarezidiv – ein Problem der Natur oder der Operation? Chirurg 34:5 – 8
3. Dralle H, Pichlmayr R (1991) Risikominderung bei Rezidiveingriffen wegen benigner Struma. Chirurg 62:169 – 175
4. Fritsche H (1986) Die resezierte Struma: Diagnose, Rezidivprophylaxe, Therapie. Acta Med. Austr. 13, Suppl:326 – 335
5. Gemsenjäger E (1992) Die chirurgische Behandlung der autonomen Knotenstruma. Schweiz. Med. Wochenschr. 122, 18:687 – 692
6. Gough JR, Wilkinson D (2000) Total thyroidectomy for management of thyroid disease. World J. Surg. 24:962 – 965
7. Harrer P, Bröcker M, Zint A, Derwahl M, Barbera L, Zumtobel V (1998) The clonality of nodules in recurrent goiters at second surgery. Langenbeck's Arch Surg 383:453 – 455
8. Herrmann M, Keminger K, Kober F, Nekahm D (1991) Risikofaktoren der Recurrensparese. Chirurg 62:182 – 188
9. Hornstein R, Horas U, Wahl RA (1991) Die „falsche" intrathorakale Rezidivstruma: Folge unzureichender Erstoperation. Acta Chir Austr, Supp 94:5 – 6
10. Huber P (1960) Das Kropfrezidiv. Langenbeck's Arch Klin Chir 295:138 – 144
11. Keminger K, Fuchsig P (1980) Die chirurgische Technik bei Schilddrüsenoperationen. In: Oberdisse K, Klein E, Reinwein D (Hrsg) Die Krankheiten der Schilddrüse. Thieme (Stuttgart – New York), 624 – 647
12. Persson CP, Johannson H, Westermark K, Karlsson FA (1982) Nodular goiter – is thyroxine medication of any value? World J Surg 6:391 – 396
13. Reeve TS, Delbridge L, Brady P, Crummer P, Smyth C (1988) Secondary thyroidectomy: A twenty-year experience. World J Surg 12:449 – 453
14. Röher H-D, Goretzki P, Hellmann P, Witte J (1999) Risiken und Komplikationen der Schilddrüsenchirurgie. Chirurg 70:999 – 1010
15. Seiler ChA, Glaser Ch, Wagner HE (1996) Thyroid gland surgery in an endemic region. World J Surg 20:593 – 597
16. Steiner H, Zimmermann G (1979) Reinterventionen an der Schilddrüse – das Strumarezidiv. Chirurg 50:531 – 536
17. Studer H, Peter HJ (1989) Natural heterogeneity of thyroide cells: the basis for understanding thyroid function and nodular goiter growth. Endocr Rev 10:125 – 136
18. Tomusch O, Machens A, Sekulla C, Ukkat J, Lippert H, Gastinger I, Dralle H (2000) Multivariate analysis of risk factors for postoperative complications in benign goiter surgery. Prospective multicenter study in Germany. World J Surg 24:1335 – 1341
19. Wahl RA, Joseph E, Bögner E, Ohmann Ch, Goretzki P, Röher H-D (1985) Thyroid function after surgery for autonomous and non-autonomous nodular andemic goiter – effect of Iodide.substitution. Klin Wochenschr 63:812 – 820
20. Wahl RA, Seel A, Müller B, Vietmeier P (1990) Welchen Platz hat die „selektive Schilddrüsenresektion" in der Chirurgie der benignen Knotenstruma. Langenbeck's Arch Chir Suppl:941 – 946
21. Wenisch HJC, Müller C, Beyer PA, Encke A (1992) Rezidiveingriffe an der Schilddrüse. In: Schilddrüse 1991, Röher H-D, Weinheimer B (Hrsg), de Gruyter (Berlin – New York):242 – 247
22. Zornig C, de Heer K, Koenecke S, Engel U, Bay V (1989) Darstellung des Nervus recurrens bei Schilddrüsenoperationen – Standortbestimmung. Chirurg 60:44 – 48

Abstracts

Einfluss der Narkoseführung und insbesondere der Muskelrelaxation auf die Durchführbarkeit des intraoperativen Neuromonitorings des N. laryngeus recurrens in der Schilddrüsenchirurgie

F. Marusch[1], I. Gastinger[1], J. Hussock[2], M. Kunath[1]

[1] Chirurgische Klinik,
[2] Klinik für Anästhesie und Intensivmedizin, Carl-Thiem-Klinikum Cottbus, Thiemstraße 11, 03048 Cottbus

Influence of Anesthetic Procedure and in Particular of Muscle Relaxation on Practicability in Intra-operative Neuromonitoring of the N. laryngeus Recurrens in Thyroid Gland Surgery

Einleitung: Der Einfluss der Narkoseführung und insbesondere der Muskelrelaxation auf die Durchführbarkeit des intraoperativen Neuromonitorings des Nervus laryngeus recurrens in der Schilddrüsenchirurgie ist bisher noch unklar. Es liegen derzeit noch keine validen Daten dazu vor. *Material/Methode:* Von September 1998 bis November 2000 untersuchten wir bei 280 Schilddrüsenoperationen den Einfluss des Relaxierungsgrades auf das Neuromonitoring des Nervus laryngeus recurrens. Die Narkosen wurden als balancierte Kombinationsnarkosen mit Lachgas/Sauerstoff, Isofluran, Opiaten und nichtdepolarisierenden Muskelrelaxantien durchgeführt. Als nichtdepolarisierendes Muskelrelaxanz wurde Esmeron® in einer Dosierung von 0,9 mg/kg/KG (3-fache ED 95) verwendet. Zusätzlich zum Neuromonitoring des N. laryngeus recurrens mit dem „Neurosign 100" (Fa. Inomed) erfolgte bei allen Patienten eine graphische Darstellung der Muskelpotentiale des M. vocalis mit dem „EWACS-IOM"-System (Fa. Inomed) um akustische Artefakt sicher ausschließen zu können. Die Überwachung des Relaxierungsgrades wurde kontinuierlich durchgeführt. Vergleichend wurden die Muskelpotentiale des M. vocalis bezüglich unterschiedlicher Relaxationsgrade (100%, 95%, 90%, 85%, 80%) gemessen sowie graphisch und akustisch dargestellt. *Ergebnisse:* Eine Muskelrelaxierung während des intraoperativen Neuromonitorings ist möglich. Bei allen Operationen, bei denen ein Relaxierungsgrad des Patienten von 95 - 100% erreicht wurde, konnte ein elektromyographischer Kurvenverlauf nachgewiesen werden, der jedoch stark abgeschwächt war. Ab einem Relaxierungsgrad von bis zu 90% konnten sehr gute elektromyographische Antworten, dokumentiert durch den abgeleiteten Kurvenverlauf des Signals, erzielt werden. Es zeigte sich allerdings auch, dass unterschiedliche akustische Signale des Neuromonitoring keine elektromyographische Relevanz hatten und somit als Artefakte zu werten sind. *Diskussion:* Das Neuromonitoring des Nervus laryngeus recurrens ist ab einem Relaxierungsgrad von unter 90% sicher möglich. Eine Überwachung der Relaxation während der Narkose erscheint sinnvoll. Da nicht alle akustischen Signale des Neuromonitorings auch elektromyographische Relevanz haben, halten wir eine graphische Darstellung der Signale für wichtig.

Neuromonitoring bei Schilddrüsenoperationen – Eine kritische Bestandsaufnahme

W. H. Hamelmann, T. Meyer, S. Timm und W. Timmermann

Chirurgische Klinik, Universität Würzburg, Josef-Schneider-Straße 2, 97080 Würzburg

Neuromonitoring in Thyroid Gland Surgery – A Critical Review

Material und Methode: Bei 234 Patienten mit 428 gefährdeten Nerven (= NAR) wurde auf Grund einer diffusen und nodösen Struma (58,6%), einer Rezidivstruma (6,4%), eines Karzinoms (7,3%), oder einer anderen Schilddrüsenerkrankung (11,5%) eine Schilddrüsenoperation durchgeführt. Alle Patienten wurden prä- und postoperativ videodokumentiert laryngeoskopiert. Intraoperativ erfolgte die Identifikation und Funktionskontrolle des NLR über eine transligamentär (Lig. cricothyroideus) eingebrachte Nadelelektrode im M. vocalis mit dem Neurosign 100® (Fa. Inomed). Die Befunde vor und nach Resektion wurden dokumentiert. 3 – 5 Tage post operativ wurden alle Patienten erneut HNO-ärztlich untersucht. Ergab dies einen pathologischen Befund, wurden die Patienten in vierteljährlichem Abstand erneut kontrolliert. Mit Hilfe einer Vier-Felder-Tafel wurde die Treffsicherheit der Methode ermittelt. *Ergebnisse:* Bei 3 der 428 NAR (0,7%) war eine Ableitung aus ungeklärter Ursache nicht möglich. Mehrfache Punktion des M. vocalis war bei 15 von 428 NAR (3,5%) notwendig, führten jedoch zuletzt zu einer positiven Identifikation. In 99,3% der Fälle war eine zuverlässige Identifikation des NLR möglich. Postoperativ fanden sich 7 vollständige jedoch reversible Paresen (1,6%), 11 partielle reversible Paresen (2,6%) und eine permanente Parese (0,23%). In 14 Fällen (3,3%) fand sich eine reversible Stimmlippenschwellung mit oder ohne Hämatom. Die statistische Analyse der Daten in der Vierfelder-Tafel zeigen für die passageren Paresen (permanenten Paresen): eine *Spezifität* von 98,5% (97,8%), eine *Sensitivität* von 23,5% (100%), einen *positiven Vorhersagewert* von 40% (10%), einen *negativen Vorhersagewert* von 96,8% (100%) und eine *Testgenauigkeit* von 95,5% (97,8%). *Diskussion:* Das Neuromonitoring setzt sich letztlich aus zwei unabhängigen Komponenten zusammen, der Identifikation und dem eigentlichen Monitoring. Die Komponente der Identifikation zeigt mit 99,3% positiver Identifikationen eine sehr gute Erfolgsquote. Die im Vergleich zu historischen Kollektiven vor Einführung des Neuromonitoring deutlich verringerte Recurrens-Pareserate führen wir auf eine subtilere Auseinandersetzung mit dem N. recurrens und auf die Schonung derjenigen Struktur, die auch wirklich den N. recurrens darstellt, zurück. Bezüglich der Komponente des Monitoring kann gesagt werden, dass mit den auf dem Markt erhältlichen Geräten eine relativ sichere Aussage darüber getroffen werden kann, ob postoperativ ein Normalbefund vorliegen wird, wenn intraoperativ keine Hinweise für eine Parese gefunden wurden (negativer Vorhersagewert von 96,8%). Ergibt die postoperative HNO-Kontrolle jedoch das Vorliegen einer Stimmbandmotilitätsstörung, so konnte dies in nur 23,5% der Fälle erkannt werden (Sensitivität). *Zusammenfassung:* Ein normales Neuromonitoring-Signal nach Schilddrüsenresektion zeigt mit sehr hoher Wahrscheinlichkeit eine langfristig normale Stimmbandfunktion an. Es schließt aber einen temporären Stimmbandfunktionsschaden nicht aus. Ein verändertes Neuromonitoring-Signal nach Schilddrüsenresektion ist schwer zu beurteilen.

Intraoperatives Parathormonmonitoring mit dem Routinelabor – erste Erfahrungen

H. Helfritzsch[1], M. Hüller[2], T. Deufel[2] und J. Scheele[1]

[1] Klinik für Allgemeine und Viszerale Chirurgie
[2] Institut für Laboratoriumsdiagnostik, Universität Jena, Bachstraße 18, 07740 Jena

Intraoperative Monitoring of Parathormone with the Routine Laboratory – First Experiences

Einleitung: Die erfolgreiche Chirurgie des primären Hyperparathyreoidismus (pHPT) basiert auf einer sicheren Unterscheidung zwischen einem solitärem Adenom und einer Nebenschilddrüsenhyperplasie. Diese Unterscheidung, wie auch die Operation bei Rezidivhyperparathyreoidismus und die Auffindung ektoper Nebenschilddrüsen im Rahmen der Parathyreoidektomie bei sekundärem Hyperparathyreoidismus (sHPT) sind auch für den erfahrenen endokrinen Chirurgen nicht immer leicht. *Methode:* Im Zeitraum 03/2001 – 09/2001 wurde deshalb bei 21 Patienten die intraoperative Parathormonbestimmung (IOPTH),allerdings nicht mit einem Quick-Assay Gerät, sondern mit dem Routinelabor vorgenommen. Um den raschen Testverlauf für die intraoperative Bestimmung zu gewährleisten, wurde die automatische Probenaufarbeitung entsprechend modifiziert. Nach der Präparation der als pathologisch erachteten Nebenschilddrüse(n) wurde vor der Resektion, sowie 5 Min. und 10 Min. nach der Entnahme des Gewebes Blut aus der V. jugularis entnommen und mit dem normalen Parathormon Assay untersucht. *Ergebnisse:* Bei den 21 Patienten war 15× ein pHPT (3 Rezidive), 2× ein rezidivierender sHPT und 4× ein sHPT präoperativ diagnostiziert worden. In 16/21 (76%) Fällen lag eine begleitende Struma nodosa vor. In 17/21 Fällen (81%) erfolgte die konventionelle bilaterale Exploration, bei 4 Fällen von HPT – Rezidiven erfolgte die einseitige Reexploration. Im Durchschnitt fiel der IOPTH-Wert 5 Min. nach der Resektion um 50% (10 – 86%) ab. Die IOPTH-Werte 10 Min. nach der Entfernung des pathologischen Nebenschilddrüsengewebes waren im Durchschnitt 66% (12 – 90%) niedriger als der Ausgangswert vor der Resektion. Die Übereinstimmung der IOPTH-Werte mit der Aussage des Schnellschnittes war in allen Fällen gegeben. Die Zeit für den Schnellschnitt betrug 28 Min. (20 – 45), die Zeit bis zum Vorliegen der IOPTH-Werte 33 Min (20 – 46). *Schlussfolgerung:* Die bekannten Vorteile der IOPTH-Messung, wie Differenzierung zwischen Adenom/Hyperplasie, biochemischer Schnellschnitt, intraoperative Seitenlokalisation der vermuteten pathologischen NSD, Einsatz minimal invasiver Verfahren, die mit den verschiedenen PTH-Quick Assays erreicht werden, können auch mittels IOPTH-Messung mit dem Routinelabor erzielt werden. Die Testergebnisse stehen nach einer akzeptablen Zeit zur Verfügung. Durch diese Form der Bestimmung des IOPTH kann auf die Investition PTH-Quick Assaygerät bei Vorhandensein einer entsprechenden Laborlogistik verzichtet werden.

Das intraoperative Monitoring des N. laryngeus recurrens in der Strumachirurgie: 3D-Computeranimation und praktische Anwendung

M. Hermann

Abteilung für Chirurgie, Kaiserin Elisabeth Spital, Huglgasse 1 – 3, 1150 Wien, Österreich

Intraoperative Monitoring of the N. Laryngeus recurrens in Thyroid Gland Surgary: 3D Computer Animation and Practical

Das Prinzip des Nervenmonitoring wird im Video zunächst schematisch anhand einer digitalen dreidimensionalen Computeranimation dargestellt: mit einer Stimulationssonde werden der N. vagus und der N. laryngeus recurrens elektrisch gereizt. Diese Impulse verursachen Kontraktionen an der Stimmbandmuskulatur. Die Muskelantwortpotentiale werden über eine bipolare Nadelelektrode, die in den M.vocalis eingesetzt wird, abgeleitet. Diese EMG-Ableitung wird über ein akustisches Klopfsignal und über eine optische Kontrolle wahrnehmbar gemacht und soll dem Operateur die Identifizierung des Nervs erleichtern sowie eine funktionierende Nervenleitung, Kehlkopfmuskelkontraktion und somit eine intakte Stimmbandbewegung vermitteln.

Im Anschluss daran wird die praktische Durchführung in einem Operationsvideo Schritt für Schritt dargestellt: nach Freilegen der Schilddrüse Darstellung von Schildknorpel und Ringknorpel. Nun Einstechen der M. vocalis Elektrode median am Unterrand des Schildknorpels ca. 30 Grad nach lateral und 30 Grad nach cranial. Nach Platzierung einer neutralen Muskelelektrode in einen beliebigen Muskel wird nun der zuvor freigelegte und angeschlungene N. vagus mit der Stimulationssonde gereizt. Bei korrekter Anlage des Systems und intakter Stimmbandfunktion kommt es nun zu dem akustisch und optisch wahrnehmbaren EMG-Potential, das vom Stimmbandmuskel abgeleitet und entsprechend verstärkt wird.

Der folgende operative Schritt liegt in der Ligatur und Durchtrennung der oberen Polgefäße und anschließend in der kompletten Luxation des SD-Lappens. Es wird gezeigt, wie der N. recurrens, der üblicher Weise chirurgisch aufgesucht wird, mit der Stimulationssonde lokalisiert werden kann, vor allem, um den Wert der Methode zur Auffindung des Nervs darzustellen. Anschließend wird der Nerv in seinen gesamten Verlauf chirurgisch freigelegt. Während dieser Präparation wird sowohl am N. vagus als auch an den verschiedenen Ästen des N. laryngeus recurrens mit Registrierung der jeweils dafür geringsten Stromstärke elektrostimuliert. Am Ende des Eingriffs findet nochmals eine Abschlussstimulation an Vagus und Recurrens statt. Diese EMG Ableitungen werden auch graphisch am Computer gezeigt und ausgewertet.

Um die Darstellung eines standardisierten Schilddrüseneingriffs zu vervollständigen, wird im Video auch die Präparation der Nebenschilddrüsen dargestellt.

Korrektur bis Redaktionsschluss nicht eingegangen.

Das intraoperative Monitoring des Nervus recurrens beim Reeingriff an der Schilddrüse – eine prospektive Studie an 162 Rezidivstrumen

M. Hermann, Ch. Hellebart, F. Kober, R. Kokoschka, B. Eltschka, S. Göbl, P. Geissler, A. Heiss und K. S. Glaser

Abteilung für Chirurgie, Kaiserin Elisabeth Spital, Huglgasse 1 – 3, 1150 Wien, Österreich

Intraoperative Monitoring of the N. Recurrens at Thyroid Gland Reoperation – A Prospective Study in 162 Relapse Strumas

Das Neuromonitoring des Nervus recurrens stellt einen technischen Fortschritt zur Identifizierung und zum intraoperativen Funktionsnachweis des Stimmbandnerven dar. Während beim Schilddrüsenersteingriff eine subtile Präparation des Nerven mit hoher Sicherheit möglich ist (0,3% dauerhafte Recurrenspareserate im eigenen Krankengut anhand von 27.884 nerves at risk), bringt der Reeingriff immer noch ein wesentlich höheres Risiko auf Dauerschaden mit sich.

In einer prospektiven Studie haben wir 371 Nervenpräparationen unter standardisierter Verwendung des Nervenmonitoring „Neurisign 100" durchgeführt, darunter fanden sich überwiegend technisch anspruchsvolle Eingriffe. In 162 Fällen (43,7%) handelte es sich um Reoperationen wegen benignen (n = 141) oder malignen (n = 21) Rezidiven. Dabei traten 15 (9,3%) frühpostoperative Recurrensparesen auf, wovon in 8 Fällen eine intakte Vagusstimulation am Ende der Operation zu messen war, 7 mal war die Signalantwort nicht zu erzielen bzw. im Zuge der Operation ausgefallen. Im Verlauf haben sich bisher 6 Paresen rückgebildet, 2 gelten als permanent und bei 7 sind die follow-up Untersuchungen noch nicht abgeschlossen. Im Gesamtkrankengut ist die Korrelation zwischen intraoperativen Stimulationsbefund und frühpostoperativer Stimmbandfunktion 92,7%. Auffällig war zudem, dass bei 8 Patienten mit bereits vor der Operation bestehenden – also präoperativer – Recurrensparese intraoperativ ein anatomisch intakter Nerv und eine einwandfreie Signalantwort bei Nervenstimulation zu erzielen war. Auf mögliche Mechanismen dieser falsch positiven Befunde wird eingegangen.

Demnach ist eine intraoperative Stimulierbarkeit des Recurrens noch kein Beweis für die intakte postoperative Stimmbandfunktion, doch stellt – vor allem beim Reeingriff – das Neuromonitoring aber eine wertvolle Hilfe zur Nervenerkennung und somit zu seiner anatomischen Schonung dar.

Korrektur bis Redaktionsschluss nicht eingegangen.

Ergebnisse der chirurgischen Therapie des primären Hyperparathyreoidismus bei Patienten mit Multipler Endokriner Neoplasie Typ 1

P. Langer, A. Wild, C. Nies, M. Rothmund und D. K. Bartsch

Klinik für Viszeral-, Thorax- und Gefäßchirurgie, Philipps-Universität Marburg, Baldingerstraße, 35043 Marburg

Results of Surgical Therapy of the Primary Hyperparathyroidism in Patients with Multiple Endocrine Neoplasia Type I

Einleitung: Der primäre Hyperparathyreoidismus (pHPT) tritt bei 80 – 100% der Patienten mit Multipler Endokriner Neoplasie Typ 1 (MEN 1) auf. Die operative Therapie wird kontrovers diskutiert. Ziel der Studie war, die eigenen Ergebnisse bei MEN 1-Patienten zu überprüfen. *Methoden:* Bei unseren Patienten mit nachgewiesener *MEN1*-Keimbahnmutation und pHPT wurden Daten zum Verlauf prospektiv bei regelmäßigen Verlaufs- und Vorsorgeuntersuchungen erfasst (klinischer Befund, Serum-Calcium, Parathormon). *Ergebnisse:* Von 34 Patienten waren 30 an einem pHPT erkrankt (88%). Das mediane Follow-Up betrug 60 (2 – 228) Monate. Insgesamt wurden bei 28 Patienten 40 Operationen durchgeführt, 2 Patienten lehnten bisher eine Operation ab. Als Ersteingriff wurden 12 selektive Drüsenextirpationen (sDE), 3 subtotale (3,5 Drüsen) Parathyreoidektomien (sPTX) und 13 totale Parathyreoidektomien mit cervicaler Thymektomie und Autotransplantation von Nebenschilddrüsengewebe in den Unterarm (PTX + T) vorgenommen.

Nach 12 sDE traten 11, nach 3 sPTX 2 und nach PTX + T keine Rezidive auf. Bei 7 Patienten nach sDE wurden bisher insgesamt 11 Nachoperationen vorgenommen. Nach 14 PTX + T waren 11 Patienten normocalcämisch und 3 Patienten nach median 24 Monaten [22 – 36] noch hypocalcämisch, wobei bei einem Patienten bislang eine Nachtransplantation vorgenommen wurde. *Schlussfolgerungen:* Bei Patienten mit MEN 1 und pHPT ist die PTX + T der sDE und sPTX vorzuziehen, da Rezidive/Persistenz nicht beobachtet werden und eine permanente Hypocalcämie problemlos durch Retransplantation von kryokonserviertem NSD-Gewebe zu beheben ist.

Thymuscarcinom: Evaluierung der neuen WHO-Klassifikation im Vergleich zur Masaoka-Klassifikation und Korrelation mit der Proliferationsaktivität

T. Lübke, S. P. Mönig, K. T. E. Beckurts, P. Schneider und A. H. Hölscher

Klinik und Poliklinik für Viszeral- und Gefäßchirurgie, Universität zu Köln, Joseph-Stelzmann-Straße 9, 50931 Köln

Thymus Carcinoma: Evaluation of the New WHO-Classification Compared with the Masaoka Classification and Correlation with Proliferative Activity

Zielsetzung: Thymuscarcinome weisen einen klinischen Verlauf auf, der durch frühe und häufige Metastasierung und geringe 5-Jahres-Überlebensraten charakterisiert ist. Das Staging der Thymuscarcinome erfolgte bisher anhand der Masaoka-Klassifikation und der histogenetischen Thymomklassifikation nach Müller-Hermelink. Seit dem Jahr 2000 existiert eine neue Thymomklassifikation, die die Thymuscarcinome nach reproduzierbaren Kriterien unterscheidet. Ki-67 ist ein häufig verwendeter Proliferationsmarker mit nachgewiesener diagnostischer und prognostischer Relevanz bei verschiedenen soliden Tumoren, der bislang bei Thymuscarcinomen noch nicht evaluiert wurde. Ziel dieser immunhistochemischen Studie war es, die Proliferationsaktivität (Ki-67 Index) mit der Masaoka- und der neuen WHO-Klassifikation zu korrelieren und die prognostische Relevanz zu evaluieren. *Material und Methoden:* Im Zeitraum von 1990 bis 1998 wurden 14 Patienten mit einem Thymuscarcinom elektiv thymektomiert. Elf Patienten waren männlich und drei weiblich. Das Durchschnittsalter der Patienten betrug 47,5 (32 – 82) Jahre. Die Klassifizierung der Thymuscarcinome erfolgte nach Masaoka und der neuen WHO-Klassifikation. Die Immunfärbung mit Ki-67 erfolgte an Paraffinschnitten mit dem monoklonalen Ki-67 (MIB-1) Antikörper. Der Immunfärbeindex (Labelling index = LI) wurde mit dem Masaoka- und

WHO-Stadium korreliert. Die statistische Analyse erfolgte mit Hilfe des Chi-Quadrattestes. Ein p-Wert von kleiner als 0,05 wurde als statistisch signifikant gewertet. *Ergebnisse:* Die Einteilung der Thymuscarcinone nach Masaoka erbrachte 4 mal das Stadium II (alle WHO-Typ B3), 1 mal das Stadium III (WHO-Typ C), 6 mal das Stadium IVa (3 mal WHO-Typ B3, 3 mal WHO-Typ C) und 3 mal das Stadium IVb (alle WHO-Typ C). Die statistische Auswertung zeigte eine signifikante Korrelation zwischen der WHO- bzw. Masaoka-Klassifikation und der durch die Ki-67 Immunfärbung nachgewiesenen Proliferationsaktivität der Thymuscarcinome (B3 vs C, p = 0,015; II vs. IV, p = 0,007). Das durchschnittliche Nachuntersuchungsintervall betrug 69,75 Monate (28 - 112 Monate). Von den 9 Patienten mit einem Thymuscarcinom im Masaoka-Stadium IV verstarben 4 Patienten. Alle Patienten im Masaoka-Stadium II und III überlebten im Untersuchungszeitraum. Von den 7 Patienten mit einem Thymuscarcinom vom WHO-Typ C überlebte nur ein Patient das Nachuntersuchungsintervall, wohingegen vier der sieben Patienten mit dem WHO-Typ B3 überlebten. Zwischen den lebenden und den verstorbenen Patienten zeigte sich kein signifikanter Unterschied der Ki-67 Färbeindices (p = 0,075). *Zusammenfassung:* In unserer Untersuchung bestand eine statistisch signifikante Korrelation zwischen der WHO- bzw. Masaoka-Klassifikation und der Proliferationsaktivität von Thymuscarcinomen. Die Masaoka-Klassifikation ist ebenso wie die WHO-Klassifikation der Thymome von prognostischer und klinischer Relevanz bei Thymomen vom WHO-Typ B3 und C.

Chemoembolisation – eine therapeutische Alternative in der Behandlung des inoperablen metastasierten neuroendokrinen Tumors?

A. Raffel, M. Krausch, K. Cupisti, P. E. Goretzki, K. M. Schulte und H. D. Röher

Klinik für Allgemeine- und Unfallchirurgie, Universitätsklinikum Düsseldorf, Moorenstraße 5, 40225 Düsseldorf

Chemoembolism – A Therapeutic Alternative in the Treatment of the Inoperable Metastatic Neuroendecrine Tumor?

Einleitung: Die Leber ist der häufigste Metastasierungsort gastrointestinaler Tumoren. Neben einem kurativen Anspruch erzwingt hierbei häufig die ausgeprägte Klinik funktioneller Tumoren einen Therapieansatz. Sind chirurgische Maßnahmen (kurative Leberchirurgie/ palliatives „debulking") nicht erfolgversprechend, kommen zunehmend therapeutische Alternativen wie die Chemoembolisation in Betracht. Der Stellenwert dieser Methode ist zu untersuchen. *Patienten und Methoden:* An der Heinrich-Heine-Universität Düsseldorf sind 5 Patienten mit hepatisch metastasiertem neuroendokrinem Tumor unter Octreotid-Medikation zur Verhinderung krisenhafter Entgleisungen chemoembolisiert worden. Dokumentiert wurden Tumorart, -ausdehnung und operatives Vorgehen vor Embolisation. Erfasst wurden Nebenwirkungen der Chemoembolisation und Einfluss der Chemoembolisation auf die Funktion des Tumors. Die Effektivität der Intervention wurde mittels CT nach definierten Zeitabständen ausgewertet. Alle Patienten wurden bezüglich des Langzeitverlaufes („Tumorkontrolle") untersucht. *Ergebnisse: Schlussfolgerung:* Eine Chemoembolisation ist bei nicht operablen Lebermetastasen zur Kontrolle der typischen Klinik funktioneller Tumoren („Flushkontrolle") und zur Verlängerung der Überlebenszeit durch Tumormassenreduktion („Tumorkontrolle") eine sinnvolle Therapiealternative

Pat.	Tumorart/ED	OP	Metastasierung	Chemoembol.	Outcame 2001
1	Bronchus-Karzinoid/1973	Pneumektomie li.	Leber'92	3×	Vollremission
2	Bronchus-Karzinoid/1995	Oberlappenresek.	Leber'99	1×	Exitus 5 Jahre nach ED
3	Leberfiliae unbek. Primarius/1996	--	Leber'96	3×	Langsamer Tumorprogress
4	Ileumkarzinoid/1992	Hemikolektomie	Leber'94	2×	Exitus 9 Jahre nach ED
5	Ileumkarzinoid/1996	Hemikolektomie	Leber'97	×	Langsamer Tumorprogress

Minimal-invasive, video-assistierte Schilddrüsenchirurgie (MIVAT)

J. Schabram, T. Geßmann und R. A. Wahl

Chirurgische Klinik, Bürgerhospital Frankfurt, Nibelungenallee 37–41, 60318 Frankfurt

Minimal-Invasion, Video-Assisted Thyroid Gland Surgery (MIVAT)

Zielsetzung: Nach der minimal-invasiven Parathyreoidektomie gewinnen auch minimal-invasive, video-assistierte Schilddrüsenoperationen (MIVAT), meist im Sinne von unilateralen oder bilateralen Lobektomien, zunehmende Bedeutung. Über selektive, parenchymerhaltende Resektionsverfahren wurde bisher kaum berichtet. Wir stellen unsere ersten diesbezüglichen Ergebnisse unter den Gesichtspunkten von Durchführbarkeit, Erfolgsaussicht und vorläufig erkennbaren Komplikationsrisiko dar. *Patienten und Methodik:* Von Januar 1999 bis August 2001 wurden in unserer Klinik 34 Patienten (24 w., 10 m., im Alter von 17–76 J. (Median 44 J.)) in MIVAT-Technik operiert. Einschlusskriterien: Knoten bis 3 cm Durchmesser, nur gering vergrößerte Schilddrüse (Lappenvolumen bis 10 ml), gleichermaßen autonome wie nicht autonome Knoten, zytologisch zweifelhafte Befunde. *Ausschlusskriterien:* Rezidiv, dringender Malignitätsverdacht (klinisch und/oder Zytologie IV/V), Immunthyreopathie. Bei 12 Patienten erfolgte der Schilddrüseneingriff simultan mit einer die Operationsindikation bedingenden Parathyreoidektomie; bei 22 Patienten stellte der Schilddrüsenbefund entsprechend den gültigen Kriterien die alleinige Operationsindikation dar. *Technik:* Der Zugang entsprach der von MICCOLI für die Parathyreoidektomie angegebenen: 20 mm-Incision quer im Jugulum, Längsspaltung der geraden Halsmuskulatur in der Mittellinie, Darstellung des Raumes zwischen Schilddrüsenkapsel und Innenfläche der geraden Halsmuskulatur. Fakultative CO_2-Insufflation. Vor CO_2-Insufflation in jedem Fall Einführen des 7,5 Mhz-Fingertip-Schallkopfes bilateral direkt auf der Schilddrüsenkapsel zur intraoperativen Sonographie; spezielles Instrumentarium; Parenchymdurchtrennung mit Ultraschalldissektor (Ultracision); bipolare Elektrode. Videoeinheit: Xenon 175 Watt, 30°-Winkeloptik, 2 mm Durchmesser, kurzer Schaft (Fa. Storz). *Ergebnisse:* Operiert wurden 29 Solitärknoten (85%), 2 (6%) binodös unilaterale und 3 (9%) bilaterale Knoten. Bei 23 (71%) erfolgten selektive Resektionen (davon 3× bilateral), bei 9 (26%) die Hemithyreoidektomie, bei 2 (6%) die Knotenexstirpation. Der Nervus recurrens wurde in 80% dargestellt. Konversion erfolgte nur einmal (3%), mit Erweiterung der Incision auf 4 cm (unerwartet großer Knoten). *Komplikationen:* 2 (6%) frühpostoperative Recurrensparesen, von denen bisher (kurzes Intervall) noch eine (3%) persistiert. 3 (9%) passager, leichte Hypocalcämien (alle bei Patienten mit simultan operiertem primären Hyperparathyreoidismus (p-HPT). Keine Nachblutung, kein Infekt, keine weiteren Komplikationen. Histologie: 23 (68%) Adenome (typische Indikation!); in den übrigen Fällen Zysten, Kolloidknoten und regressive

Veränderungen, letztere vor allem bei den im Zusammenhang mit Parathyreoidektomien durchgeführten Resektionen. Kein Karzinom. Mediane Operationsdauer: 90 (25 – 163) Min., bei Simultaneingriffen an den Nebenschilddrüsen signifikant ($p < 0{,}05$) länger (78 – 180, Median 108 Min.). *Folgerung:* Die minimal-invasive, video-assistierte Schilddrüsenresektion ist unter den genannten Einschlusskriterien gut praktikabel und bringt einen erheblichen kosmetischen Vorteil bei Operationen benigner Knotenstrumen. Konversion ist bei exakter Indikationsstellung kaum erforderlich. Operationen beim karzinomverdächtigen Befunden, auch beim „low risk" papillären Karzinom bis T2-Stadium, haben wir bislang bewusst vermieden, wenn auch die Technik der Lobektomie einfacher ist als die der Resektion. Die vorläufig zu hohe Rate frühpostoperativer Recurrensparesen ist noch nicht repräsentativ.

Parathyreoidektomie bei sekundärem und teriärem HPT – total oder subtotal?

L. Schiffmann[1], J. Beige[2], B. Mann[1] und H. J. Buhr[1]

[1] Chirurgische Klinik I
[2] Abteilung für Nephrologie, Universitätsklinikum Benjamin Franklin, Hindenburgdamm 30, 12200 Berlin

Parathyreoidectony in Secondary and Tertiary HPT-Total or Subtotal?

Einleitung und Zielsetzung: In den Leitlinien der Deutschen Gesellschaft für Chirurgie wird eine subtotale Parathyreoidektomie oder totale Parathyreoidektomie mit simultaner Autotransplantation zur Behandlung des sekundären und tertiären Hyperparathyreoidismus empfohlen. Ziel unserer Untersuchung war die Überprüfung der Langzeitergebnisse nach subtotaler Parathyreoidektomie. *Material und Methoden:* Zwischen 1995 und 2000 haben wir in unserer Klinik 47 Patienten wegen eines sekundären oder tertiären Hyperparathyreoidismus operiert. Im Juli 2001 evaluierten wir die Operationsergebnisse dieser mit einer 3 3/4 Resektion versorgten Patienten im Langzeitverlauf. Neben der aktuellen Laborkonstellation wurde nach einer evtl. vorhandenen hyperparathyreoider Symptomatik und nach persistierenden Recurrensparesen der Patienten gefragt. *Ergebnisse:* Es wurden 30 Patienten wegen eines sekundären, 17 Patienten wegen eines tertiären Hyperparathyreoidismus im Untersuchungszeitraum operiert. Das mediane Alter betrug zum Zeitpunkt der Operation 53 Jahre. Der Nachbeobachtungszeitraum lag im Median bei 35 Monaten. Bei 3 Patienten (6%) blieb das Parathormon direkt postoperativ erhöht, bei dem Rest der Patienten (94%) fiel es in den Normalbereich oder war erniedrigt. Eine Recurrensläsion trat nicht auf. Die Ergebnisse der Laborwerte im Langzeitverlauf sind in Tabelle 1 aufgeführt und zeigen, dass 30% der Patienten nach 3 3/4 Resektion ein Hyperparathyreoidismusrezidiv erleiden. Bei 50% dieser Patienten kam es zu einer behandlungsbedürftigen Symptomatik (Knochenschmerzen oder Juckreiz). *Schlussfolgerung:* Da bei ca. 1/3 der Patienten der Hyperparathyreoidismus im Langzeitverlauf rezidiviert und von diesen wiederum 50% symptomatisch sind, wäre zu diskutieren, ob nicht anstelle der subtotalen Parathyreoidektomie generell eine Parathyreoidektomie durchgeführt und Kalzium und Vit. D Analoge substituiert werden sollten.

Tabelle 1. Langzeitverlauf nach subtotaler Parathyreoidektomie

	erhöht	normal	erniedrigt
PTH	33%	34%	33%
Kalzium	15%	64%	21%
Phosphat	77%	23%	0%

Genetic Variations at the – 174 G/C Polymorphism of the Interleukin-6 Gene Promotor and Thyroid Disease

K. M. Schulte, J. Mewes und H. D. Röher

Klinik für Allgemein- und Unfallchirurgie, Heinrich-Heine-Universität, Moorenstraße 5, 40225 Düsseldorf

Genetische Variationen beim 174 G/C Polymorphismus des Interleukin-6-Gen-Promotors und Schilddrüsenerkrankung

Cytokines play a major role for the maintenance of tissue integrity in remodeling processes and the immune response to cancer. To determine the possible involvement of interleukin-6 (IL-6) in thyroid proliferative diseases, we have analyzed the allelic distributions of the – 174 G/C polymorphism in the IL-6 gene promotor. The G-polymorphism is associated with high, IL-1 inducible serum levels of IL-6, whereas the C-polymorphism results in significantly lower IL-6 expression. IL-6 haplotypes were obtained in a total of 450 patients from a region with intermediate iodine deficiency comprising 152 control patients without thyroid disease, 164 patients with multinodular goiter (MNG), 28 patients with follicular thyroid adenoma, and 106 patients with thyroid cancer, whereof 51 with papillary thyroid cancer (PTC), 10 with follicular thyroid cancer (FTC), and 34 with medullary thyroid cancer (MTC). Haplotyping of DNA from venous blood was performed by polymerase chain reaction, sequence-specific restriction enzyme cleavage of the amplimer by HSP 92 II and agarose gel electrophoresis. The control group displayed a CC-genotype frequency of 0.164 with a C allele frequency of 0.395. Goiter (0.164/0.427, $p = 0.41$) and thyroid adenoma (0.142/0.357, $p = 0.60$) showed an almost identical allele distribution, whereas thyroid cancer had a significantly higher frequency of the low-expression allele C (0.208/0.486, $p = 0.04$). Higher C-allele frequencies were identified in all types of thyroid cancer and reached significance in PTC (0.235/0.520, $p = 0.03$). Presence of the low-expression IL-6 allele C was significantly associated with increased tumor size (T1 + T2 vs. T3 + T4: CC genotype 0.105 vs. 0.262 $p = 0.002$; C allele 0.342 vs. 0.570, $p = 0.004$). Presence of the C-allele was also non-significantly associated with lymph node metastasis (N0 vs. N +: C genotype 0.077 vs. 0.250 $p = 0.26$; C allele 0.346 vs. 0.509, $p = 0.14$). A relation to distant metastasis could not be examined due to small numbers. The correlations observed in this study support the possibility that IL-6 plays a role in mediating the immune response to thyroid cancer. They do not support a role of IL-6 in goiter formation.

Ist ein limitiertes chirurgisches Vorgehen bei papillären T1-Schilddrüsenkarzinomen gerechtfertigt?

K. Tecklenborg[1], A. Frilling[1], R. Görges[2] und C. E. Broelsch[1]

[1] Klinik für Allgemein- und Transplantationschirurgie,
[2] Klinik für Nuklearmedizin, Universitätsklinikum Essen, Hufelandstraße 55, 45122 Essen

Is a Limited Surgical Procedure Justified on Papillary T1 Thyrid Gland Carcinomas?

Hintergrund: Die onkologisch optimale Therapie bei papillären Schilddrüsenkarzinomen des Stadiums T_1 ist Gegenstand der Diskussion. Therapieempfehlungen reichen von einer begrenzten Schilddrüsenresektion bis hin zur Thyreoidektomie mit Lymphadenektomie und anschließender Radiojod-Therapie. *Methodik:* Im Zeitraum von 5/96 bis 5/01 führten wir insgesamt 197 Eingriffe bei differenzierten Schilddrüsenkarzinomen durch. Dabei handelte es sich sowohl um Eingriffe aufgrund von Primarii als auch aufgrund von Lokal- oder Lymphknotenrezidiven bzw. Fernmetastasen. *Ergebnisse:* Unter den 197 Eingriffen bei differenzierten Schilddrüsenkarzinomen fanden sich 133 Operationen (67,5%) aufgrund papillärer Schilddrüsenkarzinome. Darunter zeigten sich 28 papilläre Karzinome mit dem Tumorstadium T_1 (21,1%). Von diesen 28 papillären T_1-Tumoren wurden 13 synchron als T_1 Nx Mx und 6 synchron als T_1 No Mo festgelegt. Bei 9 Patienten fanden sich synchron Lymphknotenmetastasen (8 mal T_1 N_1 Mo, einmal T_1 N_2 Mx). Bei 2 der 6 o. g. Patienten mit T_1 No manifestierten sich metachron nach 11 bzw. 19 Jahren zervikale ipsilaterale Lymphknotenmetastasen im lateralen Kompartment. Somit fanden sich bei insgesamt 11 (39,3%) der 28 Patienten mit papillären Schilddrüsenkarzinomen des Stadiums T_1 auch synchrone bzw. metachrone Lymphknotenmetastasen. Alle Lymphknotenfiliae lagen ipsilateral, bei 3 Patienten im zentralen Kompartment, bei 8 Patienten im lateralen Kompartment. *Schlussfolgerung:* Fast 40% aller papillären T_1-Schilddrüsenkarzinome in unserem Patientengut wiesen synchrone bzw. metachrone Lymphknotenmetastasen auf. Diese Zahl stellt ein limitiertes chirurgisches Vorgehen bei diesen Tumoren generell in Frage. Dabei darf aber nicht außer Acht gelassen werden, dass die biologische Bedeutung dieser Lymphknotenmetastasen unklar bleibt.

Sensitivität und Spezifität des intraoperativen Neuromonitorings in der Schilddrüsenchirurgie – Nationale multrizentrische prospektive Studie mit 8715 Patienten

O. Thomusch[1], C. Sekulla[2] und H. Dralle[2]

[1] Abteilung Allgemein- und Viszeralchirurgie mit Poliklinik, Chirurgische Universitätsklinik, Hugstetter Str. 55, 79106 Freiburg

[2] Klinik für Gefäß-, Viszeral- und Allgemeinchirurgie, Medizinische Fakultät, Klinikum Kröllwitz, Universität Halle-Wittenberg, Ernst-Grube-Straße 40, 06097 Halle

Sensitivity and Specitivity of the Intraoperative Neuromonitoring in Thyroid Gland Surgery – National Prospective Multicentre Study with 8715 Patient

Zielsetzung: Das intraoperative Neuromonitoring ist als Hilfe zur Identifizierung des N. laryngeus recurrens in der Schilddrüsenchirurgie anerkannt. Aussagen zur Spezifität und Sensitivität dieser Methode für falsch positive und falsch negative Signale in Bezug auf den postoperativen HNO-Befund sind nicht bekannt. *Material und Methoden:* Nationale prospektive multizentrische Studie vom 01.08.1999 – 31.12.2000 mit 33 Krankenhäusern aller Versorgungsstufen. Die Neurostimulation erfolgte direkt (N. laryngeus recurrens) und/oder indirekt (N. vagus) bei translaryngealer Ableitung mittels Stichelektrode in den M. vocalis. Alle Patienten wurden durch einen HNO-Arzt nachuntersucht. Eine permanente Rekurrensparese wurde definiert als länger als 6 Monate postoperativ persistierende Stimmbandparese. *Ergebnisse:* Insgesamt wurden 8715 konsekutive Schilddrüsenoperationen mit intraoperativen Neuromonitoring analysiert (Nachsorgerate z. Zt. 95,4%). Das Indikationsspektrum teilte sich auf in: Ersteingriffe benigne Struma (n = 7532), Struma maligna (n = 674), benigne Rezidivstruma (n = 503) und maligne Rezidivstruma (n = 115). Das intraoperative Neuromonitoring hatte bei präoperativ bekannter Rekurrensparese eine Spezifität (richtig negatives Signal) von 38,3% (indirekt) bzw. 35,9% (direkt). Die Sensitivität (richtig positives Signal bei postoperativ intaktem N. recurrens) betrug präoperativ 96,6% (indirekt) bzw. 95,3% (direkt). Bei postoperativ bestätigter permanenter Rekurrensparese durch einen HNO-Arzt betrug die Spezifität 54,4% (indirekt) bzw. 48,6% (direkt). Die Sensitivität 97,8% (indirekt) bzw. 97,1% (direkt). *Zusammenfassung:* Ein positives intraoperatives Signal des Neuromonitorings bestätigt mit hoher Wahrscheinlichkeit (95,3% - 97,8%) einen unversehrten N. recurrens. Demgegenüber korreliert ein negatives intraoperativen Signal des Neuromonitorings nur zu 35,9% - 54,4% mit der HNO-ärztlichen Diagnose einer Rekurrensparese. Für den Operateur bedeutet dies, dass im Falle eines positives Signals mit geringem Risiko für eine bilaterale Rekurrensparese auf der kontralateralen Seite die Operation fortgesetzt werden kann, bzw. bei fehlendem Signal eine kontralateral ausgedehnte Resektion besser zweizeitig durchgeführt wird. Der postoperative HNO-Befund zur Bestimmung der postoperativen Stimmbandfunktion und als Qualitätskontrolle des Chirurgen weiterhin unverzichtbar.

Patientenselektion zur minimal invasiven Parathyreoidektomie bei primärem Hyperparathyreoidismus (pHPT)

S. Timm[1], W. Hamelmann[1], M. Luster[2], M. Gehling[2], C. Reiners[2], A. Thiede[1] und W. Timmermann[1]

[1] Chirurgische Universitätsklinik und Poliklinik
[2] Klinik für Nuklearmedizin, Universität Würzburg, Josef-Schneider-Straße 2, 97080 Würzburg

Patient Selection for Minimal-Invasive Parathyrecoidectomy in Primary Hyperparathyroidism

Zielsetzung: Die minimal invasive Parathyreoidektomie (MIVP) stellt eine mögliche operative Alternative zur bilateralen zervikalen Exploration bei Patienten mit pHPT dar. Vorraussetzung für eine erfolgreiche MIVP ist eine strenge Indikationsstellung für ein selektioniertes Patientenkollektiv. Ziel der vorliegenden Studie war es, nach retrospektiver Datenanalyse klassisch operierter Patienten anhand einer prospektiven Studie zu überprüfen, welche Patienten mit pHPT sich für einen minimal invasiven Eingriff eignen. *Material und Methoden:* Im Zeitraum 8/97 - 8/01 wurden unserer Klinik 73 Patienten mit der Diagnose pHPT zugewiesen und operiert. Bei jedem Patient erfolgte eine Lokalisationsdiagnostik mit MIBI-SPECT-Szintigrafie und zervikalem Ultraschall (7,5 MHZ). 53 Patienten wurden bilateral exploriert und nach intraoperativem Befund und definitiver Histologie retrospektiv drei Gruppen zugeordnet: 1: MIVP möglich, 2: MIVP begonnen und intraoperativ zur bilateralen Operation konvertiert , 3: primär konventionelle Operation. Bei 20 Patienten wurde prospektiv analysiert und eine MIVP unter Verwendung eines intraoperativen Parathormonessays durchgeführt, wenn übereinstimmende, Lokalisationsdiagnostik und unauffällige Schilddrüsendiagnostik vorlagen. Bei einem Abfall des Parathormons um jeweils 50% vom Ausgangswert 5 und 10 Minuten nach Adenomexstirpation wurde der Eingriff beendet. Alle Patienten wurden 14 Tage und 6 Monate nach der Operation endokrinologisch nachgesorgt.

Ergebnisse: Die endgültige Diagnose ergab bei 65 Patienten ein singuläres Adenom, bei 7 Patienten eine Vierdrüsenhyperplasie und in einem Fall ein Doppeladenom. Eine zusätzliche operationspflichtige Struma nodosa lag bei 23 Patienten vor, bei 9 Patienten ipsilateral zur Adenomlokalisation, bei 7 kontralateral und in 7 Fällen beidseits. Die MIBI-Szintigrafie ergab eine Sensitivität von 78%, der zervikale Ultraschall von 59% für die Eindrüsenerkrankung. Nur 2 von 7 Mehrdrüsenerkrankungen wurde präoperativ korrekt diagnostiziert, bei 5 Patienten wurde sie als singuläres Adenom fehlinterpretiert. Bei 32/53 retrospektiv analysierten Patienten (60%) wäre eine erfolgreiche MIVP möglich gewesen, bei 7 Patienten wäre intraoperativ konvertiert worden. 14 Patienten wären aufgrund von Struma oder Mehrdrüsenerkrankung primär bilateral operiert worden. 10 der 20 prospektiv erfassten Patienten (50%) wurden erfolgreich minimal invasiv operiert, bei 4 Patienten musste wegen Struma (n = 2), falscher Lokalisationsdiagnostik (n = 1) oder technischen Gründen (n = 1) konvertiert werden. 6 Patienten wurden primär bilateral operiert. Alle Patienten waren bei der endokrinologischen Nachuntersuchung geheilt. *Zusammenfassung:* Die vorliegenden Daten zeigen, dass bei 50 - 60% der Patienten mit pHPT eine erfolgreiche MIVP möglich ist. Vorraussetzung hierfür ist neben der Schilddrüsendiagnostik eine präoperative Lokalisationsdiagnostik. Deren geringe Sensitivität im Bezug auf Mehrdrüsenerkrankungen macht den Einsatz des intraoperativen Parathormonessays unumgänglich. Mit den genannten Kriterien ist eine MIVP mit gleicher Erfolgsrate wie bei bilateralem Vorgehen durchführbar.

Der Ramus externus des Nervus laryngeus superior (RENLS): Ist die Darstellung bei der Schilddrüsenchirurgie gerechtfertigt?

W. Timmermann, W. Hamelmann, Th. Meyer und A. Thiede

Chirurgische Universitätsklinik und Polyklinik, Universität Würzburg, Josef-Schneider-Straße 2, 97080 Würzburg

The Ramus Extermes of the Nervus Laryngeus Superios (RENLS): Is the Imaging in Thyroid Gland Surgery Justified?

Zielsetzung: Als motorischer Ast des N. vagus versorgt der RENLS auch den M. cricothyroideus. Nach einer intraoperativen Schädigung des RENLS äußern die Patienten häufig eine geringe Heiserkeit, einen Verlust der Stimmhöhe und/oder eine rasche Ermüdbarkeit der Stimme. Insbesondere für beruflich stimmexponierte Personen kann dies eine erhebliche Einschränkung bedeuten. Bisherige anatomische Studien zeigen einen Verlauf des RENLS in unmittelbarer Nähe des oberen SD-Pols in bis zu 30% der Präparate. Da der Nerv sehr dünn ist und daher optisch schwer zu identifizieren ist, erprobten wir die Identifikation des Nerven mit Neuromonitoring. *Material und Methoden:* Aufgrund seiner topographischen Beziehung zum oberen Schilddrüsenpol und den oberen Polgefäßen lässt sich der RENLS nach Cernea in drei Verlaufstypen unterteilen. Typ I: der Nerv verläuft in einem Abstand von mehr als 1 cm oberhalb des oberen Schilddrüsenpols. Typ II: der RENLS verläuft mit einem Abstand von weniger als 1 cm zum oberen Schilddrüsenpol, (Typ IIa bis zu 1 cm - und ein Typ IIb am oder auf dem oberen Schilddrüsenpol). Untersucht wurde der Nervenverlauf von 92 gefährdeten Nerven (‚nerves at risc„, NAR) bei 62 Patienten mit einer Schilddrüsen- oder Nebenschilddrüsen-Operation. Intraoperativ erfolgte die Identifikation und Funktionskontrolle des RENLS mit dem Neurosign 100® (Fa. Inomed). *Ergebnisse:* Bei einfacher und unproblematischer Handhabung erfolgte in über 97% der Fälle eine positive Identifizierung des RENLS. In zwei Fällen könnte der RENLS nicht identifiziert werden. Bei 48 von 92 NAR (53,3%) zeigte sich intraoperativ ein Typ I, bei 28 Nerven (31,2%) ein Typ IIa und bei 14 Fällen (15,5%) ein Typ IIb. Bei der postoperativen Stimm- und Stimmbandkontrolle ergaben sich keine Hinweise für eine Schädigung des RENLS. *Zusammenfassung:* Unsere Daten zeigen, dass bei etwa 50% der RELS in weniger als 1 cm Entfernung vom oberen Schilddrüsenpol verläuft und damit bei der Versorgung des oberen Pols verletzungsgefährdet ist, dies gilt insbesondere für die 15% der Nerven, die direkt am oberen Pol verlaufen. Auch wenn die herkömmliche Laryngeoskopie unauffällige postoperative Verhältnisse für die Stimmbänder zeigt, kann aus der Verletzung des RENLS ein bleibender Verlust der feinen Modulationsfähigkeit sowie eine leichte Ermüdbarkeit der Stimme und einen Verlust der hohen Töne resultieren. Mit Hilfe des intraoperativen Neuromonitorings in der Schilddrüsenchirurgie gelingt mit einer hohen Zuverlässigkeit eine positive Identifikation des RENLS und somit eine Risikominderung für eine intraoperative Schädigung dieses Nerven. Wir halten dieses Vorgehen daher für gerechtfertigt.

Die simultane Autotransplantation von Nebenschilddrüsengewebe im Rahmen der totalen Thyreoidektomie benigner Strumen

A. W. Trupka und W. Sienel

Chirurgische Klinik, Klinikum der Ludwig-Maximilians-Universität-München, Innenstadt, Nußbaumstrasse 20, 80336 München

The Simultaneous Autotransplantation of Parathyroid Tissue in Total Thyreoidectomy of Benign Structures

Zielsetzung: Neben der Recurrensparese stellt der permanente Hypoparathyreoidismus eine folgenschwere Komplikation der Schilddrüsenchirurgie dar und wird nach ausgedehnten Resektionen in 0,4 – 13,8% der Fälle beobachtet. In einer retrospektiven Untersuchung sollte überprüft werden, ob die simultane Autotransplantation mindestens einer Nebenschilddrüse (NSD) im Rahmen der totalen Thyreoidektomie bei benignen Schilddrüsenerkrankungen das Risiko des dauerhaften Hypoparathyreoidismus senken kann. *Methodik:* Bei komplett knotig umgewandelter Schilddrüse und bei M. Basedow führen wir routinemäßig die totale Thyreoidektomie durch. Im Rahmen einer internen Qualitätssicherungsstudie werden seit Januar 1999 sämtliche Operationen an der Schilddrüse prospektiv dokumentiert. Patienten mit postoperativen Komplikationen werden bezüglich des weiteren Verlaufes wiederholt nachkontrolliert. Substitutionspflichtige Hypokalzämien mit einer Dauer von mehr als 6 Monaten postoperativ wurden als permanent definiert. *Ergebnisse:* Im Zeitraum 01/99 bis 02/2001 wurden 146 totale Thyreoidektomien bei benignen Erkrankungen der Schilddrüse durchgeführt (81 Pat. mit M. Basedow, 62 mit Knotenstrumen, 3 mit Thyreoiditis de Quervain/Hashimoto). Bei 37 Patienten (25%) wurde simultan mindestens eine NSD in die Halsmuskulatur autotransplantiert. *Gruppe 1* (keine NSD-Transpl.) mit 109 Patienten und *Gruppe 2* (simultane NSD-Transpl.) mit 37 Pat. unterschieden sich nicht hinsichtlich Alter, Verteilung der Schilddrüsenerkrankungen, sowie im niedrigsten postoperativen Serum-

Kalzium (MW 2,07 bzw. 2,05 mmol/l). In der Häufigkeit unmittelbar postoperativer Störungen des Kalizumhaushaltes (symptomatische Hypokalzämie (14,7%/18,9%), Notwendigkeit der Kalzium-Substitution über den stationären Aufenthalt hinaus (15,6%/13,5%), Vitamin-D-Substitution (5,5%, 5,4%) fanden sich keine Unterschiede zwischen beiden Gruppen. Während in der Gruppe ohne NSD-Transplantation zwei Fälle mit permanentem Hypoparathyreoidismus beobachtet wurden (1,8%), wurde diese Komplikation nach Autotransplantation von NSD-Gewebe nicht gesehen. *Schlussfolgerung:* Die simultane Autotransplantation mindestens einer NSD im Rahmen der totalen Thyreoidektomie bei benignen Erkrankungen der Schilddrüse minimiert das Risiko eines bleibenden Hypoparathyreoidismus, der besonders nach ausgedehnten Resektionen wegen M. Basedow gehäuft beschrieben wird. Möglicherweise kann mit einer routinemäßigen Autotransplantation im Rahmen der totalen Thyreoidektomie die Häufigkeit dieser für den Patienten unangenehmen Komplikation weiter reduziert werden.

Operationsverfahren und Risikofaktoren in der Therapie der benignen Struma multinodosa

F. Ulrich, T. Steinmüller, N. Rayes und P. Neuhaus

Klinik für Allgemein-, Viszeral- und Transplantationschirurgie, Charité, Campus, Virchow-Klinikum, Humboldt-Universität zu Berlin, Augustenburger Platz 1, 13353 Berlin

Surgical Procedure and Risk Factors in the Therapy of the Benign Struma Multinodosa

Zielsetzung: Bei der benignen Struma multinodosa bietet die Hemithyreoidektomie mit kontralateraler subtotaler Resektion gegenüber der subtotalen Resektion beidseits zahlreiche Vorteile bezüglich der intraoperativen Variationsmöglichkeit, einer definitiven Resektion suspekter Areale und dem risikoärmeren Vorgehen bei einer Rezidivoperation. Wegen der vermeintlich höheren Komplikationsrate findet dieses Verfahren aber weiterhin nur eine Akkzeptanz unter Allgemeinchirurgen mit einem speziellen Schwerpunkt in der endokrinen Chirurgie. In einer prospektiven Untersuchung von 2235 konsekutiven Schilddrüsenresektionen bei benigner Struma multinodosa verglichen wir den Einfluss der beiden oben genannten bilateralen Operationsverfahren auf die postoperative Komplikationsrate. Zusätzlich analysierten wir, ob risikoträchtige Merkmalstypen wie Rezidivoperationen, sehr große Strumen (WHO III) oder retrosternales Wachstum zu einer Komplikationshäufung führen. *Material/Methoden:* Im Zeitraum von 1985 bis 1999 führten wir 2235 Schilddrüsenresektionen bei benigner Struma multinodosa durch. Darunter waren 1770 (79,2%) Frauen und 465 (20,8%) Männer. 235 (10,5%) Patienten wiesen dabei zusätzlich eine unifokale, 328 (14,7%) eine multifokale Autonomie auf. In 160 (7,1%) Fällen wurde die Operationsindikation wegen einer Rezidivstruma gestellt. Disseminierte Autonomien, Immunhyperthyreosen und Malignome wurden nicht in die Studie eingeschlossen. *Ergebnisse:* Die vermeintlich risikoträchtigere Hemithyreoidektomie mit kontralateraler subtotaler Resektion (n = 952; 42,6%) wies gegenüber der subtotalen Resektion beidseits (n = 327; 14,6%) lediglich bei der Inzidenz der transienten Hypocalcämie ein signifikant erhöhtes Risiko auf (22,6% versus 15,9%). In der seitengetrennten Analyse der „nerves at risk“ bei jeweils demselben Patienten war für die Seite der Hemithyreoidektomie keine signifikant höhere Rate an transienten oder permanenten Recurrensparesen zu verzeichnen. Erstaunlicherweise hatten voroperierte Patienten im Vergleich zum Gesamtkollektiv kein signifikant erhöhtes Risiko postoperative Komplikationen zu entwickeln. Bezüglich der Inzidenz von Komplikationen bei der Struma WHO III und der retrosternalen Struma waren teilweise hochsignifikant höhere Raten an transienten Formen der Recurrensparese und der Hypocalcämie zu verzeichnen. Aber auch Nachblutungen und Wundinfektionen traten signifikant häufiger auf. *Zusammenfassung:* Wie wir mit dieser Studie belegen konnten, bedingt die Hemithyreoidektomie mit kontralateraler subtotaler Resektion als morphologiezentrierter Eingriff bei der Struma multinodosa nicht notwendigerweise eine erhöhte Komplikationsrate. Im Vergleich zur subtotalen Resektion beidseits kann bei standardisierter chirurgischer Technik mit konsequenter Recurrensdarstellung eine vergleichbar niedrige postoperative Morbidität erzielt werden. Risikofaktoren wie die Struma WHO III oder retrosternale Anteile erhöhen im Gegensatz zu Rezidivoperationen das Risiko für transiente Komplikationen deutlich.

Langzeitverlauf nach totaler Parathyreoidektomie bei renalem Hyperparathyreoidismus

F. Ulrich[1], T. Steinmüller[1], H. Hampl[2], N. Rayes[1], M. Lang[1] und P. Neuhaus[1]

[1] Klinik für Allgemein-, Viszeral- und Transplantationschirurgie, Charité, Campus, Virchow-Klinikum, Humboldt-Universität zu Berlin, Augustenburger Platz 1, 13353 Berlin
[2] Kuratorium für Dialyse und Nierentransplantation, Bismarckstraße 97/98, Berlin

Long-Term Course After Total Parathyrevidectomy in Renal Hyperparathyreoidism

Zielsetzung: Die totale Parathyreoidektomie (tPTX) ohne Autotransplantation zur Therapie des renalen Hyperparathyreoidismus (rHPT) galt bislang als obsolet, da sich nach Erfahrungen aus den 60er Jahren aufgrund der fehlenden Parathormonwirkung regelhaft eine adyname Knochenstoffwechselsituation mit Osteomalazie und Osteopenie entwickelte. Gegenstand dieser Studie ist die klinische und laborchemische Reevaluierung des Langzeitverlaufes nach tPTX bei speziell ausgewählten Hämodialysepatienten unter neuzeitlichen Dialysebedingungen. *Material/Methoden:* 21 Patienten (mittleres Alter 55 (23 – 74) Jahre) unter chronischer Hämodialysebehandlung (im Mittel 11 (2 – 31) Jahre) wurden bei einem mittleren Nachuntersuchungsintervall von 34 (3 – 103) Monaten nach tPTX evaluiert. Alle Patienten erhielten eine orale Medikation mit Kalzium und 1,25-Dihydroxycholecalciferol. Abgesehen von der klinischen Beschwerdesymptomatik wurde der Verlauf der renalen Osteopathie bei 11 Patienten mittels Knochenbiopsie erfasst und nach Delling klassifiziert. Die Knochenremineralisation wurde röntgenologisch untersucht. Folgende Laborparameter (Serum) wurden ausgewertet: Kalzium, Phosphat, alkalische Phosphatase, intaktes Parathormon (iPTH), Vitamin D und Metaboliten, natives Osteocalcin (OSC), alkalische Knochenphosphatase (BAP), Marker für Typ I Kollagen (ICTP) und Typ I Prokollagen (PICP). *Ergebnisse:* Alle Patienten wiesen über den gesamten postoperativen Verlauf ein iPTH < 15 pg/ml auf. Die Aufrechterhaltung der Kalziumhomöostase war unter der Hämodialyse unproblematisch. Alle Patienten berichteten über eine Abnahme der Knochenschmerzen. Vor tPTX wiesen die 11 im Verlauf biopsierten Patienten eine renale Osteopathie

Typ IIIb nach Delling auf, zum Zeitpunkt der Nachuntersuchung Typ IIa/c. Röntgenologisch zeigte sich eine ausgeprägte Remineralisation. Sinkende Werte für natives OSC (245,6 ± 202,6 vs. 39,0 ± 41,7 ng/ml), BAP (53,1 ± 76,1 vs. 10,9 ± 7,7 µg/l) und ICTP (113,0 ± 114,6 vs. 54,5 ± 30,3 µg/l), sowie leicht steigende Werte für PICP (216,5 ± 96,0 vs. 219,9 ± 101,8 µg/l) signalisieren eine Besserung der „high turnover"-Osteopathie. Der deutliche Abfall des Kalzium-Phosphat-Produktes (5,2 ± 1,3 vs. 3,8 ± 1,1) reduziert die Kalzifizierungstendenz und somit das Atheroskleroserisiko. *Zusammenfassung:* Die Befunde sprechen für einen Rückgang der ‚high-turnover„ Osteopathie ohne Anhalt für Adynamie, laborchemisch normalisierte sich die Osteoblastenaktivität nach tPTX als Ausdruck der Gesundung des Knochens. Im Gegensatz zu den Ergebnissen der 60er und 70er Jahre führte die tPTX bei chronischer Hämodialyse *nicht* zur Osteomalazie; als Ursache hierfür sind die Vermeidung der Aluminiumosteopathie, besseres Dialysemonitoring und vor allem die Calcitrioltherapie zu diskutieren. Bei alten Patienten, die langzeitdialysiert werden und nicht zur Nierentransplantation anstehen, stellt die tPTX eine chirurgische Therapieoption dar, die ein Hyperparathyreoidismusrezidiv ausschliesst und zur Remineralisation des Knochens beiträgt.

Der videoskopisch-assistierte Eingriff an der Schilddrüse

M. K. Walz, A. Ommer und K. Peitgen

Klinik für Chirurgie und Zentrum für Minimal Invasive Chirurgie, Kliniken Essen-Mitte, Henricistrsße 92, 45136 Essen

Video-Astissted Operation on the Thyroid Gland

Minimal-invasive Operationsverfahren an der Schilddrüse sind bisher kaum bekannt. Das Video zeigt die Methode der minimal-invasiven Schilddrüsenoperation in der videoasstierten Variante. Dabei wird die Schilddrüse über eine 15 – 25 mm lange mediane Inzision mobilisiert und letztlich vor das Hautniveau eventriert. Die Darstellung des N. laryngeus inferior und der Epithelkörperchen erfolgt obligat. Die Operationstechnik eignet sich für kleine uninodöse Strumen. Das kosmetische Ergebnis ist hervorragend.

Intraoperative Parathormon-Bestimmung zur Detektion ektoper Epithelkörperchen beim primären Hyperparathyreoidismus

S. Winkler, T. Weber, K. Nitschmann, C. Herfarth und E. Klar

Abteilung für Endokrine Chirurgie, Chirurgische Universitätsklinik Heidelberg, Im Neuenheimer Feld 110, 69120 Heidelberg

Intraoperative Determination of Parathormone for the Detection of Ectopic Epithelial Bodies in Primary Hyperparathyreoidism

Zielsetzung: Die intraoperative Schnellschnitt-Diagnostik stellt derzeit die zuverlässigste Methode zur Überprüfung des chirurgischen Erfolges nach Entfernung des adenomatös veränderten Nebenschilddrüsengewebes beim primären Hyperparathyreoidismus (pHPT) dar. Eine erfolgversprechende, diagnostische Ergänzung hierzu bietet die intraoperative Bestimmung des intakten Serum-Parathormons (PTH). Studienziel ist die Evaluation des klinischen Stellenwertes der intraoperativen PTH-Bestimmung beim pHPT, als biochemische Erfolgskontrolle des chirurgischen Eingriffes zur Detektion ektoper Epithelkörperchen-Adenome, bzw. um die Exploration der übrigen Epithelkörperchen zu umgehen. *Material und Methoden:* Von 07/1999 bis 08/2001 wurden insgesamt 112 Patienten mit einem erstmals diagnostizierten pHPT untersucht. Bei 95 Patienten wurde eine konventionelle Parathyreoidektomie, bei 17 Patienten eine minimalinvasive-videoassistierte Parathyreoidektomie (MIVAP) durchgeführt. Das intakte Serum-PTH wurde bei 89 Patienten vor, bzw. 10 Minuten nach Entfernung des adenomatösen Nebenschilddrüsengewebes bestimmt. Bei intraoperativem PTH-Abfall in den Normbereich, wurde der Eingriff vorzeitig beendet. Parallel dazu wurde eine entsprechende Schnellschnitt-Diagnostik durchgeführt. *Ergebnisse:* Bei 92% (82/89) der untersuchten Patienten, konnte ein adäquater Abfall des intraoperativ bestimmten PTH auf 10% des Ausgangswertes gemessen und dadurch eine frühzeitige Beendigung der Operation erzielt werden. Bei 7 Patienten konnte primär kein angemessener Abfall des PTH beobachtet werden. Bei diesen Patienten fand sich nach weiterer Exploration ektopes Nebenschilddrüsengewebe (3× mediastinal, 1× Doppeladenom re. cranialer Schilddrüsenpol, 1× retroösophageal, 2× Thymus). Die wiederholte PTH-Bestimmung, nach exakter Lokalisation und Entfernung des ektopen Epithelkörperchens, lag im Normbereich. Die erfolgreiche Entfernung von 7 ektopen Epithelkörperchen konnte somit zu 100% durch die PTH-Bestimmung kontrolliert werden. Der Serum-Kalziumspiegel lag postoperativ bei allen Patienten im Normbereich. *Zusammenfassung:* Die intraoperative PTH-Bestimmung stellt eine zuverlässige und kostengünstige Qualitätskontrolle zur Detektion ektopen, adenomatösen Nebenschilddrüsengewebes beim pHPT dar. Bei positiver, präoperativer Lokalisationsdiagnostik, kann ein gezieltes, operatives Vorgehen durchgeführt und bei adäquatem PTH-Abfall, auf eine weitere Exploration verzichtet werden. Daraus resultieren kürzeren Op-Zeiten, mit den Vorteilen eines geringeren Operationstraumas für den Patienten. Im weiteren Studienverlauf gilt es, diese Ergebnisse, unter Berücksichtigung ihrer Sensitivität und Spezifität, fortlaufend zu überprüfen.

Frühformen maligner Läsionen im Ösophagogastrointestinaltrakt – totale, endoskopische vs. chirurgische Therapie

Laparoskopische Cholecystektomie – Chirurgischer Standard bei Cholelithiasis

E. Kraas und S. Farke

Chirurgische Klinik, DRK Kliniken Westend, Spandauer Damm 130, 14050 Berlin

Laparoscopic Cholecystektomie – Surgical Standard for Cholelithiasis

Summary. Laparoscopic surgery showed a dramatic development in the last years of the 20th century. From the beginning laparoscopic cholecystectomy (LCCE) has been the pacemaker of this development. Today laparoscopic cholecystectomy is the first choice for treatment of cholecystolithiasis in nearly all surgical clinics. Therefore laparoscopic cholecystectomy is the most common part of minimal invasive technique.

LCCE is the golden standard in therapy of gallstones, more than 90% of cholecystectomies in specialized clinics are done laparoscopically. It is an established, evidence based operation today. Open cholecystectomy is left for special indications only.

A problem of LCCE is the occult carcinoma of the gallbladder. In histological proven carcinoma of the gallbladder LCCE is the adequate operation only for Tis and T1 carcinoma. In T2 and T3 carcinoma a radical oncologic resection with lymph node dissection should be performed. Due to the poor prognosis T4 tumors should be left with laparoscopic biopsy only.

Key words: Standard – laparoscopic cholecystectomie – gallbladder carcinoma

Zusammenfassung. Die laparoskopische Chirurgie hat in den letzten Jahren des vergangenen Jahrhunderts eine rasante Entwicklung hinter sich. Der Schrittmacher dieser Entwicklung war von Beginn an die Cholecystektomie. Die laparoskopische Cholecystektomie (LCCE) wird heute in nahezu allen chirurgischen Kliniken als erste Wahl in der Therapie des Gallensteinleidens angesehen. Damit ist die Cholecystektomie von den heute möglichen laparoskopischen Operationen das am weitesten verbreitete Verfahren.

Die LCCE ist der Goldstandard für die Operation des Gallensteinleidens, weit über 90% der Operationen bei Cholecystolithiasis werden in spezialisierten Kliniken laparoskopisch durchgeführt. Die laparoskopische Cholecystektomie ist in der Therapie des Gallensteinleidens etabliert und hat damit unstrittig und jetzt auch *evidence based*- belegt die konventionelle offene Operation abgelöst. Diese stellt heute das Reserveverfahren für besondere Indikationen dar.

Ein Problem der laparoskopischen Operation des Gallensteinleidens stellt das okkulte Gallenblasenkarzinom dar. Bei histologischem Nachweis eines Gallenblasenkarzinoms nach laparoskopischer Cholecystektomie sollte aus unserer Sicht wie folgt verfahren werden: Bei Tis und T1-Karzinom reicht die laparoskopische Cholecystektomie aus. T2 und T3 Karzinome sollten radikal mit Leberresektion und Lymphadenektomie offen nachoperiert werden, beim eindeutig infiltrierenden Karzinom (T4) ist bei sehr schlechter Prognose die alleinige Diagnosesicherung durch laparoskopische PE angezeigt.

Schlüsselwörter: Standard – laparoskopische Cholecystektomie – Gallenblasenkarzinom

Die laparoskopische Chirurgie hat in den letzten Jahren des vergangenen Jahrhunderts eine rasante Entwicklung hinter sich. Der Schrittmacher dieser Entwicklung war von Beginn an die Cholecystektomie: Bei der Vielzahl der Patientinnen und Patienten mit Gallensteinen, denen häufig auch schon in jungen Jahren wegen Beschwerden zur Operation geraten wird, war die Möglichkeit der Operation ohne großen Schnitt eine wichtige Neuerung. Dies hat durch große Zahlen der laparoskopischen Cholecystektomie früh den Weg zum Standard geebnet. In Studien konnte mit hohen Zahlen dem Vergleich mit der offenen Operation in allen Belangen standgehalten werden. Die laparoskopische Cholecystektomie wird heute wohl in fast allen chirurgischen Kliniken als erste Wahl in der Therapie des Gallensteinleidens angeboten. Damit ist die Cholecystektomie von den heute möglichen laparoskopischen Operationen das am weitesten verbreitete Verfahren.

Als Standard haben wir die laparoskopische Cholecystektomie (LCCE) schon 1995 anhand eigener Ergebnisse und veröffentlichter Daten eingestuft [6]. Diese Einschätzung beruhte auf den Erfahrungen von fünf Jahren LCCE und in dieser Zeit 3411 wegen Gallensteinleiden operierten Patienten. In dieser kurzen Zeit hatte sich die LCCE rasant von einem Anteil von 48% im ersten Jahr auf 93% nach fünf Jahren Erfahrung mit der Technik gesteigert. Schon nach diesen ersten fünf Jahren kamen wir zu der Feststellung, „der neue Standard ist die laparoskopische Cholecystektomie, die bewährte klassische Operation per Rippenbogenrandschnitt wird in Zukunft die Ausnahme bei besonderer Indikation sein."

In den folgenden fünf Jahren hat sich dieser hohe Anteil der LCCE an der Gesamtzahl der Cholecystektomien in unserem Krankengut weiter stabilisiert und betrug nach zehn Jahren und 6653 Operationen 97,3% [5]. Das bestätigt die Einstufung der LCCE als Standard, wie es im übrigen natürlich auch die tägliche Praxis in der Chirurgie gezeigt hat. Ein Standard muss aber heute *evidence based* sein.

Evidence based: Studienergebnisse zur laparoskopischen Cholecystektomie

Zwischen 1991 und 2001 sind einige prospektive, teilweise randomisierte Arbeiten zum Vergleich der LCCE mit der offenen Operation und/oder der Operation per Minilaparotomie erschienen. In Tabelle 1 sind Arbeiten, die die LCCE mit anderen Verfahren vergleichen und den Ansprüchen an *evidence based medicine* genügen aufgelistet. Die Ergebnisse der Behandlung von gut 94.000 Patienten zeigen in der Übersicht Vorteile für die laparoskopisch Operierten:

- Schmerzmittelverbrauch in 6 Arbeiten bei der LCCE geringer, keine Unterschiede bei den übrigen 7.
- Die Operationszeit war in der Mehrzahl bei den offenen Operationen kürzer, bei 2 Autoren gab es keine Unterschiede.
- Unausgewogen die Ergebnisse bei den Kosten, hier zeigt sich ein vielfältiges Bild mit Vorteilen für die LCCE bei einigen, Vorteilen für die offene Operation oder auch keine Unterschiede bei anderen.
- Der Vergleich der Komplikationen zeigt einen Vorteil für die minimal invasive Operation.
- Die Letalität ist in der Mehrzahl der Artikel geringer bei den laparoskopisch Operierten.
- Eindeutig ist der Vorteil der LCCE bei der Frage nach der Rückkehr zur Arbeit, hier ist – bis auf eine Arbeit ohne Unterschied – die LCCE bei allen Autoren deutlich besser, d.h. die Patienten kehren nach der laparoskopischen Operation früher zur Arbeit zurück.

Tabelle 1. *Evidence based* Studien zur laparoskopische Cholezystektomie 1991 – 2001 (n = 94.245)

Name Land,	Lit.-Nr.	Jahr	n	Kontroll-Gruppe	Laps +/–	 Schmerz-mit.	OP-Zeit	Kos-ten	Kompl.	Letal.	zurück z. Arbeit
Fischer, Reddick... USA	[2]	1991 Surg. Laps. End	400	offen	+	∅	-	+	+	-	∅
Glinatsis England	[3]	1992 Lapro. End.	80	offen	+	+	-	∅	+	+-	+
Kunz Deutschland	[7]	1991 Chirurg	70	Mini. lap.	+-	+	+-	∅	+-	+-	+
Williams USA	[14]	1993 Am. J. Surg.	2390	offen	+	∅	∅	∅	+	+	∅
Sanabria Canada	[13]	1993 Can. J. Surg.	363	offen	+	∅	+-	+	+-	+-	+
McMahon England	[10]	1994 Lancet	302	Mini. lap.	+	+	-	-	+-	+-	+
Hardy Australien	[4]	1994 Med. J. Austr.	216	offen	+	+	-	+	+	+-	+
McGrun England	[8]	1995 Brit. J. Surg.	310	Mini. lap.	+-	+	-	+-	-	+-	+
Porte Holland	[11]	1996 HPB	200	offen	+	∅	-	+	+-	+-	+
Buanes Norwegen	[1]	1996 Surg. Laps.	500	offen	+	+	∅	∅	+	+	+
Zitser Israel	[15]	1997 Clin. Perf.	3570	offen	+	∅	∅	∅	+	+	
McMahon England	[9]	2000 Lancet	85120	1981 – 1988 + 1989 – 1999	∅	∅	∅	∅	+-	+	
Ros, A. Schweden	[12]	2001 Ann. Surg.	724	Mini. lap.	+	∅	-	+-	+-	+-	+

\+ → Laparoskopie überlegen; +/– → Laparoskopie gleich gut wie offen; ∅ → Laparoskopie schlechter als offen

Als Beispiel für die Ergebnisse der Standardoperation des Gallensteinleidens möchten wir die Auswertung unseres eigenen Krankengutes in einem Zehn-Jahres-Zeitraum anführen:

Vom 1. Juni 1990 bis zum 31. Mai 2000 wurden 6653 Cholecystektomien durchgeführt. Davon 97% primär laparoskopisch und 3% primär offen. Von den laparoskopischen Operationen wurde in 2% der Fälle aufgrund der besonderen intraoperativen Befunde zum offenen Vorgehen konvertiert.

Die durchschnittliche Operationszeit lag bei 52 Minuten (25 – 186 Minuten), in 2,2% der Fälle, also bei 146 Patienten, kam es zu leichten Komplikationen, bei 40 (0,6%) traten schwere Komplikationen auf. Nur 3 der 6653 Patienten starben während des stationären Aufenthaltes [5].

Diese Zahlen belegen die Einstufung der LCCE als Goldstandard für die Operation des Gallensteinleidens. Im Vergleich zu großen Sammelstatistiken (Tabelle 2) sind Operationszeit, die Häufigkeit von Gallengangsverletzungen und die Letalität vergleichbar niedrig. In unserem Krankengut fällt die sehr hohe Rate von laparoskopischen Eingriffen mit 97% gegenüber 74% und 68% auf. Auch die Operationszeit ist mit im Schnitt 52 min. kürzer und sicher mit den Zeiten der offenen Operationen vergleichbar. Diese Unterschiede sind Ausdruck der Auswirkungen großer Erfahrung mit einer speziellen Operationstechnik.

Mit diesen Zahlen ist die laparoskopische Cholecystektomie in der Therapie des Gallensteinleidens als Goldstandard etabliert und hat damit unstrittig und jetzt auch *evidence based*-belegt die konventionelle offene Operation abgelöst. Diese stellt heute das Reserveverfahren für besondere Indikationen dar.

Tabelle 2. Sammelstatistiken zur LCCE und eigene Ergebnisse (KH Moabit Berlin), n gesamt = 265.623 Cholezystektomien

	SALTC[a]	AMIC Register[b]	QS Nordrhein[c]	KH Moabit, Berlin
Zeitraum	1992 - 1995	1992 - 1997	1990 - 1999	6/1990 - 5/2000
Gesamtzahl	10174	88110	160686	6653
Primär offene CE	-	23045 = 26%	47159 = 32%	180 = 3%
Primär LCCE	10174	65061	96750	5197
Konversionsrate	8,2%	5,9%	7,1%	2%
OP-Zeit LCCE	90 Min.		62 Min.	52 Min.
Letalität	0,2%	0,11%	0,15%	0,1%
Akute Cholecystitis LCCE	11,9%	-	-	12,4%
Gallenwegsverletzung	0,31%	0,21%	0,1%	0,07%
Postop. Komplikationen	-	-	4,6%	5%

[a] Schweizer Arbeitsgemeinschaft für Laparoskopie und Thoraxoskopische Chirurgie
[b] Cholecystektomien 1992 - 1994 in 107 Spitälern, ausgewertet durch die AG für minimal-invasive Chirurgie, Österreich
[c] Qualitätssicherung Nordrhein, alle Kliniken

Das okkulte Gallenblasenkarzinom

Ein Problem der laparoskopischen Operation des Gallensteinleidens stellt das okkulte Gallenblasenkarzinom dar. Während das schon präoperativ bekannte oder wahrscheinlich vermutete, vermeintlich radikal operable Karzinom der Gallenblase eine Indikation zur offenen Operation darstellt, ist das Vorgehen beim zufällig entdeckten Karzinom differenziert.

Bei der minimal invasiven Operation wird ein kleines, die Leber nicht makroskopisch infiltrierendes Karzinom in einigen Fällen erst am Ende des Eingriffs vermutet, in den meisten Fällen erst durch die histopathologische Aufarbeitung entdeckt. Hier stellt sich die Frage des weiteren Vorgehens. Als Optionen stehen die Konversion zur offenen Operation in gleicher Sitzung, die spätere radikale Nachresektion oder die alleinige laparoskopische Operation zur Verfügung. Beim infiltrierenden Karzinom, das schon makroskopisch in das Leberbett infiltriert, muss zur Resektion auf die offene Operation konvertiert werden. Als Alternative kann auch die Beendigung der Operation als diagnostische Laparoskopie mit PE ohne Resektion in Erwägung gezogen werden, um dann nach Vorliegen der endgültigen Histologie mit Tumorstadium das weitere operative Vorgehen festzulegen.

Wir haben in unserem Krankengut bei 7130 Cholecystektomien zwischen 1990 und 2001 insgesamt 47 Gallenblasenkarzinome behandelt. Das Durchschnittsalter lag bei allen Operationen bei 53 Jahren, bei den Patienten mit Gallenblasenkarzinomen bei 71 Jahren. Gallenblasenkarzinome hatten 40 Frauen und 7 Männer, überwiegend handelte es sich um Adenokarzinome. Als Erstoperation haben wir von den 47 Karzinomen 31 allein laparoskopisch operiert, 13 wurden primär offen operiert. Bei drei wurde nach initial laparoskopischem Beginn zur offenen Operation konvertiert. Zwei Patienten hatten Port-Site Metastasen, beide in den ersten fünf Jahren der laparoskopischen Operationstechnik (1991 und 1994), was wir auf eine mangelhafte Operationstechnik (kein Bergebeutel, ...) zurückführen.

Histologisch war die Stadienverteilung unter den Patienten folgendermaßen:

- Tis/T1 9
- T2 17
- T3 6
- T4 15

Die Überlebensraten unserer Patienten sind in Abb. 1 dargestellt. Während alle Patienten mit Tis und T1 Befunden geheilt waren, hatten die fortgeschritteneren T-Stadien eine deutlich schlechtere Prognose. Von den 15 Patienten mit T4 Tumoren lebten nur zwei länger als ein Jahr.

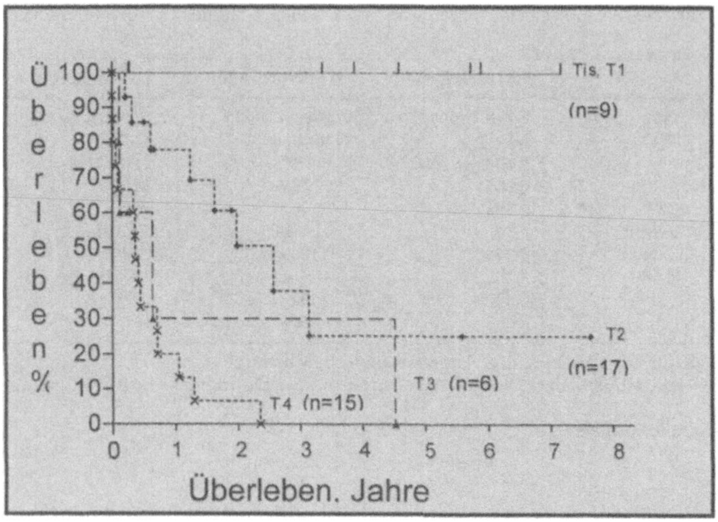

Abb. 1. Überlebenskurven der Patienten mit Gallenblasenkarzinom, eigene Ergebnisse

Bei histologischem Nachweis eines Gallenblasenkarzinoms nach laparoskopischer Cholecystektomie sollte aus unserer Sicht wie folgt verfahren werden:

- Tis und T1-Karzinom: Hier reicht die laparoskopische Cholecystektomie auch aus onkologischer Sicht aus, zur Vermeidung von Port-Site Metastasen sollte immer ein Bergebeutel verwendet werden. Dies gilt für alle LCCE's, da diese kleinen Karzinome immer okkult sind und erst nach dem Bergen der Gallenblase erkannt werden. Auch sollte eine Eröffnung der Gallenblase während der Operation sorgfältig vermieden werden.
- T2 und T3 Karzinome: Diese Tumoren sollten radikal mit Leberresektion und Lymphadenektomie nachoperiert werden, da bei diesen Stadien durch die radikale chirurgische Therapie die Prognose verbessert werden kann. Zur sicheren Vermeidung von Port-Site Metastasen sollten bei dieser Nachresektion die Port-Stellen exzidiert werden.
- T4 Karzinom: Beim eindeutig die Leber infiltrierenden Karzinom ist bei der sehr schlechten Prognose der Erkrankten die alleinige Diagnosesicherung durch laparoskopische Probenentnahme angezeigt.

Resumé

In unserer Arbeit von 1995 zur Frage der laparoskopischen Cholecystektomie als Standard-Eingriff in der Therapie des Gallensteinleidens hatten wir abschließend gefolgert:

„Standard" wird im Brockhaus als Norm, Richtmaß bzw. als Richtschnur bezeichnet. Der „Standard" ist ein englisches Holzmaß für gesägtes Holz und umfasst 4,2 Kubikmeter. Auch wenn wir noch keine vier Kubikmeter Gallenblasen operiert haben, berechtigen unsere Ergebnisse bei über 3.000 Behandelten Patienten in den vergangenen 4 1/2 Jahren zu der Feststellung, der neue Standard ist die laparoskopische Cholecystektomie, die bewährte klassische Operation per Rippenbogenrandschnitt wird in die Zukunft die Ausnahme bei besonderer Indikation sein.„ [6]

Dieser Aussage ist auch nach über 10 Jahren und mehr als 7.000 laparoskopischen Cholecystektomien nichts hinzuzufügen.

Literatur

1. Buanes T, Mjaland O (1996) Complications in laparoscopic and open cholecystectomy: a prospective comparative trial. Surg Laparosc Endosc 1996 Aug; 6:266 - 272
2. Fisher KS, Reddick EJ, Olsen DO (1991) Laparoscopic cholecystectomy: cost analysis. Surg Laparosc Endosc 1991 Jun; 1:77 - 81
3. Glinatsis MT, Griffith JP, McMahon MJ (1992) Open versus laparoscopic cholecystectomy: a retrospective comparative study. J Laparoendosc Surg 1992 Apr; 2:81 - 87
4. Hardy KJ, Miller H, Fletcher DR et al. (1994) An evaluation of laparoscopic versus open cholecystectomy. Med J Aust 1994 Jan 17; 160:58 - 62
5. Kraas E, Frauenschuh D (2000) Cholecysto-/Choledocholithiasis. 10 Jahre laparoskopische Cholecystektomie am Krankenhaus Moabit, Berlin. Viszeralchirurgie 2000; 35:321 - 325
6. Kraas E, Löhde E, Müller FR, Raude H (1995) Die laparoskopische Cholecystektomie, ein Standard? Lang Arch Chir Suppl II:423 - 428
7. Kunz R, Orth K, Vogel J et al. (1992) Laparoscopic cholecystectomy versus mini-lap-cholecystectomy. Results of a prospective, randomized study. Chirurg 1992 Apr; 63:291 - 295
8. McGinn FP, Miles AJ, Uglow M et al. (1995) Randomized trial of laparoscopic cholecystectomy and mini-cholecystectomy. Br J Surg 1995 Oct; 82:1374 - 1377
9. McMahon AJ, Fischbacher CM, Frame SH, MacLeod MC (2000) Impact of laparoscopic cholecystectomy: a population-based study. Lancet 2000 Nov 11; 356:1632 - 1637
10. McMahon AJ, Russel IT, Baxter JN et al. (1994) Laparoscopic versus minilaparotomy cholecystectomy: a randomized trial. Lancet 1994 Jan 15; 343:135 - 138
11. Porte RJ, De Vries BC (1996) Laparoscopic versus open cholecystectomy: a prospective matched-cohort study. HPB Surg 1996; 9:71 - 75
12. Ros A, Gustafsson L, Krook H et al. (2001) Laparoscopic cholecystectomy versus mini-laparotomy cholecystectomy: a prospective, randomized, single-blind study. Ann Surg 2001 Dec; 234:741 - 749
13. Sanabria JR, Clavien PA, Cywes R, Strasberg SM (1993) Laparoscopic versus open cholecystectomy: a matched study. Can J Surg 1993 Aug; 36:330 - 336
14. Wiliams LF Jr, Chapman WC, Bonau RA et al. (1993) Comparison of laparoscopic cholecystectomy with open cholecystectomy in a single center. Am J Surg 1993 Apr; 165:459 - 465
15. Zitzer YG, Simchen E, Ferderber N, Freund HR (1997) A trend for reduced 15-day wound infection and 6 month's mortality in laparoscopic relative to open cholecystectomy: the Israeli Study of Surgical Infections. Clin Perform Qual Health Care 1997 Jul-Sep; 5:116 - 122

Resektion von Tumorstenosen und Stentimplantationen bei fortgeschrittenen Neoplasien des Ösophagus, Magens und Duodenums

D. Tübergen, L. Biermann und N. Senninger

Klinik und Poliklinik für Allgemeine Chirurgie, Sektion Endoskopie und Proktologie, Universitätsklinikum Münster, Waldeyerstraße 1, 48149 Münster

Tumor Resection and Stent Implantation in Progressed Neoplasms of the Esophagus, Stomach and Duodenum

Summary. Up to now many people demand treatment only with symptoms of a progressed cancer disease. As curative therapy is often not possible any more, endoscopy offers valuable palliative treatment options. Tumor destructive methods are mainly used for soft exophytic neoplastic tissue, whereas stent implantation is the therapy of choice in all other cases, especially if severe obstruction is present. The advantage of this method is the immediate and long lasting effect. Because of the different stent types and indications there is no optimal universal stent, so that we have to choose the individual best endoprosthesis.

Key words: Upper gastrointestinal tumor – palliation – stent

Zusammenfassung. Nach wie vor erreichen viele Patienten erst mit Symptomen von fortgeschrittenen Neoplasien den Arzt, die dann nur noch palliativ zu behandeln sind. Hier liefert die Endoskopie aufgrund Ihrer geringen Invasivität einen wertvollen Beitrag. Während die tumordestruktiven Methoden (Laser, APC etc.) hauptsächlich bei weichen exophytischen Tumoren zur Anwendung kommen, bietet sich in allen anderen Fällen, insbesondere bei hochgradiger Obstruktion, die Implantation eines Stents an. Im Gegensatz zu den destruktiven Verfahren setzt hier die Wirkung sofort ein und dauert häufig bis zum Tode an. Aufgrund der verschiedenen Stent – Typen und Anforderungen an den Platzhalter kann es aber keinen optimalen Universalstent geben – vielmehr ist unter Kenntnis des Angebotes die individuell beste Endoprothese zu wählen.

Schlüsselwörter: Oberer gastrointestinaler Tumor – Palliation – Stent

Wenngleich die Detektion von Karzinomen des oberen GI Traktes durch hochauflösende Videoendoskope und Vitalfärbetechniken, sowie die Resektion von so entdeckten Frühkarzinomen im Mittelpunkt des chirurgischen und gastroenterologischen Interesses stehen, sieht die klinische Realität doch häufig anders aus. Solange keine validen Screening Programme existieren, kommen die Mehrzahl der Patienten erst mit Obstruktionssymptomen bei einem fortgeschrittenen Tumor in die ärztliche Behandlung. So sind dann die meisten Kranken nicht mehr kurativ therapierbar und nur noch Kandidaten für ein palliatives Regime.

Tabelle 1. Methoden der endoskopischen Palliativmaßnahmen

Tumordestruktion	Endoprothetik
Koagulation, Argon Plasma K.(APC)	Tubus
Laser	Self expanding metall Stent (SEMS)
Photodynamische Therapie	Self expanding plastic Stent (SEPS)
Sonstige (Alkoholinjektion, Kryotherapie etc.)	

Tabelle 2. Vergleich von APC und Laser zur Tumorrekanalisation

	APC	Laser
Autoren	Wahab, Niezychowski, Robertson, Watson, Heindorf, Vedrenne	Belda
Patienten	152	116
Erfolg	87,5%	66 - 96%
Normales Essen	66%	40 - 86%
Rückfall	ND	78%/6 Mon.
Komplikationen	7%	1,4 - 9,5%
Mortalität	0,7%	0 - 6%

Tabelle 3. Vorteile der APC

- Non Kontakt Koagulation
- axiale, radiale und retrograde Applikationsmöglichkeit
- kontrollierte Tiefenwirkung (0,5 - 3 mm)
- keine Zerstörung von Stentmaschen
- geringe Rauchentwicklung
- mobile, robuste und preiswerte Geräte
- keine ausgedehnten Sicherheitsbestimmungen

Die endoskopischen Verfahren stellen nur eine der vier Behandlungssäulen - palliative Operation, Chemotherapie und Strahlentherapie- dar, und bilden wiederum die zwei großen Gruppen der tumorablativen Verfahren und der Endoprothetik (Tabelle 1).

Ein neueres Verfahren, welches viel Beachtung in der Literatur fand, ist die kontaktlose Koagulation mit Argon Plasma (APC). Eine Sammelstatistik zeigt, dass dieses Verfahren ähnlich wirksam ist wie die Laseranwendung, aber auch eine Komplikationsrate hat, die nicht wesentlich unter der des Laser liegt (4). Beiden Verfahren gemeinsam ist aber eine erneute Behandlungsbedürftigkeit durch nachwachsenden Tumor (Tabelle 2)

Dennoch hat die APC unbestreitbare Vorteile, von denen der gravierendste die preisgünstige Gerätschaft ist, zumal das entsprechende Hochfrequenzgerät in jeder chirurgischen Klinik universell für mehrere Aufgaben einsetzbar ist (Tabelle 3).

Alle palliativen Verfahren müssen sich aber an den fünf Hauptkriterien messen lassen, die wir unseren Patienten schuldig sind, wenn wir sie schon nicht heilen können. Die Behandlung sollte effektiv und nebenwirkungsarm, sowie wenig belastend sein. Die Wirkung der Methode sollte schnell eintreten und möglichst bis zum Tode anhalten, um den Patienten in seiner verbleibenden Lebenszeit nicht unnötig an ein Krankenhaus zu binden. Gerade die letzten beiden Forderungen werden aber durch *alle* tumordestruktiven Verfahren nicht bzw. nur ungenügend erfüllt (3). Der Rekanalisationseffekt setzt erst nach einigen Tagen nach Abstoßen der Nekrosen und Abschwellen des Gewebsödems ein und nachwachsender Tumor macht weitere Behandlungen im weiteren Verlauf obligat. Zudem eignen sich diese Verfahren natürlich nur bei exophytischem intraluminären Tumorwachstum und nicht bei intramuralen oder komprimierenden Neoplasien oder fistulierenden Prozessen.

Aus diesen Gründen sind am oberen GI Trakt Stents fast immer überlegen, da sie unmittelbar nach Implantation eine Nahrungsaufnahme wieder möglich machen und diese Wirkung häufig bis zum Tode anhält (1).

Zu den Indikationen, der Effektivität und Komplikationen sei auf die Ergebnisse der letzten drei Jahre an unserer Klinik verwiesen. In diesem Zeitraum wurden 69 Stents implantiert, hiervon 54 bei malignem Leiden. Die Stentimplantation erfolgte zur rein palliativen Behandlung des Primärtumors bei 42 Patienten, bei 5 Patienten im Rahmen der neoadjuvanten Therapie, 6 mal zur Behandlung eines Lokalrezidives und einmal zur gleichzeitigen Abdichtung einer ösophagorespiratorischen Fistel. Gerade die letztgenannte Indikation darf heute als Methode der Wahl bei sonst inkurablem Leiden angesehen werden . Eine Fistelabdichtung ist auch in großen Fallserien fast immer erfolgreich, wobei gleichzeitig die Nahrungsaufnahme wieder ermöglicht wird (8).

Auch in unserem Kollektiv war in 98% ein Kostaufbau mindestens bis zu breiiger Kost möglich. Bei einem Patienten mit einem Lokalrezidiv nach Gastrektomie fanden sich im weiteren Verlauf nachgeschaltete Stenosen bei disseminiertem intraabdomnellen Tumorprogress, die eine orale Nahrungsaufnahme verhinderten.

An Frühkomplikationen sahen wir fünf mal eine inkorrekte Stentlage oder einen zu kurzen Stent, die alle innerhalb der gleichen Therapiesitzung korrigiert wurden. Weiterhin fiel ein Fall von behandlungsbedürftigen Stent - Expansionsschmerzen und eine Aspiration postinterventionell auf.

Im weiteren Follow up ergaben sich fünf Stentdislokationen, viermal ein "Tumorovergrowth" bzw. Lymphknotenkompression außerhalb des Stents und dreimal ein zunehmendes Erbrechen, dass jedoch nicht auf einen okkludierten Stent, sondern vielmehr auf eine Peritonealkarzinose zurückzuführen war. Eine Stentpenetration in die Trachea konnte erfolgreich durch die Implantation eines längeren gecoverten Stent behandelt werden.

Diese Ergebnisse stehen in Einklang mit der Literatur, in der auch Stentfehlplazierungen mit 10% als häufigste Frühkomplikation und Dislokationen als wichtigste Spätkomplikation angegeben wird (6). Nicht gecoverte Stents haben zwar nur eine 4% (16% bei gecoateten Stents) Dislokationsrate, obstruieren aber fast alle durch ein Einwachsen von Granulations- oder Tumorgewebe (7). Letztlich muss gesagt werden, dass die methodenbedingte Mortalität mit 0,5 bis 2% zwar unter den Tumor - destruktiven Verfahren liegt, bei den therapeutischen Überlegungen aber nicht vernachlässigt werden darf (2).

Ein weiteres bis heute ungelöstes Problem ist die Auswahl des optimalen Stents. Dieser soll folgende Eigenschaften vereinen: Gute Expansionskraft, optimale Verankerung, geringe Verkürzung und gute Sichtbarkeit unter Durchleuchtung. Andererseits ist aber auch maximale Flexibilität und Gewebefreundlichkeit zu einem niedrigen Preis erwünscht.

Eine Betrachtung all dieser Attribute zeigt, dass diese z. T. gegensätzlich und in *einem* Stent gar nicht zu vereinen sind. Folglich muss je nach Anwendung und damit verbundenem Anforderungsprofil der geeignete Stent gewählt werden, wie im Folgenden beispielhaft aufgeführt wird:

a) Die unkomplizierte Tumorstenose
   Gefragt ist in dieser Situation ein möglichst preiswerter Stent, der sich bei geringer Verkürzung und guter Röntgendichte leicht und fehlerfrei plazieren lässt. Der z. Z. noch billigste selbstexpandierende Stents ist der Plastik Stent ("Poliflex" SEPS) der Firma Rüsch. Weiter zu nennen ist der koreanische Choo Stent, während der über die Firma Medwork vertriebene Flextent zeigt, dass der Preiskampf noch andauert.
b) Die Tumorfistel
   Hier verwenden wir den "Ultraflex" Stent (Firma Boston Scientific) mit einem Tulpendurchmesser von 28 mm. Dieser Stent zeichnet sich durch seine Flexibilität und Gewebefreundlichkeit aus, die er sich mit geringerer (hier auch nicht so benötigter) Expansionskraft erkauft.

c) Cardiastenose
Häufig besteht hier eine enorme Tumorkompression zwischen den Zwerchfellschenkeln. Ein weiteres Problem ist die fehlende Stentverankerung distal, die das Dislokationsrisiko erhöht. Gefragt ist daher ein Stent mit guter Expansionskraft und damit Verankerung. Diese Kriterien werden gut durch den Wall (z. B. Flamingo) Stent (Firma Boston Scientific) erfüllt. Eine neuere Entwicklung ist der Einsatz von Antirefluxventilen im Stent (z. B. Do Stent, vertrieben über MTW), da es nach Überbrückung der Cardia zu einem quälenden Reflux kommt. Die ersten klinische Erfahrungen zu diesen Stent Typen sind aber noch marginal.

Ähnliche Überlegungen müssen zur Anwendung bei Dislokations - gefährdeten Stenosen (ungecoverter Stent), Knickstenosen (Ultraflex Stent), cervikalen Stenosen (Ultraflex Stent, 23 mm Tulpendurchmesser, proximal release) und extremer Tumorkompression (Esophacoil Stent) angestellt werden (7).

Während im Magen aufgrund der hohen Reservekapazität des großen Hohlorgans endoskopisch palliative Maßnahmen zahlenmäßig eher in den Hintergrund treten (APC bei Tumorblutungen), ergeben sich am Magenausgang und Duodenum durchaus sinnvolle Therapieansätze. Die Rationale ergibt sich daraus, dass die durchschnittliche Überlebenszeit nach Obstruktionssymptomen nur noch 3 Monate beträgt und chirurgische Therapieoptionen, namentlich die Anlage einer Gastroenterostomie, mit nicht unerheblichen Komplikationsraten (Morbidität 20 – 30%, Mortalität 10%) belegt sind (5). Daher ist auch hier die Einlage eines Platzhalters auf endoskopischem Wege ein verlockender Gedanke, der Mitte der 90er Jahre in zunächst kleinen Fallserien aufgegriffen wurde. Während in dieser Initialphase zunächst artfremde Stents (vaskuläre- und Ösophagus Stents) benutzt wurden, sind seit einiger Zeit auch spezielle enterale Stents im Handel. Immerhin belegen auch diese ersten Studien eine Erfolgsrate (d. h. Aufnahme von Brei- oder Normalkost) von über 70% bei gleich kurzer Überlebenszeit von ca. 3 Monaten (9). Folgende Probleme sind beim enteralen Stenting aber evident:

a) Stententwicklung
Diese ist bei weitem noch nicht abgeschlossen. So ist z. B. der enterale Stent der Firma Boston Scientifc nicht gecovert, um ihn für eine TTS (through the scope) Implantation dünnkalibrig zu halten und das Dislokationsrisiko zu minimieren.

b) Schwierige Implantation
Die Stentimplantation im Duodenum ist bei langen Wegen, in denen sich der Führungsdraht und das Implantationsbesteck im Magen aufschieben kann, im Vergleich zum Ösophagus deutlich anspruchsvoller. Hier werden dann möglichst rigide Therapiegeräte verwendet, um Halt zu geben. Eine Passage durch den Tumor ist dann wiederum nicht möglich, so dass mit KM Kathetern und Führungsdrähten unter Röntgenkontrolle gearbeitet werden muss.

c) Simultane biliäre Obstruktion
Insbesondere bei duodenalen Prozessen besteht gleichzeitig häufig ein Verschlussikterus, der dann ebenfalls z. B. via PTCD behandelt werden muss, da der transpapilläre Weg verlegt ist.

d) Klinische Erfolg < technischer Erfolg
Leider hinkt der klinische Erfolg häufig dem Implantationserfolg hinterher. Gründe hierfür sind eine zweite bis dahin nicht erkannte Stenose im nachgeschalteten Dünndarm, eine Peritonealkarzinose oder aber eine Atonie bei neuraler Infiltration (z. B. des Truncus coeliacus).

Zusammenfassend kann gesagt werden, dass bei malignen inoperablen Obstruktionen des oberen GI Traktes fast immer die Implantation eines Stents die Therapie der Wahl ist. Tumordestruktive Verfahren kommen eher dann zur Anwendung, wenn weiche polypoide Tumormengen (evtl. mit Blutung) vorliegen, das Lumen für eine sichere Stentverankerung aber noch zu weit ist.

Aufgrund der sehr unterschiedlichen Stentdesigns und Materialien auf der einen Seite und den mitunter gegensätzlichen Anforderungen an den Platzhalter auf der anderen Seite kann es keinen optimalen Universalstent geben. Dem behandelnden Endoskopiker bleibt daher nichts anderes übrig, als sich stets einen aktuellen Überblick über das bestehende Stentangebot zu machen und je nach Anforderung des individuellen Patienten die bestmögliche Endoprothese auszuwählen.

Literatur

1. Adam A, Ellul J, Watkinson AF et al. (1997) Palliation of inoperable esophageal carcinoma: a prospective randomized trial of laser therapy and stent placement. Radiology 202:344 - 348
2. Baron TH (2001) Expandable metal stents for the treatment of cancerous obstruction of the gastrointestinal tract. N Engl J Med 344:1681 - 1687
3. Barr H, Dix AJ, Kendall C, Stone N (2001) Review article: the potential role for photodynamic therapy in the management of upper gastrointestinal disease. Aliment Pharmacol Ther 15:311 - 321
4. Canard JM, Vedrenne B (2001) Clinical application of argon plasma coagulation in gastrointestinal endoscopy: has the time come to replace the laser? Endoscopy 33:353 - 357
5. Davis MP, Nouneh C (2000) Modern management of cancer related intestinal obstruction. Palliative medicine 2:147 - 159
6. Kozarek RA (1999) Complications and lessons learned from 10 Years of expandable gastrointestinal Prostheses. Dig Dis 17:14 - 22
7. Neuhaus H (1998) The use of stents in the management of malignant esophageal strictures. Gatsrointest Endosc Clin N Am 8:503 - 519
8. Raijman I, Siddique I, Ajani J, Lynch P (1998) Palliation of malignant dysphagia and fistula with coated expandable metal stents: experience with 101 patients. Gastrointest Endosc 48:172 - 179
9. Soetikno RM, Carr-Locke DL (1999) Expandable metal stents für gastric-outlet, duodenal, and small intestinal obstruction. Gatsrointst Endosc Clin N Am 9:447 - 458

Adenokarzinom des Oesophagus: Prognosevergleich zwischen transthorakaler Oesophagusresektion mit erweiterter 2 Feld Lymphknotendissektion und transhiataler Oesophagusdissektion mit abdomineller Lymphknotendissektion

P. Dutkowski, W. Kneist, F. Sultanow und Th. Junginger

Klinik für Allgemein- und Abdominalchirurgie, Universität Mainz, Langenbeckstraße 1, 55101 Mainz

Adenocarcinoma of the Esophagus: Prognostic Comparison Between Transthoracic Resection with Extended Two-field Lymph Node Dissection and Transhiatal Esophagus Dissection with Abdominal Lymph Node Dissection

Summary. A retrospective analysis should compare the two operative approaches, transhiatal or transthoracic resection in patients suffering from adenocarcinoma of the esophagus. Between 1985 and 2002 123 cases were presented with adenocarcinoma of the esophagus, treated in 65% by transhiatal resection including abdominal lymph node dissection and in 35% by the transthoracic approach with standardized extended mediastinal and abdominal lymph node dissection. Hospital mortality was 14% (6/43) after transthoracic resection and 3.8% (3/80) after transhiatal resection (ns). Die number of removed and examined abdominal lymph nodes following transhiatal resection was 14.1 (mean) versus 12.3 (mean) after transthoracic resection (ns). Die number of removed and examined mediastinal lymph nodes by transhiatal resection was 6.3 (mean) versus 19.7 (mean) after transthoracic resection ($p < 0.001$). The median survival after transthoracic approach was 19 months versus 20 months after transhiatal approach (ns). Median survival of curatively resected patients (R0) were in both operative procedures similar (21 months). A more differentiated analysis referred to the UICC stages also demonstrated no differences in the survival between transthoracic and transhiatal resection.

With respect to less mortality and less morbidity after transhiatal resection and because of the not detectable prognostic advantage of the tranthoracic resection we suggest the transhiatal approach as the treatment of choice in patients with adenocarcinoma of the esophagus.

Key words: Adenocarcinoma esophagus – mediastinal lymph node dissection – transhiatal resection

Zusammenfassung. Ziel dieser Analyse war der Vergleich der beiden Operationsverfahren transthorakale oder transhiatale Resektion beim Adenokarzinom des Oesophagus. Von 1985 bis 2002 wurden 123 Patienten mit Adenokarzinom des Oesophagus reseziert, in 80 Fällen (65%) durch eine transhiatale Resektion mit abdomineller Lymphknotendissektion, in 43 Fällen (35%) durch transthorakale Resektion mit abdomineller- und mediastinaler Lymphknotendissektion.

Die Klinikletalität lag bei 14% (6/44) nach transthorakaler Resektion und bei 3,8% (3/80) nach transhiataler Resektion (ns). Die Anzahl entfernter und untersuchter abdomineller Lymphknoten lag im Mittel nach transhiataler Resektion bei 14,1 gegenüber 12,3 nach transthorakaler Resektion (ns). Die Anzahl mediastinaler Lymphknoten lag nach transhiataler Resektion im Mittel bei 6,3 gegenüber 19,7 nach transthorakaler Resektion ($p < 0{,}001$). Die mediane Überlebenszeit lag nach transthorakaler Resektion bei 19 Monaten gegenüber 20 Monaten nach transhiataler Resektion (ns). Die mediane Überlebenszeit der R0 klassifizierten Patienten lag bei beiden Operationsverfahren bei 21 Monaten (ns). Auch separat nach UICC Stadien betrachtet bestand kein prognostischer Unterschied zwischen transthorakaler und transhiataler Resektion.

Angesichts der niedrigeren Klinikletalität nach transhiataler Resektion einerseits und des nicht nachweisbaren Überlebensvorteils andererseits trotz transthorakaler Resektion mit 2 Feld-Lymphknotendissektion erscheint ein transhiatales Vorgehen beim Adenokarzinom des Oesophagus als gerechtfertigt.

Schlüsselwörter: Adenokarzinom Oesophagus – mediastinale Lymphknotendissektion – transhiatale Resektion

Einleitung

Die Inzidenz des Adenokarzinoms des Oesophagus nimmt weltweit zu. In wieweit die Wahl des Operationsverfahrens die Prognose beeinflusst, ist aus unserer Sicht bisher nicht geklärt. Demonstriert werden die Daten der chirurgischen Universitätsklinik Mainz bezüglich der Frage: Transthorakale oder transhiatale Oesophagusresektion beim Adenokarzinom des Oesophagus.

Krankengut

Wir führten von 1985 bis heute als Regeleingriff beim Adenokarzinom des Oesophagus eine transhiatale Oesophagusresektion durch, im Gegensatz zur Situation beim Plattenepithelkarzinom des Oesophagus. In Fällen mit wandüberschreitendem Tumorwachstum und vertretbarem Operationsrisiko wurde das transthorakale Vorgehen gewählt. Die transhiatale Resektion erfolgte immer mit abdomineller Lymphknotendissektion sowie mit Ausschaltung der erreichbaren Lymphknoten des posterioren unteren Mediastinums bis zur Carina. Die transthorakale Resektion beinhaltete standartisiert die abdominelle und erweiterte mediastinale Lymphknotendissektion im Sinne einer 2-Feld Lymphknoten Dissektion.

Derzeit umfasst das Krankengut 123 resezierte Patienten mit histologisch gesicherten Adenokarzinom des Oeosphagus im Zeitraum von 1985 bis 2002. Zwei Drittel der Fälle ($n = 80$) wurden transhiatal, 43 Patienten wurden transthorakal reseziert. In 88% der Fälle ($n = 108$) bestand eine Tumorlokalisation im distalen Oesophagusdrittel (Typ Siewert I). Tiefer gelegene Tumoren wie das eigentliche Kardiakarzinom (Typ Siwert II) sowie subkardiale Karzinome (Typ Siewert III) wurden in dieser Analyse nicht berücksichtigt.

Bezüglich der UICC Stadien bestanden, entsprechend der unterschiedlichen Indikationsstellung, deutliche Unterschiede zwischen den beiden Operationsverfahren: Während in der transhiatal resezierten Gruppe die UICC Stadien I – II bzw. III – IV prozentual gleich verteilt waren (47% bzw. 53%), wiesen 84% der transthorakal resezierten Fälle die Stadien UICC III – IV auf und nur 7 Patienten (16%) die früheren Stadien UICC I – II ($p < 0{,}01$). Umgekehrt bestand bei den transthorakal resezierten Patienten eine günstigere Risikoklassifizierung im Vergleich zu den transhiatal resezierten Patienten (ASA I – II in 63% der transthorakal vs 45% der transhiatal resezierten Fälle) ($p < 0{,}01$) (Tabelle 1).

Tabelle 1. Patientencharakteristika nach transhiataler und transthorakaler Resektion

	Transhiatal	Transthorakal	p
UICC I-II	42/80 (53%)	7/43 (16%)	< 0,01
UICC III-IV	38/80 (47%)	36/43 (84%)	< 0,01
Patientenalter	61,5 Jahre	61 Jahre	ns
ASA I-II	36/80 (45%)	27/43 (63%)	ns
ASA III-IV	44/80 (50%)	16/43 (37%)	ns
R0	72/80 (90%)	3/43 (77%)	ns

Tumorfreie Schnittränder proximal, distal sowie circumferentiell fanden sich in 90% der transhiatal resezierten Patienten sowie in 77% der transthorakal resezierten Patienten (Tabelle 1).

Ergebnisse

Morbidität und Letalität

Die Chirurgische Komplikationsrate lag mit 46% nach transhiataler Resektion deutlich höher als nach transthorakaler Resektion (12%), bedingt durch die höhere Rate an zervikalen Anastomoseninsuffizienzen, die jedoch alle konservativ therapiert werden konnten. Die allgemeine Komplikationsrate lag höher nach transthorakalem Eingriff (40% vs 23%, $p < 0{,}01$), bedingt durch die höhere Rate an Pneumonien mit konsekutiv deutlich höherer Klinikletalität nach transthorakaler Resektion gegenüber transhiataler Resektion (14% vs 3,8%). Im Gesamtkrankengut lag die Klinikletaliät lag bei 7,3% (9/123). Die mediane Aufenthaltsdauer auf der Intensivstation (8 Tage vs 8 Tage) sowie die mediane postoperative Krankenhausverweildauer (21 Tage vs 20 Tage) waren nicht unterschiedlich.

Lymphknotenstatus

Die Anzahl resezierter und untersuchter mediastinaler Lymphknoten lag nach transthorakaler Resektion im Mittel bei $19{,}7 \pm 1{,}1$ gegenüber $6{,}3 \pm 0{,}8$ nach transhiataler Resektion ($p < 0{,}001$) (Abb. 1). Die Anzahl entfernter abdomineller Lymphknoten war mit $12{,}3 \pm 0{,}7$ und $14{,}1 \pm 1{,}2$ Lk nach transthorakalem und transhiatalem Eingriff nicht unterschiedlich (Abb. 1). Die Ausbeute an befallenen mediastinalen Lymphknoten war nach transthorakaler Resektion mit 2-Feld

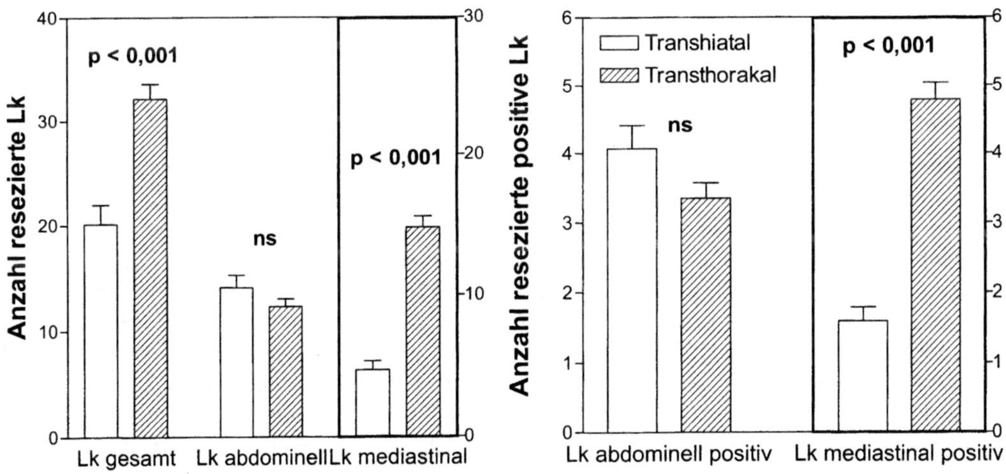

Abb. 1. Lymphknotenstatus nach transhiataler und transthorakaler Resektion

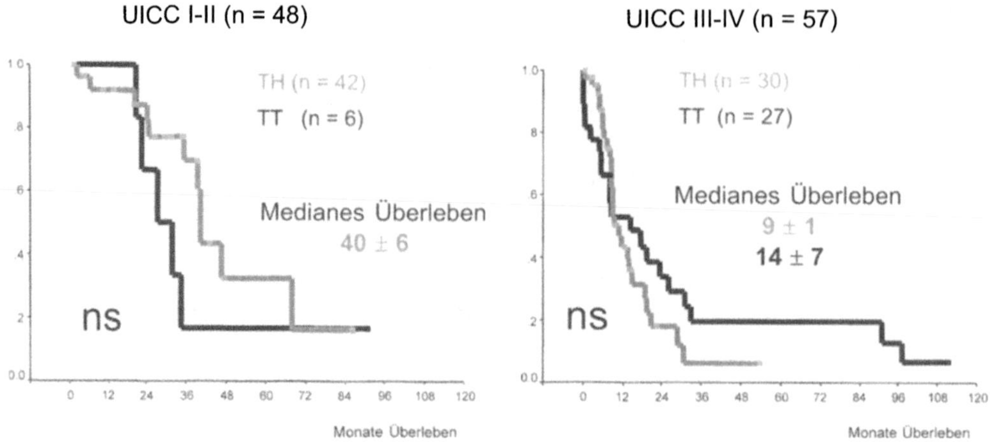

Abb. 2. Adenokarzinom des Oesophagus – Prognose bei R0 Resektion (105/123)

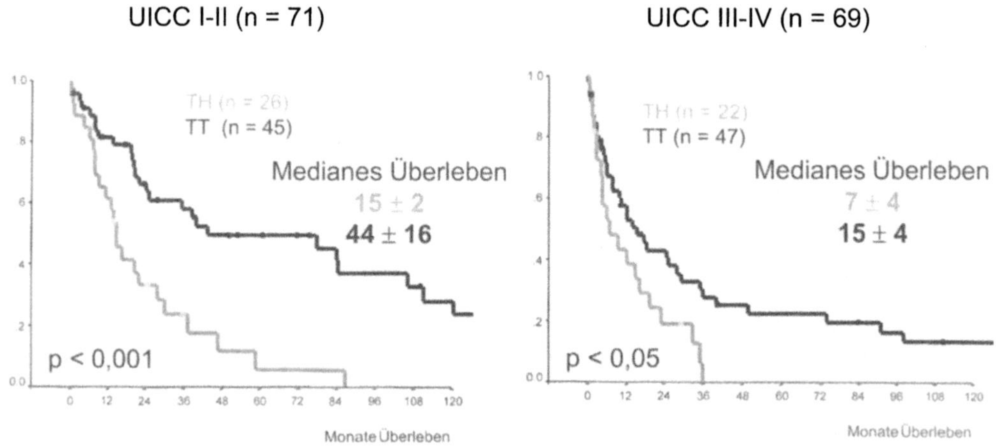

Abb. 3. Plattenepithelkarzinom des Oesophagus – Prognose bei R0 Resektion (140/192)

Dissektion deutlich höher als nach transhiatale Resektion (4,79 ± 0,3 vs. 1,59 ± 0,2, $p < 0{,}001$) (Abb. 1).

Prognose

Bei Berücksichtigung aller resezierten Fälle bestand zwischen beiden Operationsverfahren kein Unterschied im Verlauf der Überlebenskurven. Die 5-Jahres Überlebenszeit lag bei 16 ± 6%. Die mediane Überlebenszeit lag nach transthorakaler Resektion bei 19 ± 5 Monaten gegenüber 20 ± 5 Monaten nach transhiataler Resektion. Auch unter Berücksichtigung nur der R0-resezierten Fälle bestand im Gesamtkrankengut keine signifikante Verbesserung der Prognose sowie ebenfalls kein Unterschied zwischen beiden Operationsverfahren (21 ± 5 Monate transhiatal vs 21 ± 5 Monate tranthorakal). Bei weitergehender Analyse der R0-resezierten Patienten bestand in den UICC Stadien I – II bei 42 transhiatal resezierten Patienten eine mediane Überlebenszeit von 40 ± 6 Monaten. Die transthorakal resezierten Patienten waren bezüglich dieser frühen Stadien zu gering vertreten, um eine mediane Überlebenzeit anzugeben. Tendenziell verlief die Überlebenskurve dieser Patienten jedoch bisher kongruent mit dem Verlauf der transhiatal resezierten Patienten (Abb. 2). Zwischen den vergleichbaren Stadien UICC III – IV bestand bei 30

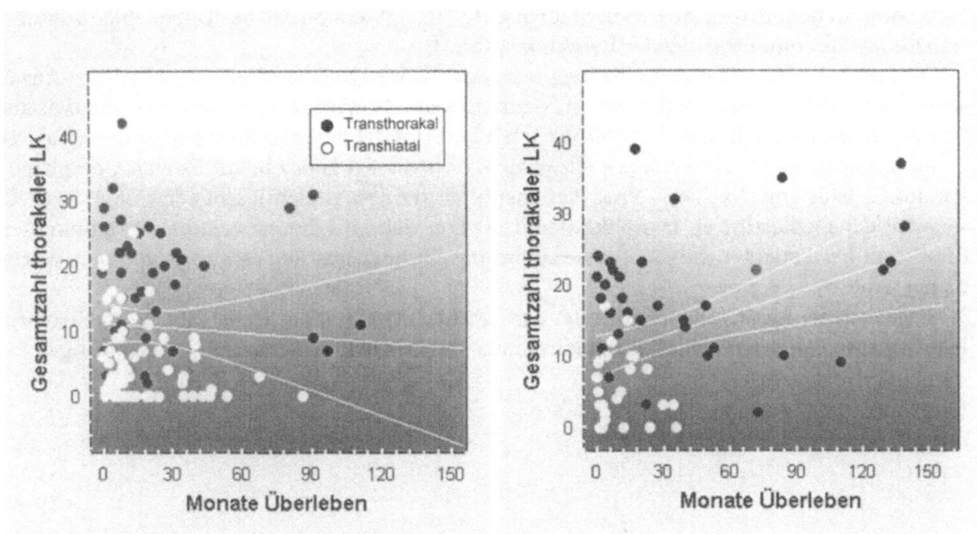

Abb. 4. Korrelation von entfernten mediastinalen Lymphknoten und Überleben

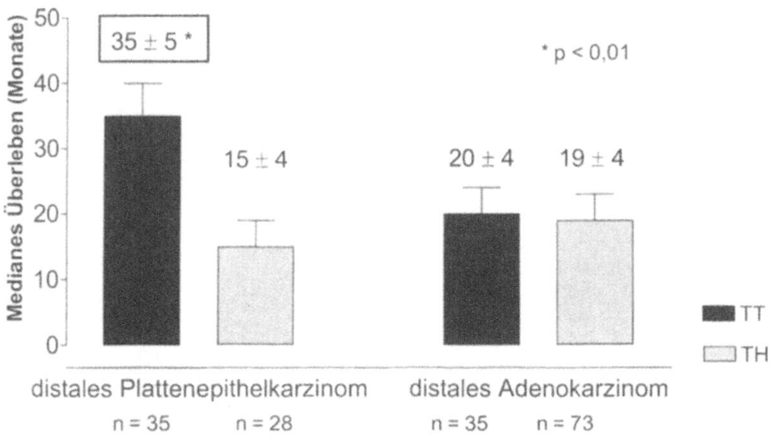

Abb. 5. Prognose bei distalem Oesophaguskarzinom

transhiatal und 27 transthorakal resezierten Patienten kein Unterschied in der Prognose, das mediane Überleben lag bei 9 ± 1 transhiatal und 10 ± 7 Monaten transthorakal (Abb. 2).

Diskussion

Die Ergebnisse zeigen, dass beim Adenokarzinom des Oesophagus in unserem Krankengut ein prognostischer Unterschied zwischen transhiatalem Vorgehen und transthorakaler Resektion nicht nachvollzogen werden kann trotz unterschiedlich ausgedehnter mediastinaler Lymphknotendissektion zwischen beiden Verfahren. Die höhere Rate an entfernten befallenen mediastinalen Lymphknoten nach transthorakaler Resektion führte bisher nicht zu einem Überlebensvorteil auch unter Ausschluss der Klinikletalität (23 ± 4 vs 21 ± 4 Monaten). Völlig anders stellte sich die Überlebenssituation hingegen beim Plattenepithelkarzinom des Oesophagus im eigenen Krankengut dar: Hier bestand sowohl in den günstigeren UICC Stadien

I – II sowie in den fortgeschrittenen Stadien UICC III – IV ein deutlicher Unterschied zwischen transthorakaler und transhiataler Resektion (Abb. 3).

Die Prognose beim Plattenepithelkarzionm des Oesophagus korrelierte dabei mit der Anzahl entfernter mediastinaler Lymphknoten, während keine Korrelation nachweisbar war zwischen Anzahl entfernter mediastinaler Lymphknoten und Überleben beim Adenokarzinom (Abb. 4).

Zusammenfassend kann festgestellt werden, dass die Prognose beim distalen Oesophaguskarziom in Fällen mit Nachweis eines Plattenepithelkarzinoms beienflussbar erscheint durch das Ausmaß der mediastinalen Lymphknotendissektion während die mediastinale Lymphknotendissektion bei Patienten mit Adenokarzinom des Oesophagus keinen prognostischen Vorteil bringt (Abb. 5).

Angesicht der niedrigeren Morbidität und Letalität erscheint das transhiatale Vorgehen beim histologischen Nachweis eines Adenokarzinoms des Oesophagus daher als gerechtfertigt.

Papillenadenom: Was bringt die endoskopische Diagnostik und Therapie?

D. Hartmann und J. F. Riemann

Medizinische Klinik C, Klinikum der Stadt Ludwigshafen gGmbH, Bremserstraße 79, 67063 Ludwigshafen am Rhein (e-mail: MedCLu@t-online.de)

Adenoma of the Papilla: Of What Use are Endsocopic Diagnosis and Therapy?

Summary. The method of choice to detect tumors of the papilla of Vater is endoscopic diagnosis. However, no definite decision on the dignity can be made through the macroscopic appearance itself. Only the combination of various diagnostic methods (side view duodenoscopy with biopsy, endosonography, ERCP, IDUS) allows a reliable statement on the local growth of tumors and the dignity. If there are no signs for local infiltration, histological indications for a carcinoma or distant metastasis, the endoscopic resection in specialized centers is recommended.

Key words: Adenoma - papilla of Vater - endoscopic diagnosis - endoscopic therapy

Zusammenfassung. Die Methode der Wahl zur Detektion von Papillentumoren ist die endoskopische Diagnostik. Allein durch die Makroskopie kann jedoch keine definitive Entscheidung über die Dignität getroffen werden. Erst die Kombination mehrerer diagnostischer Verfahren (Duodenoskopie mit Biopsie, Endosonographie, ERCP, IDUS) erlauben eine zuverlässige Aussage über das lokale Tumorwachstum und die Dignität. Liegen keine Zeichen der lokalen Infiltration, histologische Hinweise für ein Karzinom oder Fernmetastasen vor, ist die endoskopische Resektion in spezialisierten Zentren zu empfehlen.

Schlüsselwörter: Adenom - Papilla Vateri - endoskopische Diagnostik - endoskopische Therapie

Einleitung

Tumore der Papilla Vateri sind selten. In Autopsiestudien wird die Häufigkeit gutartiger Tumore der Papillenregion mit 0,04% bis 0,12% angegeben (1). Eine größere Häufigkeit ist mit 60 bis 100% beim Vorliegen einer familiären Adenomatosis coli nachgewiesen (2). Sporadische Papillentumore sind eine Erkrankung des älteren Menschen. In unserem eigenen Patientenkollektiv lag das Durchschnittsalter bei 70 Jahren (3).

Diagnostik

Die Methode der Wahl zur Detektion von Papillentumoren ist die endoskopische Diagnostik. Da durch die alleinige orthograde Endoskopie die Größe und Ausdehnung des Tumors nicht vollständig erfasst werden kann, muss zur besseren Visualisierung immer eine Untersuchung mit einem Seitblickgerät erfolgen.

Allein durch den makroskopischen Aspekt kann jedoch keine Entscheidung über die Dignität von Papillentumoren getroffen werden. Erst weiterführende Untersuchungen mit Endosonographie, retrograder Darstellung des Pankreas und Gallenganges (ERCP) und intraduktaler Sonographie (IDUS) erlauben eine zuverlässige Aussage über das lokale Tumorwachstum und die Dignität.

Als sensitive Methode ist hierbei der IDUS anzusehen. Im Vergleich mit dem postoperativen Staging konnte in Studien durch den IDUS eine bis zu 100%-ige diagnostische Genauigkeit erreicht werden (4).

Durch eine alleinige Biopsie kann ein malignes Wachstum nicht mit letzter Sicherheit ausgeschlossen werden, da sich in der definitiven Histologie nach Entfernung des Tumors in bis zu 60% der bioptisch als villöse Adenome imponierenden Tumore bereits Anteile eines Karzinoms finden (5).

Therapie

Finden sich nach Abschluss der Diagnostik keine Zeichen der lokalen Infiltration, histologische Hinweise für ein Karzinom oder Fernmetastasen, ist eine endoskopische Resektion in spezialisierten Zentren möglich. (Tabelle 1) Die Methode der Wahl ist hierbei die Papillektomie mit der Schlinge. Kleinere Tumorreste können mit dem APC-Beamer koaguliert werden.

In einer Untersuchung an unserem eigenen Krankengut konnten 18 Patienten mit einem Papillenadenom erfolgreich endoskopisch reseziert werden (3). Die Mortalität lag bei null Prozent. In einem mittleren Follow-up von 75 Monaten kam es bei 5 Patienten zu einem Rezidiv, das durch ein erneutes endoskopisches Vorgehen abgetragen werden konnte. Lediglich 2 Patienten entwickelten ein Karzinom, das in der Folge erfolgreich operativ reseziert wurde.

Die Arbeitsgruppe um Soehendra führten bei 45 Patienten mit Papillenadenom eine Papillektomie durch (6). Alle Patienten wurden vor der endoskopischen Intervention mit einer 7 French Pankreasprothese versorgt. Bei einem Patienten kam es zu einer schweren und bei 5 Patienten zu einer leichten Pankreatitis. Alle konnten konservativ behandelt werden. Die bei 7 Patienten nach Papillektomie aufgetretene Blutung konnte noch während des Eingriffes endoskopisch versorgt werden. Bei 29% der Patienten kam es in einem Follow-up von durchschnittlich 2 Jahren zu einem Rezidiv. Lediglich 3 Patienten mussten in der Folge operiert werden, bei allen anderen war eine erneute endoskopische Therapie erfolgreich möglich.

Aufgrund der vorliegenden Langzeitergebnisse und der niedrigen Komplikationsrate ist ein endoskopisches Vorgehen in spezialisierten Zentren zu empfehlen. Die Daten zeigen jedoch deutlich die Notwendigkeit der Gewährleistung einer individuell angepassten Nachsorge, um rechtzeitig Rezidive oder das Auftreten eines Karzinoms zu erkennen.

Tabelle 1. Literaturübersicht über die endoskopische Resektion von Papillenadenomen

Autor	Jahr	Anzahl	Follow-up (Monate)	Rezidiv (%)	ACS (%)
Binmöller (7)	1993	25	37	26	4
Chareton (8)	1996	18	6 – 264	22	22
Cahen (9)	1997	12	5 – 105	16	0
Vogt (3)	2000	18	75	3	11
Bohnacker (6)	2000	45	25	29	?

Fazit

Wegen ihrer Potenz zur malignen Entartung und der diagnostischen Unsicherheit bei der Beurteilung ihrer Dignität stellen Papillentumore und insbesondere Adenome immer eine Indikation zur Resektion dar. Gelingt eine vollständige endoskopische Abtragung und lässt sich eine maligne Entdifferenzierung in der endgültigen Histologie nicht nachweisen, so ist ein konservatives Vorgehen mit regelmäßigen Kontrolluntersuchungen gerechtfertigt.

Literatur

1. Shapiro P, Livendahl RA (1931) Tumors of the extrahepatic bile ducts. Ann Surg 95:61 – 79
2. Spigelman AD, Williams CB, Talbot IC et al. (1989) Upper gastrointestinal cancer in patients with familial adenomatous polyposis. Lancet 30:783 – 785
3. Vogt M, Jakobs R, Benz C et al. (2000) Endoscopic therapy of adenomas of the papilla of Vater. Digest Liver Dis 32:339 – 345
4. Menzel J, Hoepffner N, Sulkowski U et al. (1999) Polypoid tumors of the major duadenal papilla: preoperative staging with intraductal US, EUS, and CT – a prospective, histopathologically controlled study. Gastrointest Endosc 49:449 – 457
5. Rosenberg J, Welch JP, Pyrtek LJ et al. (1986) Benigne adenomas of the ampulla of Vater. Cancer 58:1563 – 1568
6. Bohnacker S, Ngueyen D, Thonke F et al. (2000) Endoscopic papillectomy for the treatment of adenomas of the papilla of Vater in 57 patients. Gastroenterology 118:A499
7. Binmoeller KF, Boaventura S, Ramsperger K et al. (1993) Endoscopic snare excision of benign adenomas of the papilla of Vater. Gastrointest Endosc 39:127 – 131
8. Chareton B, Coiffic J, Landen S et al. (1996) Diagnosis and therapy for ampullary tumors: 63 cases. World J Surg 20:707 – 712
9. Cahen DL, Fockens P, de Witt LT et al. (1997) Local resection or pancreaticoduodenectomy for villous adenoma of the ampulla of Vater diagnosed before operation. Br J Surg 84:948 – 951

Abstracts

Zytokeratin- und Muzinantigene: Korrelationen zu Histogenese, histopathologischem Subtyp und Tumorstadium der Adenokarzinome des ösophagogastralen Überganges

S. E. Baldus[1,2], S. P. Mönig[3], U. Flucke[1,2], P. M. Schneider[1], H. P. Dienes[2] und A. H. Hölscher[1]

[1] Klinik für Viszeral- und Gefäßchirurgie,
[2] Institut für Pathologie, Universität zu Köln, Joseph-Stelzmann-Straße 9, 50931 Köln

Cytokeratine and Mucine-Antigenes: Correlations to Histogenesis, Histopathologic Subtype and Tumour Stage of Adenocarcinomas of the esaphagogastral Crossing

Einleitung: Eine weitere immunhistochemische Unterteilung der Adenokarzinome des ösophagogastralen Überganges, die Rückschlüsse auf die exakte Lokalisation des Primärtumors, die Histogenese oder Ätiologie zulassen würde, könnte interessante neue klinische Aspekte ergeben. Vorausgegangene Studien zeigten Unterschiede zwischen Barrett-Metaplasien und intestinalen Metaplasien der Magenschleimhaut. Von diesen Daten ausgehend, zielte die vorliegende Untersuchung auf eine Evaluierung bestimmter Zytokeratin- (CK7, CK20) und Muzinantigene (MUC1, MUC2, MUC5AC) in diesem Zusammenhang ab. *Methode:* Insgesamt wurden 43 Adenokarzinome aus dem ösophagogastralen Übergang nach Siewert (6 Typ I-, 29 Typ II- und 8 Typ III-Karzinome) immunhistochemisch mittels monoklonaler Antikörper gegen CK7, CK20, MUC1, MUC2 und MUC5AC charakterisiert. Zur statistischen Analyse fand der chi-Quadrat Test Verwendung. *Ergebnisse:* CK7, CK20 und MUC1 wurden jeweils in deutlich über 80% der untersuchten Adenokarzinome zumeist stark exprimiert, während MUC2 und MUC5AC nur in 28% bzw. 65% dieser Tumoren bei deutlich schwächerer Immunreaktivität nachweisbar waren. Die CK20-Expression korrelierte signifikant mit einem geringen Differenzierungsgrad, G3 ($p < 0{,}0001$), MUC1 mit histopathologischen Subtypen ($p < 0{,}005$), wobei Siegelringzellkarzinome eine signifikant schwächere Reaktivität aufwiesen. Andere statistisch signifikante Korrelationen zwischen Antigenexpression und histopathologischen Klassifikationen (einschließlich Anwesenheit/Abwesenheit von Barrett-Metaplasien, pTNM-Stadium) oder der Lokalisation waren nicht zu verzeichnen. Insbesondere konnten keine Unterschiede zwischen Barrett-Karzinomen und den übrigen Adenokarzinomen des ösophagogastralen Übergangsbereichs festgestellt werden. *Schlussfolgerungen:* Nach unseren Ergebnissen lässt die immunhistochemische Bestimmung von Zytokeratin- und Muzinantigenen keine weiteren Rückschlüsse auf die Pathogenese der Adenokarzinome des ösophagogastralen Überganges zu. Eine besondere klinisch-pathologische Relevanz kommt ihr aufgrund dieser Daten nicht zu.

Verzögerte Rekonstruktion nach Ösophagektomie als Sicherheitskonzept beim Hochrisikopatienten mit Ösophaguskarzinom

H. Bartels, H. J. Stein und J. R. Siewert

Chirurgische Klinik und Poliklinik, Klinikum rechts der Isar, Technische Universität München, Ismaninger Straße 22, 81675 München

Delayed Reconstruction After Esophagectomy as a Safety Conapt in High-risk Patients with Esophageal Cancer

Einführung: Bessere Patientenselektion, standardisierte OP-Techniken und Fortschritte im perioperativen Management haben in erfahrenen Zentren zu einer deutlichen Abnahme der postoperativen Mortalität nach Ösophagektomie und Rekonstruktion geführt. Eine weitere Reduktion der postoperativen Mortalität kann erreicht werden entweder durch Ausschluss von Hochrisikopatienten von der Ösophagektomie oder - um auch diesen Patienten die Chance auf eine möglicherweise kurative chirurgische Therapie zu bieten - durch ein chirurgisches Sicherheitskonzept mit zwei-zeitigem Vorgehen: d. h. Rekonstruktion erst 8 - 10 Tage nach Ösophagektomie. *Methoden:* Bei Patienten mit stark erhöhtem Risiko für postoperatives Versterben nach ein-zeitigem Vorgehen erfolgte seit 1995 im Rahmen einer prospektiven Studie ein zwei-zeitiges Vorgehen. Eingeschlossen wurden 41 Patienten mit funktioneller Risikokonstellation (eingriffs-spezifischer Risikoscore > 21 Punkte) und 76 Patienten nach neoadjuvanter Radiochemotherapie (RCTx). Als Vergleichsgruppen dienten Patienten mit ähnlicher Risikokonstellation, die ein-zeitig ösophagektomiert und rekonstruiert wurden. *Ergebnisse:* Im Vergleich zum ein-zeitigen Vorgehen war beim zwei-zeitigen Vorgehen sowohl die Morbidität als auch die postoperative Mortalität bei Hochrisikopatienten deutlich reduziert (Tabelle 1). *Diskussion:* Heute sind septische Komplikationen, die in der Regel aus der Rekonstruktion stammen, der führende Morbiditäts- und Mortalitätsfaktor in der chirurgischen Therapie beim Ösophaguskarzinom. Diese Komplikationen stellen ein besonderes Problem bei Patienten mit bereits präoperativ eingeschränkten Organfunktionen und bei Patienten mit Immunsuppression dar. Das Sicherheitskonzept mit „verzögerter Rekonstruktion" nach Ösophagektomie verringert bei diesen Patienten deutlich die postoperative Morbidität und Mortalität und bietet damit auch den Patienten, die andernfalls von der Resektion ausgeschlossen würden, die Chance auf eine potentiell chirurgische Therapie mit vertretbarem Risiko.

Tabelle 1

Patienten mit > 21 Scorepunkten	Patienten	Morbidität (%)	Mortalität (%)
Ein-zeitig (1982 - 1994)	89	40 (44,9%)	21 (23,6%)
Zwei-zeitig (1994 - 2001)	41	15 (36,6%)	(4,9%)
Patienten mit neoadjuv. RCTx	Patienten	Morbidität (%)	Mortalität (%)
Ein-zeitig (1989 - 1995)	66	34 (51,5%)	9 (13,6%)
Zwei-zeitig (1995 - 2001)	76	23 (30,3%)	2 (2,6%)

Erfahrungen mit der Hyperthermen Radiochemotherapie (HRCT) beim Plattenepithelkarzinom des Ösophagus: Ergebnisse einer prospektiven Studie

T. Benhidjeb[1], M. Hünerbein[1], S. Koswig[2], T. Moesta[1], V. Budach[2] und P. M. Schlag[1]

[1] Klinik für Chirurgie und Chirurgische Onkologie,
[2] Abteilung für Strahlentherapie, Universitätsklinikum Charité, Campus Berlin-Buch, Robert-Rössle-Klinik am MDC, Lindenberger Weg 80, 13125 Berlin

Experiences with the Hyperthermic Radio-Chemotherapy at the Squamons Epithelial Carcinoma of the Esophagus: Results of a Prospective Study

Zielsetzung: Bei Patienten mit lokoregionär fortgeschrittenem Ösophaguskarzinom ($cT_{3-4}N_{-/+}M_0$) führt die Radiochemotherapie zu einem Down-Staging des Primärtumors mit Steigerung der Resektionsrate, der R_0-Resektionsquote und der histopathologischen kompletten Remissionsrate. Die Morbidität und postoperative Mortalität nahmen allerdings stark zu, so dass hinsichtlich der Gesamtlebenserwartung aller Patienten sich bisher keine Vorteile abzeichnen. Es ist bekannt, dass eine Tiefenhyperthermie die Effektivität der Radio-, sowie Chemotherapie steigern kann. Hierdurch ist, um die gleiche Wirksamkeit zu erreichen eine geringere Dosis ggf. ausreichend. In einer prospektiven Studie überprüften wir die Machbarkeit und Effektivität einer HRCT bei Patienten mit lokoregionär fortgeschrittenem Plattenepithelkarzinom des Ösophagus. *Material und Methoden:* Hierbei wird der Tumor lokal 30 Minuten lang über eine endoskopisch plazierte Elektrode bis 43 °C erhitzt (insgesamt 6× in 3 Wochen). Parallel dazu erhalten die Patienten ebenfalls über 3 Wochen verteilt während der Hyperthermie eine Gesamtdosis von 150 mg/m² KG Cisplatin und neben der Hyperthermie eine Bestrahlung mit 39 Gy GHD. Behandelt wurden 20 Patienten (16 Männer) im Alter von 40–72 (Φ56) Jahren zwischen 3/97 und 12/00. 8 Patienten konnten aus folgenden Gründen nicht operiert werden: Staging-laparoskopisch festgestellte Fernmetastasen M1a (3×), hohes Operationsrisiko (2×), Ablehnung der Operation (2×) und no change nach HRCT (1×). In diesen Fällen wurde nach Abschluss der HRCT die Bestrahlung bis auf eine GHD von 60 Gy fortgeführt. Ein Patient verstarb während der Vorbehandlung an den Folgen einer Tumorblutung. Bei 11 Patienten führten wir 4 Wochen nach Abschluss der HRCT eine en-bloc-Ösophagektomie mit 2-Feld-Lymphadenektomie und Magenhochzug (10×) bzw. Koloninterposition (1×) durch. Bei 2 Patienten erfolgte zusätzlich eine multiviszerale Resektion. *Ergebnisse:* Bei allen 11 operierten Patienten konnte eine R_0-Resektion erreicht werden. Einzige postoperative Komplikation war die Pneumonie bei 3 Patienten (15%), die in einem Fall eine passagere Tracheostomie zur Langzeitbeatmung erforderlich machte. Es gab keine Krankenhausletalität. Die histopathologische Responserate beträgt insgesamt 82% (9/11 Patienten): major Remission (6×), partielle Remission (3×) und no change (2×). Es gab keine histopathologische komplette Remission. Der Follow-up beträgt 15 Monate bis 4,5 Jahre nach Abschluss der HRCT. In der nicht operierten Gruppe ($n = 8$) sind alle Patienten an einem Tumorprogress bzw. Fernmetastasen verstorben. Die mediane Überlebenszeit dieser Gruppe beträgt 11 Monate. In der operierten Gruppe ($n = 11$) sind 3 Patienten jeweils 15, 36 und 49 Monate post-HRCT tumorrezidivfrei. 2 Patienten sind jeweils 15 und 51 Monate mit Tumorrezidiv am Leben. Bei den übrigen tumorbedingt verstorbenen 6 Patienten beträgt die mediane Überlebenszeit 24 Monate. *Zusammenfassung:* Die prinzipielle Machbarkeit der HRCT beim lokoregionär fortgeschrittenen Ösophaguskarzinom konnte hinsichtlich Toxizität und Morbidität in dieser prospektiven Studie belegt werden. Eine Verbesserung der Überlebenszeit bzw. des rezidivfreien Intervalls konnte jedoch nicht erzielt werden. Diese Form der multimodalen Therapie, welche einen nicht unerheblichen technischen und logistischen Aufwand bedarf scheint hinsichtlich der histopathologischen Responserate und der lokalen bzw. systemischen Tumorkontrolle einer konventionellen Standard-Radiochemotherapie nicht überlegen zu sein.

Dreijahresresultate nach prospektiv randomisierter Versorgung von Inguinalhernien nach Lichtenstein oder Shouldice

E. D. L. Benninger[1], Th. Hotz[1], F. Hetzer[2], M. Kozomara[2] und M. Decurtins[1]

[1] Chirurgische Klinik, Kantonsspital Winterthur, Brauerstraße 15, 8401 Winterthur, Schweiz
[2] Klinik für Viszeralchirurgie, Universitätsspital Zürich, Schweiz

Three Years' Results After Prospective Randomized Treatment of Ingninal Hermias According to Lichtenstein or Shouldice

Zielsetzung: Nach wie vor besteht kein Konsens über den Goldstandard bei der Versorgung primärer, einseitiger Leistenhernien. Die Operation nach Shouldice wird zunehmend von der Netzimplantation nach Lichtenstein abgelöst. Wir haben die beiden Methoden bezüglich Rezidivhäufigkeit, Beschwerden und Patientenzufriedenheit 3 Jahre nach Operation verglichen. *Material und Methoden:* Im Zeitraum von drei Jahren wurden an unseren Kliniken zusammen 410 primäre Leistenhernien bei 383 Patienten prospektiv randomisiert erfasst und nachkontrolliert. Drei Jahre postoperativ erfolgte eine erneute klinische Nachkontrolle. Bei unklaren Befunden oder Verdacht auf Rezidiv wurde zusätzlich eine Ultraschalluntersuchung der Leistenregion durchgeführt. Die statistische Auswertung der Resultate erfolgte mit dem chi-square Test. *Ergebnisse:* 82% der operierten Patienten (315 Hernien) konnten im Mittel nach 37 Monaten nachuntersucht werden. In der Lichtensteingruppe (LS) lag in 8 von 184 Fällen ein Rezidiv vor (4.4%), in der Shouldicegruppe (SH) in 6 von 131 Fällen (4.6%). Schmerzen in der Leistenregion gaben in der LS-Gruppe 10 Patienten (5.4%) an, resp. 9 in der SH-Gruppe (6.9%). Eine Hodenatrophie fand sich in der LS-Gruppe bei 2 Patienten (1.1%), in der SH-Gruppe bei 6 Patienten (4.6%). Bei keinem Patienten musste im Beobachtungszeitraum eine Netzentfernung durchgeführt werden. 89.7% der Patienten in der LS-Gruppe resp. 95.4% in der SH-Gruppe bewerteten das Ergebnis als gut bis sehr gut. *Zusammenfassung:* Der prospektiv randomisierte Vergleich der beiden Reparationsmethoden bezüglich Rezidivhäufigkeit, Schmerzen oder Patientenzufriedenheit zeigt nach drei Jahren leichte Vorteile der Lichtensteintechnik gegenüber der Shouldice-Technik, aber ohne statistische Signifikanz. Verglichen mit der Literatur liegt die Rezidivhäufigkeit in unserem Kollektiv in der LS-Gruppe zu hoch. Eine Induration der Leistenregion ist bei der LS-Gruppe signifikant höher.

Die Abdomino-thorakale Ösophagusresektion beim Ösophaguskarzinom im Frühstadium – Onkologischer Standard oder vermeidbares Operationsrisiko?

L. Biermann, J. Brockmann und N. Senninger

Klinik und Poliklinik für Allgemeine Chirurgie, Universitätsklinikum Münster, Westfälische Wilhelms-Universität, Waldeyerstraße 1, 48129 Münster

The Abdominal-Thoracic Esophagus Resection with Esophagus Carcinoma at an Early Stage – Oncologie Standard or Avoidable Surgical Risk?

Einleitung: Auf Grund der steigenden Inzidenz des Adenokarzinoms des Ösophagus, des wachsenden Verständnisses pathophysiologischer Zusammenhänge der Barrett-Metaplasie und zunehmend häufiger durchgeführter endoskopischer Vorsorgeuntersuchungen ist in den kommenden Jahren insgesamt mit einem wachsenden Anteil an Frühformen des Ösophaguskarzinoms zu rechnen. Als Alternative zur Standardtherapie, der abdomino-thorakalen Resektion, werden heute zunehmend minimal invasive Verfahren wie die endoskopische Mukosaresektion oder auch limitierte Resektionsverfahren beschrieben. Dabei stellt sich die Frage, ob einerseits diese Verfahren onkologischen Radikalitätskriterien gerecht werden, und ob andererseits das Operationsrisiko des Zweihöhleneingriffes angesichts dieser Alternativen vertretbar ist. *Methodik:* Retrospektiv wurden die von 1996 bis 2001 in der Allgemeinchirurgischen Klinik der WWU Münster operierten Patienten mit histopathologisch als T1-Tumoren klassifizierten Ösophagus-Karzinomen auf das Metastasierungsverhalten und den postoperativen Verlauf hin untersucht. Es wurden insgesamt 40 Karzinome reseziert, davon 14 Plattenepithel-, 23 Adeno-, 2 basaloide und 1 anaplastisches Karzinom. In 37 Fällen wurde eine abdomino-rechts-thorakale Ösophagusresektion mit Magenschlauchhochzug durchgeführt, in zwei Fällen wurde eine cervicale Anastomose angelegt, in einem Fall wurde bei Z. n. Gastrektomie ein Coloninterponat verwendet. *Ergebnisse:* Von diesen 40 Patienten wiesen 27 Patienten (67%) das Stadium N0, 13 Patienten (33%) das Stadium N1 auf. Alle Operationen konnten mit der Lymphadenektomie unter kurativem Ansatz als R0-Resektionen durchgeführt werden. Zwei der LK-positiven Patienten entwickelten ein Lokalrezidiv, bei der Patientin mit der anaplastischen Tumorvariante zeigten sich frühzeitig Fernmetastasen. Die postoperative Letalität lag bei 0%, die Komplikationsrate betrug 42% Prozent, wesentliche Komplikationen waren 4 Anastomoseninsuffizienzen (10%), die durch Übernähung bzw. endoskopische Fibrinklebung beherrscht werden konnten. 1 Patient entwickelte im späteren Verlauf eine ösophago-bronchiale Fistel, an deren Folgen er 32 Monate später verstarb. 4 Patienten (10%) zeigten relevante pulmonale Komplikationen. Die Patienten konnten im Durchschnitt 18,3 Tage nach dem Eingriff entlassen werden. *Schlussfolgerungen:* Auf Grund der hohen lymphogenen Metastasierungsrate von 33% Prozent bereits im Tumorstadium T1 entsprechen transluminale Resektionsverfahren nicht den onkologischen Radikalitätskriterien. Die abdomino-thorakale Ösophagusresektion stellt daher weiterhin das Standardverfahren mit einer akzeptablen Morbidität auch oder gerade für Patienten in frühen Tumorstadien dar. Limitierte Resektionsverfahren sind eine vielversprechende Alternative, deren Stellenwert sich in den kommenden Jahren zeigen wird.

Ist Übergewicht ein Risikofaktor für das Adenocarcinom des gastroösophagealen Übergangs in Deutschland?

E. Bollschweiler, E. Wolfgarten, J. Leers, T. Nowroth und A. H. Hölscher

Chirurgische Forschung, Klinik und Poliklinik für Viszeral- und Gefäßchirurgie, Universität zu Köln, Joseph-Stelzmann-Straße 9, 50931 Köln

Is Overweight a Risk Factor for the Adeno Carcinoma of the Gastro-esophageal Junction in Germany?

Einleitung: Die Inzidenz des Adenocarcinoms im gastroösophagealen Übergang (ACG) steigt in den letzten 30 Jahren an. Es werden verschiedene Ursachen, wie Ernährungsfaktoren, Lebensstil oder Medikamente, diskutiert. Bisher ist nicht geklärt, ob Adenocarcinome im Oesophagus (Typ I) dieselbe Ätiologie haben wie Tumore in der Cardia (Typ II) oder subcardiale Adenocarcinome (Typ III). Ziel unserer Untersuchung war es, die Rolle des Übergewichts auf die Entstehung des ACG unter Berücksichtigung von anderen Risikofaktoren zu evaluieren. *Methode:* In der Zeit vom 1.5.1996 bis zum 30.06.2001 wurden prospektiv alle Pat. in der Klinik mit der Diagnose eines ACG (n = 150, Typ I = 74 und Typ II = 56, Typ III = 35) mit einem standardisierten Fragebogen über Lebensstil und Ernährungsgewohnheiten befragt. Als Vergleich diente eine Gruppe von 1176 Kölner Bürgern (> 40 Jahre), die per Randomliste ausgewählt wurde. Die statistische Auswertung erfolgte uni- und multivariat.

Ergebnisse:

	Kontrolle	Typ I	Typ II	Typ III
M:F	1:1	12:1	5:1	1,4:1
Alter ~(SEM)	58,5 (1,2)	62,1 (1,29)	62,6 (1,29)	63,4 (1,9) [Jahre]

Der Body Mass-Index (BMI) war bei Patienten mit AC im Oesophagus $\bar{x}$ = 27,4 (KI = 26 - 28,5) und bei Typ II $\bar{x}$ = 26,7 (KI = 25,8 - 28) signifikant höher als bei Typ III $\bar{x}$ = 24,9 (KI = 24 - 26) oder bei den Kontrollen $\bar{x}$ = 25,1 (KI = 24,5 - 26) [KI = 95% -Konfidenzintervall]. In der multivariaten Analyse sind für den Typ I der BMI, Alkoholkonsum und Rauchen und für Typ II Alkoholkonsum und Rauchen unabhängige Risikofaktoren. Für das subcardiale AC waren weder Übergewicht noch Rauchen oder Alkohol unabhängige Risikofaktoren. *Diskussion:* Übergewicht spielt für die Entstehung des AC im Oesophagus eine bedeutende Rolle, während für Tumore in der eigentlichen Cardia diese Beziehung nicht mehr so deutlich nachzuweisen ist. Die ätiologischen Faktoren für AC im Oesophagus und in der Cardia sind unterschiedlich.

Reconstructive Surgery on Gastro-intestinal Tract After Gastrectomy

G. Bondar, O. Popovitch und V. Bondar

Donetsk Anticancer Center, Donetsk, 83055 Ulitsa, O-letya SSSR 140/34, Ukraine

The problem of retaining the quality of life in patients after gastrectomies remains important and actual. In the last few years it is thought that it is due to the amelioration of surgical techniques and wide implementation of mechanical suture. However, there is a trend to the simplification and unification of surgical techniques to increase their reliability which appeared to be an obstacle for the further development of gastric-intestinal surgery, which is thought to be an important approach for prevention of complications after conventional gastric surgery and allows to considerably increase the quality of a patient's life. A study of results regarding the usage of surgical methods in reflux esophagitis, dumping syndrome and dysphagia after total removal of the stomach was conducted. Among 2119 patients operated owing to stomach cancer (T2 - T4), all patients who underwent gastrectomy with original anti-reflux anastomosis and different forms of enteric reconstruction, 17.0%-gastrectomies were combined, 14.0%-palliative, 7.0%-palliative-combined. Complications after operation were 20%, mortality rate 2.7%, frequency of inconsistence regarding esophageal anastomosis were 0.76%. The mechanism of anti-reflux action of muff like anastomosis is complex and concludes in substantial function of cardia and based on forming analogues of stomach ache and gastric air bubbles. Due to these features anti-reflux effect of anastomosis is preserved in the remaining life of the patient. The frequency of reflux esophagitis in various periods after the surgery developed in 7.7% of the patients, dumping syndrome in 6.6% of the patients, scar stenosis of anastomosis in 6.1%. Studying the quality of the patients lives with the implementation of index GLQI confirmed the high quality of patients lives and the efficiency of the elaborate techniques.

Die Bedeutung der Glutathion S-Transferase PI (GSTPI) mRNA Expression bei der Pathogenese und Progression des Barrett-Ösophagus

J. Brabender[1,2], R. Metzger[1], P. M. Schneider[1], R. V. Lord[3], T. R. DeMeester[3], K. D. Danenberg[2], A. H. Hölscher[1] und P. V. Danenberg[2]

[1] Klinik für Viszeral- und Gefäßchirurgie, Universität zu Köln, Joseph-Stelzmann-Straße 9, 50931 Köln
[2] USC/Norris Comprehensive Cancer Center, 1441 East Lake Avenue, Los Angeles CA
[3] Department of Surgery, 1441 East Lake Avenue, Los Angeles CA 90033, USA

The Importance of Glutathione S-Transferase PI (GSTPI) mRNA Expression in the Pathogenesis and Progression of Barretts Esophagus

Einleitung: Die Glutathion S-Transferasen (GSTs) sind beteiligt an der Phase II Detoxifikation verschiedener Toxine und Enzyme. Aufgrund dieser Eigenschaften wird den GSTs eine protektive Rolle in der Carcinogenese verschiedener Tumoren zugewiesen. Über eine erniedrigte Glutathion S-Transferase PI (GSTPI) Protein Expression ist u. a. in Magen- und kolorektalen Carcinomen berichtet worden. Ziel dieser Studie war es, die mRNA Expression von GSTPI im Barrett-Ösophagus und Adenocarcinom im Barrett-Ösophagus zu untersuchen und die Bedeutung der GSTPI mRNA Expression für die Pathogenese und Progression dieser Erkrankung zu bestimmen. *Methodik*: Mittels quantitativer Real-Time PCR (Taqman®) wurde die mRNA Expression von GSTPI in Relation zum Referenzgen β-Actin in insgesamt 108 Gewebeproben von 19 Patienten mit Barrett-Ösophagus (BE-Gruppe), 20 Patienten mit Adenocarcinom des Ösophagus (EA-Gruppe) und einer Kontrollgruppe (KG) von 10 Patienten ohne gastro-ösophagealen Reflux oder Barrett-Ösophagus gemessen. *Ergebnisse*: Eine GSTPI mRNA Expression war in 108 (100%) der untersuchten Proben nachweisbar. Die mediane GSTPI mRNA Expression war am höchsten in normaler Ösophagusmukosa, intermediär in der Barrett-Metaplasie und am niedrigsten im Barrett-Carcinom ($p < 0.001$; Kruskal-Wallis Test). Die mediane GSTPI mRNA Expression war signifikant erniedrigt in der Barrett-Metaplasie im Vergleich zu gepaarter normaler Plattenepithel-Mukosa der BE-Gruppe ($p < 0.001$; Wilcoxon Test) und EA-Gruppe ($p = 0.015$). Die mediane GSTPI mRNA Expression in Barrett-Carcinomen war signifikant erniedrigt gegenüber der Barrett-Metaplasie der BE-Gruppe ($p = 0.005$; Mann-Whitney Test). Die mediane GSTPI mRNA in histologisch normaler Ösophagusmukosa von Patienten der EA-Gruppe war signifikant erniedrigt verglichen mit normaler Ösophagusschleimhaut der BE und KG-Gruppe ($P = 0.001$; Kruskall-Wallis Test). *Schlussfolgerung:* Die Herabregulierung der mRNA Expression von GSTPI ist ein auffallend frühes Ereignis in der Entwicklung des Barrett-Ösophagus und diese wird noch verstärkt bei der Progression zum Barrett-Carcinom. Das Vorkommen eines Adenocarcinoms erscheint assoziiert mit einem „Feld-Effekt" auf das Barrett-Epithel und normale Plattenepithel des Ösophagus. Die GSTPI mRNA Quantifizierung sollte als potentieller Biomarker des malignen Potentials des Barrett-Epithels in Langzeitstudien überprüft werden.

Operative Therapie des Primären Non-Hodgkin Lymphoms des Magens – Ergebnisse aus den prospektiven Deutschen Multizenterstudien 01/92 und 12/96

J. G. Brockmann[1], J. Schumacher[1], M. Schmidt[1], L. Biermann[1], N. Senninger[1], N. A. Willich[2] und P. Koch[3]

[1] Klinik und Poliklinik für Allgemeine Chirurgie,
[2] Klinik und Poliklinik für Strahlentherapie,
[3] Medizinische Klinik A, Westfälische-Wilhelms-Universität Münster, Waldeyerstraße 1, 48149 Münster

Surgical Therapy of the Primary Non-Hodgkin Lymphoma of the Stomach – Results from the Prospective German Muticentra Studies 01/92 and 12/96

Einleitung: Seit Jahren werden optimale Therapiestrategien des primären Non-Hodgkin Lymphoms (NHL) des Magens diskutiert. Die ursprünglich favorisierte operative Therapie mit oder ohne zusätzlicher konservativer Therapie wurde in den letzten Jahren zunehmend durch alleinige konservative Therapieregime in Frage gestellt. *Methodik:* Aus den o. g. Studien (01/92 - 10/96; n = 83, 01/97 - 06/01; n = 90) wurden 173 operierte Patienten mit einem NHL des Magens identifiziert. Nach Ausschluss von 27 Patienten wurden 146 Patienten sämtlicher Stadien nach Musshoff bezüglich (tumorfreiem) Überleben, Resektionsgrad, Lymphknotenbefall, Art der durchgeführten operativen Therapie analysiert. Die mittlere Nachbeobachtungszeit betrug 52,9 Monate (range (r): 0 - 108). *Resultate:* Das Geschlechtsverhältnis betrug 1 : 1,2 weiblich (w): männlich (m) (Alter: m: 55,9 Jahre, (r: 20 - 85; w: 59,8 Jahre, r: 30 - 79). 39% der Patienten wurden unter der Verdachtsdiagnose Lymphom, 27% wegen Karzinom, 16% wegen Ulcus und 18% bei unbekannter Verdachtsdiagnose operiert. Zwischen Diagnose und ersten Symptomen vergingen durchschnittlich 8,3 Monate (r: 1 - 143). Die mittlere Tumorgröße betrug 7,7 cm (r: 0,5 - 22,4), wobei zu insgesamt 13% ein multifokaler Befall vorlag (Fundus 23%, Korpus 53%, Antrum 45%, Pylorus 19%). 49% der Patienten wiesen Befall von Lymphknoten (m: 54%; w: 42%) auf, wobei die 5-Jahres-Überlebensrate (*5-JÜL*) bei positven Lymphknotenstatus *88,5%*, bei negativen Lymphknotenbefall *95,2%* betrug. Bei 21% fand sich ein Lymphombefall anderer Organe per continuitatem. Niedrig maligne Lymphome waren zu 36% (*5-JÜL: 89,6%*), hoch maligne zu 45% (*5-JÜL: 93,5%*) und simultan hoch-niedrig maligne zu 19% (*5-JÜL:92,3%*) vertreten. Auf die Musshoff Stadieneinteilung entfielen auf das Stadium I 42% (IE: 5%, IE1: 12%, IE2: 25%; *5-JÜL: 94,4%*), Stadium II 53% (IIE: 7%, IIE1: 30%, IIE2: 16%; *5-JÜL: 92,3%*), Stadium III und IV 5% (*5-JÜL: 85,7%*). Bei einer perioperativen Gesamtletalität von 2% erfuhren 48% eine Gastrektomie (*5-JÜL: 88,8%*), 52% ein magenresezierendes Verfahren mit einer *5-JÜL* von *93,6%*. 68% der Patienten wurden R0 (*5-JÜL: 92,3%*), 18% R1 (*5-JÜL: 92,0%*) und 14% R2 (*5-JÜL: 87,7%*) reseziert. In 29% der Fälle wurde splenektomiert (*5-JÜL: 88,1% vs. 5-JÜL: 93,2%* ohne Splenektomie). Die durchschnittliche Liegedauer betrug 25,5 Tage (r: 10 - 72) mit einer Komplikationsrate von 14% (Anastomoseninsuffizienz 6%, Ileus 2%, Pankreatitis 1%, Pankreasfistel 1%, Pleuraerguß 1%, cerebraler Insult 1%). Bei den vorgestellten Patienten wurde in 82% der Fälle eine adjuvante Therapie (Chemo- und/oder Strahlentherapie) durchgeführt. 9 der 146 Patienten wiesen nach initialer Remission ein Rezidiv auf. *Schlussfolgerungen:* Im Vergleich zu der alleinig konservativen Therapie lokalisierter NHL des Magens (*5-JÜL: 84,0%*) aus der Studie 01/92 stellt die operative Therapie mit oder ohne Kombination adjuvanter Therapieverfahren (*5-JÜL: 91,9% Studien 01/92 + 12/96*) bei Magenlymphomen sämtlicher Stadien keinen Nachteil dar. Signifikant für das Überleben erwiesen sich Resektionsgrad und Lymphknotenbefall.

CYFRA 21-1 – Ein neuer Tumormarker für das Ösophaguskarzinom

J. G. Brockmann[1], H. St. Nottberg[2], L. Biermann[1] und N. Senninger[1]

[1] Klinik und Poliklinik für Allgemeine Chirurgie, Westfälische-Wilhelms-Universität Münster, Waldeyerstraße 1, 48149 Münster
[2] Abteilung für Allgemein-, Gefäss-, Viszeralchirurgie, Ev. Kliniken Gelsenkirchen

CYFRA 21-1 – A New Tumour Marker for the Esophagus Carcinoma

Einleitung: CYFRA 21-1 misst lösliche Zytokeratin-19 Fragmente im Serum und ist ein gebräuchlicher Tumormarker in der Diagnostik und der Nachsorge des Nicht-kleinzelligen Lungenkarzinoms, insbesondere des Plattenepithelkarzinoms der Lunge. Diese Studie wurde durchgeführt, um eine potentielle Nutzung dieses Markers bei Patienten mit einem Ösophaguskarzinom (Adeono- und Pattenepithelkarzionm) zu evaluieren. *Methodik:* Prospektiver Vergleich von 50 Patienten mit einem histologisch gesichertem Plattenepithelkarzinom des Ösophagus präoperativ mit 50 Probanden, 50 Patienten mit einer benignen Lungenerkrankung und 50 Patienten mit einer benignen Ösophaguserkrankung. Untersucht wurden CYFRA 21-1, CEA, CA 72-4 und SCC-Antigen Serumkonzentrationen. Des weiteren wurden die CYFRA 21-1 Serumkonzentrationen bei den Patienten mit einer malignen Ösophagusläsion postoperativ kontrolliert. Dies erfolgte vierteljährlich über ein Jahr im Rahmen der Nachsorgeuntersuchungen. Die statistische Analyse beinhaltete Untersuchung der unterschiedlichen Tumorentitäten, der Tumorstadien, den Gruppenvergleich der o. a. Gruppen, sowie Gesamt- und tumorfreies Überleben. *Resultate:* Bei einem ermittelten cut-off Wert von 1,40 ng/ml wies CYFRA 21-1 eine Gesamtsensitivität von 36% für das Ösophaguskarzinom (Plattenepithelkarzinom 45,5%, Adenokarzinom 17,6%) bei einer Spezifität von 97,3% auf. Es zeigte sich eine Tendenz für höhere CYFRA 21-1 Serumkonzentrationen in proportionaler Abhängigkeit zum lokalem Tumorstadium. Eine Abhängigkeit zu den unterschiedlichen N-, oder M-Stadien konnte nicht nachgewiesen werden. Der postoperative Verlauf im Sinne von Überleben und tumorfreien Überleben zeigte eine signifikante Korrelation zu den praeoperativen CYFRA 21-1 Serumkonzentrationen. CYFRA 21-1 Serumkonzentrationsanstiege zeigten sich im Mittel 3,4 Monate vor dem klinischen fassbaren Tumorrezidiv. Erhöhte praeoperative CYFRA 21-1 Werte ($>$ 1,40 ng/ml) korrelieren signifikant mit einer schlechteren Prognose bezüglich des tumorfreien und dem Gesamtüberleben. *Schlussfolgerungen:* Beim Ösophaguskarzinom, insbesondere für das Plattenepithelkarzinom, ist CYFRA 21-1 ist den herkömmlichen Tumormarkern (SCC, CEA, CA 72-4) überlegen. Diese Ergebnisse empfehlen die weitere Untersuchung dieses Markers für die Prognose und Nachsorge des Ösophaguskarzinoms.

Myotomie als integraler Bestandteil der Therapie des Zenkerdivertikels: obligat oder fakultativ?

M. Colombo-Benkmann, V. Unruh und N. Senninger

Klinik und Poliklinik für Allgemeine Chirurgie, Westfälische-Wilhelms-Universität Münster, Waldeyerstraße 1, 48149 Münster

Myotomy as an Integral Component of Zenker's Diverticulum Therapy: Obligatory or Optional?.

Einleitung: In der Pathogenese des Zenkerdivertikels (ZD) wird dem M. cricopharyngeus eine entscheidende Rolle zugeschrieben. Daher wird neben der Divertikelabtragung die Durchtrennung des M. cricopharyngeus als integraler Bestandteil des Behandlungskonzeptes beim ZD postuliert. Ziel der vorliegenden retrospektiven Untersuchung war es den Stellenwert der Myotomie anhand der postoperativen Prozeß- und Ergebnisqualität zu überprüfen. *Patienten und Methoden:* Von 1985 - 1999 wurden 79 Patienten mit ZD mittels Divertikelabtragung und Übernähung therapiert. In Gruppe A (M:W 29:18; Alter 69a $\pm$ 12 [35 - 87]) wurde bei hypertrophem M. cricopharyngeus zusätzlich eine Myotomie durchgeführt, in Gruppe B (M:W 22:10; 68a $\pm$ 13 [36 - 95]) erfolgte bei regelrecht ausgeprägtem Muskel keine Myotomie. Anhand der präoperativen Kontrastmitteldiverticulographie wurden alle ZD volumetriert und nach Brombart et al (1953) klassifiziert. Ferner erfolgte eine Evaluation der Symptome Dysphagie und Regurgitation anhand einer Ordinalskala (0 - 4) prä- und postoperativ im Langzeitverlauf bei einer mittleren Nachbeobachtungszeit von 60 Monaten (m) $\pm$ 37 [5 - 128] (Gruppe A) bzw. von 73m $\pm$ 39 [9 - 173] (Gruppe B). *Ergebnisse:* Das mediane Divertikelvolumen betrug 22 ml [2 - 265] in Gruppe A bzw. 20 ml [1 - 177] in Gruppe B ($p > 0.05$). Kein signifikanter Unterschied fand sich bei der Verteilung der Brombartstadien (BS): 17 (36%) Patienten mit BS III, 30 (64%) Patienten mit BS IV in Gruppe A, bzw. 1 (3%) Patient mit BS II, 7 (21%) Patienten mit BS III, 24 (76%) Patienten mit BS IV in Gruppe B ($p > 0.05$). Des weiteren lag kein signifikanter Unterschied in der präoperativen Symptomausprägung (Dysphagie; Regurgitation) vor. Postoperativ besserten sich in beiden Gruppen Dysphagie und Regurgitation hoch signifikant ($p < 0.001$). Die Beschwerden persistierten bei 11 (23%) Patienten der Gruppe A bzw. 4 (13%) Patienten der Gruppe B trotz Besserung. Bei 7 (64%) dieser Patienten der Gruppe A und 3 (75%) dieser Patienten der Gruppe B lagen Erkrankungen des oberen Gastrointestinaltraktes (oGIT) wie Hiatushernien vor. Bei je 1 Patienten beider Gruppen kam es zu einem Divertikelrezidiv. Bei 5 (11%) der Gruppe A bzw. 5 (16%) der Gruppe B Patienten kam es zu postoperativen Komplikationen ($p > 0.05$). Mittels univariater und multivariater Analyse wurden als Risikofaktoren für eine Symptompersistenz das Divertikelvolumen ($p = 0.04$) und Erkrankungen des oGIT ($p = 0.033$) nicht jedoch die Myotomie ($p = 0.232$) identifiziert. *Schlussfolgerungen:* Prozess- und Ergebnisqualität werden nicht von einer im Rahmen der Divertikelabtragung durchgeführten Myotomie beeinflusst, wenn die Indikation hierzu von der Ausprägung des M. cricopharyngeus abhängig gemacht wird. Die Myotomie erscheint daher nur bei Hypertrophie des M. cricopharyngeus indiziert, wohingegen bei normal ausgeprägtem Muskel die Myotomie keinen Vorteil zu bieten scheint und daher nicht als obligat angesehen werden kann.

Familiäre Häufung von GERD und assoziierter Tumorerkrankungen – Indizien einer auch genetischen Erkrankungsdisposition

C. D. Döring[1], H. Vogelsang[1], H. Stein[1], G. Keller[2] und J. R. Siewert[1]

[1] Chirurgische Klinik und Poliklinik,
[2] Institut für Pathologie und Pathologische Anatomie, Klinikum rechts der Isar, Technische Universität München, Ismaninger Straße 22, 81675 München

Familiary Accumulation of GERD and Associated Tumor Diseases – Indications of an also Genetic Disease Disposition

Eine familiäre Häufung von Refluxerkrankungen, Barrettösophagus und Adenokarzinomen des gastroösophagealen Überganges bis hin zu scheinbar autosomal-dominant imponierenden Erbgängen wurde im eigenen Patientengut beobachtet und in der Literatur beschrieben. Neben exogenen Faktoren sind für diese familiäre Häufung auch genetische Faktoren zu vermuten. Zur Vorbereitung molekularbiologischer Untersuchungen bei GERD wurden daher Patienten mit der Überweisungsdiagnose „V.a. Refluxerkrankung" im Rahmen einer Funktionsdiagnostik Familienanamnesefragebögen vorgelegt. Familienanamnestische Ad hoc-Angaben von 119 konsekutiven Patienten, die im gastroenterologischen Funktionslabor der Chirurgischen Klinik eine Refluxdiagnostik erhielten, wurden hinsichtlich der Häufigkeit des Symptoms ‚Sodbrennen„ und Tumorerkrankungen in der Familie ausgewertet (Gruppe A und B). 40 Patienten ohne Refluxsymptomatik wurden in einer Allgemeinarztpraxis außerhalb des Klinikums befragt (Gruppe C). 21 der 119 Patienten zeigten keine objektivierbare Refluxerkrankung (Gruppe B). Bei 98 Patienten konnte eine Refluxerkrankung gesichert werden (Gruppe A). Lediglich 18% der Patienten in Gruppe A gaben keine weiteren Refluxerkrankungen in der Familie an (B: 29%; C: 55%). 50% der Indexpatienten der Gruppe A konnten mindestens 2 weitere Familienmitglieder mit Refluxsymptomen benennen (B: 27%; C: 5%). Mindestens 3 weitere refluxpositive Familienmitglieder wurden von 25% der Indexpatienten in Gruppe A angegeben (B: 4%; C: 0%). 5 und 6 zusätzliche Familienmitglieder mit dem Symptom ‚Sodbrennen" wurden von 4 (Gruppe A), 1 (Gruppe B) bzw. keinem (Gruppe C) Patienten benannt. 21 der 98 Indexpatienten in Gruppe A (21%) gaben mindestens eine weitere Tumorerkrankung der Speiseröhre oder des Magens an (5% Gruppe B und C). Bei 18 Indexpatienten der Gruppe A mit negativer Refluxfamilienanamnese ist nur eine Familie mit einer Tumorerkrankung des Magens oder der Speiseröhre anzutreffen (6%). In der Gruppe der 80 weiteren Indexpatienten der Gruppe A mit mindestens 1 weiteren Refluxerkrankung treten in ca. 25% der Familien Tumorerkrankungen auf unabhängig von der Anzahl der Familienmitglieder mit Refluxsymptomatik. Drei Familien mit jeweils 2 Tumorerkrankungen der Speiseröhre oder des Magens weisen 4, 5 und 6 Familienmitglieder mit Refluxsymptomatik inklusive Indexpatienten auf (Gruppe A). Eine Frequenz von 25% refluxerkrankter Indexpatienten mit einer familiären Häufung von Refluxsymptomen bei mindestens 4 Familienmitgliedern ist bemerkenswert hoch und wurde bisher wenig beachtet. Sie kann gleichermaßen auf eine körperlich-konstitutionelle, exogene oder hereditäre Komponente der Genese hinweisen. Eine exakte Objektivierung familienanamnestischer Daten ist in einem weiteren Schritt erforderlich, um potentielle Familien mit niedrigem und hohem Risiko für die Refluxerkrankung und assoziierte Tumorerkrankungen zu identifizieren. Dieses Patientenkollektiv bietet die Möglichkeit zu einer molekularbiologischen Analyse konstitutioneller Polymorphismen sowie potentieller Zielgene im Sinne von Erbgängen mit niedriger und hoher Penetranz für die Refluxerkrankung.

Korrektur bis Redaktionsschluss nicht eingegangen.

Ursachenanalyse und Management der Anastomoseninsuffizienz nach Ösophagektomie

B. Dreuw, M. Jansen, S. Truong und V. Schumpelick

Chirurgische Klinik, RWTH Aachen, Pauwelsstraße 30, 52074 Aachen

Etiology and Management of the Anastomosis Insufficiency After Esophagectomy

Fragestellung: Die Häufigkeit der Anastomoseninsuffiziens nach Ösophagektomie liegt nach Literaturangaben zwischen 5 und 30%. Sie verlängert den Krankenhausaufenthalt und führt häufig zu bougierungspflichtigen Stenosen. Ziel unserer Untersuchung war es, durch eine Multivariate Analyse mögliche Ursachen für die Anastomoseninsuffizienz zu ermitteln und Behandlungsrichtlinien zu erarbeiten. *Methode:* Zwischen 11/86 und 12/2000 wurde an unserer Klinik bei 452 Patienten eine Ösophagektomie wegen Karzinom mit kollarer Anastomose des Ersatzorgans durchgeführt. Die Faktoren Alter, Tumorstadium, Body Mass Index, OP- Dauer, Intra- und postoperative Hypoxie oder Schocksituation, collare Drainage, Magensonde, Operateur, Begleiterkrankungen, postoperative H2 Blockertherapie wurden auf ihren Einfluß zur Ausbildung einer Anastomosenstenose hin untersucht. *Ergebnisse:* 56 Patienten entwickelten eine Insuffizienz. Die Mehrzahl verlief subklinisch und heilte spontan unter prolongierter parenteraler Ernährung ab. Bei 5% der Patienten persistierte die Insuffizienz über mehrere Wochen und machte die Überbrückung mit einer Ernährungssonde erforderlich. Bei 2,1% der Patienten ergaben klinische Zeichen der Nahtinsuffizienz (unklare Temperaturen, blutig putride Sekretion über die Magensonde) frühzeitig die Indikation zur Gastroskopie, wobei überwiegend eine Teilnekrose des Interponates mit notwendiger Diskontinuitätsresektion für die Insuffizienz verantwortlich war. Bei 6 Patienten wurde durch die frühzeitige Gastroskopie am 3. oder 4. Tag die Indikation zur Neuanlage der Anastomose gestellt, die in allen Fällen erfolgreich war. Komplikationen wie Blutung oder Perforation durch die frühe Gastroskopie wurden nicht beobachtet. Collare Drainage, Operationsdauer und proximale Tumorlokalisation mit Pharynxbeteiligung gingen in unserem Krankengut mit einer erhöhten Rate an Anastomoseninsuffizienz einher. *Diskussion:* Die Anastomoseninsuffiziens scheint bei der Ösophagektomie ein schicksalhaftes Ereigniss zu sein, dessen Managment für den weiteren Verlauf entscheidend ist. Die frühzeitige Gastroskopie nach Ösophagusresektion ermöglicht die Erkennung der Nahtinsuffizienz und der Interponatnekrose vor Eintreten einer klinischen Symptomatik. Bei geringer Komplikationsrate sehen wir die Indikation zur Gastroskopie bei allen Patienten nach Ösophagusersatz mit unklarem klinischem Verlauf. Dadurch kann möglicherweise die Letalität und die Rate der klinisch relavanten Insuffizienzen in Zukunft weiter gesenkt werden. Bei manifester Insuffiziens erlaubt die Überbrückung durch eine Ernährungssonde eine ambulante Behandlung. Die nach Abheilung sich ausbildende Anastomosenstenose wird ebenfalls ambulant endoskopisch therapiert. Bei Insuffiziens durch Nekrose des Interponates ist die sofortige Entfernung des Interponates entscheidend. Sekundär ist die Passagewiederherstellung durch ein Koloninterponat bei entsprechendem Allgemeinzustand der Patienten die Alternative der Wahl.

Ist die transhiatale Oesophagusresektion mit unterer posteriorer mediastinaler sowie abdomineller Lymphknotendissektion onkologisch ausreichend beim distalen Plattenepithelkarzinom des Oesophagus

P. Dutkowski, W. Kneist, F. Sultanow und T. Junginger

Klinik für Allgemein- und Abdominalchirurgie, Universität Mainz, Langenbeckstraße 1, 55101 Mainz

Is the Transhiatal Esophagus Resection with Lower Posterior Mediastinal and Abdominal Lymph Node Dissection Oncologically Sufficient with the of the Esophagus

Einleitung: Die transhiatale Oesophagusresektion wird aus onkologischer Sicht aufgrund der eingeschränkteren Möglichkeit einer mediastinalen Lymphknotendissektion häufig als palliative Therapie des Plattenepithelkarzinom des Oesophagus angesehen im Gegensatz zur abdominothorakalen Oesophagusresektion mit 2- oder 3-Feld Lymphknotendissektion. Andererseits kann auch im Rahmen einer transhiatalen Resektion eine Lymphknotendissektion des unteren posterioren Mediastinums bis zur Trachealbifurkation durchgeführt werden, so dass bei distaler Tumorlokalisation das transhiatale Vorgehen möglicherweise vertretbar erscheint. Ziel dieser Analyse des eigenen Krankenguts war es, den Langzeitverlauf der Patienten mit distalem Plattenepithelkarzinom des Oesophagus zu untersuchen. *Methodik:* Zwischen 1985 und September 2001 wurden an unserer Klinik 165 Oesophagusresektionen bei Plattenepithelkarzinom des Oesophagus durchgeführt, in 62 Fällen (36%) bestand eine Tumorlokalisation im distalen Oesophagusdrittel. Davon wurden 35 Patienten transthorakal reseziert mit 2 Feld Lymphknotendissektion, 27 Patienten wurden transhiatal disseziert. Nach transhiataler Dissektion wiesen 85% (23/27) der Patienten tumorfreie Schnittränder (R0) auf gegenüber 80% (28/35) bei transthorakal resezierten Fälle. Bezüglich der Tumorstadien, des Patientenalters und der Risikoeinschätzung bestanden keine signifikanten Unterschiede zwischen den beiden Operationsverfahren. Die Zahl resezierter und untersuchter mediastinaler Lymphknoten lag im Median nach transhiataler Resektion bei 3 gegenüber 17,5 nach transthorakaler Resektion. *Ergebnisse:* Auch unter Berücksichtigung sowohl der R0 als auch der R1 klassifizierten Fälle war die mediane Überlebenszeit bei distalem Plattenepithelkarzinom nach abdominothorakaler Resektion signifikant verlängert im Vergleich zur tranhiatalen Resektion (35 Monate vs 15 Monate, $p = 0{,}0075$). Die 5-Jahresüberlebensrate nach transthorakaler Resektion lag bei $37{,}6 \pm 8{,}7\%$, die 10-Jahresüberlebensrate lag bei $21{,}9 \pm 8{,}6\%$. Keiner von den transhiatal resezierten Patienten mit distalem Plattenepithekarzinom überlebte jedoch bisher 3 Jahre. *Schlussfolgerung:* Auch beim distalen Plattenepithelkarzinom profitieren die Patienten vom transthorakalen Vorgehen mit 2 Feld Lymphknotendissektion gegenüber der eingeschränkten posterioren mediastinalen Lymphknotendissektion bis zur Carina bei transhiataler Resektion Onkologischerseits sollte daher die transthorakale Resektion auch beim distalen Plattenepithelkarzinom bevorzugt werden falls von der Risikobeurteilung her vertretbar.

Korrektur bis Redaktionsschluss nicht eingegangen.

Ösophagusmotilität und Säureexposition im Ösophagus

M. Fein, K.-H. Fuchs, S. M. Freys und H. Tigges

Abteilung für Viszeralchirurgie, Chirurgische Universitätsklinik Würzburg, Josef-Schneider-Straße 2, 97080 Würzburg

Esophageal Motility and Acid Exposition in the Esophagus

Zielsetzung: Störungen der Ösophagusmotilität werden bei der Refluxkrankheit häufig beobachtet. Bisher ist unklar, ob die Motilitätsstörung häufiger als Folge der Refluxkrankheit auftritt oder bereits vorbestehend ist. Untersucht wurde das Ausmaß der Motilitätsstörung in Abhängigkeit vom Schweregrad der Refluxösophagitis und Auswirkungen auf die Säureexposition. *Material und Methoden:* 618 Patienten mit Refluxkrankheit (374 m, 244 w; Alter: 44 ± 75 Jahre) wurden in der Zeit von 1/92 bis 12/00 in unserem Funktionslabor manometrisch und pH-metrisch untersucht. 106 Patienten hatten einen Barrett-Ösophagus (A), 318 eine Ösophagitis (B) und 194 keine Ösophagitis mit pos. pH-Score (C). Eine ‚ineffektive Ösophagus Motilität' (IÖM) wurde definiert als mehr als 30% ‚ineffektive' Kontraktionsamplituden, d.h. nicht peristaltische Schluckakte oder Schluckkontraktionen mit schwachen Amplituden (< 30 mm Hg) in 10 Schluckakten mit 5 ml Wasser. *Resultate:* 24% der Refluxpatienten hatten eine IÖM. Das Vorkommen einer Motilitätsstörung war signifikant mit dem Schweregrad der Ösophagitis assoziiert: A 36,5%, B 23,2%, C 16,6%, $p < 0{,}002$. Patienten mit IÖM wiesen eine signifikant höhere Säureexposition auf, die deutlichsten Unterschiede fanden sich in der Nacht (Tabelle 1).

Tabelle 1

% Zeit	Keine IÖM	IÖM	P
Gesamt	12,9 ± 29,8	16,6 ± 17,4	0,0001
Tag	11,7 ± 13,3	15,1 ± 16,3	0,05
Nacht	11,0 ± 23,2	17,9 ± 22,4	0,0002

In der Subanalyse zeigten sich die größten Unterschiede für die Säureexposition bei Patienten ohne Ösophagitis. Dies weist darauf hin, dass bei einigen Patienten die Motilitätsstörung bereits vorbestehend ist. *Zusammenfassung:* Motilitätsstörungen bei der Refluxkrankheit nehmen mit der Schwere der Erkrankung zu und wirken sich vor allem auf die Säureexposition in der Nacht aus. Die Motilitätsstörungen sind jedoch sicherlich nicht im jedem Fall Folge der Refluxerkrankung.

Prävalenz und Verteilungsmuster von Lymphknotenmetastasen bei Frühkarzinomen des ösophago-gastralen Überganges

M. Feith[1], H. J. Stein[1], M. Werner[2] und J. R. Siewert[1]

[1] Chirurgische Klinik und Poliklinik,
[2] Institut für Pathologie, Technische Universität München, Klinikum rechts der Isar, Ismaninger Straße 22, 81675 München

Prevalence and Distribution Pattern of Lymph Node Metastases with Early Carcinoma of the Esophago-Gastric Junction

Hintergrund: Bei Frühkarzinomen des oberen Gastrointestinaltraktes werden zunehmend limitierte Therapieverfahren diskutiert. Voraussetzung für die Einschränkung des Resektionsausmaßes ist die Abwesenheit von Lymphknotenmetastasen. Wir untersuchten Prävalenz und Verteilungsmusters von Lymphknotenmetastasen bei Patienten mit hochgradiger Dysplasie oder Frühkarzinomen (pT1-Katogorie) des ösophagogastralen Übergangs. *Methoden:* Analysiert wurden Anzahl und Lokalisation von Lymphknotenmetastasen bei insgesamt 160 Patienten mit hochgradiger Dysplasie oder pT1 Adenokarzinom des distalen Ösophagus (n = 99, AEG Typ I), der Cardia (n = 40, AEG Typ II) und subcardialen Magens (n = 21, AEG Typ III). Bei allen Patienten war eine radikale en-bloc Resektion mit ausgedehnter Lymphadenektomie im oberen abdominellen Kompartment und unteren hinteren Mediastinum erfolgt. *Ergebnisse:* Entfernt und untersucht wurden insgesamt 3656 Lymphknoten (Median 21 Lymphknoten pro Patient, Rank 15 - 74). Lymphknotenmetastasen fanden sich bei keinem der 43 Patienten mit hochgradiger Dysplasie oder einem auf die Mukosa begrenztem Karzinom (pT1a-Kategorie). Im Vergleich dazu lagen bei 14/117 (11.9%) der Patienten mit Karzinominfiltration in die Submukosa (pT1b-Kategorie) bereits Lymphknotenmetastasen vor (mediane Anzahl der Lymphknotenmetastasen 2, Rank 1 - 14). Lymphknotenmetastasen fanden sich hier vor allem paracardial, paraösophageal und entlang der kleinen Kurvatur des Magens. Es bestand kein signifikanter Unterschied in der Prävalenz, Anzahl und Lokalisation der Lymphknotenmetastasen zwischen AEG I, II und III Frühkarzinomen. *Schlussfolgerung:* Nur bei eindeutiger hochgradiger Dysplasie oder auf die Mukosa begrenzten Tumoren des ösophagogastralen Übergangs (pT1a-Kategorie) kann auf eine Lymphadenektomie verzichtet werden. Bei mehr als 10% der p1Tb-Tumoren liegen bereits locoregionale Lymphknotenmetastasen vor.

Einfluss der neoadjuvanten Chemotherapie auf die Lymphknotenmetastasierung beim Adenokarzinom des distalen Ösophagus

M. Feith[1], H. J. Stein[1], M. Werner[2], U. Fink[1] und J. R. Siewert[1]

[1] Chirurgische Klinik und Poliklinik,
[2] Institut für Pathologie, Technische Universität München, Klinikum rechts der Isar, Ismaninger Straße 22, 81675 München

Influence of the Neoadjuvant Chemotherapy on Lymph Node Metastasis with the Adenocarcinoma of the Distal Esophagus

Hintergrund: Der Effekt einer neoadjuvanten Chemotherapie auf die Lymphknotenmetastasierung bei lokal fortgeschrittenen Tumoren des oberen Gastrointestinaltraktes ist bislang wenig untersucht. Wir untersuchten Prävalenz und prognostische Relevanz der Lymphknotenmetastasierung beim lokal fortgeschrittenen Adenokarzinom des distalen Ösophagus (AEG I) bei Patienten mit primärer Resektion und Patienten mit Resektion nach neoadjuvanter Chemotherapie. *Methoden:* Prävalenz der Lymphknotenmetastasierung, sowie Anzahl und Verteilungsmuster positiver Lymphknoten wurden bei 126 konsekutiven primär resezierten fortgeschrittenen (pT3/4) AEG I Tumoren und 91 konsekutiven Patienten mit Resektion nach neoadjuvanter Polychemotherapie bei uT3/uT4 Tumoren untersucht. *Ergebnisse:* Von insgesamt 5367 untersuchten Lymphknoten zeigten 1493 eine Karzinominfiltration, davon 54 von 91 Patienten (59.3%) nach neoadjuvanter Therapie und 107 von 126 Patienten (84,9%) mit primärer Resektion ($p < 0{,}05$). Im Median wurden 24 Lymphknoten pro Patient in beiden Patientengruppen entfernt (neoadjuvante Therapie: 25,1 $\pm$ 9,3/Patient, primäre Resektion: 27,3 $\pm$ 17,1). Die Anzahl von Lymphknotenmetastasen war im Vergleich zu Patienten mit primärer Resektion in der Gruppe mit neoadjuvanter Therapie signifikant niedriger (median 1, rank 0 – 37 vs. median 4, rank 0 – 109; $p < 0{,}05$). Das Verteilungsmuster der Lymphknotenmetastasen war in beiden Gruppen nicht unterschiedlich. Die Kaplan-Meier Überlebensanalyse zeigte einen deutlichen Prognosevorteil für Patienten nach neoadjuvanter Chemotherapie ($p < 0{,}05$). Die Anzahl positiver Lymphknoten stellte in beiden Patientengruppen den wesentlichen unabhängigen Prognosefaktor dar. *Schlussfolgerung:* Bei Patienten mit fortgeschrittenem Adenokarzinom des distalen Ösophagus scheint eine neoadjuvante Chemotherapie signifikant die Lymphknotenmetastasierung zu beeinflussen. Dies könnte die deutlich bessere Prognose dieser Patienten erklären.

Perioperative Bluttransfusionen: Ein prognostischer Faktor nach Ösophagektomie beim Barrett Karzinom

M. Feith, H. J. Stein und J. R. Siewert

Chirurgische Klinik und Poliklinik, Technische Universität München, Klinikum rechts der Isar, Ismaninger Straße 22, 81675 München

Perioperative Blood Transfusions: A Prognostic Factor After Esophagectomy with Barrett's Carcinoma

Hintergrund: Perioperativer Blutverlust und Anzahl verabreichter Bluttransfusionen korreliert bei mehreren gastrointestinalen Tumoren mit einer schlechten Prognose. Die prognostische Relevanz perioperativ verabreichter Blutkonserven beim Adenokarzinom des distalen Ösophagus ist bislang nicht untersucht. *Methoden:* Mittels multivariater Analyse evaluierten wir prospektiv bei 147 konsekutiven Patienten mit einem Adenokarzinom des distalen Ösophagus und kompletter makroskopischer und mikroskopischer Tumorresektion (R0-Resektion) nach Ösophagektomie und Lymphadenektomie den Einfluss der perioperative verabreichten Erythrozytenkonzentraten auf die Prognose. *Ergebnisse:* Insgesamt erhielten von den 147 ösophagektomierten Patienten 83 (56,4%) 236 Einheiten von Erythrozytenkonzentraten während oder unmittelbar nach der Ösophagektomie (Median 2, Rang 0 – 10). Es bestand keine Korrelation zwischen der Anzahl verabreichter Bluttransfusionen und Tumorstadium, Alter, Geschlecht und Art des operativen Eingriffs (transmediastinale Resektion versus transthorakale Resektion). Die multivariate Analyse zeigte neben den etablierten Prognosefaktoren (Lymphknotenstatus, T-Kategorie) auch einen signifikanten und unabhängigen prognostischen Effekt für die Anzahl der perioperativ verabreichten Blutkonserven ($p < 0.05$). Die mediane Überlebenszeit betrug > 36 Monate bei Patienten ohne Bluttransfusion, 23,9 Monate bei Patienten mit 1 – 3 Erythrozytenkonzentraten und 14,8 Monate bei Patienten mit 4 oder mehr perioperativ verabreichten Erythrozytenkonzentraten ($p < 0.05$). *Schlussfolgerung:* Die Anzahl perioperativ verabreichter Erythrozytenkonzentrate ist ein unabhängiger prognostischer Parameter beim R0-resezierten Barrett Karzinom. Das Konzept der chirurgischen Erfahrung und sicheren Operationstechnik als wesentlicher Prognosefaktor beim Ösophaguskarzinom wird hierdurch unterstützt.

Partielle oder totale Fundoplicatio – welche Technik ist besser? Ergebnisse einer randomisierten, experimentellen Studie im Schweinemodell

K. A. Gawad[1], W. J. Tiefenbacher[2], R. Wachowiak[1], C. Rempf[3], C. Blöchle[1] und J. R. Izbicki[1]

[1] Abteilung für Allgemeinchirurgie, Hamburg,
[2] Abteilung für Hepatobiliäre Chirurgie, Chirurgische Universitätsklinik Hamburg,
[3] Klinik für Anästhesiologie, Universitätsklinikum Hamburg-Eppendorf, Martinistraße 52, 20246 Hamburg

Partial or Total Fundoplicatio – Which Technique is Better? Results of a Randomized, Experimental Study in a Pig Model

Hintergrund: Die laparoskopische Therapie der gastro-ösophagealen Refluxkrankheit wird heute fast schon als Standard angesehen. Verschiedene Techniken totaler und partieller Fundoplikatio werden angewandt obwohl deren Funktionsweisen nicht vollständig verstanden sind wir führten eine experimentelle Studie durch um diese Mechanismen zu untersuchen. *Material und Methoden:* 24 deutsche Landschweine wurden eingeschlossen. Gastro-ösophagealer Reflux wurde durch offene Kardiomyotomie erreicht und die Effektivität der Myotomie durch 48 h Langzeit-pH-Metrie die durch unsere Gruppe im Schweinemodell etabliert worden war. Die Tiere wurden dann randomisiert und erhielten entweder eine 360°(Nissen), 270° posteriore (Toupet) or 180° anteriore (Dor) laparoskopische Fundoplikatio 2 – 3 Tage nach Myotomie. Die Funktion wurde mittels pH Metrie, Manometrie und „yield pressure“ Messungen evaluiert. Wir verwendeten eine 6-Kanal wasserperfundierte Manometrie als konventionelle stationäre und rapid-pullthrough Manometrie mit und ohne pharmakologische Stimulation. Alle Messungen (außer yield pressure) erfolgten zu Beginn, 2 Tage post Myotomie, 10 Tage and 60 Tage post Fundoplikatio. *Ergebnisse:* Die Tiere hatten ein medianes Gewicht von 56,8 (48,4 – 65,2) kg zu Beginn, 57,3 (48 – 67,1) kg nach Myotomie und 70,1 (62 – 81,4) kg am Ende der Studie. Der maximale (46,3 vs. 37,7 mmHg) und mittlere Sphinkter Druck (9,5 vs. 6,8 mmHg) sowohl als auch das Vektorvolumen (1977 vs. 823 $mmHg^{2}*cm$) waren nach Myotomie signifikant ($p < 0.05$) verringert. Alle diese Parameter waren bei jeder dieser Techniken 10 Tage postop signifikant erhöht, wobei die Nissen Fundoplikatio den exzessivsten Anstieg des maximal Druckes (34,9 vs. 78,9 mmHg) und des Vektorvolumens verglichen zu postmyotomie Werten (915 vs. 5014 $mmHg^{2}*cm$) sowie auch zu Normwerten (1977 vs. 5014 $mmHg^{2}*cm$) zeigte. Dieser Unterschied wurde bis zum 60.sten Tag offenbar durch partielle Lockerung der Manschetten, ausgeglichen. Die

Toupet Fundoplikatio zeigte einen suffizienten Anstieg des Druckes diskret über der Norm der bis zum 60.sten Tag konstant war. Eine Lockerung der Manschetten wurde nicht beobachtet. Diese Beobachtungen wurden durch pH-Metrie und ‚yield-pressure„ bestätigt. *Diskussion:* Die Überkorrektur des Vektorvolumens sowie des Maximaldruckes durch die Nissen Fundoplikatio könnten eine Erklärung für die häufige frühe Dysphagie nach diesem Eingriff sein. Die Ergebnisse der Toupet Fundoplikatio versprechen eine dauerhafte, suffiziente Refluxbarriere ohne ‚Nebenwirkungen" sodaß dieser Operation der Vorzug gegeben werden sollte.

Noninvasive Unterscheidung zwischen Platten- und Zylinderepithel mittels optischer Reflektometrie

M. George, J. Knittel, H. Raestrup, L. Schnieder und G. F. Buess

Sektion für Minimal Invasive Chirurgie, Universitätsklinik Tübingen, Waldhörnlestraße 22, 72072 Tübingen

Non-Invasive Distinction Between Squamous and Columnar Epithelium by Means of Optical Reflectometry

Zielsetzung: Optische Verfahren werden künftig eine schnelle, intraoperative Diagnose mit minimaler Patientenbelastung erlauben und so die klassische Pathologie ergänzen. Hierbei kommt die konfokale Laser-Scanning-Mikroskopie der Idee einer optischen Biopsie sehr nahe. Im Hinblick auf die Unsicherheiten bei der Diagnose des Barrett-Ösophagus wurden die optische Kohärenzmikroskopie (OCM) und die Reflexionsmikroskopie als reflektometrische Methoden auf ihre Eignung zur Unterscheidung von Platten- und Zylinderepithel untersucht. *Material und Methoden:* Optische Reflektometrie wurde an unbehandelten, frisch resezierten Proben von Ösophagus und Magen der Ratte durchgeführt. Die Bilddaten wurden mit einem eigenentwickelten optischen Kohärenzmikroskop gewonnen, das auch die konventionelle Reflexionsmikroskopie beherrscht. Anders als die Fluoreszenzmikroskopie detektiert die Reflektometrie das von der Probe reflektierte Licht und kommt daher ohne einen Marker aus. *Resultate:* Die Unterscheidung zwischen Platten- und Zylinderepithel ist bei der optischen Kohärenzmikroskopie aufgrund von Bildern der Epitheloberfläche gut möglich. Aber auch die Reflexionsmikroskopie kommt in Betracht und ist aufgrund der einfacheren Handhabung und der geringeren Systemkosten attraktiv. Bei der Kohärenzmikroskopie ist die Halbwertsbreite der Ortsfrequenzdarstellung ein Parameter, über den ein Diagnosesystem eigenständig zwischen den beiden Epithelsorten unterscheiden könnte. *Zusammenfassung:* Optische Kohärenzmikroskopie und konventionelle Reflexionsmikroskopie eignen sich zur Unterscheidung von Platten- und Zylinderepithel. Im Vergleich zur optischen Kohärenztomographie (OCT) sollten sich die vorgestellten mikroskopischen Reflektometrieverfahren bei Frühstadien als sensitiver erweisen.

Pseudodivertikel nach cervikalem Ösophagusersatz mittels Jejunuminterposition – minimal invasive Therapie

Ch. A. Gutschow, H. Schäfer, K. T. E. Beckurts, W. Schröder und A. H. Hölscher

Klinik und Poliklinik für Viszeral- und Gefäßchirurgie, Universität zu Köln, Joseph-Stelzmann-Straße 9, 50931 Köln

Pseudodiverticulum After Cervical Esophagus Replacement by Means of Jejunum Interposition – Minimal – Invasive Treatment

Hintergrund: Nach Ersatz des cervikalen Ösophagus mittels freier Jejunuminterposition kann es zu Knickbildungen im Interponat mit Ausbildung eines Pseudodivertikels und nachfolgender Dysphagie kommen. Wir berichten über einen Patienten mit kompletter Aphagie und Regurgitation sämtlicher aufgenommener Nahrungsbestandteile. Eine offene Revision war bei massiver radiogener Weichteilschädigung nicht durchführbar. *Methodik:* Das Video zeigt prä- und postoperative radiologische Befunde sowie die minimal-invasive Operationstechnik. Die Exposition des Pseudodivertikels erfolgte transoral. Die Durchtrennung der gemeinsamen Wand des Divertikels mit dem abführenden Jejunumschenkel wurde mit Hilfe zweier Applikationen eines Endopath ILS45 durchgeführt. *Ergebnisse:* Nach unkompliziertem intra- und postoperativem Verlauf konnte der Patient am ersten postoperativen Tag mit dem Trinken beginnen. Zwei Monate nach der Intervention ist er in der Lage, sich oral zu ernähren.

Korrektur bis Redaktionsschluss nicht eingegangen.

Magenhochzugsoperation beim Ösophaguskarzinom – Kaum Einschränkung der Lebensqualität

H. Heep, J. W. Heise, A. Karabi und H. D. Röher

Allgemein- und Unfallchirurgie, Heinrich-Heine-Universität Düsseldorf, Moorenstraße 5, 40225 Düsseldorf

Surgical Stomach Lifting with the Esophagus Carcinoma – Hardly Any Restrictions of Life Quality

Einleitung: Die subjektive Bewertung eines Operationsergebnisses durch standardisierte Patientenbefragung ist ein wesentlicher Beitrag zur Erfassung der Lebensqualität nach großen Eingriffen. Ziel der Untersuchung war die möglichst objektive Erfassung der Lebensqualität nach Magenhochzugsoperation im Vergleich zu Gesunden. *Methodik:* Zwischen April 1986 und März 2001 resezierte Patienten mit einem Karzinom des Ösophagus (ÖSO-Gruppe) wurden retrospektiv erfasst und seit April 2001 prospektiv mit dem QLQ-C30 („allgemeine Lebensqualität")- und dem QLQ-OES24 (‚Ösophagusbezogene Lebensqualität„)- Fragebogen der EORTC evaluiert. Als Kontrollgruppe dienten Patienten mit einer Struma 1.Grades präoperativ als ‚Gesunde'. Zielkriterium war die postoperative Lebensqualität nach den EORTC-Auswertbedingungen (raw score: 1 = positiv – 4 = negativ) sowohl für den QLQ-30- als auch den QLQ-OES24- Fragebogen festgelegt. Verglichen wurde die postoperative Lebensqualität mehr als 1 Jahr nach Operation gegenüber den gesunden Kontrollpatienten.

Ergebnisse: In der ÖSO-Gruppe konnten n = 68 Patienten und in der Kontroll-Gruppe n = 23 Patienten ausgewertet werden. Sowohl beim QLQ-C30-Fragebogen als auch beim QLQ-OES24-Fragebogen ergab sich in der ÖSO-Gruppe gegenüber der Kontroll-Gruppe kein signifikanter Unterschied (Mittelwert + / − SD, range 1 – 4): 2,2 (+ / − 0,74) gegenüber 1,8 (+ / − 0,9) (p = 0,209) für den QLQ-C30-Fragebogen, 2,3 (+ / − 0,67) gegenüber 1,9 (+ / − 0,77 SD) (p = 0,865) für den QLQ-OES24-Fragebogen. *Schlussfolgerung:* Die ersten Ergebnisse unserer Studie zeigen eine nur geringgradige statistisch nicht signifikante Einschränkung der allgemeinen Lebensqualität und der Nahrungsaufnahme mehr als 1 Jahr nach Magenhochzugsoperation.

Korrektur bis Redaktionsschluss nicht eingegangen.

Qualität der Laparotomieheilung: Einfluss von Faden/Wundlängenverhältnis, Nahttechnik und Nahtspannung auf die Kollagensynthese im Inzisionsbereich

J. J. Höer[1], U. Klinge[1], K. Junge[1], M. Anurov[2], A. Oettinger[2] und V. Schumpelick[1]

[1] Chirurgische Universitätsklinik, RWTH Aachen, Pauwelsstraße 30, 52057 Aachen
[2] Joint Institute for Surgical Research, Russische Staatsuniversität Moskau, Moskau, Russische Föderation

Quality of Laparotomie Healing: Influence of the Suture/Wound Length Relation, Suture Technique and Suture Stress on the Collagene Synthethis in the Incision Area

Zielsetzung: Den mechanischen Eigenschaften der angewandten Nahttechnik wird eine überragende Bedeutung für die Festigkeit des Laparotomieverschlusses zugesprochen. Ob Material und Methode über diese mechanischen Faktoren hinaus einen unmittelbaren Einfluss auf die Kollagensynthese als Parameter der Wundheilung ausüben, wurde durch quantitative Bestimmung der Kollagenmenge im Inzisionsbereich nach Medianlaparotomie an der Ratte untersucht. *Material und Methoden:* Bei Wistar Ratten wurden 4 cm lange Medianlaparotomien mit Polypropylen 4*0 verschlossen. Die Faden/Wundlängenverhältnisse und Nahtspannung wurden variiert (Tabelle 1). Nach 14 und 28 Tagen wurden nach Tötung der Tiere aus dem proximalen und distalen Inzisionsbereich jedes Tieres eine allschichtige Gewebeproben entnommen. Nach Paraffineinbettung wurden von jedem Block in Mikrotomtechnik 6 bis 8 jeweils 15 μm dicke Schnitte angefertigt, die mit Sirius Red und Fast Green gefärbt wurden. Nach Herauswaschen der gebundenen Farbstoffe aus den Schnitten erfolgte spektrophotometrisch mit den für Sirius Red und Fast Green spezifischen Lichtwellenlängen die quantitative Bestimmung des Gehalts an Kollagen- und Nichtkollagen-Protein aus dem Überstand. Die Ergebnisse wurden als Quotient des Kollagen- zum Nichtkollagen-Protein dargestellt (μg Kollagenprotein/mg Nichtkollagen-Protein). Die statistische Auswertung erfolgte deskriptiv mittels t-Test (Signifikanzniveau 0.05). *Ergebnisse:* Bei gemeinsamer Betrachtung aller untersuchten Gruppen ist zwischen der zweiten und vierten Woche ein hochsignifikanter Anstieg des Kollagenmenge im Inzisionsbereich zu beobachten ($p < 0.007$). Bei Betrachtung der angewandten Nahttechniken ist zwei Wochen nach fortlaufendem Verschluss der Kollagengehalt hochsignifikant höher als bei Verschluss in Einzelknopftechnik ($p < 0.01$). Der fortlaufende Verschluss mit niedriger Nahtspannung führt bei allen untersuchten Faden/Wundlängenverhältnis zu einer signifikant höheren Kollagenkonzentration als gleichartige Verschlüsse in Einzelknopftechnik ($p < 0.01$). Der negative Einfluss hoher Nahtspannung auf die Kollagensynthese ist bei fortlaufendem Laparotomieverschluss nach zwei Wochen signifikant größer als bei Einzelknopfnaht ($p < 0.01$). Hohe Nahtspannungen führen zu beiden Untersuchungszeitpunkten zu einer hochsignifikanten Einschränkung der Kollagensynthese im Vergleich zu Nahttechniken mit niedriger Nahtspannung ($p < 0.001$). *Zusammenfassung:* Nahttechnik, Faden/Wundlängenverhältnis und Nahtspannung üben beim Laparotomieverschluss einen signifikanten Einfluss auf die Kollagensynthese aus. Bei identischen Faden/Wundlängenverhältnissen ist nach fortlaufendem Laparotomieverschluss die im Inzisionsbereich gebildete Kollagenmenge signifikant höher als nach Einzelknopfnaht. Hohe Nahtspannungen haben bei fortlaufender Nahttechnik einen ausgeprägteren negativen Einfluss auf die Kollagensynthese als bei Einzelknopfnaht. Die Ergebnisse weisen darauf hin, dass der Einfluss bestimmter Verschlusstechniken neben der rein mechanischen Haltefunktion der Naht auch die Kollagensynthese als zentrales Substrat der Wundheilung nachhaltig beeinflussen.

Tabelle 1

Material	Technik	Faden/Wundlängen-Verhältnis	Spannung
Polypropylen	fortlaufend	8:1	niedrig
		4:1	
		2:1	
		1:1	
		4:1	hoch
	Einzelknopf	8:1	niedrig
		4:1	
		2:1	
		1:1	
		4:1	hoch

Neoadjuvante Therapie beim Ösophaguskarzinom – erhöhte perioperative Komplikationsrate?

A. Imdahl, U. Schöffel, G. Ruf und E. H. Farthmann

Abteilung Allgemein- und Viszeralchirurgie mit Poliklinik, Chirurgische Universitätsklinik Freiburg, Hugstetter Straße 55, 79106 Freiburg

Neoadjuvant Therapy with the Esophagus Carcinoma – Increased Perioperative Rate of Complications?

Zielsetzung: Da die Ergebnisse in der Behandlung von Ösophaguskarzinomen unbefriedigend sind, wurden multimodale Therapieverfahren eingeführt. Die präoperative Radio-Chemotherapie (RCX) führt bei Patienten mit einem kompletten Tumorresponse (CR) nach Resektion zu einer deutlichen Verbesserung der 5-Jahres-Überlebensrate. Umstritten ist, ob die präoperative RCX zu einer erhöhten perioperativen Morbidität/Mortalität führt. Wir haben daher unsere eigenen Ergebnisse der präoperativen RCX überprüft. *Material und Methoden:* Zwischen 1994 und 1999 erhielten alle Patienten ($n = 56$) mit einem Ösophaguskarzinom T > 1, M0 eine präoperative RCX bei gegebener allgemeiner Operabilität. Die postoperative Morbidität wurde unterschieden in operative und allgemeine Komplikationen. Verglichen wurde diese Gruppe mit einer historischen Kontrolle, die zwischen 1991 und 1994 konsekutiv operiert wurden (n = 32). Zur statistischen Analyse wurden uni- und multivariate Verfahren angewendet. *Ergebnisse:* Bei Vergleichbarkeit der Anzahl transmediastinaler (n = 17) und thorako-abdominaler (n = 71) Zugänge und präoperativer Komorbidität zeigte die multivariate Analyse eine signifikante Zunahme an Rekurrensschäden und Pneumonien nach präoperativer RCX (p = 0,009). Einen Unterschied der Ergebnisse zwischen Adeno- und Platteneepithelkarzinomen (n = 25/63) wurde nicht beobachtet. Die Häufigkeit an Anastomoseninsuffizienzen (34% vs. 22%) war ebenso wenig wie die Rate der perioperativen Krankenhausletalität signifikant erhöht (14% vs. 15%). Unsere Langzeitergebnisse bestätigen ein Überlebensvorteil für die Patienten mit einer CR, die in 26% der Patienten erreicht wurde, gegenüber der historischen Kontrolle bzw. den Non-Respondern (p = 0,0051) (median: 27 vs. 14 Monate). *Zusammenfassung:* Die präoperative RCX führt zu einer Steigerung der perioperativen Morbidität, die nicht nur Patienten mit einer CR betreffen. Ob die erhöhte Rate an Rekurrensschäden durch die Lymphadenektomie in dem bestrahlten Gebiet hervorgerufen wurde, kann in unserer Analyse nicht bewiesen werden.

16 Jahre Myotomie und Semifundoplikatio nach Dor bei Achalasie – Die Langzeitergebnisse

W. Kneist[1], Th. Junginger[1] und V. F. Eckardt[2]

[1] Klinik und Poliklinik für Allgemein- und Abdominalchirurgie, Klinikum der Johannes Gutenberg-Universität Mainz, Langenbeckstraße 1, 55130 Mainz
[2] Deutsche Klinik für Diagnostik (DKD), FB Gastroenterologie II, Wiesbaden

16 Years of Myotomy and Semi-Fundoplication in Achalasia According to Dor – The Longterm Results

Die Behandlung der Achalasie besteht in der Beseitigung der Schluckbeschwerden durch die Schwächung des unteren Ösophagussphinkter bei gleichzeitiger Vermeidung einer Refluxsymptomatik. Wenige Studien zu Langzeitergebnissen operativer Behandlung liegen vor. *Ziel* der Studie war die Erfassung der Langzeitergebnisse nach abdomineller Myotomie und Semifundoplicatio nach Dor bei Achalasie für ein seit 1985 prospektiv erfasstes Krankengut. *Patienten und Methode:* 71 Patienten, 22 Männer und 49 Frauen, im Alter von 16 bis 78 Jahren wurden seit 1985 durch den selben Operateur behandelt. Die Anamnesedauer lag bei 3,5 Jahren im Median. Bereits behandelt durch Dilatation waren 66% und durch Operation 11% der Patienten. Präoperativ litten alle Patienten unter Dysphagie, 70% unter krampfartigen retrosternalen Schmerzen, 83% unter Regurgitation und 54% der Patienten hatten an Gewicht verloren. Die Nachbeobachtungszeit lag zwischen 3 und 187 Monaten, im Median bei 70 Monaten. Postoperativ wurden dieselben Symptome erfasst und wie präoperativ mit einem Punktesystem objektiviert. Bei 50 Patienten (75%) erfolgte die Bewertung anhand der selben Kriterien durch den Gastroenterologen. Gebildete Untergruppen wurden mit dem Signifikanztest nach Mann und Whitney auf Unterschiede hinsichtlich Anamnesedauer und Nachbeobachtungszeit untersucht. Ergebnisse lagen für 67 Patienten vor (94%). *Ergebnisse:* Die Operationsdauer lag bei 80 Minuten im Median. Zu einer Mukosaeröffnung kam es bei 5

Operationen (7%). Einzigste postoperative Komplikation, eine intestinale Blutung nach gleichzeitig erfolgter Pyloroplastik, wurde konservativ beherrscht. Postoperativ hatten 27 (40%) Patienten zugenommen und 36 (54%) ihr Gewicht gehalten. Über keine oder nur seltene milde Dysphagie berichteten 60 Patienten (90%). Keine oder nur seltene milde retrosternale krampfartige Schmerzen hatten 65 (97%) und Regurgitation 66 (99%) der Patienten. Über Sodbrennen klagten 6 Patienten (8%); 8 (11%) nahmen oder nehmen Protonenpumpenhemmer ein. Acht Jahre postoperativ erfolgte die Ösophagusresektion bei einer Patientin. Grund war eine erneute schwere Symptomatik bei Dolichomegaösophagus und peptischer Stenose. Die Myotomie führte zu einer signifikanten Besserung der Beschwerden. Für 44 (66%) wurde das Ergebnis der Operation als sehr gut, für 20 Patienten (30%) als gut bewertet. Hinsichtlich Alter, Anamnesedauer und Nachbeobachtungszeit gab es keine signifikanten Unterschiede. *Schlussfolgerung:* Myotomie und Antirefluxoperation (Semifundoplicatio) führen bei geringem operativen Risiko zu langfristiger Beseitigung der Schluckbeschwerden ohne einen gastroösophagealen Reflux zu induzieren. Ob die zunehmend angewendeten minimalinvasiven Verfahren zur primär operativen Therapie der Erkrankung führen, wird entscheidend von deren noch ausstehenden Langzeitergebnissen abhängen.

Positronen-Emissions-Tomographie in der präoperativen Diagnostik des Ösophaguskarzinoms – Erste Ergebnisse einer prospektiven Studie

W. Kneist und Th. Junginger

Klinik und Poliklinik für Allgemein- und Abdominalchirurgie, Klinikum der Johannes Gutenberg-Universität Mainz, Langenbeckstraße 1, 55130 Mainz

Positron – Emission Tomography in the Preoperative Diagnosis of the Esophagus Carcinoma – First Results in a Prospective Study

Vorraussetzung für die Indikation zur Operation bei Ösophaguskarzinom und die Wahl des geeigneten Operationsverfahrens ist ein genaues präoperatives Staging. *Ziel* vorliegender prospektiver Studie war es zu klären, ob eine Positronen-Emissions-Tomographie mit ^{18}F-Fluoro-deoxyglucose (FDG-PET) bei Patienten mit Ösophaguskarzinom die Genauigkeit des präoperatives Stagings gegenüber der Computertomographie (CT) von Thorax und Abdomen erhöht und zu therapeutischen Konsequenzen führt. *Patienten und Methode:* Von Januar bis September 2001 erhielten 32 Patienten bei histologisch gesichertem Ösophaguskarzinom ein FDG-PET von Hals Thorax und Abdomen und ein CT von Thorax und Abdomen im Rahmen des präoperativen Stagings. Sensitivität, Spezifität und Genauigkeit der Beurteilung intraabdominaler und intrathorakaler Lymphknoten- sowie Fernmetastasierung mit CT und FDG-PET wurden berechnet und getrennt für die Bereiche Thorax, Abdomen, kleine Magenkurvatur und Truncus coliacus bei 22 Patienten mit entsprechend vorliegendem histologischem Befund untersucht. *Ergebnisse:* Die Genauigkeit bei der Erkennung abdominaler Lymphknotenmetasten war im CT höher als im FDG-PET (55% vs. 45%), gleichermaßen für thorakale (68% vs. 50%) und für Lymphknotenmetastasen im Bereich der kleinen Kurvatur (50% vs. 45%); identisch war sie für die Erkennung einer Metastasierung im Gebiet des Truncus coeliacus (73%). Die Spezifität war für das FDG-PET (jeweils 100%)

immer größer und die Sensitivität immer geringer als für das CT. Die Genauigkeit bei der Erkennung von Fernmetastasen lag im CT bei 81% im FDG-PET bei 67%. Das CT war diesbezüglich sensitiver (80% vs. 30%) aber weniger spezifisch (82% vs. 100%). Bei 10 von 32 Erkrankten wurde die Indikation zur Ösophagusresektion nicht gestellt; für diese Entscheidung war der Befund des FDG-PET nicht ausschlaggebend. Die Indikation zur transthorakalen Resektion wurde bei 8 Patienten gestellt. Der Befund des FDG-PET mit falsch beschränkter Lokalisation des Karzinoms auf das untere Drittel des Ösophagus hätte bei 2 der 8 Patienten zur transhiatalen Resektion mit eingeschränkter Radikalität geführt. *Schlussfolgerung:* In der vorliegenden Studie hat das FDG-PET die Genauigkeit des Tumorstagings die sich aus dem CT von Thorax und Abdomen ergibt nicht erhöht. Hinsichtlich der Indikation zur Operation und zur Verfahrenswahl bei Ösophaguskarzinom führte die Untersuchung nicht zu therapeutischen Konsequenzen. Die Sensitivität des Verfahrens muss verbessert werden. In Anbetracht der hohen Kosten ist das FDG-PET derzeit nur innerhalb von Studien angezeigt.

Persistierende und rezidivierende Schluckstörung nach Operation bei Achalasie – Ursache und Behandlung

W. Kneist[1], Th. Junginger[1] und V. F. Eckardt[2]

[1] Klinik und Poliklinik für Allgemein- und Abdominalchirurgie, Klinikum der Johannes Gutenberg-Universität Mainz, Langenbeckstraße 1, 55130 Mainz
[2] Deutsche Klinik für Diagnostik (DKD), FB Gastroenterologie II, Wiesbaden

Persisting and Relapsing Dysphagia After Achalasia-Surgery – Etiology and Treatment

Die operative Therapie bei Achalasie führt zu lang andauernder Beschwerdefreiheit. Selten persistieren die Beschwerden oder es treten im Verlauf erneute schwere Schluckstörungen auf. *Ziel* vorliegender Untersuchung war die Erfassung der Ursache und Therapie des Rezidivs sowie die Darstellung der Ergebnisse nach einer erneuten Operation. *Patienten und Methode:* Unter 83 Patienten mit Achalasie wurden 11 seit 1985 wegen persistierender oder erneuter Schluckbeschwerden wiederholt operiert. Die Patienten im Alter zwischen 19 und 77 Jahren waren bereits durch Kardiomyotomie behandelt. Die Anamnesedauer lag zwischen 12 Monaten und 42 Jahren. Vor der Zweitoperation litten alle Erkrankten unter Dysphagie, 6 Patienten hatten an Gewicht verloren und jeweils 8 Patienten beklagten Regurgitationen und retrosternale krampfartige Schmerzen. Die Ergebnisse nach der Zweitoperation wurden durch standardisiertes Interview erfasst. Die Nachbeobachtungszeit lag zwischen 3 und 137 Monaten. Zur Objektivierung wurden die Symptome Gewichtsverlust, Dysphagie, retrosternaler Schmerz und Regurgitation in einem Punktesystem prä- und postoperativ erfasst. *Ergebnisse:* Ursache der persistierender Beschwerden war eine unvollständige Kardiomyotomie bei 7 und zu enges Fundoplikat bei einem Patienten. Bei drei Patienten war ein Dolichomegaösophagus bei peptischer Stenose im Bereich der Kardia die Ursache rezidivierender Beschwerden im Langzeitverlauf der Erkrankung. Bei drei Erkrankten erfolgte 8, 19 und 27 Jahre nach Erstoperation die transhiatale Ösophagusresektion und der Ersatz durch Magenhochzug. 7 Patienten wurden durch erneute Myotomie und vordere Semifundoplicatio behandelt. Einmal wurde eine Fundoplicatio gelöst und eine hintere

Myotomie und Semifundoplicatio vorgenommen. Die Nachuntersuchung zeigt sehr gute und gute Ergebnisse. 10 Patienten hatten keine Schluckbeschwerden und ein Patient gab eine gelegentliche milde Symptomatik an. *Schlussfolgerung:* Persistierende Beschwerden nach operativer Therapie bei Achalasie weisen auf unvollständige Myotomie oder ein zu enges Fundoplikat hin. Kommt es zu rezidivierender Symptomatik im Langzeitverlauf ist der Dolichomegaösophagus infolge einer peptischen Stenose eine mögliche Ursache. Die Untersuchung zeigt, dass die erneute operative Therapie der Achalasie zu deutlicher Beschwerdebesserung führt.

Stellenwert der stationären Ösophagusdurchzugsmanometrie zur präoperativen Abklärung von Patienten mit gastro-ösophagealer Refluxkrankheit

M. Korenkov[1], S. Sauerland[2], N. Yücel[1], G. Grass[2], E. Neugebauer[2] und H. Troidl[1]

[1] Chirurgische Klinik Köln-Merheim
[2] Biochemische und Experimentelle Abteilung, II. Chirurgischer Lehrstuhl der Universität zu Köln, Ostmerheimer Straße 200, 51109 Köln

Importance of the Stationary Esophagal Pull-Through Procedure for Preoperative Clarification in Patients with Gastro-Esophageae Reflux Disease

Einleitung: Die stationäre Ösophagusdurchzugsmanometrie hat sich inzwischen als Standard in der Diagnostik von Ösophagusfunktionsstörungen etabliert. Jedoch ist die Bedeutung der einzelnen Komponenten des Manometrieprotokolls für die Wahl der OP-Methode bei gastroösophagealer Refluxkrankheit (GERD) nicht adäquat untersucht. Ziel dieser Studie war die Evaluierung des Einflusses der verschiedenen Parameter der Ösophagusmanometrie auf die chirurgischen Strategie bei GERD. *Patienten und Methoden:* Von Januar 1995 bis Januar 2000 wurden 123 konsekutiv zugewiesene GERD-Patienten untersucht. 97 dieser Patienten (52 Frauen und 45 Männer, mittleres Alter 48 Jahre) wurden mit einer Fundoplikatio nach Nissen in konventioneller oder laparoskopischer Technik versorgt. Präoperativ wurden bei jedem Patienten eine stationäre Ösophagusdurchzugsmanometrie mit Wasserperfusionskatheter, sowie Gastroduodenoskopie und 24 h-Ösophagus-pH-Metrie standardmäßig durchgeführt. Unabhängig von den Ergebnissen der Ösophagusmanometrie erhielt jeder Patient eine 360°-Fundoplikatio mit 2 cm langer Manschette („floppy-Nissen"). *Ergebnisse:* Präoperativ wiesen 85 der 97 Patienten (88%) eine Inkompetenz des unteren Ösophagussphinkters auf. Bei 17 (18%) Patienten wurde eine Ösophagushypomotilität diagnostiziert. Bei 2 bzw. 1 nicht operierten Patienten wurde eine amotile Achalasie bzw. ein diffuser Ösophagusspasmus festgestellt. Postoperativ wurden 92% der Patienten nachuntersucht (mittlere Nachuntersuchungszeit 1,8 Jahren). 5 bzw. 8 Patienten (1 bzw. 2 davon hypomotil) entwickelten postoperativ eine persistierende Dysphagie bzw. ein Rezidiv (Relatives Risiko 1,2 bzw. 1,6). Zwei Patienten (einer hypomotil) wurden reoperiert. *Schlussfolgerungen:* Die präoperative Ösophagusmanometrie bei GERD kann auf die Bestimmung der oberen Grenze des unteren Ösophagussphinkters, sowie den Ausschluss spezieller Ösophagusmotilitätsstörungen eingeschränkt werden. Die „floppy-Nissen" Fundoplikatio kann ohne zusätzliches Dysphagierisiko bei Patienten mit hypomotilem Ösophagus angewandt werden.

Korrektur bis Redaktionsschluss nicht eingegangen.

Endoskopische Magnet-Resonanz-Tomographie zum Staging von Magenkarzinomen

C. Kuntz[1], L. Grenacher[2], F. Autschbach[3], F. Volke[4] und M. Düx[2]

[1] Abteilung für Chirurgie, Chirurgische Universitätsklinik Heidelberg, Im Neuenheimer Feld 110, 69120 Heidelberg
[2] Abteilung für Radiodiagnostik Universität Heidelberg,
[3] Pathologisches Institut, Universität Heidelberg,
[4] Fraunhofer Institut St. Ingbert

Endoscopie Magnet Resonance Imaging for the Staging of Gastric Cancer

Einleitung: Zur Verbesserung des präoperativen Stagings von Magenkarzinomen mittels endoluminaler Bildgebung wurde eine über ein MR-gängiges Gastroskop flexibel platzierbare MRT-Spule entwickelt und an Gastrektomiepräparaten evaluiert. *Methodik:* An 17 konsekutiven Gastrektomiepräparaten mit präoperativ histologisch gesicherter Malignität wurde eine für die endoluminale Bildgebung neu konzipierte flexibel platzierbare MR-Spule angelegt. Es erfolgte eine MRT Untersuchung (1,5 Tesla, Siemens Symphony) mit Standard MRT Sequenzen (T1w Flash, T2w TSE, opposed phase). Bei der Auswertung wurde auf die Anzahl und Signalintensität der darstellbaren Magenwandschichten, die Darstellbarkeit der Malignome und deren Tiefeninfiltration besonderer Wert gelegt. Die Ergebnisse wurden mit dem postoperativen pathohistologischen Ergebnis verglichen. *Ergebnisse:* In allen Fällen ließen sich MR-tomografisch 4 Schichten der gesunden Magenwand in der T2w Sequenz darstellen: Mucosa, Submucosa, Lamina muscularis propria sowie Subserosa mit Serosa. Alle Malignome ließen sich MR tomografisch detektieren. Alle Malignome (15 Adenokarzinome und 2 Lymphome) erschienen in ihrem Signalverhalten hypointens bis intermediär. Die Unterscheidung von T2 (n = 10) und T3 (n = 3) Karzinomen war in allen Fällen möglich. 2 T1 Karzinome waren in der Endo-MRT ebenfalls korrekt eingestuft. Eine Unterscheidung der Tumorentität (Lymphom versus Adenokarzinom) war nicht möglich. *Zusammenfassung:* Die über ein MR-gängiges Gastroskop flexibel platzierbare MRT-Spule ermöglicht die Darstellung von 4 verschiedenen Magenwandschichten. Dadurch lässt sich ein sehr exaktes Staging von Magenkarzinomen erreichen, das jetzt der Evaluation in der klinischen Routine bedarf.

Korrektur bis Redaktionsschluss nicht eingegangen.

Erfahrungen und Ergebnisse mit der transoralen Schwellenspaltung bei Zenkerschem Divertikel

R. A. Lang, T. P. Hüttl und G. Meyer

Chirurgische Klinik und Poliklinik, Universität München, Klinikum Großhadern, Marchioninistraße 15, 81377 München

Experiences and Results with the Transoral Diverticulostomy in Zenker's Diverticulum

Zenkersche Divertikel sind selten auftretende Indikationen, die in den meisten Fällen der chirurgischen Therapie zugeführt werden. Operatives Standardverfahren ist die offene

Krikomyotomie mit Abtragung des Divertikels. Alternativ steht inzwischen ein minimal invasives Verfahren zur Verfügung. Hier erfolgt eine funktionelle Ausschaltung des Divertikels durch eine Ösophagodivertikulostomie, die mittels eines transoral eingeführten Klammerschniedeinstruments (Multifire Endo GIA, Tyco Healthcare) hergestellt wird. Seit 1991 wurden an unserer Klinik insgesamt 35 konventionelle und seit 1996 zehn minimal invasive Divertikelabtragungen durchgeführt. In einem medianen Zeitraum von 18 Monaten wurden die Patienten nach minimal invasiver Divertikelabtragung nachuntersucht. Anhand des Gastrointestinalen Lebensqualitätsindex sowie des Dysphagiescores konnte eine signifikante Verbesserung durch den operativen Eingriff nachgewiesen werden. Bei allen Patienten wurden prä- wie postoperativ Endoskopie, Funktionsdiagnostik (Manometrie und pH-Metrie) und Breischluckuntersuchung durchgeführt. Eine intraoperativ entdeckte Insuffizienz konnte durch einmalige Fibrinklebung noch während der Operation erfolgreich behandelt werden. Während des Nachbeobachtungszeitraums fiel ein Patient mit einem kleinen Rezidiv auf, das bisher asymptomatisch ist und daher nicht nachreseziert wurde. Verglichen mit der konventionellen Operation ist diese Technik risikoärmer, schneller durchzuführen und schonender für die Patienten. Es verkürzt den stationären Aufenthalt und ist derzeit unser Verfahren der Wahl.

Pilotstudie zum intraoperativen Neuromonitoring bei der totalen mesorektalen Exzision beim Rektumkarzinom

B. Lünstedt, Th. Engelhardt und A. Bischay

Abteilung für Chirurgie, Klinik für Viszeral- und Allgemeinchirurgie, Klinikum Erfurt, Nordhäuser Straße 21, 99089 Erfurt

Pilot Study for the Intraoperative Neuromonitoring with the Total Mesorectal Excision in Rectum Carcinome

Die Schonung autonomer Nerven in der Rektumchirurgie stellt nach wie vor ein erhebliches Problem dar. Neben der erwünschten Radikalität durch Exzision des Mesorektums werden die kaum sichtbaren autonomen Nerven und Nervengeflechte nicht sichtbar geschont und führen postoperativ in einem hohen Prozentsatz (20% bis 60%) zu Potenzstörungen und Urininkontinenz. Durch ein intraoperatives Neuromonitoring soll versucht werden, den prä- und postoperativen Funktionszustand der Autonomen Nervenbahnen am Erfolgsorgan zu messen und eine Schonung der Nerven während der Präparation zur ermöglichen. Mittels eines neuen Gerätes wurde in einer Pilotstudie intraoperativ die Nervenstimulation und das Tumescence-Monitoring bei 20 Patienten am Erfolgsorgan durchgeführt. Anhand eines Protokolls mit festgelegten Messpunkten wurde die Integrität der autonomen Nerven vor, während und nach erfolgter Präparation in der Rektumchirurgie durchgeführt (Tabelle 1). Anhand dieser Ergebnisse lässt sich eine gute Praktikabilität der Untersuchungsmethode nachweisen. Es können sowohl vor Beginn der Resektion, als auch während und nach erfolgter Resektion die Integrität des autonomen Nervensystems im Becken gemessen werden. Erste Untersuchungen zeigen durchaus unterschiedliche Ergebnisse bei den einzelnen Patienten vor und nach der Resektion. Eine intraoperative Qualitätsbestimmung hinsichtlich der Schonung der autonomen Bahnen wird ebenso möglich, wie die intraoperative Darstellung und Schonung der Nerven.

Tabelle 1

Lokalisation der Messpunkte	Ergebnisse
1. Plexus hypogastricus superior	8 mA/ + 2 LED
2. N. hypogastricus dexter	8 mA/ + 2 LED
3. N. hypogastricus sinister	8 mA/ + 3 LED
4. Plexus hypogastricus inferior dexter	8 mA/ + 2 LED
5. Plexus hypogastricus inferior sinister	10 mA/ + 2 LED
Kontrolle nach Resektion:	
6. Plexus hypogastricus superior	10 mA/ + 2 LED
7. N. hypogastricus dexter	10 mA/ + 2 LED
8. N. hypogastricus sinister	8 mA/ + 2 LED

Korrektur bis Redaktionsschluss nicht eingegangen.

Stellenwert der Rektumexstirpation im Therapiekonzept des tiefsitzenden Rektumkarzinoms

F. Marusch[1], A. Koch[2], U. Schmidt[2], I. Gastinger[1], F. Köckerling[3], B. Ulrich[3], J. Jost[3] und H. Lippert[4]

[1] Chirurgische Klinik, Carl-Thiem-Klinikum Cottbus
[2] An-Institut für Qualitätssicherung in der operativen Medizin an der Otto-von-Guericke Universität Magdeburg
[3] Konvent der Leitenden Krankenhauschirurgen,
[4] Klinik für Allgemein-, Viszeral- und Gefäßchirurgie, Universitätsklinikum, Otto-von-Guericke-Universität Magdeburg, Leipziger Straße 44, 39120 Magdeburg

Importance of the Rectum Exstirpation in the Treatment of Lower Rectal Carcinoma

Einleitung: Die Vermeidung einer permanenten Kolostomie durch sphinktererhaltende OP-Verfahren ist ein Hauptziel der Rektumkarzinom-Chirurgie. In der Literatur werden Rektumexstirpationsraten von unter 10% angegeben. *Material/Methode:* Die Untersuchung wurde innerhalb einer prospektiven Multizenterstudie zur Erfassung der Qualität der Diagnostik und Therapie des kolorektalen Karzinoms an 282 Kliniken innerhalb des Jahres 2000 unter Schirmherrschaft des Konventes der Leitenden Krankenhauschirurgen durchgeführt. In dieser Untersuchung wurden 9477 Patienten erfasst, 3402 mit einem Rektumkarzinom und 6075 mit einem Kolonkarzinom. *Ergebnisse:* Es wurden 866 Rektumexstirpationen durchgeführt. Dies entspricht einer Rektumexstirpationsrate von 27,4%. 30,4% aller Männer mit einem Rektumkarzinom und 23,0% aller Frauen wurden einer Rektumexstirpation unterzogen. 8,3% aller Tumore, die einer Rektumexstirpation zugeführt wurden hatten eine pT4-Kategorie und 57,5% eine pT3-Kategorie. Die Rektumexstirpationsraten adaptiert an die Höhenlokalisation des Tumors, d.h. Abstand des aboralen Tumorrandes von der Anokutanlinie, betrugen: < 4 cm ab ACL-84,6%, 4 - 7,9 cm - 43,9%, 8 - 11,9 cm - 5,8% und 12 - 16 cm - 0,5%. Intraoperative Komplikationen traten in 13%, spezifische postoperative Komplikationen in 38% und allgemeine postoperative Komplikationen in 34% auf. Die postoperative Letalität betrug 2,8%. Die postoperative Verweildauer lag bei 21,7 Tagen. *Diskussion:* Trotz insgesamt rückläufiger Häufigkeit spielt die abdominoperineale Rektumexstirpation in Deutschland auch weiterhin eine bedeutende Rolle bei der operativen

Therapie tiefsitzender Rektumkarzinome im klinischen Alltag. Es bleibt eine individuelle Entscheidung bei jedem einzelnen Patienten, ob eine Sphinktererhaltung von Seiten des Tumors und des Patienten machbar ist oder ob eine Exstirpation erforderlich oder sinnvoll erscheint. Welche generelle Rektumexstirpationsrate bei einem unselektionierten Krankengut sinnvoll erreichbar ist, kann nicht exakt festgelegt werden.

Das ileocecale Interponat als Magenersatz

J. Metzger[1], L. Degen[2], F. Harder[1], W. Gantert[1] und M. von Flüe[3]

[1] Dep. Chirurgie,
[2] Dep. Gastroenterologie, Kantonsspital Basel, Spitalstrasse 21, 4031 Basel, Schweiz
[3] Chirurgische Klinik, Kantonsspital Luzern, 6000 Luzern, Schweiz

The Ileocecal Interponat as Stomach Replacement

Einleitung: Die Rekonstruktionsmethodik nach Gastrektomie gibt noch immer Anlass zu Diskussionen. Zusätzlich zum Reservoir gehen bei der totalen Gastrektomie 2 Sphinkterapparate (Pylorus, unterer Oesophagus sphinkter) verloren. Das ileocoecale Segment bietet eine ausgezeichnete Reservoirfunktion, eine Antirefluxbarriere und die Erhaltung der Duodenalpassage, womit es sich als Magenersatz geradezu anbietet. Wir haben diese Technik bisher bei über 30 Patienten verwendet. *Operationstechnik:* Nach Gastrektomie wird die oesophagoduodenale Kontinuität mit einem gestielten ileocoecalen Segment wiederhergestellt. Das Ileocolon (Ileum ca. 6 cm Länge, Coecum und Colon ascendens 20 cm Länge) wird mobilisiert und an der A. ileocolica gestielt. Bei supradiaphragmaler Rekonstruktion im Falle eines distalen Oesophagus- oder Kardiakarzinoms kann dasselbe Interponat auch an der A. colica dextra gestielt werden. Die Appendix vermiformis wird entfernt. Nach Durchtrennen des Darmes im Bereiche des Colons ascendens und des Ileum wird das gestielte ileocoecale Segment im Uhrzeigersinn um 180° in den Oberbauch rotiert. Das Colon ascendens wird mit einer einreihigen, fortlaufenden, allschichtigen Naht im Bereiche der Hinterwand und einer extramucösen Naht im Bereiche der Vorderwand End-zu-End mit dem Duodenum anastomosiert. Das ileale Ende des Interponates wird End-zu-End oder Seit mit dem distalen Oesophagus anastomosiert. Eine Ileotransversostomie vervollständigt die Wiederherstellung der abdominalen Passage. Als Fadenmaterial verwenden wir Maxon 4-0 oder Monocryl 4-0. Am 6. Postoperativen Tag erfolgt routinemäßig eine radiographische Kontrolle der Anastomosen mit wasserlöslichem Kontrastmittel. Anschließend wird die Magensonde entfernt und mit dem peroralen Nahrungsaufbau begonnen.

Neuromonitoring des autonomen Nervensystems im kleinen Becken – Qualitätsverbesserung in der Rektumchirurgie?

D. Meyer, T. Eisert, A. Thiede und W. Timmermann

Abteilung für Allgemeine Chirurgie, Chirurgische Universitätsklinik, Josef-Schneider-Straße 2, 97080 Würzburg

Neuromonitoring of the Autonomous Nerval System in the Small Pelvic – Improvement of Quality in Rectal Surgery?

Zielsetzung: Die zunehmende Akzeptanz der Totalen Mesorektalen Excision (TME) als operatives Verfahren auch für Rektumcarcinome im mittleren und oberen Drittel bedingt ein radikaleres, wenn auch differenzierteres operatives Vorgehen im kleinen Becken. Um die postoperative Morbidität nach diesen Eingriffen zu senken, erscheint eine gezielte Identifikation der Strukturen des autonomen Nervensystems im kleinen Becken unabdingbar. Ziel dieser Pilotstudie war es daher, die Anteile des sympathischen und parasympathischen Nervensystems mit Hilfe des Nervenstimulationsgerätes CaverMap® zu identifieren und eine eventuelle Schädigung mit postoperativ auftretenen klinischen Defiziten zu korrellieren. *Material und Methoden:* Mittels standardisiertem Messprotokoll werden seitengetrennt Plexus hypogastricus sup. und inf. sowie die neurovaskulären Bündel des kleinen Beckens vor und nach Resektion mittels CaverMap® stimuliert. Der elektrische Reiz führt dabei zum Anschwellen der Corpora cavernosa des Penis, welches mittels Quecksilber-Elektrode gemessen wird. Die präoperativ erhobenen Daten zur Blasenfunktion und Potenz (Fragebogen-Untersuchung, Urodynamik) werden im Verlauf dieser Studie mit den postoperativ ermittelten Ergebnissen verglichen und eventuell auftretende Defiziten langfristig nachbeobachtet. *Ergebnisse:* Seit Juli 2001 kam das Stimulationsgerät bislang bei 8 männl. Patienten zum Einsatz. Das Durchschnittsalter betrug 58 Jahre. Intraoperativ konnte seitengetrennt ein positives Signal durch Elektrostimulation des autonomen Nervensystems bis auf die Ebene der neurovasulären Bündel zweifelsfrei erzielt und die nervalen Strukturen somit problemlos identifiziert werden. Postoperativ traten in keinem der klinisch und urodynamisch nachuntersuchten Fälle Blasenfunktionsstörungen auf. Wegen des bislang kurzen postoperativen Nachbeobachtungszeitraumes konnte bei z. T. laufender adjuvanter Radio-/Chemotherapie über Potenzstörungen noch keine Angaben gemacht werden. *Zusammenfassung:* Aufgrund der derzeit vorliegenden Daten können folgende Schlussfolgerungen gezogen werden: (1) Die Strukturen des autonomen Nervensystems im kleinen Becken können mittels des Gerätes CaverMap® repetitiv stimuliert werden. (2) Die Stimulation verbessert die Identifikation der nervalen Strukturen und sichert somit ein nervenschonendes operatives Vorgehen. (3) Die prä- und postoperative Validierung hinsichtlich einer Blasenfunktion- und Potenzstörungen ermöglicht eine objektivierbare Kontrolle des postoperativen Ergebnisses nach Rektumresektion. Dies betrachten wir als einen Schritt zur Qualitätsverbesserung nach operativen Eingriffen am Rektum.

Unterschiede in der Prognose von pT3-Rektumkarzinomen abhängig von einer ventralen oder dorsalen Tumorlage

M. V. Meyer-Marcotty, H. R. Nürnberger und D. Löhlein

Abteilung für Chirurgie, Städtische Kliniken Dortmund, Beurhausstraße 40, 44137 Dortmund

Differences in the Prognosis of pT3 Rectal Carcinomas Dependent on a Ventral or Dorsal Tumor Localization

Aufgrund der engen anatomischen Nachbarschaft des Rektums nach ventral zu den Samenbläschen, Prostata, Vagina und Harnblase sind ventral gelegene fortgeschrittene Rektumkarzinome oft wesentlich schwieriger kurativ zu operieren als dorsal gelegene. Dorsal findet man keine in so enger Nachbarschaft liegenden Organe, sondern das Mesorektum und Fettgewebe und eine bessere Präparierschicht auf der derben Waldeyerschen Faszie als Grenzschicht. Um die Prognose der ventralen T3-Rektumkarzinome zu verbessern, wäre daher zu überlegen, ob diese zur Erhöhung der R0-Resektionsrate generell einer präoperativen Radio-Chemotherapie zugeführt werden sollten. Kann man Patienten mit einem dorsal gelegenen T3-Tumor eine belastende kombinierte neoadjuvante Therapie ersparen? *Ergebnisse:* Zwischen 1994 und 1999 haben wir an unserer Klinik insgesamt 69 Patienten mit einem pT3N0/1-Rektumkarzinom kurativ operiert und retrospektiv nachuntersucht. Diese Patienten sind nicht neoadjuvant kombiniert vorbehandelt worden und waren ohne Nachweis von Fernmetastasen. Von den 69 Patienten hatten 23 Patienten einen ventral gelegenen Tumor (Gruppe A), 17 Patienten einen dorsal gelegenen Tumor (Gruppe B) und bei 29 Patienten (Gruppe C) war die Lokalisation nicht in o.g. Weise zu definieren (zirkulär, andere). Zwei dieser 69 Patienten (1 Patient aus der Gruppe B und 1 Patient aus der Gruppe C) verstarben perioperativ und wurden nicht in die statistische Auswertung aufgenommen. Als präoperative Lokalisationsdiagnostik zur Feststellung eines Befalls der Vorder- oder Hinterwand nutzten wir die Rektoskopie, die rektale Endosonographie oder ein NMR des Rektums. Aus der Gruppe A (ventral) überlebten 69,6% 2 Jahre tumorfrei, demgegenüber überlebten aus der Gruppe B (dorsal) 87,5% 2 Jahre tumorfrei. Die geschätzten mittleren Überlebenszeiten ergaben ca. 2 Jahre für Patienten der Gruppe A und ca. 3,8 Jahre für Patienten aus der Gruppe B. *Fazit:* Es zeichnet sich ein deutlicher Trend zugunsten der Patienten mit einem dorsal gelegenen T3-Karzinom ab, mit einer längeren mittleren Überlebenszeit und einem größeren Anteil an tumorfreier Überlebenszeit nach 2 Jahren. Weitere prognosebestimmende Faktoren (perirektale Fettgewebsinfiltration, Grading, Lymphangiosis, genetische Veränderungen) wollen wir in Zukunft untersuchen.

Neovaskularisation und VEGF Expression beim Barrett Karzinom

C. Möbius[1], H.-J. Stein[1], I. Becker[2], M. Feith[1], P. Gais[3], J. Jütting[3] und J. R. Siewert[1]

[1] Chirurgische Klinik, Klinikum rechts der Isar,
[2] Institut für Pathologie, Technische Universität München, Ismaninger Straße 22, 81675 München
[3] GSF Forschungszentrum für Umwelt und Gesundheit

Neovasculariстion and VEGF Expression with Barrett's Carcinoma

Einleitung: Viele Studien konnten bisher eine Korrelation zwischen der Gefäßdichte und der Prognose unterschiedlicher Karzinome zeigen. Für das Adenokarzinom des distalen Ösophagus liegen bisher nur Studien mit geringer Fallzahl und widersprüchlichen Ergebnissen vor. *Methode:* Untersucht wurden 45 nicht vorbehandelte, R0 resezierte Barrett - Karzinome. Mit Antikörper gegen CD 31 und sm Aktin wurde zwischen kapillärer Gefäßneubildung und präexistenten Gefäßen unterschieden und die Neovaskularisation im Bereich der Invasionszone evaluiert. Gleichzeitig wurde immunhistochemisch die Expression von VEGF (vascular endothelial growth factor) im gleichen Areal untersucht. Die Auswertung erfolgte mittels des computerunterstützten Bildanalysegerätes SAMBA nach einem interaktiven, streng quantitativen Messverfahren. *Ergebnis:* Es findet sich eine hoch signifikante Korrelation zwischen dem Neovaskularisations - Quotient, gebildet aus den CD 31 bzw. sm Aktin positiven Gefäßen und der T - Kategorie, der N - Kategorie und dem Überleben ($p < 0{,}05$). Für die VEGF - Expression fand sich keine signifikante Korrelation mit der Prognose im Barrett - Karzinom. *Schlussfolgerung:* Durch ein neu angewendetes interaktives, streng quantitatives Messverfahren zur Evaluation immunhistochemischer Untersuchungen haben wir erstmalig die kapilläre Neovaskularisation und ihre prognostische Relevanz beim Barrett Karzinom nachweisen können.

Lymphknotenmetastasierung und Ergebnisse der transhiatal erweiterten Gastrektomie bei Adenokarzinomen des ösophago-gastralen Überganges nach Siewert

S. P. Mönig[1], W. Schröder[1], S. E. Baldus[2], T. K. E. Beckurts[1], H. P. Dienes[2] und A. H. Hölscher[1]

[1] Klinik für Viszeral- und Gefäßchirurgie,
[2] Institut für Pathologie, Universität zu Köln, Joseph-Stelzmann-Straße 9, 50931 Köln

Lymph Node Metastases and Results of Transhiatal Extended Gastrectomy of Adenocarcinoma of the Esophago-Gastric Junction According to Siewert

Einleitung: Das Ausmaß der luminalen und extraluminalen Resektion bei Adenokarzinomen des ösophago-gastralen Überganges Typ II (Kardiakarzinom) und III (subkardiales Karzinom) wird kontrovers diskutiert. Ziel der Studie war eine Analyse der Lymphknotenmetastasierung, des Residualtumorstatus und der Komplikationen nach transhiatal erweiterter Gastrektomie bei Typ II und III Adenokarzinomen. *Methode:* In einer prospektiven Beobachtungsstudie wurden insgesamt 62 Patienten mit Typ II und III Karzinomen einbezogen. Anhand der histopathologischen Befunde nach Zuordnung der Lymphknoten (LK) zu den einzelnen Stationen im Operationssaal wurde das Verteilungsmuster der LK analysiert. Der Residualtumorstatus wurde aufgrund der detaillierten Operationsberichte und der histopathologischen Befunde festgelegt. Bei den 37 Patienten mit Typ II und den 25 Patienten mit Typ III Karzinom erfolgte jeweils eine transhiatal erweiterte Gastrektomie mit D2-Lymphadenektomie sowie eine LK-Dissektion des unteren Mediastinums. Eine Splenektomie wurde bei 13 Typ II sowie 14 Typ III Karzinomen ausgeführt. Ein intraoperativer Schnellschnitt erfolgte bei makroskopisch nicht sicherer R0-Resektion. *Statistik:* Deskriptive Verfahren. *Ergebnisse:* Bei Typ II Karzinomen wurden durchschnittlich 36 LK und bei Typ III Karzinomen 40 LK entfernt. Insgesamt konnten 2328 LK analysiert werden. Eine LK-Metastasierung im unteren Mediastinum konnte bei 13 bzw. 14% aller Patienten nachgewiesen werden. LK-Metastasen fanden sich des weiteren in der Station 1 in 39 bzw. 43% der Fälle, gefolgt von den Stationen 3 (36/52%) und 2 (22/30%). Ein LK-Befall der Station 7 im 2. Kompartiment lag in 25 bzw. 35% der Fälle vor. LK-Metastasen im Milzhilus konnten lediglich bei 2 Patienten (2/27 Pat. mit Splenektomie) nachgewiesen werden. Eine R0-Resektion konnte in 94 bzw. 95% der Fälle erreicht werden. Die postoperative Mortalität lag bei 4,8%, Anastomoseninsuffizienzen traten in 6,4% der Fälle auf. In keinem Fall war eine Re.-Laparotomie notwendig. *Schlussfolgerungen:* Die transhiatal erweiterte Gastrektomie stellt ein sicheres Operationsverfahren bei Typ II und III Karzinomen dar, mit vertretbarer Mortalität und hoher R0-Resektionsrate. Die Lymphknotenmetastasierung dieser Karzinome ist vorwiegend nach abdominal gerichtet, jedoch ist aufgrund der Häufigkeit von LK-Metastasen im unteren Mediastinum eine Dissektion dieser LK notwendig. Eine Splenektomie de principe erscheint nicht sinnvoll.

Histologische Klassifikation des Magenkarzinoms: Korrelation der Ming-Klassifikation mit etablierten histopathologischen Klassifikationen

S. P. Mönig[1], S. E. Baldus[2], G. Grass[1], E. Bollschweiler[1], P. M. Schneider[1] und A. H. Hölscher[1]

[1] Klinik für Viszeral- und Gefäßchirurgie,
[2] Institut für Pathologie, Universität zu Köln, Joseph-Stelzmann-Straße 9, 50931 Köln

Histological Classification of Gastric Carcinoma: Correlation of Ming Classification with Established Histopathological Classifications

Einleitung: Bislang existiert eine Vielzahl von histopathologischen Klassifikationen des Magenkarzinoms. Anlehnend an die Lauren-Klassifikation wurde die Ming-Klassifikation eingeführt, die einen expansiven von einem infiltrativen Tumortyp unterscheidet. Aktuell liegen nur wenige Studien zur Ming-Klassifikation beim Magenkarzinom vor, die zudem kontroverse Ergebnisse aufzeigen. Ziel unserer Studie ist daher ein Vergleich der Ming-Klassifikation mit etablierten Klassifikationssystemen und die Beurteilung ihrer Relevanz für die Einschätzung der Tumorprogression. *Methode:* Die vorliegende morphologische Studie analysiert die Resektionspräparate von 115 Patienten (mean 65 Jahre; Bereich: 33 – 86) mit primärem Magenkarzinom nach D2-Gastrektomie. Alle Tumore wurden gemäß der UICC-,

WHO-, Laurén-, Ming- und Goseki-Klassifikation durch 2 Pathologen unabhängig voneinander eingeteilt. *Statistik:* Die Korrelation zwischen den histopathologischen Klassifikationen wurde univariat nach Spearman berechnet. P-Werte < 0.05 wurden als statistisch signifikant angenommen. *Ergebnisse:* Nach der Ming-Klassifikation konnten 44 Patienten (38,3%) dem expansiven und 71 Patienten (61,7%) dem infiltrativen Typ zugeordnet werden. Erwartungsgemäß zeigte sich eine Korrelation mit der Lauren-Klassifikation ($p < 0.0001$), wobei alle intestinalen Tumore dem expansiven Typ und die Karzinome vom Mischtyp bzw. vom diffusen Typ dem infiltrativen Typ zugeordnet wurden. Desweiteren ergab sich eine hochsignifikante Korrelation mit der WHO-Klassifikation, der Tumordifferenzierung und der Goseki-Klassifikation ($p < 0.0001$). Die makroskopische Klassifikation nach Borrmann zeigte ebenfalls eine Korrelation mit der Ming-Klassifikation, wobei 62% der Frühkarzinome dem expansiven Typ und 95% der Bormann IV-Karzinome dem infiltrativen Typ zugeordent wurden ($p < 0.0001$). Das Tumorstadium (UICC) und hier insbesondere der T- und N-Status wiesen eine hochsignifikante Korrelation zur Ming-Klassifikation auf. So waren 66% der NO-Fälle dem expansiven Typ und 91% der N3-Fälle dem infiltrativen Typ zuzuordnen ($p < 0.0001$). *Schlussfolgerungen:* Die Ming-Klassifikation korreliert hochsignifikant mit den etablierten histopathologischen Klassifikationssystemen. Zusätzlich besteht eine valide Korrelation mit dem Tumorstadium, insbesondere dem T- und N-Status.

Therapieergebnisse von fortgeschrittenen Magenkarzinomen mit Impfung von allogenen Zellhybriden aus Tumor-und dendritischen Zellen

A. Müller[1], P. M. Markus[1], H. Peters[2], H. Becker[1] und A. Soruri[2]

[1] Allgemeinchirurgische Abteilung,
[2] Immunologische Abteilung, Universitätsklinik Göttingen, Robert-Koch-Straße 40, 37075 Göttingen

Therapeutic Results of Advanced Stomach Carcinomas with Vaccination of Allogenic Cell Hybrids from Tumor Cells and Dendritic Cells

Einleitung: Die bisherigen Versuche, die immunologische Tumor-Abstoßungsreaktion zu aktivieren, haben gewisse Erfolge gezeigt. Die immunologischen Befunde deuten daraufhin, dass sich der Tumor im Gleichgewicht mit dem Immunsystem befindet, wobei er der potentiellen Immunabwehr immunsupprimierende Faktoren entgegenstellt. Die spezifische anti-Tumor-Antwort wird *in vivo* und *in vitro* durch Dendritische Zellen (DC) initiiert. Von Monozyten abgeleitete DC sind die beim Menschen am ehesten zugänglich und werden zum Aufbau von *in-vitro*-Testsystemen bis hin zur adoptiven Immuntherapie eingesetzt. *Ziel* dieser Arbeit ist es, in einer Pilotstudie die Verträglichkeit und die Ansprechrate bei Patienten mit einem fortgeschrittenen Magenkarzinom *in vivo* durch Einsatz von allogenen DC/Tumorzellhybrid zu untersuchen und mit den *in vitro* erhobenen Daten zu vergleichen. *Material und Methoden:* Insgesamt 10 Patienten wurden in diese Studie eingebracht. Das Tumorstadium der Patienten war mindestens T2 und bis auf 1 Patienten wiesen alle einen Lymphknotenbefall wenigstens der ersten Lymphknotengruppe auf. Die Patienten wurden nach onkologischen Kriterien operiert. Monozyten wurden aus Leukapherese von gesunden Spendern gewonnen und durch Einsatz von GMCSF und IL-4 zu DC differenziert. Die autologen Tumorzellen wurden vom Tumorgewebe separiert und mit allogenen DC fusioniert.

Diese Hybrid-Zellen und gereinigte T-Zellen wurden einmal für *in vitro* Versuche in die Methode der *mixed lymphocyte/tumor cell culture* (MLTC) eingebracht. Das *in-vitro*-Testsystem wurde gewählt, um die spezifische zelluläre Anti-Tumor-Antwort *in vitro* zu charakterisieren. Messparameter waren dabei: T-Zell-Proliferation, Bestimmung des CD4/CD8-Verhältnisses, Bestimmung der Th1- und Th2-Antwort und Nachweis von T-Zell-vermittelter Apoptose bei autologen Tumorzellen. Zum anderen wurden diese den Patienten 1 Woche nach der Operation s. c. in den Oberschenkel injiziert. *Ergebnisse:* An Hand des Test-Systems konnten wir nachweisen: 1. Die Tumorantigene werden von dendritischen Zellen/Tumorzell-Hybride präsentiert und können eine autologe T-Zell-Proliferation auslösen. 2. In diesem System proliferieren positive T-Lymphozyten. 3. Die Hybrid-Zellen induzieren eine Th1-Antwort und 4. Die proliferierten T-Lymphozyten sind in der Lage, die autologen Tumor-Zellen zu lysieren. *In vivo* zeigte zwar keiner der Patienten eine Impfreaktion/Komplikation, in 8/10 Patienten war der Verlauf allerdings progredient, wobei 6/8 Patienten vor Ablauf eines Jahres verstorben sind. Bei 2/8 wurde eine palliative Chemotherapie eingeleitet, so dass bei diesen ein Effekt der Immuntherapie nicht eindeutig zu bewerten ist. 2/10 Patienten, bei denen eine R0-Situation vorlag, sind zur Zeit rezidivfrei. *Ausblick:* Die erhobene *in vitro* Daten versprechen zunächst einen Erfolg in der Anwendung bei Patienten mit gastrointestinalen Karzinomen. Die *in vivo* Daten zeigen allerdings, dass die im Labor gesehenen Erfolge zumindestens in dieser Studie nicht auf den Patienten zu übertragen sind. Mögliche Ursachen könnten in der Vielfalt der Tumorantigene, Toleranzinduktion durch den Tumor *in vivo* oder in einer eingeschränkten Immunantwort der Patienten selbst liegen.

Die intraoperative Radiotherapie (IORT) des lokal fortgeschrittenen primären Rektumkarzinoms sowie des Rektumkarzinomrezidivs. – Notwendigkeit prospektiv randomisierter Studien

S. Ochman[1], M. Brüwer[1], S. Hesselmann[2], N. Willich[2] und N. Senninger[1]

[1] Klinik und Poliklinik für Allgemeinchirurgie,
[2] Klinik und Poliklinik für Radioonkologie, Universitätsklinikum Münster, Waldeyer Straße 1, 48149 Münster

The Intraoperative Radiotherapy of the Locally Advanced Primary Rectal Carcinoma and the Rectum Carcinoma Relapse – Necessity of Prospective Randomized Studies

Hintergrund: Aufgrund der schlechten Prognose sind beim lokal fortgeschrittenen primären Rektumkarzinom sowie beim lokalen Rektumkarzinomrezidiv multimodale Therapiekonzepte erforderlich. Die Ergebnisse vorangegangener Studien unter Einsatz eines multimodalen Therapieregimes inclusive intraoperativer Radiotherapie (IORT) zeigten eine erhöhte lokale Tumorkontrolle bei vertretbaren Nebenwirkungen. Ziel unserer Studie war es, die Wertigkeit von multimodalen Therapieregimen inclusive IORT beim Rektumkarzinomrezidiv bzw. lokal fortgeschrittenen primären Rektumkarzinom prospektiv hinsichtlich Komplikationsrate und Outcome zu evaluieren. *Material und Methoden:* Von Februar 1997 bis zum April 2001 wurden Patienten ($n = 19$) mit einem Rektumkarzinomrezidiv bzw. lokal fortgeschrittenen primären Rektumkarzinom ($n = 4$) durch eine radikale Tumorresektion und IORT behandelt. Die IORT-Dosen lagen zwischen 10 und 20 Gy bei Elektronenenergien zwischen 6 MeV und 14 MeV. Eine R0-Resektion konnte in 11 Fällen erzielt werden. Bei 12 Patienten war nur eine inkomplette Resektion möglich (4× R1, 8× R2). Prae- und postoperativ erhielten 21 Patienten eine neoadjuvante bzw. adjuvante Radiochemotherapie. *Ergebnisse:* Das Durchschnittsalter der Patienten zum Resektionszeitpunkt betrug 57 Jahre (38 – 76). Perioperativ zeigte sich keine Letalität. Komplikationen traten bei 9 (39%) Patienten auf. In der Hospitalphase zeigten sich 5 Anastomoseninsuffizienzen (21%), eine Rektumstumpfinsuffizienz (4%), 1 Abzedierung (4%), 1 Ureterleckage (4%) und 3 Wundinfektionen (13%). Im weiteren Verlauf fanden sich 2 Fistelbildungen (8,6%), eine Anastomosenstenose (4%) und eine Hydronephrose (4%). Nach einem medianen Follow up von 22,6 Monaten (3 – 41) waren 10 (43%) Patienten weiterhin rezidivfrei, 5 (21,7%) Patienten zeigten ein stable disease (klinisch und radiologisch), 3 (13%) eine Tumorprogression (13%, 2× lokal. 1× Lungenfiliae). 5 (21,7%) Patienten sind mittlerweile an den Folgen der Tumordissemination verstorben. *Schlussfolgerungen:* Der Einsatz eines multimodalen Therapieregimes beim lokal fortgeschrittenem Rektumkarzinom und Rektumkarzinomrezidiv durch die Kombination der Chirurgie und IORT sowie externer Radiatio und Chemotherapie erscheint sinnvoll zur lokalen Tumorkontrolle bei einer vergleichbaren Komplikationsrate im Vergleich zur Therapie ohne IORT-Einsatz. Zur Überprüfung der Wertigkeit des IORT-Einsatzes als Standardtherapie sind aber prospektiv randomisierte Studien erforderlich.

Langzeitergebnisse der Therapie des Ösophagus-/Cardiakarzinoms: Wann und wo ist eine Resektion gerechtfertigt?

A. Paul[1], M. Frackowiak[2], E. Eypasch[3], S. Fischer[4], M. Nagelschmidt[2] und H. Troidl[2]

[1] Klinik für Allgemeine und Transplantationschirurgie, Universitätsklinikum Essen, Hufelandstraße 55, 45122 Essen
[2] II. Chirurgischer Lehrstuhl Universtität zu Köln, Ostmerheimer Straße 200, 51109 Köln
[3] Chirurgische Klinik, St. Hildegardis-Krankenhaus, Köln,
[4] Klinik für Herz-, Thorax- und Gefäßchirurgie, Medizinische Hochschule Hannover

Longterm Results of the Therapy of Esophagus/Cardia Carcinoma: When and Where is a Resection Justified?

Die Langzeitprognose beim Ösophaguskarzinom nach primärer en-bloc Resektion ist zumindest im Stadium III und IV schlecht, und die Resektion erscheint nur bei geringer perioperativer Letalität (< 5%) und guter postoperativer Lebensqualität gerechtfertigt. Ziel dieser retrospektiven Analyse war die Evaluation des Stellenwertes des operativen Vorgehens unter den Bedingungen einer nicht spezialisierten Universitätsabteilung. *Patienten und Methoden:* Zwischen 1986 und 1999 wurden 150 (113 m/37 w) Patienten (Alter 62 (38 – 86) Jahre) mit einem Histologisch gesicherten Plattenepithel-Ca (n = 105), Adeno-Ca (n = 41), bzw. nicht klassifizierbaren Ca (n = 4) des Ösophagus/der Cardia behandelt und bzgl. eines operativen Vorgehens evaluiert. Nach präop. Staging und Bewertung des Allgemeinzustandes wurden 66 (44%) der zur möglichen Resektion vorgestellten Patienten mit kurativem Ansatz reseziert und primär rekonstruiert (retrosternaler Magenhochzug (n = 45), Dünndarminterponat (n = 2), Coloninterponat (n = 3) und Anlage einer Ösophagojejunostomie (n = 16)). Bei 68 Patienten wurde wegen fortgeschrittenem Tumorleiden oder erheblich reduziertem Allgemeinzustand nur eine supportive Therapie (enterale Ernährung über PEG, Tubusimplantation, Schmerztherapie, etc.) und bei 16 Patienten eine alleinige Radio-Chemotherapie durchgeführt. Neben den intra- und postoperativen Standarddaten wurden die Überlebenszeiten und die Lebensqualität mit dem gastrointestinalen Lebensqualitätsindex erfasst. *Ergebnisse:* Die mittlere Op-Dauer der operierten Patienten betrug 4,8 (2,1 – 7,0) Std. bei mittlerer Gabe von 1,8 (0 – 8) EK's. Die postoperative Beatmungsdauer betrug 11 (0 – 67) Tage, der Intensivstationsaufenthalt lag bei 17 (0 – 84) Tagen, der Krankenhausaufenthalt bei 45 (12 – 259) Tagen. Die Anastomoseninsuffizienzrate lag bei 20%. 24% der Patienten entwickelten ein Sepsis-Syndrom, 26% eine Pneumonie und 26% eine bougierungsbedürftige Stenose. 12 der operierten 66 Patienten (18,2%) verstarben noch während des gleichen Krankenhausaufenthaltes. Die 5-Jahres Überlebensrate aller Patienten betrug 6,1% (12,3% für resezierte Patienten vs 1,2% der nicht resezierten Patienten) bei einer Überlebenszeit von im Median 7 bzw. 3 Monaten. Die 5-Jahres Überlebensrate der Patienten im Stadium I (n = 5) lag bei 60%, im Stadium II A/B (n = 28) bei 6 bzw. 31% und im Stadium III/IV (n = 31) bei 0%. Nach einer mittleren follow-up Zeit von 5 Jahren war die Lebensqualität der ohne Tumorrezidiv überlebenden Patienten nach berichteter langer Rekonvaleszenz außer für Defizite im Bereich der physischen Funktion weitgehend ungestört. *Schlussfolgerung:* Bei der Indikation zur Operation muss stärker das individuelle Risikoprofil und ein akkurateres präoperatives Staging zur Verbesserung der operativen Ergebnisse berücksichtigt werden. Eine alleinige Resektion im Stadium III und IV scheint für den Patienten wenig oder nicht vorteilhaft. Eine Konzentrierung der Therapie durch Chirurgen mit besonderer Expertise erscheint sinnvoll.

Lymphogenes Metastasierungsrisiko beim Magenfrühkarzinom

J. Pelz, S. Merkel und W. Hohenberger

Chirurgische Klinik mit Poliklinik, Universität Erlangen-Nürnberg, Krankenhausstraße 12, 91054 Erlangen

Lymphogeneous Risk of Metastasis in Early Gastric Cancer

Zielsetzung: Aufgrund des frühen Tumorstadiums und des damit sehr geringen Metastasierungsrisikos hat das Magenfrühkarzinom mit einer 5-Jahres-Überlebensrate von über 90% eine sehr gute Prognose. Somit postulieren einige Autoren, dass die Therapie des Magenfrühkarzinoms nicht immer in einer ausgedehnten chirurgischen Intervention zu sehen ist. Lokalen Verfahren wie beispielsweise endoskopische Excisionen scheinen eine Alternative zu der chirurgischen Intervention zu sein. Allerdings kann bei den lokalen Verfahren keine Lymphknotendissektion erfolgen, was ein Problem darstellen kann, da trotz der sehr guten Prognose bis zu 3% der Patienten mit einem Magenfrühkarzinoms des Mukosatyp eine Metastasierung in die lokalen Lymphknoten entwickeln, beim Submukosatyp sind es sogar 9 – 19%. Es ist somit notwendig das lymphogene Metastasierungsrisiko des Magenfrühkarzinoms besser abschätzen zu können, um eine optimalere Therapieplanung vorzunehmen. *Methode:* In unserer chirurgischen Klinik wurden in der Zeit von 1/1982 bis 12/1999 256 operierte Patienten mit einem gesicherten Magenfrühkarzinom retrospektiv untersucht. 247 Tumore wurden mittels einer offenen Tumorresektion und 9 mittels einer lokal chirurgischen Excision therapiert. Da bei den lokalen Verfahren die Untersuchung der Lymphknoten nicht erfolgen kann, wurden für die Untersuchungen nur die 247 chirurgisch behandelten Patienten nachuntersucht. Insgesamt handelte es sich dabei um 147 männliche und 100 weibliche Patienten, das mittlere Alter betrug zum Zeitpunkt der Intervention 61 Jahre. Es wird im Folgenden die Rate der Lymphknotenmetastasen bezüglich verschiedener Faktoren wie die Anzahl der Malignome, die Topographie des Tumors, die Histologie, die Infiltrationstiefe, die Lymphgefäßinfiltration, der Malignitätsgrad sowie der größte Durchmesser untersucht. Die Signifikanzprüfung erfolgte mittels des Mann-Whitney-U-Test. *Ergebnisse:* Bei der Auswertung des Krankengutes ergaben sich folgende Ergebnisse: Die Anzahl der Malignome sowie die Topographie des Tumors ergab kein signifikantes Mehrauftreten von Lymphknotenmetastasen. Bei der histologischen Analyse zeigte sich, dass Siegelringzellkarzinome, papilläre Adenokarzinome und undifferenzierte Karzinome signifikant öfter Lymphknotenmetastasen ausbilden als die übrigen histologischen Tumortypen. Bei der Typisierung nach Lauren zeigt das diffuse Karzinom eine erhöhte Rate an Metastasen. Die auf der Borrmann-Klassifikation beruhende Einteilung der Wachstumsform ergab keinen Einfluss auf die Ausbildung von Lymphknotenmetastasen. Signifikant mehr Lymphknotenmetastasen ergab die Analyse der Infiltrationstiefe (submucosa versus mucosa), des Auftretens von Lymphgefäßeinbrüchen und der Durchmesser der Neoplasie. *Zusammenfassung:* Insgesamt zeigte sich, dass die Kombination differenzierter Tumortyp, keine Lymphgefäßinvasion, ein Tumordurchmesser von weniger als 2 cm und eine Tiefeninfiltration von unter 0,5 mm eine niedrige lymphogene Metastasierungsrate unter 3% erwarten lässt. Patienten die ein Magenfrühkarzinom mit diesen Kriterien aufweisen, könnten lokalen Verfahren zugeführt werden.

Erste Erfahrungen mit der ambulanten 24-Std.-Impedanzmessung zur Refluxdiagnostik

N. Ponschek[1], B. Dreuw[1], D. Schubert[1], J. Silny[2] und V. Schumpelick[1]

[1] Chirurgische Klinik,
[2] Helmholtz Institut, RWTH Aachen, Pauwelsstraße 30, 52057 Aachen

First Experiences with the Ambulant 24 h Measurement of Impedance for Reflux Diagnosis

Fragestellung: Epidemiologische und experimentelle Daten lassen vermuten, dass die GERD mit einem erhöhten Risiko an ösophagealen Adenokarzinomen einhergeht und dass dafür pathologischer alkalischer Reflux als Kofaktor mitverantwortlich ist. Der Nachweis von nicht saurem Reflux, insbesondere unter laufender PPI-Therapie ist methodisch bedingt schwierig. Ziel unserer Untersuchung war es herauszufinden, ob mit der multiplen intraluminalen Impedanzmessung (MIIM) zuverlässig gastroösophagealer Reflux unabhängig vom Magen-pH nachweisbar ist. *Methodik:* Die Impedanzvariometrie beruht auf dem Effekt, dass die elektrische Impedanz zwischen 2 Elektroden in einer Röhre sowohl vom Querschnitt als auch vom Inhalt abhängig ist. Reflux führt durch Änderung des Inhaltes, Peristaltik durch Querschnittsvariation zur Impedanzänderung. Der Wandwiderstand ist konstant. Durch multiple Anordnung von Elektroden kann Motilität und Reflux erfasst und differenziert werden. Auf einer 2 mm dünnen Sonde wurden 8 Elektroden im Abstand von 2 cm angeordnet. Diese Sonde wurde nach Standardmanometrie transnasal eingeführt und 5 cm in den Magen vorgeschoben. Parallel dazu wurde je eine pH Glaselektrode 5 cm oberhalb und unterhalb des unteren Ösophagussphinkters (UÖS) plaziert. Bei 37 Patienten mit V. a. GERD wurde eine kombinierte 24-h pH- und Impedanzmessung durchgeführt. *Ergebnisse:* 30 Patienten hatten einen pathologischen gastroösophagealen Reflux mit einem Refluxscore > 40. Insgesamt 1236 saure Refluxe wurden mit der pH-Metrie registriert. 1124 dieser Refluxe konnten mit der Impedanzmessung erkannt werden (Sensitivität 90,9%). Als charakteristisch für einen Reflux in der Impedanzmessung zeigte sich ein Abfall der Impedanz mit retrogradem Flussmuster. Die Impedanzmessung ergab keinen Reflux über 5 min Dauer, während die pH-Metrie insgesamt 105 derartige Refluxphasen aufzeichnete. Während dieser langen Refluxphasen zeigte die Impedanzmessung 123 weitere Refluxepisoden. Zusätzlich wurden bei einem Magen-pH > 4 insgesamt 392 weitere Refluxe durch die Impedanzmessung registriert. Keiner dieser Refluxe wurde von der pH-Metrie als Reflux > 7 erkannt. *Schlussfolgerung:* Mit der Impedanzvariometrie ist eine zuverlässige Erkennung eines GERD unabhängig vom pH des Magens möglich. Damit kann Reflux erstmals direkt unter säuresupressiver Medikation und bei anazidem Magenmilieu nachgewiesen werden. Bei zusätzlicher pH-Messung ist eine Differenzierung in saure und nichtsaure Refluxe möglich. Der Nachteil besteht derzeit darin, dass der Reflux noch nicht quantifizierbar ist, hohe Datenmengen anfallen (ca. 115 MB/Patient) und die Auswertung noch manuell erfolgen muss.

Narbenhernienreparation – Ergebnisse von über 100 Patienten in Sublay-Technik

J. D. Redecke und M. Butters

Allgemein- und Viszeralchirurgie, Krankenhaus Bietigheim, Riedstraße 12, 74321 Bietigheim-Bissingen

Incisional Hernio Repair – Results of more than 100 Patients in Sublay Technique

Die Versorgung von Narbenhernien mit Mesh-Implantation zeigt gute Ergebnisse. Das Ziel unserer Untersuchung war es, nicht nur die Rezidivrate, sondern auch die funktionellen Ergebnisse sowie die Lebensqualität bei über 100 Patienten zu überprüfen. *Patienten und Methode:* 105 Patienten (55 männliche und 50 weibliche) mit einem Altersdurchschnitt von 64 Jahren (31 bis 89 Jahre), wurden durchschnittlich 20 Monate (8 bis 36 Monate) postoperativ nachuntersucht. Untersucht wurden postoperative Komplikationen, Rezidive und funktionelle Störungen. Des weiteren wurde eine standardisierte Befragung nach Schmerzen und Einschränkung der Lebensqualität durchgeführt. *Ergebnisse:* Unmittelbar postoperativ hatten wir drei Wundinfektionen festgestellt, die jedoch mittels Installationsvakuumversiegelung netzerhaltend behandelt werden konnten. Es kam zu drei Rezidiven. Relevante funktionelle Störungen konnten wir nicht feststellen. Subjektive Beschwerden im Sinne einer Einschränkung durch die Narbe oder Schmerzen gab lediglich ein Patient an, 97 waren uneingeschränkt belastbar und fünf Patienten gaben Beschwerden an, die sporadisch und unabhängig einer Belastung auftraten, im Sinne eines Fremdkörpergefühls. *Diskussion:* Die Sublay-Technik mit großdimensionierten Polypropylen-Netzen erscheint als eine sehr sichere und wenig beeinträchtigende Maßnahme zur Behandlung eines Narbenbruches. Unsere Rezidive waren durch zu kleine Netze bedingt. Die in der Literatur beschriebene Bewegungseinschränkung durch Narbenbildung ist weder subjektiv noch objektiv nachvollziehbar.

Korrektur bis Redaktionsschluss nicht eingegangen.

Prospektive Untersuchung zum Stellenwert der Staging Laparoskopie beim Magenkarzinom

B. Rudek, P. Kienle, K. Buhl, C. Herfarth und T. Lehnert

Abteilung für Allgemeine Chirurgie, Chirurgische Universitätsklinik Heidelberg, Im Neuenheimer Feld 110, 69120 Heidelberg

Prospective Study of the Importance of Staging Laparoscopy with the Gastric Carcinoma

Einleitung: Eine Laparotomie ist bei Patienten mit Magenkarzinom, wenn eine Peritonealkarzinose oder diffuse Lebermetastasierung vorliegt, nicht indiziert. Diese Befunde entgehen jedoch oft der präoperativen bildgebenden Diagnostik. Verbesserung der präoperativen Diagnostik durch den Einsatz der Laparoskopie könnte die explorative Laparotomie vermeiden. Die routinemäßige Anwendung der Laparoskopie bei allen Patienten mit Magenkarzinom könnte zur unnötigen Erweiterung der invasiven Diagnostik und zum Anstieg der damit verbundenen Komplikationen führen. *Patienten und Methode:* Alle Patienten, die im Zeitraum von 6/99 bis 8/01 in der Chirurgischen Universitätsklinik Heidelberg mit einem primären Magenkarzinom behandelt wurden, wurden prospektiv erfasst. Bei allen Patienten wurde präoperativ eine Gastroskopie, EUS, Sonographie des Abdomens und Röntgen-Thorax durchgeführt und ggf. durch CT und MRT ergänzt. Die Indikation zur Laparoskopie wurde gestellt, wenn die bildgebenden Verfahren (EUS, CT, MRT) bei asymptomatischen Patienten eine lokale Infiltration, Peritonealkarzinose oder diffuser Lebermetastasierung nicht sicher ausschließen konnten. Bei symptomatischen Patienten (Stenose, Perforation, Blutung) mit Indikation zu palliativen Maßnahmen, wurde auf die diagnostische Laparoskopie verzichtet. *Ergebnisse:* Seit Juni 1999 bis September 2001 wurden in unserer Klinik 130 Patienten wg. eines primären Magenkarzinoms behandelt. 105 Patienten (81%) wurden nach o.g. Kriterien primär laparotomiert: 77 mal mit kurativer Zielsetzung, 28 mal mit palliativer Zielsetzung. Bei 2 Patienten (1,5%), die mit kurativer Zielsetzung laparotomiert wurden, zeigte sich intraoperativ eine Peritonealkarzinose. Zehn weitere Patienten mit weit fortgeschrittenem, nicht resektablem Tumorleiden wurden direkt einer palliativen Chemotherapie zugeführt. 15 mal stellten wir die Indikation zur diagnostischen Laparoskopie. In 6 Fällen wurde nach der diagnostischen Laparoskopie die Operabilität als gegeben angesehen und es konnte eine potentiell kurative Operation durchgeführt werden. Bei 6 Patienten (5%) haben wir bei der diagnostischen Laparoskopie eine Peritonealkarzinose bzw. Lebermetastasen nachweisen können, so dass auf eine Laparotomie verzichtet werden konnte. Bei 3 weiteren Fällen wurde laparoskopisch eine Peritonealkarzinose nicht erkannt, die erst bei der nachfolgenden explorativen Laparotomie gesichert werden konnte. *Schlussfolgerung:* Bei sorgfältiger klinischer und bildgebender Diagnostik hat sich die selektive Indikationsstellung zur diagnostischen Laparoskopie bewährt.

Response-Monitoring bei neoadjuvanter Radiochemotherapie des Ösophaguscarcinoms mit F-18-FDG-PET

P. M. Schneider[1], P. Theissen[2], A. Jost[2], M. Dietlein[2], S. E. Baldus[3], S. Staar[4], R.-P. Müller[4], H. Schicha[2] und A. H. Hölscher[1]

[1] Klinik und Poliklinik für Viszeral- und Gefäßchirurgie,
[2] Klinik und Poliklinik für Nuklearmedizin,
[3] Institut für Pathologie,
[4] Klinik und Poliklinik für Strahlentherapie, Universität zu Köln, Joseph-Stelzmann-Straße 9, 50931 Köln

Response Monitoring during Neoadjuvant Radiochemotherapy for Esophageal Cancer with F-18 FDG PET

Ziel: Die Responsebeurteilung nach neoadjuvanter Radiochemotherapie beim Ösophaguscarcinom (ÖC) mittels konventioneller bildgebender Verfahren (CT, endoskopischer Ultraschall, Barium Breischluck) ist ungenau. Zuverlässige *in vivo*-Methoden sind dringend erforderlich und wir haben deshalb die Wertigkeit der F-18-FDG-PET zur Response-Kontrolle beim ÖC untersucht. *Methodik:* 33 Patienten (8 w., 25 m.) mit lokal-fortgeschrittenem, resektablem ÖC (cT3, Nx, M0) im Alter von 59,1 ± 8,5 Jahren wurden vor und nach neoadjuvanter Radiochemotherapie (nRCTh) mit der 18-FDG-PET untersucht. Alle Tumoren wurden nach abgeschlossener nRCTh durch transthorakale en-bloc Ösophagektomie reseziert. Das Intervall zwischen erster und zweiter PET betrug 60 Tage und zwischen Therapieabschluss und 2. PET 19 Tage. Die PET erfolgte mit einem ECAT Exact 931 Scanner (CTI) 69 ± 8 min nach der Gabe von 370 MBq F-18-FDG. Die Daten wurden mit SUV-Werten anhand einer Standard-ROI und einer von den prä- auf die posttherapeutischen Schnitte übertragenen 50-%-ROI analysiert. Der Vergleich erfolgte mit dem objektiven histomorphologischen Regressionsgrad der untersuchten Resektate. Grad I: minor response/no change (< 50% Regression), II: partieller Response mit 10 – 50% vitalem Resttumor, III: near complete response mit < 10% vitalem Resttumor, sowie Grad IV mit histomorphologisch kompletter Remission (pCR, ypT0). Als höhergradiger Response wurde ein Regressionsgrad III oder IV definiert. *Ergebnisse:* Histopathologisch war nach nRCTh + Resektion eine Tumorregression von ≥ 50% bei 19/33 Patienten nachweisbar. 10/19 Respondern (Grade II, III und IV) zeigten eine hochgradige Remission (Grad III oder IV). Es fand sich ein signifikanter Rückgang der SUV-Werte von 8,59 ± 3,30 auf 4,04 ± 2,09 (gepaarter t-Test/Wilcoxon: p < 0,0001).

		Histomorphologisches Regressionsgrading		
		Grad I:	Grad II:	Grad III und IV:
PET	< – 50%	11*	3	1
SUV-	– 50 bis – 75%	3	4	4
Diff	> – 75%	0	2	5

(chi²: p = 0,0062; * ein Patient mit SUV-Zunahme; Diff = Differenz)

Schlussfolgerungen: Die vorliegenden Daten mit einer FDG-PET-Verlaufskontrolle nach Abschluss der nRCTh beim Ösophaguscarcinom sprechen dafür, dass eine SUV-Abnahme von mehr als 50% ein gutes Therapieansprechen anzeigt. Die überwiegende Mehrzahl (11/15) der Patienten, die nicht auf die nRCTh ansprechen, können damit erfasst werden.

Lymphknotenmetastasierung beim Adenokarzinom des Ösophagus

W. Schröder[1], S. P. Mönig[1], S. Baldus[2], P. M. Schneider[1] und A. H. Hölscher[1]

[1] Klinik für Viszeral- und Gefäßchirurgie,
[2] Institut für Pathologie, Universität zu Köln, Joseph-Stelzmann-Straße 9, 50931 Köln

Lymph Node Metastasis with the Adenocarcinoma of the Esophagus

Das Ausmaß der Lymphadenektomie beim Adenokarzinom des distalen Ösophagus wird kontrovers diskutiert. Ziel dieser Studie war es das nodale Metastasierungsmuster dieser Tumorentität zu untersuchen. 46 Patienten mit der Diagnose eines Adenokarzinoms des Ösophagus wurden in diese Studie eingeschlossen. Bei allen Patienten wurde eine transthorakale Ösophagektomie mit standardisierter 2-Feld Lymphadenektomie durchgeführt. Hierzu gehörte die partielle Resektion des abdominellen Kompartment I (Lymphknotengruppe 1, 2 und 3), des abdominellen Kompartment II (Lymphknotengruppe 7, 8, 9 und 11) sowie die Resektion der Lymphknoten (LK) im oberen und unteren Mediastinum und an der Trachealbifurkation. Die LK wurden vom en-bloc Resektat disseziert und den einzelnen LK-Gruppen zugeordnet. Nach Formalin-Fixierung und Färbung mit Hämatoxylin und Eosin wurden die LK histopathologisch entsprechend der UICC-TNM als pN0 oder pN1 klassifiziert. Insgesamt wurden 1516 LK reseziert (Durchschnitt 32.9 LK/Patient). 854 LK (18.6 LK/Patient) wurden im abdominellen Kompartment und 662 K (14.4 LK/Patient) im mediastinalen Kompartment entfernt. 24 von 46 Patienten (52.2%) hatten metastatische LK (pN1). In dieser Patientengruppe waren 186/838 LK (22.1%) tumorbefallen. Bei allen pN1-Patienten war das abdominelle Kompartment betroffen. Die Mehrheit aller befallenen LK (70.9%) war im abdominellen Kompartment lokalisiert, hier überwiegend entlang der kleinen Kurvatur und der A. gastrica sinistra (37/97 LK metastatisch). 8 von 24 pN1-Patienten wurden wegen nodaler Metastasen am Tr. coeliacus als pM1 lymph klassifiziert. Bei 7 von 24 pN1-Patienten fanden sich LK-Metastasen im oberen Mediastinum ($n = 5$) oder an der Trachealbifurkation ($n = 3$). 6 von diesen 7 Patienten hatten lokal fortgeschrittene Primärtumoren (pT3), ein Patient ein Frühkarzinom (pT1). Adenokarzinome des Ösophagus haben eine bidirektionale Lymphknotenmetastasierung. Diese Ergebnisse unterstützen die Notwendigkeit einer standardisierten 2-Feld Lymphadenektomie.

Mesentericocoeliacographie vor Ösophagektomie und Rekonstruktion durch einen Magenschlauch

W. Schröder[1], M. Zähringer[2], D. Stippel[1], C. Gutschow[1], K. T. E. Beckurts[1] und A. H. Hölscher[1]

[1] Klinik für Viszeral- und Gefäßchirurgie,
[2] Institut für Radiologische Diagnostik, Universität zu Köln, Joseph-Stelzmann-Straße 9, 50931 Köln

Mesenterico-coeliacography Before Esophagectomy and Reconstruction with a Gastric Tube

Einleitung: Nach Ösophagektomie ist die Standardrekonstruktion die Bildung eines schlauchförmigen Mageninterponates. Hierbei werden durch die partielle Devaskularisation des Magens insbesondere der kleinen Kurvatur im Anastomosenbereich Mikrozirkulationsstörungen induziert, die für das Auftreten postoperativer Anastomoseninsuffizienzen verantwortlich gemacht werden. Der Einfluss von Stenosen der Viszeralarterien wurde bisher nicht untersucht. *Methode:* 23 Patienten mit einem Ösophaguskarzinom wurden in die Studie eingeschlossen. Bei allen Patienten wurde der Ösophagus über einen transthorakalen Zugang reseziert. Die Rekonstruktion erfolgte in 22 Fällen durch einen Magenschlauch (15 intrathorakale und 7 zervikale Ösophagogastrostomien) und bei einem Patient durch eine Koloninterposition. Bei allen Patienten wurde präoperativ eine Mesentericocoeliacographie durchgeführt und pathologische Befunde und anatomische Varianten dokumentiert. Diese angiographischen Befunde wurden korreliert mit präoperativen Risikofaktoren (Hypertonie, koronare Herzerkrankung, cerebrovasculäre Insuffizienz, arterielle Verschlusskrankheit, Diabetes, Nikotinabusus, chronisch-obstruktive Atemwegserkrankungen) und dem postoperativen Verlauf (chirurgische, pulmonale und cardiovaskuläre Komplikationen). *Ergebnisse:* Bei 7 von 23 Patienten (30.4%) fanden sich Abgangstenosen des Truncus coeliacus (3×50% Stenosen und 4× > 80% Stenosen). Außer bei einem Patienten mit einer zusätzlichen hochgradigen Stenose der A. mesenterica superior trat bei keinem dieser Patienten im postoperativen Verlauf eine Insuffizienz der Ösophagogastrostomie auf. Die Insuffizienzrate in diesem selektoniertem Krankengut betrug 21.7% (1× zervikal, 4× thorakal). Die koronare Herzkrankheit war der einzige präoperative Faktor, der statistisch einen prädiktiven Wert in Bezug auf Gefässstenosen hatte. *Schlussfolgerung:* Die hohe Rate pathologischer Stenosen in der arteriellen Magenversorgung lassen sich durch präoperative Risikofaktoren nicht sicher vorhersagen. Isolierte Stenosen des Truncus coeliacus haben keinen Einfluss auf das Auftreten einer postoperativen Insuffizienz.

Downstaging durch neoadjuvante Chemotherapie beim Magenkarzinom. Wunsch oder Realität?

C. Schuhmacher[1], K. Ott[1], K. Becker[2], J. Müller[3], H. J. Dittler[1] und J. R. Siewert[1]

[1] Chirurgische Klinik
[2] Institut für Pathologie und Pathologische Anatomie, Klinikum rechts der Isar, Technische Universität München, Ismaninger Straße 22, 81675 München
[3] Department of Pathology, Brigham & Women's Hospital, Boston MA, USA

Downstaging by Neoadjuvant Chemotherapy in Gastric Carcinoma Ideal or Reality?

Hintergrund: Die neoadjuvante Chemotherapie bei lokal fortgeschrittenen Magenkarzinomen hat das Ziel durch ein Downstaging die R0-Resektionsrate zu erhöhen und damit die Prognose der Erkrankung zu verbessern. Gegenüber der Response ist eine Evaluierung des tatsächlichen Downstagings bislang jedoch noch nicht ausreichend untersucht worden. *Methoden:* Klinische TNM Kategorien von 98 neoadjuvant behandelten Magenkarzinompatienten der UICC-Stadien IIIA und IV wurden mit den postoperativen pTNM-Kategorien verglichen. Hierdurch sollte das Ausmaß und die prognostische Bedeutung eines tatsächlichen Downstagings beurteilt werden. *Ergebnisse:* Von 98 neoadjuvant therapierten Patienten erreichten wir in einem Fall eine komplette pathologische Remission. 5 Patienten (5.1%) wiesen eine pT1 Tumorkategorie auf, 53 Patienten (54.1%) eine ypT2 Tumorkategorie und 39

Patienten (39.7%) hatten weiterhin einen Befund passend zu einer ypT3 oder ypT4 Tumorkategorie. Insgesamt 71 Patienten (60.2%) zeigten eine Reduktion der Primärtumorkategorie. Auf der Ebene der Lymphknotenmetastasen waren 41.4% der Patienten metastasenfrei, verglichen mit 73% initial als verdächtig eingestuften Lymphknoten. Die Reduktion der Primärtumorkategorie resultierte in einem medianen Überleben von 42.3 Monaten, verglichen mit einer medianen Überlebenszeit von 18,6 Monaten bei Patienten ohne Reduktion der Primärtumorkategorie. *Schlussfolgerung:* Aufgrund der prätherapeutischen Ungenauigkeit des Stagings kann das tatsächliche Downstaging nur geschätzt werden. Dennoch ist ein Ansprechen des Tumors auf die Vorbehandlung in Kombination mit einer Reduktion der Primärtumorkategorie von prognostisch signifikanter Bedeutung. Der tumorizide Effekt auf die okkulte Metastasierung außerhalb des Resektates bleibt trotz seiner biologischen Schlüsselrolle spekulativ.

Ulkusblutung im Wandel der Zeit Aussterben der chirurgischen Therapie

F. Seidel[1], C. Reinhold[1], C. Ohmann[1], J. W. Heise[1] und H. D. Röher[1,2]

[1] Klinik für Allgemein- und Unfallchirurgie, Universitätsklinikum Düsseldorf, Moorenstraße 5, 40225 Düsseldorf
[2] Die Abteilungen für Innere Medizin und Chirurgie aller Kliniken in Düsseldorf

Ulcer Bleeding in the Course of Time – Dying out of Surgical Treatment

Einleitung: Die Therapie der Ulkuserkrankung hat in den letzten zehn Jahren einen dramatischen Wandel erfahren mit erheblichen Auswirkungen auch auf die chirurgische Therapie. Welchen Stellenwert hat hierbei die Ulkusblutung? Wie werden diese Patienten derzeit therapiert und welche Rolle spielt dabei noch die chirurgische Intervention? *Patienten und Methoden:* Im Jahr 1989/1990 (Düsseldorfer Studie Ulkuskomplikation, DÜSUK 1) und 1999/2000 (DÜSUK 3) wurde eine prospektive populationsbezogene multizentrische Beobachtungsstudie zur Ulkusblutung durchgeführt. An der epidemiologischen Studie beteiligt waren alle Kliniken in Düsseldorf (Innere Medizin und Chirurgie) mit einem Einzugsbereich von zusammen ca. 600.000 Einwohnern. *Ergebnisse:* In den Düsseldorfer Kliniken wurden 1989/1990 295 und 1999/2000 277 Patienten wegen einer Ulkusblutung behandelt. Der Anteil der älteren Patienten (> 70 J.) hat signifikant zugenommen (41 vs. 56%). Eine endoskopische Therapie wurde 1989/1990 in 31% und 1999/2000 in 45% durchgeführt. Die Effektivität der Blutstillung bei der initialen endoskopischen Therapie wurde signifikant verbessert (48 vs. 92%). Eine operative Therapie erfolgte 1989/1990 in 21% und 1999/2000 in 6% der Fälle. Hiervon wurden 1989/1990 59% und 1999/2000 24% reseziert (BI/BII). Die Zahl der Rezidivblutungen war in beiden Beobachtungszeiträumen gleich, die Mortalität hat abgenommen (13 vs. 8%). *Schlussfolgerung:* Die Eradikations- und Erhaltungstherapie hat die Anzahl der Ulkusblutungen nicht verändert. Unter dem Wandel der Therapiemodalität zur nun klar dominierenden endoskopischen Therapie hat die Mortalität abgenommen. Zurecht scheinen daher operative Verfahren keine Rolle mehr zu spielen und werden, wenn überhaupt, überwiegend lokal durchgeführt.

Transthorakale versus radikale transmediastinale Ösophagektomie beim Barrett Carcinom

H. J. Stein, M. Feith, H. Bartels und J. R. Siewert

Chirurgische Klinik und Poliklinik, Klinikum rechts der Isar, Technische Universität München, Ismaninger Straße 22, 81675 München

Transthoracic vs. Radical Transmediastinal Esophagectomy in Barrett's Carcinoma

Hintergrund: Der optimale chirurgische Zugang und das notwendige Ausmaß der mediastinalen Lymphadenektomie beim Adenocarcinom des distalen Ösophagus (Barrett Carcinom) ist nach wie vor umstritten. Wir verglichen Lymphknotenstatus, Morbidität, Mortalität und Prognose nach transthorakaler en-bloc Ösophagektomie und radikaler transmediastinaler Ösophagektomie beim Barrett Carcinom. *Methoden:* Im Rahmen einer prospektiven Studie erfolgte bei insgesamt 77 Patienten mit potentiell resektablem Barrett Carcinom eine rechts-thorakale en-bloc Ösophagektomie mit ausgedehnter mediastinaler Lymphadenektomie zusätzlich zur standardmäßig durchgeführten Lymphadenektomie im oberen abdominellen Kompartment. Als Vergleichsgruppe wurde aus der Gesamtpopulation von 296 Patienten mit radikaler transmediastinaler Ösophagektomie eine Gruppe von 77 Patienten nach dem matched-pairs Verfahren (Matching-Parameter: T-Kategorie, R-Kategorie, Alter und Geschlecht) ausgewählt. *Ergebnisse:* Die Gesamtzahl der entfernten Lymphknoten war nach transthorakaler Resektion signifikant höher (28 versus 22, $p < 0.01$). Die Proportion der Patienten mit Lymphknotenmetastasen war jedoch in beiden Gruppen identisch (62.3% versus 61.0%). Lymphknotenmetastasen im Bereich der Trachealbifurkation und im oberen Mediastinum, d. h. die Region die bei der transmediastinalen Resektion nicht erreicht werden kann, fanden sich bei 10/77 (12.9%) Patienten mit transthorakaler Resektion, 9 dieser Patienten hatten auch mehr als 3 positive Lymphknoten im unteren hinteren Mediastinum oder oberen abdominellen Kompartment. Es bestand kein signifikanter Unterschied in der Morbidität und Mortalität zwischen transthorakaler und transmediastinaler Resektion. Die multivariate Analyse prognostischer Faktoren identifizierte die R-Kategorie ($p < 0.01$), den Lymphknotenstatus ($p < 0.01$) und die Anzahl positiver Lymphknoten ($p < 0.01$) als die wesentlichen unabhängigen Prädiktoren. Die Art des Eingriffes, d. h. transthorakale oder transmediastinale Resektion, hatte keinen Einfluss auf die Prognose. *Diskussion:* Beim Barrett Carcinom bietet die transthorakale en-bloc Ösophagektomie mit ausgedehnter mediastinaler Lymphadenektomie aus onkologischer Sicht keine wesentlichen Vorteile im Vergleich zur radikalen transmediastinalen Ösophagektomie.

Visualisierung des subserosalen Fettgewebes zur Optimierung des endosonographischen Stagings des Rektumkarzinoms

H. O. Steitz, R. Weidenhagen, T. Strauss und K. U. Grützner

Chirurgische Klinik und Poliklinik, Klinikum Großhadern, Ludwig-Maximilians-Universität München, Marchioninistraße 15, 81377 München

Visualization of Subserous Adipose Tissue for Optimizing the Endosonographic Staging of Rectal Carcinoma

Einleitung: Die neoadjuvante Radiochemotherapie des fortgeschrittenen Rektumkarzinoms wird indiziert durch Infiltrationstiefe und Lymphknotenstatus. Die Endosonographie erlaubt mit hoher Sensitivität ein prätherapeutisches Staging des Rektumkarzinoms hinsichtlich der Infiltrationstiefe und eingeschränkt auch des Lympknotenstatus. *Fragestellung:* Oberhalb der peritonealen Umschlagfalte gelegene Rektumkarzinome im Stadium T3 und T4 konnten bisher nicht stadiengerecht nach den aktuellen Richtlinien der UICC endosonographisch klassifiziert werden, da es nicht gelang, die Subserosa darzustellen. Das Stadium pT4b mit Infiltration der Serosa wurde aufgrund einer Fehlinterpretation der sonographisch darstellbaren Schichten als nT3 beschrieben. *Methodik:* Unter Verwendung einer 10 MHz Sonde der Firma B & K Medical in Kombination mit einem selbst entwickelten digitalen Dokumentationssystem und optionaler 3D-Rekonstruktion wurde eine Pilotstudie zur Visualisierung der Subserosa bei 11 Patienten mit Rektumkarzinom durchgeführt. *Ergebnisse:* Mit dieser Technik war es erstmals möglich das bisher bekannte 7-Schichtenmodell der Rektumwand bei Darstellung der Subserosa auf ein 9-Schichtenmodell zu erweitern. Diese Darstellung gelingt auf der mesorektalen Seite der Rektumwand sicher, antimesorektal erscheint dies nur unter besonderen Umständen möglich. *Schlussfolgerung:* Mit der Endosonographie steht somit ein Verfahren zur Verfügung, das bei der Indikationsstellung der stadienadaptierten Therapie des fortgeschrittenen Rektumkarzinoms wegweisend ist und dessen Aussagekraft bislang durch kein anderes bildgebendes Verfahren erreicht wird.

Prognosefaktoren bei primär metastasierten kolorektalen Karzinomen in der palliativen Situation

S. Stelzner, G. Hellmich und K. Ludwig

Klinik für Allgemein- und Abdominalchirurgie, Krankenhaus Dresden-Friedrichstadt, Städtisches Klinikum, Friedrichstraße 41, 01067 Dresden

Prognostic Factors in Primarily Metastasised Colorectal Carcinoma in the Palliative Situation

Einleitung: Die Frage, ob bei primär metastasierten kolorektalen Karzinomen, welche lediglich palliativ behandelt werden können, eine Primärtumorresektion einen Überlebensvorteil für den Patienten beinhaltet, wird kontrovers diskutiert. Das in vielen Studien in der univariaten Analyse demonstrierbare längere Überleben von Patienten nach Primärtumorresektion wird immer wieder als Folge einer Patientenselektion angesehen. *Fragestellung:* Wir untersuchten die Wertigkeit von verschiedenen Faktoren als potentiell maßgebend für die Prognose von Patienten in der Palliativsituation bei synchron metastasierten kolorektalen Karzinomen. *Patienten und Methode:* In unserer Klinik wurden im Zeitraum Januar 1995 bis Dezember 2000 879 Patienten mit histologisch nachgewiesenem kolorektalen Karzinom behandelt. 160 (18,2%) dieser Patienten konnten aufgrund einer zum Diagnose- bzw. Primärtherapiezeitpunkt nachweisbaren Fernmetastasierung nur in palliativer Intention behandelt werden. Nach Aussonderung unvollständiger Datensätze und unter Ausschluss der Hospitalletalität unterzogen wir 122 Patienten einer retrospektiven Analyse bezogen auf 14 mögliche Prognosefaktoren. Bei Nachweis eines signifikanten Einflusses in der univariaten Analyse (log rank Test) wurden die Faktoren in eine Cox-Regressionsanalyse aufgenommen. *Ergebnisse:* In der univariaten Statistik ergab sich für am Primärtumor resezierte Patienten, für chemotherapierte Patienten, für den metastatischen Befall von lediglich einem Organsystem, für einen präoperativ niedrigen CEA-Wert, für ein auf das Organ begrenztes Primärtumorstadium und für einen guten Leistungszustand des Patienten nach WHO ein signifikanter Überlebensvorteil. Diese Faktoren wurden in eine Cox-Regressionsanalyse aufgenommen. Dabei behielten die Tumorresektion (medianes Überleben resezierte Patienten vs. nichtresezierte Patienten 13,1 vs. 4,6 Monate, $p = 0{,}004$), die durchgeführte Chemotherapie (therapierte vs. nichttherapierte Patienten 17,4 vs. 6,1 Mo, $p = 0{,}007$), das präoperative CEA und der Leistungszustand nach WHO einen unabhängigen Einfluss. *Diskussion:* Wir schlussfolgern aus unseren Ergebnissen, dass die Primärtumorresektion in der Palliativsituation ihre Berechtigung auch in prognostischer Hinsicht besitzt. Als weitere relevante Prognosefaktoren sind die Durchführung einer Chemotherapie, der prätherapeutische CEA-Wert und der Leistungszustand des Patienten anzusehen.

Frühergebnisse der neoadjuvanten Radiochemotherapie beim Rektumkarzinom

H. Stöltzing, D. Wolken und K. P. Thon

Abteilung für Allgemein-, Viszeral- und Unfallchirurgie, Robert-Bosch-Krankenhaus, Auerbachstraße 110, 70376 Stuttgart

Early Results of the Neoadjuvant Radiochemotherpay in the Rectal Carcinoma

Ziel: Daten aus kontrollierten Studien [1], aber auch eine Reihe theoretischer Überlegungen [2] sprechen für eine präoperative Radiochemotherapie (RCTx) auch beim resektablen Rektumkarzinom. Die Vorbehandlung soll den Tumor verkleinern und die R0-Resektionsrate erhöhen. Außerdem wird die Nachbestrahlung z. B. einer pouch-Rekonstruktion vermieden. Die Frühergebnisse nach neoadjuvanter Radiochemotherapie wurden jetzt im eigenen Krankengut ermittelt. *Patienten und Methode:* Bei ausgewählten Patienten mit einem Rektumkarzinom, die im CT und endosonografisch ein TNM-Stadium 2 und höher aufwiesen, erfolgte eine neoadjuvante RCTx. Bei allen Patienten wurde ein Port implantiert. Bei endoskopisch nicht passierbarer Stenose und bei T4-Tumoren wurde prophylaktisch per Laparoskopie ein Deviationsstoma angelegt. Über 5 Wochen erfolgte dann die Bestrahlung mit $5 \times 1{,}8$ Gy/Woche bis zu einer Gesamtdosis von 45 Gy. Die Chemotherapie bestand aus 5 Zyklen 5-FU in einer Dosierung von 225 mg/m^2 pro Tag als 120-stündige Dauerinfusion. Die Operation wurde ca. 6 Wochen später durchgeführt. *Ergebnisse:* Vom 1.1.1999 – 15.9.2001 wurden 26 Patienten vortherapiert, bei 22 inzwischen eine Rektumresektion vorgenommen.

Überwiegend wurde die Vorbehandlung gut toleriert, allerdings kam es bei 2 Patienten mit einem T4-Karzinom zu einer Tumoreinschmelzung mit Perforation und Sepsis. Beide konnten nach Abszessdrainage im freien Intervall reseziert werden, in einem Fall als Diskontinuitätsresektion. Bei allen anderen Patienten wurde zum geplanten Zeitpunkt eine Kontinuitätsresektion vorgenommen, davon 7× mit Pouchbildung. Alle Tumoren hatten sich verkleinert und waren technisch aufgrund einer Ödembildung mit geringerer Blutungsneigung überraschend gut operabel. In 53% lag die pT-Kategorie unter der prätherapeutisch erhobenen, bei drei Tumoren kam es zu einer kompletten Remission. Die Wundinfektionsrate betrug 13% (3/22), bei 4 Patienten kam es zu einem radiologisch nachweisbaren, unter Deviationsileostoma klinisch inapperenten Anastomosenleck, so dass das Stoma später als geplant zurückverlagert wurde. *Zusammenfassung:* Die neoadjuvante RCTx beim Rektumkarzinom lässt sich durch Portimplantation und laparoskopische Deviationsstomaanlage bei fortgeschritteneren Tumoren relativ komplikationsarm durchführen. Immer wird eine deutliche Tumorverkleinerung („Downsizing") erreicht, zu ca. 50% auch ein „Downstaging". In 15% war eine komplette Remission zu verzeichnen. Die Operabilität war damit besser, die Operation selbst technisch sogar einfacher. Die postoperativen Komplikationsraten lagen im üblichen Bereich.

[1] Gammá et al. (2000) JAMA 284:1008
[2] Wannenmacher und Herfarth (2000) Chirurg 71:1440

Analyse des Kollagenstoffwechsels bei Patienten mit Anastomoseninsuffizienzen in Folge kolorektaler Resektionen

M. Stumpf[1], U. Klinge[1], K. Junge[1], B. Klosterhalfen[2] und V. Schumpelick[1]

[1] Chirurgische Universitätsklinik,
[2] Institut für Pathologie, Universitätsklinikum RWTH Aachen, Pauwelsstraße 30, 52074 Aachen

Analysis of the Collagen Metabolism in Patients with Anastomosis Insufficiencies Following Colorectal Resectious

Einleitung: Anastomoseninsuffizienzen nach Darmresektionen stellen auch heute noch eine schwerwiegenden Komplikation mit häufig deletärem Ausgang dar. Trotz Verbesserung der chirurgischen Technik und Identifikation von Risikofaktoren muss weiterhin mit einer Inzidenz von bis zu 10% gerechnet werden. Ausgehend von entsprechenden Ergebnissen zur Hernienentstehung, sollte mit der vorliegender Pilot-Studie der Frage nachgegangen werden, ob Hinweise existieren, die darauf hindeuten, dass das Auftreten einer Anastomoseninsuffizienz mit einer Veränderung im Kollagenstoffwechsel einhergehen könnte. *Material und Methode:* Untersucht wurden 10 archivierte formalin-fixierte Darmresektate von Patienten nach onkologischen Koloneingriffen die postoperativ eine Anastomoseninsuffizienz entwikkelten. Zur Kontrolle dienten 14 Patienten, bei denen sich retrospektiv kein Hinweis für eine Anastomoseninsuffizienz ergab. Die Gewebeproben wurden immunhistochemisch bezüglich ihres Kollagengehaltes, des Anteils an Kollagen I und III, sowie der Expression von Metalloproteinasen (MMP-1, MMP-13) untersucht und verglichen. In die Analyse ging lediglich histologisch tumorfreies Gewebe ein. Patienten mit bekannten Risikofaktoren wurden ausgeschlossen. *Ergebnisse:* In der Insuffizienz-Gruppe wurde ein deutlich geringerer Kollagengehalt der Kolonwand (2.31 ± 0.41 µg/mg) im Vergleich zur Kontrollgruppe festgestellt (3.26 ± 0.41 µg/mg). Sowohl der Anteil an Typ I Kollagen (1.19 ± 0.29 vs. $1.54 \pm$

0.29 μg/mg) als auch an Typ III Kollagen (1.11 ± 0.23 vs. 1.67 ± 0.38 μg/mg) waren erniedrigt. Der Quotient Kollagen I/III zeigte keinen signifikanten Unterschied. In allen Proben konnte eine Expression von MMP-1 gezeigt werden. In 9 von 10 Patienten die eine Insuffizienz entwickelten war darüber hinaus MMP-13 nachweisbar, dagegen nur bei 6 von 14 Patienten mit unkompliziertem Heilungsverlauf. *Schlussfolgerung:* Die vorliegenden Daten geben Hinweis darauf, dass Patienten, bei denen sich eine Anastomoseninsuffizienz im Bereich des Kolons entwickelt, Veränderungen des Kollagengehalts aufweisen sowie verstärkt die Kollagenase MMP-13 exprimieren. Sollten sich diese Befunde in weiteren Untersuchungen bestätigen lassen, muss, analog zur Narbenhernie, zusätzlich zu den bekannten technischen Faktoren die Pathogenese der Anastomoseninsuffizienz um das Vorliegen einer prädisponierenden Kollagenstoffwechselstörung erweitert werden.

Zenker Divertikel: Myotomie mit Divertikulektomie versus Myotomie mit Divertikulopexie

J. Theisen, H. J. Stein, K. Prentl, B. L. D. M. Brücher und J. R. Siewert

Chirurgische Klinik und Poliklinik, Klinikum rechts der Isar, Technische Universität München, Ismaninger Straße 22, 81675 München

Zenker's Diverticulum: Myotomy with Diverticulectomy vs Myotomy with Diverticulopexie

Einleitung: In der chirurgischen Behandlung des Zenker Divertikels herrscht Uneinigkeit darüber, ob eine Myotomie mit einer Divertikelabtragung (Divertikulektomie) oder einer Fixierung des Divertikels an die prävertebrale Faszie (Divertikulopexie) kombiniert werden sollte. Das Ziel dieser Studie ist der Vergleich dieser beiden chirurgischen Therapiealternativen hinsichtlich chirurgischer Komplikationen und symptomatischem Verlauf. *Patienten und Methodik:* Im Zeitraum von 1984 bis 1997 wurden an unserer Klinik 140 Patienten mit Zenker Divertikeln auf eine der beiden chirurgischen Arten therapiert. Retrospektiv wurden die klinischen Daten analysiert und die Patienten mittels eines standardisierten Fragebogens „symptomatisch" evaluiert. *Ergebnisse:* Von den insgesamt 140 operierten Patienten mit Zenker Divertikeln lagen verwertbare Daten in 116 Fällen vor. Der mediane „follow-up" lag bei 70.8 Monaten (19 – 171). 35 Patienten erhielten neben der obligaten Myotomie eine Divertikulopexie. In 81 Fällen wurde zusätzlich eine Divertikulektomie durchgeführt. Die Mehrzahl dieser Patienten hatte ein Divertikel dem Brombart Stadium III oder IV entsprechend, wogegen Patienten mit Divertikulopexie eher kleinere Divertikel aufwiesen (Brombart I oder II).

	Divertikulopexie (n = 35)	Divertikulektomie (n = 81)	p-Wert
Morbidität	0/35 (0%)	12/81 (14.8%)	< 0.05
Keine post Op. Symptome	29/35 (82.8%)	74/81 (91.3%)	n. s.

Mehr als 90% aller Patienten waren mit dem operativen Ergebnis zufrieden. *Schlussfolgerung:* Basierend auf diesen Ergebnissen empfiehlt sich nur bei Patienten mit großen Zenker Divertikeln eine Divertikulektomie in Ergänzung zur Myotomie, wogegen bei Patienten mit kleineren Divertikeln eine Divertikulopexie durchgeführt werden sollte.

Endoskopisch-radiologische Diagnostik zur bedarfsadaptierten Therapieplanung der Anastomoseninsuffizienz

D. Tübergen, L. Biermann und N. Senninger

Abteilung für Endoskopie, Klinik und Poliklinik für Allgemeine Chirurgie, Universitätsklinikum Münster, Waldeyerstraße 1, 48149 Münster

Combined Endoscopy and Radiology for Stage Adopted Therapy of Anastomotic Leakage

Einleitung: Die Anastomoseninsuffizienz nach Ösophagusresektion ist mit einer Inzidenz von 10% und einer Mortalität um die 30% neben pulmonalen Komplikationen die wichtigste Störung im postoperativen Verlauf. Zur frühzeitigen Diagnose wird daher üblicherweise in der postoperativen Phase eine Röntgenuntersuchung der Anastomose mit wasserlöslichem Kontrastmittel durchgeführt. Die Effektivität dieser Maßnahme ist fragwürdig und hilft nur ungenügend bei der weiteren Therapieplanung. Daher sollte der Nutzen einer additiven Endoskopie für das Management dieser Komplikation überprüft werden. *Patienten und Methode:* In einer retrospektive Analyse wurden alle Patienten nach abdomino thorakaler Ösophagusresektion aufgenommen. Bei diesen Patienten wurde am 5. postoperativen Tag ein Gastrographinschluck durchgeführt, der bei klinisch auffälligem Verlauf wiederholt und durch eine obere Endoskopie ergänzt wurde. Hiernach ergab sich folgender Behandlungsalgorithmus:

1) Blind endende Fisteln wurden konservativ behandelt.

2) Bei Fistelanschluss an das Mediastinum oder Pleurahöhle erfolgte bei vitalem Gewebe die operative Anastomosenreparation.

3) Bei nekrotischem, nicht reparationsfähigem Gewebe wurde hingegen der Defekt mit einem selbstexpandierenden ummantelten Metallstent überbrückt. *Ergebnisse:* Von Oktober 1996 bis Oktober 2001 wurden an unserer Klinik 266 Patienten Ösophagus-reseziert. Hiervon entwickelten 20 (7,5%) eine Anastomoseninsuffizienz. Diese wurde im Median nach 10 Tagen diagnostiziert, 13 mal nach dem „Routinegastrographinschluck". Die Erstsymptome der Komplikation waren mannigfaltig (Tabelle 1).

Erstsymptome der Anastomoseninsuffizienz	
Fieber	6
Keine	3
Cardioresp. Insuffizienz	2
Schmerzen	2
Hautrötung*	2
Unbekannt	2
Putrides Drainagensekret	1
Blutung	1
Pleuraerguß	1

* am Hals nach cervikaler Anastomose

In der Gruppe der konservativ Behandelten (n = 7) verstarb kein Patient. Ein Patient aus der „Stent Gruppe" (n = 7) verstarb während des stationären Aufenthaltes an einer fulminanten Lungenembolie. Ein Patient nach operativer Revision (n = 6) verstarb aufgrund einer Mediastinitis bei Interponatischämie mit erneuter Insuffizienz, ebenso ein Patient mit primärer Interponatnekrose. Somit lag die Insuffizienz bedingte Mortalität des Gesamtkrankengutes bei 1%. *Diskussion:* Der postoperative „Routinegastrographinschluck" kann nur selten eine Anastomoseninsuffizienz im frühen Stadium nachweisen, bietet die Möglichkeit falsch negativer Ergebnisse und kann auch nicht den Beginn der Anastomosenheilungsstörung (Nekrose) nachweisen. Auch die klinischen Symptome sind zu vielfältig und unspezifisch. Durch den Einsatz der Endoskopie beim ersten Verdacht kann aber eine beginnende Heilungsstörung sicher erkannt und eine bereits eingetretene Insuffizienz durch simultane Kontrastmittelgabe über den Arbeitskanal bewiesen werden. Zudem eröffnet sie durch die Beurteilung des umgebenden Gewebes eine Einschätzung der Heilungskapazität und damit die Rationale für das weitere chirurgische Handeln.

Das Rektum Karzinom – eine unterschätzte Manifestationsform beim Hereditären Nicht Polypösen Colon Carcinom (HNPCC)

A. Unger, T. Vogel, H.-D. Roher und G. Möslein

Klinik für Allgemeine- und Unfallchirurgie, Heinrich-Heine Universität Düsseldorf, Moorenstraße 5, 40225 Düsseldorf

The Rectal Carcinoma – An Underestimated Form of Manifestation with the Hereditary Non-Polyposis. Colorectal Carcinoma

Zielsetzung: Die colorektalen Karzinome stellen die häufigste Manifestationsform des HNPCC-Syndroms (Hereditary Non Polyposis Colorectal Cancer) dar. In sämtlichen Veröffentlichungen über das HNPCC-Syndrom wird die Dominanz rechtsseitiger Tumorlokalisation betont. Bei genauer Betrachtung der Literatur zeigt sich jedoch, dass häufig weder die Rate noch das Auftreten metachroner Rektum Karzinome angegeben wird. Wir evaluierten die Häufigkeit von Rektumkarzinomen in unserem Kollektiv. *Methoden:* Ausgewertet wurden die Daten von 135 gut dokumentierten HNPCC-Familien, die anhand der Amsterdam I und II Kriterien beziehungsweise durch eine Mutation der Mismatch-Repair Gene identifiziert wurden. *Ergebnisse:* Es wurden 709 Karzinome von 662 Patienten ausgewertet. In diesem Patientenkollektiv wurden insgesamt 502 (m: 243; w: 259) colorektale Karzinome dokumentiert. Unter den 502 colorektalen Karzinomen waren 45 (m: 19, w: 26) Karzinome des Rektums (9%). Das durchschnittliche Diagnosealter lag bei 48,5 Jahren (27 – 94). Dieses Alter ist etwa zwei Jahrzehnte früher als das charakteristische Manifestationsalter beim sporadischen rektalen Karzinom. 14 (31%) der 45 an einem Rektum Karzinom erkrankten Patienten sind seit Diagnosestellung verstorben. Die mittlere Überlebenszeit betrug 4,2 Jahre. Bei den restlichen 31 Patienten liegt die Diagnose Rektum Karzinom zwischen 1 und 26 Jahre zurück. Bei 8 (18%) der 45 Rektum Karzinome entwickelten sich in einem Zeitraum von 1 bis 15 Jahren metachrone HNPCC assoziierte Karzinome. Bei 4 (50%) Patienten trat ein Rektum Karzinom als Primärtumor auf. *Schlussfolgerungen:* Das Auftreten colorektaler Karzinome in frühem Lebensalter ist ein charakteristisches Merkmal bei der Identifizierung von HNPCC-Familien. Anhand unseres Kollektivs erkennt man, dass 9% dieser Karzinome im Rektum lokalisiert sind. Fast ein Drittel (31%) dieser Patienten verstarben nach etwas mehr als 4 Jahren an den Folgen dieses Karzinoms. Wir schließen aus unseren Beobachtungen, dass die Häufigkeit an Rektum Karzinomen bei HNPCC-Patienten oft unterschätzt wird. Es stellt sich die Frage nach der Indikation zu einer prophylaktischen Proktokolektomie bei HNPCC Patienten mit einem Rektum Karzinom als Primärtumor. In wie weit Patienten von einer erweiterten Chirurgie im Gegensatz zu jährlichen Koloskopien profitieren, muss in prospektiven Studien noch untersucht werden.

Bedeutung des Endometrium Karzinoms zur Identifikation von HNPCC Familien – Eine interdisziplinäre Aufgabe?

A. Unger, S. Werner, T. Vogel, H.-D. Röher und G. Möslein

Klinik für Allgemeine- und Unfallchirurgie, Heinrich-Heine Universität Düsseldorf, Moorenstraße 5, 40225 Düsseldorf

Significance of the Endometrial Carcinoma for Identification of HNPCC Families – An Interdisciplinary Task

Zielsetzung: HNPCC (Hereditary Non Polyposis Colorectal Cancer) ist das häufigste Prädispositionssyndrom colorektaler Karzinome mit einer Häufigkeit von 5 - 10%, bezogen auf alle Karzinome des Kolorektums. Klinisch definiert ist das HNPCC Syndrom über die Amsterdam I und II Kriterien. Das Tumorspektrum umfasst neben den colorektalen Karzinomen auch Karzinome des Endometriums (EM-Ca), des Dünndarms und der ableitenden Harnwege. Bislang werden HNPCC-Familien vor allem über das colorektale Karzinom als Indextumor identifiziert. Unser Augenmerk richtet sich auf die Endometrium Karzinome, um durch die in den Familien zu beobachtenden Karzinomhäufigkeiten auf weitere potentielle HNPCC-Familien aufmerksam zu werden. In der Literatur werden gehäuft HNPCC Familien mit EM-Ca beschrieben, die nicht die strengen Amsterdam-Kriterien erfüllen und Mutationen in einem der Mismatch-Repair Gene aufweisen. *Methoden:* Ausgewertet wurden 709 Karzinome von Patienten aus 135 gut dokumentierten, den Amsterdam-Kriterien entsprechenden, Familien. *Ergebnis:* Das EM-Ca fand sich in 58 Familien (43%). Sie waren nach dem kolorectalen Karzinom (n = 502, m: 239; w: 263) mit 89 (13%) Erkrankungsfällen die zweithäufigste Organmanifestation. Das Durchschnittsalter lag bei 46 Jahren (Altersverteilung: 24 - 76 Jahren) und somit etwa 2 Jahrzehnte vor dem typischen Erkrankungsalter der sporadischem EM-Ca. 46 Frauen (52%) erkrankten vor dem 50. Lebensjahr, dagegen lediglich 12% bei sporadischen EM-Ca (Krebsregister Saarland). Bei 21 Frauen (24%) entwickelten sich metachrone, vornehmlich kolorektale Malignome (13 Zweitkarzinome, 4 Drittkarzinome, je 1 Viert-, Fünft- und Sechstkarzinom). Bei 13 Patientinnen (62%) trat das EM-Ca vor einer Manifestation im Kolorektum auf, im Durchschnitt etwa 11 Jahre. Bei 6 Frauen (7%) wurde das EM Karzinom synchron mit einem colorektalen Karzinom diagnostiziert. *Schlussfolgerung:* Das Endometrium Karzinom ist die zweit häufigste Tumormanifestationsform des HNPCC-Syndroms. Es stellte in 15% den Indextumor dar, über den, bei konsequenter Erhebung der Familienanamnese, das zugrundeliegende hereditäre Syndrom auffiel. Dies unterstreicht die Bedeutung einer ausführlichen Erhebung der Familienanamnese bei jungem Erkrankungsalter HNPCC assoziierter Karzinome. Durch die Möglichkeiten der molekulargenetischen Identifikation der krankheitsverursachenden Mutation und somit der Möglichkeit einer prädiktiven Diagnostik bei den anverwandten Risikopersonen erwächst die klare Verpflichtung, diese Familien prospektiv zu identifizieren. Bei HNPCC-Patienten, die in jungem Alter an einem EMCa erkrankt sind, kann durch das intensivierte Vorsorgeprogramm das Auftreten kolorektaler und weiterer HNPCC-assoziierter Karzinome verhindert werden. Immerhin erkranken heute noch ungefähr 5000 Patienten pro Jahr an einem HNPCC-assoziierten Karzinom!

Postoperative Erfolgskontrolle nach Resektionsrektopexie: Vergleich von konventioneller vs. Magnet-Resonanz-Defäkographie

M. J. Utzig[1], A. Oesterheld[1], A. J. Kroesen[1], K. J. Wolff[2] und H. J. Buhr[1]

[1] Abteilung für Allgemein-, Gefäß- und Thoraxchirurgie, Chirurgische Klinik und Poliklinik I,
[2] Klinik für Radiologie und Nuklearmedizin, Universitätsklinikum Benjamin Franklin, Freie Universität Berlin, Hindenburgdamm 30, 12200 Berlin

Postoperative Control of Success After Resection Rectopexie Comparison of conventional vs Magnet Resonance Defecography

Zielsetzung: Die Defäkographie stellt bei Rektumentleerungsstörungen einen Grundpfeiler der Diagnostik dar. Die MR-Defäkographie gibt über die dynamische Darstellung der Rektumentleerung hinaus Informationen über die Interaktion zwischen Rektum und den Organen des kleinen Beckens, ist aber bislang in der Routinediagnostik noch nicht voll etabliert. Anhand der postoperativen Kontrollen nach Resektionsrektopexie werden die Ergebnisse der MR-Defäkographie denen der konventionellen Untersuchung gegenübergestellt. *Material und Methoden:* Im Zeitraum 01/95 bis 06/01 wurde wegen einer Rektumentleerungsstörung bei 35 Patienten eine Resektionsrektopexie durchgeführt. Im Rahmen des follow-up wurde neben einer detaillierten Inkontinenz-Anamnese eine morphologische Funktionsanalyse mittels konventioneller Defäkographie erhoben. Bei 14 Patienten wurde zusätzlich eine MR-Defäkographie (Magnetom Open; 0,23 Tesla) durchgeführt. Die im Cine-Mode gespeicherten Bilder dieser Patienten wurden hinsichtlich quantitativer (anorektaler Winkel, Beckenbodenlage) und qualitativer Merkmale (Deszensus und Kompression des Rektums) untersucht und mit den Ergebnissen der konventionellen Defäkographie verglichen. Statistische Auswertung mittels Boxplot und Friedman-Test. *Ergebnisse:* Generell sind die quantitativen Ergebnisse der MR-Defäkographie mit denen der konventionellen Untersuchung kongruent. Bei kleineren Absolutwerten unterscheiden sich die kernspintomographisch ermittelten anorektalen Winkel bei Anspannung und Entleerung des Rektums nicht von den konventionell bestimmten Befunden. Die Verteilung der Ruhedaten des anorektalen Winkels jedoch tendiert im MRT zu niedrigeren Werten. Die Lage des Beckenbodens ist in Ruhe und beim Heben des Beckenbodens in beiden Methoden vergleichbar, bei der Entleerung des Rektums ergibt die Strukturanalyse des Boxplots einen signifikanten Strukturunterschied. Bei 4/14 Patienten zeigte die MR-Defäkographie zwar einen Descensus vesicae, ein Impression des Rektums von außen war in keinem Patienten nachweisbare (Tabelle 1). *Zusammenfassung und Schlussfolgerung:* (1) Die Ergebnisse der MR-Defäkographie sind der konventionellen Defäkographie hinsichtlich der Bestimmung des anorektalen Winkels bei Anspannung und Entleerung des Rektums vergleichbar. (2) Die Lage des Beckenbodens stimmt bei Ruhe und Anspannung in beiden Methoden überein. (3) Aufgrund der Beurteilbarkeit der Nachbarorgane gibt die MR-Defäkographie zusätzliche Informationen über die Interaktion von Rektum und Organen des kleinen Beckens.

Tabelle 1

	anorektaler Winkel [°] (Ruhe-Anspannung-Entleerung)	Beckenbodenlage [cm zur Referenzlinie] (Ruhe-Anspannung-Entleerung)	Deszensus [n]
konventionelle Defäkographie	120 – 100 – 140	− 2.5 – 0.5 – − 3.5	./.
MR-Defäkographie	100 – 87 – 130	− 4.0 – − 2.7 – − 5.5	Descensus vesicae
Signifikanz-Niveau konventionell vs. MR	< 0.05 – n.s. – n.s.	n.s. – n.s. – < 0.05	n = 4

Limitierte Resektion nach neoadjuvanter Radiochemotherapie beim Plattenepithelkarzinom des zervikalen Ösophagus

J. Zacherl[1], H. J. Stein[1], B. L. D. M. Brücher[1], M. Feith[1], U. Fink[1], M. Molls[3], M. Werner[4], E. Biemer[2] und J. R. Siewert[1]

[1] Chirurgische Klinik und Poliklinik,
[2] Abteilung für Plastische Chirurgie,
[3] Klinik und Poliklinik für Strahlentherapie und radiologische Onkologie,
[4] Institut für Allgemeine Pathologie und Pathologische Anatomie, Klinikum rechts der Isar, Technische Universität München, Ismaninger Straße 22, 81675 München

Limited Resection After Neoadjuvant Radiochemotherapy in the Squamous Epithelial Carcinoma of the Cervical Esophagus

Das Plattenepithelkarzinom des zervikalen Ösophagus (CEC) ist eine seltene Entität und wird meist erst im lokal fortgeschrittenen Stadium diagnostiziert. Beim resektablen CEC gilt die Ösophagolaryngektomie mit permanentem Tracheostoma als Standard. Im Rahmen einer prospektiven Phase-II-Studie evaluierten wir bei Patienten mit lokal fortgeschrittenem CEC (uT3/4NxM0-Kategorien) ein multimodales Therapiekonzept mit neoadjuvanter Radiochemotherapie (RCT) und limitierter cervikaler Ösophagusresektion, Interposition eines freien Dünndarmsegmentes mit mikrovaskulärem Gefäßanschluss und Pharynxerhaltung. Von 3/1986 bis 2/2001 wurden 54 Patienten mit lokal fortgeschrittenem CEC im Rahmen dieses multimodalen Konzepts behandelt. Bei 28 dieser Patienten erreichte der orale Tumorrand den Hypopharynx. Nach RCT konnte bei 44/54 (81.5%) der Patienten eine Laryngektomie vermieden werden. Eine R0-Resektion war bei 70,4% möglich. Die 30-Tage-Letalität betrug 1.9%. Eine reinterventionsbedürftige Interponatsnekrose trat bei 7/54 (13%) Patienten auf. Am Entlassungstag war eine orale Ernährung bei 38/54 Patienten möglich. Die 5-Jahresüberlebensrate für die gesamte Patientengruppe beträgt 28%, die mediane Überlebensdauer 29 Monate. Patienten mit komplettem histopathologischem Ansprechen ($n = 13$) überlebten im Median 75.4 Monate verglichen mit 21.7 Monaten bei subtotalem oder nicht-Ansprechen ($n = 41$; $p = 0{,}033$). Die multivariate Analyse ergibt eine unabhängige prognostische Bedeutung für die pT-Kategorie ($p = 0{,}039$; rr 2.48; 95% CI 1.046 - 5.905) und den Nodalstatus pN ($p = 0{,}033$; rr 2.904; 95% CI 1.301 - 6.482). Trotz der topographischen Nachbarbeziehungen zu Hypopharynx und Larynx ist nach RCT bei einem Großteil der Patienten mit lokal fortgeschrittenem CEC eine radikale zervikale Ösophagussegmentresektion mit Erhalt des Larynx möglich, selbst bei dorsaler Infiltration des Hypopharynx. Die Rekonstruktion mittels Jejunumautotransplantation ermöglicht eine zufriedenstellende Schluckfunktion, die, wie auch der Erhalt der Sprache, in einer hohen Lebensqualität resultiert. Im Vergleich zu bisher publizierten Ergebnissen radikalerer Resektionsverfahren scheint das beschriebene Konzept auch einen Überlebensvorteil zu bieten.

Immuntherapie bei gastrointestinalen Malignomen

Apoptoseinduktion durch präoperative passive Immuntherapie beim resektablen Magenkarzinom

W. Timmermann[1], B. Illert[1], H. P. Vollmers[2], V. Krenn[2], H. Rückle-Lanz[3] und M. Wilhelm[3], A. Thiede[1]

[1] Chirurgische Universitätsklinik, Universität Würzburg, Josef-Schneider-Straße 2, 97080 Würzburg
[2] Pathologisches Institut, Universität Würzburg, Josef-Schneider-Straße 2, 97080 Würzburg
[3] Medizinische Poliklinik, Universität Würzburg, Josef-Schneider-Straße 2, 97080 Würzburg

Induction of Apoptosis via Praeoperative Immunotherapy in Resectable Gastric Cancer

Summary. The antibody SC-1 is a human IGM molecule, which binds to a tumor specific receptor. This SC-1 receptor is detectable on biopsies, it is present in about 50% of gastric cancers. After binding of the antibody to the receptor the tumor cells go into apoptosis. 50 patients expressing the SC-1 receptor on their tumors habe been treated with SC-1 prior to gastrectomy. In 80% of cases apoptosis induction could be demonstrated in the tumors. The only side effect of the SC-1 therapy was a reversible episode of fever during antibody infusion in 8% of our patients.

Key words: Apoptosis – antibody therapy – gastric cancer

Zusammenfassung. Der Antikörper SC-1 ist ein humanes IGM Molekül, welches an einen tumorspezifischen Rezeptor an Magenkarzinom bindet. Dieser Rezeptor kann an Biopsien nachgewiesen werden, er ist bei etwa 50% aller Magenkarzinome vorhanden. Nach Bindung des Antikörpers kommt es zur intrazellulären Induktion von Apoptose. 50 Patienten, bei denen der SC-1 Rezeptor nachgewiesen worden war, wurden vor radikaler Entfernung ihres Magencarcinoms mit 20 mg des Antikörpers behandelt. Bei 80% der Patenten kam es zur Apoptoseinduktion im Magenkarzinom. Als einzige Nebenwirkung wurden bei 8% der Patienten reversible Fieberanstiege während der Antikörpertherapie beobachtet.

Schlüsselwörter: Apoptose – Antikörpertherapie – Magenkarzinom

Der Antikörper SC-1 wurde im Pathologischen Institut der Universität Würzburg in der Arbeitsgruppe H. P. Vollmers gewonnen und beschrieben. Hierzu wurden Lymphozyten aus der Milz eines Patienten mit einem Magenkarzinom mit einem humanen Myelom fusioniert und die Antikörper der resultierenden B-Zellklonen wurden auf spezifische Bindungen mit dem Ausgangstumor sowie auf Wachstumsinhibition von Zelllinien dieses Tumors untersucht. Der Antikörperklon, der das am besten vermochte, wurde als SC-1 bezeichnet und in den folgenden Jahren weiter analysiert. Es zeigte sich, dass der Antikörper SC-1 ein humanes IgM-Molekül ist. Er bindet an eine pathologische Isoform des CD55-Moleküls, den sog. SC-1 Rezeptor. Dieser SC-1 Rezeptor ist nach allen bisherigen Untersuchungen tumorspezifisch, d.h. er wird nur auf

Magenkarzinomen exprimiert. Etwa 50% aller Magenkarzinome exprimieren diesen Rezeptor und sind daher prinzipiell mit dem Antikörper therapierbar. Nach Bindung des Antikörpers SC-1 an seinen Rezeptor, insbesondere wenn mehrere Rezeptoren durch sog. Crosslinking verbunden sind, wird intrazellulär Apoptose ausgelöst. Die intrazellulären Ereignisse nach der Rezeptoraktivierung sind weitgehend analysiert. Es zeigte sich, das der Signalweg der durch SC-1 vermittelten Apoptose bisher nicht beschrieben ist und insbesondere nicht identisch mit dem klassischen Fas-Aktivierungsweg ist. Es kommt zu einer Aktivierung der Caspasen, woraus die Zerstörung des intrazellulären Cytokingerüstes mit nachfolgendem Zelltod resultiert. Diese Apoptoseinduktion führt innerhalb von 48 h im Regelfall zum Zelltod und sie konnte sowohl bei in vitro Versuchen an Zelllinien als auch bei in vivo Versuchen an Tumortransplantaten im Nacktmausmodell nachgewiesen werden. Diese geschilderten Eigenschaften ließen den Antikörper SC-1 als ein außerordentlich attraktives Instrument zum Einsatz gegen Magenkarzinome erscheinen.

So begannen wir in einer interdisziplinären Arbeitsgruppe aus Internisten, Pathologen und Chirurgen und Molekularbiologen mit dem klinischen Einsatz dieses Antikörpers in einer Pilot-Studie. Es sollte geprüft werden, welche Nebenwirkungen bei der Anwendung von SC-1 bei Patienten auftreten und ob der Antikörper auch an Tumoren in Patienten Apoptose induziert. Bei Patienten mit primär operabel eingeschätztem Magenkarzinom wurde präoperativ eine Magenbiopsie aus dem Karzinom entnommen und diese Biopsie auf das Vorhandensein des SC-1-Rezeptors untersucht. Wurde der Rezeptor exprimiert, so erfolgte 48 Stunden vor der geplanten Operation eine Therapie mit dem SC-1-Antikörper in einer Dosis von 30 mg über 4 Stunden i.v. Dann erfolgte nach onkologischen Richtlinien die Resektion des Magenkarzinoms und das Resektionspräparat wurde im Pathologischen Institut auf Apoptoseinduktion und Tumorregression untersucht.

In der Pilot-Studie wurde bisher insgesamt 43 Patienten mit dem Antikörper behandelt. Dabei beobachteten wir als einzige Nebenwirkung bei 4 Patienten (8%) kurzfristige und reversible Temperaturanstiege während der Infusion des Antikörpers. Anhand von Apoptose Färbungen wurden die Biopsien vor Antikörpertherapie mit den Resektionspräparaten nach Antikörpertherapie verglichen. Bei 80% der untersuchten Fälle zeigte sich eine mehr als 30%-ige Zunahme der apoptotischen Zellen. Weiterhin zeigte sich in 60% der Präparate eine Zunahme der Tumorregression. Obwohl unsere Studie nicht auf die Untersuchung von Überlebensraten ausgelegt war, so zeigt doch die Betrachtung unseres SC1 behandelten Patientenkollektives nach R0 Resektion ($n = 30$) im Vergleich zu R0-resezierten Patienten der deutschen Magenkarzinom Studie sehr gute Überlebensraten. Diese Ergebnisse sind sehr vorsichtig zu interpretieren, wir meinen aber, dass man daraus ableiten kann, daß die Behandlung mit SC-1 zumindestens keine negativen Einflüsse auf das Patienten-Überleben hat und möglicherweise schon in der momentanen Form die Prognose der Patienten verbessert.

Im Knochenmarks-Biopsat unserer Tumor-Patienten konnten mit Doppelfärbung Zellen gefunden werden, an denen sich sowohl der epithelialen Marker CK-20 als auch der SC-1-Rezeptor nachweisen lässt. Dieses Ergebnis ist besonders interessant, da sich hier zum ersten Mal die Möglichkeit ergibt, immunhistochemisch disseminierte Tumorzellen tumorspezifisch zu detektieren und zum zweiten eröffnet das Vorhandensein dieses Rezeptors auch die Möglichkeit, diese disseminierten Zellen mit dem Antikörper in Apoptose zu bringen.

Zusammenfassend läßt sich sagen, daß bei der bisherigen interdisziplinären Kooperation bewiesen werden konnte, daß sich 1. mit dem Antikörper SC-1 auch bei Tumoren in vivo Apoptose induzieren läßt, daß 2. der Antikörper mit nur geringen Nebenwirkungen anwendbar ist, und daß 3. disseminierte Tumorzellen mit diesem Antikörper therapierbar sind.

Hiermit ergibt sich erstmals die Möglichkeit ein neues therapeutisches Werkzeug, nämlich eine passive Immuntherapie, bei soliden Tumoren des Gastrointestinaltraktes einzusetzen. Ziel künftiger klinischer Studien wird die Erarbeitung des optimalen Anwendungsform eines solchen Antikörpers sein. Aus chirurgischer Sicht erscheint der Einsatz als Ergänzung zu einer R0-Resektion zur Reduktion der disseminierten Tumorzellen und damit zur Verminderung der Rezidivrate besonders attraktiv.

Transplantation und Lebendspende

Entwicklung primärer Malignome nach Leber- und Nierentransplantation und ihre Behandlungsstrategie

W. O. Bechstein, K. Dette, M. Golling und Ch. Wullstein

Chirurgische Universitätsklinik, Ruhr Universität Bochum, Knappschaftskrankenhaus Bochum-Langendreer, In der Schornau 23 – 25, 44892 Bochum, (e-mail: wolf.bechstein@ruhr-uni-bochum.de)

Development of Primary Malignancies Following Liver and Kidney Transplantation and Treatment Strategy

Summary. Primary malignancy after solid organ transplantation has a more than three-fold incidence compared to the normal population. Causes are intensity and duration of immunosuppression, pre-operatively undetected, occult malignancy or pre-cancerous lesions in the recipient, direct or indirect tumor transmission via the transplant and environmental factors. Measures for prevention comprise antiviral treatment of individuals at risk for primary EBV-infection and prevention of sun exposure. Early detection follows general medical guidelines and, in addition, selective screening of certain risk groups of patients. Treatment of solid tumors follows established guidelines of professional working parties. Post-transplant lymphoproliferative disorders can often be treated with anti-CD antibody (rituximab). Antiproliferative immunosuppressants like rapamycin may seem promising with regard to a possibly reduced incidence of de-novo malignancy in the future.

Key words: De-novo malignancy – liver transplantation – kidney transplantation – treatment

Zusammenfassung. Primäre Malignome nach Organtransplantation treten mit mehr als 3-fach erhöhter Inzidenz im Vergleich zur Normalbevölkerung auf. Ursächlich sind Intensität und Dauer der Immunsuppression, präoperativ okkulte Malignome oder Präkanzerosen im Empfänger, Übertragung des Tumors (direkt/indirekt) durch die Transplanatation sowie Umweltfaktoren. Maßnahmen zur Prävention beinhalten antivirale Therapie beim Risiko der primären EBV-Infektion, und Schutz vor Sonnenexposition. Früherkennungsmaßnahmen umfassen die übliche Krebsvorsorge und gezieltes Screening von Risikogruppen. Die Behandlung solider Tumore orientiert sich an den Leitlinien der Fachgesellschaften. Postoperative lymphoproliferativer Erkrankungen (PTLD) können meist mit anti-CD20 Ak (Rituximab) behandelt werden. Antiproliferative Immunsuppressiva wie Rapamycin könnten sich im Hinblick auf die Inzidenz von de-novo Malignomen in Zukunft als günstig erweisen.

Schlüsselwörter: De-novo Malignome – Lebertransplantation – Nierentransplantation – Behandlung

Tabelle 1. De-novo Tumore nach Nierentransplantation: Häufigste Tumorlokalisationen bei 2890 Patienten nach Nierentransplantation (mod.n. Kyllönen 2000) (SIR – Standardised incidence ratio im Vergleich zur Normalbevölkerung)

Lokalisation	SIR
Alle Lokalisationen	3,33
Haut	39,22
Lippen	22,98
Dünndarm	11,78
Pleura	8,35
Schilddrüse	8,08
Niere	7,98
Lymphsystem	4,75
Colon	3,94
Ureter, Blase, Urethra	3,24

Die Entwicklung primärer Malignome nach Organtransplantation stellt eine bedeutende Ursache von Langzeit-Morbidität und auch Mortalität dar. Nach einer jüngeren Studie aus Finnland an 2890 Patienten nach Nierentransplantation ist das Risiko an einem de-novo Malignom zu erkranken 3,33fach erhöht gegenüber der Normalbevölkerung. Die häufigsten Tumorlokalisationen betrafen Haut und Lippen (Tabelle 1) [16].

Eine Reihe verschiedener Einflussfaktoren sind maßgeblich für das Entstehen von primären Malignomen nach Organtransplantation. Hierzu zählen:

- Art, Intensität und Dauer der Immunsuppression
- präoperativ okkulte Malignome oder Präkanzerosen im Empfänger
- Übertragung des Tumors (direkt/indirekt) durch das transplantierte Organ
- Umweltfaktoren.

Im Hinblick auf den Einfluss der Immunsuppression ist zu unterscheiden zwischen den Effekten der chronischen Immunsuppression und den kurzzeitigen Erhöhungen der Intensität der Immunsuppression. Dantal et al führten eine prospektive, randomisierte Studie durch für die 231 Nierentransplantierte mit höchstens einer Abstossungsepisode in der Vorgeschichte ein Jahr nach Nierentransplantation im Verhältnis von 1:1 jeweils einem Behandlungsarm zugeteilt wurden: in einer Gruppe wurde eine relativ reduzierte Immunsuppression durchgeführt mit einem angestrebten Ciclosporin Spiegel von 75 – 125 ng/ml (n = 115 Pat.), während im anderen Behandlungsarm weiter ein normaler Ciclosporin Talspiegel von 150 – 250 ng/ml (n = 116 Pat.) angestrebt wurde. Nach einer mittleren Beobachtungszeit von 66 Monaten trat bei 60/231 Patienten (26%) der Patienten ein de-novo Malignom auf., zumeist maligne Tumore der Haut. Malignome traten signifikant häufiger in der „Normal-Dosis“ Gruppe auf (37/115, 32%) als in der „Niedrig Dosis“ Gruppe (23/116, 20%; $p < 0{,}034$) [6].

Besonders deutlich wird das Risiko der vemehrten Tumorinzidenz im Zusammenhang mit der Intensität der Immunsuppression durch ein Beispiel aus der frühen Zeit nach Einführung von OKT3, (Muromonab-CD3), einem monoklonalen murinen Antikörper gegen die das lymphozytäre CD3 Antigen und damit potentem Medikament zur Induktions- und Abstoßungstherapie. In einer retrospektiven Untersuchung von 154 Patienten nach Herztransplantation wurde das Auftreten von lymphoproliferativen Erkrankungen untersucht (PTLD = post transplant lymphoproliferative disorder). Bei 9 von 79 (11,4%) aller mit OKT3 behandelten Patienten kam es zum Auftreten einer PTLD, während dies nur bei einem Patienten von 75 (1,3%) der nicht mit OKT3 behandelten Patienten auftrat. Ferner bestand ein Zusammenhang mit der applizierten Dosis. Die kumulative Dosis OKT3 betrug bei 65 Patienten bis zu 75 mg; eine PTLD trat in 4/65 Fällen (6,2%). Betrug die kumulative Dosis mehr als 75 mg, so wurde die Entwicklung einer PTLD in 5/14 Fällen (35,7%) beobachtet [26].

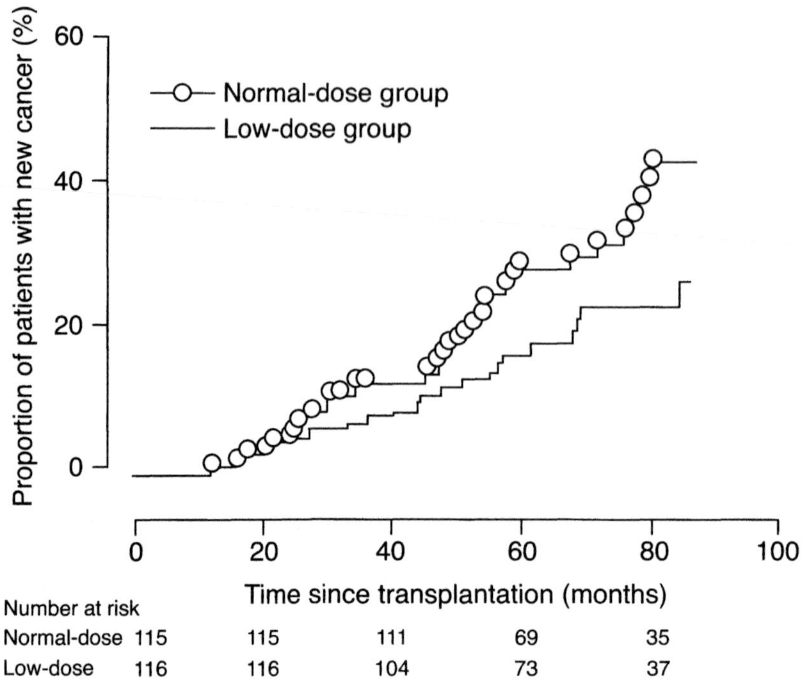

Abb. 1. Inzidenz von primären Malignomen nach Nierentransplantation. Gerade Linie – Gruppe der Patienten mit niedrig dosiertem Ciclosporin, offene Kreise – Gruppe der Patienten mit normal dosiertem Ciclosporin. Malignominzidenz nach einer mittleren Beobachtungszeit von 66 Monaten 20% vs. 32% ($p < 0{,}034$) (aus: Dantal J et al., Lancet 1998; 351:623 – 628)

Tabelle 2. Inzidenz von de-novo Tumoren nach Lebertransplantation in Abhängigkeit von der Basisimmunsuppression. Zusammenfassung der Ergebnisse vergleichender Studien des Berliner Lebertransplantationszentrum (modifiziert nach Jonas et al 1997)

Immunsuppression	n Patienten	de-novo Tumore (n)
CsA/Aza/Pred – IL2r-Ab vs. ATG	33 vs. 33	2 vs. 6
Tac/Pred vs. CsA/Aza/Pred/ATG	61 vs. 60	5 vs. 6
CsA/Aza/Pred - IL2r-Ab vs. ATG	39 vs. 41	2 vs. 3
Tac/Pred vs. Tac/Aza/Pred	21 vs. 21	1 vs. 2
CsA/Aza/Pred – IL2r-Ab vs. Placebo	21 vs. 21	0

Abkürzungen: CsA – Ciclosporin; Aza – Azathioprin; IL2r-Ab – Interleukin-2 Rezeptor Antikörper; ATG – Antithymozytenglobulin; Tac – Tacrolimus; Pred – Prednisolon

Mit Einführung neuerer Substanzen in der Immunsuppression wurde häufig zunächst einer vermehrte Inzidenz insbesondere von PTLD beobachtet, dies betraf u. a. Ciclosporin in der Anfangsphase [3] aber auch Tacrolimus nach Lebertransplantation bei Kindern [25]. Ergebnisse randomisierter Studien im Bereich der Lebertransplantation konnten jedoch keine signifikanten Unterschiede des Auftretens von de-novo Malignomen im Hinblick auf die verwendete Basisimmunsuppression feststellen [13] (Tabelle 2).

Neben den Effekten der Immunsuppression kommen noch andere Faktoren für die Manifestation von de-novo Tumoren nach Organtransplantation in Betracht. Einer davon ist das im Organempfänger vor Transplantation nicht entdeckte, mithin okkulte, Malignom, welches sich erst nach einer längeren Beobachtungszeit nach Transplantation manifestiert. Zur genaueren Charaktisierung dieses Problems wurden im Transplantationszentrum Pittsburgh, retrospektiv die Autopsien aller Organempfänger untersucht, die inner von 100 Tagen postoperativ im Zeitruam von Januar 1981 bis Juni 1967 verstorben waren. Es handelte sich um 375 Verstorbene (231 Lebertransplantierte, 52 Herztransplantierte, 26 Herz-Lungentransplantierte, 32 Lungentransplantierte, 34 Nierentransplantierte). Bei 11 von 375 früh nach Transplantation Verstorbenen (2,9%) wurden zuvor unbekante Malignome entdeckt. Es handelte sich hierbei um die Tumorlokalisationen bzw. - entitäten Schilddrüse (n = 3), neuroendokriner Tumor Dünndarm (n = 3), Lunge (n = 2), Kehlkopf (n = 1), Niere (n = 1) und Seminom (n = 1) [28].

Darüberhinaus sind bestimmte Gruppen von Organempfängern bekannt, bei denen im Zusammenhang mit ihrer Grundkrankheit ein erhöhtes Risiko für die Entwicklung von Malignomen besteht. Bei der gesamten Gruppe von Dialysepatienten und insbesondere bei Patienten mit Zystennieren besteht ein erhöhtes Risiko für die Entwicklung von Nierenzellkarzinomen [15, 19]. Bei Patienten mit Niereninsuffizienz auf dem Boden einer Analgetika-Nephropathie besteht ein erhöhtes Risiko für die Ausbildung von Urothelkarzinomen im gesamten ableitenden Harntrakt (Nierenbecken-kelchsystem, Ureteren, Harnblase). Die Autoren des Transplantationszentrums Hannover empfehlen bei diesen Patienten daher die bilaterale Nephrouterektomie der Eigennieren nach erfolgreicher Nierentransplantation und regelmäßige Zystoskopien zur Früherkennung eines Harnblasenkarzinoms [14]. Nach Lebertransplantation wurde eine erhöhte Inzidenz oropharyngealer Plattenepithelkarzinome beschrieben bei Patienten die wegen einer alkoholtoxischen Leberzirrhose transplantiert wurden [7].

Ein, wenngleich auch seltenes Ereignis stellt die direkte oder indirekte Transplantation eines Tumors durch das transplantierte Organ dar. Sowohl das Auftreten von Lebermetastasen eines Glioblastoma multiforme in der transplantierten Leber [12] als auch die Transplantation eines Nierenzellkarzinoms mit der transplantierten Niere wurden beschrieben [4]. Während beim Hirntod infolger bestimmter intrakranieller Malignome wie Glioblastoma multiforme und Astrocytom eine Kontrainkation zur Organentnahme besteht, sollte andererseit bei der Organentnahme selbst größtmögliche Sorgfalt angewendet werden, um ein zu Lebzeiten okkultes Malignom im Organspender nicht zu übersehen.

Indirekt kann die Transplantation eines virusinfizierten Organs das postoperative Auftreten von Malignomen begünstigen. Besonders betrifft dieses Ebstein-Barr-Virus (EBV) negative Kinder, bei denen EBV positive Organe transplantiert werden – hier besteht ein deutlich erhöhtes Risiko der Entwicklung einer PTLD im Zusammenhang mit der EBV Erstinfektion unter gleichzeitiger Immunsuppression [27]. Allerdings kann sich die PTLD auch im lymphatischen Gewebe des transplantierten Organs entwickeln [5, 23]. Die Übertragung des Humanen Herpes Virus 8 (HHV-8) schließlich bedingt nach Organtransplantation das erhöhte Risiko des Auftreten eines Kaposi Sarkoms [18].

Auch Umweltfaktoren spielen für die Entwicklung eines de-novo Malignoms nach Organtransplantation eine nicht zu vernachlässigende Rolle. Die Prävalenz bösartiger Hauttumore nach Nierentransplantation ist in Regionen mit intensiver UV-Strahlung wie z. B. Australien mehr als doppelt so hoch im Vergleich zu unseren nördlichen Breiten wie z. B. in Holland [2, 11] (Tabelle 3).

Tabelle 3. Prävalenz bösartiger Hauttumoren nach Nierentransplantation: mehr als doppelt so hoch in Regionen mit intensiver Sonneneinstrahlung (z. B. Australien) im Gegensatz zu nördlicheren Regionen (z. B. Niederlande)

Autor (Jahr) Region	5 Jahre	10 Jahre	20 Jahre
Hartevelt (1990) Niederlande		10%	40%
Bouwes Bavinck (1996) Queensland, AUS	20%	45%	75%

Tabelle 4. Prävention und Früherkennung primärer Malignome nach Nierentransplantation (mod. n. European Best Practice Guidelines on Renal Transplantation (Part II), 2002)

- *Post-Transplant Lymphoproliferative Erkrankungen (PTLD):*
  in der Risikokonstellation Spender EBV positiv / Empfänger EBV negativ: antivirale Prophylaxe für 3 Monate (Acyclovir oder Valacyclovir oder Ganciclovir)
- *Hauttumore*
  Expositionsschutz gegen UV-Strahlung (Bekleidung, Hautcreme mit Sonnenschutzfaktor > 15), regelmässige dermatologische Kontrolle
- *solide Tumore (zusätzliche Krebsfrüherkennung)*
  regelmässige Sonographie der Eigennieren,
  Hämoccult Testung (nach nationalen Richtlinien)
  Männer > 50 Jahre – jährlich PSA;
  Frauen: jährlich Zervix-PAP Untersuchung, Mammographie (nach nationalen Richtlinien),

In der Nachsorge von Patienten nach Organtransplantation ist die Prävention und Früherkennung von de-novo Malignomen zur Sicherung des langfristigen Patientenüberlebens essentiell. Entsprechende Richtlinien zur Nachsorge nierentransplantierter Patienten werden in Kürze veröffentlicht und mögen mit gewissen Einschränkungen auch als Richtlinien für die Nachsorge anderer organtransplantierter Patienten gelten (Tabelle 4) [8].

Die Behandlung von de-novo Malignomen nach Organtransplantation richtet sich wie die übrige Krebstherapie auch, zunächst nach dem Stadium der Erkrankung. Post-Transplantations lymphroproliferative Erkrankungen (PTLD) bedürfen besonderer Erwägungen. Während jahrelang lediglich die Verminderung der Immunsuppression mit dem Risiko des Auftretens einer Abstoßungsreaktion und die antivirale Behandlung im Falle einer EBV Infektion zur Verfügung stand, gibt es mit Rituximab, einem monoklonalen Antikörper gegen das lymphozytäre CD20 Oberflächenantigen, erstmals eine effektive Behandlungsmöglichkeit [24]. In einer multizentrischen Studie der Behandlung von PTLD mit Rituximab bei 26 Patienten betrug die Ansprechrate 65% (15 komplette und 2 partielle Remissionen) [24]. Besonders die multifokale, systemisch disseminierte PTLD stellt dennoch weiterhin eine lebensbedrohliche Erkrankung dar.

Die Behandlung solider Tumore unterscheidet sich in der Verfahrenswahl (chirurgisch, medikamentös, Bestrahlung) prinzipiell nicht von der Behandlung bei nicht-immunsupprimierten Patienten und sollte an den etablierten Leitlinien der Fachgesellschaften ausgerichtet sein. Eine Reduktion der Immunsuppression wird meist empfohlen. Im Fall der Transplantation lebensnotwendiger Organe gibt es mitunter schwierige Entscheidungen, wenn es abzuwägen gilt zwischen der optimalen Therapie der Krebserkrankung mit Reduktion der Immunsuppression und bestmöglicher Lebensqualität bei erhaltener Organfunktion des Transplantats.

Neue Perspektiven in Bezug auf Prävention und Behandlung von de-novo Tumoren nach Organtransplantation könnten sich durch die Einführung neuer immunsuppressiver Substanzen ergeben. Rapamycin ist ein relativ neues Immunsuppressivum mit nicht nur immunsuppressiver sondern auch antiproliferativer Wirkung. Im Tierexperiment konnte gezeigt werden, dass Rapamycin das metastatische Tumorwachstum und die Angiogenese verhindert durch reduzierte Produktion von VEGF und Hemmung der Endothelantwort auf VEGF [10]. Ferner führt Rapamycin zu einer Hochregulation der Expression von E-Cadherin. Da der Verlust von E-Cadherin eine der Bedingungen für metastatisches Tumorwachstum ist, könnte Rapamycin möglicherweise metastatisches Tumorwachstum verhindern [17]. Im Tierexperiment wirkt Rapamycin gleichzeitig immunsuppressiv und führt dennoch zu einer Rückbildung bereits etablierter Tumore [9]. Auch das Wachstum humaner Zelllinien von PTLD wird experimentell in vitro und in vivo durch Rapamycin inihibiert [1, 22]. Inzwischen gibt es auch erste Daten aus klinischen Studien, die zeigen, dass unter Ciclosporin/Rapamycin Therapie nach Nierentransplantation signifikant seltener Hauttumore auftreten als unter Ciclosporin/Azathioprin Therapie [20].

Zusammengefasst stellt die Ausbildung von de-novo Malignomen ein bisher noch ungelöstes klinisches Problem der Organtransplantation dar. Neben der Prävention kommt der Früherkennung der Malignome eine entscheidende Bedeutung in der Langzeitbetreuung von organtransplantierten Patienten zu. Neuere Immunsuppressiva könnten die Inzidenz von de-novo Tumoren nach Organtransplantaiton eventuell verringern.

Literatur

1. Balatoni CE, Nepomuceno RR, Krams SM, Esquivel CO, Martinez OM (2002) Sirolimus inhibits the growth of Epstein-Barr virus associated B-cell lymphoma. Am J Transplant 2 (Suppl 3):322 (abstract)
2. Bouwes Bavinck JN, Hardie DR, Green A, Cutmore S, MacNaught A, O'Sullivan B, Siskind V, van der Woude FJ, Hardie JR (1996) The risk of skin cancer in renal transplant recipients in Queensland, Australia. A follow-up study. Transplantation 61:715 – 721
3. Calne RY, Rolles K, White DJ, Thiru S, Evans DB, McMaster P, Dunn DC, Craddock GN, Henderson RG, Aziz S, Lewis P (1979) Cyclosporin A initially as the only immunosuppressant in 34 recipients of cadaveric organs: 32 kidneys, 2 pancreases, and 2 livers. Lancet 2:1033 – 1036
4. Carver BS, Zibari GB, McBride V, Venable DD, Eastham JA (1999) The incidence and implication of renal cellcarcinoma in cadaveric transplant at the time or organ recovery. Transplantation 67:1438 – 1440
5. Cheung AN, Chan AC, Chung LP, Chan TM, Cheng IK, Chan KW (1998) Post-transplantation lymphoproliferative disorder of donor origin in a sex-mismatched renal allograft as proven by in situ hybridisation. Mod Pathol 11:99 – 102
6. Dantal J, Hourmant M, Cantarovich D, Giral M, Blancho G, Dreno B, Soulilou JP (1998) Effect of long-term immunosuppression in kidney-graft recipients on cancer incidence: randomised comparison of two ciclosporin regimens. Lancet 351:623 – 628
7. Duvoux C, Delacroix I, Richardet JP, Roudot-Thoraval F, Metreau JM, Fagniez PL, Dhumeaux D, Cherqui D (1999) Increased incidence of orpharyngeal squamous cell carcinomas after liver transplantation for alcoholic cirrhosis. Transplantation 67:418 – 412
8. European Best Practice Guidelines on Renal Transplantation (Part II) (2002) Nephrol Dial Transplant 17 (Suppl) (in press)
9. Geissler EK, Koehl G, Andrassy J, Steinabauer M, Richter S, Guba M, Jauch K-W (2002) Immunosuppressive doses of rapamycin protect allografts from rejection while simultaneously causing regression of established tumors in mice. Am J Transplant 2 (Suppl 3):383 (abstract)
10. Guba M, von Breitenbach P, Steinbauer M, Koehl G, Flegel S, Hornung M, Bruns CJ, Zuelke C, Farkas S, Anthuber M, Jauch KW, Geissler EK (2002) Rapamycin inhibits primary and metastatic tumor growth by antiangiogenesis: involvement of vascular endothelial growth factor. Nat Med 8:128 – 135
11. Hartevelt MM, Bouwes Banvick JN, Koote AM, Vermeer BJ, Vandenbroucke JP (1990) Incidence of skin cancer after renal transplantation in the Netherlands. Transplantation 49:506 – 509
12. Jonas S, Bechstein WO, Lemmens HP, Neuhaus R, Thalmann U, Neuhaus P (1996) Liver graft-transmitted glioblastoma multiforme. A case report and experience with 13 multiorgan donors suffering from primary cerebral neoplasia. Transplant Int 9:83 – 84
13. Jonas S, Rayes N, Neumann U. Neuhaus R, Bechstein WO, Guckelberger O, Tullius SG, Serke S, Neuhaus P (1997) De novo malignancies after liver transplantation using tacrolimus-based protocols or cyclosporin-based quadruple immunosuppression with an interleukin-2 receptor antibody or antithymocyte globulin. Cancer 80:1141 – 1150
14. Kliem V, Thon W, Krautzig S, Kolditz M, Behrend M, Pichlmayr R, Koch KM, Frei U, Brunkhorst R (1996) High mortality from urothelial cacrcinoma despite regular tumor screening in patients with analgesic nephropathy after renal transplantation. Transpl Int 9:231 – 235
15. Kliem V, Kolditz M, Behrend Mehlerding G, Pichlmayr R, Koch KM, Brunkhorst R (1997) Risk of renal cell carcinoma after kidney transplantation. Clin Transplant 11:255 – 258
16. Kyllönen L, Salmela K, Pukkala E (2000) Cancer incidence in a kidney-transplanted population. Transplant Int 13 (Suppl 1):S394 – S398
17. Luan F, Hojo M, Maluccio M, Yamaji K, Suthanthiran M (2002) Rapamycin upregulates the expression of tumor invasion suppressor E-cadherin. Am J Transplant 2 (Suppl 3):324 (abstract)
18. Luppi M, Barozzi P, Santagostino G, Trovbato R, Schulz TF, Marasca R, Bottalico D, Bignardi L, Torelli G (2000) Molecular evidence of organ-related transmission of Kaposi sarcoma-associated herpesvirus or human herpesvirus-8 in transplant patients. Blood 96:3279 – 3281
19. Maisonneuve P, Agoda L, Gellert R, Stewart JH, Buccianti G, Lowenfels AB, Wolfe RA, Jones E, Disney AP, Briggs D, McCredie M (1999) Cancer in patients on dialysis for end-stage renal disease: an international collaborative study. Lancet 354:93 – 99
20. Mathew T, Kreis H, Doyen K (2002) Malignancy in renal transplant recipients receiving sirolimus (rapamune) maintenance therapy: 2-year follow up from 5 multicenter studies. Am J Transplant 2 (Suppl 3):152 (abstract)
21. Milpied N, Vasseur B, Parquet N, Garnier JL, Antoine C, Quartier P, Carret AS, Bouscary D, Faye A, Bourbigot B, Reguerre Y, Stoppa AM, Bourquard P, Hurault de Ligney B, Dubief F, Mathieu-Boue A, Leblond V (2000) Humanized anti-CD20 monoclonal antibody (Rituximab) in post transplant B-lymphoproliferative disorder: a retrospective analysis on 32 patients. Ann Oncol 11 (Suppl 1):113 – 116

22. Nepomuceno RR, Krams SM, Martinez OM (2002) Molecular effects of rapamycin (sirolimus) on EBV-related B-cell lymphomas derived from patients with PTLD. Am J Transplant 2 (Suppl 3): 320 (abstract)
23. Ng IO, Shek TW, Thung SN, Ye MM, Lo CM, Fan ST, Lee JM, Chan KW, Cheung AN (2000) Microsatellite analysis in post-transplantation lymphoproliferative disorder to determine donor/recipient origin. Mod Pathol 13: 1180 - 1185
24. Oertel SH, Anagnostopoulos I, Bechstein WO, Liehr H, Riess HB (2000) Treatment of posttransplant lymphoproliferative disorder with the anti-CD20 monoclonal antibody rituximab alone in an adult after liver transplantation: a new drug in therapy of patients with posttransplant lymphoproliferative disorder after solid organ transplantation. Transplantation 69: 430 - 432
25. Sokal EM, Antunes H, Beguin C, Bodeus M, Wallemacq P, de Ville de Goyet J, Reding R, Janssen M, Buts JP, Otte JB (1997) Early signs and risk factors for the increased incidence of Epstein-Barr virus-related posttransplant lymphoproliferative diseases in pediatric liver transplant recipients treated with tacrolimus. Transplantation 64: 1438 - 1442
26. Swinnen LJ, Costanzo-Nordin MR, Fisher SG, O'Sullivan EJ, Johson MR, Heroux Al, Dizikes GJ, Pifarre R, Fisher RI (1990) Increased incidence of lymphoproliferative disorder after immunosuppression with the monclonal antibody OKT3 in cardiac transplant recipients. N Engl J Med 323: 1723 - 1728
27. Swinnen LJ. Diagnosis and treatment of transplant-related lymphoma (2000) Ann Oncol 11 (Suppl 1): 45 - 48
28. Torbenson MS, Wang J, Nichols L, Jain AB, Fung JJ, Nalesnik MA (2001) Occult nonhematopoietic malignancies present at autopsy in solid organ transplant patients who died within 100 days. Transplantation 71: 64 - 69

Korrektur bis Redaktionsschluss nicht eingegangen.

Intensivmedizinische Behandlung des posttraumatischen Leberversagens

W. O. Bechstein, K. Dette, Ch. Wullstein und M. Golling

Chirurgische Universitätsklinik, Ruhr Universität Bochum, Knappschaftskrankenhaus Bochum-Langendreer, In der Schornau 23-25, 44892 Bochum (e-mail: wolf.bechstein@ruhr-uni-bochum.de)

Intensive Care of Post-traumatic Liver Failure

Summary. Liver failure following trauma or surgery is associated with a mortality of between 15 → 50%, depending on the extent of the operation, pre-operative functional impairment of the liver as well as the occurrence of concomitant infectious disease. The liver can be the *source* as well as the *target* of posttraumatic liver failure (PLF). PLF can be caused by a reduction of liver perfusion due to hypotension, catecholamines or increased intraabdominal pressure. Further contributing factors include prolonged parenteral nutrition, endotoxemia, and potentially hepatotoxic drugs (sedatives, anticonvulsive drugs, antibiotics etc.). PLF is mostly associated with MOF. The Child classification and the APACHE score may predict prognosis before surgery and serum bilirubin levels thereafter. Prevention and therapy is based on treatment of shock and tissue hypoxia. It should be accompanied by appropriate diagnostic measures and followed by an aggressive medical and surgical approach.

Key words: Posttraumatic liver failure – definition – diagnostic findings – therapy

Zusammenfassung: Posttraumatisches Leberversagen ist assoziiert mit einer Letalität von 15% → 50%, in Abhängigkeit vom Operationsausmass, präoperativer Leberfunktion, und Auftreten von Infektionen. Die Leber kann sowohl *Ausgangspunkt* als auch *Zielorgan* des posttraumatischen Leberversagens (PLV) sein. PLV kann verursacht werden durch Perfusionsminderung infolge von Hypotonie, Katecholaminen oder abdominelles Kompartmentsyndrom. Weitere Faktoren beinhalten protrahierte parenterale Ernährung, Endotoxinämie und potentiell hepatotoxische Medikamente (Sedativa, Antikonvulsiva, Antibiotika etc.). PLV ist meist mit Mehrorganversagen (MOV) assoziert. Prognostisch relevant sind präoperative Child-Klassifikation und APACHE Score, postoperativ das Serumbilirubin. Prophylaxe und Therapie basieren auf der Behandlung von Schock und Gewebehypoxie, begleitet von angemessener Diagnostik und gefolgt von sowie einer aggressiven medikamentösen und chirurgischen Therapie begleitet sein.

Schlüsselwörter: Posttraumatisches Leberversagen – Definition – Diagnostik – Therapie

Die Leber ist die größte Drüse des menschlichen Körpers. Sie verfügt über eine duale Blutversorgung über Art. hepatica und Pfortader mit einem Gesamtblutfluss von ca. 1500 ml/min bei Erwachsenen.

Tabelle 1. Relative Häufigkeit des Organversagens nach elektiven grossen chirurgischen Eingriffen (Daten des MASTER Anesthesia Trial: 447 Patienten mit epiduraler Analgesie vs 441 Kontrollpatienten; aus [8])

Endpunkt	Rel. Häufigkeit (%)
Inflammation/Sepsis	42,7 - 46,7
Respiratorisches Versagen	23,3 - 30,2
Kardiovaskuläres Ereignis	24,0 - 25,7
Nierenversagen	7,4 - 8,2
Gastrointestinales Versagen	6,5 - 6,8
Leberversagen	2,2 - 2,9
Hämatologisches Versagen	3,4 - 4,1
Perioperative Letalität	4,3 - 5,2

Tabelle 2. Manifestation des posttraumatischen Leberversagens (modifiziert aus [4])

	Ischämische Hepatitis	ICU Ikterus
Ursache	Schock	Sepsis, Trauma, Schock postoperativ, MOV
Pathogenese	verminderte Perfusion	verminderte Perfusion, Entzündungsmediatoren (Exzess Bilirubin, parenterale Ernährung, Medikamente)
Zeitrahmen	innerhalb von 24 Std.	meist nach 1 - 2 Wochen
Laborparameter		
Bilirubin	normal - leicht erhöht	8- > 40 mg/dl
ASAT / ALAT	> 1000 U/l	normal - leicht erhöht
AP / γGT	normal - leicht erhöht	normal - leicht erhöht
Prothrombinzeit	verlängert	normal - verlängert
Gallensäuren	normal	erhöht
Histologie	zentrilobuläre Nekrose	Cholestase, Steatose, Kupfferzellaktivierung, Einzelzellnekrosen
Letalität	> 50%	> 50%
Klinischer Verlauf	sofortige Verbesserung nach Schockbehandlung prädisponiert zu Veränderung des Medikamentenmetabolismus ICU-Ikterus	mit MOV assoziiert Immunsuppression, Veränderung des Medikamentenmetabolismus

Neben Ihren metabolischen Funktionen gilt die Leber u.a. auch als Blutreservoir in Zuständen der Kreislaufdepression und ist dann einer nicht unwesentlichen Minderperfusion ausgesetzt. Die Häufigkeit des posttraumatischen Leberversagens wird in der Literatur mit 2 - 3% angegeben (siehe Tabelle 1 [9]), ist aber dann mit einer Letalität von bis zu 50% (und mehr) assoziiert (siehe Tabelle 2 [4]).

Die **Definition**, besser kausale Eingrenzung des *posttraumatischen Lebersagens* kann mitunter ausgesprochen schwierig sein. Dabei ist zu berücksichtigen, dass die Leber sowohl *Ausgangspunkt* als auch *Zielorgan* des posttraumatischen Leberversagens sein kann und nahezu durchwegs mit einem Mehrorganversagen vergesellschaftet ist [2, 10].

Als ***Ursprung*** des posttraumatischen Leberversagens ist dabei anzusehen :

1. Die *cholangiogene Sepsis* (infolge einer bilären Obstruktion +/− Abszess/Biliom) abzugrenzen von anderen seltenen intrahepatisch-obstruktiven Erkrankungen (z. B. primäre sklerosierende Cholangitis)
2. Die Dekompensation
   - einer chronischen, präexistenten *(endogenen)* Lebererkrankung (z. B. Leberzirrhose, chronische Hepatitis, Fettleber) oder

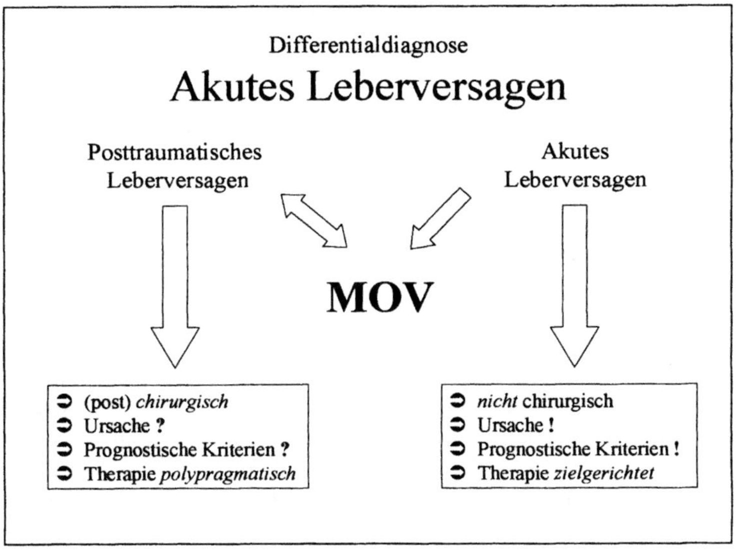

Abb. 1. Abgrenzung des posttraumatisch-postoperativen Leberversagen zum akuten nicht-postoperativen Leberversagen

- einer akut induzierten *(exogenen)* Leberfunktionsstörung (z. B. Trauma, lange Ischämiedauer (Pringle), geringe funktionelle Restlebermasse, technische Komplikationen)

Hier ist differentialdiagnostisch das *akute Leberversagen* ohne präexistente Lebererkrankung (z. B. fulminante virale Hepatitiden, Paracetamol oder toxisch induzierte Lebererkrankungen) in Ursache, Therapie als auch prognostischer Einschätzung eindeutig abzugrenzen (Abb. 1 [6])

Am häufigsten ist mit einem posttraumatischen Leberversagen jedoch im Rahmen des Multiorganversagens (MOV) zu rechnen. Hier ist die Leber das ***Zielorgan*** von SIRS, Sepsis, Polytrauma und septischen Komplikationen nach chirurgischen Operationen.

Diese im angelsächsichen Sprachgebrauch auch als *„ICU-Cholestase"* beim MOV bezeichnete Zustand sollte von der *„ischämischen Hepatitis"* getrennt werden (siehe Tabelle 1 [11]).

Die *„ischämische Hepatitis"* tritt nach einer akuten, kurzdauernden aber reversiblen Hypoperfusion der Leber nach hypvolämischen Schock auf. Dies führt zunächst zu einer meist extremen Erhöhung der Transaminasen, die sich normalerweise innerhalb einiger Tage normalisieren. Ein kürzlich publizierte Studie hält die kurze Kreislaufdepression für ungenügend und macht vielmehr die häufig begleitende Rechtsherzdekompensation für das Leberversagen verantwortlich (9). In der Literatur resultieren aber beide Entitäten des posttraumatischen Leberversagens letztendlich in einer vergleichbaren Mortalität von $>50\%$. Dabei wird die Prognose weniger durch die Schwere des Leberversagens als vielmehr die Möglichkeit beeinflusst, die zugrunde liegende Ursache zu behandeln.

Die ***Ursache*** für die *„ICU-Cholestase"* ist multifaktoriell. Paradoxerweise kann die eingeschränkte Leberperfusion nicht nur durch den hypovolämischen Schock nach Trauma oder Operation sondern auch durch deren Behandlung mit Katecholaminen (insbesondere Arterenol) verursacht sein. Darüberhinaus sind weitere Möglichkeiten, wie ein erhöhter intraabdomineller Druck (abdominelles Kompartment Syndrom), protrahierte Respiratorbehandlung (IPPV, PEEP) ebenso in Betracht zu ziehen wie potentiell hepatotoxische Substanzen (Sedativa, Antikonvulsiva, NSAID, Antibiotika oder Antihypertensiva). Aber auch eine kontinuierliche parenterale Ernährung kann innerhalb einer Woche zu Lebersteatose und Cholestase führen.

Demgegenüber sind Ursachen eines exzessiven Bilirubinanstiegs wie Massivtransfusionen, Resorption eines Hämatoms oder Hämolyse, die alle ein Leberversagen imitieren können, auszuschließen (direktes/indirektes Bilirubin).

Als weiterer wesentlicher Faktor des posttraumatischen Leberversagens gilt die unter Hypotension und ischämiebedingter Permeabilitätsveränderungen der Darmmukosa indiuzierte bakterielle Translokation. Dies führt zu einer Freisetzung von Zellwandbestandteilen gramnegativer Bakterien (Lipopolysaccharidkomplexe [LPS]) mit portaler Endotoxinämie und über Bindung an definierte Leberrezeptoren (CD14, TLR) zu einer Aktivierung von Kupfferzellen, die wiederum über Zytokine und diverse vasoaktive Substanzen wie Interleukin 1 (IL-1), Tumor Nekrose Faktor (TNF), Leukotriene und Sauerstoffradikale hepatotoxisch wirken und in einer eingeschränkten Phagozytoseaktivität der Kupfferzellen resultieren.

Das posttraumatische Leberversagen infolge Sepsis kann demzufolge auch als Dysfunktion aktivierter Kupfferzellen aufgefasst werden und hat dazu geührt, dass eine persistierende Endotoxinämie auch als „Motor des Multiorganversagens" bezeichnet wird (2). Da sich die einzelnen Faktoren häufig summieren, überlagern und in Ihrer Relevanz im Einzelfall nur schwer zu bestimmen sind, ist eine genaue Ursache-Wirkungsbeziehung i.d. Regel nicht zu erstellen.

Welche konventionellen Laborparameter erlauben eine **Einschätzung der Schwere** des posttraumatischen Leberveragens ?

Für die Evaluation einer ischämischen Hepatitis nach Schock kann das rein mitochondrial lokalisierte GLDH hilfreicher sein als die Transaminasen (ASAT/ALAT), die auch beim einfachen oder komplexen Weichteiltrauma erhöht sein können [10]. Die Einschätzung der Synthesefunktion ist häufig durch die parallele Gabe von FFP oder Gerinnungssubstraten oder Albumin erschwert. In diesen Fällen kann sich die Messung des Faktor V mit einer Halbwertszeit von 5 – 6 Stunden oder sogar der Cholesterolwert hilfreicher als z. B. die Cholinesterase, INR oder Quick erweisen [1, 16].

Allgemein gilt das Serumbilirubin als der wichtigste prognostische Marker des posttraumatischen Leberversagens. So wird ein rasch ansteigendes Bilirubin (0,95 mg/dl/Tag), zusammen mit einer fast normalen alkalischen Phosphatase (AP), mit einer schweren Verlaufsform, ein steigender AP-Wert alleine eher mit einer milden Verlaufsform oder bereits erfolgreich behandeltem posttraumatischen Leberversagen in Verbindung gebracht [1]. In einer retropsektiven Studie bei 1962 Traumapatienten (1994 – 1997) mit einem Injury severity score (ISS) $\geq$ 14 entwickelten 7,8% (154/1962) der Patienten eine Leberdysfunktion (LDF-Definition: Bilirubin $\geq$ 2 mg/dl). In dieser Gruppe lag die Krankenhausletalität mit 16,2% signifikant über der Kontrollgruppe ohne LDF (2,5%) [3]. In einer anderen Studie bei allerdings lediglich 14 Patienten erwies sich das Adhäsionsmolekül ICAM-1 als sensitiver und spezfischer Marker nicht nur bezogen auf die Letalität sondern auch auf die Wahrscheinlichkeit der Entwicklung eines posttraumatischen Leberversagens [12].

Prävention beginnt bei der Indikationsstellung. Für die **Prognose** hat sich sowohl der APACHE II/III Score als auch die bekannte und leicht kalkulierbare Child-Klassifikation bewährt [5]. So ist die Mortalität bei einem Child A Status für kleine Eingriffe nur geringgradig erhöht, kann aber z. B. bei herzchirurgischen Eingriffen schon bis zu 30% betragen. Bei fortgeschrittener Leberzirrhose (Stadium Child B) ist ein Leberversagen auch nach verhältnismäßig „kleineren" Eingriffen in die Homeostase wie einer Cholezystektomie oder einer einfachen Narkose schon bei 10 – 30% anzusetzen.

Im Stadium Child C ist außer der erforderlichen Lebertransplantation kein Eingriff indiziert [5, 6].

Prophylaxe und **Therapie** des posttraumatischen Leberversagens (meist im Rahmen des MOV) basieren zunächst auf der Behandlung des Schocks und der Gewebehypoxie, der chirurgischen Primärversorgung (z. B. Trauma) sowie einer extensiven laborchemischen und bildgebenden Diagnostik zur Ursachenfindung. Dies sollte immer von einer aggressiven medikamentösen bzw. chirurgischen Behandlung des Infektfokus (spezifische Antibiose, Abszessdrainage) begleitet sein.

Darüberhinaus sind diverse innovative Ansätze zur Prophylaxe von Sepsis und MOV durchgeführt worden. So konnte jüngst in einer prospektiv randomisierten Studie mit dem Radikalenfänger N-Acetylcystein bei Patienten im septischen Schock eine Verbesserung von Leberblutfluss und -funktion nachgewiesen werden [7]. Bereits länger bekannt ist der potentiell protektive Effekt der frühen enteralen Ernährung auf die portalvenösen Endotoxinspiegel sowie die selektive Darmdekontamination und Immunonutrition. Zwar ließen sich für einige dieser Interventionsmaßnahmen protektive Effekte bzgl. vereinzelter sog. „Surrogatmarker" u.a. des posttraumatischen Leberversagens [7] zeigen, ein signifikanter Einfluß auf die „ultimative Zielgröße" Letalität aber klinisch nie nachweisen. Während die Lebersynthesefunktion durch FFP-Gabe auch mittelfristig - nicht nur laborchemisch - stabilisiert werden kann (FFP‘s enthalten z. B. Fibronectin als essentielles Protein für die Kupfferzellfunktion), ist die Exkretions- und Detoxifikation bis dato nur temporär überbrückbar. Hierzu gehören Plasmapherese, Bioreaktorsysteme mit beschichteten tierischen oder humanen Leberzellen oder Ausstauschersysteme (molecular absorbent system; MARS), die beim präterminalen/ terminalen Leberversagen als Überbrückungsverfahren vor Lebertransplantation eingesetzt werden. Der Beweis ihrer Wertigkeit beim posttraumatischen Lebersagen im Rahmen des Multiorganversagens steht noch aus.

Literatur

1. Brooks GS, Zimbler AG, Bodenheimer HC, Burchard KW (1995) Patterns of liver test abnormalities in patients with surgical sepsis. Am Surg 57: 656 - 662
2. Carrico CJ, Meakins JL, Marshall JC, Maier RV (1986) Multiple organ failure syndrome. Arch Surg 121: 196 - 208
3. Harbrecht BG, Doyle HR, Clancy KD, Townsend RN, Billiar TR, Peitzman AB (2001) The impact of liver dysfunction on outcome in patients with multiple injuries. Am Surg 67: 122 - 126
4. Hawker F (1991) Liver dysfunction in critical illness. Anaesth Intens Care 19: 165 - 181
5. Pisani Ceretti A, Cordovana A, Pinto A, Spina G (2000) Surgery in the cirrhotic patient. Prognosis and risk factors. Minerva Chir 55: 771 - 778
6. Pitre J, Soubrane O, Dousset B, Ozier Y, Baudin F, Devictor D, Bernard O, Houssin D, Chapuis Y (1996) How valid is emergency liver transplantation for acute liver necrosis in patients with multiple organ failure? Liver Transpl Surg 2: 1 - 7
7. Rank N, Michel C, Haertel C, Lenhart A; Welte M, Meier-Hellmann A, Spies C (2000) N-acetylcysteine increases liver blood flow and improves liver function in septic shock patients. Crit Care Med 28: 3935 - 3936
8. Ring A, Stremmel W (2000) The hepatic microvascular responses to sepsis. Semin Thromb Hemost 26: 589 - 594
9. Rigg JR, Jamrozik K, Myles PS, Silbert BS, Peyton PJ, Parsons RW, Collins KS (2002) MASTER Anaethesia Trial Study Group. Epidural anaesthesia and analgesia and outcome of major surgery: a randomised trial. Lancet 359: 1276 - 1282
10. Seekamp A, Regel G, Sturm JA, Tscherne H (1991) Das Leberversagen als Teil eines Multiorganversagens nach Polytrauma. Unfallchirurg 94: 502 - 507
11. Seeto RK, Fenn B, Rockey DC (2000) Ischemic hepatitis: clinical presentation and pathogenesis. Am J Med 109 - 113
12. Weigand MA, Schmidt H, Pourmahmoud M, Zhao Q, Martin E, Bardenheuer HJ (1999) Circulating intercellular adhesion molecule-1 as an early predictor of hepatic failure in patients with septic shock. Crit Care Med 27: 2656 - 661

Korrektur bis Redaktionsschluss nicht eingegangen.

Erweiterte Indikationsstellung zur Lebertransplantation beim HCC unter besonderer Berücksichtigung der Leberlebendspende

H. Lang, M. Malagó und C. E. Broelsch

Klinik für Allgemein- und Transplantationschirurgie, Universitätsklinikum Essen, Hufelandstraße 55, 45122 Essen (e-mail: hauke.lang@uni-essen.de)

Extended Indication for Liver Transplantation in HCC Considering Liver Living Donor

Summary. Under strict indication criteria (solitary tumor < 5 cm or up to 3 tumors < 3 cm, no vascular invasion) the 5-year-survival rate after liver transplantation for HCC in cirrhosis is up to 70% to 75% in comparison to 80% to 90% in benign disease. With regard to organ shortage an extended indication for liver transplantation in HCC, i.e. for highly differentiated HCC between 5 cm and 7 cm, can only be discussed if there is an increase in the number of donor livers. Currently, living donation offers the only solution for this problem. The decision for living donor liver transplantation for an extended indication has to be drawn most carefully and individually. In addition to the donor's risk, to the prognosis of the recipient and to economical aspects the desire of the donor to offer the chance of transplantation despite a probably poor prognosis has to be considered and respected.

Key words: Hepatocellular carcinoma, liver transplantation, living donation

Zusammenfassung. Bei strenger Indikationsstellung (solitärer Tumor < 5 cm oder bis zu 3 Tumore < 3 cm, keine Gefäßinfiltration) beträgt die 5-Jahres-Überlebensrate nach Lebertransplantation wegen HCC in Zirrhose 70% bis 75% im Vergleich zu 80% bis 90% bei benigner Grunderkrankung. In Anbetracht der Organknappheit kann daher eine Erweiterung der Indikationsstellung beim HCC, beispielsweise auf hochdifferenzierte HCC zwischen 5 cm und 7 cm, nur dann erfolgen, wenn zusätzliche Spenderlebern zur Verfügung stehen. Dies ist gegenwärtig nur im Rahmen einer Leberlebendspende möglich. Die Entscheidung zur Leberlebendspende muß dabei immer individuell getroffen werden. Neben dem Spenderrisiko und der zu erwartenden Prognose müssen in die Entscheidungsfindung auch der Wunsch des Spenders, einer ihm nahestehenden Person selbst bei ungünstiger Prognose die Chance auf eine Transplantation zu eröffnen, sowie wirtschaftliche Gesichtpunkte eingehen.

Schlüsselwörter: Hepatozelluläres Karzinom, Lebertransplantation, Leberlebendspende

Für das hepatozelluläre Karzinom (HCC) in nichtzirrhotischer Leber stellt die Leberresektion für die Tumorstadien UICC I bis IVA die Therapie der Wahl dar. Eine Indikation zur Lebertransplantation ist nur in seltenen Fällen bei funktioneller Irresektabilität oder bei intrahepatischen Rezidiven nach vorangegangener Leberresektion gegeben. Demgegenüber besitzt die Lebertransplantation bei der Therapie des HCC in Zirrhose einen hohen Stellenwert. Die Vorteile der Lebertransplantation gegenüber der Leberresektion liegen in der niedrigeren Tumorrezidivrate und in der gleichzeitigen Behandlung der dem HCC zugrunde liegende Leberzirrhose und deren Komplikationen.

Unter Einhaltung enger Kriterien (solitärer Tumor $<$ 5 cm, weniger als 3 Tumore mit einem Durchmesser kleiner 3 cm, keine Gefäßinfiltration der Pfortaderhauptstämme oder der großen Lebervenen) werden nach Lebertransplantation wegen HCC 5-Jahres-Überlebensraten über 70% erreicht [1, 2, 3, 4]. Bei Tumoren größer 5 cm liegen die 5-Jahres-Überlebensraten deutlich niedriger zwischen 31% und 50% [1, 3, 6]. In den meisten größeren Serien werden neben der Gefäßinvasion und der Tumorgröße und -anzahl insbesondere das Tumorgrading und der Lymphknotenstatus als signifikante prognoserelevante Faktoren angesehen [1, 2, 7]. Von den genannten Kriterien lassen sich anhand bildgebender Verfahren lediglich die Tumorgröße und mit einiger Unsicherheit auch die Angioinvasion von Pfortader oder Lebervenenhauptstämmen erfassen. Da beim HCC eine lymphogene Metastasierung relativ selten und zudem meist erst spät im Krankheitsverlauf auftritt, könnte dem Tumorgrading, welches mittels Tumorbiopsie präoperativ zuverlässig bestimmt werden kann, in Zukunft eine bedeutende Rolle bei der Indikationsstellung zur Transplantation zufallen.

Im Vergleich zur Transplantation beim HCC werden nach Lebertransplantation wegen benigner Grunderkrankung 5-Jahres-Überlebensraten zwischen 80% und 90% erzielt. Diese Zahlen verdeutlichen, daß die Indikationsstellung zur Lebertransplantation beim HCC nur dann auch auf fortgeschrittene Tumorstadien erweitert werden darf, wenn auch für alle potentiellen Organempfänger mit benigner Grunderkrankung und guter Langzeitprognose die Chance einer lebensrettenden Lebertransplantation besteht. Dies ist gegenwärtig bei einer weiterhin ansteigenden Zahl potentieller Lebertransplantationskandidaten und einer stagnierenden bis sogar rückläufigen Rate an Explantationen bei hirntoten Spendern nicht gegeben. Trotz zunehmender Nutzung sogenannter marginaler Organe steigt die Mortalität auf der Warteliste noch immer an. Vor diesem Hintergrund wird deutlich, daß eine Erweiterung der Indikationsstellung nur bei einer gleichzeitigen Erhöhung der für eine Transplantation zur Verfügung stehenden Zahl an Spenderlebern erfolgen kann, und dass zudem durch eine Lebertransplantation beim fortgeschrittenen HCC dem Spenderpool aus der postmortalen Leberspende keine Organe entzogen werden dürfen. Eine Erweiterung der Indikationsstellung beim HCC ist daher gegenwärtig nur im Rahmen einer Leberlebendspende möglich.

Mehr noch als bei der Leberlebendspende für eine gesicherte Indikation rückt bei der erweiterten Indikationsstellung zwangsläufig die Frage nach dem Spenderrisiko in den Vordergrund. Obwohl in jüngster Zeit sichtlich ein Rückgang der Komplikationsrate zu verzeichnen war, liegt die Spendermorbidität in den USA und in Europa dennoch zwischen 9% und 30%. Bei inzwischen mindestens fünf Todesfällen nach Spende des rechten Leberlappens ergibt sich ein geschätztes Mortalitätsrisiko zwischen 0.5% und 0.8% [5, 8].

Bei der Diskussion um die erweiterte Indikationsstellung muß aber auch berücksichtigt werden, dass durch die Leberlebendspende nicht nur ein potentielles Transplantat zur Verfügung gestellt wird, sondern dass die Leberlebendspende – zusätzlich zu den unbestrittenen Vorteilen einer Transplantation unter elektiven Bedingungen mit einem sehr guten Spenderorgan und minimaler kalter Ischämiezeit – noch mit einigen weiteren Vorteilen einhergeht, die insbesondere bei Patienten mit maligner Grunderkrankung zum Tragen kommen. So wird ein Fortschreiten der Tumorerkrankung während der Wartezeit auf die Transplantation durch eine Leberlebendspende zum frühest möglichen Zeitpunkt weitgehend vermieden. Im Gegensatz hierzu führt die momentan für elektive Transplantationen durchschnittliche Wartezeit bis zu etwa einem Jahr oftmals dazu, dass selbst Patienten mit kleinen Tumoren und initial günstigen Voraussetzungen aufgrund von Tumorprogress für eine Transplantation nicht mehr in Frage kommen. Ein weiterer Vorteil der Leberlebendspende besteht in der Möglichkeit des erneuten Stagings unmittelbar vor der Spenderoperation. Ein Abbruch der geplanten Transplantation aufgrund eines erst während der Empfängeroperation festgestellten Tumorprogresses kann nahezu vollständig ausgeschlossen werden. Schließlich eröffnet die Leberlebendspende auch neue Chancen für eine konsequente Umsetzung neoadjuvanter Therapiekonzepte. Einen interessanten Ansatz bietet eine Arbeit von Roayaie et al., die nach Lebertransplantation in Kombination mit einer multimodalen Therapie ein tumorfreies 5-Jahres-Überleben von 55% versus 34% für HCC zwischen 5 – 7 cm und HCC > 7 cm finden konnten [6].

Da die Motivation zur Leberlebendspende sehr individuell aus der jeweiligen persönlichen Beziehung zwischen Spender und Empfänger gegeben ist, sollten weder bei der Indikationsstellung noch bei der Bewertung des Erfolges einer Lebertransplantation die gegenwärtigen Indikationskriterien und die zu erwartende 5-Jahres-Überlebensrate als ausschließliche Beurteilungsgrundlage verwendet werden. Vielmehr muß in der sehr individuellen Situation der Lebendspende auch individuell der Zugewinn an Überlebenszeit und Lebensqualität wesentlich stärker berücksichtigt werden, als dies bei der aufgrund der Organknappheit zwingend notwendigen optimalen Nutzung der Spenderlebern von hirntoten Spendern der Fall sein darf.

Eigene Daten

Zwischen 04/1998 und 10/2001 wurden in der Klinik für Allgemein- und Transplantationschirurgie des Universitätsklinikums Essen 22 Leberlebendtransplantation mit einem rechten Leberlappen wegen eines HCC durchgeführt. Bei 21/22 Patienten lag ein HCC auf dem Boden einer Leberzirrhose vor (HBV-Zirrhose $n = 7$, HCV-Zirrhose $n = 11$, äthyltoxische Zirrhose $n = 1$, Autoimmunhepatitis $n = 2$). In einem Fall handelte es sich um ein intrahepatisches Rezidiv eines HCC nach Leberteilresektion in nicht-zirrhotischer Leber.

Sechs Patienten verstarben aufgrund septischer ($n = 3$) und vaskulärer Komplikationen ($n = 2$) oder aufgrund einer Hepatitis-Reinfektion mit Leberversagen. In 9/22 Fällen lag ein HCC > 5 cm oder ein pT_4 Tumor vor. Die mediane Nachbeobachtungszeit beträgt sowohl für HCC > 5 cm oder der Kategorie pT_4 als auch für HCC < 5 cm bzw. pT_{1-3} 14 Monate. Ein Tumorrezidiv trat bisher in einem Fall 24 Monate nach der Transplantation auf. Dieses Rezidiv konnte mittels Adrenalektomie rechts und Vena Cava Resektion als R0-Resektion entfernt werden.

Zusammenfassung

Die bisherigen, noch sehr wenigen Daten zur Leberlebendtransplantation wegen HCC lassen darauf schließen, daß in ausgewählten Fällen durchaus auch bei einer erweiterten, über die momentan gültigen Kriterien hinausgehenden Indikationsstellung ein Prognosegewinn für die Patienten zu erwarten ist. Schwierigkeiten bereitet es jedoch, geeignete Kriterien für eine vorsichtige Erweiterung der Indikationsstellung zu definieren und diese präoperativ auch zu erfassen. Eine erweiterte Indikation könnte beispielsweise bei hochdifferenzierten HCC mit einer Größe zwischen 5 cm und 7 cm gegeben sein. Prognostisch ungünstig erscheinen dagegen Tumore mit einer Gefaßinfiltration oder Lymphknotenmetastasierung.

Die Entscheidung zur Leberlebendspende muß immer individuell getroffen werden, wobei dem Wunsch und der Bereitschaft des Spenders, auch bei vermeintlich ungünstiger Prognose des Empfängers eine Teilleberspende vorzunehmen und somit einem ihm nahestehenden Menschen die einzige Chance auf Lebensverlängerung oder sogar Heilung zu ermöglichen, besonders Rechnung zu tragen ist. Zudem müssen bei der Lebendspende unter erweiterten Indikationskriterien vermehrt auch wirtschaftliche Gesichtpunkte Berücksichtigung finden. Eine sorgfältige und vollständige Aufklärung sowohl des Spenders als auch des Empfängers über die Risiken des Spenderoperation sowie über die Prognose und vermutliche Lebensqualität des Empfängers nach der Transplantation ist ebenso unverzichtbar wie eine genaue Evaluierung der Erwartungen von Spender und Empfänger an die Transplantation. Bei jeglicher Entscheidung zur Leberlebendspende besitzt jedoch die Sicherheit des Spenders allerhöchste Priorität. Ist im individuellen Fall das Spenderrisiko kalkulierbar und nur minimal, so erhalten die Argumente für eine erweiterte Indikationsstellung mehr Gewicht.

Literatur

1. Jonas S, Bechstein WO, Steinmüller Th et al. (2001), Vascular invasion and histopathologic grading determine outcome after liver transplantation for hepatocellular carcinoma in cirrhosis. Hepatology 33: 1080 - 1086
2. Klintmalm GB (1998) Liver transplantation for hepatocellular carcinoma - A registry report of the impact of tumor characteristics on outcome. Ann Surg 4: 479 - 490
3. Llovet JM, Bruix J, Gores GJ et al. (2000), Surgical resection versus transplantation for early hepatocellular carcinoma. Hepatology 31: 1019 - 1021
4. Mazzaferro V, Regalia E, Doci R et al. (1996), Liver transplantation for the treatment of small hepatocellular carcinomas. N Engl J Med 334: 693 - 699
5. Renz JF, Busuttil RW (2000) Results of living donor liver transplantation: Survey of North American liver transplant centers. Sem Liver Dis 20: 411 - 412
6. Roayaie S, Frischer JS, Emre SH et al. (2002), Long-term results with multimodal adjuvant therapy and liver transplantation for the treatment of hepatocellular carcinomas larger than 5 centimeters. Ann Surg 4: 533 - 539
7. Schlitt HJ, Neipp M, Weimann A et al. (1999), Recurrence patterns of hepatocellular carcinoma and fibrolamellar carcinoma after liver transplantation. J Clin Oncol 17: 324 - 331
8. Steinmüller T, Pascher A, Sauer IM et al. (2002), Lebendspende-Lebertransplantation des rechten Leberlappens zwischen Erwachsenen. Dtsch Med Wochenschr 127: 1067 - 1071

Abstracts

Chirurgische Technik der Teilung einer Spenderleber in zwei Hemitransplantate zur Transplantation in zwei erwachsene Empfänger

D. C. Broering, J. II. Schulte am Esch, C. Hillert, L. Fischer und X. Rogiers

Abteilung für Hepatobiliäre Chirurgie, Chirurgische Klinik, Universitätsklinikum Hamburg-Eppendorf, Martinistraße 52, 20246 Hamburg

Surgical Technique of the Splitting Hemitransplants for Transplantation in Two Adult Recipients of a Donor Liver in Two

Durch den zunehmenden Organmangel steigt derzeit die Sterblichkeit auf der Warteliste zur Lebertransplantation. Die Leber-Lebend-Spende alleine ist nicht in der Lage den steigenden Bedarf an Spenderlebern zu decken. Daher ist die zusätzliche Anwendung der Teilung einer Spenderleber eines hirntoten Spenders in zwei Hemitransplantate zur Transplantation in zwei erwachsene Empfänger eine weitere Möglichkeit den Spenderpool zu vermehren.

Diese Methode wurde in den letzten 2 Jahren in unserer Abteilung systematisch entwickelt und zunehmend mit guten postoperativen Ergebnissen angewandt.

In dem vorliegenden Video wird die chirurgische Technik sowie die Auswahl der Spender zur Teilung einer Spenderleber in zwei Hemitransplantate erläutert und die Fehler und Gefahren dieses Verfahrens aufgezeigt.

Chirurgische Technik der Entnahme des rechten Leberlappens zur Leber-Lebend-Spende

D. C. Broering, H. A. Al-Shurafa, C. Hillert und X. Rogiers

Abteilung für Hepatobiliäre Chirurgie, Chirurgische Klinik, Universitätsklinikum Hamburg-Eppendorf, Martinistraße 52, 20246 Hamburg

Surgical Technique of the Taking of the Right Liver Lobule for Live Liver Donation

Die Leber-Lebend-Spende hat sich in den letzten 10 Jahren als geeignetes Verfahren zur Therapie von Kindern mit einer terminalen Leberzirrhose etabliert. Hierbei hat sich die Entnahme des linkslateralen Leber-Lappens des Spenders (ca. 20% des Standardlebervolumens) als sicheres und standardisiertes Verfahren erwiesen.

Bei der Transplantation eines erwachsenen Empfängers kann meistens nur durch die Entnahme des rechten Leberlappens des Spenders ein ausreichendes Lebervolumen für den erwachsenen Empfänger übertragen werden. Die Entnahme des rechten Leberlappens bedeute jedoch für den Spender eine ungleich belastendere Operation und stellt höhere Anforderungen an die chirurgische Technik, die sich zudem derzeit noch in der Entwicklung befindet.

In dem vorliegenden Video wird die praeoperative anatomische Evaluation sowie die chirurgische Technik zur Entnahme des rechten Leberlappens dargestellt wie sie derzeit in unserem Zentrum durchgeführt wird.

Untersuchungen zur regulatorischen Funktion selbstrestringierter MHC Klasse II Allopeptid-spezifischer T Helfer 1 und 2 Zell-Klone in vivo nach vollallogener Nierentransplantation

M. Gasser[1], J. E. Kist-van Holthe[2], S. M. Lenhard[2], M. H. Sayegh[2], A. Thiede[1] und A. M. Waaga[2]

[1] Chirurgische Universitätsklinik und Poliklinik, Josef-Schneider-Straße 2, 97080 Würzburg.
[2] Division of Nephrology, Children's Hospital, Harvard Medical School, Boston, MA, USA

Studies of the Regulatory Functions of Self-Restricted MHC Class II Allopeptide-Specific T-Helper 1 and 2 Cell Clones After Fully Allogenic Kidney Transplantation

Zielsetzung: Jüngste Daten weisen auf die Bedeutung des indirekten Weges der Allo-Erkennung bei der chronischen Abstoßung (CR) hin. Welche Zellen in vivo regulatorisch bei der zellulären Immunantwort und der Induktion von CR nach Transplantation wirken bleibt weitgehend ungeklärt. Nach Etablierung MHC Klasse II Allopeptid-spezifischer T Zell Klone aus abstoßenden (Th1 typisch: IFN-γ, IL-2) sowie toleranten Empfängern (LEW, $RT1^{l}$) (Th2 typisch: IL-4, IL-10) allogener Nierentransplantate (WF, $RT1^{u}$) wurde deren Funktion in vivo untersucht. *Material und Methoden:* LEW Empfängern wurden dazu Nieren des Spenderstammes (WF) transplantiert und zeitgleich entweder Th1 und/oder Th2 Klone intraperitoneal übertragen. Die Tiere wurden zur Beherrschung der frühen akuten Abstoßung zusätzlich temporär niedrig dosiert immunsupprimiert (Cyclosporin A, CsA 1 mg/kg Tag 0 – 3, 5 mg Tag 4 – 7). Als Kontrollen dienten Tiere mit alleiniger CsA Gabe oder alleiniger Gabe von Th1 und/oder Th2 Klonen. Spezifische Toleranz wurde mittels Hauttransplantaten überprüft, serielle 24 hr Proteinurien und Serum-Creatinin-Spiegel wurden zur Funktionalität bestimmt. Nieren aus langzeitüberlebenden Tieren wurden nach 260 Tagen, die aus chronisch abstoßenden Empfängern im Stadium terminalen Nierenversagens entnommen und histologisch/immunhistologisch untersucht. Lymphozyten aus Milz und Lymphknoten (LK) wurden im Proliferations-Assay weiter analysiert. Zytokin-Expressionen aus den Zellkulturen heraus wurden anhand von ELISA und ELISPOT gemessen, im Transplantat selber mittels RNAse Protection Assay (RPA) und Real Time PCR bestimmt.

Ergebnisse:

Gruppe (Gp)	Klon	n	Überleben (Tage)	Zytokin (RPA)	Histologie
I	Th1	6	5 ± 0,6	TNF-α TNF-β IFN-γ IL-2	akute Abstoßung
II	Th2	6	11.7 ± 1,5	TNF-α TNF-β IFN-γ IL-2	akute Abstoßung
III	CsA	8	122 ± 35	TNF-αTNF-β IFN-γ IL-2	CR
IV	Th1 + CsA	8	67 ± 15,4	TNF-αTNF-β IFN-γ IL-2	CR
V	Th2 + CsA	8	> 260	(< TNF-β, IL-2 IL-4 IL-10)	keine CR
VI	Th1 + Th2 + CsA	3	> 260 (3×)	(< TNF-β, IL-2 IL-4 IL-10)	keine CR

Im Gegensatz zu Gp III + IV Tieren überlebten sämtliche Tiere aus Gp V langfristig ($p < 0.0001$) und waren funktionell normal (sCrea in Gp V vs. III + IV Tieren < 0,9 vs. 2,5 und 3 mg/dl, Protein 23 vs. 107 und 122 mg/24 hr). Hauttransplantate wurden stammspezifisch > 60 Tage akzeptiert (akute Abstoßung von Drittstamm-Haut am Tag 7). Milz- und LK Zellen (Gp IV, V, VI) proliferierten spezifisch gegen Allopeptid. Langzeitüberlebende Th1 + Th2 Klon-behandelte Tiere (Gp VI) zeigten verglichen mit Gruppe V Tieren ein übereinstimmendes funktionelles, morphologisches und molekulares Gesamtbild. *Zusammenfassung:* Die Ergebnisse demonstrieren in vivo vorliegende Toleranz gegen vollallogene Nierentransplantate nach Empfänger-Übertragung Allopeptid-spezifischer Th2 sowie Th1 + Th2 Zell-Klone. Tolerierte Transplantate wiesen immunhistologisch verstärkt regulatorische T Zellen mit Th2 typischem Zytokinmuster auf. Damit wird erstmals in vivo die besondere funktionelle Rolle der über den indirekten Weg der Alloerkennung generierten alloreaktiven Th2 Zell Klone in einem allogenen Transplantationsmodell in bezug auf die Regulation der Immunantwort, der Verhinderung chronischer Abstoßung und einer möglichen Toleranz aufgezeigt.

Immunogenetische Vorausetzungen bei der Toleranzinduktion für solide Organtransplantate durch stabilen gemischten Chimärismus in der Ratte

M. D. Jäger, K. Timrott, K. Wonigeit H. J. Schlitt

Klinik für Viszeral- und Transplantationschirurgie, Medizinische Hochschule Hannover, Carl-Neuberg-Straße 1, 30625 Hannover

Immunogenetic Prerequisites in Tolerance Induction for Solid Organ Transplants by Stable Mixed Chimerism in the Rat

Gemischter allogener Chimärismus induziert durch Knochenmarktransplantation (KMT) ist assoziiert mit Toleranz für solide Organtransplantate, die syngen mit dem Knochenmarkinokulum sind. In dieser Studie wurde untersucht wie sich limitierte MHC-Kompatibilität zwischen Knochenmark und nachfolgendem Herztransplantat auf die Entwicklung von Transplantattoleranz auswirkt. Hierzu wurden verschiedene MHC kongene Rattenstämme auf LEW Hintergrund eingesetzt, um gemischte Knochenmarkschimären durch nicht-myeloablative KMT-Konditionierungsprotokolle (8 bzw. 9 Gy Ganzkörperbestrahlung) zu generieren. 50 Tage nach der KMT wurden Herzen transplantatiert, die komplett MHC-inkompatibel gegenüber den Empfängertieren, aber zu unterschiedlichem Ausmaß MHC-teilkompatibel gegenüber den Knochenmarkspendern waren. Für das Knochenmarkengraftment war vorrangig die Anzahl der MHC-Mismatche bedeutsam. Während die Chimärismusinzidenz im Setting mit kombinierten MHC-Inkompatibilitäten bei reduzierter Bestrahlungsdosis deutlich geringer war (8 Gy: 14% für haploidentisches Knochenmark, 17% bei kombiniertem Mismatch für ein MHC Klasse I und II Antigen), entwickelte sich stabiler Chimärismus im Falle eines isolierten MHC-Mismatches nahezu unabhängig vom MHC-Locus (8 Gy: 85% bei isoliertem MHC Klasse II Mismatch, 100% bei isoliertem MHC Klasse I Mismatch). Bezüglich der funktionellen Relevanz der MHC Alloantigene bei gemischtem Chimärismus wurde Toleranz für die allogenen Herztransplantate beobachtet, solange das MHC Klasse II Antigen zwischen Knochenmark- und Herzspender identisch war (mittleres Transplantatüberleben > 200 Tage). Dies Ergebnis wurde durch weitere Übereinstimmungen von MHC Klasse I Antigenen nicht signifikant beeinflußt. Im Gegensatz dazu wurde durch eine isolierte Übereinstimmung von MHC Klasse I Antigenen keine signifikante Verlängerung der Herztransplantatfunktion im Vergleich zu bestrahlten, aber nicht einer KMT unterzogenen Tieren erzielt (mittleres Transplantatüberleben 11 Tage gegen 8 Tage). Zusammenfassend erlaubte sublethale Konditionierung ein sicheres Engraftment von allogenem Knochenmark, wenn die Inkompatibilität auf einen isolierten MHC-Locus beschränkt blieb (Klasse I oder Klasse II). Desweiteren bedeutete die Kompatibilität von MHC Klasse II Antigenen zwischen Knochenmark- und Organspendern den Schlüdssel zur Transplantattoleranz durch gemischten Chimärismus. Durch diese Ergebnisse wurden neue Strategien für klinisch anwendbare Toleranzinduktion basierend auf Allo-MHC-Gentransfer in autologe hämatopoetische Stammzellen unter immunologischen Gesichtspunkten bearbeitet und vorbereitet.

Gemischter Chimärismus nach allogener Knochenmarktransplantation mit isolierter Konditionierung durch einen Alloantikörper gegen CD45 garantiert spender-spezifische Toleranz für solide Organtransplantate in der Ratte

M. D. Jäger, T. Röseler, K. Wonigeit und H. J. Schlitt

Klinik für Viszeral- und Transplantationschirurgie, Medizinische Hochschule Hannover, Carl-Neuberg-Straße 1, 30625 Hannover

Mixed Chimerism After Allogeneic Bone Marrow Transplantation with Isolated Conditioning by an Alloantibody Against CD45 Guaranteed Donor-Specific Tolerance for Solid Organ Transplants in the Rat

Spender-spezifische Toleranz wird bei der Transplantation solider Organe durch eine simultane oder vorangegangene Knochenmarktransplantation (KMT) vom selben Spender garantiert. Bislang schließt die systemische Toxizität zur Verfügung stehender KMT-Protokolle (Ganzkörperbestrahlung und zytotoxische Medikamente) die klinische Testung der allogenen KMT bei nicht malignen Grunderkrankungen weitestgehend aus. Im Rattenmodell wurde hier ein neuartiges und selektiv wirkendes Konditionierungsprotokoll bestehend aus einem teil-depletierenden Alloantikörper gegen CD45 für die allogene KMT getestet. KM-Empfänger waren LEW.1W Ratten (RT1u, RT7a), Spendertiere LEW.7B Ratten (RT1l, RT7b). Das Konditionierungsprotokoll bestand aus einer zweimaligen Injektion (Tag − 1 und + 3) des anti-RT7.1 monoklonalen Antikörpers (mAk), der das RT7a-Antigen detektiert (eine polymorphe Determinate, die bei allen CD45-Isoformen präsent ist). Komplett MHC-inkompatibles Knochenmark ($1 \times 10E8$ Zellen) wurde appliziert; die Kontrollgruppe erhielt lediglich den Antikörper. Die Tiere wurden ab Tag + 5 wöchentlich auf allogenen Chimärismus im peripheren Blut als Zeichen von Knochenmarkengraftment per

FACS getestet. Spender-spezifische Toleranz wurde durch Hauttransplantationen ab Tag + 50 und durch gemischte Lymphozytenkultur an Tag + 100 bestätigt. Sequentielle FACS-Analysen zeigten, dass der anti-RT7.1 mAk absolute T- und NK-Zellzahlen in Blut und Knochenmark prompt reduzierte. Zellzahlen für B-Lymphozyten, Granulozyten sowie deren Vorläufer undulierten in beiden Kompartimenten mit niedrigen Werten auf Knochenmarksebene während der ersten Woche nach mAk-Injektion. Vier Wochen nach der KMT wiesen alle Empfängertiere einen gemischten Chimärismus auf. Ein stabiler gemischter Chimärismus zwischen 20 und 90% allogener Leukozyten im Empfängerblut wurde bei 11 von 15 Tieren erzielt. Diese Langzeitchimären akzeptierten spender-spezifische Hauttransplantate (> 100 Tage), während Drittantigen tragende Transplantate (BN Spenderratten) akut abgestoßen wurden (9 +/− 1 Tage). KMT-Kontrolltiere zeigten spätestens 60 Tage nach der Konditionierung mit anti-RT7.1 mAk ohne Zellapplikation eine komplette autologe Rekonstitution des hämatopoetischen Systems. Die selektive Manipulation des Leukozytensystems durch diesen anti-CD45 mAk erlaubt in der Ratte permanentes Engraftment von komplett MHC-inkompatiblen Knochenmark. Die systemische Toxizität von Ganzkörperbestrahlung oder zytotoxischen Substanzen konnte bei diesem erfolgreichen KMT-Konditionierungsprotokoll eliminiert werden. In dieser experimentellen Anordnung garantiert die Erzielung von stabilem gemischten Chimärismus spender-spezifische Toleranz für solide Organtransplantate durch Aufhebung der spender-spezifischen Alloreaktivität im Empfänger.

Langzeitverlauf von Patienten mit einer Hepatitis C-bedingten Leberzirrhose nach Lebertransplantation

J.M. Langrehr[1], U. Neumann[1], M. Bahra[1], T. Berg[2] und P. Neuhaus[1]

[1] Klinik für Allgemein-, Viszeral- und Transplantationschirurgie
[2] Medizinische Klinik mit Schwerpunkt Hepatologie und Gastroenterologie, Charité, Virchow-Klinikum, Humboldt-Universität Berlin, Augustenburger Platz 1, 13353 Berlin

Longterm Process of Patients with Hepatitis-C Induced Liver Cirrhosis After Liver Transplantation

Einleitung: Die Hepatitis C (HCV) im Endstadium ist inzwischen eine der häufigsten Indikationen für eine Lebertransplantation. Komplizierend kommt es bei fast allen Patienten mit einer HCV nach der Lebertransplantation (OLT) zu einem Rezidiv der Hepatitis. Dies führt in bis zu 15% der Fälle erneut zu einer Leberzirrhose. Ziel dieser retrospektiven Analyse war es den Langzeitverlauf nach OLT bei HCV unter spezieller Berücksichtigung von Leberbiopsien zu betrachten. *Methodik:* Insgesamt wurden zwischen 1989 und Mai 2001 213 HCV positive Empfänger transplantiert. Das Frauen/Männer Verhältnis war 85/128. Das mediane Alter der Patienten war 53 Jahre (15 – 72 Jahre). Die Immunsuppression erfolgte mit Cyclosporin A oder Tacrolimus als Basisimmunsuppressivum. Routinebiopsien erfolgten 6 Monate, 1, 3, 5, 7 und 10 Jahre nach Transplantation. Insgesamt wurden 826 Biopsien bei allen Transplantationen ausgewertet. Bei 11 Transplantationen lagen keine Biopsien vor. Hierbei handelte es sich um Transplantationen, die bei einer initialen Nichtfunktionen nach OLT keine Biopsie hatten. *Ergebnisse:* Das 1-, 5- und 10-Jahres Überleben der Patienten betrug 87%, 75% und 69%. Bei insgesamt 23/239 (9,6%) der Transplantationen kam es zu einem

Organversagen aufgrund einer Reinfektion mit dem Hepatitis C Virus. Nach OLT kam es bei 79/239 (33%) in einem medianen Interval von 651 (37 – 3653) Tagen zu einer Septenbildenden Fibrose. 24/239 Patienten entwickelten durchschnittlich 709 (41 - 2446) Tage nach der OLT eine Leberzirrhose. Mindestens 5 Jahre nach OLT lag noch bei 70 Transplantationen eine Histologie vor. Hiervon zeigte sich bei 23 Pat (32,8%) eine Fibrose und bei 12 Pat (17,1%) eine Zirrhose oder ein beginnender zirrhotischer Umbau. Die Inzidenz der Leberfibrose und Leberzirrhose sowie das Transplantatversagen war unabhängig vom primären Immunsuppressionsprotokoll. Bei Patienten mit mehrfachen Steroidbolustherapien oder OKT3 Gabe kam es signifikant häufiger zu einem HCV Reinfekt-bedingten Transplantatversagen sowie der Entwicklung einer Leberzirrhose. *Diskussion:* Die Reinfektion der Hepatitis C nach OLT stellt ein klinisch relevantes Problem dar. Mit moderner Immunsuppression sind bisher nur Langzeitverläufe bei einzelnen Patienten und bis maximal 8 Jahre nach OLT beschrieben. Unsere Daten zeigen das 30% der lange überlebenden Patienten (> 5 Jahre nach OLT) eine Fibrose und zusätzlich 17% eine Zirrhose entwickeln. Negativ prognostische Faktoren sind hier die Abstossungstherapie mit Steroiden und OKT3. Dies betrifft 50% der Patienten, wobei davon auszugehen ist das im Verlauf noch ein weiterer Teil der Patienten ein Organversagen entwickeln wird. Neue Therapien zur Behandlung der Hepatitis C, sowie Verbesserung und Adaptation der Immunsuppression sind notwendig um dieses Problem in der Zukunft zu reduzieren.

Die extraperitoneale, pararectale Spendernephrektomie als Alternative zum herkömmlichen translumbalen Zugang

F. Lehner, R. Lück, T. Becker, J. Klempnauer und B. Nashan

Klinik für Viszeral- und Transplantationschirurgie, Medizinische Hochschule Hannover, Carl-Neuberg-Straße 1, 30625 Hannover

The Extraperitoneal Pararectal Donor Nephrectomy as an Alternative to the Usual Translumbar Approach

In den zurückliegenden Jahren hat die Lebendnierentransplantation zunehmend an Bedeutung gewonnen. Dabei stellt die translumbale Nephrektomie das Standardverfahren für die Spenderoperation dar. Die perioperative Morbidität und Mortalität ist hierbei sehr gering und letztlich dazu beigetragen, dass die Lebendnierentransplantation ihren heutigen Stellenwert erlangen konnte. Im Langzeitverlauf haben sich im eigenen Patientengut und in Sammelstatistiken bei 5% der Patienten anhaltende Beschwerden im Bereich der Narbe ergeben. Aus diesem Grunde werden zur Zeit vielerorts alternative, schonendere Zugangswege diskutiert und erprobt. Hierbei handelt es sich entweder um minimalinvasive Verfahren, die sowohl extra- als auch transperitoneal durchgeführt werden, oder um transperitoneale Zugänge.

Im eigenen Vorgehen verwenden wir einen extraperitonealen, pararectalen Zugang. Dies gewährleistet einen kleinen, kosmetisch günstigen Schnitt, eine gute Exposition des Operationssitus, die im Falle möglicher intraoperativer Komplikationen auch einen raschen Zugang zu den großen Gefäßen sicherstellt. Eine intraperitoneale Traumatisierung findet nicht statt und eine kurze warme Ischämiezeit ist in allen Fällen sicher gewährleistet.

Seit Mai 2001 wurden seither 12 Donornephrektomie über den erwähnten Zugang durchgeführt. Im perioperativen Verlauf hat sich bei keinem Patienten eine Komplikation eingestellt. Im frühen postoperativen Verlauf konnte gezeigt werden, daß die bei translumbaler Opeartionstechnik geklagten Beschwerden nicht beobachtet werden konnten und eine Patientenmobilisation problemlos möglich war. Die warme Ischämiezeit lag in allen Fällen unter 3 Minuten. Beim Vorliegen von Mehrgefäßversorgungen (2 Artereien n = 2, 3 Arterien n = 2) war die Entnahme sicher durchführbar. Nach Transplantation hatten alle Organe eine Initialfunktion.

Nach unseren vorliegenden Erfahrungen stellt der extraperitoneale pararectale Zugang für die Spendernephrektomie eine ausgezeichnete Alternative zum herkömmlichen translumbalen Zugang dar.

Zur Technik der arterialisierten Teillebertransplantation

J. Li, U. Dahmen, Y. Gu und C.E. Broelsch

Klinik für Allgemeine und Transplantationschirurgie, Universitätsklinikum Essen, Hufelandstraße 55, 45122 Essen

Technique of the Arterialized Partial Liver Transplantation

Einführung und Studienziel: Die Weiterentwicklung der Teillebertransplantation ist eine Möglichkeit den konstanten Mangel an Spenderorganen auszugleichen. Es gibt jedoch wenige Erkenntnisse zur Immunologie und Physiologie der regenerierenden transplantierten Leber. Daher entwickelten wir ein einfaches und reproduzierbares Rattenmodell zur arterialiserten Teillebertransplantationsmodell (APOLT). *Material und Methoden:* Als Modell wurde die syngene Teillebertransplantation zwischen männlichen Lewis-Ratten gewählt. Die Leberresektion wird unmittelbar vor der Organperfusion durchgeführt. Dabei werden die Leberlappen nicht einzeln ligiert, sondern der Gefäßstiel wird mit Hilfe einer Moskitoklemme abgeklemmt und das Lebergewebe jenseits der Klemme reseziert. Die Gefäßöffnung wird mit Hilfe einer fortlaufenden 6-0 Prolene Naht versorgt. Pro Leberlappen dauert die Prozedur weniger als eine Minute. Derartig in-situ vorbereitet wird das Transplantat entnommen und mit den vorbereiteten Cuffs versorgt. Die venösen Anastomosen erfolgen in der üblichen Standardtechnik nach Kamada (fortlaufende Naht der suprahepatischen Cava sowie Cuff-Anastomosen der Portalvene und infrahepatischen Cava). Die Anastomose der A. hepatica wird mit Hilfe der modifizierten „Sleeve"-Technik erstellt. Dabei handelt es sich um eine End-zu-End-Anatomose zwischen der A. hepatica communis des Spenders und der A. hepatica propria des Empfängers. Mit Hilfe der ersten Naht wird die hepatica propria in die Hepatic communis des Spenders hineingezogen. Bei der zweiten Naht handelt es sich um eine fortlaufende Naht, mit der die Öffnung des A.hepatica communis des Transplantates an der Adventitia der A.hepatica propria des Emfängers fixiert wird.

Ergebnis: Mit Hilfe dieser Resektionstechnik wird nicht nur die Blutung von der Leberschnittfläche sicher vermieden, gleichzeitig bleibt auch weniger Leberrestgewebe stehen, was im weiteren Verlauf der Anastomose eine gute Exposition der suprahepatischen Vena cava erlaubt. Die modifizierte Sleeve-technik der Arterialisation ist einfach und sicher durchführbar, hat weder Blutungs- noch thrombotische Komplikationen zur Folge und ist für einen erfahrenen Mikrochirurgen schnell erlernbar. *Schlußfolgerung:* Die vorgestellte Technik stellt eine Fortentwicklung und Erweiterung der bestehenden Operationsmethoden dar, mit der eine Teillebertransplantation jeder gewünschten Größe in der Ratte sicher durchführbar ist.

Profitieren Patienten > 65 Jahre von einer Nierentransplantation (NTx) im Vergleich zu Empfängern < 65 Jahre in Abhängigkeit vom Spenderalter?

L. P. Lübke, S. R. Schwarz, W. G. Woeste, K. K. Kohlhaw und B. W. O. Bechstein

Chirurgische Klinik Ruhr, Universität Bochum, Knappschaftskrankenhaus Bochum-Langendreer, Joseph-Stelzmann-Straße 9, 50931 Köln

Do Patients over 65 Years of Age Profit from a Liver Transplantation (NTx) Compared with Recipients under 65 years of Age in Dependence of the Donator's Age

Einleitung: Bei zunehmender Lebenserwartung und dem Anspruch an eine hohe Lebensqualität im Alter stellt sich immer häufiger die Frage nach einer NTx bei Patienten mit einem Alter $\geq$ 65 Jahren. Diesem Anspruch und unter Berücksichtigung der Diskrepanz zwischen der Anzahl der Patienten auf der Warteliste zur NTx und den realisierten Transplantationen führt dazu, daß verstärkt ältere Spender zur Organentnahme akzeptiert werden. Seit Januar 1999 werden ältere Patienten auf der Warteliste über das „Eurotransplant Senior Program" (ESP) bevorzugt transplantiert. Ziel dieser retrospektiven Arbeit ist die Untersuchung des Transplantatüberlebens und der Transplantatfunktion für diese Patientengruppe ($\geq$ 65 Jahre) in Abhängigkeit vom Spenderalter und im Vergleich zur Gruppe der unter 65 Jahre alten Empfänger. *Patienten:* 271 von 304 transplantierten Patienten ($\geq$ 18 Jahre) wurden nach primärer NTx auf Patienten- und Transplantatüberleben und hinsichtlich der Transplantatfunktion (Serumkreatinin) untersucht. Die mediane Nachbeobachtung betrug 47 Monate. 225 Empfänger < 65 Jahre erhielten Organe von Spendern < 65 Jahre (J/J), bei 12 Empfängern war der Spender $\geq$ 65 Jahre (J/A). Von den Empfängern $\geq$ 65 Jahr erhielten 18 ein Organ von Spendern < 65 Jahre (A/J) und 16 ein Organ von einem Spender $\geq$ 65 Jahre (A/A). *Resultate:* Das Gesamttransplantatüberleben betrug nach einem Jahr 92,9% und nach 5 Jahren 83,9%. Unter Berücksichtigung des Alters errechneten sich folgende Ergebnisse: Gruppe (J/J) im Vergleich zur Gruppe (A/J) nach 1/5 Jahren (93,6% vs. 94,2%/86,2% vs. 65,8%), Gruppe (J/A) zur Gruppe (A/A) nach 1/5 Jahren (100% vs. 85,7%/100% vs. 85,7%) ($p < 0{,}05$). In allen Gruppen fand sich kein signifikanter Unterschied bezüglich der kalten Ischämiezeit, der Operationszeit, der Abstoßungsinzidenz und der initialen Nichtfunktionsrate. Organe älterer Spender zeigten häufiger das histologische Bild einer chronischen Transplantatabstoßung. Bei Betrachtung des Serumkreatinins findet sich für die Gruppe der (A/A) ein signifikant schlechteres Ergebnis von 213 μmol/l vs. 123 μmol/l nach 1 Jahr und 248 μmol/l vs. 125 μmol/l nach 5 Jahren im Vergleich zu der Gruppe (J/A). Im Patientenüberleben fand sich kein Unterschied zwischen den Gruppen. *Zusammenfassung:* Bei älteren Empfängern $\geq$ 65 Jahre hat das Spenderalter keinen signifikanten Einfluß auf das Transplantatüberleben, wohl aber auf die Transplantatfunktion. Für diese Gruppe würden wir aber eine strengere Evaluation unter Berücksichtigung der erhöhten Morbidität empfehlen. Unter Berücksichtigung der verstärkten Morbidität und Mortalität für ältere Patienten an der

Dialyse sollten diese bei der Allokation älterer Organe weiterhin bevorzugt werden. Die routinemäßig zur Organentnahme gewonnenen Befunde reichen insbesondere bei älteren Organspendern nicht zur Prognoseeinschätzung nach Transplantation aus. Hier sollten zusätzliche Befunde (Aufnahmekreatinin des Spenders, Sammelurin, Clearancebestimmung, in Einzelfällen histologische Beurteilung) erhoben werden.

Korrektur bis Redaktionsschluss nicht eingegangen.

Pfortaderrekonstruktion in Spender und Empfänger im Rahmen einer rechten Leberlebendspendetransplantation

M. Malagó, G. Testa, A. Paul, H. Lang, A. R. Biglarnia, S. Nadalin und C. E. Broelsch

Klinik für Allgemein- und Transplantationschirurgie, Universitätsklinikum Essen, Hufelandstraße 55, 45122 Essen

Portal Vein Reconstruction in Donators and Recipients During Transplantation of Liver Living Donor

Über Portalvenenthrombose (PVT) wurde mehrfach sowohl in Spendern als auch in Empfängern nach einer rechten LDLT berichtet. Risikofaktoren für die Entwicklung einer PVT stellen das Vorhandensein eines kurzen rechten Hauptpfortdaders oder multiple rechte Pfordaderäste. In unserem Zentrum umfaßt das Management dieser anatomischen Problematik nicht nur den Empfängern, sondern auch den Spender. *Methode:* 60 rechte LDLT (Seg. V – VIII) ohne mittlere Lebervene wurden in unserem Zentrum durchgeführt. 11/60 Spendern hatten multiple Pfortaderäste (doppelt n = 9, dreifach n = 2). Das Management der Spender mit multiplen Pfortaderästen erfolgte durch transversale Pfordaderplastik n = 5, Bifurkationspatch n = 4 und Resektionsreanastomose des Pfordaders, welche in ein einzelnes graft cuff n = 2 resultiert. Nach einer Pfordader-Rekonstruktion wurde eine Vollheparinisierung bei den Spendern durchgeführt. In Empfängern wurde die Pfortaderanastomose direkt mit dem Pfortader des Empfängers n = 7, mit V-Plastik n = 1, Y-Interposition n = 2 und End-zu-End Doppelanastomose zu Pfortaderbifurkation des Empfänger n = 1 durchgeführt. *Ergebnisse:* In unserem Zentrum wurde kein Spender mit abnormaler Pfortaderanatomie abgelehnt. Alle Spender mit doppeltem rechten Pfortader hatten ebenfalls ipsilaterale Gallengangsanomalien. Kein Spender erlitt eine Pfortaderthrombose. Alle Spender mit multiplen Pfortaderästen erfuhren mehr biliäre Komplikation als andere Spender (18,2% vs. 12,2%). Ein Spender wurde bei Verdacht auf niedrigen portalem Fluss ohne Erhebung eines pathologischen Befundes laparotomiert. Alle Spender mit Pfortadernaomalie sind wohlauf. 1/60 Empfänger erlitt eine primäre Pfortaderthrombose. Diese Komplikation fand nach einer End-zu-End Doppeltanastomose zu Pfortaderbifurkation des Empfängers. *Schlußfolgerung:* Irreguläre Pfortaderanomalie in Spender stellt keine Kontraindikation für eine LDLT. Die direkte Verwendung des Pfortaders der Empfänger im Fall einer Pfortaderbifurkation oder doppelten Pfordaders sollte vermieden werden. Der unterschiedliche Winkel zwischen Pforaterbifurkation und graft Pfortaderlumen verursacht eine Torsion des Pfortaders und letztendlich eine PVT.

Plastik, Patch, Graftinterposition zum Pfortader des Spenders sowie Resektionsreanastomosen sind erfolgreiche Methoden für das Management von Pfortaderanomalien in rechten LDLT.

Differenzielle Expression von CC-Chemokinen nach orthotoper Lebertransplantation während Rejektion und Infektion

C. Moench, A. Uhrig, J. C. Thies und G. Otto

Abteilung für Transplantationschirurgie, Chirurgie von Leber, Galle und Pankreas, Klinikum Johannes Gutenberg - Universität Mainz, Langenbeckstraße 1, 55131 Mainz

Differential Expression of CC-Chemokines After Orthotopic Liver Transplantation During Rejection and Infection

Einleitung: Chemokine sind niedermolekulare Zytokine, die für die Geweberekrutierung inflammatorischer Leukozyten verantwortlich sind. Eine Leukozyteninfiltration ist charakteristisch für die akute Transplantatabstoßung nach Lebertransplantation. Wir vermuten, dass die hepatische Chemokinsekretion als Vermittler von Abstoßungsreaktionen nach Lebertransplantation eine Rolle spielen könnte. Daten zum Chemokinverlauf nach Lebertransplantation im peripheren Blut liegen bislang nicht vor. *Material und Methoden:* In dieser Untersuchung wurden die Serumchemokinkonzentrationen für die CC-Chemokine CCL2 (Monocyte chemoattractant protein 1, MCP-1), CCL3 (Macrophage inflammatory protein 1 alpha, MIP-1α), CCL4 (Macrophage inflammatory protein 1 beta, MIP-1β), und CCL5 (Regulated on activation of normal T cell expressed and secreted, RANTES) mittels spezifischen ELISAs im Verlauf nach humaner Lebertransplantation bei $n = 100$ Patienten bestimmt und mit dem klinischen Verlauf bezüglich Infektions- und Rejektionskrisen korreliert. *Ergebnisse:* Während der ersten 48 h nach Ischämie-Reperfusion trat nach einem initialen Anstieg (Ischämie-Reperfusionsschaden) ein Abfall von CCL2, CCL3, CCL4 und CCL5 auf. Bei $n = 15$ Patienten traten $n = 20$ CMV-Infektionen (IF) und bei $n = 30$ Patienten traten $n = 43$ akute Rejektionen (RE) auf. Während Infektion und Rejektion trat eine signifikante Überexpression von CCL5 (für IF 549,3 pg/ml auf 622,85 pg/ml, $p = 0{,}355$, für RE 413,95 pg/ml to 587,55 pg/ml, $p = 0{,}0001$) auf. CCL2, CCL3 und CCL4 zeigten dagegen eine Überexpression bei Rejektion (CCL2 125,48 pg/ml auf 188,44 pg/ml, $p = 0{,}0001$, CCL3 61,35 pg/ml auf 129,64 pg/ml, $p = 0{,}0001$, CCL4 38,44 pg/ml auf 78,23 pg/ml, $p = 0{,}003$) und einen Abfall bei Infektion (CCL2 259,9 pg/ml auf 206,75 pg/ml, $p = 0{,}485$, CCL3 146,75 pg/ml auf 103,4 pg/ml, $p = 0{,}0001$, CCL4 137,4 pg/ml auf 89,12 pg/ml, $p = 0{,}092$). Der Unterschied zwischen Rejektion und Inflammation in der Expression von CCL3 und CCL4 war hochsignifikant (Wilcoxon-Test, $p = 0{,}0001$ für CCL3, $p = 0{,}02$ für CCL4). *Zusammenfassung:* Unsere Untersuchungen zeigen eine gleichsinnige Regulation von CCL5 im Rahmen von Entzündungen sowie Rejektionskrisen nach Lebertransplantation. Dagegen liegt eine differenzielle Expression von CCL2, CCL3 und CCL4 vor. Es tritt eine signifikante Überexpression von CCL2 und CCL3 bei akuten Abstoßungsreaktionen auf; dagegen führt eine Infektion zu einem Abfall. Möglicherweise bietet sich hier ein neuer Weg der nichtinvasiven Diagnostik von Abstoßungen nach Lebertransplantation.

Effektiver Schutz vor Ischemic Type Biliary Lesions nach orthotoper Lebertransplantation durch arterielle ex situ-Nachperfusion unter Druck

C. Moench, A. Wunsch, J. C. Thies und G. Otto

Abteilung für Transplantationschirurgie, Chirurgie von Leber, Galle und Pankreas, Klinikum Johannes Gutenberg - Universität Mainz, Langenbeckstraße 1, 55131 Mainz

Effective Protection from Ischemic Type Biliary Lesions After Orthotopic Liver Transplantation by Arterial Ex Situ Back Table Pressure Perfusion

Einleitung: Ischemic Type Biliary Lesions (ITBL) sind eine gefürchtete Komplikation nach Lebertransplantation, welche zum einem die Lebensqualität des Patienten stark einschränkt und zum anderen mit erheblicher Mortalität verbunden ist. In der Literatur werden verschiedene Faktoren, wie z. B. lange kalte Ischämiezeit, Alter des Organspenders und der Einsatz von University of Wisconsin (UW)-Lösung als ursächlich angeschuldigt. Die hochvisköse UW-Lösung erreicht möglicherweise nicht die kleinen Arteriolen der Gallenwege und führt dadurch zu einer mangelhaften Konservierung der Gallenwege. Im folgenden berichten wir über die Möglichkeit der arteriellen Nachperfusion unter Druck nach der Explantation zum Schutz der Gallenwege vor ITBL. *Material und Methoden:* Die Organentnahme wurde nach der üblichen Vorgehensweise mit Perfusion der Aorta sowie der Pfortader des Spenders durchgeführt. Alle Organe wurde mit UW-Lösung konserviert (SP-Standard Perfusion). Zum Schutz vor ITBL wurde bei allen nach 1/2000 durch unser Zentrum entnommen Lebern im Anschluss an die Organentnahme eine ex situ-Nachperfusion der Leberarterie durchgeführt (AP-arterielle Nachperfusion). Nach Kanülierung des Truncus coeliacus erfolgte eine Nachperfusion mit 300 ml UW-Lösung unter einem Druck von 120 bis 140 mmHg (mit Hilfe einer Druckmanschette). Ausgewertet wurden die Lebertransplantationen in unserem Zentrum von 9/1997 bis 5/2001 sowie die durch uns entnommenen und in anderen Zentren transplantierten Organe von 1/2000 bis 5/2001. In einer retrospektiven Analyse wurde der Verlauf nach der Transplantation der ex situ arteriell nachperfundierten Organe (AP) mit den nicht-arteriell nachperfundierten Organen (SP) verglichen. *Ergebnisse:* In der SP-Gruppe traten bei $n = 93$ Transplantaten 13 Fälle (13,9%) von ITBL auf. In der AP-Gruppe traten bei $n = 45$ Transplantaten keine ITBL (0%) auf, der Unterschied war mit $p < 0,0001$ hochsignifikant. Beide Gruppen (SP, AP) waren im Bezug auf Spenderalter (SP: 44,6 +/− 14, AP: 47,9 +/− 17), Spender-gamma-GT (SP: 45 +/− 61, AP: 23 +/− 29), Empfängeralter (SP: 48,7 +/− 11, AP: 54,4 +/− 10), Konservierungszeit (SP: 538 +/− 123, AP: 497 +/− 123), Alk. Phosphatase (SP: 290 +/− 196, AP: 245 +/− 140), gamma-GT (SP: 139 +/− 154, AP: 99 +/− 95) und Bilirubin (SP: 3,5 +/− 4, AP: 2,49 +/− 2,2) 72 h post-OP, Art der Gallengangsanastomose (SP: 92% biliobiliär, 8% biliodigestiv, AP: 100% biliobiliär), Blutgruppenkompatibilität (SP: 100%/AP: 100%), Indikation zur Transplantation, Immunsuppression und Anzahl von akuten Abstoßungen (SP: 36,5%, AP: 43,3%) sowie CMV-Infekten (SP: 23,6%, AP: 26,3%) vergleichbar. GOT und GPT 72 h postoperativ waren in der AP-Gruppe signifikant erniedrigt im Vergleich zur SP-Gruppe ($p < 0,001$, SP: GOT 1152 +/− 2170, AP: 361 +/− 274, SP: GPT 1301 +/− 1738, AP: 580 +/− 495). *Schlußfolgerung:* Die arterielle ex situ-Nachperfusion unter Druck mit UW-Lösung nach Entnahme der Leber ist eine einfache und effektive Möglichkeit zur Verbesserung der Konservierung der Gallenwege und des Transplantates. Dabei kommt es zu einem hochsignifikanten Schutz des Transplantates vor ITBL sowie zu hochsignifikant niedrigeren postoperativen Transaminasen.

Die Auswirkung von Konservierungslösungen auf die primäre Transplantatfunktion und die 30-Tage Letalität nach Lungentransplantation

C. Müller[1], R. H. Hatz[1], P. Überfuhr[2], H. Fürst[1], G. Schelling[3], B. Reichart[2] und M. L. T. G. Munich Lung Transplant Group[1,2,3]

[1] Chirurgische Klinik und Poliklinik
[2] Herzchirurgische Klinik und Poliklinik
[3] Klinik für Anästhesiologie, Ludwig-Maximilians Universität, Klinikum Großhadern, Marchioninistraße 15, 81377 München

The Consequences of Preservative Irrigations on the Primary Transplant Function and the 30 Day's Lethality After Lung Transplantation

In experimentellen und klinischen Untersuchungen zur Lungenkonservierung wurde der Vorteil von low potassium dextrane (LPD, Perfadex®) gegenüber Euro Collins® (EC) mitgeteilt. An einem großen Patientenkollektiv soll untersucht werden, welche Auswirkungen die beiden Konservierungslösungen auf die primäre Transplantatfunktion und die 30-Tage Letalität haben.

Methode: Es wurden Patienten nach Einzel- (SLTx: EC n = 31; LPD n = 37) oder Doppellungentransplantation (DLTx:: EC n = 17; LPD n = 39) untersucht. Nach iv-Gabe von PgI2 wurden die Spenderorgane mit gekühlter EC (n = 48) oder LPD (n = 76) flush-perfundiert, mit O_2 insuffliert ($FiO_2 = 1,0$) und hypotherm gelagert. Die Konservierungsdauer sowie Dauer der Beatmung wurden analysiert. Die Organfunktion wurde anhand der $AaDO_2$ am Tag der Transplantation (Tag 0) und an den Tagen 1 und 3 errechnet. Die 30-Tage Mortalität wird in % der transplantierten Patienten angegeben. *Ergebnisse:*

(mean + SEM)	EC	LPD
Konservierungsdauer 1. Lunge	4,2 + 0,2	5,0 + 0,3*
Konservierungsdauer 2. Lunge	6,0 + 0,4	7,0 + 0,3*
Beatmungdauer (Tage)	22 + 7	10 + 2
Intensivbehandlung (Tage)	30 + 46	20 + 21

* = p < 0,05 vs EC

	EC (n = 48)	LPD (n = 76)
$AaDO_2$ (Tag 0)	276 ± 25	172 ± 16*
$AaDO_2$ (Tag 1)	143 ± 20	118 + 14
$AaDO_2$ (Tag 3)	101 + 18	73 + 7
30-d Mortalität (%)	12,5	7,9

Zusammenfassung: Nach Anwendung von LPD konnte eine signifikante Verbesserung der primären Transplantatfunktion sowie eine verminderte 30-Tage Mortalität nach Anwendung von LPD beobachtet werden.

Wie beeinflusst der Hirntod die pankreatische Mikrozirkulation?

R. Obermaier[1], S. Benz[1], E. von Dobschütz[1], O. Drognitz[1], W. Schareck[2] und U. T. Hopt[1]

[1] Abteilung für Allgemein-, Gefäss-, Thorax- und Transplantationschirurgie, Chirurgische Universitätsklinik Freiburg, Hugstetter Straße 49, 79095 Freiburg
[2] Abteilung für Allgemein- und Viszeralchirurgie, Chirurgische Universitätsklinik Rostock

How does Brain Death Influence the Pancreatic Microcirculation?

Zielsetzung: Die bei hirntoten Organspendern ausgelösten pathophysiologischen Vorgänge welche die Qualität von Spenderorganen beeinflussen können, sind nicht ausreichend untersucht. Für Herz, Leber und Nieren konnte gezeigt werden, dass bereits der Hirntod alleine Veränderungen in der Mikrozirkulation, der lokalen Entzündungsreaktion und der Organfunktion verursacht. Für die Veränderungen am Pankreas liegen keine Daten vor. Wir untersuchten in einem Ratten-Modell den Einfluss von Hirntodinduktion (HTI) auf die pankreatische Mikrozirkulation und die lokale Leukozyten-Endothel-Interaktion. *Material und Methoden:* Die Versuche wurden an männlichen Wistar Ratten durchgeführt. Es wurden 2 Versuchsgruppen (n = 7/Gruppe) untersucht: I.) Kontrollen (KO): Bei tracheotomierten, kontrolliert beatmeten Ratten erfolgten die intravitalmikroskopischen Untersuchungen unter Baseline-Bedingungen, nach 3 h und 4 h am ausgelagerten, temperierten (35 - 38 °C) Pankreas. II.) Hirntodinduktion (HTI): Nach der Baseline-Messung erfolgte die HTI durch Expansion eines intracranial plazierten Fogaty-Katheters (0.2 - 0.4 ml). Der Hirntod wurden bei fehlenden EEG Aktionen einhergehen mit Atemstillstand angenommen. Die weiteren Messungen erfolgten analog der Kontrollgruppe. Untersuchte Parameter waren die intravitalmikroskopisch gemessene funktionelle kapilläre Dichte (FKD) und die Anzahl der in postkapillären Venolen adhärenten Leukozyten (LAV). *Ergebnisse:* Makrohämodynamisch bestand zwischen beiden Gruppen nur in der frühen Phase nach Hirntodinduktion ein signifikanter Unterschied ($p < 001$). Es kam mit Hirntodinduktion zum bekannten Effekt eines temporären Anstieges des mittleren arteriellen Druckes (MAD) (KO 114 mmHg ± 5 SEM vs. HTI 172 ± 5). Zum Zeitpunkt der Messungen nach 3 und 4 h zeigte sich kein Unterschied im MAD. In der Baseline-Messung bestanden keine Unterschiede zwischen beiden Gruppen. In der Kotroll-Gruppe kam es im Verlauf zu keinem signifikanten Abfall der FKD. Der Abfall in der HTI Gruppe betrug 23% und war hoch signifikant ($p < 0.001$). Der Anstieg der LAV erreichte in der Kontrollgruppe keine Signifikanz. In der HTI-Gruppe kam es zu einem hochsignifikanten ($p < 0.001$) Anstieg der LAV (Baseline 124 ± 32 SEM vs. 628 ± 110 nach 4 h). *Zusammenfassung:* Erstmals kann auch für das Pankreas gezeigt werden, dass durch die irreversible zentrale Schädigung im Rahmen des Hirntodes entscheidende Veränderungen in der pankreatischen Mikrozirkulation und der lokalen Entzündungsreaktion ausgelöst werden. Dies zeigt sich in einem Abfall der FKD und in einer gesteigerten LAV. Als Ursache werden funktionelle (z. B. Abfall von HZV und peripherem Gefässwiderstand, Hochregulierung der systemischen und lokalen Entzündungsmediatoren) und hormonelle (z.B. Abfall von T_3 und Vasopressin) Ursachen diskutiert. Die Ergebnisse zeigen, dass organprotektive Strategien bei hirntoten Spendern auch für das Pankreas eine entscheidende Rolle für das Outcome der Patienten nach Pankreastransplantation spielen können.

Die postoperative Glukosetoleranz bestimmt die Langzeitfunktion nach Pankreastransplantation

F. Pfeffer, O. Drognitz, S. Benz, U. Adam und U. T. Hopt

Abteilung für Allgemeinchirurgie, Chirurgische Universitätsklinik Freiburg, Hugstetter Straße 55, 79106 Freiburg

Postoperative Glucose Tolerance Determines the Longterm Function After Pancreas Transplantation

Nach Pankreastransplantation wird die endokrine Funktion durch die Insulinsekretionskapazität des transplantierten Pankreas bestimmt. Es wurde der prädiktive Wert des postoperativen oralen Glukosetoleranztests (oGTT) und der stimulierten Insulinsekretion auf die Organfunktion und das Patientenüberleben untersucht. *Methodik:* 41 Patienten nach kombinierter Pankreas- /Nierentransplantation mit systemisch venöser Drainage wurden untersucht. Glukose und Insulin wurden bestimmt. Die Patienten wurden in normale (NGT) und eingeschränkte Glukosetoleranz (EGT, WHO Kriterien) und hohe und niedrige Insulinsekretion nach 60 Minuten (Median) eingeteilt. Patientenüberleben und Organfunktion wurden 6,3 ± 1,3 Jahre nach oGTT anhand eines Fragebogens ermittelt. Die kumulativen Überlebensraten wurden mittels Kaplan- Meier Methode errechnet und Log rank Test verglichen. *Ergebnisse:* Die mittlere Beobachtungszeit nach Transplantation betrug 8,0 ± 1,7 Jahre. Kumulative Überlebensraten siehe Tabelle 1; Signifikanzniveau $p < 0,05$.

	Patienten-überleben	p- Wert	Pankreas-funktion	p-Wert	Nieren-funktion	p-Wert
Gesamt (n = 41)	88%		78%		67%	
NGT (n = 28)	86%		96%		86%	
EGT (n = 13	85%	0,90	69%	0,02	62%	0,07
Hohe Insulinsekretion (n = 17)	88%		100%		88%	
Niedrige Insulin-sekretion (n = 23)	83%	0,60	82%	0,08	74%	0,25

Schlussfolgerung: Mittels postoperativer Glukosetoleranz ist es möglich die Langzeitfunktion des Pankreas vorherzusagen. Eine eingeschränkte Glukosetoleranz ist jedoch nicht mit einer schlechteren Patientenüberlebensrate verbunden. Das Mass der Insulinsekretion ermöglicht keine Vorhersage der Langzeitfunktion. Der orale Glukosetoleranztest und die Einteilung anhand der WHO Kriterien sind ein geeigneter Test zur Beurteilung und Prognose der Organfunktion nach Pankreastransplantation.

Einfluss des Hirntodes auf die hepatogene Zytokinexpression humaner Organspender

J. Pratschke[1], K. Kliem[2], S. Weiss[3], S. G. Tullius[1], S. Jonas[1], U. Settmacher[1], T. Steinmüller[1], H. D. Volk[2] und P. Neuhaus[1]

[1] Abteilung für Allgemein-, Viszeral- und Transplantationschirurgie, Campus Virchow
[2] Abteilung für medizinische Immunologie, Campus Mitte
[3] Abteilung. für Medizinlogistik, Campus Virchow, Charité, Humboldt Universität, Augustenburger Platz 1, 13353 Berlin

Influence of the Brain Death on the Hepatogenic Cytokine Expression of Human Organ Donors

Zielsetzung: Wir zeigten in experimentellen Modellen, dass der Hirntod des Organspenders zur Expression proinflammatorischer Zytokine führt und den Reperfusionsschaden sowie die Intensität nachfolgender Abstoßungen beeinflusst. Bislang ist der Zusammenhang zwischen dem Hirntod des humanen Spenders und der immunologischen Organqualität ungeklärt. In der vorliegenden Studie berichten wir erstmalig über das Expressionsmuster proinflammatorischer Zytokine in hepatogenen Transplantaten von hirntoten Spendern im Vergleich zu Lebendspendertransplantaten.

Material und Methoden: Zur Beurteilung des Risikofaktors Hirntod wurden hepatogene Gewebeproben von hirntoten Multiorganspendern (n = 15) und Leberlebendspendern (n =

15) sofort nach Laparotomie gewonnen. Weitere Untersuchungszeitpunkte waren der Abschlus der operativen Manipulation im Organspender direkt vor Organkonservierung und nach Beendigung der Anastomosen direkt vor Reperfusion. Zur Beurteilung des frühen Reperfusionsschadens wurde eine Probe 1 Stunde nach kompletter venöser und arterieller Reperfusion untersucht. Alle Proben wurden sofort in Flüssigstickstoff gelagert. Die Bestimmung der Zytokinexpression erfolgte semiquantitativ mittels real time PCR (RT-PCR, Taqman). Bestimmt wurde die Transkription von IL-4, IL-6, IL-10, CD3, CD25, IFNγ, TNFα, HO-1, BAG, TGFβ. Zusätzlich erfolgte die Bestimmung der korrespondierenden Proteinkonzentrationen. *Resultate:* Im Vergleich zu Lebendspendern ist die Transkription proinflammatorischer Zytokine in Lebern hirntoter Organspender bereits vor chirurgischer Manipulation signifikant erhöht ($p < 0.05$). Nach Transplantation zeigt sich im Lebergewebe ein weiterer Anstieg der Zytokintranskription, im Vergleich zu Werten vor Reperfusion. Eine Stunde nach Reperfusion ist die Zytokinexpression in Organen hirntoter Spender im Vergleich zu Lebendspendern weiterhin signifikant erhöht ($p < 0.05$). Die Expression von HO-1 ist in hirntoten Spendern vergleichbar der Expression in Lebendspenderorganen (p = NS). CD25 als Marker für aktivierte immunkompetente Zellen war in hirntoten Spendern bereits vor operativer Manipulation im Vergleich zur Basisexpression in Lebendspenderorganen signifikant induziert ($p < 0.05$). Nach Transplantation zeigten sich vergleichbare Unterschiede ($p < 0.05$). *Zusammenfassung:* Unsere Ergebnisse demonstrieren, dass der Hirntod des humanen Organspenders zur signifikanten Induktion proinflammatorischer Zytokine führt und das Organ bereits vor Transplantation immunologisch aktiviert. Die immunmodulatorische Vorbehandlung des hirntoten Spenders könnte die Immunogenität des Transplantates reduzieren und somit die Organqualität verbessern.

Kalte Ischämie senkt die Regenerationsfähigkeit der Leber: Neue Aspekte für Split-Leber und Lebendspenden Transplantation

M. Selzner, N. Selzner, H. A. Rüdiger, Y. Tiang, Z. Kadry und P. A. Clavien

Klinik für Viszeral- und Transplantationschirurgie, Universität Zürich, Rämistraße 100, 8091 Zürich, Schweiz

Cold Ischemia Reduces the Abitlity of Regeneration of the Liver: New Aspects for Split-Liver and Live Donor Transplantation

Die Lebertransplantation ist die einzige therapeutische Option für Patienten mit fortgeschrittenen Lebererkrankungen. Kürzlich wurden partielle Lebertransplantationen, wie z. B. Split-Leber oder Lebendspenden Transplantation zur Verminderung des dramatischen Organmangels entwickelt. Der Effekt von kalter Ischämie, wie sie bei der Organkonservierung auftritt, auf die Regenerationsfähigkeit der Leber ist unbekannt. Wir stellten die Hypothese auf, dass kalte Ischnerationämie die Regenerationsfähigkeit von Hepatozyten reduziert und zu einer erhöhten Mortalität nach Lebertransplantation führt. *Methoden:* Lewis Ratten wurde einer 70% Leberteilresektion unterzogen (Ko) und mit Geschwistertieren verglichen, die einer totalen Hepatektomie und einer partiellen Lebertransplantation (30%) unterzogen wurden. Vor der Transplantation wurde das Lebergewebe 30 Minuten, 10 Stunden oder 16 Stunden bei

4 °C in UW-Lösung konserviert. 2 und 4 tage nach resektion bzw partieller Transplantation wurde die Leberregeneration (PCNA-Färbung: G1-Phase, BrdU-Färbung: S-Phase, Mitosen: M-Phase jeweils pro high power Feld) bestimmt. *Resultate:* 70% Leberresektion war mit 100% überleben der Tiere assoziiert, während nach 30 Minuten, 10 Stunden und 16 Stunden Konservierung und Transplantation 75%, 61% und 26% der Versuchstiere dauerhaft überlebten. Kurzzeitige kalte Ischämie (30 Min) und Transplantation führte zu einer signifikanten Verbesserung der Regeneration nach 2 Tagen im Vergleich zu Kontrolltieren nach 70% Resektion (PCNA 140 vs 80; BrdU 42 vs 27, Mitosen 5 vs 3,5 $p < 0.01$ jeweils). Nach 4 Tagen war die Regeneration in Tieren nach 70% Resektion und 30 Min. kalter Ischämie und Transplantation identisch. 10 und 16 Stunden kalte Ischämie vor Transplantation führte zu einer dramatischen Reduktion aller 3 Parameter der Leberregeneration nach 2 Tagen (PCNA 53 & 38; BrdU 12 & 5; Mitosen 1.5 und 0,5) und 4 Tagen (PCNA 39 & 15; BrdU 21 & 5; Mitosen 0.5 & 0,2) im Vergleich zu der Kontrollgruppe mit alleiniger Resektion und zu Tieren mit 30 Min. Konservierung. Die Dauer der Konservierung korrelierte dabei mit dem Ausmass der Regenerationsblockade. *Schlußfolgerung:* Kurzzeitige kalte Ischämie verbbessert die Regenerationsfähigkeit der Leber. Im Gegensatz dazu bewirkt eine längere kalte Ischämie eine deutliche Reduktion der hepatozellulären Regeneration. Die Vermiderung der Regenerationsfähigkeit nach kalter Ischämie korreliert mit einer hohen Mortalität nach partieller Transplantation verbunden. Verlängerte kalte Ischämizeiten sollten bei partieller Lebertransplantation vermieden werden.

Technik der Gallengangsrekonstruktion bei der Leberlebendspende-Transplantation

U. Settmacher, S. Schmidt, T. Steinmüller und P. Neuhaus

Klinik für Allgemein-, Viszeral- und Transplantationschirurgie, Charité, Campus Virchow-Klinikum, Augustenburger Platz 1, 13353 Berlin

Technique of the Bile Duct Reconstruction in Living Donor Liver Transplantation

Von Dezember 1999 bis September 2001 wurden 42 Lebendspende-Lebertransplantationen (39 mal rechter Leberlappen, 3 mal links lateraler Leberlappen) durchgeführt. *Spenderoperation:* Das Spenderalter betrug 40 (19 – 67) Jahre. Im Rahmen der Spenderoperation erfolgte intraoperativ eine Cholangiographie zur Darstellung Varianten der Gallenganganatomie sowie die sonographische Darstellung des Verlaufs der mittleren Lebervene. Die Resektion wurde ohne Hilusokklusion durchgeführt. UW oder HTK wurden als Konservierungslösung eingesetzt. Es erfolgte die simultane arterielle und portalvenöse Perfusion der Spendersegmente. Die mittlere kalte Ischämiezeit betrug 40 Minuten. *Empfängeroperation:* Nach Hepatektomie unter Belassung der V. cava wurde zunächst die Lebervenenanastomose durchgeführt (15 unter Benutzung des veno-venösen Bypass). Akzessorische Venen wurden direkt oder mit Hilfe von Interponaten (V. saphena, V. porta oder alloplastisches Material) mit der V. cava anastomosiert. Die Reperfusion des Spenderorgans erfolgte nur portal-venös ($n = 28$) oder simultan (arteriell und portal-venös, $n = 14$). *Gallengangsrekonstruktion:* Nach Möglichkeit erfolgte die Gallengangsrekonstruktion als End-zu-End Mikroanastomose mit dem D. hepatocholedochus des Empfängers. Aufgrund einer frühen Aufteilung in die

Segmentgallengänge der Spenderleber mussten bei 12 Patienten zwei Gallengänge und bei 3 Patienten drei Gallengänge anastomosiert werden. 6 Patienten erhielten eine Hepaticojejunostomie. Alle Gallenwegs-anastomosen wurden über eine Drainage nach extern geschient. *Biliäre Komplikationen:* Wir beobachteten bei zwei Patienten eine Gallenwegslekage an der Resektionsfläche, die durch CT-gestützte Drainage erfolgreich therapiert wurde. Vier Insuffizienzen im Bereich der End-zu-End Anastomose wurden entweder durch interne Drainage (Plazierung via ERC bei zwei Patienten) oder chirurgische Intervention behandelt. Bei einem Patienten wurde dazu bei Vorliegen einer Gallengangsnekrose eine Hepaticojejunostomie angelegt. Bei der zweiten Patienten konnte die Lekage (3 Monate nach Transplantation) durch direkten Verschluss über eine neu eingelegte T-Drainage behandelt werden. Bei einem Patienten kam es zur Entwicklung einer narbigen Stenose 7 Monate nach Transplantation. Diese Stenose wurde reseziert und die Gallengangsanastomose neu angelegt. Es gab keinen, durch Gallenwegskomplikationen verursachten Transplantatverlust. *Schlußfolgerungen:* Die Gallengangrekonstruktion bei der Leberlebendspende-Transplantation kann bei den meisten Patienten als End-zu-End Anastomose mit mikrochirurgischer Technik sicher durchgeführt werden. Die aufgetretenen Gallenwegskomplikationen konnten bei allen Patienten endoskopisch oder chirurgisch ohne Transplantatverlust behandelt werden.

Distale Resektion und Rekonstruktion des Hauptstammes der Vena hepatica media bei der Leberlebendspende des rechten Leberlappens: Eine neue Entnahme- und Rekonstruktionstechnik

Th. Steinmüller, A. Pascher, I. M. Sauer, T. Theruvath, A. Müller, U. Settmacher und P. Neuhaus

Klinik für Allgemein- und Transplantationschirurgie, Charité Virchow-Klinikum, Augustenburger Platz 1, 13353 Berlin

Distal Resection and Reconstruction of the Major Strain of the Vena Hepatica with Liver Live Donor of the Right Hepatic Lobule: A New Technique of Taking and Reconstruction

Hintergrund: Während die Indikation zur Rekonstruktion inferiorer Lebervenen nach Leberlebendspende des rechten Leberlappens (LLS-rLL) bei Venen über 5 mm Durchmesser allgemein akzeptiert ist, wird die Rekonstruktion der Vena hepatica media (VHM) kontrovers diskutiert. *Methodik:* Seit Dezember 1999 wurden 40 LLS-rLL und entsprechende Transplantationen durchgeführt. Eine Rekonstruktion akzessorischer inferiorer Venen erfolgte bei 16/40 (40%) Patienten. Bei 14/40 (35%) Transplantationen wurde die VHM rekonstruiert, nachdem im intraoperativen Ulltraschall und im präoperativen Angio-MRT eine venöse Anatomie vom Typ C nach NAKAMURA aufgedeckt worden war. Bis Transplantation Nr. 30 erfolgte eine Rekonstruktion der grossen Seitenäste der VHM mittels Saphena-(6), Femoralis-(1) bzw. PTFE-(1) Interponat. Seit 2001 legten wir in den indizierten Fällen die Resektionslinie dergestalt, dass der distale Anteil der VHM am Transplantat verblieb, und dieser Hauptstamm wurde mit der linken V. portae der resezierten Leber des Empfängers rekonstruiert (n = 6). *Ergebnisse: Spender.* Alle Spender sind wohlauf (Letalität 0%). Mittlere Op-Dauer 318 + / −

53 min. Mittleres Transplantatvolumen 745 +/− 163 g, GRBWR 1.09 +/− 0.26%. Die maximale transiente Hyperbilirubinämie betrug 7,5 mg%. Schwerwiegende Komplikationen: 3 Galleleckagen (konservativ ausgeheilt). *Empfänger:* 1-Jahres-Überleben 35/40 (88%), 3-Monats-Überleben 37/40 (92,5%). Todesfälle: Aspergillosis (1), Portalvenenthrombose (1), Hirnblutung (1), Herzinfarkt (1), Tumorrezidiv (1). Transplantatüberleben: 34/40 (85%). Retransplantationen wegen Portalvenenthrombose (1), INF (1), Venöse Abflussstauung (2). Bei einem dieser Patienten war keine Rekonstruktion der VHM erfolgt (1/24 ohne Rekonstruktion), bei dem anderen war ein Seitenast der VHM mit einem PTFE-Interponat angeschlossen worden, welches frühpostoperativ thrombosierte (1/26 mit Rekonstruktion). Bei den seit 2001 durchgeführten Rekonstruktionen zeigte sich keine venöse Stauung. *Diskussion und Schlußfolgerung:* Zahlreiche Zentren sind zur Rekonstruktion der VHM nach LLS-rLL übergegangen, falls eine anatomische Variante vom Typ C nach NAKAMURA besteht, da initiale Transplantatversagen bei unzureichendem Abfluss auftraten. Die venöse Anatomie sollte vor der Resektion durch ein venöses Angio-MRT bzw. durch einen intraoperativen Ulltraschall evaluiert werden. Die Resektion der distalen VHM und die anschliessende Rekonstruktion des Hauptstammes der VHM mittels Interponat der linken Pfortader ist ein technisches Konzept, das sich als praktikables und sicheres Verfahren erwiesen hat und anderen Rekonstruktionsmethoden vorzuziehen ist.

Einfluß eines selektiven Endothelin-A-Rezeptor-Antagonisten auf den Ischämie/Reperfusionsschaden nach Pankreastransplantation im Schweinemodell

D. Uhlmann[1], S. Ludwig[1], E. Escher[1], U. Pietsch[4], B. Armann[1], D. Teupser[2], A. Tannapfel[3], J. Hauss[1] und H. Witzigmann[1]

[1] 2. Chirurgische Klinik
[2] Institut für Laboratoriumsmedizin, Klinische Chemie und Molekulare Diagnostik
[3] Institut für Pathologie
[4] Klinik für Anästhesie, Universität Leipzig, Liebigstraße 20 a, 04103 Leipzig

Influence of a Selective Endothelin-A Receptor Antagonist on Ischemia/Reperfusion Injury After Pancreas Transplantation in the Pig Model

Die Transplantatpankreatitis nach Pankreastransplantation als Folge des Ischämie/Reperfusionsschadens (IRS) ist für ca. 7% der Organverluste verantwortlich. Endothelin (ET) ist ein potenter Mediator der auftretenden Mikrozirkulationsstörungen. *Fragestellung:* Kann ein selektiver ET-A-Rezeptorantagonist (ET-A-RA) durch Verringerung der Mikrozirkulationsstörungen die Ausprägung einer Transplantatpankreatitis reduzieren? *Material und Methoden:* Bei weiblichen Göttinger Minipigs (Spender: n = 14; Empfänger: n = 14) wurde eine heterotope allogene Pankreastransplantation durchgeführt. Das entnommene Organ wurde mit UW-Lösung ex situ perfundiert und 6 h bei 4 °C in UW-Lösung gelagert. Die Empfänger wurden in eine Kontroll- und Therapiegruppe randomisiert. In der Therapiegruppe erhielten die Empfänger mit Beginn der Reperfusion den ET-A-RA (BSF 208075) in einer Dosierung von 10 mg/kg i.v.und in der Kontrollgruppe NaCl. Zur Immunsuppression wurden Cyclosporin und Prednisolon verwendet. Folgende Untersuchungen zur Evaluation des IRS wurden durchgeführt: Sauerstoffpartialdruckmessung im Gewebe ($ptiO_2$, Licox, GMS); Laser-

Doppler-Flowmetrie (DRT4, Moor Instruments); semiquantitative Analyse histologischer Veränderungen und ET-Immunhistochemie; Bestimmung von Lipase, Amylase, Trypsinogen-aktivierendem Peptid (TAP), C-reaktivem Protein (CRP) und Malondialdehyd. Das Follow-up betrug 5 Tage. *Ergebnisse:* Während der Reperfusion kam es zu einer signifikanten Erhöhung der ET-Spiegel in der Kontrollgruppe (3,4 ± 1,0 pg/ml 2 h nach Reperfusion vs 1,8 ± 0,6 pg/ml vor Reperfusion; $p < 0{,}05$). In der Therapiegruppe zeigten sich während der Reperfusion signifikant höhere ET-Spiegel als in der Kontrollgruppe als Beweis einer potenten Rezeptorblockade. Die ptiO_2- und Flowmessungen ergaben zu allen Meßzeitpunkten nach Reperfusion signifikant bessere Werte in der Therapiegruppe (ptiO_2: 60 min nach Reperfusion 20,1 ± 3,5 vs. 35,9 ± 6,5 mmHg, $p < 0{,}05$). Histologisch zeigte sich in der Therapiegruppe 1 h und 2 d nach Reperfusion eine signifikant geringere Veränderung hinsichtlich Leukozyteninfiltration, interstitiellem Ödem und Hämorrhagien ($p < 0.05$). Die ET-Immunhistochemie, als Ausdruck der lokalen ET-Freisetzung im Transplantat, zeigte 1 h nach Reperfusion eine geringere Intensität in der Therapiegruppe ($p < 0.05$). Amylase und Lipase erreichten ihren Maximalwert in beiden Gruppen nach 36 h und nach 5 d wieder Ausgangsniveau. Ein signifikanter Unterschied zugunsten der Therapiegruppe zeigte sich nur 36 h nach Reperfusion für Amylase (Kontrolle: 457 ± 76 µmol/l vs. Therapie 346 ± 62 µmol/l). CRP zeigte signifikante Unterschiede nach 12 h (10,9 ± 3,6 vs. 7,9 ± 1,3 mg/l) und 36 h (18,3 ± 2,2 vs. 13,5 ± 1,4 mg/l) zugunsten der Therapiegruppe ($p < 0{,}05$). TAP ergab 45 min nach Reperfusion im portalvenösen aber nicht im zentralvenösen Blut einen signifikant geringeren Wert in der Therapiegruppe (26,3 ± 4,3 ng/ml vs. Kontrolle: 46,7 ± 5,4 ng/ml, $p < 0{,}05$). Es bestand zwischen den Gruppen kein Unterschied im Verlauf der Malondialdehydwerte. *Zusammenfassung:* Nach Reperfusion findet sich eine deutliche Beeinträchtigung der Mikrozirkulation im Pankreas mit der Folge einer akuten Transplantatpankreatitis. Durch Einsatz eines selektiven ET-A-RA kann die Mikrozirkulation im Transplantat verbessert und die Ausprägung einer Transplantatpankreatitis reduziert werden.

Das Essener Protokoll zur Evaluation von Leberlebendspendern

C. Valentin-Gamazo[1], M. Malagó[1], G. Testa[1], S. Nadalin[1], M. Karliova[2], U. Treichel[2] und C.E. Broelsch[1]

[1] Klinik und Poliklinik für Allgemein- und Transplantationschirurgie
[2] Klinik für Gastroenterologie, Universitätsklinikum Essen, Hufelandstraße 55, 45122 Essen

The Essen Protocol for Evaluation of Liver Living Donors

Einleitung: Die Leberlebendspende stellt ein potentielles Gesundheitsrisiko für Spender dar. Intensive medizinische und psychosomatische Evaluation sowie eine sorgfältige Untersuchung der anatomischen Verhältnisse sind notwendig, um die Sicherheit für den Spender und gute Resultate für den Empfänger zu erzielen. Unter diesem Hintergrund, aber auch unter dem Aspekt der Kosten- und Zeitminimierung haben wir ein Stufenprotokoll zur Evaluation von Spender entwickelt. *Material und Methoden:* Zwischen April 1998 und August 2001 haben wir insgesamt 378 potentiell Spender und 217 mögliche Empfänger untersucht (Ratio 1,7). Dies teilte sich in 334 potentielle Spender für 185 erwachsene Empfänger (Ratio 1,8) und 44 mögliche Spender für 32 Kinder als Empfänger (Ratio 1,3) auf. Alle Spender wurden nach dem folgenden stufenweisen Protokoll evaluiert: Stufe 1: Anamneseerhebung, körperliche Untersuchung, Laboruntersuchungen und erstes Informationsgespräch. Die zweite Stufe beinhaltet die anatomische und psychologische Untersuchung, in der dritten Stufe erfolgten allgemeine medizinische Untersuchungen und in der vierten Stufe wurden spezielle Untersuchungen und die Operationsaufklärung durchgeführt. *Ergebnisse:* Der Selektionsprozess der Spender wird in der unten angeführten Tabelle dargestellt. Es konnte gezeigt werden, dass die meisten Spender (46%) in Stufe 1 und 2 abgelehnt wurden. Die Kosten bis zu diesem Schritt lagen bei 2959,50 DM pro potentiellem Spender. Demgegenüber stehen 8516 DM Kosten für die gesamte Evaluation. Für die Vorbereitungsuntersuchungen waren 4 – 5 ambulante Vorstellungen notwendig, wurde ein Angiografie notwendig, war ein eintägiger stationärer Krankenhausaufenthalt notwendig.

	Summe	Primäre Ablehnung	Keine LTX Ind. für Empf.	Ab-lehnung Insgesamt	Ab-lehnung Stufe 1	Ab-lehnung Stufe 2	Ab-lehnung Stufe 3	Aus-gewählt
Erwachsene	334	24 (7%)	75 (22%)	171 (51%)	74 (22%)	87 (26%)	10 (3%)	64 (20%)
Kinder	44	2 (4%)	6 (14%)	20 (46%)	14 (32%)	3 (7%)	3 (7%)	16 (36%)
Summe	378	26 (7%)	81(22%)	191 (50%)	88 (23%)	90 (24%)	13 (3%)	80 (21%)

Zusammenfassung: Bei der Spenderevaluation für erwachsene Empfänger im Gegensatz zu Kindern als Empfänger haben sich folgende Unterschiede gezeigt: a) der Arbeitsaufwand für die Evaluation ist aufgrund der größeren Anzahl der potentiellen Spender pro Empfänger größer b) die anatomischen Strukturen müssen umfassender untersucht werden, c) die Motivationsbeurteilung der Spender für erwachsene Empfänger bedarf einer intensiveren psychosomatische Evaluation als bei Kindern. Die Evaluation mittels des Stufenprotokolls ist eine kosten- und zeiteffektive screeninguntersuchung für potentielle Leberlebendspender.

Inselzell-spezifische Autoimmunphänomene bei Patienten mit Typ I Diabetes im Langzeitverlauf und nach Pankreastransplantation

H. Witzigmann[1], T. Lohmann[2], D. Uhlmann[1], F. Geißler[1], S. Ludwig[1] und J. Hauss[1]

[1] 2. Chirurgische Klinik
[2] 3. Medizinische Klinik, Universität Leipzig, Liebigstraße 20a, 04103 Leipzig

Islet-Cell Specific Autoimmune Phenomenons in Patients with Type I Diabetes in Long-Term Studies After Pancreas Transplantation

Hintergrund: Die Remanifestation eines Typ 1 Diabetes mellitus (DM) nach Pankreastransplantation ist schwer von einer chronischen Abstoßungsreaktion zu unterscheiden. *Fragestellung:* Wie häufig sind Insellzell-spezifische Autoimmunphänomene bei Patienten mit Langzeit-DM? Wie beeinflußt die Pankreastransplantation diese Autoimmunphänomene? Sind die Autoimmunmarker Prädiktoren für die Remanifestation eines Typ 1 DM? *Patienten und Methoden:* Wir untersuchten Inselzell-spezifische Auto-Ak (ICA, GAD65-Ak, IA2-Ak) und spezifische T-Zellen für immundominante GAD65 Epitope bei 20 Pat. mit lange bestehendem Typ 1 DM (mittlere Dauer: 22,5 J.) vor simultaner Pankreas/Nierentransplantation (sPNTx) und evaluierten diese Marker bei 16 Pat.nach sPNTx. Die immunsuppressive Behandlung erfolgte mit einer Quadruple-Induktionstherapie und einer Triple-Erhaltungstherapie (FK506 oder CsA, MMF, Steroide). Die Ak wurden mit validierten Messverfahren bestimmt, die T-Zell-Autoreaktivität mittels Short-Term-Proliferation-Assay und ^{3}H-Thymidin-Inkorporation.

Ergebnisse: 11/20 Langzeit-Typ 1 Diabetikern zeigten vor sPNTx Inselzell-spezifische Auto-Ak (8× GADA, 4× ICA, 4× IA 2-Ak, 4× multiple-Ak). Von 11 Pat. mit positiven Auto-Ak hatten 9 mindestens ein Follow-up nach sPNTx: 4 zeigten persistierende Auto-Ak bei fallendem Titer, 3 Pat. zeigten eine Konversion zu negativem Auto-Ak-Status, 2 zeigten unverändert hohe Titer. Bei 2 Pat. traten de-novo Antikörper auf, wobei sich bei einem wieder ein DM entwickelte. Nur 5/18 getesteten Pat.zeigten eine signifikante T-Zell-Autoreaktivität vor sPNTx. Keiner dieser Pat. zeigte eine GAD65 spezifische T-Zell-Autoreaktivität nach sPNTx. *Zusammenfassung:* Auto-Ak sind zu einem hohen Prozentsatz bei Langzeit-Typ 1 Diabetikern weiterhin vorhanden. Sie werden im Gegensatz zur T-Zell-Autoreaktivität durch immunsuppressive Therapie nicht vollständig unterdrückt und können sogar reaktiviert werden. Inselzell-spezifische Auto-Ak können bei wenigen Pat. potentielle Marker für das Wiederauftreten eines Typ 1 DM sein. Ein prospektives Langzeit-Follow-up wird zeigen, ob das Wiederauftreten bzw. das Ansteigen von Auto-Ak-Titern die Remanifestation eines Typ 1 DM vorhersagen kann.

Die Bedeutung der Magnetresonanztomographie der Gefäße in der präoperativen Diagnostik von Nieren-Lebendspendern

K. Zamhöfer[1], G. Testa[1], A. Frilling[1], T. Schröder[2] und C. E. Broelsch[1]

[1] Klinik für Allgemein- und Transplantationschirurgie
[2] Institut für Radiologie, Universitätsklinikum Essen, Hufelandstraße 55, 45122 Essen

The Importance of Magnet Resonance Imaging of the Vessels in the Preoperative Diagnosis of Live Kidney Donorsy

Einleitung und Fragestellung: Die Diagnostik der Gefäß- und Nierenanatomie nimmt einen zentralen Stellenwert bei der Evaluation von Nieren-Lebendspendern ein. In der vorliegenden Studie soll geprüft werden, ob das Angio-MRT als nicht invasives Verfahren zur zuverlässigen Darstellung der Nierenanatomie ausreicht. *Methodik:* In der Zeit von Januar 2000 bis August 2001 wurden insgesamt 143 Nieren am Universitätsklinikum Essen transplantiert. Davon waren 36 Nieren-Lebendspenden. In unsere Untersuchung wurden 33 Patienten eingeschlossen (w = 21, m = 12 bei einem Alters-range von 26 bis 58 Jahren). Untersucht wurde mit einem MRT-Gerät (Firma Siemens Sonata 1,5 T) in der Untersuchungstechnik koronare 3D Angio-graphie, transversale T1 T2 Gewichtung (4 – 5 mm), koronare True FISP, T 1 transversal post KM. *Ergebnisse:* Bei 63% der Patienten (21 von 33) zeigte sich eine Variation der Gefäßanatomie bzw. Nierenmorphologie. Bei 51% der Patienten (17 von 33) zeigte sich mindestens eine Doppelversorgung einer Niere. Bei 36% (12 von 33) der Patienten zeigte sich eine regelhafte Anatomie. Bei 12% (4 von 33) der Patienten wurde eine venöse oder morphologische (Zysten, Stenosen) beschrieben. Bei allen 33 Patienten wurde mindestens eine einseitige singuläre arterielle Versorgung der Niere beschrieben. Der intraoperative Befund deckte sich bei 32 von 33 Patienten (97%) mit der prä-opertativen Diagnostik. *Zusammenfassung:* Das Angio-MRT ist ein zuverlässiges Verfahren zur Beurteilung von Gefäßanomalien und der Nierenmorphologie und bietet dem Operateur eine wesentliche Entscheidungshilfe bei der Planung des Eingriffes. Auf Grund unserer Ergebnisse haben wir auf eine konventionelle Angiographie als invasive Untersuchung für die Lebendspender vollständig verzichtet.

Korrektur bis Redaktionsschluss nicht eingegangen.

Positiver Effekt einer stark verkürzten Kaltischämiezeit bei Nierentransplantationen im Rahmen des ET-Senior-Programms

C. Zülke[1], C. Graeb[1], M. Anthuber[1], A. Fürst[1], B. Krämer[2], M. Fischereder[2] und K.-W. Jauch[1]

[1] Klinik und Poliklinik für Chirurgie
[2] Klinik und Poliklinik für Innere Medizin II, Universität Regensburg, Franz-Josef-Strauß-Allee 11, 93053 Regensburg

Positive Effect of Strongly Reduced Cold Ischemia Time in Kidney Transplantation within the ET Senior Program

Hintergrund: Die weiterhin stagnierenden Zahlen der postmortalen Organspenden machten es in der Vergangenheit gerade für ältere Patienten zunehmend schwieriger ein geeignetes Organ zu bekommen. Aus diesem Grund führte Eurotransplant (ET) 1999 ein Programm ein („ET senior program"), das speziell Kriterien dieses Patientenkollektives berücksichtigen soll. Nieren älterer Spender ($\geq$ 65 Jahre) werden seither blutgruppen-identischen älteren Empfängern $\geq$ 65 Jahre transplantiert, ohne Berücksichtigung des HLA-Missmatches. Ziel unserer Studie war es, den Einfluss einer stark verkürzten kalten Ischämiezeit (CIT) auf die Transplantatfunktion im Rahmen dieses Programms zu untersuchen. *Methoden:* Von mittlerweile 14 Patienten, die wir im Rahmen des ET-Senior-Programms transplantiert haben, konnten wir die Nieren von 5 Spendern paarweise 10 Patienten unseres Zentrums, mit einer Differenz der kalten Ischämiezeit $>$ 4 Stunden, transplantieren. Gruppiert wurden die Empfänger anhand ihrer CIT in ein früh- (Gruppe 1) und ein spättransplantiertes Kollektiv (Gruppe 2). Untersucht wurden die Serum-Kreatininwerte, die Diurese am ersten postoperativen Tag, die verzögerte Transplantatfunktion (DGF), die Anzahl der Missmatches, akute Abstoßungskrisen sowie die Hospitalisierungsdauer. *Ergebnisse:* In dem untersuchten Patientenkollektiv zeigten sich keine Unterschiede bzgl. des Empfänger- oder des Spenderalters, Art und Dauer der Dialyse, der Grunderkrankungen oder des HLA-Missmatches. Die CIT war signifikant kürzer in Gruppe 1 im Vergleich zur Gruppe 2 (6.6 ± 1.9 h vs. 11.9 ± 2.5 h, $p < 0.01$). Des Weiteren zeigte sich eine signifikant größere Diurese bei Patienten der Gruppe 1 (253.5 ml/h vs. 148 ml/h, $p < 0.05$) am ersten postoperativen Tag, zudem war bei keinem der Patienten der Gruppe 1 eine postoperative Dialysebehandlung notwendig (3/5 Patienten in Gruppe 2). Außerdem zeigte sich ein häufigeres Auftreten einer akuten Abstoßung in der Gruppe 2 (5/5 vs. 3/5). Im Einklang mit dem frühzeitigerem, suffizienteren Einsetzen der Diurese war gleichzeitig eine schnellere Erholung der GFR in der Patientengruppe 1 auffällig ($p < 0.001$). Die Hospitalisierungsdauer war mit 33 Tagen (27 – 43) in Gruppe 1 geringer als in Gruppe 2 mit 54.2 Tagen (27 – 112). *Zusammenfassung:* Unsere Studie zeigt erstmals den positiven Effekt einer stark verkürzten kalten Ischämiezeit bei marginalen Nieren-Spendern. Trotz eines nur geringen Unterschied von 5 – 6 Stunden, bei sonst schon sehr niedrigerer CIT, konnte eine signifikante Verbesserung der frühen Transplantatfunktion gesehen werden. Die Zunahme der verzögerten Transplantatfunktion (DGF) führt zu einem verlängerten Krankenhausaufenthalt sowie zu häufigeren Dialysebehandlungen. Bestrebungen einer simultanen Transplantation solcher Organe durch 2 Operationsteams sind klar zu unterstützen, gerade auch vor dem Hintergrund geringer werdenden Ressourcen.

Onkologie

Abstracts

Einflußfaktoren auf die unmittelbar postoperative Lebensqualität beim kolorektalen Karzinom

B. R. Bittorf[1], D. Bender[2], M. Lichthardt[2], U. Schmeisser[2], K. E. Matzel[1], F. Lösel[3] und W. Hohenberger[1]

[1] Abteilung für Allgemeinchirurgie, Chirurgische Klinik, Universität Erlangen-Nürnberg, Krankenhausstraße 12, 91054 Erlangen
[2] Institut für Psychologie der Universität Erlangen-Nürnberg
[3] Sozialwissenschaftliches Forschungsinstitut der Universität Erlangen-Nürnberg

Influencing Factors on the Immediate Postoperative Life Quality with the Colorectal Carcinoma

Zielsetzung: Die Diagnose einer malignen Erkrankung ist für alle Betroffenen eine besondere psychische Beanspruchung. Inwieweit die unmittelbare prä- und postoperative Lebensqualität in dieser Belastungssituation durch medizinische und psychologische Faktoren geprägt wird, war Ziel der vorliegenden Untersuchung. Desweiteren wurde geprüft, ob durch eine begleitende psychologische Betreuung während des stationären Aufenthaltes die Lebensqualität der Patienten beeinflußt werden kann. *Material und Methoden:* 61 Patienten (46 Männer, 15 Frauen) mit einem mittleren Alter von 58,6 Jahren (36 – 74 Jahre), die sich aufgrund der Ersterkrankung an einem kolorektalen Karzinom einer chirurgischen Therapie unterzogen, wurden hinsichtlich Persönlichkeitsmerkmalen und Lebensqualität prä- und postoperativ während ihres stationären Aufenthaltes evaluiert und diese Parameter mit postoperativen Komplikationen korreliert. Als Meßinstrumente dienten Kurzformen der Skalen zur Erfassung der Lebensqualität (SEL), des Freiburger Persönlichkeitsinventars (FPI), der Hospital-Anxiety-Depression-Scale (HADS), der Krankheitsverarbeitung (FKV) und des Kohärenzsinns (SOC). In einem prospektiv-randomisierten Design wurden die Patienten außerdem in vier Gruppen aufgeteilt, um den Einfluß einer perioperativen psychologischen Betreuung auf die unmittelbare postoperative Lebensqualität zu prüfen (unbehandelte Kontrollgruppe $n = 16$, Gruppe mit präoperativer Intervention und Entspannungstraining $n = 15$, Gruppe mit postoperativer Intervention $n = 15$, Gruppe mit prä- und postoperativer Intervention und Entspannungstraining $n = 15$). Die psychologische Intervention setzte sich aus verschiedenen Elementen der kognitiven Verhaltenstherapie zusammen, die auf eine angemessene Bewältigung der mit der Operation und dem weiteren Verlauf der Krebserkrankung verbundenen Belastungen abzielte. Die statistische Auswertung erfolgte mittels Berechnung der Korrelationskoeffizienten nach Pearson zwischen den einzelnen Variablen mit Hilfe von SPSS 10.0. Unterschiede zwischen den vier Gruppen wurden mittels MANOVA untersucht. *Ergebnisse:* Generell beeinflußten weder psychologische Interventionen noch medizinische Komplikationen die Einschätzung der postoperativen Lebensqualität durch den Patienten. Lediglich das Auftreten von Blasenentleerungsstörungen korrelierte negativ mit der Lebensqualität (r = – 0,32, p < 0,05), nicht jedoch die Anlage eines temporären oder permanenten Stomas oder die Notwendigkeit einer Radio- und/oder Chemotherapie. Stattdessen bestimmte sich die postoperative Lebensqualität im wesentlichen durch intrinsische Persönlichkeitsmerkmale des Patienten: so korrelierte die Lebensqualität negativ mit depressiver Verarbeitung (r = – 0,49, p < 0,01), regressiver Tendenz (r = – 0,32, p < 0,05) und kognitiver Vermeidung (r = – 0,36, p < 0,05) im Instrument Krankheitsverarbeitung, mit Emotionalität im Freiburger Persönlichkeitsinventar (r = – 0,47, p < 0,01) und Depression in der Hospital-Anxiety-Depression-Scale. Ein positiver Zusammenhang war zwischen Lebensqualität und Kohärenzsinn nachweisbar (r = – 0,47, p < 0,01). Das Arztvertrauen der Patienten beeinflußte hingegen die Lebensqualität nicht. *Zusammenfassung:* Die individuelle Persönlichkeitsstruktur bestimmt die unmittelbare Lebensqualität nach operativen Eingriffen wegen eines kolorektalen Karzinoms maßgeblich. Insbesondere eine depressive und vermeidende Grundhaltung reduziert die Lebensqualität. Medizinische Faktoren und perioperative psychologische Betreuung spielen unmittelbar postoperativ nur eine nachgeordnete Rolle.

Hepatische Glukoneogenese und splanchnische Proteinbilanz nicht mangelernährter Patienten mit resektablen gastrointestinalen Tumoren

R.G. Bönninghoff[1], M.A. Keese[1], M.H. Konrad[2], A. Blum[2], E. Holm[2], S. Post[1] und J.W. Sturm[1]

[1] Chirurgische Klinik
[2] II. Medizinische Klinik, Universitätsklinikum Mannheim, Universität Heidelberg, Theodor-Kutzer-Ufer, 68135 Mannheim

Hepatic Gluconeogenesis and Splanchnic Protein Balance of Non-Malnourished Patients with Resectable Gastrointestinal Tumors

Zielsetzung: Die Nährstoffverwertung ist bei Tumorpatienten zumindest bei fortgeschrittenen Stadien der Erkrankung verändert. Man findet in diesen Stadien vor allem eine forcierte hepatische Glukoneogenese und eine Zunahme der Proteinsynthese. Diese Prozesse sollen zu einem erhöhten Energieverbrauch und somit zu einem Gewichtsverlust bei Tumorpatienten beitragen. Ziel der vorliegenden Studie war daher, zu klären, ob die hepatische Glukoneogenese und die splanchnische Proteinbilanz auch bei Patienten mit gastrointestinalen Tumoren früher Stadien (T2 N0 M0) verändert ist. *Material und Methoden:* Wir evaluierten die postabsorbtive Austauschrate von Energiesubstraten, Aminosäuren und Harnstoff im Splanchnikusgebiet. Verglichen wurden präoperativ 11 normalernährte Patienten mit gastrointestinalen Tumoren (7 Patienten mit Kolonkarzinom pT2 N0 M0 und 4 Patienten mit Magenkarzinom pT2 N0 M0) mit 16 metabolisch gesunden Patienten. Das Kontrollkollektiv setzte sich aus Patienten zusammen, bei denen ein Karzinom ausgeschlossen wurde und die vor einer Aortenaneurysma-Operation standen. Die Körper-Zell-Masse lag in beiden Gruppen bei 36%. Über einen Lebervenenkatheter sowie über die A. radialis wurden wiederholt Blutproben entnommen. Mittels Indocyanin Grün- Aplikation wurde der Blut- und Plasmafluss im Splanchnikusgebiet ermittelt. Die Glukosepräkursoren Laktat, Alanin, Glycerol, Pyruvat wurden bestimmt. Aminosäuren und Harnstoff wurden mittels Säulen-Chromatographie analysiert. Die splanchnische Proteinbilanz ergab sich aus der Differenz „Aufnahme von Gesamt-Aminosäuren-Stickstoff minus der Abgabe von Harnstoff-Stickstoff. *Resultate:* Die Befunde werden in der Tabelle 1 gezeigt (μmol/min; + bedeutet Netto-

Aufnahme, – bedeutet Netto-Abgabe; Mittelwerte; Standard-Fehler in Klammern; */** p = 0,02/0,07 vs. Kontroll-Gruppe).

	Kontroll-Patienten	Karzinompatienten	p
Glukose	– 1076 (260)	– 1042 (130)	
Glukose Präkusoren	+ 471 (16)	+ 324 (79)	
freie Fettsäuren	+ 203 (101)	+ 392 (136)	
Ketonkörper	– 351 (92)	– 365 (143)	
Aminosäure-Stickstoff	+ 261 (49)	+ 319 (71)	
Harnstoff-Stickstoff	– 457 (80)	– 111 (96)	*
Splanchnischer Proteinbilanz	– 231 (89)	+ 208 (143)	**

Zusammenfassung: Bei den Patienten mit gastrointestinalen Tumoren war die hepatische Glukoneogenese nicht gesteigert. Die Harnstoffproduktion zeigte jedoch eine signifikante Reduktion. Zusammen mit einer tendenziell erhöhten Aminosäuren-Stickstoff-Retention führte dies bei den Tumorpatienten zu einer positiven splanchnischen Proteinbilanz. Somit dürfte in unserm Kollektiv der Tumorerkrankten die Forcierung der hepatischen Proteinsynthese, nicht aber eine Steigerung der Glukoneogenese zur Erhöhung des Energieverbrauchs beitragen. Ursächlich könnte eine durch das Tumorgewebe getriggerte erhöhte Synthese von Akut-Phase-Proteinen zugrundeliegen.

Korrektur bis Redaktionsschluss nicht eingegangen.

Einfluss einer präoperativen hyperthermen Radiochemotherapie auf die Sphinkterfunktion

J. Fritzmann[1], W. Slisow[1], P. Wust[2] und B. Rau[1]

[1] Charité, Campus Berlin Buch, Robert-Rössle Klinik, Chirurgie und chirurgische Onkologie, Lindenberger Weg 80, 12125 Berlin
[2] Klinik für Strahlenheilkunde, Charité, Campus Virchow Klinikum, Augustenburger Platz 1, 13353 Berlin

Influence of the Preoperative Hyperthermic Radiochemotherapy on the Sphincter Function

Einleitung: Eine erhöhte Stuhlfrequenz und Sphinkterinsuffizienz sind die häufigsten Symptome, die durch eine Strahlentherapie im anorektalen Bereich verursacht werden. Ziel dieser Arbeit ist es den Einfluss einer kombinierten (hyperthermen) Radiochemotherapie ((H)RCT) auf die Funktion des Sphinkters zu analysieren. *Methode:* 102 Patienten wurden präoperativ wegen eines uT3/uT4 Rektumkarzinoms mit einer (H)RCT (GHD 45 Gy, 2 Zyklen 5-FU/LV) vorbehandelt. RCT allein erhielten 56 Patienten, bei 46 Patienten wurde die RCT mit einer regionalen Hyperthermie kombiniert. Vor und nach einer (H)RCT wurde die Durchzugsmanometrie mit dem PC Polygraf (Fa Synectics GmbH Frankfurt) nach erfolgter Reinigung des Enddarms durchgeführt. Bei der Durchzugsmanometrie wird der Meßkatheter ca. 1 cm pro Sekunde durch die Sphinkterregion in Ruhe und unter Kneifdruck gezogen. Die Auswertung der Manometrie erfolgte mit Hilfe einer integrierten computerisierten Meßeinheit. *Ergebnisse:* Die Sphinktermanometriewerte (Vektorvolumen, Sphinkterlänge, Länge der Hochdruckzone und Maximaldruck) nach (H)RCT unterschieden sich bis auf den Maximaldruck in Ruhe nur unwesentlich von den Werten vor (H)RCT (s. Tabelle 1). Tumorcharakteristika (Tiefeninfiltration uT3/uT4, Tumorhöhe ab ACL) und Einsatz der Hyperthermie haben keinen Einfluss auf die Funktion des Sphinkters. *Zusammenfassung:* Eine präoperative RCT mit oder ohne Kombination einer regionalen Hyperthermie beeinflusst die Funktion des anorektalen Sphinkters nur unwesentlich. Lediglich der maximale Ruhedruck nimmt signifikant ab. Eine postoperative Sphinkterfunktionsstörung nach sphinkter-erhaltenden Operationen beim vorbehandelten Rektumkarzinom ist daher nicht zu erwarten.

Tabelle 1. Sphinktermanometrie (Wilcoxon matched pairs signed rank test)

	Prae vs posttherapeutisch		
	Prae	Post	p-Wert
Ruhe-Werte			
Vektorvolumen ($mmHg \times cm^2 \times 10^3$)	31 + 36	28 + 31	0.2
Sphinkterlänge (mm)	39 + 16	40 + 17	0.9
Länge der Hochdruckzone (mm)	17 + 8	17 + 8	0.9
Maximaldruck (mmHg)	97 + 38	89 + 34	0.02
Lage des Maximaldruckes (mm)	17 + 9	18 + 9	0.6
Kneif-Werte			
Vektorvolumen ($mmHg \times cm^2 \times 10^3$)	135 + 194	118 + 109	0.9
Sphinkterlänge (mm)	51 + 20	51 + 24	0.8
Länge der Hochdruckzone (mm)	19 + 9	18 + 8	0.4
Maximaldruck (mmHg)	178 + 71	176 + 67	0.8
Lage des Maximaldruckes (mm)	21 + 11	22 + 11	1.0

Standardisiertes Therapieverfahren in der Behandlung des Rektumkarzinoms – Langzeitergebnisse einer prospektiven Datenerfassung

A. Fürst, I. Iesalnieks, A. Beham und K.-W. Jauch

Klinik und Poliklinik für Chirurgie, Universität Regensburg, Franz-Josef-Strauß-Allee, 93042 Regensburg

Standardized Therapeutic Procedure in the Treatment of Rectal Carcinoma – Long-Term Results of Prospective Data Recording

Einleitung: Ziel der vorliegenden Langzeitstudie war es, die klinikbezogene Ergebnisqualität einer standardisierten Therapie des Rektumkarzinoms zu prüfen. In Kooperation mit dem Tumorzentrum Regensburg, der klinikinternen Tumornachsorge und den weiterbehandelnden Hausärzten wurde eine lückenlose Erfassung aller tumor- und therapiebezogenen Daten angestrebt. *Patienten und Methode:* Im Zeitraum 10/92 bis 12/96 wurden an der Klinik 204 Patienten mit der Diagnose Rektumkarzinom operiert. Der mediane Nachbeobachtungszeitraum betrug 66 Monate (5-Jahres-Nachbeobachtungszeitraum). Von 203 Patienten lagen Nachsorgedaten vor (Erfassungrate: 99.5%). Das Durchschnittsalter der Patienten betrug 61.9 Jahre, 64% Männer und 36% Frauen. Die Mehrzahl der Karzinome waren mit 46% im distalen Rektumdrittel lokalisiert, 35% im mittleren und 19% im proximalen Rektumdrittel. Nach UICC waren 26% im Stadium I, 22% im Stadium II, 30% im Stadium III und 22% im Stadium IV zu klassifizieren. Die Operationstechnik war standardisiert: Hohe Ligatur von V.

und A. mesenterica inferior, Dissektion des Lymphabflußgebietes einschließlich kompletter mesorektaler Dissektion (nach Stelzner und Heald) und distalem Sicherheitsabstand von 2 cm bei Tumoren des mittleren und distalen Rektumdrittels; bei Tumoren des proximalen Rektumdrittels wurde ein distaler Sicherheitsabstand von 5 cm eingehalten. *Ergebnisse:* In kurativer Intention wurden 78% und wegen synchronen Fernmetastasen 22% der Patienten palliativ operiert, eine lokale R0-Resektion war in 95% möglich. Die anteriore Rektumresektion war die häufigste Operationsform mit 77% (14% intersphinktere Rektumresektionen eingeschlossen), gefolgt von der Rektumexstirpation mit 16%, 3 lokale transanale Exzisionen, 3 Diskontinuitätsresektionen nach Hartmann, 3 Proktokolektomien (je 1.5%) und 4 AP-Anlagen wegen tumorbedingter Inoperabilität (2%). 46.6% aller lokal fortgeschrittenen Tumoren erhielten eine adjuvante und 5.4% eine neoadjuvante Radiochemotherapie. Im 5-Jahres-Nachbeobachtungszeitraum traten bei 13 von 194 lokal R0-resezierten Patienten nach median 17 Monaten ein lokales Tumorrezidiv auf, entsprechend einer Lokalrezidivrate von 6.7%. Die krankheitsfreie 5-Jahresüberlebensrate betrug 69.0%. *Zusammenfassung:* Eine standardisierte Resektions- und Dissektionstechnik in der operativen Behandlung des Rektumkarzinoms, einschließlich multimodaler Zusatztherapien im fortgeschrittenen Tumorstadium führt zu einer niedrigen Lokalrezidivrate und einem günstigen 5-Jahresüberleben.

Interaktiver Online- Test für die Ermittlung eines familiär erhöhten Darmkrebsrisikos

A. Hansmann[1], T. Goecke[2], S. Höwer[3], H. Fredrich[1], H. D. Röher[1] und G. Möslein[1]

[1] Chirurgische Klinik A
[2] Institut für Humangenetik
[3] Institut für Psychosomatik, Universitätsklinikum Düsseldorf, Moorenstraße 5, 40225 Düsseldorf

Interactive Online-Test for the Identification of Familial Colorectal Cancer Risk

Zielsetzungen: Seit der Identifikation der zugrundeliegenden molekularen Mechanismen eines defekten Mismatch-Reparatursystems, wurde die Zahl bekannter HNPCC-Familien deutlich erhöht. Trotz dieses attraktiven Angebotes einer vorhersagenden Diagnostik in Familien mit erkannter Mutation, ist die Rate der identifizierten HNPCC-Familien in Deutschland im Verhältnis noch sehr gering. Man schätzt, dass ca. 10% aller Patienten mit einem colorektalen Karzinom eine autosomal dominante Erkrankungsform aufweisen. Der Schlüssel zur Identifizierung von HNPCC-Familien liegt weiterhin in der Erhebung der Familienanamnese. Obwohl auch bereits ein Kernstammbaum die meisten HNPCC-Familien identifizieren könnte, ist der Aufwand in der alltäglichen Praxis zu hoch und wird nicht durchgeführt. Die Patienten selber sind hingegegen sehr motiviert, einen Familienstammbaum auszufüllen und einzusenden. Eine Weiterentwicklung dieser Form der Stammbaumerhebung ist in dem interaktiven, hier vorgestellten Onlinetest, realisiert. *Methoden:* Unter Zugrundlegung der Amsterdam I- und II-Kriterien und den Beobachtungen in unseren eigenen HNPCC-Familien, entwickelten wir einen Algorithmus, der in einem interaktiven Stammbaumprogramm umgesetzt wurde und eine sofortige Einschätzung des Risikos ermittelt. Im Gegensatz zu den Amsterdamer Kriterien wurden auch Polypen des Colorektums, des Endometriums, der ableitenden Harnwege und des Magens als zusätzliche Risikofaktoren altersadäquat berücksichtigt. Im Gegensatz zu einem Stammbaum, der in einem humangenetischen Gespräch extensiv ermittelt wird, berücksichtigt dieser Test nur den nukleären Verwandtenkreis. Für diese nächsten Verwandten sind die Erkrankungsangaben in aller Regel wesentlich akkurater als für entferntere Verwandte. *Ergebnisse:* Nach der theoretischen Entwicklung des Algorithmus wurde der fertiggestellte Test in 135 von uns betreuten Amsterdamer Familien mit ausgedehnten Stammbäumen und Angaben zu Mutationsstatus analysiert. In allen uns vorliegenden Stammbäumen konnte der Test akkurat das hohe Risiko ermitteln. In weiteren 100 konsekutiven, in der Klinik erhobenen Stammbäumen, die wir klinisch als mit einem normalen Risiko behaftet identifizierten, zeigte der Test korrekt die Risikoeinschätzung an. *Schlußfolgerungen:* In Deutschland werden derzeit nur ein Bruchteil der HNPCC-Familien identifiziert. Da die Erhebung eines Familienstammbaumes der Schlüssel für die Identifikation darstellt, in aller Regel aber aus Zeitgründen im ärztlichen Alltag nicht erhoben wird, entgehen viele bereits erkrankte Personen einer Identifikation des erhöhten Risikos. Eine entsprechende Vorsorge und Früherkennung in diesen Familien verhindert Karzinome und verbessert das Überleben. Die Identifizierung des Hochrisikokollektives hat somit eine hohe gesundheitspolitische Relevanz. In dem potentielle Patienten diesen interaktiven Risikotest verwenden, kann ein wesentlicher Beitrag zu der Verbesserung der Identifikation von HNPCC-Patienten erreicht werden.

Hochdosis Tamoxifentherapie bei FAP – assoziierten und sporadischen Desmoidtumoren

A. Hansmann, U. Oezesahin, A. Unger und G. Möslein

Chirurgische Klinik A, Universitätsklinikum Düsseldorf, Moorenstraße 5, 40225 Düsseldorf

High-Dose Tamoxifen Therapy for FAP-Associated and Sporadic Desmoid Tumors

Zielsetzungen: Desmoide sind semimaligne mesenchymale Tumore, die sporadisch oder in Assoziation mit einer FAP (familiären adenomatösen Polyposis) auftreten können. Vor allem bei einer Lokalisation im Mesenterium führt das infiltrative Größenwachstum zu einer erheblichen Morbidität und auch Mortalität. Generell ist eine operative Therapie bei Desmoidtumoren wegen der extrem hohen Rezidivrate nur dann in Erwägung zu ziehen, wenn eine R0-Resektion mit einem breiten Saum gesunden Gewebes (etwa 2 cm) erfolgen kann. Naturgemäß sollten Desmoide im Mesenterium somit nicht operativ behandelt werden. Die Radiatio, die bei oberflächlichen Desmoiden manchmal einen Benefit erbringt, ist bei dieser Lokalisation nicht anzuraten. *Methoden:* Wir therapierten unsere Desmoidpatienten, die entweder einen bereits sehr großen Desmoidtumor aufwiesen oder aber einen raschen Tumorprogress zeigten mit einer (einschleichenden) Dosis von 120 mg Tamoxifen und 300 mg des nicht-steroidalen Antiphlogistikums Sulindac (Clinoril). Hierbei handelt es sich um 4 Patienten mit einem sporadischen Desmoid und 17 Patienten mit einem FAP-assoziierten Desmoidtumor. Wir untersuchten die Responserate und das Auftreten von Nebenwirkungen in diesem Kollektiv. *Ergebnisse:* Ein deutlicher Behandlungserfolg zeigte sich bei 18 Patienten, wobei in 3 Fällen ein Tumorregress zu Beschwerdefreiheit führte. Interessanterweise dauerte es bei 9 Patienten mehr als 6 Monate, bevor es zu einem Sistieren des Desmoidprogresses kam. Bei allen 18 Patienten kam es nach einer Phase der Wachstumsverlangsamung schließlich zu einem Rückgang der Tumorgröße. Bei 3 Patienten, bei denen wegen der durch das Desmoid verursachten mechanischen Darmobstruktion zu einem völligen Rückgang der Ileussymptomatik, allerdings in einem Zeitraum on 2 – 3 Jahren. Während dieser Zeit war zumindest zeitweise eine parenterale Ernährung erforderlich. Als einzige nennenswerte Nebenwirkungen sahen wir Ovarialzysten in 4 Fällen und passageren Leberwerterhöhungen in 3 Fällen, wobei eine Reduktion der Medikamentenzufuhr nicht erforderlich wurde. *Schlußfolgerungen:* Bei der guten Ansprechrate und Verträglichkeit dieser unüblich hohen Tamoxifen-Dosierung scheint die hochdosierte Gabe von Tamoxifen und Sulindac eine außerordentlich gute Ansprechrate, vor allem auch bei den desolaten sehr großen Mesenterialdesmoiden aufzuweisen. Vergleiche mit anderen Therapien lassen diese Kombination als Verfahren der ersten Wahl erscheinen, wenn auch prospektive Untersuchungen in einem größeren Patientenkolllektiv erforderlich sind.

Neue immuntherapeutische Strategien beim Magenkarzinom mit trifunktionalen bispezifischen Antikörpern

M. M. Heiss[1], M. A. Ströhlein[1], M. Jäger[2], H. Lindhofer[2] und F. W. Schildberg[1]

[1] Chirurgische Klinik und Poliklinik, Klinikum Großhadern, Ludwig-Maximilians-Universität München, Marchioninistraße 15, 81377 München
[2] KKG Bispezifische Antikörper, Institut für Klinisch Molekuläre Biologie der GSF, Ludwig-Maximilians-Universität München, München

New Immunotherapeutic Strategies on the Gastric Carcinoma with Trifunctional Bispecific Antibodies

Zielsetzung: Eine neue Klasse bispezifischer AK mit speziellem intakten Fc-Fragment eröffnet völlig neue Möglichkeiten der Immuntherapie. Durch diese Antikörper werden nicht nur CD3 + T-Zellen auf Tumorzellen redirigiert, sondern darüberhinaus hocheffektiv das monozytär makrophagozytäre System über den FcγR1 Rezeptor aktiviert. Diese Trifunktionalität erzeugt eine bisherigen zur Verfügung stehenden Antikörpern weit überlegene zytotoxische Wirksamkeit. Zudem zeigte sich im Tiermodell, daß über eine Aktivierung von APC/Dendritischer Zellen zusätzlich eine spezifische Anti-Tumorimmunität induziert wird. Diese duale Wirksamkeit der Antikörper soll in neue klinische Konzepte umgesetzt werden. Zwei unterschiedliche bispezifische Antikörper (bsAk) mit Spezifität für EpCAM (panepitheliales Antigen) und HER2/neu stehen zur Verfügung und sollen für unterschiedliche Strategien genutzt werden. *Methode/Resultate:* Bei fortgeschrittenen Magenkarzinomen nach R0-Resektion wird im Rahmen einer Phase I/II Studie der adjuvante Ansatz über eine systemische Applikation der bsAk gegen das tumorspezifische Antigen HER2/neu verfolgt. In ersten Heilversuchen zeigte sich eine sehr gute Verträglichkeit und zudem der Nachweis einer hocheffektiven zytotoxen Wirkung in vivo mit völliger Zerstörung von autologen Tumorzellen im malignen Aszites in vivo.

Ein zweiter Ansatz verfolgt das Konzept der Induktion von spezifischer Tumorimmunität. Diese Therapie erfolgt mit dem bsAk gegen EpCAM, welcher direkt intraperitoneal appliziert wird. Diese Applikation in das lokale Kompartiment Peritoneum umgeht die fehlende Tumorspezifität des Zielantigens und nutzt zudem ein immunologisch previligiertes Kompartiment für die Induktion von Immunität. Dieser Ansatz, der bislang bei drei Patienten mit fortgeschrittenen Magenkarzinom mit Peritonealkarzinose verfolgt wurde, zeigte bei zwei Patienten Anhalt für eine dadurch induzierte spezifische T-Zell vermittelte anti-Tumorantwort (detaillierte Darstellung im Beitrag für das Chirurgische Forum). *Zusammenfassung:* Die dargestellten Konzepte werden in klinischen Pilotstudien gegenwärtig evaluiert und eröffnen möglicherweise neue Ansätze in der Behandlung des fortgeschrittenen Magenkarzinoms.

Korrektur bis Redaktionsschluss nicht eingegangen.

Resektionsausmaß und Indikation zur multimodalen Therapie bei lokoregionär fortgeschrittenen Tumoren des kleinen Beckens

P. Hohenberger[1], P. Althaus[2], S. Coswig[3], W. Slisow[1], B. Rau[1] und P.M. Schlag[1]

[1] Klinik für Chirurgie und Chirurgische Onkologie, Robert-Rössle-Klinik, Lindenberger Weg 80, 13122 Berlin
[2] Klinik für Urologie, Evangelisches Krankenhaus Herzberge, Berlin
[3] Klinik für Strahlentherapie, Universitätsklinikum Charité, Berlin

Extent of Resection and Indication for Multimodal Therapy with Locoregional Advanced Tumors of the Small Pelvis

Problemstellung: Die chirurgische Therapie lokoregionär fortgeschrittener Karzinome des Beckens stellt besondere Herausforderungen an eine interdisziplinäre Therapie. In Abhängigkeit von der durch präoperative, multimodale Maßnahmen erreichbaren Tumorrückbildung könnte eine differenzierte Radikalität bei der Resektion erfolgen. Wir analysierten unser Krankengut daraufhin, ob die Beckenevisceration gegenüber der limitierten Resektion einen Vorteil hinsichtlich der Tumorkontrolle erbringt. *Patienten und Methodik:* Bei 52 Pat. (33 Männer, 19 Frauen, Alter 23 – 71 Jahre, median 44 Jhr.) lagen lokoregionär fortgeschrittene Tumoren/Tumorrezidive des kleinen Beckens vor, die mindestens zwei Organsysteme (Colorektum, Urogenitaltrakt, Beckenskelet) infiltrierten.

Bei Patienten ohne vorherige Strahlentherapie wurde eine präoperative Radiochemotherapie vorgenommen. Patienten mit Z.n. Strahlentherapie oder Residualtumor wurden einer intra-/postoperativen interstitiellen Strahlentherapie-Therapie unterzogen. Die Tumorausdehnung wurde durch MRT/CT bzw transrektale/-vaginalen Ultraschall im Verlauf kontrolliert. Die operative Therapie bestand entweder in einer Beckeneviszeration (Rektumresektion, ggf. -exstirpation, Cysto-(prostat-)ektomie, Hysterektomie, Os sacrum-Resektion, plastische Deckung) oder Resektion des Primärtumor tragenden Organsystems bei Tumorrückbildung nach Vorbehandlung. Radikalität, Morbidität und Rezidivrate und Überleben wurden prospektiv dokumentiert. *Ergebnisse:* 48 der 52 Patienten wurden laparotomiert mit dem Ziel der Tumorresektion, vier Patienten wurden wegen interkurrenter Fernmetastasen nicht operiert. Bei 44 Patienten (84%) war eine Tumorresektion (davon Eviscerationen n = 32 (73%)) möglich, bei den anderen bestanden intraoperativ eine irresektable Infiltration des Sacrum, der Iliacal-Gefäße oder eine extra-sacrale Tumorausdehnung.

Eine R0-Resektion wurde bei 28/32 Pat. mit Beckenevisceration (87%) jedoch nur bei 8/12 (67%) Patienten mit limitierter Resektion histologisch erreicht. In fünf Resektaten fand sich kein vitaler Resttumor (pCR Rate 11.3%) Die Lokalrezidivrate nach Evisceration betrug 3/28

(10.7 %). Bei einer medianen Nachbeobachtungszeit von 33 Monaten beträgt das mittlere rezidivfreie Überleben nach 34 Monate (längste tumorfreie Überlebenszeit 61 + Monate). Der mittlere Klinikaufenthalt postop. betrug 20 (8 – 67) Tage. Eine Patientin verstarb postoperativ an den Folgen einer pelvinen Sepsis mit konsekutivem ARDS (Letalität 2.2 %). Eine signifikante Morbidität (Relaparotomie, Fistelbildung, langfristiger Wundinfekt) betraf 12 Patienten. Urologische Probleme traten bei 11 Patienten auf (Ileumconduit oder Neoblase mit Harnstau oder Anastomosenstriktur); 5 von 9 Pat. mit einer Afterloading-Therapie mussten wegen entero-kutaner Fistelung reoperiert werden. *Schlußfolgerungen:* Lokoregionär fortgeschrittene Tumoren des kleinen Beckens sollten auch nach erfolgreichem ‚Downstaging' durch präoperative Therapie im Sinne einer Evisceration therapiert werden. Ein limitierte Resektion kompromittiert durch eine erhöhte Rate an R1-Resektionen das Behandlungsergebnis. Die Lokalrezidivrate kann auch langfristig niedrig gehalten werden. Die Morbidität postoperativ wird vorwiegend durch Komplikationen der Afterloading-Strahlentherapie und urologischer Rekonstruktionen aus präoperativ bestrahlten Darmabschnitten belastet.

Hypoxie steigert das maligne Potential des experimentellen Pankreaskarzinoms

H.G. Hotz[1], T. Foitzik[1], B. Hotz[1], O.J. Hines[2], H.A. Reber[2] und H.J. Buhr[1]

[1] Chirurgische Klinik I, Universitätklinikum Benjamin Franklin, Freie Universität Berlin, Hindenburgdamm 30, 12200 Berlin
[2] Department of Surgery, UCLA School of Medicine, Los Angeles, USA

Hypoxia Increases the Malignant Potential of Experimental Pancreatic Carcinoma

Zielsetzung: Das Pankreaskarzinom ist typischerweise ein szirrhöser Tumor, umgeben von einem chronisch entzündlich veränderten Randwall. Die damit assoziierte Gewebehypoxie ist möglicherweise ein Grund für den aggressiven Phänotyp des Pankreaskarzinoms, da Hypoxie bei anderen Krebszellen zu einer erhöhten Metastasierungsbereitschaft sowie zu einer Stimulierung der Neoangiogenese über die Produktion proangiogener Faktoren wie Vascular Endothelial Growth Factor (VEGF) führt. Diese Studie untersucht den Einfluß von Hypoxie auf das humane Pankreaskarzinom in vitro und in vivo. *Material und Methoden:* Die humanen Pankreaskarzinom-Zellinien MIAPaCa-2 (MP; undifferenziert) und Capan-1 (C1; gut differenziert) wurden für 48 Stunden entweder hypoxischen (0% O_2, 5% CO_2) oder normoxischen Kulturbedingungen ausgesetzt. Danach wurde die Zellproliferation durch Zählung in einem Hämozytometer und die Zellvitalität durch den MTT-Assay gemessen. Die Verteilung der Zellzyklusphasen sowie die Apoptose wurden mittels FACS-Analyse bestimmt. Durch ELISA erfolgte die Bestimmung der VEGF-Konzentration im Zellkulturmedium. In vivo wurden 10^7 Zellen jeder Zellinie nach hypoxischer oder normoxischer Vorbehandlung entweder subkutan (sc.) oder in das Pankreas (orthotop; ot.) von Nacktmäusen (n = jeweils 8) injiziert. Die Euthanasie der Tiere erfolgte nach 14 Wochen bzw. wenn klinisch eine massive Tumorlast (Bulky Disease, Kachexie, Aszites) vorlag. Dann wurde das Primärtumorvolumen sowie lokale Infiltration und Metastasierung (Disseminierungsscore) erfaßt.

Ergebnisse:

In vitro (*p < 0.05)	Proliferation (%; Normoxie = 100)		Vitalität (%; Normoxie = 100)		VEGF-Spiegel (%, Normoxie = 100)	
	MP	C1	MP	C1	MP	C1
Hypoxie	72,7*	55,7*	51,0*	70,3*	244*	435*
In vivo (*p < 0.05)	Primärtumor-Volumen (mm³)				Disseminierungsscore	
	MP sc.	C1 sc.	MP ot.	C1 ot.	MP ot.	C1 ot.
Normoxie	261 ± 68	40 ± 5	2899 ± 435	37 ± 31	4,8 ± 1,4	0,8 ± 0,3
Hypoxie	476 ± 71*	64 ± 9*	4911 ± 887	195 ± 86	8,1 ± 1,7	3,4 ± 0,9*

Die Zellzyklus-Analyse zeigte einen durch Hypoxie signifikant erhöhten S-Phase-Anteil bei den C1-Zellen (Hypoxie: 41%, Normoxie: 22%), während der G0/G1-Anteil signifikant vermindert war (Hypoxie: 55%, Normoxie: 73%). Die Phasenverteilung war bei den MP-Zellen nicht signifikant verändert. Hypoxie erhöhte den Anteil apoptotischer Zellen signifikant bei den C1-Zellen (9,6 vs. 2,7%) und leicht bei den MP-Zellen (5,5 vs. 4,2%). *Zusammenfassung:* Trotz einer Reduktion von in vitro Proliferation und Vitalität scheint hypoxische Behandlung Pankreaskarzinom-Zellen zu selektieren, die in vivo einen aggressiveren Phänotyp als unter normoxischen Konditionen zeigen. Veränderungen von Zellzyklus, Apoptose und VEGF-Sekretion könnten hierbei eine Rolle spielen. Gewebehypoxie in Pankreaskarzinomen trägt möglicherweise zur Aggressivität der Erkrankung bei.

Intra- und frühe postoperative Chemotherapie in die Bauchhöhle mittels Gemcitabine kann das postoperative Auftreten einer Peritonealkarzinomatose verhindern

A. Hribaschek[1], F. Meyer[1], H. Lippert[1] und K. Ridwelski[2]

[1] Klinik für Chirurgie, Otto-von-Guericke-Universität Magdeburg, Leipziger Straße 44, 39120 Magdeburg
[2] Klinik für Chirurgie, Städtisches Klinikum Dessau, Dessau

Intra- and Early Postoperative Chemotherapy in the Abdominal Carity by Means of Gemcitabine Can Prevent the Postoperative Occurrence of a Peritoneal Carcinomatosis

Hintergrund: Im Fall einer Peritonealkarzinomatose gibt es keine kurative Behandlung für jeglichen Tumor in der Peritonealhöhle. Das *Ziel* dieser experimentellen Studie bestand darin, das Präventivpotential einer intra- oder frühen postoperativen lokalen Gemcitabineverabreichung in die Bauchhöhle gegen eine Peritonealkarzinomatose zu prüfen. *Methode:* Die Peritonealkarzinomatose wurde in männlichen WAG-Ratten (n = 18) durch den Transfer von 5×1.000.000 Zellen der Adenokarzinom-Zelllinie CC-531 via Minilaparotomie unter Allgemeinanästhesie induziert. Dreißig Tage nach Zelltransfer wurde die Peritonealkarzinomatose post mortem durch histologische Untersuchung an Proben des Peritoneums bestätigt. Die Extension der Karzinomatose wurde mittels i) Zählen der Tumorknoten pro qcm (Mittelwert mehrfacher Zählung) und ii) Bestimmung der Tumorgewichts (Gewicht von großem Netz plus reseziertem Mesenterium) ermittelt. Die Ratten wurden in 3 Gruppen unterteilt (n = 6 pro Gruppe). Gruppe 1 (Kontrollen); Gruppe 2: Simultan mit dem Tumorzelltransfer intraperitoneal (i.p.) wurden 24 mg/kg Gemictabine verabreicht; Gruppe 3: Postoperative i.p. Irrigation mit 24 mg/kg Gemictabine via vorher implantiertes Portsystem an den Tagen(d) 15, 21 & 27. *Ergebnisse:* Am 30. postoperativen Tag zeigten alle 6 Kontrolltiere ein extensives Tumorwachstum am Peritoneum und großen Netz, was für eine Peritonealkarzinomatose sprach. Dagegen zeigte keines der Tiere aus Gruppe 2 irgendwelche Anzeichen von Tumorwachstum. Während alle Ratten aus Gruppe 3 i.p.-Tumorwachstum aufwiesen, resultierte die frühe postoperative Behandlung mit Gemcitabine in einer signifikanten Reduktion der Zahl der Lymphknoten und der Tumormasse im Vergleich zu den Kontrollen. *Zusammenfassung:* Die unmittelbare, d.h. simultane intraoperative Applikation eines Zytostatikums wie Gemcitabine in die Bauchhöhle kann der Ausbildung einer Peritonealkarzinomatose durch auftretende Tumorzellen vorbeugen, wohingegen die frühe postoperative lokoregionäre Chemotherapie in die Bauchhöhle ihre Schwere mindern kann.

Die vena subclavia Thrombose hat keinen Einfluss auf die Anwendung eines Port-Katheters

M. Kaun[1], W. Niebel[1], K. Kroeger[2], H. Fink[3] und C. E. Broelsch[1]

[1] Klinik und Poliklinik für Allgemein- und Transplantationschirurgie
[2] Klinik und Poliklink für Angiologie
[3] Zentrum für Tumorforschung und Tumortherapie, Universitätsklinikum Essen, Hufelandstraße 55, 45122 Essen

The Vena Subclavia Thrombosis Has no Influence on the use of a Portal Catheter

Zielsetzung: Komplett implantierbare zentralvenöse Portkatheter sind in der medikamentösen Tumortherapie zur Medikamentgabe sowie zur langfristigen parenteralen Ernährung weit verbreitet. Neben der Katheterinfektion, die meist die Explantation erforderlich macht, stellt die Thrombose der V. subclavia eine weitere mögliche Komplikation dar. Da bis jetzt nicht gezeigt werden konnte, wie im Falle einer solchen Thrombose zu verfahren ist, insbesondere ob der Katheter weiter gebraucht werden kann, analysierten wir 90 Patienten mit einer Vena subclavia Thrombose nach Port-Katheter-Implantation. *Material und Methoden:* Zwischen 1991 und 1999 beobachteten wir bei 90 Patienten mit einem Port-Katheter eine Thrombose der V. subclavia. Die mittlere Zeit von der Implantation bis zum Auftreten der Thrombose betrug 152 Tage. Alle Patienten wurden entweder mit Heparin intravenös oder subkutan verabreichten niedermolularem Heparin behandelt und erhielten eine Kompressionsbinde für wenigstens 10 Tage. 56 der 90 Patienten konnten nachbeobachtet werden. Die mittlere Nachbeobachtungszeit betrug 480 Tage. Bei 14 Patienten wurde der Port-Katheter nach Auftreten der Thrombose nicht mehr benutzt, hier erfolgte bei 11 Patienten die Explantation bei Katheterinfekt (n = 6), Tumorremission (n = 4) oder dauerhaften Schmerzen (n = 1). Bei den verbleibenden 42 Patienten wurde der Katheter weiter zur Chemotherapie benutzt. *Ergebnisse:* Bei keinem der 42 Patienten wurden Symptome einer Lungenembolie diagnostiziert. Ebenso traten, auch unter antikoagulativer Therapie, keine Blutungen auf. Bei zwei Patienten traten Katheterobstruktionen nach 67 bzw. 101 Tagen nach Diagnose der V.

subclavia Thrombose auf. Alle 42 Patienten wiesen ein subkutanes venöses Kollateralsystem verschiedener Ausprägung auf. *Zusammenfassung:* Die Thrombose der V. subclavia nach Port-Katheter-Implantation stellt keine Kontraindikation zum Gebrauch dieses Katheters dar. Die Katheter können auch unter antikoagulativer Therapie sicher weiter benutzt werden, ohne dass wesentliche Komplikationen auftreten.

Korrektur bis Redaktionsschluss nicht eingegangen.

Lokale Tumorkontrolle nach operativer und multimodaler Therapie von Weichgewebssarkomen im Extremitätenbereich

C. Kettelhack, J. Aqua, P. Hohenberger und P. M. Schlag

Abteilung für Chirurgie und Chirurgische Onkologie, Robert Rössle Klinik, Charité Campus Buch, Lindenberger Weg 80, 13125 Berlin

Local Tumor Control After Surgical and Multimodal Therapy of Soft Tissue Sarcoma in the Extremities Area

Zielsetzung: Durch den zunehmenden Einsatz multimodaler Therapieverfahren wird heute versucht, auch bei lokal fortgeschrittenen Weichgewebssarkomen eine funktionserhaltende Resektion zu ermöglichen. Vor diesem Hintergrund erfolgte eine Analyse unseres Krankengutes mit besonderem Augenmerk auf die lokale Tumorkontrolle. *Patienten und Methoden:* Von 10/1992 bis 12/2000 wurden an der Robert Rössle Klinik insgesamt 561 Patienten mit Weichgewebssarkomen behandelt. Hiervon wurde bei 320 Patienten ($m = 170$, $w = 150$) mit einem Tumor im Bereich der Extremitäten eine operative Therapie durchgeführt. Bei 220 dieser Patienten lag ein Primär- und bei 100 ein Rezidivtumor vor. 185/320 Patienten hatten einen T2-Tumor (> 5 cm) und in 239 Fällen lag ein high-grade Sarkom (G2/3) vor. Die häufigsten histologischen Typen waren Liposarkome (26%), MFH (23%), Synoviale Sarkome (13%) und MPNST (11%). Bei 123/320 Fällen wurde vor der Tumorresektion eine neoadjuvante Therapie durchgeführt (53 Extremitätenperfusion, 67 Chemotherapie, 3 Radiotherapie), und 197 Patienten wurden primär operiert. Eine postoperative Zusatztherapie erhielten 107 Patienten. Insgesamt wurden 144 Patienten ausschließlich operiert, und 176 Patienten multimodal behandelt. *Ergebnisse:* Die Rate an R0-Resektionen betrug 88%. 86% der Patienten konnten extremitätenerhaltend operiert werden. Amputationen mussten bei Rezidivtumoren signifikant häufiger vorgenommen werden, als bei Primärtumoren (26/100 vs. 25/220 Patienten, $p < 0{,}001$). Die 5-Jahres-Lokalrezidivfreiheit betrug bei Patienten mit Primärtumoren 83%. Signifikante Einflussfaktoren auf die Rezidivrate waren das Grading und das Vorliegen eines Rezidivtumors. Die 5-Jahres-Überlebensrate aller 320 Patienten betrug 71%. *Schlußfolgerungen:* Durch den gezielten Einsatz multimodaler Therapieverfahren ist auch bei fortgeschrittenen Weichgewebssarkomen in den meisten Fällen eine extremitätenerhaltende Tumorresektion möglich. Die konsequente R0-Resektion resultiert in einer exzellenten langfristigen lokalen Tumorkontrollrate.

Detektion von K-ras Mutationen beim Pankreaskarzinom – Molekularbiologisches Verfahren zum Nachweis einer minimalen lymphatischen Tumorzelldissemination?

A. Kropp, S. B. Hosch, V. N. Kalinin, W. T. Knoefel und J. R. Izbicki

Abteilung für Allgemeinchirurgie, Universitätsklinikum Hamburg-Eppendorf, Martinistraße 52, 20246 Hamburg

Detection of K-ras Mutations with the Pancreas Carcinoma Molecular Biologic Procedure for the Evidence of Minimal Lymphatic Tumor Cell Dissemination?

Einleitung: Die Prognose von Patienten mit einem duktalen Pankreaskarzinom ist weiterhin unbefriedigend. Ursächlich hierfür könnte eine frühe minimale Tumorzelldissemination sein, welche immunhistochemisch nachgewiesen werden kann. K-ras Mutationen an Position 1 und 2 im Codon 12 finden sich in über 80% der Patienten mit einem Adenokarzinom des Pankreas und lassen sich mit verschiedenen Techniken nachweisen. Ziel der vorliegenden Studie ist es anhand der K-ras Mutationen in Lymphknoten ein molekularbiologisches Verfahren zum Nachweis disseminierter Tumorzellen zu evaluieren, welches im Gegensatz zur immunhistochemischen Evaluation den gesamten Lymphknoten in einem Ansatz untersuchen kann. ***Methoden:*** Aus dem operativ entfernten Tumor- und Lymphknotengewebe von Patienten mit einem histologisch gesicherten Adenokarzinom des Pankreas wurde DNA extrahiert. Zur Detektion der bekannten Mutationen im Codon 12 haben wir eine Allelspezifische PCR entwickelt. Nach einer I. PCR zur Amplifizierung des K-ras-Genabschnittes, erfolgt eine PCR-Reinigung, dessen Produkt als Substrat für die Allelspezifische DNA dient. Der anschließende Nachweis der PCR-Produkte erfolgt mittels einer Agarosegelelektrophorese. ***Ergebnisse:*** Wir haben 43 Patienten mit einem Adenokarzinom des Pankreas auf die Mutationen untersucht von denen 33 (76,74%) eine oder mehrere der K-ras Mutationen aufweisen. Bei 12 von 53 als histologisch tumorfrei eingestuften Lymphknoten (22,64%) fanden sich eine oder mehrere der Mutationen. Desweiteren wurde Lymphknotengewebe von Patienten mit chronischer Pankreatitis auf das Vorliegen von K-ras Mutationen untersucht. In keinem von 20 Lymphknoten konnte hier eine K-ras Mutation nachgewiesen werden. ***Schlußfolgerung:*** Bei dem vorliegenden Verfahren handelt es sich um eine molekularbiologische Technik deren Vorteile in der Schnelligkeit und klinischen Anwendbarkeit liegen. Die prognostische Relevanz des Vorliegens von K-ras Mutationen muß anhand prospektiver Studien und der Verlaufsbeobachtung von größeren Patientenkollektiven untersucht werden.

Untersuchungen zur HLA-Klasse-I-Downregulierung bei Weichteilsarkomen mit Expression des tumorspezifischen MAGE-Antigens zur Evaluation eines potentiellen adjuvanten Therapieansatzes

A. Kutup[1], S.B. Hosch[1], P. Scheunemann[1], M. Peiper[1], V.N. Kalinin[1], K. Pantel[2] und J.R. Izbicki[1]

[1] Abteilung für Allgemeinchirurgie, Klinik und Poliklinik für Chirurgie
[2] Abteilung für Molekulare Onkologie, Klinik und Poliklinik für Frauenheilkunde, Universitätsklinikum Hamburg-Eppendorf, Martinistraße 52, 20246 Hamburg

Studies of HLA-Stage I Downregulation in Soft Tissue Sarcomas with Expression of the Tumor-Specific MAGE Antigene for the Evaluation of a Potential Adjuvant Therapy Approach

Zielsetzung: Die Prognose bei Weichteilsarkomen ist auch aufgrund fehlender potenter, adjuvanter Therapieregime unverändert schlecht. Durch ein von uns etablierte RT-PCR-Assay zur gleichzeitigen Evaluation von 12 MAGE-Antigenen konnte bei 80% der untersuchten Weichteilsarkomen die Expression eines oder mehrerer Subtypen des tumorspezifischen MAGE-Antigens geführt werden. Wegen der Tumorspezifität könnten die MAGE-Peptide eine interessante Zielstruktur für eine spezifische antitumorale Immuntherapie darstellen. Voraussetzung ist die HLA-Klasse-I (HLA-A1, -A2, -Cw*1601) restringierte Antigenpräsentation. Wir haben deshalb bei MAGE-positiven Weichteilsarkomen die HLA-Klasse-I-Antigenexpression untersucht. *Material und Methodik:* Aus kryoasservierten Gewebeproben von Weichteilsarkomen wurde mittels eines Purification-Kits Gesamt-RNA isoliert. Aus dieser erfolgte die Synthetisierung der cDNA und anschließend die Amplifizierung mit der Reverse-Transscription-Polymerase-Chain-Reaction (RT-PCR). Die PCR-Produkte wurden in der Agarose-Gel-Elektrophorese separiert. Zur Antigendarstellung im Tumorgewebe wurde die APAAP-Methode verwendet. Die Expression der HLA-Klasse-I-Antigene wurde mit dem monoklonalen Maus-Antikörper W6/32, welcher die entsprechenden Antigene detektiert, dargestellt. Als Positivkontrolle für die HLA-Klasse-I-Antigene dienten das den Tumor umgebende Gewebe und gesunde Kolonmukosa. Als Isotyp-Kontrolle für die monoklonalen Antikörper diente der Maus-Antikörper MOPC-21. *Resultate:* Eine Expression von einem oder mehreren MAGE-Genen wurde bei 24 von 30 Tumoren (80%) beobachtet. 17 Tumoren (56,7%) exprimierten zwischen 2 und 4 MAGE-Genen. 7 Tumoren (23,3%) exprimierten ein Gen, 9 Tumoren (30%) 2 Gene und jeweils 4 Tumoren (13,3%) exprimierten 3 bzw. 4 MAGE-Gene. Von den 24 untersuchten Weichteilsarkomen exprimierten 1 Tumor (4,2%) MAGE-1, 12 (50%) MAGE-2, 1 (4,2%) MAGE-3, 11 (45,8%) MAGE-4, 2 (8,3%) MAGE-6, 2 (8,3%) MAGE-7, 1 (4,2%) MAGE-8, 3 (12,5%) MAGE-10, 3 (12,5%) MAGE-11 und 17 Tumoren (70,8%) MAGE-12. Bei 8 der 24 Tumoren (33,3%) zeigte sich eine kräftige HLA-Anfärbung in über 75% der Tumorzellen. Einer der Tumoren (4,2%) zeigte eine 50 bis 75%ige und 2 Tumoren (8,3%) eine 26 bis 49%ige Anfärbung. Ein Verlust der HLA-Klasse-I-Antigene in weniger als 25% der Tumorzellen konnte bei 13 der Tumoren (54,2%) festgestellt werden. *Zusammenfassung:* Die MAGE-Expression findet sich in 80% der untersuchten Weichteilsarkomen. 33% dieser Patienten hatten ein normales HLA-Klasse-I-Expressionsmuster. Somit könnte durch die kombinierte Evaluation des MAGE-Antigens und des HLA-Status eine Gruppe von Patienten identifiziert werden, die einer spezifischen, antitumoralen adjuvanten Therapie zugeführt werden könnte.

Her2/neu Überexpression beim Adenokarzinom des Pankreas

J. M. Langrehr[1], H. Oettle[1], C. Hempel[1], M. Koch[2], A. Winkler[3], C. Radtke[2], G. Schaller[4], H. Riess[1] und H. Schramm[3]

[1] Klinik für Allgemein-, Viszeral- und Transplantationschirurgie und Medizinische Klinik mit Schwerpunkt Hämatologie und Onkologie, Charité, Virchow-Klinikum, Humboldt-Universität Berlin, Augustenburger Platz 1, 13353 Berlin
[2] Institut für Pathologie, Charité Virchow-Klinikum, Humboldt-Universität Berlin
[3] Chirurgische Klinik I, Wald-Klinikum Gera
[4] Klinik für Gynäkologie und Geburtshilfe, Universitätsklinikum Benjamin Franklin der Freien Universität Berlin

Her2/new Overexpression with the Adenocarcinoma of the Pancreas

Einleitung: Her2/neu gehört zur Familie der epidermalen Wachstumsfaktor-Rezeptoren (EGFR) mit Liganden-unabhängiger Tyrosinkinaseaktivität. Bei Homodimerisierung bzw. Heterodimerisierung von Her2/neu mit einem anderen Mitglied der EGF-Rezeptoren-Familie wird über Autophosphorylierung eine Signalkaskade ausgelöst. Dies führt letztlich über Aktivierung von Transkriptionsfaktoren zu einem gesteigerten Proliferationsreiz und stellt somit einen möglichen Schritt in der malignen Transformation einer Zelle dar. Beim Mammakarzinom liegt eine Überexpression des Proteins in annähernd 30% der Fälle vor, die zu über 90% mit einer erhöhten Amplifikation des Gens einhergeht.

Bisherige Daten zur Überexpression von Her2/neu beim Pankreaskarzinom sind widersprüchlich (von 1% bis über 60%) und wurden hauptsächlich an kleinen Patientenkollektiven erhoben. In der vorliegenden Untersuchung sollte an einem Kollektiv von 117 Patienten geklärt werden, ob beim Adenokarzinom des Pankreas (analog zum Mammakarzinom) für Her2/neu Expression sowie für Gen-Amplifikationen vergleichbare Raten vorliegen.

Methodik: Immunhistochemie: Zur immunhistochemischen Bestimmung der Her2/neu Expression wurde Tumormaterial von insgesamt 117 Patienten mit R_0-reseziertem Adenokarzinom des Pankreas verwendet. Das paraffineingebettete Resektatmaterial wurde zu 4μm Dünnschnitten verarbeitet. Die weitere immunhistochemische Färbung wurde automatisch im Dako Tech Mate 500plus unter Verwendung von DAKO c-erb B2 polyklonalen Antikörpern und APAAP Farbreaktion durchgeführt. Zur Beurteilung des Her2/neu Expressionsgrades wurde der Dünnschnitt eines hochexprimierenden (3+) Mammakarzinoms als Referenzschnitt mitgefärbt. Der Expressionsgrad wurde von zwei unabhängigen Pathologen evaluiert. *Fluoreszenz in situ Hybridisierung:* Für die Bestimmung der Her2/neu Gen Amplifikation wurden 20 der 117 Resektatschnitte verwendet. Die Menge des Ventana biotinylierten Her2 DNA Reagenz wurde nach der Fläche des Resektatschnittes berechnet. Nach der 10minütigen Denaturierung bei 72 °C wurden die Schnitte über Nacht bei 37 °C hybridisiert. Nach Anwendung der Avidin/Biotin-Methodik und des Fluoreszin-markiertem Avidindetektionsreagenz erfolgte die Beurteilung der Fluoreszenzintensität am Zeiss Axiphot Fluoreszenzmikroskop.

Ergebnisse: Immunhistochemie: Die immunhistochemische Graduierung der 117 Patienten ergab in 20 Fällen G1, in 61 Fällen G2 und in 36 Fällen G3. *Her2/neu Expression:* Eine Überexpression von Her2/neu ($1 \times G1$ und $5 \times G2 = 2+$; $1 \times G2 = 3+$) wurde nur in 7 von 117 Fällen (6%) beobachtet. *Fluoreszenz in situ Hybridisierung:* Insgesamt fand sich nur in einem (ohne immunhistochemische Her2/neu Überexpression) von 20 Präparaten eine Gen-Amplifikation (5%). *Diskussion:* Die bisherige Datenlage zur Her2/neu Expression beim Adenokarzinom des Pankreas erscheint insbesodere unter Berücksichtigung des Differenzierungsgrades äußerst heterogen (Yamanaka et al. 1993, Koeppen et al. 2001). Insgesamt weisen die an 117 Patienten erhobenen Daten darauf hin, daß beim Adenokarzinom des Pankreas sowohl für die Überexpression des Her2/neu Rezeptors (6%) als auch für

Amplifikationen des Her2/neu Gens (5%) keine Analogien zum Mammakarzinom vorliegen. Somit bestünde im Gegensatz zum Mammakarzinom nur in sehr vereinzelten Fällen eine Indikation für eine Therapie mit monoklonalen Antikörpern gegen Her2/neu beim Adenokarzinom des Pankreas.

Effizienz der rektalen Endosonographie (rES) und der KM-gestützten Computertomographie (CT) im Staging und Restaging des multimodal behandelten UICC-II/III-Rektumkarzinoms (+/− präoperative Radio-/Chemotherapie)

T. Liersch[1], C. Langer[1], CH. Jakob[2], M. Ghadimi[1], L. Füzesi[2] und H. Becker[1]

[1] Klinik und Poliklinik für Allgemeinchirurgie
[2] Zentrum Pathologie, Georg-August Universität Göttingen, Robert-Koch-Straße 40, 37075 Göttingen

Efficiency of the Rectal Endosonography (rES) and the Contrast-Media Assisted Computertomography in Staging and Restaging of the Multimodally Treated UICC-II/III Rectal Carcinoma (+/− Preoperative Radio/Chemotherapy)

Zielsetzung: Im Rahmen einer prospektiven, randomisierten Studie wurde die Effizienz der rES im Vergleich zur CT bei lokal fortgeschrittenen Rektumkarzinomen im Hinblick auf die Einschätzung der Tumorinfiltrationstiefe und des lokoregionalen Lymphknotenstatus evaluiert. *Material und Methoden:* Bei 102 Patienten (Pat.-Gruppe I: n = 61 ohne RT/CT; Pat.-Gruppe II: n = 41 vor u. nach RT/CT) wurde prospektiv die Tumorklassifikation anhand der Bildgebung bestimmt und mit dem (y)pTNM-System verglichen. Sämtliche rES erfolgten mit einem 10 MHz Schallkopf. *Ergebnisse:* In der Pat.-Gruppe I traf die rES-Vorhersage der Tumorinfiltrationstiefe (uT) in 75% zu (CT: 48%); 10% (CT: 41%) der Malignome wurden falsch zu niedrig und 15% (CT: 11%) falsch zu hoch eingeschätzt. Die Aussagekraft steigerte sich unter der gemeinsamen bildgebenden Beurteilung (rES + CT) auf 82%. Der Lk-Status wurde per rES ebenfalls in 75% richtig erhoben (CT: 57%), das „understaging" lag bei 8% (CT: 30%) und das „overstaging" bei 17% (CT: 13%). Die Trefferquote der übereinstimmenden Lk-Beurteilung (rES + CT) verbesserte sich auf 80%. Bei der Pat.-Gruppe II entsprach die yuT-Vorhersage in 66% (27/41 Pat.) der Histologie (CT: 51%). Lediglich 2% der Pat. wurden im Restaging per rES falsch zu niedrig (CT: 22%) und 32% (CT: 27%) falsch zu hoch eingeschätzt. Eine übereinstimmende T-Bestimmung (yuT + yctT) lag in 90% gegenüber der Histologie vor. Der Lk-Status stimmte in 68% (28/41 Pat.) mit dem ypN-Status überein (CT: 76%), wobei ein „understaging" in 20% (CT: 17%) und ein „overstaging" in 12% vorlag (CT: 7%). Die übereinstimmende Lk-Beurteilung (yuN + yctN) war in 84% korrekt. Beim Vergleich Staging/Restaging (uT/yuT) sagte die rES bei 15/20 Pat. (75%) einen Tumorregreß (uT/ypT) um $\geq$ 1 T-Stufe voraus. Eine komplette Remission wurde nur bei 2 von 8 ypT0-Fällen richtig erfaßt. Demgegenüber konnte die CT bei allen 20 Pat. – allerdings ohne Festlegung auf den Remissionsgrad – einen Tumorregreß voraussagen (100%). Eine Elimination der im Staging vermuteten Lk-Infiltration wurde im Restaging per rES bei 17/19 Pat. (90%) und nur in 10/12 Fällen (83%) per CT festgestellt. *Zusammenfassung:* Die rES ist der CT-Diagnostik im lokalen Staging von UICC-II-/III-Rektumkarzinomen deutlich überlegen. Im Restaging ermöglicht die rES eine genauere Beurteilung der verbliebenen Tiefeninfiltration; wohingegen der Nodalstatus mit der CT (yct) besser erfasst wird. Von therapeutischer Relevanz ist die geringe „understaging"-Rate der rES (uT: 10%, uN: 8%) im Vergleich zur CT (ctT: 41%, ctN: 30%).

Der Nachweis disseminierter kolorektaler Tumorzellen mittels quantitativer real-time PCR ist ein signifikanter, statistisch unabhängiger prognostischer Faktor

W. R. Marti[1], U. Gueller[2], D. Oertli[1], P. Zajac[2], A. Schnyder[3], U. Metzger[3], F. Harder[1] und M. Heberer[2]

[1] Allgemeine Chirurgie, Universitätskliniken Basel, Spitalstrasse 21, 4031 Basel, Schweiz
[2] Chirurgische Forschung, Universitätskliniken Basel, Spitalstrasse 21, 4031 Basel, Schweiz
[3] Allgemeine Chirurgie, Stadtspital Triemli, Birmensdorferstrasse 497, 8063 Zürich, Schweiz

The Evidence of Disseminated Colorectal Tumor Cells by Means of Quantitative Real-Time PCR is a Significant, Statistically Independent Prognostic Factor

Hintergrund: Das Ziel dieser Studie ist es, mittels der quantitativen real-time PCR (Taqman) durch den Nachweis von mRNA des Tumormarkers CEA und des Zytokeratines CK20 Karzinomzellen in Blut und in der Bauchhöhle von 39 Patienten mit kolorektalem Karzinom finden und mit dem Tumorstadium und dem Krankheitsverlauf zu korrelieren. *Methode:* In einer prospektiven Studie wurden bei Patienten im UICC Tumorstadium I-III vor der Mobilisation und nach der Rekonstruktion des Darmes je 12 ml zentralvenöses Blut und 400 ml peritoneale Spülflüssigkeit entnommen. Vor der zentralen lymphovaskulären Ligatur wurde aus der tumordrainierenden Vene ebenfalls 12 ml Blut entnommen. Nach der Dichtegradienten-Zentrifugation wurden die Zellpellets bei $-80\,^{\circ}$C gefroren. Nach mRNA Extraktion wurde mit cDNA Primers für CEA und CK20 die quantitative real-time reversed PCR durchgeführt. Es galten diejenigen Patienten als positiv, bei denen vor Abschluss des 40. PCR-Zyklus entweder das CEA oder das CK20 Gene in mindestens eine Probe nachgewiesen werden konnte. Das Tumorstadium und die Nachsorgedaten (während durchschnittlich 31 Mt.) wurden mit dem Nachweis disseminierter Tumorzellen korreliert. *Resultate:* Die in Spikingtests überprüfte Sensitivität der Methode betrug 10 Tumorzellen/ml Blut. Bei allen 7 Patienten ohne Tumor, die als negative dienten, wurden keine Tumorzellen nachgewiesen. Insgesamt 11 Patienten (28,2%) waren entweder für CEA (8 Patienten) oder für CK20 (10 Patienten) positiv. Von den 28 Patienten, bei denen keine disseminierten Tumorzellen nachgewiesen werden konnte erlitten innert durchschnittlich 15 Monaten nur 2 (7,1%) ein Rezidiv. Bei den positiven Patienten entwickelten jedoch innert durchschnittlich 12 Monaten 9/11 (81,8%) ein Rezidiv. Nach durchschnittlich 31 Monaten betrug das krankheitsfreie Ueberleben der 9 Patienten mit initialem Tumorstadium III ohne Nachweis disseminierter Tumorzellen 89% (Gesamtüberleben 100%), während es bei den 9 positiven Patienten in demselben Stadium nur 11% betrug (Gesamtüberleben 11%). Die multivariate Analyse mittels Chi-square zeigte, das es sich bei den disseminerten Tumorzellen um einen unabhängigen signifikanten prognostischen Faktor handelt ($p < 0{,}001$). *Schlußfolgerung:* Der Nachweis von mRNA des Tumormarker CEA und von CK20 mittels quantitativer real-time PCR scheint extrem sensitiv und spezifisch für den Nachweis von disseminierter kolorektaler Tumorzellen sowohl im Blut wie auch in der Peritoneallavage zu sein. Dieser Nachweis ist ein statistisch signifikanter und unabhängiger prognostischer Faktor. Er könnte dazu eingesetzt werden, Patienten für eine engmaschigere Nachsorge oder sogar für eine adjuvante Therapie zu selektionieren.

Biomarker als Prädiktoren der Lymphknotenmetastasierung beim Magenkarzinom? Eine immunhistochemische Analyse von p53 und MMP-2

S. P. Mönig[1], S. E. Baldus[2], J. K. Hennecken[1], S. Nolden[2], G. Grass[1] und A. H. Hölscher[1]

[1] Klinik für Viszeral- und Gefäßchirurgie
[2] Institut für Pathologie, Universität zu Köln, Joseph-Stelzmann-Straße 9, 50931 Köln

Biological Markers as Predictors of Lymph Node Metastasis in Gastric Carcinoma? An Immunohistochemical Analysis of p53 and MMP-2

Einleitung: Ziel unserer prospektiven Studie war die Evaluation der p53- und MMP-2 Immunreaktivität in Magenkarzinomen sowie deren Korrelation zur Tumorprogression und insbesondere zur Lymphknotenmetastasierung. *Methode:* Die vorliegende immunhistochemische Studie analysiert den MMP-2 Status der Resektionspräparate von 115 Patienten (mean Alter 64 Jahre; Bereich: 33 – 86) mit primärem Magenkarzinom nach D2-Gastrektomie. Die immunhistochemische Analyse an Paraffinschnitten erfolgte für p53 nach der Immunomax-Methode und für MMP-2 nach der ABC-Methode. Die Auswertung erfolgte semiquantitativ. Alle Tumore wurden gemäß der UICC-, WHO-, Laurén-, Ming- und Goseki-Klassifikation eingeodnet. *Ergebnisse:* Eine positive Immunreaktivität für MMP-2 konnte in 94 (81,7%) Tumorresektaten nachgewiesen werden. 21 Präparate (18,3%) zeigten keine MMP-2 Expression. Zwischen der MMP-2 Expression und anderen Faktoren wie dem Alter, der Tumordifferenzierung, der WHO-, der Laurén-, der Goseki-, und der Ming-Klassifikation konnte keine Korrelation gefunden werden. Im Gegensatz hierzu zeigte die MMP-2 Expression eine signifikante Korrelation zur Tumorinfiltration (T-Stadium), zur Lymphknotenmetastasierung (N-Stadium), zur Fernmetastasierung (M-Stadium) und zum UICC-Stadium. Eine Überexpression (Anfärbung $>$ 20%) von p53 zeigte sich in 80,7% der untersuchten Tumore. Die p53 Immunreaktivität korrelierte dabei signifikant mit dem T- und dem N-Status sowie mit dem UICC-Stadium. *Schlußfolgerungen:* Die Expression von p53 und MMP-2 in Magenkarzinomen zeigt eine signifikante Korrelation zur Tumorprogression und insbesondere zur Lymphknotenmetastasierung. Die immunhistochemische Analyse von p53 und MMP-2 könnte daher in Kombination mit klinischen Parametern von klinischer Relevanz für die Prädiktion der Tumorprogression und der Lymphknotenmetastasierung sein.

Neoadjuvante Radio-/Chemotherapie des lokal fortgeschrittenen, primär resektablen Adenokarzinoms des Rektums (cT3N0-2M0). 2-Jahresergebnisse einer unizentrischen Phase-II-Studie

H. Nekarda[1], F. Zimmermann[2], M. Werner[3], K. Ott[1], R. Rosenberg[1], H. J. Dittler[1], U. Fink[1], M. Molls[2] und J. R. Siewert[1]

[1] Chirurgische Klinik
[2] Klinik für Strahlentherapie
[3] Institut der Pathologie, Klinikum rechts der Isar, Technische Universität München, Ismaninger Straße 22, 81675 München

Neoadjuvant Radio-/Chemotherapy of the Locally Advanced Primary Resectable Adenocarcinoma of the Rectum (cT3N0-2M0). Two Years' Results of a Univentry Phase II Study

Einleitung: Während eine neoadjuvante Radio-/Chemotherapie bei cT4-Rektumkarzinomen in den Behandlungsrichtlinien allgemein empfohlen wird, ist die Notwendigkeit einer Vorbehandlung des cT3-Karzinoms umstritten. Wir haben eine Phase-II-Studie durchgeführt, um die Praktikabilität, Tumoransprechrate, Morbidität und Lokalrezidivrate im Vergleich zu einem historischen Kontrollkollektiv zu evaluieren. *Patienten und Methodik:* In der Zeit 6/97 bis 12/99 erfüllten 56 von 154 Patienten (Ptn.) die Studienkriterien (primäres Adenokarzinom 0 – 15 cm ab L. anocutanea, endosonografisch T3 oder im CT/NMR cT3, cM0, = 75 J., = WHO-Status 2). Es wurde eine perkutane Strahlentherapie (10-MeV-Photonen-3-Felder-Box, 45 Gy in 1,8 ED) mit kontinuierlicher CTX von 250 mg/m^2 5-FU über 35 Tage durchgeführt. Die Resektion (bis 10 cm ab ano: TME) erfolgte im Abstand von 4 bis 6 Wochen. Die Ansprechrate wurde histopathologisch in Anlehnung an die Klassifikation von Mandard (Cancer 73: 2680, 1994) bestimmt. Die Morbidität und 2-Jahresrezidivrate wurde mit einem historischen Kollektiv (n = 113; 1/88 – -6/97; gleiche Kriterien) ohne Vorbehandlung verglichen. *Ergebnisse:* 39 Ptn. (70%) erhielten die komplette Therapie. 88% erhielten mehr als 50% der CTX, bei einem Ptn. wurde die RTX bei 39 Gy abgebrochen. Bis auf einen Patienten mit inzipienter Lebermetastasierung wurden alle R0-reseziert. Histologisch fand sich in 34% ein „Response" (pCR: 14%). Ein „Downsizing" fand sich in 37% (ypT 0 – 4: 14%; 7%; 16%; 57%; 6%).Gegenüber dem Vergleichskollektiv zeigte sich zwar eine größere pN0-Rate (70% vs 57%) und geringere Exstirpationsrate (distales Drittel: 70% vs 87%), aber auch eine höhere chirurgische Komplikationsrate (Resektion: 45% vs 30%; Exstirpation: 81% vs 57%). Nach einer medianen Nachbeobachtungszeit von 24 Monaten fanden sich 2 Lokalrezidive (3,6%) und bei 6 Ptn. (11%) Fernmetastasen. Im Vergleichskollektiv wurden 3 Ptn (2,7%) lokal R1 reseziert. Histologisch handelte es sich bei den 110 R0-resezierten Ptn. um 6 pT1 (6%), 33 pT2 (30%), 65 pT3 (59%) und 6 pT4-Karzinome (5%). Nach 24 Monaten fand sich eine Lokalrezidivrate von 13% und eine Fernmetastasenrate von 19%. 36 der 110 Ptn. (33%) erhielten eine adjuvante RTX mit 50,4 Gy. In dieser Subgruppe (pT2: n = 2; pT3: n = 31; pT4: n = 3) lag die Lokalrezidivrate nach 2 Jahren bei 8,3% und die Fernmetastasenrate bei 22%. *Schlußfolgerung:* Die neoadjuvante Vorbehandlung des lokal fortgeschrittenen Rektumkarzinoms (cT3,M0) ist ein sicheres Behandlungsverfahren mit einer 34%-igen histologischen Responserate bei einer etwas erhöhten chirurgischen Komplikationsrate. Hinsichtlich der R0-Resektionsrate, der Exstirpationsrate , der Lokalrezidivrate und Fernmetastasenrate nach 2 Jahren zeichnet sich ein Vorteil der neoadjuvanten Therapie ab. Kritisch muß das präoperative „Überstaging" durch den endoluminalen Ultraschall gesehen werden.

Einfluß intravenöser Chemotherapie (CTx) auf immunhistochemisch nachgewiesene freie peritoneale Tumorzellen (FPTC) bei neoadjuvant therapierten lokal fortgeschrittenen Magenkarzinomen

K. Ott[1], H. Nekarda[1], U. Schenk[2], A. Sendler[1], U. Fink[1] und J. R. Siewert[1]

[1] Chirurgische Klinik und Poliklinik
[2] Institut für Pathologie, Klinikum rechts der Isar, Technische Universität München, Ismaninger Straße 22, 81675 München

Influence of Intravenous Chemotherapy (CTx) on Immunohistochemically Proved Free Peritoneal Tumor Cells (FPTC) with Neoadjuvantly Treated Locally Advanced Gastric Carcinomas

Einleitung: Freie peritoneale Tumorzellen (FPTC) sind ein negativer Prognosefaktor bei primär resezierten Magenkarzinomen. FPTC in der Lavageflüssigkeit bei Laparoskopie identifizieren eine Untergruppe von Patienten, die nicht von einer primären Resektion profitieren. Die Wirkung einer neoadjuvanten systemischen Chemotherapie auf freie peritoneale Tumorzellen wurde bisher nicht untersucht. *Patienten und Methodik:* Von 1994 bis 1998 wurden 35 Patienten mit dem klinischen Staging. uT3 – 4, N any, M0 neoadjuvant nach dem Schema PLF [Cisplatin 50 mg/m^2 Tag 1, 15, 30, Leucovorin 500 mg/m^2, 5-FU 2000 mg/m^2 24 h Infusion) Tag 1, 8, 15, 22, 29, 36 q. Tag 50] therapiert. Bei diesen 35 Pat. wurde eine Lavage-Zytologie bei der Staging Laparoskopie vor CTX und nach CTX vor der Resektion durchgeführt. Bei beiden Lavagen wurde immunzytochemische Untersuchungen (ICH) mit dem monoklonale Antikörper Ber-Ep4 durchgeführt.

Characteristika der 35 Pat: Alter 56 Jahre (34 – 72 J.); 25 männlich, 10 weiblich; uT3: 27, uT4: 8; Lauren: 10 intestinal, 25 nicht-intestinal; 7 klinische Responder, 28 Non-Responder; medianes follow up: 31,7 Monate. FPTC bei Laparoskopie wurden bei 11 Pat. (31%) und vor der Resektion bei 15 Pat. (43%) erfaßt. 6/28 (21%) der Non-Responder wurden während der CTx positiv. Das Ueberleben für Pat. ohne FPTC nach Chemotherapie war signifikant besser (33 versus 19 Monate median; p = 0,024).

Lauren	FPTC vor CTx	FPTC nach CTx	FPTC (vor CTx) nach CTx			
			Responder		Non-Responder	
intestinal n = 10	0/10	1/10	(0/3)	0/3	(0/7)	1/7
Nicht intest. n = 25	11*/25	14*/25	(1/4)	1/4	(10°/21)	13°/21

* 5/14 (36%) wurden positiv und 2/11 (18%) negativ 5/11 (45%) wurden positiv und 2/10 negativ nach CTx

Schlußfolgerung:
1. i.v. präoperative Chemotherapie scheint bei Patienten mit FPTC ineffektiv zu sein
2. Non-Responder können FPTC während der Chemotherapie entwickeln (progressive disease)
3. Auch nach neoadjuvanter CTx haben FPTC einen schlechten Einfuß auf die Prognose
4. Bei nicht-intestinalen Tumoren müssen zusätzlichen Behandlungmöglichkeiten wie intraperitoneale Chemotherapie zum Einsatz kommen.

Phase II Studie zur abdominellen Stop-Flow-Perfusion (ASFP). Ein regionales Chemotherapiekonzept für nichtresektable abdominelle Tumormanifestationen

U. Pohlen, G. Berger und H. J. Buhr

Chirurgische Klinik I, Universitätsklinikum Benjamin Franklin, Hindenburgdamm 30, 12200 Berlin

Phase II Study on the Abdominal Stop Flow Perfusion (ASFP). A Regional Chemotherapy Concept for Non-Resectable Abdominal Tumor Manifestation

Einleitung und Fragestellung: Für die Behandlung nichtresektabler fortgeschrittener Metastasen gastrointestinaler Tumore und der Peritonealkarzinose stehen derzeit keine wirkungsvollen Therapiekonzepte zur Verfügung. Einen vielversprechenden Ansatz stellen regionale Therapieverfahren dar. Mit der Stop-Flow-Technik (SF) läßt sich ein externer abdomineller Teilkreislauf mit niedriger Flußrate zur Durchführung einer regionalen Chemotherapie realisieren. Im Rahmen einer prospektiven Studie mit der abdominellen Stop-Flow-Perfusion liegen erste Ergebnisse zur Überlebenszeit vor. Ziel der Arbeit war es, die Überlebenszeit und die Komplikationen für Patienten mit inoperablen Kolorektum-, Magen-, Pankreas- und Gallenblasen- Karzinommetastasen (1993 bis 1999) darzustellen. *Patienten und Methoden:* A. und V. femoralis comm. wurden mit einem doppellumigen 12F-Ballonkatheter intubiert. Die Katheter wurden unterhalb des Zwerchfells in der Aorta und der V. cava geblockt. Nach distal erfolgte die Blockung der Beingefäße mit Blutdruckmanschetten. Arterieller und venöser Katheter wurden über eine Rollerpumpe mit einer Flow-Rate von 100ml/min kurzgeschlossen. Nach Gabe der Zytostatika (1000 mg 5-FU, 300 mg Folinsäure, 30 mg Mitomycin C plus 500 mg Carboplatin bei allen Pankreas-und Magen-Karzinomen) erfolgte über 20 min die Perfusion. Insgesamt wurden 47 Patienten (25×Kolon/Rektums, 9×Magen, 7×Pankreas, 6×Gallenblase mit inoperablen Lokalrezidiv oder bei einer Peritonealkarzinose) seit 6/93 therapiert. Es wurden insgesamt 88 Therapiezyklen durchgeführt. *Ergebnisse:* Alle Angaben beziehen sich auf 88 Therapien. Bei einigen Patienten (n = 14) kam es zu Nausea, Emesis und Diarrhöen (WHOI - II 12%).6 Patienten entwickelten eine Leukopenie (WHO I - II, 7%). Eine Leukopenie WHO III wurde beobachtet (1%). Bei 2 Pat. trat eine passagere Kreatininerhöhung auf (WHO I - II, 2%). Bei 7 Pat. zeigte sich eine Lymphfistel (7%), welche ad integrum ausheilte. Bei 2 Patienten mußte intraoperativ wegen A. iliaca Perforation laparotomiert und übernäht werden (2%). Eine Bein-Beckenvenenthrombose (1%). Für alle 47 Patienten mit Peritonealkarzinose oder inoperablen Lokalrezidiven ergaben sich folgende mediane Überlebenszeiten (ÜLZ): 25 Pat. mit Kolon-/Rektum-Ca 15.5 Monaten. 9 Pat. mit Magen-Ca 12.5 Monate. 7 Pat. mit Pankreas-Ca. 12.7 Monate. 6 Pat. mit Gallenblasen-Ca. 7.8 Monate. *Schlußfolgerung:* Bei der SF handelt es sich um ein nebenwirkungsarmes vielversprechendes Palliativverfahren. Die medianen Überlebenszeiten waren deutlich länger als bei anderen Therapieansätzen und dem Spontanverlauf. Bei nur 4 Patienten (9%) kam es zu major-Komplikationen.

Prätherapeutisches Staging und der interdisziplinäre Therapieansatz bei malignen Weichteiltumoren – Ergebnisse der Registerstudie der CAO

H. Rieske[1], T. Junginger[1], C. Kettelhack[2], M. Schönfelder[3], H.D. Saeger[4], F. Krummenauer[5] und P. Hermanek[6]

[1] Klinik und Poliklinik für Allgemein- und Abdominalchirurgie, Klinikum der Johannes-Gutenberg-Universität Mainz, Langenbeckstraße 1, 55101 Mainz
[2] Klinik für Chirurgie und Chirurgische Onkologie, Universitätsklinikum Rudolf Virchow, Robert-Rössle-Klinik, Lindenberger Weg 80, 13125 Berlin
[3] Chirurgische Klinik und Poliklinik 1, Zentrum für Allgemeine Chirurgie, Chirurgische Onkologie und Thoraxchirurgie, Universität Leipzig, Liebigstraße 20a, 04103 Leipzig
[d] Klinik und Poliklinik für Viszeral-, Thorax- und Gefäßchirurgie, Technische Universität Dresden, Fetscherstraße 74, 01307 Dresden
[5] Institut für Medizinische Statistik und Dokumentation, Klinikum der Johannes-Gutenberg Universität Mainz
[6] Chirurgische Klinik und Poliklinik, Universität Erlangen

Pretherapeutic Staging and the Interdisciplinary Therapy Approach with Malignant Soft Tissue Tumors Results of the CAO Register Study

Ziel: Ziel der Weichteiltumor-Registerstudie der Chirurgischen Arbeitsgemeinschaft Onkologie (CAO) der Deutschen Gesellschaft für Chirurgie war die Erfassung des aktuellen multimodalen Therapiekonzepts bei malignen Weichteiltumoren. *Methodik:* In einem Zeitraum von 19 Monaten konnten die Daten von 292 Patienten mit der Primärmanifestation eines malignen Weichteiltumors aus 99 Kliniken prospektiv erfaßt werden und die individuelle Behandlungsstrategie von Krankenhäusern unterschiedlichen Versorgungsgrades evaluiert werden. *Ergebnisse:* 18% der Patienten wurden vor definitiver chirurgischer Therapie unzureichend vorbehandelt, überwiegend in Form einer nicht-onkologischen Tumorexzision. Diese erfolgte zu 50% ambulant. Lediglich bei 61% der Patienten erfolgte vor der definitiven chirurgischen Therapie eine morphologische Diagnostik. Bei den hierbei angewandten Biopsietechniken wurde die Inzisions- und Exzisionsbiopsie favorisiert. Inbesondere wurden 84% der T1-Tumoren exzisional biopsiert, jedoch erfolgte diese auch bei 45% der ausgedehnten T2-Tumoren unberücksichtigt einer erschwerten diagnostischen wie auch intraoperativen Detektion von Resttumorgewebe. Die definitive chirurgische Therapie erfolgte bei 96% der Extremitätentumoren in Form eines extremitätenerhaltenden Eingriffs. Die Häufigkeit einer R0-Resektion unterschied sich hierbei an den Kliniken unterschiedlichen Versorgungsgrades nicht signifikant, jedoch kamen lokal ausgedehntere Verfahren und additive Maßnahmen an Universitätskliniken häufiger zur Anwendung. Trotz vermehrt eingeschränkter Radikalität wurden additive Therapien an Krankenhäusern der Grundversorgung vergleichsweise selten eingesetzt. Die Indikation zur adjuvanten Strahlentherapie differierte. So erscheint die derzeitig praktizierte Indikationsstellung zur adjuvanten Therapie bei high-grade Tumoren nach weiter Exzision nicht ausreichend (45%), während nach der radikalen Kompartmentresektion eine adjuvante Strahlentherapie oft scheinbar unkritisch zur Anwendung kommt (35%). Bei Tumoren des Körperstamms und des Retroperitoneums waren Tumorresektionen mit adäquatem Sicherheitsabstand vergleichsweise selten möglich. Die Indikation zu einer adjuvanten Therapie erwies sich als sehr inhomogen und erfolgte hier trotz geringerer Radikalität nicht häufiger. *Folgerung:* Ansatzpunkte für eine Verbesserung der Behandlungsqualität: 1. Vermeidung einer inadäquaten Vorbehandlung durch frühzeitige Einweisung in Zentren mit spezieller Kompetenz. – 2. Entwicklung von Leitlinien zur Vereinheitlichung der Behandlungskonzepte. – 3. Konsequente Dokumentation und Evaluation der Behandlungsergebnisse

Multimodale Therapie des Analkarzinoms

G. Ruf, F. Meuschel, U. Baumgartner und U. Schöffel

Abteilung Allgemein- und Viszeralchirurgie mit Poliklinik, Chirurgische Universitätsklinik Freiburg, Hugstetter Straße 55, 79104 Freiburg

Multimodal Therapy of the Anal Carcinoma

Zielsetzung: Die Radio-Chemo-Therapie gilt als Therapie der Wahl zur Behandlung des Analkarzinoms. Als Qualitätsmerkmale dieser Therapie gelten eine möglichst hohe Heilungsrate und Erhalt bestmöglicher Lebensqualität, d.h. die Vermeidung einer Kolostomie bzw. Verlängerung des kolostomiefreien Intervalls. *Material und Methoden:* In einer retrospektiven Studie wurde bei 52 Patienten ein differenziertes Therapiekonzept wie die RCT nach NIGRO, die Kombination von RCT mit Operation und die Intensivierung der Therapiedauer und Dosierung der RCT verglichen (Cisplatin, 5-FU, 20 Gy). *Ergebnisse:* Bei 44 Patienten waren die Tumoren im Analkanal und 7mal am Analrand lokalisiert. Die Klassifizierung ergab 7mal ein T1, 28mal ein T2 und 10mal ein T3 und 7mal ein T4 Stadium. 34 Patienten waren nodal negativ, bei 7 fand sich ein N1, bei 6 ein N2 und bei 5 eine N3 Stadium. Dreimal lagen zum Diagnosezeitpunkt Fernmetastasen vor. Bei 31 Patienten ergab die Histologie ein Plattenepithelkarzinom, 21mal ein Übergangsepithelkarzinom. Bei 19 Patienten wurde nur die RCT. Bei weiteren 19 Kombination mit einer Operation durchgeführt. Operativ wurden 6 Patienten, bestrahlt 4, und weitere 4 konnten nur palliativ therapiert werden. Für das gesamte Kollektiv ergab sich eine 5-Jahres-überlebensrate von 76%, für das tumorfreie Überleben von 65% und mit erhaltener Kontinenz 60% Die 5-Jahres-Überlebensrate für die RCT-Gruppe lag bei 84%, für RCT und OP bei 86% und für intensivierte RCT bei 87%. Die 5-Jahres rezidivfreie Zeit (NED) bzw. die 5-Jahres-Kolostomiefreiheit lag für die alleinige RCT bei 70 bzw. 75% für RCT + OP bei 67 bzw. 56% und nach intensivierter RCT bei 75 bzw. 80%. *Zusammenfassung:* Nur die Intensivierung der RCT mit 5-FU, Cisplatin und Aufsättigung auf 50 Gy führt zu einer Verbesserung der NED- und kolostomiefreien Zeit, während die Kombination von RCT mit OP die Ergebnisse nicht verbessert. Eine Verbesserung der 5-Jahres-Überlebensrate war nicht signifikant.

Die Wertigkeit der PET in der Nachsorge des kolorektalen Karzinoms

M. Sailer[1], S. Timm[1], R. P. Baum[2], K. H. Fuchs[1], E. S. Debus[1] und A. Thiede[1]

[1] Abteilung für Chirurgie, Chirurgische Universitätsklinik Würzburg, Josef-Schneider-Straße 2, 97080 Würzburg
[2] Klinik für Nuklearmedizin, PET-Zentrum, Zentralklinik Bad Berka GmbH, Robert-Koch-Allee 9, 99437 Bad Berka

The Significance of PET in the Follow-up of the Colorectal Carcinoma

Zielsetzung: Die Positronen-Emissions-Tomographie (PET) ist eine bildgebende Methode, mit der die metabolische Aktivität von Gewebe in vivo dargestellt werden kann. Dieses nuklearmedizinische Verfahren bietet sich insbesondere auch in der Diagnostik maligner Prozesse an, da diese häufig eine deutlich erhöhte Stoffwechselaktivität aufweisen. Ziel dieser prospektiven Beobachtungsstudie war die Beurteilung der Wertigkeit der PET in der Tumornachsorge von Patienten mit einem kolorektalen Karzinom. *Material und Methoden:* Ausgewertet wurden 65 konsekutive Patienten, die alle wegen eines histologisch gesicherten kolorektalen Adenokarzinoms primär kurativ (R0) operiert worden waren. Wegen Verdachts auf ein Lokalrezidiv bzw. einer Fernmetastasierung war im Rahmen der Tumornachsorge bei diesen Patienten eine PET durchgeführt worden. Die Indikationen für die Untersuchung waren: 1. Anstieg von CEA bei gleichzeitig negativer Diagnostik, die immer eine Computertomographie (CT) inkludierte (n = 13), 2. Anstieg von CEA und positive konventionelle Bildgebung (n = 8), 3. Kein CEA Anstieg aber positive Bildgebung (n = 34) und 4. Tumormetabolisches Staging vor und nach adjuvanter Therapie (n = 10). Anhand von histologischen Diagnosen bzw. durch den klinischen Verlauf (Nachbeobachtung mindestens 12 Monate) wurde die Genauigkeit der PET überprüft. *Ergebnisse:* Es handelte sich um 46 männliche und 19 weibliche Patienten mit einem mittleren Alter von 59 Jahren. In 36 Fällen lag primär ein Rektum- und in 29 ein Kolonkarzinom vor. Insgesamt hatten 43 Patienten ein Rezidiv (lokoregionäres Rezidiv: n = 10, Fernmetastasen: n = 29, beides: n = 4), das in allen Fällen in der PET detektiert wurde („richtig positiv"). Bei zwei Patienten mit einem „falsch positivem" PET-Befund zeigten sich intraoperativ erhebliche präsakrale Entzündungsreaktionen, die histologisch nicht maligne waren. Beide hatten eine Anastomoseninsuffizienz bei Z.n. tiefer anteriorer Rektumresektion in der Vorgeschichte. In allen Fällen (20/20), in dem entweder histologisch oder durch die mindestens 12-monatige klinische Nachbeobachtung ein Tumorrezidiv ausgeschlossen werden konnte, war die PET „richtig negativ". Die Staginggenauigkeit der PET ist in Tabelle 1. zusammengefasst.

Tabelle 1. PET in der Rezidivdiagnostik beim kolorektalen Karzinom (alle Angaben in %)

	Rektum-Ca n = 36	Kolon-Ca n = 29	Gesamt n = 65
Sensitivität	100	100	100
Spezifität	85	100	91
Positive Predictive Value	92	100	96
Negative Predictive Value	100	100	100

Zusammenfassung: Die PET weist in der Rezidivdiagnostik bei kolorektalen Karzinomen eine hohe Sensitivität und Spezifität auf. Insbesondere bei negativer Primärdiagnostik (CT oder MRT) aber hochgradigem Verdacht auf ein Tumorrezidiv (z. B. erhöhtes CEA) scheint eine PET-Abklärung sinnvoll. Ob sich dadurch auch onkologisch bessere Resultate erzielen lassen, muß anhand von prospektiven Langzeitbeobachtungen überprüft werden.

Histomorphologisches Regressionsgrading als objektiver Response-Parameter nach neoadjuvanter Radiochemotherapie beim Ösophaguscarcinom

P. M. Schneider[1], S. E. Baldus[2], R. Metzger[1], S. Staar[3], H. Schäfer[1], W. Schröder[1], H.-P. Dienes[2], R.-P. Müller[3] und A. H. Hölscher[1]

[1] Klinik und Poliklinik für Viszeral- und Gefäßchirurgie
[2] Institut für Pathologie
[3] Klinik und Poliklinik für Strahlentherapie, Universität zu Köln, Joseph-Stelzmann-Straße 9, 50931 Köln

Histomorphologic Regression Grading as an Objective Response Parameter After Neoadjuvant Radiochemotherapy for Esophageal Cancer

In Studien wird generell das Downstaging des Tumors als ein Zielkriterium für die neoadjuvante Therapie genannt. Wir berichten über eine klinische Studie unter dem Gesichtspunkt der objektiven histomorphologischen Tumorregression im Vergleich zum histopathologischen Downstaging des Primärtumors nach neoadjuvanter Radiochemotherapie beim Ösophaguscarcinom.

Im Zeitraum 6/97 – 6/01 erhielten 50 Patienten (41 m, 9 w; medianes Alter 60,1 Jahre) mit lokal-fortgeschrittenem Ösophaguscarcinom (cT3,Nx,M0) eine neoadjuvante Radiochemotherapie (cis-Platin, 5-FU und 36 Gy). Die histologische Klassifikation ergab 34 Plattenepithelcarcinome (68%) und 16 Adenocarcinome (32%). Die Festlegung der cT-Kategorie erfolgte mittels endoskopischem Ultraschall und CT. Bei allen operierten Patienten erfolgte eine histopathologische Klassifikation (UICC) zur Festlegung des Downstagings des Primärtumors (ypT-Kategorie), sowie eine histomorphologische Evaluation der Regression in 4 Graden: Grad I: minor response / no change mit < 50% Regression, II: partieller Response mit 10 – 50% vitalem Resttumor, III: near complete response mit < 10% vitalem Resttumor, sowie Grad IV mit histomorphologisch kompletter Remission (pCR, ypT0). Als höhergradiger Response wurde ein Regressionsgrad III oder IV definiert. 46/50 (92%) Tumoren wurden reseziert und bei 41/50 (82%) konnte eine R0-Resektion erzielt werden. 4/50 (8%) Patienten waren unter neoadjuvanter Therapie progredient (M1). Die konventionelle histomorphologische Untersuchung ergab ein Downstaging bei 12/46 resezierten Tumoren: ypT0: n = 4, ypT1: n = 1, ypT2: n = 7. Die histopathologische Analyse der Ösophagus-Wandschichten der 8 Ptn. mit Downstaging ohne komplette Regression (ypT1,ypT2) zeigte jedoch, daß in 5/7 Fällen einer ypT2-Kategorie kein echtes Downstaging vorhanden war (prätherapeutisches Overstaging). Das histomorphologische Regressionsgrading ergab folgende Verteilung: Grad I: 20 (43,5%), Grad II: 10 (21,7%), Grad III: 12 (26,1%) und IV: 4 (8,7%). Eine Subgruppenanalyse der near complete Responder mit < 10% vitalem Resttumor (Grad III) zeigte, daß nur bei 2/12 Ptn. ein echtes Downstaging der T-Kategorie erfolgte. Die Verteilung der histomorphologischen Regressionsgrade war zwischen Plattenepithel- und Adenocarcinomen nicht signifikant verschieden. Die Evaluation des Downstagings sollte unter Berücksichtigung der Integrität der Wandschichten im Bereich des Residualtumors erfolgen, um falsch positive Fälle (prätherapeutisches Overstaging) ausschließen zu können. Die Tatsache, daß bei 12 Patienten mit hochgradiger Remission (< 10% vitaler Resttumor, Grad III) nur in 2 Fällen ein echtes Downstaging erfolgte, weist darauf hin, daß das Regressionsgrading die Reduktion von vitalem Tumor durch die neoadjuvante Therapie genauer erfasst, als die alleinige histopathologische Stadienbeurteilung. Darüberhinaus demonstriert das histomorphologische Regressionsgrading die Problemzone der neoadjuvanten Therapie, denn bei 8/12 Patienten mit minimalem Resttumor (< 10%, Grad III) wurde der Tumor auf Grund der histopathologischen Schichtenzuordnung der vitalen Resttumorzellen als ypT3 klassifiziert. Plattenepithel- und Adenocarcinome des Ösophagus zeigen ein identisches Reponseverhalten auf die neoadjuvante Radiochemotherapie nach unserem Protokoll.

Wiederholte axilläre Lymphknotenentnahme: die gleiche oder die andere Seite?

C. G. Schneider[1], H. J. Stellbrink[2], J. van Lunzen[2], K. Tenner-Racz[3], G. Fröschle[1] und J. R. Izbicki[1]

[1] Abteilung für Allgemeinchirurgie
[2] Medizinische Klinik, Universitätsklinikum Hamburg-Eppendorf, Martinistraße 52, 20246 Hamburg
[3] Abteilung für Pathologie und Körber-Labor für AIDS-Forschung, Bernhard-Nocht-Institut, Hamburg

Repeated Axillary Lymph Node Taking: The Same of the Other Side?

Hintergrund: Im Rahmen der Lymphomdiagnostik oder Therapieerfolgskontrollen bei HIV-Infektion wird zunehmend häufiger die Entnahme eines Lymphknotens vom Chirurgen gefordert, da diese der Feinnadelbiopsie deutlich überlegen ist. Auch die Anforderungen einer erneuten Lymphknotenentnahme zur Verlaufsbeobachtung häufen sich, da sich moderne Therapien daran orientieren.

Sollte dieser Zweiteingriff auf der gegenüberliegenden oder der gleichen Seite durchgeführt werden? *Patienten und Methodik:* An 48 Patienten (m/w: 45/3, Alter: 33 Jahre (19 – 57)) wurden, im Rahmen einer anti-retroviralen Therapiestudie bei HIV-Infektion, 96 axilläre Lymphknotenentnahmen ambulant in Lokalanästhesie durchgeführt. Alle Zweiteingriffe wurden auf der Seite des Ersteingriffes über den gleichen Zugang durchgeführt. Die mediane Schnitt-Naht-Zeit betrug 34 min (18 – 57 min). Bei 44 Eingriffen waren präoperativ keine Lymphknoten zu tasten (14 Erst-/30 Zweiteingriffe). *Ergebnisse:* In 88 Fällen (92%) konnten histologisch verwertbare Lymphknoten gewonnen werden. Waren Lymphknoten tastbar lag die Erfolgsquote bei 100% (52/52), wenn nicht lag sie bei 82% (36/44). Die 8 erfolglosen Eingriffe waren alle an Patienten ohne tastbare Lymphknoten erfolgt (4 Erst-/4 Zweiteingriffe). Der Zweiteingriff war bei 3 von 4 Patienten mit unerfolgreichem Ersteingriff erfolgreich. Die Komplikationsrate betrug 13% (Wundinfektionen, anhaltende Schmerzen über 2 Wochen hinaus, schmerzende Narbenzüge, Taubheitsgefühl am lateralen Oberarm). *Schlußfolgerung:* Die axilläre Lymphknotenentnahme in Lokalanästhesie ist eine erfolgversprechende, und in ihrem Risiko vertretbare, Methode zur Gewinnung von Lymphknotenpräparaten. Auch bei nicht tastbaren Lymphknoten ist sie in 82% der Fälle erfolgreich.

Bei der Wahl der Seite sollte, unabhängig davon ob es sich um einen Erst- oder Zweiteingriff handelt, ausschließlich die Tastbarkeit eines Lymphknotens eine Rolle spielen.

Korrektur bis Redaktionsschluss nicht eingegangen.

Rezidivmuster nach neoadjuvanter Chemotherapie und R0 Resektion beim lokal fortgeschrittenen Magenkarzinom

A. Sendler, K. Ott, U. Fink, J. R. Siewert

Chirurgische Klinik, Klinikum rechts der Isar, Technische Universität München, Ismaninger Straße 22, 81675 München

Relapse Pattern After Neoadjuvant Chemotherapy and R0 Resection in Patients with Locally Advanced Gastric Cancer

Die Analyse des Rezidivmusters nach multimodaler Therapie des lokal fortgeschrittenen Magenkarzinoms ist mit entscheidend zur Beurteilung des Therapieerfolges. Auch können nur so Unzulänglichkeiten der multimodalen Therapie erfaßt werden.

Bei 42 Patienten (Pat.) mit lokal fortgeschrittenen Magenkarzinom (uT3, uT4, N +, M0) wurde im Rahmen einer prospektiven Phase II Studie eine neoadjuvante Chemotherapie nach dem PLF Protokoll (Cisplatin, Leucovorin, 5-Fluorouracil) durchgeführt. Das Staging bestand aus Endoskopie mit Endosonographie, CT Abdomen und einer diagnostischen Laparoskopie zum Ausschluß einer Peritonealkarzinose (PC). Bei den Pat. wurden nach der neoadjuvanten Chemotherapie eine totale Gastrektomie mit erweiterter (D2) Lymphadenektomie durchgeführt, bei 32 Pat. (76%) gelang eine R0 Resektion. Bei diesen Patienten wurde das Rezidivmuster analysiert. Die Pat. wurden nach der Resektion zunächst alle 3 Monate, nach 2 Jahren alle 6 Monate nachgesorgt. Alle 6 Monate wurde ein CT des Abdomen und eine Endoskopie durchgeführt. Die mediane Nachbeobachtung betrug 58 Monate (38 bis 80 Monate).

Das mediane Überleben der R0-resezierten Pat. betrug 32 Monate (8 – 80 Monate), der R1, R2 resezierten Pat. 7.5 Monate (6 – 73 Monate).Von den 32 R0 resezierten Pat. leben 12 Pat. ohne Tumornachweis, 20 erlitten ein Rezidiv. Von diesen 20 Pat. leben 3 Pat. mit bekannten Rezidiv, 17 Pat. sind am metastasierenden Magenkarzinom verstorben. Der mediane Zeitraum bis zur Rezidivdiagnose betrug 19 Monate (3 bis 74 Monate). Eine Zusammenfassung des Erstauftretens der diagnostizierten Rezidive zeigt Tabelle 1. Die Lokalisation der Rezidive differiert nach der Laurén Klassifikation der Karzinome. Bei den 7 Pat. mit intestinalen Tumoren fand sich bei 4 Pat. ein Rezidiv in den Lymphknoten, 2 Pat. entwickelten Fernmetastasen und ein Patient eine Peritonealkarzinose (PC). 9 von 13 Patienten mit nicht-intestinalen Tumoren entwickelten eine PC. Diese war kombiniert mit Lymphknotenmetastasen bei 2, mit einem Lokalrezidiv bei 2 und mit Fernmetastasen bei ebenfalls 2 Patienten.

Tabelle 1. Zusammenfassung der Rezidivlokalisationen

Rezidivlokalisation	Pat. n	Intestinal n	Nicht-intestinal, n
Peritonealkarzinose	10	1	9
allein		1	3
+ Lymphknoten			2
+ Locoreg.			2
+ Fernm.			2
Fernmetatasen	3	2	1
Leber		1	1
Ovar		1	0
Lymphknoten	7	4	3
allein		0	1
+ Locoreg.		0	1
+ Fernm. (oss)		0	1

Nach neoadjuvanter Chemotherapie mit anschließender totaler Gastrektomie und D2-Lymphadenektomie ist die Entwicklung von locoregionären Rezidiven und von Fernmetastasen selten. Dies könnte ein Effekt der erweiterten Lymphadenektomie und der Wirkung der Chemotherapie auf okkulte Mikrometastasen sein. Ein Hauptproblem ist die Entwicklung einer PC bei Patienten mit nicht-intestinalen Karzinomen (diffuser und Mischtyp nach Laurén). Dies wirft die Frage auf, ob die peritoneale Metastasierung bei diesen Tumoren mit einer systemischen neoadjuvanten Chemotherapie allein beeinflußt werden kann. In innovativen Studien sollte in Zukunft die Kombination der systemischen Therapie mit einer zusätzlichen intraperitonealen Therapie zur Prognoseverbesserung dieser Patienten untersucht werden.

Chirurgische Onkologie der Weichgewebsarkome: Ist eine Referenzpathologie notwendig?

H. U. Steinau[1], CH. Soimaru[1], A. Puls[2], S. Langer[1], H. H. Homann[1], C. Kuhnen[2] und K. M. Müller[2]

[1] Klinik für Plastische Chirurgie und Schwerbrandverletzte, Ref. Zentrum für Gliedmassentumoren
[2] Institut für Pathologie, BG-Unfallklinik Bergmannsheil, Bürkle-de-la-Camp-Platz 1, 44789 Bochum

Surgical Oncology of Soft Tissue Sarcoma: Is a Reference Pathology Neccessary?

Einleitung: Bei der multimodalen Behandlung von Weichgewebssarkomen sind das chirurgische Vorgehen und adjuvante Therapieformen, wie Radiatio, Extremitätenperfusion und Chemotherapie sowie die Prognose-Aufklärung massgeblich von der patho-histologischen Diagnostik abhängig. Da in der Literatur in bis zu 30% der Fälle Diskordanzen bei der Zuordnung angegeben werden, wurde in einer retrospektiven Studie an 313 konsekutiven Patienten von Oktober 1998 bis März 2001 der aktuelle Standard untersucht: Die Tumoren waren extraviszeral im Rumpfbereich lokalisiert ($n = 55$), 92mal war die obere und 166mal die untere Extremität betroffen. Die Geschlechterverteilung betrug 158 männlich/155 weiblich. Die grundsätzlich durchgeführten referenzpathologischen Untersuchungen erfolgten in enger Kooperation mit dem Institut für Pathologie der Universitätsklinik Jena (Prof. Dr. Katenkamp). *Ergebnisse:* Bei 180 von 313 Patienten erwies sich die Diagnosestellung für alle Parameter als korrekt. Bei 54 Patienten (17,2%) wichen sowohl die Bestimmungen der Tumorentität als auch das grading von der endgültigen Befundung ab. Bei zusätzlich 27 Patienten (8,6%) veränderte sich nur die Tumorentität, bei 34 Patienten (10,8%) isoliert das grading. Bei 17 Patienten war fälschlicherweise die Diagnose eines gutartigen Tumors gestellt worden (5,4%), bei 2 Patienten (0,6%) konnte die Diagnose eines Malignoms nicht bestätigt werden. Insgesamt resultiert somit eine klinisch relevante Diskordanz in über 40% der Fülle. *Schlußfolgerung:*

1. Weichgewebssarkome bereiten wegen ihrer Heterogenität und Seltenheit offensichtlich auch heute erhebliche diagnostische Probleme.
2. Aus Gründen der Qualitätssicherung sollte daher eine Zweitmeinung *„en principe"* eingeholt werden.
3. Die Aussagen aktueller Therapiestudien ohne generelle Referenzpathologie müssen einer kritischen Beurteilung unterzogen werden.
4. Zur Verbesserung der Versorgungsqualität ist die Zuweisung von Weichgewebssarkomen in Zentren, die über das gesamte Spektrum diagnostischer und operativer Massnahmen verfügen, zu empfehlen.

Hepatisch metastasierte Neuroendokrine Tumoren – Eine Indikation zur Lebertransplantation?

Th. Steinmüller[1], A. Pascher[1], B. Wiedenmann[2] und P. Neuhaus[1]

[1] Klinik für Allgemein- und Transplantationschirurgie
[2] Klinik für Innere Medizin, Schwerpunkt Gastroenterologie, Virchow-Klinikum, Charité, Augustenburger Platz 1, 13353 Berlin

Hepatically Metastatic Neuroendocrine Tumors – An Indication for Liver Transplantation?

Hintergrund: Die Indikation zur Lebertransplantation (oLT) bei hepatisch metastasierten neuroendokrinen Tumoren (NET) ist problematisch und kontrovers. 1) Es handelt sich um heterogene, unterschiedlich aktive, oft nur langsam progrediente Tumoren. 2) Es gibt zahlreiche konservative Behandlungsansätze (z. B. Somatostatinanaloga [Arnold]). 3) Eine vollständige Resektion zeigt, wenn möglich, gute Ergebnisse [Que, Carty, Ahlmann]. 4) In der größten Multicenterstudie wurden schlechte Ergebnisse mitgeteilt [LeTreut]. 5) Möglicherweise positive prognostische Faktoren wie Alter, Lokalisation (Lehnert) oder posive Parameter wie Ki67, E-Cadherin [Rosenau] weisen auf Patientengruppen hin, die auch unter konservativer Therapie eher günstig verlaufen. *Methodik:* Von 102 Patienten mit NET wiesen 41 (40,2%) hepatische Metastasen auf. Bei 25 (61%) Patienten wurde eine Resektion bzw. ein Debulking der Lebermetastasen durchgeführt, bei 5 (12.2%) Patienten eine Lebertransplantation, das entspricht 0,4% aller 1259 durchgeführten Transplantationen. Die Primärtumoren fanden sich einmal im Rektum, sonst im Dünndarm. In einem Falle wurde die Transplantation mit einer Whipple-Operation kombiniert. Ein Patient wurde mit einem rechten Leberlappen eines Lebendspenders transplantiert. 2 Transplantationen wurden wegen intraperitonealer Tumoraussaat abgebrochen. Zwei Patienten befinden sich auf der Warteliste. *Ergebnisse:* Die perioperative Mortalität betrug 0%. Medianes Alter bei Transplantation: 55Jahre (46 – 58). Medianes Überleben: 24 Monate (12 – 85). Medianes rezidivfreies Überleben: 30 Monate (4 – 85). Medianes Überleben nach Erstdiagnose: 95 Monate (29 – 149). Mediane Beobachtungszeit nach ED: 138 Monate (29 – 186). Aktuarisches Überleben nach oLT (1, 2, 3, 5 Jahre): 100%, 75%, 75%, 50%. Aktuarisches rezidivfreies Überleben nach oLT (1, 2, 3, 5 Jahre): 80%, 53%, 27%, 27%. Zwei Patienten wurden aus palliativer Intention transplantiert (Überleben 42 Monate und > 12 Monate). Die beiden Patienten mit dem niedrigsten Ki67 wiesen die kürzesten Überlebenszeiten auf. *Diskussion:* Die Indikation zur Lebertransplantation bei hepatisch metastasierten NET ist restriktiv und sehr individuell zu stellen. Bislang fehlen aussagekräftige prognostische Parameter, das Ki67 erwies sich als wenig zuverlässig. Individuell aber können Patienten sehr von der Lebertransplantation profitieren, besonders wenn eine unerträgliche Symptomatik gelindert wird. Die palliative Indikation ist in Einzelfällen durchaus gerechtfertigt und kann günstige Überlebenszeiten aufweisen. Die Leberlebendspende wird in diesem Indikationsbereich zu einer Indikationsausweitung führen. Eine Heilung ist durch die Lebertransplantation nicht zu erreichen.

Tumorspezifische Immuntherapie des Magenkarzinoms mit dem Antikörper SC-1: Ein neues therapeutisches Konzept

W. Timmermann[1], B. Illert[1], H. P. Vollmers[2], H. K. Müller-Hermelink[2], V. Krenn[2], H. Rückle-Lanz[3], M. Wilhelm[3] und A. Thiede[1]

[1] Chirurgische Universitätsklinik
[2] Pathologisches Institut
[3] Medizinische Poliklinik, Universität Würzburg, Josef-Schneider-Straße 2, 97080 Würzburg

Tumor-Specific Immunotherapy of the Gastric Carcinoma with the Antibody SC-1: A New Therapeutic Concept

Zielsetzung: SC-1 ist ein humaner monoklonaler IgM-Antikörper, der aus B-Zellklonen von Milzlymphozyten eines Patienten mit einem Magenkarzinom gewonnen wurde. SC-1 bindet an eine pathologische, bisher nur bei Magenkarzinomzellen beobachtete Isoform des CD-55 Moleküls. Der Antikörper wirkt direkt an der Tumorzelle und induziert ohne Mitwirkung anderer Komponenten des Immunsystems Apoptose. In experimentellen Systemen inhibiert SC-1 das Wachstum rezeptorpositiver Tumoren. Es sollte geklärt werden, wieviel Patienten den SC-1 Rezeptor expremieren, ob eine Antikörpertherapie verträglich ist und ob nach Antikörpergabe Apoptose an Tumorgeweben nachweisbar ist. *Material und Methoden:* Bei 125 Patienten mit Magenkarzinom, die vor Gastrektomie biopsiert wurden zeigten 59 (47%) eine Expression des SC-1 Rezeptors. Zwischen 7/1997 – 5/2001 erhielten 51 rezeptorpositive Patienten 48 h präoperativ 20 mg SC-1 intravenös. Die Operationspräparate wurden durch semiquantitative Analysen mit den prätherapeutisch gewonnenen Biopsien in Bezug auf Apoptose und Tumorregression verglichen. Das mittlere Überleben der Patienten wurde bestimmt. *Ergebnisse:* Von den 51 Patienten die mit SC-1 behandelt wurden, zeigten drei Patienten (6%) reversible Episoden von Fieber oder Schüttelfrost. Weitere Nebenwirkungen wurden nicht beobachtet. Bei 84% der Tumoren zeigte sich eine bis zu über 30%ige Zunahme der Apoptose in den Tumorzellen, bei über 60% der Tumoren wurde eine deutliche Regression im Vergleich zur prätherapeutischen Biopsie beobachtet. 35 Patienten konnten einer R0-Resektion unterzogen werden und nach Operation mindestens 12 Monate nachgesorgt werden. Diese hatten folgende Tumorstadien (nach UICC): Ia (n = 11), Ib (n = 6), II (n = 11), IIIa (n = 3), IIIb (n = 2) und IV (n = 2). Aus diesem Kollektiv sind 7 Patienten verstorben, die Überlebenszeit nach 36 Monaten betrug 78%. Alle Patienten nach R1/2-Resektion verstarben, deren mittleres Überleben betrug 5,4 Monate. Im Knochenmark SC-1 rezeptorpositiver Patienten konnten erstmals immunhistochemisch zytokeratinpositive Zellen detektiert werden, die den SC-1 Rezeptor expremierten. *Zusammenfassung:* Mit dem Antikörper SC-1 ist erstmals eine individuell tumorspezifische additive Immuntherapie eines Magenkarzinoms möglich, sofern der Patient den Rezeptor aufweist. Da es sich um einen humanen IgM-Antikörper handelt, ist die Verträglichkeit ausgezeichnet und wiederholte Anwendungen sind möglich. Es wurde die Durchführbarkeit der Therapie und die Wirkung des Antikörpers auf Tumorgewebe in vivo bewiesen. Unsere momentane Theorie zum Wirkprinzip des Antikörpers bei kurativer Operation ist sein Effekt auf die „minimal residual disease" durch Eliminierung disseminierter Tumorzellen, da auch auf diesen der Rezeptor nachgewiesen werden konnte. Solche Form von Immuntherapie stellt eine neue und sinnvolle Ergänzung radikaler chirurgischer Tumoroperationen dar.

Analyse der Prädiktivität von 68 Onkobiogrammen bei 48 Weichteilsarkom-Patienten

A. Udelnow, P. Wuttke, S. Leinung, M. Schönfelder und P. Würl

Chirurgische Klinik und Poliklinik I, Universität Leipzig, Liebigstraße 20 a, 04103 Leipzig

Analysis of the Predictivity of 68 Oncobiograms in 48 Patients with Soft Tissue Sarcoma

Die Ergebnisse von in-vitro Chemosensibilitäts-Untersuchungen (Onkobiogrammen) von Weichteilsarkom (WTS)-Zellen wurden mit dem klinischen Verlauf der Patienten unter Chemotherapie verglichen. 48 Patienten mit 68 erstellten Onkobiogrammen wurden von Juli 1995 bis Juni 2001 beobachtet. Wir testeten 5-Fluorouracil (5-FU), Vincristin (VCR), Doxorubicin (DOX), Vinblastin (VBL), Methotrexat (MTX) und Epirubin (EPI) in-vitro. Die Therapie der Patienten erfolgte mit den Protokollen Ifosfamid/Doxorubicin (IFO/DOX), CYVADIC, Ardalan, 5-FU/Leukovorin, Doxorubicin-Monotherapie sowie Vinblastin-Monotherapie. Die Prädiktivität der Onkobiogramme für die in-vivo Sensibilität betrug 25%, für die in-vivo-Resistenz 100%. Die progressionsfreie und die Gesamtüberlebenszeit von in-vitro sensiblen und resistenten Tumoren unterschieden sich nicht signifikant. Die Resultate unterstreichen den potentiellen Nutzen von Onkobiogrammen zur Selektion wirksamer Therapieprotokolle für Weichteilsarkome. Es handelt sich um das bislang größte mit Onkobiogrammen korrelierte Patientenkollektiv dieser Tumorentität.

Prognostische Bedeutung der Tumorkontrolle bei malignen Weichteiltumoren:Ergebnisse einer retrospektiven Analyse

P. Vogel, M. N. Scherer, M. Gierl und K.-W. Jauch

Klinik und Poliklinik für Chirurgie, Universität Regensburg, Franz-Josef-Strauß-Allee, 93042 Regensburg

Prognostic Significance of Tumor Control with Malignant Soft Tissue Tumors: Results of a Retrospective Analysis

Einleitung: Maligne Weichteiltumore sind selten. Schon hieraus ergeben sich therapeutische Unsicherheiten. So müssen nicht selten im Zentrum Reoperationen nach R1/R2 Vorresektion durchgeführt werden. Dabei konkurrieren bei Lokalisation an den Extremitäten als Op-Technik die Kompartmentresektion und die „weite Extirpation". Zudem können abhängig von Lage und Größe des Tumors multiviszerale Eingriffe notwendig werden. In unserer aktuellen Studie untersuchten wir, inwiefern tumortypische und operationstechnische Faktoren die Prognose maligner Weichteiltumore beeinflussen. *Methoden:* In einer retrospektiven Analyse von 1992 – 2000 wurde das eigene Patientengut mit 154 operierten Patienten untersucht. Dabei waren die Morbidität und Letalität in einer gesonderten Datenbank prospektiv erfasst. Neben Parametern wie Tumorentität, Tumorlokalisation, TNM-Kategorie und Differenzierung wurden speziellere Kennzeichen wie Mitosegrad und Nekrosegrad erfasst. Insbesondere wurde die prognostische Bedeutung folgender operationstechnischer Faktoren analysiert: R-Kategorie, Resektion nach R1/R2-Vorresektion, Resektionsart, multiviszerale Resektion und

Gefäßresektion, Rezidiv-Operation. *Ergebnisse:* Die häufigsten Tumortentitäten waren: Liposarkom (n = 47), Myosarkom (n = 37), malignes fibröses Histiozytom (MFH, n = 26) und Fibrosarkom (n = 13); mit den Lokalisationen: Extremitäten (n = 79), Abdomen/ Retroperitoneum (n = 48), Stamm, Kopf/Hals (n = 15). Zudem wurden n = 12 Metastasen operiert. Die Prognose der *R0-resezierten Patienten* war signifikant abhängig vom Tumorstadium, Mitosenanzahl und Nachweis von Nekrosen. Die herausragende Bedeutung der R0-Resektion (R0 n = 120; R1 n = 4; R2 n = 30) zeigen die mittleren Überlebenszeiten (R0 21,9 ± 2,1 Monate vs R1/R2 11,3 ± 2,5 Monate; p = 0,0004). Soweit R0-resektabel hatten Patienten nach auswärtiger R1/R2-Vorresektion (n = 49/154) keine schlechtere Prognose als nach primärer R0-Resektion (mittleres Überleben 19,2 ± 3,6 vs 23,4 ± 2,8 Monate; p = 0,1962). Die im Abdomen/Retroperitoneum gelegenen Tumore hatten abgesehen von den Metastasen die schlechteste Prognose, bedingt durch die höchste Rate an R1/R2-Resektionen (21/48). Amputation, Kompartmentresektion und weite Extirpation (7/154,31/154,116/154) zeigten keine unterschiedlichen mittleren Überlebenszeiten (17,6 ± 9,7 vs 20,3 ± 3,1 vs 22,8 ± 2,8 Monate; p = 0,278). Patienten, mit multiviszeraler Resektion (38/116) erreichten vergleichbare Überlebenszeiten wie solche ohne multiviszerale Resektion (mittleres Überleben 22,6 ± 4,2 vs 21,7 ± 2,6 Monate; p = 0,251) Gleiches galt für Patienten (11/143), bei denen mit der Tumorresektion eine Gefäßresektion/rekonstruktion durchgeführt wurde (mittleres Überleben 21,7 ± 10,2 vs 21,9 ± 2,2 Monate; p = 0,857). Rezidiv-Operation (n = 40/154) zeigten eine schlechtere Prognose als Primäroperationen (mittleres Überleben 16,6 ± 3,2 vs 24,1 ± 2,8 Monate; p = 0,004). *Zusammenfassung:* Für die Prognose maligner Weichteiltumore ist die R0-Resektion von herausragender Bedeutung. Dabei haben die Patienten mit R1/R2-Vorresektion keine schlechtere Prognose. Eine R0-Resektion kann insbesondere beim Rezidiv und bei Lokalisation im Abdomen/Retroperitoneum öfter nicht erreicht werden, so daß hier eine neoadjuvante Therapie in das Behandlungsspektrum einbezogen werden muss. Kann mit multiviszeraler Resektion bzw. Gefäßresektion ein R0-Status erreicht werden, ergibt sich ein ähnliche Prognose wie bei Patienten ohne multiviszerale Resektion/Gefäßresektion. Kompartmentresektion und weite Extirpation sind hinsichtlich lokaler Tumorkontrolle und Überleben gleichwertig.

Immunologische Effekte der neoadjuvanten Radio-Chemotherapie beim lokal fortgeschrittenen Rektumkarzinom

M. W. Wichmann[1], G. Meyer[1], C. Müller[1], M. Adam[2], M. K. Angele[1] und F. W. Schildberg[1]

[1] Chirurgische Klinik und Poliklinik
[2] Institut für Klinische Chemie, Ludwig-Maximilians-Universität, Klinikum Großhadern, Marchioninistraße 15, 81377 München

Immunologic Effects of the Neoadjuvant Radiochemotherapy with the Locally Advanced Rectal Carcinoma

Einleitung: Die neoadjuvante Radio-Chemotherapie ist eine interessante therapeutische Option beim lokal fortgeschrittenen Rektumkarzinom. Bislang ist nicht bekannt, ob durch diese präoperative Therapie signifikante, klinisch relevante immunologische Veränderungen induziert werden. Um diese Fragestellung zu überprüfen, untersucht diese Studie prospektiv den perioperativen Verlauf von B- und T-Lymphozyten-Zahlen nach kurativer Operation wegen Rektumkarzinom bei jeweils 15 Patienten mit und ohne präoperative Radiochemotherapie. *Material und Methode:* Studienpatienten mit lokal fortgeschrittenem Rektumkarzinom (nodal positiv oder > T2) wurden mit Chemotherapie (2 Zyklen 5-FU) und Strahlentherapie (25×1.8 Gy, Σ 45 Gy) behandelt und nach einem Intervall von 4 - 6 Wochen operiert. Bei Kontrollpatienten erfolgte die kurative Operation wegen Rektumkarzinom ohne präoperative Radiochemotherapie während des Studienzeitraums. Die Zahl der B-Lymphozyten ($CD19^+$), der Natürlichen Killer-Zellen ($CD3^-$ und $CD16/56^+$) sowie der T-Lymphozyten (CD3 +) und T-Helfer-Zellen ($CD3^+$ und $CD4^+$) wurde vor Beginn der Radio-Chemotherapie, präoperativ sowie an den Tagen 1, 2 und 5 postoperativ durchflußzytometrisch bestimmt. Die statistische Auswertung der Ergebnisse erfolgte mit ANOVA, Dunn's Test und Student-Newman-Keuls Test. *Ergebnisse:* Durch die neoadjuvante Therapie kommt es zu einer signifikanten Abnahme aller untersuchten Parameter der zell-vermittelten Immunität. Die operative Intervention führt zu einer weiteren signifikanten Abnahme der zirkulierenden Lymphozyten-Subpopulationen, die bei Patienten nach neoadjuvanter Radio-Chemotherapie stärker ausgeprägt ist als bei Kontrollpatienten. *Schlußfolgerungen:* Durch die präoperative Radio-Chemotherapie kommt es zu einer signifikanten Verschlechterung der zell-vermittelten Immunfunktion, die durch das operative Trauma noch mehr beeinträchtigt wird. Diese Ergebnisse sind von klinischer Relevanz, da nach neoadjuvanter Therapie ein signifikanter Anstieg der perioperativen Morbidität und Mortalität berichtet wurde. In weiteren Studien muß daher die therapeutische Option einer präoperativen medikamentösen Immunstimulation bei Patienten nach neoadjuvanter Therapie überprüft werden.

Diagnostik des Rektum-Rezidivs auf OP-Indikation und Strategie

R. Wilke[1], D. Simon[2], A. Röhrborn[1] und H. D. Röher[1]

[1] Klinik für Allgemeine und Unfallchirurgie, Universität Düsseldorf, Moorenstraße 5, 40255 Düsseldorf
[2] Klinik für Allgemeinchirurgie, Bethesta Krankenhaus Duisburg

Diagnosis of the Rectum Relapse on Operative Indication and Strategy

Ziel: Die Diagnostik des Rektumkarzinom-Rezidivs ist sehr problematisch. Tumor-Rezidive und Narbengewebe sind hierbei die wesentlichsten Differentialdiagnosen. Daher ist eine möglichst exakte Sicherung des Lokal-Tumor-Rezidivs und der Ausschluss anderer Tumormanifestationen entscheidend für die weitere Op-Indikation und Planung. Es werden die eigenen Erfahrungen und Ergebnisse der eingesetzten Diagnostik beim Patienten mit Rektumkarzinom-Rezidiv präsentiert und auf ihre Genauigkeit, Sensitivität und Spezifität hin untersucht. *Material und Methoden:* Im Rahmen einer retrospektiven Studie wurden 66 Patienten (47 bis 83 Jahre alt, im Mittel 57 Jahre) mit Rezidiv eines Rektumkarzinoms in einem Zeitraum von 1/1997 bis 6/2001 untersucht. Hierbei wurden Krankenakten auf eingesetzte Diagnostik, Therapieverfahren und Outcome hin ausgewertet und evaluiert. *Ergebnisse:* In allen 66 Fällen wurde ein transabdomineller Ultraschall, ein Röntgenkolon-Kontrasteinlauf und Tumormarkerverlaufskontrollen angefertigt. In 62 (94%) Fällen wurde ein CT-Abdomen, in 10 (15%) Fällen mit zusätzlicher CT gesteuerter Punktion und in 56 Fällen (85%) eine Rektosigmoidoskopie durchgeführt. In 35 Fällen (53%) wurde ein MRT Abdomen, in 19 Fällen (29%) ein Endosonogramm und in 10 Fällen (15%) eine 18-FDG-PET Untersuchung angefertigt. 55 von 66 Patienten (83%) wurden operiert. Bei den 55 Patienten stimmte bei 44 (80%) der präoperativ beschriebene Befund mit der intraoperativen Situation überein. Bei 7 Patienten (13%) war die Tumorausdehnung größer, bei vier Patienten (7%)

kleiner als vermutet. Die anderen 11 (17%) Patienten wurden nicht operiert, da die Diagnostik zusätzliche andere Tumorlokalisationen detektiert hatte und somit einer palliativen Chemotherapie angeschlossen wurden. *Diskussion:* Koloskopie und Röntgen-Kontrasteinläufe dienen dem Ausschluss des intraluminären Rezidivs. Das CT ist als ubiquitär verfügbares und sensitives Verfahren das Diagnostikum der ersten Wahl. Zur Sicherung des Rezidivs wurde alternativ ein MRT Adomen oder eine CT-gesteuerte Punktion durchgeführt. Bei weiter zweifelhaften Befund in den Schnittbildverfahren wurde zusätzlich eine 18-FDG-PET Untersuchung durchgeführt. Diese ermöglichte in allen Fällen einen eindeutigen Tumornachweis. Die eigenen Erfahrungen zeigten eine Sensitivität von CT und MRT von 77%, zusammen mit der FDG-PET gelang eine Sicherung des lokalen Rezidivs in nahezu allen Fällen.

Welche Konsequenz hat die Tumorinvasion der Pfortader beim Magenkarzinom?

H. Zühlke, A. Gabler und J.-P. Teßmann

Abteilung für Allgemein-, Viszeral- und Gefäßchirurgie, Krankenhaus Paul-Gerhardt-Stift Wittenberg, 06886 Lutherstadt Wittenberg

Which Consequence has the Tumor Invasion of the Portal Vein in Gastric Carcinoma?

In den letzten Jahren haben molekularbiologische Untersuchungen das Verständnis von Karzinogenese und Tumorprogression stark erweitert. Zusätzlich wurde der prognostische Wert bekannter histopathologischer Tumormerkmale in klinisch-pathologischen Studien weiter abgesichert. Neben dem histologischen Tumortyp und dem Grading spielt der histologische Wachstumstyp (Lauren) eine entscheidende Rolle. Im Rahmen der Prognose besteht eine enge Korrelation zwischen Tiefe der Tumorinfiltration und der Zahl der befallenen Lymphknoten. Zusätzlich zählen zu den stärksten prognostischen Markern die Lymphangiosis carcinomatosa (L-Klassifikation) und Veneneinbrüche (V-Klassifikation), deren Wertigkeit noch nicht evaluiert ist. In den Jahren 1996 bis 2000 wurden 125 Magenkarzinome reseziert. Insgesamt wurden 76 Gastrektomien incl. 12 multiviszeraler Resektionen durchgeführt. Weiterhin erfolgte bei 49 Patienten eine subtotale Magenresektion. Eine systemische Lymphknotendissektion des I. und II. Kompartments wurde obligatorisch und bei einem Teil der Patienten die partielle LK-Dissektion des III. Kompartments durchgeführt. Bei 44 Patienten wurde eine Häm- und Lymphangiosis diagnostiziert. 6 Patienten wiesen ein pT Stadium I-III mit Häm- und Lymphangiosis ohne positiven pN Status auf. Das Risiko dieser Patientengruppe ist bislang nicht evaluiert. Bei 2 Patienten wurde intraoperativ ein Tumorzapfen in der Pfortader entdeckt. Es erfolgte die Freilegung der Pfortader und die offene Tumorexstirpation. Postoperativ wurden beide Patienten mit einer Chemotherapie (FEM-Schema) behandelt. Beide Patientenverstarben bei diffuser Lebermetastasierung nach 6 respektive 11 Monaten. Die Invasion der Vena portae durch einen Tumorzapfen ist selten und stellt ein prognostisch ungünstigen Marker dar. Trotz R0-Resektion des Magenkarzinoms und nach Exstirpation des Tumorthrombus muß insgesamt von einer R1-Resektion ausgegangen werden, so dass bei dieser Befundkonstellation eine postoperative palliative Chemotherapie durchgeführt werden sollte.

Intensivtherapie

Abstracts

Procalcitonin – Ein Entscheidungskriterium in der Chirurgischen Herdsanierung

D. Abitzsch[1], M. Werner[2], TH. Junginger[1] und J. Hauss[2]

[1] Klinik und Poliklinik für Allgemein- und Abdominalchirurgie, Klinikum der Johannes-Gutenberg-Universität Mainz, Langenbeckstraße 1, 55131 Mainz
[2] Chirurgische Klinik und Poliklinik für Transplantations-, Abdominal- und Gefäßchirurgie, Universität Leipzig, Liebigstraße 20a, 04103 Leipzig

Procalcitonin – A Decisive Criterion in Surgical Focal Rehabilitation

Einleitung: Im Rahmen der Einführung von Procalcitonin (PCT) als neuem infektionsassoziierten Marker sollte im Vergleich zu etablierten Parametern, wie dem Tumornekrosefaktor-alpha (TNF-α) und Interleukin-6 (IL-6) aber auch Temperatur und Leukozyten, die diagnostische Wertigkeit von PCT nach chirurgischer Herdsanierung bei Patienten mit Peritonitis untersucht werden. *Methode:* Die Auswertung wurde prospektiv an 81 abdominalchirurgischen Intensivpatienten mit einem Durchschnittsalter von 63 Jahren, welche die klinischen Kriterien der Sepsis erfüllte, durchgeführt (PCT: Lumi-Test, BRAHMS; TNF-α und IL-6: ELISA). Als infektiöser Fokus lag in allen Fällen eine sekundäre Peritonitis vor. Die Klassifizierung von Schweregrad und Verlauf der Erkrankung erfolgte mit Hilfe des APACHE-II-Scores. *Ergebnisse:* Die PCT-Plasmakonzentrationen von überlebenden und verstorbenen Patienten, bei denen eine operative Herdsanierng durchgeführt wurde, verhielten sich signifikant unterschiedlich. Während bei den überlebenden die PCT-Werte initial im Median bei 3,8 ng/ml lagen, fielen sie nach chirurgischer Herdsanierung signifikant auf 3,0 ng/ml ab. Ebenfalls ein signifikanter Abfall konnte bei den IL-6-Werten von präoperativ 300,0 pg/ml auf postoperativ 210,0 pg/ml verzeichnet werden. TNF-α, Leukozyten, Temperatur sowie der APACHE-II-Score stiegen zwar ebenfalls an, fielen postoperativ aber nicht signifikant ab. Bei den Patienten mit letalem Ausgang besaß lediglich PCT eine enge Korrelation zum klinischen Verlauf und zeigte trotz chirurgischen Sanierungsversuches durch weiter ansteiegende Werte von präoperativ 3,9 ng/ml auf postoperativ 7,4 ng/ml ein Fortbestehen der Infektion an. *Schlußfolgerungen:* PCT besitzt bei der Verlaufs- und Therapiekontrolle nach operativer Herdsanierung eine große Wertigkeit und kann helfen, die Prognose besser einzuschätzen. Abfallende PCT-Plasmakonzentrationen sprechen für eine Beherrschung der Infektion. Persistierende und ansteigende Werte sind mit hoher Sensitivität und Spezifität ein Indiz für ein Fortbestehen der inflammatorischen Reaktion und scheinen damit eine Indikation für eine erneute operative Revision zu sein.

Fremdkörperinfektionsmodell zur Untersuchung biofilmproduzierender Staphylokokken

T. O. G. Golda[1], R. L. Landmann[2], F. Götz[3] und H. D. Becker[1]

[1] Allgemeine Chirurgie, Universitätsklinikum Tübingen, Hoppe-Seyler-Straße 3, 72076 Tübingen
[2] Infektiologie, Kantonsspital Basel, Universität Basel, Basel, Schweiz
[3] Mikrobielle Genetik, Universität Tübingen, Tübingen

Infection Model of Foreign Bodies to Study Biofilm-Produced Staphylococci

Hintergrund: Das grampositive Bakterium *Staphylokokkus aureus* ist ein bedeutendes Pathogen akuter und chronischer nosokomialer Infektionen. Dabei korreliert die steigende Infektionsrate durch Staphylokokken beim hospitalisierten Patienten eng mit dem zunehmenden Einsatz implantierter Fremdkörper (Katheter, Prothesen, Peritonealkatheter, Herzklappen). Der nur opportunistisch pathogene Keim (30% der Bevölkerung sind asymptomatische Träger) besiedelt Fremdkörper als Biofilm-multiple Zellschichten innerhalb einer wässrig-löslichen Matrix. *Methoden:* Wir haben ein *in vivo* Mausmodell eines lokalen subcutanen Abszesses entwickelt, das die Untersuchung von Biofilmbildung und Bakteriendichte dieses Abszesses einerseits, andererseits aber auch die leukozytäre Antwort des Wirtsorganismus auf diese Infektion ermöglicht. Ein perforierter Plastikhohlzylinder wird unter sterilen Bedingungen subcutan in die Flanke einer Maus implantiert. Nach vollständiger Abheilung der Operationswunde wird eine definierte Bakterienzahl injiziert, nachdem die Sterilität der angesammelten, interstitiellen Wundflüssigkeit getestet ist. Alle 24 h wird der Hohlzylinder punktiert, Abszessflüssigkeit gewonnen und daraus Bakterien und Leukozyten analysiert. *Ergebnis:* Das notwendige Inokulum, das innerhalb dieses Mausmodells eine chronische Infektion bewirkt, liegt bei etwa 10^2 injizierten Bakterien und ist deutlich geringer als Inokula, die in anderen Tiermodellen benötigt werden, um einen chronischen Abszess auszulösen. Die persistierende Infektion beschränkt sich auf den subcutanen Hohlzylinder, welcher 14 Tage postoperativ (zum Zeitpunkt der Infektion) von einer Fibrinmembran ausgekleidet ist. Die Untersuchung eines biofilmproduzierenden *Staphylokokkus aureus* Stammes zeigte in diesem Modell bei Inokula von 10^2 - 10^3 cfu einen chronischen Abszess, dagegen kam es zur Spontanheilung nach Infektion mit gleich hohem Inoculum mit dessen isogener, biofilmnegativen Mutante. Wir schließen daraus, dass ein biofilmproduzierender *Staphylococcus aureus* Stamm eine deutlich stärkere Virulenz hat als seine isogene biofilmnegative Mutante. Das hier gezeigte Mausmodell ist ein neues „tool", um bakterielle Virulenzfaktoren in vivo vergleichend zu untersuchen.

Korrektur bis Redaktionsschluss nicht eingegangen.

Interleukin-8-mRNA Konzentrationen neutrophiler Granulozyten bei Patienten mit Peritonitis

K. Holzer, D. Henrich, K. Wilhelm und A. Encke

Klinik für Allgemein- und Gefäßchirurgie, Universitätsklinik Frankfurt Main, Theodor-Stern-Kai 7, 60590 Frankfurt am Main

Interleukin 8-mRNA Concentration of Neutrophil Granulocytes in Patients with Peritonitis

Zielsetzung der Untersuchungen war es von Patienten mit einer sekundären Peritonitis die Interleukin-8-mRNA-Konzentrationen in neutrophilen Granulozyten (PMNL) zu charakterisieren. Bis heute geht man davon aus, daß bei chirurgischen septischen Krankheitsbilder es zunächst zu einer Hyperinflammation mit einer vermehrten Bildung von proinflammatorischen Zytokinen wie z. B. Interleukin-8 kommt. IL-8 wird von PMNL freigesetzt und führt zu einer Zunahme der Emigration dieser Zellen zum infektiösen Fokus (z. B. in die Bauchhöhle). *Material und Methodik:* Untersucht wurden Patienten mit einer diffusen Peritonitis (Gruppe 1, $n = 17$) und gesunde Probanden (Gruppe 2, $n = 5$). Sechs Patienten mit Peritonitis entwickelten einen septischen Schock oder ein multiples Organversagen. Nach Eröffnung des Bauchraumes und Diagnose der Peritonitis erfolgte die sofortige Blutentnahme und die Abnahme von Peritonealsekreten (emigrierte PMNL). Postoperativ wurden in Gruppe 1 über weitere 4 Tage alle 24 Stunden die IL-8mRNA-Konzentrationen in zirkulierenden und emigrierten Neutrophilen (zPMNL, ePMNL) bestimmt. Die RNA wurde mittels Rneasy (Qiagen) isoliert und mit Superscript RT (Life Technologies) in cDNA umgeschrieben. Die PCR-Produkte wurden mit korrespondierenden GAPDH-Banden (= 100%) verglichen und densitometrisch analysiert. *Ergebnisse:* In allen untersuchten Gruppen konnte IL-8mRNA in neutrophilen Granulozyten nachgewiesen werden, aber in deutlich unterschiedlichen Konzentrationen. Bereits bei Diagnose der Peritonitis hatten die Patienten eine signifikant niedrigere IL-8mRNA-Expression ($42 \pm 7.5\%$) in zPMNL, als Neutrophile von gesunden Probanden ($81 \pm 7\%$) ($p < 0.05$). Erst 48 h nach Diagnose und Herdsanierung der Peritonitis stieg die IL-8 mRNA in Gruppe 1 an. Vor allem Patienten, die im Rahmen einer Peritonitis septische Komplikationen entwickelten hatten über den gesamten Untersuchungszeitraum geringere Konzentrationen von IL-8 mRNA in zPMNL (intraop: $24 \pm 9\%$ ($n = 6$ mit Komplikationen) vs $57 \pm 10\%$ ($n = 11$ ohne Komplikationen), $p < 0.05$). Die Emigration der PMNL in die Bauchhöhle bewirkte einen signifikanten Anstieg der IL-8 mRNA in ePMNL verglichen mit zPMNL. Die IL-8 mRNA-Konzentrationen in ePMNL der Patienten mit Komplikationen war wiederum niedriger (z. B. $63 \pm 3\%$ vs $106 \pm 44\%$, ns). *Schlußfolgerung:* Die gültigen Therapiekonzepte der Peritonitis müssen bei einer hohen Letalität erweitert werden. Hier wird die Immunmodulation der Hyperinflammation/Immunparalyse bei septischen Komplikationen diskutiert. Obwohl sofort nach Diagnose der Peritonitis die erste Messung erfolgte, konnte eine Zunahme der IL-8mRNA in PMNL, wie in der Phase der Hyperinflammation erwartet, zu keinem Zeitpunkt nachgewiesen werden. Dies macht deutlich, daß die diffuse Peritonitis im frühen Verlauf bereits zu einer Immunparalyse führt, was bei einer Immunmodulation in der Zukunft beachtet werden muß.

Insulin vermindert die systemische inflammatorische Akute-Phase-Reaktion nach einem Trauma

M. G. Jeschke[1], R. Einspanier[2] und K. W. Jauch[1]

[1] Chirurgische Klinik, Universität Regensburg, Franz-Josef-Strauß-Allee 11, 93053 Regensburg
[2] TU Universität München, Freising

Insulin Reduces the Systemic Inflammatory Acute-Phase Reaction After Trauma

Einleitung: Die hepatische Akute-Phase-Reaktion als Reaktion auf ein Trauma, Sepsis, Schock oder operativen Eingriff hat als Ziel die Restauration des Gleichgewichts. Allerdings führt eine überschiessende Reaktion zu einem erhöhten Katabolismus und Substratverlust, welches zu einer Kompromittierung und Versagen von essentiellen Organen und dem Immunsystem führt. Dies zieht eine erhöhte Inzidenz der Sepsis, Morbidität und Mortalität nach sich. Eine Verminderung der Akute-Phase-Reaktion wäre deshalb von Vorteil. Insulin spielt eine wichtige Rolle während der post-traumatischen inflammatorischen Reaktion, aber seine Effekte auf die Akute-Phase-Reaktion ist noch nicht definiert worden. *Methoden:* Vierundsechzig Ratten erhielten eine 30%tige Verbrennung um die hepatische Akute-Phase-Reaktion zu induzieren. Anschliessend sind die Tiere randomisiert worden, um entweder NaCl (Kontrolle) oder Insulin (2.5 mg/kg KG) zu erhalten. Die Tiere wurden 1, 2, 5 und 7 Tage nach der Verletzung euthanasiert. Serum Akute-Phase-Proteine (α1-saures Glykoprotein), Albumin, pro-inflammatorische Zytokine (IL-1, TNF, IL-6 und IL-8), sowie die mRNA für Signal Transkriptionsfaktoren (STAT-5, C/EBP-β, und RANTES) wurden gemessen. *Ergebnisse:* Insulin verminderte Akute-Phase-Proteine, während es konstitutive hepatische Proteine erhöhte, $p < 0{,}05$. Serum pro-inflammatorische Zytokine IL-1 (Insulin: 27 ± 3 ng/ml vs. NaCl: 47 ± 9 ng/ml, $p < 0{,}05$) und TNF (Insulin: 1.5 ± 0.5 ng/ml vs. NaCl: 6.3 ± 1.1 ng/ml, $p < 0{,}05$) waren einen Tag nach der Verletzung in Tieren die Insulin erhielten vermindert. Serum IL-6 und IL-8 waren nicht verändert. Signal Transkriptionsfaktoren STAT-5 mRNA (Insulin: 1.8 ± 0.9 ng/ml vs. NaCl: 4.9 ± 1.1 ng/ml, $p < 0{,}05$) und C/EBP-β mRNA (Insulin: 0.8 ± 0.3 vs. NaCl: 1.9 ± 0.3, $p < 0{,}05$) waren am ersten Tag nach Verbrennung in der Insulin behandelten Gruppe vermindert. RANTES ein anti-inflammatorischer Transkriptionsfaktor war in der Insulingruppe mit $0{,}6 \pm 0{,}08$ pg/ml gegenüber der Kontrollgruppe mit $0{,}3 \pm 0{,}03$ signifikant erhöht, $p < 0{,}01$. *Zusammenfassung:* Insulin vermindert die Akute-Phase- und pro-inflammatorische Reaktion auf ein Trauma, durch eine Modulation der hepatischen Signaltransduktion.

Freisetzung von Chemokinen und Cytokinen in humanen Mesothelzellen nach Stimulierung durch Bakterien und bakterielle Bestandteile

E. Mansouri, U. Jurgan, K. Wollenberg, W. Sendt und U. Schöffel

Abteilung Allgemein- und Viszeralchirurgie mit Poliklinik, Chirurgische Universitätsklinik Freiburg, Hugstetter Straße 55, 79106 Freiburg

Releasing of Chemokines and Cytokines in Human Mesothelium Cells After Stimulation by Various Bacteria and Bacterial Components

Zielsetzung: Zur Evaluierung des Einflusses verschiedener Bakterien auf die Entstehung der Peritonealer Entzündungsreaktion maßen wir die Cytokin- und Chemokinfreisetzung (IL-6

und IL-8) in humanen peritonealen Mesothelzellen (HPMZ) nach der Stimulierung durch Lysate gramnegativer, grampositiver und anaerober Bakterien. *Methode:* HPMZ wurden aus humanem Omentumgewebe durch Trypsinierung isoliert und zu konfluenten Monolayern kultiviert. Bakterien (*Pseudomonas aeruginosa, Escherichia coli, Staphylococcus aureus, Streptococcus pneumoniae, Propionibacterium acnes, Salmonella paratyphi, Proteus mirabilis*) wurden sonifiziert. Die Überstände wurden in zwei verschiedenen Konzentrationen (10 µg/ml and 100 µg/ml) den HPMZ-Kulturen hinzugefügt. Zur Untersuchung des Einflusses bestimmter bakterieller Subkompartimente verwendeten wir Lipopolysaccharide (LPS) von *E. coli* und *P. aeruginosa* sowie Peptidoglycan and Lipoteichonsäure von *Staph. aureus.* IL-6 und IL-8 wurden durch Chemilumineszenz zu vier verschiedenen Zeitpunkten (vor, 1, 6, und 24 h nach Stimulation) gemessen. Die statistische Auswertung der Studie erfolgte mit ein- und zweifaktorieller Varianzanalyse. *Ergebnisse:* Gramnegative Bakterien bewirkten im Gegensatz zu den grampositiven und den anaeroben Bakterien in den HPMZ einen signifikanten Anstieg der IL-6 und IL-8 Produktion, der zeit- und konzentrationsabhängig war (jeweils $p < 0{,}005$). Entsprechende Resultate zeigten sich nach Inkubation mit bakteriellen Subkompartimenten: im Gegensatz zu Peptidoglycan und Lipoteichonsäure (von Staph. aureus) führte die Stimulation durch LPS zu vergleichbaren, singnifikanten Anstiegen von IL-6 und IL-8. *Zusammenfassung:* Die mesotheliale Entzündungsreaktion im Rahmen einer bakteriellen Peritonitits scheint vor allem durch Bestandteile gramnegativer Bakterien ausgelöst zu werden.

Stellenwert der monozytären HLA-DR-Expression für die Indikation großer abdominalchirurgischer Eingriffe

U. Mittelkötter[1], H. B. Reith[2], K. Ulrichs[2] und A. Thiede[2]

[1] Klinik für Allgemeine Chirurgie, Universität Münster, Waldeyer Straße 1, 48149 Münster
[2] Chirurgische Klinik und Poliklinik, Universität Würzburg, Josef-Schneider-Straße 2, 97080 Würzburg

Importance of Monocyte HLA-DR-Expression for the Indication of Major Abdominal Surgical Operations

Zielsetzung: Die Erniedrigung der HLA-DR-Antigenpräsentation auf monozytären Zelloberflächen ($CD14^+$) ist mit einer schlechten Patientenprognose assoziiert worden. Dabei gilt die Fähigkeit der monozytären Zelle, Antigene des MHC-Klasse-II-Komplexes zu exprimieren, als ein Maß für die Immunkompetenz des Organismus. Bei Sepsis ist diese Erniedrigung mit einer hohen Letalität als Ausdruck einer Immunsuppression vergesellschaftet. Inwieweit aber schon präoperativ in der onkologischen Chirurgie eine latente Immunsuppression bei Patienten mit bevorstehenden, maximal großen Eingriffen vorbesteht und Promotor für eine postoperative Sepsis werden kann, ist nicht untersucht. *Material und Methoden:* 58 Patienten mit Ösophagus- und Magenkarzinom wurden prospektiv (präoperativ und postoperativ) untersucht. Anhand des postoperativen Verlaufes (Komplikation versus keine Komplikation) wurden 2 Gruppen gebildet ($n = 34/24$). Die Letalität betrug 6,9%, Pneumonien entwickelten sich bei 24,1%. Neben der durchflußzytometrischen Bestimmung der HLA-DR-Expression auf Monozyten (CD 14+) mit einem FACScan (Becton Dickinson) wurden sekundär Mediatoren der Sepsis, Standardparameter (Leukozyten, Temperatur) und der TISS-28-Score erhoben. Als reproduzierbares Ergebnis der HLA-DR-Bestimmung erfolgte die Messung der mittleren Fluoreszenzintensität (MFI) und der Autofluoreszenz. Unter Division dieser Meßwerte erhielten wir stabile Normintervalle für Gesunde (< 200) und schwer Immunkompromitierte (> 120). *Ergebnisse:* Patienten mit einer präoperativ vorbestehenden Erniedrigung der HLA-DR-Expression (Median 180) entwickelten gehäuft schwere septische Komplikationen im Gegensatz zu Patienten mit normal hohen Werten (Median 265). Das operative Trauma führte zu einer ausgeprägten postoperativen Erniedrigung der HLA-DR-Expression (Median 50 vs. 70 Tag 1). Die Erholung dieser reduzierten Werte blieb bei Patienten mit nachfolgenden septischen Komplikationen aus. Diese Unterschiede waren hoch signifikant. Andere Sekundärendpunkte (s.o.) wiesen keine signifikanten Veränderungen auf. *Schlußfolgerung:* Die präoperative Erniedrigung der HLA-DR-Expression auf Monozyten weist auf ein bestehendes Defizit der Immunfunktion hin und ist mit einer höheren Rate an postoperativen, schweren Infektionen vergesellschaftet. Eine präoperative Selektion und Immunmodulation dieser Patienten kann in Zukunft die Komplikationsrate und Letalität senken.

Wirksamkeit und Kostenanalyse zur antibiotischen Behandlung der sekundären Peritonitis

U. Mittelkötter[1], F. Endter[1], H. B. Reith[1], H. Thielemann[2], R. Schmitz[3], P. Ihle[4] und A. Thiede[1]

[1] Chirurgische Klinik und Poliklinik, Universität Würzburg, Josef-Schneider-Straße 2, 97080 Würzburg
[2] Unfallkrankenhaus Berlin
[3] Evangelisches Krankenhaus Bergisch-Gladbach
[4] Südharzkrankenhaus Nordhausen

Effectiveness and Cost Analysis for the Antibiotic Treatment of the Secondary Peritonitis

Zielsetzung: Verschiedene Antibiotikaklassen, vor allem Cephalosporine und Breitspektrum-Penicilline in Kombination mit Metronidazol, sind zur Behandlung der sekundären Peritonitis geeignet. Das Ziel dieser prospektiven multizentrischen Beobachtungsstudie war der Vergleich der einmal täglichen Gabe von Ceftriaxon (CRO) in Kombination mit Metronidazol mit dem „Standardregime" 1 (SR1) (Mezlocillin, Piperacillin, Ampicillin/Sulbactam, Amoxycillin/Clavulansäure, Cefotiam, Cefazolin, + Metronidazol) und Standardregime 2 (SG2) (Piperacillin/Tazobactam, Imipenem, Meropenem), jeweils in zwei oder dreimal täglicher Gabe. Endpunkte der Studie waren die klinische und bakteriologische Wirksamkeit, die Hospitalisationsdauer und die Behandlungskosten. *Material und Methoden:* Insgesamt 357 Patienten an 59 chirurgischen Abteilungen wurden entweder mit CRO (230 Patienten), SR1 oder SR2 (insgesamt 127 Patienten) behandelt. Die Patientendaten wurden einer „matched-pairs"-Analyse unterzogen, wobei 4 Kategorien des „Mannheimer Peritonitis Index" als „matching"-Paramter dienten. Daraus resultierten homogene Paare in Bezug auf demographische Daten, chirurgische Eingriffe und Risikofaktoren. 81 Paare wurden mit CRO/SR1 und 46 mit CRO/SR2 behandelt. Für 103 Patienten konnte kein geeigneter Partner gefunden werden. Klinische Wirksamkeit war definiert als „Abdomen saniert" und „Infektion geheilt" mit keiner Änderung der primären Antibiotikatherapie. Die Behandlungskosten beinhalten die Beschaffungskosten für primär und sekundär verwendeten Antibiotika und die Kosten für die Applikation (Arbeitszeit).

Ergebnisse:

	CRO N = 81	SR1 N = 81	CRO N = 46	SR2 N = 46
Klinische Wirksamkeit (%)	91.3	72.2	90.0	88.4
Mikrob. Wirksamkeit (%)	89.4	71.7	87.5	86.2
Behandlungskosten (EUR)	592	538	465	734
Tage auf Intensivsation	5.9	7.0	3.5	6.0
Tage auf Normalstation	11.3	11.8	12.5	12.6
Pflegesatzkosten (EUR)	8715	9835	6904	8286

Schlußfolgerung: Diese Ergebnisse zeigen, dass Ceftriaxon als langwirksames Drittgenerations-Cephalosporin zur Behandlung der sekundären Peritonitis wirksamer im Vergleich zu SR1 war (p = 0,004). Es ergab sich aber kein Unterschied in der klinischen oder mikrobiologischen Wirksamkeit zwischen Ceftriaxon und SR2. Die Behandlungskosten waren mit Ceftriaxon im Vergleich zu SR2 dagegen um 36.6% niedriger. Aufgrund einer kürzeren Verweildauer auf Normal- und Intensivstation ergab sich außerdem eine Tendenz zu niedrigen Kosten für die Krankenversicherung.

Katecholaminerge Modulation zellulärer Immunfunktionen und des Überlebens während einer chronischen Sepsis in der Maus

R. Oberbeck[1], D. Schmitz[1], K. Wilsenak[1], M. Schüler[2], M. Schedlowski[2], D. Nast-Kolb[1] und M. Exton[2]

[1] Klinik für Unfallchirurgie
[2] Institut für Medizinische Psychologie, Universitätsklinikum Essen, Hufelandstraße 55, 45145 Essen

Catecholaminergic Modulation of Cellular Immunofunctions and the Survival During Chronic Sepsis in Mice

Zielsetzung: Während einer Sepsis kommt es zu einer massiven Freisetzung der Katecholamine Adrenalin und Noradrenalin. Für beide Katecholamine sind ausgeprägte immunmodulatorische Effekte nachgewiesen, die vermutlich über β-adrenerge Rezeptoren vermittelt werden. *Material und Methoden:* Wir untersuchten in 4 unterschiedlichen Untersuchungsgruppen (n = 16/Gruppe) den Einfluß β-adrenerger Mechanismen auf das Überleben und zelluläre Immunfunktionen (Verteilung CD3, CD4, CD8 und NK1.1 positiver Lymphozyten mittels FACScan; Proliferation und Apoptoserate von Splenozyten) 48 h nach Induktion einer polymikrobiellen Sepsis in der Maus. Die Tiere in Gruppe 1 wurden mit einer kontinuierlichen Infusion von Adrenalin (0.06 mg/kg/h) behandelt, in Gruppe 2 mit einer i.p. Injektion des nicht-spezifischen β-adrenergen Antagonisten Propranolol (0.5 mg/kg), in Gruppe 3 mit einer Kombination aus Adrenalin und Propranolol. Gruppe 4 diente als Kontrollgruppe und erhielt NaCl. *Ergebnisse:* Verglichen mit der Kontrollgruppe zeigen unsere Ergebnisse in der mit Adrenalin (+ 12.5%) und in der mit Propranolol (+ 25%) behandelten Gruppe einen Anstieg der Letalität. Die Kombination aus Adrenalin und Propranolol war von einem stärkeren Letalitätsanstieg begleitet als die Gabe der jeweiligen Einzelsubstanz (31.1%). Begleitend hierzu kam es zu einem Anstieg der splenozytären Apoptoserate nach Behandlung mit Adrenalin, bzw. Propranolol, wobei auch hier die Kombination beider Substanzen den stärksten Effekt bewirkte. Darüber hinaus fand sich in der septischen Kontrollgruppe ein Abfall der Anzahl zirkulierender Monozyten und Lymphozyten mit einer Erhöhung der Zahl Natürlicher Killerzellen. Im Vergleich hierzu führte die Adrenalingabe zu einem Anstieg all dieser Zellpopulationen, wobei dieser Effekt durch Gabe von Propranolol aufgehoben werden konnte. *Schlußfolgerung:* Unsere Ergebnisse zeigen, dass es während einer systemischen Entzündungsreaktion in der Maus zu einer β-Adrenozeptor-vermittelten Beeinflussung zellulärer Immunfunktionen kommt.

Einfluß von präoperativer Zinkapplikation auf die Anastomosenheilung unter septischen Bedingungen in der Ratte

K. Ophoff, K. Junge, U. Klinge und V. Schumpelick

Chirurgische Klinik und Poliklinik, Universitätsklinikum RWTH Aachen, Pauwelsstraße 30, 52074 Aachen

Influence of Preoperative Zinc Application On the Anastomosis Healing under Septic Conditions in the Rat

Einleitung: Die Anastomoseninsuffizienz bleibt eine gravierende Komplikation nach operativer Anlage einer Enteroanastomose mit ansteigender Morbidität und Mortalität. Neueste Untersuchungen weisen darauf hin, daß im Gegensatz zur Therapie bei manifester Sepsis eine prophylaktische Zinkapplikation die Auswirkungen der septischen Komplikationen abschwächen kann. Diese Studie stellt den Einfluß einer präoperativen Gabe von Zink bei induzierter Peritonitis auf die Anastomosenfestigkeit und auf die Anastomoseninsuffizienzrate dar. *Methodik:* An 45 männlichen 6 – 7 Monate alten Wistar-Ratten (370 - 430 g KG) wurde die Heilungsrate von intestinalen Anastomosen untersucht. Hierzu wurde bei 30 Ratten mittels Coecum-Ligatur und Punktion-Modell (CLP-Modell nach Wichtermann, 1980) eine Peritonitis induziert. Bei den 15 Tieren der Kontrollgruppe wurde lediglich eine Dünndarmanastomose 30 cm vor der Ileocoecalklappe angelegt. Bei jeweils 15 Ratten erfolgte 24 h vor der Induktion der Peritonitis eine intraperitoneale Applikation entweder von 7 ml Nacl 0,9% oder 7ml Zink (10 mg/kg KG). 18 h nach der Peritonitisinduktion wurden die Ratten relaparotomiert, der Coecalpol reseziert und eine Dünndarmanastomose 30 cm proximal des Coecums angelegt. Von jeder Gruppe wurden nach 3 Tagen 10 Tiere und nach 10 Tagen jeweils 5 Ratten getötet und autopsiert. Die Anastomosen wurden reseziert und sofort einem in vitro Reiß-und Berstungstest unterzogen. Anschließend erfolgte eine histologische Aufarbeitung der Anastomosenregion mit semiquantitativer Bestimmung der Gewebereaktion durch Lichtmikroskopie (Makrophagen, Fibroblasten, Granulozyten usw.) und Immunhistochemie (KI 67, CD34, CD45, CD 68, HSP-70, Tunel-Assay). *Ergebnisse:* Eine Ratte verstarb in der Kontrollgruppe (Letalität 6,7%). Von den mit NaCl vorbehandelten Tieren verstarben 6 von 15 Ratten, davon 5 nach mehr als 3 Tagen. Von den mit Zink vorbehandelten Ratten starben 7 von

14 Tieren (p > 0,05). Die Insuffizienzrate betrug in der Kontrollgruppe und in der mit NaCl vorbehandelten Gruppe 20%, dagegen hatten nur 7% der Ratten, die mit Zink vorbehandelt wurden einen Anastomoseninsuffizienz (p < 0,05). Als weitere Parameter wurde der Berstungsdruck der Anastomose gemessen. Signfikante Unterschiede zeigten sich in der mit Zink vorbehandelten Gruppe bei einem mittleren Berstungsdruck von 87,5 ± 21,8 mm Hg gegenüber der Kontrollgruppe 32,1 ± 8 mm Hg und der mit NaCl vorbehandelten Tieren mit 19,6 ± 10,3 mm Hg (p < 0,05). *Schlußfogerung:* Zusammenfassend zeigte die Vorbehandlung mit Zink eine signifikante Erniedrigung der Anastomoseninsuffizienzrate und einer Erhöhung der mechanischen Anastomosenfestigkeit. Die präoperative Zinkapplikation zeigte allerdings keinen wesentlichen Einfluß auf die Letalität.

Massive Volumengabe und Erhaltung des Herzzeitvolumen in einem Modell des Abdominellen Kompartment Syndroms: Verhinderung von Organschäden?!

A. Schachtrupp, C. Töns, J. Höer, K. Junge und V. Schumpelick

Chirurgische Universitätsklinik und Poliklinik der RWTH Aachen, Pauwellsstraße 30, 52074 Aachen

Massive Volume Resuscitation and Preserving of the Cardiac Output in a Model of the Abdominal Compartment Syndrome: Prevention of Organ Damage?

Zielsetzung: Durch einen erhöhten intraabdominellen Druck (IAD) wie beim abdominellen Kompartmentsyndrom wird sowohl die Organdurchblutung als auch die kardiale Funktion signifikant eingeschränkt. Unter diesen Bedingungen konnte eine Reduktion des Herzzeitvolumen (HZV) und manifeste Schädigungen der intraabdominellen Organe gezeigt werden. Es ist jedoch unbekannt, zu welchem Umfang diese Organschäden Folge der lokalen oder der systemischen Durchblutungsminderung ist. Ziel der vorliegenden Studie war es zu klären, ob eine ausgedehnte Volumengabe das HZV erhalten und Organschäden verhindern kann. *Material und Methoden:* Wir untersuchten 18 intubierte und analgosedierte Schweine (DL, 50 kg). Mittels CO_2 Pneumoperitoneum wurde der IAP in 2 Gruppen (VL and ST, je n = 6) auf 30 mmHg angehoben. In der Kontrolle blieb der IAD unverändert. Alle Tiere erhielten eine körpergewichtsadaptierte Standardinfusion. In der VL-Gruppe wurde zusätzlich eine definierte Menge Ringerlösung gegeben wenn das HZV unter den Wert der Kontrollgruppe fiel (≥ 70 ml/min×kg). Das HZV wurde mittels Doppelindikator Dilutionstechnik unter der Verwendung von eisgekühlten Indocyaningrün gemessen. Weitere Parameter waren Stundendiurese sowie Serumkreatinin, -harnstoff, -Alanine-Aminotransferase (ALT), -laktat, -bilirubin, -lipase and Alkalische Phosphatase (AP). Die statistische Analyse erfolgte mittels einer Varianzanalyse für Meßwiederholungen und einem post-hoc Test nach Bonferoni. Zusätzlich wurden gepaarte und ungepaarte t-Tests durchgeführt. Ein $p < 0.05$ wurde als signifikant erachtet. Bei wiederholtem t-Test erfolgte eine Anhebung des Signifikanzniveau. *Ergebnisse:* In der ST-Gruppe war das HZV signifikant auf 25% der Kontrollwerte verringert. Alle Tiere dieser Gruppe wurden anurisch. Weiterhin stiegen Serumkreatinin, -harnstoff, -laktat, -bilirubin, -lipase sowie ALT and AP signifikant an. In der VL-Gruppe blieben HZV, Stundendiurese und Serumparameter im Vergleich zur Kontrollgruppe unverändert. Dazu war jedoch die Infusionsmenge in dieser Gruppe im Vergleich zu den anderen beiden Gruppen massiv erhöht: 10570 ± 1928 (VL) gegen 3700 ± 928 (ST) and 3918 ± 1042 ml

(Kontrolle, $p < 0{,}01$). *Zusammenfassung:* In diesem Modell des Abdominellen Kompartment Syndroms konnte eine massive Gabe von Flüssigkeit das Herzzeitvolumen über einen Zeitraum von 24 h auf dem Niveau der Kontrollgruppe halten. Darunter blieb die Stundendiurese erhalten und die Serumparameter unverändert, was im Gegensatz zur bekannten Literatur steht. Weitergehende histologische Untersuchungen sind notwendig, um eine Organschädigung auszuschließen. Diese Ergebnisse legen nahe, daß HZV unter einem erhöhtem IAD engmaschig zu überwachen.

Charakterisierung des Coekum-Stent-Interventionsmodelles zur Induktion und chirurgischen Therapie der kotigen Peritonitis und Sepsis der Ratte

S. Schmidbauer[1], B. Fottner-Schmidbauer[1], K. Hallfeldt[1], S. Bahrami[2] und H. Redl[2]

[1] Chirurgische Klinik und Poliklinik, Klinikum Innenstadt, Ludwig-Maximilians-Universität München, Nußbaumstraße 20, 80336 München
[2] Ludwig Boltzmann-Institut für experimentelle und klinische Traumatologie, Donaueschingenstraße 13, 1200 Wien, Österreich

Characterization of the Blind gut Stent Intervention Model for the Induction and Surgical Treatment of the Faecal Peritonitis and Sepsis in the Rat

Hintergrund: Ziel der Studie war es, ein Peritonitis-/Sepsis-Modell an der Ratte zu etablieren, das die traumatische freie Dickdarmperforation imitiert und zu einer hohen Endotoxin-/Cytokinfreisetzung führt und unbehandelt von einer hohen Letalität gekennzeichnet ist. Der Effekt einer standartisierten chirurgischen Intervention, die obligater Teil der Therapie ist, soll beschrieben werden und als Grundlage für adjuvante Therapien dienen. *Methodik:* Tierversuch (Survivalstudien und Längsschnitt-Studien) an Spraque-Dawley-Ratten, 350–400 g, männlich. Narkose mit Ketamin/Rompun i.m. und Inhalationsnarkose mit Isofluran. Postoperative Analgesie mit Tramadol s.c. Volumensubstitution s.c. über 48 Stunden. Induktion der Peritonitis: Implantation eines Polyethylen-Stents an definierter Stelle im Coekum (CESP); Intervention: Durch Re-Laparotomie mit Stententfernung, Darmnaht, Lavage und Debridement nach 3 Stunden (CESPI). Messung u.a. von IL6, LPS, α-TNF im Serum, Bestimmung der MPO im Lungengefrierschnitt, body /lung weight-index. *Ergebnisse:* Sham-Versuche zeigen die Durchführbarkeit der chirurgischen Prozeduren unter Narkose ohne Beeinträchtigung der Überlebensrate. Das Peritonitismodell führt zu einer einheitlichen kotigen Mehrquadrantenperitonitis, die histologisch vor allem granulocytär-eitrig und mäßig fibrinös zu charakterisieren ist. Die Intervention erlaubt die makroskopisch vollständige Reinigung der Bauchhöhle und den Verschluß der Coekum-Perforation ohne Stenose. Die Letalitätsrate für das Modell beträgt 85% (mittlerer Todeszeitpunkt 20 h), nach Intervention 60% (mittlerer Todeszeitpunkt 22 h). Es zeigt sich eine erhebliche Endotoxinfreisetzung, die nach Intervention signifikant rückläufig ist, die Werte für Alpha-TNF und Interleukin-6 verhalten sich über einen Meßzeitraum von ca. 12 Stunden gleichsinnig. Bereits 2 Stunden nach Induktion der Peritonitis lassen sich systemische Zeichen der Sepsis nachweisen. Die bakteriologischen Untersuchungen der Peritonealflüssigkeit sowie der Bauchorgane zeigen einen positiven Effekt der Intervention. Die erhobenen Werte werden im Vergleich zum Cecal-Ligation-and-Puncture-Modell diskutiert, zu dem sich signifikante Unterschiede bezüglich der Mediatoren-Kinetik und der Überlebens-Rate ergeben, welche unser Modell als das wesentlich dynamischere und – der klinischen Erfahrung entsprechend- mit höherer Letalität behaftete charakterisieren. *Zusammenfassung:* Das vorgestellte Modell eignet sich als chirurgisches Peritonitis-/Sepsismodell sehr gut, um Effekte der chirurgischen Intervention zu untersuchen und darauf aufbauend die Wirksamkeit adjuvanter Therapiestrategien zu untersuchen. Da dieses Modell die chirurgische Intervention impliziert und mit großer Sicherheit durchfühern läßt, ist es auch aus ethischen Gesichtspunkten anderen Modellen überlegen.

Welche Rolle spielt Interleukin-10 in der Immunantwort nach Trauma kombiniert mit hämorrhagischem Schock?

C. P. Schneider[1,2], E. Faist[1], F. W. Schildberg[1] und I. H. Chaudry[2]

[1] Chirurgische Klinik und Poliklinik, Ludwig-Maximilians-Universität, Klinikum Großhadern, Marchioninistraße 15, 81377 München
[2] Center for Surgical Research, University of Alabama at Birmingham, Birmingham, Alabama, USA

What is the Significance of Interleukin-10 in Immune Reaction After Trauma Combined With Hemorrhagic Shock?

Einleitung: Experimentelle und klinische Studien haben gezeigt, dass das anti-entzündliche Immunzytokin Interleukin-10 (IL-10) in der späten Phase der Immunantwort nach Trauma und Schock ein wichtiger Mediator ist. Diese Phase ist gekennzeichnet durch eine unzureichende Immunfunktion, welche zu einer erhöhten Anfälligkeit gegenüber Infektionen führt. Wir untersuchten deshalb, in einem etablierten Tiermodell aus Weichteiltrauma kombiniert mit hämorrhagischem Schock, welche Rolle IL-10 in der posttraumatischen Immunantwort spielt. *Methode:* Bei 6 – 8 Wochen alten C3H/HeN Mäusen wurde durch eine Mittellinienlaparotomie ein Weichteiltrauma induziert, gefolgt von einem 90-minütigen hämorrhagischen Schock mit konstantem arteriellen Mitteldruck von 30 mmHg mit folgender adäquater Volumenrückgabe in Form von Lactat-haltiger Ringer-Lösung. In der Kontrollgruppe wurden beide Femoralarterien ligiert, ohne Laparotomie oder Blutungsschock. Blut wurde daraufhin zu bestimmten Zeitpunkten nach der Volumenrückgabe gewonnen und Plasmawerte für IL-10, IL-6 und Tumornekrosefaktor-α (TNF-α) bestimmt. In einem zweiten Experiment applizierten wir den Tieren Gadolinium-(III)-chloride ($GdCl_3$) intravenös 48 Stunden vor dem Experiment zur Blockade von Makrophagen. Plasmazytokinwerte wurden 2 Stunden nach dem Trauma gemessen. In einer dritten Gruppe wurde während der Volumenrückgabe Antikörper gegen IL-10 (250 µg/Tier) intraarteriell verabreicht. Die Blutgewinnung erfolgen ebenfalls 2 Stunden nach dem Trauma. *Ergebnisse:* Es zeigte sich 2 Stunden nach dem kombinierten Trauma der höchste Anstieg von IL-10 und IL-6 im Plasma. Die IL-10 Plasmawerte waren aber bereits 4 Stunden nach dem Trauma auf Höhe der Ausgangswerte, während die IL-6 Werte langsam abfielen. TNF-α zeigte sich direkt nach dem Trauma erhöht mit anhaltend erhöhten Werten bis 8 Stunden nach dem Trauma. Blockierung der Makrophagenfunktion durch Gabe von $GdCl_3$ verhinderte den Anstieg aller gemessenen Zytokinwerte, während N = 8/Gruppe, ANOVA, $^*p < 0{,}05$ vs. Kontrolle. Neutralisation von IL-10 zu einem signifikanten Anstieg von TNF-α und IL-6 führte. *Schlußfolgerung:* Die

Ergebnisse zeigen, dass Interleukin-10 ein Mediator ist, der in der frühen Phase nach Trauma und hämorrhagischem Schock von Makrophagen produziert wird und die frühe proentzündliche Immunreaktion reguliert. Diese Beobachtung stimmt überein mit klinischen Daten, die gezeigt haben, dass niedrige IL-10 Blutwerte und eine niedrige IL-10/IL-6 Ratio mit einer erhöhten Mortalität bei Intensivpatienten verbunden ist. Damit lässt sich auch die negative Auswirkung von früher IL-10 Blockierung auf die Immunfunktion direkt nach traumatischer Verletzung und Sepsis erklären.

Korrektur bis Redaktionsschluss nicht eingegangen.

Colon Ascendens Stent Peritonitis (CASP) vs. Cöcale Ligatur und Punktion (CLP) in der Maus. Ein Vergleich zweier Modelle für polymikrobielle intraabdominelle Infektion

T. Traeger[1], S. Maier[2], K. E. Gerauer[1], N. Hüser[1], M. Entleutner[2], K. Pfeffer[3] und C.-D. Heidecke[2]

[1] Chirurgische Klinik und Poliklinik, Klinikum rechts der Isar, Technische Universität München, Ismaninger Straße 22, 81675 München
[2] Klinik und Poliklinik für Chirurgie, Ernst-Moritz-Arndt-Universität Greifswald, Greifswald
[3] Institut für Medizinische Mikrobiologie und Hygiene, Klinikum rechts der Isar, Technische Universität München, Ismaninger Straße 22, 81675 München

Colon Ascendens Stent Peritonitis (CASP) vs. Cecae Ligation and Puncture (CLP) in the Mouse. A Comparison Between Two Models for Polymicrobiological Intraabdominal Infection

Die postoperative Sepsis ist nach wie vor eine oft letal endende Komplikation nach großen abdominalchirurgischen Eingriffen. Da klinische Studien basierend auf Ergebnissen aus Bolusinjektionsmodellen (z. B. LPS Schock) scheiterten, wurde die Forderung nach kliniknahen Sepsismodellen laut. Im Rahmen der vorliegenden Studie wurde das bisherige Standardmodell für polymikrobielle Sepsis CLP mit dem CASP Modell verglichen. Bei der CLP erfolgt zunächst die Ligatur des Cöcums mit anschließender einfacher (CLP1) oder zweifacher (CLP2) Punktion des Cöcums mit einer 18G-Kanüle. Die Höhe der Keimbelastung und somit der Ausgang der Sepsis wird hier durch die Anzahl der Punktionen bestimmt. Bei der CASP Operation wird ein Stent (14, 16 oder 18 G) in das Colon Ascendens platziert und somit eine bleibende Verbindung des Darmlumens mit der Peritonealhöhle geschaffen. In diesem Modell bestimmt der Stentdurchmesser die Höhe des „bacterial load". Zunächst wurde eine Überlebenskinetik für beide Tiermodelle erstellt. In unseren Händen führte die Verwendung einer einmaligen oder zweimaligen Punktion zu keinem signifikanten Unterschied im Outcome nach CLP Operation (CLP1 55% vs. CLP2 60% Letalität). Im Gegensatz hierzu konnte das Überleben nach CASP Operation durch die Stentgröße exakt titriert werden (Letalität CASP 14G = 100%, 16G = 70%, 18G = 50%). Die Inspektion des OP-Situs zeigte, dass es nach CLP regelhaft zu einer Abkapselung des septischen Fokus im Sinne einer pericöcalen Abszessformation kommt. Im Gegensatz hierzu lässt sich nach CASP Operation keine derartige Abszessbildung nachweisen. Die bakteriologische Aufarbeitung von Peritoneallavage, Vollblut, Leber, Milz, Niere und Lunge zeigte eine progrediente Keiminvasion dieser Gewebe lediglich nach CASP, nicht jedoch nach CLP. Als Maßstab der systemischen Antwort auf die Infektion wurden die Zytokine IL-1β und IL-10 im Serum mittels ELISA gemessen. Hier zeigten sich zeitabhängig nach CASP Operation im Median deutlich erhöhte Werte für beide Zytokine (IL-1β: 6 h → 151; 12 h → 274; 18 h → 637pg/ml; IL-10: 6 h → 15,9; 12 h → 21,2; 18 h → 21,8 μg/ml). Nach CLP konnte eine systemische Antwort anhand der untersuchten Zytokine in diesem Maße nicht nachgewiesen werden. Hier fanden sich nahezu unabhängig vom Untersuchungszeitpunkt lediglich leicht erhöhte Werte (IL-1β: 6 h → 56; 12 h → 35; 18 h → 42pg/ml; IL-10: 6 h → 0,1; 12 h → 0,4; 18 h → 1,2 μg/ml). Insgesamt weisen die Ergebnisse daraufhin, dass es grundsätzliche Unterschiede zwischen beiden Modellen gibt. Während die CLP sehr gut die Situation eines Patienten mit intraabdominellem Verhalt (z. B. bei gedeckt perforierter Sigmadivertikulitis) repräsentiert, entspricht das CASP Modell eher der Situation einer diffusen Peritonitis nach Anastomoseninsuffizienz. Die Entscheidung, welches Tiermodell zu wählen ist, richtet sich somit nach der wissenschaftlichen Fragestellung.

Korrektur bis Redaktionsschluss nicht eingegangen.

Adenocarcinom und Plattenepithelcarcinom des Ösophagus: Unterschiede in Patientencharakteristika, Prognose und Rezidivmuster

M. Feith, H. J. Stein, B. L. D. M. Brücher, H. Bartels und J. R. Siewert

Chirurgische Klinik und Poliklinik, Klinikum rechts der Isar, Technische Universität München, Ismaninger Straße 22, 81675 München

Adenocarcinoma and Squamous Cell Carcinoma of the Esophagus: Differences in Patients' Characteristics, Prognosis and Relapse Pattern

Hintergrund: Im Verlauf der letzten beiden Jahrzehnte hat das Adenocarcinom des distalen Ösophagus im Vergleich zum Plattenepithelcarcinom deutlich an Häufigkeit zugenommen. Obwohl es sich aus pathogenetischer und histomorphologischer Sicht um gänzlich unterschiedlich Tumorentitäten handelt, werden sie in Therapieprotokollen vielfach nicht differenziert. Wir verglichen Patientencharakteristika, Prognose und Rezidivmuster beim resezierten Adeno- und Plattenepithelcarcinom des Ösophagus. *Methoden:* In einem Zeitraum von 18 Jahren erfolgte bei 407 Patienten mit Adenocarcinom und 652 Patienten mit Plattenepithelcarcinom des Ösophagus eine Resektion in kurativer Intention. Das Standardvorgehen beim Adenocarcinom war eine radikale transmediastinale Resektion, beim Plattenepithelcarcinom eine rechts-transthorakale en bloc Ösophagektomie. *Ergebnisse:* Das mediane Alter war beim Adenocarcinom zum Zeitpunkt der Resektion im Median 9,2 Jahre höher als beim Plattenepithelcarcinom ($p < 0.01$). Im Vergleich zum Plattenepithelcarcinom gehörten Patienten mit Adenocarcinom einer höheren sozialen Schicht an, wiesen einen höheren body-mass Index auf, zeigten seltener Nikotin- und Alkoholabusus und hatten eine bessere Lungen- und Leberfunktion ($p < 0.01$). Cardiovaskuläre Risikosituationen lagen dagegen beim Adenocarcinom häufiger vor ($p < 0.01$). Lymphknotenmetastasen und Mikrometastasen waren beim pT1 Adenocarcinom signifikant seltener als beim Plattenepithelcarcinom ($p < 0.05$). Die multivariaten Analyse identifizierte den Tumortyp ‚Adenocarcinom', zusätzlich zu den etablierten Parametern (R-Kategorie, N-Kategorie), als unabhängigen Prognosefaktor ($p < 0.01$). Im Gesamtpatientengut und in den Subgruppen ‚R0-Resektion' und ‚pN0-Kategorie' war die Prognose des Adenocarcinoms signifikant besser als beim Plattenepithelcarcinom ($p < 0.01$). Das Rezidivmuster nach R0-Resektion zeigte ebenfalls deutliche Unterschiede zwischen Adeno- und Plattenepithelcarcinom. Beim Adenocarcinom waren Fernmetastasen führend, während beim Plattenepithelcarcinom Lokalrezidive im Vordergrund standen. *Diskussion:* Adenocarcinom und Plattenepithelcarcinom des Ösophagus stellen nicht nur aus pathogenetischer und histomorphologischer Sicht unterschiedliche Entitäten dar, sondern unterscheiden sich auch deutlich im Hinblick auf das betroffene Patientengut, Prognose nach chirurgischer Resektion und Rezidivmuster. Diese beiden Tumortypen des Ösophagus sollten deshalb als separate Entitäten gewertet und therapiert werden.

Unfallchirurgie

Biologie und Osteosynthese

Minimal-invasive biologische Osteosynthese der Klavikula mit einem Titannagel

A. Jubel, J. Andermahr, A. Prokop, J. Isenberg und K. E. Rehm

Klinik für Unfall-, Hand- und Wiederherstellungschirurgie, Klinikum der Universität zu Köln, Joseph-Stelzmann-Straße 9, 50924 Köln (e-mail: axeljubel@t-online.de)

Minimally-invasive and Biological Osteosynthesis of Midclavicular Fractures

Summary. Until December 2001 84 midclavicular fractures in 80 patients were treated with intramedullary nailing. Postoperatively there was a significant decrease of pain and a significant increase of mobility compared to the situation preoperatively. 6 months after hardware removal the mean Constant-Score was 97.4 points. There was one none union. In one patient there was a loss of reduction with shortening of 1.5 cm. In 5 patients a shortening of the proximal end of the nail had to be performed, due to painfull skin irritation. Intramedullary nailing of midclavicular fractures is a safe and minimally invasive operation technique. It should be offered to the patient as an alternative to conservative treatment.

Key words: Clavicle - Fracture - intramedullary - operation

Zusammenfassung. Bis Dezember 2001 wurde die intramedulläre Osteosynthese der Klavikula bei 80 Patienten mit 84 Frakturen angewandt. Am 3. postoperativen Tag fand sich eine signifikante Schmerzlinderung und eine signifikant größere Beweglichkeit der Schulter. 6 Monate nach der Metallentfernung betrug der mittlere Wert des Constant-Score 97,4 Punkte. Eine Pseuarthrose trat auf. In einem Fall kam es zu einer sekundären Verkürzung der Klavikula von 1,5 cm. Bei 5 Patienten musste das überstehende mediale Ende gekürzt werden, da eine schmerzhafte Hautirritation auftrat. Aufgrund des geringen Operations-Risikos und der hohen Akzeptanz beim Patienten sollte diese Therapie den Patienten als Alternative zur konservativen Therapie angeboten werden.

Schlüsselwörter: Klavikula - Fraktur - intramedullär - Operation

Einleitung

Die Klavikulafraktur des mittleren Drittels gehört zu den häufigsten Verletzungen in der unfallchirurgischen Sprechstunde. Aufgrund der besonders günstigen Prognose bezüglich der Heilung und dem funktionellen Ergebnis wird der Verletzung insgesamt wenig Beachtung geschenkt. Allgemein anerkannte Operationsindikationen bestehen erst bei den seltenen Komplikationen wie drohender Hautperforation, Gefäß- Nerven-Schäden oder der ausbleibenden knöchernen Heilung (2). Die Standardbehandlung besteht deshalb in der Anlage eines Rucksackverbandes für 4–6 Wochen (7). Bereits Rowe wies jedoch darauf hin, dass die

Verletzung beim Erwachsenen bezüglich der Schmerzen und der verletzungsbedingten Behinderung innerhalb der ersten drei Wochen nach dem Unfall häufig unterschätzt wird (6). Das Standard-Operationsverfahren ist derzeit die Plattenosteosynthese (4). Typische Probleme der Plattenosteosynthese sind die häufig auftretende große hypertrophe Keloidnarbe, die Materiallockerung, der Implantatbruch, die Pseudarthrose und die Refraktur nach der Metallentfernung (1, 4, 5).

Wir stellen die Ergebnisse einer minimal-invasiven intramedullären Operationstechnik vor, mit der eine sofortige Belastungsstabilität der Klavikula erreicht wird.

Material und Methoden

Die hier vorgestellten Daten basieren auf einer prospektiv kontrollierten klinischen Studie. Eingeschlossen wurden Patienten von Dezember 1996 bis April 2000, bei denen eine oder mehrere der folgenden Operationsindikationen vorlagen: 1. grobe Dislokation (Verkürzung über 2 cm) 2. begleitende Verletzungen der unteren Extremität, 3. Gefäß-, oder Nervenschaden, 4. Polytrauma, 5. gleichseitige Verletzungen der Skapula (floating shoulder). Aufgrund der hierbei erzielten guten Resultate, wurden ab Mai 2000 alle Patienten mit dislozierten Schlüsselbeinfrakturen eingeschlossen. Vorraussetzung für die Durchführung des Eingriffs war, dass die Patienten der Operation zustimmten. Sie wurden darüber aufgeklärt, dass es sich nicht um die Standardbehandlung handelt. Patienten mit Pseudarthrosen, einem Alter >80 und <10 Jahre, sowie mit pathologischen Frakturen wurden ausgeschlossen.

OP-Technik

Die Patienten werden auf einem röntgendurchlässigen OP-Tisch gelagert (Abb. 1). Der Arm und die Schulter der betroffenen Seite werden komplett desinfiziert und frei gelagert. Der Operateur steht auf der unverletzten Seite, um so den Nagel von medial nach lateral einbringen zu können. Der Assistent steht auf der verletzten Körperseite. Die Haut über dem sternalen Klavikulaende

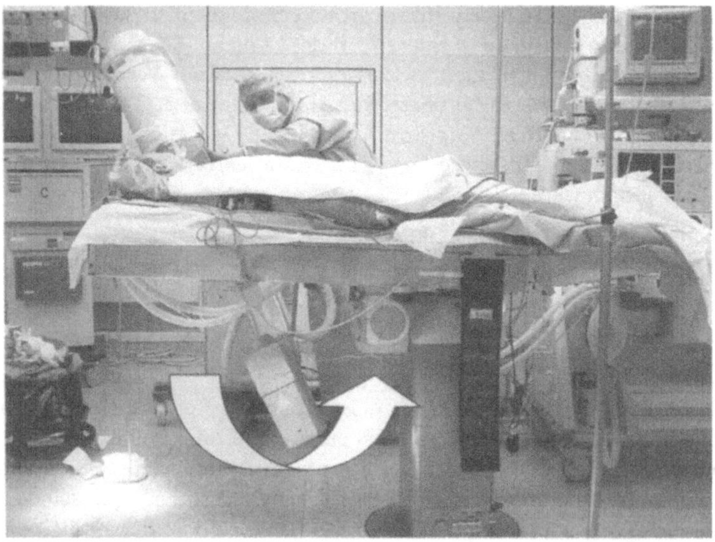

Abb. 1. Lagerung der Patienten. Es sollte ausreichend Platz gelassen werden, um den Bildwandler gut nach kranial und kaudal schwenken zu können

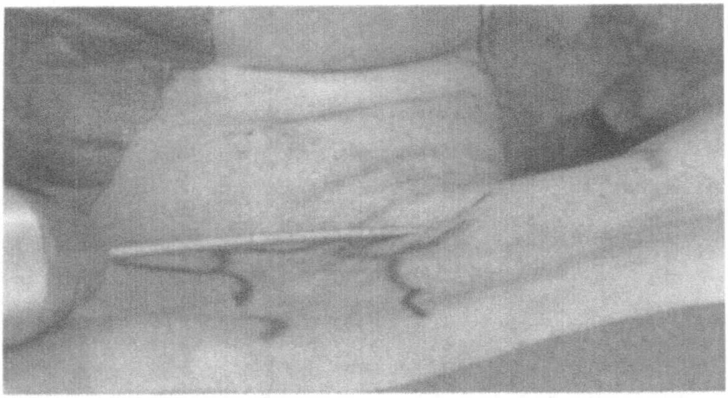

Abb. 2. Einführen des TEN über eine Inzision am sternalen Klavikulaende

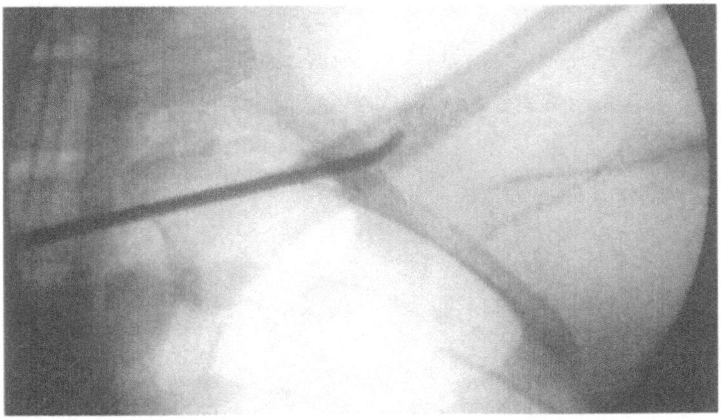

Abb. 3. Beim Vortreiben dient die gebogene Spitze des TEN als Kufe und verhindert eine Perforation der Gegenkortikalis

wird auf einer Länge von etwa einem Zentimeter inzidiert. Der optimale Eintrittspunkt befindet sich ein bis zwei Zentimeter lateral des Sternoklavikular-Gelenkes im Zentrum der medialen Klavikula. Die ventrale Kortikalis wird zunächst mit dem 2,5 mm Bohrer eröffnet und anschließend mit einem um 30° abgewinkelten Pfriem erweitert. Am sternalen Ende hat die Klavikula mit 2,5 cm den größten Durchmesser, so dass hier die Gefahr einer Perforation der Gegenkortikalis gering ist. Der Markraum der Klavikula selbst wird nicht aufgebohrt.

Der Titannagel, mit Durchmessern von 2,5 mm bis 3,5 mm, wird in einem Handbohrfutter mit T-Handgriff unter Bildwandlerkontrolle mit drehenden Bewegungen nach lateral bis zum Frakturspalt vorgetrieben (Abb. 2). Hierbei dient die gebogene Spitze des Implantats als Kufe, und verhindert eine Perforation der Gegenkortikalis (Abb. 3). Unter Bildwandlerkontrolle erfolgt die Reposition der Fraktur und das auffädeln des lateralen Fragments. Gelingt die geschlossene Reposition nicht, wird zunächst versucht, die Fragmente mit perkutanen spitzen Repositionszangen einzurichten (Abb. 4). Ist es auch hiermit nicht möglich das distale Fragment mit dem Titan-Nagel aufzufädeln, wird eine ca. 2 cm lange Hilfsinzision in Höhe der Fraktur angelegt, die eine direkte Manipulation der Fragmente und der Nagelspitze ermöglicht. Nach der Reposition wird der elastische Nagel wiederum unter drehenden Bewegungen ins laterale Fragment vorgetrieben. Zusätzliche Fragmente werden im Weichteilverbund belassen und locker angelagert, jedoch nicht fixiert. Nach abschließender Bildwandlerkontrolle (Abb. 5) erfolgt die

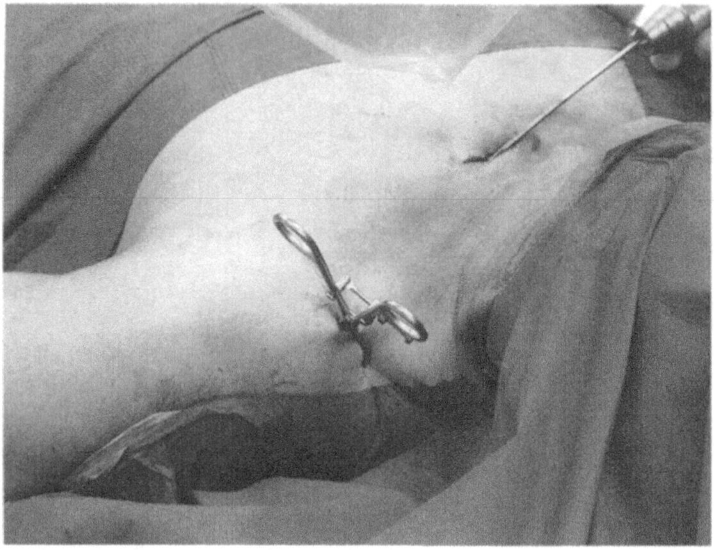

Abb. 4. Eine Kleine, perkutan eingebrachte spitze Repositionszange kann bei der Einrichtung von Schrägfrakturen sehr hilfreich sein

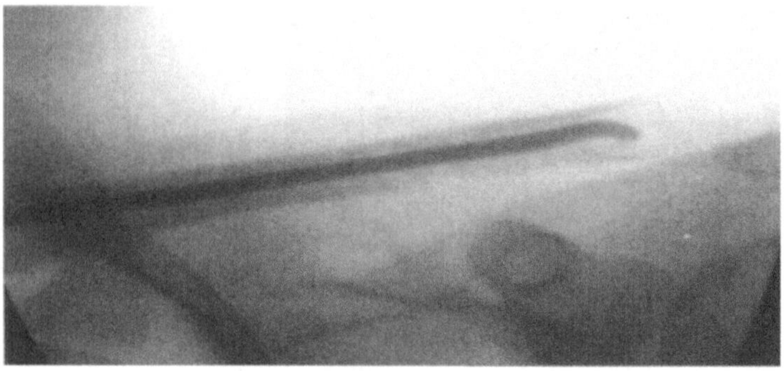

Abb. 5. Abschließende Bildwandlerkontrolle der korrekten intramedullären Lage des TEN

Kürzung des Nagels mit einem kräftigen Seitenschneider und die Hautnaht in Intrakutan-Einzelknopftechnik.

Eine postoperative Ruhigstellung wird nicht durchgeführt. Die Patienten werden angehalten den Arm schmerzorientiert zu bewegen und im täglichen Leben einzusetzen. Bei einfachen Frakturen (nur 2 Fragmente) dürfen Sportler ihre sportliche Aktivität am 1. postoperativen Tag wieder aufnehmen. Bei Frakturen mit einem großen 3. Fragment erfolgt eine Limitierung der Abduktion des Armes bis maximal 90° für die ersten 3 Wochen.

Zur Evaluation wurden die Patienten an den Tagen 3, 7, 21 und 42 klinisch untersucht. Eine weitere Untersuchung erfolgte nach 3 und 6 Monaten und zur Metallentfernung. Bei Patienten mit isolierten Frakturen der Klavikula wurden zusätzlich präoperativ und am 3. postoperativen Tag die subjektiv angegebenen Schmerzen auf einer Visual-Analog-Skala (0 bis 100 Punkte: 0 Punkte – kein Schmerz, 100 Punkte maximaler Schmerz) (10) und die Funktion des Schultergelenkes (Neutral-Null Methode) bestimmt. Die Frakturheilung wurde radiologisch nach 1 Woche, 3 und 6 Wochen sowie nach 3 und 6 Monaten analysiert. Bei den Sportlern wurde die Wiederaufnahme des Trainings und die Teilnahme an Wettkämpfen dokumentiert.

Mit Hilfe des Constant-Score (3) wurden die Ergebnisse der Behandlung 6 Monate nach der Metallentfernung nochmals beurteilt.

Zur statistischen Auswertung wurde der Student-t-Test und der Wilcoxon-Matched-Pair-Test angewandt. Alle Berechnungen erfolgten mit SPSS® 6.0 für MS Windows.

Ergebnisse

Im Zeitraum von Dezember 1996 bis Dezember 2001 wurde bei 80 Patienten mit 84 Klavikulafrakturen eine intramedulläre Osteosynthese durchgeführt. Hierbei handelte es sich um 61 Männer und 19 Frauen. Das Alter betrug 35 ± 14 Jahre. Die Frakturen traten 37mal rechts, 43mal links und 4mal beidseits auf. 41 Patienten hatten isolierte Klavikulafrakturen. Bei diesen 41 Patienten konnte am Tag vor und am 3. Tag nach der OP das subjektive Schmerzempfinden mit Hilfe einer Visual-Analog-Skala (0 bis 100%) abgefragt werden. Vor der Operation wurden die subjektiven Schmerzen im Mittel mit $72{,}3 \pm 15$ Punkten angegeben. Am 3. postoperativen Tag lag die subjektive Schmerzangabe mit $18{,}4 \pm 10$ Punkten (Range 0 bis 40 Punkte, Median 20 Punkte) signifikant niedriger ($p < 0{,}001$). Analog hierzu war eine signifikante Verbesserung der Beweglichkeit des verletzten Schultergelenkes feststellbar. Die Abduktion im Schultergelenk konnte präoperativ im Mittel bis 44 ± 10 Grad und postoperativ bis 122 ± 25 Grad vorgeführt werden ($p < 0{,}001$). Während der weiteren Verlaufsuntersuchungen traten keine weiteren signifikanten Änderungen der Parameter Schmerz und Beweglichkeit mehr auf.

Bei 51 Frakturen gelang die geschlossene Reposition. Bei 33 Frakturen musste eine zusätzliche Hautinzision in Höhe der Fraktur angelegt werden. In den meisten Fällen wurde ein 3 mm Nagel verwendet. Bei zierlichen Personen mit engem Markraum benutzten wir einen Nagel mit einem Durchmesser von 2,5 mm. Nur in 4 Fällen waren dünnere (2 mm), in 5 Fällen stärkere ($4 \times 3{,}5$ mm; 1×4 mm) Implantate erforderlich. Die Metallentfernung wurde im Mittel nach 6,8 Monaten (2 – 24 Monate, Median 6 Monate) durchgeführt. Mit Hilfe des Constant-Score zur Beurteilung der Funktion des Schultergürtels konnte bei 71 Patienten das klinische Ergebnis 6 Monate nach der Metallentfernung evaluiert werden. Der mittlere Score betrug $97{,}4 \pm 3{,}3$ Punkte von 100 maximal erreichbaren Punkten. Bei fünf Patienten erfolgte nach einem Zeitraum von einer bis 33 Wochen nach dem Ersteingriff eine Kürzung des Nagels an der Einschlagstelle, der dort zu Schmerzen und Hautreizungen führte. Bei einem Patienten mit einer mehrfragmentären Fraktur sahen wir radiologisch eine sekundäre Verkürzung der Klavikula von 1,5 cm. Bei einer polytraumatisierten Patientin trat eine Pseudarthrose auf. In zwei Fällen lag eine hypertrophe Keloidnarbe vor. In einem Fall bei einer 79-jährigen Patientin beobachteten wir eine laterale Perforation des Implantats.

Diskussion

Die hier vorgestellte Technik basiert auf einer langstreckigen intramedullären Stabilisierung nach den Prinzipien der elastisch stabilen intramedullären Nagelung, wie sie von Metaizeau und Prévot beschrieben wurden. Das hohe Elastizitätsmodul des Titan-Nagels bewirkt eine große elastische Verspannung des Implantats in der s-förmig gebogenen Klavikula (3), so dass die Verankerung sicher ist. In keinem Fall der hier vorgestellten 84 Frakturen kam es zu einer Wanderung oder einem Bruch des Implantats.

Die Vorteile der hier vorgestellten intramedullären Operationstechnik liegen vor allem in einer signifikanten Schmerzlinderung, die unmittelbar nach der Osteosynthese erreicht wird und mit einer signifikanten Verbesserung der Beweglichkeit der verletzten Schulter einhergeht.

Das Verfahren zeichnet sich durch eine geringe Invasivität aus, so dass der Eingriff auch bei polytraumatisierten Patienten wenig belastend ist. Es entsteht eine belastungsstabile Situation, die den Patienten ermöglicht frühzeitig ihren gewohnten Tätigkeiten nachzugehen. Patienten mit zusätzlichen Verletzungen an der unteren Extremität können an Unterarmgehstützen mobilisiert werden. Bei Patienten mit beidseitigen Verletzungen wir eine mehrwöchige Hilfsbedürftigkeit vermieden. Die Operation hinterlässt kaum sichtbare Narben. Der für die konservative Behandlung so typische Kugelkallus tritt nicht auf. Die Symmetrie des Schultergürtels kann zuverlässig wiederhergestellt werden. Sportlich aktive Patienten können bereits in der ersten Woche nach der Operation ihr Trainingsprogramm wieder aufnehmen. Ein Patient des hier vorgestellten Patientenguts wurde 3 Wochen nach dem Eingriff Deutscher Meister in seiner Motocross-Klasse.

Schlußfolgerungen

Die intramedulläre Schienung der Klavikulafraktur ist eine sichere, minimal-invasive Alternative zur konservativen Therapie, die funktionell und kosmetisch zu guten Resultaten führt. Die Patienten profitieren von einer erheblichen Schmerzlinderung und einer raschen Wiederherstellung der Schulterfunktion und Mobilisation.

Aufgrund des geringen Operations-Risikos und der hohen Akzeptanz beim Patienten sollte diese Therapie in Zukunft eine breitere Anwendung finden und den Patienten als Alternative zur konservativen Therapie angeboten werden.

Literatur

1. Bostman O, Manninen M, Pihlajamaki H (1997) Complications of plate fixation in fresh displaced midclavicular fractures. J Trauma 43:778 - 783.
2. Herbsthofer B, Schuz W, Mockwitz J (1994) [Indications for surgical treatment of clavicular fractures]. Aktuelle Traumatol 24:263 - 268.
3. Jubel A, Prokop A, Kress J, Rehm KE (1998) Die elastisch stabile Marknagelung der Klavikulafraktur im mittleren Drittel. Hefte zu der Unfallchirurg 272:738 - 739.
4. Kuner EH, Schlickewei W, Mydla F (1982) [Surgical therapy of clavicular fractures, indications, technic, results]. Hefte Unfallheilkd 160:76 - 83.
5. Poigenfurst J, Reiler T, Fischer W (1988) [Plating of fresh clavicular fractures. Experience with 60 operations]. Unfallchirurgie 14:26 - 37.
6. Rowe CR (1968) An atlas of anatomy and treatment of midclavicular fractures. Clin Orthop 58:29 - 42.
7. Schmit-Neuerburg KP, Weiss H (1982) [Conservative therapy and treatment results in clavicular fractures]. Hefte Unfallheilkd 160:55 - 75.

Pathologie der Implantate

C. Mittermayer, M. Eblenkamp, H. A. Richter, G. Zwadlo-Klarwasser, R. S. Bhardwaj und B. Klosterhalfen

Institut für Pathologie, Universitätsklinikum, RWTH Aachen, Pauwelsstraße 30, 52074 Aachen

Pathology of Implants

Summary. Progress in the surgery of implants and biomaterials can be accomplished by: 1. Painstakingly analysing and registering of defaulting implants after explantation within a „National Registry of Implant Pathology". 2. Development of a DNA-microarray named „Implantat/Chronic Wound" in order to discover the differential transcriptional activities of cells brought into contact with different foreign surfaces. 3. Predictive cell-engineering combined with custom-made implant surfaces with the aim of optimal patient care.

Key words: Implants – Foreign body reaction – Predictive cell engineering

Zusammenfassung. Jedes chirurgische Implantat stellt einen Fremdkörper dar und provoziert eine mehr oder minder starke Abwehrreaktion des Organismus. In einer gemeinschaftlichen Anstrengung der Fächer Chirurgie und Pathologie sowie von technisch-ingenieurwissenschaftlichen Disziplinen soll die Implantatforschung neue Impulse erhalten durch: 1. Sorgfältige Registrierung und Aufarbeitung von explantierten (nicht funktionierenden oder funktionierenden) Devices. Stichwort: „Schadensanalyse". 2. Weiterentwicklung eines DNA-Chips „Implantat/chronische Wunde" zur Erforschung der Transkriptionsaktivität von Zellen im Kontakt mit Fremdstoffoberflächen. 3. Orchestrierung einer optimalen für Patienten und Chirurgen gleichermaßen befriedigenden Zellreaktion auf Implantate durch prädiktives Zell-Engineering.

Schlüsselwörter: Implantate – Fremdkörperreaktion – prädiktives Zell-Engineering

Die Verwendung von Implantaten gehört zum Alltag des Chirurgen. Ebenso sieht der Pathologe täglich Implantate in den verschiedensten Applikationen und Zusammensetzungen in Operationspräparaten und im Sektionssaal. Dennoch gehört die Implantologie in beiden Fächern wissenschaftlich zu den eher vernachlässigten Dimensionen. Viele Probleme werden empirisch gelöst. In der Pathologie bedient man sich seit langer Zeit einer althergebrachten Nomenklatur, die für das klinische Verständnis wenig beiträgt. Kurz, das Gebiet der Implantologie, speziell in Verbindung mit dem Stammzellkonzept, benötigt eine dringende Wiederbelebung von beiden Seiten, der Chirurgie und der Pathologie. Vor allem muss der Pfad: „Wer ist schuld am Versagen des Implantates?" verlassen werden. Wir brauchen eine aktive, optimistische und nach vorn gerichtete Einstellung. Klar ist, wir haben mehrere Teilnehmer: 1. den Werkstoff selbst mit seiner Ausführung und Funktion, 2. den Organismus des Patienten mit seiner endogenen und exogenen Disposition, 3. den Chirurgen in der Ausführung der Operation und 4. den Pathologen, der das Zusammenspiel von Genen, Zellen und Krankheit interpretieren soll.

Die vier Komponenten bzw. Partner werden sich wohl kaum je sauber voneinander trennen lassen. Dort, wo es heute möglich erscheint, sollte es aber geschehen. Es ist der Mühe wert, neue Wege zur Prüfung von Implantaten zu suchen, und zwar jenseits der ärztlich-chirurgischen Komponente. Es muss das Bestreben sein, den chirurgischen Händen den allerbesten Werkstoff, das wohl durchdachte Implantat und vorher präzise geplante Konzept anzuvertrauen.

1. Schadensanalyse von missglückten und gelungenen Implantaten dringend notwendig

Eine Prüfung von nicht gelungenen Implantationen sowohl von der Materialseite als auch von der geweblichen Seite her ist eine Grundvoraussetzung für jeden Fortschritt. In den USA geschieht dies beispielsweise an intraocularen Linsen obligatorisch. In Aachen hat sich das Deutsche Kompetenzzentrum für Implantatpathologie etabliert [1]. Nur so wird man auf lange Sicht die Schadensanalyse systematisch vorantreiben können. Notwendig ist daher, dass die Schadensanalyse in der Medizin ein Niveau erreicht, das in technischen Bereichen, z. B. beim TÜV, selbstverständlich ist. Es ist nicht einzusehen, dass jedes auf dem Markt befindliche technische Gerät, z. B. MedGV, laufend auf Funktionalität und im Falle eines Versagens auf Fehler geprüft wird (beispielsweise abgestürzte Flugzeuge), dies aber in der klinischen Medizin bei exstirpierten aktiven und passiven Implantaten in der überwiegenden Zahl der Fälle unterbleibt. Dabei geht es sowohl um die Materialanalyse als auch um die pathologisch-anatomische Reaktion des Organismus.

2. Die Hauptspieler

Implantate im menschlichen Organismus sind in jedem Fall Fremdkörper. Die Reaktion darauf kann man als natürliche Reaktion auf einen unnatürlichen Reiz [2], bezeichnen. Die Hauptspieler in diesem Szenario sind

Tabelle 1

1. Monozyten-Makrophagen: die „Dirigenten“
2. Granulozyten: die „akute Feuerwehr“
3. Lymphozyten/Plasmazellen: die „Spezialisten“
4. Riesenzellen: die „Dämpfer und Puffer“
5. Fibroblasten und Fibrose: die „Einigler“
6. Antiinflammatorische Makrophagen: die „Friedensbringer“

Von besonderem Interesse sind die Fremdkörperriesenzellen, da sie eine Art Flaggschiff der Fremdkörperreaktion darstellen und somit als spezifisch einzustufen sind. Aber auch die entzündungshemmenden Markophagen (CD163), die durch IL10 und Glucocorticoide aktiviert werden [3 – 5], werden in neuen Konzepten der Implantateinheilung eine Rolle spielen. Sie wären beide ideale Zell-Kandidaten für eine künstliche Orchestrierung der Akzeptanz von Implantaten im Menschen.

3. Große Variabilität der Reaktion einzelner Individuen auf einheitlichen Reiz

Das Deutsche Register für Implantatpathologie Aachen legt Daten vor, in denen eine große interindividuelle Schwankung von Entzündungsreaktion, Zellteilungsaktivität und Bindege-

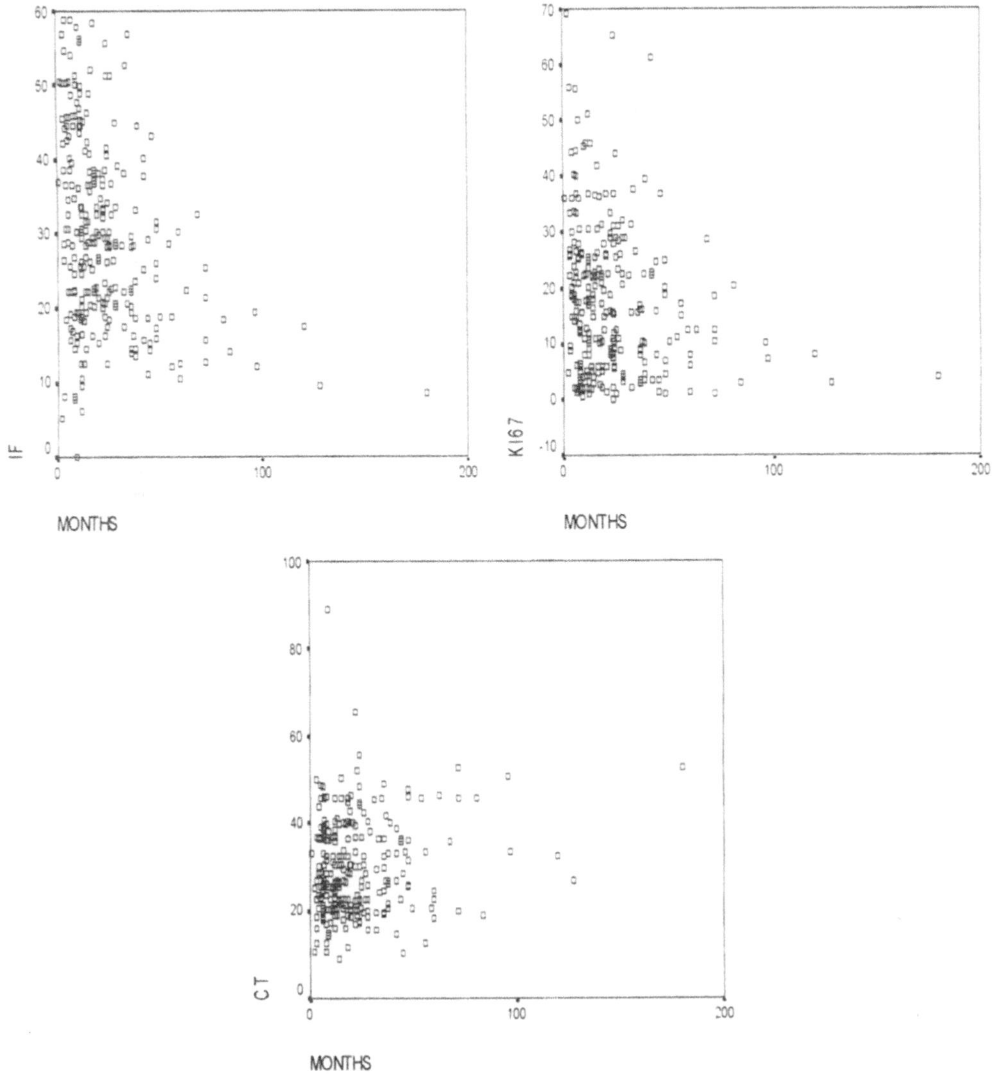

Abb. 1. Individuelle Varianz und Zeitabhängigkeit der Fremdkörperreaktion nach Implantation von Polypropylen-Netzen. Quantifiziert sind das Ausmaß des Entzündungsinfiltrates (IF), die Menge des umgebenden Bindegewebes (CT), sowie die zelluläre Proliferationsaktivität (Ki67)

websbildung gezeigt wird (Abb. 1), und zwar im Vergleich bei identischen Implantaten an vergleichbaren Lokalisationen. Im Register wurde allerdings auch gezeigt, dass wiederholte Implantation von ein und demselben Fremdstoff eine wiederholbare ähnliche oder fast identische zelluläre Reaktion hervorruft. Demnach ist die Fremdkörperreaktion weitgehend individual-spezifisch und somit unter Umständen vorhersehbar.

4. Fremdoberflächen provozieren Grundmuster von „Abwehr" des Organismus

Die Transkriptionsaktivität von Makrophagen im Kontakt mit verschiedenen Oberflächen variiert beträchtlich je nach chemischer Zusammensetzung (Tabelle 2). Es liegt nahe, diese

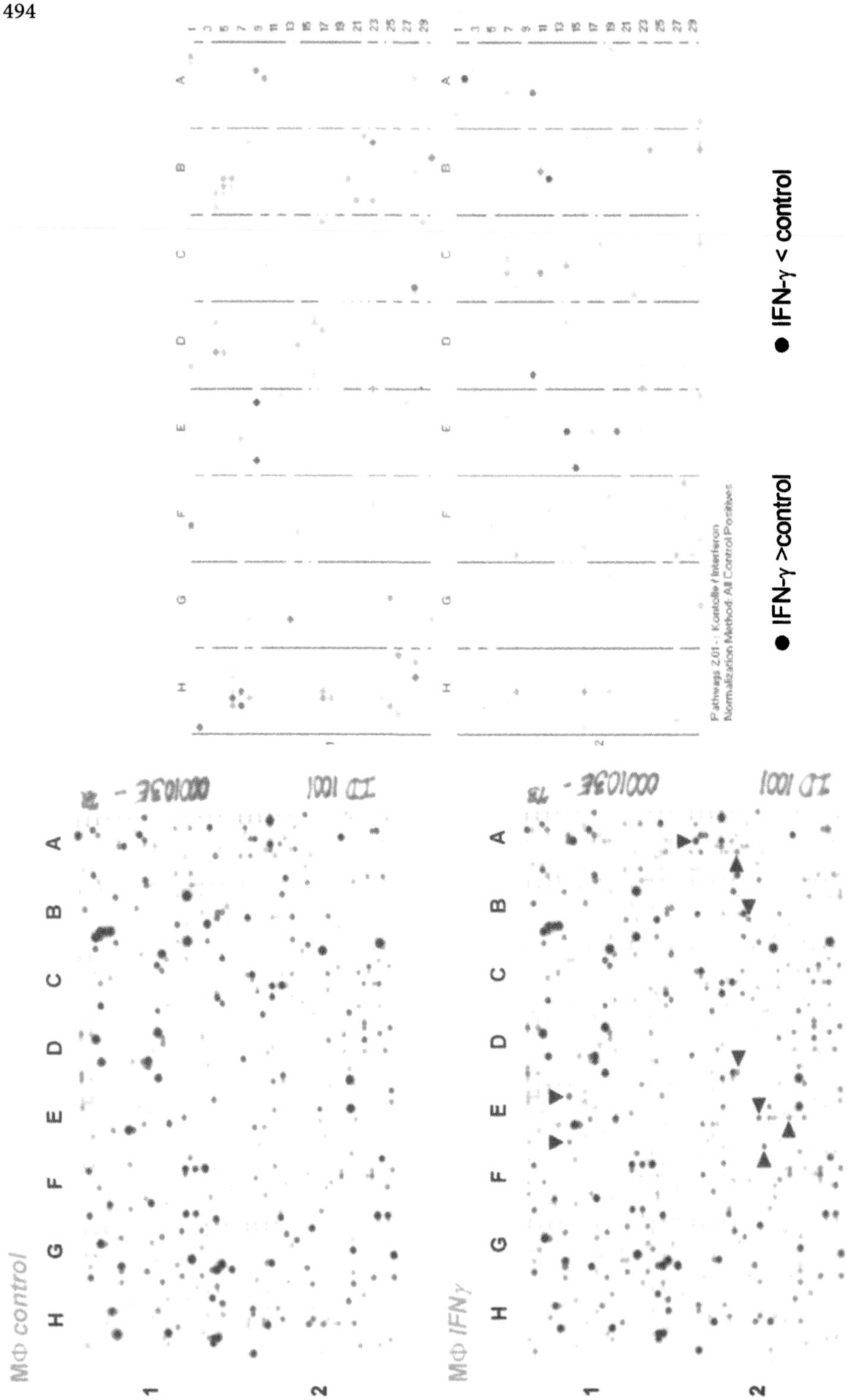

Abb. 2. Analyse der differentiellen Genexpression in primären humanen Makrophagen durch die DNA-Microarray-Technik. Makrophagen wurden mit IFNγ (100 U/ml) für 24 h behandelt. Aus diesen und den unbehandelten Kontrollzellen wurden ^{33}P markierte cDNA Proben generiert und diese mit den GeneFilters® Microarrays (Research Genetics) hybridisiert (9). Der linke Teil der Abbildung zeigt die dazu gehörigen Autoradiogramme, wobei Unterschiede in der Genexpression (Ratio > 5) in Kontroll (a) and IFNγ stimulierten (b) Zellen hervorgehoben sind. Auf der rechten Seite ist die Gesamtzahl der differetiell exprimierten Gene, wie sie durch die entsprechende Software berechnet wurde, dargestellt

Tabelle 2 Semiquantitative Analyse der Zytokin mRNA-Expression in primären humanen Makrophagen, die für unterschiedlichen Zeiten in Kontakt mit verschiedenen Biomaterialien oder Endotoxin (LPS) als Positivkontrolle kultiviert wurden. Die mRNA wurde mittels RT-PCR quantifiziert (8)

	IL-1β		IL-8		IL-10	
Material	4 - 24 h	2 - 7 d	4 - 24 h	2 - 7 h	4 - 24 h	2 - 7 d
Teflon	0	0	±	0	0	+
Polystyrol	0	0	±	0	0	+
Tecoflex	0	0	+	+	0	+
PVC	+	+	++	+	+	+
Kollagen	++	+	++	++	+	0
LPS	++	++	++	++	+	±

0 keine, ± geringe, + mittlere, ++ starke mRNA Expression, h = Stunden Kultur, d = Tage Kultur

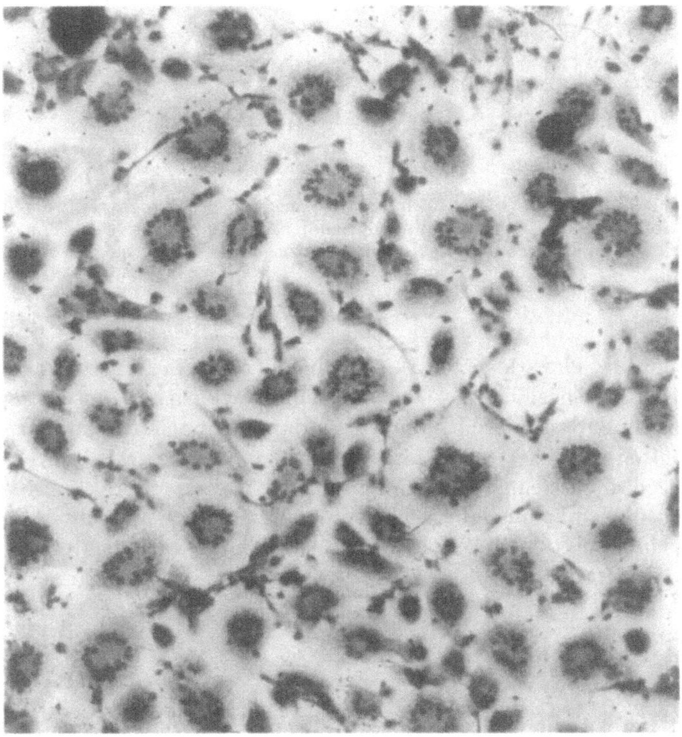

Abb. 3. Generierung multinukleärer Riesenzellen *in vitro*: Makrophagen wurden zwei Tage nach Aussaat für 3 Tage unter Anwesenheit von IL-4 und für weitere 5 Tage unter Anwesenheit von IFNγ inkubiert. Färbung: May-Grünwald-Giemsa

Situation auf eine harte Basis in vivo und in vitro zu stellen und zu systematisieren. Ein DNA-Mikroarray „chronische Wunde“ mit 4000 Genen zeigt auf Reiz von Interferon-γ Genaktivierung in Makrophagen von etwa 150 Genen (Abb. 2).

5. Kann mit Hilfe von DNA-Arrays die individuelle zelluläre Reaktion auf Implantate erklärt werden?

Es konnte gezeigt werden, dass in granulomatösen Prozessen im Gewebe mit Entstehen von mehrkernigen Riesenzellen die Expression bestimmter Zytokinen – u.a. Interferon-γ – erhöht ist [6, 7]. Tatsächlich kann die Riesenzellbildung in vitro aus menschlichen Makrophagen in einer Ausbeute von 85% erreicht werden (Abb. 3), wenn Interferon-γ in Kombination mit IL4 und in

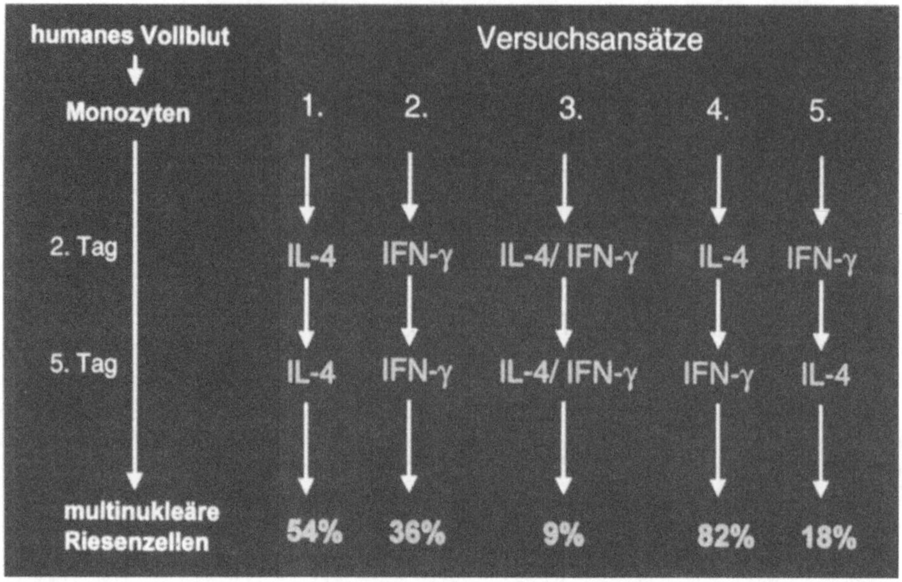

Abb. 4. *In-vitro*-Generierung von multinukleären Riesenzellen mittels IL-4 und IFNγ: Makrophagen wurden entsprechend dem dargestellten Schema in definierten zeitlichen Abfolgen unter Anwesenheit von IL-4 und/oder IFNγ inkubiert und anschließend der Prozentsatz an multinukleären Riesenzellen mit mehr als 3 Zellkernen ausgezählt

gehöriger Reihenfolge und Intensität einwirkt (Abb. 4). Umkehr oder Abweichung von dem „Pulsschema" verfehlt das Ziel der Riesenzellbildung. Offenbar ist unter natürlichen Umständen das pulsartige Auftreten von entzündungsfördernden und entzündungshemmenden Einflüssen nötig: entsprechend einer chronisch-rezidivierten Entzündung. Man könnte auch die Riesenzellbildung als Pufferfunktion gegen akute Schübe deuten. Somit besteht die Möglichkeit, eine spezifische Zellreaktion auf künstliche Implantatoberflächen durch Genexpressionsanalysen an Geweben mittels DNA-Arrays auf „molekulare" Weise zu diagnostizieren und morphologisch, pathologisch-anatomisch zuzuordnen.

6. Ausblick

In nicht allzu ferner Zukunft werden wir in der Lage sein, am individuellen Patienten die Reaktion auf Fremdstoffe vorherzusagen. Das schließt ein, dass man die „Guten Mächte" der Abwehr im Organismus (Punkt 4 und 6 in Tabelle 1) biotechnologisch provozieren wird können. Dazu ist die Verknüpfung von molekularer Pathologie und Zellpathologie, von Materialwissenschaften und Chirurgie notwendig. Ein Gemeinschaftswerk, das gelingen kann, weil es gelingen soll.

Literatur

1. Deutsches Kompetenzzentrum für Implantat-Pathologie, Pauwelsstrasse 19, 52074 Aachen
2. Klinge U, Klosterhalfen B, Muller M, Schumpelick V (1999) Foreign body reaction to meshes used for the repair of abdominal wall hernias. Eur J Surg **165:**655 – 673
3. Zwadlo G, Voegeli R, Schulze-Osthoff K, Sorg C (1987) A monoclonal antibody to a novel differentiation antigen on human macrophages associated with the down-regulatory phase of the inflammmatory process. Exp Cell Biol **55**, 295 – 304

4. Hamann W, Flöter A, Schmutzler W, Zwadlo-Klarwasser G (1995) Characterization of a novel anti-inflammatory factor produced by RM3/1 macrophages derived from glucocorticoid treated human monocytes. Inflamm Res **44**,535 - 540
5. Suluhian TH, Hogger P, Wahner AE, Wardwell K, Goulding NJ, Sorg C, Droste A, Stehling M, Wallace PK, Morganelli PM, Guyre PM (2000) Human monocytes express CD163, which is upregulated by IL-10 and identical to p155. Cytokine **12**, 1312 - 1321
6. Robinson BWS, McLemore TL, Crystal RG (1985) Gamma interferon ist spontaneously released by alveolar macrophages and lung T-lymphocytes in patients with pulmonary sarcoidosis. J Clin Invest 75: 1488 - 1495
7. Chensue SW, Otterness IG, Higashi GI, Forsch CS, Kunkel SL (1989) Monokine production by hypersensitivity (Schistosoma mansonii egg) and foreign body (Sephadex bead)-type granuloma macrophages: evidence for sequential production of IL-1 and tumor necrosis factor. J Immunol 142: 1281
8. Zwadlo-Klarwasser G, Klein B, Klee D, Schiffer R (1999) Differential effects of biomaterials on cytokine expression and phenotype of human macrophages. Naunyn-Schmiedeberg's Arch Pharmacol **359** (Suppl), 338
9. Schiffer R, Baron JM, Dagtekin G, Jahnen-Dechent W, Zwadlo-Klarwasser G. Differential regulation of the expression of transporters associated with antigen processing TAP1 and TAP2 by cytokines and lipopolysaccharide in primary human macrophages. Inflamm Res (im Druck)

LISS versus Kondylenplatte

U. Hahn, A. Prokop, A. Jubel, J. Isenberg und K. E. Rehm

Klinik und Poliklinik für Unfall-, Hand- und Wiederherstellungschirurgie, Klinikum der Universität zu Köln, Joseph-Stelzmann-Straße 9, 50924 Köln (e-mail: ulrich.hahn@uni-koeln.de)

LISS versus 95° Condylar Blade Plate (CBP)

Summary. Up to the seventies the surgical treatment of supra- and bicondylar femoral fractures was difficult and showed a lot of complications. In most studies a conservative treatment was recommended. In the least 30 years the clinical outcome after surgical treatment improved. This was a result of the development of new implants and improved surgical techniques. However, today the primary surgical treatment is the therapy of choice. We reviewed from 1986 to 2001 $n = 121$ distal femoral fractures which were in 32 cases treated with a Condylar Blade Plate and in 10 cases with a less invasive stabilisation system (LISS). The final results after condylar blade plating were rated using the system that was described by Neer. The averaged follow up time was 9 years. Low postoperative infection rates and in 75% excellent and satisfactory results combined with low cost are the reference for the evaluation of the LISS results. While in our owen series according to the literature there were no significant better functional results for the LISS group than for the Condylar Blade Plate group there were only few autologous bone grafts necessary. Due to the angle-stable self-drilling and self-cutting screws and the Internal-Fixater Principle the LISS has some mechanical and biological edge on the condylar blade plate.

Key words: Bone plate – LISS – femoral fractures – condylar blade plate – health care costs

Zusammenfassung. Bis in die 70er Jahre war die chirurgische Therapie der supra- und diakondylären Femurfrakturen problematisch und komplikationsbehaftet. Häufig wurde wegen der schlechten Ergebnisse ein konservatives Vorgehen empfohlen. In den letzten 30 Jahren sind die operativen Ergebnisse durch Verbesserung der Implantate und der chirurgischen Techniken stetig verbessert worden, so dass heute die Operation die Therapie der Wahl ist. Im eigenen Krankengut wurden von 1986 bis 2001 $n = 121$ Patienten bei distalen Femurfrakturen in $n = 32$ Fällen mit einer Kondylenplatte und in $n = 10$ Fällen mit dem LISS versorgt. Die Ergebnisse der Kondylenplatte wurden im Mittel nach 9 Jahren nach dem von Neer vorgeschlagenen Score bewertet. Geringe Infektraten und in 75% gute und sehr gute Ergebnisse bei niedrigen Behandlungskosten sind das Maß an dem sich die LISS Osteosynthese messen musste. Während sich im Neer Score im eigenen Krankengut wie auch in der Literatur keine signifikant besseren Ergebnisse bei der LISS fanden, so wird doch neben dem kleineren Zugang wesentlich seltener eine Spongiosaplastik nötig. Durch die winkelstabile Verankerung der selbstschneidenden Schrauben und das Platten-Fixateur-Prinzip ergeben sich zudem statische und biologische Vorteile gegenüber der Kondylenplatte.

Schlüsselwörter: Kondylenplatte – LISS – Femurfrakturen – Osteosynthese – Behandlungskosten

Einleitung

Neue winkelstabile Implantate und der distale Femurnagel haben in den letzten Jahren die Technik der operativen Stabilisierung distaler Femurfrakturen verändert.

Noch bis in die Mitte der 60er Jahre waren, wegen der hohen und schwerwiegenden Komplikationen der operativen Methoden, die konservative Therapie oder die Extensionsbehandlung der Gold-Standard bei der Behandlung suprakondylärer Femurfrakturen [8, 12]. Erst die Einführung neuer Implantate, wie vor allem der Kondylenplatte durch die AO im Jahr 1959 und die Entwicklung standardisierter Operationstechniken mit gebührender Berücksichtigung des Weichteilschadens [13], führten zu einer Verbesserung der operativen Ergebnisse und damit zur Operation als Therapie der ersten Wahl [6]. Mit der Einführung der LISS, der TiFix Kondylenplatte und des distalen Femurnagels stehen nun seit kurzem neue Implantate zur Verfügung [10], die weichteilschonend, minimal invasiv eingebracht werden können und aufgrund der winkelstabilen Verankerung auch in schwierigen Situationen, wie bei hochgradiger Osteoporose, für eine hohe Stabilität der Osteosynthese sorgen. Ziel war es zu untersuchen ob die neuen Implantate die Erwartungen erfüllen und die 95° Kondylenplatte in Zukunft ihre Berechtigung verloren hat.

Material und Methodik

In den Jahren 1986 bis 2001 wurden in der Klinik für Unfall-, Hand- und Wiederherstellungschirurgie der Universität zu Köln 121 Patienten mit distalen Femurfrakturen operativ versorgt. Von 1986 bis 2000 wurde davon bei 30 Patienten in 32 Fällen eine 95° Kondylenplatte implantiert. Seit Anfang 2000 wurden bei 9 Patienten 10 LISS Osteosynthesen durchgeführt. Die übrigen Fälle wurden mit Plattenosteosynthesen (auch LCP), Verriegelungsmarknägeln (UFN) und distalen Femurnägeln (DFN) versorgt.

Die Implantation der Kondylenplatten erfolgte in Seitenlage über einen antero-lateralen Zugang mit möglichst geringer Freilegung. Bei C-Frakturen konnte durch Medialverlagerung der Patella die femorale Gelenkfläche eingesehen und rekonstruiert werden. Die Kondylenplatten wurden nach biologischen Prinzipien minimal invasiv nach proximal durchgeschoben und perkutan oder mit einem kleinen Hilfsschnitt proximal befestigt.

Bei den mit einer Kondylenplatte versorgten Frakturen handelte es sich in 1 Fall um eine A2-, in 6 Fällen um eine A3-, in 4 Fällen um eine C1-, in 14 Fallen um eine C2 und in 7 Fällen um eine C3 Fraktur. Es wurden 9 Frauen und 21 Männer operiert. Das Durchschnittsalter betrug $m = 42 \pm 18{,}3$ Jahre. In 2 Fällen lag eine beidseitige distale Femurfraktur vor. 26 von 32 Fällen (82% Follow up) konnten im Mittel nach 9 Jahren (Range 2 – 16 Jahre) nachuntersucht werden. 2 Patienten waren bereits verstorben, 4 Patienten ließen sich trotz Amtshilfe durch das Einwohnermeldeamt nicht mehr ausfindig machen.

Auch die LISS Osteosynthesen wurden in Seitenlagerung durchgeführt. Die Implantation erfolgte bei den extraartikulären Frakturen über einen kleinen lateralen etwas schräg von proximal-dorsal nach distal-ventral verlaufenden Zugang. Bei den C-Frakturen wurde ebenfalls der oben beschriebene antero-laterale parapatellare Zugang gewählt. Es wurden 4 Frauen und 5 Männer operiert. Das Durchschnittsalter dieser Gruppe betrug $49{,}7 \pm 21{,}3$ Jahre. 8 Patienten (88% Follow up) konnten im Mittel nach 15,8 Monaten nachuntersucht werden. Ein Patient verstarb zwischenzeitlich an einem Herzinfarkt. Bei den mit der LISS versorgten Frakturen handelte es sich in 4 Fällen um eine C3-, in 3 Fällen um eine C2-, in 1 Fall um eine C1- und in 2 Fällen um eine A3 Fraktur.

Die Ergebnisse wurden nach dem von Neer [8] 1967 vorgeschlagenen Score bewertet.

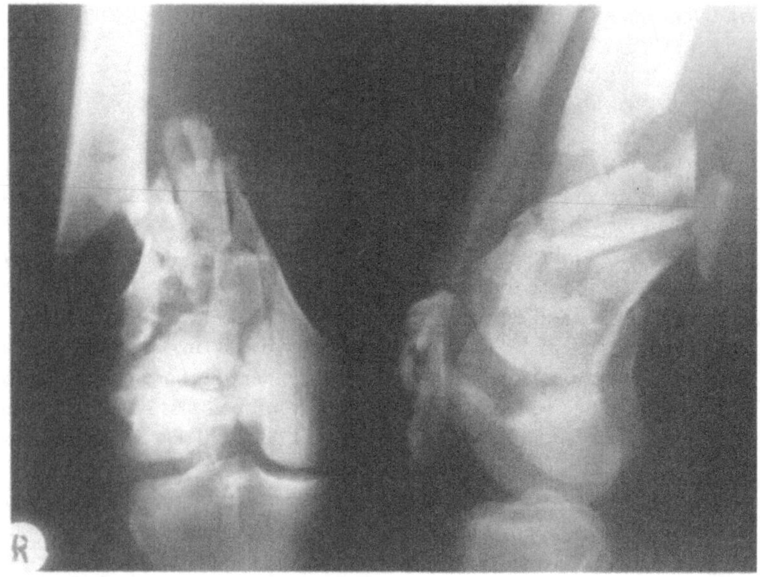

Abb. 1

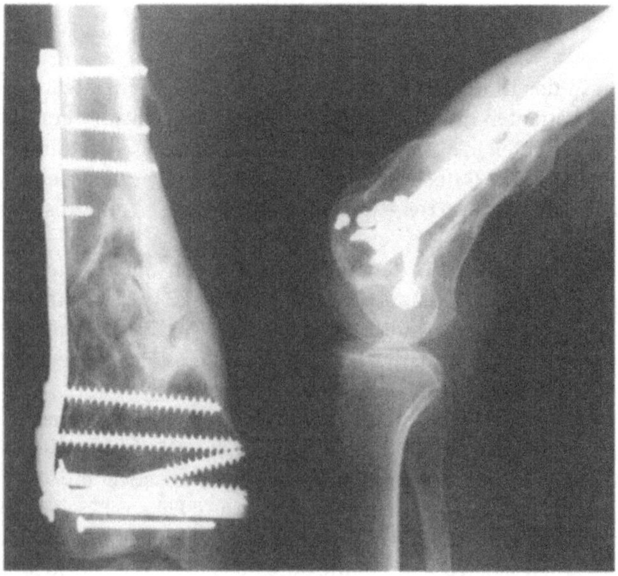

Abb. 2

Ergebnisse

In der Kondylenplatten Gruppe waren 8 Patienten polytraumatisiert, 12 Patienten mehrfach verletzt und 7 Patienten hatten offene Frakturen. In 8 Fällen wurde eine Beinverkürzung der operierten Seite von bis zu 3 cm festgestellt. Eine Mal Union wurde 5mal und eine Non Union 1mal beobachtet. Ein Materialbruch führte 1mal zum Verfahrenswechsel. Eine tiefe Infektion, die

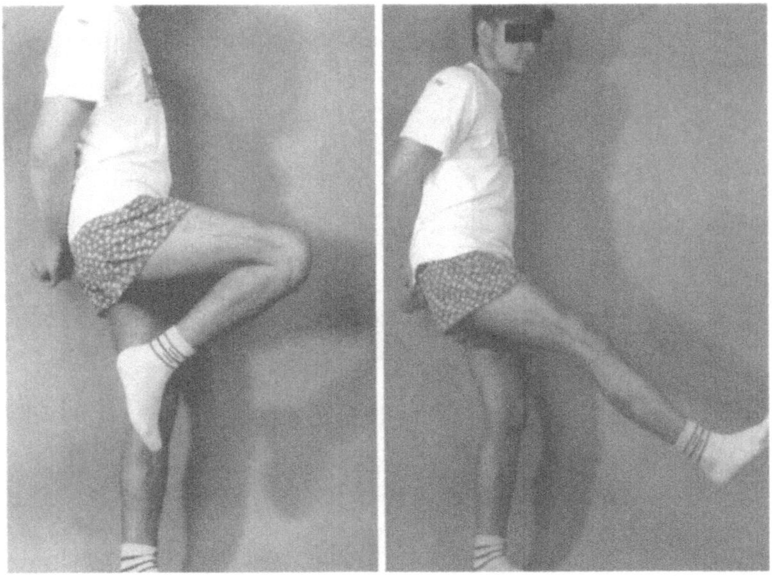

Abb. 3

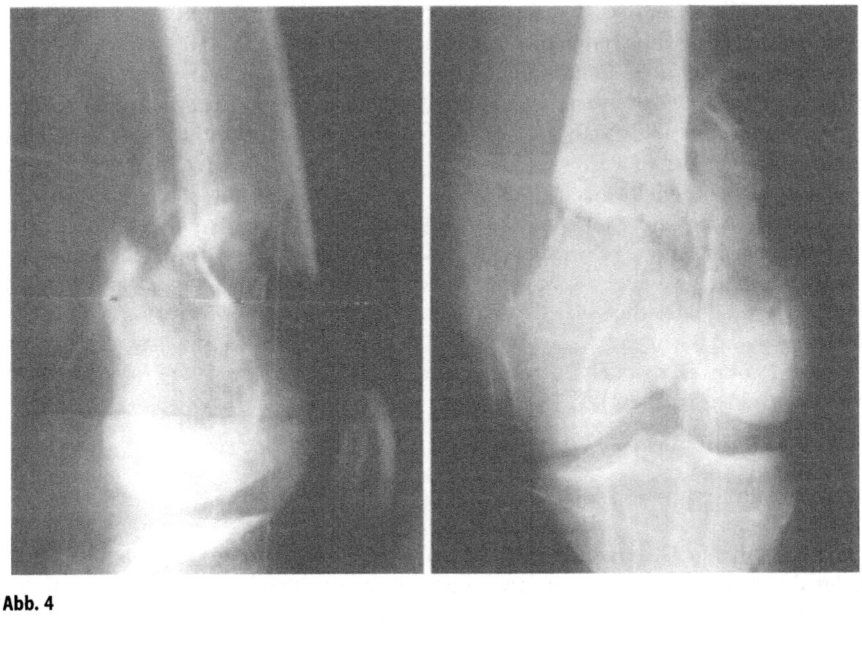

Abb. 4

folgenlos ausheilte, wurde ebenfalls einmal beobachtet. In 12 Fällen wurde eine primäre Spongiosaplastik durchgeführt.

Der Neer Score ergab in 6 Fällen ein sehr gutes (excellent), in 12 Fällen ein gutes (satisfactory), in 4 Fällen ein unbefriedigendes (unsatisfactory) und in 2 Fällen ein schlechtes (failure) Behandlungsergebnis. Dabei führte in 1 Fall mit beidseitiger distaler Femurfraktur die Auswertung der 'schlechteren' Seite zum Downgrading bzw. zum schlechten (failure) Gesamturteil.

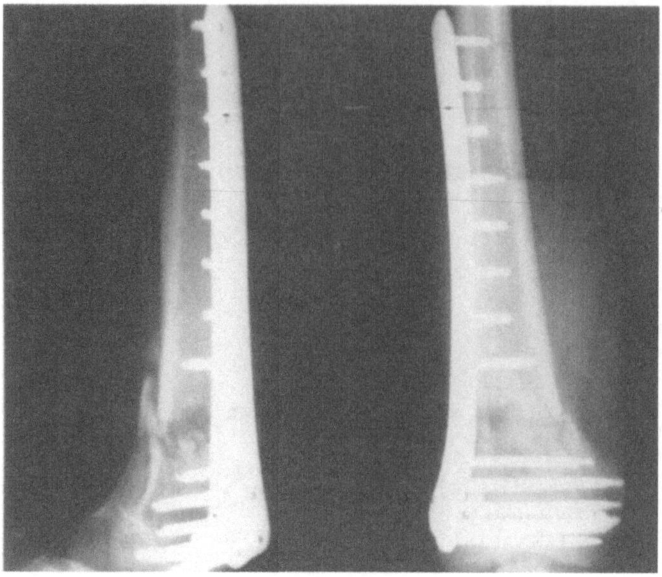

Abb. 5

Die Abbildungen 1 bis 3 zeigen beispielhaft den Fall eines 20 jährigen, polytraumatisierten Patienten mit Schädel-Hirn-Trauma III° mit Contusio cerebri, Klavikulafrakturen bds., Oberarmfraktur links und einer geschlossenen distalen Femurfraktur AO 33C3 rechts. Der Neer Score 1 Jahr nach der Unfall ergab mit 83 Punkten ein gutes Behandlungsergebnis.

In der LISS Gruppe waren 5 Patienten polytraumatisiert, 2 Patienten waren mehrfach verletzt und in 3 Fällen lagen offene Frakturen vor. In einem Fall handelte es sich um eine periprothetische Fraktur bei einer Patientin mit Knie TEP. Eine postoperative Beinverkürzung bis zu 3 cm wurde in 3 Fällen gemessen, eine Mal Union wurde in 3 Fällen und eine Non Union mit tiefer Wundinfektion und folgender notwendiger Metallentfernung wurde 1mal beobachtet. Die Vollbelastung der übrigen 8 Patienten wurde nach durchschnittlich 14 (6 – 20) Wochen erreicht.

Der Neer Score ergab in 2 Fällen ein sehr gutes (excellent), in 4 Fällen ein gutes (satisfactory) und in jeweils 1 Fall ein unbefriedigendes (unsatisfactory) und schlechtes Ergebnis (failure).

Die Abbildungen 4 und 5 zeigen beispielhaft den Fall eines 45jährigen, polytraumatisierten Patienten mit einer 2° offenen distalen Femurfraktur AO 33 C3. Der Neer Score 5 Monate post operativ betrug 86 Punkte (excellent).

Diskussion

Sowohl die Kondylenplatten Gruppe als auch in der LISS Gruppe unterschieden sich nicht signifikant in der Verletzungsschwere. In beiden Gruppen lagen ca. 80% C Frakturen vor. Trotz des Krankengutes mit überwiegend schwersten Frakturen der Femurkondylen und einem hohen Anteil an Mehrfachverletzungen ließen sich bei 18 (75%) Patienten gute und sehr gute Ergebnisse mit der Kondylenplatte erzielen. Im Vergleich mit der Literatur [5, 7, 9, 11, 14], wo über im Mittel 83,5% gute und sehr gute Ergebnisse bei einem geringeren Anteil an C Frakturen und kürzeren Follow-up Zeiten berichtet wird, bestätigen die eigenen Ergebnisse die Kondylenplatte als ein leistungsstarkes Implantat. Biomechanische Untersuchungen haben zudem gezeigt, dass die Steifigkeit der Kondylenplatte gegenüber Torsionsbelastungen 5mal höher ist als z.B. beim DFN [4]. Zwar ist die axiale Gesamtverformung der Kondylenplatte nach zyklischer Belastung um bis zu 62% größer als bei der LISS [1], aber C2 und C3 Frakturen werden ohnehin kaum mehr als übungsstabil versorgt werden können, so dass dieser Nachteil möglicherweise nicht ins Gewicht fällt.

Tabelle 1

	Kondylenplatte (Stahl)	Kondylenplatte (Titan)	LISS (Titan)
je Schraube	< 10 €	< 10 €	35 - 55 €
3 Loch	115 €	160 €	
13 Loch			115 €
14 Loch	140 €	180 €	

Die technische Handhabung der 95° Kondylenplatte muss zweifelsohne mindestens so gründlich erlernt werden wie die aufwendige Instrumentation der LISS. Wird die Technik jedoch einmal beherrscht, so ist weichteilschonendes, biologisches Einbringen der Platte über einen kleinen antero-lateralen Zugang kein Problem. Zwar wird der Zugang technisch bedingt nicht so klein bleiben können wie bei einer 33A3 Fraktur, die mit einer LISS versorgt wird, der früher übliche laterale Standardzugang ist jedoch sicher wegen seiner Folgen für die Durchblutung und infektionsbegünstigender Exposition des Gewebes obsolet [3], [2]. In jedem Fall ist die Seitenlagerung des Patienten auf einem röntgendurchlässigen Standardtisch nach unserer Erfahrung wegen der einfacheren Einstellung des Situs, der besseren Möglichkeit der Rotationskorrektur über den angewinkelten Unterschenkel und die einfachere Durchleuchtung im wichtigen seitlichen Strahlengang, der Rückenlagerung vorzuziehen.

Während die funktionellen Operationsergebnisse in unserem Krankengut mit 75% guten und sehr guten Resultaten ebenso wie in der Literatur mit 74% (LISS) [10] bis 100% (CBP) [5] keinen erkennbaren Vorteil der LISS gegenüber der Kondylenplatte zeigen können, scheint die Zahl der notwendigen Spongiosatransplantationen bei der LISS geringer zu sein. Allerdings gibt es auch Autoren, die bei der Verwendung der Kondylenplatte die Spongiosaplastik nur ausnahmsweise primär anwenden. Der Vorteil der winkelstabilen LISS bei hochgradig osteoporotischem Knochen ist logisch aber nicht in klinischen Studien bewiesen.

In der zunehmenden Diskussion um die Wirtschaftlichkeit und die Kosten der Gesundheitsversorgung darf auch die Betrachtung der Implantatkosten nicht fehlen (Tabelle 1). Hier ist die Kondylenplatte deutlich günstiger als die LISS.

Fazit

Bislang fehlt der klare Nachweis, dass die LISS der 95° Kondylenplatte überlegen ist. Für die LISS sprechen jedoch das minimal invasiv ausgelegte Design des Implantates, die Winkelstabilität und damit die zu erwartende höhere Verankerungsfestigkeit im osteoporotischen Knochen sowie das bessere Knochen-Platten Interface durch die immer 'frischen' selbstbohrenden und selbstschneidenden Schrauben. Größere Fallzahlen und prospektive Studiendesigns sollten in Zukunft Evidence basierte Aussagen ermöglichen.

Literatur

1. Fankhauser C, Frenk A, Marti A (1999) A comparative biomechanical evaluation of three systems for the internal fixation of distal fractures of the femur. Orthop res Soc, 24:498 - 498
2. Farouk O, Krettek C, Miclau T, Schandelmaier P, Guy P, Tscherne H (1999) Minimally invasive plate osteosynthesis: does percutaneous plating disrupt femoral blood supply less than the traditional technique? J Orthop Trauma, 13:401 - 406
3. Farouk O, Krettek C, Miclau T, Schandelmaier P, Tscherne H (1998) Effects of percutaneous and conventional plating techniques on the blood supply t the femur. Arch Orthop Trauma Surg, 117:438 - 441
4. Ito K, Grass R, Zwipp H (1998) Internal fixation of supracondylar femoral fractures: comparative biomechanical performance of the 95-degree blade plate and two retrograde nails. J Orthop Traume, 12:259 - 266
5. Johnson, EE (1988) Combined direct and indirect reduction of comminuted four-part intraarticular T-type fractures of the distal femur. Clin Orthop, 231: 154 - 162

6. Miclau T, Holmes W, Martin RE, Krettek C, Schandelmaier P (1998) Plate Osteosynthesis of the Distal Femur: Surgical Techniques and Results. J South Orthop Association, 7:161 – 170
7. Mize RD, Bucholz RW, Gorgan DP (1982) Surgical treatment of displaced, comminuted fractures of the distal end of the femur. An extensile approach. J Bone Joint Surg Am, 64:871 – 879
8. Neer CS, Grantham AS, Shelton ML (1967) Supracondylar Fracture of the Adult Femur. J Bone Joint Surg [Am], 49-A:591 – 613
9. Olerud S (1972) Operative Treatment of supracondylar-condylar fractures of the femur. Technique and results in fifteen cases. J Bone Joint Surg [Am], 54:1015 – 1032
10. Schandelmaier P, Stephan C, Krettek C, Tscherne H (2000) [Distal fractures of the femur]. Unfallchirurg, 103:428 – 436
11. Schmit-Neuerburg K, Hanke J, Assenmacher S (1989) [Osteosynthesis of distal femoral fractures]. Chirurg, 60:711-722
12. Stewart MJ, Sisk TD, Wallace SL Jr (1966) Fractures of the Distal Third of the Femur. A Comparison of Methods and Treatment. J Bone and Joint Surg [Am], 48-A(June):784 – 807
13. Tscherne H, Schandelmaier P (2000) Distale Femurfrakturen. Unfallchirurg, 103:427
14. Yang RS, Liu HC, Liu TK (1990) Supracondylar fractures of the femur. J Tauma, 30:315 – 319

Spätfolgen nach Frakturen im distalen Unterarmdrittel im Wachstumsalter

R. Zimmermann, M. Gabl, M. Gschwentner und S. Pechlaner

Universitätsklinik für Unfallchirurgie, Universität Innsbruck, Anichstraße 35, 6020 Innsbruck, Österreich

Late Sequelae of Fractures in the Distal Third of the Forearm During Growth

Summary. *Introduction:* The present study investigates the frequency and extent of potential clinical and radiological late sequelae of fractures in the distal third of the forearm during growth. *Patients and Methods:* 220 patients with 232 closed fractures in the distal third of the forearm were followed up on an average of 10 years. Clinical and radiological findings were summarised into an overall result. The mean age of the patients at the time of injury was 1 to 16 years, at follow up time 12 to 28 years. *Results:* 19% of the patients reported pain in the injured wrist. Mobility of the wrist in the sagittal and frontal plane was limited in 5%, rotation of the forearm was limited in 16% with an accumulation after physeal fractures of the ulna ($p =$ 0.0033). A difference in regard to the radial inclination was seen in 6%, to the palmar tilt in 2% and in the radio ulnar variance in 37. In the presence of relative ulna-plus variance, 75% of the patients complained of ulnocarpal wrist pain. MRI revealed in these patients a compression and degeneration of the TFCC. The overall outcome was very good in 72%, good in 19%, moderate in 6% and poor in 3% of the patients. Children older than 10 years of age with an angulatory deformity over 20° and/or fragment dislocation over half of the breadth of the shaft at fracture consolidation showed the poorest results. Further factors having a negative influence on the outcome were repeated reduction manoeuvres and an additional fracture of the ulna.

Key words: Distal radius fracture – forearm fracture – growing age – bone growth

Zusammenfassung. *Einleitung:* Die vorliegende Studie soll die Häufigkeit und das Ausmaß möglicher klinischer und radiologischer Spätfolgen nach Frakturen im distalen Unterarmdrittel im Wachstumsalter untersuchen.

Patienten und Methode: Es konnten 220 Patienten mit 232 geschlossenen Frakturen im distalen Unterarmdrittel nach durchschnittlich 10 Jahren nachuntersucht werden. Die klinischen und radiologischen Resultate wurden zusätzlich zu einem Gesamtergebnis zusammengefasst. Das Alter zum Unfallzeitpunkt betrug 1 bis 16 Jahre, bei der Kontrolluntersuchung 12 bis 28 Jahre. *Ergebnisse:* 19% der Patienten gaben Schmerzen an. Flexion/Extension sowie Radial-Ulnarduktion des Handgelenkes waren bei 5% der Patienten, die Unterarmdrehung bei 16% eingeschränkt. Eine Häufung der Rotationseinschränkung war nach Epiphysenlösungen der Elle zu erkennen ($p = 0{,}0033$). Eine Seitendifferenz des frontalen Speichengelenkwinkels war bei 6%, des lateralen Speichengelenkwinkels bei 2% der Patienten vorliegend. Eine radio ulnare Niveaudifferenz lag bei 37% vor. Bei relativem Ellenvorschub klagten 75% über ulnokarpal gelegene Schmerzen. Im MRI wurde jeweils eine Kompression und Degeneration des TFCC festgestellt. Insgesamt erreichten 72% der Patienten ein sehr gutes, 19% ein gutes, 6% ein mäßiges und 3% ein schlechtes Ergebnis. Kinder über 10 Jahre mit einer Achsenfehlstellung über 20° und/oder eine halbe Schaftbreite bei Frakturkonsolidierung erreichten die schlechtesten Ergebnisse Als die Prognose ebenfalls negativ beeinflussende Faktoren stellten sich wiederholte Repositionsmanöver und eine zusätzliche Fraktur an der Elle heraus.

Schlüsselwörter. Distale Radiusfrakturen - Unterarmfrakturen - Wachstumsalter - Knochenwachstum

Minimalinvasive Verfahren

Die arthroskopische Untersuchung des Handgelenkes

P. Preissler

St. Barbarbara-Hospital, Barbarastraße 67, 47167 Duisburg

Arthroscopic Investigation of the Wrist Joint

Summary. Arthroscopy is a standard procedure for the diagnosis of wrist disorders. Provided it is preceded by a thorough clinical investigation it is highly effective in detecting cartilagineous, osseous and ligamenteous lesions. Sometimes even intraarticular occult ganglia are visible. Especially triangular-fibrocartilage-lesions can be classified and give hints at instabilities of the distal radioulnar joint. Arthroscopy of the radiocarpal joint alone is not sufficient. The midcarpal joint must be visualized, too. Although disorders of the distal radioulnar joint are frequent, it is usually too narrow to permit an arthroscopic investigation.

Key words: Wrist joint – arthroscopy – wrist instability

Zusammenfassung. Die Arthroskopie ist ein Standardverfahren zur Abklärung von Handgelenksbinnenschäden. Veränderungen an Knorpel, Knochen und Gelenken können mit großer Wahrscheinlichkeit entdeckt werden, wenn eine gründliche klinische Untersuchung vorausgegangen ist. Selbst intraartikuläre, okkulte Ganglien sind gelegentlich sichtbar. Insbesondere können Risse des Discus ulnocarpalis klassifiziert werden und Hinweise auf Instabilitäten im distalen Radioulnargelenk geben. Die Arthroskopie des Handgelenks ist nicht vollständig ohne die Darstellung des Mediokarpalgelenkes. Dagegen ist das distale Radioulnargelenk wegen seiner Enge für gewöhnlich einer arthroskopischen Untersuchung nicht zugänglich, obwohl hier Schäden häufig sind.

Schlüsselwörter: Handgelenk – Arthroskopie – Instabilitäten

Einleitung

Die Arthroskopie an den Gelenken der Hand hat sich mittlerweile etabliert (1, 4). Wegen der komplizierten Anatomie des Handgelenks, des erforderlichen Spezialinstrumentariums und des zeitlichen Aufwands hat sie aber keine weite Verbreitung gefunden. Die Arthroskopie ist in ihrer Aussagekraft allen übrigen diagnostischen Verfahren überlegen, da sie Knorpel und Bänder am besten abbildet und, allerdings in Grenzen, auch eine funktionelle Diagnostik erlaubt (2, 3).

Schäden am Handgelenk sind fast immer bedingt durch Instabilitäten. Das Gelenk läuft nicht mehr rund. Es sind Bänder gerissen oder es liegen Pseudarthrosen, Osteomalazien und fehlverheilte Frakturen vor. Deswegen ist es für den Untersucher wichtig, eine Vorstellung von den Stabilitätskonzepten des Handgelenks zu haben und die häufigsten Instabilitätsmuster zu kennen wie den karpalen Kollaps in Folge einer Kahnbeinpseudarthrose, den Kollaps in Folge einer unbehandelten skapholunären Bandverletzung oder die typischen Muster einer Verletzung des ulnaren Komplexes.

Ohne auf den genauen klinischen Untersuchungsgang und die notwendigen bildgebenden Verfahren einzugehen sei zumindest festgestellt, dass eine Arthroskopie nur dann indiziert ist, wenn präoperativ eine ganz konkrete Fragestellung formuliert werden kann. Wenn auf Grund der klinischen Symptomatik gezielt ein Schaden gesucht wird, besteht auch eine hohe Wahrscheinlichkeit ihn zu finden (5). Nur so ist man in der Lage diesen auch richtig zu werten.

Radiokarpalgelenk

Auf die operative Technik soll hier nicht im einzelnen eingegangen werden. Zwischen dem 3. und 4. Strecksehenfach liegt der Standardzugang für das Radiokarpalgelenk. Von hier aus lässt sich ein sehr weitgehender Überblick über das Gelenk gewinnen. Die Knorpelflächen von Skaphoid, Lunatum und Radius sind sichtbar. Das skapholunäre Band kann beurteilt werden, sowie die kräftigen palmaren Ansätze der V-Bänder, die Ligg. radiolunatum und radioscaphocapitatum. Obwohl man direkt auf die palmaren Bänder schaut, kann deren Beurteilung und damit die Beurteilung der extrinsichen Stabilität des Kahnbeins sehr schwierig sein. Häufig finden sich nur indirekte Hinweise auf eine Instabilität. Die Bänder können locker durchhängen und straffen sich erst beim Druck auf den distalen Kahnbeinpol oder sie sind von einer vernarbten und gefäßinjizierten Synovialis überwuchert.

Wenn skapholunäre Bandrisse vorliegen (Abb. 1), gelangt man häufig mit dem Arthroskop in den breit klaffenden Spalt zwischen den Knochen. Manchmal werden sogar ausgedehnte Risse unvermutet entdeckt, da sie radiologisch nicht sichtbar waren. Das fast immer am Skaphoid, manchmal sogar mit einem kleinen Knochenfragment abgerissene Band hängt frei ins Gelenk und verhindert so eine ausreichende Übersicht. Auch das Schwenken der Optik nach ulnar kann erschwert oder unmöglich sein, da das aus seiner Bandverbindung gelöste Lunatum tiefer steht. Es ist dann einfacher, zunächst einen anderen Zugang zu wählen.

In seltenen Fällen sind im skapholunären Band kleine, aber meist recht schmerzhafte Ganglien sichtbar (Abb. 2).

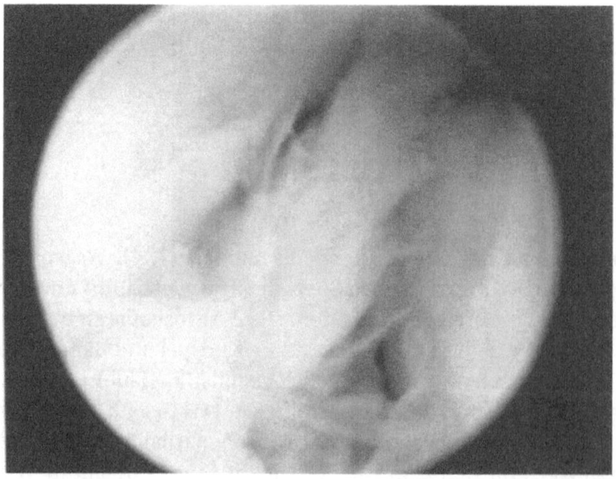

Abb. 1. Skapholunärer Bandriss. Das vom Skaphoid abgerissene Band kann die Übersicht erschweren

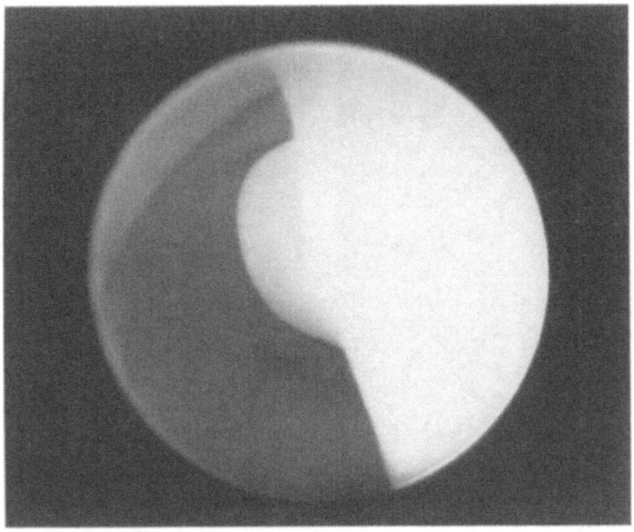

Abb. 2. Kleines Ganglion im distalen skapholunären Band. Derartige okkulte Ganglien können erhebliche Beschwerden bereiten und entziehen sich oft einer bildgebenden Diagnostik

Ulnarer Komplex

Ist der radiale Anteil des Gelenkes abgeklärt, wird die Optik nach ulnar geschwenkt und der Blick auf den Discus ulnocarpalis (DUC) gerichtet. Dorsale Kapselfetzen oder ein zerrissener Meniskushomolog können die Übersicht erschweren und müssen erst abgetragen werden.

Risse im Diskus werden entsprechend ihrer häufig typischen Form in degenerative und traumatisch entstandene eingeteilt. Das kann für gutachterliche Zusammenhangsfragen wichtig sein. Die am weitesten verbreitete Klassifikation ist die nach Palmer (8).

Hierbei werden die traumatischen Risse, so genannte Class 1 Risse, nach ihrer Lage im ulnaren Komplex beschrieben (Tabelle 1).

Die 1A Risse ziehen als Spalt über die zentralen Diskusanteile und zwar immer schräg von palmar-radial nach dorsal-ulnar.

1B Risse betreffen die ulnare Anheftung entweder ohne oder mit Abriss des Processus styloideus ulnae. Sie sind entweder als tiefer Einriss am Boden des 6. Strecksehnenfaches zu erkennen oder es besteht nur ein Spannungsverlust des Diskus (Abb. 3). Natürlich ist es nicht immer leicht, die Unterscheidung zwischen einer normalen und pathologischen Spannung zu treffen. Das trifft insbesondere zu, wenn ein dicker Diskus bei einer Minusvariante der Elle vorliegt.

1C Risse betreffen die palmare, distale Aufhängung des Diskus. Sie sind eher als Risse der extrinsischen Ligamente ulnolunatum und ulnotriquetrum aufzufassen. Häufig reißen diese an ihrer distalen Anheftung ab und sind in das Gelenk eingeschlagen, manchmal sogar mit einem kleinen knöchernen Fragment.

Tabelle 1. Diskusläsionen n. Palmer

traumatisch Typ 1	degenerativ Typ 2
• 1A zentrale Perforation	• 2A Diskuserweichung
• 1B ulnarer Abriss mit/ohne proc. styl Ulnae	• 2B + Chondromalazie Lunatum/Caput ulnae
• 1C distaler Abriss	• 2C + Diskusperforation
• 1D radialer Abriss mit/ohne Radiusfraktur	• 2D + LT-Bandriss
	• 2E + ulnokarpale Arthrose

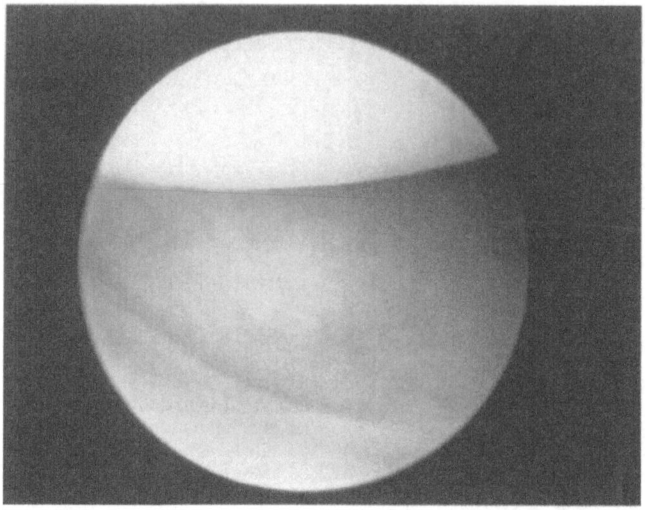

Abb. 3. Spannungsverlust des Discus ulnocarpalis als indirekter Hinweis auf einen Diskusabriss vor dem Griffelfortsatz der Elle im distalen Radioulnargelenk

Tabelle 2. Häufigkeit

Häufigkeit der Rissformen		Häufigkeit der Risskombinationen (n = 79)	
• A	19%	AB	2
• B	46%	AC	1
• C	26%	ABD	1
• D	34%	BD	13
• Typ 2	5%	CD	5

1D Risse liegen unmittelbar an der radialen Anheftung des Diskus und laufen parallel zur Radiuskante. Eine Instabilität im distalen Radioulnargelenk können sie nur hervorrufen, wenn die palmaren und dorsalen Verstärkungen des Diskus, die Ligg. radioulnare palmare und dorsale, abgerissen sind, gegebenenfalls knöchernen im Rahmen einer distalen Radiusfraktur.

Daneben kommen auch nicht klassifizierbare Rissformen vor, die aber selten sind. Glatte, kreisrunde, zentrale Diskusdefekte ohne degenerative Veränderungen der angrenzenden Knorpel sind in der Regel angeboren und haben keinen Krankheitswert.

Man muss sich im Klaren sein, dass die Morphologie der Risse im Diskus nur indirekt auf eine mögliche Instabilität im distalen Radioulnargelenk hinweisen. Die entscheidenden Anteile des Gelenkes sind in der Regel nicht sichtbar. Die Lockerung besteht meist am ulnaren Ansatz des ulnaren Komplexes am Processus styloideus ulnae, auch wenn bei der Arthroskopie nur ein 1A oder 1D Riss zu sehen ist. Dementsprechend sind Risskombinationen nicht selten und man muss gezielt danach suchen (Tabelle 2).

Degenerative Risse, so genannte Class 2 Risse, betreffen die zentralen Dikusanteile und die angrenzenden Gelenkflächen von Ulna und Lunatum sowie das lunotriquetrale Band und beschreiben die fortschreitende Degeneration dieser Strukturen. Sie führen relativ selten zu Beschwerden. Natürlich verwischen sich die Grenzen zwischen traumatischen und degenerativen Rissen, wenn das Trauma sehr lange zurück liegt. Es ist bisher nicht hinreichend geklärt, wie die verschiedenen Rissformen zu Stande kommen.

Weiter ulnar liegt der Rezessus ulnaris, der nicht mit einem 1B Riss verwechselt werden darf. Häufig ist er von einer gereizten Synovialis ausgefüllt entsprechend seiner Funktion als ‚Schlammfänger' des Handgelenkes (6).

Für die weitere Diagnostik muss jetzt der Zugang gewechselt werden. Für die Betrachtung der ulnaren Gelenkanteile bietet sich der Zugang radial des 6. Strecksehnenfachs an. Von hier aus können dorsale Knorpeldefekte am Lunatum und lunotriquetrale Risse erkannt werden. Nach letzteren muss hartnäckig und gezielt gesucht werden, da wegen der guten extrinsischen Bandführung des Triquetrums meist eine gute Adaptation der Knochen vorliegt. Wenn man die Optik von distal nach proximal gleiten lässt, kann man die Knochen auseinander drücken, so dass manchmal nur für Bruchteile einer Sekunde der Blick auf den Gelenkspalt freigegeben wird.

Von diesem Zugang lässt sich auch sehr gut das Pisotriquetralgelenk beurteilen, falls dieses eine Verbindung zum Radiokarpalgelenk besitzt.

Distales Radioulnargelenk

Das distale Radioulnargelenk ist auf Grund seiner Enge nur ausnahmsweise mit dem Arthroskop gut einzusehen. Leider dann am besten, wenn keine pathologischen Veränderungen bestehen. Häufiger kann durch einen Diskusriss hindurch zumindest die distale Gelenkfläche der Elle beurteilt werden. Nur ausnahmsweise ist das Gelenk so geräumig, dass ein zusätzlicher Arbeitszugang angelegt werden kann.

Mediokarpalgelenk

Die arthroskopische Untersuchung des Handgelenkes ist nicht vollständig ohne die Darstellung des Mediokarpalraums (7). Lockerungen der Bandverbindungen der proximalen Karpalreihe lassen sich an Hand von Stufenbildungen zwischen den Knochen besser erkennen als von radiokarpal. Dabei hängt es wiederum vom klinischen Befund ab, was noch als normal und was als pathologisch gewertet wird. Selbst wenn eine Stufe zwischen Kahn- und Mondbein sichtbar ist, lässt sich bei intaktem skapholunären Band der Tasthaken nicht oder nur mit Mühe in den Gelenkspalt einbringen und schon gar nicht kippen oder drehen.

Lockerungen zwischen Lunatum und Triquetrum sind in der Regel schwerer zu beurteilen, da das Triquetrum gegenüber dem Lunatum immer eine größere Beweglichkeit besitzt als das Skaphoid gegenüber dem Lunatum. Falls eine Hamatumfacette auf dem Lunatum vorliegt, darf diese nicht als pathologische Stufenbildung gewertet werden.

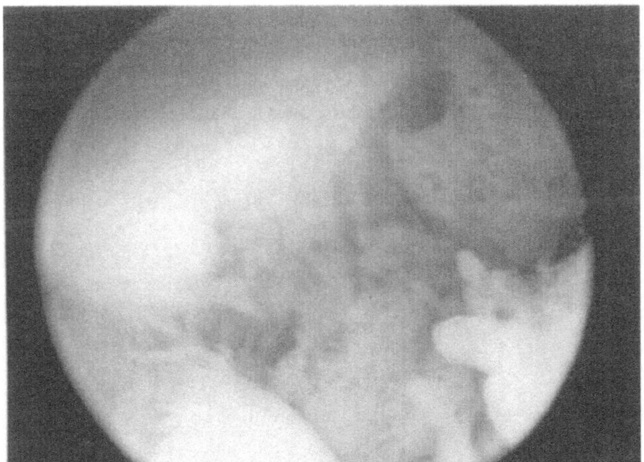

Abb. 4. Abriss der dorsalen Kapsel vom Triquetrum, entsprechend einem Teilabriss des dorsalen V-Bandes. Der Spalt ist mit gereizter Synovialis ausgefüllt

Dorsale Kapselabrisse vom Skaphoid, Lunatum und Triquetrum, d.h. Abrisse der dorsalen V-Bänder, lassen sich von den beiden mediokarpalen Zugängen gut darstellen. Die geschwollene und zerfetzte dorsale Kapsel muss gegebenenfalls über einen weiteren Zugang beiseite gehalten werden, um den Blick auf die Knochenflächen freizugeben. Normalerweise ist der Knochen im Bereich des Knorpel-Kapsel-Übergangs von einer dünnen Synovialschicht überzogen. Ist die Kapsel abgerissen liegt die Spongiosa frei (Abb. 4) und ist häufig malazisch verändert, so dass sie mit dem Knie des Tasthakens leicht eingedrückt werden kann. Die Unterscheidung zwischen normal und pathologisch kann auch hier manchmal schwer sein.

Ulnare, längs verlaufende Verletzungsmuster (9), die mit einer Bandverletzung zwischen Kapitatum und Hamatum einhergehen, lassen sich ausschließlich nur von mediokarpal beurteilen.

Radial ist in der Regel das Gelenk zwischen dem Kahnbein und den beiden Vieleckbeinen recht gut einsehbar. Veränderungen in diesem Gelenk stellen aber kaum jemals für sich allein eine Indikation zur Arthroskopie dar.

Schlußbetrachtungen

Durch die arthroskopische Diagnostik können die meisten Instabilitäten der Handwurzel abgeklärt werden. Größeren rekonstruktiven Eingriffen am Handgelenk sollte sie immer vorangestellt werden. Ganz sicher sind nicht alle pathologischen Veränderungen zu erkennen und manche nur indirekt. Trotzdem ist die Arthroskopie allen anderen Untersuchungsverfahren überlegen.

Die größte Gefahr liegt in der fehlerhaften Interpretation von Untersuchungsbefunden und einer hieraus erfolgenden überzogenen Therapie. Den besten Schutz hiervor bietet die Wertung der erhobenen Befunde vor dem Hintergrund einer sehr sorgfältigen, präoperativen klinischen Untersuchung.

Literatur

1. Adolfson L (1992) Arthroscopy for the diagnosis of post-traumatic wrist pain. J Hand Surg 17B: 46 – 50
2. Chung KC, Zimmerman NB, Travis MT (1996) Wrist arthrography versus arthroscopy: A comparative study of 150 cases. J Hand Surg 21A: 591 – 594
3. Cooney WP (1993) Evalutation of chronic wrist pain by arthrography, arthroscopy and arthrotomy. J Hand Surg 18A: 815 – 822
4. De Smet L, Dauwe D, Fortems Y, Zachee B, Fabry G (1996) The value of wrist arthroscopy. An evaluation of 129 cases. J Hand Surg 21B: 210 – 212
5. Jones WA, Lovell ME (1996) The role of arthroscopy in the investigation of wrist disorders. J Hand Surg 21B: 442 – 445
6. Hahn P, Schmitt R (2000) Die Bursitis des Recessus ulnaris. Handchir Mikrochir Plast Chir 32: 375 – 378
7. Hofmeister EP, Dao KD, Glowacki KA, Shin AY (2001) The role of midcarpal arthroscopy in the diagnosis of disorders of the wrist. J Hand Surg 26A: 407 – 414
8. Palmer AK (1989) TFCC lesions. A classification. J Hand Surg 14A: 594 – 606
9. Preissler P, Feldkamp G (1996) Das arthroskopische Erscheinungsbild ulnarer Handgelenksinstabilitäten. Handchir Mikrochir Plast Chir 28: 233 – 238

Handchirurgie

Neurologische Untersuchungstechniken der Hand

H. Assmus

Neurochirurgische Gemeinschaftspraxis, Ringstraße 3, 69221 Dossenheim
(e-mail: assmusdombert@t-online.de)

Neurological Examination of the Hand

Summary. Handsurgeons are normally more interested in clinical tests evaluating sensory and movement disorders of hand. Since these are often unprecise and require a cooperative (and intelligent) patient, neurologists and neurosurgeons prefer precise diagnostic procedures. For this reason they use electrophysiological techniques to evaluate and localize peripheral nerve lesions, i.e. electromyography, sensory and motor nerve conduction velocity and somatosensory-evoked potentials (SEP), by which most nerves of the arm and hand (median, ulnar and radial nerves including their major branches) can be easily assessed. Insufficient technique (submaximal stimulation, no temperature control, stimulation of a neighbouring nerve) and mis- or overinterpretation are sources of error, which can best be avoided when the diagnosis is made in context with the clinical picture – especially when the surgeon is familiar with electrophysiological techniques.

Key words: Electromyography – nerve conduction study – nerve lesion – somatosensory-evoked potential (SEP)

Zusammenfassung. Während die handchirurgische Untersuchung in erster Linie auf die Gebrauchsfunktion der Hand abzielt, geht es bei der neurologischen Untersuchung mehr um eine präzise Erfassung der Nervenläsion und deren differenzialdiagnostische Abgrenzung. Hierbei bedient sie sich vorzugsweise elektrophysiologischer Techniken:
1. der Elektromyographie, die den zuverlässigen Nachweis einer Denervationsschädigung, einer minimalen Restinnervation und des Frühstadiums der Reinnervation erlaubt.
2. der sensiblen und motorischen Neurographie als objektive und spezifische Funktionsdiagnostik des peripheren Nerven. Hiermit lassen sich die drei langen Armnerven (medianus, ulnaris und radialis) und ihre wichtigsten Äste zuverlässig untersuchen und die Höhe der Schädigung und ihr Ausmaß exakt festlegen.
3. des somatosensiblen Potentials (SEP) bei proximalen Läsionen und zur objektiven Sensometrie.

Schlüsselwörter: Elektromyographie – Elektroneurographie – Nervenläsion – Somatosensibles Potential (SEP)

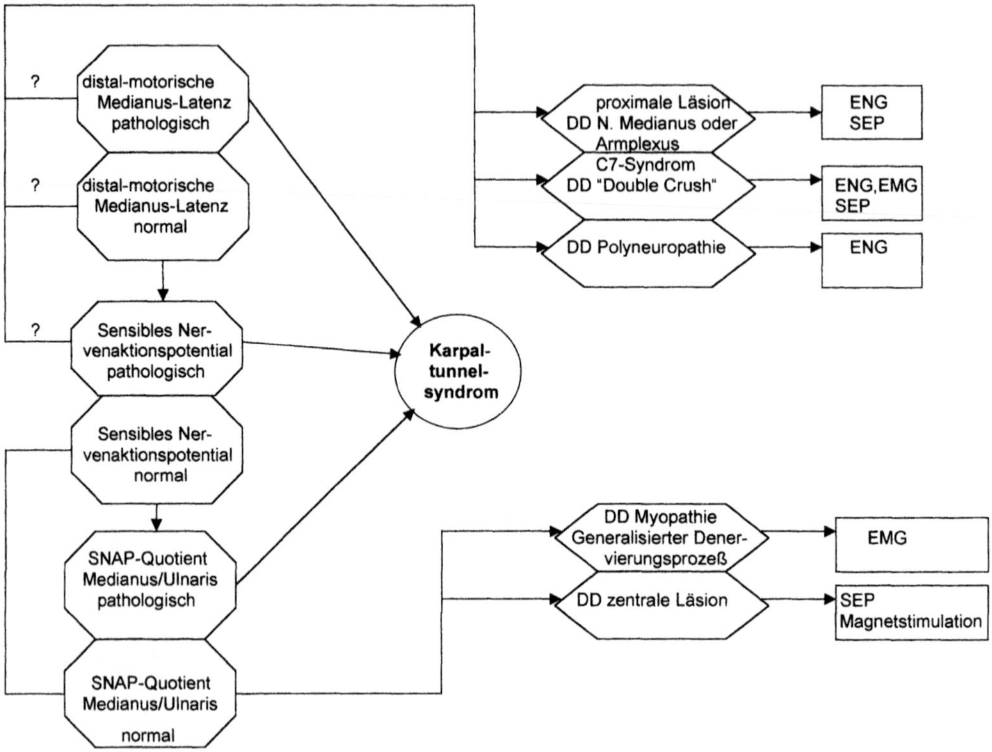

Abb. 1. Elektrophysiologische Diagnose und Differentialdiagnose des Karpaltunnelsyndroms inform eines klinischen Algorithmus

Neurologische Untersuchungstechniken unterscheiden sich in einigen Punkten von der handchirurgischen Untersuchung. Letztere zielt mehr auf die funktionelle und klinische Diagnostik der Hand nämlich die Einschätzung ihrer praktischen Gebrauchs- und Einsatzfähigkeit ab – zum Beispiel eines komplexen Funktionstests wie der ‚Aufsammeltest' –, während der Neurologe dank der ihm zur Verfügung stehenden neurophysiologischen Untersuchungstechniken eine präzise diagnostische Einordnung und differenzialdiagnostische Abgrenzung der Erkrankungen der einzelnen Nerven anstrebt. Beispielhaft ist dies in Abb. 1 für das Karpaltunnelsyndrom dargestellt.

Die *neurologische und neurophysiologische Untersuchung* sollte, wenn sie keine Alibi-Untersuchung ‚aus forensischen Gründen' bleibt, kompetente Aussagen zu folgenden Fragen machen:

- Liegt eine periphere Nervenläsion vor (oder eine zentrale oder funktionelle Läsion)?
- Ist die Läsion umschrieben oder diffus (z.B. Polyneuropathie)?
- Welcher Nerv oder Nervenast ist betroffen?
- In welcher Höhe liegt die Schädigung/Kompression?
- Wie schwer ist die Läsion? Besteht eine Rest- oder Reinnervation?

Am Anfang jeder Untersuchung steht die klinische Befunderhebung (Scharizer 1988) mit folgenden Untersuchungsschritten:

Inspektion auf Haut- und Nagelveränderungen, Muskelatrophien usw.

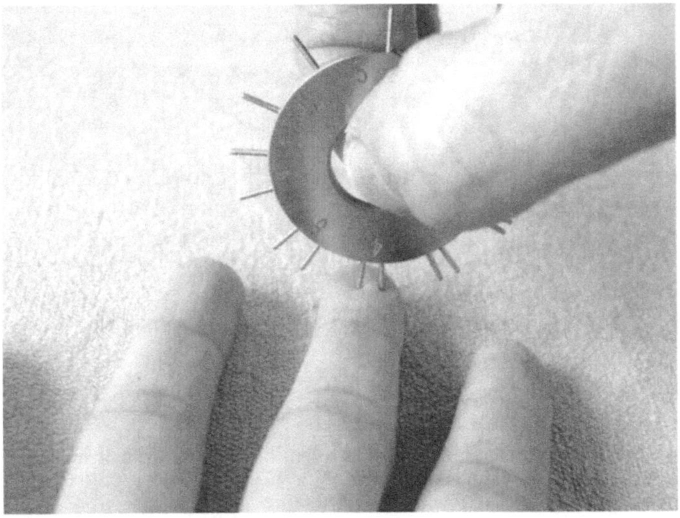

Abb. 2. Die Untersuchung der taktilen Gnosis (Diskriminationsfähigkeit) erfolgt mit dem Greulich-Stern (oder auch mit einer aufgebogenen Büroklammer) möglichst mit einem definierten Druck, hier dem Gewicht des Rädchens

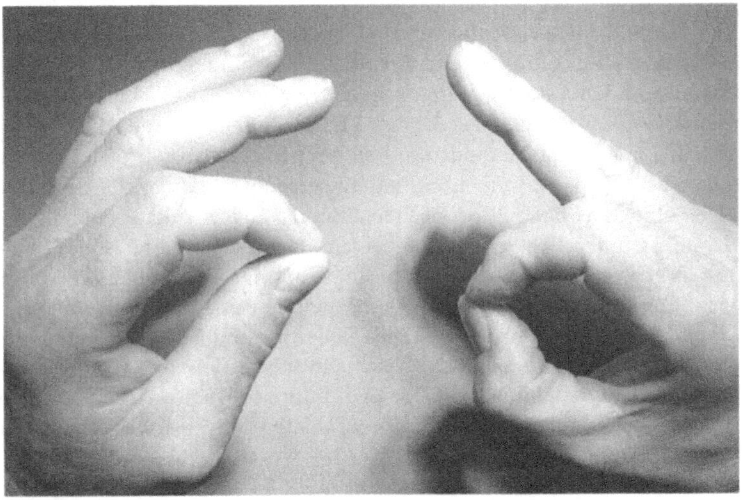

Abb. 3. Der 'Pinch-Test' ist pathognomonisch für die Läsion des N. interosseus anterior, eines motorischen Seitenastes des N. medianus, der die tiefen Daumen- und Zeigefingerbeuger innerviert (Differenzialdiagnose: Ruptur der Daumenbeugesehne, die ein identisches Bild zeigt!)

- *Palpation* des Nerven (einschließlich Hoffmann-Tinel-Zeichen) und der Muskulatur (versteckte Atrophien?)
- *Untersuchung der Sensibilität* (Spitz-stumpf-Unterscheidung, Watteberührung, 2-Punktediskrimination mit Büroklammer oder Greulich-Stern (Abb. 2), evtl. Vibrationsempfinden oder Kalt-warm-Unterscheidung).
- *Untersuchung der Motorik*, individuelle Muskeltests mit Angabe des Kraftgrads. Hierbei können bestimmte Tests wie 'Pinch-Test' (Abb. 3), Froment- und Flaschenzeichen hilfreich sein. Erforderlichenfalls Untersuchung auf latente zentrale Paresen (Diadochokinese, Armvorhalteversuch usw.).
- *Untersuchung der vegetativen Innervation* (Schweiß/Ninhydrin-Test)

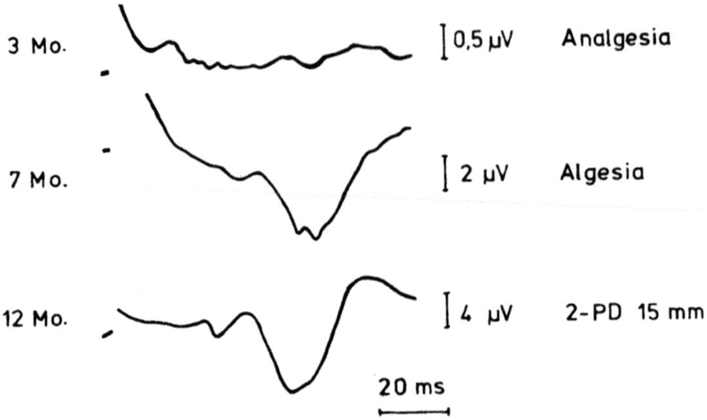

Abb. 4. Eine ‚objektive Sensometrie' (Assmus 1978) ist mit dem somatosensiblen evozierten Potential (SEP) möglich: eine kortikale Reizanwort korreliert z.B. im Frühstadium der Reinnervation (z.B. nach einer Nervennaht des N. medianus) mit der Ausprägung des SEP

Bei der Untersuchung des Karpaltunnelsyndroms sind außerdem einige spezielle Tests, wie *Phalen-Test* und andere ‚*Pressure*'-*Tests* (Richter und Brüser 1998), gebräuchlich. Diese meist einfach und rasch durchzuführenden Untersuchungen haben jedoch den Nachteil, dass sie letztlich subjektive Tests und wesentlich von der Mitarbeit des Patienten (auch von seiner Intelligenz) abhängig sind. Als Screening-Methode sind sie jedoch durchaus brauchbar. Mit ihnen kann sich der Operateur präoperativ noch einmal ein eigenes Bild von der Situation machen (Assmus 1999). Der 'objektive' handchirurgischerseits gern angewendete Sensibilitäts-Test, nämlich der Ninhydrin-Test, untersucht jedoch nicht eigentlich die Sensibilität, sondern die Schweißsekretion, die nur in gewissen Grenzen eine Einschätzung der sensiblen Innervation zuläßt. Sie versagt bei leichteren Funktionsstörungen. Demgegenüber erlauben elektrophysiologische Methoden, die spezifische Funktion des Nerven objektiv und ohne Mitarbeit des Patienten zu untersuchen, nämlich seine Fähigkeit, elektrische Impulse zu leiten (Assmus, 1978). Vor jeder elektrophysiologischen Untersuchung steht jedoch die klinische Befunderhebung. Dies ist unabdingbare Voraussetzung für eine sinnvolle und effiziente, d.h. klinisch brauchbare Neurophysiologie.

Die *elektrophysiologische Diagnostik* (Assmus 1978, Stöhr (1998), Mumenthaler et al. 1998) umfasst die

- sensible Neurographie
- motorische Neurographie (Nervenleitgeschwindigkeit, distale motorische Latenz) ergänzt in Einzelfällen durch die
- Elektromyographie (mit Nadelelektroden)
- Untersuchung des somatosensiblen evozierten Potentials (SEP),

sowie selten benötigte Spezialuntersuchungen (Magnetstimulation, Reflexuntersuchungen usw.)

Die *Elektromyographie* ist die einzige zuverlässige Methode zum Nachweis einer Denervationsschädigung, einer minimalen Restinnervation und erlaubt den frühen Nachweis einer Reinnervation (z.B. nach Nervennaht)

Die *Untersuchung des SEP* kommt bei einer proximalen Läsion, die mit neurographischen Methoden nicht fassbar ist, zum Einsatz und kann auch als 'objektive Sensometrie' verwendet werden (Abb. 4).

Die *motorische Neurographie* oder Bestimmung der *Nervenleitgeschwindigkeit (NLG)* wird in der Regel mit Oberflächenelektroden durchgeführt, wobei der Nerv an mehreren Stellen stimuliert und aus der Differenz der Laufzeiten (in msec) und der Stimulationsabstände (in mm)

Tabelle 1. Normal- und Grenzwerte der motorischen und sensiblen NLG- und Latenzwerte der Nn. medianus, ulnaris und radialis (nach Stöhr, 1998)

	motorisch						sensibel			
	Latenz ms		NLG m/s		Amplitude mV		NLG m/s		Amplitude μVolt	
	ms	oberer Grenzwert	m/s	unterer Grenzwert	mV	unterer Grenzwert	m/s	unterer Grenzwert	μVolt	unterer Grenzwert
N. medianus	3,7	4,2	56,7	50	13,2	5	54,2	46,9	13,7	6,9
N. ulnaris	2,5	3,3	59,8	50,6	12,2	4	53,8	44,6	11	5,8
N. radialis	2	2,6	69,8	50	6,4	4	63,5	55,6	39,1	16

die NLG (in m/sec) errechnet wird. Die distale motorische Überleitungszeit oder Latenz wird in msec angeben. Die Normwerte sind der Tabelle 1 zu entnehmen.

Die *sensible Neurographie* wird in der Regel *antidrom* durchgeführt. Der N. medianus wird z.B.am Handgelenk stimuliert und das Nervaktionspotential (NAP) mit Ringelektroden vom Finger(-nerven) abgeleitet. Für die Untersuchung des KTS hat sich der Vergleich mit dem NAP des N. ulnaris bewährt (Abb. 5). Weitere Techniken wurden empfohlen (Stöhr 1998), z.B. die ‚inching'-Technik, bei der die Stimulationselektrode schrittweise über dem Karpalkanal nach distal verschoben wird.

Mit diesen Techniken können die Nn. medianus, ulnaris und radialis einschließlich ihrer wichtigsten sensiblen und motorischen Äste (Ramus palmaris und N. interosseus ant. des N. med oder die Rami dors. und profundus des N. uln. und der N. interosseus post. und Ramus superficials des N. radialis) untersucht werden. Die Normwerte sind in Tabelle 1 dargestellt.

Da der Operateur häufiger mit unkorrekten Befunden konfrontiert wird, muß auf *Fehlermöglichkeiten* der elektrophysiologischen Untersuchung hingewiesen werden. Diese bestehen in

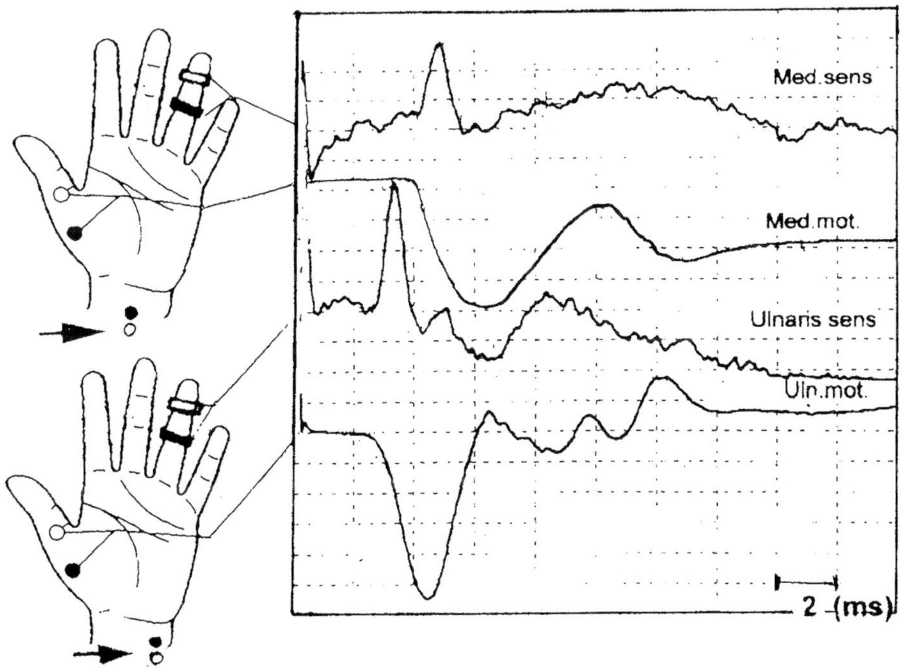

Abb. 5. Motorische und sensible Neurographie beim Karpaltunnelsyndrom. Der Vergleich der Werte des N. medianus mit denjenigen des (intakten) N. ulnaris erlaubt eine zuverlässige Diagnose bereits im Frühstadium des KTS

- fehlerhaften Untersuchungen mit falschen Meßwerten und/oder
- falscher Interpretation (auch 'Über'-Interpretation) korrekt erhobener Befunde.

Fehlerhafte Untersuchungen kommen zustande durch eine submaximale Stimulation oder durch zu niedrige Temperatur der Hand, wobei jeweils zu lange Latenzwerte gemessen werden (falsch-positiver Befund) oder durch irrtümliche bzw. unbemerkte Mitstimulation benachbarter gesunder Nerven, was zu normalen Latenzwerten führt (falsch-negativer Befund). Häufige *Interpretationsfehler* sind die Nichtbeachtung der Tatsache, dass auch nach erfolgreicher Dekompression eines stärker geschädigten Nerven keine Normalisierung der NLG-Werte eintritt. Hieraus darf keinesfalls auf ein 'Rezidiv' geschlossen werden. Auch Minimalbefunde oder pathologische Werte dürfen nur dann diagnostisch verwertet werden, wenn ein entsprechendes klinisches Korrelat vorliegt. Die Interpretation eines elektrophysiologischen Befundes sollte daher grundsätzlich nur im klinischen Kontext erfolgen. Nur der Operateur, dem die gängigen elektroneurographischen Techniken vertraut sind, und der diese möglicherweise sogar selbst beherrscht, ist in der Lage, die mitgeteilten oder selbst erhobenen Befunde kritisch zu würdigen und hieraus diagnostischen Nutzen zu ziehen. So hat die Bemerkung Mobergs (1972), dass der 'Handchirurg die neurologische Untersuchung selbst durchführen sollte' unverändert Geltung. Bei der praktischen Umsetzung könnte ein interdisziplinäres Weiterbildungsmodul ‚Nervenchirurgie', das nicht nur operative sondern auch diagnostische Techniken trainiert, hilfreich sein.

Literatur

Assmus H (1978) Elektroneurographie peripherer Nervenläsionen. Thieme, Stuttgart New York

Assmus H (2000) Kritische Bemerkungen zur Behandlung neurologischer Krankheiten in einer handchirurgischen Zeitschrift. Handchir Mikrochir Plast Chir 32:353 - 362

Assmus H. (im Druck) Elektrophysiologie. In: Handbuch der Orthopädie: Schulter und Hand (Hrsg. AK Martini) Thieme Stuttgart New York

Assmus H (im Druck) Chirurgie der Nervkompressionssyndrome. Springer Berlin Heidelberg

Behse F, Masuhr F (2002) Zur elektrophysiologischen Diagnostik des Karpaltunnelsyndroms: Eigene Untersuchungen bei 124 Kontrollpersonen und eine Literaturübersicht. Klin Neurophysiol 33:25 - 33

Moberg E (1972) Dringliche Handchirurgie. 4. Aufl. Thieme Stuttgart 1972

Mumenthaler M, Schliack H, Stöhr M (1998) Läsionen peripherer Nerven und radikuläre Syndrome. Thieme Stuttgart New York

Richter M, Brüser P (1998) Die Wertigkeit der klinischen Diagnostik beim Karpaltunnelsyndrom. Handchir Mikrochir Plast Chir 31:373 - 376

Scharizer E (1988) Clinical examination. In: Nigst H, Buck-Gramcko D, Millesi H, Lister GD (eds.) Hand Surgery, Vol I, Thieme Stuttgart New York

Stöhr M (1998) Atlas der klinischen Elektromyographie und -neurographie. 4. Aufl. Kohlhammer, Stuttgart Berlin Köln

Stöhr M, Dichgans J, Diener HC, Buettner UW (1996) Evozierte Potentiale. SEP-VEP-EKP-MEP. Springer Berlin Heidelberg New York London Paris Tokyo

Tackmann W, Richter HP, Stöhr M (1989) Kompressionssyndrome peripherer Nerven. Springer, Berlin Heidelberg New York London Paris Tokio

Operative und konservative Behandlung der Endphalanxfrakturen

M. Lautenbach, A. Eisenschenk und M. Sparmann

Immanuel-Krankenhaus, Schwerpunktklinik Rheumatologie Land Berlin, Akademisches Lehrkrankenhaus Freie Universität Berlin, Orthopädie - Rheumaorthopädie, Königstraße 63, 14109 Berlin

Operative and Conservative Treatment of Distal Phalanx Fractures

Summary. Fractures of the distal phalanx are common. Injuries often include the surrounding soft tissues especially the nail bed and nail plate.

The therapy must be done under consideration of fracture type and soft tissues. The result depends on the type of the fracture and the surrounding structures.

After operative and conservative therapy, radiologically unsatisfying results and longer rehabilitation times are common.

Key words: Fractures – Distal Phalanx

Zusammenfassung. Frakturen der Endphalangen der Finger sind häufig. Oft sind sie mit Verletzungen der umgebenden Weichteile und vor allem des Fingernagels/Nagelbetts kombiniert.

Eine fraktur- und weichteilorientierte Therapie ist notwendig. Bestimmend für die Ergebnisse sind die Frakturlokalisation und die betroffenen umgebenden Strukturen.

Radiologisch nicht befriedigende Ergebnisse und ggf. längere Rehabilitationszeiten sind nach operativen und konservativen Therapien möglich.

Schlüsselwörter: Frakturen – Distale Fingerphalangen

Einleitung

Frakturen der Fingerendphalangen sind häufig (2, 5, 6, 7, 10, 11). Oft sind sie mit Verletzungen der umgebenden Weichteile und vor allem des Fingernagels/Nagelbetts kombiniert (2, 5, 10).

Nach *DaCruz et al.* kommen Endphalanxfrakturen am häufigsten am Daumen der nichtdominanten Hand, gefolgt vom Daumen der dominanten Hand, den Kleinfingern und den Zeigefingern vor (3). Nach *Hove* kommen etwa gleich häufig Endphalanxfrakturen des Daumens und des Mittelfingers vor. Die anderen Finger waren in dieser Studie deutlich seltener betroffen. Insgesamt waren 15% der 1000 Handfrakturen (Karpus, Metakarpus, Phalangen) in der von *Hove* untersuchten norwegischen Patientengruppe im Bereich der Endphalanx lokalisiert (7). In mehr als 50% handelt es sich in diesen Untersuchungen um Frakturen der Tuberositas phalangis distalis (3, 7).

Tabelle 1. Klassifikation der Endphalanxfrakturen

Extraartikuläre Frakturen	Tuberostitas (Nagelkranz) Metaphyse Schaft
Intraartikuläre Frakturen	Flexoravulsion/Extensoravulsion Collateralbandavulsion Luxationsfrakturen
Offene Frakturen	Amputation/Defektfraktur mit Läsion Nagelbett/-platte
Pathologische Frakturen	
Frakturen im Kindesalter	Wachstumsfuge Längsfraktur

Die Literaturübersicht zeigt, dass Endphalanxfrakturen in allen Altersgruppen beschrieben werden und dass in den meisten Untersuchungen mehr Männer als Frauen betroffen sind (2, 3, 5, 6, 7, 10, 11).

Als Unfallmechanismus wurde in den Untersuchungen von *DaCruz et al.* und *Hove* am häufigsten (77%) eine Quetschverletzung gefunden. Deutlich seltener waren Rissverletzungen und Materialpenetrationen. 60% der Unfälle erfolgten bei der Arbeit (3, 7, 9, 10). Nach *Raine und Mulligan* und *Feldmeier* sollen Verletzungen der Endphalangen beim Sport häufiger aus kraftvollen passiven Bewegungen der Endgelenke resultieren und meist intraartikuläre Frakturen mit Sehnenbeteiligungen sein (z.B. 'baseball finger'). Flexoravulsionen mit und ohne Ausriß eines knöchernen Fragmentes sind auch typische Sportverletzungen ('rugger jersey finger') (4, 10).

Die Einteilung der Frakturen der Endphalanx nach *Kaplan* unterscheidet zwischen longitudinalen, transversalen und Frakturen mit Trümmerungen (2, 10). Eine genauere Frakturklassifikation unter Berücksichtigung der Frakturlokalisation, beteiligter umgebender Weichteile und Genese der Fraktur erscheint zur Bestimmung der Therapie und Prognose notwendig (2, 10) (Tabelle 1).

Extraartikuläre Frakturen

Die Gruppe der extraartikulären Frakturen umfasst die Nagelkranz-, metaphysären und Schaftfrakturen (10) (Tabelle 1).

Nach ihren im Röntgenbild darstellbaren Verläufen lassen sich die Frakturen der Tuberositas phalangis distalis in transversale, longitudinale, schräge und Trümmerfrakturen einteilen. Metaphysäre- und Schaftfrakturen können dementsprechend in longitudinale, transversale und schräge Frakturen unterschieden werden.

Extraartikuläre Frakturen können in der Regel durch schmerzadaptierte Ruhigstellung konservativ behandelt werden, wobei je nach Autor Ruhigstellungszeiten von 2, 3 bis 4 Wochen bei Nagelkranzfrakturen und 3 bis 6 Wochen bei Schaftfrakturen empfohlen werden (2, 3, 5, 9, 10, 11). Nur Schaftfrakturen mit großen Dislokationen können ggf. die Reposition und Kirschnerdrahtfixation erfordern (10). Eine Trepanation zur Entlastung eines subungualen Hämatoms sollte erfolgen (2, 5).

Intraartikuläre Frakturen

Zur Gruppe der intraartikulären Frakturen gehören die Basisfrakturen ggf. mit Flexor-/Extensor-/Collateralbandavulsionen und die Luxationsfrakturen (10) (Tabelle 1).

Basisfrakturen mit Flexoravulsionen oder isolierte Beugesehnenabrisse kommen in besonderer Häufung an Ring- und Mittelfinger vor (2, 10). Die Verletzung ereignet sich oft beim Sport (s.o.), z.B. beim Festhalten im Lauf am Trikot des Gegners ('tackle injury' beim Fußball, Rugby, American Football etc.) oder beim Fingerhakeln (2, 4, 10). Eine Einteilung dieser Läsionen wurde

Tabelle 2. Klassifikation der Avulsionen der Sehne des M. flexor digitorum profundus nach *Leddy und Packer* 1977, *Smith* 1981

I	Retraktion Sehne des M. flexor digitorum profundus bis in die Hohlhand (meist nicht knöchern), beide Vinculae verletzt
II	Retraktion Sehne des M. flexor digitorum profundus bis Höhe proximales Interphalangealgelenk (ggf. knöchern), ein Vinculum intakt
III	Knöchernes Fragment palmar ohne Retraktion
IV	Wie Typ III, Sehne des M. flexor digitorum profundus ohne Fragment retrahiert

Tabelle 3. Klassifikation der Verletzungen des Strecksehnenapparates auf Höhe des Fingerendgelenkes

1.	Inkomplette Läsion des Extensorapparates
2.	Komplette Durchtrennung des Extensorapparates
3.	Artikuläre Fraktur (dorsales Fragment)
4.	Extensorapparat durchtrennt, ggf. mit Weichteildefekt

von *Leddy und Packer*, modifiziert von *Smith* vorgenommen (10) (Tabelle 2). Diese Verletzungen erfordern eine frühestmögliche operative Therapie. Je nach Verletzungstyp und Größe des knöchernen Fragmentes kommen Osteosynthesen mittels Kirschner-Drähten, Zuggurtungen (auch mit resorbierbaren Materialien), Schrauben oder ggf. Sehnenausziehnähte (z.B. beim Typ I) etc. in Betracht (2, 10, 11).

Geschlossene Läsionen des Strecksehnenapparates in Höhe des Fingerendgelenkes können beim Sport, bei Anpralltraumata, bei Stürzen aber auch bei Unfällen mit geringer Kraft wie Bettenmachen, Strümpfe anziehen etc. entstehen. Die Therapie ist hier in der Regel konservativ unter Ruhigstellung des Fingerendgelenkes, wobei frische Verletzungen je nach Autor 6 - 8 Wochen fixiert werden sollten. Auch ältere Läsionen sollen unter konservativer Therapie (je nach Autor für 8 - 12 Wochen) gute Ergebnisse erreichen lassen. Die Notwendigkeit zur Ruhigstellung des Fingerendgelenkes mittels transartikulärem Kirschnerdraht ist selten (2, 5, 11). Eine Einteilung der Verletzungen des Strecksehnenapparates in Höhe des Fingerendgelenkes kann modifiziert nach *Watson-Jones* vorgenommen werden (2) (Tabelle 3).

Die sogenannten 'knöchernen Strecksehnenausrisse' sollen ca. 18% der Extensorverletzungen der Langfinger ausmachen (9). *Hoch et al.* konnten anhand anatomischer Schnittpräparate nachweisen, dass Fasern der Streckaponeurose aber auch distal des bei dieser Fraktur typischen Fragmentes inserieren und somit hier besser der Begriff 'Fraktur der dorsalen Endphalanxbasis' genutzt werden sollte (6). Als Unfallmechanismus kann ein geringes Trauma (z.B. Sturz), eine forcierte Flexion, eine axiale Stauchung mit Anprall der Endphalanxbasis auf den Mittelphalanxkopf (Kompression) oder eine forcierte Hyperextension mit Anprall der Endphalanxbasis auf den Mittelphalanxkopf vorliegen (2, 5, 6).

Obwohl bestimmte Typen der dorsalseitigen Endphalanxbasisfrakturen konservativ behandelt werden können, gelten als Operationsindikation nach Beschreibung vieler Autoren

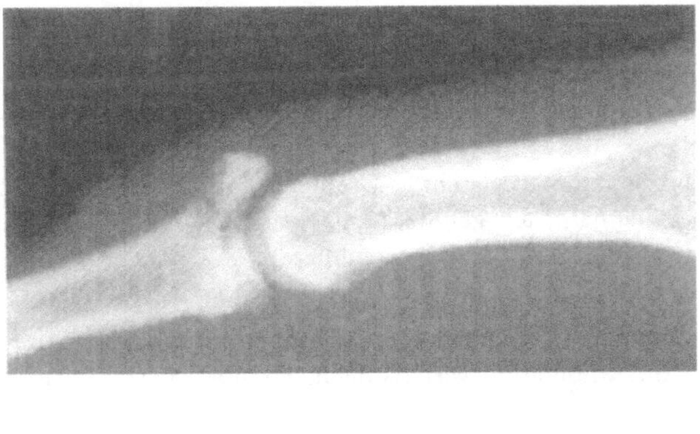

Abb. 1. Fraktur der dorsalen Endphalanxbasis mit Fragmentdislokation und Streckdefizit am 4. Finger

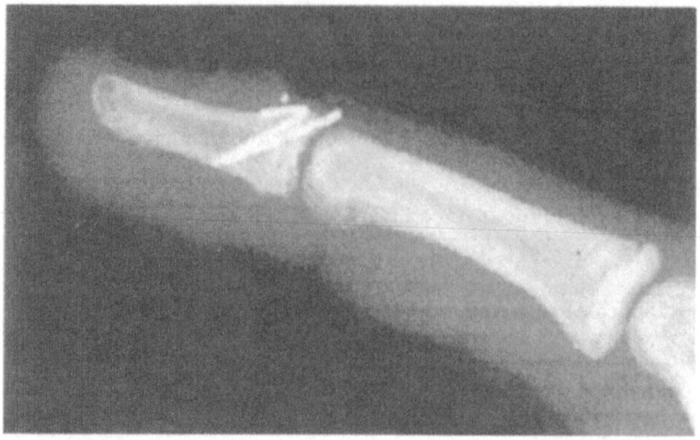

Abb. 2 und 3. Kirschnerdrahtosteosynthese nach Fraktur der dorsalen Endphalanxbasis mit Fragmentdislokation

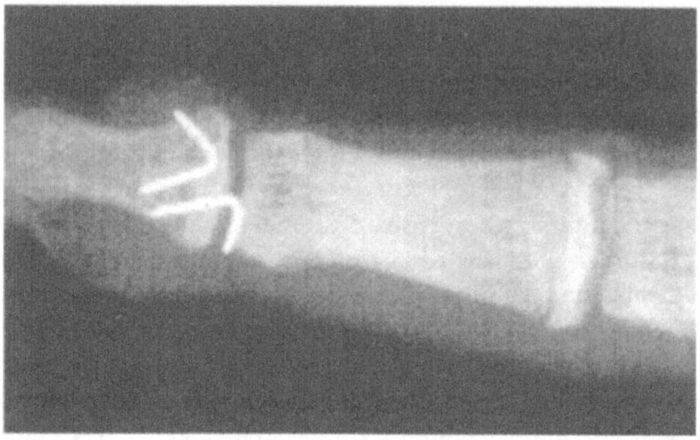

Abb. 3

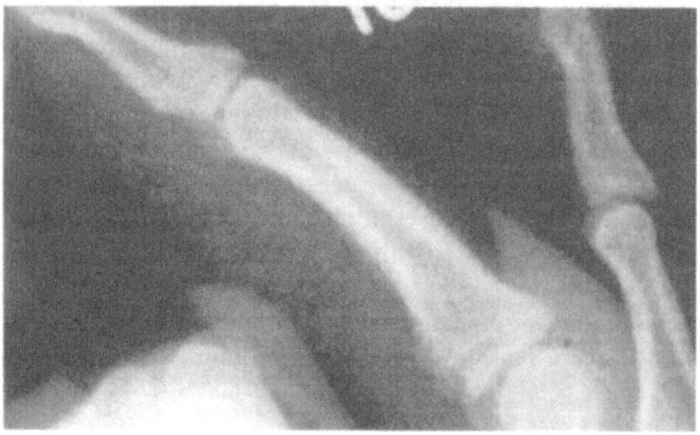

Abb. 4. Ergebnis 6 Monate nach Fraktur. Vergleich zwischen betroffenem Finger und 5. Finger

Frakturen mit mehr als 30% Gelenkflächenbeteiligung, Frakturen mit stärkerer Dislokation (>2 mm), Frakturen mit Endgelenks(sub-)luxation, Impaktionsfrakturen und Daumenfrakturen (2, 5, 6, 10, 11).

Als Osteosynthesematerialien werden Schrauben, Kirschner-Drähte, Zuggurtungen (auch mit resorbierbaren Materialien), Sehnenausziehnähte etc. genutzt (2, 5, 6, 10, 11) (Abb. 1 bis 4).

Offene Frakturen

Offene Frakturen der Endphalanx können z.B. nach Quetschverletzungen mit Nagelbett- und Nagelplattenverletzung, im Rahmen von Amputationsverletzungen, Fremdkörperpenetration etc. vorkommen. Sie können alle Bereiche der Endphalanx betreffen (2). Knöcherne Defekte sind vor allem bei Amputationsverletzungen nicht selten (2, 10, 11). Offene Wunden erfordern die Wundreinigung, ggf. Debridement und antibiotische Behandlung. Die Notwendigkeit der Osteosynthese richtet sich nach dem Frakturtyp (siehe oben) und den umgebenden Weichteilen (2, 10). Die Osteosynthese offener Frakturen im Rahmen von Mikroamputationen erfolgt in der Regel nach Knochenkürzung durch Kirschner-Drähte oder als intraossäre Drahtnaht mit quer eingebrachten Kirschner-Drähten. Bei Zerstörung des Endgelenkes wird die Arthrodese gleichzeitig durchgeführt (8). Die Stabilisierung der knöchernen Strukturen stellt bei dieser Verletzung aber nur den Anfang der Versorgung dar. Die Wiederherstellung der weiteren funktionellen, vaskulären und sensiblen Strukturen ist von besonderer Bedeutung (11).

Pathologische Frakturen

Pathologische Frakturen der Endphalanx sind selten. Sie kommen im Schaftbereich und im Bereich des Nagelkranzes, ggf. auch kombiniert vor. Nach *Raine und Mulligan* ist der Daumen häufiger als die Langfinger betroffen (10, 11). Oft geben die Patienten ein Trauma an. Beschrieben wird das Vorkommen von pathologischen Endphalanxfrakturen meist bei Enchondromen. Aber auch beim Patienten mit kortisoninduzierter Osteoporose kommen sie vor.

Enchondrome bedürfen der Cürettage und ggf. Spongiosatransplantation. Interne Osteosynthesen können dabei zur Frakturstabilisierung notwendig werden (10, 11, 12).

Frakturen im Kindesalter

Im Bereich der Fingerphalangen finden sich am häufigsten Epiphysenlösungen mit oder ohne metaphysärem Keil. Deutlich seltener sind Schaftfrakturen/Längsfrakturen (9, 10).

Der Unfallmechanismus bei einer Endphalanxfraktur im Kindesalter ist meist die Quetschverletzung. Diese geschieht am häufigsten in der Wohnung, gefolgt von Autotüren und Fenstern. Andere Unfallmechanismen sind deutlich seltener (10).

Achsabweichungen in der Sagittalebene und Seit-zu-Seit-Verschiebungen werden im Wachstum korrigiert. Abweichungen in der Frontalebene und Rotationsfehler müssen primär korrigiert werden (2, 9). Epiphysenlösungen, metaphysäre Stauchungsfrakturen und Schaftfrakturen ohne Dislokation können konservativ behandelt werden (10 - 14 Tage Ruhigstellung). Dislokationen müssen in Abhängigkeit von Art und Ausmaß der Achsabweichung korrigiert werden (s.o.). Der Kontrolle zum Ausschluß eines Rotationsfehlers ist besondere Beachtung zu schenken. Dislozierte Schaftfrakturen können eine Kirschnerdrahtosteosynthese erfordern (2, 9).

Im Bereich der Endphalanx kommen auch im Kindesalter Extensoravulsionen vor. Diese können mit Epiphysenlösung (Salter Harris I und II) oder mit Epiphysenfugenfraktur (Salter Harris III) erfolgen. Wenn keine oder eine nur geringe Dislokation vorliegt, kann eine Ruhigstellung für 14 Tage in Endgelenksüberstreckung erfolgen. Bei stärkerer Dislokation eines Ausrißfragmentes und Nichtreponierbarkeit in Überstreckung muß die offene Reposition und Fixation z.B. mit Kirschnerdrähten erfolgen (2, 9). Liegt die Kombination einer Epihpysenverletzung mit einer Nagelbettläsion und Fingernagelluxation vor besteht somit als offene Fraktur ein besonderes Infektionsrisiko. Dies kann neben einer Nagelbettrekonstruktion und Fingernagelreposition eine Osteosynthese erfordern. (10).

Frakturen der Tuberositas phalangis distalis kommen auch im Kindesalter vor. Instabile Fingerkuppen als Pseudarthrosenfolge sind nach dieser Fraktur im Wachstumsalter in der Literatur nicht beschrieben (9).

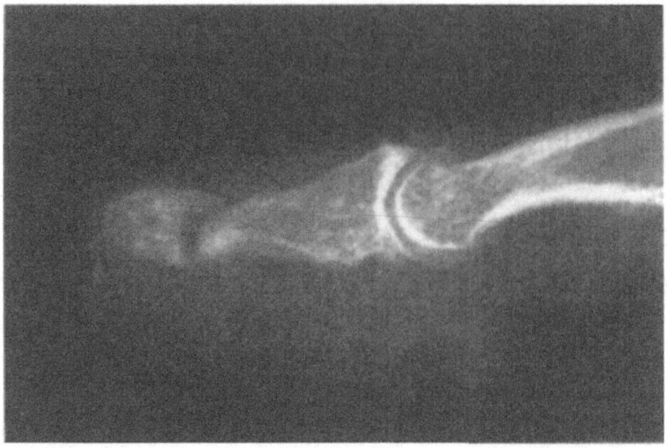

Abb. 5 und 6. Pseudarthrose Endphalanx mit Schmerzen und Instabilität. 1,5 Jahre nach Schaftfraktur

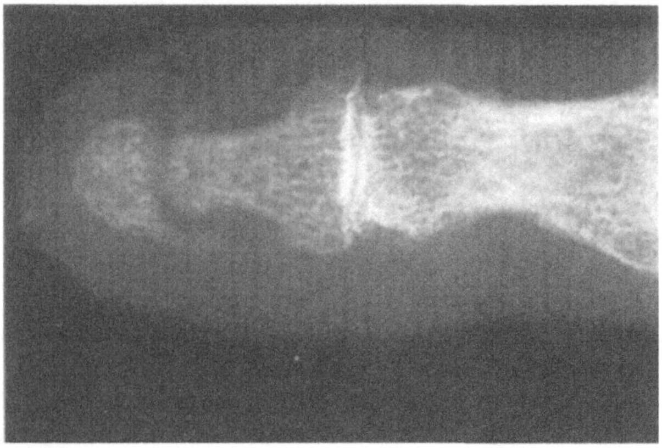

Abb. 6

Ergebnisse

DaCruz et al. fanden bei Ihren 6 Monaten nach dem Trauma durchgeführten Untersuchungen von 98 Patienten nach Frakturen der Endphalanx (ausgeschlossen waren traumatische Amputationen und 'Mallet fingers', es handelte sich also vor allem um extraartikuläre Frakturen) in mehr als 70% der Fälle Probleme mit dem verletzten Finger. Subjektiv umfassten diese Taubheitsgefühle, Kältesensibilität, Hyperästhesien, Probleme beim Aufheben kleiner Gegenstände und Nutzen von Knöpfen sowie beim Schreiben. Diese Symptome waren deutlich häufiger nach Nagelkranz- und Schaftfrakturen, als nach basisnahen Frakturen. 30% der Patienten hatten eine verminderte Zwei-Punkte-Diskrimination und Bewegungseinschränkungen der Fingerendgelenke. Fast 40% der Finger zeigten Nagelwachstumsstörungen, vor allem wenn ein subunguales Hämatom nach der Fraktur vorlag. Auch eine Trepanation der entsprechenden Fingernägel und ggf. eine Nagelbettnaht verbesserte diese Ergebnisse nicht (3, 11). Viele andere Arbeiten stellen fest, dass bestimmend für die funktionellen Ergebnisse nach Endphalanxfrakturen die begleitenden Weichteilverletzungen und deren Wiederherstellung sind (2, 5, 10, 11).

Eine knöcherne Konsolidierung im Röntgenbild 6 Monate nach dem Unfall konnte in der Studie von *DaCruz et al.* nur bei 31% der Frakturen der Tuberositas phalangis distalis, 53% der Schaftfrakturen, 73% der Längsfrakturen und 63% der basalen Frakturen dargestellt werden (3). Zu beachten ist, dass es ich hier ausschließlich um Röntgenabbildungen handelte und die Art und Dauer der Ruhigstellungszeit nach dem Unfall nicht angegeben wurde (2, 3, 10). Auch die Ergebnisse anderer Nachuntersuchungen entsprechen diesen Zahlen (5, 10, 11).

Pseudarthrosen nach Endphalanxfrakturen

Verzögerte Knochenheilungen oder Pseudarthrosenbildungen nach Frakturen der Tuberositas sind häufig. Viele Patienten sind mit diesem Zustand beschwerdefrei. Liegen die Schmerzen oder Empfindlichkeiten direkt lokalisierbar über einem nicht geheilten Fragment, kann durch Extirpation eine Verbesserung erreicht werden (1, 2, 5, 10, 11).

Persistierende Schmerzen und Berührungsempfindlichkeiten kommen auch bei Pseudarthrosen nach Schaftfrakturen vor. Eine Instabilität der Fingerkuppe kann klinisch und im Röntgenbild darstellbar sein (Abb. 5 und 6). Die Möglichkeiten zur Sanierung einer solchen Pseudarthrose wird von den verschiedenen Arbeitsgruppen unterschiedlich bewertet. Beschrieben werden Osteoynthesen mit Kirschnerdrähten, Zugschrauben, Herbert-Schrauben etc. Auch ob eine Spongiosaimplantation erfolgen soll wird unterschiedlich in der Literatur beschrieben. *Botelheiro* z.B. führte Osteosynthesen mit Zugschrauben ohne Pseudarthrosenresektion durch (1). Gemeinsam sind allen Arbeiten die guten Konsolidierungsraten (1, 3, 10, 11).

Fazit

Frakturen der Endphalanx der Finger sind häufig. Eine Fraktur- und Weichteilorientierte Therapie ist notwendig. Bestimmend für die Ergebnisse sind die Frakturlokalisation und die betroffenen umgebenden Strukturen. Radiologisch nicht befriedigende Ergebnisse und ggf. längere Rehabilitationszeiten sind nach operativen und konservativen Therapien möglich (5).

Literatur

1. Botelheiro JC (1995) Treatment of Pseudarthrosis of the Distal Phalanx with a Compression Screw. J Hand Surg 20B:618 – 619
2. Browner BD, Jupiter JB, Levine AM, Trafton PG (1992) Skeletal Trauma. Vol. 2. Saunders Company, Philadelphia, London, Toronto
3. DaCruz DJ, Slade RJ, Malone W (1988) Fractures of the Distal Phalanges. J Hand Surg 13B:350 – 352
4. Feldmeier C (1988) Verletzungen und Schäden der Hand. Zuckschwerdt, München, Bern, Wien
5. Green DP, Rowland SA (1991) Fractures and Dislocations in the Hand. in: Rockwood CA, Green DP, Bucholz RW eds. Fractures in Adults. Lippincott, Philadelphia, New York, London
6. Hoch J, Fritsch H, Frenz C (1999) Gibt es einen knöchernen Strecksehnenab- oder -ausriß? Chirurg 70:705 – 712
7. Hove LM (1993) Fractures of the Hand. Scand J Plast Reconstr Hand Surg 27:317 – 319
8. Krimmer H (1996) Strategie der Versorgung von Mikroamputationen. Handout zum Fortbildungskurs, 60. Jahrestagung der DGU
9. Laer L von (1991) Frakturen und Luxationen im Wachstumsalter. Georg Thieme, New York
10. Raine RA, Mulligan PJ (1999) Fractures of the Distal Phalanx. in: Brüser P, Gilbert A eds. Finger Bone and Joint Injuries. Martin Dunitz, London
11. Stern PJ (19) Fractures of the Metacarpals and Phalanges. In: Green DP, Hotchkiss RN eds. Operative Hand Surgery. Churchill Livingstone, New York, Edinburgh, London, Melbourne, Tokyo
12. Wulle C (1990) On the Treatment of Enchondroma. J Hand Surg 15B:320 – 330

Intramedulläre Stabilisierung kindlicher Schaftfrakturen

A. Prokop, A. Jubel, U. Hahn und K. E. Rehm

Unfall-, Hand- und Wiederherstellungschirurgie, Klinikum der Universität zu Köln, 50924 Köln
(e-mail: axel.prokop@uni-koeln.de)

Intramedullary Stabilisation of Shaft Fractures in Children

Summary. Intramedullary stabilisation (Prévot-nailing) of shaft fractures in childhood allows full weight bearing without cast. Early fracture healing is seen by respecting soft tissue around fracture and by using distal or proximal approaches. Good indications of femoral shaft osteosynthesis are recommanded in oblique- and transverse-fractures. Intramedullary stabilisation seems to be a good alternative methode instead of casting calf-shaft-fractures. An instable fracture of forearm may be treated intramedullary to avoid often observed displacement ad axim and rotation. Humural fractures primary have to be treated conservatively. Only in displaced fractures or in cases with aditional injuries an intramedullary procedure with free range of motion is recommanded.

Key words: fractures in children – TEN – Prévot-Nails – ECMES

Zusammenfassung. Die intramedulläre Schienung kindlicher Schaftfrakturen mit Prévotstiften ermöglicht eine gipsfreie funktionelle Nachbehandlung mit schmerzadaptierter Vollbelastung. Die frakturferne Einbringung der Stifte schont die anheftende Weichteile und führt zu einer schnelleren Knochenbruchheilung, als bei anderen operativen Verfahren. Eine gute Indikation besteht bei den häufigen Oberschenkelschaftquer- oder Schrägfrakturen. Bei der Unterschenkelschaftfraktur besteht eine sehr gute Alternative zur Gipsbehandlung. Die instabile Unterarmfraktur sollte ebenfalls intramedullär stabilisiert werden, um häufige Achsenfehlstellung zu vermeiden. Die Oberarmfraktur wird primär konservativ behandelt. Nur bei erheblichen Fehlstellungen oder Begleitverletzung ist zur Verbesserung der Mobilität die intramedulläre Stabilisation zu empfehlen.

Schlüsselwörter: Frakturen bei Kindern – TEN – Prévotstifte – ECMES

Einleitung

Lange Zeit wurden kindliche Frakturen als Domäne der konservativen Therapie angesehen. Ausgedehnte Immobilisationszeiten und die im Verlauf häufig beobachteten Achsen-, Rotations- und Längenfehlstellungen, die abhängig von Alter und Lokalisation nur eine begrenzte Spontankorrektur aufwiesen und nicht zuletzt die in den letzten Jahren stetig angestiegenen Krankenhauskosten haben zu einem Umdenken in der Behandlungsstrategie geführt.

Die guten Erfahrungen beim Erwachsenen mit der intramedullären Stabilisierung haben in den letzten Jahren auch in der Kindertraumatologie einen langsamen Methodenwechsel zur Folge gehabt.

Die bei der Erwachsenenbehandlung geforderte Respektierung der Biologie gilt in gleicher Weise auch für Kinder. Die Schonung der Weichteile durch möglichst geschlossene Reposition, Einrichtung von Länge und Rotation und anschliessender intramedullärer Stabilisierung führt neben einer frühen Belastbarkeit auch zu einer schnelleren Frakturheilung. So konnte Krettek bei der intramedullären Stabiliserung von Frakturen langer Röhrenknochen des Erwachsenen mit Verriegelungsmarknagelung nahezu eine Halbierung der Knochenheilungszeit bei Oberschenkelschaftfrakturen beobachten, als Smrke nach Plattenosteosynthesen (6, 12). Die gleichen Erfahrungen beschreibt Oestern bei Kindern (8).

Die im kindlichen Knochen aktiven Wachstumsfugen verbieten allerdings eine konventionelle Marknagelung vor Abschluß des Wachstums.

Die Arbeitsgruppe um den französischen Chirurgen Prévot hat in Nancy Ende der 70er Jahre daher eine intramedulläre Stabilisierungsmethode entwickelt, die abhängig von der Fraktur eine belastungsstabile intramedulläre Stabilisierung unter Schonung der Waschstumsfugen ermöglicht (9). Synonym wird das Verfahren Prévot-Schienung, Nancy-Nagelung oder ECMES (embrochage centro-medullaire elastique stable), ESIN (elastic stable intramedullary nailing) oder TEN (elastischer Titannagel) genannt.

Wir wenden diese Methode seit Anfang der 90er Jahre mit gutem Erfolg in unserer Klinik an (4).

Methode, Tipps und Tricks und eigene Ergebnisse

Die Prévotstifte sind aus Titan und elastisch verformbar. Sie werden nach leichter Vorbiegung über kleine Hautinzisionen und Eröffnung des Markraumes mit einem Bohrer oder einem Pfriem in den Markraum eingeführt. Eine gebogenen Kufe an der Spitze verhindert eine Perforation des Knochens und erlaubt die intramedulläre Manipulation der Richtung unter Bildwandlerkontrolle. Die Stifte sollten so dimensioniert sein, dass der Durchmesser einem Drittel des dünnsten Markraumquerschnittes entspricht. Dies sollte vorher unter Durchleuchtung geprüft werden.

Zwei gegenseitig meist medial und lateral eingeführte Stifte führen zu einer Dreipunktabstützung im Markraum. Der erste Stützpunkt liegt dabei an der Eintrittsstelle in den Knochen, der zweite möglichst langstreckig auf Höhe der Fraktur an der Gegenkortikalis und der dritte im spongiösen Markraum jenseits der Fraktur vor der Epiphysenfuge an der Seite, von der der Stift eingebracht wurde.

Je nach Lokalisation ergeben sich verschieden Eintrittspunkte für die Stifte.

Am häufigsten werden Frakturen der unteren Extremität intramedullär stabilisiert.

Die Kinder werden auf einem röntgendurchlässigen OP-Tisch gelagert und die Gonaden geschützt. Am Oberschenkel werden die Stifte aufsteigend eingebracht. Die Insertionsstellen in den Knochen liegen auf Höhe des Patellaroberrandes streng medial und lateral. Die entsprechenden Hautinzisionen liegen etwas distaler, um Druckstellen beim steilen Einbringen der Stifte zu verhindern.

Der Knochen kann mit einem 2,5 mm Bohrer unikortikal eröffnet werden, der dann nach Perforation langsam abgeflacht wird, um den Stift möglichst flach einbringen zu können, so dass er nicht direkt an der Gegenkortikalis festläuft.

Wir haben für diesen Vorgang zwei verschieden gebogene Pfrieme entwickelt, die diesen Vorgang sehr erleichtern.

Es empfiehlt sich mit zuerst einen in einem T-Handgriff eingespannten Stift die Fraktur zu überschreiten und dann den zweiten Stift vorzubringen. Der zweite Stift verbessert selber die Reposition und minimiert ein mögliches verhaken der Stifte. Dann sollten die Stifte abwechselnd unter leicht drehenden Bewegungen bis vor die proximalen Femurepiphysenfugen vorgeschoben werden. Ein oft noch vorhandenen Periostschlauch kann die Reposition erleichtern, die bei gebeugtem Knie und unter Zug erfolgt. In schwierigen Fällen kann ein kleiner Hilfsschnitt zur Reposition lateral über der Fraktur notwendig werden.

Den besten Halt findet der von distal lateral eingebrachte Stifte vor der Fuge des Trochanter majors und der von distal medial eingebrachte Stift im Schenkelhals vor der Kopfepiphyse. Die Reposition und Lage der Stifte muß radiologisch in zwei Ebenen überprüft werden. Am Unterschenkel liegen die Insertionspunkte anteromedial und lateral des Ansatz der Tuberositas Tibiae. Die Stifte werden hier absteigend bis vor die distale Tibiaepiphyse vorgeschoben und so gedreht das sie sich distal nach medial und lateral y-artig aufspreizen.

Die Reposition ist hier wegen der fehlenden starken Muskelzüge meist einfach.

Bei proximalen Unterschenkelfrakturen ist es auch möglich die Stifte aufsteigend von distal nach proximal vorzubringen.

Bei instabilen Oberarmschaftfrakturen können die Stifte sowohl aufsteigend als auch absteigend eingebracht werden. Bei absteigender Schienung empfiehlt sich der Ansatz der Deltoideusmuskulatur lateral am proximalen Oberarm mindestens 4 cm unterhalb der Kopfkalottenspitze, um den N. axilaris sicher zu schonen. Es sollten zwei Stifte über mindesten 2 cm versetzte Bohrlöcher eingebracht werden, um nicht Frakturen am Insertionspunkt zu verursachen. Bei proximalen Frakturen ist auch eine aufsteigende Schienung über zwei suprakondyläre radial versetzte Bohrlöcher oder über radial und ulnare Zugänge möglich. Die ulnare Inzision soll dabei lang genug sein, um gegebenenfalls der N. ulnaris darzustellen.

Bei nicht retenierbaren Unterarmfrakturen wird der Radius aufsteigend und die Ulnar absteigend geschient. Die mehrfache Verspanung durch abwechselnde Abstützung an den Kortikales reicht sowohl im dünnen Radius, als auch in der Ulnar aus, um mit nur jeweils einem Stift pro Knochen eine übungsstabile gipsfreie Nachbehandlung zu gewährleisten. Bei Repostionsproblemen kann es notwendig ein bereits positionierten Stift wieder zurückzuziehen, um den zwiten Knochen zu stabilisieren.

Die Stiftenden sollten 5 mm ausserhalb des Knochens abgeschnitten werden und können ggfs. mit einem speziellen Stössel etwas im Knochen versenkt werden.

Frühzeitig nach Knochenheilung bzw. nach 3 – 6 Monaten (bei älteren Kindern innerhalb des ersten Jahres) sollte die Metallentfernung erfolgen. Die Titanstifte sind nach dieser Zeit nur mit großer Mühe und zum Teil erheblicher Kraftanstrengung zu entfernen. Hier hat sich eine arretierbare Zange bewährt, mit der abgebrochene Schrauben entfernt werden können. Wir haben eine Modifikation angeregt, an dieser Zange einen Dorn zu installieren gegen den auch Hammerschläge geführt werden können (TEN®-Instrumentarium, Fa. Synthes, Bochum).

Am Beispiel der kindlichen Oberschenkelfraktur sollen unsere Erfahrungen mit der intramedullären Schienung dargestellt werden.

Von Januar 1997 bis Dezember 2001 wurden 38 Kinder mit Oberschenkelschaftfrakturen behandelt. Es handelte sich um 32 Jungen und 6 Mädchen. Das Durchschnittsalter betrug 6 Jahre (14 Monate – 13 Jahre). Zehn Kinder waren polytraumatisiert mit einem ISS über 19 Punkte, acht weitere wiesen neben der Oberschenkelfraktur weitere Verletzungen auf. In einem Fall bestand eine erstgradig offene Fraktur. Viermal bestand eine subtrochantäre Fraktur. Bei den Schaftfrakturen handelte es sich um Quer- und Schrägfrakturen. Dreimal bestand eine Spiralfraktur und viermal ein Biegungskeil. Zweimal wurden Etagenmehrfragmentfrakturen behandelt. Sieben verschiedene Operateure nahmen die Eingriffe vor.

Postoperativ wurden alle Kinder funktionell nachbehandelt. Der Zeitpunkt bis zur Vollbelastung betrug im Mittel 5 Tage (1 – 25 Tage). Die Liegezeit im Krankenhaus bei den nicht polytraumatisierten Kindern betrug im Mittel 6 Tage. In einem Fall kam es während der Nachbeobachtungszeit zur Sinterung bei einer Spiralfraktur (Telescoping) mit Längenverlust. Einmal dislozierte ein nach zu weit eingetriebener Nagel nach proximal, so dass eine operative Neuplazierung erfolgen musste und einmal konnte bei einer Mehretagenfraktur zwar die proximale Fraktur sehr gut reponiert werden, an der distalen Fraktur bestand jedoch eine unzureichende Reposition mit Rekurvationsfehlstellung von 15°, die revidiert wurde. Hier wurden die Stifte innerhalb der ersten Woche entfernt und eine winkelstabile LC-Plattenosteosynthese ausgeführt. In vier Fällen klagten die Kinder über Weichteilirritation an der Stifteinschlagstelle.

Die Metallentfernungen erfolgten bei den Kindern nach 10 Wochen bis 16 Monaten.

Nach 4 – 37 Monaten wurden alle Kinder durch Dr. Jubel nachuntersucht. Dabei wurden keine Achs- und Rotationsfehler festgestellt. Knie- und Hüftgelenksbeweglichlichkeit waren frei.

Zweimal kam es zu Narbenkeloiden. In 12 Fällen bestanden Beinlängendifferenzen. In einem Fall war zu einer Verkürzung von 0,5 cm gekommen und elfmal zu Verlängerungen im Mittel von 0,6 cm (0,5 – 1,0 cm). In allen Fällen waren die Kinder und vor allem die Eltern mit dem erreichten Ergebnis sehr zufrieden.

Overhead-Extensionen und Behandlungen auf dem Weberbock erfolgten seit Einführung der Prévotstifte nicht mehr.

Diskussion

Die guten Ergebnisse der intramedullären Schienung bei Oberschenkelfrakturen haben langwierige und die Kinder ans Bett fesselnde konservative Therapien, wie den Weber Bock oder die Overheadextension, abgelöst. Kinder die bereits laufen können, profitieren von der postoperativ erreichbaren Mobilität und der möglichen Vollbelastung und können bereits wenige Tage nach der Operation wieder nach Hause entlassen werden. Die Krankenhausliegezeit und damit die Kosten können so erheblich minimiert werden, was insbesondere nach Einführung der DRG's von Bedeutung auch für den Krankenhausträger wird.

Wir empfehlen daher im Vergleich zu anderen Autoren, die Altersgrenze zur Operation nicht bei 4 Jahren (4) oder bei 5 Jahren (1, 2) festzusetzen, sondern großzügig auch Kinder mit 1,5 und 2 Jahren zu operieren.

Die Vorteile einer intramedulläre Schienung, die bereits bewiesener Massen beim Erwachsenen bekannt sind (6), gelten in gleicher Weise auch beim Kind. Über kleine Zugänge fern ab der Fraktur unter Schonung der Weichteile kann die Fraktur durch die Prévotstifte belastungsstabil fixiert. Oestern konnte bei einer Literaturübersicht zeigen, dass die knöcherne Heilung von kindlichen Oberschenkelfrakturen nach intramedullärer Schienung nur 4 – 6 Wochen dauerte, während dies bei einer Plattenosteosynthese erst nach 8 Wochen und beim Fixateur externe, bedingt durch den großen Abstand vom Knochen und die hohe relative Beweglichkeit in der Fraktur, sogar erst nach 8 – 10 Wochen vollzogen ist (8).

Zusätzlich geht der Fixateur externe mit einer hohen Rate an Pintraktinfektionen von 20 – 80% einher.

Die Plattenosteosynthese erfordert eine Freilegung der Fraktur und damit immer die iatrogene Ablösung anheftender Weichteile, die gerade für die Frakturheilung von entscheidender Bedeutung ist. Sie erlaubt postoperativ keine Belastungsstabilität und muß bis zu Knochenheilung ent- oder teilbelastet werden. Kosmetisch störende Narben verbleiben.

Dagegen lassen sich die bei Kindern häufigen Quer- und Schrägfrakturen einfach und sicher intramedullär stabilisieren. Bei langen Spiralfrakturen lässt sich nicht die erforderliche langstreckige intramedulläre Abstützung erreichen, so dass bei solchen Frakturen zur Vermeidung der Sinterung und Rotation (Telescoping) ein passager angebrachter kurzer Fixateur externe für drei Wochen ergänzt werden kann (2).

Auch die Mehretagenfrakturen lassen sich nur schwierig intramedullär stabiliseren. Wir haben in einem solchen Fall mit einer fortbestehenden Fehlstellung ein Verfahrenswechsel zur Plattenosteosynthese durchführen müssen. Trümmerfrakturen oder höhergradig offene Frakturen sind die Domäne des Fixateur externe.

Nachteilig bei der intramedullären Technik sind die langen intraoperativen Durchleuchtungszeiten von zum Teil berichtet über 5 Minuten (10).

Es sollte daher immer auf eine ausreichende Schutzabdeckung des Kindern mit Röntgenschürze und einem Gonadenschutz geachtet werden. Wir haben die Durchleuchtungszeiten erheblich durch Sequenzschaltung herabsetzen können. Mit zunehmender Erfahrung des Operateurs minimiert sich auch die intraoperative Durchleuchtungszeit, die insbesondere bei der Reposition anfällt. Dem Erfahrenen gelingt die Auffädelung des distalen Fragmentes oft durch tasten mit der etwas vorgeschobenen gebogenen Kufe des Stiftes. Die in der Literatur publizierte Empfehlung bei Durchleuchtungszeiten von über 5 Minuten auf ein offenes Verfahren umzuschwenken (10), lässt sich unserer Erfahrung bedingt bestätigen. Wir empfehlen nach mehrmaliger frustaner Auffädelung einen kleinen Hilfsschnitt über der Fraktur anzulegen und ggfs einen Einzinkerhaken als Repositionshilfe einzuführen. So konnte ein Verfahrenswechsel in allen Fällen vermieden werden und die Durchleuchtungszeiten erheblich reduziert werden. Die 5 Minutengrenzen wurde so im eigenen Patientenkollektiv nie erreicht.

Bei Unterschenkelfrakturen sollte die intramedulläre Schienung bei instabilen Frakturen (unzureichende Reposition, fehlende Abstützung z.B. bei Querfrakturen, verbleibende Varus- oder Valgusfehlstellungen) eingesetzt werden. Stabile Frakturen werden heutzutage in der Literatur noch überwiegend im Oberschenkelgips und im Brace über insgesamt 6 – 12 Wochen behandelt (2, 10). Bei Mehrfachverletzten bietet sich die intramedulläre Stabilisierung zur gipsfreien, belastungsstabilen Nachbehandlung an. Die guten Ergebnisse mit den Prévotstiften lassen in den nächsten Jahren eine großzügigere Indikationsstellung erwarten.

Die Oberarmfraktur ist nach wie vor eine Domäne der konservativen Therapie mit kurzfristiger Ruhigstellung im Desault- oder Gilchristverband über 2 – 3 Wochen bzw. einer funktionellen Behandlung im Samiento-Brace. Lediglich vollständig dislozierte Frakturen und fortbestehende Achsabweichungen über 15° sollten korrigiert werden. In diesen Fällen sollte die intramedulläre Schienung erfolgen (Dietz, 2002). Dann muß je nach gewähltem Insertionspunkt besonders auf die Schonung des N. axilaris, N. ulnaris und N. radials geachtet werden.

Nicht dislozierte Unterarmfrakturen werden im Oberarmgips versorgt. Ist eine Reposition in Narkose nötig, sollte bei fehlender Retinierbarkeit sofort in gleicher Sitzung ein intramedulläre Schienung ausgeführt werden. Ist der Operateur über die erreichte Stabilität der Reposition im Zweifel, besteht ebenfalls die Indikation zur intramedullären Stabilisierung (2, 3, 5). Schmittenbrecher berichtete über eine Nachrepostionsrate bei konservativ behandelten Unterarmfrakturen von 57% und Verfahrenswechsel in 77% (11). Fortbestehende Achsabweichungen in Schaftmitte zwischen 5 - 30° führen experimentell überprüft zu Pronationseinschränkungen von 10 - 83° und Supinationsbehinderungen von 5 - 27° (8). Angesichts dieser Komplikationsraten ist ein ausschließlich konservatives Verfahren bei den Unterarmfrakturen heute nicht mehr gerechtfertigt und die Indiaktion zur intramedullären Stabilisierung großzügiger zu stellen (8).

Lutz von Laer fordert in seinem Buch bei der Behandlung von kindlichen Frakturen eine schnellst mögliche Wiederherstellung der 'Kindfähigkeit' durch eine rasche Wiederherstellung der Mobilität, ohne die Frakturheilung zu stören und zusätzliche Schäden zu setzen. Dabei muß ein kosmetisch und funktionell gutes Spätergebnis garantiert sein und das Ziel mit einem Minimum an Aufwand realisierbar sein (7). Mit der intramedullären Schienung steht heutzutage eine Methode zur Behandlung bei Schaftfrakturen zur Verfügung, die weichteilschonend ist, sich kleiner frakturferner kosmetisch günstiger Zugänge bedient und eine funktionelle Nachbehandlung mit frühzeitiger Vollbelastung erlaubt. Alle von Laer'schen Kriterien werden demnach erfüllt.

Literatur

1. Dietz HG, Schmittenbacher PP, Illing P (1997) Intramedulläre Osteosynthese im Wachstumsalter. Urban & Schwarzenberg, München Wien Baltimore, 1. Auflage
2. Dietz HG, Kindlicher Frakturen langer Röhrenknochen. Med. Review 1:16 – 17, 2002
3. Hahn MP, Richter D, Muhr G, Ostermann PAW (1997), Kindliche Unterarmfrakturen. Diagnostik, Therapie und Komplikationsmöglichkeiten. Unfallchirurg 100:760 – 769

4. Keller HW, Huber R, Rehm KE (1993) Die intramedulläre Schienung von Frakturen im Wachstumsalter mit einem neuen Implantat. Chirurg 64: 180 – 184,5. Klohs G, Wöllenweber H, Finke R (2000) Behandlung von Frakturen der oberen Extremität im Kindesalter, Trauma Berufskrankh. 2: 320 – 326
5. Klohs G, Wöllenweber H, Finke R (2000) Behandlung von Frakturen der oberen Extremität im Kindesalter. Trauma Berufskrankh. 2: 320 – 326
6. Krettek C (1997) Neue Entwicklungen bei der Stabilisierung dia- und metaphysärer Frakturen der langen Röhrenknochen. Orthopäde 26: 408 – 421
7. v. Laer L (2001) Frakturen und Luxationen im Wachstumsalter. Georg Thieme, Stuttgart New York, 4. Auflage
8. Oestern HJ, Rieger G, Jansen T (2000) Intramedulläre Osteosynthesen beim Kind. Unfallchirurg 103: 2 – 11
9. Prévot J, Lascombes P, Ligier JN (1993 – 1994) L'ÉCMES comme procédure d'osteosynthese des fractures des membres chez l'enfant. Principe, application sur le fémur. A propos de 250 fractures suivies depuis 1979. Chirurgie 119: 473 – 476
10. Schlickewei W, Huber-Lang M, Friedel HP (1999) Gibt es neue Behandlungserkenntnisse bei Frakturen der unteren Extremität im Kindesalter? Trauma Berufskrankh. 1: Suppl. 1, 80 – 87
11. Schmittenbrecher PP, Dietz HG, Uhl S (1991) Spätergebnisse bei kindlichen Unterarmbrüchen. Unfallchirurg 94: 186 – 190
12. Smrke D, Princic J (2000) Platten- und Schraubenosteosynthese bei Femurfrakturen. Retrospektive Studie von 500 Femurschaftfrakturen. Unfallchirurg 103: 110 – 114

Die konservative Behandlung der Metacarpalfraktur

A. Prokop, H.-J. Helling, S. Kulus und K. E. Rehm

Unfall-, Hand- und Wiederherstellungschirurgie, Klinikum der Universität zu Köln, 50924 Köln
(e-mail: axel.prokop@uni-koeln.de)

Conservative Treatment of Metacarpale Fracture

Summary. Conservative treatment of meatacarpale fracture is recommanded if there are no joint displacement, rotation failures, displacement over 30° ad axim and shortening over 5 mm. Operative procedures should be done in open fractures and serial of fractures of metacarpale bones. Early functionally treatment should be done in stable, not displaced fractures. Cast can be used only for a short time in full extended position of fingers and flexion in metacarpo-phalangeal joint in 60 – 90°. Twin-tapes after reduction of edema allowed free range of motion by fixed rotation. Closed reduction of displaced fractures of fifth metacarpal bone (boxer's fracture) isn't successful. Cases with displacement over 30° may be operativly treated by intramedullary stabilisation.

Key words: Metacarpale fracture – conservative treatment – retrospective trial

Zusammenfassung. Mittelhandfrakturen werden primär konservativ behandelt, wenn keine Gelenkstufen, Achsabweichungen über 30°, Rotationsfehlstellungen, Verkürzungen von über 5 mm, Serienfrakturen oder offene Frakturen bestehen. Stabile nicht dislozierte Frakturen sollten frühfunktionell behandelt werden. Sehr kurz können Gipsschienen in Streckstellung der Finger und 60 – 90° Beugung im Metacarpophalangealgelenk eingesetzt werden. Twin-Tapes nach Abschwellung für 3 – 4 Wochen verhindern eine Rotationsfehlstellung und ermöglichen eine freie Beweglichkeit. Repositionen von den am häufigsten beobachteten subcapitalen Boxerfrakturen am 5. Mittelhandknochen führen nicht zu einem befriedigendem Ergebnis. Bei Abknickungen über 30° sollte eine übungsstabile intramedulläre Schienung erfolgen.

Schlüsselwörter: Mittelhandfrakturen – konservative Therapie – retrospektive Studie

Einleitung

Die Mittelhand- und Phalangenfrakturen sind die häufigsten Frakturen des Menschen und machen ca. 10% aller Frakturen aus. Bei einem Drittel dieser Brüche handelt es ich um Mittelhandfrakturen (10). Meistens sind junge Leute betroffen, so dass eine völlige Wiederherstellung der Funktion anzustreben ist.

Wenn man die Literatur bezüglich der Behandlung von Mittelhandbrüchen durchforstet, so wird man über 2 Dutzend verschiedene Empfehlungen finden (9).

Soll man nun konservativ im Gips oder funktionell behandeln, reponieren oder nicht reponieren, oder ist die Operation die bessere Antwort und wenn ja welches Verfahren soll angewendet werden und wann werden wir gutachterlich wegen fehlerhafter Therapie belangt?

Material und Methode

Zur Beantwortung dieser Fragen haben wir eine einer Nachuntersuchung unserer Patienten und eine Analyse der Literatur durchgeführt.

Von 1989 bis 1995 haben wir 129 Patienten mit 146 Frakturen behandelt.

64 Patienten mit unkomplizierten Frakturen wurden primär konservativ durch Reposition und Ruhigstellung für 4 – 6 Wochen behandelt. Eine frühfunktionelle Therapie wurde in diesem Zeitraum noch nicht durchgeführt. 65 Patienten wurden operativ versorgt.

Eine fortbestehende Gelenkstufe, eine Achsabweichung von über 30° sowie eine Rotation von über 10° und eine Verkürzungen von über 5 mm waren für uns Indikationen zur Operation. Auch bei offenen Frakturen oder begleitenden Verletzungen sowie bei Versagen der konservativen Therapie wurde sekundär operiert.

102 Patienten konnten nach durchschnittlich 3 Jahren klinisch und radiologisch nachuntersucht werden.

Zusätzlich wurde eine Metaanalyse der von 1984 bis 1996 publizierten Literatur vorgenommen (9). Ausschnittsweise wird bei der metaanalytischen Auswertung von 1627 Patienten die Sofortmobilisation als interessante Methode bei stabilen, gering dislozierten Schaftbrüchen des 2 – 5. Strahles bewertet.

Abschließend wurden 17 Gutachten zu Mittelhandfrakturen aus den Jahren 1992 bis 1998 ausgewertet, die der Gutachterkommission für ärztliche Behandlungsfehler zur Entscheidung vorgelegt wurden (4).

Ergebnisse

Literatur

Nach einem Entscheidungsstammbaum wurde die publizierten Studien bezüglich des Studiendesign, der Patientenanzahl, des Follow up und der bei Nachuntersuchung berücksichtigten Parametern mit Punkten bewertet. Die am besten gescorten Untersuchungen zur funktionellen Behandlung werden dargestellt.

Bei einem retrospektiven Vergleich von 348 stabilen Schaftfrakturen, von denen 237 sofort mobilisiert und 111 Patienten 4 Wochen im Gips ruhig gestellt wurden, kam es in der Gruppe der sofort mobilisierten zu keinen Bewegungseinschränkungen oder Reflexdystrophien. In der Gruppe mit Ruhigstellung wurden in 10% der Fälle Bewegungsdefizite und in 3 Fällen eine Reflexdystrophie festgestellt (7).

Auch in drei weiteren prospektiv randomisierten Studien wurden 142 Patienten untersucht. Die Hälfte der Patienten wurden funktionell, die anderen Hälfte für 2 – 3 Wochen immobilisiert. Bei den sofort mobilisierten Patienten war die Beweglichkeit innerhalb des ersten Monats besser und die Arbeitsunfähigkeit kürzer. Nach 4 Wochen war der Unterschied der Gruppen nicht mehr signifikant (3, 6, 11).

94% gute und sehr gute Ergebnisse wurden bei der Sofortmobilisation bei 481 retrospektiv untersuchten Patienten mit nicht dislozierten Frakturen erreicht (1, 2, 3, 5, 6, 7).

Zusammenfassen läßt sich, daß unverschobene Brüche in der Literatur mit über 90%ige guter und sehr guter Erfolsquote frühfunktionell therapiert wurden.

Verkürzung der Immobilisationszeiten auf 3 – 4 Wochen führten zu einer signifikanten Besserung der Beweglichkeit.

Eigene Ergebnisse

Eigene Patienten

Das Durchschnittsalter der 129 Patienten betrug 34 Jahre, Männer waren häufiger betroffen als Frauen. In 62% der Fälle gingen Faustschläge dem Bruch voraus und in 36% waren Stürze die Ursache.

Der fünfte Strahl war in 54,1% und der vierte Strahl in 17,1% betroffen.

Entsprechend eines Vorschlages der deutschen AO 'Arbeitsgruppe Handosteosynthesen' (8, 10) nahmen wir eine Unterteilung in diaphysäre A-Brüche, epi- und metaphysäre B-Brüche und gelenkbeteiligende C-Brüche vor.

Mit 40% überwogen in unserem Patientengut die B-Brüche, gefolgt von den A-Brüchen (36%) und C-Brüchen (24%).

Patienten mit Gelenkstufen, Achsabweichungen über 30°, Rotation über 10°, Verkürzung über 5 mm, sowie offene oder Serienfrakturen wurden primär und beim Versagen der konservativen Therapie sekundär operiert.

64 Patienten wurden konservativ behandelt. 65 Patienten wurden durch K-Drähte, Schrauben oder Miniplatten operativ versorgt, davon die Hälfte primär und die andere Hälfte sekundär nach Versagen einer konservativen Therapie.

Proportional zur Frakturform stieg die Operationsquote. Während nur ein Drittel der A-Frakturen operiert wurde, waren es bei den C-Formen schon über zwei Drittel.

102 Patienten (80%) wurden nach durchschnittlich 36 Monaten nachuntersucht.

Die Ergebnisse wurden nach einem modifizierten Bewertungsscore beurteilt, bei dem 70 Parameter (9) überprüft wurden. Neben der subjektiven Eigenbewertung, wurden Funktion und Leistung der Hand und die Anatomie und das Röntgenbild bewertet.

Sowohl bei konservativer als auch bei primär operativer Therapie ließen sich in 86% gute und sehr gute Spätergebnisse erzielen. Erwartungsgemäß fielen die Ergebnisse nach Versagen der konservativen Therapie und einer sekundären Operation mit nur 2/3 guter Ergebnisse schlechter aus.

Bei Differenzierung nach Frakturformen konnte bei der Nachuntersuchung kein signifikanter Unterschied zwischen den primär operierten und konservativ behandelten Patienten nachgewiesen werden. Bei richtiger Operationsindikationsstellung lassen sich demnach ebenso gute Ergebnisse erzielen, wie bei der konservativen Therapie.

Wir haben als operationsentscheidend unsere oben aufgeführten Kriterien: Verkürzung, Achsen- und Rotationsfehlstellungen definiert. Beim Vergleich der Patienten, die bei der Nachuntersuchung diese definierten Fehlstellung noch aufwiesen, mit denen ohne Fehlstellungen, ergab sich ein signifikanter Unterschied beim Ergebnisscore, sowohl beim 5., als auch beim 2.–4. Strahl. Die Beseitigung dieser definierten Fehlstellungen führte somit zu besseren Ergebnissen.

Die Repositionsergebnisse dislozierter MHK 5 Frakturen waren trotz Jahss-Manöver schlecht. Lediglich 16% der Repositionen ließen sich halten und konservativ ausbehandeln. In 44% konnte sich kein befriedigendes Repositionsergebnis erzielt werden und in 40% kam es zu einer sekundären Dislokation mit Operationsnotwendigkeit.

Gutachterfälle

Die 17 Patienten waren im Durchschnitt 41,9 Jahre alt. 8 Patienten waren männlich und 9 weiblich. 8 mal war der 5. Mittelhandknochen (MHK), 4 mal der MHK IV, 2 mal der MHK I und jeweils 1 mal der MHK II bzw. MHK III betroffen. In 9 Fällen war operativ und in 8 Fällen konservativ vorgegangen worden.

In 13 Fällen wurden ärztliche Behandlungsfehler gutachterlich bestätigt. Dabei lagen 5 mal technisch unzureichende Osteosynthesen, 4 mal fehlerhaft nicht korrigierte Fehlstellungen, 2 Diagnostikfehler und 2 mal falsche Immobilisationen zugrunde. Bei den nicht korrigierten Fehlstellungen handelte es sich um nicht anatomisch reponierte Frakturen mit Gelenkbeteiligung, eine um 50° dislozierte Schaftfraktur und eine Fraktur mit Rotationsfehlstellung (4).

Diskussion

Die Therapie der 1. Wahl bei Mittelhandbrüchen ist konservativ. Frakturen mit Gelenkstufen, Achsabweichungen über 30°, Rotationen über 10° und Verkürzungen über 5 mm sollten primär operiert werden. Dann lassen sich sowohl konservativ, als auch operativ exzellente Ergebnisse erzielen. Eine weitere Verbesserung ist nur durch eine frühzeitigere Operation bei Versagen der konservativen Therapie möglich.

Auf eine Reposition bei dislozierten MHK5-Frakturen sollte verzichtet werden. Bei überschreiten der Fehlstellungen sollte sofort operiert werden. Die intramedulläre Schienung ist dann bei Schaft- und subcapitalen Quer- und Schrägfrakturen ein sehr elegantes und schonendes Verfahren.

Nach den Ergebnissen unserer Literaturanalyse haben wir stabile Frakturen (keine signifikante Dislokation uns ausreichender Abstützung bei Schräg- oder Spiralfrakturen) frühfunktionell durch kurzfristige Ruhigstellung mit Gips in Streckstellung der Finger und Beugung im Metacarpophalangealgelenk in 60 – 90° für wenige Tage bis zur Abschwellung und dann funktionell mit einem Twin-Tape für 3 – 4 Wochen zum Rotationsschutz behandelt. Die Vermeidung des Rotationsfehlers stellt dabei einen wichtiges Zielkriterium dar und sollte regelmäßig bei Fingerbeugung kontrolliert werden. Wir haben in den letzten drei Jahren 50 Patienten nach diesen Prinzipien behandelt und konnten sowohl bei den konservativ, als auch bei den operativ behandelten Patienten in 92% gute und sehr gute Ergebnisse erzielen.

Auch gutachterlich werden verbliebene Rotationsfehler, Gelenkfehlstellungen und Schaftabweichungen von 50° heutzutage als fehlerhaft bewertet.

Literatur

1. Arafa M, Haines J, Noble J, Carden D (1986), Immediate mobilization of fractures of the neck of the fifth metacarpal. Injury 17: 277 – 278
2. Ford DJ, Ali MS, Steel WM (1989) Fractures of the fifth metacarpal neck: Is reduction or immobilisation necessary? J. Hand Surg. 14 B: 165 – 167
3. Konradsen L, Nielsen PT, Albrecht-Beste E (1990) Functional treatment of metacarpal fractures. 100 randomized cases with or without fixation. Acta-Orthop-Scand. 61: 531 – 534
4. Kulus S, Prokop A, Rehm KE, Weber B (2001) Behandlungsfehler bei Mittelhandfrakturen. Eine Analyse der Gutachten der 'Kommission für ärztliche Behandlungsfehler' der Ärztekammer Nordrhein. Orthopäde 30: 395 – 400
5. Mc Kerrell J, Bowen V, Johnston G, Zondervan J (1987) Boxer's Fractures – Conservative or operative Management? J. Trauma 27: 486 – 490
6. Mc Mahon PJ, Woods DA, Burge PD (1994) Initial treatment of closed metacarpal fractures. A controlled comparison of compression glove and splintage. J. Hand Surg. 19 B: 597 – 600
7. Moutet F, Frere G (1987) Les fractures des metacarpiens. Ann.Chir. Main. 6: 5 – 14
8. Petracic B, Siebert H (1995) Klassifikation der Handskelettfrakturen nach Prinzipien der AO. Faltblatt der AO, Synthes Bochum
9. Prokop A, Kulus S, Helling HJ, Rehm KE (1999) Gibt es Richtlinien zur Behandlung von Mittelhandfrakturen? Eigene Ergebnisse und eine Literaturübersicht der letzten 12 Jahre. Unfallchirurg 102: 50 – 58
10. Schaefer M, Siebert HR (2000) Finger- und Mittelhandfrakturen. Operative und nicht operative Behandlungsverfahren, Teil I. Unfallchirurg 103: 482 – 494
11. Viegas SF, Tencer A, Woodard P, Williams CR (1987) Functional bracing of fractures of the second through fifth metacarpals. J. Hand. Surg 12 A: 139 – 143

Interdisziplinäre Unfallchir.-Chir.-Ortho. (Handwurzelverletzungen)

Die Lunatum-Nekrose – was ist an ambulanten Operationen möglich?

W. Förster und A. Kerres

Chirurgische Gemeinschaftspraxis, Peiner Straße 2, 30519 Hannover

The Lunatum Necrose

Summary. The author has been operating on cases of lunatum necrose using all usual operating methods, excluding attached vessel pisiforme transfer, increasingly over the past 9 years without an overnight stay in hospital being necessary for patients. Depending on the quality of the structure, we have not experienced any disadvantages in comparison to hospitalised patients. Regarding funding: The costs of these operations are covered and are justifiable in combination with additional hand operations within the outpatients department.

Zusammenfassung. Der Verfasser operiert seit 9 Jahren zunehmend ambulant bei Lunatumnekrose sämtliche gängigen Operationsmethoden mit Ausnahme gefäßgestielter Pisiformetransfere. Bei gegebener Strukturqualität ergeben sich für den Patienten keine Nachteile gegenüber stationärer Behandlung. Abrechnungstechnisch sind die Eingriffe kostendeckend und bei einer Mischkalkulation mit anderen handchirurgischen Eingriffen vertretbar.

Dieses Referat ist keine wissenschaftliche Abhandlung der Lunatum-Nekrose, auch keine retrospektive Studie. Ich möchte Ihnen lediglich aufzeigen, was hierbei ambulant möglich ist.

Ich beschränke mich auf die Darstellung der Stadien-Einteilung und die Auflistung der bekannten chirurgischen Maßnahmen.

Bewährt hat sich die Einteilung nach DECOULX, der die veränderte Form des Lunatums beschreibt.

I. Stadium:

Im Röntgenbild Verdichtung, Sklerose, Kalksalzerhöhung bei normaler Form

II. Stadium:

Aufhellungszonen alternierend mit Sklerosen und Osteolysen, beginnende Formveränderung.

III. Stadium:

Formveränderung, Zusammensintern, Frakturen

IV. Stadium:

Auftreten von Arthrose der Nachbargelenke.

Operativ kann man im Stadium I und II

1. eine Niveau-Operation durchführen, z.B. die Radiusverkürzung
2. eine Spongiosaplombe ins Lunatum einbringen
3. das Pisiforme gefäßgestielt ins Lunatum transponieren
4. in Kombination mit 1 – 3 oder als Einzelmaßnahme das STT-Gelenk arthrodesieren

Im Stadium III

5. die Resektion des Lunatums vornehmen, ggfs. die Lücke mit einer Sehnenschlinge auffüllen
6. eine Titan-Prothese implantieren

5. und 6. jeweils in Kombination mit der STT-Arthrodese

7. intrakarpal teilarthrodesieren, z.B. zwischen Scaphoid, Capitatum und Triquetrum

Im Stadium IV

8. die proximale Handwurzelreihe resezieren oder
9. eine komplette Handgelenkarthrodese vornehmen
10. die Denervation nach Wilhelm als alleinige Palliativ-Maßnahme oder als flankierende Maßnahme zu den Punkten 1 – 9.

Zum eigentlichen Thema:

Wann darf man diese Eingriffe ambulant durchführen? Voraussetzung ist eine hohe Strukturqualität: Vorbereitungsräume, OP's, Steri-Einheit, Aufwachräume müssen in etwa Krankenhaus-Standard erfüllen, ebenso die instrumentelle Ausstattung des Chirurgen und Anästhesisten. Die lückenlose Nachsorge muß garantiert sein, das Wichtigste aber ist die fundierte Ausbildung von Operateur, Anästhesist und Personal.

Dieser Punkt leitet über in die Prozess-Qualität, in der keine Abstriche möglich sind, weil sie überlebenswichtig ist für Patient und Arzt. Der Gesamteindruck der Räumlichkeiten, die Zuwendung der Mitarbeiter, der reibungslos organisierte Ablauf und die Kompetenz der Behandlung bestimmen die Ergebnisqualität.

Im Mittelpunkt steht natürlich das Patientengut: Überwiegend haben wir es mit sonst gesunden Menschen im 3.–6. Dezennium zu tun, so daß anästhesiologische Risikofaktoren meist entfallen. Andererseits muß die Persönlichkeitsstruktur stimmen, die Compliance muß von Arzt und Patient eingeschätzt werden, sie ist nicht festlegbar.

Die chirurgische Nachsorge besteht nach Verlassen des Aufwachraumes in der Mitgabe einer ausreichenden Menge Resorptiva und Analgetika, wir bevorzugen das Zyclox II-Präparat Sympal sowie Paracetamol mit Codein, der Vergabe eines Verbandwechseltermins am nächsten Tag, in einem abendlichen Telefonat mit dem Patienten.

Für alle Fälle wird auf die eigene Erreichbarkeit oder einer assoziierten Einrichtung, z.B. eines diensthabenden niedergelassenen Chirurgen, eines Krankenhauses oder Belegkrankenhauses oder eines versierten Hausarztes hingewiesen.

Stimmen alle diese Punkte, kann es losgehen.

Neben belegärztlichen stationären Eingriffen habe ich seit 1993 in den Räumlichkeiten meines Anästhesisten ambulant bei Lunatum-Nekrose folgende Eingriffe vorgenommen:

1. die Wilhelm'sche Denervation, Zeitaufwand 15 - 20 Minuten, n = 8
2. die Radiusverkürzungsosteotomie mit Teildenervation, Zeitaufwand 50 - 60 Minuten, n = 17
3. die STT-Arthrodese mit Spongiosa und/oder Span vom Becken, Zeitaufwand 40 Minuten, n = 3
4. die Resektion des Lunatums ohne Auffüllung mit STT-Arthrodese und Denervation: 1 Stunde, n = 1
5. Die Handgelenkarthrodese mit Spongiosa vom Becken und Teildenervierung, Zeitaufwand 70 - 90 Minuten, n = 5
6. Die STT-Arthrodese in Kombination mit der Radiusverkürzung, Zeitaufwand 90 Minuten, n = 1

Das operativ technische Vorgehen ist standardisiert und teilweise weiterentwickelt.

Die Anästhesie besteht praktisch ausschließlich in einer Regionalanästhesie, ausgenommen der Patient besteht unverrückbar und unter Inkaufnahme des höheren Risikos auf einer Vollnarkose.

Eingriffe bis zu einer Stunde werden in axillärer Plexusanästhesie mit 1%ig Mepivacain + 1 mval Natrium-Bicarbonat pro 10 ml ohne Neurostimulation mit einer immobilen stumpfen Nadel durchgeführt.

Eingriffe über eine Stunde in modifizierter infraclaviculärer Plexusanästhesie mit Elektrostimulation und Mepicavain 1%ig bzw. Ropivacain 0.75%ig wegen der erheblich besseren Toleranz der Oberarmblutsperre.

Bei erforderlich werdender Spongiosentnahme vom Beckenkamm wird hier eine Lokalanästhesie mit Carbostesin 0.375% mit Adrenalin (Cave: Höchstmengen) durchgeführt, ggf. eine systematische Analgesie mit Alfentanil (Rapifen), ggf. Kurzhypnodikum (Disoprivan) in niedriger Dosierung. Immer läuft eine Pulsoxymetrie.

Als Begleitmedikation kann Midazolam bei einer Stressreaktion des Patienten, oder auf dessen ausdrücklichen Wunsch verabreicht werden. Dieses Mittel ersetzt jedoch keine suffiziente Regionalanästhesie.

Bei geringen Schmerzen, die aufgrund einer nicht 100%igen Regionalanästhesie auftreten, kann Alfentanil meist lediglich als einmalige Dosis verabreicht werden. Ansonsten sollte, gerade bei Risikopatienten, die Indikation zur Vollnarkose gestellt werden!

Ich möchte jetzt ein Resummé ziehen:

Alle in der Literatur vorhandenen und angewendeten Methoden, vielleicht mit Ausnahme freier Knochentransplantate mit Gefäßanschluß oder gefäßgestielter Knochentranspositionen, sind bei Nichtvorliegen von Kontraindikationen ambulant durchführbar.

Lohnen sie sich?

Was kommt dabei abrechnungstechnisch heraus?

Ich rechne ‚zeitlich ohne Zusammenhang' selbständige Leistungen unter der Diagnose Lunatum-Nekrose, Synovialitis, Reizzustand des Handgelenkes ab. Hierbei komme ich bei

1. der Denervation auf 2.300 Pkt., bei ständig wechselndem Punkt-Wert bei EBM 124 Euro, bei GOÄ 400 Euro
2. STT-Arthordese 5.600 Punkte, EBM 195 Euro, GOÄ 800 Euro
3. Radiusverkürzung 5.600 Punkte, EBM 240 Euro, GOÄ 800 Euro
4. Handgelenksarthrodese EBM 240 Euro, GOÄ 800 Euro
5. Vergleichsweise die zehnminütige Karpaltunnelspaltung 240 Euro bzw. 480 Euro

Die Materialkosten für Titan-Schrauben und Platten, Nahtmaterial und Fixierung übernimmt bisher klaglos das Abrechnungszentrum Hünxe. Bei Privatpatienten und BG-Patienten gleicht die entsprechende Versicherung aus.

Für die Anästhesie:

EBM	30 Minuen:	127 Euro
	60 Minuten:	152 Euro
	90 Minuten:	182 Euro
GOÄ	60 Minuten:	260 Euro
	120 Minuten:	340 Euro

Für einen Knochenfreak in der Chirurgie und einem Perfektionisten in der Anästhesie bringen die Operationen Spaß und sind Highlights unter dem Einerlei von Dupuytren, Karpaltunneln und Epikondylitiden. Es lohnt sich also.

Batch number: 10683525

Printed by Printforce, the Netherlands

Deutsche Gesellschaft für Chirurgie

Kongressband 2002

Redigiert von W. Hartel

Springer-Verlag Berlin Heidelberg GmbH

Digitale Revolution in der Chirurgie

119. Kongress der Deutschen Gesellschaft für Chirurgie
7.–10. Mai 2002, Berlin

Präsident: J. R. Siewert
Redigiert von W. Hartel

Mit 120 Abbildungen und 130 Tabellen

Springer

Ab Band 120 Kongreßorgan der Deutschen Gesellschaft für Chirurgie. „Archiv für klinische Chirurgie" begründet 1860 von B. v. Langenbeck. Herausgegeben von Th. Billroth, E. Gurit, E. v. Bergmann, W. Körte, A. v. Eiselsberg, A. Bier, F. Sauerbruch, E. Payr, A. Borchard, O. Nordmann u. a. Bis Band 117 (1921) Berlin, A. Hirschwald, ab Band 118 Berlin, Springer.

Seit 1948 (Band 207/260) unter dem Titel „Langenbecks Archiv für klinische Chirurgie" vereinigt mit: Deutsche Zeitschrift für Chirurgie. Begründet 1872 von A. v. Bardeleben, W. Baum u. a. Herausgegeben von H. v. Haberer und F. Sauerbruch. Bis Band 254 Leipzig-Berlin, F. C. W. Vogel, ab Band 255 (1941) Berlin, Springer.

Ab Band 324 (1969) unter dem Titel „Langenbecks Archiv für Chirurgie".

Ab Band 338 (1975) vereinigt mit Bruns' Beiträge für Klinische Chirurgie. München, Urban & Schwarzenberg.

Professor Dr. J. R. Siewert
Präsident der Deutschen Gesellschaft für Chirurgie 2001/2002
Direktor der Chirurgischen Klinik der TU München
Ismaninger Strasse 22, 81675 München

Professor Dr. W. Hartel
Generalsekretär der Deutschen Gesellschaft für Chirurgie
Steinhölzle 16, 89198 Westerstetten-Vorderdenkental

Unter redaktioneller Mitarbeit von Frau Dr. R. Nowoiski
Geschäftsstelle der Deutschen Gesellschaft für Chirurgie, Berlin

ISBN 978-3-540-44330-8 ISBN 978-3-642-55715-6 (eBook)
DOI 10.1007/978-3-642-55715-6

Bibliographische Information Der Deutschen Bibliothek
Die Deutsche Bibliothek verzeichnet diese Publikation in der Deutschen Nationalbibliografie; detaillierte bibliographische Daten sind im Internet über <http://dnb.ddb.de> abrufbar.

Springer-Verlag Berlin Heidelberg New York
ein Unternehmen der BertelsmannSpringer Science + Business Media GmbH
http://www.springer.de/medizin

Ursprünglich erschienen bei Springer-Verlag Berlin Heidelberg New York 2002
Softcover reprint of the hardcover 1st edition 2002

Herstellung: PRO EDIT GmbH, 69126 Heidelberg
Satz, Druck- und Bindearbeiten: K. Triltsch, Print und digitale Medien GmbH, 97199 Ochsenfurt
Gedruckt auf säurefreiem Papier 24/3160 hs 543210

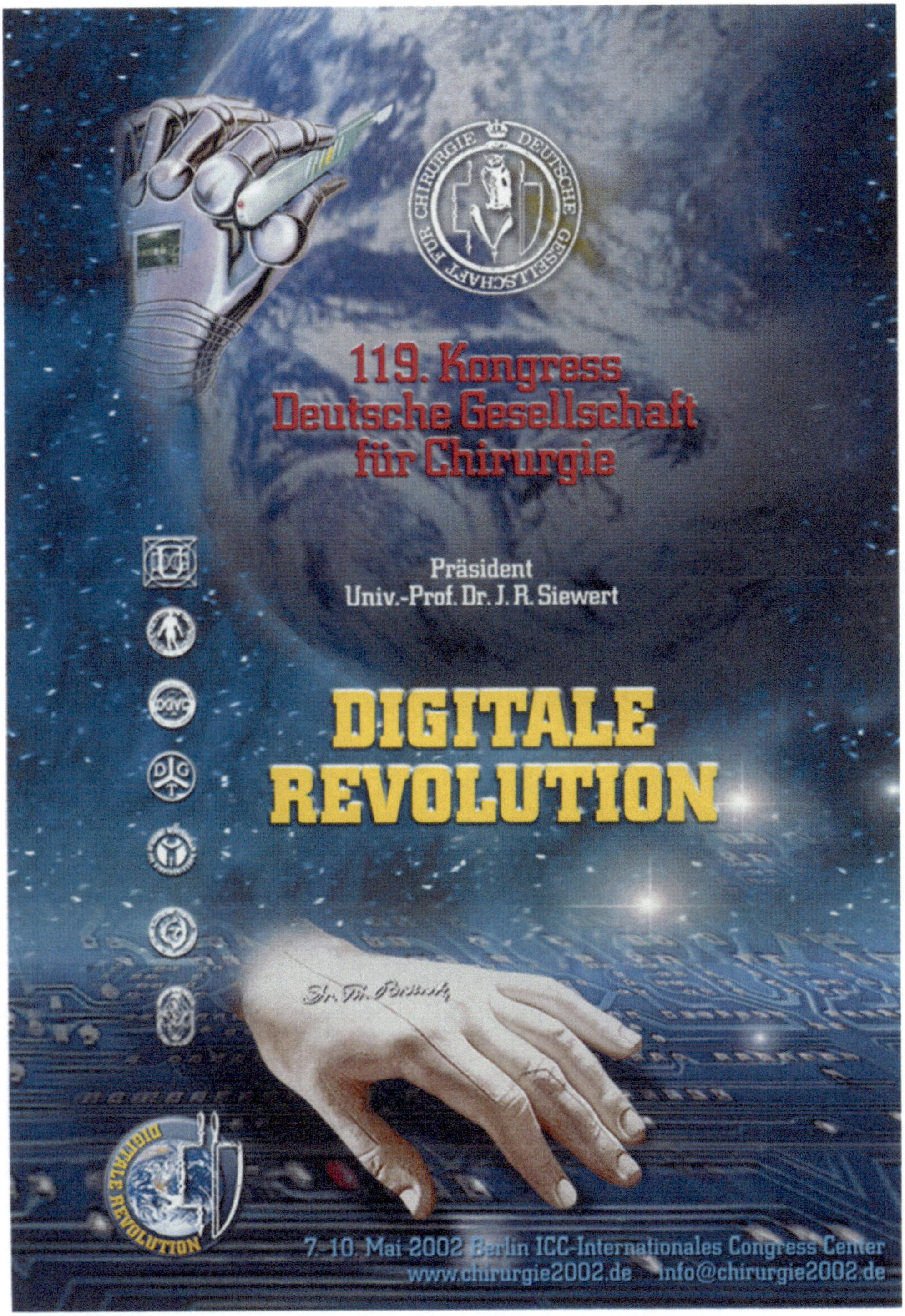
CHIRURGIE DEUTSCHE GESELLSCHAFT FÜR
119. Kongress
Deutsche Gesellschaft
für Chirurgie
Präsident
Univ.-Prof. Dr. J. R. Siewert
DIGITALE
REVOLUTION
DIGITALE REVOLUTION
7.-10. Mai 2002 Berlin ICC-Internationales Congress Center
www.chirurgie2002.de info@chirurgie2002.de

Inhaltsübersicht

Inhaltsverzeichnis	IX
Verzeichnis der Erstautoren	LXXXVII
Begrüßungsansprachen, Totenehrung, Eröffnungsanspache, Ehrungen und Preise, Mitgliederversammlung I und II	1
Festvorträge	29
Viszeralchirurgie	45
Weichteilkarzinome: Diagnostik, Staging und chirurgische Therapie	45
Chirurgische Therapie entzündlicher Darmerkrankungen: Colitis ulcerosa – Divertikulitis	58
Hepatobiliäre Malignome – Gallengangsrekonstruktion	76
Viszeralchirurgie	82
Zystische Pankreastumoren – Differentialdiagnostik, chirurgische Therapie	128
Rektumkarzinom: Radikalität und Funktion	134
Operative Endoskopie – Therapiealternativen innerhalb der chirurgischen Klinik	174
Chirurgie der Fettsucht/Hernien	191
Abstracts	216
Pouch-Rekonstruktionen in der Viszeralchirurgie	265
Biomaterialien in der Viszeralchirurgie	276
Chirurgie der euthyreoten Knotenstruma	288
Frühformen maligner Läsionen im Ösophagogastrointestinaltrakt – totale, endoskopische vs. chirurgische Therapie	322
Immuntherapie bei gastrointestinalen Malignomen	396
Transplantation und Lebendspende	398
Onkologie	436
Abstracts	436
Intensivtherapie	470
Abstracts	470
Unfallchirurgie	485
Biologie und Osteosynthese	485
Minimalinvasive Verfahren	507
Handchirurgie	513
Interdisziplinäre Unfallchir.-Chir.-Ortho. (Handwurzelverletzungen)	536
Fingerendgliedverletzungen	540
Verkehrsunfälle	546
Gefäßchirurgie	623
Wertigkeit neuer bildgebender Verfahren in der Gefäßchirurgie	623

Carotis-Plaquemorphologie: Konsequenzen für Indikationsstellung und Verfahrenswahl 631
Grenzen der Operabilität bei multimorbiden Gefäßpatienten 635
Planung von Endograft-Implantationen bei Aortenaneurysma 642

Kinderchirurgie 683
Das kindliche Schädel-Hirn-Trauma - Pathophysiologie - operative Intervention und Outcome 683
Innovative operative Techniken 689
Distale Femurfraktur 695

Plastische Chirurgie 733
Verbrennungen der Genito-Analregion 733
Defektdeckung bei pyogenen Gelenkinfektionen (gemeinsam mit Traumatologen und Orthopäden) 736
Chirurgische Korrektur der Gynäkomastie 743
Narbenbildung nach Verbrennung 748
Mikrozirkulation und Verbrennung 756

Thoraxchirurgie 779
Rezidiveingriffe/Zweiteingriffe bei Bronchialkarzinom 779

Allgemeine Themen 797
Digitaltechnik in der Chirurgie 797
New Imaging - funktionelle Bildgebung und Bildmerging 821
Neuorientierung in der onkologischen Chirurgie - differenzierte Radikalität im Rahmen multimodaler Konzepte (Deutsche Krebsgesellschaft und CAO) 829
Sepsis - Prädiktion und neue therapeutische Ansätze 834
Vom Reflux zum Barrett-Karzinom: The German Barrett Cancer Project 844
Chirurgische Aspekte chronischer Wundheilstörungen - vom Ulcus cruris bis zur Anastomosenfistel 850
Digitale Patientenakte - Science Fiction oder Realität? 864
Internet: Bilanz der nationalen und internationalen Arzt- und Patienten-Informationssysteme 879
Karrierechancen auch für Chirurginnen - Strukturen gemeinsam nutzen und entwickeln 917

Gesundheitspolitische Panels (gemeinsam mit dem BDC) 937
Arbeitszeitgesetz und Schichtdienst - Quantität statt Qualität?
DRG's - zwischen Albtraum und Realität 937

Europäisches Thema (gemeinsam mit der Österreichischen Gesellschaft für Chirurgie und der Schweizer Gesellschaft für Chirurgie) 941
„Polytrauma“ - Einsatz wissensbasierter Systeme 941

Digitale Erlebniswelt im klinischen Einsatz 943
Navigationssysteme 943

Inhaltsverzeichnis/Contents

Begrüßungsansprachen, Totenehrung, Eröffnungsansprachen, Ehrungen und Preise, Mitgliederversammlung

Begrüßung durch den Präsidenten
Totenehrung 13
Ehrungen und Preisverleihungen 14
Ansprache des Präsidenten 17
Mitgliederversammlung, Teil I 22
Mitgliederversammlung, Teil II 24
Festvorträge 29

Viszeralchirurgie

Weichteilkarzinome: Diagnostik, Staging und chirurgische Therapie

Bildgebende Diagnostik primärer Weichgewebssarkome (G. Krupski) — Imaging Diagnosis of Primary Soft-tissue Sarcoma 45

Lokoregionales Rezidiv (Klaus-Jürgen Winzer) — Loco-regional-recurrence 52

Chirurgische Therapie entzündlicher Darmerkrankungen: Colitis ulcerosa – Divertikulitis

Operative Verfahrenswahl bei Divertikelkrankheit - Konventionell oder laparoskopisch? (K. Schönleben und K. Kramer) — Surgery in Colondiverticulitis - Open or Laparoscopic Approach? 58

Die laparoskopische Therapie der Sigma- und Kolondivertikulitis (E. Bärlehner, St. Anders und B. Heukrodt) — Laparoscopic Surgery for Colonic and Sigmoid Diverticulitis 63

Operative Strategie bei toxischer Colitis (K.-H. Vestweber) — Operative Approaches to Toxic Colitis 67

Chirurgische Therapie entzündlicher Dickdarmerkrankungen Rationelle Diagnostik - Endoskopie, KE, CT? Indikation zur Operation (D. Hartmann und J. F. Riemann) — Rational Diagnosis - Endoscopy, KE, CT? Indications for Surgery 73

Hepatobiliäre Malignome – Gallengangsrekonstruktion

Kurative und palliative Therapie von Lebermetastasen (L. H. Blumgart) — Curative and Palliative Therapy of Liver Metastases — 76

Die chirurgische Therapie des fortgeschrittenen Gallenblasen-Karzinoms (H. Rau, R. Schauer, A. Zimmermann, M. K. Angele, O. Trapp und F. W. Schildberg) — Surgical Approach for the Treatment of Gall Bladder Cancer — 79

Abstracts

Viszeralchirurgie

Chirurgische Therapie des hilären Gallengangs-Karzinom. Eine klinisch-pathologische Untersuchung von 121 Patienten (E. G. Achilles, N. Zammar, J. Schulte am Esch II, M. Gundlach, D. C. Broering und X. Rogiers) — Surgical Treatment of the Hilar Carcinoma of the Bile Duct. A Clinical-Pathological Study of 121 Patients — 82

Das Angiomyolipom – ein seltener Lebertumor (H. Aselmann, P. Piso, B. Frericks, P. Flemming und H. J. Schlitt) — The Angiomyolipoma: A Rare Liver Tumor — 83

Zwei Jahre Nationale Fallsammlung Familiäres Pankreaskarzinom – klinischer Hinweis auf Beteiligung bekannter Tumorprädispositionsgene (D. K. Bartsch, M. Sina-Frey, E. Przypadlo, B. Gerdes, R. Kress, M. Colombo-Benkmann, R. Grützmann, S.A. Hahn und H. Rieder) — Two Years of National Case Collection of the Familiary Pancreatic Carcinoma-Clinical Hint on the Involvement of Known Tumor Predisposition Genes — 84

Blutungskomplikationen bei Pankreatitis (H. Bergert, D. Ockert, F. Dobrowolski und H. D. Saeger) — Bleeding Complications in Pancreatitis — 84

Wertigkeit der erweiterten Staginglaparoskopie bei Pankreaskarzinom. Ergebnisse einer monozentrischen prospektiven Studie (D. Birk, B. Poch, H. Hoeniger und H. G. Beger) — Significance of the Extended Staging Laparoscopy in Pancreatic Carcinoma. Results of a Monocentre Prospective Study — 85

Ante- oder retrokolische Duodenojejunostomie nach pyloruserhaltender Duodenopankreatektomie – eine prospektiv randomisierte Studie (T. C. Boettger, R. Engelmann und Th. Junginger) — Antecolic or Retrocolic Duodenojejunostomy After Pylorus-Saving Duodenopancreatectomy – A Prospective Randomized Study — 86

Lebensqualität nach Standard Whipplescher Operation und pyloruserhaltender Duodenopankreatektomie; eine prospektive Studie (T. C. Boettger, R. Engelmann und Th. Junginger)	Life Quality After Standard Whipple's Operation and Pylorus-Saving Duodenopancreatectomy; A Prospective Study	87
Prospektive Studie zum Vergleich verschiedener Leberparenchymdissektionstechniken – UltraCision® versus Klemmendissektion versus CUSA® (D. C. Broering, P. Bok, C. Hillert, J. II. Schulte am Esch, E. G. Achilles, L. Fischer und X. Rogiers)	Prospective Study to Compare Different Dissection Techniques of the Liver Parenchyma – UltraCision vs. Clamping Dissection vs. CUSA	88
Untersuchungen zur arteriellen und portalen Perfusion des IV. Lebersegmentes und deren Bedeutung für die Leber-Lebend-Spende (N. Buck, G. Krupski, J. Jr. Schulte am Esch, C. Hillert, X. Rogiers, G. Adam und D. C. Broering)	Studies to the Arterial and Portal Perfusion of the IV; Liver Segment and their Importance for the Liver Live Donor	89
Zystische Neoplasien des Pankreas (F. Dobrowolski, D. Ockert, A. Bunk und H. D. Saeger)	Cystic Neoplasias of the Pancreas	90
Heterotopes Pankreas – Klinik, Lokalisation und Pathologie in elf Fällen (C. F. Eisenberger, W. T. Knoefel, A. Gocht, E. F. Yekebas, M. Peiper und J. R. Izbicki)	Heterotopic Pancreas – Clinic, Localization and Pathology in Eleven Cases	91
Wird beim Gallenblasenkarzinom zu oft und zu radikal operiert? (U. Garlipp, M. Specht und H. J. C. Wenisch)	Are There too Many and too Radical Operations of the Gallbladder Carcinoma?	92
Operationsindikation und Verfahrenswahl bei der traumatischen Leberruptur (H.-J. Gassel, M. Gasser, M. Simon und A. Thiede)	Indication for Operation and Choice of Method with the Traumatic Liver Rupture	92
Diagnoseverzögerung beim Pankreaskarzinom durch elektive Cholezystektomien (B. M. Ghadimi, O. Horstmann, K. Jacobsen und H. Becker)	Delay of Diagnosis in Pancreatic Cancer Due to Suspected Symptomatic Cholelithiasis	93
Präoperative dopplersonografische Beurteilung der Resektabilität von Pankreastumoren (R. Grützmann, A. Bunk und H.-D. Saeger)	Preoperative Doppler Sonographic Assessment of the Resectability of Pancreatic Carcinoma	94

Entgiftung Albumin-gebundener Plasmasubstanzen durch eine Albumin-Peritonealdialyse im Rattenmodell (S. Happich, M. Stickel, B. Mühling, C. J. Deglmann, F. W. Schildberg und H.-G. Koebe)	Detoxification of Albumin-Bound Plasma Substances by an Albumin Peritoneal Dialysis in the Rat Model	95
Rekonstruktion von Gallengangsdefektläsionen mittels Veneninterponat: Einsatz eines neuen resorbierbaren endoluminalen Stents (H. P. Heistermann, D. Palmes, K. Schneiders, M. Ebsen, G. Hohlbach und H. U. Spiegel)	Reconstruction of Bile Duct Defect Lesions by Means of Venous Interponat: Use of a New Resorbable Endoluminal Stent	96
Die Bedeutung der Okklusion von Segment 4 für die Induktion einer segmentalen Hyperplasie des linkslateralen Leberlappens (C. Hillert, D. C. Broering, L. Müller, G. Krupski, L. Fischer, G. Adam und X. Rogiers)	The Significance of the Occlusion of Segment 4 for the Induction of a Segmental Hyperplasia of the Lateral Left Hepatic Lobule	97
Erhöht die Pyloruserhaltung bei der Duodenopankreatektomie das Risiko der Magenentleerungsstörung? (O. Horstmann, P. M. Markus, B. M. Ghadimi, A. Strohmeyer und H. Becker)	Does Pylorus-preserving Duodenopancreatectomy Increase the Risk of Delayed Gastric Emptying?	98
Prognostische Faktoren bei der Resektion kolorektaler Lebermetastasen (I. Iesalnieks, M. Anthuber und K. W. Jauch)	Prognostic Factors in the Resection of Colorectal Liver Metastases	99
Intraoperative Bestrahlung beim Schwein-Toleranz zentraler Gallenwege und biliodigestiver Anastomosen (G. M. Kaiser, H. W. Zhang, A. B. Müller, N. R. Frühauf, S. Westermann, W. Sauerwein, K. Metz, K. J. Oldhafer und C. E. Broelsch)	Intraoperative Irradiation in Pigs-Tolerance of Central Bile Ducts and Biliodigestive Anastomoses	100
Stellenwert des Inspektionsstomas bei komplizierten biliodigestiven Anastomosen (S. Kastl, K. E. Matzel und W. Hohenberger)	Importance of the Inspection Stoma in Complicated Biliodigestive Anastomoses	101
Techniken der Pankreato-Jejunostomie (A. Kiehle, K. Heinemann, R. Metzner, J. Hauss und P. Lamesch)	Techniques of the Pancraticojejunostomy	102

Pankreassegmentresektion als Therapieoption bei benignen und Borderline-Tumoren des Pankreas (W. T. Knoefel, T. E. Langwieler, O. Mann und J. R. Izbicki)	Pancreatic Segment Resection as Therapeutic Option in Benign and Borderline Tumors of the Pancreas	103
Ergebnisse der Leberresektion beim lokal fortgeschrittenen cholangiozellulären Karzinom (UICC-Stadium IV) (H. Lang, M. Kaun, M. Malagó und C. E. Broelsch)	Results of the Liver Resection in the Locally Advanced Cholangiocellular Carcinoma (UICC Stage IV)	103
Prospektiv-randomisierter Vergleich von Anastomosentechniken der Pankreatojejunostomie nach partieller Duodenopankreatektomie (J. M. Langrehr, D. Jacob, M. Bahra, J. Kress, M. Glanemann, T. Steinmüller und P. Neuhaus)	Prospective Randomized Comparison of Anastomotic Techniques of the Pancreaticojejunostomy After Partial Duodenopancreatectomy	104
Einfluss der Pankreaskopfresektion mit und ohne Erhalt des Duodenums auf die endokrine und exokrine Pankreasfunktion und den Ernährungsstatus bei Patienten mit chronischer Pankreatitis – Prospektive Studie (S. Ludwig, H. Witzigmann, D. Max, D. Uhlmann, F. Geißler und J. Hauss)	Influence of the Pancreas Resection with and without Saving the Duodenum on the Endocrine and Exocrine Pancreas Function and the State of Nourishment in Patients with Chronic Pancreatitis – Prospective Study	106
Trypsinogenaktivierung und Pankreasschädigung bei Cathepsin L-defizienten Mäusen nach Caerulein-Hyperstimulation (R. Matthias, B. Brandt-Nedelev, W. Roth, C. Peters, H. Lippert, M. M. Lerch und W. Halangk)	Tryptinogen Activation and Damage of the Pancreas with Cathepsin L-deficient Mice After Caerulein Hyperstimulation	107
Transarterielle Chemoembolisation bei hepatozellulärem Karzinom (C. Moench, M. Pitton, J. C. Thies, M. T. Thelen und G. Otto)	Transarterial Chemoembolization in Hepatocellular Carcinoma	108
MRT-gesteuerte Thermoablation von Lebertumoren unter digital, radiologischer Kontrolle in einem interventionellen 0,5 Tesla MRT-Behandlungsergebnisse im Vergleich zur Leberchirurgie (F. P. Müller, Ch. Schoepp, F. Eickmeyer, Th. Frieling, H.-J. Schwarzmaier und P. R. Verreet)	MRT-Navigated Thermoablation of Liver Tumors under Digital Radiologic Control in an Interventional 0.5 Tesla MRT-Treatment Results Compared with Liver Surgery	109
Zystisches Insulinom als seltene Erscheinungsform eines zystischen Pankreastumors (H.-J. Peiper)	Cystic Insulinoma as a Rare Form of Cystic Pancreatic Tumors	110

Die Technik der pylorus-erhaltenden Duodeno-Pankreatektomie (S. Post)	The Technique of the Pylorus-Preserving Pancreatduodenectomy	111
Ausgedehnte Resektion bei cholangiozellulärem Karzinom: eine prospektive Analyse (A. Radtke, K. Cummins, J. Schmidt, H. Zirngibl und A. Wu)	Extended Resection in Cholangiocellular Carcinoma a Prospective Analysis	111
Adenomrezidive der Papilla Vateri – Analyse von Risikofaktoren und Therapieoptionen (C. Schleicher, M. Colombo-Benkmann, D. Tübergen und N. Senninger)	Recurrent Adenoma of the Papilla Vateri – Analysis of Risk Factors and Therapy Options	112
Präliminäre einseitige Pfortaderligatur vor Resektion ausgedehnter Lebertumoren (K. Schleimer, D. Stippel, K. T. E. Beckurts und A. H. Hölscher)	Preliminary Unilateral Portal Vein Ligation Before Resection of Extensive Liver Tumors	113
Leberresektionen mit hypothermer Perfusion ante-, ex- oder in-situ: Was ist ihr Stellenwert in der Leberchirurgie heute? (H. J. Schlitt und A. Bornscheuer)	Liver Resection with Hypothermic Perfusion Ante, Ex or In Situ: What is Their Importance for Hepatic Surgery Today?	114
Pankreatogastrostomie versus Pankreatojejunostomie zur Rekonstruktion nach partieller Pankreatoduodenektomie (H. J. Schlitt, U. Schmidt, D. Simunec und J. Klempnauer)	Pancreatogastrostomy vs. Pancreatojejunostomy for the Reconstruction After Partial Pancreatoduodenectomy	115
Führt die subtotale Pankreaskopfresektion bei Patienten mit Pankreas divisum zum Stillstand der Erkrankung? (W. Schlosser, K. H. Link, D. Henne-Bruns und H. G. Beger)	Does the Subtotal Pancreas Head Resection in Patients with Pancreas Divisum Lead to a Stop of the Disease?	116
Gallengangsverletzungen nach Cholecystektomie – Langzeitergebnisse nach chirurgischer Rekonstruktion (S. C. Schmidt, J. M. Langrehr, S. Jonas, R. Raakow, TH. Steinmüller und P. Neuhaus)	Bile Duct Injuries After Cholocystectomy – Long-Term Results After Surgical Reconstruction	117
Die duodenumerhaltende Pankreaskopfresektion in der Therapie des Pancreas divisum (M. H. Schoenberg, U. Widmaier und P. G. Paskuda)	The Duodenum-Saving Pancreas Head Resection in the Therapy of the Pancreas Divisum	118

Leberresektion vs. Laserinduzierte Thermotherapie (LITT) bei kolorektalen Lebermetastasen – Wird die Fallkostenkalkulation therapieentscheidend? (C. Schoepp, F. P. Müller, F. Eickmeyer, M. Schröder und P. R. Verreet)	Liver Resection vs. Laser-Induced Thermotherapy in Colorectal Liver Metastases – Will the Calculation of the Case Costs be Decisive for the Therapy?	118
Häufigkeit von Mutationen im PRSS1- und SPINK1-Gen bei Patienten mit akuter und chronischer Pankreatitis (H.-U. Schulz, H. Witt, A. K. Böhm, T. Reinheckel, W. Halangk und H. Lippert)	Incidence of Mutations in the PRSS1 and SPINK1 Gene in Acute and Chronic Pancreatitis	119
Die hepatische Kryotherapie bei Lebertumoren (J. K. Seifert, A. Heintz, F. Mattes und Th. Junginger)	The Hepatic Cryotherapy of Liver Tumors	120
Unterschiedliche Verteilung von Fremdstoff-metabolisierenden Enzymen in der ventralen und dorsalen Pankreasanlage (J. Standop, M. Schneider, A. Ulrich, M. W. Buechler und P. M. Pour)	Different Distribution of Foreign Substance Metabolizing Enzymes in the Ventral and Dorsal Pancreas Anlage	121
Serös zystische Neoplasien des Pankreas: Gibt es histologische und immunhistochemische Marker für Malignität? (O. Strobel, K. Zgraggen, A. Kappeler, A. Zimmermann, W. Uhl und M. W. Büchler)	Serous Cystic Neoplasm of the Pancreas: Are There Histologic and Immunohistochemical Markers for Malignancy?	122
Lebensqualität nach chirurgischer Therapie der intrahepatischen Echinokokkuszyste (J. Tjaden, C. Hillert, L. Fischer, D. C. Broering, K. H. Schulz und X. Rogiers)	Life Quality After Surgical Treatment of the Intrahepatic Echinococcus Cyst	123
Reduktion des Ischämie/Reperfusionsschadens nach totaler vaskulärer Exklusion der Leber durch den Einsatz eines Endothelin-A-Rezeptorantagonisten im Schweinemodell (D. Uhlmann, S. Ludwig, U. Pietsch, J. Hess, G. Gäbel, P. Fiedler, A. Tannapfel, J. Hauss und H. Witzigmann)	Reduction of Ischemia/Reperfusion Damage After Total Vascular Exclusion of the Liver Using a Endothelin-A-Receptor Antagonist in a Pig Model	124
Cooley-Shunt bei Pfortaderthrombose (M. Wolff, S. Scheingraber, N. Schäfer und A. Hirner)	Cooley Shunt in Portal Vein Thrombosis	125

Die V-förmige Excision der ventralen Pankreaswand bei Small Duct Disease - Pankreatitis (E. Yekebas, H. Honarpisheh, C. Habermann, M. Peiper, W. T. Knoefel, F. Weiss und J. R. Izbicki) — The V-Shaped Excision of the Ventral Pancreatic Wall in Small Duct Disease - Pancreatitis — 126

Zystische Pankreastumoren – Differentialdiagnostik, chirurgische Therapie

Progonose zystischer Pankreastumore (J. Köhler) — Pronosis of Cystic Neoplasms of the Pancreas — 128

Abstract

Postpankreatitische Aneurysmata - ein besonderes viszeralchirurgisches Problem (Z. Halloul, F. Meyer, J. Tautenhahn, R. Grote, H. Lippert und T. Bürger) — Aneurysms due to Pancreatitis - a Special Problem in Visceral Surgery — 133

Rektumkarzinom: Radikalität und Funktion

Fortdauernde Störungen nach Eingriffen im anorektalen Bereich - Therapiemöglichkeiten (D. Geile, M. Haseitl und G. Osterholzer) — Therapy of Typical Disturbances After Ano Rectal Surgery — 134

Interferon-alpha in der adjuvanten Behandlung des kolorektalen Karzinoms (L. Staib, K. H. Link und D. Henne-Bruns) — Adjuvant Therapy of Colorectal Cancer with Interferon-alpha — 142

Kolonkarzinom - State of the Art Primäre und sekundäre Prävention (D. Hartmann und J. F. Riemann) — Primary and Secondary Prevention — 146

Rektumkarzinom - Klinischer Wert adjuvanter und neoadjuvanter Therapie (R. Sjödahl) — Rectal Cancer - Clinical Value of Adjuvant and Neoadjuvant Treatment — 149

Abstracts

Pouchitis nach Restaurativer Proktokolektomie: Komparative Validierung zweier Scoring-Systeme in der klinischen Nachsorge (E. H. Allemeyer, U. Hinz, G. Heuschen, F. Autschbach, Ch. Herfarth und U. A. Heuschen) — Pouchitis After Restorative Proctocolectomy: Comparative Validation of Two Scoring Systems in Clinical Follow-up — 153

Wie zuverlässig ist die Koloskopie als Screening-Untersuchung für ein Colitis ulcerosa assoziiertes Carcinom? (C. Anthoni, M. Brüwer, E. J. M. Rijcken, M. G. Laukötter, G. Schürmann, N. Senninger und C. F. K. Krieglstein)	How Reliable is the Coloscopy as a Screening Examination for a Colitis ulcerosa Associated Carcinoma?	154
Funktionelle Ergebnisse nach totaler mesorektaler Exzision und Kolon-J-Pouch-Anlage als Therapie des tiefsitzenden Rektumkarzinoms (E. Berg, A. Ommer, M. Girona und K. P. Jung)	Functional Results After Total Mesorectal Excision and Colon J Pouch Construction as Therapy of the Lower Rectum Carcinoma	154
Funktionelle Ergebnisse nach anteriorer, tief anteriorer und intersphinktärer Rektumresektion (B. R. Bittorf, U. Stadelmaier, W. Hohenberger und K. E. Matzel)	Functional Results After Anterior, Low Anterior and Intersphincteral Rectum Resection	155
Erfahrung vs. Evidenz: Wie können für die Appendizitis diagnostisch hilfreiche klinische Symptome identifiziert werden? (H. Böhner, C. Franke, Q. Yang und C. Ohmann)	Experience vs. Evidence: How Do We Identity the Diagnostically Helpful Symptoms for Appendicitis?	156
BAR vs. Handnaht und Klammernaht nach anteriorer Rektumresektion - eine prospektive Studie mit Langzeit follow-up an 205 Patienten (E. S. Debus, U. A. Dietz, M. Sailer und A. Thiede)	BAR vs. Manual Suture and Stapling After Anterior Rectum Resection - a Prospective Study with Long-term Follow-up in 205 Patients	157
Ileoanale Pouch Rekonstruktion verschlechtert weder die Sphinkterfunktion noch die Lebensqualität - Eine klinische Studie von Patienten nach Proktokolektomie im Vergleich mit Patienten unter konservativer Therapie (K. A. Gawad, S. Wenske, W. T. Knoefel, T. von Schrenck und J. R. Izbicki)	Ileoanal Pouch Reconstruction Does not Aggravate Sphincter Function or Life Quality - A Clinical Study of Patients After Proctocolectomy Compared with Patients Under Conservative Therapy	158
Das Rektumkarzinomrezidiv: multimodale Therapieverfahren und aggressiveres chirurgisches Vorgehen verbessern das Gesamtüberleben (M. Golling, K. Kaiser, B. Rudek, M. Dueck, C. Herfarth und T. Lehnert)	Recurrent Rectum Carcinoma: Multimodal Therapy Procedure and Aggressive Surgical Technique Improve the Total Survival	159
Multimodales Therapiekonzept mit forciertem Kostaufbau und verkürzter Krankenhausverweildauer bei Kolonresektion: Erste Ergebnisse (C. N. Gutt, L. A. Brinkmann, E. Staib-Sebler, P. Kessler und M. Lorenz)	Multimodal Therapy Concept with Forced and Reduced Hospital Stay with Colon Resection: First Results	160

Ileoanaler Pouch (IAP) im Kindesalter: Indikation, Ergebnisse und Lebensqualität (G. Heuschen, U. Hinz, E. H. Allemeyer, Ch. Herfarth und U. A. Heuschen)	Ileoanal Pouch (IAP) in Childhood: Indication, Results and Life Quality	161
Postoperative peridurale Analgesie mit Ropivacain bei der Ratte erhöht die Kolonmotilität mit positivem Einfluß auf die Anastomosenheilung (M. Jansen, K. Junge, M. Anurov und V. Schumpelick)	Postoperative Peridural Analgesia with Ropivacain in the Rat Increases Colon Motility with Positive Influence on the Anastomosic Healing	162
Epidemiologische Aspekte der Appendizitis (A. Koch, F. Marusch, L. Meyer und I. Gastinger)	Epidemiologic Aspects of the Appendicitis	163
Evidence based medicine am Beispiel chronisch enzündlicher Darmerkrankungen (A. J. Kroesen, M. Utzig und H. J. Buhr)	Evidence-Based Medicine Illustrated by Chronic Inflammtory Ulcerative Colitis	163
Re-Pouchanlagen als letzte Möglichkeit zur Rettung des Neo-Reservoir nach Colitis ulcerosa (A. J. Kroesen, C. T. Germer und H. J. Buhr)	Re-Pouch Construction as the Last Chance to Save the Neo-Reservoir After Colitis Ulcerosa	164
Colonpouch-Nekrose – Worst Case nach colopouchanaler Rekonstruktion (M. Kruschewski, C. T. Germer, E. Riede und H. J. Buhr)	Colon-Pouch Necrosis – Worst Case After Colo-Pouch Anal Reconstruction	165
Akzeptanz der Operation nach Longo beim Patienten (M. Richter und U. Laffer)	Patients Acceptance of the Operation According to Longo	166
Totale mesorektale Exzision (TME) beim Rektumkarzinom: Verbesserte Überlebensraten nur im UICC-Stadium III (O. Schwandner, P. Sterk und H.-P. Bruch)	Total Mesorectal Excision (TME) for Rectal Cancer: Improved Survival Rates Only in the UICC Stage III	166
Wird bei der Divertikulitis zu häufig operiert? (M. Specht, U. Garlipp und H. J. C. Wenisch)	Are Operations Performed Too Frequently for Divertikulitis	167
Peutz-Jeghers-Syndrom: Ergebnisse einer Deutschlandweiten Untersuchung (T. Vogel, V. Schumacher, B. Leube, G. Möslein, B. Royer-Pokora und H.-D. Röher)	Findings of a Germany-wide Study	168

Zu aktuellen Fragen der OP-Indikation bei akuter Divertikulitis: Ergebnisse einer retrospektiven Analyse (P. Vogel, M. N. Scherer, S. Herbrig und K.-W. Jauch) — To Topical Questions of the OP Indication with Acute Diverticulitis: Results of a Retrospective Analysis — 169

Einfluß des Erkrankungsmusters der Operationshäufigkeit auf die Lebensqualität bei Patienten mit Morbus Crohn (S. Vossen, K. Moussazadeh, C. Franke und H. D. Röher) — Influence of the Disease Patterns of the Operation Frequency on the Life Quality in Patients with Morbus Crohn — 170

Laparoskopische kolorektale Chirurgie – 300 Fälle (H. M. Wang und J. B. Chen) — Laparoscopic Colorectal Surgery – 300 Cases Experience — 171

Komplikationen, funktionelle Langzeitergebnisse und Lebensqualität nach Proktokolektomie und ileumpouchanaler Anastomose bei Colitis ulcerosa (S. Willis, M. Lörken, F. Hölzl und V. Schumpelick) — Complications, Functional Longterm Results and Life Quality After Proctocolectomy and Ileum-Pouch Anal Anastomosis in Colitis Ulcerosa — 172

Ist nach intersphinktärer Rektumresektion die Rekonstruktion mittels Colonpouch von Vorteil? Ein Vergleich mit coloanaler End-zu-End-Anastomose (S. Willis, R. Kasperk und V. Schumpelick) — Is the Reconstruction by Means of Colon Pouch After Intersphincteral Rectum Resection an Advantage? A Comparison with Colon-Anal End-to-End Anastomosis — 173

Operative Endoskopie – Therapiealternativen innerhalb der chirurgischen Klinik

Operative Endoskopie bei Polypen und Adenomen im Kolon (K. E. Grund) — Endoscopie Surgery in Polyps and Colorectal Adenomas — 174

Stellenwert der Endoskopie im Spektrum palliativer Maßnahmen (K. E. Grund) — Palliative Therapy: Relevance of Endoscopic Methods — 178

Die laparoskopische Fundoplikatio – was ist gesichert? (H. J. Stein) — Laparoscopic Fundoplication – What is Proven? — 184

Abstracts

Endoskopische Therapie der Anastomosenkomplikationen nach Lungentransplantation (J. Reinmiedl, F. W. Spelsberg, C. Müller, G. Meyer und F. W. Schildberg) — Endoscopic Therapy of Anastomosis Complications After Lung Transplantation — 188

Endoskopische Therapie bei sehr großen Anastomoseninsuffizienzen nach tiefer anteriorer Rektumresektion (S. Schinkel, R. Merkle, F. W. Spelsberg und G. Meyer) — Endoscopic Therapy of Major Anastomotic Leakage After Deep Anterior Rectum Resection 189

Morbidität und Funktionsstörungen nach Resektion von Rektumkarzinomen und-Adenomen durch transanal endoskopische Mikrochirurgie (G. Winde, R. Fischer, R. Chaoui und U. Lange) — Morbidity and Malfunction After Resection of Rectum Carcinomas and Adenomas by Transanal Endoscopic Microsurgery 189

Chirurgie der Fettsucht/Hernien

Die Versorgung von Narbenhernien und deren Rezidiven – ist die Onlay-Technik mit Kunststoffimplantaten obsolet? (J. Berger, J. Sombrowski und B. Ulrich) — Repair of Incisional Hernias and Their Relapses – Is the Onlay Technique with Plastic Implants Obsolete? 191

Dilatation und Motilitätsstörungen des tubulären Ösophagus nach laparoskopischer Implantation eines adjustierbaren Magenbandes zur chirurgischen Therapie der Adipositas permagna (C. Bloechle, A. M. F. Stenger, O. Mann, und C. R. Habermann) — Dilatation and Motility Disturbances of the Tubular Esophagus After Laparoscopic Implantation of an Adjustable Gastric Band for the Surgical Treatment of Adipositas Permagna 192

Prospektive Beobachtungsstudie zum gastro-oesophagealen Reflux bei Patienten mit morbider Adipositas nach laparoskopischem Gastric Banding (P. H. Collet, C. Gutschow, P. M. Schneider, E. Bollschweiler und A. H. Hölscher) — Prospective Observation Study of the Gastro-Esophageal Reflux in Patients with Severe Adipositas After Laparoscopic Gastric Banding 193

Lebensqualität nach laparoskopischem Gastric Banding (S. M. Freys, H. Tigges, M. Fein, J. Maroske, K. H. Fuchs und A. Thiede) — Quality of Life After Laparoscopic Gastric Banding 194

17 Jahre Erfahrung mit der vertikalen bandverstärkten Gastroplastik (E. Hell, K. Miller und P. Strasser) — 17 Years Experiences with Vertical Banded Gastroplastic 195

Die deutsche Narbenhernienchirurgie im Umbruch. Ein Vergleich zweier Kliniksumfragen 1995 und 2001 (M. Korenkov, S. Sauerland, A. Paul und E. A. M. Neugebauer) — The German Incisional Hernia Surgery in a Time of New Horizon. A Comparison of Two Clinical Surveys 1995 and 2001 195

25 Jahre Erfahrung in der Narbenhernienchirurgie - Mayo, Cutislappenplastik oder Meshimplantation: Eine vergleichende retrospektive Studie an 427 Narbenbruchoperationen (C. Langer, Ch. Kley, M. Flosman und H. Becker) — 25 Years of Experiences in the Incisional Hernia Surgery - Mayo, Cutis Flap or Mesh Implantation: A Comparative Retrospective Study of 427 Incisional Hernia Operations 196

Implantatreaktion bei Kunststoffnetzen in der Hernienchirurgie - Eine prospektiv vergleichende Untersuchung in der Rezidiv- und Nicht-Rezidivsituation bei Polypropylen-Implantaten gegenüber implantatfreien Narbengewebe (B. J. Leibl, M. Wehrmann, M. Ulrich, C. G. Schmedt, B. Bültmann und R. Bittner) — Implant Reaction with Polymer Nets in Hernia Surgery - A Prospective Comparative Study in the Relaps and Non-Relapse Situation with Polypropylen Implants Compared with Implant-Free Cicatrix Tissue 197

Gastrooesophagealer Reflux und Ösophagusmotilität bei Morbider Adipositas (K. Miller, E. Hoeller, E. Hell und P. Strasser) — Gastroesophageal Reflux and Esophageal Motility in Morbid Obesity 198

Postoperative Belastbarkeit der Shouldice-Reparation primärer Leistenhernien (Ch. Peiper, K. Junge, D. Kürten und V. Schumpelick) — Postoperative Strain Capacity of the Shouldice Reparation of Primary Inguinal Hernia 199

Der laparoskopische gastric bypass als Revisionseingriff nach Perforation eines ePTFE-Bandes in den Magen nach vertical banded gastroplasty (K. Schneiders, H. G. Schulz, J. Loick und G. Hohlbach) — The Laparoscopic Gastric Bypass as Revision Operation After Perforation of an ePTFE-Band in the Stomach After Vertical Banded Gastroplasty 200

Indikation zur Mesh-Augmentation beim Nabelhernienverschluß (O. P. Schumacher, C. Peiper, M. Lörken und V. Schumpelick) — Indication for Mesh-Augmentation with Umbilical Hernia Occlusion 201

Vollresorbierbares Material als Zwerchfellersatz - eine tierexperimentelle Untersuchung (G. Steinau, U. Klinge und V. Schumpelick) — Totally Resorbable Material as Diaphragm Substitution - a Study in Animals 201

Die laparoskopische Implantation eines adjustierbaren Magenbandes als Therapieoption zur Gewichtsreduktion und Behandlung von schlafbezogenen obstruktiven Atemstörungen (A. M. F. Stenger, S. Betge, H. Hein, O. Mann und C. Bloechle) — Laparoscopic Implantation of an Adjustable Gastric Band as Therapeutic Option for Weight Reducing and Treatment of Sleep-Related Obstructive Respiratory Disturbances 202

Akute Appendizitis – Laparoskopische Appendektomie – Indikation und Ergebnisse (R. A. Weiner, R. Blanco Engert und S. Weiner) — Acute Appendicitis – Laparoscopic Appendectomy – Indications and Results 204

Indikation, Technik und Ergebnisse nach laparoskopischer Magen-Bypass-Operation (R. A. Weiner, R. Blanco Engert und S. Weiner) — Indication, Technique and Results After Laparoscopic Gastric Bypass Surgery 210

Abstracts

Minimal-invasive Chirurgie des Rektumkarzinoms – Erfahrungsbericht nach über 70 Operationen und Vergleich mit dem konventionellen Vorgehen (M. Anthuber, I. Iesalnieks, F. Elser, A. Fürst und K.-W. Jauch) — Minimal-Invasive Surgery of the Rectal Carcinoma – Progress Report After More than 70 Operations and Comparison with the Conventional Technique 216

Techniken der laparoskopischen sphinctererhaltenden Resektion des Rektumkarzinoms (I. Baca, G. Amend, L. Grzybowski und C. Schultz) — Techniques of the Laparoscopic Sphincter-Saving Resection of the Rectal Carcinoma 217

Die laparoskopische Fundoplicatio nach Nissen-deMeester und Toupet im retrospektiven Vergleich (H. Bergmann, W. Heidemann und M. Kemen) — Laparoscopic Fundoplicatio According to Nissen-de Meester and Toupet in the Retrospective Comparison 217

Traumatische Zwerchfellhernie nach kardiopulmonaler Reanimation – frühzeitige laparoskopische Reparation (H. B. Berker, R. B. E. Blanco-Engert, H. H. Himmelreich und R. W. Weiner) — Traumatic Diaphragm Hernia After Cardio-pulmonary Reanimation – Early Laparoscopic Repair 219

Lebensqualität nach laparoskopischer oder offener kolorektaler Chirurgie: Ein Vergleich im Spätverlauf (P. Buchmann, E. Sokolovic und D. Christen) — Quality of Life After Laparoscopic or Open Colorectal Surgery: A long-term Comparison 219

Vergleich verschiedener Hernienoperationen – eine prospektiv randomisierte Studie (M. Butters, J. D. Redecke und J. S. Köninger) — Comparison of Different Hernia Operations – a Prospectiv Randomized Study 220

Die primäre Laparoskopie zur Diagnostik und Therapie beim akuten Abdomen (Th. Carus, H. Lienhard, U. Kempf und A. J. Coburg) — Primary Laparoscopy for Diagnosis and Therapy with the Acute Abdomen 221

Ligaturfreie Resektionen in der Visceralchirurgie mit dem LigaSure Versiegelungssystem (Th. Carus, H. Lienhard und A. J. Coburg)	Ligation-Free Resections in Visceral Surgery with the LigaSure Sealing System	221
Laparoskopische Sigmaresektionen – eine Lernkurve (S. Dinçler, M. Koller, D. Christen und P. Buchmann)	Laparoscopic Sigma Resections – a Learning Curve	222
Technik und Ergebnisse der laparoskopischen Refundoplikatio (M. Fein, K.-H. Fuchs, S. M. Freys und J. Maroske)	Technique and Results of the Laparoscopic Refundoplicatio	223
Die laparoskopisch gestützte Sigmaresektion bei Divertikulitis. Eine retrospektive Analyse von 105 Patienten in einem Haus der Grundversorgung (M.Gerdes, N. Rohrmoser und W. Heidemann)	The Laparoscopy-Assisted Sigma Resection in Diverticulitis. A Retrospective Analysis of 105 Patients in a Hospital of Basic Supply	224
Die roboterassistierte laparoskopische Hemifundoplikatio (Thal) beim Kind (C. N. Gutt, B. H. Markus, L. A. Brinkmann und K. Heller)	Robot-Assisted Laparoscopic Hemifundoplicatio (Thal) in the Child	225
Revolution der Bildgebung in der Magenkarzinomdiagnostik? (N. Hennes, F. P. Müller, W. U. Schmidt und P. R. Verreet)	Revolution of Imaging in the Gastric Carcinoma Diagnosis?	225
Thorakoskopische Enukleation eines Leiomyoms des Ösophagus (A. H. Hölscher, W. Schröder und C. A. Gutschow)	Thoracoscopic Enucleation of Leiomyoma of the Esophagus	226
Standards und Trends in der Antirefluxchirurgie in Deutschland (T. P. Hüttl, M. Hohle, G. Meyer, T. K. Geiger und F. W. Schildberg)	Anti-reflux Surgery in Germany – Standards and Trends	227
Einfluß der laparoskopischen und konventionellen Resektion eines soliden Kolonkarzinoms auf die Entwicklung von Metastasen. Eine tierexperimentelle Studie an Ratten (C. A. Jacobi, C. Balague, C. Braumann und J. M. Müller)	Influence of Lapaorscopic and Conventional Resection of a Solid Colon Carcinoma on the Development of Metastases. An Animal-Testing Study in Rats	228
Funktionelle Ergebnisse nach laparoskopischer Rektopexie und Altemeier-OP bei Rektumprolaps: Eine prospektive kontrollierte Studie (E. C. Jehle, M. Neuschl, T. T. Zittel, M. E. Kreis und H. D. Becker)	Functional Results After Laparoscopic Rectopexy and Altemeier Procedure for Rectal Prolapse: A Prospective and Controlled Study	229

Laparoskopische Colektomie bei chronischer Obstipation (H. Kessler und W. Hohenberger)	Laparoscopic Colectomy in Chronic Constipation	230
Technik und Ergebnisse der laparoskopisch assistierten restaurativen Proktokolektomie mit ileoanaler Pouchanlage (P. Kienle, J. Weitz, J. Werner, A. Benner und J. Schmidt)	Technique and Results of Laparoscopy-Assisted Restorative Proctocolectomy with Ileonal Pouch Construction	231
Komplette Ultraschalldissektion der Gallenblase (F. Kipfmüller, G. Walter und K. Kipfmüller)	Complete Ultrasound Dissection of the Gallbladder	232
Laparoskopische Reparation großer Zwerchfelldefekte (B. Kipfmüller und K. Kipfmüller)	Laparoscopic Repair of Major Diaphragm Defects	233
Einsatz eines sprachgesteuerten Kameraführungssystems in der laparoskopischen Kolonchirurgie (K. Kipfmüller, G. Walter und B. Kipfmüller)	Use of Speech-Navigated Camera Work System in the Laparoscopic Colon Surgery	233
Eindeutige Vorteile der laparoskopischen Appendektomie nur für Subgruppen nachweisbar (prospektiv-randomisierte Studie und Literaturübersicht) (B. Klinge, K. I. Witten und H. F. Weiser)	Obvious Advantages of the Laparoscopic Appendectomy can only be Proved for Subgroups (Prospective and Randomized Study of the Literature)	234
Sigmadivertikulitis – Stellt die fortgeschrittene Entzündung eine Kontraindikation für ein laparoskopisches Vorgehen dar? (B. J. Leibl, M. Ulrich, K. Kraft, C. G. Schmedt und R. Bittner)	Sigma Diverticulitis – Is the Advanced Infection a Contraindication for a Laparoscopie Method?	235
Die koloskopische, laparoskopisch-assistierte Polypektomie (J. C. Limmer, H. Möllenberg, A. Ommer, K. Peitgen und M. K. Walz)	The Coloscopic, Laparoscopic-Assisted Polypectomy	236
Minimal-invasive Resektion von Magentumoren (K. Ludwig, J. Berhardt, M. Patrzyk und L. Wilhelm)	Minimal-Invasive Resection of Gastric Tumors	236
Muskelaktivität und Arbeitsqualität in Abhängigkeit von der Monitorposition bei laparoskopischen Eingriffen (U. Matern, K. Kehl, C. Giebmeyer, M. Faist und K. D. Rückauer)	Muscle Activity and Work Quality Dependent on the Monitor Position in Laparoscopic Operations	237

Laparoskopische Resektionen gastraler Tumoren – Erfahrungen und Ergebnisse bei 20 Patienten (G. Meyer, R. A. Lang, T. P. Hüttl und M. W. Wichmann)	Laparoscopic Resections of Gastric Tumors – Experiences and Results in 20 Patients	238
Einfluß von Ösophagitis-Stadium und Operationsmethode auf das Ergebnis nach laparoskopischer Fundoplicatio (J. Miholic, J. Lenglinger, G. Bischof und G. Stacher)	Influence of the Esophagitis Stage and the Surgical Technique on the Result After Laparoscopic Fundoplicatio	239
Ist die intravasale Fibrinolyse bei laparoskopischen kolorektalen Resektionen erhöht? (J. Neudecker, T. Junghans, S. Ziemer und W. Schwenk)	Is the Intravasal Fibrinolysis with Laparoscopic Resection Increased?	240
Ergebnisse der minimal-invasiven Therapie bei symptomatischen Milzzysten (J. Obermeier, T. Strauss, G. Meyer und F. W. Schildberg)	Results of the Minimal-Invasive Therapy with Symptomatic Splenic Cysts	241
Antirefluxplastik nach Thal bei Situs inversus (V. Paolucci, Z. G. Kim und C. N. Gutt)	Anti-Reflux Plastic According to Thal with Situs Inversus	242
Organerhaltende laparoskopische Operationen an der Milz (K. Peitgen und M. K. Walz)	Organ-Saving Laparoscopic Operations on the Spleen	242
Evaluation der perioperativen Antibiotikaprophylaxe in der laparoskopischen Gallenwegschirurgie – Eine prospektiv randomisierte Studie (J.-P. Ritz, C.-T. Germer, M. Heidari, K. Borner und H. J. Buhr)	Evaluation of the Perioperative Antibiotic Prophylaxis in the Laparoscopic Bile Duct Surgery – A Prospective Randomized Study	243
Laparoskopisch assistierte oder offene Sigmaresektion bei perforierter Divertikulitis – Einfluss des Zugangsweges auf den postoperativen Verlauf (J.-P. Ritz, C.-T. Germer, C. Isbert und H. J. Buhr)	Laparoscopic-Assisted or Open Sigma Resection with Perforated Diverticulitis – Influence of the Access on the Postoperative Course	244
Die laparoskopische kontinente Gastrostomie nach Janeway – Ergebnisse aus 8 Jahren Anwendung (U. Scharlau, U. Helmke und H.-D. Czarnetzki)	Laparoscopic Continent Gastrostomy According to Janeway – Results from 8 Year's Use	245
Laparoskopische Operation des kolorektalen Karzinoms in kurativer Intention: Ergebnisse der Multicenterstudie (H. Scheidbach, C. Schneider, H. Scheuerlein und F. Köckerling)	Laparoscopic Surgery of the Colorectal Carcinoma in Curative Intention: Results of the Multicentre Study	246

Langzeitergebnisse nach endoskopisch extraperitonealer Leistenhernienreparatur beim Rezidiv (H. Scheuerlein, C. Schneider, A. Schiller und F. Köckerling)	Long-term Results After Endoscopic Extraperitoneal recurrent Inguinal Hernia Repair	247
Vergleichende Zeitablauferfassung in der minimal-invasiven Chirurgie – konventioneller OP-Betrieb versus Siemens Integriertes OP-System (SIOS) (C. H. Schick und T. Horbach)	Comparative Documentation of Lapse of Time in the Minimal-Invasive Surgery – Conventional OP Running vs. Siemens-Integrated OP System (SIOS)	248
Vorteile der Laparoskopie bei Differentialdiagnostik und Therapie der akuten Appendicitis (C.-G. Schmedt, S. Haaga, B.J. Leibl und R. Bittner)	Advantages of the Laparoscopy with Differential Diagnosis and Therapy of the Acute Appendicitis	249
Sympathikusaktivierung bei laparoskopischer und nadellaparoskopischer Cholezystektomie – eine prospektiv randomisierte Studie (J. Schmidt, C. Sparenberg, S. Fraunhofer und H. Zirngibl)	Sympathetic Nervous System Activity in Laparoscopic and Needle-Laparoscopic Cholecystectomy – A Prospective Randomized Study	250
Minimal invasiver Zugangsweg für die systematische Leistendissektion beim Melanom (C. Schneider, C. Yildirim, H. Scheuerlein und F. Köckerling)	Minimal-Invasive Access in the Systematic Inguinal Dissection in the Melanomas	251
Ist eine präoperative pH-Metrie und Manometrie vor Antirefluxoperation erforderlich? Eine prospektive Analyse an 104 Patienten (D. Schubert, B. Dreuw, N. Ponschek und V. Schumpelick)	Is a Preoperative ph-Metry and Manometry before Anti-Reflux Operation Necessary? A Prospective Analysis in 104 Patients	251
Spannungsfreier Verschluss einer großen Hiatushernie mit einem teilresorbierbaren Kunststoffnetz (A. M. F. Stenger und C. Bloechle)	Tension-Free Occlusion of a Major Hiatus Hernia with a Partially Resorbable Polymer Net	252
Ergebnisse der minimal-invasiven Therapie symptomatischer, nichtparasitärer Leberzysten im Langzeitverlauf (T. Strauss, J. Obermeier, B. Beyer und G. Meyer)	Results of the Minimal-Invasive Therapy of Symptomatic Non-Parasitic Hepatic Cysts in the Long Term Run	253
Total Extraperitoneale Hernioplastik (TEP) – Ergebnisse von 5.043 Leistenhernienoperationen (C. Tamme, C. Schneider, C. Hampe und F. Köckerling)	Total Extraperitoneal Hernioplasty (TEP) – Results of 5,043 Inguinal Hernia Operations	255

Laparoskopische Refundoplikatio (F. Templin und I. Baca) | Laparoscopic Refundoplicatio 255

Komplikationen nach laparoskopischer colorektaler Resektion – Erfahrungsbericht nach 392 Eingriffen (F. Templin, I. Baca und G. Amend) | Complications After Laparoscopic Colorectal Resection – Experience Report After 392 Operations 256

Minimal invasive videoassistierte Parathyreoidektomie (MIVAP) beim primären Hyperparathyreoidismus (A. W. Trupka und K. K. J. Hallfeldt) | Minimal-Invasive Video-Assisted Parathyreoidectomy (MIVAP) for Primary Hyperparathyroidism 257

Experimentelle Untersuchung zu verschiedenen Kameraführungs- und Instrumentenhaltesystemen (T. F. Ulmer, M. O. Schurr, A. Arezzo, G. F. Buess und V. Schumpelick) | Experimental Studies on Different Camera Work Systems and Implement Fixing Systems 258

Ergebnisse der laparoskopischen Cholezystektomie beim alten Patienten – eine Analyse über 10 Jahre (M. Ulrich, K. Kraft, B. J. Leibl und R. Bittner) | Results of the Laparoscopic Cholecystectomy in the Old Patient – An Analysis over 10 Years 259

Die posteriore retroperitoneoskopische Adrenalektomie (M. K. Walz und K. Peitgen) | The Posterior Retroperitoneoscopic Adrenalectomy 260

Die laparoskopisch-assistierte, rechtsseitige Hemikolektomie (M. K. Walz, A. Ommer und K. Peitgen) | The Laparoscopy-Assisted Right-Sided Hemicolectomy 260

Mittelfristige Ergebnisse nach total extraperitonealem Bruchlückenverschluß (TEP) (D. Weyhe, K-H. Bauer, Ch. Berndt M. Senkal und V. Zumtobel) | Medium-term Results After Total Extraperitoneal Hernioplasty 261

Digitale Dokumentation in der Minimal Invasiven Chirurgie mit dem integrierten Operationssystem (Ch. G. Wölfl, Ch. Knorr, Ch. Schick und Th. Horbach) | Digital Documentation in Minimal-Invasive Surgery with Integrated Operating Room System 262

Die coloskopisch assistierte laparoskopische Polypektomie-Technik, erste Erfahrungen (C. Wullstein, G. Woeste, K. Dette, M. Reiser, W. Schmiegel und W. O. Bechstein) | The Coloscopy-Assisted Laparoscopic Polypectomy-Technique, First Experiences 263

Laparoskopische Versorgung großer paraösophagealer und Misch-Hernien: Ergebnisse der Hiatusnaht, Fundophrenicopexie und Gastropexie ohne Fundoplicatio (J. Zacherl, H. J. Stein, H. Feussner, C. Hannig und J. R. Siewert) — Laparoscopic Care of Major Paraesophageal and Mixed Hernias: Results of Hiatus Suture, Fundophrenicopexy and Gastropexy Without Fundoplicatio 263

Pouch-Rekonstruktionen in der Viszeralchirurgie

Pathophysiologie der Magenpouchbildung (A. Schwarz) — Pathophysiology of the Reconstruction with a Gastric Pouch 265

Magen- und Rektumersatz mit Pouches – ist weniger mehr? (U. T. Hopt und O. Drognitz) — Pouchreconstruction in the Upper and Lower Gastrointestinal-Tract – Is Less More? 269

Kolonpouch: Indikation und Technik (N. Senninger und E. M. Rijcken) — Colonic Pouches: Indications and Technique 273

Biomaterialien in der Viszeralchirurgie

Klinischer Einsatz – Nahtmaterialien (A. Thiede, U. Dietz und S. Debus) — Biomaterials: Clinical Application of Suture Materials 276

LEISTENHERNIE: TAPP – zukünftiger Standard? (R. Bittner) — Inguinal Hernia: TAPP as the Standard of the Future? 283

Chirurgie der euthyreoten Knotenstruma

Schonung des Nervus recurrens (H. E. Vogelsang und T. Negele) — Protection of the Recurrent Laryngeal Nerve 288

Chirurgie der euthyreoten Knotenstruma: Besonderheiten bei der Operation der Rezidivstruma (R. A. Wahl, A. Hilpisch, P. Vietmeier und J. Schabram) — Nodular Goiter: Aspects of Re-operations for Recurrent Goiter 297

Abstracts

Einfluss der Narkoseführung und insbesondere der Muskelrelaxation auf die Durchführbarkeit des intraoperativen Neuromonitorings des N. laryngeus recurrens in der Schilddrüsenchirurgie (F. Marusch, I. Gastinger, J. Hussock, M. Kunath) — Influence of Anesthetic Procedure and in Particular of Muscle Relaxation on Practicability in Intra-operative Neuromonitoring of the N. laryngeus Recurrens in Thyroid Gland Surgery 304

Neuromonitoring bei Schilddrüsenoperationen – Eine kritische Bestandsaufnahme (W. H. Hamelmann, T. Meyer, S. Timm und W. Timmermann) — Neuromonitoring in Thyroid Gland Surgery – A Critical Review 305

Intraoperatives Parathormonmonitoring mit dem Routinelabor - erste Erfahrungen (H. Helfritzsch, M. Hüller, T. Deufel und J. Scheele)	Intraoperative Monitoring of Parathormone with the Routine Laboratory - First Experiences	306
Das intraoperative Monitoring des N. laryngeus recurrens in der Strumachirurgie: 3D-Computeranimation und praktische Anwendung (M. Hermann)	Intraoperative Monitoring of the N. Laryngeus recurrens in Thyroid Gland Surgary: 3D Computer Animation and Practical	307
Das intraoperative Monitoring des Nervus recurrens beim Reeingriff an der Schilddrüse - eine prospektive Studie an 162 Rezidivstrumen (M. Hermann, Ch. Hellebart, F. Kober, R. Kokoschka, B. Eltschka, S. Göbl, P. Geissler, A. Heiss und K. S. Glaser)	Intraoperative Monitoring of the N. Recurrens at Thyroid Gland Reoperation - A Prospective Study in 162 Relapse Strumas	308
Ergebnisse der chirurgischen Therapie des primären Hyperparathyreoidismus bei Patienten mit Multipler Endokriner Neoplasie Typ 1 (P. Langer, A. Wild, C. Nies, M. Rothmund und D. K. Bartsch)	Results of Surgical Therapy of the Primary Hyperparathyroidism in Patients with Multiple Endocrine Neoplasia Type I	308
Thymuscarcinom: Evaluierung der neuen WHO-Klassifikation im Vergleich zur Masaoka-Klassifikation und Korrelation mit der Proliferationsaktivität (T. Lübke, S. P. Mönig, K. T. E. Beckurts, P. Schneider und A. H. Hölscher)	Thymus Carcinoma: Evaluation of the New WHO-Classification Compared with the Masaoka Classification and Correlation with Proliferative Activity	309
Chemoembolisation - eine therapeutische Alternative in der Behandlung des inoperablen metastasierten neuroendokrinen Tumors? (A. Raffel, M. Krausch, K. Cupisti, P. E. Goretzki, K. M. Schulte und H. D. Röher)	Chemoembolism - A Therapeutic Alternative in the Treatment of the Inoperable Metastatic Neuroendecrine Tumor?	310
Minimal-invasive, video-assistierte Schilddrüsenchirurgie (MIVAT) (J. Schabram, T. Geßmann und R. A. Wahl)	Minimal-Invasive, Video-Assisted Thyroid Gland Surgery (MIVAT)	311
Parathyreoidektomie bei sekundärem und teriärem HPT - total oder subtotal? (L. Schiffmann, J. Beige, B. Mann und H. J. Buhr)	Parathyreoidectony in Secondary and Tertiary HPT-Total or Subtotal?	312
Genetische Variationen beim 174 G/C Polymorphismus des Interleukin-6-Gen-Promotors und Schilddrüsenerkrankung (K. M. Schulte, J. Mewes und H. D. Röher)	Genetic Variations at the – 174 G/C Polymorphism of the Interleukin-6 Gene Promotor and Thyroid Disease	313

Ist ein limitiertes chirurgisches Vorgehen bei papillären T1-Schilddrüsenkarzinomen gerechtfertigt? (K. Tecklenborg, A. Frilling, R. Görges und C. E. Broelsch)	Is a Limited Surgical Procedure Justified in Papillary T1 Thyrid Gland Carcinomas?	313
Sensitivität und Spezifität des intraoperativen Neuromonitorings in der Schilddrüsenchirurgie – Nationale multrizentrische prospektive Studie mit 8715 Patienten (O. Thomusch, C. Sekulla und H. Dralle)	Sensitivity and Specitivity of the Intraoperative Neuromonitoring in Thyroid Gland Surgery – National Prospective Multicentre Study in 8715 Patients	314
Patientenselektion zur minimal invasiven Parathyreoidektomie bei primärem Hyperparathyreoidismus (pHPT) (S. Timm, W. Hamelmann, M. Luster, M. Gehling, C. Reiners, A. Thiede und W. Timmermann)	Patient Selection for Minimal-Invasive Parathyroidectomy in Primary Hyperparathyroidism	315
Der Ramus externus des Nervus laryngeus superior (RENLS): Ist die Darstellung bei der Schilddrüsenchirurgie gerechtfertigt? (W. Timmermann, W. Hamelmann, Th. Meyer und A. Thiede)	The Ramus Externus of the Nervus Laryngeus Superior (RENLS): Is the Imaging in Thyroid Gland Surgery Justified?	316
Die simultane Autotransplantation von Nebenschilddrüsengewebe im Rahmen der totalen Thyreoidektomie benigner Strumen (A. W. Trupka und W. Sienel)	The Simultaneous Autotransplantation of Parathyroid Tissue in Total Thyreoidectomy of Benign Goiters	317
Operationsverfahren und Risikofaktoren in der Therapie der benignen Struma multinodosa (F. Ulrich, T. Steinmüller, N. Rayes und P. Neuhaus)	Surgical Procedure and Risk Factors in the Therapy of the Benign Struma Multinodosa	318
Langzeitverlauf nach totaler Parathyroidektomie bei renalem Hyperparathyreoidismus (F. Ulrich, T. Steinmüller, H. Hampl, N. Rayes, M. Lang und P. Neuhaus)	Long-Term Course After Total Parathyreoidectomy in Renal Hyperparathyreoidism	319
Der videoskopisch-assistierte Eingriff an der Schilddrüse (M. K. Walz, A. Ommer und K. Peitgen)	Video-Astissted Operation on the Thyroid Gland	320
Intraoperative Parathormon-Bestimmung zur Detektion ektoper Epithelkörperchen beim primären Hyperparathyreoidismus (S. Winkler, T. Weber, K. Nitschmann, C. Herfarth und E. Klar)	Intraoperative Determination of Parathormone for the Detection of Ectopic Epithelial Bodies in Primary Hyperparathyreoidism	321

Frühformen maligner Läsionen im Ösophagogastrointestinaltrakt – totale, endoskopische vs. chirurgische Therapie

Laparoskopische Cholecystektomie – Chirurgischer Standard bei Cholelithiasis (E. Kraas und S. Farke)	Laparoscopic Cholecystektomy – Surgical Standard for Cholelithiasis	322
Resektion von Tumorstenosen und Stentimplantationen bei fortgeschrittenen Neoplasien des Ösophagus, Magens und Duodenums (D. Tübergen, L. Biermann und N. Senninger)	Tumor Resection and Stent Implantation in Progressed Neoplasms of the Esophagus, Stomach and Duodenum	328
Adenokarzinom des Oesophagus: Prognosevergleich zwischen transthorakaler Oesophagusresektion mit erweiterter 2 Feld Lymphknotendissektion und transhiataler Oesophagusdissektion mit abdomineller Lymphknotendissektion (P. Dutkowski, W. Kneist, F. Sultanow und Th. Junginger)	Adenocarcinoma of the Esophagus: Prognostic Comparison Between Transthoracic Resection with Extended Two-field Lymph Node Dissection and Transhiatal Esophagus Dissection with Abdominal Lymph Node Dissection	333
Papillenadenom: Was bringt die endoskopische Diagnostik und Therapie? (D. Hartmann und J. F. Riemann)	Adenoma of the Papilla: Of What Use are Endsocopic Diagnosis and Therapy?	339

Abstracts

Zytokeratin- und Muzinantigene: Korrelationen zu Histogenese, histopathologischem Subtyp und Tumorstadium der Adenokarzinome des ösophagogastralen Überganges (S. E. Baldus, S. P. Mönig, U. Flucke, P. M. Schneider, H. P. Dienes und A. H. Hölscher)	Cytokeratine and Mucine-Antigenes: Correlations to Histogenesis, Histopathologic Subtype and Tumour Stage of Adenocarcinomas of the esaphagogastral Region	342
Verzögerte Rekonstruktion nach Ösophagektomie als Sicherheitskonzept beim Hochrisikopatienten mit Ösophaguskarzinom (H. Bartels, H. J. Stein und J. R. Siewert)	Delayed Reconstruction After Esophagectomy as a Safety Concept in High-risk Patients with Esophageal Cancer	343
Erfahrungen mit der Hyperthermen Radiochemotherapie (HRCT) beim Plattenepithelkarzinom des Ösophagus: Ergebnisse einer prospektiven Studie (T. Benhidjeb, M. Hünerbein, S. Koswig, T. Moesta, V. Budach und P. M. Schlag)	Experiences with the Hyperthermic Radio-Chemotherapy at the Squamons Epithelial Carcinoma of the Esophagus: Results of a Prospective Study	344
Dreijahresresultate nach prospektiv randomisierter Versorgung von Inguinalhernien nach Lichtenstein oder Shouldice (E. D. L. Benninger, Th. Hotz, F. Hetzer, M. Kozomara und M. Decurtins)	Three Years' Results After Prospective Randomized Treatment of Inguinal Hermias According to Lichtenstein or Shouldice	345

Die abdomino-thorakale Ösophagusresektion beim Ösophaguskarzinom im Frühstadium – Onkologischer Standard oder vermeidbares Operationsrisiko? (L. Biermann, J. Brockmann und N. Senninger)	The Abdominal-Thoracic Esophagus Resection with Esophagus Carcinoma at an Early Stage – Oncologie Standard or Avoidable Surgical Risk?	345
Ist Übergewicht ein Risikofaktor für das Adenocarcinom des gastroösophagealen Übergangs in Deutschland? (E. Bollschweiler, E. Wolfgarten, J. Leers, T. Nowroth und A. H. Hölscher)	Is Overweight a Risk Factor for the Adeno Carcinoma of the Gastro-esophageal Junction in Germany?	346
Rekonstruktive Chirurgie am Gastrointestinaltrakt nach Gastrektomie (G. Bondar, O. Popovitch und V. Bondar)	Reconstructive Surgery on Gastro-intestinal Tract After Gastrectomy	347
Die Bedeutung der Glutathion S-Transferase PI (GSTPI) mRNA Expression bei der Pathogenese und Progression des Barrett-Ösophagus (J. Brabender, R. Metzger, P. M. Schneider, R. V. Lord, T. R. DeMeester, K. D. Danenberg, A. H. Hölscher und P. V. Danenberg)	The Importance of Glutathione S-Transferase PI (GSTPI) mRNA Expression in the Pathogenesis and Progression of Barretts Esophagus	348
Operative Therapie des Primären Non-Hodgkin Lymphoms des Magens – Ergebnisse aus den prospektiven Deutschen Multizenterstudien 01/92 und 12/96 (J. G. Brockmann, J. Schumacher, M. Schmidt, L. Biermann, N. Senninger, N. A. Willich und P. Koch)	Surgical Therapy of the Primary Non-Hodgkin Lymphoma of the Stomach – Results from the Prospective German Muticentra Studies 01/92 and 12/96	349
CYFRA 21-1 – Ein neuer Tumormarker für das Ösophaguskarzinom (J. G. Brockmann, H. St. Nottberg, L. Biermann und N. Senninger)	CYFRA 21-1 – A New Tumour Marker for the Esophagus Carcinoma	350
Myotomie als integraler Bestandteil der Therapie des Zenkerdivertikels: obligat oder fakultativ? (M. Colombo-Benkmann, V. Unruh und N. Senninger)	Myotomy as an Integral Component of Zenker's Diverticulum Therapy: Obligatory or Optional?	351
Familiäre Häufung von GERD und assoziierter Tumorerkrankungen – Indizien einer auch genetischen Erkrankungsdisposition (C. D. Döring, H. Vogelsang, H. Stein, G. Keller und J. R. Siewert)	Familiary Accumulation of GERD and Associated Tumor Diseases – Indications of an additional Genetic Disease Disposition	352

Ursachenanalyse und Management der Anastomoseninsuffizienz nach Ösophagektomie (B. Dreuw, M. Jansen, S. Truong und V. Schumpelick)	Etiology and Management of the Anastomosis Insufficiency After Esophagectomy	353
Ist die transhiatale Oesophagusresektion mit unterer posteriorer mediastinaler sowie abdomineller Lymphknotendissektion onkologisch ausreichend beim distalen Plattenepithelkarzinom des Oesophagus (P. Dutkowski, W. Kneist, F. Sultanow und T. Junginger)	Is the Transhiatal Esophagus Resection with Lower Posterior Mediastinal and Abdominal Lymph Node Dissection Oncologically Sufficient?	354
Ösophagusmotilität und Säureexposition im Ösophagus (M. Fein, K.-H. Fuchs, S. M. Freys und H. Tigges)	Esophageal Motility and Acid Exposition in the Esophagus	355
Prävalenz und Verteilungsmuster von Lymphknotenmetastasen bei Frühkarzinomen des ösophago-gastralen Überganges (M. Feith, H. J. Stein, M. Werner und J. R. Siewert)	Prevalence and Distribution Pattern of Lymph Node Metastases in Early Carcinoma of the Esophago-Gastric Junction	356
Einfluss der neoadjuvanten Chemotherapie auf die Lymphknotenmetastasierung beim Adenokarzinom des distalen Ösophagus (M. Feith, H. J. Stein, M. Werner, U. Fink und J. R. Siewert)	Influence of the Neoadjuvant Chemotherapy on Lymph Node Metastasis in Adenocarcinoma of the Distal Esophagus	356
Perioperative Bluttransfusionen: Ein prognostischer Faktor nach Ösophagektomie beim Barrett Karzinom (M. Feith, H. J. Stein und J. R. Siewert)	Perioperative Blood Transfusions: A Prognostic Factor After Esophagectomy with Barrett's Carcinoma	357
Partielle oder totale Fundoplicatio – welche Technik ist besser? Ergebnisse einer randomisierten, experimentellen Studie im Schweinemodell (K. A. Gawad, W. J. Tiefenbacher, R. Wachowiak, C. Rempf, C. Blöchle und J. R. Izbicki)	Partial or Total Fundoplicatio – Which Technique is Better? Results of a Randomized, Experimental Study in a Pig Model	358
Noninvasive Unterscheidung zwischen Platten- und Zylinderepithel mittels optischer Reflektometrie (M. George, J. Knittel, H. Raestrup, L. Schnieder und G. F. Buess)	Non-Invasive Distinction Between Squamous and Columnar Epithelium by Means of Optical Reflectometry	359

Pseudodivertikel nach cervikalem Ösophagusersatz mittels Jejunuminterposition - minimal invasive Therapie (Ch. A. Gutschow, H. Schäfer, K. T. E. Beckurts, W. Schröder und A. H. Hölscher)	Pseudodiverticulum After Cervical Esophagus Replacement by Means of Jejunum Interposition - Minimal - Invasive Treatment	360
Magenhochzugsoperation beim Ösophaguskarzinom - Kaum Einschränkung der Lebensqualität (H. Heep, J. W. Heise, A. Karabi und H. D. Röher)	Surgical Stomach Lifting with the Esophagus Carcinoma - Hardly Any Restrictions of Life Quality	360
Qualität der Laparotomieheilung: Einfluss von Faden/Wundlängenverhältnis, Nahttechnik und Nahtspannung auf die Kollagensynthese im Inzisionsbereich (J. J. Höer, U. Klinge, K. Junge, M. Anurov, A. Oettinger und V. Schumpelick)	Quality of Laparotomy Healing: Influence of the Suture/Wound Length Relation, Suture Technique and Suture Stress on the Collagene Synthethis in the Incision Area	361
Neoadjuvante Therapie beim Ösophaguskarzinom - erhöhte perioperative Komplikationsrate? (A. Imdahl, U. Schöffel, G. Ruf und E. H. Farthmann)	Neoadjuvant Therapy with the Esophagus Carcinoma - Increased Perioperative Rate of Complications?	362
16 Jahre Myotomie und Semifundoplikatio nach Dor bei Achalasie - Die Langzeitergebnisse (W. Kneist, Th. Junginger und V. F. Eckardt)	16 Years of Myotomy and Semi-Fundoplication in Achalasia According to Dor - The Longterm Results	363
Positronen-Emissions-Tomographie in der präoperativen Diagnostik des Ösophaguskarzinoms - Erste Ergebnisse einer prospektiven Studie (W. Kneist und Th. Junginger)	Positron - Emission Tomography in the Preoperative Diagnosis of the Esophagus Carcinoma - First Results in a Prospective Study	364
Persistierende und rezidivierende Schluckstörung nach Operation bei Achalasie - Ursache und Behandlung (W. Kneist, Th. Junginger und V. F. Eckardt)	Persisting and Relapsing Dysphagia After Achalasia-Surgery - Etiology and Treatment	365
Stellenwert der stationären Ösophagusdurchzugsmanometrie zur präoperativen Abklärung von Patienten mit gastro-ösophagealer Refluxkrankheit (M. Korenkov, S. Sauerland, N. Yücel, G. Grass, E. Neugebauer und H. Troidl)	Importance of the Stationary Esophagal Pull-Through Procedure for Preoperative Clarification in Patients with Gastro-Esophageal Reflux Disease	366
Endoskopische Magnet-Resonanz-Tomographie zum Staging von Magenkarzinomen (C. Kuntz, L. Grenacher, F. Autschbach, F. Volke und M. Düx)	Endoscopic Magnet Resonance Imaging for the Staging of Gastric Cancer	367

Erfahrungen und Ergebnisse mit der transoralen Schwellenspaltung bei Zenkerschem Divertikel (R. A. Lang, T. P. Hüttl und G. Meyer)	Experiences and Results with the Transoral Diverticulostomy in Zenker's Diverticulum	367
Pilotstudie zum intraoperativen Neuromonitoring bei der totalen mesorektalen Exzision beim Rektumkarzinom (B. Lünstedt, Th. Engelhardt und A. Bischay)	Pilot Study for the Intraoperative Neuromonitoring with the Total Mesorectal Excision in Rectum Carcinoma	368
Stellenwert der Rektumexstirpation im Therapiekonzept des tiefsitzenden Rektumkarzinoms (F. Marusch, A. Koch, U. Schmidt, I. Gastinger, F. Köckerling, B. Ulrich, J. Jost und H. Lippert)	Importance of the Rectum Exstirpation in the Treatment of Lower Rectal Carcinoma	369
Das ileocöcale Interponat als Magenersatz (J. Metzger, L. Degen, F. Harder, W. Gantert und M. von Flüe)	The Ileocecal Interponat as Stomach Replacement	370
Neuromonitoring des autonomen Nervensystems im kleinen Becken – Qualitätsverbesserung in der Rektumchirurgie? (D. Meyer, T. Eisert, A. Thiede und W. Timmermann)	Neuromonitoring of the Autonomous Nerval System in the Small Pelvic – Improvement of Quality in Rectal Surgery?	371
Unterschiede in der Prognose von pT3-Rektumkarzinomen abhängig von einer ventralen oder dorsalen Tumorlage (M. V. Meyer-Marcotty, H. R. Nürnberger und D. Löhlein)	Differences in the Prognosis of pT3 Rectal Carcinomas Dependent on a Ventral or Dorsal Tumor Localization	372
Neovaskularisation und VEGF Expression beim Barrett Karzinom (C. Möbius, H.-J. Stein, I. Becker, M. Feith, P. Gais, J. Jütting und J. R. Siewert)	Neovasculariстion and VEGF Expression with Barrett's Carcinoma	373
Lymphknotenmetastasierung und Ergebnisse der transhiatal erweiterten Gastrektomie bei Adenokarzinomen des ösophago-gastralen Überganges nach Siewert (S. P. Mönig, W. Schröder, S. E. Baldus, T. K. E. Beckurts, H. P. Dienes und A. H. Hölscher)	Lymph Node Metastases and Results of Transhiatal Extended Gastrectomy of Adenocarcinoma of the Esophago-Gastric Junction According to Siewert	373

Deutsch	English	Seite
Histologische Klassifikation des Magenkarzinoms: Korrelation der Ming-Klassifikation mit etablierten histopathologischen Klassifikationen (S. P. Mönig, S. E. Baldus, G. Grass, E. Bollschweiler, P. M. Schneider und A. H. Hölscher)	Histological Classification of Gastric Carcinoma: Correlation of Ming Classification with Established Histopathological Classifications	374
Therapieergebnisse von fortgeschrittenen Magenkarzinomen mit Impfung von allogenen Zellhybriden aus Tumor- und dendritischen Zellen (A. Müller, P. M. Markus, H. Peters, H. Becker und A. Soruri)	Therapeutic Results of Advanced Stomach Carcinomas with Vaccination of Allogenic Cell Hybrids from Tumor Cells and Dendritic Cells	375
Die intraoperative Radiotherapie (IORT) des lokal fortgeschrittenen primären Rektumkarzinoms sowie des Rektumkarzinomrezidivs. – Notwendigkeit prospektiv randomisierter Studien (S. Ochman, M. Brüwer, S. Hesselmann, N. Willich und N. Senninger)	The Intraoperative Radiotherapy of the Locally Advanced Primary Rectal Carcinoma and the Rectum Carcinoma Relapse – Necessity of Prospective Randomized Studies	376
Langzeitergebnisse der Therapie des Ösophagus-/Cardiakarzinoms: Wann und wo ist eine Resektion gerechtfertigt? (A. Paul, M. Frackowiak, E. Eypasch, S. Fischer, M. Nagelschmidt und H. Troidl)	Longterm Results of the Therapy of Esophagus/Cardia Carcinoma: When and Where is a Resection Justified?	377
Lymphogenes Metastasierungsrisiko beim Magenfrühkarzinom (J. Pelz, S. Merkel und W. Hohenberger)	Lymphogeneous Risk of Metastasis in Early Gastric Cancer	378
Erste Erfahrungen mit der ambulanten 24-Std.-Impedanzmessung zur Refluxdiagnostik (N. Ponschek, B. Dreuw, D. Schubert, J. Silny und V. Schumpelick)	First Experiences with the Ambulant 24 h Measurement of Impedance for Reflux Diagnosis	379
Narbenhernienreparation – Ergebnisse von über 100 Patienten in Sublay-Technik (J. D. Redecke und M. Butters)	Incisional Hernia Repair – Results of more than 100 Patients in Sublay Technique	380
Prospektive Untersuchung zum Stellenwert der Staging Laparoskopie beim Magenkarzinom (B. Rudek, P. Kienle, K. Buhl, C. Herfarth und T. Lehnert)	Prospective Study of the Importance of Staging Laparoscopy with the Gastric Carcinoma	381
Response-Monitoring bei neoadjuvanter Radiochemotherapie des Ösophaguscarcinoms mit F-18-FDG-PET (P. M. Schneider, P. Theissen, A. Jost, M. Dietlein, S. E. Baldus, S. Staar, R.-P. Müller, H. Schicha und A. H. Hölscher)	Response Monitoring during Neoadjuvant Radiochemotherapy for Esophageal Cancer with F-18 FDG PET	382

Lymphknotenmetastasierung beim Adenokarzinom des Ösophagus (W. Schröder, S. P. Mönig, S. Baldus, P. M. Schneider und A. H. Hölscher)	Lymph Node Metastasis with the Adenocarcinoma of the Esophagus	383
Mesentericocoeliacographie vor Ösophagektomie und Rekonstruktion durch einen Magenschlauch (W. Schröder, M. Zähringer, D. Stippel, C. Gutschow, K. T. E. Beckurts und A. H. Hölscher)	Mesenterico-coeliacography Before Esophagectomy and Reconstruction with a Gastric Tube	383
Downstaging durch neoadjuvante Chemotherapie beim Magenkarzinom. Wunsch oder Realität? (C. Schuhmacher, K. Ott, K. Becker, J. Müller, H. J. Dittler und J. R. Siewert)	Downstaging by Neoadjuvant Chemotherapy in Gastric Carcinoma Ideal or Reality?	384
Ulkusblutung im Wandel der Zeit Aussterben der chirurgischen Therapie (F. Seidel, C. Reinhold, C. Ohmann, J. W. Heise und H. D. Röher)	Ulcer Bleeding in the Course of Time – Dying out of Surgical Treatment	385
Transthorakale versus radikale transmediastinale Ösophagektomie beim Barrett Carcinom (H. J. Stein, M. Feith, H. Bartels und J. R. Siewert)	Transthoracic vs. Radical Transmediastinal Esophagectomy in Barrett's Carcinoma	386
Visualisierung des subserosalen Fettgewebes zur Optimierung des endosonographischen Stagings des Rektumkarzinoms (H. O. Steitz, R. Weidenhagen, T. Strauss und K. U. Grützner)	Visualization of Subserous FaT Tissue for Optimizing the Endosonographic Staging of Rectal Carcinoma	387
Prognosefaktoren bei primär metastasierten kolorektalen Karzinomen in der palliativen Situation (S. Stelzner, G. Hellmich und K. Ludwig)	Prognostic Factors in Primarily Metastasised Colorectal Carcinoma in the Palliative Situation	387
Frühergebnisse der neoadjuvanten Radiochemotherapie beim Rektumkarzinom (H. Stöltzing, D. Wolken und K. P. Thon)	Early Results of the Neoadjuvant Radiochemotherpay in Rectal Carcinoma	388
Analyse des Kollagenstoffwechsels bei Patienten mit Anastomoseninsuffizienzen in Folge kolorektaler Resektionen (M. Stumpf, U. Klinge, K. Junge, B. Klosterhalfen und V. Schumpelick)	Analysis of the Collagen Metabolism in Patients with Anastomosis Insufficiencies Following Colorectal Resections	389

Zenker Divertikel: Myotomie mit Divertikulektomie versus Myotomie mit Divertikulopexie (J. Theisen, H. J. Stein, K. Prentl, B. L. D. M. Brücher und J. R. Siewert) — Zenker's Diverticulum: Myotomy with Diverticulectomy vs Myotomy with Diverticulopexie — 390

Endoskopisch-radiologische Diagnostik zur bedarfsadaptierten Therapieplanung der Anastomoseninsuffizienz (D. Tübergen, L. Biermann und N. Senninger) — Combined Endoscopy and Radiology for Stage Adapted Therapy of Anastomotic Leakage — 391

Das Rektum Karzinom - eine unterschätzte Manifestationsform beim Hereditären Nichtpolypösen Colon Carcinom (HNPCC) (A. Unger, T. Vogel, H.-D. Röher und G. Möslein) — The Rectal Carcinoma - An Underestimated Form of Manifestation with the Hereditary Non-Polyposis. Colorectal Carcinoma — 392

Bedeutung des Endometriumkarzinoms zur Identifikation von HNPCC Familien - Eine interdisziplinäre Aufgabe? (A. Unger, S. Werner, T. Vogel, H.-D. Röher und G. Möslein) — Significance of the Endometrial Carcinoma for Identification of HNPCC Families - An Interdisciplinary Task — 393

Postoperative Erfolgskontrolle nach Resektionsrektopexie: Vergleich von konventioneller vs. Magnet-Resonanz-Defäkographie (M. J. Utzig, A. Oesterheld, A. J. Kroesen, K. J. Wolff und H. J. Buhr) — Postoperative Control of Success After Resection Rectopexie: Comparison of conventional vs Magnet Resonance Defecography — 394

Limitierte Resektion nach neoadjuvanter Radiochemotherapie beim Plattenepithelkarzinom des zervikalen Ösophagus (J. Zacherl, H. J. Stein, B. L. D. M. Brücher, M. Feith, U. Fink, M. Molls, M. Werner, E. Biemer und J. R. Siewert) — Limited Resection After Neoadjuvant Radiochemotherapy in the Squamous Epithelial Carcinoma of the Cervical Esophagus — 395

Immuntherapie bei gastrointestinalen Malignomen

Apoptoseinduktion durch präoperative passive Immuntherapie beim resektablen Magenkarzinom (W. Timmermann, B. Illert, H. P. Vollmers, V. Krenn, H. Rückle-Lanz und M. Wilhelm, A. Thiede) — Induction of Apoptosis via Praeoperative Immunotherapy in Resectable Gastric Cancer — 396

Transplantation und Lebendspende

Entwicklung primärer Malignome nach Leber- und Nierentransplantation und ihre Behandlungsstrategie (W. O. Bechstein, K. Dette, M. Golling und Ch. Wullstein) — Development of Primary Malignancies Following Liver and Kidney Transplantation and Treatment Strategy — 398

Intensivmedizinische Behandlung des posttraumatischen Leberversagens (W. O. Bechstein, K. Dette, Ch. Wullstein und M. Golling) — Intensive Care of Post-traumatic Liver Failure — 405

Erweiterte Indikationsstellung zur Lebertransplantation beim HCC unter besonderer Berücksichtigung der Leberlebendspende (H. Lang, M. Malagó und C. E. Broelsch) — Extended Indication for Liver Transplantation in HCC Considering Liver Living Donor — 410

Abstracts

Chirurgische Technik der Teilung einer Spenderleber in zwei Hemitransplantate zur Transplantation in zwei erwachsene Empfänger (D. C. Broering, J. H. Schulte am Esch, C. Hillert, L. Fischer und X. Rogiers) — Surgical Technique of the Splitting Hemitransplants for Transplantation in Two Adult Recipients of a Donor Liver in Two — 414

Chirurgische Technik der Entnahme des rechten Leberlappens zur Leber-Lebend-Spende (D. C. Broering, H. A. Al-Shurafa, C. Hillert und X. Rogiers) — Surgical Technique for the preparing of the Right Liver Lobule for Live Liver Donation — 414

Untersuchungen zur regulatorischen Funktion selbstrestringierter MHC Klasse II Allopeptid-spezifischer T Helfer 1 und 2 Zell-Klone in vivo nach vollallogener Nierentransplantation (M. Gasser, J. E. Kist-van Holthe, S. M. Lenhard, M. H. Sayegh, A. Thiede und A. M. Waaga) — Studies of the Regulatory Functions of Self-Restricted MHC Class II Allopeptide-Specific T-Helper 1 and 2 Cell Clones After Fully Allogenic Kidney Transplantation — 415

Immunogenetische Vorausetzungen bei der Toleranzinduktion für solide Organtransplantate durch stabilen gemischten Chimärismus in der Ratte (M. D. Jäger, K. Timrott, K. Wonigeit H. J. Schlitt) — Immunogenetic Prerequisites in Tolerance Induction for Solid Organ Transplants by Stable Mixed Chimerism in the Rat — 416

Gemischter Chimärismus nach allogener Knochenmarktransplantation mit isolierter Konditionierung durch einen Alloantikörper gegen CD45 garantiert spender-spezifische Toleranz für solide Organtransplantate in der Ratte (M. D. Jäger, T. Röseler, K. Wonigeit und H. J. Schlitt) — Mixed Chimerism After Allogeneic Bone Marrow Transplantation with Isolated Conditioning by an Alloantibody Against CD45 Guaranteed Donor-Specific Tolerance for Solid Organ Transplants in the Rat — 417

Langzeitverlauf von Patienten mit einer Hepatitis C-bedingten Leberzirrhose nach Lebertransplantation (J.M. Langrehr, U. Neumann, M. Bahra, T. Berg und P. Neuhaus)	Longterm Results of Patients with Hepatitis-C Induced Liver Cirrhosis After Liver Transplantation	418
Die extraperitoneale, pararectale Spendernephrektomie als Alternative zum herkömmlichen translumbalen Zugang (F. Lehner, R. Lück, T. Becker, J. Klempnauer und B. Nashan)	The Extraperitoneal Pararectal Donor Nephrectomy as an Alternative to the Usual Translumbar Approach	419
Zur Technik der arterialisierten Teillebertransplantation (J. Li, U. Dahmen, Y. Gu und C.E. Broelsch)	Technique of the Arterialized Partial Liver Transplantation	420
Profitieren Patienten > 65 Jahre von einer Nierentransplantation (NTx) im Vergleich zu Empfängern < 65 Jahre in Abhängigkeit vom Spenderalter? (L. P. Lübke, S. R. Schwarz, W. G. Woeste, K. K. Kohlhaw und B. W. O. Bechstein)	Do Patients over 65 Years of Age Profit from a kidney Transplantation (NTx) Compared with Recipients under 65 years of Age in Dependence upon the Donator's Age	421
Pfortaderrekonstruktion in Spender und Empfänger im Rahmen einer rechten Leberlebendspendetransplantation (M. Malagó, G. Testa, A. Paul, H. Lang, A. R. Biglarnia, S. Nadalin und C. E. Broelsch)	Portal Vein Reconstruction in Donators and Recipients During Transplantation of Liver Living Donor	422
Differenzielle Expression von CC-Chemokinen nach orthotoper Lebertransplantation während Rejektion und Infektion (C. Moench, A. Uhrig, J. C. Thies und G. Otto)	Differential Expression of CC-Chemokines After Orthotopic Liver Transplantation During Rejection and Infection	423
Effektiver Schutz vor Ischemic Type Biliary Lesions nach orthotoper Lebertransplantation durch arterielle ex situ-Nachperfusion unter Druck (C. Moench, A. Wunsch, J. C. Thies und G. Otto)	Effective Protection from Ischemic Type Biliary Lesions After Orthotopic Liver Transplantation by Arterial Ex Situ ongoing Pressure Perfusion	424
Die Auswirkung von Konservierungslösungen auf die primäre Transplantatfunktion und die 30-Tage Letalität nach Lungentransplantation (C. Müller, R. H. Hatz, P. Überfuhr, H. Fürst, G. Schelling, B. Reichart und M. L. T. G. Munich Lung Transplant Group)	The Consequences of Preservative Irrigations on the Primary Transplant Function and the 30 Day's Lethality After Lung Transplantation	425

Wie beeinflusst der Hirntod die pankreatische Mikrozirkulation? (R. Obermaier, S. Benz, E. von Dobschütz, O. Drognitz, W. Schareck und U. T. Hopt)	How does Brain Death Influence the Pancreatic Microcirculation?	425
Die postoperative Glukosetoleranz bestimmt die Langzeitfunktion nach Pankreastransplantation (F. Pfeffer, O. Drognitz, S. Benz, U. Adam und U. T. Hopt)	Postoperative Glucose Tolerance Determines the Longterm Function After Pancreas Transplantation	426
Einfluss des Hirntodes auf die hepatogene Zytokinexpression humaner Organspender (J. Pratschke, K. Kliem, S. Weiss, S. G. Tullius, S. Jonas, U. Settmacher, T. Steinmüller, H. D. Volk und P. Neuhaus)	Influence of the Brain Death on the Hepatogenic Cytokine Expression of Human Organ Donors	427
Kalte Ischämie senkt die Regenerationsfähigkeit der Leber: Neue Aspekte für Split-Leber und Lebendspenden Transplantation (M. Selzner, N. Selzner, H. A. Rüdiger, Y. Tiang, Z. Kadry und P. A. Clavien)	Cold Ischemia Reduces the Ability for Regeneration of the Liver: New Aspects for Split-Liver and Live Donor Transplantation	428
Technik der Gallengangsrekonstruktion bei der Leberlebendspende-Transplantation (U. Settmacher, S. Schmidt, T. Steinmüller und P. Neuhaus)	Technique of the Bile Duct Reconstruction in Living Donor Liver Transplantation	429
Distale Resektion und Rekonstruktion des Hauptstammes der Vena hepatica media bei der Leberlebendspende des rechten Leberlappens: Eine neue Entnahme- und Rekonstruktionstechnik (Th. Steinmüller, A. Pascher, I. M. Sauer, T. Theruvath, A. Müller, U. Settmacher und P. Neuhaus)	Distal Resection and Reconstruction of the Major Branch of the Vena Hepatica with Liver Live Donor of the Right Hepatic Lobule: A New Technique of Taking and Reconstruction	430
Einfluß eines selektiven Endothelin-A-Rezeptor-Antagonisten auf den Ischämie/Reperfusionsschaden nach Pankreastransplantation im Schweinemodell (D. Uhlmann, S. Ludwig, E. Escher, U. Pietsch, B. Armann, D. Teupser, A. Tannapfel, J. Hauss und H. Witzigmann)	Influence of a Selective Endothelin-A Receptor Antagonist on Ischemia/Reperfusion Injury After Pancreas Transplantation in the Pig Model	431
Das Essener Protokoll zur Evaluation von Leberlebendspendern (C. Valentin-Gamazo, M. Malagó, G. Testa, S. Nadalin, M. Karliova, U. Treichel und C.E. Broelsch)	The Essen Protocol for Evaluation of Living Liver Donors	432

Inselzell-spezifische Autoimmunphänomene bei Patienten mit Typ I Diabetes im Langzeitverlauf und nach Pankreastransplantation (H. Witzigmann, T. Lohmann, D. Uhlmann, F. Geißler, S. Ludwig und J. Hauss) — Islet-Cell Specific Autoimmune Phenomenons in Patients with Type I Diabetes in Long-Term Studies After Pancreas Transplantation — 433

Die Bedeutung der Magnetresonanztomographie der Gefäße in der präoperativen Diagnostik von Nieren-Lebendspendern (K. Zamhöfer, G. Testa, A. Frilling, T. Schröder und C. E. Broelsch) — The Importance of Magnet Resonance Imaging of the Vessels in the Preoperative Diagnosis of Live Kidney Donors — 434

Positiver Effekt einer stark verkürzten Kaltischämiezeit bei Nierentransplantationen im Rahmen des ET-Senior-Programms (C. Zülke, C. Graeb, M. Anthuber, A. Fürst, B. Krämer, M. Fischereder und K.-W. Jauch) — Positive Effect of Strongly Reduced Cold Ischemia Time in Kidney Transplantation within the ET Senior Program — 435

Onkologie

Abstracts

Einflußfaktoren auf die unmittelbar postoperative Lebensqualität beim kolorektalen Karzinom (B. R. Bittorf, D. Bender, M. Lichthardt, U. Schmeisser, K. E. Matzel, F. Lösel und W. Hohenberger) — Influencing Factors on the Immediate Postoperative Life Quality in Colorectal Carcinoma — 436

Hepatische Glukoneogenese und splanchnische Proteinbilanz nicht mangelernährter Patienten mit resektablen gastrointestinalen Tumoren (R.G. Bönninghoff, M.A. Keese, M.H. Konrad, A. Blum, E. Holm, S. Post und J.W. Sturm) — Hepatic Gluconeogenesis and Splanchnic Protein Balance of Non-Malnourished Patients with Resectable Gastrointestinal Tumors — 437

Einfluss einer präoperativen hyperthermen Radiochemotherapie auf die Sphinkterfunktion (J. Fritzmann, W. Slisow, P. Wust und B. Rau) — Influence of the Preoperative Hyperthermic Radiochemotherapy on the Sphincter Function — 438

Standardisiertes Therapieverfahren in der Behandlung des Rektumkarzinoms – Langzeitergebnisse einer prospektiven Datenerfassung (A. Fürst, I. Iesalnieks, A. Beham und K.-W. Jauch) — Standardized Therapeutic Procedure in the Treatment of Rectal Carcinoma – Long-Term Results of Prospective Data Recording — 439

Interaktiver Online- Test für die Ermittlung eines familiär erhöhten Darmkrebsrisikos (A. Hansmann, T. Goecke, S. Höwer, H. Fredrich, H. D. Röher und G. Möslein)	Interactive Online-Test for the Identification of Familial Colorectal Cancer Risk	440
Hochdosis Tamoxifentherapie bei FAP – assoziierten und sporadischen Desmoidtumoren (A. Hansmann, U. Oezesahin, A. Unger und G. Möslein)	High-Dose Tamoxifen Therapy for FAP-Associated and Sporadic Desmoid Tumors	441
Neue immuntherapeutische Strategien beim Magenkarzinom mit trifunktionalen bispezifischen Antikörpern (M. M. Heiss, M. A. Ströhlein, M. Jäger, H. Lindhofer und F. W. Schildberg)	New Immunotherapeutic Strategies on the Gastric Carcinoma with Trifunctional Bispecific Antibodies	442
Resektionsausmaß und Indikation zur multimodalen Therapie bei lokoregionär fortgeschrittenen Tumoren des kleinen Beckens (P. Hohenberger, P. Althaus, S. Coswig, W. Slisow, B. Rau und P.M. Schlag)	Extent of Resection and Indication for Multimodal Therapy with Locoregional Advanced Tumors of the Small Pelvis	443
Hypoxie steigert das maligne Potential des experimentellen Pankreaskarzinoms (H.G. Hotz, T. Foitzik, B. Hotz, O.J. Hines, H.A. Reber und H.J. Buhr)	Hypoxia Increases the Malignant Potential of Experimental Pancreatic Carcinoma	444
Intra- und frühe postoperative Chemotherapie in der Bauchhöhle mittels Gemcitabine kann das postoperative Auftreten einer Peritonealkarzinomatose verhindern (A. Hribaschek, F. Meyer, H. Lippert und K. Ridwelski)	Intra- and Early Postoperative Chemotherapy in the Abdominal Cavity by Means of Gemcitabine Can Prevent the Postoperative Occurrence of a Peritoneal Carcinomatosis	445
Die vena subclavia Thrombose hat keinen Einfluss auf die Anwendung eines Port-Katheters (M. Kaun, W. Niebel, K. Kroeger, H. Fink und C. E. Broelsch)	The Vena Subclavia Thrombosis Has no Influence on the use of a Portal Catheter	446
Lokale Tumorkontrolle nach operativer und multimodaler Therapie von Weichgewebssarkomen im Extremitätenbereich (C. Kettelhack, J. Aqua, P. Hohenberger und P. M. Schlag)	Local Tumor Control After Surgical and Multimodal Therapy of Soft Tissue Sarcomas of the Extremities	447

Detektion von K-ras Mutationen beim Pankreaskarzinom – Molekularbiologisches Verfahren zum Nachweis einer minimalen lymphatischen Tumorzelldissemination? (A. Kropp, S. B. Hosch, V. N. Kalinin, W. T. Knoefel und J. R. Izbicki)
Detection of K-ras Mutations in Pancreas Carcinoma – Molecular Biologic Procedure for the Evidence of Minimal Lymphatic Tumor Cell Dissemination? 448

Untersuchungen zur HLA-Klasse-I-Downregulierung bei Weichteilsarkomen mit Expression des tumorspezifischen MAGE-Antigens zur Evaluation eines potentiellen adjuvanten Therapieansatzes (A. Kutup, S.B. Hosch, P. Scheunemann, M. Peiper, V.N. Kalinin, K. Pantel und J.R. Izbicki)
Studies of HLA-Stage I Downregulation in Soft Tissue Sarcomas with Expression of the Tumor-Specific MAGE Antigene for the Evaluation of a Potential Adjuvant Therapeutic Approach 449

Her2/neu Überexpression beim Adenokarzinom des Pankreas (J. M. Langrehr, H. Oettle, C. Hempel, M. Koch, A. Winkler, C. Radtke, G. Schaller, H. Riess und H. Schramm)
Her2/new Overexpression in Adenocarcinoma of the Pancreas 450

Effizienz der rektalen Endosonographie (rES) und der KM-gestützten Computertomographie (CT) im Staging und Restaging des multimodal behandelten UICC-II/III-Rektumkarzinoms (+/− präoperative Radio-/ Chemotherapie) (T. Liersch, C. Langer, CH. Jakob, M. Ghadimi, L. Füzesi und H. Becker)
Efficiency of the Rectal Endosonography (rES) and the Contrast-Media Assisted Computertomography in Staging and Restaging of the Multimodally Treated UICC-II/III Rectal Carcinoma (+/− Preoperative Radio/Chemotherapy) 451

Der Nachweis disseminierter kolorektaler Tumorzellen mittels quantitativer real-time PCR ist ein signifikanter, statistisch unabhängiger prognostischer Faktor (W. R. Marti, U. Gueller, D. Oertli, P. Zajac, A. Schnyder, U. Metzger, F. Harder und M. Heberer)
The Evidence of Disseminated Colorectal Tumor Cells by Means of Quantitative Real-Time PCR is a Significant, Statistically Independent Prognostic Factor 452

Biomarker als Prädiktoren der Lymphknotenmetastasierung beim Magenkarzinom? Eine immunhistochemische Analyse von p53 und MMP-2 (S. P. Mönig, S. E. Baldus, J. K. Hennecken, S. Nolden, G. Grass und A. H. Hölscher)
Biological Markers as Predictors of Lymph Node Metastasis in Gastric Carcinoma? An Immunohistochemical Analysis of p53 and MMP-2 453

Neoadjuvante Radio-/Chemotherapie des lokal fortgeschrittenen, primär resektablen Adenokarzinoms des Rektums (cT3N0-2M0). 2-Jahresergebnisse einer unizentrischen Phase-II-Studie (H. Nekarda, F. Zimmermann, M. Werner, K. Ott, R. Rosenberg, H. J. Dittler, U. Fink, M. Molls und J. R. Siewert)	Neoadjuvant Radio-/Chemotherapy of the Locally Advanced Primary Resectable Adenocarcinoma of the Rectum (cT3NO-2MO). Two Years' Results of a Unicentre Phase II Study	454
Einfluß intravenöser Chemotherapie (CTx) auf immunhistochemisch nachgewiesene freie peritoneale Tumorzellen (FPTC) bei neoadjuvant therapierten lokal fortgeschrittenen Magenkarzinomen (K. Ott, H. Nekarda, U. Schenk, A. Sendler, U. Fink und J. R. Siewert)	Influence of Intravenous Chemotherapy (CTx) on Immunohistochemically Proved Free Peritoneal Tumor Cells (FPTC) with Neoadjuvantly Treated Locally Advanced Gastric Carcinomas	455
Phase II Studie zur abdominellen Stop-Flow-Perfusion (ASFP). Ein regionales Chemotherapiekonzept für nichtresektable abdominelle Tumormanifestationen (U. Pohlen, G. Berger und H. J. Buhr)	Phase II Study on the Abdominal Stop Flow Perfusion (ASFP). A Regional Chemotherapy Concept for Non-Resectable Abdominal Tumor Manifestation	456
Prätherapeutisches Staging und der interdisziplinäre Therapieansatz bei malignen Weichteiltumoren - Ergebnisse der Registerstudie der CAO (H. Rieske, T. Junginger, C. Kettelhack, M. Schönfelder, H.D. Saeger, F. Krummenauer und P. Hermanek)	Pretherapeutic Staging and the Interdisciplinary Therapy Approach with Malignant Soft Tissue Tumors - Results of the CAO Register Study	457
Multimodale Therapie des Analkarzinoms (G. Ruf, F. Meuschel, U. Baumgartner und U. Schöffel)	Multimodal Therapy of the Anal Carcinoma	458
Die Wertigkeit der PET in der Nachsorge des kolorektalen Karzinoms (M. Sailer, S. Timm, R. P. Baum, K. H. Fuchs, E. S. Debus und A. Thiede)	The Significance of PET in the Follow-up of the Colorectal Carcinoma	458
Histomorphologisches Regressionsgrading als objektiver Response-Parameter nach neoadjuvanter Radiochemotherapie beim Ösophaguscarcinom (P. M. Schneider, S. E. Baldus, R. Metzger, S. Staar, H. Schäfer, W. Schröder, H.-P. Dienes, R.-P. Müller und A. H. Hölscher)	Histomorphologic Regression Grading as an Objective Response Parameter After Neoadjuvant Radiochemotherapy for Esophageal Cancer	460
Wiederholte axilläre Lymphknotenentnahme: die gleiche oder die andere Seite? (C. G. Schneider, H. J. Stellbrink, J. van Lunzen, K. Tenner-Racz, G. Fröschle und J. R. Izbicki)	Repeated Axillary Lymph Node Taking: The Same or the Other Side?	461

Rezidivmuster nach neoadjuvanter Chemotherapie und R0 Resektion beim lokal fortgeschrittenen Magenkarzinom (A. Sendler, K. Ott, U. Fink, J. R. Siewert)	Relapse Pattern After Neoadjuvant Chemotherapy and R0 Resection in Patients with Locally Advanced Gastric Cancer	461
Chirurgische Onkologie der Weichgewebsarkome: Ist eine Referenzpathologie notwendig? (H. U. Steinau, CH. Soimaru, A. Puls, S. Langer, H. H. Homann, C. Kuhnen und K. M. Müller)	Surgical Oncology of Soft Tissue Sarcoma: Is a Reference Pathology Neccessary?	463
Hepatisch metastasierte Neuroendokrine Tumoren – Eine Indikation zur Lebertransplantation? (Th. Steinmüller, A. Pascher, B. Wiedenmann und P. Neuhaus)	Hepatically Metastatic Neuroendocrine Tumors – An Indication for Liver Transplantation?	464
Tumorspezifische Immuntherapie des Magenkarzinoms mit dem Antikörper SC-1: Ein neues therapeutisches Konzept (W. Timmermann, B. Illert, H. P. Vollmers, H. K. Müller-Hermelink, V. Krenn, H. Rückle-Lanz, M. Wilhelm und A. Thiede)	Tumor-Specific Immunotherapy of the Gastric Carcinoma with the Antibody SC-1: A New Therapeutic Concept	465
Analyse der Prädiktivität von 68 Onkobiogrammen bei 48 Weichteilsarkom-Patienten (A. Udelnow, P. Wuttke, S. Leinung, M. Schönfelder und P. Würl)	Analysis of the Predictivity of 68 Oncobiograms in 48 Patients with Soft Tissue Sarcoma	466
Prognostische Bedeutung der Tumorkontrolle bei malignen Weichteiltumoren:Ergebnisse einer retrospektiven Analyse (P. Vogel, M. N. Scherer, M. Gierl und K.-W. Jauch)	Prognostic Significance of Tumor Control with Malignant Soft Tissue Tumors: Results of a Retrospective Analysis	466
Immunologische Effekte der neoadjuvanten Radio-Chemotherapie beim lokal fortgeschrittenen Rektumkarzinom (M. W. Wichmann, G. Meyer, C. Müller, M. Adam, M. K. Angele und F. W. Schildberg)	Immunologic Effects of the Neoadjuvant Radiochemotherapy with the Locally Advanced Rectal Carcinoma	467
Diagnostik des Rektum Ca-Rezidivs auf OP-Indikation und Strategie (R. Wilke, D. Simon, A. Röhrborn und H. D. Röher)	Diagnosis of the Recurrent Rectal Carcinoma on Operative Indication and Strategy	468
Welche Konsequenz hat die Tumorinvasion der Pfortader beim Magenkarzinom? (H. Zühlke, A. Gabler und J.-P. Teßmann)	Which Consequence has the Tumor Invasion of the Portal Vein in Gastric Carcinoma?	469

Intensivtherapie

Abstracts

Procalcitonin - Ein Entscheidungskriterium in der Chirurgischen Herdsanierung (D. Abitzsch, M. Werner, TH. Junginger und J. Hauss) — Procalcitonin - A Decisive Criterion in Surgical Focal Rehabilitation — 470

Fremdkörperinfektionsmodell zur Untersuchung biofilmproduzierender Staphylokokken (T. O. G. Golda, R. L. Landmann, F. Götz und H. D. Becker) — Infection Model of Foreign Bodies to Study Biofilm-Producing Staphylococci — 471

Interleukin-8-mRNA Konzentrationen neutrophiler Granulozyten bei Patienten mit Peritonitis (K. Holzer, D. Henrich, K. Wilhelm und A. Encke) — Interleukin 8-mRNA Concentration of Neutrophil Granulocytes in Patients with Peritonitis — 472

Insulin vermindert die systemische inflammatorische Akute-Phase-Reaktion nach einem Trauma (M. G. Jeschke, R. Einspanier und K. W. Jauch) — Insulin Reduces the Systemic Inflammatory Acute-Phase Reaction After Trauma — 473

Freisetzung von Chemokinen und Cytokinen in humanen Mesothelzellen nach Stimulierung durch Bakterien und bakterielle Bestandteile (E. Mansouri, U. Jurgan, K. Wollenberg, W. Sendt und U. Schöffel) — Releasing of Chemokines and Cytokines in Human Mesothelium Cells After Stimulation by Various Bacteria and Bacterial Components — 473

Stellenwert der monozytären HLA-DR-Expression für die Indikation großer abdominalchirurgischer Eingriffe (U. Mittelkötter, H. B. Reith, K. Ulrichs und A. Thiede) — Importance of Monocyte HLA-DR-Expression for the Indication of Major Abdominal Surgical Operations — 474

Wirksamkeit und Kostenanalyse zur antibiotischen Behandlung der sekundären Peritonitis (U. Mittelkötter, F. Endter, H. B. Reith, H. Thielemann, R. Schmitz, P. Ihle und A. Thiede) — Effectiveness and Cost Analysis of the Antibiotic Treatment of the Secondary Peritonitis — 475

Katecholaminerge Modulation zellulärer Immunfunktionen und des Überlebens während einer chronischen Sepsis in der Maus (R. Oberbeck, D. Schmitz, K. Wilsenak, M. Schüler, M. Schedlowski, D. Nast-Kolb und M. Exton) — Catecholaminergic Modulation of Cellular Immunofunctions and the Survival During Chronic Sepsis in Mice — 476

Einfluß von präoperativer Zinkapplikation auf die Anastomosenheilung unter septischen Bedingungen in der Ratte (K. Ophoff, K. Junge, U. Klinge und V. Schumpelick) — Influence of Preoperative Zinc Application On the Anastomosis Healing under Septic Conditions in the Rat — 477

Massive Volumengabe und Erhaltung des Herzzeitvolumen in einem Modell des Abdominellen Kompartment Syndroms: Verhinderung von Organschäden?! (A. Schachtrupp, C. Töns, J. Höer, K. Junge und V. Schumpelick) — Massive Volume Resuscitation and Preserving of the Cardiac Output in a Model of the Abdominal Compartment Syndrome: Prevention of Organ Damage? — 478

Charakterisierung des Coekum-Stent-Interventionsmodelles zur Induktion und chirurgischen Therapie der kotigen Peritonitis und Sepsis der Ratte (S. Schmidbauer, B. Fottner-Schmidbauer, K. Hallfeldt, S. Bahrami und H. Redl) — Characterization of the Blind gut Stent Intervention Model for the Induction and Surgical Treatment of the Faecal Peritonitis and Sepsis in the Rat — 479

Welche Rolle spielt Interleukin-10 in der Immunantwort nach Trauma kombiniert mit hämorrhagischem Schock? (C. P. Schneider, E. Faist, F. W. Schildberg und I. H. Chaudry) — What is the Significance of Interleukin-10 in Immune Reaction After Trauma Combined With Hemorrhagic Shock? — 480

Colon Ascendens Stent Peritonitis (CASP) vs. Cöcale Ligatur und Punktion (CLP) in der Maus. Ein Vergleich zweier Modelle für polymikrobielle intraabdominelle Infektion (T. Traeger, S. Maier, K. E. Gerauer, N. Hüser, M. Entleutner, K. Pfeffer und C.-D. Heidecke) — Colon Ascendens Stent Peritonitis (CASP) vs. Cecal Ligation and Puncture (CLP) in the Mouse. A Comparison Between Two Models for Polymicrobiological Intraabdominal Infection — 481

Adenocarcinom und Plattenepithelcarcinom des Ösophagus: Unterschiede in Patientencharakteristika, Prognose und Rezidivmuster (M. Feith, H. J. Stein, B. L. D. M. Brücher, H. Bartels und J. R. Siewert) — Adenocarcinoma and Squamous Cell Carcinoma of the Esophagus: Differences in Patients' Characteristics, Prognosis and Recurrence Pattern — 482

Unfallchirurgie

Biologie und Osteosynthese

Minimal-invasive biologische Osteosynthese der Klavikula mit einem Titannagel (A. Jubel, J. Andermahr, A. Prokop, J. Isenberg und K. E. Rehm) — Minimally-invasive and Biological Osteosynthesis of Midclavicular Fractures — 485

Pathologie der Implantate (C. Mittermayer, M. Eblenkamp, H. A. Richter, G. Zwadlo-Klarwasser, R. S. Bhardwaj und B. Klosterhalfen) — Pathology of Implants — 491

LISS versus Kondylenplatte (U. Hahn, A. Prokop, A. Jubel, J. Isenberg und K. E. Rehm)	LISS versus 95° Condylar Blade Plate (CBP)	498
Spätfolgen nach Frakturen im distalen Unterarmdrittel im Wachstumsalter (R. Zimmermann, M. Gabl, M. Gschwentner und S. Pechlaner)	Late Sequelae of Fractures in the Distal Third of the Forearm During Growth	505

Minimalinvasive Verfahren

Die arthroskopische Untersuchung des Handgelenkes (P. Preissler)	Arthroscopic Investigation of the Wrist Joint	507

Handchirurgie

Neurologische Untersuchungstechniken der Hand (H. Assmus)	Neurological Examination of the Hand	513
Operative und konservative Behandlung der Endphalanxfrakturen (M. Lautenbach, A. Eisenschenk und M. Sparmann)	Operative and Conservative Treatment of Distal Phalanx Fractures	519
Intramedulläre Stabilisierung kindlicher Schaftfrakturen (A. Prokop, A. Jubel, U. Hahn und K. E. Rehm)	Intramedullary Stabilisation of Shaft Fractures in Children	526
Die konservative Behandlung der Metacarpalfraktur (A. Prokop, H.-J. Helling, S. Kulus und K. E. Rehm)	Conservative Treatment of Metacarpale Fracture	532

Interdisziplinäre Unfallchir.-Chir.-Ortho. (Handwurzelverletzungen)

Die Lunatum-Nekrose – was ist an ambulanten Operationen möglich? (W. Förster und A. Kerres)	The Lunatum Necrosis	536

Fingerendgliedverletzungen

Komplikationen nach Fingerendgliedverletzungen (R. Nyszkiewicz)	Complications Following Injuries of the Fingertips	540

Verkehrsunfälle

ACN – Reduzierung von Toten im Straßenverkehr durch automatische Unfallmeldung (O. Pieske, G. Lob, G. Messner, W. Lange und J. Haberl)	ACN – Reducing Fatalities in Road Traffic Accident by Automatic Accident Information Notification	546

Abstracts

Klinische und sonographische Ergebnisse nach arthroskopischer Behandlung der Tendinosis calcarea der Supraspinatussehne (T. Ambacher, J. Jahn und U. Holz) — Clinical and Sonographic Results After Arthroscopic Treatment of the Tendinosis Calcarea of the Supraspinatus Tendon 549

Die percutane, peritendineumerhaltende Achillessehnennaht - Indikationsstellung, Operationstechnik und erste klinische Ergebnisse (M. Amlang, P. Heinz und H. Zwipp) — The Percutaneous Peritendineum-Preserving Achilles Tendon Suture – Indiaction, Surgical Techniques an First Clinical Results 550

Die Augmentation der intraartikulären Kalkaneusfraktur mit einem injizierbaren Calziumphosphatzement: Dichtemessung, Histologie und klinisches Outcome (J. Andermahr, A. Jubel, A. Prokop, H. J. Helling, J. Koebke und K. E. Rehm) — The Augmentation of the Intraarticular Calcaneus Fracture with an Injectable Calcium Phosphat Cement: Dense Mesurement, Histology and Clinical Outcome 551

Wertigkeit der subjektiven Einschätzung der Thoraxverletzungsschwere durch den Notarzt (M. Aufmkolk, S. Ruchholtz und D. Nast-Kolb) — Significance of the Subjective Assessment Concerning the Severity of Chest Injuries by the Emergency Physician 552

Die modulare proximale Humerusosteosynthese - ein neues minimalinvasives und winkelstabiles Osteosyntheseverfahren (C. Bahrs, C. Rauer, M. Schnabel und L. Gotzen) — The Modular Proximal Humerus Osteosynthesis - a New Minimal-Invasive and Angle-Solid Osteosynthesis Method 553

In-vivo Analyse periostaler Mikrozirkulationsstörung nach geschlossener Fraktur (H. Bail, T. Mittlmeier, L. Zhang, M. Raschke, N. P. Haas und K.-D. Schaser) — In-Vivo Analysis of Periostal Microcirculation Disturbance After Closed Fracture 554

Medizinische Datenanalyse damals und heute: Ist heute möglich, was vor einer Dekade noch blosser Traum war? (M. T. J. Mohr und H. Redl) — Medical Data Analysis Then and Now: Is Today Possible What Was a More Dream one Decade ago? 555

Wundrandnekrose: Problem der Fersenbeinchirurgie? (D.-H. Boack, G. Bogusch, T. Mittlmeier und N. P. Haas) — Wound Edge Necrosis: A Problem in Calcaneal Surgery 556

Die Reduktion der Diagnostikzeiten Polytraumatisierter im Universitätsklinikum vor und nach Installation einer digitalen Röntgenanlage im Schockraum der Notaufnahme (C. Burger, J. Zwingmann, D. Sattler und C. Rangger)	The Reduction of Diagnosis Time of Patients with Multiple Trauma in the University Hospital Before and After Installation of a Digital Roentgen System in the Emergency Admission	557
Sparen ohne Qualitätsverlust? Das Beispiel der Ottawa ankle rules (Ü. Can, M. Koller, R. Ruckert und P. Buchmann)	Saving Money Without the loss of Quality? The Example of the Ottowa Ankle Rules	558
Lamedica - ein netzwerkfähiges, multimediales Lern- und Trainingssystem für die Medizin - Bereich Unfallchirurgie (C. Chan, M. Preisack und K. Weise)	Lamedica - a Network-Capable Multimedia Learning and Training System for the Medicine - Section Traumatology	559
Televisite zur Verkürzung der stationären Liegedauer (B. Clasbrummel, J. Schmitz, G. Muhr und A. Bolz)	Televisiting to Shorten the Stationary Stay	560
Zur Prognose der Quadricepssehnenruptur - Versuch einer Metaanalyse (J. Danner, M. A. Scherer und S. von Gumppenberg)	Prognosis of the Rupture of Quadrips Tendon - Attempt of a Metaanalysis	560
Biologie ohne Osteosynthese - Die dislozierte proximale Oberarmfraktur des Kindes (S. David, S. Elenz und A. Ekkernkamp)	Biology Without Osteosynthesis - The Dislocated Proximal Fractured Humerus of the Child	561
Die überbrückende Plattenosteosynthese bei Oberschenkelschaftfrakturen (C. Dumont, M. Fuchs, K. Dresing und K. M. Stürmer)	The Bridging Plating with Femoral Fraetures	562
Rarität CMC-Luxation - Schwierigkeiten in Diagnostik und Therapie anhand ausgewählter Fallbeispiele (J. Eichhorn-Sens, N. M. Meenen, J. M. Rueger, A. Katzer und P. M. Vogt)	The Rarity CMC Luxation - Difficulties in Diagnosing and Therapy Illustrated by Selected Case Studies	563
Achillessehnenruptur - Funktionelle Nachbehandlung bei minimalinvasiver Naht (R. Eisele und L. Kinzl)	Rupture of the Achilles Tendon - Functional Follow-up Treatment with Minimal-Invasive Suture	564
C-Bogen-basierte 3D-Röntgenbildgebung: Anwendungsspektrum in der Unfallchirurgie (E. Euler, S. Heining, S. Wirth, W. Mutschler, und K. J. Pfeifer)	C-Arm Image Based 3D X-Ray Imaging: Field of Application in Traumatology	565

Die Bedeutung der Sprunggelenksgabel bei Kombinationsverletzung von Unterschenkel und Sprunggelenk (E. K. Folwaczny, K. M. Stürmer und C. Dumont)	The Significance of the Ankle Joint in Combined Injuries of Lower Leg and Ankle Joint	566
Die Wertigkeit des Serummyoglobins als Prognoseparameter beim Ischämie-/Reperfusions-Syndrom (P. Fricke, G. Weiß und H. Lippert)	The Importance of Serum Myoglobin as a Prognostic Parameter with the Ischemia/Reperfusion Syndrome	567
Der XS-Nagel. Ein neuer Weg zur Vermeidung von Komplikationen bei der Osteosynthese von Patellafrakturen (J. Gehr, W. Neber und W. Friedl)	The XS Nail. A New Way to Avoid Complication with the Osteosynthesis of Patella Fractures	568
Der XS-Nagel. Ein intramedulläres Implantat zur Versorgung von Sprunggelenksfrakturen (J. Gehr, W. Neber, F. Hilsenbeck und W. Friedl)	The XS Nail. An Intramedullary Implant for the Care of Ankle Fractures	569
Der XS-Nagel. Ein neues Konzept bei der Versorgung von Sprunggelenksfrakturen (J. Gehr, W. Neber, F. Hilsenbeck und W. Friedl)	The XS Nail. A New Concept in the Care of Ankle Fractures	570
Vergleich zwischen digitaler und konventioneller Radiostereometrie (RSA) beim alloplastischen Kniegelenksersatz – Eine experimentelle RSA-Untersuchung (C. Georg, N. Ishaque, C. Sprey, V. Pavone, H. J. Klose und H. Kienapfel)	Comparison Between Digital and Conventional Radiosterometry (RSA) with the Alloplastic Knee Joint Replacement – An Experimental RSA Study	571
Die Wertigkeit der 3D rekonstruierten Computertomographie zur Klassifikation von Acetabulumfrakturen (G. Hartung, CH. Grüning, R. Kickuth, J. Kirchner und G. Hohlbach)	The Importance of 3D Reconstructed Computertomography for the Classification of Acetabula Fractures	572
Lokale Vancomycin-Hochdosis-Therapie bei Therapie-refraktärer Osteomyelitis (F. G. Huber, M. A. Scherer und S. von Gumppenberg)	Local Vancomycin High Dose Therapy with Therapy-Refractury Osteomyelitis	573
Palmar dislozierte Luxation des Os lunatum – Analyse zweier Fälle (J. Isenberg, A. Prokop, J. Andermahr und H. J. Helling)	Palmar Dislocated Luxation of the Os lunatum – Analyses of Two Case Studies	574
Behandlungsstrategie bei Frakturen der Mittelhand (A. Ishida, E.-M. Baur, G. Fromberg und A. Schmidt)	Treatment Strategy with Fractures of the Metacarpus	574

Die monosegmentale Instrumentation und Fusion instabiler Verletzungen der thorakolumbalen Wirbelsäule (A. J. Junge, T. von Garrel, A. Krueger und L. Gotzen)	The Monosegmental Instrumentation and Fusion of Instabile Injuries of the Thoraco-Lumbal Spinal Column	576
Der Softcastschuh in der Behandlung frischer fibularer Bandrupturen - eine prospektive randomisierte Studie zu Lebensqualität, klinischem Outcome und Kosten (A. Junge, S. Wilke, G. Böhringer und L. Gotzen)	The Soft Cast Shoe in the Treatment of Fresh Fibular Ligament Rupture - a Prospective Randomized Study to Life Quality, Clinical Outcome and Costs	577
Probleme und Fallstricke bei der Einführung der CT- und C-Arm-gestützten navigierten Hüftprothetik (St. Klima, R. Hube, M. Hildebrand und W. Hein)	Problems and Traps with the Introduction of CT and C-Arm Assisted Navigated Hip Prosthesis	578
Das Hüftprothesensystem Trilogy/Mayo - Planung, Operation, Nachbehandlung (St. Klima, U. Schietsch und W. Hein)	The Hip Prosthesis System Trilogy/Mayo - Planning, Postoperative Care	579
Lysinurethandimethacrylat (LUDM) - eine neue Generation von aminosäure-basierten Monomeren für Knochenzement und Rekonstruktion von Hartgeweben (U. Kneser, E. Müh, J. Zimmermann, D. J. Schaefer, R. Mühlhaupt und G. B. Stark)	Lysin Urethan Dimethacrylat (LUDM) - a New Generation of Lysine Aminopeptiden-Based Monomers for Bone Cement and Reconstructuion of Hard Tissue	579
Tissue Fleece: eine klinisch etablierte Biomatrix eröffnet neue Perspektiven für das Forschungsfeld Tissue Engineering (T. K. Kofidis, R. Leyh, S. Fischer, P. Akhyari, J. Boublik, B. Wachsmann, K. Müller-Stahl, A. Lenz und A. Haverich)	Tissue Fleece: A Clinical Established Biomatrix Opens New Perspectives for the Research Field Tissue Engineering	581
Telekonsil - Vorteile und Probleme am konkreten Beispiel (M. T. J. Mohr, T. Lange, T. Schall und M. Nerlich)	Tele Counsil - Advantages and Problems by Concrete Example	581
Haben präklinische Maßnahmen einen Effekt auf das Outcome schwerverletzter Patienten? (F. Lefarth, D. Liebler, R. Lefering, B. Bouillon und E. Neugebauer)	Do Preclinical Treatments Have an Effect on the Outcome of Seriously Injured Patients?	582

Stellt die operative Therapie der distalen Radiusfraktur des Typs A3 für den alten Patienten einen Vorteil gegenüber der konservativen Therapie dar?
(J. Loick, J. Becker, K. Schneiders und G. Hohlbach)
Is the Surgical Therapy of the Distal Radial Fracture of Type A3 an Advantage for the Old Patient Compared with the Conservative Treatment? 583

Ist die elastisch stabile Markraumschienung zur Versorgung der kindlichen Femurschaftfraktur ein kindgerechtes Verfahren?
(D. Mann, M. Baacke, L. Gotzen und M. Schnabel)
Is the Elastically Solid Bracing of the Medullary Cavity for the Care of Femoral Fractures in Children a Suitable Method in Children? 585

Der Einsatz der LISS bei der Versorgung von periprothetischen Fakturen des distalen Fermur
(J. Mehner, O. Gonschorek, K.-U. Mothes und C. Josten)
The Use of LISS in the Care of Periprosthetic Fractures of the Distal Fermur 586

Minimalinvasive Osteosynthese von Bennett-Frakturen durch kanülierte Schraube
(Ch. Meyer, B. Hartmann, G. Böhringer und R. Schnettler)
Minimal-Invasive Osteosynthesis of Bennett's Fractures by Cannula Screw 586

Erste Ergebnisse zur klinischen Anwendung von rekombinantem humanem Osteogenem Protein bei der Behandlung knöcherner Defekte
(H. Mothes, O. Bach, R. Friedel und E. Markgraf)
First Results for the Clinical Use of Recombinant Human Osteogenic Protein in the Treatment of Bone Defects 587

Enttäuschende mittelfristige Ergebnisse nach septischer Revisionsendoprothetik
(B. Müller, M. A. Scherer und S. von Gumppenberg)
Disappointing Medium – Term Results After Septic Revision Endoprothesis 588

New Imaging von innovativen Ultraschalltechnologien und ihr Einfluss auf die chirurgische Diagnostik am Bewegungsapparat
(K. Ortlepp, K.-H. Frosch und K. M. Stürmer)
New Imaging of Innovative Ultrasound Technologies and Their Influence on Surgical Diagnosis on the Locomotor System 589

Funktionelles outcome nach der Fraktur des coxalen Femurendes – Ergebnisse der externen Qualitätssicherung Westfalen-Lippe
(S. Paech, R. Smektala und K. Hupe)
Functional Outcome After the Fracture of the Coxal Femural End – Results of the External Quality Assurance Westfalen-Lippe 590

DRG Grouping in der Unfallchirurgie – Mit welchen Einnahmeverschiebungen ist zu rechnen?
(S. Piltz, H.-M. Hornung, A. Billing und G. Lob)
DRG Grouping in Traumatology – Which Income Shiftings Must be Expected? 591

Überlebensraten von Keramik- und Diamond-Like Carbon-Gleitpaarungen (DLC) bei Hüftendoprothesen (L. E. Podleska, G. Taeger, M. Ziegler, K. H. Taeger und D. Nast-Kolb) | Survival Rates of Ceramics and Diamond - Like Carbon Sliding Combinations (DLC) with Hip Prosthesis 592

Juristische Probleme bei Mittelhandfrakturen. Analyse der entschiedenen Behandlungsfehlerverfahren der letzten 6 Jahre bei der Ärztekammer Nordrhein und eigene Empfehlungen (A. Prokop, U. Hahn, S. Kulus, B. Weber und K. E. Rehm) | Legal Problems with Metacarpal Fracture. Analysis of Decided Proceedings on Treatment Faults of the Last 6 Years at the ‚Ärztekammer Nordrhein" and Own Advices 593

Mittelfristige Behandlungsergebnisse nach zentralen Talusfrakturen (S. Rammelt, J. M. Gavlik, J. Winkler und H. Zwipp) | Medium-Term Results of Treatment After Central Talus Fractures 594

Besonderheiten von Handfrakturen im Kindesalter (K. Reinshagen, U. Keßler und L. M. Wessel) | Specific Features of Hand Fractures in Children 595

Frakturen von Sprunggelenk und Fuß bei PKW-Frontinsassen - Eine retrospektive Langzeitstudie über 23 Jahre (M. Richter, H.-C. Pape, T. Hüfner, D. Otte und C. Krettek) | Fractures of the Ankle and Foot in Front Seat Passengers - A Retrospective Long Term Study over 23 Years 596

Versorgung der frischen Achillessehnenruptur - Vergleich der offenen mit einer percutanen Nahttechnik (St. Riedl, K. Nitschmann, L. Sandberger und P. J. Meeder) | Repair of Fresh Achilles Tendon Ruptures - Comparison Between the Open and a Percutaneous Suture Technique 597

Die Punktionstracheotomie - konkurrierende Verfahren im klinischen Vergleich (I. Roth, M. Baacke, L. Gotzen, R. J. Stiletto und M. Rothmund) | The Puncture Tracheotomy - Competing Methods in the Clinical Comparison 598

Stellenwert der Computertomographie in der Diagnostik potentiell schwerverletzter Patienten - Ist die primäre Ganzkörper-CT gerechtfertigt? (R. S. Ruchholtz, C. Waydhas, H. Kühl, T. Schröder, K. Piepenbrink und D. Nast-Kolb) | Importance of the Computertomography in the Diagnosis of Potentially Seriously Injured Patients - Is the Primary Whole Body CT Justified? 599

MRT-Diagnostik von Begleitverletzungen am Karpus nach distalen Radiusfrakturen (T. Rudy, D. Müller, A. Jaacks und K. M. Stürmer) | MRT Diagnosis of Accompanying Injuries on the Carpus After Distal Radial Fracture 600

Fersenbeinfrakturen: operative Behandlung versus konservative Behandlung (Ch. Rülander, M. Schofer, E. Sagnak und H.-R. Kortmann)	Calcaneal Fracture: Surgical vs Conservative Treatment	600
Optimierung des präklinischen Managements schwerverletzter Patienten durch den Einsatz eines mobilen Datenkommunikationssystems (U. Schächinger, W. Röckelein, C. Neumann und M. Nerlich)	Optimizing of the Preclinical Management of Seriously Injured Patient by the Use of a Mobile Data Communication System	601
Herbert-Whipple-Schraube oder Bold-Schraube zur perkutanen Osteosynthese von Skaphoidfrakturen? (M. Schädel-Höpfner, A. Peter, A. Junge und L. Gotzen)	Herbert-Whipple-Screw or Bold Screw for the Percutaneous Osteosynthesis of Scaphoid Fractures?	602
Lokalanästhesie als Standardverfahren bei der Versorgung von Achillessehnenrupturen – Prozeßqualität und wirtschaftliche Auswirkungen (M. A. Scherer und S. von Gumppenberg)	Local Anaesthesia as Standard Procedure in the Medical Care of Achilles Tendon Ruptures – Process Quality and Economic Consequences	603
Allografts in der rekonstruktiven Chirurgie der Kreuzbänder (M. A. Scherer und S. von Gumppenberg)	Allografts in the Reconstructive Surgery of the Cruciate Ligaments	604
Die ventrale Spondylodese der Frakturen an der thorakalen und lumbalen Wirbelsäule mit expandierbarem Cage – 2 Jahres Ergebnisse (K. J. Schnake, C. Khodadadyan-Klostermann, F. Kandziora, T. Görler, M. Raschke und N. P. Haas)	Anterior Stabilization of Fractures of the Thoracic and Lumbar Spine with Expandable Cages – 2 Years Results	605
Ein neuer Fixateur intern – LISS PT System – zur Versorgung von proximalen Tibiafrakturen – Prospektive Dokumentation von 31 Fällen (M. Schütz, M. J. Kääb, A. Schmeling, M. Raschke und N. P. Haas)	A New Internal Fixateur – LISS PT System – for the Medical Care of Proximal Tibial Fractures – Prospective Documentation of 31 Cases	606
Behandlungsalgorithmus bei Infekten nach osteosynthetisch versorgten Calcaneusfrakturen (M. Schwamborn, F. Gebhard, M. Mentzel und L. Kinzl)	Treatment Algorithm of Infections After Osteosynthetic Care of Calcaneus Fractures	607
Navigationsgestützte Pfannenimplantation in der Hüftendoprothetik – eine prospektive Studie zum zeitlichen Aufwand bei der Einführung der CAC (M. Seif El Nasr, W. Eich, A. T. Kunold und R. Ketterl)	Navigation – Assisted Acetabular Implantation in Hip Prothesis – a Prospective Study on the Time Needed for Introduction of CAS	608

Therapie und neues postoperatives Nachbehandlungskonzept osteosynthetisch versorgter Frakturen des oberen Sprunggelenkes (C. Simanski, D. Lehnen, N. Kawel, B. Bouillon und T. Tiling)
Therapy and New Postoperative After Care Concept of Osteosynthetically Supplied Fractures of the Upper Ankle Joint 608

Die Langerhans-Zell-Granulomatose (eosinophiles Knochengranulom) der Halswirbelsäule - eine seltene Differentialdiagnose von Schmerzen in der HWS (C. Simanski, S. Grote, S. Shafizadeh, B. Bouillon und T. Tiling)
The Langerhans' Cell Histiocytosis (Eosinophilic Bone Granuloma) of the Cervical Column - a Rare Differential Diagnosis of Pain in the Vertebral Column 609

Zyklische mechanische Dehnung von humanen Patellarsehnenfibroblasten. Aktivierung von JNK und Modulation der Apoptose (M. Skutek, M. v. Griensven, J. Zeichen und U. Bosch)
Cyclic Mechanical Stretching of Human Patellar Tendon Fibroblasts. Activation of JNK and Modulation of the Apoptosis 610

Die chirurgische Behandlungsqualität bei der Fraktur des coxalen Femurendes - Ergebnisse der erstmaligen flächendeckenden Erfassung in Westfalen-Lippe (R. Smektala, S. Paech und K. Hupe)
The Quality of Surgical Treatment with the Fracture of the Coxal Femural End - Results of the First Extensive Documentation in Westfalen-Lippe 611

Kontrollierte Teilbelastung unter Verwendung einer Biofeedback-Schuhsohle (R. Stangl und R. Krug)
Controlled Partial Weight Bearing by Using a Biofeedback Sole 612

Gute funktionelle Ergebnisse nach Fesselungsoperation bei Luxation der extensor carpi ulnaris Sehne (G. Taeger, A. Pfadenhauer, K. Wilhelm und D. Nast-Kolb)
Good Functional Results After Captivating Surgery with the Luxation of the Extensor Carpi Ulnaris Tendon 613

Management bei Achillessehnenruptur - Konservativ versus operativ mit primärer Umklapp-Plastik (R. Talaulicar, E. K. Folwaczny, C. Dumont und K. M. Stürmer)
Management with the Achilles Tendon Rupture - Conservative vs. Surgery with Primary Fold-Back Plasty 614

Die operative Behandlung der scapholunären Dissoziation über die PDS Augmentation mit Fadenankerdübeln (W. Teske, H. Tassler und H.-U. Langendorff)
The Surgical Treatment of Scapholunate Dissociation via PDS Augmentation with Miniancho rs 615

Poststationäres Telemonitoring in der Unfallchirurgie (D. Gürdal, S. Ulbrich, J. Baumer, T. Schall, W. Röckelein, T. Lange und M. Nerlich)
Poststationary Telemonitoring in Traumatology 616

Alters-spezifische Analyse der 5-Jahres-Überlebensrate nach hüftgelenksnaher Femurfraktur (U. von Ebner, M. A. Scherer, C. Graf und S. von Gumppenberg)	Age-Specific Analysis of 5 Years'Survival Rate After Femural Fracture Near the Hip Joint	617
Minimalinvasive Versorgung komplexer distaler Femurfrakturen mit der retrograden Nagelung (F. Walcher, H. Laurer, D. Huth und I. Marzi)	Minimal-Invasive Care of Complex Distal Femural Fractures with Retrograde Nailing	618
Das semifunktionelle Nachbehandlungskonzept der operativ versorgten Achillessehnenruptur-Vergleich unterschiedlicher postoperativer Behandlungsregime hinsichtlich klinischer, funktioneller und ökonomischer Ergebnisse (O. W. Weber, E. Kollig und G. Muhr)	The Semifunctional Aftercare Concept of the Surgical Supplied Achilles Tendon Rupture - Comparison of Different Postoperative Treatment Regimes Regarding Clinical Functional and Economical Results	618
Lebensqualität nach Calcaneusfrakturen (T. Westphal, S. Schubert, J. P. Halm, J. P. Schenkengel, S. Piatek und S. Winckler)	Quality of Life After Calcaneus Fractures	619
Stellenwert der MRT bei carpalen Verletzungen (J. Windolf, S. Keim, M. Mack und J. M. Rueger)	Importance of MRT with Carpal Injuries	620
Computergestützte Venenverschluß-plethysmographie-Untersuchungen zur Pathophysiologie des Posttraumatischen Complex Regional Pain Syndrome Type I (CRPS I) - ist das CRPS I ein 'Local inflammatory response syndrome' (J. Z. Zaspel, G. G. Gradl, A. W. Wipfl und M. S. Schürmann)	Computer-Assisted Venous Occlusion Plethysmography Studies of Pathophysiology of Posttraumatic Complex Regional Pain Syndrome Type I (CRPSI). Is the CRPS I a Local Inflammatory Response Syndrome?	621

Gefäßchirurgie

Wertigkeit neuer bildgebender Verfahren in der Gefäßchirurgie

Funktionelle Diagnostik durch farbige Ultraschall-Methode beim Verschluss der Peripheralarterien (M. Okada, I. Kitano, T. Sugimoto und Y. Ijiri)	Functional Diagnosis by Color Duplex Sonography for Occlusive Disease of the Peripheral Artery	623
Wertigkeit der MR-Angiographie im follow-up nach cruro-pedalen Bypassanlagen (F. Verrel, O. Meissner, V. Ruppert, H. Ramirez, F. Tato und B. Steckmeier)	Surveillance After Revascularization of Crural and Pedal Arteries: Value of Contrast-enhanced Magnetic Resonance Angiography	627

Carotis-Plaquemorphologie: Konsequenzen für Indikationsstellung und Verfahrenswahl

Plaquemorphologische Befunde an der Carotisgabel und deren Emboliehäufigkeit in Abhängigkeit vom klinischen Stadium der cerebrovaskulären Insuffizienz (K. Balzer, U. Boesger und K. M. Müller) — Findings of Plaque Morphology in Carotid Artery Bifurcation and Frequency of Embolisation depending on Clinical Stages of cerebrovascular Insufficiency 631

Grenzen der Operabilität bei multimorbiden Gefäßpatienten

Indikation und Operationsergebnisse beim hepatozellulären Karzinom mit Infiltration der Gefäße, Gallengänge und Lymphknoten (A. Altendorf-Hofmann und J. Scheele) — Indication and Outcome After Surgical Treatment of Hepatocellular Carcinoma with Vascular Invasion, Bile Duct Invasion, and Lymph Node Metastases 635

Planung von Endograft-Implantationen bei Aortenaneurysma

Stentprothesen bei AAA – präinterventionelle Ausschaltung von Aneurysmen der Arteria iliaca interna (M. Gawenda, J. Heckenkamp, M. Zähringer und J. Brunkwall) — Interventional Occlusion of Internal Iliac Artery before Stent Graft Replacement in AAAs 642

Abstracts

Die Stumpfdruckmessung bei der Carotischirurgie in Lokalanästhesie: technische Spielerei oder prädiktive Messung? (M. Aleksic, M. Gawenda, V. Reichert und J. Brunkwall) — Measurement of Stump Pressure in Carotid Surgery with Local Anesthesia: Technical Play or Predictive Measurement? 646

Ambulante Therapie von symptomatischen Arteria carotis interna Stenosen (R. Andresen und W. Brinckmann) — Ambulant Treatment of Symptomatic Arteria Carotis Interna Stenosis 647

Carotis-Stentimplantation: Eine prospektive Beobachtungsstudie bei 50 Stentimplantationen im Vergleich zur Carotis-TEA (H. Bergert, D. Ockert, V. Hänig, R. v. Kummer, U. Keßler und H. D. Saeger) — Carotid Stent Implantation: A Prospective Observation Study in 50 Stent Implantations Compared to Carotid TEA 648

Vergleich der intraoperativen Monitoring-Verfahren in der Carotis-Chirurgie (H. B. Bergert, U. Keßler, J. Schmidt, D. Ockert und H. D. Saeger) — Comparison of the Intraoperative Monitoring Procedure in Carotid Surgery 648

Planung, Methoden und Ergebnisse der endovaskulären Ausschaltung von Bauchaortenaneurysmen (U. Boesger, M. Heidrich, U. Radtke und K. Balzer) — Planning, Methods and Results of the Endovascular Inactivation of Abdominal Aorta Aneurysm 649

Die präoperative Einschätzung emboliegefährdender Läsionen an der Halsschlagader und deren Einfluß auf verfahrensbedingte Komplikationen (U. Boesger, J. Heger, K. Prangenberg, K. M. Müller und K. Balzer)	Preoperative Assessment of Embolism-Inducing Lesions at the Carotid Artery and Their Influence on Complications Caused by the Procedure	650
Aortale Operationen: mittelschwere und schwere Delirien, nicht aber leichte Delirien sind abhängig von einem komplizierten intraoperativen Verlauf (H. Böhner, F. Schneider, K. Klimmek, T. Hummel, R. Friedrichs und W. Sandmann)	Aortal Operations: Medium and Heavy Deliria, But Not Mild Deliria Depend on a Complicated Intraoperative Course	651
Die Plaquemorphologie der Carotis-Restenose - Konsequenzen für die Verfahrenswahl (R. Brandl, C. Reeps, T. Richter, R. Hegenloh, P. C. Maurer und H. Höfler)	Plaque Morphology of the Carotid Restenosis - Impact on Treatment Options	651
Die Pathogenese hyperdynamer Hämodialyseshunts - histopathologische Besonderheiten (E. Brune, K. M. Müller und R. Horstmann)	Pathogenesis of Hyperdynamic Hemodialysis Shunts - Histopathologic Specific Features	652
Präoperative Myokardszintigraphie - Ein ‚Muß' vor großen gefäßchirurgischen Eingriffen? (E. Delmes, T. U. Cohnert, T. Opfermann, M. Gross, J. M. Albes und T. H. Wahlers)	Preoperative Myocardium Scintigraphy - A "Must" Before Serious Vascular Operations	653
Die allogenen Arterientransplantate als Gefäßersatz bei tiefen Protheseninfektionen: Die Ergebnisse nach 6 Jahren (M. Gabriel, F. Pukacki, P. Checinski, K. Pawlaczyk, G. Oszkinis und Z. Krasinski)	The Allogenic Arterial Transplants as Vascular Replacement in Deep Prosthesis Infections: The Results After 6 Years	654
Stentprothesen bei AAA - Präinterventionelle Ausschaltung von Aneurysmen der A. iliaca interna (M. Gawenda, M. Zaehringer and J. Brunkwall)	Stent Prosthesis in AAA - Preinterventional Elimination of Aneurysms of the A. Iliaca Interna	655
Intra-aneurysmatischer Druck in Abhängigkeit verschiedener Stentprothesen - eine in vitro Untersuchung (M. Gawenda, S. Winter, G. Jaschke und J. Brunkwall)	Intra-Aneurysmatic Pressure Dependence on Different Stent Prosthesis - an In-Vitro Study	656

In-situ Rekonstruktion bei Gefäßprotheseninfektion - eine multizentrische prospektive Erhebung - Erfahrungen mit der silberimprägnierten Dacrongefäßprothese (G. Günther, A. Doermer, S. Classen und M. Zegelman)	In Situ Reconstruction with Vascular Prosthesis Infection - a Multicentre Prospective Survey - Experiences with the Silver-Impregnated Dacron Vascular Prosthesis	657
Die intraoperative transluminale Angioplastie (ITA) im Rahmen gefäßchirurgischer Rekonstruktionen bei Mehretagenlokalisation der pAVK (D. Hanschke, H. Prescher und J. D. Gruss)	The Intraoperative Transluminal Angioplasty (ITA) During Vascular Surgical Reconstruction with Polylocalization of the pAVK	658
Die Expression von High Mobility Group Proteinen als ein initialer Schritt bei der Entstehung humaner arteriosklerotischer Plaques und postangioplastischer Restenosierungen (S. Hauke, H. H. Wenk und J. Bullerdiek)	The Expression of High Mobility Group Proteins as a First Step in the Development of Human Arteriosclerotic Plaques and Postangioplastic Re-Stenoses	658
Ergebnisse und Lebensqualität nach operativer Behandlung des perforierten abdominellen Aortenaneurysmas (I. Hinterseher, H. Bergert, U. Keßler, D. Ockert und H. D. Saeger)	Results and Life Quality After Surgical Treatment of the Perforated Abdominal Aortic Aneurysm	659
Biologische in-situ Rekonstruktionen bei Infektionen des aorto-iliakalen Abschnittes (P. M. Kasprzak, S. Mann und W. E. Thasler)	Biologic In-Situ Reconstruction with Infections of the Aortoiliac Section	660
Ergebnisse und Komplikationen in der Behandlung des perforierten abdominellen Aortenaneurysma (U. Keßler, H. Bergert, I. Hinterseher, D. Ockert und H. D. Saeger)	Results and Complications in the Treatment of the Perforated Abdominal Aortic Aneurysm	661
Der Einfluss der Plaquemorphologie auf die intraoperative Embolisationsrate bei der Carotis-Endarteriektomie (D. Koch, K. Scheideler, R. Diehl, C. Samii, P. Berlit und M. Betzler)	The Influence of Plaque Morphology on the Intraoperative Embolisation Rate with the Carotid Endarterectomy	662
Extracorporale Fibrinogen-Absorption - Pilot-Studie zur Verbesserung der Mikrozirkulation der Extremitäten bei peripherer arterieller Verschlusskrankheit (J. Lange, M. Lüdin, A. Häfliger und W. Korte)	Extracorporal Fibrinogen Absorption - Pilot Study for the Improvement of Microcirculation of the Extremities in Peripheral Arterial Occlusive Disease	663

Schmerzempfinden und Lungenfunktion nach Eingriffen an der infrarenalen Aorta unter perioperativer thorakaler Periduralanalgesie mit Ropivacain und Sufentanyl (G. Löhr, M. Walter, S. Groll, R. Rückert, J. M. Müller und W. Schwenk)	Sensation of Pain and Lung Function After Operations on the Intrarenal Aoarta under Perioperative Thoracic Peridural Analgesia with Ropivacain and Sufentanyl	664
Pharmakologische Modulation der perioperativen inflammatorischen Reaktion bei Operationen an der infrarenalen Aorta. Präliminäre Ergebnisse einer prospektiv-randomisierten Doppelblindstudie (G. Löhr, S. Groll, M. Walter, R. Rückert, J. M. Müller und W. Schwenk)	Pharmacologic Modulation of the Perioperative Inflammatory Reaction in Operations on the Infrarenal Aorta. Preliminary Results of a Prospective-Randomized Double-Blind Study	665
Steuerung der Hirudintherapie bei Patienten mit heparin-induzierter Thrombopenie Typ II und kontinuierlicher Hämodiafiltration (CVVHDF): Ecarin-Clotting-time versus aPTT (E. M. Muhl, H. J. Siemens und H. P. Bruch)	Controlling of the Hirudin Therapy in Patients with Heparin-Induced Thrombopenia Type II and Continuous Haemodiafiltration (CVVHDF): Ecarin Clotting-Time Versus a PTT	666
Verlagerung des Life Site Hämodialyse Systems in die Bauchwand (W. Niebel, M. Baumann, A. Kribben, T. H. Philipp und C. H. E. Broelsch)	Transferring the Life Site Hemodialysis System in the Abdominal Wall	666
Funktionelle Diagnostik durch farbige Ultraschall-Methode für Verschluss der Peripheralarterien (M. Okada, I. Kitano und T. Sugimoto)	Functional Diagnosis by Color Ultrasound Technique for the Occlusion of the Peripheral Arteries	667
Die interventionelle Stentimplantation bei abdominellem Aortenaneurysma – eine komplikationsarme Therapie? (F. W. Pelster, H. H. Wolters, S. Ochman, W. L. Heindel, N. Senninger und R. Fischbach)	The Interventional Stent Implantation in the Abdominal Aortic Aneurysm – an Uncomplicated Therapy?	668
Endovaskuläre Kombinationseingriffe bei Mehretagenverschlüssen der unteren Extremität (A. Scheler, P. Dollinger und H. J. Buhr)	Endovascular Combined Operations in Occlusions of Various Levels of the Lower Extremities	669
Laparoskopische Resektion eines Aneurysmas der Vena cava inferior unter Verwendung eines Telemanipulators (T. C. Schmandra, P. Knez, F. Adili, R. Ritter und T. Schmitz-Rixen)	Laparoscopic Resection of an Aneurysm of the Vena Cava Inferior by Using a Telemanipulator	670

T-banding - eine neue Technik zur Flußreduktion von seit-zu-end AV-Dialysefisteln mit zu hohem Shuntvolumen (C. G. Schneider, K. A. Gawad, B. Pfalzer, C. F. Eisenberger, C. Bloechle und J. R. Izbicki)	T-Banding - a New Technique for the Flow Reduction of Side-to-End AV Dialysis Fistulas with an Extended Shunt Volume	671
Carotisplaquemorphologie und Apoplexrisiko: Evaluation des EKG-getriggerten Spiral-CT mittels immunhistochemischer ex-vivo Analyse intakter Eversionszylinder (H. Schumacher, J. Hansmann, G. M. Richter, P. H. Schnabel und J. R. Allenberg)	Carotid Plaque Morphology and Apoplexy Risk: Evaluation of the EKG-Triggered Spiral CT by Means of Immunhistochemical Ex-Vivo Analysis of Intact Eversion Cylinder	672
Intraoperative endoluminale Sanierung der Beckenstrombahn kombiniert mit distaler Bypasschirurgie (M. Thalhammer, H. Hornung und A. Billing)	Intraoperative Endoluminal Cleaning of the Vascular Bed of the Pelvis Combined with Distal Shunt Surgery	672
Indikation, Morbidität und Langzeitverlauf nach autologer Gefäßrekonstruktion mit V. femoralis Interponaten (deep vein grafts) (W. E. Thasler, A. Gräbe, S. Mann, P. Vogel, K. W. Jauch und P. M. Kasprzak)	Indication, Morbidity and Long-Term Course After Autologous Vascular Reconstruction with V. Femoralis (Deep Vein Grafts)	673
Das rupturierte Bauchaortenaneurysma - Gibt es Grenzen der Operabilität? (S. Thorban, R. Brandl, G. Pflugbeil und P. C. Maurer)	The Ruptured Abdominal Aortic Aneurysm - Are There Limits for Operability?	674
Laparoskopisch gesteuerte Ausschaltung eines Milzarterienaneurysmas (S. Thorban, R. Brandl, H. Feussner, M. Etter und P. C. Maurer)	Laparoscopic-Navigated Elimination of a Spleen Artery Aneurysm	675
Morbidität und Mortalität beim akuten Gefäßverschluß (M. J. Utzig, T. Foitzik, B. Mann und H. J. Buhr)	Morbidity and Mortality in Acute Vascular Occlusion	676
Morbidität und Mortalität des infrarenalen Bauchaortenaneurysmas bei alten Patienten (M. J Utzig, M. Kruschewski, P. Dollinger und H. J. Buhr)	Morbidity and Mortality of the Infrarenal Abdominal Aortic Aneurysm in Old Patients	677
Wertigkeit der MR-Angiographie im follow-up nach cruro-pedalen Bypassanlagen (F. Verrel, O. Meissner, V. Ruppert, H. Ramirez, F. Tato und B. Steckmeier)	Importance of MR-Angiography in the Follow-up After Cruropedal Bypasses	678

Modulation der Plaquemorphologie durch Chlamydien-Infektion? (E. U. Voss, T. H. Dahm, M. Elgas und A. Nagel) — Modulation of the Plaquemorphology by Chlamydiae Infection? 678

Nicht okklusive mesenteriale Ischämie als seltene Komplikation nach Revaskularisation einer hochgradig ischämischen Extremität mit septisch-toxischer Einschwemmung (R. Wilke, B. Luther, K. Grabitz, S. Ernst und W. Sandmann) — Non-Occlusive Mesenterical Ischemia as a Rare Complication After Revascularization of a High-Grade Ischemic Extremity with Septic-Toxic Inflow 679

Analyse der Ursache postoperativer cerebraler Läsionen nach Carotis-Thrombendarteriektomie (CEA) mittels diffusionsgewichteter Magnetresonanztomografie und intraoperativer Mikroemboliedetektion (O. Wolf, P. Heider, R. Brandl, D. Sander, O. Greil und P. C. Maurer) — Analysis of the Cause of Postoperative Cerebral Lesions After Carotid Thromboendarterectomy (CEA) by Means of Diffusion-Weighted Magnet Resonance Imaging and Intraoperative Microembolic Detection 680

Ausmessung von Aorta und Beckengefäßen zur Planung von Endograft-Implantationen: Die Angio-CT mit multiplaner Rekonstruktion ersetzt die Meßangiographie (B. Zipfel, F. Knollmann, M. Bauer und R. Hetzer) — Measuring of Aorta and Pelvic Vessels for the Planning of Endograft Implantations: The Angio-CT with Multiplane Reconstruction Replaces the Measurement Angiography 681

Kinderchirurgie

Das kindliche Schädel-Hirn-Trauma – Pathophysiologie – operative Intervention und Outcome

Prognostische Risikofaktoren bei schädelhirnverletzten polytraumatisierten Kindern und Jugendlichen (H. Rupprecht, A. Mechlin, D. Ditterich, R. Carbon und K. Bär) — Risk Factors in Polytraumatized Children and Adolescents with an Additional Head Injury 683

Innovative operative Techniken

Intramedulläre Stabilisierung kindlicher Schaftfrakturen (A. Prokop, A. Jubel, U. Hahn und K. E. Rehm) — Intramedullary Stabilisation of Shaft Fractures in Children 689

Distale Femurfraktur

Wachstumsprognose nach fugennaher und fugentangierender Verletzung der unteren Extremität am Beispiel des distalen Femurs: Ergebnisse nach Verletzungen der Wachstumsfugen am distalen Femur (A. M. Weinberg, C. Castellani, C.Werner und J. Mayr) — Prognosis of Growth After Treatment of Distal Femur Fractures 695

Ab wann wird die kindliche Fraktur zur Fraktur des Erwachsenen? Zeitpunkt und Bedeutung des Fugenschlusses (I. Marzi, B. Maier und H. L. Laurer) — When Does the Fracture in Childhood Change to the Fracture of the Adult? Timepoint and Clinical Relevance of Epiphyseal Closure 699

Abstracts

Die biologische Osteosynthese der kindlichen Unterschenkelfraktur – intramedulläre Schienung im Vergleich mit externer Fixation (M. G. Baacke, D. Mann, J. Petermann, L. Gotzen und M. Schnabel) — The Biological Osteosynthesis of the Leg Fracture in Children – Intramedullar Splinting Compared with External Fixateur 703

Die Verletzung der distalen Femurepiphyse: Operative Behandlung einer seltenen Verletzung (A. Beck, F. Gebhard, A. Rüter, W. Strecker und L. Kinzl) — Vulneration of Distal Femur Epiphysis: Operative Treatment of a Rare Vulneration 704

Hypertone Kochsalzlösung und Entlastungskraniotomie beim schweren Schädelhirntrauma im Kindesalter (S. Berger, M. Schwarz und R. Huth) — Hypertonic Saline Solution and Decompressing Craniectomy in Severe Pediatric Head Injury 705

Vergleich verschiedener homologer Interponate im Rahmen der mesenterico-portalen Shuntanlage (D. C. Broering, W. J. Tiefenbacher, R. Ganschow, K. Helmke, M. Burdelski und X. Rogiers) — Comparison Between Different Homologous Grafts in Mesenterico-Portal Shunts 706

Intestinale Frühgeborenenchirurgie – eine neue Herausforderung (P. Degenhardt, C. H. Bührer, J. Wit und H. Mau) — Intestinal Premature Infant Surgery – a New Challenge 707

Korrelation von IL-6- und CRP-Serum-Spiegeln zur Schwere des Schädelhirntraumas im Kindesalter (T. Elouahidi, K. Rothe und A. Schneider) — Correlation of IL-6 and CRP Serum Levels to the Seriosity of Head Injuries in Children 707

Interdisziplinäre Behandlungskonzepte zur Korrektur komplexer urogenitaler Fehlbildungen während einer Nierentransplantation im Kindesalter (J. Fuchs, J. Strehlau, P. Szavay, B. Nashan und G. Offner)	Interdisciplinary Treatment Concept for the Correction of Complex Urogenital Malformations During a Kidney Transplantation in Childhood	708
Charakteristika und Prognose epi- und subduraler Hämatome im Kindesalter (U. Gemander, K. Rothe, T. Woller und J. Bennek)	Characteristics and Prognosis of Epidural and Subdural Hematoma in Childhood	709
Erfahrungen mit bioresorbierbarem Osteosynthesematerial bei der Korrektur angeborener Fehlbildungen des Schädels (Chr. Geyer, A. Hemprich, G. Gräfe und J. Bennek)	Experiences with Bioabsorbable Osteosynthesis Material in the Corrections of Hereditary Malformations of the Skull	710
Ileusprophylaxe durch Fibrinplikatur bei Rezidivlaparotomien (S. Holland-Cunz, A. Boelter und K. L. Waag)	Ileus Prophylaxis by Fibrin Plication in Relaparotomies	710
Minimal invasive Thoraxchirurgie beim Kind (N. K. Jesch, S. Glüer, J. Fuchs, C. Petersen und B. M. Ure)	Minimal-Invasive Thoracic Surgery in the Child	711
Die Mekoniumtransportstörung bei sehr kleinen Frühgeborenen – ein interdisziplinäres Problem (F. Kirchmair, C. Bührer, H. Hammer, T. Hoehnen, P. Degenhardt, S. Golla, B. Stöver und J. Wit)	The Meconium Transport Disturbance in very small Premature Infants – an Interdisciplinary Problem	712
Effektivität der Elektrokauterisation in verschiedenen Medien: Gas, Perfluorcarbon, Glycerin und Elektrolytlösung (V. J. Klis, O. J. Muensterer, R. Metzger, H. Till und G. Simbruner)	Efficacy of the Electrocauterization in Different Media: Gas, Perfluorcarbon, Glycerol and Electrolyte Solution	713
Niedrige Komplikationsrate der kindlichen Appendizitis bei konventionellem Vorgehen und konsequenter intra- und postoperativer Antibiose (M. Krausch, K. Cupisti, A. Ragger, B. Willberg und U. Willnow)	Low Complication Rate of the Appendicitis in Children with Conventional Treatment and Consequent Intra and Postoperative Antibiosis	714
Chirurgische Therapie des organischen Hyperinsulinismus (S. Märzheuser, P. Amendt und H. Mau)	Surgical Treatment of the Organic Hyperinsulinism	715

Dringliche Ösophagogastroduodenoskopie beim Neugeborenen - obere gastrointestinale Blutung bei duodenalem Web (M. L. Metzelder, C. Böllinger und G. H. Willital)	Urgent Esophagogastroduodenostomy in the Newborn - Upper Gastrointestinal Bleeding with Duodenal Web	716
Falldarstellung: Dysontogenetische Leberzyste - differentialdiagnostische Besonderheiten - Management (M. L. Metzelder, C. Böllinger und G. H. Willital)	Case Description: Dysontogenetic Hepatic Cyst - Differential Diagnosis - Management	716
Argon Beamer-Anwendung in der laparoskopischen Behandlung rezidivierender dysontogenetischer Milzzysten (L. Meyer-Junghänel, H. Giest und J. Waldschmidt)	Use of the Argon Beamer in the Laparoscopic Treatment of Relapsing Dysontogenetic Spleen Cysts	717
Appendizitis im Neugeborenenalter (R.-P. Möritz, F. Linke, W. Krämer und W. Coerdt)	Appendicitis in the Newborn	717
3-dimensionale Darstellung von Organstrukturen und Bewegungsabläufen als Methode zur Planung von Korrekturosteotomien (W. Müller und U. Bühligen)	3-Dimensional Imaging of Organ Structures and Motions as a Method for the Planning of Corrective Osteotomies	718
Postoperativer Adhäsionsileus im Kindesalter - Erste Erfahrungen mit einer Barrieremethode zur Adhäsionsprophylaxe (U. Rolle, A. Schneider, K. Rothe und J. Bennek)	Postoperative Adhesive Ileus in Childhood - First Experiences with a Barrier Method for Adhesion Prophylaxis	719
Monitoringverfahren bei Kindern mit erhöhtem intrakraniellem Druck (K. Rothe, U. Rolle, F. Chabaan und J. Bennek)	Monitoring in Children with Increased Intracranial Pressure	720
Prognostische Risikofaktoren bei schädelhirnverletzten polytraumatisierten Kindern und Jugendlichen (H. Rupprecht, A. Mechlin, R. Carbon und K. Bär)	Prognostic Risk Factors in Head-Injured and Multiple Traumatized Children and Juveniles	721
Einsatzmöglichkeiten der Transmissionssonographie in der Kinderchirurgie (V. Sander, B. Tillig, O. Keitmann, R. Oppelt und H. Ermert)	Potentialities of Transmission Sonography in Pediatric Surgery	721

Einsatz der Laser-induzierten Thermotherapie zur Thermoablation von Osteoidosteomen (B. Schupfner, P.-U. Tunn, C. Stroszczynski und P. M. Schlag)	Use of the Laser-Induced Thermotherapy for the Thermoablation of Osteoid Osteoma	722
Veränderungen des Flusses an kindlichen Ureterstenosen nach in vitro Ballondilatation (W. Sigge und J. Hellwinkel)	Changes of the Flow in Ureteral Stenosis of Children After In Vitro Balloon Dilatation	723
Digitale Sektormanometrie als Diagnostik bei Funktionsstörungen des Enddarms bei Kindern (H. J. Stenchly und G. H. Willital)	Digital Sector Manometry for the Diagnosis of Dysfunction of the Rectum in Children	724
Subtotale Splenektomie – operatives Vorgehen (G. Stöhr und S. Eber)	Subtotal Splenectomy – Surgical Procedure	725
Tumorresektion unter extrakorporalem Bypass und in Hypothermie bei Wilmstumor und Thrombose der V. cava inferior – Fallbeschreibung und Literaturübersicht (P. Szavay, J. Fuchs, M. Schrappe, T. Wahlers und D. Bürger)	Tumor Resection Under Extracorporal Bypass and in Hypothermia with Wilms' Tumor and Thrombosis of the V. Cava Inferior – Case Description and References	726
Intrauteriner Verschluß einer Laparoschisis bei Kaninchenfeten (H. Till, O. J. Muensterer, V. J. Klis, S. Klotz und P. Wang)	Intrauterine Occlusion of a Laparoschisis in Fetus of the Rabbit	727
Risikoadaptierte Chirurgie des Säuglingsneuroblastoms (R.-B. Tröbs, D. Körholz und J. Bennek)	Risk-Adapted Surgery of the Neuroblastoma in Infants	728
Verwendung der Elektrostimulation bei Kindern mit anorektalen Fehlbildungen zur Erhöhung des analen Sphinktertonus (J. Tsokas, A. Springer und G. H. Willital)	Use of the Electrostimulation in Children with Anorectal Malformations for the Increasing of the Anal Sphincter Tone	728
Notfallmäßige Laserokklusion großer AV-Fisteln bei kardialer Dekompensation (J. W. Waldschmidt)	Emergency Laser Occlusion of Large AV Fistulas with Cardial Decompensation	729
Gekreuzte Ektopie des Hodens: Chirurgische Korrektur durch Laparoskopie (J. W. Waldschmidt, L. M. J. Meyer-Junghänel und H. G. Giest)	Crossed Ectopia of the Testis: Surgical Correction by Laparoscopy	730
Laserassistierte thorakoskopische Perikardektomie beim Kind (J. W. Waldschmidt)	Laser-Assisted Thoracoscopic Pericardiectomy in the Child	731

Neue Aspekte zur Ätiologie der kindlichen Appendizitis (C. Wit, I. Morgenstern, A. Richter und M. Vogel) — New Aspects of the Etiology of Appendicitis in Children 731

Plastische Chirurgie

Verbrennungen der Genito-Analregion

Sekundär rekonstruktive Eingriffe nach Verbrennungen im Ano-Genitalbereich (D. Drücke, M. Lehnhardt, L. Steinsträsser, S. Langer, H. H. Homann und H. U. Steinau) — Reconstruction of the Genital and Peri-anal Burn Injuries 733

Defektdeckung bei pyogenen Gelenkinfektionen (gemeinsam mit Traumatologen und Orthopäden)

Gelenksinfektion durch radiogenen Defekt: Prävention und therapeutische Optionen (H.-H. Homann, M. Lehnhardt, S. Langer, D. Drücke und H.-U. Steinau) — Exposed Irradiated Joint: Prevention and Therapeutical Options 736

Der pyogene Infekt nach Gelenkersatzoperationen: Inzidenz und ökonomische Auswirkungen (S. Arens, F. Kutscha-Lissberg, U. Hebler, C. Wingenfeld, T. Kälicke und G. Muhr) — Pyogenic Infection Following Arthroplasty: Incidence and Economic Consequences 738

Chirurgische Korrektur der Gynäkomastie

Hormonelle Regulationsstörung der Gynäkomastie (J. Pfeilschifter) — Hormonal Dysfunction of Gynecomastia 743

Narbenbildung nach Verbrennung

Abtragung von Verbrennungsnarben mit dem Erbium: YAG-Laser (A. Eberlein, H. Schepler und B. Hartmann) — Treatment of Burn Scars Using the Erbium: YAG-Laser 748

Die Beurteilung der Narbenbildung mit objektivierbarer computerunterstützer viscoelastischer Messung (H.-O. Rennekampff, J. Rabbels, M. Pfau und H. E. Schaller) — Viscoelastic Assessment of Scarring with an Objective Computer-based Instrument 749

Mikrozirkulation und Verbrennung

Direkte Visualisierung der Mikrozirkulation in Verbrennungswunden mit OPS imaging - sind Aussagen zur Verbrennungstiefe möglich? (S. Langer, R. Hatz, K. Messmer, H. H. Homann, F. W. Peter und H. U. Steinau)	Direct Visualization of Microcirculation in Burn Wounds Using OPS Imaging - Possible Analysis of the Depth of a Burn?	756
Intravitalmikroskopische Analyse von Perfusion, Leukozyten-Endothelzell-Interaktion und Neovaskularisation nach Verbrennung: Eine *in vivo*-Studie an SKH-1/hr Haarlosen Mäusen (O. Goertz, S. Langer, H. H. Homann, L. Steinstraesser und H. U. Steinau)	Intravital Microscopy of Perfusion, Leukocyte Endothelium Interaction and Neovascularization After Burn: An *In Vivo* Study on SKH-1/hr Hairless Mice	759
Schädigung des Anogenitalbereiches - Problematik bei Brandverletzung und toxisch epidermaler Nekrolyse (R. Battermann, M. Schulze, M. Möller, H-G. Machens, W. Eisenbeiß und P. Mailänder)	Lesions of the Anogenital Region - Problems in Burn Injuries and Toxic Epidermal Necrolysis	762
Ultraschallgestützte Aspirationsmammoplastik und aspirationsassistierte minimal-invasive subkutane Mastektomie bei Gynäkomastie (J. Borges und G. B. Stark)	Ultrasound-Assisted Aspiration Mammoplasty and Aspiration-Assisted Minimal-Invasive Subcutaneous Mastectomy in Gynecomastia	763
Therapiekonzept zur Erstbehandlung und plastischen Deckung bei der nekrotisierenden Fasziitis der Genitoanalregion (C. Eckmann, H. Shekarriz, A. Böhle, S. Lüthgens und P. Kujath)	Therapeutic Concept for First Treatment and Plastic Covering in Necrotizing Fasciitis of the Anogenital Region	764
Behandlungsstrategie bei zwei Ausbrüchen von Staphylococcus aureus- und Pseudomonas aeruginosa-Stämmen (M. Fuchs, C. Dumont, H. Mergeryan und K. M. Stürmer)	Treatment Strategy with Two Outbreaks of Staphylococcus Aureus and Pseudomonas Aeruginosa Strains	764
MRSA - Analyse des Ausbruchs auf einer Verbrennungsintensivstation (P. C. Fuchs, J. Kopp, U. Kleiner, H. Häfner und N. Pallua)	MRSA - Analysis of an Outbreak on an Intensive Care Unit for Burn Injuries	765
Patienten mit Gynäkomastie im Krankengut der Plastischen Chirurgie einer Universitätsklinik (I. Funke, T. Hernandez-Richter, F. W. Schildberg und R. G. H. Baumeister)	Patients with Gynaecomastia Among the Plastic Surgery Patients of a University Hospital	766

Die Kombination von Komponentenseparation und Kunststoffnetz zum Bauchdeckenverschluß (M.G. Geishauser)	The Combination of Component Separation and Plastic Net for the Abdominal Wall Closure	767
Myocutane Gastrocnemiuslappenplastik bei Wundheilungsstörungen nach Knieendoprothetik (F. A. König, T. Rudy und W. Schultz)	Mycutaneous Gastrocnemius Flap Graft with Wound Healing Disturbances After Knee Endoprosthesis	768
Ergebnisse nach perioperativer Periduralanästhesie bei der Behandlung chronischer Wunden (S. Lüthgens, T. Elsner, A. Kisse, A. Häring und J. Hoch)	Results After Perioperative Peridural Anaesthesia in the Treatment of Chronic Wounds	769
Algorithmus der Weichteildeckung in der septischen Unfallchirurgie (D. F. Müller, F. G. Huber, M. A. Scherer und E. Biemer)	Algorithm of the Soft Tissue Covering in Septic Traumatology	770
Endoskopische intrauterine Chirurgie und Lippen-Kiefer-Gaumenspalten: Neue Entwicklungen und Aussichten (N. A. Papadopulos, H. F. Zeilhofer, M. A. Papadopoulos, H. Feussner, J.Henke, L. Kovacs, J. Schaff, H-H. Horch und E. Biemer)	Endoscopic Intrauterine Surgery and Cheilognathopalatoschisis: New Developments and Perspectives	771
Verschlussmethoden der fetalen Membranen nach Fetoskopie am Kaninchenmodell (N. A. Papadopulos, S. Klotz, J. Henke, M. Kloeppel, D. Mueller, L. Kovacs, W. Erhardt, J. Schaff und E. Biemer)	Closure Methods of the Fetal Membranes after Foetoscopy in a Rabbit Model	772
Rekonstruktion von großen Thoraxwanddefekten als palliatives Therapiekonzept beim exulzeriertem fortgeschrittenen Mamma-Karzinomen (M. Peiper, T. Langwieler, C. Thomssen, C. F. Eisenberger, J. R. Izbicki und W. T. Knoefel)	Reconstruction of Large Thorax Wall Defects as a Palliative Therapeutic Concept in the Exulcerated Breast Carcinoma	773
Primäre Verschlusstechniken beim chronischen Sinus pilonidalis: Metaanalyse von Behandlungsergebnissen bei unterschiedlichen Operationsmethoden (S. Petersen, R. Koch, S. Stelzner, T. P. Wendlandt und K. Ludwig)	Primary Closure Techniques for the Chronic Pilonidal Sinus: A Metaanalysis of Treatment Results with Different Surgical Techniques	773
Fixierung von Spalthauttransplantaten durch vakuumversiegelte Polyvinylalkoholschwämme (M. Pfau, H. O. Rennekampff und H. E. Schaller)	Fixation of Split-Skin Graft by Vacuum-Sealed Polyvinyl Alcohol Sponges	774

Chirurgische Therapie der Gynäkomastie durch ultraschall-assistierte Fettabsaugung (UAL): Vorteile im Vergleich mit konventionellen Verfahren (K. Raptis, M. C. Hertl, M. Hertl, R. R. Olbrisch) — Surgical Treatment of the Gynaecomastia by Ultrasound-Assisted Liposuction (UAL): Advantages Compared with Conventional Techniques 775

Konzept der Defektdeckung bei offenliegender Kniegelenksendoprothese (U. Rohde, L. Kleinschmidt und P. M. Vogt) — Concept of the Wound Covering in Uncovered Knee Joint Endoprosthesis 776

Interdisziplinäre Salvage Operationen für freiliegende Gelenkimplantate - Ist die Vacuum-Spültherapie eine sinnvolle Ergänzung? (U. von Fritschen, A. Peek und K. Exner) — Interdisciplinary Salvage Operations for Exposed Joint Implants - Is the Additional Vacuum Irrigation Treatment feasible? 777

Thoraxchirurgie

Rezidiveingriffe/Zweiteingriffe bei Bronchialkarzinom

Rezidivtumor - pathologisch-anatomische Befunde (K.-M. Müller und J. Schirren) — Recurrent Tumour - Pathological-anatomical Findings 779

Was kann die Thoraxchirurgie beim Rezidiv-/Zweitcarcinom des nicht kleinzelligen Bronchialcarcinoms leisten? (P. Wex, E. Utta und V. Haas) — Postresection Follow up and Survival for Non-Small Cell Lung Cancer with Recurrence to the Lung 785

Abstracts

Massive Hämoptysen bei benigner Grunderkrankung - Notfallmanagement und Ergebnisse der operativen Therapie (S. Eggeling, J. Böttger, F. Petri, P. Romaniuk und K. Gellert) — Massive Haemoptysis in Benign Disease - Emergency Management and Results of Surgical Treatment 792

Integriertes PET-CT zum Staging von Lungentumoren (S. Korom, D. Lardinois, H. C. Steinert, T. Hany, G. K. v. Schulthess und W. Weder) — Integrated PET-CT for the Staging of Pulmonary Tumours 793

Operationspflichtige Hämoptysen. Analyse eines Krankengutes von 1990 - 2000 (L. H. L. Lampl) — Hemoptyses Necessitating Operations: Analysis of Patients from 1990 - 2000 794

Parenchymsparende Resektionen endobronchialer Früh- und Zweitkarzinome auf der Basis autofluoreszenzbronchoskopischer Befunde (B. Passlick, M. Lindner, D. Geiger, F. Stanzel, K. Häussinger und Thetter) — Parenchyma-sparing Resections of Endobronchial Early and Secondary Lung Cancers Guided by Autofluorescence Bronchoscopy 794

Video-assistierte thorakoskopische Resektion (VATS) intrapulmonaler Rundherde nach CT-gesteuerter peritumoraler Drahtmarkierung (P. M. Schneider, C. Wesselmann, A. Baier, J. Olivier, S. E. Baldus, K. Lackner, K. Wassermann und A. H. Hölscher) — Video-assisted Thoracoscopic Surgery (VATS) of Intrapulmonary Nodules After CT-Guided Wire Marking — 795

Jet-Ventilation (K. Wiedemann, P. Biro, U. Klein und R. Gottschall) — Jet-Ventilation — 796

Allgemeine Themen

Digitaltechnik in der Chirurgie

Qualitätsmanagement unter Einsatz von Informationssystemen (G. R. Thurmayr und R. Thurmayr) — Quality Management with Information Systems — 797

Abstracts

10 Jahre ‚Einsatzchirurgie' der Bundeswehr (H. P. Becker, R. Schwab, N. Schröder und W. Titius) — Ten Years ‚Emergency Surgery' of the German Armed Forces — 803

Brauchen chirurgische Kliniken Qualitätsmanagement (qm) zum Nachweis von Excellence und Leadership? (P. Buechler, H. Friess, M. W. Mueller und M. W. Buechler) — Do Surgery Hospitals Need Quality Management for the Proof of Excellence and Leadership? — 804

Verzahnung von Informationsmanagement und indikatorgestütztem Qualitätsmanagement im Krankenhaus (U. A. Clauer, J. Stausberg und R. R. Diehl) — Interlocking of Information Management and Indicator-Assisted Hospital Quality Management — 805

Welche Unsicherheiten ergeben sich bei der Einführung der DRG's? (A. Gabler und H. Zühlke) — Which Uncertainties Result from the Introduction of DRGs? — 806

Optimierung der ärztlichen Dokumentation von Diagnosen und Prozeduren. Erfahrungen aus einem digitalen Schwerpunktkrankenhaus (S. Hentsch, P. Heumann, D. Stengel, H. Dahshan, T. Köpfer, J. Cramer, K. Bauwens und A. Ekkernkamp) — Optimizing of the Medical Documentation of Diagnoses and Procedures. Experiences of a Digital Centre Hospital — 807

Evaluierung des ‚Case Mix Index' und Fehleranalyse der Diagnosen- und Prozedurendokumentation einer chirurgischen Klinik. Ein einfaches Verfahrensmodell (J. M. Langrehr, R. Lohmann, K. Birkner und P. Neuhaus)	Evaluation of the Case Mix Index and Mistake Analysis of the Diagnoses and Procedure Documentation of a Surgical Hospital. An Easy Model of Procedure	808
Schichtdienst und Chirurgie – ein Paradoxon (B. Mann)	Shift Work and Surgery – a Paradox	808
Simulation von Operationstechniken als Ausbildungskonzept in der Viszeralchirurgie (P. M. Markus, O. Horstmann und H. Becker)	Simulation of Surgical Techniques as a Training Concept in Visceral Surgery	810
Reicht das Teaching-Volumen für den Bestandeserhalt? (F. Matthews, D. Frisse und O. Schöb)	Can the Teaching Volume Sustain the Demand for Surgical Practice?	810
Datenmanagement in der Hand des Chirurgen (A. Michael, A. Altendorf-Hofmann und J. Scheele)	Data Management Under the Control of the Surgeon	811
Optimale Diagnosendokumentation im Zeitalter der DRG (M. Mieth, F. Wolkener und T. Kraus)	Optimal Documentation of Diagnosis in the Era of DRG	812
Software-Agenten in der Chirurgie (M. T. J. Mohr und S. Hoffmann)	Solftware Agents in Surgery	813
Entwicklung ‚arztgerechter' EDV – Werkzeuge – Problematik aus Sicht der IT (H. Puhl, M. Walter und A. Ekkernkamp)	Development of Suitable Data Processing Tools for Doctors Problems Seen from the IT	814
Vorbereitung auf das DRG System – eine Aufgabe für das Qualitätsmanagement (E. Rembs, P. Harrer und V. Zumtobel)	Preparation for the DRG System – A Job for the Quality Management	815
Telemedizin: Die Videokonferenz im Dienste der Chirurgie und in der Chirurgischen Ausbildung? (P. Richter, M. Richter und U. Laffer)	Telemedicine – The Video Conference Used in Surgery and in the Surgical Training	816
Ein einfaches Computerprogramm zur Erfassung von 9 intensivmedizinischen Scores in der Tagesroutine (C. G. Schneider, A. Nierhaus, I. Nielsen, B. Montag, D. Frings und J. R. Izbicki)	An Easy Computer Program for the Recording of a Intensive Medical Scores in Daily Routine	816

10 Jahre Integration einer rechnergestützten chirurgischen Routinedokumentation in ein Krankenhausinformationssystem (J. Stausberg, H. Lang, I. Hawig und K. Albrecht) — Ten Years of Integration of a Computer-Assisted Surgical Routine Documentation into a Hospital Information System — 817

Mobile Datenerfassung als Grundlage einer DRG-gerechten Dokumentation (M. Walter, H. Puhl und A. Ekkernkamp) — Mobile Data Recording as the Basis of a DRG-Suitable Documentation — 818

Mens sana in corpore sano – Zur Geschichte der Ruderregatta im Rahmen des Kongresses der Deutschen Gesellschaft für Chirurgie (K. Wendl und B. Weiß) — Mens Sana in Corpore Sano – About the History of the Boat Race During the Congress of the German Surgical Society — 819

Definition und Kalkulation von chirurgischen G-DRGs: Status quo und zukünftige Entwicklungen (R. Bartkowski und E. Fellmann) — Definition and Calculation of Surgical G-DRGs: Status Quo and Future Perspectives — 820

New Imaging – funktionelle Bildgebung und Bildmerging

Nanotechnologie und ihre Konsequenzen für die Chirurgische Onkologie (A. Jordan) — Consequences of Nanotechnology in Surgical Oncology — 821

Neuorientierung in der onkologischen Chirurgie – differenzierte Radikalität im Rahmen multimodaler Konzepte (Deutsche Krebsgesellschaft und CAO)

Neoadjuvante Therapieprinzipien orientiert an Responseprädiktion und Evaluation (U. Fink, K. Ott, W. Weber und J. R. Siewert) — Neoadjuvant Strategies Guided by Response Prediction and Evaluation — 829

Sepsis – Prädiktion und neue therapeutische Ansätze

Fokussanierung, Antibiotikatherapie – und dann? Die Rolle von rhAPC in der Sepsis (C. Spies, H. Otter, H. Zuckermann-Becker und W. J. Kox) — Surgery and Antibiotic Therapy to Cure the Septic Focus – and After That? — 834

Vom Reflux zum Barrett-Karzinom: The German Barrett Cancer Project

Lymphadenektomiestrategien beim invasiven Barrett Carcinom (H. J. Stein, M. Feith und J. R. Siewert) — Lymphadenectomy in Invasive Barrett's Cancer — 844

Chirurgische Aspekte chronischer Wundheilstörungen – vom Ulcus cruris bis zur Anastomosenfistel

Die chronische Anastomosenfistel: Spezielles Problem der Anastomosenwundheilung (A. Dignass) — Chronic Anastomotic Fistula: A Special Problem of Anastomosis Healing — 850

Abstracts

Vakuumversiegelung bei chronischen Weichteildefekten mit freiliegendem Knochen? (G. Amtsberg, P. Hinz und A. Ekkernkamp) — Vacuum Sealing in Chronic Soft Tissue Defects with Uncovered Bone? — 856

Lebensqualität von Patienten mit chronischen Ulcera cruris (E. S. Debus, E. Spech, H. H. Faller, M. Sailer, U. E. Ziegler und A. Thiede) — Life Quality of Patients with Chronic Ulcera Cruris — 857

Die Behandlung komplizierter Wundinfektionen infolge schwerer Peritonitis durch Vacuumtherapie (S. Kriwanek, P. Beckerhinn, C. Armbruster, M. Schermann und R. Roka) — The Treatment of Complex Wound Infections Following Heavy Peritonitis Caused by Vacuum Treatment — 858

Grenzen der Vacuseal-Behandlung (M. Kruschewski, B. Mann, P. Dollinger und H. J. Buhr) — Limits of the Vacuseal Treatment — 858

Möglichkeiten der Wundkontrolle mit Hilfe der quantitativen Videothermographie (VideoTRM) (M. Ch. Niewiera, U. Klinge, K. Junge, F. Ulmer und V. Schumpelick) — Potentialities of the Wound Control by Quantitative Videothermography (VideoTRM) — 859

Laparoskopische Exzision als Standard in der Behandlung der chronischen Urachusfistel (M. P. Patrzyk, J. Bernhardt, K. Ludwig, C. D. Heidecke und L. Wilhelm) — Laparoscopic Excision as the Standard in the Treatment of the Chronic Vesicoumbilical Fistula — 860

Akne inversa (Pyodermia fistulans sinifica) – Therapeutisches Konzept (H. Shekarriz, O. Schwandner, P. Kujath, C. H. Eckmann, I. Klempien und H.-P. Bruch) — Acne Inversa (Pyodermia Fistulans Sinifica) – Therapeutic Concept — 861

Antimikrobieller Wirksamkeitsnachweis von Terpinoiden für die topische Wundbehandlung (A. Tarabichi, M. Böhm, B. Grabein, B. Beyer und M. M. Heiss) — Antimicrobiologic Proof of Efficiency of Terpinoids for the Topical Wound Treatment — 862

Entwicklung einer neuen Methode zur endoskopischen Therapie der Anastomoseninsuffizienz nach tiefer anteriorer Rektumresektion (R. Weidenhagen, U. Grützner, F. Spelsberg und R. Merkle) — Development of a New Method for the Endoscopic Treatment of Anastomotic Leakage After Anterior Resection of the Rectum — 862

Digitale Patientenakte – Science Fiction oder Realität?

Die digitale Patientenakte (DPA) in der Rettungsstelle – Entwicklung, Probleme und Zukunft (E. Schöll, Stefan Eggli und H. Zimmermann) — Digital Patient Files for the Emergency Room: Development, Problems, and Future — 864

Internet: Bilanz der nationalen und internationalen Arzt- und Patienten-Informationssysteme

Internet und Intranet in der Chirurgie (K. Adelhard) — Internet and Intranet in Surgery — 879

Integrierte klinische Leitlinien (M. Linzbach, H.-P. Eich und C. Ohmann) — Integrated Clinical Guidelines — 883

Abstracts

Risikoanalysen – Voraussetzung für Benchmarking der Ergebnisqualität (C. G. Bürk, R. Linder, H. Shekarriz, S. J. Pöppl und H.-P. Bruch) — Risk Analyses – Requirement for Benchmarking of the Result Quality — 887

Die Internet-Präsentation der Abteilung für Kinderchirurgie der Klinik für Chirurgie im Klinikum der Friedrich-Schiller-Universität Jena (Th. Doede, F. Schier und P. Schmidt) — The Internet Presentation of the Department of Paediatric Surgery in the Surgical Hospital of the Friedrich-Schiller-Universität Jena — 888

Entscheidungshilfen für die Kitteltasche: Neue Strategien zur Implementierung computergestützte Entscheidungshilfen in der Gastroenterologie, Endokrinologie und Intensivstation (H.-P. Eich, D. Veniseleas, C. Ohmann, J. Sancho und S. Clamp) — Decision-Support for the Pocket – New Strategies for the Implementation of Computer-Assisted Decision-Support in Gastroenterology, Endocrinology and Intentive Care Unit — 888

Von der Idee zur Realisation: Aufbau einer webbasierten Lehre der Unfallchirurgie für die Aus- und Weiterbildung, Schritt eins (A. Euteneier, A. Lauw, T. Oberbeil und W. Mutschler)	From the Concept to Realization: Implementation of a Web-Based Teaching System of Traumatology for Graduated and Postgraduated Education, Step One	889
Der Handheld-Computer in der Hand des Chirurgen - Hilfsmittel oder unnötiger Ballast? (S. Farke, M. Sielaff, T. Abou-Ghazalé und H. Gögler)	The Handheld Computer for the Surgeon - An Aid or an Unnecessary Burden?	891
Konzept, Funktionalität und Sicherheit elektronischer Kommunikation zwischen Krankenhäusern und Arztpraxen (O. Freiermuth, S. Hunziker, U. Lüscher, P. Tschudi und M. Heberer)	Concept, Functionality and Safety of Electronic Communication Between Hospitals and Medical Practices	892
Ein Tool zur kontinuierlichen online-Evaluation chirurgischer Lehrveranstaltungen (T. Ganslandt, B. Marschall, N. Senninger und C. F. Krieglstein)	A Tool for the Continuous Online Evaluation of Surgical Lectures	893
Multimediale „Symposiaware" bereichert die Aus- und Weiterbildung! (K. A. Gawad, A. Mehrabi, H. Schwarzer, F. Kallinowski, J. R. Izbicki und J. M. Rueger)	Multimedia "Symposiaware" Enlarges Training and Further Education!	894
Digitale Patienteninformation: die dreidimensionale Computeranimation zur anschaulichen Darstellung komplexer Therapien am Beispiel einer Schilddrüsenoperation (M. Hermann)	Digital Patients' Information: the Three-Dimensional Computer Animation for the Clear Presentation of Complex Therapies Illustrated by a Thyroid Operation	895
Patientenaufklärung: 3D Computeranimation versus Informationsbogen - eine prospektiv randomisierte Studie zur Bewertung und Akzeptanz der Patienten am Beispiel einer Schilddrüsenoperation - (M. Hermann)	Patient Information: 3D Computer Animation vs. Information Sheet - A Prospective Randomized Study for the Valuation and Acceptance of the Patients Illustrated by a Thyroid Operation	895
Tumorspezifische Websites am Beispiel des Pankreaskarzinoms (K. Jacobsen, B. M. Ghadimi, O. Horstmann und H. Becker)	Tumour-Specific Websits Illustrated by the Pancreas Carcinoma	896
Entwicklung eines nationalen netzbasierten Informationssystems für die Chirurgische Fort- und Weiterbildung - (http://www.med-live.de) (F. Kallinowski, A. Mehrabi, R. Abu Azab, H. Schwarzer, K. Gawad und C. Herfarth)	Development of a National Network - Based Information System for the Surgical Further Training	897

Multimediale Operationsaufklärung in der klinischen Praxis (St. Klima, R. Hube, A. Hube und W. Hein)	Multimedia Operation Information in the Clinical Practice	898
Online Leitfaden „Chirurgie" http://olc.chirurgie-goettingen.de (S. König, P. Wagner, D. Zeiss, P. M. Markus und H. Becker)	Online Guide 'Surgery' http://olc.chirurgie-goettingen.de	899
Bilanz eines Patienten-Informationsangebotes im Internet – Nutzen oder unnötiger Mehraufwand für die Klinik? (K. S. Lehmann, J.-P. Ritz, C.-T. Germer und H. J. Buhr)	Outcome of a Patients' Information Offer in the Internet – Benefit or Unnecessary Extrawork for the Hospital?	900
Aufbau einer E-Health Kommunikationsplattform (L. Marti, H. Marlovits und J. Lange)	Establishing an E-Health Communication Platform	901
Qualitätskriterien für die Entwicklung von chirurgischen Lehr-/Lernmodulen (A. Mehrabi, Z. Zachariou, C. Jahnke, D. Leisenberg, K. Gawad und F. Kallinowski)	Quality Criteria for the Development of Surgical Teaching Modules	902
Wie beurteilen Studierende CBT-Module? Evaluation von CBT-Programmen in der Chirurgischen Ausbildung (A. Mehrabi, J. Zumbach, D. Leisenberg, C. Jahnke, Z. Zachariou und F. Kallinowski)	What are Students' Views of CBT Modules? Evaluation of CBT Programs in Surgical Training	903
XML in der (tele-)medizinischen Kommunikation: Sektorübergeifende Interoperabilität (M. T. J. Mohr, T. Lange, T. Schall und M. Nerlich)	XML in (Tele)medical Communication: Sector-Interdisciplinary Interoperability	904
Datenmanagement auf der Basis von XML für die Erstellung und Verwaltung webbasierter chirurgischer Aus- und Weiterbildungsinhalte (T. Oberbeil, A. Euteneier, A. Y. Lauw und W. Mutschler)	Data Management on the Basis of XML for the Production and Administration of Web-Based Surgical Training Content	905
Digitale Patientenakten: Potential ausgeschöpft? (A. Parasta, R. Metzger, H. Till, P. Kampmann und A. M. Parasta)	Digital Patients' Files: Is the Potential Exhausted?	906

Das Manual der endoskopischen Chirurgie auf CD-ROM und im Intranet; Ein Instrument zur Qualitätssicherung in der Chirurgie durch Standardisierung und Transparenz auf organisatorischer, klinischer und pflegerischer Ebene (K. Peitgen und M. K. Walz)	Manual of the Endoscopic Surgery on CD-ROM and in the Intranet; a Tool for the Quality Assurance in Surgery by Standardization and Transparence on the Organizing Clinical and Nursing Level	907
Zukunftsorientierte Datenerfassung durch ein elektronisches Dokumentationssystem am Beispiel vernetzter Wundzentren (F. Pfeffer, H. Riediger, S. Coerper, G. Koeveker und U. T. Hopt)	Forward-Looking Data Recording by an Electronic Documentation System Illustrated by a Network Wound Centre	908
Digitale Chirurgie im digitalen Krankenhaus: Erster Schritt in eine bessere Zukunft oder Sackgasse? (D. Richter, M. Müschenich und A. Ekkernkamp)	Digital Surgery in the Digital Hospital: First Step in a better Future or Dead End?	909
Die Digitale Interactive Poster-Präsentation (DIPP) – die digitale Revolution für Poster und Vortrag (J. Rodrian, P. Schemmer, R. DeSimone und M. Golling)	The Digital Interactive Poster Presentation (DIPP) – the Digital Revolution for Poster and Lecture	910
Online-Vorlesung Kinderchirurgie: Realisierung trotz begrenzter Ressourcen (A. Schmedding, L. M. Wessel und CH. Lorenz)	Online Lecture in Paediatric Surgery: Realization in Spite of Limited Resources	910
Anwendung von Handheldcomputern zur Leistungserfassung vor dem Hintergrund der DRG Einführung (S. Schwarzer, U. H. Hoetker und L. B. Brandt)	Use of Handheld Computers for Recording the Benefit Connected with the Introduction of DRG	911
Analyse der im Internet vorhandenen Informationen über hereditäre Colon Carcinome (HNPCC) (J. Swol-Ben und K.-W. Jauch)	Analysis of Internet Information about Hereditary Colorectal Carcinoma	912
Homepage der Klinik und Poliklinik für Chirurgie der Universität Regensburg. Bilanz nach 18 Monaten (http://www-chirurgie.uni-regensburg.de) (J. Swol-Ben, M. Sicklinger und K.-W. Jauch)	Homepage of the Surgical Hospital and Outpatients' Clinic of the University of Regensburg. Outcome After 18 Months	913
Standardisierte, medizinspezifische Schnittstellen sind notwendig (S. Hunziker, H. Tschümperlin, O. Freiermuth, P. Tschudi, O. Kasper und M. Heberer)	Standardized Specific Medical Interfaces are Necessary	914

Literaturverwaltungsprogramme zur online-Recherche und Zitatverwaltung – eine vergleichende Übersicht über 12 Programme (R. Weidenhagen, B. Beyer, F. Spelsberg und F. W. Schildberg) — Software for the Administration of Publications, for the Online Inquiry and Administration of Quotations – a Comparative Survey About 12 Programs 915

Karrierechancen auch für Chirurginnen – Strukturen gemeinsam nutzen und entwickeln

Ist die Chirurgie männlich? – Diskussion eines Vorurteils (A. Bühren) — Is Surgery Male? – Discussion of Prejudice 917

Forscherinnen auch in Spitzenpositionen und wie fördern Frauen Frauen auf diesem Weg? (M. Schrader) — Female Researchers in Top Positions and how do Women Encourage Women to Take this Road? 922

Attraktive Arbeitsstrukturen – Das Modell Sinsheim (B. Kuhnert-Frey) — Attractive Job Sharing – The Sinsheim Model 929

Gesundheitspolitische Panels (gemeinsam mit dem BDC)

Arbeitszeitgesetz und Schichtdienst – Quantität statt Qualität? DRG's – zwischen Albtraum und Realität

Qualität und Ökonomie – ein unüberbrückbarer Gegensatz (H.-J. Oestern und T. Schwermann) — Quality and Cost – Contradictory Demands 937

Europäisches Thema (gemeinsam mit der Österreichischen Gesellschaft für Chirurgie und der Schweizer Gesellschaft für Chirurgie)

„Polytrauma" – Einsatz wissensbasierter Systeme

Digitale Erlebniswelt im klinischen Einsatz

Navigationssysteme

Die klinische Präzision von Iso-C-Arm navigierten Bohrungen am proximalen Femur (M. Arand, M. Schempf, L. Kinzl und F. Gebhard) — The Clinical Accuracy of Iso-C-Arm-Navigated Drills on the Proximal Femoral Bone 943

Vergleichende Präzisionsuntersuchungen von traditionellen, Iso-C-Arm- und CT-basiert navigierten transpedikulären Zielbohrungen an BWS und LWS (M. Arand, M. Schrempf, L. Kinzl und F. Gebhard) — Comparative Accuracy Studies of Traditional, Iso-C-Arm and CT-Based Navigated Transpedicular Precision Drill on Thoracic and Lumbar Vertebral Column 944

Stellenwert der dreidimensionalen Rekonstruktion des Pfortadersystems mittels multislice-CT für die mesenterico-portale Shuntoperation bei kongenitaler Pfortaderthrombose (S. Baus, H. Shin, B. Ure, M. Melter und J. Fuchs)	Importance of the Three-Dimensional Reconstruction of the Portal Vein System by Multislice CT for the Mesentericoportal Shunt Operation with Congenital Port Vein Thrombosis	945
Navigation mit dem Ultraschall-Guide – Einsatz im Rahmen der Thermoablation (M. Birth, U. Markert, J. Nolde, T. Leibecke und H. P. Bruch)	Navigation with the Ultrasound Guide – Use in Thermoablation	946
Robotergestützte arthroskopische vordere Kreuzbandplastik- extra-/intraartikuläre vs. intra-/extraartikuläre Fräsrichtung des femoralen Bohrkanals (K. Butenschön, S. Handke und A. Ekkernkamp)	Robot-Assisted Arthroscopic Anterior Cruciale Ligament Replacement	946
3D Endosonographie – teure Computerspielerei oder hilfreiches Instrument für den Chirurgen? (S. Farke, T. Abou-Ghazalé, M. Sielaff und H. Gögler)	3D Endosonography – Expensive Computergame or Helpful Tool for the Surgeon?	947
Intraoperative 5-ALA induzierte fluoreszenzoptische Nebenschilddrüsendetektion (J. Gahlen, R. Proßt, S. Winkler und S. Post)	Intraoperative 5-ALA-Induced Fluorescence Optical Detection of Parathyroid Gland	948
Quantitative Erfassung der intraoperativen Strahlendosis bei unfallchirurgischen navigationsgestützen Eingriffen der Wirbelsäule (F. Gebhard, M. Kraus, B. Schneider, L. Kinzl und M. Arand)	Quantitative Recording of the Intraoperative Radiation Dose in Traumatologic and Navigation-Assisted Operations on the Spinal Column	950
Erste klinische Erfahrungen bei der Implantation von Oberflächen-Knieendoprothesen mit einem Navigationssystem mit computergeführter Sägelehre (J. Gruß, R. Imig und W. Friedl)	First Clinical Experiences with the Implantation Surface Knee Endoprosthesis by a Navigation System with Computer-Navigated Sawing Gange	950
Erste klinische Erfahrungen mit der computerassistierten Osteosynthese mit dem LISS (Less invasive stabilisation system) (P. A. Grützner, G. Zengh, B. Vock, L. P. Nolte und A. Wentzensen)	First Clinical Experiences with the Computer-Assisted Osteosynthesis by LISS (Less Invasive Stabilisation System)	951

Volumen-Rendering und Computeranimation in der transanalen Endosonographie - Welchen Stellenwert besitzt die 3-dimensionale Endosonographie (3D-EUS) des Analsphinkters bei der Diagnostik von Analfisteln? (C. Isbert, A. J. Kroesen, M. Utzig, C.-T. Germer und H. J. Buhr) — Volume Rendering and Computer Animation in the Transanal Endosonography – What is the Importance of the 3D Endosonography (3D-EUS) of the Anal Sphincter in the Diagnosis of Anal Fistula? 952

Limitationen bei manuell und telemanipulator-assistierten Ziel- und Präzisionsbewegungen in der endoskopischen Chirurgie am bewegten Objekt (S. Jacobs, D. Holzhey, C. Ullmann und V. Falk) — Limitations for Manual and Telemanipulator-assisted Motiontracking and Accuracy in Endoscopic Surgery at the Moving Object 953

Die 2.5 D Sonographie zur Bestimmung der Beingeometrie (P. Keppler, F. Gebhard, D. Maier und L. Kinzl) — 2.5 D Sonography for the Determination of Leg Geometry 954

CT- und C-Arm gestützte Navigation am Acetabulum bei der Implantation zementfreier Hüftprothesenpfannen (St. Klima, R. Hube, M. Hildebrand und W. Hein) — CT and C-Arm Assisted Navigation on the Acetabulum with the Implantation of Cementless Hip Prosthesis 955

Bildwandler-gestützte 3D-Navigation am Becken- Vergleich mit 2D-C-Arm-Navigation und CT- basierter Navigation (A. B. König, H. Wälti, A. Schäffler, U. Stöckle, N. P. Haas und L. P. Nolte) — Image Converter-Assisted 3D Navigation on the Pelvis-Compared with the 2D-C Arm Navigation and CT-Based Navigation 956

Verwendung des Robotersystems AESOP bei laparoskopischen Operationen – Vorteil oder Risikoerhöhung für Arzt und Patient? (B. Kraft, C. Jäger, B. Leibl, K. Kraft und R. Bittner) — Use of the Robot System AESOP in Laparoscopic Surgery – Advantage or Higher Risks for Surgeon and Patient? 957

Virtual Reality in der Chirurgie – Was bringt das Training mit dem Operationssimulator? (K. S. Lehmann, H. Maaß, H. K. Cakmak, T. Foitzik, G. Bretthauer und H. J. Buhr) — Virtual Reality in Surgery – What are the Benefits of the Operation Simulator? 958

Intraoperative digitale Therapiekontrolle von viszeralchirurgischen Eingriffen im offenen MRT (F. P. Müller, CH. Schoepp, V. Fiedler und P. R. Verreet) — Intraoperative Digital Therapy Control of Visceral Operations in the Open MRT 959

Dreidimensionale Planung und Roboter gestützte Schaftfräsung bei angeborener Hüftgelenksdysplasie (A. Olk, O. Jannasch und F. F. Hennig) — Three-Dimensional Planning and Robot-Assisted Shaft Milling in Congenital Hip Dysplasia 960

Experimentelle Untersuchung zur Femoralen Bohrkanallage in der Computer Assistierten Rekonstruktion des Vorderen Kreuzbandes mit dem CASPAR-System (A. Pashmineh-Azar, C. Hofmann, A. Krüger, J. Petermann und L. Gotzen) — Experimental Study of the Femoral Drilling Hole Position in the Computer-Assisted Reconstruction of the Anterior Cruciale Ligament with the CASPAR System 961

Mobile digitale Leistungserfassung am Krankenbett in der Chirurgie (M. Raible) — Mobile Digital Bedside Recording of Results in Surgery 962

Entwicklung und klinischer Einsatz eines computergestützten 3-D-Planungssystems für die thermische Ablation von hepatischen Tumoren (J.-P. Ritz, A. Roggan, C. Isbert, K. Lehmann, H. J. Buhr und C.-T. Germer) — Development and Clinical Use of Computer-Assisted 3D Planning System for the Thermic Ablation of Hepatic Tumors 963

Rechnergestützte Endoskopie des Bauchraumes: Teilprojekt im Sonderforschungsbereich 603 (C. H. Schick, T. Horbach, H. Weber, F. Vogt, G. Greiner und D. Paulus) — Computer-Assisted Endoscopy of the Abdominal Cavity – Part of a Project in the Special Research Program 603 964

Bildwandler gestützte Navigation in der Beckenchirurgie – Klinische Erfahrungen (U. C. Stöckle, B. König, M. Dahne, M. Raschke und N. P. Haas) — Fluoroscopy Based Navigation in Pelvic Surgery – Clinical Experiences 965

Qualitative Verbesserung der Intraoperativen Radiotherapie (IORT) – Fortschritt durch CT-gestütztes Navigationssystem (C. Tonus, G. Strassmann, Ch. Kolotas, N. Zamboglou und H. Nier) — Qualitative Improvement of the Intraoperative Radiotherapie (IORT) – Progress by a CT-Assisted Navigation System 965

Erleichtert die computerassistierte Navigation den Einbau von Knietotalendoprothesen bei posttraumatischen Achsfehlstellungen? (B. Vock, P. A. Grützner, K. Wendl und A. Wentzensen) — Does the Computer-Assisted Navigation Help with the Implantation of Total Knee Endoprosthesis in Posttraumatic Angular Limb Deformity? 966

Entwicklung eines kostengünstigen Systems zur zweitzeitigen Befundung von Endosonografiebefunden auf einem Standard PC (R. Weidenhagen, K. U. Grützner, T. Strauß und H. O. Steitz) — Development of a Cost Effective System for the Offline Analysis of Endosonographic Recordings on a Standard PC 967

Entwicklung eines konstengünstigen Systems zur 3D Rekonstruktion für die Endosonographie auf PC-Basis (R. Weidenhagen, K. U. Gützner, T. Strauß und H. O. Steitz) | Development of a Cost Effective System for 3D Reconstruction of Endoluminal Ultrasound on a Standard PC | 968

Sachverzeichnis | Subject Index | 969

Verzeichnis der Erstautoren

Abitzsch, D. 470
Achilles, E. G. 82
Adelhard, K. 879
Aleksic, M. 646
Allemeyer, E. H. 153
Altendorf-Hofmann, A. 635
Ambacher, T. 549
Amlang, M. 550
Amtsberg, G. 856
Andermahr, J. 551
Andresen, R. 647
Anthoni, C. 154
Anthuber, M. 216
Arand, M. 943, 944
Arens, S. 738
Aselmann, H. 83
Assmus, H. 513
Aufmkolk, M. 552

Baacke, M. G. 703
Baca, I. 217
Bahrs, C. 553
Bail, H. 554
Baldus, S. E. 342
Balzer, K. 631
Bärlehner, E. 63
Bartels, H. 343
Bartkowski, R. 820
Bartsch, D. K. 84
Battermann, R. 762
Baus, S. 945
Bechstein, W. O. 398, 405
Beck, A. 704
Becker, H. P. 803
Benhidjeb, T. 344
Benninger, E. D. L. 345
Berg, E. 154
Berger, J. 191
Berger, S. 705
Bergert, H. 84, 648
Bergert, H. B. 648
Bergmann, H. 217
Berker, H. B. 219
Biermann, L. 345
Birk, D. 85
Birth, M. 946
Bittner, R. 283
Bittorf, B. R. 155, 436
Bloechle, C. 192
Blumgart, L. H. 76
Boack, D.-H. 556
Boesger, U. 649, 650
Boettger, T. C. 86, 87
Böhner, H. 156, 651
Bollschweiler, E. 346
Bondar, G. 347
Bönninghoff, R. G. 437
Borges, J. 763
Brabender, J. 348
Brandl, R. 651
Brockmann, J. G. 349, 350
Broering, D. C. 88, 414, 706
Brune, E. 652
Buchmann, P. 219
Buck, N. 89
Buechler, P. 804
Bühren, A. 917
Burger, C. 557
Bürk, C. G. 887
Butenschön, K. 946
Butters, M. 220
Can, Ü. 558
Carus, T. 221
Chan, C. 559
Clasbrummel, B. 560
Clauer, U. A. 805
Collet, P. H. 193
Colombo-Benkmann, M. 351

Danner, J. 560
David, S. 561
Debus, E. S. 157, 857
Degenhardt, P. 707
Delmes, E. 653
Dignass, A. 850
Dinçler, S. 222
Dobrowolski, F. 90
Doede, T. 888
Döring, C. D. 352
Dreuw, B. 353
Drücke, D. 733
Dumont, C. 562
Dutkowski, P. 333, 354

Eberlein, A. 748
Ebner, U. von 617
Eckmann, C. 764
Eggeling, S. 792
Eich, H.-P. 888
Eichhorn-Sens, J. 563
Eisele, R. 564
Eisenberger, C. F. 91
Elouahidi, T. 707
Euler, E. 565
Euteneier, A. 889

Farke, S. 891, 947
Fein, M. 223, 355, 356, 356, 357, 482
Fink, U. 829
Folwaczny, E. K. 566
Förster, W. 536
Freiermuth, O. 892
Freys, S. M. 194
Fricke, P. 567
Fritschen, U. von 777
Fritzmann, J. 438
Fuchs, J. 708
Fuchs, M. 764
Fuchs, P. C. 765
Funke, I. 766
Fürst, A. 439

Gabler, A. 806
Gabriel, M. 654
Gahlen, J. 948
Ganslandt, T. 893
Garlipp, U. 92
Gassel, H.-J. 92
Gasser, M. 415
Gawad, K. A. 158, 358, 894
Gawenda, M. 642, 655, 656
Gebhard, F. 950
Gehr, J. 568, 569, 570
Geile, D. 134
Geishauser, M. G. 767
Gemander, U. 709
Georg, C. 571
George, M. 359
Gerdes, M. 224
Geyer, C. 710
Ghadimi, B. M. 93
Goertz, O. 759
Golda, T. O. G. 471
Golling, M. 159
Grund, K. E. 174, 178
Gruß, J. 950
Grützmann, R. 94
Grützner, P. A. 951
Günther, G. 657
Gürdal, D. 616
Gutschow, C. A. 360
Gutt, C. N. 160, 225

Hahn, U. 498
Halloul, Z. 133
Hamelmann, W. H. 305
Hanschke, D. 658
Hansmann, A. 440, 441
Happich, S. 95
Hartmann, D. 146, 339, 73
Hartung, G. 572
Hauke, S. 658
Heep, H. 360
Heiss, M. M. 442
Heistermann, H. P. 96
Helfritzsch, H. 306
Hell, E. 195
Hennes, N. 225
Hentsch, S. 807
Hermann, M. 307, 308, 895, 895
Heuschen, G. 161
Hillert, C. 97
Hinterseher, I. 659
Höer, J. J. 361
Hohenberger, P. 443
Holland-Cunz, S. 710
Hölscher, A. H. 226
Holzer, K. 472
Homann, H.-H. 736
Hopt, U. T. 269
Horstmann, O. 98
Hotz, H. G. 444
Hribaschek, A. 445
Huber, F. G. 573
Hunziker, S. 914
Hüttl, T. P. 227

Iesalnieks, I. 99
Imdahl, A. 362
Isbert, C. 952
Isenberg, J. 574
Ishida, A. 574

Jacobi, C. A. 228
Jacobs, S. 953
Jacobsen, K. 896
Jäger, M. D. 416, 417
Jansen, M. 162
Jehle, E. C. 229
Jesch, N. K. 711
Jeschke, M. G. 473
Jordan, A. 821
Jubel, A. 485
Junge, A. 577
Junge, A. J. 576

Kaiser, G. M. 100
Kallinowski, F. 897
Kasprzak, P. M. 660
Kastl, S. 101
Kaun, M. 446
Keppler, P. 954
Kessler, H. 230
Keßler, U. 661
Kettelhack, C. 447
Kiehle, A. 102
Kienle, P. 231
Kipfmüller, B. 233
Kipfmüller, F. 232
Kipfmüller, K. 233
Kirchmair, F. 712
Klima, S. 578, 579, 898, 955
Klinge, B. 234
Klis, V. J. 713
Kneist, W. 363, 364, 365
Kneser, U. 579
Knoefel, W. T. 103
Koch, A. 163
Koch, D. 662
Kofidis, T. K. 581
Köhler, J. 128
König, A. B. 956
König, F. A. 768
König, S. 899
Korenkov, M. 195, 366
Korom, S. 793
Kraas, E. 322
Kraft, B. 957
Krausch, M. 714
Kriwanek, S. 858
Kroesen, A. J. 163, 164
Kropp, A. 448
Krupski, G. 45
Kruschewski, M. 165, 858
Kuhnert-Frey, B. 929
Kuntz, C. 367
Kutup, A. 449

Lampl, L. H. L. 794
Lang, H. 103, 410
Lang, R. A. 367
Lange, J. 663
Langer, C. 196
Langer, P. 308
Langer, S. 756
Langrehr, J. M. 104, 418, 450, 808
Lautenbach, M. 519
Lefarth, F. 582
Lehmann, K. S. 900, 958
Lehner, F. 419
Leibl, B. J. 197, 235
Li, J. 420
Liersch, T. 451
Limmer, J. C. 236
Linzbach, M. 883
Löhr, G. 664, 665
Loick, J. 583
Lübke, L. P. 421
Lübke, T. 309
Ludwig, K. 236
Ludwig, S. 106
Lünstedt, B. 368
Lüthgens, S. 769

Malagó, M. 422
Mann, B. 808

Mann, D. 585
Mansouri, E. 473
Markus, P. M. 810
Marti, L. 901
Marti, W. R. 452
Marusch, F. 304, 369
Märzheuser, S. 715
Marzi, I. 699
Matern, U. 237
Matthews, F. 810
Matthias, R. 107
Mehner, J. 586
Mehrabi, A. 902, 903
Metzelder, M. L. 716
Metzger, J. 370
Meyer, C. 586
Meyer, D. 371
Meyer, G. 238
Meyer-Junghänel, L. 717
Meyer-Marcotty, M. V. 372
Michael, A. 811
Mieth, M. 812
Miholic, J. 239
Miller, K. 198
Mittelkötter, U. 474, 475
Mittermayer, C. 491
Möbius, C. 108, 373, 423, 424
Mohr, M. T. J. 555, 581, 813, 904
Mönig, S. P. 373, 374, 453
Möritz, R.-P. 717
Mothes, H. 587
Muhl, E. M. 666
Müller, A. 375
Müller, B. 588
Müller, C. 425
Müller, D. F. 770
Müller, F. P. 109, 959
Müller, K.-M. 779
Müller, W. 718

Nekarda, H. 454
Neudecker, J. 240
Niebel, W. 666
Niewiera, M. C. 859
Nyszkiewicz, R. 540

Oberbeck, R. 476
Oberbeil, T. 905
Obermaier, R. 425
Obermeier, J. 241
Ochman, S. 376
Oestern, H.-J. 937
Okada, M. 623, 667
Olk, A. 960
Ophoff, K. 477
Ortlepp, K. 589
Ott, K. 455

Paech, S. 590
Paolucci, V. 242
Papadopulos, N. A. 771, 772
Parasta, A. 906
Pashmineh-Azar, A. 961
Passlick, B. 794
Patrzyk, M. P. 860
Paul, A. 377
Peiper, C. 199
Peiper, H.-J. 110
Peiper, M. 773
Peitgen, K. 242, 907
Pelster, F. W. 668
Pelz, J. 378
Petersen, S. 773
Pfau, M. 774
Pfeffer, F. 426, 908
Pfeilschifter, J. 743
Pieske, O. 546
Piltz, S. 591
Podleska, L. E. 592
Pohlen, U. 456
Ponschek, N. 379
Post, S. 111
Pratschke, J. 427
Preissler, P. 507
Prokop, A. 526, 532, 593, 689
Puhl, H. 814

Radtke, A. 111
Raffel, A. 310
Raible, M. 962
Rammelt, S. 594
Raptis, K. 775
Rau, H. 79
Redecke, J. D. 380
Reinmiedl, J. 188
Reinshagen, K. 595
Rembs, E. 815
Rennekampff, H.-O. 749
Richter, D. 909
Richter, M. 166, 596
Richter, P. 816
Riedl, S. 597
Rieske, H. 457
Ritz, J.-P. 243, 244, 963
Rodrian, J. 910
Rohde, U. 776
Rolle, U. 719
Roth, I. 598
Rothe, K. 720
Ruchholtz, R. S. 599
Rudek, B. 381
Rudy, T. 600
Ruf, G. 458
Rülander, C. 600
Rupprecht, H. 683, 721

Sailer, M. 458
Sander, V. 721
Schabram, J. 311
Schächinger, U. 601
Schachtrupp, A. 478
Schädel-Höpfner, M. 602
Scharlau, U. 245
Scheidbach, H. 246
Scheler, A. 669
Scherer, M. A. 603, 604
Scheuerlein, H. 247
Schick, C. H. 248, 964
Schiffmann, L. 312
Schinkel, S. 189
Schleicher, C. 112
Schleimer, K. 113
Schlitt, H. J. 114, 115
Schlosser, W. 116
Schmandra, T. C. 670
Schmedding, A. 910
Schmedt, C.-G. 249
Schmidbauer, S. 479
Schmidt, J. 250
Schmidt, S. C. 117
Schnake, K. J. 605
Schneider, C. 251
Schneider, C. G. 461, 671, 816, 480
Schneider, P. M. 382, 460, 795
Schneiders, K. 200
Schoenberg, M. H. 118
Schoepp, C. 118
Schöll, E. 864
Schönleben, K. 58
Schrader, M. 922

Schröder, W. 383
Schubert, D. 251
Schuhmacher, C. 384
Schulte, K. M. 313
Schulz, H.-U. 119
Schumacher, H. 672
Schumacher, O. P. 201
Schupfner, B. 722
Schütz, M. 606
Schwamborn, M. 607
Schwandner, O. 166
Schwarz, A. 265
Schwarzer, S. 911
Seidel, F. 385
Seif El Nasr, M. 608
Seifert, J. K. 120
Selzner, M. 428
Sendler, A. 461
Senninger, N. 273
Settmacher, U. 429
Shekarriz, H. 861
Sigge, W. 723
Simanski, C. 608, 609
Sjödahl, R. 149
Skutek, M. 610
Smektala, R. 611
Specht, M. 167
Spies, C. 834
Staib, L. 142
Standop, J. 121
Stangl, R. 612
Stausberg, J. 817
Stein, H. J. 184, 386, 844
Steinau, G. 201
Steinau, H. U. 463
Steinmüller, T. 430, 464
Steitz, H. O. 387
Stelzner, S. 387
Stenchly, H. J. 724
Stenger, A. M. F. 202, 252
Stöckle, U. C. 965
Stöhr, G. 725
Stöltzing, H. 388
Strauss, T. 253
Strobel, O. 122
Stumpf, M. 389
Swol-Ben, J. 912, 913
Szavay, P. 726

Taeger, G. 613
Talaulicar, R. 614
Tamme, C. 255
Tarabichi, A. 862
Tecklenborg, K. 313
Templin, F. 255, 256
Teske, W. 615
Thalhammer, M. 672
Thasler, W. E. 673
Theisen, J. 390
Thiede, A. 276
Thomusch, O. 314
Thorban, S. 674, 675
Thurmayr, G. R. 797
Till, H. 727
Timm, S. 315
Timmermann, W. 316, 396, 465
Tjaden, J. 123
Tonus, C. 965
Traeger, T. 481
Tröbs, R.-B. 728
Trupka, A. W. 257, 317
Tsokas, J. 728
Tübergen, D. 328, 391

Udelnow, A. 466
Uhlmann, D. 124, 431
Ulmer, T. F. 258
Ulrich, F. 318, 319
Ulrich, M. 259
Unger, A. 392,
Utzig, M. J. 394, 676, 677

Valentin-Gamazo, C. 432
Verrel, F. 627, 678
Vestweber, K.-H. 67
Vock, B. 966
Vogel, P. 169, 466
Vogel, T. 168
Vogelsang, H. E. 288
Voss, E. U. 678
Vossen, S. 170

Wahl, R. A. 297
Walcher, F. 618
Waldschmidt, J. W. 729, 730, 731
Walter, M. 818
Walz, M. K. 260, 320
Wang, H. M. 171
Weber, O. W. 618
Weidenhagen, R. 862, 915, 967, 968
Weinberg, A. M. 695
Weiner, R. A. 204, 210
Wendl, K. 819
Westphal, T. 619
Wex, P. 785
Weyhe, D. 261
Wichmann, M. W. 467
Wiedemann, K. 796
Wilke, R. 468, 679
Willis, S. 172, 173
Winde, G. 189
Windolf, J. 620
Winkler, S. 321
Winzer, K.-J. 52
Wit, C. 731
Witzigmann, H. 433
Wolf, O. 680
Wolff, M. 125
Wölfl, C. G. 262
Wullstein, C. 263

Yekebas, E. 126

Zacherl, J. 263, 395
Zamhöfer, K. 434
Zaspel, J. Z. 621
Zimmermann, R. 505
Zipfel, B. 681
Zühlke, H. 469
Zülke, C. 435

Fingerendgliedverletzungen

Komplikationen nach Fingerendgliedverletzungen

R. Nyszkiewicz

Handchirurgische Klinik des Krankenhauses Elim, Hohe Weide 17, 20259 Hamburg
(e-mail: ralf.nyszkiewicz@elim.de)

Complications Following Injuries of the Fingertips

Summary. Injuries of the fingertips are often but not always of a simple, easily healing kind. If there are complications they are induced by the severity of the trauma itself or because the patient himself or the physician treating the injury is misjudging its severity. This leads to an inadequate therapy, which may very well be the cause of a dramatic development, ending in loss of function of the injured hand if it comes to the worst.

By the means of some selected examples the pitfalls in the treatment of fingertip injuries shall be pointed out.

Key words. fingertip – injury – treatment – complications

Zusammenfassung. Fingerendgliedverletzungen sind oft, aber nicht immer einfache, problemlos verheilende Verletzungen. Komplikationen nach Fingerendgliedverletzungen werden durch die Schwere der Verletzung einerseits und durch die Fehleinschätzung der Verletzung durch den Patienten oder auch den erstbehandelnden Arzt andererseits verursacht. Die Folgen von inadäquat therapierten Verletzungen des Fingerendgliedes können jedoch dramatisch sein und bis zu ausgeprägten Funktionseinbußen der betroffenen Hand reichen. Anhand ausgewählter Beispiele soll die Problematik der Fingerendgliedverletzungen und ihrer Komplikationen erläutert werden.

Schlüsselwörter. Fingerendgliedverletzung – Komplikation

Im Jahre 1892 veröffentlichte John M. T. Finney im John Hopkins Hospital Bulletin den Fall eines Maschinenarbeiters, bei welchem eine Replantation von zwei glatt abgetrennten Fingerendgliedern im Sinne von 'Composite Grafts' gelang. Er betonte ausdrücklich, dass er auf jedwede Desinfektionsmaßnahme verzichtet hatte, um zu verhüten, dass durch die damals sehr aggressiven Desinfektionsmittel eine Zone der Gewebezerstörung entstünde. Dies wäre sicher auch heute eine Veröffentlichung wert. Sehr viel häufiger ist es aber der Fall, dass erkennbar schwere ebenso wie scheinbar banale Verletzungen der Fingerendglieder einen unerwartet komplikationsreichen Verlauf nehmen.

Fingerendgliedverletzungen werden nicht selten in ihrer Schwere ebenso wie in den von ihnen ausgehenden Gefahren Komplikationen und Spätfolgen betreffend unterschätzt.

Wenngleich es häufig stimmt, das kleine Schnittwunden oder nicht dislozierte Nagelkranzfrakturen ‚eben mal zwischendurch' mit gutem Erfolg behandelbar sind, so können die Folgen einer in ihrer Schwere unterschätzten oder einer an sich zwar leichten, jedoch inadäquat therapierten Fingerendgliedverletzung geradezu dramatisch sein. In diesem Zusammenhang erscheint es mir sinnvoll, auch dann von einer Komplikation zu sprechen, wenn zwar der Heilungsverlauf als solcher regelrecht verläuft, aber durch eine inadäquate Behandlungsform ein Behandlungsergebnis erreicht wurde, welches hinsichtlich der Funktion und/oder dem ästhetischen Ergebnis unbefriedigend ist.

Eine detaillierte Schilderung der Komplikationsmöglichkeiten bei den einzelnen Fingerendglied-Verletzungen bzw. den jeweiligen Behandlungsmöglichkeiten würde den Rahmen eines Einzelvortrages sprengen. Ich möchte mich daher auf einige grundsätzliche Überlegungen zu den möglichen Komplikationen nach Fingerendgliedverletzungen beschränken und anhand von Beispielen erläutern, welches Gefahrenpotenzial in dieser scheinbar harmlosen Gruppe von Verletzungen stecken kann.

Für die Funktion der Hand sind intakte Fingerendglieder wichtig, da sie unentbehrlich sind für die Stabilität beim festen Zufassen (fester Faustschluss), die Feinmotorik und die taktile Gnosis.

Verletzungen des Fingerendgliedes werden eingeteilt in:

Verletzungen der Fingerbeere (Pulpa),
Verletzungen des Nagelorgans,
Verletzungen des Knochens und
Kombinationen dieser Verletzungen

Als Ursachen für die Entstehung von Komplikationen sind zunächst die Schwere der Verletzung zu erwähnen aber auch die Fehleinschätzung der Verletzung hinsichtlich ihres Ausmaßes sowohl durch den Patienten selber als auch durch den behandelnden Arzt. Des Weiteren ist die inadäquate Versorgung oder die zwar adäquate, aber zu spät einsetzende Versorgung(z.B. bei Infektionen) zu erwähnen.

Zwei Beispiele mögen dies verdeutlichen:

Das Panaritium subcutaneum sieht zwar sehr dramatisch aus, ist aber letztlich lediglich eine sehr oberflächliche Infektion, die in der Regel nach Abtragung der Eiterblase und Anlegen eines desinfizierenden Verbandes problemlos ausheilt.

Ganz anders dagegen die Hochdruckeinspritzverletzung, die lediglich eine kleine Wunde an der Eintrittsstelle verursacht und die ohne die dazugehörige Vorgeschichte sicher als eine harmlose kleine Splitterverletzung fehlinterpretiert werden würde.

Das Konzept, welches sich in unserer Abteilung zur Vermeidung von Komplikationen nach Fingerendgliedverletzungen bewährt hat, lässt sich mit einem Satz zusammenfassen:

Eine Fingerendgliedverletzung muss mit der gleichen Sorgfalt behandelt werden, wie die Verletzung eines großen Gliedmaßenabschnittes.

Dies bedeutet, dass die Versorgung grundsätzlich in einer ausreichenden Anästhesie (zumindest Oberst'sche Leitungsanästhesie, ggf. Handgelenksblockade oder subaxilläre Plexusblockade, bei Infektionen mit Lymphadenitis kann sogar eine Vollnarkose erforderlich sein) und Blutleere erfolgt und dass, von wenigen Ausnahmen abgesehen, alle Fingerendgliedverletzungen in einem regulären OP-Saal unter hoch aseptischen Bedingungen versorgt werden. Die Verwendung einer Lupenbrille ist in jedem Fall sinnvoll, für die Versorgung von Nagelbettverletzungen ist sie obligat, ebenso wie bei der Durchführung von Nervennähten. In letzterem Falle ist ggf. ein Vorgehen unter Sicht des OP-Mikroskopes erforderlich, bei Replantationen in Höhe des Endgelenkes ist dies auf jeden Fall zu fordern. Diese Voraussetzungen müssen für die Behandlung von Komplikationen natürlich ebenfalls gegeben sein.

Bei K-Draht Fixation von Frakturen und auch bei der temporären Transfixation von Gelenken werden die K-Draht Enden versenkt, um eine Infektion über diesen Weg zu verhindern.

Als Komplikationen im engeren Sinne stehen folgende Ereignisse im Vordergrund:

Infektionen, Nekrosen und schließlich Störungen des Heilungsverlaufes der Knochen- und/ oder Weichteilverletzung.

Die Spätfolgen einer eingetretenen Komplikation oder aber auch einer zwar komplikationslos verlaufenden, aber inadäquaten Primärbehandlung hingegen sind durchaus mannigfach: lediglich ästhetisch störende Veränderungen wie hypertrophe Narben oder leichtes Nagelfehlwachstum stehen am einen Ende der Skala, mehr oder weniger große Amputationen als größte Form des Substanzverlustes am anderen Ende. Dazwischen finden sich Spätfolgen wie die Krallennagelbildung, die nicht nur kosmetisch störend sondern auch funktionell behindernd ist, weil der sichere feste Spitzgriff nicht durchgeführt werden kann. Eine Rekonstruktion, beispielsweise durch eine 'Antennenplastik' nach Atasoy kann in diesen Fällen sinnvoll sein.

Bewegungseinschränkungen von Daumen oder Langfingern als Folge von Verklebungen der Sehnen, beispielsweise nach fortschreitenden Infekten sind nicht selten und Sensibilitätsstörungen unterschiedlicher Ausprägungsgrade nach Verletzungen der Fingerbeere können zu einer mehr oder weniger starken Einschränkung der taktilen Gnosis führen. Aber auch die funktionelle Einschränkung des Fingerstrahles, wie sie durch eine verbliebene Überempfindlichkeit des verletzten Fingers beispielsweise bei Substanzverlust im Bereich der Pulpa mit mangelnder Weichteildeckung über dem Endgliedknochen oder auch nur bei mangelnder Abhärtung eines verletzten Endgliedes auftreten kann, führt, je nachdem, welcher Fingerstrahl betroffen ist, zu einer unter Umständen deutlichen Störung der Benutzbarkeit der gesamten Hand.

Die Behandlung von Nekrosen besteht in der konsequenten Nekrosenabtragung, nach entsprechender Konditionierung des Wundgrundes kann bei kleineren Defekten u.U. eine sekundäre Wundheilung angestrebt werden oder eine Defektdeckung mittels Vollhauttransplantation vom beugeseitigen Handgelenk erfolgen. Bei größeren Defekten, insbesondere im Bereich der Greiffläche von Daumen und Zeigefinger sollte auch eine hinreichende Wiederherstellung der sensiblen Versorgung angestrebt werden. Hier sind dann neben der V-Y-Plastik der Verschiebelappen nach Moberg als einfachste Form der Wiederherstellung der Weichteilbedeckung möglich. Bei größeren Defekten bietet sich eine Deckung mit einem neurovaskulär gestielten Insellappen z.B. vom Zeigefinger auf die Daumenkuppe an.

Bei allen Formen der Defektdeckung durch Verschiebelappen ist es wichtig, darauf zu achten, dass eine spannungsfreie Verschiebung des Lappens gelingt. Ansonsten droht ein Verlust des gesamten Lappens.

Die Behandlung von Infektionen richtet sich im wesentlichen nach den bekannten Regeln der Infektbehandlung, deren strikte Beachtung aber gerade an den Fingern gar nicht unterschätzt werden kann:

Jeder infizierte Fingerstrahl muß konsequent ruhiggestellt werden. Eine Antibiose muß hochdosiert, möglichst intravenös begonnen werden. Bewährt haben sich für die initiale kalkulierte Therapie die Cephalosporine der zweiten Generation, da die meisten in der Handchirurgie relevanten Keime hierauf sensibel sind. Die Ausnahme von dieser Regel sind Bissverletzungen durch Hunde oder Katzen, da hier meistens der auf Penicillin G sensible Keim Pasteurella multocida die Infektion verursacht. Eine Abstrichentnahme vor Beginn der antibiotischen Therapie ist obligatorisch, damit man nach dem Ergebnis der Resistenzprüfung ggf. auf eine gezielte Therapie umsetzen kann.

Gerade im Bereich der Finger und hier insbesondere auch im Endgliedbereich besteht bei Durchführung einer K-Draht Fixation zur Osteosynthese von Endgliedfrakturen ein hohes Infektionsrisiko, wenn die Drähte durch die Haut perforieren. Dies kann zum Einen OP-technisch bedingt sein, wenn die Drähte von vorne herein nicht versenkt wurden, damit man sie später problemlos entfernen kann, zum Anderen können nicht sicher liegende Drähte auch sekundär dislozieren und die Haut perforieren. In diesen Fällen besteht eine Eintrittspforte für Hautkeime, die dann zu zum Teil tiefen Infekten mit Osteitis führen.

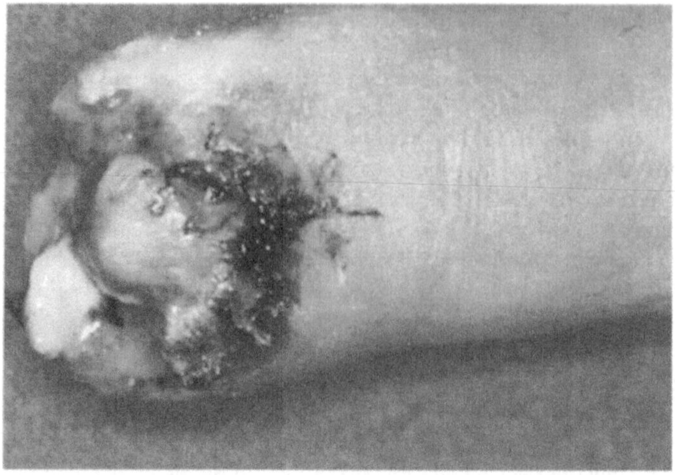

Abb. 1. Defekt nach versuchter Behandlung einer Fingerkuppelteilamputation mit einem unter Spannung eingenähten V-Y-Lappen

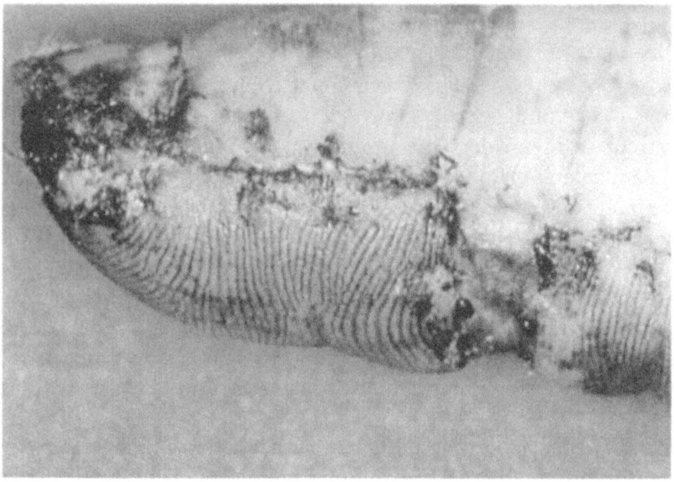

Abb. 2. Ergebnis nach Einheilung des jetzt für die Defektdeckung verwandten Moberg-Lappens

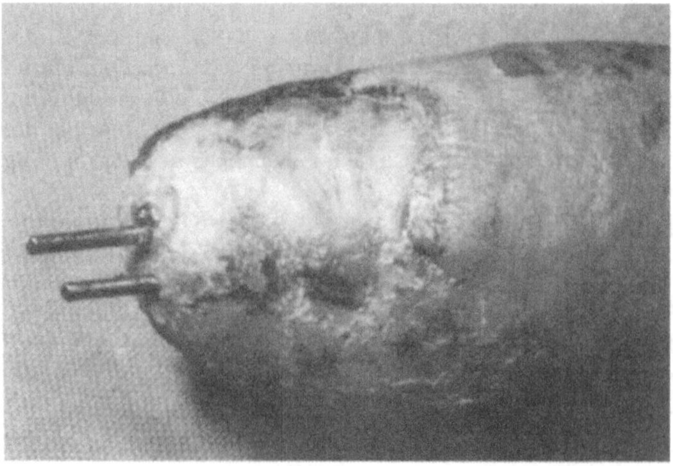

Abb. 3. Daumenendglied mit ausgedehntem Infekt aufgrund einer Keimaszension über die perkutan verbliebenen Kirschnerdrähte nach perkutaner Fixation einer Daumenendgliedfraktur

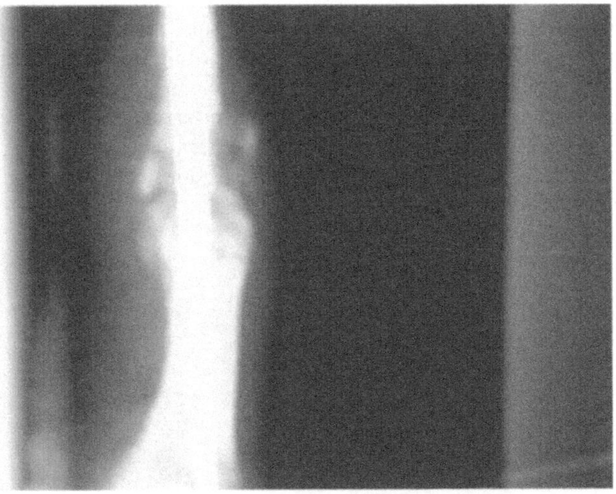

Abb. 4. Röntgenbild mit ausgedehnter Osteolyse

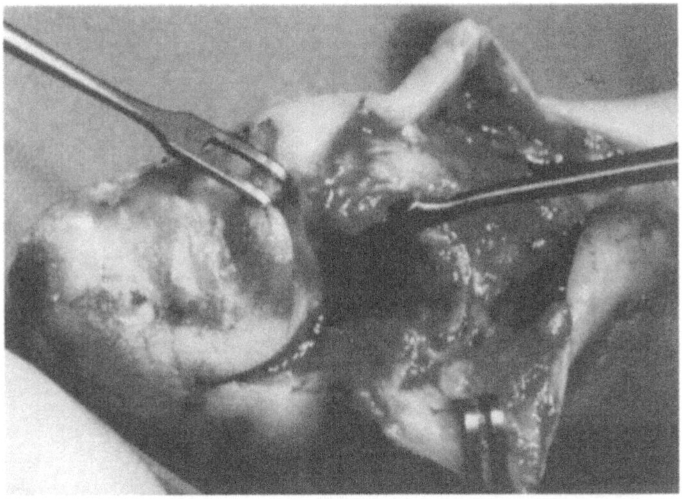

Abb. 5. Operationssitus desselben Patienten, die ausgedehnte Zerstörung des Endgelenkes ist erkennbar

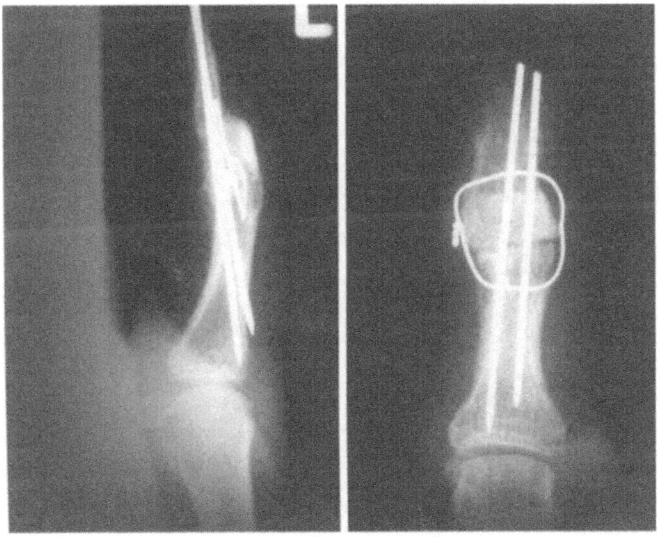

Abb. 6. Röntgenbild nach Ausheilung des Infektes und Arthrodese des Endgliedes unter Implantation eines kortikospongiösen Knochenspanes zum Längenausgleich

Bei sehr ausgedehntem Weichteilverlust kann sowohl primär, als auch bei auftretenden Komplikationen im Sinne einer sekundären Versorgung zur Vermeidung größerer Längenverluste die Rekonstruktion mit einem distal gestieltem A. radialis Lappen erforderlich werden.

Fazit: Endgliedverletzungen sind grundsätzlich keine Bagatellverletzungen, denn der Aufwand für die funktionserhaltende oder -wiederherstellende Korrektur einer primär nicht adäquat versorgten Endgliedverletzung kann deutlich größer sein, als der Aufwand, den man für eine sorgfältige Primärversorgung treibt.

Verkehrsunfälle

ACN – Reduzierung von Toten im Straßenverkehr durch automatische Unfallmeldung

O. Pieske[1], G. Lob[1], G. Messner[2], W. Lange[2] und J. Haberl[2]

[1] Abteilung für Unfallchirurgie, Klinikum Großhadern, Ludwig-Maximilians-Universität, Marchioninistraße 15, 81377 München
[2] BMW AG, Unfallforschung, Forschungs- und Innovations-Zentrum, München

ACN – Reducing Fatalities in Road Traffic Accident by Automatic Collision Notification

Summary. To improve patient's outcome of seriously injured occupants after vehicle accident rescue should be performed as soon as possible. While the rescue-time-period *after* EMS alarming is well-defined the rescue-time-period *before* EMS-alarm is very variable from minutes to several hours. To reduce the rescue-time-period between accident occurence and EMS-alarm the Automatic Collision Notification (ACN) was developed. The ACN is a new in-vehicle-equipment which detects a severe vehicle crash and alarms via cellular phone the EMS automatically. Simultaneously the exact accident location is transmitted (GPS). Official data of the European Community predict a 15% reduction of road traffic fatalities with ACN. Thereby the economical benefit of about 561 million € could be calculated for Germany 2000.

Key words: Automatic collision notification, Road traffic accident, Rescue time

Zusammenfassung. Schwerverletzte sollten zur Vermeidung lebensbedrohlicher Unfallfolgen schnellstmöglich gerettet werden. Während die Rettungskette ab dem Zeitpunkt der Alarmierung in Europa zum Teil ausgezeichnet organisiert und stetig optimiert wird, ist der Zeitraum zwischen dem Unfallereignis und der Alarmierung der Rettungskette vielfach sehr variabel und dauert von Minuten bis Stunden, in Einzelfällen sogar Tage. Der ‚Automatische Unfallmelder' (ACN = Automatic Collision Notification), der die Vernetzung aus Crash-Sensor, Global Positioning System des Navigationssystems und Mobiltelephon beinhaltet, kann einen schweren Pkw-Unfall automatisch der nächstgelegenen Rettungsleitstelle melden. Anhand dieser Zusammenstellung kann der Nutzen des ACN dargestellt werden, der eine Reduzierung von Toten im Straßenverkehr von etwa 15% bei flächendekkender ACN-Anwendung vorhersagt.

Schlüsselwörter: Automatischer Unfallmelder, Straßenverkehrsunfall, Rettungszeit, Rettungskette

Einleitung

Schwerverletzte sollten zur Vermeidung lebensbedrohlicher Unfallfolgen schnellstmöglich gerettet werden. Während die Rettungskette ab dem Zeitpunkt der Alarmierung in Europa zum Teil ausgezeichnet organisiert und stetig optimiert wird ist der Zeitraum zwischen dem Unfallereignis und der Alarmierung der Rettungskette vielfach sehr variabel und dauert von Minuten bis Stunden, in Einzelfällen sogar Tage. In diesem äußerst wichtigen, unmittelbar posttraumatischen Zeitraum ist der Schwerverletzte ohne adäquate medizinische Hilfe, sodass die eingetretenen Verletzungen ungebremst zu irreversiblen Schäden, Multiorganversagen und Tod führen können.

Ein mögliche Lösung für dieses Problem könnte der so genannte 'Automatische Unfallmelder' (ACN = Automatic Collision Notification) bieten. Anhand dieser Zusammenstellung soll der Nutzen des ACN zur Reduzierung von Toten im Straßenverkehr untersucht werden.

Material und Methodik

ACN-Struktur

Im Falle eines schweren Pkw-Verkehrsunfalls detektiert der ACN anhand verschiedener Parameter, wie zum Beispiel Änderung der Geschwindigkeit, die potentielle Notwendigkeit der Alarmierung der Rettungskette. Mittels Global Positioning System (GPS) wird zunächst der genaue Standort des Unfallfahrzeuges ermittelt. Über das Mobiltelephon wird schließlich der automatische Notruf abgesetzt. Dabei wird automatisch eine Telefonverbindung zwischen dem Unfallfahrzeug und der ACN-Leitstelle aufgebaut über die der ACN-Dispatcher die Indikation für sofortige Hilfe überprüfen und die Rettungskette wie üblich einleiten kann.

ACN-Bausteine

Das ACN-in-vehicle-equipment besteht aus einem Crash-Sensor, der die Kollision und die Kollisionsschwere erfasst. Darüber hinaus ist ein Global Positioning System (GPS) im Fahrzeug notwendig, welches bei neueren Fahrzeugen mit Navigationssystem bereits im Fahrzeug integriert ist. Darüber hinaus ist ein Mobiltelephon im Fahrzeug Voraussetzung, damit die Daten an die ACN-Leitstelle übermittelt werden können.

ACN-URGENCY Computerprogramm

Die übermittelten Unfalldaten können in der ACN-Leitstelle durch ein adaptiertes Computerprogramm wie zum Beispiel 'URGENCY' weiterbearbeitet werden:

1) *Unfallstelle*: URGENCY kann die übertragen GPS-Koordinaten innerhalb von wenigen Sekunden in eine Straßenkarte unterschiedlicher Maßstäbe übertragen und somit den Rettungsmitteln den exakten Ort des Unfalles mitteilen.

2) *Wahrscheinlichkeit Schwerverletzter*: URGENCY kann die übermittelten Unfalldaten anhand einer logistischen Regressionsanalyse mit Wichtungsfaktoren (zum Beispiel: Delta v, einleitende Kraft-(Unfall-)Richtung, Airbagzündung, Gurtbenutzung, Alter und Geschlecht des Insassen u.a.) so transformieren, dass eine Wahrscheinlichkeitsberechnung zur Anwesenheit von Schwerstverunfallten möglich ist. Dies ermöglicht dem Leitstellendisponenten das geeignetste Rettungsmittel gezielt zu alarmieren (zum Beispiel: bodengebundener Notarzt, Rettungshubschrauber, Feuerwehr…) um den Rettungsprozess zu optimieren.

Ergebnisse

Derzeit finden sich in der Literatur zwei Studien, die die Effektivität des ACN untersuchen, eine amerikanische und eine deutsche Studie:

1) *ACN Field Operational Test (FOT) (DOT HS 809 304, Feb 2001):* Die ACN FOT konnte zeigen, dass der Zeitraum zwischen Unfallereignis und Alarmierung der Rettungskette von 5,6 min (0 – 47 min) ohne ACN auf im Mittel weniger als eine Minute (0 – 2 min) mit ACN reduziert werden konnte.

2) *STORM-Studie, Stuttgart:* Die STORM-Studie konnte im Wesentlichen zeigen, dass das ACN in ländlicher Gegend die Alarmierungszeit im Mittel von 21,2 min ohne ACN auf 11,7 min mit ACN reduzieren konnte.

Die offiziellen Schätzungen der Europäischen Gemeinschaft ('Twenty-year vision for Europe') gehen davon aus, dass durch die flächendeckende Einführung des ACN im Rettungswesen die Rate der Getöteten im Straßenverkehr um 15% gesenkt werden kann. Basierend auf diesen Angaben hätte sich der ökonomische Benefit für Deutschland für das Jahr 2000 auf über 550 Millionen Euro belaufen (4161 Tote (ländliche Region) *15% = 624 mögliche gerettet Leben (MGL) *0,9 Mill. € = 561 Mill. €).

Zusammenfassung

Das ACN-System ist eine technisch neuartige Vernetzung von zum Teil bestehender Systeme, welche die Rettungskette nach einem schweren Pkw-Verkehrsunfall automatischen alarmieren kann. Dabei kann nicht nur die genaue Unfallstelle übermittelt sondern auch die Wahrscheinlichkeit der Existenz eines Schwerverletzten abgeschätzt werden. Studien konnten die Machbarkeit des ACN-Systems dokumentieren. Darüber hinaus konnte gezeigt werden, dass der ACN zu einer Reduzierung der Zeit zwischen Unfallereignis und Eintreffen des adäquaten Rettungsmittels beiträgt.

Es ist bekannt, dass die schnellere medizinische Versorgung in hohem Masse mit dem klinischen Langzeitergebnis von Schwerverletzten korreliert. Es ist daher ein hoher Benefit für Schwerverletzte im Pkw-Verkehrsunfall durch die flächendeckende Einführung des ACN zu erwarten. Dies durchzusetzen ist jedoch nicht nur eine Aufgabe der Technik und der Automobilindustrie sondern auch der Politik, eine finanzielle und mentale Grundlage zu schaffen, damit die Rettungssysteme europaweit den modernen Anforderungen durch technische Entwicklungen zur Reduzierung der Toten im Straßenverkehr gerecht werden können.

Abstracts

Klinische und sonographische Ergebnisse nach arthroskopischer Behandlung der Tendinosis calcarea der Supraspinatussehne

T. Ambacher, J. Jahn und U. Holz

Klinik für Unfall- und Wiederherstellungschirurgie, Katharinenhospital Stuttgart, Kriegsbergstraße 60, 70174 Stuttgart

Clinical and Sonographic Results After Arthroscopic Treatment of the Tendinosis Calcaria of the Supraspinatur

Zielsetzung: Untersucht werden sollte durch eine prospektive Studie ob die arthroskopische Kalkausräumung postoperativ wieder zu einer völligen Wiederherstellung des Schultergelenkes hinsichtlich Schmerzsymptomatik, Kraft und Funktion führt. Untersucht werden sollte darüber hinaus die Rate symptomatischer inkompletter Kalkdepotausräumungen und postoperativer Rezidive. *Methode:* Im Rahmen einer noch laufenden prospektiven Studie von 47 Patienten mit Tendinosis calcarea der Supraspinatussehne, bei welchen das Kalkdepot arthroskopisch oder offen ausgeräumt wurde, konnten bislang die Daten von 31 Patienten mit einem mittleren Nachuntersuchungszeitraum von 2,1 Jahren ausgewertet werden. Bei allen Patienten wurde vor Ausräumung des Kalkherdes eine dosierte arthroskopische Acromioplastik durchgeführt wobei lediglich ventralseitig eine Begradigung bzw. die Abtragung eines vorhandenen Spornes erfolgte. Präoperativ wurde u.a. das Bewegungsausmaß, die subjektive Schmerzsymptomatik anhand einer Analogskala, die sonographische Größe des Kalkdepots sowie der funktionelle Status gemäß den Kriterien des Constant-Scores bestimmt und mit den postoperativen, prospektiv erhobenen Daten verglichen. *Ergebnisse:* Das Durchschnittsalter der Patienten zum Operationszeitpunkt lag bei 49,2 Jahren (40 – 59 J) bei einer mittleren Anamnese mit klinischer Schmerzsymptomatik und Funktionseinbußen von 51,2 Monaten (6 – 134 Monate). Das sonographisch bestimmte Volumen des Kalkdepots lag im Mittel bei 1,9 cm^3 mit einer maximalen Längsausdehnung von 2,7 cm und maximalen Querausdehnung von 2,5 cm. Die Kalkausräumung konnte in 26 Fällen arthroskopisch durchgeführt werden. Bei einem Patienten mit AC-Arthrose erfolgte nach offener Resektion des lateralen Claviculaendes die offene Kalkausräumung. Aufgrund eines intraoperativ arthroskopisch nicht sicher zu lokalisierenden Kalkdepots musste bei 4 Patienten auf die offene Technik umgestiegen werden. In diesen 4 Fällen handelte es sich um Kalkherde unter 1,5 cm sowie bursaferne Depots. Präoperativ wurde die Schmerzintensität auf einer Analog-10-Skala im Durchschnitt auf 6,8 eingestuft (4 – 10), postoperativ im Mittel auf 1,2 (1 – 3). Die mittlere Abduktionseinschränkung betrug präoperativ 37,6°. Postoperativ konnte mit Ausnahme eines Falles mit verbleibender Abduktionseinschränkung von 30° bei allen Patienten wieder eine freie Beweglichkeit des Schultergelenkes in allen Ebenen erreicht werden. Der Mittelwert des Constant-Scores lag präoperativ bei 67,2, postoperativ bei 96,5 Punkten. Die insgesamt 5 Patienten mit offener Ausräumung des Kalkdepots zeigten im Vergleich zu den arthroskopisch ausgeräumten identische Resultate. Sonographisch war zum Nachuntersuchungszeitpunkt bei keinem Patienten ein Rezidiv oder ein Defekt der Rotatorenmanschette nachweisbar. Symptomatische inkomplette Kalkausräumungen lagen bei 3 Patienten vor. *Zusammenfassung:* Die arthroskopische Kalkausräumung in Kombination mit dosierter Akromioplastik führt in den meisten Fällen zu einer Wiedererlangung einer schmerzfreien vollen Funktion des Schultergelenkes. Postoperative Rotatorenmanschettendefekte oder Rezidive wurden nicht beobachtet.

Die percutane, peritendineumerhaltende Achillessehnennaht – Indikationsstellung, Operationstechnik und erste klinische Ergebnisse

M. Amlang, P. Heinz und H. Zwipp

Klinik für Unfall- und Wiederherstellungschirurgie, Technische Universität Dresden, Fetscherstraße 74, 01307 Dresden

The Percutaneous Peritendineum-Preserving Achilles Tendon Suture – Indiaction, Surgical Techniques an First Clinical Results

Problembeschreibung und Fragestellung: Durch die percutane Achillessehnennaht kann das Infektionsrisiko im Vergleich zu offenen Nahttechniken deutlich gesenkt werden. Hauptproblem ist die hohe Rate an Suralis- Läsionen. So beträgt die Häufigkeit dieser Komplikation z.B. bei Buchgraber und Pässler 16,6% und bei Sutherland und Maffulli 15%.

Ziel war die Entwicklung einer percutanen Operationsmethode mit Minimierung des Risikos einer Suralis- Läsion. Außerdem sollten die Indikationskriterien für diese Operationsmethode definiert werde. *Methodik: Operationsprinzip:* Es wird weder die Rupturregion noch das Peritendineum eröffnet. Die Platzierung der Fäden erfolgt mit einem speziell für die Operationstechnik entwickelten Nahtinstrument über einen 2 – 3 cm langen Hautschnitt proximal der Ruptur. *Das Peritendineum wird nicht eröffnet.* Das Instrument wird in die Schicht zwischen Unterschenkelfaszie und Peritendineum eingeführt. Die Instrumentenöffnung wird ca. 1 cm proximal des Achillessehnenansatzes platziert. Die Nadel (PDS II® Stärke 0 mit gerader Nadel) wird percutan durch die Öffnung des Instruments und durch die Achillessehne gestochen. Das zweite Instrument wird auf der Gegenseite der Sehne bis zur Nadel eingeführt. Die Nadel wird bis in die Sehne zurückgezogen. Das zweite Instrument wird weiter vorgeschoben, bis die Öffnung des Instruments in Höhe der Nadel liegt. Die Nadel wird nun durch die Öffnung des zweiten Instruments gestochen und der Faden wird durchgezogen. Anschließend wird ein zweiter Faden im Abstand von 0,5 – 1 cm in der beschriebenen Weise platziert. Die Fadenenden einer Seite werden fixiert und das Instrument der Gegenseite wird herausgezogen. Anschließend werden die bereits herausgezogenen Fadenenden gehalten und das zweite Instrument entfernt. Die proximale Verankerung der Fäden wird in einer modifizierten Technik nach Kirchmayr durchgeführt. *Patientengut:* In der Zeit vom 1.1.2000 bis zum 30.9.2001 wurde bei 28 Patienten mit subcutaner Achillessehnenruptur die Indikation zur percutanen, peritendineumerhaltenden Naht gestellt. Das Alter der Patienten (24 Männer, 4 Frauen) betrug im Durchschnitt 37 Jahre (24 – 54). *Indikationsstellung:* Die Operationsmethode kann bei allen frischen Achillessehnenrupturen (Zeit zwischen Ruptur und Operation $\leq$ 7 Tage) mit typischer Lokalisation ohne vorbestehende lokale oder systemische Kortikoidbehandlung zum Einsatz kommen. *Ergebnisse:* Es konnte keine Reruptur beobachtet werden. Durch die beschriebene Technik kam es lediglich in einem Fall zu einer diskreten

Hypästhesie im Narbenbereich ohne subjektive Beeinträchtigung des Patienten (4%). Bei einem Patienten kam es 2 Monate nach Operation zu einem subcutanen Spätinfekt bei bereits verheilter Sehne, der die operative Entfernung des Nahtmaterials erforderte. Bei einem Patienten wurde intraoperativ wegen ungenügendem Fadenhalt bei distaler Ruptur auf die konventionelle Nahttechnik nach KIRCHMAYR gewechselt. Die Konversion ist durch einfache Schnittverlängerung nach distal möglich. Die Operationszeit betrug im Durchschnitt 29 min (20 – 40). *Schlussfolgerungen:* Diese neue Operationsmethode zeigt folgende Vorteile: 1. Minimierung des Risikos einer Suralis-Läsion durch Präparation in der Schicht zwischen Unterschenkelfaszie und Peritendineum. 2. Nur ein rupturferner Hautschnitt. 3. Problemloser Wechsel auf eine konventionelle Nahttechnik bei ungenügendem Fadenhalt. 4. Einfaches, resterilisierbares Instrumentarium. 5. Einsatz von konfektioniertem Nahtmaterial. 6. Kein Hautschnitt am Achillessehnenansatz und damit keine Narbenbildung im Schuhkontaktbereich. 7. Erhaltung des Peritendineums.

Die Augmentation der intraartikulären Kalkaneusfraktur mit einem injizierbaren Calziumphosphatzement: Dichtemessung, Histologie und klinisches Outcome

J. Andermahr[1], A. Jubel[1], A. Prokop[1], H. J. Helling[1], J. Koebke[2] und K. E. Rehm[1]

[1] Klinik und Poliklinik für Unfall-, Hand- und Wiederherstellungschirurgie, Klinikum der Universität zu Köln, Joseph-Stelzmann-Straße 9, 50931 Köln
[2] Zentrum Anatomie der Medizinischen Einrichtungen der Universität zu Köln

The Augmentation of the Intraarticular Calcaneus Fracture with an Injectable Calcium Phosphat Cement: Dense Mesurement, Histology and Clinical Outcome

Fragestellung: Welche Vorteile bietet die Versorgung der intraartikulären Fersenbeinfraktur mit dem Knochenzement Norian SRS® im Vergleich zu den herkömmlichen operativen Methoden? *Methodik:* 92 Patienten mit Fersenbeinfrakturen wurden klinisch im Durchschnitt 2 Jahre nach Trauma nachuntersucht. Bei 15 Patienten mit SRS versorgten Brüchen wurden Dichtemessungen in 6 monatigem Abstand mit dem DXA Lunar DPX1Q® durchgeführt. Zusätzlich erfolgte die histologische Aufarbeitung von Biopsien, die während der Metallentfernug nach 1 Jahr entnommen wurden. *Ergebnisse:* Von den 15 Patienten, die eine SRS Unterfütterung der subtalaren Gelenkfläche erhielten, wurde bei allen eine H-Platten-Osteosynthese über einen lateralen Zugang und bei vier Patienten zusätzlich eine Zugschraubenosteosynthese durchgeführt. Es gab keine postoperative Wundinfektion oder Abstoßung des Zementes. Die Vollbelastung der betroffenen Extremität wurde im Schnitt sieben Wochen eher erreicht als bei operativ versorgten Calcaneusfrakuren ohne SRS.

In dem aktuellen Beobachtungszeitraum von 3 Jahren zeigt sich lediglich eine diskrete Dichteminderung in den Randzonen der Zementplombe. Histologisch finden sich neben Faserknochen mineralisierter Knochen mit spongiosiformen Einheiten als Ersatz des abgebauten SRS. *Schlußfolgerung:* Die Gewinnung von Spongiosaknochen zur Unterfütterung der hinteren Facette entfällt. Die Vollbelastung wird deutlich früher erreicht. Die Resorption und der knöcherne Umbau des SRS dauert deutlich länger als 3 Jahre.

Wertigkeit der subjektiven Einschätzung der Thoraxverletzungsschwere durch den Notarzt

M. Aufmkolk, S. Ruchholtz und D. Nast-Kolb

Klinik für Unfallchirurgie, Universitätsklinik Essen, Hufelandstraße 55, 45122 Essen

Significance of the Subjective Assessment Concerning the Severity of Chest Injuries by the Emergency Physician

Einleitung: Die Einschätzung der Thoraxverletzungsschwere am Einsatzort stellt aufgrund eingeschränkter Untersuchungsmöglichkeiten ein Problem dar. Das Einschätzen der Verletzungsschwere führt jedoch zu weitreichenden therapeutische Konsequenzen, wie z.B. die Anlage einer Thorax-Drainage oder die Intubation. Um die Qualität der subjektiven Einschätzung zu prüfen, wurde diese mit der objektiven Verletzungsschwere im abbreviated injury scale (AIS) des Thorax verglichen. *Material und Methodik:* Retrospektiv wurden aus der Datenbank der AG Polytrauma der DGU Patienten mit Angaben zur subjektiven Einschätzung des Thoraxtrauma durch den Notarzt ausgewählt, wobei die Verletzungsschwere des Thorax in 4 Kategorien (kein, leichtes, mittleres und schweres Thoraxtrauma) beurteilt wurde. Als objektives Kriterium der Verletzungsschwere des Thorax wurde der AIS Thorax bei Entlassung aus der stationären Behandlung gewertet und zum besseren Vergleich mit der subjektiven Einschätzung in ebenfalls 4 Kategorien (AIS 0: kein, AIS 1 - 2: leichtes, AIS 3 mittelschweres, AIS ≥ 4 schweres Thoraxtrauma) eingeteilt. *Ergebnisse:* Insgesamt erfüllten 2392 Patienten die Einschlusskriterien. 73% der Patienten waren Männer. Das mittlere Alter betrug 38 ± 1 y und die mittlere Verletzungsschwere 27 ± 1 Punkte im Injury severity score. 428 Patienten (18%) verstarben. Der Notarzt schätzte das Thoraxtrauma wie folgt ein: kein Trauma n = 878 (37%), leicht n = 372 Patienten (16%), mittel n = 616 Patienten (26%), schwer n = 526 Patienten (22%). Die Verletzungsschwere wurde im AIS wie folgt ermittelt: AIS 0: n = 988 (41%), AIS 1 - 2: n = 242 (10%), AIS 3: n = 414 (17%) und AIS > 3: 748 (31%). Korrekt eingeschätzt wurde das fehlende Thoraxtrauma in 69% (n = 601), das leichte in 16% (n = 59), das mittlere in 27% (n = 167) und das schwere Thoraxtrauma in 65% (n = 343). Ein schweres Thoraxtrauma (AIS > 3) wurde in 11% (n = 99) bei vermutet fehlendem, in 15% (n = 54) bei leichtem und in 41% (n = 252) bei mittlerem Thoraxtrauma übersehen. Umgekehrt lag in 14% (n = 72) bei vermutetem schwerem Thoraxtrauma, bzw. in 19% (n = 114) bei vermutetem mittlerem Thoraxtrauma, kein Thoraxtrauma vor. Zur Therapie des Thoraxtraumas wurde bei 235 Patienten die Indikation zur Thorax-Drainage durch den Notarzt gestellt. Dabei lag tatsächlich in 91% (n = 214) ein mittleres bis schweres Thoraxtrauma (AIS ≥ 3) vor. Jedoch wurde bei 16 Patienten eine Drainage gelegt, obwohl die tatsächliche Verletzungschwere im AIS bei 0 (n = 10) bzw. AIS 1 - 2 (n = 6) lag. Bei 65 Patienten ohne bzw. leichtem Thoraxtrauma laut Notarzt lag tatsächlich ein AIS von 4 oder mehr Punkten vor und eine Thorax-Drainage wurde dann im Schockraum angelegt. Von diesen Patienten verstarben 19 (30 %). *Diskussion:* Die subjektive Einschätzung der Thoraxverletzungsschwere korreliert nur für die Pole des Verletzungsspektrums (kein/schweres Trauma) mit der tatsächlichen Verletzungsschwere. Ca. 25% der Verletzungen werden unter- bzw. überschätzt. Damit wird die Indikationsstellung zur Durchführung invasiver Therapiemaßnahmen nur aufgrund einer Verdachtsdiagnose schwierig, sofern keine konkreten Funktionsstörungen vorliegen.

Die modulare proximale Humerusosteosynthese ein neues minimalinvasives und winkelstabiles Osteosyntheseverfahren

C. Bahrs, C. Rauer, M. Schnabel und L. Gotzen

Klinik für Unfall-, Wiederherstellungs- und Handchirurgie, Philipps-Universität Marburg, Baldingerstraße, 35043 Marburg

The Modular Proximal Humerus Osteosynthesis – a New Minimal-Invasive and Angle-Solid Osteosynthesis Method

Einleitung und Zielsetzung: Instabile proximale Humerusfraktur sind Problemfrakturen. An ein geeignetes Osteosyntheseverfahren werden hohe Anforderungen gestellt. Die Versorgung sollte minimalinvasiv sein, keine zusätzlichen Schäden anrichten und eine frühfunktionelle Nachbehandlung gestatten. Das Osteosyntheseverfahren selbst sollte einfach zu handhaben und das Implantat winkelstabil zu verankern sein. Ziel der hier vorgestellten prospektiven Studie war es zu überprüfen, ob die eigene modulare proximale Humerus-Osteosynthese (MPHO) diesen Anforderungen gerecht wird. *Patienten und Methode:* In die prospektive Studie wurden alle Patienten eingeschlossen, die eine instabile Fraktur des proximalen Humerus hatten und bei denen die Indikation zur Osteosynthese mittels MPHO gestellt wurde. Das MPHO-Verfahren selbst ermöglicht es Frakturen mit einer Basiskrallenplatte und teils winkelstabilen Schrauben unter Verwendung von Repositionshilfen in minimalinvasiver Technik zu versorgen. Intraoperativ und im Verlauf wurden Probleme und Komplikationen erfaßt. Die Evaluation der klinischen Ergebnisse erfolgte mit dem UCLA-, Neer- und Constant-Score. *Ergebnisse:* In der Zeit von Januar 1997 bis Juni 1999 erfüllten 134 Patienten die Einschlußkriterien und wurden in die Studie aufgenommen. 88 Patienten (follow up 84%) mit 90 Osteosynthesen konnten durchschnittlich 24.4 Monate (Rang 10 – 45 Monate) nach der Operation nachuntersucht werden. Von den drop-out Patienten waren vier nicht anamnestizierbar, 23 verstorben und 9 unbekannt verzogen. 76% der Patienten gaben zum Zeitpunkt der Nachuntersuchung an mit dem Ergebniss der Operation und der Funktion zufrieden zu sein. 54% der Patienten wiesen nach dem Neer-Score ein sehr gutes bzw. gutes Ergebnis auf. Nach dem UCLA- und Constant-Score wurde für 60 bzw. 61% ein sehr gutes bzw. gutes Ergebnis ermittelt. 64% der Patienten wiesen einen komplikationslosen postoperativen Verlauf auf. Bei 13 Patienten kam es im Verlauf der ersten 4 Wochen postoperativ zu einem Osteosyntheseversagen mit Verlust der Reposition und Instabilität der Osteosynthese. In allen Fällen wurde eine erneute Stabilisierung unter Verwendung des MPHO-Systems vorgenommen. Bei 14 Patienten war bei einem Plattenimpingement innerhalb der ersten 6 Monaten eine Frühmetallentfernung erforderlich. Zum Zeitpunkt der Nachuntersuchung wiesen 4 Patienten eine frozen Shoulder und 7 Patienten ein therapiebedürftiges posttraumatisches Impingement-Syndrom auf. Radiologisch zeigte sich in 64% eine Konsolidierung in anatomischer Position. In 5 Fällen zeigte sich eine Schrauben- oder Klingenperforation. In 14 Fällen waren Tubercula resorbiert oder sekundär disloziert. Die Kopfnekroserate betrug 11%. Eine posttraumatische Omarthrose in 3 und heterotope Ossifikationen in ebenfalls 3 Fällen waren seltene Befunde. Komplikationen und Probleme wiesen eine Abhängigkeit zur Lernkurve auf. *Schlußfolgerungen:* Die modulare proximale Humerusosteosynthese ist ein geeignetes Verfahren zur Versorgung selbst schwieriger Frakturen und stellt auch eine Alternative zur primären Prothesenimplantation dar.

In-vivo Analyse periostaler Mikrozirkulationsstörung nach geschlossener Fraktur

H. Bail[1], T. Mittlmeier[2], L. Zhang[1], M. Raschke[1], N. P. Haas[1] und K.-D. Schaser[1]

[1] Klinik für Unfall- und Wiederherstellungschirurgie, Charité, Campus Virchow Klinikum, Humboldt Universität Berlin, Augustenburger Platz 1, 13353 Berlin
[2] Abteilung für Unfallchirurgie, Klinik für Chirurgie, Universität Rostock

In-Vivo Analysis of Periostal Microcirculation Disturbance After Closed Fracture

Zielsetzung: Visualisierung und quantitative Analyse periostaler Mikrozirkulationsstörungen nach geschlossener Fraktur. *Material und Methoden:* Am li. Unterschenkel von 8 SD-Ratten wurde eine standardisierte geschlossene Tibiaschaftfraktur erzeugt und mittels intramedullärer K-Drahtosteosynthese stabilisiert. Nach Kompartmentdruckmessung wurde das tibiale Periost zur intravitalen Fluoreszenzmikroskopie präpariert. Unverletzte, schein-operierte Tiere ($n = 7$) dienten als Kontrollen. Gemessen wurden 2 h nach Fraktur die kapilläre Durchmesser (D in µm), funktionelle Kapillardichte (FCD in cm^{-1}), mikrovaskuläre Permeabilität (leakage), Erythrozytenfließgeschwindigkeit (V_{RBCV} in µm/s) sowie die Leukozyten-Endothelzell-Interaktion (temporär und permanent adhärente Leukozyten). Die Errechnung des kapillären Blutflußvolumens (BV in picoliter/sec) erfolgte nach $BV = \pi/(D/2)^2 \times V_{RBCV}$. *Ergebnisse:* Die geschlossene Tibiaschaftfraktur führte im Vergleich zu den Kontrollen zu einer signifikanten Reduktion der periostalen nutritiven Perfusion (FCD), zu einer signifikanten Zunahme der Leukozyten-Endothelzellinteraktion sowie zu erhöhten mikrovask. Durchmesser (Tabelle). Die mikrovask. Permeabilität, der Anteil der rollenden Leukozyten und die Anzahl der permanent adhärenten Leukozyten war nach Fraktur signifikant erhöht. Weiterhin fand sich eine signifikante Erhöhung der kapillären V_{RBCV} als auch eine Abnahme des kapillären BV (Tabelle). In den unmittelbar an die Fraktur angrenzenden Periostarealen zeigte sich ein totales mikrovaskuläres Perfusionsversagen mit direkter hämorrhagischer Zerreißung und Thrombose von Kapillaren. In den proximal und distal der Fraktur gelegenen dia- und metaphysären Periostabschnitten war ein heterogenes Perfusionsmuster mit Dilatation noch perfundierter Kapillaren sowie massiver Steigerung der Leukozyten-Endothelzell-Interaktion und transendothelialen Leakage nachweisbar. *Zusammenfassung:* Die Ergebnisse zeigen erstmals *in vivo* die mikrovaskuläre Periostreaktion auf eine Fraktur. Sie demonstrieren, daß bereits eine einfache Fraktur ohne nennenswerten assoziierten Weichteilschaden zu einer ausgeprägten mikrovaskulären und endothelialen Dysfunktion mit massiver lokalen Entzündungsreaktion sowohl in frakturnahen als auch -entfernten Periostarealen führt. An dem vorliegenden Modell kann in weiteren Arbeiten ein möglicher kausaler Zusammenhang zwischen der Auswirkung von Weichteilschaden und Frakturform auf die periostale Mikrozirkulation und den daraus resultierenden Frakturheilungsverlauf ermittelt werden.

Tabelle 1 Mikrozirkulatorische Parameter im Periost des Tibiaschaftes der Ratte ohne und mit geschlossener Fraktur. t-test: $p < 0.05$ *vs.* Kontrollen

Gr.	FCD (cm^{-1})	D (µm)	Leukozyten-rolling (%)	Leukozyten-adhäranz ($1/mm^2$)	Leakage (%)	V_{RBCV} (µm/s)	BV (pl/s)
Kontr.	265,2 ± 30,3	9,6 ± 1,4	27,8 ± 6,0	157,9 ± 27,1	43 ± 9	218 ± 10	22,9 ± 11,1
Fraktur	145,8 ± 16,1[a])	10,4 ± 1,3	71,2 ± 8,3[a])	411,9 ± 81,3[a])	69 ± 6[a])	116 ± 31[a])	20,1 ± 9,7

Medizinische Datenanalyse damals und heute: Ist heute möglich, was vor einer Dekade noch blosser Traum war?

M. T. J. Mohr[1] und H. Redl[2]

[1] Abteilung für Unfallchirurgie, Klinikum der Universität Regensburg, Franz-Josef-Strauß-Allee 11, 93053 Regensburg
[2] Ludwig-Boltzmann-Institut für Klinische und Experimentelle Traumatologie, Lorenz-Böhler Krankenhaus Wien

Medical Data Analysis Then and Now: Is Today Possible What Was a More Dream one Decade ago?

Zielsetzung: Datenerfassung und -analyse innerhalb der letzten Dekade haben einen starken Wandel vollzogen, der u.a. modernen Methoden nach biologischen Vorbildern folgt. Mit Hilfe bewährter (z.B. Neuro Fuzzy Netzwerke, genetische Algorithmen, Fuzzy Logic) und neurartiger (z.B. Fuzzy Clustering, Assoziations- und Kohäsionsanalysen) Verfahren wird es möglich, die ehemaligen Begrenzungen der klassischen Statistik zu vermeiden und Auswertungen aus sämtlichen vorhandenen Daten durchzuführen. *Material und Methoden:* Zwischen den Methoden zur Datenanalyse Ende der achtziger Jahre und Anfang dieses Jahrtausends liegt eine große technische wie inhaltliche Spannweite. Die damals verwendeten Expertensysteme versuchten, Daten in einen statistisch nachweisbaren Zusammenhang zu setzen und die nachweisbare Unsicherheit der Datenauswertung durch Hinzunahme externer, meist mathematischer Routinen, zu kompensieren. Obwohl dadurch einzelne Fragestellungen mit einer Sicherheit bis zu 85% Vorhersagegenauigkeit gelöst werden konnten, erreichte dieses Maß nur bedingt Expertenqualität und war beileibe nicht Durchschnitt. Modernere Verfahren wie Neuronale Netzwerke, Fuzzy Logik, Neuro-Fuzzy-Systeme und genetische Algorithmen auf der Basis selbstorganisierender Einheiten besitzen die Fähigkeit, den Daten weitaus tiefer auf den Grund zu gehen. Diese Techniken lassen Unschärfe zu, sie sind nicht von Absolutwerten abhängig und können deshalb auch und gerade mit Daten, deren Bedeutung entweder unklar oder unbekannt ist, umgehen. Diese Verfahren rücken jedoch von statistisch beweisbaren Fakten ab. Sie machen Aussagen über Ähnlichkeiten in Verläufen, sie gruppieren verwandte Daten und finden darin Muster, die weitreichende Konsequenzen für Entscheidungen haben. *Ergebnisse:* Die Vorhersage der Elastase-assoziierten Mortalität bei 50 traumatisierten Patienten wird mittels eines modifizierten Expertensystems (VP-EXPERT 2.0, 1988) und der Data Mining-Software DataEngine 3.1 (1999) untersucht. Neben anderen laborchemischen Parametern wird auch die Elastase-Aktivität im Serum bestimmt. Meßpunkte waren dreimal täglich unter standardisierten Bedingungen angesetzt. Während VP-EXPERT retrospektiv in der Lage ist, eine Mortalitäts-Prädiktion von lediglich max. 64% ab dem vierten Meßtag korrekt abzubilden, ist DataEngine in der Lage, unter gleichen Analysebedingungen eine Mortalitätsassoziation ab dem zweiten Meßtag mit einer Wahrscheinlichkeit von 95% anzugeben. *Zusammenfassung:* Moderne Techniken zur Datenerfassung und -analyse stellen einen eindeutigen Fortschritt im Vergleich zu den Datenanalyse-Möglichkeiten vor noch zehn Jahren dar. Mit ihrer Hilfe ist heute eine Vorhersage aus beliebigen Daten mit mehr als 90% Treffergenauigkeit möglich. Damit werden auch Experten Instrumente an die Hand gelegt, welche zum Decision Support geeignet sind.

Wundrandnekrose: Problem der Fersenbeinchirurgie?

D.-H. Boack[1], G. Bogusch[2], T. Mittlmeier[3] und N. P. Haas[1]

[1] Unfall- und Wiederherstellungschirurgie, Charité, Campus Virchow, Medizinische Fakultät, Humboldt-Universität Berlin, Augstenburger Platz 1, 13353 Berlin
[2] Institut für Anatomie, Charité, Campus Mitte, Medizinische Fakultät, Humboldt-Universität Berlin, Schumannstraße 20/21, 10117 Berlin
[3] Unfall- und Wiederherstellungschirurgie, Medizinische Fakultät, Universität Rostock

Wound Edge Necrosis: A Problem in Calcaneal Surgery

Zielsetzung: Die anatomische Reposition mit übungsstabiler Osteosynthese über einen erweiterten lateralen Zugang hat sich zur Therapie intraartikulärer Kalkaneusfrakturen etabliert. Die hohe Anzahl von Wundrandnekrosen, Infektionen und Nervenläsionen führen allerdings teilweise zu unbefriedigenden Resultaten. Daher wurde nach experimenteller Untersuchung ein modifizierter Zugang entwickelt und dessen Einfluss auf die Komplikationsrate in einer prospektiven klinischen Studie untersucht. *Methoden:* Die anatomischen Untersuchungen zur Rückfußperfusion erfolgten an Gefäßinjektionspräparaten. Es wurde das subkutane/epifasziale und subfasziale Gefäßnetz dargestellt und der Abstand zu definierten anatomischen Landmarken gemessen. Aus dieser Untersuchung wurde die Zugangsmodifikation entwickelt. Die Schnittführung beginnt proximal-dorsal unmittelbar paraachillär um die Rami perforantes der A. peronea posterior und die perineuralen arteriellen Endäste der A. suralis med./lat. inkl. des N. suralis zu schonen. Kaudal wird der Schnitt über den Tuber calcanei in der Hautumschlagsfalte in Richtung Metatarsale-V-Basis geführt. Dabei wird einschichtig bis auf die Abduktor-digiti-minimi-Fascie inzidiert, die mit dem Haut-Weichteil-Lappen nach kranial entwickelt wird. Die Schnittführung des erweiterten lateralen und des neuen modifizierten Zuganges wurden experimentell am Präparat per Angiogramm überprüft. Nachfolgend erfolgte das operative Procedere am Präparat mit anschließender Weichteildissektion zur Überprüfung des Abstandes der Schnittführung zu den neurovaskulären Strukturen. Seit 8/92 wird im Rahmen einer prospektiven Studie die Plattenosteosynthese intraartikulärer dislozierter Kalkaneusfrakturen mit standardisiertem Therapieprotokoll evaluiert. Die Komplikationsrate wird daher entsprechend des gewählten Zuganges:,erweitert lateral' (8/92 – 6/98) bzw.,modifiziert lateral' (7/98 – 9/01) verglichen. *Ergebnisse:* Die Rate oberflächlicher Wundrandnekrosen sank von 12% (12/103) auf 3% (2/71) und die Frequenz von sterilen, revisionspflichtigen Hämatomen von 5% (5/103) auf 1% (1/71). Die Häufigkeit von Infektionen konnte von 6% (6/103) auf 3% (2/71) reduziert werden. Die beiden Infektionen wurden durch chirurgisches Débridement und Antibiose zur Ausheilung gebracht. Auch die postoperativen Suralis-Hypästhesien konnten von 10% (10/103) auf 3% (2/71) minimiert werden. *Schlußfolgerungen:* Durch die Modifikation des Zuganges konnte die Rate von Wundkomplikationen und Nervenläsionen deutlich gesenkt werden, ohne dass nachteilige Folgen hinsichtlich der Repositionsgenauigkeit auftraten. Nach unserer Einschätzung kann trotz der noch begrenzten Fallzahl die Modifikation der OP-Technik empfohlen werden.

Die Reduktion der Diagnostikzeiten Polytraumatisierter im Universitätsklinikum vor und nach Installation einer digitalen Röntgenanlage im Schockraum der Notaufnahme

C. Burger, J. Zwingmann, D. Sattler und C. Rangger

Klinik und Poliklinik für Unfallchirurgie, Universitätsklinikum Bonn, Sigmund-Freud-Straße 25, 53127 Bonn

The Reduction of Diagnosis Time of Patients with Multiple Trauma in University Hospital Before and After Installation of a Digital Roentgen System in the Emergency Admission

Zielsetzung: Mißstände und mögliche Fehler in der Versorgung poylytraumatisierter Patienten werden aufgezeigt und ein generelles Konzept für eine Optimalversorgung im Schockraum durch ein modernes Verfahren vorgestellt, das effektiv, sorfältig und schnell zugleich ist. Möglichkeiten zur Optimierung um bis zu 50% der Versorgungszeiten und des generellen Managements polytraumatisierter Patienten werden am Beispiel einer deutschen Universitätsklinik aufgezeigt. Durch modernste diagnostische Verfahren inklusive einer digitalen Röntgenanlage im Schockraum und gleichzeitiger Versorgung des Patienten, können die notwendigen Zeiten reduziert werden. *Material, Methode und Ergebnisse:* Die Versorgung von ca. 100 polytraumatisierten Patienten der Unfallchirugie Bonn im Zeitraum Oktober 2000 bis Oktober 2001 wird vom Zeitpunkt der präklinischen Versorgung bis zum Tag der Entlassung unter klinischen Gesichtspunkten und unterschiedlichen Fragestellungen statistisch ausgewertet und analysiert. Aufgenommen werden die Daten durch zwei Doktoranden, die jegliche Zeiten vor Ort im Schockraum stoppen, die gesamte Versorgung und den weiteren Verlauf der Patienten bis zur Klinikentlassung dokumentieren. Die Daten der Patienten werden anhand des 16 Seiten starken Programms ‚Trauma Watch', welches im BwKrHs Ulm entwickelt wurde und den DGU-Bogen integriert, erfaßt. Bedeutsam ist hier die zeitliche Dokumentation der Versorgung der Patienten im Schockraum. Nach den jetzigen Erkenntnissen der noch laufenden Studie konnte die durchschnittliche Zeit von der Schockraumversorgung, der Röntgen und CT Diagnostik von 116 Minuten auf 62,75 Minuten reduziert werden. Die signifikante Verbesserung der Versorgungszeiten unter anderem durch ein digitales Röntgen im Schockraum vergleichend zu den Daten der Monate zuvor dargestellt und erläutert. *Schlußfolgerung:* Mit Hilfe modernster Diagnostik durch digitales Röntgen im Schockraum und einer koordinierten gleichzeitigen Versorgung des Patienten kann die Versorgungsdauer der Patienten um bis zu 50% reduziert und somit prognostisch bessere Ergebnisse für den Patienten erzielt werden.

Sparen ohne Qualitätsverlust? Das Beispiel der Ottawa ankle rules

Ü. Can[1], M. Koller[2], R. Ruckert[1] und P. Buchmann[1]

[1] Chirurgische Klinik, Stadtspital Waid, Tièchestraße 99, 8037 Zürich, Schweiz
[2] Horten-Zentrum für praxisorientierte Forschung und Wissenstransfer, Zürich, Schweiz

Saving Money Without the loss of Quality? The Example of the Ottowa Ankle Rules

Zielsetzung: In den letzten 9 Jahren wurden 24 teils prospektive Studien zur Validierung und Implementierung der 1992 von Stiel et al. entwickelten Ottawa ankle rules (OAR) durchgeführt. Trotzdem gehört das Röntgenbild in 2 Ebenen in Schweizer Kliniken zur Standardabklärung eines jeden Distorsionstraumas des oberen Sprunggelenkes (OSG). Vor der klinischen Anwendung der OAR an unserem Patientengut wollen wir die sichere Erfassung relevanter Frakturen überprüfen und die diagnostische Wertigkeit der OAR gemessen an Sensitivität und Spezifität ermitteln. *Material und Methoden:* In einer prospektiven Kohortenstudie werden konsekutiv alle Patienten mit einem Distorsionstrauma des oberen Sprunggelenkes nach ‚informed consent' erfasst. In Anlehnung an die OAR werden klar definierte Ausschlusskriterien angewandt. Von jedem Patienten wird ein Röntgenbild des oberen Sprunggelenkes angefertigt und ‚blind' von einem Radiologen befundet. Outcome der Arbeit ist die Sensitivität und Spezifität der OAR zur Erfassung relevanter Frakturen. Gemäss Studiendesign werden 500 konsekutive Patienten erfasst. *Resultate:* Aktuell sind 128 Patienten nach Distorsionstrauma des oberen Sprunggelenkes in der noch laufenden Studie erfasst. 36 Patienten erfüllen ein oder mehrere Ausschlusskriterien und entfallen. Bei 28 Patienten sind die OAR negativ, dh. auf ein Röntgenbild hätte verzichtet werden können. Keiner dieser Patienten zeigt radiologisch eine Fraktur. Sämtliche 12 diagnostizierten Frakturen finden sich im Kollektiv der zu röntgenden bzw. OAR positiven Patienten. Damit beträgt die Fraktur-Prävalenz 13%. Die Berechnung der Test accuracy (s. Tabelle 1) ergibt eine Sensitivität von 100% und eine Spezifität von 35%.

Tabelle 1

	Fraktur ja	Fraktur nein
OAR positiv	12	52
OAR negativ	0	28

Zusammenfassung: Die Anwendung der Ottawa ankle rules nach Distorsionstrauma des oberen Sprunggelenkes erlaubt eine sichere Diagnostik. Ohne relevante Frakturen zu übersehen, könnten in unserer Klinik knapp ein Drittel der Röntgenaufnahmen des oberen Sprunggelenkes eingespart werden. Beachtet man dabei, dass es sich beim OSG-Röntgen um eine der häufigsten Notfall-Röntgenuntersuchungen handelt, so können wir in Zukunft unsere Patienten nach OSG-Distorsion sicherer, schneller und kostengünstiger behandeln.

Lamedica – ein netzwerkfähiges, multimediales Lern- und Trainingssystem für die Medizin – Bereich Unfallchirurgie

C. Chan, M. Preisack und K. Weise

[1] Berufsgenossenschaftliche Unfallklinik Tübingen, Schnarrenbergstraße 95, 72070 Tübingen

Lamedica – a Network-Capable Multimedia Learning- and Training System for the Medicine – Section Traumatology

Seit April 2001 wird ein multizentrisches, multimediales, interaktives, internetbasiertes Lern- und Trainingssystem für Studenten, Ärzte in Weiterbildung und Fachärzte unter Berücksichtigung mediendidaktischer und lernpsychologischer Erkenntnisse für die Gesamtmedizin entwickelt. Für das Fach Unfallchirurgie wurde der Themenkomplex der Verletzungen der unteren Extremität inhaltlich und multimedial aufbereitet. Dazu wurde umfangreiches Video- und Bildmaterial gesammelt und internetgerecht bearbeitet. Die Texte orientieren sich an den gängigen unfallchirurgischen Standardlehrbüchern, der aktuellen Fachliteratur sowie den Leitlinien der Deutschen Gesellschaft für Unfallchirurgie. Abschließend erfolgt ein Lektorat durch einen erfahrenen Unfallchirurgen. *Zielsetzung:* Ziel ist die Verbesserung der medizinischen Aus- und Weiterbildung durch Unterstützung verschiedener Ausbildungsstufen, unterschiedlicher Lerninteressen und berufsbezogener Fertigkeiten. Dabei wird ein integrativer Ansatz zur Darstellung von Zusammenhängen und des feinabgestimmten Zusammenspiels verschiedener Funktionssysteme des menschlichen Organismus verfolgt. *Struktur:* Die Inhalte werden mit Hilfe einfach zu bedienenden Editiertools in einer Datenbank abgelegt, in welcher das zugehörige Medienmaterial metadatenindiziert und präsentationsneutral abgelegt wird. Dem Anwender steht schließlich ein feingranulares System für die Gesamtmedizin mit einheitlicher Darstellungs- und Navigationsstruktur zur Verfügung, mit dem die Inhalte und Medien in unterschiedlichen Kontexten multipel und modular zusammengesetzt werden können. Ein hohes Maß an Interaktivität wird durch den Einsatz sämtlicher multimedialer Darstellungsformen (Screenshots, 3D-Animationen, Animated Gifs, Kurzvideos) sowie Verlinkungen gewährleistet, ohne jedoch die Priorität der Lerninhalte aus den Augen zu verlieren. *Perspektiven:* In einer zweiten Phase erfolgt noch in diesem Jahr neben der inhaltlichen Erweiterung und Darstellung von Spezialinhalten wie Operationsverfahren eine lernpsychologische Evaluation des Systems durch eine pädagogische Hochschule. Hierbei wird insbesondere an Studentengruppen untersucht, ob die Designvorgaben, Navigationsstrukturen und Kursmodelle die Effizienz der medizinischen Wissensvermittlung erhöhen und ob die Akzeptanz der Systembedienung bei den Lernenden gegeben ist. *Zusammenfassung:* Zur Verbesserung der medizinischen Aus- und Weiterbildung wird ein webbasiertes feingranulares Lern- und Trainingssystem mit einheitlicher Darstellungs- und Navigationsstruktur für die Gesamtmedizin entwickelt. Die Vorstellung des Systems erfolgt für den Bereich der Unfallchirurgie mit Demonstration der verfügbaren Editier- und Präsentationstools der Abspielumgebung.

Televisite zur Verkürzung der stationären Liegedauer

B. Clasbrummel[1], J. Schmitz[1], G. Muhr[1] und A. Bolz[2]

[1] Chirurgische Klinik und Poliklinik, BG-Kliniken Bergmannsheil, Universitätsklinik, Bürkle-de-la-Camp-Platz 13, 44789 Bochum
[2] Institut für Biomedizinische Technik, Universität, Karlsruhe

Televisiting to Shorten the Stationary Stay

Zielsetzung: Durch ein Televisite zur poststationären Betreuung sollen stationäre Behandlungszeiten verkürzt und Patienten häuslich auf qualitativ hohem Niveau betreut werden. Analysiert wird das technische Handling und die Validität dieser noch neuen Betreuungsform, insbesondere das Maschine-Mensch-Interface. *Patienten und Methoden:* In einer prospektiven Pilotstudie wurden in einem Zeitraum von 4 Monaten 38 Patienten nach unfallchirurgischen Eingriffen mittels Televisite poststationär betreut.

Zur Kommunikation mit dem betreuenden Arzt bekamen die Patienten eine hochauflösende Digitalkamera und einen mobilen PC mit integriertem Telefon (HSCSD) und Touch-Screen mit nach Hause. Die Patienten konnten so klinisch relevante Daten einschließlich Fotos von Wunden und Videos von Bewegungsabläufen regelmäßig übermitteln. Ärztlicherseits erfolgte regelmäßig eine Datensichtung und eine Televisite oder ambulante Vorstellung nach Bedarf. *Ergebnisse:* Durch die einfache, selbsterklärende Bedieneroberfläche konnte ein reibungsloser Informationsfluß gewährleistet werden. Die Patientenzufriedenheit war sehr groß, bei niedrigem ärztlichem Arbeitsaufwand. Es kam zu keinen technikbedingten Komplikationen mit gesundheitlichen Auswirkungen und zu einer Reduktion der Krankenhausliegedauer. *Schlußfolgerung:* Die Televisite eignet sich zur poststationären Betreuung von unfallchirurgischen Patienten. Inwieweit die Zeit bis zur Erlangung der Arbeitsfähigkeit verkürzt werden kann und ob effektiv Kosten eingespart werden können, muß in größeren Studien gezeigt werden.

Zur Prognose der Quadricepssehnenruptur – Versuch einer Metaanalyse

J. Danner, M. A. Scherer und S. von Gumppenberg

Abteilung für Unfallchirurgie, Chirurgische Klinik und Poliklinik, Klinikum rechts der Isar, Technische Universität München, Ismaninger Straße 22, 81675 München

Prognosis of the Rupture of Quadriups Tendon – Attempt of a Metaanalysis

Zielsetzung: Langzeitprognose der Quadricepssehnen-Ruptur in der mod.Metaanalyse. *Material und Methode:* Eingangskriterien für die Metaanalyse: Mindestens durchschnittlicher Beobachtungszeitraum von 3 Jahren, exakte Angaben zu Patientengut, Diagnostik, Klassifikation, Therapie und Beurteilungs-Score mit Analyse an Hand eines Auswertungsbogens, Literaturrecherche mittels Literaturdatenbank MEDLINE und DIMDIseit 1980. *Ergebnisse:* 11 von 59 Literaturquellen erfüllten die Eingangskriterien mit einem Nachuntersuchungszeitraum zwischen 3 und 7 Jahren. Es wurden 134 Patienten mit 144 Rupturen nachuntersucht, 3

Rupturen waren offen, 10 Patienten hatten beidseitige Läsionen (7%). 84% waren männlich, das Durchschnittsalter betrug 57 Jahre (14–84). 99% wurden operativ behandelt. Die Quadricepssehnenruptur stellt fast immer ein Monotrauma dar, operativ-technische Komplikationen sind selten: Infektion 2%, thromboembolische Komplikationen 7%, Reruptur 3%. Postoperativ bleibt bei 83% der Patienten die volle Extension erhalten, die komplette Flexionsfähigkeit wird allerdings nur in einem Drittel der Fälle wieder hergestellt – 29% weisen einen Verlust von mehr als 25° auf. Im Spätergebnis kommt es in 16% zu sekundären Retropatellararthrosen, 57% der Patienten können das muskuläre Defizit morphologisch nicht mehr kompensieren, wobei die doch älteren Patienten nur in 11% signifikante Kraftminderung im Cybex aufwiesen und knapp 80% das Operationsergebnis subjektiv in der Gesamtschau mit gut oder sehr gut klassifizierten. Sonographisch oder radiologisch kommt es in mindestens einem Drittel der Fälle zu einer lokalen knöchernen Metaplasie. Mit einer mittleren Arbeitsunfähigkeitsdauer von 4 Monaten ist bei körperlich arbeitenden Patienten zu rechnen. *Schlußfolgerungen:* Die kritische Analyse zeigt eine insgesamt klinisch und subjektiv günstige Prognose der Quadricepssehnenruptur als einer seltenen Verletzung im 5. und 6. Dezennium bei Männern. Eine **objektive restitutio ad integrum** läßt sich allerdings **nur in einem Drittel der Fälle** erzielen: Subklinische Veränderungen der Sehnenmorphologie, der Compliance des Muskel-Sehnenapparates, lokale Metaplasie, die unvollständige muskuläre Kompensation und das häufige endgradige Beugedefizit stehen dem entgegen. Der volkswirtschaftliche Schaden durch Arbeitsausfall entspricht dem einer Femurfraktur.

Biologie ohne Osteosynthese – Die dislozierte proximale Oberarmfraktur des Kindes

S. David, S. Elenz und A. Ekkernkamp

Klinik für Unfall- und Wiederherstellungschirurgie, Unfallkrankenhaus Berlin, Warener Straße 7, 12683 Berlin

Biology Without Osteosynthesis – The Dislocated Proximal Fractured Humerus of the Child

Die dislozierte proximale Humerusfraktur gehört zu den am häufigsten übertherapierten Frakturen des Kindes, obwohl die biologische Knochenbruchheilung bei konservativer Therapie im Alter bis zu zwölf Jahren selbst bei grotesken Fehlstellungen ein funktionell sehr gutes Ergebnis erwarten läßt. *Zielsetzung und Material:* Im Zeitraum vom 01.07.1998 bis 31.08.2001 wurden in unserer Klinik 11 Kinder (9 Jungen und 2 Mädchen, Alter: 7 bis 14 Jahre) mit einer schwer dislozierten proximalen Humerusfraktur in eine prospektive Studie eingeschlossen und nach drei Monaten und einem Jahr nachuntersucht. Ursache war dreimal ein Verkehrsunfall, viermal ein Sturz aus der Höhe und viermal ein Sportunfall. Es handelte sich um 3 Mehrfach- und 8 Monoverletzungen. Röntgenologisch bestanden Verschiebungen um Schaftbreite, Abkippungen des proximalen Fragmentes zwischen 30° und 70° in wenigstens einer Ebene sowie immer Verkürzungen. *Methode:* 8 Kinder wurden konservativ im Gilchristverband ohne vorheriges Repositionsmanöver behandelt, die Ruhigstellungsdauer betrug im Mittel 14 Tage, dann wurde mit einer funktionellen Therapie begonnen. In 3 Fällen wurde eine operative Therapie vorgenommen: ein 13jähriges Mädchen wegen fortgeschrittenem Wachstumsfugenverschluß (geschlossene Reposition und Kirschnerdrahtosteosynthese), ein 13jähriger polytraumatisierter Junge mit Zweietagenfraktur des Oberarmes (geschlossene Reposition und Zifkonagelung) und ein 11jähriger Junge wegen des Verdachtes auf eine Verletzung und Interposition der langen Bicepssehne (offene Reposition und Prevotnagelung). *Ergebnisse:* Röntgenologisch waren die Frakturen nach 8 – 12 Wochen konsolidiert. Die Kinder erreichten bei der Nachuntersuchung ein Jahr nach dem Unfall durchschnittlich 95 von 100 Punkten im Constant-Score. Es zeigten sich immer eine nahezu uneingeschränkte Schulterfunktion, keine Einschränkung der Kraft und keine kosmetische Störung. Drei Kinder klagten über geringe Schmerzen beim Liegen auf der Schulter. Die initialen Fehlstellungen wurden im Rahmen des Knochenwachstums spontan korrigiert und selbst geringe verbleibende Fehlstellungen des Oberarmes führten zu keiner störenden Einschränkung der Schulterfunktion. *Schlußfolgerung:* Unabhängig vom Dislokationsausmaß ist die konservative Therapie der dislozierten proximalen Humerusfraktur des Kindes aufgrund der sehr guten Ergebnisse für uns die Methode der Wahl. Eine Operationsindikation besteht bei fortgeschrittenem Verschluß der proximalen Wachstumsfuge, bei lokalen Begleitverletzungen (Gefäße, Nerven, Sehnen) und beim polytraumatisierten Kind.

Die überbrückende Plattenosteosynthese bei Oberschenkelschaftfrakturen

C. Dumont, M. Fuchs, K. Dresing und K. M. Stürmer

Klinik für Unfallchirurgie, Plastische und Wiederherstellungschirurgie, Universität Göttingen,
Robert-Koch-Straße 4, 37075 Göttingen

The Bridging Plating with Femoral Fraetures

Zielsetzung: Die geschlossene Verriegelungsnagelung ist das Verfahren der Wahl bei Oberschenkelschaftbrüchen. Bei Polytraumatisierten, bei Patienten mit schwerem Schädelhirn- oder Thoraxtrauma, sowie mit Gefäß- und Nervenbeteiligung greifen wir auf die überbrückende Plattenosteosynthese zurück, insbesondere wenn die Gesamtverletzung eine primäre definitive Osteosynthese erlaubt. Evaluiert werden Technik, Ergebnisse und Nachbehandlung der überbrückenden Plattenosteosynthese. *Material und Methode:* Erfaßt wurden zwischen 9/1994 und 2/2000 91 Patienten mit Oberschenkelschaftfrakturen (geschlossenen: offen/79 : 12), die mit einer Plattenosteosynthese operativ versorgt wurden. 84 Patienten (92%) konnten an Hand des Neer-Score nachuntersucht werden (w : m/26 : 58 ; Durchschnittsalter 32 Jahre), Nachuntersuchungszeit ∅ 29 Monate. AO-Klassifikation: Typ A: 24×, Typ B: 38×, Typ C: 22×. Polytraumatisiert: 29×, Oberschenkelfraktur bds.: 8×, SHT: 25×, Thoraxtrauma: 26×, Kompartmentsyndrom: 8×. Primär versorgt: 69×, postprimär: 15×.

Nach indirekter Frakturreposition erfolgte die Retention in überbrückender Technik mit 4,5er LCDC-Platte, breit, Titan. Intermediäre Fragmente wurden nicht freigelegt oder fixiert, zentral bleiben 3 – 6 Plattenlöcher unbesetzt. 12× durchgeschobene Platte. Nachbehandlung: CPM postoperativ, minimal belastender Gang mit 10 – 20 kg postoperativ, nach 4 – 6 Wochen Belastung bis Schmerzgrenze. *Ergebnisse:* 78 von 84 Oberschenkelfrakturen heilten komplikationslos aus. 1× Plattenbettinfekt, der nach frühzeitiger ME ohne Folgen ausheilte, 1× oberflächlicher Wundinfekt, 3×Pseudarthrose, die 2× einen Verfahrenswechsel mit aufgebohrter Verriegelungsnagelung und 1× Spongiosaplastik erforderte. 1× Valgus-, 1× Außenrotationsabweichung, die korrekturosteotomiert wurden. Score nach Neer: Sehr gut: 12×, gut: 52×, mäßig: 16×, schlecht: 4×. Klinische Beinverkürzung > 1 cm bei 5 Patienten. Beinverkürzung > 2 cm bei 3 Patienten. Frakturkonsolidierung Typ A: Klinisch und radiologisch nach 6 Wochen, Typ B: Klinisch und radiologisch nach 8 Wochen, Typ C: Klinisch nach 9 Wochen, radiologisch nach 10 Wochen. *Schlußfolgerung:* Die überbrückende Plattenosteosynthese der Oberschenkelschaftfrakturen ist bei gegebener Indikation eine zuverlässige Alternative zum Verriegelungsnagel. Besonderes Augenmerk ist intraoperativ auf Rotations- und Achsabsweichungen zu legen, sowie die Wiederherstellung der korrekten Beinlänge bei komplexen Frakturen. Pseudarthrosen oder Infekte sind bei offenen Frakturen nicht immer zu vermeiden, waren aber bei adäquatem Sekundäreingriff zur Ausheilung zu bringen und nicht durch Knochennekrosen kompliziert.

Rarität CMC-Luxation – Schwierigkeiten in Diagnostik und Therapie anhand ausgewählter Fallbeispiele

J. Eichhorn-Sens[1], N. M. Meenen[2], J. M. Rueger[2], A. Katzer[2] und P. M. Vogt[1]

[1] Klinik für Plastische-, Hand- und Wiederherstellungschirurgie, Hannover Medizinische Hochschule
[2] Klinik für Unfall- und Wiederherstellungschirurgie, UKE, Hamburg

The Rarity CMC Luxation – Difficulties in Diagnosing and Therapy Illustrated by Selected Case Studies

Karpometakarpale Luxationsverletzungen sind Raritäten und machen in der Literatur weniger als 1% aller Handverletzungen aus. Verzögerungen in Diagnose und somit Therapie, z.B. aufgrund gravierender Begleitverletzungen, Verschleierung der typischen tastbaren Stufe am Handrücken durch ausgeprägte Schwellung oder auch durch unzureichende Röntgendiagnostik, haben nicht selten schwere bleibende Funktionseinbußen zur Folge. Zudem muss an die Möglichkeit einer begleitenden Schädigung des motorischen Ulnarisastes und bei extremer Weichteilschwellung auch an ein Handkompartment bzw. an ein posttraumatisches Karpaltunnelsyndrom gedacht werden. Ursächlich sind meist Traumen, bei denen hohe Energien freigesetzt werden, wie Motorradunfälle und Stürze aus großer Höhe, aber auch Schläge mit der Handkante.

Notwendig sind neben der p.a.-Projektion streng seitliche sowie schräge Projektionen, um das Verletzungsausmaß korrekt einschätzen zu können. Hierbei spielen die Aufhebung der karpometakarpalen Doppel-M-Linie, dorsale Stufenbildung und Überlagerungsfiguren in der p.a.-Projektion eine entscheidende Rolle.

Anhand ausgewählter Einzelbeispiele, wie simultane Verletzungen aller CMC-Gelenke, offene Verrenkungsverletzungen und eine äußerst seltene reine Luxation des III.-V. Karpometakarpalgelenkes ohne begleitende Fraktur, werden Schwierigkeiten in Diagnostik und Therapie sowie Langzeitergebnisse (nach durchschnittlich drei Jahren) aufgezeigt. Wir befürworten die geschlossene Reposition im Mädchenfänger mit temporärer Bohrdrahtspikkung. Bei Repositionshindernissen und veralteten Läsionen ist das offene Vorgehen indiziert, zur Versorgung großer metakarpaler Basisfragmente mit zusätzlicher Schraubenosteosynthese.

Nachuntersuchungen von 16 Patienten zeigten in 64% sehr gute und gute Ergebnisse, 29% mäßige und 7% schlechte Resultate. Der durchschnittlich erreichte DASH-Punktwert betrug 26. Bleibende Funktionseinbußen wurden in Fällen verzögerter Diagnosestellung und mehr als zwei betroffenen CMC-Gelenken beobachtet.

Es ist von entscheidender Bedeutung, dass bei entsprechenden Verletzungsmechanismen an die Möglichkeit einer CMC-Luxation gedacht wird, dies muss insbesondere in Anbetracht der Seltenheit der Verletzungen und der Langzeitschäden bei verzögerter Diagnosestellung hervorgehoben werden. Wichtig ist dann die korrekte Röntgendiagnostik, um das wahre Ausmaß der Läsion zu erkennen. Als Therapie der Wahl ist nach primär geschlossener Reposition die operative Primärversorgung durch kurzstreckige von distal-dorsal nach proximal-palmar eingebrachte Kirschner-Drähte anzusehen. Repositionshindernisse und lokale Begleitverletzungen können ein primär offenes Vorgehen notwendig machen.

Achillessehnenruptur – Funktionelle Nachbehandlung bei minimalinvasiver Naht

R. Eisele und L. Kinzl

Abteilung für Unfallchirurgie, Hand- und Wiederherstellungschirurgie, Universitätsklinikum, Universität Ulm, Steinhövelstraße 9, 89070 Ulm

Rupture of the Achilles Tendron – Functional Follow-up Treatment with Minimal-Invasive Suture

Einleitung: Diese prospektive Studie war konzipiert worden, um die erfolgreiche Anwendung einer funktionellen postoperativen Nachbehandlung bei initial minimalinvasiver OP-Technik zu verifizieren. *Material und Methoden:* 80 Patienten wurden nach der modifizierten minimalinvasiven Technik bei Achillessehnenruptur an typischer Stelle ambulant operiert. 19 Patienten zeigten Ausschlußkriterien wie grosse Dehiszenz der Sehnenenden (> 2 cm) bzw. hatten eine Reruptur der Achillessehne. Es wurde zur Naht eine 0,7 mm PDS Kordel mit beidseitiger Nadelarmierung verwendet. Das Durchschnittsalter lag bei 35 Jahren. Das Kollektiv bestand aus 25 weiblichen und 55 männlichen Patienten. Die postoperative Rehabilitation begann unmittelbar im OP, wo alle Patienten eine Orthese (Prototyp) bekamen, der das Sprunggelenk zunächst in 20° Plantarflexion fixierte. Lokal wurde ein Pflasterverband verwendet mit elastischer Unterschenkelwickelung. Am ersten postoperativen Tag erfolgte die Versorgung mit einem Rehastabilschuh mit 3 cm hohen Fersenkeil auf der operierten und einer Sohlenerhöhung von 3 cm auf der Gegenseite. Die Mobilisation, insbesondere die Teil- bzw. Vollbelastung wurde im postoperativen Verlauf schmerzorientiert erlaubt. Die Physiotherapie wurde nach einem festgelegten Schema durchgeführt. Die initial angelegte Orthese wurde als Nachtlagerungsschiene weiter verwendet. Spätestens nach 6 Wochen erfolgte die Rehabilitation mit Vollbelastung und erweiterter Bewegungsfreigabe des Sprunggelenkes, wobei der 3 cm Keil auf der operierten Seite durch einen 1 cm Keil (Fersenkeil) für weitere 2 Wochen ersetzt wurde. Auf der nicht operierten Seite wurde die Sohlenerhöhung auf 1 cm reduziert. Nach 8 Wochen wurde das Tragen von Konfektionsschuhen wieder erlaubt. Die Patienten sollten zum Sport für 1 Jahr lang eine Fersenerhöhung auf der operierten Seite von 1 cm während des 1. postoperativen Jahres beim Sport tragen. Nach 16 Wochen erfolgte eine Bewegungsanalyse auf dem Laufband. *Ergebnisse:* 78 Patienten hatten eine erfolgreiche operative Versorgung (Nachbeobachtung mindestens 16 Wochen). Die 2 insuffizienten Sehnennähte wurden mit einer offenen Technik behandelt. Lokale Irritationen der Haut aufgrund der subkutan liegenden Knoten wurden bei der minimalinvasiven Technik in 2 Fällen dokumentiert. Ein Fall zeige eine Irritation des N. suralis. Die Insuffizienzen traten bei Patienten auf, welche bereits in der 4. Wochen barfuß gingen bzw. wiederholt mit dem operierten Bein umgeknickt waren. Im anderen Fall war es zu einem echten Riß der Kordel gekommen. Nach 16 Wochen waren 80% der operierten Patienten (64 Patienten) in der Lage im Einbeinstand das operierte Bein zu belasten und einen Zehenspitzenstand auszuführen. Die Bewegungsanalyse auf dem Laufband zeigte seitengleiche Bewegungen des OSG mit ROM von 22° im Median. Die Arbeitsfähigkeit war bei 20% nach 4 Wochen, 40% nach 6 Wochen eingetreten. Kein Patient war nach 8 Wochen arbeitsunfähig. *Schlußfolgerung:* Frühmobilisation und frühzeitige Vollbelastung nach minimalinvasiver Naht der Achillessehnenruptur ist möglich. Der postoperative Schmerz ist der Indikator für die Progression der Rehabilitation, insbesondere hinsichtlich der Belastung. Bei Verwendung eines Rehastabilschuhes mit einer 3 cm Fersenerhöhung auf der operierten Seite ergibt sich eine Sprunggelenksbeweglichkeit von nicht mehr als 10 bis 15° aus einer Plantarflexion von ca. 110° heraus. Diese Mobilität wurde bereits in früheren funktionellen Rehabilitationsdesigns akzeptiert (Adimedschuh, Vacupaed). Grundsätzlich ist diese Mobilität erwünscht, da der axiale Zug das lokale Narbengewebe zur direktionalen Ausrichtung (Tierversuch) der kollagenen Fibrillen zwingt. Das neue Rehabilitationsdesign nach minimalinvasiver Sehnennaht ist zweifellos ermutigend. Kritisch ist das Verfahren bezüglich der Kompliance zu beurteilen.

C-Bogen-basierte 3D-Röntgenbildgebung: Anwendungsspektrum in der Unfallchirurgie

E. Euler[1], S. Heining[1], S. Wirth[2], W. Mutschler[1], und K. J. Pfeifer[2]

[1] Chirurgische Klinik und Poliklinik
[2] Institut für Radiologische Diagnostik, Ludwig-Maximilians-Universität, Innenstadt, Nussbaumstraße 20, 80336 München

C-Arm Image Based 3D X-Ray Imaging: Field of Application in Traumatology

Einführung: Durch eine neuartige 3D-Bildgebung mit einem mobilen isozentrischen C-Bogen (Siremobil Iso-C^{3D}) stehen während unfallchirurgischer und orthopädischer Operationen Informationen zur Verfügung, die denen des CTs nahe kommen. Die 3D-Bilder entstehen dadurch, dass während einer motorgetriebenen orbitalen Rotationsbewegung des C-Bogens eine feste Anzahl von Projektionen mit festen Winkelabständen angefertigt werden, aus denen ein 3D-Datensatz berechnet und als Multi-Planare-Reformation (MPR) visualisiert wird. Eine experimentelle Studie zur Bildqualität wird skizziert. Das Anwendungsspektrum und klinische Anwendungsbeispiele aus der Unfallchirurgie werden kritisch beleuchtet. *Methode:* Um den Informationsgewinn durch die intraoperative 3D-Bildgebung zu evaluieren, wurden in einer experimentellen Studie am Talus-Osteosynthesemodell vier Bildgebungsmodalitäten (konventionelle Röntgenbilder, C-Bogen-Durchleuchtung, 3D-Rekonstruktionen durch das Iso-C^{3D} und CT-Schnittbilder) verglichen. An Cadavern wurden Standard-Verfahren am

Rumpfskelett (Pedikelschrauben, Iliosakralgelenks-Verschraubung) im dreidimensionalen Bild dargestellt. Bei unfallchirurgischen Operationen an den Extremitäten und an der HWS wurde das Gerät in der klinischen Anwendung getestet. *Ergebnisse:* Die korrektesten Befunde wurden in der vergleichenden Studie am Talusmodell mit dem CT und dem Iso-C^{3D} ohne signifikanten Unterschied erhoben. Höchst signifikant schlechter waren die mittels einfacher Durchleuchtung und signifikant die anhand konventioneller Röntgenbilder erhobenen Befunde. Die Anwendungsstudien am Rumpfskelett erbrachten die Erkenntnis, dass auch die dreidimensionale Darstellung von Teilen des Rumpfskeletts wie Wirbelsäule, dorsaler Beckenring und Hüftgelenk möglich ist. Trotz vermehrter Artefaktbildung im Vergleich zur Bildgebung am Extremitätenmodell können auch am Rumpf die Schnittbilder zu diagnostischen Zwecken (Schrauben(fehl)lage) verwendet werden. Das Iso-C^{3D} hat sich im klinischen Test belegbar bewährt. *Schlußfolgerung:* Die C-Bogen-basierte 3D-Bildgebung hat einen hohen Wert bei der intraoperativen Diagnostik von Fragmenten und Positionen des Osteosynthesematerials bei peripheren Gelenken. Die Abbildungsqualität ermöglicht auch am Rumpfskelett eine im Vergleich mit dem bisherigen Vorgehen (intraoperative Durchleuchtung und postoperative Röntgen- bzw. CT-Kontrolle) differenziertere Diagnostik. Die Methode ist speziell für die minimal-invasive Unfallchirurgie geeignet. Eine besondere Bedeutung wird sich aus der Kombination dieses intraoperativen Schnittbildverfahrens mit Navigationssystemen ergeben.

Die Bedeutung der Sprunggelenksgabel bei Kombinationsverletzung von Unterschenkel und Sprunggelenk

E. K. Folwaczny, K. M. Stürmer und C. Dumont

Klinik für Unfallchirurgie, Plastische und Wiederherstellungschirurgie, Universitätsklinikum Göttingen, Robert-Koch-Straße 40, 37075 Göttingen

The Significance of the Ankle Mortise in Combined Injuries of Lower Leg and Ankle Joint

Zielsetzung: In einer teils retrospektiven (1995 – 1997), teils prospektiven Studie (1998 – 2000) wurde die Häufigkeit der Kombinationsverletzung von Unterschenkel- und Sprunggelenksfraktur erfaßt und das Behandlungsergebnis vergleichend überprüft. *Kurzfassung:* Das klinische und radiologische Bild der Unterschenkelfraktur wird stark von der Tibiaschaftfraktur dominiert. Einer möglichen Mitverletzung des Sprunggelenks wird häufig keine Beachtung geschenkt. Von 1995 bis 2000 wurden in unserer Klinik 564 Unterschenkelfrakturen operativ behandelt. 12 Unterschenkel mußten amputiert werden. Bei insgesamt 70 Patienten (12,7%) lag gleichzeitig eine Kombinationsverletzung mit dem oberen Sprunggelenk vor (keine Pilon tibiale-Frakturen). Während die Tibiaschaftfraktur bei diesen Patienten meistens im distalen Drittel lokalisiert war, variierte die Beteiligung des oberen Sprunggelenks: 28mal bestand eine distale Fibulafraktur, 19mal eine Maisonneuve-Fraktur, 20mal ein Ausriß des hinteren Kantenfragmentes und 16mal eine Innenknöchelfraktur. Ligamentär war die vordere Syndesmose 31mal gerissen, davon 3mal isoliert. Die Osteosynthesen der Frakturen erfolgten nach AO-Standard. Während 1995 bis 1997 fünf der 27 Sprunggelenksverletzungen erst (zufällig) intraoperativ diagnostiziert wurden, wurden 1998 – 2000 alle 43

Kombinationsverletzungen präoperativ erkannt, bzw. die Verdachtsdiagnose einer Syndesmosenverletzung intraoperativ bestätigt. – Das Outcome der Kombinationsverletzung von OSG und Unterschenkel hängt entscheidend von der anatomisch-exakten Rekonstruktion der Sprunggelenksverletzung ab. Die Ergebnisse der Nachuntersuchung nach durchschnittlich 31,4 Monaten mit dem Philips-Score zeigten in der ersten Gruppe 51,8% sehr gute, 18,6% gute, 25,9% befriedigende und 3,7% schlechte Ergebnisse. In der prospektiven Gruppe waren die Ergebnisse in 60,9% sehr gut, in 19,5% gut und in je 9,8% befriedigend und schlecht. Die befriedigenden und schlechten Ergebnisse resultierten nahezu ausschließlich durch Schmerzen im Sprunggelenk und durch komplizierte Verläufe nach III^{c} offenen Frakturen. *Schlußfolgerung:* Insgesamt 12,7% aller Unterschenkelfrakturen beinhalten als Kombinationsverletzung eine behandlungsbedürftige Sprunggelenksverletzung. Durch gezielte Suche bei ‚Leitbefunden', wie indirektes Pronations-Eversions-Trauma, distaler Tibiaspiralbruch, hohe Fibulafraktur oder intakt Fibula kann die präoperative diagnostische Trefferquote von 81% auf 100% gesteigert werden. Intraoperativ sollte bei diesen Konstellationen immer eine Prüfung der Syndesmose erfolgen.

Die Wertigkeit des Serummyoglobins als Prognoseparameter beim Ischämie-/ Reperfusions-Syndrom

P. Fricke, G. Weiß und H. Lippert

Klinik für Allgemein-, Viszeral- und Gefäßchirurgie, Otto-von-Guericke-Universität Magdeburg, Leipziger Straße 44, 39120 Magdeburg

The Importance of Serum Myoglobin as a Prognostic Parameter with the Ischemia/ Reperfusion Syndrome

Zielsetzung: Es soll untersucht werden, inwieweit der Myoglobinserumspiegel ein geeigneter Marker zur Beurteilung des Schweregrades eines Reperfusionssyndroms nach Extremitätenischämie ist und ob sich aus seinem Verlauf prognostische oder therapeutische Rückschlüsse ziehen lassen. *Material und Methoden:* Es wurden retrospektiv laborchemische und klinische Daten von 29 Patienten mit erhöhten Myoglobinwerten infolge einer Extremitätenischämie ausgewertet. Es wurde eine Einteilung in 2 Gruppen vorgenommen, wobei in Gruppe 1 alle Patienten mit Myoglobinwerten bis 20.000 µg/l und in Gruppe 2 alle Patienten mit Myoglobinwerten über 20.000 µg/l aufgenommen wurden. Umfang und Häufigkeit von Organversagen wurden der Klinik und den laborchemischen Parametern zugeordnet. Der weitere klinische Verlauf wurde therapieabhängig (forcierte Diurese oder CVVHF) erfasst. *Ergebnisse:* In die Gruppe 1 wurden 18 Patienten und in Gruppe 2 11 Patienten aufgenommen. Die Maximalwerte des Myoglobins waren acht bis zwölf Stunden nach Reperfusion erreicht. Als kritischer Wert für das Auftreten manifester Organversagen wurde die Grenze von ca. 20.000 µg/l Serumkonzentration an Myoglobin gefunden. Es fand sich gruppenbezogen eine steigende Zahl an Organversagen. An erster Stelle, auf die Gesamtzahl der Patienten bezogen standen das ANV und Störungen der ZNS-Funktion, gefolgt von Versagen der Lunge, des Herz-Kreislauf-Systems und der Leber. Unserer Einteilung in 2 Gruppen folgend, betrug die Letalität in der Gruppe bis 20.000 µg/l Myoglobin ca. 11%. In der Gruppe über 20.000 µg/l war eine Letalität von ca. 64% zu verzeichnen.

Zusammenfassung: Die Höhe des Myoglobinserumspiegels kann, auch wenn das Myoglobin selbst nicht das eigentlich toxische Agens ist, als prognostischer Wert zur Abschätzung der Schwere eines Reperfusionssyndroms herangezogen werden. Entsprechend der Höhe des Myoglobinspiegels steigen Morbidität und Letalität an. Zur Zeit ist noch kein laborchemischer Parameter bekannt, der vor erfolgter Revaskularisation Aussagen über den zu erwartenden Schweregrad des Reperfusionsschadens ermöglicht. Zur Therapie des I-/R-Syndroms werden eine rasche Reperfusion, die intermittierende Freigabe des Blutstroms zum Zeitpunkt der Reperfusion, die Durchführung einer forcierten Diurese und die Alkalisierung des Urins sowie der frühzeitige Einsatz von Nierenersatzverfahren empfohlen.

Der XS-Nagel. Ein neuer Weg zur Vermeidung von Komplikationen bei der Osteosynthese von Patellafrakturen

J. Gehr, W. Neber und W. Friedl

Abteilung für Unfall-, Wiederherstellungs- und Handchirurgie, Klinikum Aschaffenburg, Am Hasenkopf, 63739 Aschaffenburg

The XS Nail. A New Way to Avoid Complication with the Osteosynthesis of Patella Fractures

Grundlagen: Die exzentrische ventrale Zuggurtung stellt die Standardtherapie der Patellafraktur dar. Dabei kommt es häufig zu unbefriedigenden Ergebnissen mit schlechter Bewegungsfunktion. Die übliche Zuggurtungsosteosynthese der Kniescheibe führt zu einer ungleichen Druck und Zugkraftverteilung der Frakturfläche. Die von Labitzke angegebene Modifikation ist nur für einfache Frakturen geeignet u. wegen der Zuggurtung in den schwachen u. dünnen peripheren Patellaanteilen von der Ausreißgefahr bedroht. Diese Probleme werden mit dem XS-Nagel gelöst. *Methodik:* Der XS-Nagel ist ein 4,5 mm gerader Nagel mit dynamischer und statischer Verriegelungs- und Madenschrauben Kompressionsmöglichkeit und Gewindeverriegelungsdrähten. Er weißt ein rundes Profil auf u. hat je nach zu versorgender Fraktur 4 bis 11 Verriegelungslöcher, wobei die zwei Löcher die dem Fixationsbügel am nächsten sind eine längsovale Ausrichtung aufweisen. Der Nagel wird nach Reposition mit einen 2 mm Führungsdraht u. Überbohrung mit 4,5 mm Hohlbohrer eingebracht. Die Querverriegelung erfolgt über einen Zielbügel mit 2 mm Gewindedrähten. Die interfragmentäre Kompression erfolgt durch eine Madenschraube. Zusätzliche Zuggurtungsschlingen zwischen den Drahtenden längs o. auch quer über die Kniescheibe sichern weitere frontale oder schräge Frakturkomponenten. Von 8/99 bis 5/01 wurden 34 Patellafrakturen mit dem XS-Nagel versorgt. Es fanden sich 12 Quer-, 18 Mehrfragment-, 1 Pol-, u. 1 Trümmer-, 2 Schrägfrakturen. Davon 1 Pseudarthrose und 2 Reosteosynthesen nach konventioneller Zuggurtung. Es wurden hierbei auch 2 perkutane Versorgungen und 1 Doppelnagelung vorgenommen. *Ergebnisse:* Alle 34 Pat. wurden post-operativ bis 90° Knie-Flexion aktiv frei beübt, u. 28 der 34 Pat. ohne Tutorschutz vollbelastet. In der Nachuntersuchung nach ∅ 4 Monten war bei 32 nachuntersuchten Pat. die Fraktur 32mal radiologisch konsolidiert, es fand sich keine Frakturdehiszenz. Ein Streckdefizit von 5° – 10° gab es 4mal, 11 – 15° 2mal, ein Beugeausmaß von nur 80 – 90° wurde bei 2 Pat. festgestellt. 2 Reosteosynthesen mussten bei Implantationsfehler der XS-Nagelung erfolgen. 1 Spätinfekt, 1 Serom, 1

Thrombose. *Schlußfolgerung:* Aufgrund unserer experimentellen Ergebnissen, der Literaturanalysen und eigener klinischer Erfahrungen erscheint uns der XS-Nagel zur Osteosynthese von Patellafrakturen als zukunftsweisende neue Osteosyntheseform zur funktionellen und belastungsstabilen Frakturversorgung. Sie ist der AO-Zuggurtung eindeutig überlegen. Die günstigen Behandlungsergebnisse haben uns veranlasst den XS-Nagel auch bei anderer zugbelasteter Frakturformen einzusetzen.

Der XS-Nagel. Ein intramedulläres Implantat zur Versorgung von Sprunggelenksfrakturen

J. Gehr, W. Neber, F. Hilsenbeck und W. Friedl

Abteilung für Unfall-, Wiederherstellungs- und Handchirurgie, Klinikum Aschaffenburg, Am Hasenkopf, 63739 Aschaffenburg

The XS Nail. An Intramedullary Implant for the Care of Ankle Fractures

Fragestellung: Wenn nach Sprunggelenksfrakturen Weichteilschäden auftreten, liegt nicht selten ein aufwendig zu rekonstruierender Defekt und ein hohes Infektions- und Stabilitätsverlustrisiko vor. Darüber hinaus bestand bei der konventionellen Plattenosteosynthese oft das Problem der unzureichenden Fixation bei osteoporotischem Knochen. Ziel dieser Untersuchung war es daher festzustellen, ob die Verwendung des XS-Nagels, der sich bei zug- und biegebelasteten Frakturen wie Patella und Olekranon als eine komplikationsarme Alternative erwies, auch bei der Versorgung von OSG-Frakturen zu einer Verbesserung der Stabilität, Verminderung der Weichteilprobleme und Verbesserung der funktionellen Nachbehandlung führt. *Material und Methoden:* Durch vorausgegangen biomechanischen Untersuchungen an Kunststoffpatellae konnte der XS-Nagel seine Überlegenheit gegenüber der klassischen Zuggurtungsosteosynthese darstellten. Nach überzeugende experimentellen Ergebnissen und klinischen Anwendungen bei Patella, Olekranon und Sprunggelenksfrakturen wird dieses Implantat nun standardmäßig eingesetzt. Der XS-Nagel^{R} (Endocare) für das Sprunggelenk (analog der Anwendung bei Patella und Olekranon) weißt ein rundes Profil und einen Durchmesser von 4,5 mm auf. Je nach zu versorgender Fraktur hat der Nagel 4 bis 11 Verriegelungslöcher mit 9 mm Abstand, wobei die zwei Löcher die dem Fixationsbügel am nächsten sind eine längsovale Ausrichtung aufweisen. Das Nagellager wird nach geschlossener oder offener Reposition mit einen 2 mm Führungsdraht, welcher mit einem 4,5 mm Hohlbohrer überbohrt wird, verbreitert. Der XS-Nagel wird in einen Karbonzielbügel eingespannt und als zentrales Element eingesetzt. Die Querverriegelung erfolgt mit K-Drähten mit Gewinde (Stärke 2 mm) in einem Winkel von 90°. Die Interfragmentäre Kompression erfolgt durch eine Madenschraube. *Ergebnisse:* Videodemonstration einer Osteosynthese einer bimalleolären OSG-Fraktur mittels XS-Standard Nagel. Nach üblicher offener Reposition wird die Fraktur aufgebaut und stufenlos reponiert. Nach Lagervorbereitung ,Zielbohrung mit 2 mm K-Draht und Überbohrung mit einem 4,5 mm Lochbohrer erfolgt die Querverriegelung durch 2 mm Gewindedrähte die an der Knochenoberfläche gekürzt werden. Bei querer Fraktur kann zusätzlich zur Kompression der Fraktur eine Madenschraube verwendet werden.

Der XS-Nagel. Ein neues Konzept bei der Versorgung von Sprunggelenksfrakturen

J. Gehr, W. Neber, F. Hilsenbeck und W. Friedl

Abteilung für Unfall-, Wiederherstellungs- und Handchirurgie, Klinikum Aschaffenburg, Am Hasenkopf, 63739 Aschaffenburg

The XS Nail. A New Concept in the Care of Ankle Fractures

Fragestellung: Wenn nach Sprunggelenksfrakturen Weichteilschäden auftreten, liegt nicht selten ein aufwendig zu rekonstruierender Defekt und ein hohes Infektions- und Stabilitätsverlustrisiko vor. Darüber hinaus bestand bei der konventionellen Plattenosteosynthese oft das Problem der unzureichenden Fixation bei osteoporotischem Knochen. Ziel dieser Untersuchung war es daher festzustellen, ob die Verwendung des XS-Nagels, der sich bei zug- und biegebelasteten Frakturen wie Patella und Olekranon als eine komplikationsarme Alternative erwies, auch bei der Versorgung von OSG-Frakturen zu einer Verbesserung der Stabilität, Verminderung der Weichteilprobleme und Verbesserung der funktionellen Nachbehandlung führt. *Methode:* Der XS-Nagel ist ein 4,5mm gerader Nagel mit dynamischer und statischer Verriegelungs- und Madenschrauben Kompressionsmöglichkeit. Die Verriegelung erfolgt durch Gewindedrähte über eine Zielbügel. Bisher wurden seit Mai 2000 105 OSG-Frakturen mit dem XS-Nagel versorgt. 58 Sprunggelenksfrakturen wurden bisher nach durchschnittlich 8 Monaten nachuntersucht. 5 (8,5%) waren Weber A, 30 (51,8%) Weber B und 23 (39,7%) Weber C Frakturen. 5× (8,2%) wurde zusätzlich eine XS-Nagelung des Innenknöchels durchgeführt. Alle Frakturrepositionen der Malleolen erfolgten nach offener anatomischer Reposition. Alle Patienten mit alleiniger lateralen Verletzung durften sofort voll, Patienten mit zusätzlicher Innenknöchel/-Band Verletzung zunächst mit 20 kg belasten. *Ergebnisse:* Bei keinem Patienten kam es zu einer Frakturdislokation oder Frakturheilungsstörung. Es trat keine Implantatbruch oder -Ausbruch auf. 3mal wurde eine Drahtwanderung beobachtet, was auf ein zu tiefes Einbohren der Gewindedrähte zurückzuführen war. In einem Fall kam es zu einem revisionspflichtigem Hämatom ohne Infekt. Bei eine Patientin bestanden ausgedehnte und bei 2 geringe Wundrandnekrosen die aufgrund des Fehlens eines Implantates auf der Knochenoberfläche durch Exzision und in einem Fall mit Meshgraft versorgt wurden. Die Klassifikation mittels des Ovadia-Scores erbrachte 43× (74,1%) ein exzellentes, 13× (22,4%) ein gutes, 1× (1,7%) ein mäßiges und 1× (1,7%) ein unbefriedigendes Ergebnis. Im letzten Fall lag eine Algodystophie vor. *Schlußfolgerungen:* Die intramedulläre Lage scheint neben der hohen Belastbarkeit der XS Nagelung wesentliche Vorteile für die Behandlung von Sprunggelenksfrakturen zu bieten. Lokale Wundkomplikationen sind selten und falls solche auftreten ist deren Behandlung problemlos.

Vergleich zwischen digitaler und konventioneller Radiostereometrie (RSA) beim alloplastischen Kniegelenksersatz – Eine experimentelle RSA-Untersuchung

C. Georg[1], N. Ishaque[1], C. Sprey[2], V. Pavone[2], H. J. Klose[1] und H. Kienapfel[2]

[1] Abteilung für Strahlendiagnostik
[2] Klinik für Orthopädie und Rheumatologie, Klinikum der Philipps-Universität Marburg, Baldingerstraße, 35043 Marburg

Comparisen Between Digital and Conventional Radiosterometry (RSA) with the Alloplastic Knee Joint Replacement – An Experimental RSA Study

Ziel: Die Röntgenstereometrieanalyse (RSA) ist eine etablierte Methode in der Chirurgie des Bewegungsapparates. Das Ziel dieser experimentellen Studie war es, die Anwendung der *digitalen* Radiographie in der RSA in Hinblick auf Reduktion des Flächendosisproduktes und Verbesserung der Bildqualität zu analysieren. *Material und Methoden:* Eine Knieprothese wurde in ein Leichenknie implantiert. In das Polyäthyleninlay wurden fünf, in das proximale Tibiaplateau 17 Tantalkugeln eingesetzt. Für die Röntgenuntersuchung stand eine Obertischröhre (General Electrics) und eine Mobilette (Siemens) zur Verfügung. Für die konventionellen Röntgenaufnahmen wurde ein Film- Folien System (Folie: SE- Folie grün {Gadolinium Oxisufid}; Agfa Gevaert verwendet. Die digitalen Aufnahmen wurden mit dem Agfa Diagnostik Center (ADC) (Folie: Phosphorzusammensetzung BaSrFBr: Eu; Speicherfolien- EK: 100) angefertigt. Das Auflösungsvermögen beträgt beim Kassettenformat 24*30 und einer EK von 200, 2,5 LP/mm. Die Dokumentation erfolgte auf Laserfilmen im Format 8*10 inch. Mit einer Ionisationskammer (Diamentor M4, PTW- Freiburg) erfolgte die Dokumentation des Flächendosisproduktes. Die Bildqualität wurde durch drei erfahrene Untersucher anhand einer subjektiven Qualitätsskala bewertet. *Ergebnisse:* Es wurden 30 digitale und 20 konventionelle Bildpaare ausgewertet. Bei einer Röhrenspannung von 109 kV und 3,2 mAs betrug das Flächen-Dosisprodukt für digitale und konventionelle Aufnahmen a.p. 7,2 cGy/cm^2 und seitlich 8,5 cGy/cm^2. Die Bildgüte war bei beiden Verfahren zufriedenstellend. Die Kriterien für eine RSA-Analyse waren erfüllt. Bei 66 kV und 3,2 mAs ergab sich ein Flächen- Dosisprodukt von a.p. 2,7 cGy/cm^2 und seitlich 2,5 cGy/cm^2. Mit digitaler Technik war die Bildgüte befriedigend und die Kriterien für eine RSA-Analyse waren erfüllt. Die konventionellen Röntgenaufnahmen ließen eine RSA-Analyse nicht zu. Eine weitere Dosisreduktion auf ein Flächen- Dosisprodukt von 1,3 cGy/cm^2 im seitlichen und im a.p. Strahlengang ließ sich nur in digitaler Technik erreichen (66 kV; 1,6 mAs). Die Kriterien für eine RSA-Analyse waren hier bei einem guten bis zufriedenstellenden Bildeindruck erfüllt. *Zusammenfassung:* Diese Untersuchung zeigte erstmalig, daß eine Reduktion des Flächen-Dosis- Produktes um circa 82% im anterioren und um circa 85% im lateralen Strahlengang bei gutem bis zufriedenstellendem Bildeindruck und erfolgreicher RSA-Analyse möglich ist. Die *digitale* Radiographie bietet zusätzlich die Möglichkeit der Nachverarbeitung sowie der Einbindung in digitale Kommunikations- und Speichersysteme (PACS).

Die Wertigkeit der 3D rekonstruierten Computertomographie zur Klassifikation von Acetabulumfrakturen

G. Hartung[1], CH. Grüning[1], R. Kickuth[2], J. Kirchner[2] und G. Hohlbach[1]

[1] Chirurgische Klinik, Marienhospital Herne, Hölkeskampring 40, 44625 Herne
[2] Klinik für Diagnostische Radiologie und Nuklearmedizin, Universitätsklinik der Ruhr-Universität Bochum

The Importance of 3D Reconstructed Computertomography for the Classification of Acetabula Fracture

Einleitung: Die radiologische Analyse bildet den Schlüssel zur Beurteilung einer Acetabulumfraktur. Die exakte Klassifikation, welche nach JUDET und LETOURNEL vorgenommen wird, verlangt die genaue radiologische Darstellung der Frakturlinien und eventueller Begleitverletzungen zur Festlegung der typgerechten Behandlungsstrategie. Bei komplexen skelettalen Strukturen wie dem Becken haben konventionelle Röntgenaufnahmen oftmals einen limitierten diagnostischen Wert aufgrund des Summationsbildes. Für die Therapieentscheidung und die Operationsplanung bei Acetabulumfrakturen wird von der Bildgebung die Festlegung des Frakturtyps, die exakte Rekonstruktion des Acetabulums und die räumliche Zuordnung der Fragmente gefordert. Als Goldstandard wird daher von den meisten Autoren die Computertomographie angesehen, da sie eine höhere Treffsicherheit bezüglich der genannten Kriterien gegenüber der konventionellen Röntgenaufnahme besitzt. Aufgrund moderner Weiterentwicklungen der CT, wie Spiral- CT und 3D-Bildbearbeitung, ergeben sich bislang ungeahnte Darstellungsmöglichkeiten des Skelettsystems. Mehrere Arbeitsgruppen beschäftigen sich daher mit der Frage, ob die zusätzlich möglichen Darstellungen der Acetabulumfraktur eine sinnvolle Ergänzung zur Diagnostik und Therapieplanung darstellen, oder als technische ‚Spielerei' anzusehen sind. *Untersuchungsgut und Methodik:* Zur exakten Klassifikation von Acetabulumfrakturen wurden die axiale Spiral - Computertomographie und die 3D - rekonstruierte Computertomographie am Schweineknochenmodell verglichen. Jeweils zwei Radiologen und zwei Chirurgen, die aufgrund ihres Tätigkeitsfeldes als spezialisierte bzw. nicht spezialisierte Untersucher angesehen werden, analysierten unabhängig voneinander die angefertigten Röntgendarstellungen von zuvor an 32 Schweineknochenmodellen gesetzten Acetabulumfrakturen. Die Auswertung nach Sensitivität, Spezifität, positiver und negativer Vorhersagewert wurden mittels ROC-Analyse durchgeführt, um sichere als auch unsichere Befunde mit in die Analyse aufzunehmen. *Ergebnis:* In der Untersuchergruppe Radiologie unterschieden sich die diagnostischen Verfahren nicht signifikant voneinander, jedoch wurden mit der 3D-rekonstruierten Computertomographie die besten Ergebnisse erzielt. In der Untersuchergruppe Chirurgie zeigte sich die 3D-rekonstruierte Computertomographie der axialen Computertomographie signifikant bezüglich der diagnostischen Aussagekraft zur Frakturklassifikation überlegen. Nur in der 3D-rekonstruierten Computertomographie konnte die chirurgische Untersuchergruppe annähernd gleich gute Ergebnisse wie die radiologische Untersuchergruppe erzielen. *Fazit:* Die 3D-rekonstruierte Computertomographie stellt das Verfahren mit der höchsten diagnostischen Aussagekraft zur Klassifikation der Acetabulumfraktur dar. Insbesondere für den in der radiologischen Schnittbilddiagnostik nicht spezialisierten Untersucher kann mit der 3D-rekonstruierten Computertomographie die annähernd gleiche diagnostische Treffsicherheit wie bei den radiologisch tätigen Untersuchern erreicht werden.

Lokale Vancomycin-Hochdosis-Therapie bei Therapie-refraktärer Osteomyelitis

F. G. Huber, M. A. Scherer und S. von Gumppenberg

Abteilung für Unfallchirurgie, Chirurgische Klinik und Poliklinik, Klinikum rechts der Isar, Technische Universität München, Ismaninger Straße 22, 81675 München

Local Vancomycin High Dose Therapy with Therapy-Refractury Ostermyelitis

Zielsetzung: In dieser prolektiven Studie soll 1.) die lokale Freisetzungskinetik von Gentamicin und Vancomycin, 2.) die systemische Verträglichkeit und Arzneimittelsicherheit, 3.) die Art und Häufigkeit von Erregerwechseln unter lokaler Antibiose, und 4) die kurz- und mittelfristige Wirksamkeit dieser adjuvanten Antibiotikum-Applikation untersucht werden. *Material und Methoden:* Als Einschlusskriterien galten bei den 19 Patienten eine klinisch, laborchemisch und mikrobiologisch gesicherte, therapierefraktäre Osteomyelitis durch Problemkeime und die einmalige, lokale Anwendung eines Gentamicin-Kollagenschwammes in Kombination mit Vancomycin in Pulverform, bei 12 Patienten handelte es sich um chronische Krankheitsverläufe mit einer durchschnittlichen Dauer von 35 Monaten (Spannweite 3 – 252, Median 14 Monate) mit durchschnittlich 3,3 vorhergehenden stationären Behandlungsepisoden und 6,4 Revisionseingriffen. Adjuvant zur üblichen operativen Therapie wurde mindestens ein Gentamicin-Kollagenschwamm (Median 240 mg) und Vancomycin in Pulverform (Median 1000 mg) appliziert (Dosis Gentamicin 3,2 mg/kg KG, Vancomycin 13,2 mg/kg KG). Postoperativ wurden serielle Mikrobiologie- und Wirkstoffspiegelbestimmungen dokumentiert und bei zusätzlicher intravenöser Therapie mit Vancomycin auch die Serumspiegel erfasst. Als Kriterien der Infektberuhigung galten das Fehlen der klassischen klinischen Infektionszeichen (Überwärmung, Rötung, Schwellung, Schmerz und eingeschränkte Funktion), negatives Keimwachstum in mindestens zwei seriellen mikrobiologischen Untersuchungen vor Entlassung, rückläufige Tendenz laborchemischer Infektionsparameter sowie eine Körpertemperatur unter 37,5° Celsius. *Ergebnisse:* Während der mittleren stationären Aufenthaltsdauer (41,6 Tage) wurden durchschnittlich 3,6 chirurgische Eingriffe erforderlich. Bei Entlassung waren alle Infektparameter gegenüber den Aufnahmewerten rückläufig. Im postoperativen Monitoring überschritten weder die Serumwirkstoffspiegel für Gentamicin noch für Vancomycin die systemisch-toxische Konzentration von respektive 10 bzw. 40 mg/L. Auf die lokale Antibiose zurückzuführende Nebenwirkungen wurden nicht beobachtet. Bei 55% der Patienten handelte es sich um Mischinfektionen, bei 40% der Patienten fanden im Rahmen der stationären Behandlung (in = 68 Eingriffe) ein bis drei Erregerwechsel statt. Bei 89% der Patienten waren die mikrobiologischen Abstriche bei Entlassung steril (2,7 sterile Abstriche). Insgesamt gelang bei 67% (12/18) der Patienten die mittel- oder langfristige Infektberuhigung. Die fünf poststationären Infektrezidive traten durchschnittlich nach 11,2 Monaten auf. Es gelang eine protrahiert hohe, lokale Wirkstoffreisetzung, sie liegt in den ersten vier bis sechs Tagen um das durchschnittlich 15- bis maximal 60-fache über dem parenteral maximal zulässigen, systemisch-toxischen Grenzwert. *Schlußfolgerung:* Die modifizierte Anwendung von Vancomycin in Pulverform in Verbindung mit einem gentamicinhaltigen Kollagenschwamm hat sich durch supramaximale Wirkstoffkonzentrationen auch bei Problemkeimen als therapeutisch überwiegend wirksam erwiesen. Systemische Nebenwirkungen oder die Selektionierung resistenter Erregerstämme wurde nicht beobachtet. Bei persistierender, therapierefraktärer Osteomyelitis durch intermediär oder multiresistente, gram-positive Erreger stellt der Einsatz dieser lokalen Antibiose daher eine valide Bereicherung der wenigen verbliebenen Therapieoptionen dar.

Palmar dislozierte Luxation des Os lunatum – Analyse zweier Fälle

J. Isenberg, A. Prokop, J. Andermahr und H. J. Helling

Klinik und Poliklinik für Unfall-, Hand- und Wiederherstellungschirurgie, Universität zu Köln, Joseph-Stelzmann-Straße 9, 50924 Köln

Palmar Dislocated Luxation of the Oslunatum – Analyses of Two Case Studies

Dislozierte Luxationsverletzungen des Os lunatum sind sehr selten. Zwischen dem 01.01.1986 und dem 01.10.2001 wurde die Diagnose unter 19.534 stationären Behandlungen bei vier männlichen mehrfachverletzten bzw. polytraumatisierten Patienten (33, 36, 37, 62 Jahre) gestellt. Die Lunatumluxation machte 5% der operativ behandelten Luxationen und Luxationsfrakturen der Handwurzel aus. Ursächlich war jeweils ein Sturz aus großer Höhe auf die dorsal extendierte Hand, in einem Fall ein Motorradsturz. Analysiert wird jeweils eine dislozierte Lunatumluxation nach dem Sturz eines jungen Handwerkers aus sieben Metern Höhe und eines polytraumatisierten Motorradfahrers. Bei der unmittelbar über einen palmaren Zugang durchgeführten offenen Reposition wurde der eingeblutete Karpaltunnel revidiert, das ligamentär gelöste Os lunatum reponiert, identifizierbare palmare Bandstrukturen durch direkte Naht bzw. mittels Nahtanker versorgt und die Reposition mit einer K-Draht-Transfixation gesichert. Im Intervall durchgeführte Computertomographien gaben Auskunft über das Repositionsergebnis und Begleitverletzungen (Subluxation distales Radioulnargelenk). In einem Fall verhinderte eine Weichteilinfektion die dorsale Bandrekonstruktion. Abschließend wurde trotz konsequenter Nachbehandlung und gutem funktionellem Ergebnis eine ligamentäre Insuffizienz in den Funktionsaufnahmen nachgewiesen. Kernspintomographisch wurde ein ischämischer Defekt des Os lunatum ausgeschlossen. Im Fall der zweizeitig durchgeführten dorsalen Rekonstruktion wurde anhaltende Stabilität bei zufriedenstellendem funktionellem Ergebnis erreicht. Hier kam es jedoch sekundär zu einem ischämischen Kollaps des proximalen Karpus. *Schlußfolgerungen:* Der palmar dislozierte Luxation des Lunatum liegt eine erhebliche Gewalteinwirkung zugrunde. Begleitverletzungen sind wahrscheinlich. Die offene Reposition erfolgt notfallmäßig von palmar. Zusätzlich ist eine dorsale Rekonstruktion ist erforderlich. Die Sicherung der Reposition erfolgt durch Transfixation und im ‚Kahnbein'-Cast für sechs Wochen. Gefährdet wird das Ergebnis durch ligamentäre Insuffizienz und ischämische Defekte.

Behandlungsstrategie bei Frakturen der Mittelhand

A. Ishida, E.-M. Baur, G. Fromberg und A. Schmidt

Abteilung für Plastische-, Hand- und Mikrochirurgie, BG-Unfallklinik Murnau, Prof.-Küntscher-Straße, 82418 Murnau

Treatment Strategy with Fractures of the Metacaspus

Mittelhandknochenfrakturen gehören zu den häufigsten Verletzungen der Hand und werden nicht selten bezüglich ihrer möglichen Auswirkungen auf die Handfunktion unterschätzt. Es ist zu bedenken, daß die Grundgelenke die wichtigste mobile Einheit der Langfinger darstellen und somit auch entsprechender Aufmerksamkeit und Sorgfalt, d.h. der möglichst exakten Rekonstruktion, bedürfen. Die Mm interossei wirken funktionell auf die Grundgelenke bei der Beugung und der Ab- bzw. Adduktion. Auf die Interphalangealgelenke haben sie in Flexionsstellung des MP-Gelenkes eine Streckwirkung. Eine erhebliche Störung dieser Feinjustierung der Kräfte kann durch Mittelhandknochenfrakturen besonders im Köpfchen-, Hals- und Schaftbereich ausgelöst werden. Somit sind nicht nur Mehrfachfrakturen der Hand, sondern häufig auch isolierte Frakturen der Mittelhand eine Indikation zur osteosynthetischen Versorgung. Nur so kann eine Ruhigstellung besonders der zu hartnäckigen Einsteifungen neigenden Grundgelenke vermieden werden. Die sofortige Mobilisierung der Grundgelenke sollte immer das oberste Ziel sein bei der Indikationsstellung zur operativen Behandlung eines Mittelhandbruches. Mit Ausnahme z.B. eines nicht dislozierten Bruches der Basis des 4. MHK wäre für jeden auch isolierten gebrochenen Mittelhandknochen die osteosynthetische Versorgung von Vorteil – vorausgesetzt, dem Operateur stehen alle derzeit gängigen Materialien zur Verfügung! Als osteosynthetische Verfahren sind zu nennen: Kirschnerdrähte, intraossäre Drahtnähte, Schrauben und Platten sowie der Fixateur extern, allein oder in Kombination. Richtig eingesetzt, hat jedes Material seinen Platz in der Versorgung von Handverletzungen, aber auch seine Tücken. So erlaubt die KD-Osteosynthese keine Kompression und birgt damit ein erhöhtes Pseudarthrosenrisiko in sich. Vorteilhaft ist die allgemeine Verfügbarkeit, die niedrigen Kosten und unter Umständen das geringe Weichteiltrauma. Eine gute Indikation für den K-Draht ist z.B. die quere Transfixation des reponierten gebrochenen, mit den benachbarten intakten Mittelhandknochen. Die intraossäre Drahtnaht ermöglicht eine gewisse Kompression, damit bessere Stabilität und Frühmobilisierung. Die Drahtnaht kommt gelegentlich zur Anwendung bei Köpfchenfrakturen und in allen Fällen, in denen keine ausreichend feinen Platten und Schrauben zur Verfügung stehen – dann meist in Kombination mit K-drähten. Platten- und Schraubenosteosynthesen mit Titanminiimplantaten sind teurer, erfordern eine zusätzliche Weichteilmobilisierung und sind technisch aufwendiger. Die optimale Stabilität und damit die Möglichkeit, alle benachbarten Fingergelenke sofort zu bewegen, die gute Verträglichkeit des Materials und das Wegfallen der Notwendigkeit der Metallentfernung wiegen die vorgenannten Nachteile auf. Der Fixateur extern ist nicht selten Retter in der Not wenn extreme Trümmerfrakturen zu versorgen sind, bei denen auch das reichhaltigste Titanimplantatsortiment keine sinnvolle Stabilisierung erlaubt bzw. eine Frakturfreilegung den letzten Rest noch vorhandener Durchblutung zerstören würde. Der Fixateur stellt die Trümmerzone ruhig, überbrückt Knochendefekte, wo ein sofortiger Knochenspantransfer zu riskant wäre, erlaubt aber die Frühmobilisierung der restlichen Hand.

Ziel einer jeden Behandlung ist die Wiederherstellung der normalen Form und Funktion der verletzten Region. Dafür ist eine möglichst am 1. post-op Tag beginnende Ergo- und Physiotherapie erforderlich. Die Herausforderung für den Operateur von Mittelhandfrakturen ist die optimale Auswahl und Mischung der genannten Osteosynthesen für jeden Einzelfall. Platten- und Schraubenosteosynthesen erlauben aber in den meisten Fällen die bestmögliche Stabilität und damit Frühmobilisierung und stellen daher bei uns den Routinefall der Behandlung eines Mittelhandknochenbruches dar.

Korrektur bis Redaktionsschluss nicht eingegangen.

Die monosegmentale Instrumentation und Fusion instabiler Verletzungen der thorakolumbalen Wirbelsäule

A. J. Junge, T. von Garrel, A. Krueger und L. Gotzen

Klinik für Unfall-, Wiederherstellungs- und Handchirurgie, Philipps-Universität Marburg, Baldingerstraße, 35033 Marburg

The Monosegmental Instrumentation and Fusion of Instabile Injuries of the Thoraco-Lumbal Spinal Column

Einleitung: In der dorsalen Instrumentation instabiler Wirbelsäulenverletzungen ist die bisegmentale Spondylodese mit dem Fixateur interne zum Standardverfahren geworden. Die Indikation zum monosegmentalen Vorgehen unter Aussparung unverletzter Bewegungssegmente konnte in den letzten Jahren durch sorgfältige präoperative Planung und leistungsfähigere Implantate erweitert werden. *Material und Methode:* Voraussetzung für ein monosegmentales Vorgehen ist der sichere Nachweis einer auf ein Bewegungssegment begrenzten Verletzung. Insbesondere muß eine präzise Aussage bezüglich der Mitbeteiligung der Bandscheibe sowie der ligamentären Strukturen gemacht werden, wozu CT und MRT erforderlich sind. Die Instrumentation wurde immer mit einer dorsalen interspinalen und interlaminären Spongiosaplastik kombiniert, seit Anfang 1993 zusätzlich mit einer transpedikulären Spongiosaplastik. In den Jahren 1991 bis 1998 wurden 92 monosegmentale Spondylodesen mit dem MSF vorgenommen. An Verletzungsformen fanden sich Keilkompressionsfakturen, inkomplette Berstungsfrakturen, Flexions-/Distraktionsverletzungen sowie eine Luxationsfraktur. Das Gros der Verletzungen war im Bereich des thorakolumbalen Übergangs lokalisiert. 61 Patienten, 37 Männer und 24 Frauen mit einem Durchschnittsalter von 39 Jahren, konnten mittlerweile klinisch und radiologisch nachuntersucht werden. Die Nachuntersuchung erfolgte durchschnittlich 27 Monate nach dem Eingriff. Zu diesem Zeitpunkt war bei 39 Patienten das Implantat bereits wieder entfernt. *Ergebnisse:* 29 Patienten waren völlig beschwerdefrei, 23 weitere litten lediglich unter Wetterfühligkeit oder diskreten Beschwerden bei stärkerer körperlicher Belastung. 9 Patienten klagten über stärkere Beschwerden auch bei leichterer körperlicher Belastung oder in Ruhe. Die Analyse der Beweglichkeit ergab Normalwerte. Der Kyphosewinkel nach Cobb änderte sich von präoperativ 16,7° über 5,4° direkt postoperativ auf 8,5° zum Zeitpunkt der Nachuntersuchung. An Komplikationen traten 2 Infekte auf, die die Entfernung der dorsalen Spongiosa erforderlich machten, sowie 2 sekundäre Schraubendislokationen, die einmal die operative Revision erforderten. Bei einer 16jährigen Patientin kam es zu einem deutlichen Korrekturverlust, so daß die dorso-ventrale Korrekturspondylodese notwendig wurde. *Schlußfolgerungen/Diskussion:* Bei sorgfältiger Indikationsstellung lassen sich monosegmentale Fusionen erfolgreich und sicher durchführen. Die Indikation zum monosegmentalen Vorgehen konnte erweitert werden, so daß die Versteifung unbeteiligter Bewegungssegmente zunehmend vermieden werden kann und die funktionellen Einbußen minimiert werden können.

Der Softcastschuh in der Behandlung frischer fibularer Bandrupturen – eine prospektive randomisierte Studie zu Lebensqualität, klinischem Outcome und Kosten

A. Junge, S. Wilke, G. Böhringer und L. Gotzen

Klinik für Unfall-, Wiederherstellungs- und Handchirurgie, Philipps-Universität Marburg, Baldingerstraße, 35033 Marburg

The Soft Cast Shoe in the Treatment of Fresh Fibula Desmorrhexis – a Prospective Randomized Study to Life Quality, Clinical Outcome and Costs

Zielsetzung: Die immobilisierende Therapie ist bei frischen fibularen Bandrupturen Methode der Wahl. Verwendet werden verschiedenen Arten von Schienen, in unserer Klinik ist die CaligaLoc-Schiene Standard. Mit dem Softcast steht ein semirigider Kunsstoffgips zur Verfügung, der einfach anwendbar ist und sich durch verbesserten Tragekomfort auszeichnen soll. In der folgenden Studie sollten die Ergebnisse nach Behandlung mit dem Softcast versus CaligaLoc-Schiene hinsichtlich funktionellem Ergebnis, Lebensqualität und Kosten verglichen werden. *Material und Methoden:* Zwischen Mai 1999 und September 2000 wurden in einer prospektiven Studie 100 Patienten mit klinisch und radiologisch gesichertem Erstereignis einer fibularen Bandruptur nach Einholung des informed consent randomisiert der Behandlungsgruppe mit dem Softcastschuh bzw. mit der CaligaLoc-Schiene zugeteilt. Die Ruhigstellung erfolgte jeweils für 6 Wochen. Klinische Kontrollen erfolgten nach einer, 6 und 12 Wochen. Fragebögen zur Lebensqualität wurden wöchentlich ausgefüllt. Die abschließende Funktionsanalyse erfolgte nach dem Score von Kaikkonen. *Ergebnisse:* Hinsichtlich Alter, Geschlecht und der übrigen demographischen Daten waren beide Studiengruppen identisch. Es fanden sich keinerlei signifikante Unterschiede in beiden Studiengruppen im Verlauf hinsichtlich Schmerzen, Dauer der Arbeitsunfähigkeit, Einschränkung durch die Behandlung im täglichen Leben sowie allgemeine Akzeptanz der Behandlung. Unterschiede in der Lebensqualität fanden sich ebenso wenig wie hinsichtlich der Komplikationen. Bei der Kostenanalyse fand sich ein hochsignfikanter Vorteil für die Behandlung mit dem Softcast-Schuh (39 ± 51 DM versus 353 ± 90 DM Materialkosten, $p < 0{,}0001$ im zweiseitigen t-Test). *Diskussion:* Bei identischen Ergebnissen sowohl hinsichtlich des funktionellem Outcomes sowie der Lebensqualität und der Komplikationen stellt die Behandlung frischer fibularer Bandrupturen mit dem Softcast-Schuh eine hochsignifikant kostengünstigere Behandlung im Vergleich zu den etablierten Schienenruhigstellungen dar. In den Zeiten knapper werdender Ressourcen ist daher die Behandlung fibularer Bandrupturen mit dem Softcast-Schuh in unserer Klinik Standard geworden und kann uneingeschränkt empfohlen werden.

Probleme und Fallstricke bei der Einführung der CT- und C-Arm-gestützten navigierten Hüftprothetik

St. Klima, R. Hube, M. Hildebrand und W. Hein

Klinik für Orthopädie, Martin-Luther-Universität Halle-Wittenberg, Magdeburger Straße 22, 06112 Halle

Problems and Traps with the Introduction of CT and C-Arm Assisted Navigated Hip Prosthesis

In unserer Einrichtung werden jährlich etwa 350 primäre Hüftprothesenimplantationen durchgeführt. Besonders bei der verhältnismäßig hohe Zahl von Patienten mit Hüftdysplasie ist die Navigation bei der Pfannenimplantation von Vorteil. Wir nutzen sowohl das CT- als auch das C-Arm-gestützte System der Fa. MEDIVISION.

Die ersten 30 Operationen beider Vorgehensweisen wurden bezüglich der Fehlerquellen analysiert. Es kam erwartungsgemäß zu zahlreichen kleineren Problemen, schwerere Probleme hatten erheblichen Einfluß auf den Operationsablauf. Von den 30 geplanten CT-basierten Operationen konnten 24 erfolgreich navigiert durchgeführt werden. Die Operationszeit verlängerte sich durch die Navigation um durchschnittlich 23 Minuten bei den ersten 10 auf 17 Minuten bei den letzten 10 Operationen dieser Serie. Die präoperative Planung am Computer nahm durchschnittlich 41 Minuten (ohne Ladezeiten) in Anspruch. Es kam zu folgenden schwerwiegenden Problemen:

1. Inkompatibilität der Speichermedien (Planungs- und Transfer-MOD)
2. zu lange Ladezeiten der MOD im Op-Saal (über 20 min)
3. 2× Systemabsturz im Operationssaal bei unsachgemäßer Bedienung
4. 1× Kabelriß im Operationssaal
5. 1× Steckerdefekt im Operationssaal
6. 2× Lockerung der Referenzschraube
7. 1× Referenzschraube perforiert Acetabulum

Bei der C-Arm-gestützten Navigation verlängerte sich die Operationszeit um durchschnittlich 14 Minuten bei den ersten 10 auf 9 Minuten bei den letzten 10 Operationen dieser Serie. Eine präoperative Planung ist nicht erforderlich. Alle Operationen wurden erfolgreich navigiert durchgeführt. Es kam zu folgenden schweren Problemen:

1. 1× Kabellockerung am Stecker
2. 1× Lockerung der Referenzschraube

Bei Beachtung der Fehlerquellen und technischer Weiterentwicklung des Systems ist die Einführung der Navigation am Acetabulum für den operativen Routineeinsatz bei normaler und dysplastischer anatomischer Situation am Becken problemlos. Der Datentransfer CT – Planungsstation – Operationseinheit bei der CT-gestützten Navigation nimmt zusätzliche Zeit in Anspruch und birgt eigene Fehlerquellen.

Das Hüftprothesensystem Trilogy/Mayo – Planung, Operation, Nachbehandlung

St. Klima, U. Schietsch und W. Hein

Klinik für Orthopädie, Martin-Luther-Universität Halle-Wittenberg, Magdeburger Straße 22, 06112 Halle

The Hip Prosthesis System Trilogy/Mayo – Planning, Operation Aftercare

Konventionelle Videotapes als Operationsanleitung können im Zeitalter der digitalen Medien den Erwartungen der Chirurgen kaum noch gerecht werden. Gefordert werden heute schnell verfügbare und *komplexe* Informationen zu einem Thema für den Operateur, den Assistenten, das Op-Personal und für beteiligtes Personal (Physiotherapie, Radiologie und die Industrie).

Die vorliegende CD-Rom zum Thema der Implantation eines Hüftprothesensystems berücksichtigt alle Forderungen der modernen Kommunikation und handelt die Thematik komplex ab:

1. Philosopie des Prothesensystems
2. Materialeigenschaften und Tribologie
3. Indikationen und Kontraindikationen
4. Bestimmung der Größe der Implantate
5. Instrumente und deren Gebrauch während der Operation
6. Planung der Operation einschl. Planungsfolien
7. Die Operation
8. Nachbehandlung
9. Bestellübersicht der Implantate

Die CD-Rom ist im html-Format erstellt und so auf beinahe jedem modernen PC lesbar. Integrierte Videobeiträge verlangen das weitverbreitete Quicktime.

Neben der CD-Rom ist die Verfügbarkeit der Informationen auch über das Intranet der Klinik möglich. Eine sinnvoller Informationsaustausch im Internet ist in Zukunft realistisch, scheitert aber heute noch an der zu geringen Bandbreite der Netzwerkverbindungen.

Ein Vorteil der digitalen Technik zu konventionellen Medien besteht zweifelsfrei an der Möglichkeit der schnellen Aktualisierung des Inhalts.

Lysinurethandimethacrylat (LUDM) – eine neue Generation von aminosäurebasierten Monomeren für Knochenzement und Rekonstruktion von Hartgeweben

U. Kneser[1], E. Müh[2], J. Zimmermann[2], D. J. Schaefer[1], R. Mühlhaupt[2] und G. B. Stark[1]

[1] Abteilung für Plastische und Handchirurgie, Chirurgische Universitätsklinik Freiburg, Hugstetter Straße 55, 79106 Freiburg

[2] Institut für Makromolekulare Chemie und Freiburger Materialforschungszentrum FMF der Albert-Ludwigs-Universität, Freiburg

Lysin Urethan Dimethacrylat (LUDM) – a New Generation of Lysine Aminopeptiden-Based Monomers for Bone Cement and Reconstructuion of Hard Tissue

Zielsetzung: Knochenzemente auf Acrylatbasis sind klinisch etablierte Materialien. Ihre Anwendung ist jedoch mitunter durch Fremdkörperreaktionen, Volumenschwund und eine stark exotherme Aushärtungsreaktion limitiert. Wir haben einen neuartigen aminosäurebasierten Acrylatzement entwickelt, der quervernetzt aushärtet. Dieses System hat eine geringere härtungsbedingte Schrumpfung und Polymerisationswärme, aufgrund des hohen Lysinanteils ist des weiteren eine verbesserte Biokompatibilität zu erwarten. In der vorliegenden Studie wurden die Materialparameter des LUDM-Systems sowie das Wachstumsverhalten von primären humanen Osteoblasten auf ausgehärtetem LUDM untersucht. *Material und Methoden:* LUDM wurde durch die Addition von Hydroxymethylmethacrylat (HEMA) an Lysindiisocyanat (LDI) synthetisiert. Das Bismethacrylat wurde mit FT-IR sowie ^{1}H und ^{13}C NMR Spektroskopie charakterisiert. Das Monomer wurde mittels Photopolymerisation ausgehärtet. Einige Proben wurden vor der Polymerisation mit bis zu 30 Vol% Hydroxyapatit (HA) (Partikelgröße 10 μm) versetzt. Primäre humane Osteoblasten aus Beckenkammspongiosa wurden durch eine Spültechnik isoliert und in zweidimensionaler Zellkultur unter Standardbedingungen vermehrt. Osteoblasten wurden in einer Dichte von 20000 Zellen/cm^2 auf ausgehärtete LUDM-Proben oder LUDM/HA Proben ausgesiedelt. Die besiedelten Proben wurden über 4 Tage in einem Osteoblastendifferenzierungsmedium kultiviert. Morphologie (Phasenkontrast und Elektronenmikroskopie (SEM)) sowie alkalische Phosphataseaktivität der Zellen wurden evaluiert und mit Standard-2D-Kulturen verglichen. *Resultate:* Das Monomer ließ sich mit UV Licht nach Zugabe eines Initiators zuverlässig polymerisieren. Der Volumenschwund bei der Polymerisation betrug 8.5% und konnte durch die Zugabe von HA deutlich gesenkt werden. Der Elastizitäts- und Biegungsmodul stiegen mit steigendem HA-Gehalt von 3740 auf 5250, beziehungsweise von 2020 auf 3690. Ausgehärtetes LUDM quoll in phosphatgepufferter Kochsalzlösung (PBS) und nahm über 30 Tage 4.2 Gew% an Wasser auf. Nach 30 Tagen in PBS ließ sich ein Trockengewichtsverlust von 3% feststellen, dies deutet auf einen langsamen hydrolytischen Abbau des Polymers hin. Primäre Osteoblasten adhärierten gut auf dem Polymer (SEM) und zeigten über den Versuchszeitraum im Phasenkontrast eine typische Morphologie. Die Expression der alkalischen Phosphatase war nach Induktion mit Differenzierungsmedium vergleichbar mit zweidimensionalen Kontrollkulturen. *Zusammenfassung:* Die Ergebnisse zeigen, daß LUDM bezüglich in vitro-Adhärenz und Differenzierung von Osteoblasten vorteilhafte Eigenschaften hat. Seine geringe Schrumpfung und Wärmeentwicklung bei der Polymerisation sowie die hohe Stabilität lassen an einen Einsatz als neuartigen Knochenzement, insbesondere in Verbindung mit HA-Partikeln, denken. Für weitere Anwendungen scheint eine lichtunabhängige Polymerisierung, zum Beispiel durch Redoxsysteme, vorteilhaft. Derzeit werden Studien zur Integration von LUDM-Zement in Kalottendefekte in einem Rattenmodell durchgeführt. Für zukünftige Anwendungen sind neben reinen LUDM-Zementen auch Mischungen aus herkömmlichen Methacrylaten und LUDM denkbar. Dies würde die Herstellung von Knochenzementen mit an den jeweiligen Anwendungszweck angepaßten Materialeigenschaften erlauben.

Tissue Fleece: eine klinisch etablierte Biomatrix eröffnet neue Perspektiven für das Forschungsfeld Tissue Engineering

T. K. Kofidis[1,2,3], R. Leyh[1,2,3], S. Fischer[1], P. Akhyari[1,2], J. Boublik[1,2], B. Wachsmann[1,2], K. Müller-Stahl[1,2], A. Lenz[1,2] und A. Haverich[1,2,3]

[1] Abteilung für Thorax-, Herz- und Gefäßchirurgie, Medizinische Hochschule Hannover, Carl-Neuberg-Straße 1, 30625 Hannover
[2] Leibniz Laboratorien für Biotechnologie und Artifizielle Organe
[3] ARTISS (Artificial Tissues)

Tissue Fluce: A Clinical Established Biomatrix Opens New Perspectives for the Research Field Tissue Engineering

Zielsetzung: Es sind bereits einige Matrizes zur in vitro Gewebezüchtung zum Einsatz gekommen. Die meisten davon sind durch Einschränkungen gekennzeichnet, wie inadequate mechanische Eigenschaften, Verfügbarkeit und die Biokompatibilität. Erstmals weltweit stellen wir hier eine klinisch bereits im Einsatz befindliche Biomatrix, die aus Kollagen Typ I besteht, als Hemostaticum benützt wird und neuartige Eigenschaften aufweist. *Material and Methoden:* Neonatale Rattenkardiomyozyten wurden in Tissue Fleece® (Baxter Hyland Immuno, Heidelberg, Germany) gegossen. Die 3D Konfiguration sowie der ultrastrukturelle Aufbau wurden histologisch, bzw. elektronenmikroskopisch überprüft. Protein- und mRNA-Analysen wurden aus dem bioartifiziellen Herzgewebe gewonnen. Kontraktilitäts- und Elastizitätsmessungen wurden in jeweils neuartigen Apparaturen durchgeführt. *Ergebnisse:* Es resultierte eine spontan kontraktile, homogen besiedelte Biomatrix. Die mikroskopischen Studien ergaben interzelluläre sowie Zell-Kollagenfibrilen Verbindungen. Die 2D-Elektrophorese und die RT-PCR zeigten kardiotypische Proteine (actin, tropomyosin, CK, ventricular light chain) sowie m-RNA (myosin heavy chain, Connexin 43). Die Elastizität des bioartifiziellen Myokardgewebes war der des nativen Myokards vergleichbar. Der Zusatz von Adrenalin, Ca sowie die Vordehnung des bioartifiziellen Myokardgewebes führte zum signifikanten Anstieg der Kontraktionskraft. *Zusammenfassung:* Auf der Basis einer kostengünstigen, biokompatiblen und klinisch breit eingesetzten und bisjetzt wissenschaftlich ‚dormanten' Biomatrix, entwickelten wir bioartifizielles Myokardgewebe und stellen ein innovatives in vitro Modell für die Herstellung soliden Gewebes und die Entwicklung neuartiger Co-kultursysteme.

Korrektur bis Redaktionsschluss nicht eingegangen.

Telekonsil – Vorteile und Probleme am konkreten Beispiel

M. T. J. Mohr, T. Lange, T. Schall, M. Nerlich

Abteilung für Unfallchirurgie, Klinikum der Universität Regensburg, Franz-Josef-Strauss-Allee 11, 93053 Regensburg

Tele Counsil – Advantages and Problems by Concrete Example

Zielsetzung: Im ostbayerischen Raum werden seit 1995 erfolgreich Telekonsile durchgeführt. Bisher fehlte es jedoch an einer umfassenden Evaluation und Analyse der Probleme bei der

Anwendung dieser Telekonsultationen. An mehreren exemplarischen Kasuistiken werden die Vorteile und Probleme im allgemeinen Umgang mit Telekommunikationssystemen aufgezeigt. Dabei werden speziell das Vorgehen und die dabei auftretenden technischen Unwegsamkeiten im Umgang mit dieser Systemen aufgezeigt. Ferner werden die resultierenden Einflüsse auf den konsekutiven therapeutischen Entscheidungsprozess untersucht. *Material und Methoden:* Während der ersten Hälfte des Jahres 2001 waren im Telemedizinnetz Ostbayern 261 Telekonsultationen durchgeführt worden. Davon fielen 26 auf Notfälle, 103 auf Fragen zur Diagnostik, 128 auf Fragen zur Zweitmeinung und 4 auf Expertenmeinungen zu seltenen Krankheitsbildern. Zum Zweck der Problemanalyse wurden an die Partner des Telemedizinnetzes Fragebögen verteilt. Auswertungsgrundlage stellen die Antworten von 35 der 55 Partnern dar. *Resultate:* In nur 10 Fällen wurde ein reibungsloser Betrieb des Systems angegeben; in 2 Fällen wurden nicht vorhandene geeignete Gesprächspartner genannt; in 4 Fällen funktionierte die Software nicht einwandfrei; 7 Partner gaben explizit Probleme mit der Hardware (Videokonferenz-Karte, Video-Kamera, ISDN-Wählleitung) an. 6 Partner kritisierten eine unzureichende Schulung im Umgang mit dem System und monierten diesbezüglichen Nachholbedarf. Die weitergehende Auswertung zeigte, dass sich viele der genannten Probleme durch ein verbessertes Zusammenspiel von Hard- und Software sowie durch intensivere Schulungsmassnahmen vermeiden lassen würden. *Zusammenfassung:* Telemedizin besitzt ein erhebliches, noch ausbaufähiges Potential zur Optimierung der Qualität von medizinischer Versorgung in Diagnostik und Therapie und dadurch der Lebensqualität des einzelnen Patienten, speziell in ländlichen Gebieten mit geringerer Arztdichte und weniger Expertenerfahrung. Erhebliche Anstrengungen zur Verbesserung von Anwenderschulung und -freundlichkeit sind jedoch noch notwendig, um die generelle Akzeptanz der eingesetzten Systeme aufrechtzuerhalten oder zu erhöhen.

Haben präklinische Maßnahmen einen Effekt auf das Outcome schwerverletzter Patienten?

F. Lefarth[1], D. Liebler[1,2], R. Lefering[2], B. Bouillon[1], E. Neugebauer[2] und A.G. Polytrauma der DGU

[1] Chirurgische Klinik Köln-Merheim, II. Chirurgischer Lehrstuhl der Universität zu Köln
[2] Biochemische und Experimentelle Abteilung, II. Chirurgischer Lehrstuhl, Universität zu Köln, Ostmerheimer Straße 200, 51109 Köln

Do Preclinical Measures Have an Effect on the Outcome of Seriously Injured Patients

Einleitung: Die Effektivität präklinischer Massnahmen bei schwerverletzten Patienten wird international kontrovers diskutiert. In Deutschand wird die Stabilisierung der Vitalfunktionen am Unfallort als Standard gelehrt, wohingegen in den USA die Transportpriorität ‚scoop and run' favorisiert wird. Ziel der Arbeit war es, die Effektivität der präklinischen Stabilisierungsmaßnahmen bei schwerverletzten Patienten mit Hilfe des Traumaregisters der Deutschen Gesellschaft für Unfallchirurgie zu prüfen. *Methode:* Zunächst wurden in einer systematischen Literatursuche in Medline, Embase und Cochrane Library alle relevanten Studien zwischen 1966 bis 2000 zum Thema präklinische Traumaversorgung identifiziert.

Weiterhin wurden die Literaturzitate nach relevanten Arbeiten überprüft. Alle Arbeiten wurden nach definierten Kriterien (Evidence-based Medicine) bewertet.

Das Traumaregister der Deutschen Gesellschaft für Unfallchirurgie ist eine prospektive Datenbank, die eine standardisierte Erfassung schwerverletzter Patienten vom Unfallort bis zur Rehabilitation ermöglicht. Die Untersuchung der Datenbank erfolgte anhand von vier verschiedenen Analysen. Die Mortalität unterschiedlich versorgter Patienten wurde individuell, im ‚matched pair Verfahren' sowie mit Hilfe einer logistischen Regressionsanalyse verglichen. Weiterhin wurden die Bedeutung präklinischer Massnahmen für die Ergebnisqualität der verschiedenen Kliniken untersucht. Im Zeitraum von 1993 bis Ende 1998 wurden in 33 Kliniken 3814 Patienten erfasst. In der vorliegenden Analyse wurden alle 1324 primär versorgten Patienten mit einem Injury Severity Score (ISS) ≥ 16 und vollständigen Datensätzen eingeschlossen. *Ergebnis:* Die Literaturanalyse konnte keinen Beweis für die Effektivität präklinischer Massnahmen erbringen. Außer einigen randomisierten Studien speziell zur präklinischen Volumensubstitution ($n = 4$) und zu Antischockhosen ($n = 2$) liegen nur nicht-vergleichende Untersuchungen selektionierter Populationen vor.

Die Analyse des Traumaregisters konnte die Hypothese, dass die Verabreichung größerer Volumenmengen am Unfallort das Outcome verbessert, nicht bestätigen. Die Schädel-Hirn Verletzungen und die Thoraxverletzungen zeigten einen geringen Vorteil der Volumentherapie, die Abdominalverletzungen dagegen einen leichten Nachteil der grossen Volumengabe am Unfallort. Die Analyse einzelner Patienten wies einen leichten Vorteil der frühen Intubation bezüglich Mortalität hin. In der Matched-Pair Analyse und der logistischen Regressionsanalyse zeigten sich nachteilige Tendenzen für die präklinische Frühintubation. Eine Korrelation zwischen präklinischer Versorgungszeit und Letalität zeigte sich nicht. Jedoch fand sich ein Zusammenhang zwischen präklinisch durchgeführten Massnahmen und Aufenthaltsdauer des Rettungsteams vor Ort. *Diskussion:* Die vorliegende retrospektive Analyse konnte den Nachweis der Effektivität präklinischer Massnahmen bei Traumapatienten trotz der umfangreichen statistischen Analysen an einer grossen Population nicht erbringen. Aufgrund dieser Daten und der fehlenden Evidenz aus der Literatur muss die Durchführung einer randomisierten Studie zur Beantwortung dieser wichtigen Frage gefordert werden.

Korrektur bis Redaktionsschluss nicht eingegangen.

Stellt die operative Therapie der distalen Radiusfraktur des Typs A3 für den alten Patienten einen Vorteil gegenüber der konservativen Therapie dar?

J. Loick, J. Becker, K. Schneiders und G. Hohlbach

Chirurgische Klinik, Marienhospital Herne, Universitätsklinik der Ruhr-Universität, Hölkeskampring 40, 44625 Herne

Is the Surgical Therapy of the Distal Radial Fracture of Type A3 an Advantage for the Old Patient Compared with the Conservative Treatment?

Einleitung: Indikationen für eine konservative Behandlung der distalen Radiusfraktur bestehen lediglich bei stabilen, metaphysären Extensionsbrüchen ohne ausgeprägte Trümmerzone (Typ A1 und A2). Intraartikuläre und instabile metaphysäre Frakturen sind die Domäne der operativen Therapie. Bei der Evaluation unserer eigenen Therapieergebnisse, sind wir auf eine Gruppe von Patienten mit einer A3 Fraktur gestoßen, die eine operative Therapie abgelehnt haben. Hierbei handelte es sich im wesentlichen um nicht berufstätige, teilweise heimversorgte alte Patienten mit hoher Komorbidität. *Patienten und Methode:* Diese Patienten verglichen wir zunächst retrospektiv anhand von Krankenunterlagen und Röntgenbildern mit einem ähnlich zusammengesetzten Patientenkollektiv, das operativ behandelt wurde (Tabelle 1). Im Rahmen einer Wiedereinbestellung konnte ein Teil der Patienten bezüglich der radiologischen und funktionellen Ergebnisse sowie bezüglich der Patientenzufriedenheit nachuntersucht werden (Tabelle 2).

Tabelle 1

Verfahren		
AO-Fixateur	14	
+ K-Draht	3	
Orthofix®-Fixateur	12	26
+ K-Draht	2	
+ K-Draht		
+ Spongiosapl.	1	
K-Draht	16	16
+ Spongiosapl.	1	

Tabelle 2

Patienten	konservativ	operativ
n gesamt	35	42
n nachuntersucht	14	21
Nachuntersuchungszeitraum	47,1 Mon	36,2 Mon
w/m	24/11	14/1
Altersmedian	65,1 J	68,9 J

Ergebnisse: In der Gruppe der mit einem Fixateur externe behandelten Patienten sahen wir hohe Komplikationsraten (Tabelle 3). Insbesondere nach Entlassung aus der stationären Behandlung traten häufig Pininfekte auf. Bezüglich der radiologischen Ergebnisse ließen sich nach der Lidström Klassifikation keine signifikanten Unterschiede zwischen beiden Gruppen nachweisen. Nach dem Bewertungsschema nach Gartland/Werley zeigte sich ein funktionell besseres Ergebnis in der Gruppe der konservativ therapierten Patienten. Hier war die subjektive Patientenzufriedenheit ebenfalls höher.

Tabelle 3

Komplikation	AO-Fixateur	Orthofix®	gesamt
Pininfekt	2	5	7 (27%)
davon Verfahrenswechsel	1	3	4 (15%)
Pinlockerung	1	0	1 (3,8%)
sek. Dislokation	0	1	1 (3,8%)
Sudeck	0	1	1 (3,8%)

Schlußfolgerung:

- Die operative Versorgung distaler Radiusfrakturen Typ A3, zeigt bei alten Patienten mit mangelnder Compliance und nicht gewährleisteter Nachbehandlung keinen Vorteil gegenüber einer konservativen Therapie
- Bei dem speziellen Patientenkollektiv ist die K-Draht Versorgung dem Fixateur externe überlegen.

Ist die elastisch stabile Markraumschienung zur Versorgung der kindlichen Femurschaftfraktur ein kindgerechtes Verfahren?

D. Mann, M. Baacke, L. Gotzen und M. Schnabel

Klinik für Unfall-, Wiederherstellungs- und Handchirurgie der Philipps-Universität Marburg, Baldingerstraße, 35043 Marburg

Is the Elastically Solid Bracing of the Medullary Cavity for the Care of Femoral Fractures in Children a Suitable Method in Children?

Zielsetzung: Ziel der Studie war die prospektive Evaluation der elastisch stabilen Markraumschienung zur Versorgung kindlicher Femurschaftfrakturen. *Patienten und Methoden:* Zwischen Januar 1999 und Juli 2001 wurden alle Kinder die mit einer elastisch stabilen Markraumschienung beim Vorliegen einer Femurschaftfraktur versorgt wurden prospektiv erfaßt. Untersuchungs- und Erhebungszeitpunkte waren der Aufnahmetag, eine und zwischen der sechsten und zwölften postoperativen Woche sowie nach der Materialentfernung. *Ergebnisse:* Im Beobachtungszeitraum wurden 21 Kinder beim Vorliegen einer Femurschaftfraktur mittels elastisch stabiler Markraumschienung versorgt. Das Durchschnittsalter betrug 8 Jahre (3 bis 14 Jahren). Überwiegend fanden sich lange Schräg- und Spiralfrakturen, nur zu einem Drittel einfache Querfrakturen. Die mittlere Operationsdauer betrug 38 Minuten. In einem Fall war die offene Frakturreposition erforderlich. Die intraoperative Durchleuchtungsdauer lag zwischen 14 und 75 Sekunden. Intraoperative Komplikationen ergaben sich nicht. Innerhalb von vier Wochen konnten alle Patienten voll belasten. In zwei Fällen traten oberflächliche Wundinfekte auf, die jedoch ohne weitere Probleme beherrscht werden konnten. Tiefe Infekte und verzögerte Knochenbruchheilungen wurden nicht beobachtet. Fünf Patienten klagten über Weichteilirritationen und Schmerzen im Bereich der Nagelinsertionsstellen. In drei Fälle war eine sekundäre Kürzung der Drähte wegen drohender Hautperforation und erheblicher Beschwerden erforderlich. Rotationsfehler über 20° und Verkürzungen über 2 cm fanden sich bei drei Patienten. Schmerzen wurden in der Gruppe der Kinder mit langen Schräg- und Spiralfrakturen signifikant häufiger angegeben als in der Gruppe der einfachen Querfrakturen. Nach der in allen Fällen komplikationslosen Materialentfernung nach der sechsten bis zwölften Woche wurden bis heute keine Refrakturen beobachtet. *Schlußfolgerung:* Die elastische stabile Markraumschienung führt zu einer Konsolidierung kindlicher Femurschaftfrakturen. Beim Vorliegen langer Schräg- und Spiralfrakturen sind sekundäre Verkürzungen und Rotationsfehler möglich, außerdem werden von den Patienten längerfristig relevante Beschwerden geklagt. Es wird die Frage diskutiert, inwieweit durch eine differenzierte Indikationsstellung, alternative Operationsverfahren bzw. additive Maßnahmen (temporäre postoperative Ruhigstellung im Gipsverband) Komplikationen vermindert und Beschwerden minimiert werden können.

Der Einsatz der LISS bei der Versorgung von periprothetischen Fakturen des distalen Fermur

J. Mehner, O. Gonschorek, K.-U. Mothes und C. Josten

Klinik und Poliklinik für Unfall- und Wiederherstellungschirurgie, Universität Leipzig, Liebigstraße 20 a, 04103 Leipzig

The Use of LISS With the Care of Periprosthetic Fractures of the Distal Fermur

Zielsetzung: Höhere Lebenserwartung und zunehmender Einsatz der Kniegelnenksendoprothetik ziehen auch deutlich zunehmende Zahlen periprothetischen Frakturen im Kniegelenksbereich nach sich. Zur Versorgung dieser Problemfrakturen steht mit der winkelstabilen LISS eine Alternative zu retrogradem Nagel und DCS bzw. Winkelplatte zur Verfügung. Nachdem die Zahl der Fälle insgesamt noch klein sind, soll über die ersten Erfahrungen und ersten auftretetenden Probleme berichtet werden. *Material und Methoden:* Von September 1999 bis 2000 kam das LISS insgesamt bei 14 Patienten mit Problemfrakturen am distalen Femur zum Einsatz. Neben Frakturen bei liegender Knieenoprothese waren vor allem auch Pseudarthrosen bei bereits fehlgeschlagenen Osteosyntheseversuchen problematisch. *Ergebnisse:* Auch die Problemfrakturen konnten ausnahmslos zur Ausheilung gebracht werden. Hierzu war es in einem Fall erforderlich, im weitern Verlauf auf eine Winkelplatte umzusteigen. Zweimal wurde Knochenzement aufgrund der schlechten Knochenqualität benutzt. Trotz mangelhafter Knochenqualität wurde bei einem Patient der Bruch aller distalen Schrauben direkt auf Höhe der Schraubenköpfe im Gewindeanteil des LISS beobachtet. *Schlußfolgerung:* Bei periprothetischen Frakturen nach Kniegelenksendoprothetik liegt in der Regel eine A-Fraktur vor und es geht bei der Versorgung um die sichere Verbindung zwischen Kondyle und Schafft. Hierbei leitet die Winkelstabilität des LISS ebenso Vorteile wie seine minimale Invasität, indem das Durchschieben unter den Weichteilen durch die besondere Plattenform wesentlich erleichtert wird. Das meist schmale distale Kondylenfragment und die Knochensubstanz stellen besondere Herausforderungen beim Platzieren des LISS. Anhand der ersten Einsätze können dem System bei diesen besonderen Situationen gute Eigenschaften bescheinigt werden. Eine weitere Analyse bedarf der Schraubenbruch im LISS trotz massiver Osteoporose, in diesem Fall hätte man eher das Ausreißen der Schrauben aus dem Knochen erwartet.

Korrektur bis Redaktionsschluss nicht eingegangen.

Minimalinvasive Osteosynthese von Bennett-Frakturen durch kanülierte Schraube

Ch. Meyer[1], B. Hartmann[2], G. Böhringer[1] und R. Schnettler[1]

[1] Klinik und Poliklinik für Unfallchirurgie, Justus-Liebig-Universität Gießen, Rudolf-Buchheim-Straße 9, 35385 Gießen
[2] Schwerbrandverletztenzentrum mit Plastischer Chirurgie, Unfallkrankenhaus Berlin-Marzahn, Warener Straße 7, 12683 Berlin

Minimal-Invasive Osteosynthesis of Bennett's Fractures by Cannula Screw

Problemstellung: Über die ideale Operationsmethode der Bennett-Fraktur besteht bislang kein Konsens. Neben verschiedensten konservativen Behandlungsmethoden, publizierte z.B.

Lambotte bereits 1913 über die Drahtfixierung der Fragmente untereinander. Als weiteres OP-Verfahren steht neuerdings die minimalinvasive Schraubenosteosynthese mittels kanülierter Titanschraube zur Verfügung. *Material/Methodik/Ergebnisse:* An technischen Vorraussetzungen zu dieser Operation sind ein hochauflösender Bildwandler und als Osteosynthesematerial eine 3,0 mm Hohlschraube mit kurzem Gewinde erforderlich.

Nach geschlossener Reposition der Fraktur unter Bildwandlerkontrolle folgt das Einbringen eines Gewinde-Kirschner-Drahtes durch die reponierte MHK-1-Basis in das Bennett-Fragment. Es folgt das Aufbohren über den liegenden Draht. Nun wird eine kanülierte 3,0 mm-Titan-Schraube mit kurzem Gewinde im Sinne einer Zugschraube eingebracht. Von Juli 1998 bis Juli 2001 wurden im Krankengut unserer Klinik 18 Patienten mit maximal 14 Tage alter Bennett-Fraktur mittels minimalinvasiv eingebrachter Lochschraube osteosynthetisch versorgt. Postoperative Komplikationen wie Nachblutung, Infektion oder Sensibilitätsstörung traten nicht auf. Alle Patienten konnten ab dem 2. postoperativen Tag aus der Schiene heraus belastungfrei krankengymnastisch beübt werden. In 14 Fällen kam es zu einem sehr guten oder guten Behandlungsergebins, 2 Patienten klagen über eine geringe Schmerzhaftigkeit bei Belastung. Bei 2 Patienten war das Behandlungsergebnis unbefriedigend. *Schlußfolgerung:* Bei korrekter Indikationsstellung und sorgfältiger Operationstechnik hat sich die oben beschriebene minimalinvasive Hohlschrauben-Osteosynthese in unserer Klinik als zuverlässiges und elegantes Verfahren zur Stabilisierung von Bennett-Frakturen bewährt.

Erste Ergebnisse zur klinischen Anwendung von rekombinantem humanem Osteogenem Protein bei der Behandlung knöcherner Defekte

H. Mothes, O. Bach, R. Friedel und E. Markgraf

Klinik für Unfall-, Hand- und Wiederherstellungschirurgie, Klinikum der Friedrich-Schiller-Universität Jena, Bachstraße 18, 07740 Jena

First Results for the Clinical Use of Recombinant Human Osteogenic Protein in the Treatment of Bone Defects

Zielsetzung: Bei der Behandlung knöcherner Defekte, Defekt- und atropher Pseudarthrosen ist die Menge autologer Spongiosa ein limitierender Faktor. Die Alternativen bestehen in Kallusdistraktion, freiem Knochentransfer, homologer Transplantation oder Verwendung alloplastischen Knochenersatzmaterials. Für alle diese Verfahren sind spezifische Risiken bekannt, die häufig zu hoher Morbidität und eingeschränkter Leistungsfähigkeit führen. Die Möglichkeit der klinischen Anwendung gentechnisch hergestellten Osteogenen Proteins (OP-1) wirft die Frage auf, ob die in tierexperimentellen Studien erzielten guten Ergebnisse bei der Überbrückung großer knöcherner Defekte nachvollzogen und zu neuen Therapieoptionen sowie einer Senkung der Morbidität führen können. *Material und Methoden:* Vorgestellt wird das Studiendesign prospektiver Untersuchungen zur Beeinflussung der Knochenregeneration bei ossären Defekten 1) durch Verwendung autologer Spongiosa isoliert (Gruppe A) sowie 2) in Kombination mit Osteogenem Protein OP-1 (Gruppe B). Als Einschlußkriterien definierten wir 1) ossäre Defektzonen mit einem Volumen > 10 ml nach komplexen Frakturen und 2) eine verzögerte Frakturheilung nach 3 Monaten, sofern der Verdacht auf Ausbildung einer atrophen Pseudarthrose besteht. Bedingung für die Studienaufnahme eines Patienten ist die vom Operateur indizierte Spongiosaplastik im Rahmen der osteosynthetischen Versorgung. Die Auswertung erfolgt anhand radiologischer (Beurteilung der knöchernen Konsolidierung mittels semiquantitativem Score) und klinischer (Vollbelastung, Schmerz, Notwendigkeit nachfolgender chirurgischer Intervention) Kriterien sowie der Krankenhausverweildauer. Die Nachuntersuchungen werden in vier- bis achtwöchigen Abständen durchgeführt. *Ergebnisse:* Bislang konnten seit Zulassung des Medikamentes OP-1 vier Patienten in die Gruppe B sowie 5 Patienten in die Kontrollgruppe A einbezogen werden. Unter Berücksichtigung der frühen Studienphase führt die zusätzliche Anwendung von OP-1 zu einer schnelleren Durchbauung ossärer Defektzonen im Vergleich zur ausschließlichen Verwendung autologer Spongiosa. Diese Differenzen sind besonders ausgeprägt in der 4. bis 24. Woche postoperativ. Es konnte bislang kein Einfluß auf Übungs- und Belastungsstabilität nachgewiesen werden. In Gruppe A wurde wegen einer persistierenden Defektheilung bei 1 Patienten eine weitere osteosynthetische Versorgung notwendig. Für die Gruppe der mit OP-1 operierten Patienten lag die Krankenhausverweildauer mit 15 Tagen deutlich unter der der Gruppe A (22 Tage). Bislang traten in Gruppe B keine Komplikationen auf. *Zusammenfassung:* Die zusätzliche Verwendung gentechnisch hergestellten Osteogenen Proteins im Rahmen der operativen Versorgung von Defektfrakturen führt nach ersten Ergebnissen zu einer früheren knöchernen Konsolidierung und zu einer Verkürzung des stationären Aufenthaltes; nicht aber zu einem schnelleren Belastungsaufbau. Indikationen zur Verwendung des Osteogenen Proteins sehen wir in der operativen Behandlung von Trümmerfrakturen mit großen Defektzonen, atrophen Pseudarthrosen und zur Überbrückung langer ossärer Defekte.

Enttäuschende mittelfristige Ergebnisse nach septischer Revisionsendoprothetik

B. Müller[1], M. A. Scherer[2] und S. von Gumppenberg[2]

[1] Ilmtal-Klinik
[2] Abteilung für Unfallchirurgie, Chirurgische Klinik und Poliklinik, Klinikum rechts der Isar, Technische Universität München, Ismaninger Straße 22, 81675 München

Disappointing Medium – Term Results After Septic Revition Endoprothesis

Zielsetzung: Mittelfristige Ergebnisse der Revisionschirurgie septischer und infektfreier Hüftgelenkstotalendoprothesen-Lockerung. *Material und Methoden:* In einer retrospektiven Untersuchung wurden anhand des Primärkriteriums eines prae- oder intraoperativen, positiven Keimnachweises bei 61 Patienten, die sich zwischen dem 01.01.1990 und dem 31.12.1994 einer Folgeoperation an der Hüfte nach endoprothetischen Voreingriff unterziehen mußten, zwei Gruppen gebildet: Gr I, Infekt, n = 34 und Gruppe II, Infektfreiheit, n = 27 Patienten. Das Auswertungsschema bestand aus einem Protokollbogen mit 72 spezifischen Einzelparametern. Nach einer durchschnittlichen Beobachtungszeit von 50,4 (Gr I) bzw. 54,4 (Gr II) Monaten wurden in der Nachuntersuchung bzw. dem direktiven Interview die Scores nach Merle d'Aubingné und Postel, der HSS-Score nach Wilson und in der Modifikation nach Pellicci, das Maß der heterotopen Ossifikationen nach DeLee und Nollen erhoben. *Ergebnisse:* Im Vergleich zu früheren Untersuchungen steht in diesem Kollektiv die chronische ‚low-grade' Infektion mit saprophytären Hautkeimen (koagulase-negative Staphylokokken) im Vordergrund. Problematisch ist in erster Linie die Affinität dieser Keimspezies zu Implantaten und die massive Antibiotika-Resistenz (überwiegend nur noch auf Vancomycin sensibel). Neben den für die Prozeßqualiltät spezifischen Parametern wie prä- und postoperativer Aufenthalt, Zahl der Revisionseingriffe, Bluttransfusion etc. unterscheiden sich die beiden Gruppen statistisch signifikant im Behandlungsergebnis: Eine Heilung, definiert als Infektfreiheit, bestand nur in 49% der Infekt-Gruppe (versus 95% der Infektfreien). Auch funktionell schneidet die Gruppe I extrem schlecht ab: ausgehend von einem Merle d'Aubingné-Score Wert von 1,9 praeoperativ läßt sich nach gut 4 Jahren zur ein Gruppendurchschnitt von 6,6 Punkten (= schlechtes Ergebnis) erreichen. Im HSS wird der Punktwert von 7,9 praeop. auf 19,6 p.op. (= befriedigend) angehoben. Infektfreie Patienten erreichen demgegenüber deutlich bessere Resultate, wie sie auch in der Literatur beschrieben sind: Merle d'Aubingné 2,5 auf 8,1 (= befriedigend) und HSS von 9,7 auf 24,1 (= gut). *Schlußfolgerung:* Die (chronische) Infektion von endoprothetischen Implantaten mit koagulase-negativen Staphylokokken (KNAST) stellt in unserem Krankengut ein zunehmendes, therapeutisch schwer angehbares Problem dar. Ein Erregerwechsel zur KNAST-Infektion im Rahmen der Therapie auch primär mit anderen Keimen besiedelter Implantate kommt in einer prospektiven, derzeit laufenden Studie in bis zu 23% vor. Als Konsequenz aus den o.g. Daten haben wir unser Revisionsschema dahingehend geändert, daß die Patienten vor der Reimplantation nach einem als Infekt-freien Intervall einer reinen Lavage-Operation unterzogen werden, die die Keimfreiheit nochmals beweisen muß.

New Imaging von innovativen Ultraschalltechnologien und ihr Einfluss auf die chirurgische Diagnostik am Bewegungsapparat

K. Ortlepp, K.-H. Frosch und K. M. Stürmer

Klinik für Unfallchirurgie, Plastische und Wiederherstellungschirurgie, Georg-August-Universität Göttingen, Robert-Koch-Straße 40, 37075 Göttingen

New Imaging of Innovative Ultrasound Technologies and Their Influence on Surgical Diagnosis on the Kinetic Body

Zielsetzung: Neue primäre bildgebende Methoden der Innovativen Ultraschalltechnologien ermöglichen Panoramic Imaging und Real-Time 3D Imaging. Welchen Nutzen besitzen diese Ultraschalltechnologien in der Sonographie am Bewegungsapparat? *Material und Methode:* Von Sep/1999 - Sep/2001 wurden 717 Ultraschalluntersuchungen am Bewegungsapparat ausgewertet. Die Untersuchungen erfolgten mit einem Siemens Sonoline Elegra mit einem farbkodierten Doppler und einen 7,5 MHz Linearschallkopf, regulierbar von 5,1 - 9,0 MHz. Neben dem konventionellen Schnittbildverfahren wurde das Panoramic Imaging und ab 3/ 2001 das Real-Time 3D Imaging eingesetzt. Im Panoramabildverfahren wurden bis 60 cm lange Schnittbilder übersichtlich dargestellt. Mit dem Real-Time 3D Imaging konnten bis zu 20 cm lange Schnittbildern erstellt werden. Während der Untersuchung wurden 2D-Bilder mit ihren Positionsdaten erfasst und in Echtzeit zu einer Medianlinienschicht aus dem Volumen aufgebaut. In einer Vierquadrantenanzeige werden Aufnahmeebene, Koronarebene, Saggitalebene und Volumenbild dargestellt. *Resultate:* In 538 Untersuchungen(75%) wurden Panoramic Imaging und Real -Time 3D Imaging eingesetzt. An der Schulter erlaubt das 3D Imaging eine genauere Analyse von Rotatorenmanschette, Labrum und Humeruskopfes. Die

Hill-Sachs-Delle kann in der Größe beurteilt und im Volumen berechnet werden. Beim ossären Segmenttransport kann in den ersten 4-6 Wochen der Periostschlauch dargestellt, das transportierte Segment, die Transportstrecke, die Vaskularisation und Ossifikation beurteilt werden. Ebenfalls kann das Andocken beurteilt werden. Dadurch sind ein Teil der Röntgenuntersuchungen weggefallen. Hämatome und Infektionen in den Weichgeweben konnten besonders im Panoramic Imaging zur Verlaufskontrolle bzw. OP-Planung topographisch dargestellt werden. Geschlossene Band und Sehnenverletzungen der Gelenke lassen sich plastischer verifizieren. Bei der Osteomyelitis kann durch Panoramic Imaging und durch 3D Imaging im Bereich der Extremitätenknochen subperiostaler Abszess dargestellt bzw. ausgeschlossen werden. Tumore, Bursitiden lassen sich räumlich und in topographischer Übersicht auch im Bezug zu den Gefäße darstellen. Bei der erwobene Bakerzyste findet sich in 12 Fällen im Panoramic Imaging die Verbindung zum Kniegelenk. *Zusammenfassung:* Panoramic Imaging und Real-Time 3D Imaging wurden in 75% der Ultraschalluntersuchungen als nichtinvasive, nichtstrahlenbelastende und beliebig reproduzierbare Verfahren eingesetzt. Der Vorteil dieser funktionellen Bildgebung liegt im Editing und Rendering der gewonnenen Ultraschalldaten. Dies führt zur übersichtlicheren Darstellung von Anatomie und Pathologie gegenüber dem konventionellen Ultraschallbefund. So lassen sich pathologische Befunde lokalisieren, vermessen, in der Umgebung darstellen und in ‚MRT-ähnlichen' Schnittbildern für alle gut sichtbar demonstrieren. Diese Untersuchungsmethoden verbessern die diagnostische Ergebnisqualität und führen zur Reduzierung von Röntgen- und MRT-Untersuchungen in der bildgebenden Diagnostik.

Funktionelles outcome nach der Fraktur des coxalen Femurendes – Ergebnisse der externen Qualitätssicherung Westfalen-Lippe

S. Paech[1], R. Smektala[2] und K. Hupe[1]

[1] Ärztekammer Westfalen-Lippe, Gartenstraße 210 – 214, 48147 Münster
[2] Abteilung für Unfallchirurgie, Chirurgische Universitätsklinik, Knappschaftskrankenhaus Bochum, Bochum

Functional Outcome After the Fracture of the Coxal Femural End – Results of the External Quality Assurance Westfalen-Lippe

Zielsetzung: Ziel der Studie ist die Untersuchung des funktionellen outcome nach unfallchiurgischer Behandlung der Schenkelhalsfraktur unter Berücksichtigung des vorbestehenden Mobilisierungsgrades. *Material:* Daten der Externen Qualitätssicherung Chirurgie Westfalen-Lippe aus dem Dokumentationsjahr 2000 ($n = 7252$) zur Fraktur des coxalen Femurendes mit erstmaliger flächendeckender differenzierter Erfassung der Gehfähigkeit der Patienten vor der Fraktur. *Methode:* Statistische Analyse des Entlassungsmodus und der erreichten Mobilisierung zum Entlassungs- bzw. Verlegungszeitpunkt aus der chirurgischen Akutbehandlung in Bezug auf die Gehfähigkeit vor der Schenkelhalsfraktur, sowie eine multifaktorielle Analyse (Log. Regression) relevanter Einflußfaktoren (allgemeine und eingriffsspezifische Komplikationen, patientenassoziierte Prädiktoren). *Ergebnisse:* In der Gruppe der hier ausgewerteten Population von älteren Patienten (≥ 65 J; $n = 6531$) mit Schenkelhalsfraktur, die im Kammerbereich behandelt wurden, waren 42,7% der Patienten nicht auf Gehhilfen angewiesen. Insg. 50,3% der Patienten waren funktionell in ihrer

Gehfähigkeit eingeschränkt (35,6% Benutzung von Gehhilfen bzw. 14,7% Einsatz von Hilfspersonen). Eine Pflegedürftigkeit mit Immobilisierung lag bei 4,9% der Patienten bereits vor der stationären Aufnahme vor. Aus dem Pflegeheim wurden 16,5% der Patienten zur Behandlung aufgenommen und dorthin zurückverlegt.

Die mittlere stationäre Verweildauer betrug 22,2 Tage (95%-KI: 21,9 – 22,5 Tage) mit einer auf 19,8 Tage verkürzten Liegezeit bei Kliniken der Maximalversorgung. Zum Entlassungs- bzw. Verlegungszeitpunkt (Mindestverweildauer 14 Tage) waren 6,4% der Patienten ohne Gehhilfen, 84% mit Hilfsmittel- oder Hilfsperson mobilisiert und 8,9% nicht mobilisierbar. Die meisten Patienten wurden zur Weiter- bzw. Anschlußbehandlung in andere Kliniken (Rehaklinik 31,6%, Akutkliniken 10,2%) verlegt. 32,5% der Patienten wurden in das häusliche Milieu entlassen, wobei jedoch bei 23,6% dieser Patienten eine neu aufgetretene Pflegebedürftigkeit bestand. In Pflegeheime wurden 23,7% der Patienten verlegt (Erstaufnahme 6,9%, Rückverlegung 16,8%). Die Gesamt-Klinikletaliät betrug 5,3%. Als wesentliche Einflußfaktoren für die (Neu-)Einweisung in ein Pflegeheim zeigten sich Lebensalter, vorbestehendes Aktivitätsniveau, frakturunabhängige Begleiterkrankungen, erforderliche Reinterventionen und das Auftreten postoperativer Komplikationen, insb. von infektiösen Komplikationen und Decubitalulcera. *Schlußfolgerung:* Nach der chirurgischen Akutbehandlung der Schenkelhalsfraktur resultiert in vielen Fällen (13,1%) eine neu aufgetretene Pflegebedürftigkeit bzw. Bettlägerigkeit im häuslichen Milieu oder es wird eine Pflegeheimeinweisung erforderlich. Die weitere Entwicklung der funktionellen Defizite im mittel- bzw. langfristigen Verlauf ist bisher in der externen Qualitätssicherung nicht erfaßt und sollte Gegenstand eines routinemäßigen follow-up werden, wie dies beispielhaft im Rahmen der Versorgungsforschung (Verbundprojekt Prospektive Evaluation der Behandlungsqualität der Schenkelhalsfraktur in Westfalen-Lippe) geschieht.

Korrektur bis Redaktionsschluss nicht eingegangen.

DRG Grouping in der Unfallchirurgie – Mit welchen Einnahmeverschiebungen ist zu rechnen?

S. Piltz, H.-M. Hornung, A. Billing und G. Lob

Chirurgische Klinik und Poliklinik Klinikum Großhadern, Ludwig-Maximilians-Universität München, Marchioninistraße 15, 81366 München

DRG Grouping in Traumatology – Which Income Shiftings Must be Expected?

Einleitung: Mit der schrittweisen Einführung der DRG-basierten Pauschalvergütung ab 1. 1. 2003 wird es für alle deutschen Kliniken immer wichtiger abzuschätzen, inwieweit sich die Einnahmesituation hierdurch verändern wird. Die inzwischen vielfach erreichte Dokumentationsqualität lässt jetzt erste fiktive Einnahmeberechnungen zu. Schwachpunkte und Fehlerquellen in der Dokumentation können so rechtzeitig entdeckt werden. *Material und Methode:* Wir erfassten konsekutiv 511 Allgemeinpatienten, die im Zeitraum 1.2.–31.6.01 in der Unfallchirurgie unserer Universitätsklinik behandelt wurden. Aus routinemäßig erfassten Daten und Nebendiagnosen erfolgte die DRG-Klassifikation mittels eines kommerziell verfügbaren Groupers (Firma 3M Medical®). Als zu Grunde gelegter fiktiver Basisfallpreis (BFP) wurde für die Kalkulation ein zu erlösender Wert von 1500.– € angenommen. Gegenübergestellt wurden die für die einzelnen Patienten real erzielten

Beträge aus Fallpauschalen, Sonderentgelten und Tagessätzen. *Ergebnisse:* Der verwendete Grouper katalogisierte die Behandlung der 511 Patienten unter zur Hilfenahme der Diagnoseverschlüsselung nach der ICD-10 und der Prozedurenverschlüsselung nach OPS-301 in 67 Basis-DRG's (bei insgesamt 186 möglichen chirurgischen Basis-DRG's). Hieraus wurden unter Berücksichtigung der fünf Schweregradgruppen insgesamt 86 AR-DRG's gruppiert. Die differenzierte Aufschlüsselung in allgemeine Unfallchirurgie (incl.Polytraumata) und septische Unfallchirurgie ergab eine fiktive Verbesserung der Einnahmesituation für die allgemeine Unfallchirurgie in 42 von 69 AR-DRG's und eine Verschlechterung in 14 von 17 AR-DRG's in der septischen Unfallchirurgie. Es konnte eine fiktive minimale Einnahmeverbesserung in der allgemeinen Unfallchirurgie von 1,3% errechnet werden. Für die Gesamtklinik entstünde durch die Einnahmeverluste in der septischen Unfallchirurgie – verglichen mit den derzeitig erzielten Einnahmen – eine Unterdeckung von ca.10%. *Schlußfolgerung:* Die Erlössituation in der allgemeinen Unfallchirurgie incl. der Polytraumaversorgung wird sich durch das DRG-System für ein Haus der Maximalversorgung nicht wesentlich verändern. Große Anstrengungen müssen unternommen werden, um eine Verbesserung in der Entgeltsituation für die Behandlung von Patienten mit septischen Erkrankungen zu erreichen. Gleichzeitig müssen neue Strategien entwickelt werden, um die Behandlungskosten dieser Patienten z.B. durch teilstationäre Behandlung zu senken.

Überlebensraten von Keramik- und Diamond-Like Carbon-Gleitpaarungen (DLC) bei Hüftendoprothesen

L. E. Podleska, G. Taeger, M. Ziegler, K. H. Taeger und D. Nast-Kolb

Klinik und Poliklinik für Unfallchirurgie, Universitätsklinikum Essen, Hufelandstraße 55, 45122 Essen

Survival Rates of Ceramies and Diamond – Like Carbon Sliding Combinations (DLC) with Hip Prosthesis

Einleitung: Bei der Prothesenimplantation am Hüftgelenk gilt die Verschleißfestigkeit der Gleitflächen als entscheidender Faktor um aseptische Prothesenlockerungen zu vermeiden. Aus diesem Grund finden sich mehrere Modifikationen von Gleitpaarungen im klinischen Einsatz. Wegen sehr guter tribologischer Eigenschaften und geringem Verschleiß im Simulator werden unter anderem mit kristallinem Kohlenstoff (DLC) beschichtete Hüftköpfe gegen Polyethylen (PE) verwendet. Mit dieser prospektiven Studie wurde die Überlebenswahrscheinlichkeit dieser Gleitpaarung im Vergleich zur etablierten Keramik/PE Paarung bestimmt.

Material und Methode: Im Zeitraum von zwei Jahren wurden jeweils 101 Patienten mit einem Endoprothesentyp aus DLC/PE- (DLC-Gruppe) und Keramik/PE-(Kontrollgruppe) Paarungen in konsekutiven Serien mit der Abfolge von 51 Kontrollen, 101 DLC-Implantaten und erneut 50 Kontrollen von einem Operateur implantiert. Nach einem Intervall von durchschnittlich 90 Monaten (78 – 101 Monate) wurden die Patienten per Fragebogen und Telefonbefragung zum Kriterium der Notwendigkeit einer Reoperation befragt. Die Überlebensraten wurden nach Kaplan-Meier bestimmt.

Ergebnisse: 189 Patienten (94%) konnten nachuntersucht werden inklusive zwölf Patienten die ohne erkennbaren zeitlichen oder kausalen Zusammenhang zur Hüftgelenksoperation verstorben waren und bei denen von den Angehörigen oder zuletzt behandelnden Ärzten Angaben zum Verlauf zu erhalten waren. Zum Zeitpunkt des Todes hatten diese Patienten keine Probleme oder Reoperationen an den Hüftgelenken gehabt. Dreizehn Patienten (Kontrollgruppe = 7, DLC = 5) waren für das follow-up nicht auffindbar. Beide Gruppen waren bezüglich Alter, Gewicht und Indikationen vergleichbar. Die Überlebenswahrscheinlichkeit der Prothesen unterschied sich signifikant ($p > 0{,}0001$). Für die DLC-Gruppe lag sie nach 7,5 Jahren bei 54%, in der Kontrollgruppe bei 86%. Die Häufung der Lockerungen wies keinen Zusammenhang zu Alter oder Gewicht auf. *Diskussion:* Obwohl die DLC/PE-Gleitpaarung im Simulator niedrige Verschleißraten und überdies gute tribologische Eigenschaften aufwies, zeigten sich im klinischen Einsatz signifikant höhere Lockerungsraten verglichen mit konventionellen Gleitpaarungen. Diese DLC/PE-Gleitpaarung kann somit nicht für den klinischen Einsatz empfohlen werden.

Juristische Probleme bei Mittelhandfrakturen. Analyse der entschiedenen Behandlungsfehlerverfahren der letzten 6 Jahre bei der Ärztekammer Nordrhein und eigene Empfehlungen

A. Prokop[1], U. Hahn[1], S. Kulus[1], B. Weber[2] und K. E. Rehm[1]

[1] Unfall-, Hand- und Wiederherstellungschirurgie, Klinikum der Universität zu Köln, Joseph-Stelzmann-Straße 9, 50924 Köln
[2] Gutachterkommission für ärztliche Behandlungsfehler Ärztekammer Nordrhein, Tersteegenstr. 31, 40474 Düsseldorf

Legal Problems with Metacarpal Fracture. Analysis of Decided Proceedings on Treatment Faults of the Last 6 Years at the ‚Ärztekammer Nordrhein" and Own Advices

Einleitung: Mittelhandfrakturen sind die häufigste knöchernen Verletzungen der Hand. In einer von uns durchgeführten Metaananlyse der letzten 10 Jahre mit 1630 ausgewerteten Patienten wurden 2 Dutzend verschiedene Therapien beschrieben. Diese Behandlungsvielfalt birgt das Risiko einer Falschbehandlung, die dann meist zu einer Minderfunktion der Hand führt. Zur Klärung welche Behandlung von den Gutachtern der Schlichtungsstelle als falsch bezeichnet wurde haben wir die entschiedenen Verfahren analysiert. *Material und Methoden:* Zwischen 1992 – 1998 wurden 17 Gutachten zur Einschätzung von Behandlungsfehlern von der Gutachterkommission für ärztliche Behandlungsfehler der Ärztekammer Nordrhein entschieden. *Ergebnisse:* Das Durchschnittsalter der 17 Patienten betrug 42 Jahre, im Vergleich zu 26 Jahren bei einer von uns durchgeführten Literaturrecherche mit 1602 Patienten. Frauenanteil lag bei den Gutachterfällen bei 53% im Gegensatz zu 14% in der Literatur. Die Verteilung der Frakturen war vergleichbar. Mit 47% war der MHK V am häufigsten betroffen. Der MHK IV war bei 23%, der MHK II und III bei je 6% und der MHK I bei 12% der Patienten betroffen. In 6% der Fälle lagen Mehrfachfrakturen vor. In 13 von 17 (76%) Gutachten wurde ein Behandlungsfehler anerkannt. In 10 dieser 13 (77%) Gutachten wurden Spätfolgen dem Behandlungsfehler zugerechnet. 9 Patienten waren operativ und 8 konservativ behandelt worden. Zur Osteosynthese wurden 7 mal K-Drähte und jeweils 1 mal Schrauben bzw. Miniplatten verwendet. Alle konservativ behandelten Patienten wurden im Gips immobilisiert. Fehlerhaft war in 5 Fällen eine technisch mangelhafte Osteosynthese mit unzureichender Fixierung des Bruches. In 2 Fällen wurden Verletzungen übersehen und in 4 Fällen wurden vornehmlich Rotationsfehlstellungen nicht korrigiert. 2 Patienten wurden fehlerhaft zu lange und je einmal in Streckung und einmal in Beugung aller Gelenke immobilisiert. *Schlußfolgerung:* Nach Auswertung der 17 Gutachtenfälle und der Metaanlayse mit 1630 Fälle und einer Nachuntersuchung von 102 eigenen Patienten nach durchschnittlich 3 Jahren empfehlen wir daher, Mittelhandfrakturen mit Dislokationen unter 30°, einer Verkürzung von weniger als 5 mm, einer Rotationsfehlstellung unter 10°, keiner Gelenkstufe und ohne relevantes Weichteiltrauma keine Operation sondern frühfunktionell zu behandeln. Zur funktionellen Therapie bieten sich ein Twin-Tape an. Iselin-Gipse sollten nicht mehr angewendet werden. Bei Überschreitung dieser Grenzen ist eine primär operative Therapie gerechtfertigt. Die Immobilisation von Mittelhandfrakturen über mehr als 3 – 4 Wochen ist nicht sinnvoll.

Mittelfristige Behandlungsergebnisse nach zentralen Talusfrakturen

S. Rammelt, J. M. Gavlik, J. Winkler und H. Zwipp

Klinik für Unfall- und Wiederherstellungschirurgie, Universitätsklinikum Dresden, Fetscherstraße 74, 01307 Dresden

Medium-Term Results of Treatment After Central Talus Fracture

Talusfrakturen sind mit einer Inzidenz von unter 0,1% seltene Verletzungen, welche zudem in einer großen Bandbreite der Verletzungsschwere (zentral vs. peripher, disloziert vs. undisloziert) und einem bezüglich der Begleitverletzungen inhomogenen Patientengut auftreten. Ziel der vorliegenden Studie war die Erfassung der mittelfristigen (2 – 5 Jahre) Funktionsergebnisse, Nekrose- und Arthroseraten nach operativer Versorgung zentraler Talusfrakturen in größeren Einzugsgebiet. Von 10/1993 bis 12/1999 wurden 53 zentrale Talusfrakturen bei 52 Patienten (44 Männer, 8 Frauen, Durchschnittsalter 29 Jahre) behandelt, davon 50 operativ und 3 konservativ. Bezeichnend für das Krankengut war ein 70%iger Anteil von Begleitverletzungen (35/52), 37% (19/52 Patienten) waren polytraumatisiert. Häufigste Unfallursache war der Sturz aus größerer Höhe (61%) gefolgt von Verkehrs- (28%) und Sportunfällen (8%). Unter den Begleitverletzugen am Fuß dominierten Innenknöchel- (12%), Calcaneus- (10%) und Pilonfrakturen (8%). Die definitive Therapie bestand in 96% (48/50) in einer Schraubenosteosynthese, in jeweils 12% (6/50) wurde zusätzlich eine externe Fixation oder Kirschnerdrahttransfixation durchgeführt. In jeweils einem Fall wurde eine Plättchen-osteosynthese (Mini-Kondylenplättchen) bzw. eine primäre Arthrodese durchgeführt. In 3 Fällen war zudem eine primäre Kompartmentspaltung erforderlich. Bislang konnten 30 Patienten einer standardisierten Nachuntersuchung im Zeitraum von 24 – 62 Monaten nach der Versorgung zugeführt werden. Nekrosen wurden ausschließlich nach Talushalsfrakturen gesehen. Die Rate partieller Talusnekrosen (unter 25% Taluskorpus) lag bei 10% (3/30), drei totale Talusnekrosen (10%) wurden beobachtet, davon eine septische Talusnekrose nach III° offener Hawkins 4-Fraktur mit komplexem Fußtrauma mit 'floating talus' und 2 aseptische Talusnekrosen nach Hawkins 3-Frakturen. Je eine partielle Nekrose trat nach Hawkins 1-, 2- und 3-Frakturen auf. Die Rate aseptischer Talusnekrosen bei Hawkins 3 – 4 Luxations-frakturen lag somit bei 40%. Nur bei den Totalnekrosen machte sich jeweils eine Sprunggelenksarthrodese erforderlich, die Partialnekrosen heilten spontan ohne längerfristige (Teil-)Entlastung des betroffenen Fußes. Die posttraumatische Arthroserate lag bei 27% (8/30) und korrelierte mit den Totalnekrosen, jedoch nicht mit den Patialnekrosen. Der funktionelle Maryland Foot Score betrug für das Gesamtkollektiv 81/100, mit der AOFAS Ankle/Hindfoot Scale wurden 76/100 Punkten erreicht, was insbesondere vor dem Hintergrund der hohen Rate an Begleitverletzungen einem insgesamt guten Ergebnis entspricht. *Schlußfolgerung:* Die vorliegende Studie unterstreicht den sich in jüngeren Publikationen abzeichnenden Trend zu geringeren Nekroseraten nach Talus-Luxationsfrakturen bei frühzeitiger Versorgung (im 6-Stunden Intervall). Für das Komplikationsmanagement erscheint die Unterteilung in partielle und totale Talusnekrosen sinnvoll, da nur letztere auch mit einer Arthroseentwicklung einher gehen und einer weiteren Therapie bedürfen. Eine längerdauernde Entlastung nach Partialnekrosen des Taluskorpus ist nicht begründet.

Besonderheiten von Handfrakturen im Kindesalter

K. Reinshagen, U. Keßler und L. M. Wessel

Abteilung Kinderchirurgie, Chirurgische Klinik Heidelberg, Im Neuenheimer Feld 110, 69120 Heidelberg

Specific Features of Hand Fractures in Children

Die obere Extremität, insbesondere die Hand ist auch im Kindesalter ein Schwerpunkt der Unfallokalisation. Ziel der Studie war es, die typischen Frakturen der Hand bei Kindern aufzuzeigen und Unterschiede in der Therapie zu adulten Frakturen hervorzuheben. *Material und Methodik:* In einer retrospektiven Studie (1991 – 1996) wurden Frakturen des Handskeletts analysiert. Das Alter der Patienten betrug durchschnittlich 8,8 Jahre (< 1 – 16 Jahre). Die Auswertung der Fälle geschah anhand von Patientenakten und archivierten Röntgenbildern, desweiteren fand eine Befragung bzw. eine Nachuntersuchung statt. *Ergebnisse:* 225 Patienten wurden analysiert. Es lagen 159 Frakturen der Phalangen, 48 der Mittelhandknochen und 18 der Handwurzelknochen vor. 197 Frakturen waren singulär. Am häufigsten betroffen waren das Kleinfingergrundglied (20,6%), das Daumengrundglied (12,5%) und Metacarpale 5 (10,1%). Von den Handwurzelknochen war das Scaphoid am häufigsten mit 15 Fällen betroffen. Die Klassifizierung der Frakturen der kurzen Röhrenknochen zeigte 53,48% metaphysären Frakturen gefolgt von 37,73% diaphysären Frakturen und nur 5,13% epiphysären Frakturen. 14 Frakturen wurden operativ versorgt, darunter Gelenkverletzungen, Rotationsfehlstellungen, Abkippungen $> 30^\circ$ bei Mittelhandknochen und instabile Frakturen. *Diskussion:* Die Häufigkeitsverteilung der Frakturen im Bereich des kindlichen Handskeletts ist den adulten ähnlich. Aufgrund der Plastizität des kindlichen Skeletts können Abkippungen in der Bewegungsebene bis 30°, sowie eine Abweichung von 15° in der Frontalebene bei Kindern bis zum 12. Lebensjahr toleriert werden. Rotationsfehlstellungen und Gelenksfrakturen müssen immer korrigiert werden. Frakturen der Handwurzelknochen sind wesentlich seltener als bei Erwachsenen. Das OS Scaphoideum ist am häufigsten betroffen, eine operative Therapie ist nur bei primär stark dislozierter Fraktur indiziert. *Zusammenfassung:* Auch im Bereich des Handskeletts ist bei Frakturen die Therapie dem Knochenalter anzupassen; sie wird in der Regel konservativ sein.

Frakturen von Sprunggelenk und Fuß bei PKW-Frontinsassen – Eine retrospektive Langzeitstudie über 23 Jahre

M. Richter[1], H.-C. Pape[1], T. Hüfner[1], D. Otte[2] und C. Krettek[1]

[1] Unfallchirurgische Klinik mit
[2] Unfallforschung, Medizinische Hochschule Hannover, Carl-Neuberg-Straße 1, 30625 Hannover

Fractures of the Ankle and Foot in Front Seat Passengers – A Retrospective Long Term Study over 23 Years

Fragestellung: Ob Verbesserungen der passiven Sicherheit zur Reduzierung der Inzidenz und/ oder Verletzungsschwere von Frakturen von Sprunggelenk und Fuß bei PKW-Frontinsassen unter Berücksichtigung möglicher Änderungen des Verletzungsmechanismus geführt haben sollte untersucht werden, um eine Basis für weitere Verbesserungen der Fahrzeugsicherheit entstehen. *Material und Methode:* Unfallakten wurden auf das Vorkommen von Frakturen der Fußregion bei PKW-Frontinsassen hin untersucht und folgende Parameter analysiert: Abbreviated Injury Scale (AIS), Injury Severity Score (ISS), Delta-v, Kollisionsart, Impuls- und Kollisionswinkel, Richtung und Ausmaß der Fußraumdeformierung. Um Änderungen im zeitlichen Verlauf zu isolieren, wurden zwei Gruppen mit Unfallereignis vor 1990 (Gruppe 1) und ab 1990 (Gruppe 2) bezüglich dieser Parameter verglichen. *Ergebnisse:* Von 1973 bis 1996 wurden im Raum Hannover 15.559 Verkehrsunfälle ausgewertet. 8.053 PKW Fahrer und Beifahrer wurden verletzt, 2.191 (27,2%) davon erlitten Frakturen und 251 (3,1%) Frakturen der Fußregion. Männer ($n = 171$) waren doppelt so häufig betroffen wie Frauen ($n = 80$). Das Durchschnittsalter betrug 35 (5 – 84) Jahre. Der Vorfuß war am häufigsten betroffen (45%), gefolgt von OSG (38%), Mittelfuß (11%) und Rückfuß (6%). 75% wurden als $AIS_{FUß}$ 2 klassifiziert, 18% $AIS_{FUß}$ 1 und 8% $AIS_{FUß}$ 3. Die Kollisionsart war in 50% der Frakturen Frontal, 34% Unfälle mit mehreren Kollisionen (inkl. Frontalkollisionen), 10% seitlich. Heckkollisionen verursachten keine Fußfrakturen und Überschläge in einem Fall. Delta-v lag in 90% der Fälle zwischen 15 und 60 km/h. Das Ausmaß der Deformierung wurde in 4 Gruppen eingeteilt (keine, gering, mäßig, stark) und diese 4 Gruppen waren gleichmäßig verteilt. Gruppe 1 ($n = 139$) und II ($n = 122$) unterschieden sich nicht bezüglich demographischer Daten, Inzidenz und $AIS_{FUß}$. Delta-v und Deformierungsausmaß korrelierten in beiden Gruppen mit $AIS_{FUß}$ (Delta-v: I $r = 0.78$, II $r = 0,81$, Deformierungsausmaß: I $r = 0.82$, II $r = 0.79$). ISS war in Gruppe I höher (I: ISS 3.7 ± 12.3, II: 2.8 ± 11.7, $p < 0,001$). Das Deformierungsausmaß war gleich, obwohl Delta-v in Gruppe II höher war (I: 37.2 km/h, II 42.6 km/h, $p = 0.05$). In Gruppe I waren 84% gurtgeschützt und in Gruppe II 91%. *Schlußfolgerung:* Die Verbesserung der Fahrzeugsicherheit der 90er Jahre führte zu einem geringerem ISS trotz steigendem Delta-v. Frakturen der Fußregion treten jedoch in unveränderter Häufigkeit und Verletzungsschwere (AIS) auf. Diese sind meistens durch die Deformierung der Fußraums bei Frontalkollisionen verursacht. Eine Verringerung der Fußraumdeformierung ist daher zur Prävention essentiell.

Versorgung der frischen Achillessehnenruptur – Vergleich der offenen mit einer percutanen Nahttechnik

St. Riedl, K. Nitschmann, L. Sandberger und P. J. Meeder

Sektion für Unfall- und Wiederherstellungschirurgie der Abteilung Allgemeine Chirurgie, Unfallchirurgie und Poliklinik, Chirurgische Universitätsklinik, Kirschnerstraße 1, 69120 Heidelberg

Repair of Fresh Achilles Tendon Ruptures – Comparison Between the Open and a Percutaneous Suture Technique

Zielsetzung: Die offene Naht der Achillessehnenruptur ergibt niedrigere Rerupturraten als konservative Verfahren, ist aber mit einer Komplikationsrate von etwa 10% verbunden. Die Ergebnisse der operativen Therapie wurden durch die Einführung der frühfunktionellen Behandlung verbessert. Diese Studie stellt die Ergebnisse einer percutanen Nahttechnik dar, die niedrige Komplikations- und Rerupturraten mit der Möglichkeit einer frühfunktionellen Nachbehandlung verbindet. *Material und Methoden:* Von 1992 bis 1999 wurden auslesefrei 97 Patienten mit frischer subkutaner Achillessehnenruptur erfaßt. Neben der offenen Nahttechnik mit immobilisierender Therapie wurden seit 1996 eine percutane Naht durchgeführt. Dabei wurde durch 6 Stichinzisionen mit einer 0,7 mm PDS-Kordel eine Rahmennaht der Sehne durchgeführt und nach etwa einer Woche eine funktionelle Behandlung in einem Adimed-Schuh angeschlossen. Diese Studie vergleicht die Behandlungsmethoden und ihre Ergebnisse. Mindestens 6 Monate nach der Therapie wurde eine Befragung von 77 Patienten (80%) und einer Nachuntersuchung von 62 Patienten (65%) durchgeführt. *Ergebnisse:* 88% der 49 Patienten mit offener Naht und 27% der Patienten mit percutaner Naht wurden stationär versorgt. 90% der offenen Nähte wurden unter Intubationsnarkose, dagegen 47% der percutanen Nähte unter peripherer Leitungsanästhesie vorgenommen. Die offene Naht führte in 18%, die percutane Naht in 6% zu lokalen Komplikationen. Unter immobilisierender Nachbehandlung nach offener Naht kam es zu 2 Beinvenenthrombosen (4%) und einer Lungenembolie (2%) während nach funktioneller Nachbehandlung keine Komplikationen beobachtet wurden. In jeder Gruppe traten 2 Rerupturen (4%) auf. Die Nachuntersuchung lieferte vergleichbare lokale und funktionelle Ergebnisse. Im Score nach Trillat und einem modifizierten Score nach Merkel war kein signifikanter Unterschied zwischen den Gruppen nachweisbar. Nach percutaner Naht traten leichte Sensibilitätsstörungen des N. suralis vermehrt auf, die jedoch technisch weitgehend vermeidbar sind. *Zusammenfassung:* Die percutane Naht der Achillessehne ist wenig traumatisierend und mit wenig Aufwand, d.h. ohne Blutsperre und damit in Leitungsanästhesie durchführbar. Sie zeichnet sich durch eine niedrige Komplikations- und Rerupturrate aus und führt zu mit der offenen Naht vergleichbaren Ergebnissen. In Kombination mit einer frühen funktionellen Nachbehandlung bietet sich eine vorwiegend ambulante Behandlung dieser Verletzung an. Damit eignet sich diese Therapie bei frischen percutanen Achillessehnenrupturen als Verfahren der ersten Wahl.

Die Punktionstracheotomie – konkurrierende Verfahren im klinischen Vergleich

I. Roth[1], M. Baacke[2], L. Gotzen[2], R. J. Stiletto[2] und M. Rothmund[1,2]

[1] Klinik für Viszeral-, Thorax- und Gefäßchirurgie
[2] Klinik für Unfall- Hand- und Wiederherstellungschirurgie, Philipps-Universität Marburg, Baldingerstraße, 35043 Marburg

The Puncture Tracheotomy – Competing Methods in the Clinical Comparison

Fragestellung: Die Punktionstracheotomie hat in der Intensivmedizin die konventionelle Tracheotomie vielerorts abgelöst. Mehrere konkurrierende Verfahren sind derzeit verfügbar und in der Literatur mit kleineren Fallzahlen bereits verglichen. Mit dieser Studie soll aus der Praxis ein Vergleich zweier gängiger Methoden an einem größeren Kollektiv erbracht werden. *Methodik:* In der Zeit von 12/1998 bis 5/2000 initiierten wir eine prospektive, vergleichende Beobachtungsstudie an 95 Intensivpatienten, bei denen eine Punktionstracheotomie durchgeführt wurde. Das Verfahren nach Ciaglia/Cook wurde bei 36 Patienten angewandt, die Methode nach Portex bei 59 Patienten. Operationszeiten, Kosteneffizienz, Komplikationen und Praktikabilität in der Anwendung an einer Ausbildungsklinik wurden überprüft. Allgemeine und systemunabhängige Komplikationen ohne therapeutische Relevanz werden hier nicht berücksichtigt. Operationszeiten wurden anhand der OP-Protokolle ermittelt. Die Kosten für die jeweiligen Verfahren wurden anhand des Einkaufspreises der jeweiligen Tracheotomie-Sets verglichen, da Medikation, pflegerischer und ärztlicher Aufwand bei diesen Verfahren gleich war. An Komplikationen wurden substitutionspflichtige Nachblutungen, behandlungsbedürftige Stoma-Infektionen und bei Insertion ermittelte Trachealspangenfrakturen erfasst. Wir unterteilten die Operationsteams nach chirurgischer Qualifikation in Team 1: Oberarzt/Facharzt, Team 2: Facharzt/Facharzt, Team 3: Facharzt/AiP. Ein intraoperativer SpO_2-Abfall wurde durch Ausdruck des online-monitors der Zentralstation erfasst. *Ergebnisse:* Die Operationszeiten betrugen bei dem Verfahren nach Ciaglia 27 min, bei dem Portex-Verfahren 21 min. Hinsichtlich der Kosteneffizienz ist das Portex-Verfahren dem Ciaglia-Verfahren mit ca. 255.- DM, gegenüber ca. 330.- DM deutlich überlegen. Die schnelle Erlernbarkeit des Portex-Verfahrens hat sich in der Anwendung mit jüngeren Assistenten bewährt, was sich in der mittleren OP-Zeit der unterschiedlich qualifizierten Operationsteams wiederspiegelt. Team 1 benötigte mit einer mittleren OP-Zeit von 36,4 min (n = 11Pat/SD = 14 min) deutlich länger, als Team 2 mit einer mittleren OP-Zeit von 27,3 min (n = 24/SD 14,7 min) und Team 3 mit OP-Zeit von 29.2 min (n = 36/SD 18.6).Ein SpO_2-Sättigungsabfall bis 70% trat bei 5 Patienten auf, Hb-relevante Blutungen gab es nicht. Frakturen von Trachealspangen waren in Abhängigkeit vom Lebensalter in unserem Kollektiv bei ca.25% der Patienten zu verzeichnen, erforderten jedoch nur bei 2 Patienten eine weitere Behandlung. *Schlußfolgerungen:* Die Punktionstracheotomie hat sich auf unserer Station als Standardverfahren zur Tracheotomie bewährt. Dem Portex-Verfahren geben wir aufgrund der leichteren Praktikabilität, des deutlich geringeren Preises und der geringeren OP-Zeit den Vorzug. Hinsichtlich der Komplikationsmöglichkeiten können die Verfahren als ebenbürtig betrachtet werden.

Stellenwert der Computertomographie in der Diagnostik potentiell schwerverletzter Patienten – Ist die primäre Ganzkörper-CT gerechtfertigt?

R. S. Ruchholtz[1], C. Waydhas[1], H. Kühl[2], T. Schröder[2], K. Piepenbrink[3] und D. Nast-Kolb[1]

[1] Klinik und Poliklinik für Unfallchirurgie
[2] Zentralinstitut für Röntgendiagnostik
[3] Abteilung für Anästhesiologie und Intensivmedizin, Universitätsklinikum Essen, Hufelandstraße 55, 45147 Essen

Importance of the Computertomography in the Diagnosis of Potentially Seriously Injured Patients – Is the Primary Whole Body CT Justified?

Fragestellung: In der Schwerverletztenversorgung erlauben neue Computertomografie (CT)-Geräte eine sehr schnelle Diagnostik großer Körperabschnitte mit zeitgleicher Befundungsmöglichkeit. Aufgrund der begrenzten Behandlungsmöglichkeiten bei kreislaufinstabilen Patienten im CT-Raum und wegen der höheren Strahlenbelastung ist der Stellenwert einer routinemäßigen Ganzkörper-CT für die primäre Diagnostik potentiell schwerverletzter Patienten nicht geklärt. *Methode:* In einem Traumazentrum wurde jeder Patient, der mit Verdacht auf ein schweres stumpfes Trauma vom Unfallort zuverlegt wurde, im Schockraum einer festgelegten radiologisch-sonografischen Basisdiagnostik unterzogen. Je nach Befund wurde nach klinikinternen Leitlinien die CT-Indikation gestellt. In der vorliegenden Studie wurde dieser abgestufte, prioritätenorientierte Ablauf aus konventioneller radiologischer und computertomografischer Diagnostik im Sinne einer Bedarfsanalyse dem möglichen Nutzen einer primären Ganzkörper-CT gegenübergestellt. *Ergebnisse:* Von 5/1998 bis 12/2000 wurden 832 Patienten im Schockraum behandelt und prospektiv erfaßt. Direkt vom Unfallort wurden 480 Verletzte (ISS 20 $\pm$ 18) zuverlegt. Die Basisdiagnostik (Röntgen-HWS, -Thorax, -Becken und Abdomensonographie) erfolgte innerhalb von 15 $\pm$ 8 Min. 5% (22) der Patienten mussten danach im Blutungsschock notfallmäßig operiert werden. Bei allen anderen erfolgte die weitere radiologische Diagnostik (Wirbelsäule etc.) nach 44 $\pm$ 27 Min. Bei 79% (379) wurde die Indikation zur Spiral-CT gestellt. Die kraniale CT bei Schädel-Hirn-Trauma stand bei 74% der Patienten im Vordergrund. CT-Untersuchungen der Wirbelsäule (24%), des Thorax (18%), des Abdomens (5%) und des Beckens (5%) waren wesentlich seltener indiziert. Die Rate verzögert diagnostizierter Läsionen betrug 4% (22). Bei 2% (9) der Patienten hätten die Läsionen möglicherweise durch eine primäre CT diagnostiziert werden können. Bei den 3 Fällen mit thorakalen Läsionen (z.B. Lungenkontusion) wurde jeweils von den klinikinternen Diagnostikleitlinien abgewichen. Im Bereich des Schädels (3 kleine Kontusionen) fanden sich ebenso wie im Abdomen je 3 Fälle mit verzögerten diagnostizierten Verletzungen (z.B. kleine Milzruptur). Die abdominalen Läsionen konnten durch Kontrollsonographien aufgezeigt werden. Keiner dieser Patienten verstarb bzw. erlitt wesentliche Komplikationen. Die durchschnittliche Gesamt-Strahlenbelastung lag bei abgestuftem Diagnostikablauf (Röntgen und CT) um ein Fünffaches unter den Werten die bei routinemäßiger Ganzkörper CT erreicht worden wären (5,5 vs. 30 Milli-Sievert). *Schlußfolgerung:* Im Gegensatz zum Schädel wurde die Indikation zur CT im Bereich des Rumpfes wurde nur bei einem Viertel der Patienten gestellt. Verzögert diagnostizierte Läsionen waren trotzdem selten und ohne wesentliche Folgen. Aufgrund der erhöhten Strahlenbelastung sollte die primäre Ganzkörper-CT bei alleiniger Verdachtsdiagnose eines schweren Traumas nicht routinemäßig durchgeführt werden. Eine Indikation ergibt sich dagegen bei kreislaufstabilen Patienten mit Indikation zur schnellstmöglichen CT (z.B. Verdacht auf intrakranielle Läsion).

MRT-Diagnostik von Begleitverletzungen am Karpus nach distalen Radiusfrakturen

T. Rudy[1], D. Müller[2], A. Jaacks[1] und K. M. Stürmer[1]

[1] Klinik für Unfallchirurgie, Plastische und Wiederherstellungschirurgie
[2] Abteilung Radiologie I, Universitätsklinikum Göttingen, Robert-Koch-Straße 40, 37075 Göttingen

MRT Diagnosis of Accompanying Injuries on the Carpus After Distal Radial Fracture

Zielsetzung: Bei Patienten nach konservativ behandelten distalen Radiusfrakturen soll geklärt werden, ob mit der MRT feststellbare karpale Begleitverletzungen vorliegen und ob diese mit den Beschwerden der Patienten korrelieren. *Material und Methode:* 37 Patienten (♂: 11, ♀: 26, Durchschnittsalter 43,6 Jahre) mit konservativ behandelten extraartikulären distalen Radiusfrakturen (AO-Klassifikation Typ 23 A 21 und A 22 sowie 23 A 31) wurden im Mittel 17,2 Monate nach dem Unfall klinisch und radiologisch untersucht. Die Ergebnisse wurden mit dem Gartland-Werley Score (modifiziert nach Solgaard) bewertet. Es erfolgte eine kernspintomographische Untersuchung (1,5 Tesla) mit einer flex-array-Handspule in der T1-flash und der tirm-Wichtung. *Ergebnisse:* Das radiologisch klinische Resultat nach dem o.g. genannten Score war sehr gut in 14, gut in 22 und ausreichend in einem der 37 Fälle. Dennoch klagten 27 Patienten über zeitweilige Schmerzen und 12 über eine persistierende Bewegungseinschränkung. 31 der 37 Patienten wiesen auffällige MRT-Befunde auf, dabei wurden insgesamt 86 Einzelbefunde erhoben, wovon 17 den Karpus betrafen. Am Karpus fanden sich 5 Fälle mit ligamentären Verletzungen, 2 mit Zysten, 4 mit bone bruise, 5 mit Ganglien und einer mit einem ulnolunären Impingement. Daneben wurden TFCC-Läsionen ($n = 17$), Gelenkergüsse ($n = 11$), Knorpelläsionen ($n = 5$) oder Spongiosabinnenzysten ($n = 22$) dargestellt. 3 der 6 Patienten ohne Auffälligkeiten im MRT hatten Beschwerden. Von den 31 Patienten mit pathologischen MRT-Befunden waren insgesamt 26 nicht beschwerdefrei. Bei 16 der 17 Patienten mit auffälligen MRT-Befunden am Karpus bestanden signifikant am häufigsten Beschwerden (Fisher-exact-Test, $p = 0{,}04$). *Schlußfolgerungen:* Pathologische MRT-Befunde nach extraartikulären distalen Radiusfrakturen sind häufig, etwa die Hälfte der Patienten wies pathologische MRT-Befunde am Karpus auf. Die subjektiven Beschwerden treten bei Patienten mit pathologischen MRT-Befunden am Karpus signifikant häufiger auf. Nur ein Teil der Befunde kann jedoch als Ursache der Beschwerden in Betracht kommen.

Fersenbeinfrakturen: operative Behandlung versus konservative Behandlung

Ch. Rülander, M. Schofer, E. Sagnak und H.-R. Kortmann

Berufsgenossenschaftliche Unfallklinik Duisburg-Buchholz, Grossenbaumer Allee 250, 47249 Duisburg

Calcaneal Fracture: Surgical vs Conservative Treatment

Zielsetzung: 1. Darstellung und Objektivierung des operativen Therapieregimes der Fersenbeinfrakturen.

2. Anhand einer Nachuntersuchung sollen die Ergebnisse der operativen mit denen der konservativen Behandlung verglichen werden. *Material und Methoden:* Im Zeitraum 5/98 bis

5/00 wurden in der Berufsgenossenschaftlichen Unfallklinik Duisburg-Buchholz 78 Fersenbeinfrakturen operativ behandelt. Präoperativ wurde eine konventionelle Röntgenuntersuchung sowie eine axiale und koronare CT-Untersuchung durchgeführt und die verschiedenen Frakturtypen klassifiziert. Die Operation erfolgte nach Abschwellung der Weichteile 0 – 14 Tage nach erlittenem Trauma. Ca. $1/2$ bis 1 Jahr nach durchgeführter Metallentfernung erfolgte eine Nachuntersuchung in Anlehnung an das $\pm$ 200-Punkte-Nachuntersuchungsschema (Zwipp et al). Die endgültigen Nachuntersuchungsergebnisse liegen im März 2002 vor und sollen mit den Resultaten einer Untersuchungsgruppe von Patienten mit Fersenbeinfrakturen, welche rein konservativ-funktionell behandelt wurden, verglichen werden. *Schlußfolgerung:* Die Nachuntersuchungsreihe läuft bis März 2002. Bei laufenden Untersuchungen kann zum jetzigen Zeitpunkt gesagt werden, dass die Gruppe der operativ behandelten Patienten trotz einer geringen Komplikationsrate tendenziell bessere Ergebnisse aufweist, als die Gruppe der rein konservativ behandelten Patienten. Ziel der operativen Behandlung muss die Wiederherstellung der Form des Fersenbeines mit Wiederherstellung der Kongruenz aller Fersenbeingelenke sowie die Wiederherstellung der Funktion des Fußes sein.

Optimierung des präklinischen Managements schwerverletzter Patienten durch den Einsatz eines mobilen Datenkommunikationssystems

U. Schächinger, W. Röckelein, C. Neumann und M. Nerlich

Abteilung für Unfallchirurgie, Klinikum der Universität Regensburg, Franz-Josef-Strauß-Allee 11, 93042 Regensburg

Optimizing of the Preclinical Management of Seriously Injured Patient by the Use of a Mobile Data Communication System

Ausgangslage und Problemstellung: Das deutsche Rettungssystem arbeitet flächendeckend auf hohem Niveau und nimmt im internationalen Vergleich eine Spitzenstellung ein. Dennoch lassen sich durch eine systematische Prozessanalyse der Notfallversorgung Schwachstellen v.a. im Bereich der Notfallorganisation und -abwicklung identifizieren, die immer wieder zu unnötigen Zeitverlusten bei der Versorgung von Notfallpatienten führen. Insbesondere im Bereich der Kommunikation und der Dokumentation scheinen die technisch – organisatorischen Möglichkeiten nicht annähernd ausgeschöpft. *Schwachstellenanalyse:* Eine Prozessanalyse, unter besonderer Beachtung von Informations-, Kommunikations- und Dokumentationsprozessen in der präklinischen Notfallversorgung, erbrachte u.a. folgende Ergebnisse:

- die Kommunikation verläuft unstrukturiert, ausschließlich synchron, verbal und baut weitgehend auf veraltete Technik (BOS-Funk) mit oftmals mäßiger Übertragungsqualität
- Unstrukturierte Informationsweitergabe über mehrere Stationen (Notarzt-Leitstelle-Klinik) führt zu Informationsverlusten und Informationsverfälschung (‚Stille-Post-Problem‘)
- die Dokumentation ist aufwendig, redundant (z.B. Patientendaten), trotzdem unvollständig, unpräzise (z.B. Einsatzzeitpunkte) und folglich schwer verwertbar

- Die aufgezeigten Schwachstellen führen v.a. an der Schnittstelle Präklinik - Klinik zu vermeidbaren Zeit- und Informationsverlusten und folglich zu einer Verlängerung des präklinischen Intervalls, mit allen sich daraus ergebenden Konsequenzen für den Notfallpatienten.

Mobiles Datenkommunikationssystem: Zur gezielten Verbesserung der Schnittstelle Präklinik - Klinik wird ein mobiler Computer eingesetzt, den der Notarzt mit sich führt und der über ein elektronisches Einsatzprotokoll sowie die Möglichkeit zur Datenfernübertragung verfügt. In der aktuellen Version umfasst das mobile Datenkommunikationssystem als wesentliche Bestandteile folgende Funktionalitäten:

- Alarmierung und Meldebildübermittlung
- Erfassen und Übermittlung von Funk-Melde-System-Status, z.B. Ankunft am Einsatzort
- Lagemeldungen, Nachforderung von Einsatzkräften
- Charakterisierung des/der Notfallpatienten (Erstmeldung) zum Zweck der Zielklinikauswahl und Voranmeldung und Voranmeldung von Notfallpatienten im aufnehmenden Krankenhaus mit den an der Einsatzstelle durch den Notarzt erhobenen Daten
- Elektronisches Notarzteinsatzprotokoll nach den Vorgaben der DIVI (Deutsche Interdisziplinäre Gesellschaft für Intensiv- und Notfallmedizin)
- Export von Daten zum Zwecke des Qualitätsmanagements, z.B. Teil A des Schwerverletztenerhebungsbogens der DGU *Ergebnisse des Pilotprojektes:* Die prinzipielle technische wie auch konzeptionelle Eignung des Systems konnte in einem zweiphasigen Feldversuch belegt werden. Durch den Einsatz des Systems kann in der Rettungsleitstelle schon während der laufenden Patientenversorgung ein geeignetes Zielkrankenhaus ermittelt und vorab verständigt werden. Der sich hieraus ergebende Zeitvorteil von über 20 Minuten kann in der Zielklinik dafür genutzt werden, Ärzte der benötigten Fachrichtungen in die Notaufnahme zu rufen, OP-Vorbereitungen zu treffen, die Weiterverlegung von Intensivpatienten in die Wege zu leiten oder Hintergrunddienste zu alarmieren.

Korrektur bis Redaktionsschluss nicht eingegangen.

Herbert-Whipple-Schraube oder Bold-Schraube zur perkutanen Osteosynthese von Skaphoidfrakturen?

M. Schädel-Höpfner, A. Peter, A. Junge und L. Gotzen

Klinik für Unfall-, Wiederherstellungs- und Handchirurgie, Philipps-Universität Marburg, Baldingerstraße, 35043 Marburg

Herbert-Whipple-Screw or Bold Screw for the Percutaneous Osteosynthesis of Scaphoid Fractures?

Problembeschreibung: Die operative Behandlung von Skaphoidfrakturen ist bei dislozierten Brüchen indiziert. Zudem ist nach Osteosynthese eine Verkürzung der Immobilisationszeit möglich. Für die technisch anspruchsvolle perkutane Verschraubung stehen verschiedene Implantate zur Verfügung. Im Rahmen einer prospektiven klinischen Studie sollte die Eignung der Herbert-Whipple-Schraube und der Bold-Schraube verglichen werden. *Material und Methode:* Vom 1.1.1995 bis 31.12.2000 wurde eine perkutane, minimal-invasive Osteosynthese von Kahnbeinbrüchen in 46 Fällen durchgeführt. Dabei wurde die Herbert-Whipple-Schraube in 24 Fällen und die Bold-Schraube in 22 Fällen eingesetzt. Operiert wurden 9 Frauen und 33 Männer; in zwei Fällen lagen beidseitige Frakturen vor. Der Altersmittelwert lag bei 34 Jahren. Es handelte sich überwiegend um Korpusfrakturen (Typ B2 nach Herbert). Bei undislozierten Frakturen wird ein Führungsdraht von distal über die Tuberositas des Skaphoids vorgebohrt. Nach kurzstreckiger Hautinzision und Aufbohren kann die kanülierte Schraube von distal nach proximal eingeschraubt werden. Erforderlichenfalls kann bei dislozierten Frakturen eine geschlossene Reposition durch Daumenzug und Fragmentmanipulation in Joystick-Technik erfolgen. *Ergebnisse:* Wegen einer distalen Schraubenüberlänge mußte in drei Fällen eine Metallentfernung nach der Frakturheilung erfolgen. Unter funktioneller Nachbehandlung mit vorzeitiger starker Belastung der Hand kam es in zwei Fällen nach instabilen Frakturen zur Entstehung einer Pseudarthrose. In den übrigen Fällen lag ein komplikationsloser Heilungsverlauf bei ungestörter Handgelenkfunktion vor. Ein Unterschied bezüglich Handhabung und Verläßlichkeit der Implantate wurde nicht ermittelt. *Schlußfolgerung:* Die perkutane Osteosynthese von Kahnbeinbrüchen mit der kanülierten Herbert-Whipple- oder Bold-Schraube erlaubt eine minimal-invasive Therapie von Kahnbeinbrüchen, ermöglicht aber nicht in allen Fällen den Verzicht auf eine postoperative Immobilisation.

Lokalanästhesie als Standardverfahren bei der Versorgung von Achillessehnenrupturen – Prozeßqualität und wirtschaftliche Auswirkungen

M. A. Scherer und S. von Gumppenberg

Abteilung für Unfallchirurgie, Chirurgische Klinik und Poliklinik, Klinikum rechts der Isar, Technische Universität München, Ismaninger Straße 22, 81675 München

Local Anaesthesia as Standard Procedure in the Medical Care of Achilles Tendon Ruptures – Process Quality and Economic Consequences

Zielsetzung: Im Zuge der zunehmenden Ausweitung der ambulanten, ‚stationsersetzenden' Operationen wurde die Effektivität und Effizienz ambulanter Achillesehnenchirurgie in Lokalanästhesie untersucht. *Material:* Die Lokalanästhesie (LA) bei der Naht der Achillessehne wurde initial nur bei anästhesiologischen Hochrisikopatienten als ultima ratio durchgeführt. Bei der rein percutanen Nahttechnik liegt eine LA als Anästhesieverfahren auf der Hand, nach Implementierung auch bei konventioneller, offener Nahttechnik wurde im Jahre 2000 der Klinik-interne Standard umgeschrieben und die LA als Routineverfahren eingeführt. *Methoden:* Zwischen dem 01.01.1999 und dem 15.09.2001 wurden 121 Patienten (Pts) mit Achillessehnen-Rupturen behandelt: 10× konservativ, in 12 Fällen handelte es sich um Revisionseingriffe aus unterschiedlichsten Gründen (Ausschlußkriterium für LA). 1999 wurden 13 (34.2%) in ITN, 15 (39.5%) in Regionalanästhesie (SPA) und 10 (26.3%) in LA durchgeführt, die entsprechenden Zahlen für 2000 lauten 7 (14.5% ITN), 14 (29.2% SPA) und 27 (56.3% LA), im Jahre 2001 wurden 68% der Patienten in LA ambulant operiert. *Ergebnisse/ Results:* Das untersuchte Patientengut, das in LA operiert wurde, unterscheidet sich in keinem der Basisparameter (Alter/Geschlecht/Intervall Trauma – Op/Begleiterkrankungen/Operationsdauer) von dem Patientengut mit ITN oder SPA. Auch bei der Ergebnisqualität ergeben sich keinerlei statistisch signifikante Unterschiede. Mit einem durchschnittlichen LA-Volumen von 31.1 ± 12.5 ml läßt sich eine sichere Blockade des Muskel-Sehnenübergangs, der Nn. suralis und saphenus sowie des Periost des Calcaneus erzielen, ein Verfahrenswechsel war nie erforderlich. Die mittlere postoperative Verweildauer konnte von 2.5 Tagen im Kalenderjahr 1999 auf 1,1 Tage (2000/2001) gedrückt werden ($p < 0,05$). Berchnet man die p.op. Verweildauer LA versus ITN/SPA so ergeben sich noch deutlichere ($p < 0.01$) Unterschiede mit 0,7 vs. 2,7 Tagen. *Schlußfolgerungen:* Die Kosteneinsparung - bis dato allerdings nur für den Kostenträger und nicht für das Klinikum - sind statistisch signifikant und erheblich, an unserer Klinik wird für die Naht der Achillessehne die LA als Standard angesehen.

Allografts in der rekonstruktiven Chirurgie der Kreuzbänder

M. A. Scherer und S. von Gumppenberg

Abteilung für Unfallchirurgie, Chirurgische Klinik und Poliklinik, Klinikum rechts der Isar, Technische Universität München, Ismaninger Straße 22, 81675 München

Allografts in the Reconstructive Surgery of the Cruciate Ligaments

Zielsetzung: Allogene Transplantate bieten bei der arthroskopischen Patellarsehnenplastik zum Kreuzbandersatz die offensichtlichen Vorteile einer reduzierten Zugangsmorbidität und fehlenden Invasivität am Streckerapparat des Kniegelenkes. Die vorliegenden Literaturdaten weisen eine geringfügig reduzierte mittelfristige Ergebnisqualität im Vergleich zum autogenen Transplantat auf, trotzdem finden sie im angloamerikanischen Sprachraum relativ breite Anwendung. Eurotransplant in Leyden, woher wir unsere Transplantate beziehen, hat im Kalenderjahr 2000 Europa-weit nur 46 Transplantate geliefert, ein Anhalt für den zurückhaltenden Einsatz. *Material:* Im Video werden nach Darstellung der Literaturergebnisse nach Allotransplantation, zwei Patienten mit Allotransplantaten demonstriert. *Methoden:* Als follow-up wird eine diagnostische Arthroskopie wegen sekundärer anteromedialer Schmerzsymptomatik 3 Monate p.op. und eine Reruptur nach adäquatem Trauma (Arbeit im Getränkegroßhandel, Straucheln) 7 Wochen p.op. mit arthroskopischer Revisionsoperation (Wechsel auf autogenes Patellarsehnentransplantat dargestellt. *Ergebnisse:* Bei der ersten Patientin findet sich 3 Monate p.op. ein nahezu avaskuläres Transplantat, der makroskopische Aspekt ist nahezu unverändert zum Transplantationszeitpunkt, insbesondere findet sich keine kohärente Synovialisierung des Transplantates. Im Revisionsfall wird die Technik eines arthroskopischen Transplantatwechsels und eine Meniskusnaht demonstriert.

Im eigenen Krankengut wird das klinisch und MR-morphologisch beste Resultat mit einem fresh frozen Allograft ohne zusätzliche chemische oder physikalische Sterilisation erreicht. Die Strahlen-sterilisierten Allografts (kommerziell erhältlich) weisen minimale Qualitätsschwächen auf. Vor chemisch behandelten (dehydrierten und sterilisierten) Allografts ist trotz der ausschließlich als Falldarstellung zu wertenden Erfahrung ($n = 2!$) zu warnen: Beide Transplantate versagten innerhalb der ersten drei Monate. *Schlußfolgerung:* Nach den bisherigen eigenen Erfahrungen sollte die Indikation zur Allotransplantation eng gestellt werden: Der Patientenkomfort und die Rehabilitationsgeschwindigkeit sind im Vergleich zum autogenen 'Normalfall', der ipsilateralen Patellarsehne, zwar enorm, allerdings finden sich im eigenen Krankengut Komplikationen, die sonst extrem selten sind.

Die ventrale Spondylodese der Frakturen an der thorakalen und lumbalen Wirbelsäule mit expandierbarem Cage – 2 Jahres Ergebnisse

K. J. Schnake, C. Khodadadyan-Klostermann, F. Kandziora, T. Görler, M. Raschke und N. P. Haas

Klinik für Unfall- und Wiederherstellungschirurgie, Charité, Campus Virchow Klinikum, Humboldt Universität Berlin, Augustenburger Platz 1, 13353 Berlin

Anterior Stabilization of Fractures of the Thoracic and Lumbar Spine with Expandable Cages – 2 Years Results

Zielsetzung: Berstungsfrakturen an der BWS und LWS werden in ihrer operativen Behandlung kontrovers diskutiert. Ein Verfahren stellt die 360 Grad Spondylodese mit dorsaler Stabilisierung, ventraler Korporektomie mit Spondylodese und dorsaler Kompression dar (DVD-Verfahren). Die ventrale Spondylodese kann mittels Implantation eines Titancages erfolgen. Unter der Vielzahl der zur Verfügung stehenden Cages existieren expandierbare Modelle, die eine abschließende dorsale Kompression erübrigen sollen. Ziel dieser Studie war es, prospektiv operative, klinische und radiologische Ergebnisse der ventralen Spondylodese mit expandierbarem Cage bei diesen Frakturen zu untersuchen. *Material und Methode:* Im Zeitraum 4/99-8/01 versorgten wir 64 Patienten mit Frakturen im Bereich BWK 6 – LWK 4 nach dorsaler Stabilisierung (USS) mit ventraler (Teil-)Korporektomie und Spondylodese mittels eines expandierbaren Cages (VBR, Fa. Ulrich, Ulm). Postoperativ wurden nach 3, 6, 12 und 24 Monaten klinische Funktionsuntersuchungen der BWS und LWS durchgeführt. Der neurologische Status wurde nach dem Frankel Schema bestimmt. Radiologische Kontrollen mittels konventioneller Röntgenuntersuchungen (Bestimmung des Lordose-, Kyphose- und Skoliosewinkel) und quantitative Computertomographien (QCT, Messung des Fusionsgrades und der Knochendichte) wurden ebenfalls durchgeführt. Die Patienten wurden des weiteren aufgefordert, eine Selbsteinschätzung bezüglich des klinischen Ergebnisses (Schmerzentwicklung, Arbeitsfähigkeit) abzugeben. *Ergebnisse:* 21 Patienten konnten 2 Jahre postoperativ nachuntersucht werden. Ein Versagen der Methode (Sinterung, Dislokation des Körbchens, Reoperation) wurde nicht beobachtet. Die perioperative Morbidität war gering (Hypästhesien im Bereich der ventralen Narbe, je ein Patient mit Zwerchfelllähmung und Pleuraschwarte). Nach 24 Monaten lag die ROM im Seitneigen bei 65% der Norm, beim Drehen im Sitzen bei 60% der Norm. Der Finger-Boden-Abstand betrug durchschnittlich 23 cm, das Ott-Maß 2,3 cm, das Schober-Maß 2,5 cm. Die Schmerzentwicklung anhand der visuellen Analogskala war von durchschnittlich 86 auf 42 rückläufig. Die neurologischen Defizite waren bei allen außer einem Patienten rückläufig. Die radiologischen Untersuchungen zeigten eine stabile Spondylodese mit einen postoperativen Korrekturverlust von durchschnittlich 6 Grad. Im QCT waren bei allen Patienten nach 12 Monaten beginnenden Durchbauungszeichen im Sinne von Kallusbildung um den Cage und Knochenstruktur im Cage zu sehen. Nach 24 Monaten waren 14 Patienten fusioniert. *Schlußfolgerungen:* Die Versorgung von Frakturen im Bereich der BWS und LWS mit expandierbarem Cage nach dorsaler Stabilisierung zeigt im Vergleich zu nicht expandierbaren Cages eine bessere Einpassung in den Defekt bei gleich gutem Repositionsergebnis. Im Vergleich zur 360 Grad Spondylodese entfällt die abschließende dorsale Kompression. Die klinischen und radiologischen Ergebnisse nach 2 Jahren entsprechen denen etablierter Verfahren.

Ein neuer Fixateur intern – LISS PT System – zur Versorgung von proximalen Tibiafrakturen – Prospektive Dokumentation von 31 Fällen

M. Schütz, M. J. Kääb, A. Schmeling, M. Raschke und N. P. Haas

Klinik für Unfall- und Wiederherstellungschirurgie, Charité, Campus Virchow Klinikum, Humboldt Universität Berlin, Augustenburger Platz 1, 13353 Berlin

A New Internal Fixater – LISS PT System – for the Medical Care of Proximal Tibial Fractures – Prospective Documentation of 31 Cases

Einleitung: Unter Berücksichtigung biologischer und biomechanischer Aspekte wurde das LISS (Less Invasive Stabilization System) zur Versorgung proximaler Tibiafrakturen entwickelt. Der anatomisch vorgeformte Fixateur intern kann perkutan mittels Zielbügel epiperiostal eingeschoben werden, und wird vorzugsweise monokortikal mit selbstbohrenden, selbstscheidenden Schrauben über Trokare am Knochen fixiert. *Material und Methode:* Zwischen Juli 1998 und März 2001 wurden in unserer Klinik 31 proximale intra- und extrartikuläre Tibiafrakturen mit dem LISS PT stabilisiert und prospektiv über einen Zeitraum von mindestens 12 Monaten verfolgt. Insgesamt wurden 21 proximale Tibiafrakturen (5×AO 41 A, 16×AO 41 C) und 10 Frakturen des meta/diaphysären Übergangs (2×AO 42 A, 3×AO 42 B, 5×AO 42 C) in die Studie eingeschlossen. Bei 11 Frakturen lag ein offener und bei 20 Fällen ein geschlossener Weichteilschaden vor, bei denen in 14 Fällen primär eine Kompartmentspaltung erfolgen mußte. *Resultate:* In 14 Fällen wurde auf Grund der Gesamtverletzung primär eine Stabilisierung mit einem Fixateur extern durchgeführt, in 19 Fällen wurde die LISS als primäre Stabilisierungsmaßnahme angewandt. Bei intraartikulären Frakturen wurde in allen Fällen zunächst die Rekonstruktion des Gelenkblockes mit freien durchgeführt und anschließend eine Ausrichtung des Gelenkblockes an den Schaft vorgenommen. Hierzu wurde in 14 Fällen der Fixateur als intraoperative Repositionshilfe genutzt, in den übrigen Fällen wurde die Reposition manuell vorgenommen und zum Teil temporär stabilisiert. Bei allen Versorgungen wurden mindestens 4 monokortikale Schrauben pro Hauptfragment implantiert. Eine primäre Spongiosaplastik erfolgte in keinem der Fälle. 29 der 31 Frakturen (93,5%) konnten nachkontrolliert werden. 2 Patienten standen für die Nachuntersuchung bei begleitenden Schädelhirnverletzungen nicht zur Verfügung. 27 der 29 Frakturen waren zum Zeitpunkt der letzten Nachuntersuchung sicher konsolidiert. Bei 2 Patienten war die Fraktur zu diesem Zeitpunkt nur partiell durchbaut ohne klinische Beschwerden oder radiologischen Zeichen einer Implantatlockerung. In einem Fall kam es nach 9 Monaten zu einer Lockerung im Schaftbereich, die eine Refixation mit bikortikalen Schrauben notwendig machte. In einem Fall trat ein tiefer, in einem weiteren Fall ein oberflächlicher Wundinfekt auf. Beide Situationen konnten mit chirurgischen Maßnahmen bei liegendem Implantat saniert werden. 26 der 29 Frakturen heilten achsgerecht (Fehlstellung < 5 Grad) aus (ein Fall 6 Grad Varus, zwei Fälle 5 bzw. 7 Grad Valgus). Sekundäre Sinterungen oder Implantatversagen wurden in keinem der Fälle beobachtet. Bislang mußten keine sekundäre Spongiosaplastiken erfolgen. *Diskussion:* Der neue Fixateur intern LISS PT bietet die Möglichkeit in minimal invasiver Technik eine stabile Versorgung proximaler Unterschenkelfrakturen vorzunehmen. Die klinischen Ergebnisse weisen eine gute Anwendbarkeit mit sicherer Frakturkonsolidierung auf.

Korrektur bis Redaktionsschluss nicht eingegangen.

Behandlungsalgorithmus bei Infekten nach osteosynthetisch versorgten Calcaneusfrakturen

M. Schwamborn, F. Gebhard, M. Mentzel und L. Kinzl

Abteilung für Unfallchirurgie, Hand-, Plastische und Wiederherstellungschirurgie, Universitätsklinik Ulm, Steinhövelstraße 9, 89075 Ulm

Treatment Algorithm of Infections After Osteosynthetic Care of Calcaneus Fractures

Zielsetzung: Calcaneusfrakturen entstehen in der Regel durch eine axial einwirkende Kraft meist bei direktem Sturz auf die Ferse. Im Vordergrund des Unfallgeschehens steht der Sturz aus großer Höhe und schwere direkte Gewalteinwirkung von außen, wie z.B. bei Verkehrsunfällen. Dementsprechend ist die Calcaneusfraktur meist mit einem erheblichen Weichteiltrauma verbunden. Der begleitenden Weichteilproblematik bei Calcaneusfrakturen wird häufig nicht genügend Beachtung geschenkt, obwohl das präoperative und postoperative Weichteilmanagement eine zentrale Rolle zur Vermeidung von Infektionen nach osteosynthetischer Versorgung von Calcaneusfrakturen einnimmt. Das perioperative Weichteilmanagement sowie die operativen Techniken zur Vermeidung und Behandlung postoperativer Infektionen werden vorgestellt.

Material und Methoden: Im Zeitraum vom 01/92 – 12/98 wurden 182 Patienten mit 209 Calcaneusfrakturen (darunter 27 beidseitige, 79 rechts-, 76 linksseitige Frakturen) versorgt. Das Durchschnittsalter betrug 41 Jahren, der jüngste Patient war 11 Jahre, der älteste 72 Jahre alt. Es handelte sich um 145 (80%) Männer und 37 (20%) Frauen. Es konnten 95 (52,2%) Patienten mit 109 Fersenbeinfrakturen (14 beidseitige, 42 rechts- und 39 linksseitige) nachuntersucht werden.

Ergebnisse: Im nachuntersuchten Kollektiv wurden 103 (94,5%) der 109 Frakturen plattenosteosynthetisch mit einer speziellen low-contact-Platte versorgt. In 5 Fällen wurde ein Fixateur extern angelegt. In der Mehrzahl der Fälle (n = 104) lag eine geschlossene Fraktur vor. Bei 5 Patienten bestand eine II – III° offene Fraktur. Nach der Klassifikation von Essex-Lopresti lagen 92 (84,4%) Frakturen vom Joint-depression-Typ und 3 (2,8%) Tongue-Typ-Frakturen vor. 6 (5,5%) der Frakturen waren eine Kombination aus Joint-depression- und Tongue-Typ. Bei 8 (7,3%) Patienten lag eine nicht klassifizierbare Trümmerfraktur vor. Zu Komplikationen kam es bei 11 Patienten mit 12 Calcaneusfrakturen. Bezogen auf die Frakturzahl (n = 109) ergibt sich dabei eine Komplikationsrate von 11%. Dabei handelte es sich um 5 tiefe Infekte, die durch eine frühzeitige Revision mit Vaccumversiegelung und in 4 Fällen mit sekundärer plastischer Deckung (Suralis-Lappen-Plastik) beherrscht und zur Ausheilung gebracht werden konnten, einen oberflächlichen Infekt und 5 Fälle von Wundheilungsstörungen wie z.B. Wundrandnekrosen. Eine frühzeitige Metallentfernung war in 3 Fällen notwendig.

Schlußfolgerung: Aufgrund des zarten Weichteilmantels in dieser Region sind Wundheilungsstörungen und Infektionen relativ häufig. Die Komplikationsrate wird in der Literatur mit bis zu 18% angegeben. Das Risiko einer postoperativen Infektion oder Wundheilungstörungen kann aber durch die Wahl des richtigen Operationszeitpunktes, schonende Reposition und atraumatische Operationstechnik sowie ein konsequentes Weichteilmanagement vermindert werden. Zur Beherrschung tiefer Infektionen ist insbesondere die Suralis-Lappen-Plastik als effektive Operationsmethode zu nennen.

Navigationsgestützte Pfannenimplantation in der Hüftendoprothetik – eine prospektive Studie zum zeitlichen Aufwand bei der Einführung der CAC

M. Seif El Nasr[1], W. Eich[1], A. T. Kunold[2] und R. Ketterl[1]

[1] Unfall-, Hand- und Wiederherstellungschirurgie
[2] Diagnostische Radiologie und Nuklearmedizin, Klinikum Traunstein, Cuno-Niggl-Straße 3, 83278 Traunstein

Navigation – Assisted Acetabular Implantation in Hip Prothesis a Prospective Study on the Time Needed for Introduction of CAS

Zielsetzung: Ziel der Studie ist die Ermittlung des zeitlichen Aufwands für die Einführung der CAC bei der navigationsgestützten Pfannenimplantation in der Hüftendoprothetik. *Material und Methoden:* Die Schulung des CAC-Teams erfolgt nach einem, in Zusammenarbeit mit dem Hersteller erstelltem und vereinbartem Schulungsplan. Die ersten 5 Pfannennavigationen erfolgen unter Anleitung des Systemtechnikers, die nächsten 5 Eingriffe werden in Eigenregie, ohne Unterstützung durchgeführt. Die navigierte Pfannenimplantation erfolgt nach einer präoperativen Planung basierend auf einen CT-Datensatz (NAVITRACK). Ermittelt wird der zeitliche Aufwand für die Schulung des Teams. Ermittelt und verglichen wird der zeitliche Aufwand für Segmentation, 3D-Modell Erstellung, OP-Planung sowie intraoperativer Registrierung in den zwei Gruppen. *Ergebnisse:* Die Festlegung eines kleinen CAC-Teams für die Einführungsphase hat sich sehr bewährt. Der erstellte Schulungsplan mit 1/2 Tag Zeitaufwand für das gesamte Team (mit EDV-Mitarbeiter und Radiologen) und einem zusätzlichen Tag für das OP-Team war ausreichend und wird in dieser Form von der Firma bei zukünftigen Einführungen andernorts übernommen. Die durchschnittliche Zeit für die Segmentation lag in der 1. Gruppe bei 25 Min. in der 2. Gruppe bei 30 Min. Die Erstellung des 3D-Modells mit Festlegung der Registrierungspunkte erforderte im Schnitt 15 bzw. 20 Min. Die OP-Planung konnte in 10 bzw. 15 Min durchgeführt werden. Die intraoperative Registrierung erforderte in beiden Gruppen im Schnitt 7 Min. In beiden Gruppen mußte der Pointer jeweils ein Mal rekalibriert werden. *Schlußfolgerung:* Die vorliegende Arbeit zeigt, daß bei einer guten Planung der Schulung und Begrenzung des Teams in der Einführungsphase eine suffiziente Anwendung des Systems in Eigenregie schnell erfolgen kann. Bei uns war dies bereits ab der 6. Operation möglich. Der zeitliche Aufwand, prä- und postoperativ liegt pro Eingriff im Schnitt um 1 Std. Eine gute Kooperation mit EDV und Radiologie ist unabdingbar.

Therapie und neues postoperatives Nachbehandlungskonzept osteosynthetisch versorgter Frakturen des oberen Sprunggelenkes

C. Simanski, D. Lehnen, N. Kawel, B. Bouillon und T. Tiling

Unfallchirurgische Abteilung, II. Chirugischer Lehrstuhl, Universität zu Köln, Ostmerheimer Straße 200, 51109 Köln

Therapy and New Postoperative After Care Concept of Osteosynthetically Supplied Fractures of the Upper Ankle Joint

Zielsetzung: In der Literatur werden unterschiedliche Nachbehandlungskonzepte osteosynthetisch versorgter Frakturen des oberen Sprunggelenkes diskutiert. Einheitlich wird dabei jedoch das obere Sprunggelenk für mindestens sechs Wochen ruhiggestellt oder entlastet. Ziel dieser prospektiven Machbarkeitsstudie war es, Patienten mit stabil osteosynthetisch versorgter oberer Sprunggelenksfraktur einer frühfunktionellen, frühbelastenden Nachbehandlung zuzuführen und das postoperative Outcome bis zu 12 Monaten postoperativ zu erfassen. *Material und Methode:* Von 1/1999 – 2/2001 wurden 33 Patienten mit uni-, bi- und trimalleolären OSG-Frakturen in unserer Klinik stabil osteosynthetisch versorgt und nach einem frühfunktionellen, frühbelastenden Therapiekonzept nachbehandelt. Ausschlußkriterien für dieses Nachbehandlungskonzept waren osteosynthetisch instabile, kindliche und offene Frakturen, schlechte Patientencompliance und nicht Vorliegen des Patienteneinverständnisses. Die Patienten wurden nach der dritten postoperativen Woche in einer Sprunggelenksorthese belastet und die Zeit bis zum Erreichen der Vollbelastung und der Wiederaufnahme der täglichen Aktivitäten ermittelt. Das postoperative Outcome der Pat. wurde anhand einer systematischen Follow up Untersuchung nach 3,6, und 12 Monaten u.a. durch die subjektive Syptomevaluierung (‚Olerud Score') ermittelt. Der Olerud Score vergibt 100 Pkt. in 9 Kategorien (Schmerzen, Steifigkeit, Schwellung, Treppensteigen, Laufen, Springen, Hocken, Gehhilfen, Arbeiten). Die Summe wird in vier Gruppen eingeteilt: Bis 30 Pkt. ‚schlecht', bis 60 Pkt. 'zufriedenstellend', bis 90 Pkt. 'gut' und > 90 Pkt. ‚exzellent'. *Ergebnisse:* Es konnten 17 Pat. mit klinisch instabiler unimalleolärer Weber B-, 12 Pat. mit unimalleolärer Weber C-Fraktur, 2 Pat. mit bimalleolärer Weber B- und 2 Pat. mit trimalleolärer Weber C-Fraktur eingeschlossen werden. Das Patientendurchschnittsalter betrug 48 Jahre, der Body-Mass-Index 27, die durchschnittliche OP-Zeit 64 min und die Krankenhausverweildauer 10,8 Tage. Alle Pat. belasteten spätestens nach der dritten postoperativen Woche teil, nach durchschnittlich 7,2 Wochen voll (2 – 12 Wochen). Nach 7,4 Wochen (1 -18 Wochen) gingen die operativ Behandelten wieder ihren gewohnten privaten und beruflichen Tätigkeiten nach. Bezüglich des Gesamtergebnisses des Olerud Scores zeigte sich bereits nach drei Monaten im Mittel eine ‚gute' Sprunggelenksfunktion (73 Pkt.), die sich nach sechs Monaten auf 81 Pkt. und nach 12 Monaten auf nahezu ‚exzellente' Ergebnisse verbesserte (89 Pkt.). *Schlußfolgerung:* Ein frühfunktionelles, frühbelastendes Nachbehandlungskonzept bei stabil osteosynthetisch versorgter OSG-Fraktur ist möglich, vorrausgesetzt der Patient besitzt eine ausreichende Compliance. Gemessen am Olerud Score erreichen diese Patienten bereits nach drei Monaten ‚gute' Ergebnisse und nach zwölf Monaten nahezu exzellente Funktionsergebnisse. Damit scheint sich sowohl die Zeit bis zur Vollbelastung als auch bis zur Erlangung der vollen Funktion deutlich zu verkürzen.

Die Langerhans-Zell-Granulomatose (eosinophiles Knochengranulom) der Halswirbelsäule – eine seltene Differentialdiagnose von Schmerzen in der HWS

C. Simanski, S. Grote, S. Shafizadeh, B. Bouillon und T. Tiling

Unfallchirurgische Abteilung, II. Chirugischer Lehrstuhl, Universität zu Köln, Ostmerheimer Straße 200, 51109 Köln

The Langerhans' Cell Histiocytosis (Eosinophilic Bone Granuloma) of the Cervicobrachial Column – a Rare Differential Diagnosis of Pain in the Cerebrobrachial-Chial Column

Zielsetzung: Ziel dieser Patientenfalldarstellung ist es, die verschiedenartigen Ursachen von ‚Verspannungsschmerzen' in der Halswirbelsäule mit ausstrahlenden Kribbelparästhesien in die Arme differentialdiagnostisch zu diskutieren und auf die seltene Ursache eines eosinophilen Knochengranuloms der Halswirbelsäule hinzuweisen. *Material und Methode:* Berichtet wird über einen 44jährigen Patienten, der sich zur Hemicorporektomie und kortikospongiöser Spanauffüllung des HWK IV bei unklarer osteolytischer Raumforderung in unserer Klinik vorstellte. *Ergebnisse:* Der Patient beklagte Verspannungen in der Halswirbelsäule, die vom ambulanten Orthopäden aufgrund vermuteter degenerativer Veränderungen zunächst physikalisch-konservativ anbehandelt wurden. Bei persistierenden Schmerzen und ausstrahlenden Kribbelparästhesien in beide Arme stellte sich der Patient beim Neurologen vor, weiterführende Diagnostik ergab eine osteolytische Raumforderung des HWK IV. Daraufhin führten wir eine Osteolysenausräumung mit kortikospongiöser Span- und Pallacosauffütterung sowie ventraler Plattenosteosynthese durch. Die intraoperative Schnellschnittdiagnostik erbrachte zunächst den Verdacht auf ein undifferenziertes Magencarcinom, weitere Präparataufarbeitung ergab histologisch das Vorliegen eines gutartigen eosinophilen Knochengranuloms. Das eosinophile Knochengranulom wurde erstmals 1940 von Lichtenstein und Jaffe [1] beschrieben. Es bildet zusammmen mit der Hand-Schüller-Christian- (chron. Verlaufsform) und der Abt-Letterer-Siwe-Krankheit (maligne disseminierte Verlaufsform) die Trias der sog. Histiocytosis X [2], eines Erkrankungsbildes mit Proliferation von histiozytären und retikulären Gewebestrukturen. Die Ätiologie ist unbekannt [3, 4], bei überwiegend kindlichem Prädilektionsalter (80%) [5]. Die Inzidenz ist selten, bei Kindern <15 Jahre (1:200000) jedoch häufiger [6] als bei Erwachsenen (1:300000) [7]. Prädilektionsstellen sind Schädelkalotte und Wirbelkörper (7,8%), davon sind 11% in der HWS lokalisiert [8]. Spontanheilungsverläufe nach Monaten sind möglich [5], operative Tumorausräumung, Radiatio oder Chemotherapie bei Rezidiven sind jedoch Therapiemethoden der Wahl [3]. Bei unifokalem, nicht maligne disseminiertem Befall ist die Prognose als gut und kurativ therapierbar zu bezeichnen [9]. In 10% kommt es jedoch zu einem multifokalen Organbefall [3]. *Schlußfolgerung:* Obwohl bisher 35 Fälle eines eosinophilen Knochengranuloms der HWS beschrieben wurden [5], handelt es sich dabei trotzdem um eine seltene Differentialdiagnose von Schmerzen im HWS-Bereich. Es sollte jedoch gerade bei Kindern, Jugendlichen und jungen Erwachsenen mit dieser Symptomatik als mögliche Differentialdiagnose mitberücksichtigt werden.

Zyklische mechanische Dehnung von humanen Patellarsehnenfibroblasten. Aktivierung von JNK und Modulation der Apoptose

M. Skutek, M. v. Griensven, J. Zeichen und U. Bosch

Unfallchirurgische Klinik, Medizinische Hochschule Hannover, Carl-Neuberg-Straße 1, 30625 Hannover

Cyclic Mechanical Stretching of Human Pastellar Tendon Fibroblasts. Activation of JNK and Modulation of the Apoptosis

Zielsetzung: Untersuchung des zellulären Outcomes humaner Patellarsehnenfibroblasten auf zyklische mechanische Dehnung hinsichtlich der Apoptose. Identifikation von Signaltransduktionswegen der Übermittlung externer Stresssignale auf zelluläre Komponenten anhand einer *in vitro* Studie. *Problem:* Frühfunktionelle Rehabilitationsmaßnahmen nach Sehnen-, Band- und knöchernen Verletzungen stellen eine etablierte Methode dar und haben sich gegenüber langfristig immobilisierenden Maßnahmen als vorteilhaft erwiesen. Hierbei steht die Beeinflussung der Proliferation sowie der extrazellulären Matrixsynthese im Vordergrund. In diesem Zusammenhang besteht jedoch auch die Gefahr der Überbelastung im Sinne einer inflammatorischen Reaktion mit entsprechenden strukturellen- und funktionellen Problemen. Das zelluläre/molekulare Äquivalent besteht zum Teil in der sensitiven Homöostase zwischen Proliferation und Apoptose, dem programmierten Zelltod. Die Erkenntnisse bezüglich des zellulären Outcomes nach mechanischer Dehnung hinsichtlich der Apoptose sowie der Übertragung von extrazellulären Stresssignalen sind noch sehr begrenzt. *Material und Methode:* Für *in vitro* Experimente wurden humane Fibroblasten von $n = 6$ Patienten (Alter $31{,}5 \pm 7{,}8$ Jahre) aus der Patellarsehne verwendet. Die Zellen aus der 3. Passage wurden auf Silikonschalen kultiviert und mit einem elektromechanischen Stimulationsgerät zyklisch longitudinal gedehnt. Die Dehnungsamplitude betrug 5% und die Frequenz 1 Hz. Die Dauer der Stresszyklen wurde variiert (15 und 60 Minuten). Die Aktivierung von SAPK/JNK (Stressaktivierter Proteinkinase/ Jun N-terminaler Kinase) wurde mittels Western Blot bestimmt. Die quantitative Bestimmung apoptotischer Zellen erfolgte durch Annexin V-Färbung sowie durchflusszytometrischer Bestimmung mittels FACS. Statistik: t-Test für verbundene Stichproben, Signifikanzniveau $p < 0{,}05$. *Ergebnisse:* Zyklische mechanische Dehnung mit einer Dehnungsdauer von 15 Minuten aktivierte JNK1/JNK2. Die Aktivierung von JNK2 nach 15 Minuten Dehnung war statistisch signifikant erhöht ($p = 0{,}035$). Dieser Aktivierung nach kurzzeitiger Dehnung (15 Minuten) folgte eine erhöhte temporäre Apoptoserate. Nach 60 Minuten zyklischer Dehnung war dagegen eine um 50% verminderte Aktivierung von JNK1/JNK2 sowie eine vergleichsweise geringe Apoptoserate zu beobachten. *Schlussfolgerung:* Nach längerer Stressdauer scheinen die humanen Sehnenfibroblasten eine Stresstoleranz zu entwickeln. Dies zeigt sich in einer verminderten Menge von aktiviertem JNK1/JNK2 sowie in einer ebenfalls verminderten Apoptoserate. Die Ursache könnte in einer durch Hitzeschockprotein vermittelten Suppression der JNK-Aktivierung liegen und ist Gegenstand weiterer Untersuchungen. Auf zellulärer Ebene stellt mechanische Dehnung das Äquivalent einer funktionellen Übungsbehandlung nach Sehnen-, Band- und knöchernen Verletzungen dar. Analog zu den experimentellen Ergebnissen erscheinen längere Übungsintervalle vorteilhaft, da hier vermehrt positive Effekte auftreten, deren Ursache in der zunehmenden Stresstoleranz liegen. Im Hinblick auf die Rehabilitation aber auch im Zusammenhang mit Tissue Engineering ergibt sich durch die mögliche Erzielung einer Stresstoleranz durch Modulation der Dehnungsdauer eine hohe Relevanz.

Die chirurgische Behandlungsqualität bei der Fraktur des coxalen Femurendes – Ergebnisse der erstmaligen flächendeckenden Erfassung in Westfalen-Lippe

R. Smektala[1], S. Paech[2] und K. Hupe[2]

[1] Knappschaftskrankenhaus Ruhr-Universität Bochum, Chirurgische Klinik und Poliklinik, Abteilung Unfallchirurgie, In der Schornau 23 – 25, 44892 Bochum
[2] Abteilung für Qualitätssicherung, Ärztekammer Westfalen-Lippe, Gartenstraße 210 – 214, 48147 Münster

The Quality of Surgical Treatment with the Fracture of the Coxal Femural End – Results of the First Exhaustive Documentation in Westfalen-Lippe

Zielsetzung: Analyse der Behandlungsqualität bei der Fraktur des coxalen Femurendes (mediale Schenkelhalsfraktur, pertrochantäre Femurfraktur) auf Basis der hierzu erstmalig erhobenen externen Qualitätssicherungsdaten. *Material:* Daten der Externen Qualitätssicherung Chirurgie Westfalen-Lippe zur Fraktur des coxalen Femurendes aus dem Dokumentationsjahr 2000 (n = 7252). *Methode:* Statistische Analyse der Patientenprofile, Frakturlokalisation, Therapieformen, Komplikationen und funktionellem outcome unter bes. Berücksichtigung struktureller Faktoren (u.a. KH-Versorgungsauftrag). *Ergebnisse:* Die Frakturlokalisation zeigt folgende Verteilung: mediale Schenkelhalsfraktur (SHF) 50%, intermediäre und laterale SHF 6,9%, pertrochantäre Femurfraktur (PTH) 39,8%, undefiniert 3,4%. 95,8% aller Fraktur werden primär operativ behandelt. 35,1% der Patienten mit Pauwels I-Fraktur werden primär einer konservativen Therapie zugeführt, wobei 27% dieser Patienten aufgrund einer sekundären Dislokation im weiteren Verlauf operiert werden. Der Anteil von Notfalloperationen ist bei der PTH mit 33,9% vs. 17,1% signifikant erhöht. 82,9% dieser Frakturen (vs. 64,1% bei medialer SHF) werden innerhalb von 24 h nach Aufnahme operativ versorgt. Die dominierenden Operationsverfahren bei der PTH sind die DHS (57,5%) und intramedulläre Stabilisierung (38,3%), wobei die letztgenannte häufiger in Häusern der Schwerpunktversorgung (46% vs. 37,6%) zum Einsatz kommt. Bei der medialen SHF verteilen sich die OP-Methoden auf die Duokopf-FEP (43,7%), TEP (28,6%), monopolare FEP (14,1%) und Verschraubung (8,9%). Bei der intramedullären Stabilisierung zeigen sich im Vergleich zur DHS häufiger intraoperative Komplikationen (1,8 vs. 1,1%) und eine Implantatfehllage (0,47% vs. 0,12%). Die Gesamtkomplikationsrate beträgt 24,4% mit einer signifikanten Verringerung bei Häusern der Maximalversorgung (20,8%). Der Mobilisierungsgrad bei Entlassung bzw. Verlegung ist bei medialer SHF und PTH vergleichbar, wobei 58% der vor der Fraktur selbstständig gehfähigen Patienten dieses Ausgangsniveau wieder erreichen. *Schlußfolgerung:* Die Daten der externen Qualitätssicherung beschreiben flächendeckend die chirurgische Behandlungsqualität in der Routineversorgung der Fraktur des coxalen Femurendes. Hierbei zeigt sich eine deutliche Variabilität hinsichtlich der gewählten Operationsverfahren bzw. Implantate, Versorgungszeitpunkt und Ergebnisqualität. Strukturelle Faktoren haben einen Einfluß auf die Prozeß- und Ergebnisqualität. Die Detailanalyse dieser Daten ermöglicht den teilnehmenden Kliniken ein Benchmarking und zeigt Verbesserungspotentiale auf.

Kontrollierte Teilbelastung unter Verwendung einer Biofeedback-Schuhsohle

R. Stangl und R. Krug

Unfallchirurgische Abteilung, Chirurgische Universitätsklinik Erlangen, Krankenhausstraße 12, 91054 Erlangen

Controlled Partial Strain by Using a Biofeedback Sole

Einleitung: Die frühe Teilbelastung ist ein anerkanntes Prinzip in der Behandlung von Frakturen und nach endoprothetischen Gelenksersatz. Allerdings werden den Patienten kaum Hilfen zur korrekten Umsetzung dieser ärztlichen Vorgabe gegeben. *Material und Methode:* An 63 Probanden wurden Schuheinlagesohlen mit eingebauten Drucksensoren und mobiler Rückkopplungseinheit getestet. Der Biofeedbackmechanismus wurde über eine mobile Signaleinheit direkt an den Probanden in Form akustischer, mechanischer oder optischer Signale zurückgegeben. Die beliebig einstellbare Teilbelastung wurde über ein Potentiometer individuell eingestellt. Die Aufzeichnungseinheit bestand aus einem angepaßten Langzeit-EKG-Gerät, daß am Körper mitgeführt wurde und alle Überlastungsschritte aufzeichnete.

Nach Einüben der Teilbelastung über 10 Minuten wurden 30 kontrollierte fortlaufende Doppelschritte ohne akustische bzw. optische Rückkopplung aufgezeichnet (Phase I). Anschließend wurden über 10 Minuten die Teilbelastung mit Rückkopplung durchgeführt. Im Anschluß daran wurden 30 kontrollierte fortlaufende Doppelschritte mit Rückkopplung aufgezeichnet (Phase II). In der anschließenden Phase III wurde der Lerneffekt ohne Biofeedbackmechanismus protokolliert. *Ergebnisse:* In der Phase I (ohne Rückkopplung) konnten 35,6% der Probanden die vorgegebene Teilbelastung einhalten. In Pase II (mit Rückkopplung) konnte die vorgegebene Teilbelastung in 85,2% der Probanden realisiert werden. Dieser Unterschied ist statistisch hochsignifikant ($p < 0{,}01$). In Phase III (Lerneffekt) konnten noch 70,3% der Probanden die vorgegebene Teilbelastung einhalten. Es wurde keine eindeutige positive Korrelation zwischen Körpergewicht und Anzahl der Überlastungsschritte bzw. zwischen Alter und Anzahl der Überlastungsschritte gefunden. Ein abnehmender Lerneffekt (Phase III) war jedoch bei zunehmenden Alter evident. *Schlußfolgerung:* Es ist statitisch hoch signifikant, daß die Einhaltung der Teilbelastung den Probanden ohne Hilfsmittel nicht möglich ist. Durch die getestete Schuhsohle kann der Patient eine individuell vorgegebene und eingestellte Teilbelastung über die unmittelbare Rückkopplung statistisch hoch signifikant häufiger einhalten. Durch die mobil einsetzbare Technologie ist die Schuhsohle für einen permanenten, den Alltag begleitenden Einsatz geeignet.

Gute funktionelle Ergebnisse nach Fesselungsoperation bei Luxation der extensor carpi ulnaris Sehne

G. Taeger, A. Pfadenhauer, K. Wilhelm und D. Nast-Kolb

Klinik und Poliklinik für Unfallchirurgie, Universität Essen, Hufelandstraße 55, 45147 Essen

Good Functional Results After Captivating Surgery with the Luxation of the Extensor Carpi Ulnaris Tenden

Einleitung: Die Luxation der Sehne des M.extensor carpi ulnaris (ECU) am Handgelenk ist eine relativ seltene Diagnose. Trotz hoher klinischer Relevanz existieren wenig Daten zur Frage der konservativen oder operativen Therapie. Ziel der Studie ist die Beurteilung der Behandlungsergebnisse nach operativer Therapie. *Material und Methode:* Über einen Zeitraum von acht Jahren wurden in einer konsekutiven Serie achtundzwanzig Patienten mit ECU-Luxationen nach einer standardisierten Technik mit Fesselung der Sehne durch Rekonstruktion des osteofibrösen Kanals operiert. Im Abstand von mindesten einem Jahr wurden alle Patienten funktionell anhand des modifizierten STEWART-Score nachuntersucht. *Ergebnisse:* Alle 28 Patienten konnten evaluiert werden. Der Nachuntersuchungszeitraum betrug im Mittel 36 Monate (Minimum: 11 Monate, Maximum: 6 Jahre). Fünfundzwanzig Patienten (89%) zeigten sehr gute und gute Resultate sowohl in Bezug auf das Gesamtergebnis als auch die einzelnen Komponenten wie Schmerz, Beweglichkeit, Kraftentfaltung und subjektive Zufriedenheit. In zwei Fällen war das Gesamtergebnis nach dem STEWART -Score befriedigend, wobei die Beweglichkeit und die Kraftentfaltung im Vergleich zur gesunden Hand eingeschränkt waren. Bei einem Patienten war es nach fünf Monaten zu einem Rezidiv gekommen, welches operativ mit neuerlicher Fesselung behandelt wurde. Das Ausheilungsergebnis war 26 Monate nach der Revision gemäss dem STEWART-Score gut. *Schlußfolgerung:* Die operative Fesselung der luxierten ECU-Sehne vermochte die schmerzfreie Beweglichkeit und Kraftentfaltung in 90% der Fälle wiederherzustellen. Schlechte Ergebnisse wurden unter Einschluss von Korrekturmassnahmen nicht beobachtet. Angesichts dieser Ergebnisse kann die operative Behandlung der ECU-Luxation als geeignetes Therapieverfahren empfohlen werden.

Management bei Achillessehnenruptur – Konservativ versus operativ mit primärer Umklapp-Plastik

R. Talaulicar, E. K. Folwaczny, C. Dumont und K. M. Stürmer

Klinik für Unfallchirurgie, Plastische und Wiederherstellungschirurgie, Universitätsklinikum Göttingen, Robert-Koch-Straße 40, 37075 Göttingen

Management with the Achilles Tendon Rupture – Conservative vs. Surgery with Primary Fold-Back Plasty

Zielsetzung: Die Behandlung der Achillessehnenruptur wird immer noch kontrovers diskutiert, operative Verfahren stehen konservativen Behandlungskonzepten gegenüber. Zielsetzung unserer Studie war die Untersuchung des funktionellen Outcomes, operativ versus konservativ versorgter Patienten. Material und Methode: 68 Patienten mit Achillessehnenrupturen, 36 primär operativ und 32 konservativ versorgt. Insgesamt konnten 34 Patienten (7 weiblich, 27 männlich, Durchschnittsalter 41 Jahre) nachuntersucht werden., Nachuntersuchungszeitraum durchschnittlich 6 Monate. Alle operativ versorgten Patienten wurden mit einer Umklapp-Plastik versorgt und anschließend frühfunktionell nachbehandelt. Das konservative Therapieregime bestand aus einer selbstgefertigten Gehorthese mit stufenweiser Reduktion der Plantarflexion (30°/40° für eine Woche, 20° für 4 Wochen, 10° für 2 Wochen, 0° für 2 Wochen, anschließend Fersenkeil für weitere 6 Wochen). Nachuntersucht wurde die Rerupturrate, Komplikationen während der Behandlung (Thrombose, Wundheilungsstörung), Motorik im oberen und unteren Sprunggelenk, sowie das Aktivitätsniveau vor und nach abgeschlossener Behandlung. *Ergebnisse:* Von den konservativ behandelten Patienten mußten 3/16 sekundär aufgrund einer Reruptur (9–12 Wochen nach dem ersten Unfallereignis, 18,75%) operiert werden. 1/18 operativ versorgter Patient entwickelte im postoperativen Verlauf einen oberflächlichen kurzzeitigen Wundinfekt. Von den konservativ behandelten Patienten entwickelte 1/16 Patient am 21. Tag nach dem Unfallereignis eine tiefe Beinvenenthrombose. Bei 4/13 rein konservativ Behandelten ist eine endgradige Bewegungseinschränkung bei Plantarflexion (< 10%) im Sprunggelenk zurückgeblieben. 1/13 klagte noch 1/2 Jahr nach dem Unfallereignis über eine fortbestehende Schwellneigung am distalen Unterschenkel. Das Aktivitätsniveau war bei 21/21 operativ versorgten Patienten 6 Monate nach dem Unfallereignis wieder erreicht, während es unter konservativer Therapie nur bei 9/13 Patienten gelang. Alle Patienten sind wieder arbeitsfähig. *Schlußfolgerung:* Aufgrund der relativ hohen Rerupturrate von 18,75% nach konservativ behandelter Achillessehnenruptur und des im Vergleich zur operativen Versorgung deutlich schlechteren funktionellen Ergebnisses sollte die Indikation zur operativen Therapie wieder großzügiger gestellt werden. Entscheidend scheint uns die primäre Umklapp-Plastik, die ohne Ruhigstellung sofortige Übungen erlaubt.

Die operative Behandlung der scapholunären Dissoziation über die PDS Augmentation mit Fadenankerdübeln

W. Teske, H. Tassler und H.-U. Langendorff

Unfall- u. Handchirurgische Klinik, Städtische Kliniken Dortmund, Münsterstraße 240, 44145 Dortmund

The Surgical Treatment of Scapholunate Dissociation via PDS Augmentation with Minianchors

Zielsetzung: Evaluation der SL- Bandrekonstruktion mit Bandnaht und Howmedica Fadenankerdübeln. Das intakte SL Band als Schlüsselverbindung des radiokarpalen Bandapparates verhindert die Rotationsinstabilität des Kahnbeins mit nachfolgender Sekundärarthrose der Handwurzel. *Material und Methoden:* Es wurden n = 32 Fälle ohne radiologisch erkennbare Zeichen einer wesentlichen Arthrose des Carpus in einer retrospektiven Studie analysiert. 26 Fälle konnten klinisch und radiologisch im Zeitraum von 6 – 36 Monaten untersucht werden. In allen Fällen wurden zusätzlich eine temporäre Kirschnerdrahtarthrodese und eine Gipsruhigstellung für 4 bis 8 Wochen durchgeführt. *Ergebnisse:* Die Augmentation des SL- Bandes mit Fadenankerdübeln führte in allen Fällen (n = 5) mit frischer Verletzung, in denen das SL- Band genäht werden konnte, in der radiologischen Kontrolle zum Schluß des SL-Gelenkspaltes. Bei chronischer Bandinstabilität mit Fehlrotation des Kahnbeines konnte in allen (n = 27) Fällen neben der Rekonstruktion von SL-Bandresten die Instabilität des Kahnbeins behoben werden. Die vorbestehende DISI wurde weitgehend normalisiert. Eine erneute Subluxation stellte sich in einem Falle nach nur 4wöchiger Ruhigstellung ein. In n = 10 Fällen zeigte sich im Verlauf nach Aufhebung der temporären KD-Arthrodese radiologisch eine Verbreiterung des SL-Spaltes auf über 3 mm. Eine erneute Fehlstellung des Kahnbeins in Palmarflexion fand sich jedoch nicht. Nach mehr als 6 Monaten blieben die radiologischen Befunde stabil. Graduelle Verbesserungen der Beweglichkeit wurden in den nachuntersuchten Fällen noch bis zum Ablauf von zwei Jahren gemessen. Der postoperative Bewegungsumfang im Handgelenk betrug im Mittel 80% der gesunden Gegenseite 6 Monate nach KD-Entfernung mit betonter Einschränkung der Palmarflexion. Die Kraftminderung betrug im selben Zeitraum 1/5 im Vergleich zur gesunden Gegenseite. *Zusammenfassung:* Die SL-Bandplastik über Fadenankerdübel stellt in akuten und chronischen Fällen der scapholunären Dissoziation eine geeignete Methode im abgestuften Behandlungskonzept der operativen Rekonstruktion dar. Sie verhindert die Entwicklung einer DISI Instabilität oder führt zur Derotation des Kahnbeins bei bereits bestehender DISI im Frühstadium. Damit ist dieses Verfahren in allen Fällen ohne wesentliche Sekundärarthrose des Carpus eine Alternative zu irreversiblen STT- und SC-Arthrodesen, die wir erst bei deutlichen Intercarpalarthrosen durchführen.

Poststationäres Telemonitoring in der Unfallchirurgie

D. Gürdal[1], S. Ulbrich[1], J. Baumer[2], T. Schall[1], W. Röckelein[1], T. Lange[1] und M. Nerlich[1]

[1] Abteilung für Unfallchirurgie, Klinik und Poliklinik für Chirurgie, Universität Regensburg, Franz-Josef-Strauß-Allee 11, 93053 Regensburg
[2] Baumer-Curavita, Regensburg

Poststationary Telemonitoring in Traumatology

Zielsetzung: Durch die Einführung von DRG's wird es notwendig werden die stationäre Aufenthaltsdauer zu verkürzen. Es wurde ein internetbasiertes Modell zur Anbindung von privaten Haushalten an die Leistungserbringer des Gesundheitssystems etabliert. Ziel der telemedizinischen Anwendung ist ein längerfristiges poststationäres Monitoring u.a. mit dem Ziel der Kostenreduktion. Fragestellung war, im Rahmen des Modells, eine Evaluation der Infrastruktur in Hinblick auf essentielle Modellparameter (u.a. IT-Erfahrung) mitsamt Patientencompliance. *Material und Methoden:* Nach postoperativer Patientenschulung werden nach Entlassung täglich wesentliche, den Heilungsverlauf bestimmende Daten (Schmerzsituation, Wohlbefinden, Wundbeschaffenheit) anhand eines PC-gestützten Fragebogens von zu Hause an das Clinical Call Center via Internet (PGP-Verschlüsselung/anonymisiert) geschickt. Nach täglicher Auswertung des Patientenfragebogens durch den behandelnden Klinikarzt erhält sowohl der Patient, als auch der ambulante Pflegedienst ein kurzes Statement über den aktuellen Stand des Heilungsverlaufs. Bei akuter Verschlechterung der Symptomatik steht dem Patienten mit dem Modell kompetentes, mit dem Fall vertrautes medizinisches Fachpersonal rund um die Uhr zur Verfügung. Damit läßt sich ein Feedbacksystem über den postoperativen Verlauf auch für den Operateur schaffen und dient damit der Qualitätssicherung. Abschluß des Telemonitoring ist nach 6 Wochen eine klinisch-radiologische ambulante Untersuchung. Bei einer vorab durchgeführten Befragung wurden Daten von 99 Patienten (durchschnittlich 42,7 Jahre, 67 männl., 32 weibl., Wohnort: Raum Ostbayern) mittels standardisiertem Fragebogen nach folgenden Gesichtspunkten erhoben:

- Teilnahmebereitschaft am vorgestellten Modell
- Art des Telefonanschlusses (analog/digital, Festnetz/Handy)
- Anzahl der im eigenen Haushalt vorhandenen Computer
- Möglichkeit eines Internetzugangs

Ergebnisse: Generelles Interesse am vorgestellten postoperativen Behandlungsmodell zeigten 67% der Patienten. Keine signifikanten Unterschiede konnten weder in Hinblick auf Altersverteilung, noch in Hinblick auf Geschlechtsverteilung der befragten Patienten ermittelt werden. 59,7% des gesamten Patientengutes besaßen ein Handy, davon 13,4% mit WAP-Technologie. Interneterfahrung besaßen 37,3% der gesamten Patientengruppe,wovon 97% einen Internetzugang in häuslicher Umgebung hatten. 43,4% der Patienten, die zum Zeitpunkt der Erhebung keine Erfahrung mit dem Internet hatten, planten einen Internetzugang in naher Zukunft ($<$ 6 Monate). *Zusammenfassung:* 84,7% des Gesamtpatientengutes erfüllten aufgrund der bestehenden IT-Wege (Internet/WAP-Technologie) essentielle Modellparameter des frühambulanten Telemonitorings. Dadurch scheint eine Minimierung von psychischer und physischer Belastung des Patienten durch häuslichen Versorgung erreicht werden zu können. Kürzere stationäre Aufenthalte und damit Kosteneinsparung im Gesundheitswesen mögen realisierbar sein.

Alters-spezifische Analyse der 5-Jahres-Überlebensrate nach hüftgelenksnaher Femurfraktur

U. von Ebner[1], M. A. Scherer[2], C. Graf[3] und S. von Gumppenberg[2]

[1] KKH Plattling
[2] Abteilung für Unfallchirurgie, Chirurgische Klinik und Poliklinik, Klinikum rechts der Isar, Technische Universität München, Ismaninger Straße 22, 81675 München
[3] KKH München Pasing

Age-Specific Analysis of 5 Years'Survival Rate After Femural Fracture Near the Hip Joint

Zielsetzung: Änderungen in der Wahl der Implantate bei der hüftgelenksnahen Femurfraktur (Schraubenosteosynthese) werden neben dem Argument der Wirtschaftlichkeit unter anderem damit begründet (skandinavischer Sprachraum), daß ein hoher Prozentsatz der Patienten nur eine beschränkte Lebenserwartung hätte. Mit einer der Situation in der Onkologie vergleichbaren Analyse sollte eruiert werden, ob sich im postoperativen Verlauf eine signifikante Veränderung altersspezifischer Sterblichkeit nach hüftgelenksnahen Femurfrakturen beweisen läßt. *Material und Methoden:* Bei 221 Patienten, die sich zwischen dem 01.01.1992 und dem 31.03.1999 einer Operation wegen einer hüftgelenksnahen Femurfraktur unterziehen mußten und die eine mindestens 2-jährige Nachbeobachtungszeit aufwiesen, wurde nach Bearbeitung der Daten zur Prozeßqualität über persönliche Kontaktaufnahme, Hausarzt, Angehörige und schließlich über die zuständigen Einwohnermeldeämter ein vollständiges Sterberegister erfaßt und nach Ausschluß der Kliniks-Letalität die 30-Tages-, 1-Jahres-, 2-Jahres-, 3-Jahres- und 5-Jahres-Letalität getrennt nach den Altersgruppen 61 - 70 (n = 33), 71 - 80 (n = 62), 81 - 90 (n = 104), > 90 (n = 22) berechnet. Der mittlere follow-up der überlebenden Patienten beläuft sich im Median auf 49,4 Monate (10/90 Perzentile 18 - 82 Monate. Für die einzelnen Altersklassen errechnet sich die 30-Tages-, 1-Jahres-, 2-Jahres-, 3-Jahres und 5-Jahres-Letalität sowie die Gesamtletalität im Untersuchungszeitraum auf:

Alter	n	30d	1a	2a	3a	5a	gesamt
61 - 70	33	0	6	15	18	18	18
71 - 80	62	6	31	34	40	46	46
81 - 90	104	9	34	45	53	59	68
> 90	22	5	37	51	58	69	79

Bei der 30-Tages-Letalität gibt es keinen signifikanten altersspezifischen Unterschied, weiter fehlt im 1. p.op. Jahr jegliche statistische Signifanz in der Absterberate der über 70-jährigen . Ab dem 1. p.op. Jahr haben Patienten unter 70 Jahren ein signifkant reduziertes relatives Risiko zu versterben, ebenso wie die Letalität in den Altersklassen über 70 Jahre kontinuierlich divergiert und nur die normale Überlebenswahrscheinlichkeit, wie sie den Angaben des statistischen Bundesamtes entsprechen, widerspiegeln. *Schlußfolgerung:* Die hier erhobenen Daten lassen im Umkehrschluß erkennen, daß die Letalität nach Versorgung hüftgelenksnaher Femurfrakturen von der Qualität der Akutversorgung und den ersten p.op. Monaten abhängt. Der weitere Verlauf ist ein Spiegel der physiologischen altersabhängigen und nicht der Trauma-bedingten Überlebenswahrscheinlichkeit. Wir postulieren ein stark verbesserungsbedürftiges 'therapeutisches Fenster' gegenüber jüngeren Patienten. Therapie in diesem Intervall müßte die massive Letalität deutlich absenken. Bei über 70-jährigen Patienten läßt sich mit einer 1-Jahres-Letalität von 30% rechnen, was den Angaben in der Literatur entspricht. Die 2-Jahres-Überlebensrate ist durch das biologische Alter des Patienten und nicht durch das Trauma im Hüftgelenksbereich bedingt. Bei entsprechender Therapie bedeutet ein hohes Lebensalter kein Risiko für eine gesteigerte Akut-(30-tages-)Letalität.

Minimalinvasive Versorgung komplexer distaler Femurfrakturen mit der retrograden Nagelung

F. Walcher, H. Laurer, D. Huth und I. Marzi

Klinik für Unfall-, Hand- und Wiederherstellungschirurgie, Universitätsklinikum Frankfurt, Theodor-Stern-Kai 7, 60590 Frankfurt am Main

Minimal-Invasive Care of Complex Distal Femural Fractures with Retrograde Nailing

Die retrograde, transartikuläre unaufgebohrte Femurmarknagelung wird zunehmend zur Versorgung distaler Schaftfrakturen, metaphysärer Trümmerfrakturen und einfacher gelenkbeteiligender Frakturen eingesetzt. *Fragestellung:* Mit zunehmender Erfahrung im Umgang mit dem neuen Implantat wird nun diskutiert, ob auch komplexe Gelenkfrakturen des distalen Femurs mit dem retrograden Nagel im Sinne einer minimalinvasiven Technik versorgt werden können. *Material und Methode:* Zur Evaluation der technischen Einsatzmöglichkeiten des Retronagels haben wir prospektiv den distalen Femurnagel (DFN, Synthes) u.a. zur Behandlung komplexer Gelenkfrakturen (Typ C3.3) des distalen Femurs eingesetzt. Es wurden bisher seit 1998 32 Patienten mit 35 Frakturen im Alter von 16 bis 89 Jahren mit dem DFN versorgt. Bei der regelmäßig durchgeführten Nachuntersuchung der Patienten wurde das klinisch-funktionelle wie auch radiologische Ergebnis nach den Kriterien von Neer beurteilt. *Ergebnisse:* Bei 28 Patienten, mit einem Nachuntersuchungszeitraum länger als 1 Jahr, konnte bei 92% ein hervorragendes ($<$ 85 Punkte) sowie gutes ($<$ 70 Punkte) Resultat erzielt werden. Der mittlere Bewegungsumfang betrug 108°. Es zeigte sich bei zwei Patienten eine Valgusfehlstellung von 5° sowie bei einem Patienten eine Außenrotationsstellung von 10°. Verzögerte Frakturheilungen, Implantatversagen oder Infektionen wurden nicht beobachtet. *Zusammenfassung:* Komplexe Gelenkfrakturen lassen sich nach exakter Reposition der Gelenkfläche erfolgreich mit dem distalen Femurnagel versorgen. Wesentliche technische Herausforderung ist die korrekte Einstellung der Achse und Rotation. Die retrograde Marknagelung ist ein minimalinvasives Osteosyntheseverfahren, welches eine sinnvolle Ergänzung der bisher verfügbaren Techniken zur Versorgung komplexer Gelenkfrakturen des distalen Femurs darstellt.

Das semifunktionelle Nachbehandlungskonzept der operativ versorgten Achillessehnenruptur-Vergleich unterschiedlicher postoperativer Behandlungsregime hinsichtlich klinischer, funktioneller und ökonomischer Ergebnisse

O. W. Weber, E. Kollig und G. Muhr

Chirurgische Klinik und Poliklinik, BG-Klinik Bergmannsheil, Universität Bochum, Gilsingstraße 1, 44789 Bochum

The Semifunctional Aftercare Concept of the Surgical Sunplied Achilles Tenden Rupture – Comparison of Different Postoperative Treatment Reginees Regarding Clinical Functional and Economical Results

Einleitung und Fragestellung: Die frische Achillesehnenruptur kann unterschiedlich therapiert werden. Ziel sollte heutzutage neben niedrigen Komplikations- und Rerupturraten eine frühzeitige berufliche Reintegration und geringe ökonomische Kosten sein. In unserer retrospektiven Studie werden zwei unterschiedlich Anschlußtherapien hinsichtlich der postoperativen Arbeitsunfähigkeitsdauer, der klinischen Funktion und der ökonomischen Kosten untersucht. *Material und Methode:* Bei 10 Patienten (Altersdurchschnitt: 43,6 Jahre) mit frischer Achillessehnenruptur wurde nach operativer Versorgung die konventionelle Gipsimmoblisierung angewendet. Dabei erfolgte die Redressierung vom Spitzfußgips über den Intermediärgips zum Neutralgips über 6 Wochen. Die semifunktionelle Vakuumstütztherapie mittels Vacoped-Orthese wurde ebenfalls an 10 Patienten durchgeführt (Altersdurchschnitt: 42,7 Jahre). Die Redressierung im oberen Sprunggelenk erfolgte nach dem gleichen Schema, mit zusätzlicher Beübung des OSG durch limitierte Scharnierbewegung ab der 5. Woche. Die Nachuntersuchung erfolgte im Schnitt 7 Monate nach operativer Versorgung. Neben der sonographischen Kontrolle der Sehnenbinnenstruktur anhand des Thermann Score's, dem funktionellen und klinischen Ergebnis durch den Trillat Score, dem ökonischem Aufwand, wurde die Dauer der Arbeitsunfähigkeit untersucht. *Ergebnisse:* Die Gruppe mit der semifunktionellen Vacoped-Therapie wies eine um ca. 1 Woche kürzere Arbeitsunfähigkeitsdauer auf. In der sonographischen Kontrolle fiel bei diesen Patienten eine homogenere Sehnenbinnenstruktur auf. Während bei den per Orthese nachbehandelten Patienten keine Funktionsdefizite im OSG auffielen, hatten bei der Gipstherapie 6 von 10 Patienten Beweglichkeitsdefizite zwischen 10° und 25° im OSG. Bei der Gipstherapie mussten im Schnitt mehr als 4 Unterschenkelgipse über den Therapiezeitraum angelegt werden (Primärgips-Spitzfußgips-Intermediärgips-Neutralgips), und eine begleitende Low-dose-Heparinisierung war erforderlich. Bei der Orthesenbehandlung kann durch einfachen Adapteraustausch die Redressierung erreicht werden, zusätzlich ist ab der 5. Behandlungswoche die limitierte Mobilisierung des OSG möglich. Hier ist die Antikoagulation aufgrund des verbesserten venösen Rückstroms auf 4 Wochen begrenzt. Der Trillat Score zeigte eine bessere Verteilung für die semifunktionelle Therapie. *Schlußfolgerung:* Das semifunktionelle Vacoped-Stützsystem zeigt durch sein Design entscheidende klinische und ökonomische Vorteile in der Nachbehandlung gegenüber der konventionellen Gipstherapie. Sie vereinigt die Vorteile der operativen Sehnenadaptation mit exakter Kontinuitätsrekonstruktion mit den Vorteilen der funktionellen Therapie. Durch entsprechende Adapter kann eine Redressierung durch einfachen Adapteraustausch vorgenommen werden. Es fallen keine mehrfachen Gipswechsel an. Der Patient kann nach Anleitung vielmehr selbsttätig Sitzkorrekturen der Orthese vornehmen.

Neben funktionellen und klinischen Vorteilen zeichnet sich dieses System zusätzlich durch einen höheren Trage- und Handlingkomfort für den Patienten aus.

Korrektur bis Redaktionsschluss nicht eingegangen.

Lebensqualität nach Calcaneusfrakturen

T. Westphal[1], S. Schubert[1], J. P. Halm[1], J. P. Schenkengel[2], S. Piatek[1] und S. Winckler[1]

[1] Klinik für Unfallchirurgie
[2] Klinik für Diagnostische Radiologie, Otto-von-Guericke-Universität Magdeburg, Leipziger Straße 44, 39120 Magdeburg

Quality of Life After Calcaneus Fractures

Ziel: Beantwortung der Frage, ob operativ versorgte Calcaneusfrakturen mit einer Einschränkung der gesundheitsbezogenen Lebensqualität einhergehen und ob diese durch herkömmliche Meßinstrumente erfaßt wird. *Methode:* Nachuntersuchung operativ versorgter Calcaneusfrakturen (Zwipp-Score, AOFAS Ankle-Hindfoot Scale) und Befragung zur gesundheitsbezogenen Lebensqualität (SF-36). Bildung von matched pairs. Gruppe 1: Patienten mit operierter, einseitiger, intraartikulärer Calcaneusfraktur ohne Begleitverletzungen. Gruppe 2: Fälle aus der bevölkerungsrepräsentativen Normpopulation des SF-36. Matching-Kriterien: Alter, Geschlecht, Erwerbstätigkeit, Berufsgruppe, Nebenerkrankungen. Vergleich der Werte aller Subskalen sowie der körperlichen und psychischen Summenskala des SF-36 beider Gruppen (Wilcoxon-Test, $p < 0{,}05$). Korrelationsanalyse zwischen den Werten dieser Skalen der Gruppe 1 mit denen der herkömmlichen Instrumente (Spearman-Korrelationskoeffizient). *Ergebnisse:* 40 Fälle wurden jeder Gruppe zugeordnet. Völlige Strukturgleichheit wurde für die ersten 4 Matching-Kriterien erreicht, für die Nebenerkrankungen wurde partielle Strukturgleichheit erzielt. Die Werte sämtlicher Skalen des SF-36 lagen in Gruppe 1 deutlich unter denen der Kontrollgruppe. Die Unterschiede waren signifikant ($p < 0{,}01$) in 9 der 10 Skalen. Nicht signifikant ($p = 0{,}063$) war der Unterschied in der psychischen Summenskala. Sämtliche Skalen korrelierten schwach positiv mit den Werten des Zwipp-Scores und der Ankle-Hindfoot Scale. Die stärksten Korrelationen wurden jeweils mit den Skalen körperliche Funktionsfähigkeit (Zwipp $r = 0{,}486$; AOFAS $r = 0{,}516$), körperliche Schmerzen ($r = 0{,}453$ bzw. $r = 0{,}451$) und der Körperliche Summenskala ($r = 0{,}477$ bzw. $r = 0{,}519$) erreicht. *Schlußfolgerungen:* Calcaneusfrakturen gehen mit einer deutlichen Beeinträchtigung der gesundheitsbezogenen Lebensqualität einher. Diese wird durch die gebräuchlichen Meßinstrumente nur partiell erfaßt. Der SF-36 kann für die Ergebnisbewertung von Calcaneusfrakturen empfohlen werden.

Stellenwert der MRT bei carpalen Verletzungen

J. Windolf[1], S. Keim[2], M. Mack[2] und J. M. Rueger[1]

[1] Abteilung für Unfall- und Wiederherstellungschirurgie, Universitätsklinikum Hamburg-Eppendorf, Martinistraße 52, 20246 Hamburg
[2] Institut für Diagnostische und Interventionelle Radiologie, J. W. Goethe-Universität Frankfurt am Main

Importance of MRT with Caspal Injuries

Zielsetzung: Evaluation der klinischen Relevanz der Magnetresonanztomographie in der Frühdiagnostik von carpalen Verletzungen. *Material und Methoden:* In der prospektiven Erhebung wurden 37 Patienten mit dem klinischen Verdacht auf eine Fraktur der Handwurzel und unklarem konventionellen Röntgenbefund im Mittel nach 7,54 Tage einer MRT-Untersuchung zugeführt (Hochfeld MRT mit 1,5 Tesla und speziell entwickelter Handgelenksspule in Rückenlage, T1 gewichtete transversale und coronare Schnittführung, eine T2 gewichtete coronare Sequenz und eine STIR bzw. TIRM als fettgesättigte Sequenz, Schichtdikke 1,5 – 3 mm). *Ergebnisse:* Bei 22 von 37 Patienten ergab sich durch die MRT eine Diagnoseänderung mit entsprechender therapeutischer Konsequenz. Hierbei handelte es sich um 14 falsch positive Diagnosen. In 13 Fällen konnte die MRT zur Diagnoseerweiterung in der Weichteildiagnostik beitragen. Bei 16 der 37 Patienten konnte nach MRT Diagnostik die Behandlungsdauer verkürzt werden. *Schlußfolgerung:* Die Ergebnisse dokumentieren eine hohe klinische Relevanz der Magnetresonanztomographie in der Frühdiagnostik frischer Handwurzelverletzungen. Bei klinischem Verdacht und unklarem konventionellen Röntgenbefund empfehlen wir die Durchführung einer MRT bereits am Unfalltag.

Computergestützte Venenverschlußplethysmographie-Untersuchungen zur Pathophysiologie des Posttraumatischen Complex Regional Pain Syndrome Type I (CRPS I) – ist das CRPS I ein 'Local inflammatory response syndrome'

J. Z. Zaspel[1], G. G. Gradl[1], A. W. Wipfl[1] und M. S. Schürmann[2]

[1] Chirurgische Klinik und Poliklinik, Klinikum Großhadern, Ludwig-Maximilians-Universität München, Marchioninistraße 15, 81366 München
[2] Chirurgische Klinik und Poliklinik, Freie Universität Berlin, Fachbereich Humanmedizin, Universitätsklinikum Benjamin Franklin, Berlin

Computer-Assisted Venous Occlusion Plethysmography Studies of Pathophysiology of Posttraumatic Complex Regional Pain Syndrome Type I (CRPSI). Is the CRPS I a Local Inflammatory Respone Syndrome?

Zielsetzung: Das ‚Complex Regional Pain Syndrome Typ 1' (CRPS 1), besser bekannt als M. Sudeck ist eine häufige Komplikation nach Traumen im Bereich der Extremitäten. Klinisch imponiert die Erkrankung u.a. mit autonomen Störungen. Hierzu zählen ein distal generalisiertes Ödem und eine veränderte Durchblutung der betroffenen Extremität. Die Ursachen hierfür wurden bislang kontrovers diskutiert. Eine bislang nicht überprüfte Hypothese gemäß der ein reflektorisch erhöhter Venolentonus an einem Ungleichgewicht der Starling Kräfte verantwortlich ist und zu einer erhöhten peripheren Filtration und Ödembildung führt, soll im Rahmen der Studie untersucht werden. *Material und Methode:* Prospektiv wurde bei 21 posttraumatischen Patienten mit klinisch eindeutigem CRPS und generalisierter Ödembildung an der oberen Extremität eine computergestützte Venenverschlußplethysmographie durchgeführt. Dabei konnten die Mikrozirkulations-parameter P_{vi} (isovolumetrischer venöser Druck = Kapillardruck), K_f (Filtrationskoeffizient = Gefäßpermeabilität), Q_a (arterieller Blutfluss) valide bestimmt werden. Als Kontrollgruppe wurden 20 gesunde Probanden gegenübergestellt. *Ergebnisse:* In der Gruppe der CRPS I Patienten fand sich ein durchschnittlicher P_{vi} von 25,1 ± 3,9 mmHg der betroffenen Seite gegenüber 15,9 ± 3,4 mmHg der nicht betroffenen Seite. Dieser Unterschied ist mit $p < 0{,}001$ signifikant. Bei gesunden Probanden fand sich ein über beide Unterarme gemittelter Wert von 18,1 ± 2,4 mmHg (links 18,7, rechts 17,5 mmHg). Die kapilläre Permeabilität K_f war von erkrankter Seite zur Gegenseite signifikant ($p < 0{,}001$) erhöht mit 6,02 ± 1,83 ($ml{*}min^{-1}{*}100\ ml^{-1}{*}mmHg^{-1}{*}10^{-3}$), zu 3,96 ± 1,03. Bei gesunden Personen fand sich ein gemittelter Wert von 3,94 ± 1,09. Ebenso konnten für den arteriellen Blutfluß deutliche Seitenunterschiede gemessen werden. In der Kontrollgruppe fand sich ein durchschnittlicher Fluß von 5,1 ± 1,4 (ml/min/100 ml Gewebe) und ein Spitzenfluß von 11,5 ± 4,1. Demgegenüber zeigten die CRPS I Patienten an der betroffenen Extremität einen durchschnittlichen Fluß von 10,2 ± 6,2 und einen Spitzenfluß von 19,4 ± 8,5 (kontralateral: durchschnittlich 3,2 ± 1,1 und Spitzenfluß 8,4 ± 2,8). Die intraindividuellen als auch die interindividuellen Unterschiede waren ebenfalls statistisch signifikant ($p < 0{,}01$). *Zusammenfassung:* Als Ursache für das generalisierte Ödem kann bei im Seitenvergleich deutlich vergrößerter Kapillarpermeabilität nicht eine alleinige Erhöhung des postkapillären Druckes angenommen werden. Hoher arterieller Blutfluss, hoher kapillärer Druck und ein 'capillary leakage' spricht eher für ein im aktuellen Schrifttum häufiger postuliertes lokales Entzündungsgeschehen bei der Pathophysiologie des CRPS.

Gefäßchirurgie

Wertigkeit neuer bildgebender Verfahren in der Gefäßchirurgie

Funktionelle Diagnostik durch farbige Ultraschall-Methode für Verschluss der Peripheralarterien

M. Okada[1], I. Kitano[2], T. Sugimoto[2] und Y. Ijiri[1]

[1] Department of Surgery, Universität Hyogo
[2] Universität Kobe, 1-1-39-103 Sumiyoshihonmachi, Higashinada-ku, Kobe 658-0051, Japan

Functional Diagnosis by Color Duplex Sonography for Occlusive Disease of the Peripheral Artery

Summary. In recent years the number of the patients with occlusive disease of the peripheral arteries is increasing also in Japan. For such patients there are many methods to make final diagnosis. Among a lot of methods we have chosen color duplex sonography for functional diagnosis in the patients with occlusive disease of the peripheral artery. During 2 years we have investigated color duplex sonography in addition to digital subtraction arteriography for 40 patients (68 limbs) with occlusive disease of the peripheral artery. First of all waveform of blood flow and the systolic velocities of the dorsal- and the posterior tibial arteries as well as the brachial artery were observed and measured. The blood flow volume and the ratio of systolic velocities and flow volume of lower to upper extremity (AVI, AFI) were measured and their values were also analysed in each patient. These data were compared with Fontaine's classification as a clinical symptom. For the patients with Fontaine class I, or II conservative treatments were carried out, and operative interventions such as bypass graft, or endovascular operation were carefully performed for the patients with Fontaine's class III or IV. Consequently, clinical symptoms and waveforms of systolic flow, and its velocity were remarkably improved by surgical interventions. Thus, color duplex sonography was a useful procedure to make diagnosis and to decide operative indication in the patients with occlusive disease of the peripheral artery.

Key words: Arteriosclerosis – Color duplex sonography – Waveform of systolic blood flow (AFI) and velocity (AVI) – Surgical intervention

Zusammenfassung. Während 2 Jahren haben wir die farbige Ultraschall-Methode für 40 Patienten (68 Beinen) mit Verschluss der Peripheralarterien durchgeführt. Sie bestanden aus 38 Männer und 2 Frauen. Ihr Alter schwankte von 21 bis 85 Jahre (durchschnittlich 67). Wir haben auch die systolische Geschwindigkeit des Blutstroms im Bereich der A. dorsalis pedis und A. tibialis posterior gemessen. Danach wurden Blutflussvolumen, Raten der systolischen Geschwindigkeit des Blutstroms im Bereich der oberen und unteren Extremitäten untersucht. Die Wellenform der systolischen Geschwindigkeit des Blutstroms zeigte einen deutlich niedrigen Wert in den Schweregraden III, IV der Fontaine Klassifikation. Schweregrad I wurde bei den 25 Beinen bestätigt, und Schweregrad II bei den 30 Beinen, Schweregrad III, IV bei den 13 Beinen diagnostiziert. Für die Patienten mit Schweregrade I, II, gab es keine Indikationen für einen operativen Eingriff. Trotzdem wurden Bypass und endovaskuläre Eingriffe bei den Patienten mit Fontaine Klasse III, IV durchgeführt. Wellenform und klinische Symptome zeigten miteinander gute Beziehungen, und alle Fälle haben sich klinisch nach der operativen Eingriffe deutlich verbessert. Die Notwendigkeit der funktionellen Diagnostik für Verschluss der Peripheralarterien wurde klinisch erkannt.

Schlüsselwörter: Arteriosklerose - Farbige Ultraschall-Methode - Wellenform der systolischen Geschwindigkeit des Blutstroms und Blutflusses - Chirurgische Intervention

Einleitung

Neuerdings ist die Anzahl der Patienten mit Verschluss der Peripheralarterien in Japan deutlich zunehmend. Es gibt verschiedene Untersuchungen, um eine invasive sichere Diagnose zu machen [1 - 4]. Danach sind mehrere Behandlungen nach den klinischen Beschwerden und Schweregrade der Untersuchungen durchgeführt worden. Dieses Mal wurde farbige Ultraschall-Methode als eine invasive Untersuchung benutzt. [1] [2].

Material und Methoden

In letzten 2 Jahren haben wir die farbige Ultraschall-Methode bei 40 Patienten (68 Beinläsionen) mit Verschluss der Peripheralarterien benutzt. Sie bestanden aus 38 Männer und 2 Frauen und ihr Alter schwankte von 21 bis 85 Jahre alt (durchschnittlich 67) [3].

39 Fälle hatten einen Verschluss infolge von Arteriosklerose der Peripheralarterien und einer hatte traumatische Verletzung der A. iliaca ext. (Tabelle 1). Wir haben auch systolische Geschwindigkeit des Blutstroms im Bereich der A. dorsalis pedis und A. tibialis posterior gemessen. Danach wurden Blutflussvolumen, Raten der systolischen Geschwindigkeit des Blutstroms im Bereich der oberen und unteren Extremitäten untersucht.

Die Wellenform der systolischen Geschwindigkeit ist dem Schwergrad nach Fontaine Klassifikation entsprechend. Schweregrad I wurde an den 25 Beinen bestätigt, und Schweregrad II an den 30 Beinen, Schweregrad III, IV fand sich an den 13 Beinen..

Ergebnisse

Die Wellenform wurde auf die Gruppen wie folgt verteilt (Abb. 1). Das heisst, Typ I: hochpositive Welle und ganz klein-negative Welle, Typ II: Positive Welle ohne negative Welle, Typ III: ziemlich niedrig-positive Welle, Typ IV: flach-positive Welle.

Im Vergleich zwischen klinischen Symptome und AVI, AFI vor der operativen Eingriffe wurden gute Korrelationen festgestellt (Abb. 2, Tabelle 2). Wenn AVI weniger als 0.4 zeigt, musste eine Behandlung folgen. Eigentlich gibt es keine operative Indikation für den Patienten mit Schweregrad I, II nach Fontaine Klassifikation. An nur 4 Fälle mit Schweregrad I, II wurden einfache endovaskuläre und kleinere Eingriffe durchgeführt.

Tabelle 1. Farbige Ultraschall-Methode für Verschluss der Peripheralarterien

1) Krankengut	40 Fälle (Männer 38, Frauen 2)
2) Lebensalter	21 - 85 Jahre (Durchschnittlich 67.3)
3) Ursache des Peripheralarterienverschlusses	
Arteriosclerosis Obliterans (ASO)	39 Fälle
Trauma	1 Fall
Gesamt	40 Fälle (68 Beinläsionen)

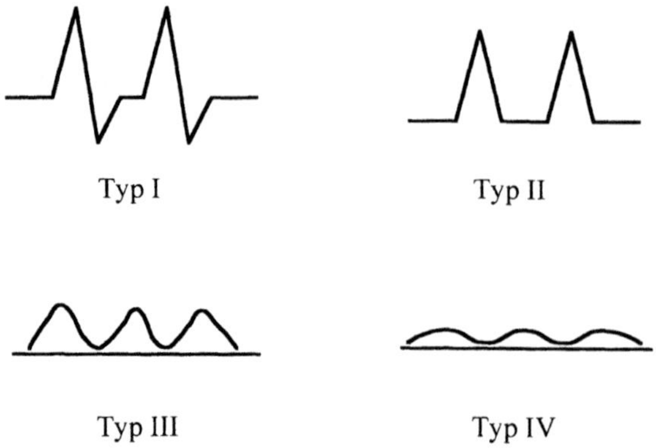

Abb. 1. Wellenform der vier Gruppen

Tabelle 2. Anmerkungen des Indizes unter der Benutzung von Ultraschall-Methode

$$\text{Mean AVI} = \frac{\text{Mean ankle systolic velocity of DPA (PTA)}}{\text{Mean systolic velocity of BA}}$$

$$\text{Peak AVI} = \frac{\text{Peak ankle systolic volume of DPA (PTA)}}{\text{Peak systolic volume of BA}}$$

$$\text{Mean AVI} = \frac{\text{Mean ankle systolic flow of DPA (PTA)}}{\text{Mean systolic flow of BA}}$$

$$\text{API} = \frac{\text{Ankle pressure}}{\text{Brachial pressure}}$$

AVI: Ankle Velocity Index, AFI: Ankle Flow Index, API: Ankle Pressure Index, DPA: Dorsal pedic artery, BA: Brachial artery, PTA: Posterior tibial artery

Natürlich wurden Bypass-Eingriffe und endovaskuläre Interventionen bei den Patienten mit Schweregrad III, IV durchgeführt. Dadurch wurden die klinischen Symptome in allen Fällen besser.

Diskussion

Normalerweise werden API (Druckindex zwischen oberen und unteren Peripheralarterien) gemessen und Arteriographien bei Patienten mit Peripheralarterienverschluss durchgeführt.

Trotzdem haben wir dazu Index von AVI und AFI unter der Benutzung der Ultraschall-Methode gemessen. Dadurch konnten wir eingehende Resultaten nach dem Schwergrad der Fontaine Klassifikation bekommen. Damit konnten wir die Indikation zur Operation treffen.

Daraus geht die Bedeutung der farbigen Ultraschall-Methode hervor.

Schlussfolgerungen

1) Ultraschall-Methode (Duplex Sonographie) ist eine non-invasive Untersuchung und effektiv für Beurteilung des Schwergrades der Patienten mit Arteriosklerose.
2) AVI und AFI entsprechen in der Regel gut den klinischen Symptomen.
3) Wenn AVI weniger als 0.4 war, musste man gewöhnlich therapieren.

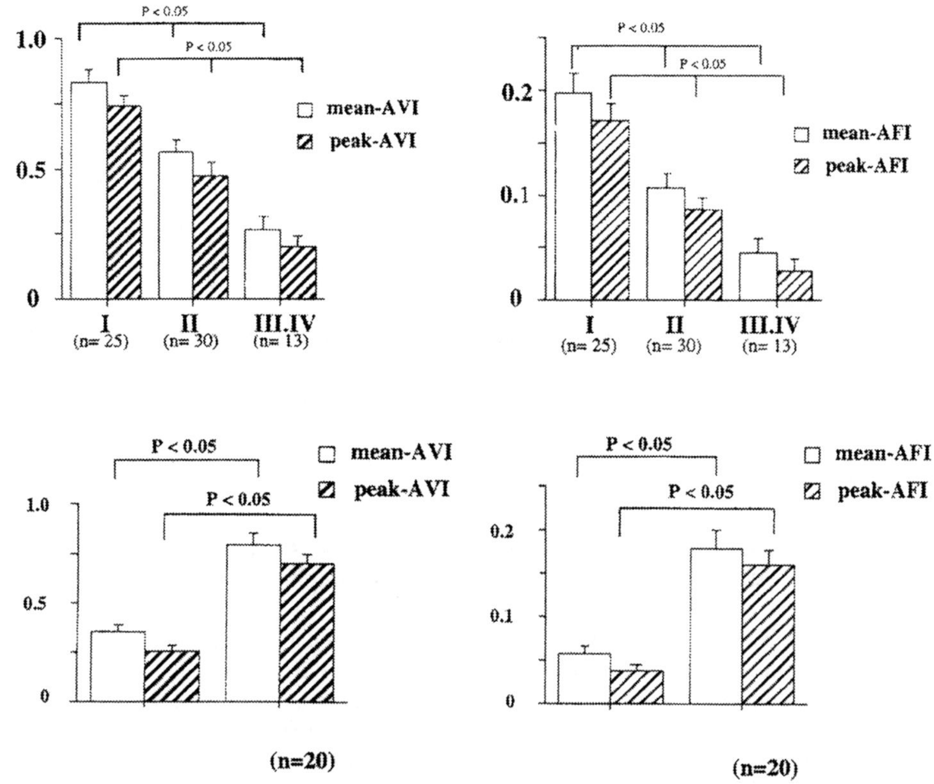

Abb. 2. Veränderungen der klinischen Symptome und AVI, AFI vor und nach der operativen Eingriffe

Literatur

1. Alhan HC, Alhan S (1996) Color Doppler imaging in adjunct to contrast arteriography in evaluation of severe peripheral vascular disease. Vasc Surg 30: 13 – 19
2. Whelan JF, Barry MH, Moir JD (1992) Color flow Doppler ultrasonography: Comparison with peripheral arteriography for investigation of peripheral vascular disease. J Clin Ultrasound 20: 369 – 374
3. Kitano I, Sugimoto T, Okada M (1999) Quantitative assessment of peripheral occlusive arterial diseases by color duplex sonography and blood endothelin level. Kobe J Med Sci 45: 73 – 84
4. Okada M, Morimoto Y, Sugimoto T (2001) Frühzeitige Diagnostik und ihre Therapie der tiefen Beinvenenthrombose durch ^{111}In-markierte Thrombozyten. Deutsche Gesellschaft für Chirurgie (Kongressband 2001) 118: 497 – 500

Wertigkeit der MR-Angiographie im follow-up nach cruro-pedalen Bypassanlagen

F. Verrel, O. Meissner, V. Ruppert, H. Ramirez, F. Tato und B. Steckmeier

Chirurgische Klinik und Poliklinik, Gefäßzentrum-Gefäßchirurgie, Klinikum der Universität München-Innenstadt, Nussbaumstraße 20/Pettenkoferstraße 8a, 80336 München

Surveillance After Revascularization of Crural and Pedal Arteries: Value of Contrast-enhanced Magnetic Resonance Angiography

Summary. Patients after crural or pedal revascularization need a consequent surveillance to prevent graft failure. We compared the results of the clinical examination including duplexscanning with contrast-enhanced magnetic resonance angiography (MRA). 26 bypass grafts were evaluated for potential stenosis in five locations. Using both techniques, 93 of 109 locations were classified identically. 10 of 16 locations which were categorized differently were reviewed angiographically (DSA). In contrast to duplexscanning, MRA detected 3 high grade stenosis, which had to be dilatated percutaneously. MRA should be used regularly in surveillance programs of distal bypass grafting.

Key words: Magnetic resonance angiography (MRA) – duplexscanning – failing graft – surveillance

Zusammenfassung. Patienten mit cruro-pedalen Bypasses benötigen ein engmaschiges follow-up, um ein drohendes Bypassversagen rechtzeitig erfassen und therapieren zu können. Es wurde ein Vergleich zwischen klinisch- angiologischer Untersuchung mit Duplexsonographie und kontrastgestützter MR-Angiographie (MRA) durchgeführt. Dabei wurden 26 crural oder pedal revaskularisierte Extremitäten in je 5 Gefäßsegmente unterteilt (Ein-/ Ausstrom, proximale/ distale Anastomose, Bypassverlauf) und jedes einzelne auf eine Stenose hin überprüft. MRA und Duplexsonographie beurteilten 93 von 109 Gefäßsegmenten übereinstimmend, von den 16 diskrepant beurteilten Gefäßsegmenten konnten 10 mittels DSA objektiviert werden. Die MRA erkannte im Gegensatz zur Duplexsonographie 3 höhergradige Stenosen, die zum Bypasserhalt dilatiert werden mussten. Die MRA sollte daher routinemäßig zur Bypasskontrolle eingesetzt werden.

Schlüsselwörter: MR-Angiographie – Duplexsonographie- Bypassstenosen – Nachuntersuchung

Einleitung

Ziel der zunehmenden Ausdehnung rekonstruktiver Eingriffe auf die cruro-pedale Gefäßregion ist die Beseitigung einer kritischen Extremitätenischämie, gleichbedeutend mit der Abwendung einer drohenden Gliedmaßenamputation. Während die Wahrscheinlichkeit einer erfolgreichen Revaskularisation initial hoch ist, besteht jedoch eine signifikante Rate von Bypassversagen über die Zeit. Es ist bekannt, daß die Bypassoffenheit am effektivsten durch Nachbeobachtungsprogramme erhalten werden kann, die in der Lage sind, Stenosen im Bypass sowie in der vor- und nachgeschalteten Strombahn aufzudecken, bevor es zu einem Bypassverschluss kommt. Denn während ein operativer oder interventioneller Serviceeingriff bei drohendem Bypassversagen zu exzellenten Langzeitergebnissen führt, zeigt die Wiedereröffnung eines verschlossenen Bypasses ein um die Hälfte schlechteres Ergebnis. Derzeit gelten für die Nachuntersuchung von Venenbypasses nach TASC (3) folgende Empfehlungen: in dreimonatigen Abständen sollte die Zwischenanamnese, klinische Untersuchung und Messung des Dopplerverschlussdruckes – allesamt Parameter mit nur eingeschränkter Aussagefähigkeit – sowie eine Duplexsonographie erfolgen. Letztere ist in der Lage, sowohl niedrig-, mittel- und hochgradige Stenosen im Bypassverlauf und in vor- und nachgeschalteten Arterien aufzudecken, als auch deren Lokalisation und Charakteristika exakt zu beschreiben und ist bisher die Untersuchungsmethode der Wahl im follow-up. Nachteilig ist jedoch die Untersucher- und Patientenabhängigkeit.

Die Durchführung einer MRA wird von der TASC bisher nur bei starker Gefäßverkalkung, in Ermangelung eines im Duplex erfahrenen Untersuchers oder bei für den Duplex ungeeigneten Patienten empfohlen. Die DSA als Goldstandard in der Gefäßdarstellung ist aufgrund ihrer Invasivität als Routinemethode im follow-up inakzeptabel. Mit ihr werden suspekte Ergebnisse aus den nichtinvasiven Untersuchungen bestätigt und die weitere Therapie geplant.

Fragestellung

Bei den genannten Einschränkungen stellt sich daher die Frage, ob die Duplexsonographie ausreichend in der Diagnostik eines drohenden Bypassversagens ist und welchen Stellenwert die MR-Angiographie als nicht invasives, objektivierbares bildgebendes Verfahren bei drohendem Bypassversagen hat. Immerhin zeigt sich in aktuellen Studien, daß die postoperativ durchgeführte MR-Angiographie im Vergleich zur DSA eine Sensitivität und Spezifität von über 90% für das Aufdecken von Bypasskomplikationen besitzt (1, 2).

Material und Methode

In einem Zeitraum von 2 Jahren (7/1998 bis 7/2000) wurden 68 Patienten – 18 Frauen, 50 Männer, durchschnittliches Alter 70 Jahre (42 – 93 Jahre) – an 72 Extremitäten wegen einer kritischen Extremitätenischämie crural oder pedal revaskularisiert. Es wurden 42 femoro-crurale, 15 popliteo-crurale und 15 femoro- oder popliteo-pedale Bypasses angelegt. Das Patientenkollektiv wurde ab 12/2000 im Rahmen des follow-ups zusätzlich zur klinischen und duplexsonographischen Untersuchung mit einer MR-Angiographie untersucht. Bis zu diesem Zeitpunkt waren 8 Patienten verstorben, 16 erlitten eine Majoramputation, 10 stellten sich nicht mehr vor.

Die verbleibenden 34 Patienten mit 36 Bypasses wurden klinisch-angiologisch und duplexsonographisch (Accuson Aspen, 7,5 Mhz Linear) von einem erfahrenen Angiologen nachuntersucht. Die Stenosegradbestimmung erfolgte durch Berechnung der velocity ratio ($V_{stenose}/V_{praestenotisch}$). Bei 24 Patienten mit 26 Bypasses wurde zusätzlich eine 3D- kontrastgestützte MR-Angiographie (Siemens Magnetom Harmony 1,0 Tesla) durchgeführt. Der Stenosegrad wurde mittels Vergleich der Gefäßdiameterreduktion in der Stenose zum prästenotischen Gefäßdiameter ($D_{prästenotisch}$-$D_{Stenose}/D_{prästenotisch} \times 100$) im Consensus zwischen einem Radiologen und einem Gefäßchirurgen bestimmt.

Ergebnisse

Die MR-Angiographie wurde zunächst nach qualitativen Kriterien, bezogen auf einzelne Gefäßregionen, ausgewertet: dabei zeigte sich für 25/26 Untersuchungen eine gute bis sehr gute Beurteilbarkeit bzgl. räumlicher Auflösung und Gefäßkontrast für den Bypass und in 21/26 Fällen für die Einstrombahn, während diese am Unterschenkel (16/26) und an der distalen Anastomose (18/26) deutlich schlechter war. Ausgeprägte venöse Überlagerungen fanden sich fast ausschließlich am Unterschenkel (14/26) wobei diese nur in einem Fall die Beurteilung eines Bypasses, jedoch 6 mal die des Abstroms einschränkten.

Für den Methodenvergleich zwischen Duplexsonographie und MR-Angiographie wurde jede revaskularisierte Extremität in 5 Gefäßsegmente unterteilt: in die vor- und nachgeschaltete Strombahn, in die proximale und distale Anastomose und in den Bypassverlauf. Jedes einzelne Segment wurde auf Vorliegen einer Stenose überprüft. Die Ergebnisse wurden aus methodischen und therapeutischen Gründen in 2 Gruppen zusammengefasst, nämlich in die Gruppe geringgradiger Stenosen, die ‚keine bis $< 50\%$ Stenose' subsummierte und die Gruppe der höhergradigen Stenosen, in der ‚50 – 75%ige und $> 75\%$ – 99%ige Stenosen sowie Verschlüsse' zusammengefasst wurden. Anschließend wurde mittels McNemar-Test überprüft, inwieweit die beiden Untersuchungsverfahren zu einer übereinstimmenden Beurteilung des Stenosegrades kamen.

Für den Vergleich zwischen Duplexsonographie und MR-Angiographie konnten 109 von 130 möglichen Gefäßsegmenten herangezogen werden. Die 4-Felder-Tafel zeigt für 93 Gefäßsegmente eine übereinstimmende Beurteilung, nämlich für 86 geringgradige und 7 höhergradige Stenosen. Diskrepant beurteilt wurden 16 Gefäßsegmente: 13mal wurde in der MR-Angiographie eine höhergradige Stenose gesehen, die von der Duplexsonographie als geringgradig beurteilt wurde und umgekehrt bewertete die Duplexsonographie 3 Gefäßsegmente als höhergradig stenosiert, die in der MRA als geringgradig beurteilt wurde. Diese Unterschiede zwischen den Untersuchungen waren statistisch signifikant ($p < 0{,}05$).

Zur Objektivierung der diskrepanten Beurteilungen konnte für 10 Gefäßregionen eine vergleichende DSA herangezogen werden. Dabei zeigte sich, daß der Duplex in allen 3 Fällen der diskrepanten Beurteilung eine Stenose überschätzt hat. Die Überschätzungen fanden einmal im Bypass und 2mal an der distalen Anastomose statt. Auch in der MR-Angiographie wurde in 4 von 13 Gefäßregionen eine höhergradige Stenose gesehen, die sich in der DSA nicht bestätigte. Die Überschätzungen waren auf alle Gefäßregionen verteilt. Bedeutend ist, daß die MR-Angiographie 6 von 10 Gefäßregionen -bewiesen durch die DSA- richtig beurteilt hat: in den 3 Fällen, in denen die Stenosen durch die Duplexsonographie überschätzt wurden, hat die MR-Angiographie richtig geringgradige Stenosen erkannt. Evidenter ist jedoch, daß in 3 Gefäßregionen – einmal im Zustrom, einmal an einer proximalen und einmal an einer distalen Anastomose – eine Stenose richtig als höhergradig erkannt wurde, die die Duplexsonographie als solche nicht diagnostiziert hat. Diese Stenosen mussten zum Bypasserhalt dilatiert werden.

Zusammenfassung

Die MRA liefert bei komplexen cruro-pedalen Rekonstruktionen besonders im Verlauf des Bypasses eine gute Bildqualität, Einschränkungen zeigen sich am Unterschenkel und im Bereich der distalen Anastomose. MR-Angiographie und Duplexsonographie neigen beide zur Überschätzung von Stenosen. Dabei ist keine der untersuchten Gefäßregionen bevorzugt betroffen. Kernaussage unserer Untersuchung ist, daß die MR-Angiographie bei der Detektion höhergradiger Stenosen der Duplexsonographie überlegen ist. Dieses Ergebnis führt zu der Überlegung, ob das bisherige Nachuntersuchungsprogramm nach cruropedaler Rekonstruktion noch zeitgemäß ist , da es bypassverschluss-gefährdete Patienten übersieht, die durch die MR-Angiographie entdeckt werden können. Bei Bestätigung dieser Ergebnisse durch weitere Studien muß der Nutzen der zeitaufwendigen und untersucherabhängigen klinischen und duplexsonographischen Untersuchungen zukünftig in Frage gestellt werden, zumal sich die Bildqualität der MRA bei stetiger Weiterentwicklung der Technik noch verbessern wird.

Literatur

1. Bendib K, Berthezene Y et al. (1997) Assassment of complicated arterial bypass grafts: value of contrast-enhanced subtraction magnetic resonance angiography. J Vasc Surg 26:1036 – 1042
2. Dorenbeck U, Seitz J et al. (2002) Evaluation of arterial bypass grafts of the pelvic and lower extremities with gadolinium- enhanced magnetic resonance angiography: comparison with digital substraction angiography. Invest Radiol 37:60 – 64
3. TASC (2000) Surveillance after revascularization. J Vasc Surg 31, Nummer 1, Part 2:253 – 260

Carotis-Plaquemorphologie: Konsequenzen für Indikationsstellung und Verfahrenswahl

Plaquemorphologische Befunde an der Carotisgabel und deren Emboliehäufigkeit in Abhängigkeit vom klinischen Stadium der cerebrovaskulären Insuffizienz

K. Balzer[1], U. Boesger[1] und K. M. Müller[2]

[1] Gefäßchirurgische Klinik, Evangelisches Krankenhaus, Wertgasse 30, 45468 Mülheim an der Ruhr
[2] Institut für Pathologie, Berufsgenossenschaftliche Kliniken Bergmannsheil, Universitätsklinik, Ruhruniversität Bochum, Bürkle-de-la-Camp-Platz 1, 44789 Bochum

Findings of Plaque Morphology in Carotid Artery Bifurcation and Frequency of Embolisation depending on Clinical Stages of cerebrovascular Insufficiency

Summary. Vascular morphology and determination of plaque surface structure are getting more and more matter of interest before revascularisation procedures are performed. One reason may be the increase of interventional treatment (PTA). For that we investigated the value of ultrasound duplex scanning to predict preoperatively the vascular surface and plaque structure. 368 patients operated on obstructing stenosis of the carotid artery could be enrolled in this investigation. In all patients duplex ultrasound scanning was performed preoperatively. In 127 patient an analysis of TC-Doppler curve was possible. During some operations (eversion endarteriectomie) we performed experimental stent implantation. The evaluation was performed with statistical methods.

Key words: Carotid stenosis – plaque morphology, duplex ultrasound – carotid endarterectomie

Zusammenfassung. Die Beurteilung der Plaqueoberfläche und-binnenstrukturen rückt in jüngerer Zeit in den Mittelpunkt des Interesse vor Eingriffen an der Halsschlagader, dieses nicht zuletzt da interventionelle Verfahren eine zunehmende Verbreitung gefunden haben. Aus diesem Grund haben wir die Wertigkeit der Farbduplexsonografie zur präoperativen Beurteilung der Plaquemorphologie untersucht. Es konnten 368 Patienten einbezogen werden, bei denen eine Rekonstruktion der A. carotis durchgeführt wurde. Bei allen Patienten wurde präoperativ eine farbkodierte Duplexsonografie durchgeführt. Bei 127 Patienten war die Analyse der transkraniellen Dopplerkurve möglich. Während einiger Operationen haben wir experimentelle Stentimplantationen durchgeführt. Die Auswertung erfolgte mit statistischen Methoden.

Schlüsselwörter: Carotisstenose – Plaquemorphologie – Duplex – Eversionsendarteriektomie

Einleitung

Die Beurteilung der Plaqueoberfläche und -binnenstruktur rückt in jüngerer Zeit in den Mittelpunkt des Interesses vor Eingriffen an der Halsschlagader, dieses nicht zuletzt da interventionelle Verfahren eine zunehmende Verbreitung gefunden haben. Jedoch lassen sich diese mit den herkömmlichen Verfahren wie Duplexsonografie oder Angiografie oft nur unzureichend einschätzen. Auch postmortale Angiogramme lassen keine korrekte Aussage zur Beschaffenheit der Veränderungen zu. Neue Verfahren wie NMR- oder CT-gestützte Angiografie oder virtuelle NMR-Angioskopie sowie oder computergestützte Graustufenbestimmung sonografischer Befunde sind wissenschaftliche Versuche, eine genauere Einschätzung zu erhalten.

Ziel der Untersuchungen war als die Genauigkeit der Duplexsonografie bei der präoperativen Plaquebeurteilung zu bestimmen und durch Analyse der transkraniellen Dopplersignale die Anzahl der HITs im Hinblick auf verschiedene Stadien der CVI sowie unterschiedliche Verfahren zu bestimmen und hieraus Rückschlüsse auf die Plaquemorphologie ziehen zu können. Ferner wurde das Augenmerk auf die Embolisationsgefahr in Abhängigkeit von der Plaquemorphologie gerichtet.

Material und Methodik

Im Rahmen einer prospektiven und Studie vom 1.2.98 bis zum 31.1 1999 konnten in der Gefäßchirurgischen Klinik des Evangelischen Krankenhaus Mülheim an der Ruhr 368 Patienten ausgewertet werden, bei denen eine Rekonstruktion der Carotisstrombahn durchgeführt worden war. Die Patienten waren überwiegend männlichen Geschlechts (m:w = 65:35), das mittlere Alter betrug 69 Jahre (45 - 91 Jahre), der Stenosegrad betrug bei 7,5 Prozent der Patienten 70 bis 80 Prozent, bei 33,4 Prozent 81 bis 90 Prozent und bei 52,6 Prozent größer 90 Prozent. Bei 6,5 Prozent der Patienten war der Stenosegrad nicht eindeutig zu bestimmen. Über die Stadienverteilung und die angewandten Methoden gibt die nachfolgende Tabelle 1 Auskunft.

Komplikationen traten bei 9,5 Prozent der Patienten auf. Dieses waren vorwiegend Blutungen bei 3,5 Prozent, neurologische Defizite bei 4,4 Prozent (3,3 Prozent reversibel); die Letalität betrug 0,5 Prozent.

Bei allen Patienten wurde präoperativ eine Farbduplexsonografie zur Bestimmung des Stenosegrad und der Plaquemorphologie durchgeführt (Tabelle 2).

Die entnommenen Präparate wurden histopathologisch untersucht (Institut für Pathologie der Ruhruniversität Bochum, Kliniken Bergmannsheil), 12 Stent-implantationen konnten einbezogen werden, der transkranielle Doppler ergab in nur bei 127 Patienten eine komplett verwertbare Kurve.

Es erfolgte eine statistische Aufarbeitung zum Vergleich der präoperativen duplexsonografischen Befunde und der intraoperativen HITs mit den postoperativ erhobenen pathologischen Befunden.

Ergebnisse

Tabelle 1. Patienten und Methoden. n = 368 (Feb. 98 - Jan. 99)

Stadium I:	34%
Stadium II:	45%
Stadium III/IV:	21%
Eversionsendarteriektomie	96,0%
TEA	1,5%
PTFE-Interposition	2,5%
Shunt	6,8%

Tabelle 2. Duplexsonografische Bestimmung der Plaquemorphologie

Hard Plaque	40,3%
Soft Plaque	54,4%
Mixed Plaque	5,3%
Ulzeration and Thrombose	3,4%

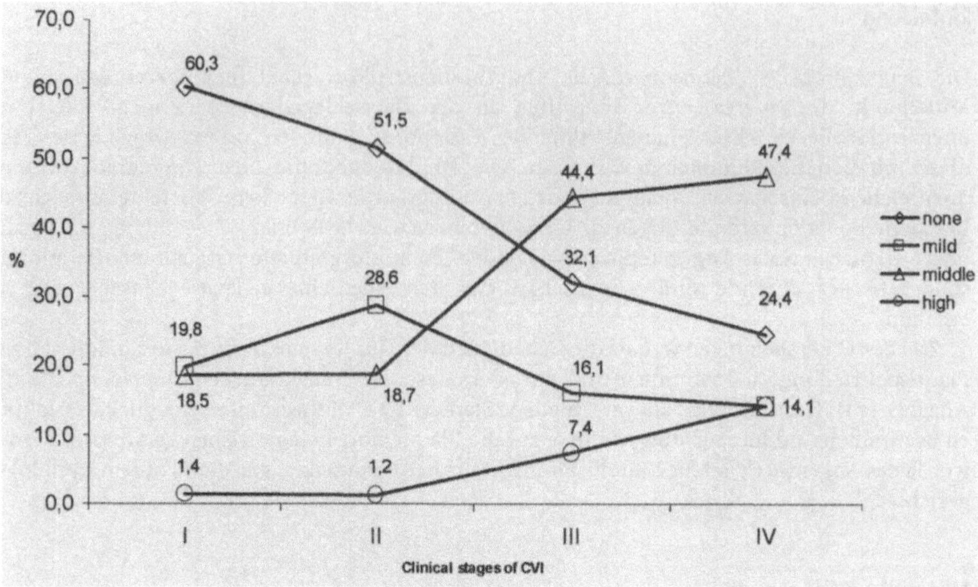

Abb. 1. Stadien und histologisch nachgewiesene Ulzerationen

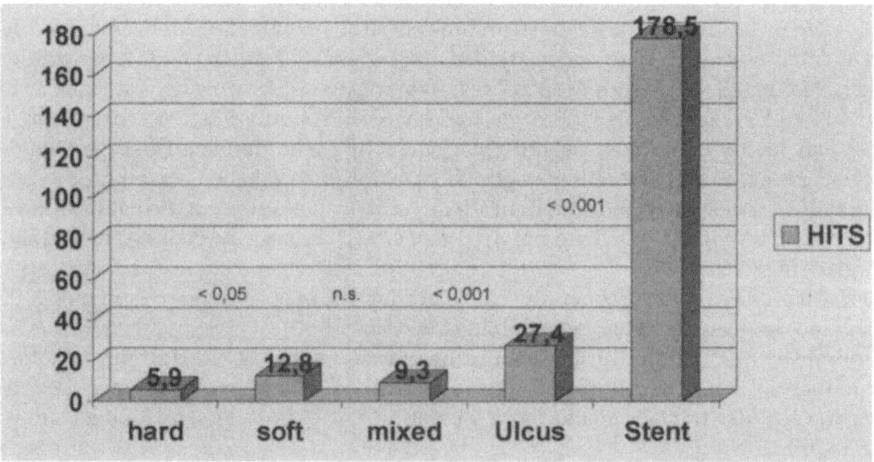

Abb. 2. HTS in Korrelation zur Plaquemorphologie (n = 186)

Es zeigte sich eine gute Korrelation für die duplexsonografische Unterscheidung zwischen Hard Plaques und Soft Plaques, Ulzerationen werden schlecht erkannt.

Die Sensitivität zur Beurteilung von Hard Plaques betrug 85,6%, die Spezifität 79,3%.

Bei Hard Plaques ermittelten wir eine Sensitivität von 83,6% und Spezifität von 79,9%. Der Nachweis von Ulzerationen gelang mit einer Sensitivität von 53,3% und Spezifität von 55,2%.

Im Vergleich zum Stadium I überwiegen im Stadium II Soft Plaques, während im Stadium III und IV Ulzerationen und thrombotische Veränderungen häufig anzutreffen sind. Diese Unterschiede erwiesen sich als statistisch signifikant (Abb. 1).

Der Nachweis von HITs zeigte eine deutliche Abhängigkeit von der Plaquemorphologie, es fanden sich aber auch erhebliche verfahrensbedingte Unterschiede. Auch hier sind die Ergebnisse statistisch hochsignifikant (Abb. 2).

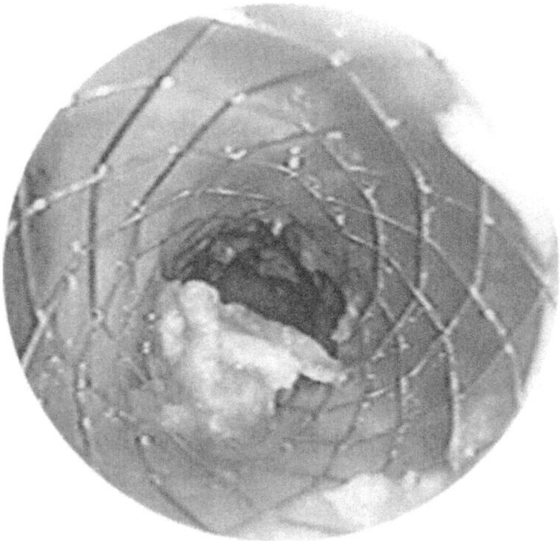

Abb. 3. Experimentelle Stentimplantation

In einigen Fällen wurden im Rahmen von Eversionsenderteriekonien experimentelle Stentimplantationen durchgeführt. Hierbei konnte die Protrusion atheromatösen Materials in das Lumen nachgewiesen werden (Abb. 3).

Diskussion

Die Untersuchungen zeigen, dass ein deutlicher Unterschied zwischen verschiedenen Plaquetypen und ihrem Risiko für neurologische Komplikationen besteht. Harte Wandveränderungen führen nur selten zu neurologischen Ereignissen, während Soft Plaques, Ulzerationen und Thrombosen erheblich häufiger solche nach sich ziehen. Die Untersuchung des transkraniellen Doppelsignals belegt eindrucksvoll die unterschiedliche emboligene Potenz verschiedener Wandveränderungen.

Allerdings sind es gerade diese gefährlichen Wandveränderungen mit den derzeit verfügbaren bildgebenden Verfahren präoperativ nur völlig unzureichend darzustellen.

Hierdurch bedingt ergeben sich erhebliche Gefahren für alle endovaskulären Verfahren an der Halsschlagader.

Neuerer Untersuchungen stellen die computergestützte Grauwertanalyse sonografischer Untersuchungen in den den Mittelpunkt, um so die Plaque- morphologie vor einem Eingriffe an der Halsschlagader besser einschätzen zu können.

Zum gegenwärtigen Zeitpunkt bleibt die sichere Beurteilung der Plaquemorphologie pathologisch-histologischen Untersuchungen vorbehalten.

Vor diesem Hintergrund ist die Indikation zur Stentimplantation kritisch zu diskutieren.

Grenzen der Operabilität bei multimorbiden Gefäßpatienten

Indikation und Operationsergebnisse beim hepatozellulären Karzinom mit Infiltration der Gefäße, Gallengänge und Lymphknoten

A. Altendorf-Hofmann und J. Scheele

Funktionsbereich Theoretische Chirurgie, Klinik für Allgemeine und Viszerale Chirurgie, Universitätsklinikum, Bachstraße 18, 07740 Jena

Indication and Outcome After Surgical Treatment of Hepatocellular Carcinoma with Vascular Invasion, Bile Duct Invasion, and Lymph Node Metastases

Summary. From 1995 to 2001, 243 patients with hepatocellular carcinoma were recorded at Jena University Hospital. 59 (24%) underwent curative hepatic resection or orthotopic liver transplantation. 28 tumors (12%) showed microvascular invasion, and 29 (12%) presented with gross vascular invasion. 32 patients (13%) had regional lymph node metastases. In one patient (0.4%) CT scan showed involvement of the extrahepatic bile duct. Curative removal of the tumor was possible in 61%, 21%, 3% and 0%, respectively. Vascular invasion did not influence survival statistically significant. 3 year survival rates in patients with and without regional lymph node involvement were 0% and 38% ($p < 0.01$).

Key words: Hepatocellular carcinoma - vascular invasion - bile duct invasion - lymph node metastases

Zusammenfassung. Von 1995 bis 2001 wurden 243 Patienten mit einem hepatozellulären Karzinom an unserer Klinik behandelt. Bei 59 (24%) wurde das Karzinom durch kurative Leberresektion oder Transplantation entfernt. 28 Karzinome (12%) zeigten mikroskopisch, 29 makroskopische Invasion (12%) von Gefäßen. 32 Patienten (13%) hatten regionäre Lymphknotenmetastasen. In einem Fall wurde durch CT die Infiltration extrahepatischer Gallengänge diagnostiziert. Eine kurative Tumorentfernung war in 61%, 21%, 3% und 0% möglich. Der Nachweis von Gefäßinvasion beeinflusste die 3-Jahres-Überlebensrate der Patienten nicht signifikant. Die 3-Jahresüberlebensraten mit und ohne regionäre Lymphknotenmetastasen waren 0% und 38% ($p < 0.01$).

Schlüsselwörter: Hepatozelluläres Karzinom - Gefäßinvasion - Gallengangsinvasion - Lymphknotenmetastasen

Einleitung

Die Infiltration der Gefäße, Gallengänge und Lymphknoten ist beim hepatozellulären Karzinom Ausdruck eines weit fortgeschrittenen Tumorleidens. Alle drei Befunde erfordern ausgedehnte Resektionen, die mit erhöhtem postoperativem Risiko einher gehen. Werden sie beim präoperativen Tumorstaging durch bildgebende Verfahren diagnostiziert, so kann nur in wenigen Fällen die Indikation zur Leberresektion in kurativer Absicht gestellt werden, zumal die Erfolgsaussichten aggressiver operativer Maßnahmen sehr skeptisch eingeschätzt werden.

Patienten und Methodik

Von 243 konsekutiven Patienten mit hepatozellulärem Karzinom, die sich zwischen 1995 und 2001 an der Klinik für Allgemeine und Viszerale Chirurgie in Jena vorstellten, wurden 59 (24%) durch eine kurative Leberresektion oder orthotope Lebertransplantation behandelt. Insgesamt 12 Patienten (4,9%) sind postoperativ verstorben, darunter 4 kurativ behandelte.

Die anderen Patienten werden regelmäßig nachbeobachtet, lediglich 3 Patienten (1,2%) – davon zwei aus dem fernen Osten – gingen aus der Beobachtung verloren. Die mediane Nachbeobachtungszeit beträgt 26 Monate. Die beobachteten 3- und 5-Jahres-Überlebensraten betragen unter Einschluss bzw. Ausschluss der Operationsletalität 33 ± 5% und 23 ± 8% bzw. 34 ± 6% und 24 ± 8%.

Im Folgenden werden beobachtete Überlebensraten ± einfache Standardabweichung unter Ausschluss der postoperativen Sterblichkeit angegeben.

Infiltration der Gefäße

57 Patienten (23%) zeigten makroskopisch oder histologisch eine Gefäßinvasion. Nach Tumorresektion mit entsprechend höherer diagnostischer Sicherheit steigt die Rate auf 39%. Ein kurativer chirurgischer Eingriff erfolgte bei 6 der 29 Patienten mit makroskopischer Gefäßinvasion (21%) und bei 17 der 28 Patienten mit ausschließlich histologischer Gefäßinvasion (61%).

Der histologische oder makroskopische Nachweis einer Gefäßinvasion beeinflusst die 3-Jahres-Überlebensraten unabhängig von der Therapie nicht statistisch signifikant. Sie betragen für alle Patienten bei Fehlen bzw. Nachweis einer Gefäßinvasion 32 ± 6% und 44 ± 12%, für die kurativ behandelten Patienten 70 ± 11 bzw. 75 ± 14%. Von den 28 nicht R0-behandelten Patienten mit Gefäßinvasion hat bisher keiner länger als 2 Jahre nach Diagnosestellung überlebt, während die 3-Jahres-Überlebensrate der 148 entsprechenden Patienten ohne Gefäßinvasion 21 ± 8% beträgt (Tabelle 1).

Infiltration der Lymphknoten

Bei 54 Patienten, darunter 47 mit R0-Therapie, erfolgte eine systematische Dissektion der regionären Lymphknoten. Im Median wurden 4,5 Lymphknoten histologisch untersucht (Range: 1 bis 21), dreimal zeigte sich jeweils ein Lymphknoten tumorbefallen. Von diesen Patienten

Tabelle 1. 3-Jahres-Überlebensraten bei hepatozellulärem Karzinom mit und ohne Gefäßinfiltration

Therapie	Ohne Gefäßinvasion		Mit Gefäßinvasion	
	Anzahl	3-JÜR	Anzahl	3-JÜR
Alle Patienten	181	32 ± 6%	50	44 ± 12%
R0	33	70 ± 11%	22	75 ± 14%
R1/R2	148	21 ± 8%	28	nicht def.

3-JÜR = 3 Jahres-Überlebensrate ± Standardabweichung; Nicht def. = kein Patient wurde bisher 3 Jahre beobachtet

verstarb einer postoperativ. Bei ihm hatte der 10 cm große Tumor bereits die Leberkapsel durchbrochen und einen Pfortaderast infiltriert. Beim dem zweiten pN1-Patienten wurden retropankreatisch metastasenverdächtige Lymphknoten belassen; er lebt 10 Monate nach R2-Resektion ohne klinischen Hinweis auf Tumorprogression. Der dritte pN1-Patient hatte einen 9 cm großen Tumor. Er verstarb 35 Monate nach kurativer Resektion an einem intrahepatischen Tumorrezidiv.

Bei 29 weiteren Patienten (13%) zeigten Computertomogramm oder MRT einen Tumorbefall regionärer Lymphknoten. Die 3-Jahres-Überlebensrate der Patienten ohne Lymphknotenmetastasen beträgt $38 \pm 12\%$, ihre mediane Überlebenszeit 14 Monate. Kein palliativ behandelter Patient mit Lymphknotenmetastasen hat die ersten 3 Jahre nach Diagnosestellung überlebt, die mediane Überlebenszeit dieser Gruppe beträgt 3 Monate ($p < 0.01$).

Infiltration der Gallengänge

Nur bei einem Patienten (0,4%) wurde computertomographisch eine Gallengangsinvasion bei gleichzeitig nachgewiesener Pfortaderthrombose diagnostiziert. Er verstarb 2 Monate nach der Diagnosestellung ohne chirurgische Therapie.

Diskussion

In Autopsieserien von Patienten mit hepatozellulärem Karzinom sind Infiltration der Gefäße, Gallengänge und Lymphknoten häufige Ereignisse. Bis zu 40% der untersuchten Fälle weisen Lymphknotenmetastasen auf, eine Invasion der Gallengänge wird in bis zu 11% beobachtet und bis zu 75% zeigen Tumorthromben in der Pfortader [39, 43]. Da derartige Tumorcharakteristika bevorzugt bei fortgeschrittenen Tumorstadien beobachtet werden und im Fall der bildgebenen Diagnosestellung als Kontraindikationen gelten, kommen sie in 'chirurgischen' Serien (d.h. bei resezierten oder transplantierten Patienten) wesentlich seltener vor.

Nur histologisch erkennbare Gefäßinvasion tritt bei resezierten oder transplantierten Patienten in 21 – 57% auf, im eigenen Krankengut in 39% (Tabelle 2). Signifikant häufig sind mit Gefäßinvasionen ein Tumordurchmesser über 3 cm, Malignitätsgrad 3 oder 4 und das Vorhandensein einer fibrösen Kapsel vergesellschaftet [2].

Das Vorliegen einer Gefäßinvasion verschlechtert die Überlebensrate resezierter oder transplantierter Patienten statistisch signifikant (Tabelle 3). Die angegebenen 5-Jahres-Überlebensraten mit Gefäßeinbruch schwanken zwischen 0% und 32% (Tabelle 4). Bei unseren

Tabelle 2. Häufigkeit von Gefäßinvasion beim hepatozellulären Karzinom

Autor	Jahr	Patienten	% V+
Takenaka et al. [31]	1994	263	31
Gruenberger et al. [9]	1996	103	34
Adachi et al. [2]	1996	232	42
Nonami et al. [24]	1997	262	26
el-Assal et al. [6]	1997	137	36
Chen und Jeng [5]	1997	219	53
Ikai et al. [11]	1998	150	47
Lee et al. [21]	1998	285	57
Fong et al. [8]	1999	154	40
Klintmalm [16]	2000	512	21
Iwatsuki et al. [13]	2000	318	39
Eigene Patienten, alle	2002	243	23
Eigene Patienten, R0	2002	59	39

V+ = Mit Gefäßinvasion

Tabelle 3. Einfluss von Gefäßinvasion auf die Überlebensraten beim hepatozellulären Karzinom

Autor	Jahr	Patienten	Abhängige Variable	Signifikanz	Statistik
Iwatsuki et al. [14]	1991	181	Überleben	p = 0.0002	Univariat
Suenaga et al. [29]	1992	118	Überleben	p < 0.01	Univariat
Vauthey et al. [37]	1995	101	Überleben	p = 0.002	Multivariat
Chau et al. [3]	1997	165	Tu-freies Ü.	p = 0.02	Multivariat
Chen und Jeng [4]	1997	219	Überleben	p = 0.001	Univariat
Ikai et al. [11]	1998	150	Überleben	p < 0.01	Univariat
Lau et al. [20]	1998	204	Überleben	p = 0.0008	Univariat
	1998	204	Tu-freies Ü.	P < 0.0001	Univariat
Fong et al. [8]	1999	154	Überleben	p = 0.02	Univariat
Takata et al. [30]	2000	171	Überleben	p = 0.0123	Multivariat
Klintmalm [16]	2000	512	Überleben	P < 0.0001	Univariat

Tu-freies Ü.: tumorfreies Überleben

Tabelle 4. 5-Jahres-Überlebensraten bei hepatozellulärem Karzinom mit und ohne Gefäßinvasion

Autor	Jahr	Patienten	5-JÜR % V−	5-JÜR % V+	Signifikanz
Suenaga et al. [29]	1992	118	42%	11%	p < 0.01
Harada et al. [10]	1992	92	60%	32%	p = 0.001
Chen und Jeng [5]	1997	219	52%	0%	p = 0.001
Wu et al. [41]	1998	39	64%	20%	p = 0.003
Fong et al. [8]	1999	154	48%	23%	p = 0.02
Klintmalm [16]	2000	512	58%	38%	P < 0.0001

5-JÜR = 5-Jahres-Überlebensrate; V − = ohne Gefäßinvasion; V + = Mit Gefäßinvasion

Tabelle 5. Häufigkeit von Lymphknotenbefall bei Patienten mit hepatozellulärem Karzinom

Autor	Jahr	Patienten	% Lymph-knotenbefall
Iwatsuki et al. [17]	1991	181	7%
Vauthey et al. [37]	1995	44	14%
Nonami et al. [24]	1997	262	1%
Yamamoto et al. [42]	1999	564	1%
Klintmalm [16]	2000	593	5%
Kubicka et al. [18]	2000	268	4%
Uenishi et al. [36]	2000	504	1%
Tamura et al. [32]	2001	53	4%

Patienten zeigte sich hingegen kein statistisch signifikanter Einfluss der Gefäßinvasion auf die Überlebensrate.

Lymphknotenmetastasen finden sich beim chirurgisch behandelten Cholangiokarzinom in 25–45% der Fälle [17, 40] und beim fibrolamellären Karzinom in 30–34% [8, 25]. Beim hepatozellulären Karzinom wird das Vorliegen von Lymphknotenmetastasen von den meisten Autoren als Kontraindikation zur Leber-Resektion oder Transplantation angesehen. Die in klinischen Serien kurativ behandelter Patienten angegebene Häufigkeit von Lymphknotenmetastasen schwankt daher nur zwischen 1 und 5%; nur in Ausnahmefällen wurden bis zu 14% berichtet (Tabelle 5). Langzeitergebnisse nach kurativer chirurgischer Behandlung von hepatozellulären Karzinomen mit Lymphknotenmetastasen werden selten mitgeteilt.

Die größte Serie von 30 Patienten mit Lymphknotenbefall findet sich im internationalen Register von Lebertumoren bei Lebertransplantation [16]. Ihre 5-Jahres-Überlebensrate betrug 20% gegenüber 52% bei pN0 ($p = 0.0001$). Marsh et al. [23] berichten über die Transplantation von 6 Patienten mit positiven Lymphknoten; von diesen überlebte keiner 5 Jahre, während die 5-Jahres-Überlebensrate bei pN0-Patienten 68% betrug ($p < 0.00001$). Im Gegensatz dazu fanden

Tabelle 6. Häufigkeit der Infiltration in extrahepatischer Gallengänge bei hepatozellulärem Karzinom

Autor	Jahr	Patienten	% Invasion in Gallengänge
Ueda et al. [35]	1994	542	1,7%
Abe et al. [1]	1995	191	4,0%
Mok et al. [23]	1996	896	0,8%
Tanaka et al. [33]	1996	640	1,4%
Ikeda et al. [12]	1997	257	5,1%
Jan und Chen [15]	1999	810	3,5%
Wang et al. [38]	1999	549	1,8%
Qin et al. [26]	2000	2100	0,8%

Vauthey et al. [37] keinen Einfluss von Lymphknotenmetastasen auf die Prognose nach kurativer Leberresektion: die 5-Jahres-Überlebensrate der 6 Patienten mit Lymphknotenmetastasen glich mit 44% der von Patienten ohne Lymphknotenmetastasen (41%). Auch Iwatsuki et al. [14] fanden angesichts kleiner Fallzahlen keine signifikant schlechtere mediane Überlebenszeit von Patienten mit Lymphknotenmetastasen (28 Monate) gegenüber Patienten ohne Lymphknotenmetastasen (53 Monate) nach kurativer Leberresektion. Allerdings sahen sie einen signifikanten Unterschied bei transplantierten Patienten (11 Monate vs. 50 Monate, $p = 0{,}0054$). Die 6 Patienten von Uenishi et al. [36] und beide Patienten von Tamura et al. [32] verstarben innerhalb von 18 bzw. 12 Monaten. Im eigenen Krankengut verstarb der einzige kurativ operierte Patient mit Lymphknotenmetastasen 35 Monate nach Leberresektion an einem intrahepatischen Rezidiv.

Die Infiltration eines hepatozellulären Karzinoms in extrahepatische Gallengänge wird in klinischen Serien nur sehr selten berichtet (Tabelle 6). Möglicherweise verhindert die von mehreren Autoren [12, 19, 34, 29] beobachtete auffällige Korrelation von Invasion der extrahepatischen Gallengänge und Pfortaderthrombose eine chirurgische Therapie entsprechend fortgeschrittener Karzinome. Auch der von uns beobachtete Patient zeigte einen kompletten, vermutlich tumorbedingten Pfortaderverschluß und wurde nicht operiert.

Es sind nur wenige Langzeitergebnisse nach kurativer chirurgischer Therapie von hepatozellulären Karzinomen mit Invasion der extrahepatischen Gallengänge publiziert. Die 5-Jahres-Überlebensraten nach kurativer Tumorentfernung werden von Ikeda et al. [12] mit 39% (bei 13 Patienten), von Shiomi et al. [28] und Tanaka et al. [33] mit jeweils 28% (bei 17 bzw. 9 Patienten) angegeben. Alle anderen Publikationen sind Fallberichte oder Kasuistiken: Länger als drei Jahre nach chirurgischer Therapie lebten bei Qin et al. [26] drei von 16 Patienten, bei Jan und Chen [15] einer von vier, bei Wang [38] et al. zwei von sechs, bei Chen et al. [4] einer von zwei und bei Tanoue et al. [34] ein Patient mit Invasion der extrahepatischen Gallengänge.

Schlussfolgerungen

Die verfügbaren Daten geben weder bezüglich der Indikationsstellung noch hinsichtlich der Operationsergebnisse beim hepatozellulären Karzinom mit Infiltration der Gefäße, Gallengänge und Lymphknoten ein einheitliches Bild. Zudem bestehen starke Korrelationen zwischen allen drei Phänomenen sowie eine Häufung weiterer Eigenschaften des Tumors (steigender Durchmesser, Multiplizität, Malignitätsgrad 3/4), die sich global mit dem Terminus 'fortgeschrittenes Tumorleiden' beschreiben lassen. Dennoch zeigen die vorliegenden Einzelbeobachtungen, dass es auch unter den Patienten in diesem Krankheitsstadium einige von einer chirurgischen Therapie mit kurativem Ansatz profitieren. Um diese Patienten zu identifizieren, ist eine konsequente Datenerhebung durch Chirurg und Pathologe sowie das Sammeln prospektiver Daten in überregionalen Registern wünschenswert.

Literatur

1. Abe K, Honda H, Hayashi T, Kawashima A, Fukuya T, Tateshi Y, Nakamura Y, Adachi E, Matsumata T, Masuda K (1995) Intra-bile duct growth of hepatocellular carcinoma: value of biliary dilatation on CT. Nippon Igaku Hoshasen Gakkai Zasshi 55: 659 – 662
2. Adachi E, Maeda T, Kajiyama K, Kinukawa N, Matsumata T, Sugimachi K, Tsuneyoshi M (1996) Factors correlated with portal venous invasion by hepatocellular carcinoma: univariate and multivariate analyses of 232 resected cases without preoperative treatments. Cancer 77: 2022 – 2031
3. Chau GY, Lui WY, Tsay SH, King KL, Loong CC, Chiu JH, Wu CW, P'eng FK (1997) Prognostic significance of surgical margin in hepatocellular carcinoma resection: an analysis of 165 Childs' A patients. J Surg Oncol 66: 122 – 126
4. Chen MF, Jan YY, Jeng LB, Hwang TL, Wang CS, Chen SC. (1994) Obstructive jaundice secondary to ruptured hepatocellular carcinoma into the common bile duct. Surgical experiences of 20 cases. Cancer 73: 1335 – 1340
5. Chen MF, Jeng LB Partial hepatic resection for hepatocellular carcinoma (1997) J Gastroenterol Hepatol 12: 329 – 334
6. El-Assal ON, Yamanoi A, Soda Y, Yamaguchi M, Yu L, Nagasue N (1997) Proposal of invasiveness score to predict recurrence and survival after curative hepatic resection for hepatocellular carcinoma. Surgery 122: 571 – 577
7. El-Gazzaz G, Wong W, El-Hadary MK, Gunson BK, Mirza DF, Mayer AD, Buckels JA, McMaster P (2000) Outcome of liver resection and transplantation for fibrolamellar hepatocellular carcinoma. Transpl Int. 13 Suppl 1: S406 – 409
8. Fong Y, Sun RL, Jarnagin W, Blumgart LH (1999) An analysis of 412 cases of hepatocellular carcinoma at a Western center. Ann Surg 229: 790 – 799
9. Gruenberger T, Windhager T, Gnant M, Mittlbock M, Steininger R, Herbst F, Muehlbacher F (1996) Tumor recurrence after oLTX. Transpl Int. 9 Suppl 1: 151 – 154
10. Harada T, Shigemura T, Kodama S, Higuchi T, Ikeda S, Okazaki M (1992) Hepatic resection is not enough for hepatocellular carcinoma. A follow-up study of 92 patients. J Clin Gastroenterol 14: 245 – 250
11. Ikai I, Yamaoka Y, Yamamoto Y, Ozaki N, Sakai Y, Satoh S, Shinkura N, Yamamoto M (1998) Surgical intervention for patients with stage IV-A hepatocellular carcinoma without lymph node metastasis: proposal as a standard therapy. Ann Surg 227: 433 – 439
12. Ikeda Y, Matsumata T, Adachi E, Hayashi H, Takenaka K, Sugimachi K (1997) Hepatocellular carcinoma of the intrabiliary growth type. Int Surg 1997 82: 76 – 78
13. Iwatsuki S, Dvorchik I, Marsh JW, Madariaga JR, Carr B, Fung JJ, Starzl TE (2000) Liver transplantation for hepatocellular carcinoma: a proposal of a prognostic scoring system. J Am Coll Surg 191: 389 – 394
14. Iwatsuki S, Starzl TE, Sheahan DG, Yokoyama I, Demetris AJ, Todo S, Tzakis AG, Van Thiel DH, Carr B, Selby R (1991) Hepatic resection versus transplantation for hepatocellular carcinoma. Ann Surg 214: 221 – 228
15. Jan YY, Chen MF (1999) Obstructive jaundice secondary to hepatocellular carcinoma rupture into the common bile duct: choledochoscopic findings. Hepatogastroenterology 46: 157 – 161
16. Klintmalm GB (2000) Internationales Tegister von Lebertumoren bei Lebertransplantation. Ein aktueller Register-Bericht über das hapatozelluläre Karzinom (HCC) Zentralbl Chir 125: 642 – 646
17. Kosuge T, Yamamoto J, Shimada K, Yamasaki S, Makuuchi M (1999) Improved surgical results for hilar cholangiocarcinoma with procedures including major hepatic resection Ann Surg 230: 663 – 671
18. Kubicka S, Rudolph KL, Hanke M, Tietze MK, Tillmann HL, Trautwein C, Manns M (2000) Hepatocellular carcinoma in Germany: a retrospective epidemiological study from a low-endemic area Liver 20: 312 – 318
19. Kubota Y, Seki T, Kunieda K, Nakahashi Y, Tani K, Nakatani S, Yamaguchi T, Mizuno T, Inoue K (1993) Biliary endoprosthesis in bile duct obstruction secondary to hepatocellular carcinoma. Abdom Imaging 18: 70 – 75
20. Lau H, Fan ST, Ng IO, Wong J (1998) Long term prognosis after hepatectomy for hepatocellular carcinoma: a survival analysis of 204 consecutive patients. Cancer 1998 83: 2302 – 2311
21. Lee NH, Chau GY, Lui WY, King KL, Tsay SH, Wu CW (1998) Surgical treatment and outcome in patients with a hepatocellular carcinoma greater than 10 cm in diameter Br J Surg 85: 1654 – 1657
22. Marsh JW, Dvorchik I, Bonham CA, Iwatsuki S (2000) Is the pathologic TNM staging system for patients with hepatoma predictive of outcome? Cancer 88: 538 – 543
23. Mok KT, Chang HT, Liu SI, Jou NW, Tsai CC, Wang BW (1996) Surgical treatment of hepatocellular carcinoma with biliary tumor thrombi. Int Surg 81: 284 – 288
24. Nonami T, Harada A, Kurokawa T, Nakao A, Takagi H (1997) Hepatic resection for hepatocellular carcinoma. Am J Surg 173: 288 – 291
25. Pinna AD, Iwatsuki S, Lee RG, Todo S, Madariaga JR, Marsh JW, Casavilla A, Dvorchik I, Fung JJ, Starzl TE (1997) Treatment of fibrolamellar hepatoma with subtotal hepatectomy or transplantation Hepatology 26: 877 – 883
26. Qin L, Ma Z, Tang Z (2000) Diagnosis and treatment of bile duct tumor thrombus in patients with hepatocellular carcinoma Zhonghua Zhong Liu Za Zhi 22: 418 – 420
27. Satoh S, Ikai I, Honda G, Okabe H, Takeyama O, Yamamoto Y, Yamamoto N, Iimuro Y, Shimahara Y, Yamaoka Y (2000) Clinicopathologic evaluation of hepatocellular carcinoma with bile duct thrombi. Surgery 128: 779 – 783

28. Shiomi M, Kamiya J, Nagino M, Uesaka K, Sano T, Hayakawa N, Kanai M, Yamamoto H, Nimura Y (2001) Hepatocellular carcinoma with biliary tumor thrombi: aggressive operative approach after appropriate preoperative management. Surgery 129:692 – 698
29. Suenaga M, Nakao A, Harada A, Nonami T, Okada Y, Sugiura H, Uehara S, Takagi H. Hepatic resection for hepatocellular carcinoma World J Surg. 1992 Jan – Feb; 16:97 – 104
30. Takata M, Yamanaka N, Tanaka T, Yamanaka J, Maeda S, Okamoto E, Yasojima H, Uematsu K, Watanabe H, Uragari Y (2000) What Patients Can Survive Disease Free After Complete Resection for Hepatocellular Carcinoma?: A Multivariate Analysis Jpn. J. Clin. Oncol. 2000 30:75 – 81
31. Takenaka K, Shimada M, Higashi H, Adachi E, Nishizaki T, Yanaga K, Matsumata T, Ikeda T, Sugimachi K (1994) Liver resection for hepatocellular carcinoma in the elderly. Arch Surg. 129:846 – 850
32. Tamura S, Kato T, Berho M, Misiakos EP, O'Brien C, Reddy KR, Nery JR, Burke GW, Schiff ER, Miller J, Tzakis AG (2001) Impact of histological grade of hepatocellular carcinoma on the outcome of liver transplantation. Arch Surg. 136:25 – 30
33. Tanaka A, Morimoto T, Ozaki N, Ikai I, Yamamoto Y, Tsunekawa S, Kitai T, Yamaoka Y (1996) Extension of surgical indication for advanced hepatocellular carcinoma: is it possible to prolong life span or improve quality of life? Hepatogastroenterology 43:1172 – 1181
34. Tanoue K, Kanematsu T, Matsumata T, Shirabe K, Sugimachi K, Yasunaga C (1991) Successful surgical treatment of hepatocellular carcinoma invading into biliary tree. HPB Surg 4:237 – 244
35. Ueda M, Takeuchi T, Takayasu T, Takahashi K, Okamoto S, Tanaka A, Morimoto T, Mori K, Yamaoka Y (1994) Classification and surgical treatment of hepatocellular carcinoma (HCC) with bile duct thrombi. Hepatogastroenterology 41:349 – 354
36. Uenishi T, Hirohashi K, Shuto T, Kubo S, Tanaka H, Sakata C, Ikebe T, Kinoshita H (2000) The clinical significance of lymph node metastases in patients undergoing surgery for hepatocellular carcinoma. Surg Today. 30:892 – 895
37. Vauthey JN, Klimstra D, Franceschi D, Tao Y, Fortner J, Blumgart L, Brennan M (1995) Factors affecting long-term outcome after hepatic resection for hepatocellular carcinoma. Am J Surg. 169:28 – 34
38. Wang HJ, Kim JH, Kim JH, Kim WH, Kim MW (1999) Hepatocellular carcinoma with tumor thrombi in the bile duct. Hepatogastroenterology 46:2495 – 2499
39. Watanabe J, Nakashima O, Kojiro M (1998) Clinicopathologic study on lymph node metastasis of hepatocellular carcinoma: a retrospective study of 660 consecutive autopsy cases Japanese Journal of Clinical Oncology 24:37 – 41
40. Weimann A, Varnholt H, Schlitt HJ, Lang H, Flemming P, Hustedt C, Tusch G, Raab R (2000) Retrospective analysis of prognostic factors after liver resection and transplantation for cholangiocellular carcinoma. Br J Surg. 87:1182 – 1187
41. Wu CC, Ho WL, Lin MC, Yeh DC, Wu HS, Hwang CJ, Liu TJ, P'eng FK (1998) Hepatic resection for bilobar muticentric hepatocellular carcinoma: is it justified? Surgery Mar; 123:270 – 277
42. Yamamoto J, Iwatsuki S, Kosuge T, Dvorchik I, Shimada K, Marsh JW, Yamasaki S, Starzl TE (1999) Should hepatomas be treated with hepatic resection or transplantation? Cancer 86:1151 – 1158
43. Yuki K, Hirohashi S, Sakamoto M, Kanai T, Shimosato Y. (1990) Growth and spread of hepatocellular carcinoma. A review of 240 consecutive autopsy cases. Cancer 66:2174 – 2179

Planung von Endograft-Implantationen bei Aortenaneurysma

Stentprothesen bei AAA – präinterventionelle Ausschaltung von Aneurysmen der Arteria iliaca interna

M. Gawenda[1], J. Heckenkamp[1], M. Zähringer[2] und J. Brunkwall[1]

[1] Schwerpunkt Gefäßchirurgie
[2] Institut für Radiologische Diagnostik, Klinikum der Universität zu Köln, Joseph-Stelzmann-Straße 9, 50924 Köln

Intentional Occlusion of Internal Iliac Artery in Stent Graft Replacement in AAAs

Summary. The technical success of endoluminal grafting in AAAs depends on the complete apposition of the fixation points of the stent graft with the proximal and distal aneurysm neck. Approximately 20% of patients presenting with AAAs have concomitant iliac artery aneurysms. To achieve a complete apposition at the distal landing zone without endoleak, intentional occlusion of the internal iliac artery is needed. To evaluate the inherent complications, our results of ELG were compared to those of the bibliography.

Key words: Internal iliac artery occlusion, abdominal aortic aneurysm, endoluminal grafting

Zusammenfassung. Der technische Erfolg der Aneurysmaausschaltung mittels Stentprothesen ist gebunden an die sichere Abdichtung in proximalem und distalem Aneurysmahals. Die Koinzidenz von Iliacalaneurysmen zum AAA in 20% bedingt den intendierten Verschluss der A.iliaca interna (AII), wenn das endoluminale Verfahren zur Anwendung kommen soll. Um der Frage nachzugehen, ob ein Verschluss der AII durchgeführt werden darf, wurde die eigenen Ergebnisse in der endoluminalen Behandlung von AAAs mit denen der Literatur bewertet.

Schlüsselwörter: Art. iliaca interna Verschluss, Bauchaortenaneurysma, Stentprothesen

Nach Erstpublikation durch Parodi [1] und Volodos [2] 1991 hat sich die Methode der endoluminalen Ausschaltung (endoluminal grafting – ELG) von abdominellen Aorten-Aneurysmen (AAA) weltweit etabliert. Anteilig scheinen etwa 30% der Patienten mit AAA für die ELG infrage zu kommen, wenn auch einzelne Arbeitsgruppen bis zu 80% mittels dieser Technik behandeln [3].

Grundvoraussetzung für den längerfristigen technischen Erfolg der Aneurysma-Ausschaltung ist, dass die proximalen und die distalen 'landing zones' eine adäquate Verankerung und Abdichtung des Stentgrafts erlauben [4 – 8].

Patienten mit AAAs zeigen in etwa 20% eine koexistente aneurysmatische Aufweitung der Arteria iliaca communis oder Aneurysmen der Arteria iliaca interna [9] [10].

Es stellt sich nun die Frage, ob bei der endoluminalen Aneurysmaausschaltung die Arteria iliaca interna verschlossen werden darf und inwieweit aus einem Verschluss, unilateral und/oder bilateral, negative Konsequenzen für die Patienten resultieren.

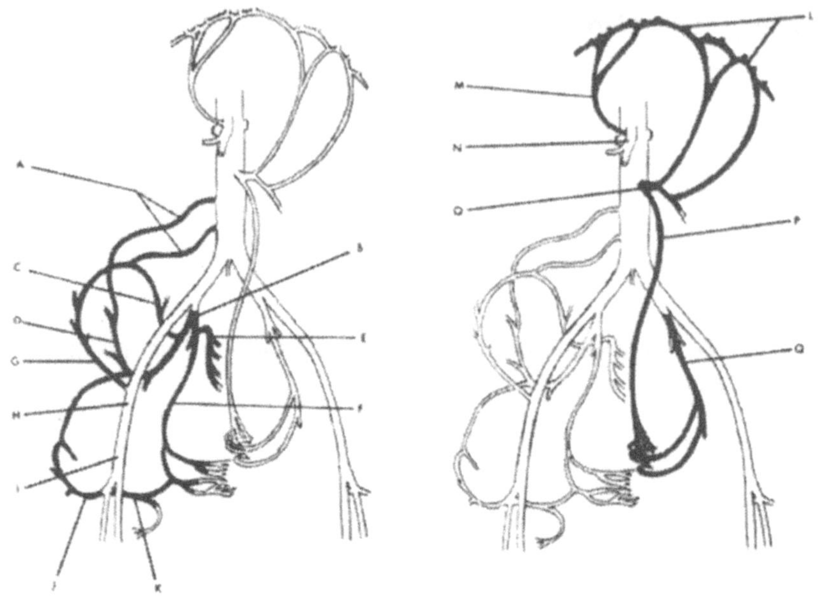

Abb. 1. Pelvine Kollateralzirkulation (aus [13])

Für den Verschluss der AII kommen optional offene operative, wie auch endovaskuläre interventionelle Verfahren in Frage. Über einen kleinen retroperitonealen Zugang kann die Arteria iliaca communis direkt ligiert werden, die Arteria iliaca interna kann mittels Transposition oder Bypassverfahren revaskularisiert werden [11]. Endovaskulär interventionell kann die AIC mittels Occluder verschlossen werden, die AII ist mittels Coiling ebenso okkludierbar [12]. Zudem zeichnet sich der Einsatz der sog. 'endograft side branch technology' ab.

Bei allen Überlegungen zur Okklusion der AII und deren Folgen, muss die pelvine Kollateralisation in Betracht gezogen werden. Stehen grundsätzlich zwei Kollateralsysteme (1. *via* Arteria mesenterica inferior, 2. *via* Arteriae iliaca externa et femoralis) zur Verfügung [12] [13], so belegen die Untersuchungen von Iliopoulos und Mitarbeitern, dass die Kollateralisation über die Arteriae iliaca externa et femoralis die führende darstellt [14] (Abb. 1).

Aus der offenen Chirurgie sind die potentiellen Folgen des AII-Verschlusses wohlbekannt. Neben glutealen und intestinalen Ischämien in ihren unterschiedlichen Ausprägungen und Schweregraden, können pelvine Minderperfusionen zu neuronalen Ausfällen führen [13] [15] [16].

Seit 1999 erfolgten 262 elektive Operationen zur Ausschaltung eines AAAs. Unter Berücksichtigung der bekannten Selektionskriterien erfolgte bei 58 Patienten (49 Männer, 9 Frauen, mittleres Alter 73 Jahre (range: 60 - 89)) ein endoluminales Vorgehen. Wegen technischer Probleme war in drei Fällen eine primäre Konversion notwendig.

Die Aneurysmamorphologie entspricht der auch von anderen Arbeitsgruppen, mit einem mittleren Aneurysmadurchmesser von 57 mm und einer mittleren Länge des proximalen Aneurysmahalses von 24 mm. Die Arteria iliaca communis, als distale 'landing zone' des Stentgrafts, war im Mittel 16 bzw. 17 mm weit.

Vorwiegend kamen Bifurkationssysteme zur Anwendung (46/58). Am häufigsten wurden Zenith™ (n = 35) und Excluder™-Stentgrafts (n = 10) verwendet.

Die mittlere OP-Zeit betrug 170 ± 66 min, die postoperative Verweildauer im Mittel 6,5 ± 3,7 Tage bei einer Gesamthospitalisation von 12,7 ± 6,0 Tagen. Zwei Patienten verloren wir in der unmittelbar postoperativen Phase an Myokardinfarkten.

Das mittlere Follow-up betrug 300 Tage (range: 30 - 1197), dabei wurden im Mittel 4 (range: 1 - 11) Nachuntersuchungen pro Patient durchgeführt. Die im Follow-up auftretenden

Tabelle 1. Literatur-Recherche (Medline) (‚internal iliac artery occlusion', ‚endoluminal grafting', ‚AAA')

Autor	Lit.	n	AII-Okklusion		Komplikationen (in %)		
			Unilateral (n)	Bilateral (n)	Claudicatio glutealis	Colonischämie	Sexuelle Dysfunktion
Criado et al.	17	39	28	11	13		2,5
Karch et al.	18	22	20	2	32*/18+	14	
Liewald et al.	19	27	23	4	22		
Lyden et al.	18	23	22	1	30	4	26
Mehta et al.	13	107	99	8	16	2	6,5
Rhee et al.	21	49	43	6	29*/8+		0
Schroder et al.	22	54	46	9	30*/2+		9
Yano et al.	12	103	92	11	18*/15+	1	

* temporär; +permanent

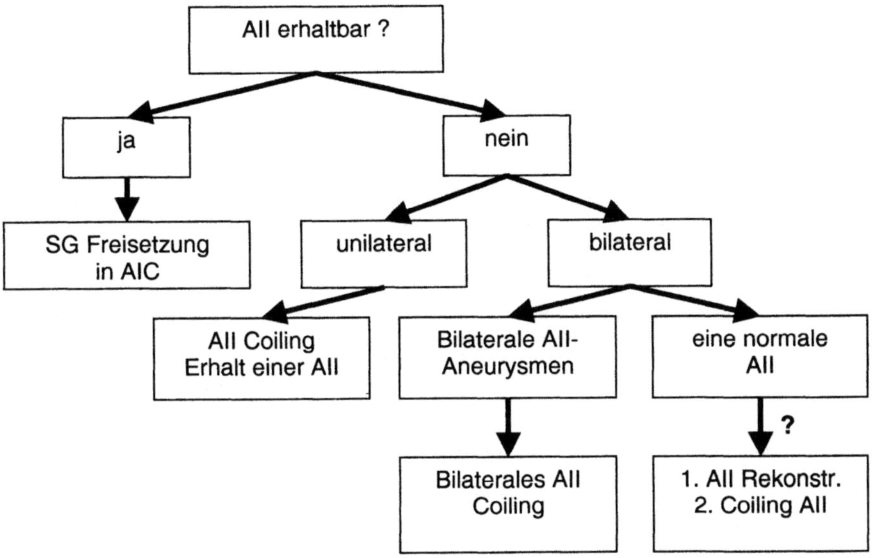

Abb. 2. Managementoptionen bei Alterationen der A. iliaca interna im Rahmen der ELG von AAAs

Komplikationen (Endoleak Typ 2: n = 5; Endoleak Typ 3: n = 4; Graft-Schenkel-Thrombose: n = 2) konnten sämtlich interventionell-endovaskulär behoben werden.

Bei 6 der 58 Patienten wurde eine Okklusion der Art. iliaca interna (AII) vorgenommen, in vier Patienten lag eine Aneurysmose der AII vor, bei zwei Patienten war eine Aneurysmose der Art. iliaca communis (AIC) bis zur Iliacalgabel zu beobachten. Diese Patienten unterschieden sich in Alter, Risikofaktoren und ihrer Aneurysmamorphologie nicht gegenüber dem Gesamtkollektiv.

In den Fällen der AII Aneurysmen wurde ein unilaterales Coiling zum Verschluss der AII vorgenommen. Bei distaler Aneurysmose der AIC erfolgte zweizeitig die bilaterale Okklusion der AII. Zwischen den AII-Okklusionen lag ein Zeitintervall von mehreren Wochen. Nach Verschluss der AII war lediglich bei einem Patienten mit unilateralem AII-Coiling eine temporäre Claudicatio glutealis für drei Monate festzustellen mit spontaner Remission. Intestinale Ischämien oder neuronale Ausfälle wurden nicht beobachtet.

Eine Recherche der Literatur (Medline; Stichworte: ‚IAA occlusion', ‚endovascular repair', ‚AAA') der vergangenen drei Jahre fand 8 Publikationen. Es wurden in diesen Arbeitsgruppen 425 Patienten behandelt, in 373 Fällen erfolgte die unilaterale Okklusion der AII, in 52 Fällen der bilateralen Verschluss [12] [13] [17 – 22].

Ein weit gefächertes Spektrum Ischämie-bedingter Komplikationen wurde beschrieben (Tabelle 1). Eine Claudicatio glutealis trat in bis zu einem Drittel der Patienten auf, neu aufgetretene sexuellen Dysfunktionen waren in bis zu 13% zu erfragen. Wurde eine ischämische Mucositis in 2% koloskopisch gesichert, so wurde über operationspflichtige Kolonischämien in bis zu 14% berichtet. Eine Arbeitsgruppe beschrieb gluteale Atrophien in 14% ihrer Patienten, operationspflichtige Glutealnekrosen traten bei 2 bis 4% der Patienten auf.

Unter Berücksichtigung der vorgestellten Daten, lässt sich schlussfolgern, dass die Okklusion der AII das Behandlungsspektrum des ELG in der Behandlung von Patienten mit AAAs erweitert. Verfahrensspezifische Komplikationen sind jedoch in einem nicht zu vernachlässigenden Anteil der Patienten zu erwarten.

Für uns bedeutet dies, dass wir die Okklusion der AII nur mit sehr enger Indikationsstellung einsetzen. In den meisten Fällen stellt der Verzicht auf ein ELG und die Anwendung des OR das bessere Vorgehen dar.

Somit ist die Antwort auf die eingangs gestellte Frage differenziert zu geben (Abb. 2).

Literatur

1. Parodi JC, Palmaz JC, Barone HD (1991) Transfemoral intraluminal graft implantation for abdominal aortic aneurysms. Ann Vasc Surg 5:491 – 499
2. Volodos NL, Karpovich IP, Troyan VI, et al. (1991) Clinical experience of the use fo self-fixing synthetic prostheses for remote endoprosthetics of the thoracic and the abdominal aorta and iliac arteries through the femoral artery and as intraoperative endoprosthesis for aorta reconstruction. Vasa Suppl 33:93 – 95
3. Ohki T, Veith FJ (1999) Patient selection for endovascular repair of abdominal aortic aneurysms: changing the threshold for intervention. Semin Vasc Surg; 12:226 – 234
4. Ahn SS, Rutherford RB, Johnston KW, et al. (1997) Reporting standards for infrarenal endovascular abdominal aortic aneurysm repair. Ad Hoc Committee for Standardized Reporting Practices in Vascular Surgery of The Society for Vascular Surgery/International Society for Cardiovascular Surgery. J Vasc Surg 25:405 – 410
5. Allenberg JR, Schumacher H, Eckstein HH, Kallinowski F (1996) [Infrarenal abdominal aortic aneurysm: morphological classification as decision aid for therapeutic procedures]. Zentralbl Chir 121:721 – 726
6. Schumacher H, Eckstein HH, Kallinowski F, Allenberg JR (1996) [Prospective preoperative morphometry of abdominal aortic aneurysms: selective patient management for endovascular surgery]. Langenbecks Arch Chir Suppl Kongressbd 113:875 – 877
7. Schumacher H, Eckstein HH, Kallinowski F, Allenberg JR (1997) Morphometry and classification in abdominal aortic aneurysms: patient selection for endovascular and open surgery [see comments]. J Endovasc Surg 4:39 – 44
8. Schumacher H, Eckstein HH, Kallinowski F, Allenberg JR (1997) Morphometry and classification in abdominal aortic aneurysms: patient selection for endovascular and open surgery. J Endovasc Surg 4:39 – 44
9. Brunkwall J, Hauksson H, Bengtsson H, Bergqvist D, Takolander R, Bergentz SE (1989) Solitary aneurysms of the iliac arterial system: an estimate of their frequency of occurrence. J Vasc Surg 10:381 – 384
10. Armon MP, Wenham PW, Whitaker SC, Gregson RH, Hopkinson BR (1998) Common iliac artery aneurysms in patients with abdominal aortic aneurysms. Eur J Vasc Endovasc Surg 15:255 – 257
11. Parodi JC, Ferreira M (1999) Relocation of the iliac artery bifurcation to facilitate endoluminal treatment of abdominal aortic aneurysms. J Endovasc Surg 6:342 – 347
12. Yano OJ, Morrissey N, Eisen L, et al. (2001) Intentional internal iliac artery occlusion to facilitate endovascular repair of aortoiliac aneurysms. J Vasc Surg 34:204 – 211
13. Mehta M, Veith FJ, Ohki T, et al. (2001) Unilateral and bilateral hypogastric artery interruption during aortoiliac aneurysm repair in 154 patients: a relatively innocuos procedure. J Vasc Surg 33:S27 – 32
14. Illiopoulos JI, Hermrech AS, Thomas JH, Pierce GE (1989) Hemodynamics of the hypogastric arterial circulation. J Vasc Surg 9:637 – 641; discussion 641 – 642
15. Iliopoulos JI, Howanitz PE, Pierce GE, Kueshkerian SM, Thomas JH, Hermreck AS (1987) The critical hypogastric circulation. Am J Surg 154:671 – 675
16. Picone AL, Green RM, Ricotta JR, May AG, DeWeese JA (1986) Spinal cord ischemia following operations on the abdominal aorta. J Vasc Surg 3:94 – 103
17. Criado FJ, Wilson EP, Velazquez OC, et al. (2000) Safety of coil embolization of the internal iliac artery in endovascular grafting of abdominal aortic aneurysms. J Vasc Surg 32:684 – 688
18. Karch LA, Hodgson KJ, Mattos MA, Bohannon WT, Ramsey DE, McLaferty RB (2000) Adverse consequences of internal iliac artery occlusion during endovascular repair of abdominal aortic aneurysms. J Vasc Surg 32:676 –683
19. Liewald F, Scharrer-Pamler R, Halter G, et al. (2002) Verschluss der A. iliaca interna bei stentgestützter Ausschaltung infrarenaler Aortenaneurysmen. Gefäßchirurgie 7:9 – 12
20. Lyden SP, Sternbach Y, Waldman DL, Green RM (2001) Clinical implications of internal iliac artery embolization in endovascular repair of aortoiliac aneurysms. Ann Vasc Surg 15:539 – 543
21. Rhee RY, Muluk SC, Tzeng E, Missig-Carroll N, Makaroun MS (2002) Can the internal iliac artery be safely covered during endovascular repair of abdominal aortic and iliac artery aneurysms? Ann Vasc Surg 16:29 – 36
22. Schoder M, Zaunbauer L, Holzenbein T, et al. (2001) Internal iliac artery embolizaiton before endovascular repair of abdominal aortic aneurysms: frequency, efficacy, and clinical results. AJR Am J Roentgenol 177:599 – 605

Abstracts

Die Stumpfdruckmessung bei der Carotischirurgie in Lokalanästhesie: technische Spielerei oder prädiktive Messung?

M. Aleksic, M. Gawenda, V. Reichert und J. Brunkwall

Klinik und Poliklinik für Viszeral- und Gefässchirurgie, Universität zu Köln, Joseph-Stelzmann-Straße 9, 50931 Köln

Measurement of Stump Pressure with Carotid Surgery in Local Anesthesia: Technical Gadget or Predictive Measurement?

Zielsetzung: Da die cerebrale Ischämietoleranz im Rahmen der Carotischirurgie präoperativ nicht sicher abschätzbar ist, bedarf es intraoperativer Maßnahmen zur Beurteilung der zentralnervösen Funktionslage. Im Gegensatz zum Neuromonitoring während einer Intubationsnarkose durch EEG oder SSEP, die eine unzureichende cerebrale Kollateralperfusion zum Zeitpunkt des Cross-clampings zum Teil nur eingeschränkt oder verzögert dokumentieren, ermöglicht die Regionalanästhesie die kontinuierliche klinische Überwachung des Patienten, um dann bei Verschlechterung der Bewußtseinslage oder Auftreten von hemisphärischen Symptomen selektiv einen protektiven intraluminären Shunt zu verwenden. Inwieweit der Carotisstumpfdruck die Perfusionsverhältnisse charakterisiert und damit eine notwendige Shunteinlage vorhersagen kann, ist umstritten. *Material und Methoden:* Im Zeitraum von Januar 2000 bis Juli 2001 wurden 151 Patienten einer Carotisdesobliteration in Regionalanästhesie unterzogen. Der Stumpfdruck der A. carotis interna wurde prospektiv erfaßt. *Resultate:* Bei 25/151 der Operationen (17%) wurde aufgrund einer Veränderung des neurologischen Status während der Abklemmphase ein Shunt eingebracht. Bei einer erheblichen Schwankungsbreite des Stumpfdruckes (20 - 63 mmHg mit Shunt, 4 - 127 mmHg ohne Shunt) war der Medianwert unter den Patienten, die einen Shunt benötigten, signifikant niedriger (34 resp. 56 mmHg, $p < 0{,}001$). Eine Korrelation zu einem kontralateralen Gefäßverschluß, den insgesamt 11 Patienten (17%) aufwiesen, war statistisch nicht möglich. *Zusammenfassung:* Zwar findet sich bei Patienten, bei denen während einer Operation an der Halsschlagader der Einsatz eines Shunt erforderlich war, ein vergleichsweise niedrigerer Carotisstumpfdruck. Ein Schwellenwert, der eine sicher insuffiziente Durchblutungssituation widerspiegelt, kann jedoch nicht festgelegt werden. Daher ist weiterhin eine intraoperative Kontrolle der cerebralen Funktion unerläßlich, sofern nicht ohnehin prophylaktisch ein Shunt zum Einsatz kommt, der den Eingriff aber technisch erschwert und an sich Komplikationsmöglichkeiten birgt.

Ambulante Therapie von symptomatischen Arteria carotis interna Stenosen

R. Andresen[1] und W. Brinckmann[2]

[1] Abteilung für Radiologie
[2] Abteilung für Thorax-, Viszeral- und Gefäßchirurgie, Güstrower Krankenhaus, Akademisches Lehrkrankenhaus der Universität Rostock, Friedrich-Trendelenburg-Allee 1, 18273 Güstrow

Ambulant Treatment of Symptomatic Arteria Carotis Interna Stenosis

Zielsetzung: Überprüfung der Durchführbarkeit, Restenose- und Offenheitsraten von primärer Stent-PTA bei ambulanten Pat. mit symptomatischer ACI-Stenosen. *Material und Methodik:* Bei 63 Pat., Durchschnittsalter 67,4 (57 – 78) Jahre mit signifikanter ACI-Stenose erfolgte eine Stent Implantation unter ambulanten Bedingungen. Gemäß den NASCET Kriterien waren alle Pat. der High-Risk-Gruppe zuzuordnen. Innerhalb von 120 Tagen vor der Intervention traten folgende Krankheitsbilder auf: 32 minor strokes, 40 TIA, 15 Amaurosis fugax. Bei 51/63 Pat. lag eine bulbäre, bei 12/63 eine postbulbäre ACI Stenose vor, der Stenosegrad betrug 87,4 (75 – 97)%. Die Intervention wurde über eine bis in die ACC eingelegte 7F Schleuse vorgenommen, die Stentapplikation und anschließende PTA wurden in Monorailtechnik oder ‚Over the Wire-Technik' und immer unter Protektion mit einem Embolieschutzfilter durchgeführt. Bei allen bulbären Stenosen erfolgte die Überstentung der A. carotis externa (ACE). Der femorale perkutane Zugangsweg wurde immer mit einem endovaskulären Verschlusssystem versorgt. Alle Pat. wurden mittels FKDS und kontrastverstärktem MRT nachuntersucht. *Ergebnisse:* Der technische Erfolg bezüglich des Stenting und der PTA betrug 100%. Unter der Intervention traten folgende Komplikationen auf: ein Pat. entwickelte während der Gefäßdarstellung einen Schlaganfall, zwei Pat. eine hypotone Dysregulation. Eine Plaqueembolie konnte klinisch und in der kontrastverstärkten MRT 7 Tage nach Intervention bei 61/63 (96,8%) Patienten ausgeschlossen werden, bei einem Pat. zeigte sich lediglich eine asymptomatische kortikale Schrankenstörung. In der FKDS fand sich nach 180 Tagen keine Restenose oder Stentdislokation, alle ACE waren perfundiert, nach 360 Tagen fand sich ein asymptomatischer Verschluss und eine Stenose, welche angioplastiert wurde (2/63 = 3,2% Restenoserate nach 1 Jahr). *Schlußfolgerungen:* Die Versorgung der ACI-Stenose mittels primärer Stent-PTA unter Protektion ist eine komplikationsarme Methode mit einer hohen Erfolgsrate. Bei adäquater Patientenrekrutierung kann diese Intervention durchaus ambulant durchgeführt werden.

Carotis-Stentimplantation: Eine prospektive Beobachtungsstudie bei 50 Stentimplantationen im Vergleich zur Carotis-TEA

H. Bergert[1], D. Ockert[1], V. Hänig[2], R. v. Kummer[3], U. Keßler[1] und H. D. Saeger[1]

[1] Klinik für VTG-Chirurgie
[2] Klinik für Radiologie
[3] Abteilung Neuroradiologie, Universitätsklinikum Dresden, Fetscherstraße 74, 01307 Dresden

Carotid Stent Implantation: A Prospective Observation Study in 50 Stent Implantations Compared to Carotid TEA

Im Verlauf der letzten Jahre hat die interventionelle Therapie der Carotisstenose rasch an Beliebtheit gewonnen. In einer prospektiv angelegten Beobachtungsstudie wurden im Verlauf der letzten 18 Monate 50 Stentimplantationen vorgenommen. Alle Patienten befanden sich im klinischen Stadium II. Prä- und postinterventionell erhielten alle Patienten ein diffusionsgewichtetes MRT, Duplexsonographie, TCD und Angiographie sowie eine neurologische Untersuchung vor und nach dem Eingriff. Die Ergebnisse der Stentimplantationen wurden mit den Ergebnissen der Carotis-Operationen im gleichen Zeitraum verglichen. Auch diese Patienten erhielten die gleichen diagnostischen Verfahren. Insgesamt beobachteten wir 3 Patienten mit einem neurologischen Defizit postinterventionell, in einem Fall persistierend. Die im gleichen Zeitraum durchgeführten Carotis-TEA's ($n = 34$) hatten in keinem Fall ein neurologisches Defizit postoperativ.

Schlußfolgernd läßt sich feststellen, daß die interventionellen Verfahren auch in der Anfangsphase bei entsprechend sorgfältiger Indikationsstellung und Technik ähnliche Ergebnisse wie die konventionelle Operationsmethode aufweisen.

Vergleich der intraoperativen Monitoring-Verfahren in der Carotis-Chirurgie

H. B. Bergert[1], U. Keßler[1], J. Schmidt[2], D. Ockert[1] und H. D. Saeger[1]

[1] Klinik für VTG-Chirurgie
[2] Klinik und Poliklinik für Anaesthesie und Intensivtherapie, Universitätsklinikum Dresden, Fetscherstraße 74, 01307 Dresden

Comparison of the Intraoperative Monitoring Procedure in Carotid Surgery

In der Hand des erfahrenen Chirurgen ist die Carotis-TEA bei symptomatischer und asymptomatischer hochgradiger Carotisstenose ein relativ sicheres Verfahren. Hauptrisiko intraoperativ ist jedoch die cerebrale Ischämie. Zur Detektion einer cerebralen Ischämie existieren verschiedene intraoperative Monitoring-Verfahren. Im eigenen Patientengut wurde eine prospektive Studie zur Überprüfung der Zuverlässigkeit verschiedener Monitoring-Verfahren durchgeführt. Zwischen Januar 1997 und April 2001 wurden insgesamt 172 Patienten in die Studie integriert. Folgende Monitoring-Verfahren wurden verglichen: SEP's durch Stimulation des kontralateralen Nervus medianus, pEEG (burst suppression ratio) und transkranielle Dopplersonographie (TCD). Insgesamt zeigten 5 Patienten ein neurologisches

Defizit postoperativ. Bei 3 Patienten waren die Symptome innerhalb weniger Stunden komplett regredient. Indikator für eine cerebrale Ischämie war für uns gegeben, wenn 2 der Monitoring-Verfahren pathologische Veränderungen zeigten. Daraufhin wurde die Indikation zur Shuntanlage gestellt. Am häufigsten lagen pathologische Veränderungen bei den SEP's (n = 28) vor (somit am häufigsten auch falsch positive Resultate). Der transkranielle Doppler erbrachte in 21 Fällen, das pEEG in 14 Fällen pathologische Befunde während des Clampings. Keines der verwendeten Monitoring-Verfahren kann jedoch eine cerebrale Ischämie sicher beweisen. Nur die Erfahrung des Chirurgen und die Anwendung eines Shunt kann den Patienten vor postoperativen neurologischen Defiziten bewahren.

Planung, Methoden und Ergebnisse der endovaskulären Ausschaltung von Bauchaortenaneurysmen

U. Boesger, M. Heidrich, U. Radtke und K. Balzer

Gefäßchirurgische Klinik, Evang. Krankenhaus Mülheim an der Ruhr, Wertgasse 30, 45468 Mülheim

Planning, Methods and Results of the Endovascular Inactivation of Abdominal Aorta Aneurysm

Seit nunmehr 12 Jahren zielt die endovaskuläre Ausschaltung von Bauchaortenaneurysmen auf eine Minimierung des Operationstraumas und hierdurch verminderte Komplikationsrate ab.

Eine nicht unerhebliche Anzahl von Früh- aber auch Spätkomplikationen schränken die breite Anwendung dieses Verfahrens ein. Von Juni 1996 bis September 2001 wurde im eigenen Krankengut bei 110 Patienten die Indikation zur endovakulären Aneurysmaexklusion gestellt. Die Indikationsstellung erfolgte streng bei 21% der elektiv operierten Patienten anhand der zwischenzeitlich erarbeiten morphologischen Kriterien. Zur präoperativen Planung erfolgte eine Duplexsonografie,Meßangiografie mit graduiertem Pigtailkatheter und ein Spiral-CT. Die Ergebnisse und Wertigkeit dieser Verfahren wird ausführlich geschildert. Bei mehr als 95% der Patienten war die endovaskuläre Prothesenimplantation primär erfolgreich(intention to treat), Konversionsrate und Operationszeit haben mit zunehmender Erfahrung deutlich abgenommen. Die Verfahrenswahl betreffend ist ein deutlicher Trend von der Rohrprothese zur Bifurkationsprothese festzustellen, sowie im Notfall zu uniiliakalen Systemen mit Crossover-Bypass. Als wesentliche Komplikationen sind Prothesenschenkelverschlüsse (9,7%) und Leckagen (Typ I, II u.III) bei knapp 15% zu nennen. Diese wurden teils endovaskulär und teils offen versorgt. Wesentliches Kriterium für gute mittelfristige Ergebnisse ist nach unserer Erfahrung eine strenge Patientenselektion anhand morphometrischer Kriterien. Auch hier hat zunehmende Erfahrung eine veränderte Auswertung der bildgebenden Verfahren präoperativ bewirkt. Hierdurch könnte die vergleichsweise geringe Rate an mittelfristigen Komplikationen (14%) im eigenen Krankengut eine Erklärung finden.

Korrektur bis Redaktionsschluss nicht eingegangen.

Die präoperative Einschätzung emboliegefährdender Läsionen an der Halsschlagader und deren Einfluß auf verfahrensbedingte Komplikationen

U. Boesger[1], J. Heger[1], K. Prangenberg[1], K. M. Müller[2] und K. Balzer[1]

[1] Gefäßchirurgische Klinik, Evang. Krankenhaus Mülheim an der Ruhr
[2] Abteilung für Pathologie, Berufsgenossenschaftliche Kliniken Bergmannsheil, Universitätsklinikum, Ruhruniversität Bochum, Bürkle-de-la-Camp-Platz 1, 44789 Bochum

Preoperative Assessment of Embolism-Inducing Lesions at the Carotid Artery and Their Influence on Complications Caused by the Procedure

Der morphologischen Beschaffenheit der Plaqueoberfläche der Halsschlagader kommt ohne Zweifel eine entscheidende Rolle beim individuellen Schlaganfallsrisiko zu. Dies gilt erst recht für verfahrensbedingte Komplikationen der Carotischirurgie bzw. -stening. So gelten glattwandige und verkalkte Läsionen als relativ ungefährlich, ulceröse Prozesse, atheromatöser Brei und thrombotische Auflagerungen gehen mit einem erheblich höheren Embolierisiko einher. Die Möglichkeiten der präoperativen (präinterventionellen) Diagnostik, eine emboliegefährdende Läsion zu entdecken, sind jedoch eingeschränkt. Enttäuschende Ergebnisse brachten die Angiografie- auch bei postmortalen Untersuchungen; neue Methoden, wie z.B. Angio-CT und -MRI sind noch nicht ausreichend erprobt. In einer interdisziplinären Studie haben wir die Wertigkeit der farbkodierten Duplexsonografie zur Unterscheidung der Plaques in ‚hard plaques', ‚soft plaques' sowie das Vorhandensein von Ulceratioen oder thrombotischer Auflagerungen untersucht. Zwischen Februar 1998 und Juni 1999 wurden 468 Eingriffe wegen einer Carotisstenose durchgeführt; hiervon konnten 387 untersucht werden. 65% der Patienten waren Männer, 35% Frauen. (Alter 45 - 91 J.) Bei allen Patienten wurde präoperativ eine FKDS zur Bestimmung des Stenosegrades und der oben erwähnten morphologischen Parameter durchgeführt. In 96% der Fälle wurde eine Eversionsendarteriektomie durchgeführt; das intraoperative Neuromonitoring erfolgte durch SEPs. Die gewonnenen Präparate wurden histopathologisch untersucht und das Ergebnis mit den präoperativ gewonnenen duplexsonografischen Befunden verglichen. Die soweit technisch möglich zusätzlich eingesetzte TCD-Analyse zeigte eine statistisch signifikante Häufung von HITs in Abhängigkeit von der Plaquemorphologie. Hierbei ergab sich eine Sensitivität und Spezifität von etwa 80% bezüglich der Unterscheidung in ‚soft plaques' und ‚hard plaques' bei der FKDS Untersuchung. ‚Mixed-plaques', Ulceratioen und thrombotische Auflagerungen konnten duplexsonografisch nur erheblich schlechter eingeschätzt werden (Sensitivität und Spezifität etwa 50%). Diese Untersuchung zeigt, dass bis zum heutigen Tage vor einem Eingriff an der Halsschlagader die Plaquemorphologie gerade im Hinblick auf die gefährlichen Läsionen nur unzulänglich eingeschätzt werden kann. Dieses schränkt die Indikation zum Carotisstenting erheblich ein, so dass diese Methode nur wenigen Ausnahmefällen (z.B. Behandlung der Rezidivstenose, hostile neck usw.) vorbehalten bleibt.

Korrektur bis Redaktionsschluss nicht eingegangen.

Aortale Operationen: mittelschwere und schwere Delirien, nicht aber leichte Delirien sind abhängig von einem komplizierten intraoperativen Verlauf

H. Böhner[1], F. Schneider[2], K. Klimmek[1], T. Hummel[2], R. Friedrichs[1] und W. Sandmann[1]

[1] Klinik für Gefäßchirurgie und Nierentransplantation, Universität Düsseldorf, Moorenstraße 5, 40225 Düsseldorf
[2] Rheinische Landeskliniken, Düsseldorf

Aortal Operations: Medium and Heavy Deliria, But Not Mild Deliria Depend on a Complicated Intraoperative Course

Postoperative Delirien nach gefäßchirurgischen Operationen sind häufige Komplikationen, die eine Zunahme von Komplikationen, Liegezeiten und Kosten zur Folge haben. Unklar ist, welche Ursachen zur Entstehung von Delirien beitragen und welchen Stellenwert dabei das intraoperative Trauma ausmacht. *Patienten und Methoden:* Patienten, die sich einer Operation an der Aorta unterzogen (thorakoabdominale oder infrarenale Aortenaneurysmen, aortoiliakale oder renale Verschlusserkrankung), wurden nach schriftlicher Einwilligung in die Studie eingeschlossen. Prä- und intraoperative somatische und psychiatrische Daten wurden erhoben. Dies beinhaltete u.a. die Haupt- und Nebendiagnosen, Standardlaborwerte und den intraoperativen Verlauf (Zeiten von Operation und Anästhesie, Infusions- und Transfusionsbedarf, Blutgase, Blutdrücke) sowie eine präoperative psychiatrische Untersuchung. Postoperativ wurden die Patienten täglich von einem Psychiater untersucht und ein Delir wurde an Hand international üblicher Skalen diagnostiziert und quantifiziert (DSM IV, DRS). Ein leichtes Delir wurde bei 12 – 17 Punkten auf der DRS (Delirium Rating Scale), ein mittelschweres bis schweres bei 18 – 32 Punkten diagnostiziert. *Ergebnisse:* Von 80 Patienten entwickelten 39 (48,8%) ein Delir. Der intraoperative Blutverlust in der Gruppe ohne Delir (KD, $n = 41$) war 1500 ml $\pm$ 1660 ml, in der Gruppe mit leichtem Delir (LD, $n = 17$) 1770 $\pm$ 1720 ml und in der Gruppe mit mittelschwerem/schwerem Delir (MD, $n = 22$) 2830 $\pm$ 3650 ml ($p = 0{,}06$ für KD plus LD vs. MD). Der niedrigste intraoperative ZVD war 6,7 $\pm$ 3,4 mmHg für KD, 7,1 $\pm$ 3,5 mmHg für LD und 4,5 $\pm$ 2,7 mmHg für MD ($p = 0{,}004$ für KD plus LD vs. MD). *Schlußfolgerungen:* Leichtes und mittelschweres/schweres Delir nach aortalen Operationen scheinen unterschiedliche Auslöser zu haben. Mittelschwere/ schwere Delirien scheinen durch einen komplizierten intraoperativen Verlauf mitbedingt zu sein.

Korrektur bis Redaktionsschluss nicht eingegangen.

Die Plaquemorphologie der Carotis-Restenose – Konsequenzen für die Verfahrenswahl

R. Brandl[1], C. Reeps[1], T. Richter[2], R. Hegenloh[1], P. C. Maurer[1] und H. Höfler[2]

[1] Abteilung für Gefässchirurgie
[2] Institut für Allgemeine Pathologie und Pathologische Anatomie, Technische Universität München, Ismaninger Straße 22, 81675 München

Plaque Morphology of the Carotid Restenosis – Impact on Treatment Options

Die Stentangioplastie der Carotis-Restenose wird derzeit als Alternativverfahren zur Operation diskutiert. Als histomorphologisches Korrelat von Carotis-Restenosen werden vielfach solide neointimale Formationen angenommen, denen bei einer mechanischen Beanspruchung im Rahmen einer Stentangioplastie nur ein geringes Embolisationsrisiko zugeschrieben wird. In der vorliegenden Arbeit wird die histomorphologische Komposition von Desobliteraten von Carotis-Restenosen untersucht und hinsichtlich ihrer Konesquenzen für die klinische Therapieentscheidung analysiert. *Methodik:* Im Zeitraum von 1994 bis 2001 wurden bei 17 Patienten (m = 11, w = 6) 18 operative Eingriffe wegen symptomatischer oder verschlußbedrohter Restenosen nach Carotis-TEA vorgenommen. Von 15/18 Stenosen stand retrospektiv repräsentatives archiviertes Paraffinmaterial zur histomorphologischen Analyse in HE- und Elastica-van-Gieson (EvG) Färbungen zur Verfügung. Das durchschnitttliche Intervall zwischen Primär- und Sekundäreingriff betrug 45.0 (3 – 132) Monate. *Ergebnisse:* Bei einer überwiegend heterogenen Plaquearchitektur mit Anzeichen älterer degenerativer Veränderungen zeigten sich in den Präparaten neben arteriosklerotischen Intimaverdikkungen in wechselndem Ausmaß fibröse Verdickungen der Intima und angrenzender Mediaabschnitte. Bei 7/15 Präparaten zeigten sich als Leitbefund größere Areale von wandassoziierten und lumenständigen hyalinen Fibrinthromben als wesentliches Stenosekorrelat. Reparative Organisationsvorgänge im Sinne einer Thrombusstabilisierung waren unabhängig vom Alter der Restenose meist nur spärlich oder in randständigen Zonen vorhanden. Daneben waren in EvG-Färbungen intramurale Fibrinablagerungen häufig nachweisbar. *Schlußfolgerung:* Die histologische Komposition von Carotis-Restenosen ist – entgegen bisheriger Vorstellungen – in klinisch relevantem Ausmaß von lumenständigen und stenosierenden Thrombusformationen geprägt, die nur geringe Zeichen der Organisation aufweisen. Daneben bestimmen degenerative Zeichen der Arteriosklerose sowie der neointimalen Hyperplasie das überwiegend heterogene Gewebsbild. Diese Befunde erscheinen von wesentlicher klinischer Bedeutung für die Verfahrenswahl und bestätigen die Operation als pathophysiologisch begründetes Therapieverfahren.

Die Pathogenese hyperdynamer Hämodialyseshunts – histopathologische Besonderheiten

E. Brune[1], K. M. Müller[2] und R. Horstmann[1]

[1] Abteilung für Allgemein-, Viszeral- und Gefäßchirurgie, Herz-Jesu-Krankenhaus, Westfalenstraße 109, 48165 Münster (Westf.)
[2] Institut für Pathologie, BG-Kliniken Bergmannsheil, Ruhr-Universität Bochum, Bürkle-de-la-Camp-Platz 1, 44789 Bochum

Pathogenesis of Hyperdynamic Hemodialysis Shunts – Histopathologic Specific Features

Eine gefäßchirurgische Beurteilung eines hyperdynamen Dialyseshunts wird häufig erst bei manifester, kardialer Insuffizienz in Anspruch genommen. Jedoch besteht für die immer auch multimorbiden Patienten ein Vorteil bei frühzeitiger Diagnosestellung. *Methode:* In Zusammenarbeit mit unseren Nephrologen definierten wir Kriterien des hyperdynamen Shunts und arbeiteten die Resektatpräparate licht- und raster-elektronenmikroskopisch auf. Unser Kollektiv umfaßte 29 Patienten mit einem mittleren Fistelvolumen von 1,94 l/min. Da in 10 Fällen aneurysmatische Veränderungen operativ angegangen wurden, erlaubte uns die pathomorphologische Analyse einheitliche und sehr interessante Befunde. *Ergebnisse:* Es kam bereits nach durchschnittlich 5,4 Jahren zur Aufhebung der physiologischen Wandschichtung der Gefäße. Sowohl bei den 6 PTFE-Interponaten als auch den 4 nativen Cubitalfisteln fanden sich konfluierende Bezirke, die (nach Punktionen) mit ‚minderwertigem', kollagenfaserreichen Bindegewebe aufgefüllt worden waren. Neben der ausgeprägten Phlebosklerose ließ sich insbesondere die Fragmentierung des PTFE mit körpereigenen Abbauprozessen über das Monozyten-Makrophagen-System darstellen. *Zusammenfassend* ließ sich ein repetitiver Um- und Abbauprozeß bei Hämodialysshunts aufzeigen, der zum Elastizitätsverlust der Gefäßwand und somit zu aneurysmatischen Formationen führt.

Korrektur bis Redaktionsschluss nicht eingegangen.

Präoperative Myokardszintigraphie – Ein ‚Muß' vor großen gefäßchirurgischen Eingriffen?

E. Delmes[1], T. U. Cohnert[1], T. Opfermann[2], M. Gross[1], J. M. Albes[1] und T. H. Wahlers[1]

[1] Herz-, Thorax-, Gefäßchirurgie
[2] Klinik für Radiologie, Friedrich-Schiller-Universität Jena, Bachstraße 18, 07740 Jena

Preoperative Myocardium Scintigraphy – A "Must" Before Serious Vascular Operations

Einleitung: Die Mehrzahl der Patienten (Pat), bei denen eine Operation an der abdominellen Aorta wegen Aneurysma oder einer arterieller Verschlusskrankheit geplant ist, weist eine generalisierte Arteriosklerose auf. Auch die Koronararterien können ohne klinische Symptome betroffen sein. Die koronare Herzerkrankung (KHK) beeinflußt wesentlich die perioperative Morbidität und Mortalität in der Aortenchirurgie. Ziel unserer Studie ist, die Bedeutung einer präoperativen Myokardszintigraphie für die Diagnose einer KHK bei kardial asymptomatischen Pat zu evaluieren. *Methode:* Von 03/2000 bis 08/2001 wurden 46 Pat (34 Männer, 12 Frauen, Durchschnittsalter 66,4 J. $\pm$ 9,9 J., 48 – 85 J.; 23 pAVK, 23 Aneurysmen) vor einer elektiven Operation an der Bauchaorta in die prospektive Studie eingeschlossen. Alle Pat waren bezüglich einer KHK asymptomatisch. Neben der üblichen präoperativen Diagnostik erfolgte zusätzlich eine Myokardszintigraphie (MS). Bei pathologischem Befund der MS erfolgte eine Koronarangiographie. Die KHK wurde vor der geplanten gefäßchirurgischen Operation therapiert. *Ergebnisse:* 26% (n = 12) der Pat wiesen eine pathologische MS auf. Die Koronarangiographie ergab 9 interventionsbedürftige Befunde (9/12 = 75%), Die Therapie erfolgte durch PTCA und Stentimplantation bei einem Pat und operative Myokardrevaskularisation bei 8 Pat. Eine medikamentöse Therapie wurde bei 2 Pat vorgenommen. Bei einer Pat erfolgte trotz pathologischer MS keine Koronarangiographie, da das BAA symptomatisch wurde und dringlich operiert werden musste. Nach zunächst ungestörtem postoperativen Verlauf kam es am 2. postoperativen Tag zu einem Myokardinfarkt, der konservativ behandelt wurde. Weder in der Gruppe der Pat mit unauffälliger MS (34/46 = 73,9%), als auch in der Gruppe mit pathologischer MS kam es zu einem frühen Todesfall. *Schlußfolgerung:* Mit der präoperativen MS kann eine asymptomatische KHK bei gefäßchirurgischen Patienten nachgewiesen werden. Eine pathologische MS stand in unserem Patientengut in fast allen Fällen für eine therapiebedürftige KHK. Wir empfehlen daher die MS als präoperative Routineuntersuchung kardial asymptomatischer Patienten vor elektiven Aorteneingriffen.

Die allogenen Arterientransplantate als Gefäßersatz bei tiefen Protheseninfektionen: Die Ergebnisse nach 6 Jahren

M. Gabriel[1], F. Pukacki[1], P. Checinski[1], K. Pawlaczyk[2], G. Oszkinis[1] und Z. Krasinski[1]

[1] Klinik für Allgemeine und Gefäßchirurgie
[2] Klinik für Innere Medizin, Medizinische Universität zu Poznan, Dluga 1 – 2, 61-848 Poznan, Polen

The Allogenic Arterial Transplants as Vascular Replacement in Deep Prosthesis Infections: The Results After 6 Years

Seit einigen Jahren stellen die orthotopen Revaskularisationen mittels kältekonservierten allogenen Arterientransplantate eine viel versprechende therapeutische Alternative für Patienten mit den Protheseninfektionen dar. Leider treten im späteren Verlauf bei diesen Patienten neue Komplikationen auf, die erst durch eine weitere operative Behandlung beseitigen werden können. Von Juni 1996 bis Dezember 2000 wurden in unserer Klinik 54 Patienten wegen tiefer aorto-femoralen Protheseninfekte (Typ II/III nach Samson und Veith) operiert. Die chirurgische Therapie beinhaltete stets den Totalausbau der infizierten Gefäßprothese mit anschließender orthotoper Wiederherstellung der aorto-femoralen Strombahn durch Transplantation der allogenen Arterientransplantate. Die Transplantate wurden im Ramen einer Multiorganentnahme gewonnen. Sie wurden in flüssigem Stickstoff in Anwesenheit der 20% DSMO aufbewahren. Intraoperative Todesfälle traten nicht auf. Im Verlauf der ersten 30 postoperativen Tagen sind 3 Patienten gestorben (1 infolge eines septischen Schocks, 1 infolge eines Herzinfarktes und 1 mit Zeichen der akuten GI-Blutung). Eine sekundäre Wundheilung im Inguinalbereich wurde bei 6 Patienten nachgewiesen. Bei 2 Patienten mit schweren Pseudomonas-Infektionen waren Oberschenkelamputationen notwendig. Im späteren Verlauf (über 30 Tagen) sind 10 weiteren Patienten gestorben (8 Patienten erlagen einem Herzversagen und bei 2 Patienten wurde ein Insult diagnostiziert). Bei 3 Patienten kam es zu einem Transplantateinriß, die durch einen Transplantatwechsel versorgt wurde. Bei 7 weiteren Patienten wurden zunehmende Einengungen der distalen Anastomosen nachgewiesen. Bei 5 Patienten traten Zeichen der akuten Durchblutungsstörungen auf, die durch eine Transplantatenthrombose verursacht wurden. In 4 Fällen konnten die Extremitäten nach einer operativen Thrombektomie erhalten werden. Nur in einem Fall konnte eine Dilatation des Interponates nachgewiesen werden. Eine vor uns vorgenommene radiologische, histologische sowie immunologische Kontrolle zeigte, dass für die auftretende Komplikationen eine chronische Abstossungsreaktion verantwortlich ist. Die in allen Fällen nachgewiesene IM-Verdickung und Senkung der Elastizität wurde durch Muskel- und Fibroblastenproliferation sowie durch Infiltration der Immunzellen verursacht.

Stentprothesen bei AAA – Präinterventionelle Ausschaltung von Aneurysmen der A. iliaca interna

M. Gawenda[1], M. Zaehringer[2] and J. Brunkwall[1]

[1] Klinik und Poliklinik für Viszeral- und Gefäßchirurgie
[2] Institut für Radiologische Diagnostik, Klinikum der Universität zu Köln, Joseph-Stelzmann-Straße 9, 50924 Köln

Stent Prosthesis in AAA – Preinterventional Elimination of Aneurysms of the A. Iliaca Interna

Problem: Neben der suffizienten zentralen Verankerung der Stentprothese ist die Abdichtung des distalen Stentgrafts in den Iliakalarterien unabdingbare Voraussetzung für die erfolgreiche endoluminale Ausschaltung eines abdominellen Aortenaneurysmas (AAA). Bei 30 bis 50% der Patienten mit AAA besteht koexistent eine Erweiterung der A. iliaca comm. oder ein Aneurysma der A. iliaca interna. Um diese nicht a priori von der endoluminalen Stentgraft Versorgung auszuschließen, ist nach Möglichkeiten der erweiterten endoluminalen Behandlung zu fahnden. Eine Option besteht im Verschluss der A. iliaca interna mittels Coiling und Overstenting. Nach Literaturberichten soll dieses Manöver mit einer ischämiebedingten Morbidität (Beckenclaudicatio, Glutealischämie, Colonischämie, Impotenz) von bis zu 25% vergesellschaftet sein. *Studiendesign:* prospektive Beobachtungsstudie. *Material, Methoden:* Seit August 1999 wurden 187 Patienten mit einem AAA behandelt. Für eine elektive endoluminale Aneurysmaausschaltung qualifizierten 45 Patienten. Bei 42 war die Platzierung der Stentprothesen erfolgreich, in 3 Fällen musste wegen technischer Probleme primär zur offenen Aneurysmaoperation konvertiert werden. Bei 5 Patienten erfolgte vor endoluminaler Ausschaltung des AAA wegen koexistentem Aneurysma einer A. iliaca interna ein kathetergestütztes Coiling der A. iliaca interna. *Ergebnisse:* Während des 24-monatigen Beobachtungszeitraums erfolgte bei 5/45 Patienten mit AAA und koexistentem Aneurysma der A. iliaca interna vor Stentprothesenimplantation der katheter-gestützte Verschluss der A. iliaca interna mittels Coils. Die kontralaterale A. iliaca interna dieser Patienten zeigte keine relevante Stenosierung, eine Tangierung durch den implantierten Bifurkationsstentgraft wurde vermieden. Keiner dieser Patienten zeigte im weiteren Verlauf klinische Zeichen der Glutealischämie oder Colonischämie. Die klinischen Mess- sowie Laborparameter (Temperatur, CRP, Leukozyten, Laktat) unterschieden sich nicht gegenüber den sonstigen endoluminale behandelten Patienten. Der stationäre Aufenthalt verlängerte sich durch die zusätzliche Intervention im Median um drei Tage. *Schlußfolgerungen:* Diese vorliegende Studie zeigt, wenn auch nur an einem kleinen Kollektiv, dass zumindest eine unilateraler Verschluss der A. iliaca interna ohne Erhöhung der Morbidität möglich ist und diese Patienten von einer endoluminalen Ausschaltung ihres AAA profitieren können.

Intra-aneurysmatischer Druck in Abhängigkeit verschiedener Stentprothesen – eine in vitro Untersuchung

M. Gawenda, S. Winter, G. Jaschke und J. Brunkwall

Klinik und Poliklinik für Viszeral- und Gefäßchirurgie, Klinikum der Universität zu Köln, Joseph-Stelzmann-Straße 9, 50924 Köln

Intra-Aneurysmatic Pressure Dependent on Different Stent Prosthesis – an In-Vitro Study

Problem: Intraoperative Messungen des intra-aneurysmatischen Drucks (IAP) im Aneurysmasack unter Cross clamping der infrarenalen Aorta und der Iliacalarterien zeigen einen signifikanten Abfall der Druckparameter. Insbesondere ist festzustellen, dass kein relevanter pulsatiler Druck mehr nach Cross clamping nachweisbar ist. Bei der Messung des IAP unter endoluminaler Ausschaltung eines infrarenalen Bauchaortenaneurysmas findet sich im Aneurysmasack jedoch eine pulsatile Druckcharakteristik. Eine mögliche Erklärungen für dieses Phänomen könnten zu finden sein in der pulsatile Druckfortleitung über den implantierten Stent Graft. *Modell:* In einem in vitro Zirkulationsmodell erfolgt mittels pulsatiler Pumpe die Perfusion anatomisch adaptierter Aneurysmamodelle. Das Zirkulationsmodell erlaubt die stufenlose Anpassung des Perfusionsdrucks. Das Anatomie-adaptierte Aneurysmamodell (PTFE) wird der abdominellen Aorta nachempfunden. Das Aneurysma wird endoluminal mittels Stent Grafts mit unterschiedlichem Prothesenmaterial ausgeschaltet: 1. Dacron thin wall (Cooley very-soft, woven polyester vascular graft), 2. Dacron thick wall (Hemashield), 3. 6-mm ePTFE graft Ballon-dilatiert, 4. ePTFE standard wall. Die Auswirkungen des unterschiedlichen Stentprothesenmaterials auf die intra-aneurysmatischen Druckparameter ($P_{systolic}$, $P_{diastolic}$, P_{mean}, P_{pulse}) wurden untersucht in Abhängigkeit vom Perfusionsdruck. *Ergebnisse:* Im vorgestellten in vitro Modell konnte nachgewiesen werden, dass eine relevante Druckübertragung bei sämtlichen untersuchten Stentprothesenmaterialien erfolgt. Das Ausmaß der Transmission war abhängig vom Material (PTFE > Dacron) sowie auch von der Dicke des Materials. Die Eigenschaft der pulsatilen Druckübertragung war ebenso bei den untersuchten Prothesenmaterialien verschieden. *Schlußfolgerungen:* Nach endoluminaler Stentprothesen-Implantation zwecks Anuerysmaausschaltung ist ein Druck nachweisbar. In vorgestellten in vitro Modell konnte nachgewiesen werden, dass ein Teil dieses intra-aneurysmatischen Drucks über die zur Zeit verwendeten Stentprothesen übertragen wird.

In-situ Rekonstruktion bei Gefäßprotheseninfektion – eine multizentrische prospektive Erhebung – Erfahrungen mit der silberimprägnierten Dacrongefäßprothese

G. Günther, A. Doermer, S. Classen und M. Zegelman

Klinik für Gefäß- und Thoraxchirurgie, Krankenhaus Nordwest, Steinbacher Hohl 2 – 26, 60488 Frankfurt am Main

In Situ Reconstruction with Vascular Prosthesis Infection – a Multicentre Prospective Survey – Experiences with the Silver-Impregnated Dacron Vascular Prosthesis

Einleitung: Die Infektion einer implantierten Kunststoffprothese ist eine seltene, jedoch schwerwiegende Komplikation in der Gefäßchirurgie.

Die Letalität ist hoch; Anastomosenrupturen, Sepsis und massive Blutungen stehen im Vordergrund. Akzeptiertes Verfahren bei der Protheseninfektion ist neben der Verwendung autologen Materials in situ Position auch die extraanatomische Rekonstruktion mit Kunststoff. Seit über fünf Jahren liegen uns im Rahmen von Therapieversuchen bei 32 Patienten erstaunlich gute Erfahrungen im in situ Einsatz einer durch Triclosan infektionsgeschützten Dacron-Prothese (Intervascular) in Fällen von Graf-Infektionen oder Kontaminationen des OP-Gebietes vor.

Nunmehr steht auch eine zugelassene silberimprägnierte Dacron-Prothese (lnterGard Silver®) zur Verfügung. Es besteht auch hier ein breites antimikrobielles Spektrum einschl. gegen MRSA. *Methode:* In einem bundesweiten prospektiven Safety-Monitoring mit Fragebögen werden seit 7/1999 die Verläufe nach Implantation dieser Prothese bei Risikopatienten (Stadium IV, Kontamination u.a.) erfaßt (z.Zt. n = 245). Gesondert werden alle Fälle eingehend analysiert, bei denen eine nachgewiesene infizierte Gefäßprothese gegen die Silberprothese ausgetauscht wurde (z.Zt. n = 88). *Ergebnisse:* Das Safety-Monitoring ergab keinen Hinweis auf unerwartete Ereignisse. Allerdings traten vier Protheseninfektionen auf. Bei den Austauschoperationen gelang die lnfektsanierung in den Fällen des kompletten Prothesenaustausches (n = 62) in 57 Fällen (91.9%). In den Fällen wo Prothesenmaterial belassen wurde (n = 26) gelang die lnfektsanierung nur in 50% der Fällen. In dieser Gruppe verstarben sechs Patienten an den Folgen der Reinfektes. *Diskussion:* Zur Therapie der Gefäßprotheseninfektion werden in der Literatur verschiedene Lösungswege vorgeschlagen. Die Antibiose allein ist ineffektiv, bei lokalen Maßnahmen kann der Infekt persistieren. Die extraanatomische Rekonstruktion mit einem Allograft hat eine schlechte Offenheitsrate, beinhaltet die Gefahr eines Rezidivinfektes oder ggf. der Aortenstumpfruptur. Bei Homografts ergibt sich das Problem der Vorhaltung und der Graftdysfunktion. Bei der in situ Austauschoperation mit Rifampicin getränkten Dacronprothesen ergab sich eine Reinfektquote von 36%. Die eigenen Daten zeigen im Falle der völligen Explantation des infizierten Materials eine Reinfektrate von 8.1%. *Bisheriges Fazit:* Mit der Silberprothese ist sowohl bei Risikopatienten als auch bei bestehenden Protheseninfektionen eine akzeptable Therapieoption gegeben. Langfristige Ergebnisse stehen noch aus.

Die intraoperative transluminale Angioplastie (ITA) im Rahmen gefäßchirurgischer Rekonstruktionen bei Mehretagenlokalisation der pAVK

D. Hanschke, H. Prescher und J. D. Gruss

Abteilung für Gefäßchirurgie, Kurhessisches Diakonissenhaus Kassel, Goethestraße 85, 34119 Kassel

The Intraoperative Transluminal Angioplasty (ITA) During Vascular Surgical Reconstruction with Polylocalization of the pAVK

Fragestellung: Patienten mit fortgeschrittener pAVK weisen häufig einen Mehretagenbefall auf. Die Aufnahme interventioneller Techniken in das therapeutische Repertoire des Gefäßchirurgen ermöglicht bei Patienten, die früher mehrzeitig interventionell und chirurgisch behandelt wurden, heute die einzeitige Korrektur. Im Rahmen der gefäßchirurgischen Rekonstruktion können intraoperativ der Einstrom oder Ausstrom interventionell hergestellt oder optimiert werden. *Methodik:* In der Zeit vom 01.01.1998 bis 31.12.2000 wurden 102 Kombinationseingriffe – arterielle Rekonstruktion der unteren Extremität mit ITA – durchgeführt. Die Eingriffe werden in einer retrospektiven Studie ausgewertet. *Ergebnisse:* 60 der 102 Patienten wiesen eine kritische Ischämie auf, 42 befanden sich im Stadium IIb mit geringer Gehstrecke. Es wurden 8 crossover Bypasses, 1 iliofemoraler Bypass, 32 Kunststoffbypasses supragenual, 5 Kunststoffbypasses infragenual, 7 Venenbypasses implantiert. 36mal erfolgte eine TEA der Femoralisgabel mit Profunfaplastik. Bei 13 Patienten mit kritischer Ischämie wurde ein akut verschlossener Bypass revidiert. Die ITA erfolgte iliakal/femoral/popliteal/crural/in Anastomosen 66/5/20/9/7/mal. Stents wurden nur bei ungenügendem oder nicht dauerhaftem Dilatationsergebnis 9mal iliakal implantiert. Die 3 Jahresdurchgängigkeitsraten (3 JDR) betragen für crossover Bypasses/supragenuale Kunststoffbypasses/TEA und Profundaplastik 100%/80%/77%. Bei Dilatation des Ein-/Ausstroms eines supragenualen Kunststoffbypasses erreicht die 3 JDR 86%/64%; bei TEA und Profundaplastik 87%/53%. *Schlußfolgerung:* Die erwünschte Verbesserung des Ein- oder Ausstroms für arterielle Rekonstruktionen der unteren Extremität ist als Kombinationseingriff mit ITA häufig durchführbar. Dies erspart dem Patienten die Belastung eines mehrzeitigen Vorgehens. Kniegelenk überschreitende Rekonstruktionen können vermieden werden. Die Ergebnisse zeigen auch für Kombinationseingriffe mit zentralen Interventionen bessere Funktionsraten.

Die Expression von High Mobility Group Proteinen als ein initialer Schritt bei der Entstehung humaner arteriosklerotischer Plaques und postangioplastischer Restenosierungen

S. Hauke[1], H. H. Wenk[2] und J. Bullerdiek[1]

[1] Zentrum für Humangenetik, Universität Bremen, Leobener Straße ZHG, 28359 Bremen
[2] Chirurgische Klinik des Zentralkrankenhauses Bremen-Nord, Bremen

The Expression of High Mobility Group Proteins as a First Step in the Development of Human Arteriosclerotic Plaques and Postangioplastic Re-Stenoses

Zielsetzung: Die Proliferation glatter Muskelzellen stellt einen entscheidenden initialen Schritt bei der Entstehung arteriosklerotischer Plaques sowie postangioplastischer Restenosierungen dar. Frühere Untersuchungen an Uterus-Leiomyomen zeigten, daß die Expression der Mitglieder der *HMGA*-Genfamilie (*HMGA1* und *HMGA2*) von entscheidender Bedeutung für die Proliferation glatter Muskelzellen ist. In Ratten war gezeigt worden, daß durch Gefäßdilatation mittels PTA die Expression der *HMGA*-Gene, als Reaktion auf die Gefäßwandläsionen, in den Carotis Arterien lokal induziert werden konnte. Ziel unserer Studien war es diesen Mechanismus bei menschlichen Gefäßwandläsionen zu untersuchen. *Material und Methoden:* Im Vergleich zu histologisch unauffälligen Arterien wurden humane arteriosklerotische Desobliterate mittels PCR auf Expression der *HMGA*-Gene untersucht. Dazu wurde die RNA mittels TRIzol isoliert und eine cDNA Synthese mit M-MLV Reverser Transkriptase durchgeführt. Die Qualität der cDNA wurde durch Nachweis des ubiquitär exprimierten *GAPDH*s überprüft und dann spezifische PCRs zum Nachweis der *HMGA1*- und *HMGA2*-Transkripte durchgeführt. Zusätzlich wurden arteriosklerotische Desobliterate immunhistochemisch mit einem HMGA1-spezifischen Antikörper untersucht. In diesen Fällen war wenige Tage vor den gefäßchirurgischen Eingriffen, die zu den jeweiligen Präparaten führten, eine PTA an gleicher Stelle durchgeführt worden. *Ergebnisse:* Die molekulargenetische Untersuchung der arteriosklerotischen Plaques, sowie der Arterien, zeigte in keinem Fall eine *HMGA2*-Expression bzw. erhöhte *HMGA1*-Expression. Dies bestätigt frühere Untersuchungen an Ratten, in denen gezeigt wurde, daß es kurz nach der Läsion zu einer Induktion der Expression kommt, die nach ca. 17 Tagen auf das Basis-Level zurückfällt. Daher war in den ‚ausgereiften' humanen arteriosklerotischen Plaques keine Expression detektierbar. Im Gegensatz dazu zeigten die immunhistochemischen Untersuchungen in allen Fällen intimal lokalisierte Zellen mit starker HMGA1-Positivität. In diesen Fällen lag das traumatische Ereignis, hervorgerufen durch die vorangegangene PTA, nur jeweils wenige Tage zurück. *Zusammenfassung:* Die Ergebnisse der molekulargenetischen und immunhistochemischen Untersuchungen belegen, daß die Induktion der *HMGA1* und *HMGA2*-Expression ein initiales, zeitlich begrenztes Ereignis nach Gefäßwandläsion darstellt. Da *HMGA2* normalerweise lediglich in undifferenzierten, embryonalen Zellen und in neoplastischen Zellen, nicht jedoch differenzierten, adulten Zellen exprimiert wird, stellt es ein potentielles Target zur vorbeugenden Behandlung postangioplastischer Restenosierungen durch Verwendung von HMGA2-Antagonisten dar.

Korrektur bis Redaktionsschluss nicht eingegangen.

Ergebnisse und Lebensqualität nach operativer Behandlung des perforierten abdominellen Aortenaneurysmas

I. Hinterseher, H. Bergert, U. Keßler, D. Ockert und H. D. Saeger

Klinik für Viszeral-, Thorax und Gefäßchirurgie, Universitätsklinikum Dresden, Fetscherstraße 74, 01307 Dresden

Results and Life Quality After Surgical Treatment of the Perforated Abdominal Aortic Aneurysm

In einer derzeit durchgeführten Untersuchung sollen unsere Langzeitergebnisse in der chirurgischen Behandlung des rupturierten abdominellen Aortenaneurysmas mit den Komplikationen und der daraus resultierenden Lebensqualität vorgestellt werden.

In der Zeit vom 01.10.1995 bis zum 30.04.2001 wurden 67 Patienten mit einem perforierten abdominellen Aortenaneurysma behandelt. Das Durchschnittsalter der Patienten betrug 74

Jahre. 23 Patienten sind an den Folgen des hämorrhagischen Schocks verstorben, was einer Krankenhausletalität von 34,3% entspricht.

Die überlebten Patienten wurden nachuntersucht. Die Nachuntersuchungsrate beträgt 89%, die mediane Nachbeobachtungszeit 2,9 Jahre. Zur Ermittlung der subjektiven Lebenqualität wurde der international vergleichbare WHOQOL-BREF-Test angewendet. In einer multivariaten Analyse haben sich das Lebensalter und die Schockdauer als signifikante Einflußfaktoren auf die Operationsletalität und auch die postoperative Lebensqualität herausgestellt. Im Vergleich zur Allgemeinbevölkerung bestehen keine signifikanten Einschränkungen hinsichtlich den Dimensionen physisches und psychisches Wohlbefinden. Ebenso bestehen keine wesentlichen Unterschiede in den Kategorien soziale Beziehungen und Umwelt. Nach Meinung der Autoren bleibt schon aus ethischen Gesichtspunkten das Krankheitsbild des perforierten AAA auch nach zeitlich lang andauernder Schocksituation eine absolute Operationsindikation. Das Krankheitsbild ist jedoch mit einer erheblichen postoperativen Morbidität verbunden. Eine Verbesserung der Mortalität ist nur durch eine zeitliche Verminderung der Dauer der Kreislaufinsuffizienz erreichbar. Wenn jedoch die Kreislaufsituation nach provisorischer Blutstillung über das Setzen der Aortenklemme auch nach Ausschöpfung aller Therapiemöglichkeiten nicht behoben werden kann, sollte auf eine weitere Rekonstruktion verzichtet werden.

Biologische in-situ Rekonstruktionen bei Infektionen des aorto-iliakalen Abschnittes

P. M. Kasprzak, S. Mann und W. E. Thasler

Klinik und Poliklinik für Chirurgie, Klinikum der Universität Regensburg, Franz-Josef-Strauß-Allee 11, 93053 Regensburg

Biologic In-Situ Reconstruction with Infections of the Aortoiliac Section

Einleitung: Septische Komplikationen in der Gefäßchirurgie im aorto-iliacalen Abschnitt sind am häufigsten mit Infektion einer implantierten Kunststoffprothese vergesellschaftet. Das mögliche Rekonstruktionsprinzip ist einerseits Explantation der infizierten Kunststoffprothese und eine extraanatomische Umleitung oder in-situ-Rekonstruktion unter Verwendung von autologem Gefäßersatz (Vena femoralis oder endarteriektomierte Arterie bei chronischem Verschluss). Die Nachteile einer extraanatomischen Rekonstruktion sind die Gefahr einer Ruptur des Aortenstumpfes, mögliche Glutealischämie bei distalen Rekonstruktionen sowie Infektionsgefahr der neu implantierten Prothesen. Eine in-situ-Rekonstruktion unter Verwendung einer Kunststoffprothese birgt ebenfalls die Gefahr einer weiterhin bestehenden Infektion in sich. *Material:* Zuerst wird die Entnahme und Vorbereitung eines autologen Interponates unter Verwendung der Vena femoralis und der endarteriektomierten, chronisch verschlossenen Arterie gezeigt sowie die Vorbereitung eines kryopreservierten Homografts dargestellt. Am Beispiel von vier Patienten stellen wir die technischen Varianten der in-situ-Rekonstruktion unter Verwendung der Vena femoralis als autologer Bifurkationsprothese, eines autologen unilateralen aorto-femoralen Bypass mit femoro-femoralem Crossover-Bypass, sowie endarteriektomierten Arteria iliaca und distalen Abschnitt der chronisch verschlossenen Aorta. Bei primärer aorto-duodenalen Fistel und infrarenalem Aortenaneurysma wird bei einem weiteren Patienten in-situ ein Homograft implantiert. Zwei Patienten von zehn verstarben während des Krankenhausaufenthaltes. *Schlußfolgerung:* Eine autologe Gefäßrekonstruktion bei Infektionen im aorto-iliacalen Bereich stellt eine Alternative zum extraanatomischen Vorgehen unter Verwendung von Kunststoffprothesen dar. Letalität von 20% muss in Zusammenhang mit oft notfallmäßiger Indikation und bei septischem Krankheitsbild als akzeptabel diskutiert werden.

Korrektur bis Redaktionsschluss nicht eingegangen.

Ergebnisse und Komplikationen in der Behandlung des perforierten abdominellen Aortenaneurysma

U. Keßler, H. Bergert, I. Hinterseher, D. Ockert und H. D. Saeger

Klinik für Viszeral-, Thorax- und Gefäßchirurgie, Universitätsklinikum Dresden, Fetscherstraße 74, 01307 Dresden

Results and Complications in the Treatment of the Perforated Abdominal Aortic Aneurysm

Durch die verbesserte Frühdiagnostik ist die Inzidenz des lebensbedrohlichen perforierten abdominellen Aortenaneurysmas deutlich gesunken. In einer retrospektiven Analyse sollen unsere Ergebnisse in der chirurgischen Behandlung des rupturierten abdominellen Aortenaneurysmas mit den dabei resultierenden Komplikationen vorgestellt werden. In der Zeit vom 01.10.1995 bis zum 30.04.2001 wurden 67 Patienten mit einem perforierten abdominellen Aortenaneurysma behandelt. Das Durchschnittsalter der Patienten betrug 74 Jahre (Min.: 44 Jahre, Max.: 93 Jahre). 23 Patienten sind an den Folgen des hämorrhagischen Schocks verstorben, was einer Letalität von 34,3% entspricht. In einer multivariaten Analyse haben sich das Lebensalter und die Schockdauer als signifikante Einflußfaktoren auf die Operationsletalität herausgestellt. Keinen signifikanten Einfluß auf das Überleben hat dagegen das chirurgische Rekonstruktionsverfahren (Linearprothese versus Bifurkationsprothese). Nach Meinung der Autoren bleibt das Krankheitsbild des perforierten AAA auch nach zeitlich lang andauernder Schocksituation eine absolute Operations-indikation. Wenn jedoch die Kreislaufsituation nach provisorischer Blutstillung über das Setzen der Aortenklemme auch nach Ausschöpfung aller Therapiemöglichkeiten nicht behoben werden kann, sollte auf eine weitere Rekonstruktion verzichtet und der Eingriff beendet werden.

Der Einfluss der Plaquemorphologie auf die intraoperative Embolisationsrate bei der Carotis-Endarteriektomie

D. Koch[1], K. Scheideler[1], R. Diehl[2], C. Samii[2], P. Berlit[2] und M. Betzler[2]

[1] Klinik für Allgemeine Chirurgie, Unfall- und Gefäßchirurgie
[2] Klinik für Neurologie mit klinischer Neurophysiologie, Alfried-Krupp-Krankenhaus Essen, Alfried-Krupp-Straße 21, 45117 Essen

The Influence of Plaque Morphology on the Intraoperative Embolisation Rate with the Carotid Endarterectomy

Zielsetzung: Exakte sonomorphologische Kriterien zur Beurteilung der Risiken von Carotisstenosen liegen bislang nur unzureichend vor. Als potentiell mit höherem Embolierisiko versehen gelten weiche ulcerierende und thrombosierte Plaques. In den letzten Jahren hat sich die transkranielle Emboliedetektion als Methode der Wahl zur Beurteilung der Emboligenität einer Carotisstenose durchgesetzt. In der vorliegenden Studie werden die präoperativen sonomorphologischen Befunde den pathomorphologischen Ergebnissen und den intraoperativen Embolieraten gegenübergestellt, um unter anderem Auswirkungen auf therapeutische Konsequenzen zu überprüfen. *Material und Methoden:* 167 hochgradige (> 70%) Stenosen der A. carotis interna wurden prospektiv präoperativ duplexsonographisch eingeteilt (echoarm, echoreich, ulcerierend, thrombosiert) und mit dem pathomorphologischen Befund verglichen. Alle Patienten wurden prä- und postoperativ neurologisch untersucht. Intraopertiv wurde ein kontinuierliches transkranielles bitemporales Dopplermonitoring mit Emboliedetektion durchgeführt. *Resultate:* Von den 167 operierten Carotisstenosen waren 46 (27,3%) asymptomatisch, 101 (65,5%) wiesen eine TIA, Amaurosis fugax oder PRIND auf. Bei 20 (12,2%) lag ein bleibendes neurologisches Defizit vor. Sonomorphologisch waren 104 (62,3%) Stenosen echoreich, 63 (37,7%) echoarm. In 34 (20,4%) Fällen fanden sich Thromben, in 57 (34,1%) Fällen Ulceration. Die Übereinstimmung mit dem intraoperativen pathomorphologischen Befund lag bei 96,2%. Echoarme Plaques waren in 51 (81%) Fällen symptomatisch, echoreiche in 70 (67,3%) Fällen. Eine intraopertive Emboliedetektion war bei 152 (91%) Operationen möglich. Bei 69 (41,3%) Eingriffen traten intraoperitv Embolien auf, die in 19 (6,6%) Fällen die Präparationsphase betrafen. Hiervon waren 12 (63,1%) präoperativ symptomatisch. Morphologisch wiesen 17 von den 19 embolisierenden Plaques entweder Ulcerationen mit oder ohne Thromben oder die Kriterien von weichen Plaques auf. Postoperativ kam es bei 6 (3,6%) Patienten zu neurologischen Defiziten (2 permanent, 4 temporär), 4 von diesen 6 Patienten wiesen Embolien in der Präparationsphase auf. *Zusammenfassung:* In der vorliegenden Studie konnte eine hohe Übereinstimmung zwischen sonomorphologischem und pathomorphologischem Befund festgestellt werden. Als besonders emboligen erwiesen sich die echoarmen und ulcerierenden Plaques. Neurologische Komplikationen traten vorwiegend in der Gruppe auf, bei der es in der Präparationsphase zu Embolien kam. Diese Daten bestätigen die Gefährlichkeit der symptomatischen echoarmen oder ulcerierenden Plaques und den Wert der präoperativen duplexsonographischen Beurteilung in der Detektion von Risikopatienten.

Extracorporale Fibrinogen-Absorbtion – Pilot-Studie zur Verbesserung der Mikrozirkulation der Extremitäten bei peripherer arterieller Verschlusskrankheit

J. Lange[1], M. Lüdin[1], A. Häfliger[1] und W. Korte[2]

[1] Klinik für Chirurgie, Kantonsspital St. Gallen
[2] Institut für klinische Chemie und Hämatologie, St. Gallen, Rohrschacher Straße 97, 9007 St. Gallen, Schweiz

Extracorporal Fibrinogen Absorption Pilot Study for the Improvement of Microcirculation of the Extremities with Peripheral Arterial Occlusive Disease

Fragestellung: In der vorgestellten Pilotstudie sollte evaluiert werden, inwieweit mit der extracorporalen Fibrinogen-Depletion bei Patienten mit PAVK, die auf konventionelle Therapieversuche refraktär sind, eine Verbesserung erzielt werden kann. *Methode:* Die Therapie basiert auf der extracorporalen Absorption von Fibrinogen, das durch ein an eine Sepharose-Matrix fixiertes Pentapeptid gebunden wird. Die Fibrinogenkonzentration wird auf Tiefnormalwerte gesenkt. Die Filterfrequenz ist abhängig vom Schweregrad und der Symptomatik. Als Beurteilungsparameter dienen Schmerzsymptomatik, Gehstrecke und Perfusionsmessung mit Indoxyaningrün. *Ergebnisse:* Bisher wurden acht klinisch auswertbare Patienten behandelt. Alle Patienten waren gefässchirurgisch austherapiert und kamen wegen zunehmenden Ruheschmerzen (PAVK III) oder beginnender Nekrosebildung (PAVK IV) zur Therapie. Von diesen acht Patienten zeigten sieben ein klinisch gutes Ansprechen. Nach wenigen Filtertagen verschwanden der Ruheschmerz und die Gehstrecke stieg auf über 500 m, mit in einem Fall Verhinderung der Amputation. Es hat sich allerdings gezeigt, dass zur Therapie des Stadium PAVK IV bis zur Abheilung der Nekrosen eine Mehrzahl von Apharesen nötig ist, so dass die Kostenfrage diskutiert werden muss. Im Stadium PAVK III gelingt es innert kurzer Zeit die Ruheschmerzen zu nehmen und die Gehstrecke zu verbessern. Ein Patient mit PAVK IV entwickelte nach vier Filtertagen einen computertomographisch nachgewiesenen ischämischen Insult, so dass die Fibrinogen-Absorption nicht weitergeführt werden konnte. Die laboranalytische Diagnostik zeigt eine klare Tendenz zur Abnahme des ACTH, bei jedoch im wesentlichen unveränderten Cortisolspiegeln. Ausserdem ist eine Tendenz zur Abnahme der Immunglobuline A und M nachweisbar, wobei diese jedoch zu jedem Zeitpunkt innerhalb des Referenzbereiches liegen. *Zusammenfassung:* Die extracorporale Fibrinogen-Depletion bei Patienten mit PAVK und klinisch progredientem Perfusionsdefizit scheint aufgrund der bis jetzt vorliegenden Erfahrung eine sichere effektive Methode zur Behandlung der PAVK bei Patienten mit schweren Verläufen zu sein. Im Rahmen einer Multizenterstudie wird dies evaluiert.

Schmerzempfinden und Lungenfunktion nach Eingriffen an der infrarenalen Aorta unter perioperativer thorakaler Periduralanalgesie mit Ropivacain und Sufentanyl

G. Löhr[1], M. Walter[1], S. Groll[2], R. Rückert[1], J. M. Müller[1] und W. Schwenk[1]

[1] Universitätsklinik für Allgemein-, Viszeral-, Gefäß- und Thoraxchirurgie
[2] Universitätsklinik für Anästhesiologie und operative Intensivmedizin, Charité, Campus Mitte, Schumannstraße 20/21, 10117 Berlin

Sensitivity of Pain and Lung Function After Operations on the Intrareual Aoarta under Perioperative Thoracic Peridural Analgesia with Ropivacain and Sufentanyl

Einleitung: Transabdominelle Operationen an der infrarenalen Aorta oder der arteriellen Beckenstrohmbahn führen bei den meist multimorbiden Patienten zu einer relevanten postoperativen Einschränkung der Lungenfunktion und erheblichen Schmerzen. Die thorakale Periduralanalgesie könnte durch eine komplette Analgesie zu einer deutlichen Verbesserung des postoperativen Verlaufs der meist multimorbiden Patienten führen. *Methode:* Bei 18 Patienten wurde nach konventionellen Operationen an der infrarenalen Aorta die Veränderung der Lungenfunktion, der Analgetikaverbrauch und das Schmerzempfinden untersucht. Alle Patienten erhielten eine perioperative Periduralanalgesie mit Ropivacain und Sulentanyl. Täglich wurde die Lungenfunktion (FVC, FEV1, SaO2) wurde mit einem Spirometer und einem Pulsoximeter und das subjektive Schmerzempfinden in Ruhe (VASR) und beim Hustenstoß (VASA) mit einer 100 mm langen visuellanalogen Skala gemessen.

Ergebnisse:

Alter (Jahre)	71 (57 - 86)		
Geschlecht (/)	12/6		
OP-Dauer (Min.)	164 (90 - 305)		
Ausklemmdauer (Min.)	43 (22 - 99)		
VAS (mm)	VASR		VASH
1. Tag	22 (0 - 72)		52 (0 - 97)
2. Tag	15 (0 - 90)		41 (10 - 83)
3. Tag	16 (0 - 55)		37 (5 - 78)
7. Tag	23 (0 - 69)		37 (7 - 72)
Lungenfunktion (% von präop.)	FVC	FEV1	SaO_2 (in %)
1. Tag	65 (43 - 108)	57 (32 - 88)	92 (84 - 99)
2. Tag	64 (26 - 108)	62 (28 - 116)	88 (84 - 99)
3. Tag	70 (29 - 116)	63 (29 - 108)	87 (84 - 97)
7. Tag	94 (4 - 127)	95 (34 - 105)	92 (84 - 99)

Schlußfolgerung: Eine kombinierte thorakale Periduralanalgesie mit Lokalanästhetikum und einem Opioid führt zu einer weitestgehenden Schmerzfreiheit der Patienten in Ruhe, kann aber eine postoperative Einschränkung der Lungenfunktion bei den multimorbiden Patienten nicht verhindern. Insbesondere beim Abhusten wird auch durch eine throakale PDA keine vollständige Analgesie erreicht.

Korrektur bis Redaktionsschluss nicht eingegangen.

Pharmakologische Modulation der perioperativen inflammatorischen Reaktion bei Operationen an der infrarenalen Aorta. Präliminäre Ergebnisse einer prospektiv-randomisierten Doppelblindstudie

G. Löhr[1], S. Groll[2], M. Walter[1], R. Rückert[1], J. M. Müller[1] und W. Schwenk[1]

[1] Universitätsklinik für Allgemein-, Viszeral-, Gefäß- und Thoraxchirurgie
[2] Universitätsklinik für Anästhesiologie und operative Intensivmedizin, Charité, Campus Mitte, Schumanntraße 20/21, 10117 Berlin

Pharmacologic Modulation of the Perioperative Inflammatory Reaction in Operations on the Infrarenal Aorta. Preliminary Results of a Prospective-Randomized Double-Blind Study

Einleitung: Konventionelle Eingriffe an intraabdominellen Organen führen zu einer uniformen inflammatorischen Reaktion, die durch die Freisetzung pro- und antiinflammatorischer Substanzen gekennzeichnet ist. Eine pharmakologische Modulation dieser Reaktion könnte zu einer Verbesserung des postoperativen Verlaufs führen. *Methode:* Prospektiv-randomisierte, doppelblinde placebokontrollierte Studie bei elektiven konventionellen Operationen an der infrarenalen arteriellen Bauch- und Beckenstrombahn. Prüfgruppe (A): Präoperative Kortisongabe (30 mg*kg^{-1}), Indometazin rektal 100 mg präop. und 3*tgl 100 mg postop.; Kontrollgruppe (B): Placebogabe. Zielkriterien der Datenanalyse: IL1-RA, IL6, IL10, CrP, Leukozyten, CD4/CD8-Lymphozyten-Ratio, HLA-DR-Expression auf Monozyten. *Ergebnisse:* Bislang wurden 15 Patienten (A: n = 8; B: n = 7) in die Studie aufgenommen. Die epidemiologischen Daten beider Gruppen waren vergleichbar. Präoperativ waren Zytokinkonzentrationen im Plasma, CrP-Konzentration, Leukozytenzahl, CD4/CD8-Lymphozyten-Ratio und Anteil HLA-DR-exprimierender Lymphozyten in beiden Gruppen nicht verschieden. Postoperativ kam es in der Gruppe B zu einem wesentlich höheren Anstieg des proinflammatorischen IL-6 und des CrP und einer passageren Leukozytose. IL1-Ra, IL-8, IL-10, CD4/CD8-Lymphozyten-Ratio und HLA-DR-Expression auf Monozyten waren in beiden Gruppen nicht verschieden. *Schlußfolgerung:* Bei Eingriffen an der infrarenalen arteriellen Bauch- und Beckenstrombahn führt die präoperative Hochdosiskortikoidgabe in Kombination mit einem nichtsteroidalen Antiphlogistikum zu einer bereits bei kleinen Fallzahlen nachweisbaren Modulation der inflammatorischen Reaktion des Organismus. Die zelluläre Immunkompetenz wird dadurch wahrscheinlich nicht beeinflußt. Ob die Veränderungen der inflammtorischen Reaktion den postoperativen klinischen Verlauf beeinflussen, muß anhand größeren Fallzahlen untersucht werden.

Korrektur bis Redaktionsschluss nicht eingegangen.

Steuerung der Hirudintherapie bei Patienten mit heparin-induzierter Thrombopenie Typ II und kontinuierlicher Hämodiafiltration (CVVHDF): Ecarin-Clotting-time versus aPTT

E. M. Muhl[1], H. J. Siemens[2] und H. P. Bruch[1]

[1] Klinik für Chirurgie
[2] Medizinische Klinik II, Medizinische Universität zu Lübeck, Ratzeburger Allee 160, 23538 Lübeck

Controlling of the Hirudin Therapy in Patients with Heparin-Induced Thrombopenia Type II and Continuous Haemodiafiltration (CVVHDF): Ecarin Clotting-Time Versus a PTT

Problem: In den Jahren 1996 – 2000 wurden von 22 Patienten der chir. Intensivstation mit HIT Typ II zehn Patienten mit Danaparoid, 11 Patienten mit Hirudin behandelt. 10/22 Patienten kamen primär mit gefäßchirurgischen Problemen auf dem Boden einer Arteriosklerose zur stationären Aufnahme und bekamen intra- oder perioperativ unfraktioniertes Heparin. Da 6 der mit Hirudin behandelten Patienten aufgrund eines akuten Nierenversagens der Therapie mittels kontinuierlicher veno-venöser Hämodiafiltration bedurften, bestand das Problem der erschwerten Steuerung der Hirudintherapie mit Blutungsgefahr bei Überdosierung. *Methodik und Krankengut:* Zur Steuerung der intravenösen Therapie mit Hirudin wurden die Ecarin-Clotting-Time (ECT) und die aPTT gemessen. *Ergebnisse:* Die Stellung der Diagnose HIT-Typ II erfolgte im Mittel nach 5,2 Tagen. Keine der beobachteten 5 postoperativ aufgetretenen thrombembolischen Komplikationen trat unter Hirudintherapie auf, vielmehr führte das Auftreten dieser Komplikationen im Zusammenhang mit der Thrombopenie zur Diagnosestellung. Die Dauer der gleichzeitigen Behandlung mit Hirudin und CVVHDF betrug 6,2 $\pm$ 3,6 Tage (3 bis 17 Tage). Die Korrelation der ECT-Werte mit der aPTT war schlecht. So sahen wir bei einem Patienten bei ECT-Werten zwischen 0,1 und 1,0 µg/ml nur Schwankungen des PTT-Wertes zwischen 44 und 46 Sekunden. Andererseits beobachteten wir bei einer Patientin bei mehrfachen Messungen einer ECT von 1,0 µg/ml Schwankungen der aPTT-Werte zwischen 35 und 67 Sekunden. Für die Korrelation von Hirudin und aPTT war $r = 0.371$, während die Korrelation von Hirudin-Dosis und ECT $r = 0.654$ betrug ($p < 0{,}0001$). *Schlußfolgerung:* Die Ecarin-Clotting-Time ist zur Steuerung der Therapie mit Hirudin bei Patienten mit HIT Typ II auch unter den Bedingungen der CVVHDF gut geeignet und hochspezifisch. Angesichts der erhöhten Inzidenz von HIT nach Gabe unfraktionierten Heparins, sollte auch in der Gefäßchirurgie den niedermolekularen Heparinen der Vorzug gegeben werden.

Verlagerung des Life Site Hämodialyse Systems in die Bauchwand

W. Niebel[1], M. Baumann[2], A. Kribben[2], T. H. Philipp[2] und C. H. E. Broelsch[1]

[1] Abteilung für Allgemein- und Transplantationschirurgie
[2] Abteilung für Nephrologie, Universitätsklinik Essen, Hufelandstraße 55, 45122 Essen

Transferring the Life Site Hemodialysis System in the Abdominal Wall

Hintergrund: Für die Hämodialyse eines Patienten mit chronischem Nierenversagen stellt der Gefäßzugang den entscheidenden Faktor dar. Nach Verlust konventioneller Zugänge bleiben zwei Optionen: Peritonealdialyse oder perkutane Katheter. *Methodik:* Ein 51-jähriger Patient mit terminaler Niereninsuffizienz seit über 20 Jahren wurde nach multiplen Shuntanlagen (u.a. Gefäßrekonstruktion zur Vermeidung der Amputation der linken Hand) und schwerster peripherer AVK seit einem Jahr über das Life Site® System dialysiert. Aufgrund venöser Stenosen konnte lediglich ein Katheterschlauch implantiert werden. Nach 12 Monaten entstand ein Hautdefekt an der Punktionsstelle des Ports ohne Infektzeichen. Aufgrund des hohen Infektrisikos, fehlender weiterer Gefäßzugänge und bislang guter Dialysequalität über das Portsystem, entschieden wir uns zu der Verlagerung des Life Site® Systems in den linken oberen Quadranten der Bauchwand mittels eines Konnektionsstückes zwischen altem und neuem Portsystem und entfernten anschließend den alten prä-pectoralen Port. *Resultate:* Die chirurgische Verlagerung verlief komplikationslos. Anschließende Punktionen des neuen Portsystems führten zu Beginn zu rezidivierenden Hämatomen der Bauchwand. Aufgrund des vergrößerten Pendelvolumens (4,7 ml) zwischen nativem Gefäß und Dialysegerät verminderte sich die Dialysequaltität (Kt/V) unter die DOQI-Richtlinien auf ein Kt/V von 0,84. Gleichzeitig erhöhte sich die Rezirkulation auf 17,1%. *Schlußfolgerung:* Der Dialyseport kann in schwierigsten Gefäßsituationen sicher angewendet werden. Die chirurgische Verlagerung eines Portsystems in die Bauchwand stellt kein technisches Problem dar. Jedoch sollten frühzeitige Punktionen des Systems wegen initialer Blutungsneigung vermieden werden. Ebenso ist aufgrund des größeren Totraumes von einer schlechteren Dialysequalität auszugehen. Ohne weitere Optionen für einen Dialysezugang stellt die Verlagerung des Ports von prä-pectoral in die Bauchwand bei dem Life Site® Systems eine akzeptable Lösung dar.

Korrektur bis Redaktionsschluss nicht eingegangen.

Funktionelle Diagnostik durch farbige Ultraschall-Methode für Verschluss der Peripheralarterien

M. Okada, I. Kitano und T. Sugimoto

Department of Surgery, Universität Hyogo und Universität Kobe, 1-1-39-103 Sumiyoshikonmachi, Higashinada-ku, 658-0051 Kobe, Japan

Functional Diagnosis by Color Ultrasound Technique for the Occlusion of the Peripheral Arteries

Neuerdings benutzen wir die farbige Ultraschall-Methode für die funktionelle Diagnostik der Patienten mit Verschluss der Peripheralarterien. Während 2 Jahren haben wir diese Untersuchungen bei 40 Patienten (68 Beinen) durchgeführt. Sie bestanden aus 38 Männer und 2 Frauen und ihr Alter schwankte von 21 bis 85 Jahren (durchschnittlich 67). Wir haben auch die systolische Geschwindigkeit des Blutstroms im Bereich der A. dorsalis pedis und A. tibialis posterior gemessen. Danach wurden Blutflussvolumen, Raten der systolischen Geschwindigkeit des Blutstroms im Bereich der oberen und unteren Extremitäten untersucht. Die Wellenform der systolischen Geschwindigkeit des Blutstroms zeigte einen deutlich höheren Wert in den Schwergrade III, IV der Fontaine Klassifikation. Schwergrad I wurde an 25 Beinen bestätigt, und Schwergrad II an 30 Beinen, Schwergrad III, IV an 13 Beinen erkannt. Bei den Patienten mit Schwergrade II – IV wurden rekonstruktive Eingriffe und endovaskuläre Eingriffe durchgeführt. Systolischer Geschwindigkeitsindex des Blutstroms und Blutflussvolumenindex waren in Schwergrade I, II niedrig und in Schwergrad III, IV der Fontaine

Klassifikation erhöht. Wellenform und klinische Symptome zeigten gute Beziehungen. Die Wellenform wurde nach der operativen Eingriffe deutlich verbessert. Die Notwendigkeit der funktionellen Diagnostik bei Verschluss der Peripheralarterien wurde klinisch erkannt.

Die interventionelle Stentimplantation bei abdominellem Aortenaneurysma – eine komplikationsarme Therapie?

F. W. Pelster[1], H. H. Wolters[1], S. Ochman[1], W. L. Heindel[2], N. Senninger[1] und R. Fischbach[2]

[1] Klinik für Allgemeine Chirurgie
[2] Institut für Klinische Radiologie, Universitätsklinikum Münster, Waldeyerstraße 1, 48149 Münster

The Interventional Stent Implantation with the Abdominal Aortic Aneurysm – an Uncomplicated Therapy?

Zielsetzung: Die Methode der endovasculären Stentimplantation zur Therapie des abdominellen Aortenaneurysmas (AAA) ist seit mehr als einem Jahrzehnt bekannt und wird nunmehr neben der konventionellen Operation in nahezu allen Gefäßchirurgischen Abteilungen praktiziert. Die Indikationsstellung zur Stentimplantation ist weiterhin Gegenstand der Diskussion. Wir berichten über unsere Erfahrungen mit dem endovasculären Verfahren. *Material und Methoden:* Von 6/97 bis 6/2001 wurden in unserer Klinik 53 Patienten (7E 46 Γ; mittl. Alter 70,8 ± 6 J, 52 – 86 J) wegen infrarenalem AAA elektiv mittels Stent versorgt. 13 Patienten erhielten eine *Vanguard*-, 5 eine *Gore*- und 35 eine *Talent*-Prothese. Der Durchmesser des AAA betrug bei Versorgung im Mittel 517 ± 43 mm. Die Interventionszeit lag im Mittel bei 149 ± 56 min. Der postinterventionelle Aufenthalt lag bei 8 ± 5 Tagen (Median: 7 Tage). Die Stentimplantation erfolgte nach beidseitiger Leistenfreilegung in der Angiografie des Radiologischen Instituts. *Ergebnisse:* Bei 50 von 53 Patienten (94%) war die Stentimplantation primär erfolgreich. In drei Fällen (5%) musste aufgrund Stentdislokation (2) bzw Perforation eines Iliacalgefäßes (1) primär auf offenes Verfahren konvertiert werden. 15 Patienten (28%) zeigten primär ein Endoleakage, im Verlauf jedoch ohne Größenprogredienz des ehemaligen Aneurysmasacks. Drei Patienten (5%) mussten im Verlauf aufgrund eines persistierenden Endoleaks sekundär konventionell versorgt werden. In zwei Fällen (4%) wurden Nierenpolgefäße akzidentell überstentet, eine Nierenfunktionsstörung wurde jedoch nicht beobachtet. Bei zwei Patienten (4%) war aufgrund einer Läsion der A. femoralis communis eine offene Gefäßrevision notwendig. Ein Patient (2%) verstarb am ersten postoperativen Tag nach fulminantem Herzinfarkt bei vorbestehender Koronarer Herzkrankheit. *Zusammenfassung:* Ein großer Anteil an AAA kann durch Stentimplantation erfolgreich therapiert werden. Die geringe Invasivität des Verfahrens ist insbesondere für die multimorbiden, älteren Patienten in der elektiven Situtation von Vorteil. Dennoch birgt die Stentimplantation unseres Erachtens nach ein erhebliches Potential an Morbidität sowohl im früh-postoperativen als auch im Langzeitverlauf. Das offene Vorgehen wie auch das Stenten bleiben daher aus unserer Sicht zunächst zumindest gleichwertig in der Therapie des AAA.

Endovaskuläre Kombinationseingriffe bei Mehretagenverschlüssen der unteren Extremität

A. Scheler, P. Dollinger und H. J. Buhr

Chirurgische Klinik I, Universitätsklinikum Benjamin Franklin, Hindenburgdamm 30, 12200 Berlin

Endovascular Combined Operations with of the Lower Extremities

Hintergrund: Durch die intraoperative Kombination konventioneller gefäßchirurgischer Verfahren mit endovaskulären Therapieverfahren wie PTA und Stent-Einlage ergeben sich verschiedene Möglichkeiten zur Behandlung von Mehretagenverschlüssen bei pAVK. Es stellte sich die Fragen, ob die intraoperative Intervention durch PTA-assoziierte Dissektion zu einer erhöhten postoperativen Thromboserate führt. *Patienten und Methode:* Im Zeitraum von 1995 bis 2001 wurden 61 endovaskuläre Kombinationseingriffe bei 56 Patienten im Durchschnittsalter von 62,3 Jahren (50,3 - 87,8 Jahre) durchgeführt. 31% Patienten waren im Stadium IIb, 11% im Stadium III und 23% im Stadium IV nach Fontaine; in 34% der Fälle handelte es sich um akute Gefäßverschlüsse.

Bei 56% der Eingriffe erfolgte eine Einstromverbesserung durch PTA kombiniert mit distaler chirurgischer Gefäßrekonstruktion, in 36% der Fälle eine Gefäßrekonstruktion in der Becken- oder Oberschenkeletage mit Abstromverbesserung durch PTA und in 8% der Fälle wurde eine PTA sowohl der Einstrom- als auch der Ausstrombahn durchgeführt. Zusätzlich zur PTA erfolgte bei 20% der Eingriffe eine Stenteinlage.

Unter den gefäßchirurgischen Eingriffen fanden sich 12 Thrombendarteriektomien der Becken- bzw. Oberschenkeletage, 13 Embolektomien, 8 Femoralisgabeltranspositionen, 18 Patchplastiken der AFS bzw. AFP, 6 femoro-popliteale Bypässe, 7 Revisionen femoro-poplitealer Bypässe, 3 popliteo-crurale Bypässe und 6 femoro-femorale bzw. iliaco-femorale Bypässe.

Diese wurden kombiniert mit 23× PTA der Beckenetage, 18× am Oberschenkel und 12× PTA der A. poplitea und 1× der Unterschenkelarterien. *Ergebnisse:* Postoperativ wurde eine Durchgängigkeitsrate von 93% erzielt. Im Falle amputationsbedrohter Extremität konnte diese in 89% der Fälle durch den gefäßchirurgischen Eingriff erhalten werden. *Schlußfolgerung:* In unserem Patientenkollektiv zeigt sich keine erhöhte Thromboserate nach kombinierten endovaskulären Gefäßeingriffen. Die intraoperative Intervention ermöglicht somit eine zusätzliche Einstrom- und Ausstromverbesserung während des gefäßchirurgischen Eingriffs und hat sich sowohl bei der operativen Behandlung der chronischen pAVK als auch bei akuten Gefäßverschlüssen bewährt.

Korrektur bis Redaktionsschluss nicht eingegangen.

Laparoskopische Resektion eines Aneurysmas der Vena cava inferior unter Verwendung eines Telemanipulators

T. C. Schmandra, P. Knez, F. Adili, R. Ritter und T. Schmitz-Rixen

Schwerpunkt Gefäß- und Endovaskularchirurgie, Klinik für Allgemein- und Gefäßchirurgie, Johann Wolfgang Goethe-Universität Frankfurt am Main, Theodor-Stern-Kai 7, 60596 Frankfurt am Main

Laparoscopic Resection of an Aneurysm of the Vena Cava Inferior by Using a Telemanipulator

Einleitung: Im Vergleich zum offenen Vorgehen ist in der laparoskopischen Chirurgie die Möglichkeit der Instrumentenführung signifikant eingeschränkt. Durch Einsatz von Robotic-Systemen lassen sich Instrumente mit allen Freiheitsgraden verwenden. Durch zusätzliche Filterung der Bewegungsübertragung vom Chirurgen auf die Instrumente ist so ein erheblicher Präzisionsgewinn gegeben. Die Effektivität solcher Telemanipulatoren in der laparoskopischen Chirurgie ist mittlerweile auch für die klinische Praxis belegt. Wir berichten hier über die – nach unserer Kenntnis – erste laparoskopische Operation an der Vena cava inferior (V. cava inf.) unter Verwendung eines solchen Telemanipulators. *Patient und Methode:* Zugewiesen wurde uns eine 21jährige Frau mit einem rechtsseitigen retroperitonealen Tumor, der zu einer kompletten Thrombose der V. cava inf. und zur ventralen Verlagerung des rechten Ureters geführt hatte. Trotz mehrfacher Punktionsversuche war im Vorfeld keine eindeutige Histologiegewinnung möglich. Es wurde ein retroperitonealer Weichteiltumor ausgehend von glatten Muskelzellen der V. cava inf. vermutet.

Wir führten eine transabdominale laparoskopische Tumorresektion durch, wobei ein sog. Master-slave-Manipulator (daVinci system TM, Intuitive Surgical Inc., Mountain View, CA, USA) zum Einsatz kam. Proximal und distal des Tumors wurden zuvor in die V. cava inf. unter Röntgenkontrolle Okklusionskatheter eingebracht. *Ergebnis:* Unter Einsatz des Telemanipulators wurde laparoskopisch die komplette Tumorresektion mit Teilresektion der V.cava inf. durchgeführt. Der rechte Ureter konnte zuvor komplett von der ihn verdrängenden Tumorkapsel gelöst werden. In der distal des Tumors gelegenen V.cava inf. ließ sich mit Hilfe des Telemanimpulators eine partielle Thrombektomie erzielen (Fogarty-Manöver). Im transhepatischen Cavaverlauf war dies nicht möglich. Der intraoperative Verlauf war komplikationslos. Wundheilung (5 Trokarinzisionen) und stationärer Verlauf waren regelrecht. Die histologische Aufarbeitung zeigte als Rarität ein Aneurysma der V.cava inf. *Schlußfolgerung:* Wir berichten die technische Durchführbarkeit von roboter-assistierten laparoskopischen Eingriffen an der menschlichen Vena cava. Als Hauptvorteil des hier verwendeten Telemanipulators muß die dreidimensionale Sicht (3D-Stereooptik) und die präzisere Präparationstechnik mittels der zugehörigen, frei beweglichen Mikroinstrumente genannt werden. Unter Einsatz solcher Robotic-Systeme scheint die Durchführung einer Vielzahl an gefäßchirurgischen Interventionen mit den Vorteilen der minimal invasiven Chirurgie möglich. Um den Nutzen solcher Systeme für den Patienten jedoch voll abschätzen zu können, bedarf es prospektiver klinischer Untersuchungen.

T-banding – eine neue Technik zur Flußreduktion von seit-zu-end AV-Dialysefisteln mit zu hohem Shuntvolumen

C. G. Schneider[1], K. A. Gawad[1], B. Pfalzer[2], C. F. Eisenberger[1], C. Bloechle[1] und J. R. Izbicki[1]

[1] Abteilung für Allgemeinchirurgie
[2] Abteilung für Nephrologie und Osteologie, Medizinische Klinik, Universitätsklinikum Hamburg-Eppendorf, Martinistraße 52, 20246 Hamburg

T-Banding – a New Technique for the Flow Reduction of Side-to-End AV Dialysis Fistulas with an Extended Shent Volume

Hintergrund: Eine Überfunktion im Gegensatz zur nicht ausreichenden Funktion ist eine seltene Komplikation in der Dialysefistelchirurgie. Sie kann sich klinisch als steal-Phänomen mit Minderperfusion der abhängigen Extremität und/oder als Herzinsuffizienz durch Volumenbelastung des Herzens manifestieren. Ziel der Therapie muß eine sichere Reduktion des Shuntvolumens und/oder eine erhaltene oder verbesserte Perfusion der Extremität bei kontinuierlich vorhandener Dialysefähigkeit sein. Wir haben eine einfache Methode zur gleichzeitigen Kontrolle des arteriellen Zuflusses, der Anastomosenweite und des proximalen Shuntvenenkalibers entwickelt. *Patienten und Methode:* Nach dem Freilegen der seit-zu-end Anastomose werden die Umfänge der zu- und abführenden Arterie, der proximalen Shuntvene sowie die Anastomosenweite gemessen. Anschließend wird aus einem rechtekkigen (ca. 80×25 mm) PTFE-Patch zentral eine kreuzartige Figur (ca. 80 mm langer Balken in der Mitte von einem ca. 25 mm ‚kurzen' Balken gekreuzt) ausgeschnitten. Diese wird über die Längsachse des kurzen Balkens gefaltet, so dass ein ‚T' resultiert. Dieses ‚T' wird nun so um die Anastomose gelegt, dass sich der kurze Balken um die Arterie und der lange um die Shuntvene legen lässt. Die so erzeugte komplette Einhüllung der Anastomose und der Shuntvene wird durch fortlaufende Naht an beiden Seiten geschlossen. Über die Höhen der Enden des kurzen Balkens kann der arterielle Zu- und Abfluss, über die Breite des Ansatzes des langen am kurzen Balken die Anastomosenweite kontrolliert werden. Ziel war eine Einengung der Anastomose und der proximalen Shuntvene auf etwa 6mm. Bei im Vordergrund stehender Herzinsuffizienz wurde auch der arterielle Zustrom gedrosselt. Im Falle eines steal-Phänomens mit offenem Hohlhandbogen wurde der arterielle Abstrom bzw. der retrograde Zustrom gedrosselt und bei nicht vorhandenem Hohlhandbogen die Arterie unbeeinflusst gelassen. In einem einjährigen Intervall haben wir 6 Patienten mit dieser Methode behandelt. In drei Fällen waren es steal-Phänomene und in 3 Fällen kardiale Insuffizienzen. Die mittlere Operationszeit betrug 96 Minuten. *Ergebnisse:* In allen Fällen kam es zu einer signifikanten Verminderung des Fistelflusses und oder zu einer Verbesserung der steal-Symptomatik. In allen Fällen konnte die Dialyse ohne Beeinträchtigung fortgesetzt werden. In der Beobachtungszeit von 5 – 18 Monaten traten keine Verschlüsse auf. Ein Patient wurde wegen noch zu hohem Fistelfluß nachoperiert. *Schlußfolgerung:* Diese Methode zur Korrektur von AV-Dialysefisteln mit Überfunktion ermöglicht bei geringem Aufwand eine Beeinflussung des arteriellen Zustroms und des proximalen Shuntvenenkalibers und kann somit den unterschiedlichen Indikationen angepasst werden. Die einengende Manschette ist ohne Fixierung am Gefäß exakt zu positionieren, kann nicht verrutschen und verhindert prä- und poststenotische Erweiterungen. Langzeittergebnisse liegen noch nicht vor.

Korrektur bis Redaktionsschluss nicht eingegangen.

Carotisplaquemorphologie und Apoplexrisiko: Evaluation des EKG-getriggerten Spiral-CT mittels immunhistochemischer ex-vivo Analyse intakter Eversionszylinder

H. Schumacher[1], J. Hansmann[2], G. M. Richter[2], P. H. Schnabel[3] und J. R. Allenberg[1]

[1] Abteilung Gefäßchirurgie
[2] Abteilung Radiodiagnostik
[3] Pathologisches Institut, Im Neuenheimer Feld 110, 69120 Heidelberg

Carotid Plaque Morphology and Apoplexy Risk: Evaluation of the EKG-Triggered Spiral CT by Means of Immunhistochemical Ex-Vivo Analysis of Intact Eversion Cast

Hintergrund: Neben dem etablierten Stenosegrad als Prädiktor des Apoplexrisikos scheint auch das Plaqueverhalten, d.h. die vaskuläre Biologie des Carotisplaque, eine entscheidende Rolle in der Pathogenese des Schlaganfalles zu spielen: die zugrunde liegenden Pathomechanismen der Destabilisierung eines Carotisplaque sind noch nahezu unbekannt. *Ziel* der vorliegenden Untersuchung war die Analyse der vaskulären Biologie, die den Unterschieden in der Plaquestabilität zugrunde liegt und ein Vergleich mit der präoperativen Plaquemorphologie durch ein EKG-getriggertes hochauflösendes Spiral-CT. Ein tieferes Verständnis dieser Vorgänge der Plaque Destabilisierung könnte Behandlungsstrategien und Patientenselektion beeinflussen, um bislang asymptomatische Patienten mit einem besonders hohen Schlaganfallrisiko zu identifizieren. *Material und Methoden:* Die prospektive Studie umfaßt 50 chirurgische Patienten mit hämodynamisch signifikanten Carotisstenosen (>70% Stenose im Bulbus und/oder proximalen ACI), wo die Operationsindikation bestand zur Endarterektomie aufgrund der hochgradigen extracraniellen ACI Stenose. Die präoperative Bildgebung erfogte mit einem standardisierten Protokoll. *Ergebnis:* Die Auswertung der Daten ist z.Z. im Gange und wird Ende Januar 2002 beendet sein.

Korrektur bis Redaktionsschluss nicht eingegangen.

Intraoperative endoluminale Sanierung der Beckenstrombahn kombiniert mit distaler Bypasschirurgie

M. Thalhammer, H. Hornung und A. Billing

Chirurgische Klinik und Poliklinik, Klinikum Großhadern, Marchioninistraße 15, 81377 München

Intraoperative Endoluminal Rehabilitation of the Vascular Bed of the Pelvis Combined with Distal Shunt Surgery

Zielsetzung: Die Qualität des Zustroms stellt einen wesentlichen Parameter für die Patency peripherer Bypässe dar. Endovaskuläre Techniken erlauben häufig eine elegante simultane Korrektur von Hindernissen in der Beckenstrombahn. Die Datenlage bezüglich der Langzeitergebnisse solcher Kombinationseingriffe ist aber noch unzureichend. *Material und Methode:* Von Juni 1994 bis April 1999 erfolgte bei 26 Patienten mit distaler Bypasschirurgie eine simultane endovaskuläre Sanierung der Zustrombahn. Als Indikation hierfür galten kurzstreckige Verschlüsse (< 3 cm) oder Stenosen (< 70%). Bei 14 Patienten wurde wegen unzureichendem Dilatationsergebnis zusätzlich ein Stent eingebracht. In gleicher Sitzung erfolgte die Neuanlage eines femoro-poplitealen Bypasses bei 9 Patienten, die Neuanlage eines iliaco-femoralen Bypasses in 11 Fällen (davon in 7 Fällen die Anlage eines cross-over Bypasses) sowie eine Bypassthrombektomie bei 6 Patienten. Zehn Patienten (38,5%) wurden aufgrund einer chronischen kritischen Extremitätenischämie behandelt, 16 Patienten (61,5%) wegen intermittierender Claudicatio.

Die Nachsorgeuntersuchung beinhaltete neben einer klinischen Untersuchung die Messung der Dopplerverschlussdrücke sowie eine duplexsonographische Darstellung sowohl des Bypasses als auch der Angioplastielokalisation. *Ergebnisse:* Der mittlere Nachsorgezeitraum betrug 2,9 Jahre (± 1,3 Jahre). Die Nachsorgequote betrug 96,2%. Der primär technische Erfolg der Angioplastie betrug 96,2%. Fünf Patienten bedurften im Nachsorgezeitraum einer Reoperation. Innerhalb von 30 Tagen verstarben zwei Patienten, bei drei Patienten erfolgte eine Majoramputation. Bei der Nachuntersuchung waren 4 Patienten (15,4%) beschwerdefrei, eine Einschränkung der Gehstrecke fand sich bei 11 (42,3%) Patienten (pAVK II a: 8 Patienten, pAVK II b: 3 Patienten). Ruheschmerz oder lokale Nekrosen hatten 2 Patienten (7,7%). Die kumulative Patency der Angioplastie war 100% nach 1, 2 und 3 Jahren. Die primäre Bypasspatency betrug 66,7% nach 1, 2 und 3 Jahren. Die sekundäre Bypasspatency betrug 83,3% im gleichen Zeitraum. Die Beinerhaltrate lag bei insgesamt 87,5% (präoperativ Stadium II b) und 70,0% (präoperativ Stadium III, IV). *Schlussfolgerung:* Die verwendete simultane Kombinationsbehandlung erbrachte gute Langzeitergebnisse. Die endovaskuläre Therapie der Beckenstrombahn führte komplikationsfrei zur dauerhaften Sanierung des Einstroms.

Korrektur bis Redaktionsschluss nicht eingegangen.

Indikation, Morbidität und Langzeitverlauf nach autologer Gefäßrekonstruktion mit V. femoralis Interponaten (deep vein grafts)

W. E. Thasler, A. Gräbe, S. Mann, P. Vogel, K. W. Jauch und P. M. Kasprzak

Klinik und Poliklinik für Chirurgie, Klinikum der Universität Regensburg, Franz-Josef-Strauß-Allee 11, 93053 Regensburg

Indication, Morbidity and Long-Term Course After Autologous Vascular Reconstruction with V. Femoralis Deep Vein Grafts

Einleitung: Die autologe Gefäßrekonstruktion mit Vena femoralis Interponaten wird als eine Alternative für arterielle und venöse Gefäßrekonstruktionen, vor allem in der septischen Gefäßchirurgie eingesetzt. Ziel der vorliegenden Arbeit war es, retrospektiv die Indikationen, Morbidität und Langzeitverlauf dieser Methode zu untersuchen unter besonderer Berücksichtigung der Morbidität der Entnahme der Vena femoralis. *Patienten und Methoden:* Von Juni 1996 bis Juli 2001 wurden an 32 Patienten (61 ± 13 Jahre) mit lokaler Infektion Gefäßrekonstruktionen mit autologer Vena femoralis durchgeführt. Das Patientengut wurde hinsichtlich vaskulärer Risikofaktoren, Voroperationen und Krankheitsverlauf untersucht. Die Indikationsstellung, Lokalisation des Gefäßersatzes, Operationsverfahren sowie der postoperative Verlauf wurden retrospektiv ausgewertet. Bei 8 Patienten erfolgte, vor allem unter dem Gesichtspunkt der Morbidität der Venenentnahme, 1 – 4 Jahre postoperativ eine

Nachuntersuchung, durch funktionelle Untersuchungen der venösen Kapazität und subjektiver Morbidität (Venous severity scoring). *Ergebnisse:* Die Hälfte der Eingriffe erfolgte aus Notfallindikation, 21% davon waren septische Arrosionsblutungen. Bei 82% der Eingriffe war eine vorbestehende Infektsituation für die Indikation eines autologen Gefäßersatzes ausschlaggebend. Bei 18 Patienten erfolgte die Gefäßrekonstruktion infrainguinal, bei 4 Patienten supraaortal und bei 10 Patienten aortal. Bei 50% der Patienten war eine intraoperative Fremdblutsubstition notwendig. Bei 85% der Patienten erfolgte eine Venenentnahme einseitig, die entnommene Venenlänge betrug im Schnitt 20 cm. Die postoperative Komplikationsrate betrug 43%, davon 20% Lymphfisteln. Die 30 Tage Mortalität betrug 15%, die 1-Jahres-Mortalität 25%. Die bisher 8 nachuntersuchten Patienten in einem Nachuntersuchungszeitraum von 1 – 4 Jahren zeigten weitgehende Beschwerdefreiheit. Die funktionellen plethysmographischen Untersuchungen zeigten eine signifikante Reduktion der venösen Kapazität im Vergleich zur gesunden Seite. Ebenso zeigte sich ein signifikanter Unterschied der Beinumfangsmaße. Die Ergebnisse zur blutigen Venendruckmessung ergaben im Vergleich zu gesunden Probanden das Bild einer schnelleren venösen Wiederauffüllung bei insgesamt subjektiver Beschwerdefreiheit. *Zusammenfassung:* Die Verwendung von Vena femoralis zum Gefäßersatz vor allem bei septischen Komplikationen stellt ein wichtiges Verfahren in der Gefäßchirurgie dar. Auf Grund des septischen Zustandes der Patienten und oft notfallmäßigen Indikation hat das Verfahren eine hohe Morbidität und Letalität. Von Seiten der Venenentnahme ist die Morbidität bei den nachuntersuchten Patienten jedoch von geringem subjektiven und objektiven Krankheitswert.

Das rupturierte Bauchaortenaneurysma – Gibt es Grenzen der Operabilität?

S. Thorban, R. Brandl, G. Pflugbeil und P. C. Maurer

Abteilung für Gefäßchirurgie, Chirurgische Klinik und Poliklinik, Klinikum rechts der Isar, Technische Universität München, Ismaninger Straße 22, 81675 München

The Ruptured Abdominal Aortic Aneurysm – Are There Limits for Operability?

Trotz Verbesserungen von Patientenselektion und perioperativem Management konnte die Mortalität nur beim elektiv therapierten Bauchaortenaneurysma (BAA) in den vergangenen Jahren signifikant gesenkt werden. Bisher liegen nur wenige multivariate Analysen über Prognosefaktoren unter Berücksichtigung der Multimorbidität von Patienten mit rupturierten infrarenalen BAA (RBAA) vor. In der vorliegenden uni- und multivariaten Untersuchung an 117 Patienten mit einem infrarenalen RBAA wurden verschiedene Parameter unter Berücksichtigung der Multimorbidität des individuellen Patienten hinsichtlich ihrer prognostischen Relevanz untersucht. Bei 483 konsekutiv operierten Patienten zwischen 1984 und 2001 lag bei 117 Patienten (24.2%) ein RBAA vor. Das Durchschnittsalter in dieser Patientengruppe betrug 72.6 Jahre, die Mortalität 40.9%. Neben gefäß- spezifischen Prognosefaktoren wurden patienten- spezifische Prognosefaktoren wie präoperative Begleiterkrankungen und Risikoanalysen (ASA-score) mittels eines Cox- Regressionsmodells multivariat (BDMP Statistical Software Inc., Los Angeles, USA) berechnet. In der univariaten Analyse ergeben sich bei RBAA-Patienten Multimorbidität, Abklemmzeit der Aorta und präoperativer Schockzustand, ASA-score, perioperative Komplikationen und das Operationsverfahren als hochsignifikante Prognosefaktoren. Bei der multivariaten Untersuchung finden sich neben dem ASA-score, die Abklemmzeit der Aorta, der Operateur, die intraoperative pharmakologische Fibrinolysehemmung und der Schockindex als unabhängige Prognosefaktoren. Insoweit der Indikation zur Therapie des RBAA Grenzen gesetzt sind, konnte anhand unserer multivariaten Studie gezeigt werden, daß die Prognose des RBAA nach chirurgischer Therapie nicht nur durch die Multimorbidität des Patienten, sondern auch durch perioperative Faktoren wie dem Schockindex oder intraoperativen Komplikationen entscheidend bestimmt wird.

Laparoskopisch gesteuerte Ausschaltung eines Milzarterienaneurysmas

S. Thorban[1], R. Brandl[1], H. Feussner[1], M. Etter[2] und P. C. Maurer[1]

[1] Abteilung für Gefäßchirurgie
[2] Chirurgische Klinik und Poliklinik, Klinikum rechts der Isar, Technische Universität München, Ismaninger Straße 22, 81675 München

Laparoscopic-Navigated Elimination of a Spleen Artery Aneurysm

Milzarterienaneursymen sind selten, stellen aber mit über 60% die häufigste Entität bei den Aneurysmen der Viszeralarterien dar. Das bislang operative Standardverfahren zur Aneurysmaausschaltung ist die Resektion des Aneurysmas über eine Oberbauchlaparotomie. In jüngster Zeit wurde vermehrt über laparoskopische Verfahren zur operativen Therapie von Milzarterienaneurysmen berichtet. Wir demonstrieren anhand eines Videofilms (VHS, 5 Minuten) die laparoskopisch gesteuerte Ausschaltung eines im Durchmesser 2.5 cm großen extrahilären Milzarterienaneurysmas bei einer 68-jährigen Patientin. Das asymptomatische, im Bereich des Pankreasschwanzes gelegene Aneurysma war aufgrund einer Elongation des Truncus coeliacus durch interventionelle Katheterverfahren nicht sondierbar bzw. zu embolisieren. Laparoskopisch gelang mittels dreier Clips die komplette Ausschaltung des Aneurysmas bei Milzerhaltung und weiterhin kompletter Perfusion der A. lienalis. Der weitere intra- und postoperative Verlauf bei der Patientin war unauffällig. Die postoperativ vorgenommenen duplexsonographischen Untersuchungen und ein MRT des Oberbauches zeigten eine vollständige Exclusion des Aneurysmas bei erhaltener Perfusion der A. lienalis. Die laparoskopisch gesteuerte milzerhaltendeTherapie des Milzarterienaneurymas ist eine technisch sichere und kostengünstige Alternative zu den standardisierten Therapieverfahren.

Morbidität und Mortalität beim akuten Gefäßverschluß

M. J. Utzig, T. Foitzik, B. Mann und H. J. Buhr

Abteilung für Allgemein-, Gefäß- und Thoraxchirurgie, Chirurgische Klinik und Poliklinik I, Universitätsklinikum Benjamin Franklin, Freie Universität Berlin, Hindenburgdamm 30, 12200 Berlin

Morbidity and Mortality with the Acute Vascular Occlusion

Zielsetzung: Gefäßchirurgische Eingriffe, die wegen einer akuten Ischämie durchgeführt werden, haben eine Komplikations- und Amputationsrate sowie eine Mortalität von bis zu 30%. Die vorliegende Studie analysiert anhand unseres Patientengutes welche Faktoren das Auftreten revisionspflichtiger Komplikationen, den Extremitätenerhalt und die perioperative Mortalität beeinflussen. *Material und Methoden:* Prospektive Beobachtungsstudie aller Patienten, die im Zeitraum 1/98 – 12/00 wegen eines Gefäßverschlusses/akuten Ischämie behandelt wurden. Statistische Auswertung mit dem Chi-Quadrat-Test. *Ergebnisse:* Häufigste Verschlußursache war in 52/109 Patienten eine arterielle Embolie und in 39/109 Patienten eine akute Thrombose. 8 Verschlüsse traten postinterventionell nach Coronarangiographie oder PTA auf. 32/109 Patienten (29.4%) mußten revidiert werden. Keinen Einfluß hatte die Ischämiedauer auf die Amputationsrate und die Mortalität. Ebenso hatten Patientenalter und Verschlußlokalisation und -ursache keinen Einfluß auf die Amputationsrate (Tabelle 1). Insgesamt verstarben 21/109 Patienten (19.3%): 15/21 Patienten waren älter > 75 Jahre. 10/21 verstarben nach embolischem Verschluß eines sonst unauffälligen Gefäßsystems. Nach arterieller Embolie verstarben 13/52 Patienten (25%); während bei embolischem Verschluß eines vorgeschädigtem Gefäßsystems nur 2/27 Patienten verstarben (11.1%), stieg die Mortalität bei Patienten ohne Hinweis auf eine chron. Gefäßerkrankung auf 40% (10/25) an; dabei sind insbesondere alte Patienten ohne systemische Gefäßerkrankung nach Embolie vital bedroht: von 8 Patienten mit embolischem Verschluß der unteren Extremität verstarben 6 Patienten (75%), 5 davon bei vitaler Extremität. *Zusammenfassung:* Hohes Lebensalter (> 75 Jahre), akute Ischämie durch Embolie auf ein ungeschädigtes Gefäßsystem und großer Reperfusionsschaden mit Notwendigkeit der Faszienspaltung gehen mit einer erhöhten Mortalität einher.

Tabelle 1

Risikofaktor	Revision	Major-Amputation	Exitus
Alter			
< 75 (n = 66)	25.8%	6.1%	9.1%
> 75 (n = 43)	34.9%	9.3%	34.9%****
Verschlußursache			
Embolie (n = 25)	28.8%	8.0%	40.0%***
Embolie bei pAVK (n = 27)	25.9%	7.4%	11.1%
akute Thrombose (n = 39)	28.2%	10.3%	17.9%
postinterventionell (n = 8)	0	0	0
andere (n = 10)	70.0%	0	10.0%
Ischämie-Dauer			
< 6 h (n = 10)	0*	0	10.0%
6 – 12 h (n = 36)	36.1%	8.3%	19.4%
> 12 h (n = 63)	30.2%	7.9%	20.6%
Faszienspaltung			
ja (n = 16)	n.b.	18.8%	43.8%**
nein (n = 93)	n.b.	5.4%	15.1%
insgesamt (n = 109)	29.4%	7.3%	19.3%

**** $p < 0.001$; *** $p < 0.005$; ** $p < 0\ 01$; * $p < 0.05$

Morbidität und Mortalität des infrarenalen Bauchaortenaneurysmas bei alten Patienten

M. J Utzig, M. Kruschewski, P. Dollinger und H. J. Buhr

Abteilung für Allgemein-, Gefäß- und Thoraxchirurgie, Chirurgische Klinik und Poliklinik I, Universitätsklinikum Benjamin Franklin, Freie Universität Berlin, Hindenburgdamm 30, 12200 Berlin

Morbidity and Mortality of the Infrarenal Abdominal Aortic Aneurysm in Old Patients

Zielsetzung: Die Inzidenz des infrarenalen Aorten-Aneurysmas (BAA) nimmt aufgrund der häufig routinemäßig durchgeführten Sonographie sowie der demographischen Verschiebung der Altersstruktur zu. Ziel dieser Studie ist es, zu evaluieren, wie die Ergebnisse nach Aneurysmaexklusion beim alten Menschen ($\geq$ 70 Jahre) sind und ob und wann infrarenale BAA zu operieren sind. *Material und Methoden:* Prospektive Beobachtungsstudie aller Patienten $\geq$ 70 Jahre, die wegen eines infrarenalen BAA im Zeitraum 1/95 bis 6/01 operiert wurden. *Ergebnisse:* Insgesamt wurden 90 Patienten mit einem Durchschnittsalter von 77.4 Jahren [70 – 89] operiert (Tabelle 1). Bei 42 Patienten wurde das BAA elektiv offen (∅ 75.9 Jahre), bei 6 Patienten elektiv endovasculär versorgt (∅ 74.5 Jahre); 42/90 Eingriffe (46,7%) der Operationen wurden als Notfall-Eingriffe durchgeführt (∅ 79.3 Jahre). Dabei verstarben 13 Patienten in tabula. 17/29 Patienten mussten postoperativ aufgrund von Blutungen, einem Prothesenverschluß oder einer Colon-Ischämie revidiert werden (58.6%). Die postoperative Letalität betrug nach Notfall-Eingriffen 62.1%. Bei 8/48 Patienten traten revisionspflichtige Komplikationen nach Elektiv-Eingriff auf (16.7%). Insgesamt verstarben nach Elektiv-Eingriffen 4/48 Patienten (8.3%). Ein Patient verstarb nach Anlage eines triiliacalen Interponates mit simultaner Nephroureterektomie rechts bei Nierenzellkarzinom aufgrund einer kardialen Dekompensation im Rahmen einer revisionspflichtigen Blutung (2.1%).

Tabelle 1

	Op-Verfahren		revisions-pflichtige Komplikation	Revision		Exitus	
Notfall-Eingriff	Tube-Interponat	17	17/29	Blutung	5	in tabula	13
(n = 42)	Y-Interponat	14	[58.6%]	Prothesenverschluß	2	post Op	18
	Exploration	10		Colon-Ischämie			
	Aortenblindverschluß	1			2		
Elektiv-Eingriff	Tube-Interponat	14	8/48	Blutung	5	in tabula	0
(n = 48)	Y-Interponat	28	[16.7%]	arterieller Verschluß	3	post Op	4
	endovasc. Stent	6					

Schlußfolgerung: Diese Daten zeigen, daß die elektive Versorgung infrarenaler Aortenaneurysmata bei > 70-jährigen mit einer akzeptablen Morbidität und Mortalität durchzuführen ist. Die Mortalität beim Notfalleingriff wegen Ruptur ist im Gegensatz dazu sehr hoch. Infolgedessen sollten diagnostizierte Aneurysmata > 5 cm auch beim alten Menschen elektiv versorgt werden.

Wertigkeit der MR-Angiographie im follow-up nach cruro-pedalen Bypassanlagen

F. Verrel[1], O. Meissner[2], V. Ruppert[1], H. Ramirez[2], F. Tato[3] und B. Steckmeier[1]

[1] Chirurgische Klinik und Poliklinik
[2] Institut für klinische Radiologie
[3] Medizinische Poliklinik, Gefäßzentrum-Angiologie,
Klinikum der Universität München-Innenstadt, Pettenkoferstraße 8a, 80336 München

Importance of MR-Angiography in the Follow-up After Cruropedal Bypasses

Zielsetzung: Die Gefahr des Extremitätenverlustes bei Verschluss eines femoro-cruralen/-pedalen Bypasses macht ein engmaschiges follow-up der multimorbiden Patienten erforderlich. Goldstandard in der Beurteilung einer drohenden Bypassinsuffizienz ist derzeit die DSA. Fragestellung dieser prospektiven Studie war es, die Wertigkeit der nicht-invasiven, komplikationsarmen MR-Angiographie im Vergleich zu klinisch/angiologischen Verfahren und der DSA zu untersuchen. *Material und Methoden:* Von 07/1998 bis 07/2000 wurden 68 Patienten an 73 Extremitäten revaskularisiert. 8 Patienten (12,1%) verstarben, 14 Patienten (21,1%) erlitten eine Majoramputation. 34/46 Patienten wurden über einen Zeitraum von 19,7 $\pm$ 1,6 Monate klinisch/angiologisch nachkontrolliert. Bei 20 Patienten konnte zusätzlich eine MRA durchgeführt werden. 6 Patienten erhielten eine DSA. Alle Untersuchungsmodalitäten wurden anhand qualitativer und quantitativer Merkmale klassifiziert. *Ergebnisse:* In 19/20 MR-Angiographien wurde der Bypass hinsichtlich räumlicher Auflösung und Gefäßkontrast als sehr gut bis gut beurteilt. In 4/20 stellte sich die distale Anastomose ungenügend dar. Venöse Überlagerungen fanden sich in 13/20 vorwiegend am Unterschenkel, die die Beurteilung von Bypass und Abstrom nur 2mal behinderten. Im quantitativen Vergleich zwischen MRA und DSA ergab sich eine hohe Übereinstimmung (Korrelationskoeffizient r = 0,90). Vor- und nachgeschaltete Strombahnhindernisse sowie proximale Anastomosenstenosen wurden in der FKDS im Vergleich zur MR-Angiographie und DSA unterschätzt, in 2 Fällen bei hochgradigen, in 3 Fällen bei mittelgradigen Stenosen. 4 dieser Stenosen wurden zur Bypasserhaltung dilatiert. *Zusammenfassung:* Die MR-Angiographie ist bei komplexen Rekonstruktionen der cruro-pedalen Strombahn der FKDS überlegen. Die Ergebnisse sind qualitativ und quantitativ mit dem Goldstandard DSA vergleichbar, eine Stenoseüberschätzung fand sich in keinem Fall. Die MR-Angiographie kann bei klinischem Hinweis auf eine Bypassinsuffizienz eine diagnostische DSA ersetzten. Bei unklarem Befund bzw. bei Indikation zur Intervention erfolgt die DSA direkt in antegrader Punktionstechnik.

Modulation der Plaquemorphologie durch Chlamydien-Infektion?

E. U. Voss[1], T. H. Dahm[1], M. Elgas[2] und A. Nagel[3]

[1] Abteilung Gefäßchirurgie, Chirurgische Klinik
[2] Zentrum f. klinische Chemie
[3] Pathologisches Institut, Städt. Klinikum Karlsruhe, Moltkestraße 90, 76133 Karlsruhe

Modulation of the Plaquemorphology by Chlamydiae Infection?

Eine Infektion mit Chlamydien wird als Mitverursachung von atherogenen Läsionen diskutiert. Zur Validierung dieser Annahme haben wir bei einer konsekutiven Serie von 47

Patienten den Media-Intima-Zylinder, der bei der Karotisthrombendarteriektomie gewonnen wurde, mit zwei immunhistologischen (ICH) Teste und drei PCR-Methoden untersucht. Die Befunde wurden mit der konventionellen Histologie und mit den duplexsonographischen Parameter für Stenosegrad und Plaquemorphologie korreliert. Fraglich positive Befunde konnten in 15 von 47 (32%) der untersuchten Präparate gefunden werden. Ein eindeutiger Beweis für das Vorliegen einer manifesten oder abgelaufenen Chlamydien-Infektion konnte mit dem zusätzlich durchgeführten PCR-Test in keinem Fall erbracht werden.

Bei den Patienten mit fraglich positiven Befunden in der Immunhistologie wurden deutlich vermehrt Exulcerationen detektiert und bei 11 von 15 Patienten dokumentiert. Die immunhistologischen und immunologischen Befunde unterstützten die Hypothese einer Atherogenese durch Chlamydien-Infektion in keiner Weise. Allerdings ist eine Modulation der Plaquemorphologie durch Low-Grade-Infection anzunehmen.

Nicht okklusive mesenteriale Ischämie als seltene Komplikation nach Revaskularisation einer hochgradig ischämischen Extremität mit septisch-toxischer Einschwemmung

R. Wilke[1], B. Luther[1], K. Grabitz[1], S. Ernst[2] und W. Sandmann[1]

[1] Klinik für Gefäßchirurgie und Nierentransplantation
[2] Institut für diagnostische Radiologie, Universität Düsseldorf, Moorenstraße 5, 40225 Düsseldorf

Non-Occlusive Mesenterical Ischemia as a Rare Complication After Revascularization of a High-Grade Ischemic Extremity with Septic-Toxic Inflow

Einleitung: Die nicht okklusive mesenteriale Ischämie (NOMI) entsteht meist als Komplikation einer Low-flow-Situation (Herzinsuffizienz, Dialyse u.a.). Die Letalität beträgt etwa 80 – 90%. Seltener liegt ein septischer Verlauf zugrunde. Pathogenetisch werden dann toxische und infektiöse Mediatoren diskutiert, die eine vasospastische Reaktion des viszeralen Stromgebiets verursachen. Es werden die eigenen Erfahrungen über eine nicht okklusiven mesenterialen Ischämie nach Reperfusion einer infizierten, schwer ischämisch gewesenen unteren Extremität präsentiert. *Fallbericht:* Die NOMI war als Komplikation einer postischämischen septisch-toxischen Einschwemmung nach wiederholter infrainguinaler Gefäßrekonstruktion aufgetreten, die bei suffizientem viszeralen Perfusionsdruck vorerst klinisch inapparent war. Die schnelle Durchführung einer Arteriographie und Einleitung einer Pharmakospülperfusion der A. mesenterica sup. mit PGE1 haben eine irreversible Exazerbation der akuten mesenterialen Ischämie verhindert. Die am nächsten Tag durchgeführte Kontrollangiographie zeigt die Aufhebung des Vasospasmus mit guter Reperfusion der peripheren viszeralen Stromgebiete. Der Patient erholte sich rasch, so dass eine intensivmedizinische Therapie bald nicht mehr nötig war. *Diskussion:* Die frühe Angiographie stellt ein unverzichtbares Diagnoseverfahren bei der akuten mesenterialen Ischämie dar, das eine differenzierte Therapieplanung erst ermöglicht. Neben der klaren Aussage über die Art des Verschlussprozesses und seiner Lokalisation ergibt sich als weiterer Vorteil der Arteriographie die Möglichkeit einer sofortigen gezielten Vasotherapie über den liegenden Katheter.

Analyse der Ursache postoperativer cerebraler Läsionen nach Carotis-Thrombendarteriektomie (CEA) mittels diffusionsgewichteter Magnetresonanztomografie und intraoperativer Mikroemboliedetektion

O. Wolf[1], P. Heider[1], R. Brandl[1], D. Sander[2], O. Greil[1] und P. C. Maurer[1]

[1] Abteilung für Gefäßchirurgie
[2] Neurologische Klinik, Klinikum rechts der Isar, Technische Universität München, Ismaninger Straße 22, 81675 München

Analysis of the Cause of Postoperative Cerebral Lesions After Carotid Thromboendarterectomy (CEA) by Means of Diffusion-Weighted Magnet Resonance Imaging and Infraoperative Microembolic Detection

Einleitung: Die Mikroembolisation bei der Carotisendarteriektomie stellt ein Risiko für perioperative neurologische Komplikationen dar. Inwieweit die Ergebnisse der intraoperativen Mikroemboliedetektion hinsichtlich der Ausprägung der postoperativen neurologischen Schädigung relevant sind, ist bisher noch nicht hinreichend geklärt. Ziel der Arbeit ist es, zu untersuchen, ob eine Korrelation zwischen intraoperativer Mikroemboliedetektion und postoperative aufgetretenen neurologischen Läsionen besteht. Ebenso soll ein Vergleich der Befunde der diffusionsgewichteten MRT hinsichtlich HITS mit den klinischen Ergebnissen erfolgen. *Material und Methode:* Es wird bei 100 konsekutiven Patienten mit duplexsonografisch und/oder angiografisch gesicherten, hämodynamisch wirksamen Carotisstenosen präoperativ eine fachneurologische Untersuchung sowie eine diffusionsgewichtete MRT-Untersuchung durchgeführt. Nach operativer Intervention mit Endarteriektomie der A. carotis in ITN, wobei die Mikroemboliedetektion mittels transcraniellem Doppler (TCD) erfolgt, wurde am ersten postoperativen Tag eine erneute fachneurologische Untersuchung sowie eine diffusionsgewichtete MRT-Untersuchung durchgeführt. Bei fokalen Diffusionsstörungen erfolgt dann ca. 1 Woche später erneut eine komplette diffusionsgewichtete MRT-Untersuchung inklusive KM-Gabe zur Differenzierung passagerer ‚Foci' versus ‚Ischämie mit Schrankenstörung'. *Ergebnisse:* Bislang wurden 66 Patienten mit 29 symptomatischen und 37 asymptomatischen Stenosen evaluiert. Keiner der eingeschlossenen Patienten wies frische cerebrale Ischämien oder Schrankenstörungen auf. Bei der ersten postoperativen Kontrolle zeigten sich bei 15 Patienten bei der diffusionsgewichteten Sequenz mehrere im Stromgebiet der a. cerebri media gelegene Läsionen. *Schlußfolgerung:* Die bisherigen Ergebnisse zeigen, dass die Inzidenz ischämischer Läsionen embolischer Natur gering sind. Zur Korrelation mit den klinisch-neurologischen Befunden ist noch keine differenzierte Aussage möglich. Eine weitere Ergebnisoptimierung erscheint wünschenswert, da angesichts des prophylaktischen Charakters der CEA neu auftretende neurologische Komplikation besonders schwer wiegen.

Ausmessung von Aorta und Beckengefäßen zur Planung von Endograft-Implantationen: Die Angio-CT mit multiplaner Rekonstruktion ersetzt die Meßangiographie

B. Zipfel[1], F. Knollmann[2], M. Bauer[1] und R. Hetzer[1]

[1] Herz-, Thorax und Gefäßchirurgie, Deutsches Herzzentrum Berlin
[2] Strahlenklinik und Poliklinik, Charité, Campus Virchow-Klinikum, Humboldt-Universität zu Berlin, Augustenburger Platz 1, 13353 Berlin

Measuring of Aorta and Pelvic Vessels for the Planning of Endograft Implantations: The Angio-CT with Multiplane Reconstruction Replaces the Measurement Angiography

Zielsetzung: Eine exakte Ausmessung der geplanten Implantationsstrecke nach Durchmesser und Länge ist Voraussetzung für den Erfolg von Endograft-Implantationen. Insbesondere die Längenbestimmung der in 3 Ebenen gewundenen Beckengefäße bereitet hierbei Schwierigkeiten. Die herkömmliche Meßmethode mit kalibriertem Meßkatheter in der Angiographie liefert durch Parallaxen- und Untersucherfehler unsichere Ergebnisse und erfordert zur beidseitigen Messung ein cross-over Manöver oder eine beidseitige Punktion. Ziel ist die Messung aller nötigen Parameter mit einer einzigen nicht invasiven Untersuchung. *Material und Methoden:* Zur multiplanen Rekonstruktion wird der Datensatz einer herkömmlichen Angio-CT (Spiral-CT mit 3 mm Schichtdicke, 150 ml Ultravist 370® i.v. mit 3,5 ml/sec) nach der Untersuchung an einem Computerarbeitsplatz (Easy Vision Workstation, Philips) nachbearbeitet und eine dreidimensionale Bildrekonstruktion der Gefäße erzeugt, die in alle Richtungen des Raumes bewegt werden kann. Damit werden eine Mittellinie des Lumens konstruiert, die wichtigen Gefäßabgänge markiert, das Gefäß virtuell gestreckt und Länge und Durchmesser quer zum Gefäßverlauf ausgemessen. Derzeit kann das Programm nur das durchströmte Lumen ausmessen. Für die Bestimmung des Außendurchmessers ist ein visueller Vergleich mit den Schichten des CT erforderlich. *Ergebnisse:* Von 1995 bis 2001 wurden 65 Erstimplantationen von endovaskulären Stentprothesen in der infrarenalen Aorta vorgenommen, davon 64 wegen BAA und eine wegen einer traumatischen Aortenruptur. Die zur Planung der Implantationen durchgeführten bildgebenden Verfahren zeigt die Tabelle 1, Gruppe I vor und Gruppe II nach Einführung der multiplanen CT-Rekonstruktion. Die Messungen mit der multiplanen Rekonstruktion wurden stichprobenartig mit einem Meßkatheter in der intraoperativen Angiographie überprüft und erweisen sich als korrekt gemessen. Nach Längenmessung mit Meßangiographie oder multiplaner Rekonstruktion (38 Fälle) erwiesen sich alle Stentgrafts bei der Implantation von korrekter Länge ohne ungeplante Verlängerungen. Bei den übrigen Fällen wurde die Länge anhand der CT-Schichten abgeschätzt. Es mußten fünfmal Verlängerungen implantiert werden und in einem Fall war die Prothese zu lang mit der Folge des Verschlusses beider Aa. iliacae internae. *Zusammenfassung:* Die Angio-CT mit multiplaner Rekonstruktion liefert in einer Untersuchung alle wichtigen Meßdaten zur Planung von Endografts in der Aorta. Eine Angiographie ist nicht zwingend erforderlich. Die digitale Übermittlung von CT-Datensätzen könnte in Zukunft Mehrfachuntersuchungen vermeiden.

Tabelle 1

Untersuchung	Gruppe I 1995 – 1999 39 Patienten	Gruppe II ab Jan. 2000 26 Patienten
Computertomographie	39	26
Multiplane CT-Rekonstruktion	0	18
Einfache Angiographie	6	21
Angiographie mit Meßkatheter	20	2
NMR	2	1

Kinderchirurgie

Das kindliche Schädel-Hirn-Trauma – Pathophysiologie – operative Intervention und Outcome

Prognostische Risikofaktoren bei schädelhirnverletzten polytraumatisierten Kindern und Jugendlichen

H. Rupprecht, A. Mechlin, D. Ditterich, R. Carbon und K. Bär

Abteilung für Chirurgie, Klinikum Hof/Saale, Eppenreutherstraße 9, 95032 Hof

Risk Factors in Polytraumatized Children and Adolescents with an Additional Head Injury

Summary. 220 of 268 polytraumatized patients (82.1%) presented an additional head injury, which increased the mortality significantly. By the Hannover Polytrauma Score we could demonstrate that the severity of the polytrauma and the prognosis depended on the extent of the brain injury. Important risk factors were skull fractures and shock on arrival. 66.7% of the patients with a severe brain trauma and a skull fracture died; without this fracture, only 36.8% died. 76.1% of the children with a systolic blood pressure (SBP) $>$ 80 mm Hg survived, but only 31.2% with a SBF $\leq$ 80 mm Hg did not die. For all polytraumatized children we recommend a computer tomography of the head. In spite of a negative initial CT a follow up CCT should be performed.

Key words: Pediatric polytrauma – head injury – risk factors

Zusammenfassung. 220 von 268 Polytraumatisierten (82,1%) erlitten ein zusätzliches Schädelhirntrauma, das die Letalität signifikant erhöhte. Mit Hilfe des Hannoveraner Polytraumaschlüssels konnten wir zeigen, dass die Schwere der Polytraumatisierung und die Prognose vom Ausmaß der Gehirnverletzung abhängig war. Wichtige Risikofaktoren waren Schädelfrakturen und ein Schock beim Eintreffen in der Klinik. 66,7% der Patienten mit einem schweren SHT und einer Schädelfraktur sind verstorben, ohne Fraktur nur 36,8%. 76,1% der Kinder mit einem systolischen Blutdruck $>$ 80 mm Hg haben überlebt, im Gegensatz zu nur 31,2% mit einem Druck $\leq$ 80 mm Hg. Wir fordern für alle polytraumatisierten Kinder ein Schädel-CT, das auch im Falle eines negativen Befundes wiederholt werden muss.

Schlüsselwörter: Kindliches Polytrauma – Schädelhirntrauma – Risikofaktoren

Das Trauma ist nach wie vor die häufigste Todesursache bei Kindern und Jugendlichen. Bei etwa 60% der unfallbedingten Todesfälle liegt ein Polytrauma kombiniert mit einer Schädelhirnverletzung vor (28).

In einem Zeitraum von 10 Jahren haben wir 268 polytraumatisierte Kinder und Jugendliche bis 17 Jahre analysiert und mit Hilfe des Hannoveraner Polytraumaschlüssels die Verletzungsschwere ermittelt, sowie an Hand des ICD-Schlüssels 3 Schweregrade des Schädelhirntraumas

Tabelle 1. Bewußtseinslage an der Unfallstelle

	SHT I°	SHT II°	SHT III°
Orientiert	51,9%	9,1%	4%
Somnolent	20,3%	15,9%	6%
Bewusstlos	18,5%	75%	90%

Tabelle 2. Letalität/GCS

GCS (Pkt.)	SHT I°	SHT II°	SHT III°
12 - 15	0	0	33,3%
7 - 11	0	0	42,8%
3 - 6	0	33,3%	47,2%

Tabelle 3. Blutungslokalisation/Letalität

Lokalisation	ohne Fraktur	mit Fraktur
Epidurales Hämatom	0%	20%
Ventrikelblutung	54,5%	75%
Subarachnoidalblutung	60%	80%
Subdurales Hämatom	75%	75%

(1. gradig = Commotio cerebri; 2. gradig = Contusio cerebri; 3. gradig = Compressio cerebri bzw. intrakranielle Blutung mit/ohne offene Schädelfraktur) klassifiziert.

Über 80% dieser Polytraumatisierten hatten ein zusätzliches SHT erlitten, das die Letalität im Vergleich zu Mehrfachverletzten ohne Hirnbeteiligung von 18,8% auf 25% signifikant erhöhte (21, 24).

Das klinische Bild an der Unfallstelle erlaubt bereits erste wichtige Hinweise auf die Schwere der zerebralen Läsion.

In nur wenigen Ausnahmefällen waren die Kinder mit einer zweit-, und drittgradigen Schädelhirnverletzung orientiert, meistens lag eine Bewusstlosigkeit vor (Tabelle 1).

Anhand dieses klinischen Bildes und mit Hilfe der Glasgow Coma Scale ließ sich relativ exakt bereits präklinisch ein schweres, drittgradiges SHT ausschließen, wenn das Unfallopfer orientiert war und einen GCS-Wert von mindestens 12 aufwies.

Umgekehrt war bei einem Punktwert von ≤ 6 und simultaner Bewusstlosigkeit praktisch eine schwerwiegende Hirnbeteiligung (15, 23) bewiesen (Tabelle 2).

Die Glasgow Coma Scale zeigte auch eine prognostische Relevanz bei den verschiedenen Schweregraden. Bei einem Punktewert ≥ 7 verstarb kein Patient mit einer erst-, oder zweitgradigen Hirnverletzung (Tabelle 2), während mit fallenden GCS-Werten die Letalität bei den 3. gradigen Hirnverletzten stetig anstieg.

In dieser Gruppe lag die Gesamtletalität bei 44%, wobei alle Verstorbenen primär bewusstlos aufgefunden wurden.

Besonders in dieser Gruppe der 3. gradigen Schädelhirn-Traumata fiel der hohe Anteil der Patienten mit einer Schädelfraktur auf. Fast ein Viertel der 50 Kinder hatten eine Fraktur erlitten, von denen aber nahezu zwei Drittel (66,7%) verstorben sind.

Ohne begleitende Fraktur lag die Sterbequote etwa um die Hälfte niedriger bei 36,8%.

Eine Schädelfraktur repräsentiert ein erhebliches Trauma mit entsprechend größerer Zerstörung von Hirngewebe. Mit Ausnahme des subduralen Hämatoms, lag die Letalität bei den verschiedenen Hirnblutungslokalisationen im Falle eines zusätzlichen Schädelbruches um 20 % signifikant höher (Tabelle 3).

Tabelle 4. Schädelfraktur/Letalität/GCS

	GCS	n (%)	Verstorben (%)
Ohne Schädelfraktur	GCS	n (%)	Verstorben (%)
	12 - 15	35	0
	7 - 11	15,3	8,3
	3 - 6	47,8	39,7
Gesamtletalität			21,3
Mit Schädelfraktur	GCS	n (%)	Verstorben (%)
	12 - 15	21,2	10
	7 - 11	17,0	25
	3 - 6	57,4	55,6
Gesamtletalität			38,3

Tabelle 5. Frakturlokalisation/Letalität

Lokalisation:		verstorben (%):
Schädelbasis:	gesamt	15,4
	geschlossen	10
	offen	33,3
Schädeldach:	gesamt	31,8
	geschlossen	22,0
	offen	75
Kombinierte Fraktur:	gesamt	81,8
	geschlossen	77,8
	offen	100

Das größere, auf die Hirnsubstanz einwirkende Gewaltpotential im Falle einer zusätzlichen Fraktur, ist ebenfalls im Bezug auf das neurologische Defizit, darstellbar (Tabelle 4).

In der „Fraktur-Gruppe“ war nicht nur die Zahl der Verletzten mit niedrigen GCS-Werten, sondern auch die Letalität um fast das Doppelte erhöht (1, 2, 8, 12, 23).

Diese erhebliche prognostische Relevanz ist auch bei den verschiedenen Schweregraden zu erkennen.

Die Sterberate erhöhte sich vom 2. zum 3. gradigen SHT von 21,4% auf 36,8% bei der Patientengruppe ohne Schädelfraktur. Fand sich jedoch ein zusätzlicher Schädelbruch, stieg die Letalität auf 50% bei den 2. gradig Hirnverletzten und auf 66,7% bei jenen mit einer 3. gradigen Gehirnläsion an.

Diese Relevanz lässt sich durch weitere Fakten unterstreichen.

Bei 20% der Verunfallten lagen offene Schädelbrüche vor, welche die Anzahl der Verstorbenen dramatisch von 32,4% auf über 66% ansteigen ließ.

Dies ist in erster Linie damit zu erklären, dass offene Frakturen im Vergleich zu geschlossenen Brüchen signifikant häufiger zu Hirnblutungen führten (21,6% zu 66,6%), die ihrerseits die Prognose entscheidend verschlechterten.

Bei der Kombination offene Fraktur mit begleitender Hirnblutung sind 83,3% der Kinder verstorben, ohne intrakranielle Blutung dagegen „nur“ 33,3% (3, 5, 7).

Auch die Lokalisation der Fraktur (Tabelle 5) spielte prognostisch keine unwesentliche Rolle, wobei überraschenderweise die Schädelbasisfraktur die geringste Sterbequote aufwies. Kombinierte Brüche der Basis und der Kalotte führten in über 80% zu einem letalen Ausgang; offene Kombinationsfrakturen wurden in keinem Fall überlebt (29).

In diesem Zusammenhang interessant sind die Verletzungen des Gesichtsschädels, die bei 40 Patienten auftraten. Bei einer singulären Fraktur sind 10% verstorben. Waren jedoch mehrere Gesichtsknochen gebrochen, erhöhte sich die Letalität auf 50% (9). Bezeichnend, dass etwa drei Viertel dieser Verletzten mit einem 3. gradigem SHT belastet waren.

Auch spezielle extrakranielle Frakturen müssen als erhebliche Risikofaktoren bewertet werden. Nur 8% aller polytraumatisierten Kinder wiesen eine Wirbelsäulenverletzung auf; sieben, d.h. fast 40% davon haben nicht überlebt.

Kinder mit einer Fraktur der Halswirbel waren besonders gefährdet. In dieser Gruppe sind 55,5% der Verunfallten verstorben (16).

Ebenso wie die kombinierten Gesichtsschädelbrüche signalisieren diese eine erhebliche Gewalteinwirkung auf das Unfallopfer.

Bei der Analyse des Risikoprofiles stieg erwartungsgemäß die Sterblichkeit mit Zunahme der Punktezahl je nach Schwere der Einzelverletzungen (nach dem Hannoveraner Polytraumaschlüssel) an. Von 0% Letalität bei einem Punktwert bis 11, auf 17,3% bei 12 - 30 Punkten bis zu 46,7% Sterbequote bei einer Verletzungsschwere von 31 bis 49 Punkte. Bei ≥ 50 „Verletzungspunkten“ sind über 50% (57,1%) verstorben.

Tabelle 6. GCS/HPTS/Letalität

GCS	† (%)	† (%)	† (%)	† (%)	
12 - 15	0	0	0	0	
7 - 11	0	12,5	18,2	50	
3 - 6	0	29,0	68,4	75	
	1 - 11	12 - 30	31 - 49	$\geq$ 50	HPTS

Umgekehrt erhöhte sich die Letalität mit fallenden GCS-Werten (7, 11). Mit 12 - 15 Punkten ist kein Patient gestorben. Lag der Wert zwischen 7 und 11 Punkte haben 15% nicht überlebt. Bei niedrigen Werten von 3 - 6 Punkten sind 41,1% der Traumatisierten zu Tode gekommen.

Eine genauere Aussage zur Überlebenswahrscheinlichkeit ließ sich durch eine Verknüpfung beider Datengruppen erreichen (Tabelle 6). Zum Beispiel ist bei einem GCS-Wert $\geq$ 12 und einer HPTS-Punktezahl $<$ 12 kein Patient verstorben (13, 18).

Die Bedeutung des SHT beim polytraumatisiertem Kind erkennt man bei der isolierten Betrachtung der einzelnen SHT-Klassen in Bezug auf ihre Verletzungschwere.

Nach dem Hannoveraner Polytraumaschlüssel (HPTS) konnten für die einzelnen SHT-Gruppen folgende Durchschnittswerte ermittelt werden. 21 Punkte beim 1.gradigem SHT, 24 Punkte bei den 2.gradig Hirnverletzten und schließlich 27 Punkte beim 3. gradigen Schädelhirntrauma.

Die HPTS-Werte stiegen relativ gleichmäßig mit der Schwere der Hirnläsion an.

Nach Abzug der für die Kopfverletzungen anhand des HPTS vergebenen Punkte (4 für SHT I°, 8 für SHT II°, 12 für SHT III°), beobachtete man jedoch *nicht*, dass der Grad der Hirnverletzung mit der Schwere der übrigen Verletzungen korrelierte, sondern, dass die einzelnen Gruppen annähernd gleiche Durchschnittswerte aufwiesen. 17 Punkte in der Gruppe der 1.gradig Hirnverletzten, 16 in der „SHT II°-Gruppe" und 15 Punkte bei denen mit einem SHT III°.

Daraus folgt konsequenterweise, dass die Schwere der Polytraumatisierung und damit die Prognose entscheidend durch das Ausmaß der Hirnverletzung festgelegt wird.

Zur Vermeidung des „sekundären" Hirnschadens müssen die Hauptrisikofaktoren Hypoxie und Hypotonie umgehend beseitigt werden (4, 7, 14, 17, 21, 26). Daher ist jedes polytraumatisierte Kind primär zu intubieren (20, 22, 27) und mit 100% Sauerstoff zu beatmen.

Bei aufgehobener Autoregulation des Gehirns kann zunächst nur über eine Anhebung des systemischen Blutdruckes eine ausreichende Gehirndurchblutung gewährleistet werden. Speziell beim Polytraumatisierten mit seinen erheblichen Volumenverlusten wird der hämorrhagische Schock, d.h. die Hypotonie, zum bestimmenden Prognosefaktor.

Wie aus unserem Datenpool zu entnehmen, lag der kritische systolische Blutdruck bei 80 mm Hg. Bei Werten über 80 mm Hg verstarben 23,9% der Verunfallten. Bei Druckwerten kleiner oder gleich 80 mm Hg erhöhte sich die Letalität um das Dreifache, auf 68,8% (7, 21).

Die aggressive Volumenzufuhr zur Anhebung auf den altersabhängigen Normblutdruck genießt daher erste Priorität.

Bei Kindern älter als ein Jahr, lässt sich der systolische Blutdruck nach folgender Formel berechnen:

$$\text{Systolischer RR} = 90 + 2 \times \text{Alter (in Jahren)}.$$

Gelingt es nicht innerhalb weniger Minuten den Kreislauf zu stabilisieren, sollten als „ultima ratio" hyperonkotische Lösungen, z.B. HyperHaes®, und ionotrope Substanzen wie Dopamin bzw. Noradrenalin zum Einsatz kommen (6,19,28).

Unerlässlich ist ein CT des Kopfes (CCT) , das in jedem Fall, besonders aber bei einer Schädelfraktur durchgeführt werden muß. Auch bei initial unauffälligem CCT sollte ein Kontroll-CCT nach einem entsprechendem Zeitraum, z.B. nach operativer Versorgung anderer Verletzungen, erneut veranlasst werden (2,7,10,12,25).

11 unserer verunfallten Kinder wurden aufgrund der Erstbefundung als Commotio eingestuft. Bei allen lag eine begleitende, radiologisch nachgewiesene Kalottenfraktur vor. Ein erst später angefertigtes CCT konnte jedoch in 8 Fällen (72,7%) ausgedehntere Verletzungen nachweisen; in 4 Fällen eine Contusio cerebri, zweimal ein epidurales Hämatom, sowie bei 2 Patienten eine zusätzliche Fraktur.

Das frühzeitige Erkennen von Risikofaktoren, vor allem auch die aggressive präklinische Kreislaufunterstützung, trägt entscheidend zur Prognoseverbesserung bei.

Literatur

1. Bonadio WA, Smith DS, Hillman S (1989) Clinical indicators of intracranial lesion on computed tomographic scan in children with parietal skull fracture. Am J Dis Child Feb; 143: 194 - 196
2. Chan KH, Mann KS, Yue CP, Fan YW, Cheung M (1990) The significance of skull fracture in acute traumatic intracranial hematomas in adolescents: a prospective study. J Neurosurg Feb; 72: 189 - 194
3. Chan KH, Yue CP, Mann KS (1990) The risk of intracranial complications in pediatric head injuries. Results of multivariate analysis. Childs Nerv Syst Jan; 6: 27 - 29
4. Chesnut RM, Marshall LF, Klauber MR, Blunt BA, Baldwin N, Eisenberg HM, Jane JA, Marmarou A, Foulkes MA (1993) The role of secondary brain injury in determing outcome from severe head injury. J Trauma Feb; 34: 216 - 222
5. Dacey RG Jr, Alves WM, Rimel RW, Winn HR, Jane JA (1986) Neurosurgical complications after apparently minor head injury. Assessment of risk in a series of 610 patients. J Neurosurg Aug; 65: 203 - 210
6. Dinkel M, Hennes HJ (1998) Innerklinische Akutversorgung des Patienten mit Schädel-Hirn-Trauma. Anästhesiologie & Intensivmedizin 7/8: 399 - 412
7. Fahlbusch R, Laumer R, Nissen U, Schiffel G, Cedzich C (1993). Wandlung in der Behandlung traumatischer intracranieller Blutungen. Langenbecks Arch Chir Suppl, 326 - 332
8. Godano U, Serracchioli A, Servadei F, Donati R, Piazza G (1992) Intracranial lesions of surgical interest in minor head injuries in paediatric patients. Childs Nerv Syst May; 8: 136 - 138
9. Holland AJ, Broome C, Steinberg A, Cass DT (2001) Facial fractures in children. Pediatr Emerg Care Jun; 17: 157 - 160
10. Iuvara-Bommeli A, de Tribolet N (1991) Delayed intracranial hematomas following cranio-cerebral trauma. Schweiz Med Wochenschr May; 121: 646 - 652
11. Kraus JF, Fife D, Conroy C (1987) Pediatric brain injuries: the nature, clinical course, and early outcomes in a defined United States population. Pediatrics Apr; 79: 501 - 507
12. Lee ST, Lui TN (1991) Delayed intracranial haemorrhage in patients with multiple trauma and shock-related hypotension. Acta Neurochir (Wien); 113 (3 - 4): 121 - 124
13. Lieh-Lai MW, Theodorou AA, Sarnaik AP, Meert KL, Moylan PM, Canady AI. Limitations of the Glasgow Coma Scale in predicting outcome in children with traumatic brain injury. J Pediatr Feb; 120 (2 Pt 1): 195 - 199
14. Manley G, Knudson MM, Morabito D, Damron S, Erickson V, Pitts L (2001) Hypotension, hypoxia and head injury: frequency, duration and consequences. Arch Surg Oct; 136: 1118 - 1123
15. Mendelow AD, Teasdale G, Jennett B, Bryden J, Hessett C, Murray G (1983) Br Med J (Clin Res Ed) Oct 22; 287: 1173 - 1176
16. Orenstein JB, Klein BL, Gotschall CS, Ochsenschlager DW, Klatzko MD, Eichelberger MR (1994) Age and outcome in pediatric cervical spine injury: 11-year experience. Pediatr Emerg Care Jun; 10: 132 - 137
17. Pigula FA, Wald SL, Shackford SR, Vane DW (1993) The effect of hypotension and hypoxia on children with severe head injuries. J Pediatr Surg Mar; 28: 310 - 314
18. Savastio G, Golfieri R, Pastore TM, Venturoli L (1991) Cranial trauma: the predictability of the presentation symptoms as screening for radiologic study. Radiol Med (Torino) Dec; 82: 769 - 775
19. Shackford SR (1997) Effect of small-volume resuscitation on intracranial pressure and related cerebral variables. J Trauma May; 42 (5 Suppl): 48 - 53
20. Sharples PM, Storey A, Aynsley-Green A, Eyre JA (1990) Avoidable factors contributing to death of children with head injury. BMJ Jan 13; 300: 87 - 91
21. Siegel JH, Gens DR, Mamantov T, Geisler FH, Goodarzi S, MacKenzie EJ (1991) Effect of associated injuries and blood volume replacement on death, rehabilitation needs, and disability in blunt traumatic brain injury. Crit Care Med Oct; 19: 1252 - 1265
22. Suominen P, Baillie C, Kivioja A, Ohman J, Olkkola KT (2000) Intubation and survival in severe paediatric blunt head injury. Eur J Emerg Med Mar; 7: 3 - 7
23. Teasdale GM, Murray G, Anderson E, Mendelow AD, MacMillan R, Jennett B, Brookes M (1990) Risks of acute traumatic intracranial haematoma in children and adults: implications for managing head injuries. BMJ Feb 10; 300: 363 - 367
24. Walker ML, Storrs BB, Mayer T (1984) Factors affecting outcome in the pediatric patient with multiple trauma. Further experience with the modified injury severity scale. Childs Brain: 11: 387 - 389
25. Wang MY, Griffith P, Sterling J, McComb JG, Levy ML (2000) A prospective population-based study of pediatric trauma patients with mild alterations in consciousness (Glasgow Coma Scale of 13-14). Neurosurgery May; 46: 1093 - 1099

26. White RJ, Likavec MJ (1992) The diagnosis and initial management of head injury. New Engl J Med Nov; 327:1507 – 1511
27. Winchell RJ, Hoyt GB (1997) Endotracheal intubation in the field improves survival in patients with severe head injury. Trauma Research and Education Foundation of San Diego. Arch Surg Jun; 132:592 – 597
28. Wright MM (1999) Resuscitation of the multitrauma patient with head injury. AACN Clin Issues Feb; 10:32 – 45
29. Yanagawa Y, Sakamoto T, Saitoh D, Terai C, Okada Y, Nawashiro H, Shima K (2000) Neurol Med Chir (Tokyo) Mar; 40:133 – 138

Innovative operative Techniken

Intramedulläre Stabilisierung kindlicher Schaftfrakturen

A. Prokop, A. Jubel, U. Hahn und K. E. Rehm

Klinik für Unfall-, Hand- und Wiederherstellungschirurgie, Klinikum der Universität zu Köln, Joseph-Stelzmann-Straße 9, 50924 Köln (E-mail: axel.prokop@uni-koeln.de)

Intramedullary Stabilisation of Shaft Fractures in Children

Summary. Intramedullary stabilisation (Prévot-nailing) of shaft fractures in childhood allows full weight bearing without cast. Early fracture healing is seen by respecting soft tissue around fracture and by using distal or proximal approaches. Good indications of femoral shaft osteosynthesis are recommended in oblique and transverse fractures. Intramedullary stabilisisation seems to be a good alternative method instead of casting calf-shaft fractures. An instable fracture of forearm may be treated intramedullary to avoid often observed displacement ad axim and rotation. Humural fractures primary have to be treated conservatively. Only in displaced fractures or in cases with additional injuries an intramedullary procedure with free range of motion is recommended.

Key words: Fractures in children – TEN – Prévot-Nails – ECMES

Zusammenfassung. Die intramedulläre Schienung kindlicher Schaftfrakturen mit Prévotstiften ermöglicht eine gipsfreie funktionelle Nachbehandlung mit schmerzadaptierter Vollbelastung. Die frakturferne Einbringung der Stifte schont die anheftende Weichteile und führt zu einer schnelleren Knochenbruchheilung, als bei anderen operativen Verfahren. Eine gute Indikation besteht bei den häufigen Oberschenkelschaftquer- oder Schrägfrakturen. Bei der Unterschenkelschaftfraktur besteht eine sehr gute Alternative zur Gipsbehandlung. Die instabile Unterarmfraktur sollte ebenfalls intramedullär stabilisiert werden, um häufige Achsenfehlstellung zu vermeiden. Die Oberarmfraktur wird primär konservativ behandelt. Nur bei erheblichen Fehlstellungen oder Begleitverletzung ist zur Verbesserung der Mobilität die intramedulläre Stabilisation zu empfehlen.

Schlüsselwörter: Frakturen bei Kindern – TEN – Prévotstifte – ECMES

Einleitung

Lange Zeit wurden kindliche Frakturen als Domäne der konservativen Therapie angesehen. Ausgedehnte Immobilisationszeiten und die im Verlauf häufig beobachteten Achsen-, Rotations- und Längenfehlstellungen, die abhängig von Alter und Lokalisation nur eine begrenzte Spontankorrektur aufwiesen und nicht zuletzt die in den letzten Jahren stetig angestiegenen Krankenhauskosten, haben zu einem Umdenken in der Behandlungsstrategie geführt.

Die guten Erfahrungen beim Erwachsenen mit der intramedullären Stabilisierung haben in den letzten Jahren auch in der Kindertraumatologie einen langsamen Methodenwechsel zur Folge gehabt.

Die bei der Erwachsenenbehandlung geforderte Respektierung der Biologie gilt in gleicher Weise auch für Kinder. Die Schonung der Weichteile durch möglichst geschlossene Reposition, Einrichtung von Länge und Rotation und anschliessender intramedullärer Stabilisierung führt neben einer frühen Belastbarkeit auch zu einer schnelleren Frakturheilung. So konnte Krettek bei der intramedullären Stabiliserung von Frakturen langer Röhrenknochen des Erwachsenen mit Verriegelungsmarknagelung nahezu eine Halbierung der Knochenheilungszeit bei Oberschenkelschaftfrakturen beobachten, als Smrke nach Plattenosteosynthesen (6, 12). Die gleichen Erfahrungen beschreibt Oestern bei Kindern (8).

Die im kindlichen Knochen aktiven Wachstumsfugen verbieten allerdings eine konventionelle Marknagelung vor Abschluß des Wachstums.

Die Arbeitsgruppe um den französischen Chirurgen Prévot hat in Nancy Ende der 70er Jahre daher eine intramedulläre Stabilisierungsmethode entwickelt, die abhängig von der Fraktur eine belastungsstabile intramedulläre Stabilisierung unter Schonung der Waschstumsfugen ermöglicht (9). Synonym wird das Verfahren Prévot-Schienung, Nancy-Nagelung oder ECMES (embrochage centro-medullaire elastique stable), ESIN (elastic stable intramedullary nailing) oder TEN (elastischer Titannagel) genannt.

Wir wenden diese Methode seit Anfang der 90er Jahre mit gutem Erfolg in unserer Klinik an (4).

Methode, Tipps und Tricks und eigene Ergebnisse

Die Prévotstifte sind aus Titan und elastisch verformbar. Sie werden nach leichter Vorbiegung über kleine Hautinzisionen und Eröffnung des Markraumes mit einem Bohrer oder einem Pfriem in den Markraum eingeführt. Eine gebogene Kufe an der Spitze verhindert eine Perforation des Knochens und erlaubt die intramedulläre Manipulation der Richtung unter Bildwandlerkontrolle. Die Stifte sollten so dimensioniert sein, dass der Durchmesser einem Drittel des dünnsten Markraumquerschnittes entspricht. Dies sollte vorher unter Durchleuchtung geprüft werden.

Zwei gegenseitig meist medial und lateral eingeführte Stifte führen zu einer Dreipunktabstützung im Markraum. Der erste Stützpunkt liegt dabei an der Eintrittsstelle in den Knochen, der zweite möglichst langstreckig auf Höhe der Fraktur an der Gegenkortikalis und der dritte im spongiösen Markraum jenseits der Fraktur vor der Epiphysenfuge an der Seite, von der der Stift eingebracht wurde.

Je nach Lokalisation ergeben sich verschieden Eintrittspunkte für die Stifte.

Am häufigsten werden Frakturen der unteren Extremität intramedullär stabilisiert.

Die Kinder werden auf einem röntgendurchlässigen OP-Tisch gelagert und die Gonaden geschützt. Am Oberschenkel werden die Stifte aufsteigend eingebracht. Die Insertionsstellen in den Knochen liegen auf Höhe des Patellaroberrandes streng medial und lateral. Die entsprechenden Hautinzisionen liegen etwas distaler, um Druckstellen beim steilen Einbringen der Stifte zu verhindern.

Der Knochen kann mit einem 2,5 mm Bohrer unikortikal eröffnet werden, der dann nach Perforation langsam abgeflacht wird, um den Stift möglichst flach einbringen zu können, so dass er nicht direkt an der Gegenkortikalis festläuft.

Wir haben für diesen Vorgang zwei verschieden gebogene Pfrieme entwickelt, die diesen Vorgang sehr erleichtern.

Es empfiehlt sich mit zuerst einem im T-Handgriff eingespannten Stift die Fraktur zu überschreiten und dann den zweiten Stift vorzubringen. Der zweite Stift verbessert selber die Reposition und minimiert ein mögliches Verhaken der Stifte. Dann sollten die Stifte abwechselnd unter leicht drehenden Bewegungen bis vor die proximalen Femurepiphysenfugen vorgeschoben werden. Ein oft noch vorhandene Periostschlauch kann die Reposition erleichtern, die bei gebeugtem Knie und unter Zug erfolgt. In schwierigen Fällen kann ein kleiner Hilfsschnitt zur Reposition lateral über der Fraktur notwendig werden.

Den besten Halt findet der von distal lateral eingebrachte Stifte vor der Fuge des Trochanter majors und der von distal medial eingebrachte Stift im Schenkelhals vor der Kopfepiphyse. Die Reposition und Lage der Stifte muß radiologisch in zwei Ebenen überprüft werden. Am Unterschenkel liegen die Insertionspunkte anteromedial und lateral des Ansatz der Tuberositas Tibiae. Die Stifte werden hier absteigend bis vor die distale Tibiaepiphyse vorgeschoben und so gedreht das sie sich distal nach medial und lateral y-artig aufspreizen.

Die Reposition ist hier wegen der fehlenden starken Muskelzüge meist einfach.

Bei proximalen Unterschenkelfrakturen ist es auch möglich, die Stifte aufsteigend von distal nach proximal vorzubringen.

Bei instabilen Oberarmschaftfrakturen können die Stifte sowohl aufsteigend als auch absteigend eingebracht werden. Bei absteigender Schienung empfiehlt sich als Eintrittspunkt der Ansatz der Deltoideusmuskulatur lateral am proximalen Oberarm mindestens 4 cm unterhalb der Kopfkalottenspitze, um den N. axilaris sicher zu schonen. Es sollten zwei Stifte über mindestens 2 cm versetzte Bohrlöcher eingebracht werden, um nicht Frakturen am Insertionspunkt zu verursachen. Bei proximalen Frakturen ist auch eine aufsteigende Schienung über zwei suprakondyläre radial versetzte Bohrlöcher oder über radial und ulnare Zugänge möglich. Die ulnare Inzision soll dabei lang genug sein, um gegebenenfalls der N. ulnaris darzustellen.

Bei nicht retenierbaren Unterarmfrakturen wird der Radius aufsteigend und die Ulnar absteigend geschient. Die mehrfache Verspanung durch abwechselnde Abstützung an den Kortikales reicht sowohl im dünnen Radius, als auch in der Ulnar aus, um mit nur jeweils einem Stift pro Knochen eine übungsstabile gipsfreie Nachbehandlung zu gewährleisten. Bei Repostionsproblemen kann es notwendig sein ein bereits positionierten Stift wieder zurückzuziehen, um den zweiten Knochen zu stabilisieren.

Die Stiftenden sollten 5 mm ausserhalb des Knochens abgeschnitten werden und können ggf. mit einem speziellen Stössel etwas im Knochen versenkt werden.

Frühzeitig nach Knochenheilung bzw. nach 3 – 6 Monaten (bei älteren Kindern innerhalb des ersten Jahres) sollte die Metallentfernung erfolgen. Die Titanstifte sind nach dieser Zeit nur mit großer Mühe und zum Teil erheblicher Kraftanstrengung zu entfernen. Hier hat sich eine arretierbare Zange bewährt, mit der abgebrochene Schrauben entfernt werden können. Wir haben eine Modifikation angeregt, an dieser Zange einen Dorn zu installieren gegen den auch Hammerschläge geführt werden können (TEN®-Instrumentarium, Fa. Synthes, Bochum).

Am Beispiel der kindlichen Oberschenkelfraktur sollen unsere Erfahrungen mit der intramedullären Schienung dargestellt werden.

Von Januar 1997 bis Dezember 2001 wurden 38 Kinder mit Oberschenkelschaftfrakturen behandelt. Es handelte sich um 32 Jungen und 6 Mädchen. Das Durchschnittsalter betrug 6 Jahre (14 Monate – 13 Jahre). Zehn Kinder waren polytraumatisiert mit einem ISS über 19 Punkte, acht weitere wiesen neben der Oberschenkelfraktur weitere Verletzungen auf. In einem Fall bestand eine erstgradig offene Fraktur. Viermal bestand eine subtrochantäre Fraktur. Bei den Schaftfrakturen handelte es sich um Quer- und Schrägfrakturen. Dreimal bestand eine Spiralfraktur und viermal ein Biegungskeil. Zweimal wurden Etagenmehrfragmentfrakturen behandelt. Sieben verschiedene Operateure nahmen die Eingriffe vor.

Postoperativ wurden alle Kinder funktionell nachbehandelt. Der Zeitpunkt bis zur Vollbelastung betrug im Mittel 5 Tage (1 – 25 Tage). Die Liegezeit im Krankenhaus bei den nicht polytraumatisierten Kindern betrug im Mittel 6 Tage. In einem Fall kam es während der Nachbeobachtungszeit zur Sinterung bei einer Spiralfraktur (Telescoping) mit Längenverlust. Einmal dislozierte ein nach zu weit eingetriebener Nagel nach proximal, so dass eine operative Neuplazierung erfolgen musste und einmal konnte bei einer Mehretagenfraktur zwar die proximale Fraktur sehr gut reponiert werden, an der distalen Fraktur bestand jedoch eine unzureichende Reposition mit Rekurvationsfehlstellung von 15°, die revidiert wurde. Hier wurden die Stifte innerhalb der ersten Woche entfernt und eine winkelstabile LC-Plattenosteosynthese ausgeführt. In vier Fällen klagten die Kinder über Weichteilirritation an der Stifteinschlagstelle.

Die Metallentfernungen erfolgten bei den Kindern nach 10 Wochen bis 16 Monaten.

Nach 4 - 37 Monaten wurden alle Kinder durch Dr. Jubel nachuntersucht. Dabei wurden keine Achs- und Rotationsfehler festgestellt. Knie- und Hüftgelenksbeweglichlichkeit waren frei.

Zweimal kam es zu Narbenkeloiden. In 12 Fällen bestanden Beinlängendifferenzen. In einem Fall war zu einer Verkürzung von 0,5 cm gekommen und elfmal zu Verlängerungen im Mittel von 0,6 cm (0,5 - 1,0 cm). In allen Fällen waren die Kinder und vor allem die Eltern mit dem erreichten Ergebnis sehr zufrieden.

Overhead-Extensionen und Behandlungen auf dem Weberbock erfolgten seit Einführung der Prévotstifte nicht mehr.

Diskussion

Die guten Ergebnisse der intramedullären Schienung bei Oberschenkelfrakturen haben langwierige und die Kinder ans Bett fesselnde konservative Therapien, wie den Weber Bock oder die Overheadextension, abgelöst. Kinder die bereits laufen können, profitieren von der postoperativ erreichbaren Mobilität und der möglichen Vollbelastung und können bereits wenige Tage nach der Operation wieder nach Hause entlassen werden. Die Krankenhausliegezeit und damit die Kosten können so erheblich minimiert werden, was insbesondere nach Einführung der DRG's von Bedeutung auch für den Krankenhausträger wird.

Wir empfehlen daher im Vergleich zu anderen Autoren, die Altersgrenze zur Operation nicht bei 4 Jahren (4) oder bei 5 Jahren (1, 2) festzusetzen, sondern großzügig auch Kinder mit 1,5 und 2 Jahren zu operieren.

Die Vorteile einer intramedulläre Schienung, die bereits bewiesener Massen beim Erwachsenen bekannt sind (6), gelten in gleicher Weise auch beim Kind. Über kleine Zugänge fern ab der Fraktur unter Schonung der Weichteile kann die Fraktur durch die Prévotstifte belastungsstabil fixiert werden. Oestern konnte bei einer Literaturübersicht zeigen, dass die knöcherne Heilung von kindlichen Oberschenkelfrakturen nach intramedullärer Schienung nur 4 - 6 Wochen dauerte, während dies bei einer Plattenosteosynthese erst nach 8 Wochen und beim Fixateur externe, bedingt durch den großen Abstand vom Knochen und die hohe relative Beweglichkeit in der Fraktur, sogar erst nach 8 - 10 Wochen vollzogen ist (8).

Zusätzlich geht der Fixateur externe mit einer hohen Rate an Pintraktinfektionen von 20 - 80% einher.

Die Plattenosteosynthese erfordert eine Freilegung der Fraktur und damit immer die iatrogene Ablösung anheftender Weichteile, die gerade für die Frakturheilung von entscheidender Bedeutung ist. Sie erlaubt postoperativ keine Belastungsstabilität und muß bis zu Knochenheilung ent- oder teilbelastet werden. Kosmetisch störende Narben verbleiben.

Dagegen lassen sich die bei Kindern häufigen Quer- und Schrägfrakturen einfach und sicher intramedullär stabilisieren. Bei langen Spiralfrakturen lässt sich nicht die erforderliche langstreckige intramedulläre Abstützung erreichen, so dass bei solchen Frakturen zur Vermeidung der Sinterung und Rotation (Telescoping) ein passager angebrachter kurzer Fixateur externe für drei Wochen ergänzt werden kann (2).

Auch die Mehretagenfrakturen lassen sich nur schwierig intramedullär stabiliseren. Wir haben in einem solchen Fall mit einer fortbestehenden Fehlstellung ein Verfahrenswechsel zur Plattenosteosynthese durchführen müssen. Trümmerfrakturen oder höhergradig offene Frakturen sind die Domäne des Fixateur externe.

Nachteilig bei der intramedullären Technik sind die langen intraoperativen Durchleuchtungszeiten von zum Teil über 5 Minuten (10).

Es sollte daher immer auf eine ausreichende Schutzabdeckung des Kindes mit Röntgenschürze und einem Gonadenschutz geachtet werden. Wir haben die Durchleuchtungszeiten erheblich durch Sequenzschaltung herabsetzen können. Mit zunehmender Erfahrung des Operateurs minimiert sich auch die intraoperative Durchleuchtungszeit, die insbesondere bei der Reposition anfällt. Dem Erfahrenen gelingt die Auffädelung des distalen Fragmentes oft durch tasten mit der etwas vorgeschobenen gebogenen Kufe des Stiftes. Die in der Literatur publizierte Empfehlung bei Durchleuchtungszeiten von über 5 Minuten auf ein offenes Verfahren umzuschwenken (10), lässt sich unserer Erfahrung bedingt bestätigen. Wir empfehlen nach mehrmaliger frustaner Auffädelung einen kleinen Hilfsschnitt über der Fraktur anzulegen und ggf. einen Einzinkerhaken als Repositionshilfe einzuführen. So konnte ein Verfahrenswechsel in allen Fällen vermieden werden und die Durchleuchtungszeiten erheblich reduziert werden. Die 5 Minutengrenzen wurde so im eigenen Patientenkollektiv nie erreicht.

Bei Unterschenkelfrakturen sollte die intramedulläre Schienung bei instabilen Frakturen (unzureichende Reposition, fehlende Abstützung z.B. bei Querfrakturen, verbleibende Varus- oder Valgusfehlstellungen) eingesetzt werden. Stabile Frakturen werden heutzutage in der Literatur noch überwiegend im Oberschenkelgips und im Brace über insgesamt 6 – 12 Wochen behandelt (2, 10). Bei Mehrfachverletzten bietet sich die intramedulläre Stabilisierung zur gipsfreien, belastungsstabilen Nachbehandlung an. Die guten Ergebnisse mit den Prévotstiften lassen in den nächsten Jahren eine großzügigere Indikationsstellung erwarten.

Die Oberarmfraktur ist nach wie vor eine Domäne der konservativen Therapie mit kurzfristiger Ruhigstellung im Desault- oder Gilchristverband über 2 – 3 Wochen bzw. einer funktionellen Behandlung im Samiento-Brace. Lediglich vollständig dislozierte Frakturen und fortbestehende Achsabweichungen über 15° sollten korrigiert werden. In diesen Fällen sollte die intramedulläre Schienung erfolgen (2). Dann muß je nach gewähltem Insertionspunkt besonders auf die Schonung des N. axilaris, N. ulnaris und N. radials geachtet werden.

Nicht dislozierte Unterarmfrakturen werden im Oberarmgips versorgt. Ist eine Reposition in Narkose nötig, sollte bei fehlender Retinierbarkeit sofort in gleicher Sitzung ein intramedulläre Schienung ausgeführt werden. Ist der Operateur über die erreichte Stabilität der Reposition im Zweifel, besteht ebenfalls die Indikation zur intramedullären Stabilisierung (2, 3, 5). Schmittenbrecher berichtete über eine Nachrepostionsrate bei konservativ behandelten Unterarmfrakturen von 57% und Verfahrenswechsel in 77% (11). Fortbestehende Achsabweichungen in Schaftmitte zwischen 5 – 30° führen experimentell überprüft zu Pronationseinschränkungen von 10 – 83° und Supinationsbehinderungen von 5 – 27° (8). Angesichts dieser Komplikationsraten ist ein ausschließlich konservatives Verfahren bei den Unterarmfrakturen heute nicht mehr gerechtfertigt und die Indikation zur intramedullären Stabilisierung großzügiger zu stellen (8).

Lutz von Laer fordert in seinem Buch bei der Behandlung von kindlichen Frakturen eine schnellst mögliche Wiederherstellung der 'Kindfähigkeit' durch eine rasche Wiederherstellung der Mobilität, ohne die Frakturheilung zu stören und zusätzliche Schäden zu setzen. Dabei muß ein kosmetisch und funktionell gutes Spätergebnis garantiert sein und das Ziel mit einem Minimum an Aufwand realisierbar sein (7). Mit der intramedullären Schienung steht heutzutage eine Methode zur Behandlung bei Schaftfrakturen zur Verfügung, die weichteilschonend ist, sich kleiner frakturferner kosmetisch günstiger Zugänge bedient und eine funktionelle Nachbehandlung mit frühzeitiger Vollbelastung erlaubt. Alle von Laer'schen Kriterien werden demnach erfüllt.

Literatur

1. Dietz HG, Schmittenbacher PP, Illing P (1997) Intramedulläre Osteosynthese im Wachstumsalter. Urban & Schwarzenberg, München Wien Baltimore, 1. Auflage
2. Dietz HG (2002) Kindliche Frakturen langer Röhrenknochen. Med Review 1:16 – 17
3. Hahn MP, Richter D, Muhr G, Ostermann PAW (1997) Kindliche Unterarmfrakturen. Diagnostik, Therapie und Komplikationsmöglichkeiten. Unfallchirurg 100:760 – 769

4. Keller HW, Huber R, Rehm KE (1993) Die intramedulläre Schienung von Frakturen im Wachstumsalter mit einem neuen Implantat. Chirurg 64:180 - 184
5. Klohs G, Wöllenweber H, Finke R (2000) Behandlung von Frakturen der oberen Extremität im Kindesalter Trauma Berufskrankh. 2:320 - 326
6. Krettek C (1997) Neue Entwicklungen bei der Stabilisierung dia- und metaphysärer Frakturen der langen Röhrenknochen. Orthopäde 26:408 - 421
7. v. Laer L (2001) Frakturen und Luxationen im Wachstumsalter. Georg Thieme, Stuttgart New York, 4. Auflage
8. Oestern HJ, Rieger G, Jansen T (2000) Intramedulläre Osteosynthesen beim Kind. Unfallchirurg 103:2 - 11
9. Prévot J, Lascombes P, Ligier JN (1993 - 1994) L'ÉCMES comme procédure d'osteosynthese des fractures des membres chez l'enfant. Principe, application sur le fémur. A propos de 250 fractures suivies depuis 1979. Chirurgie 119:473 - 476
10. Schlickewei W, Huber-Lang M, Friedel HP (1999) Gibt es neue Behandlungserkenntnisse bei Frakturen der unteren Extremität im Kindesalter? Trauma Berufskrankh. 1:Suppl. 1, 80 - 87
11. Schmittenbrecher PP, Dietz HG, Uhl S (1991) Spätergebnisse bei kindlichen Unterarmbrüchen. Unfallchirurg 94:186 - 190
12. Smrke D, Princic J (2000) Platten- und Schraubenosteosynthese bei Femurfrakturen. Retrospektive Studie von 500 Femurschaftfrakturen. Unfallchirurg 103:110 - 114

Distale Femurfraktur

Wachstumsprognose nach fugennaher und fugentangierender Verletzung der unteren Extremität am Beispiel des distalen Femurs: Ergebnisse nach Verletzungen der Wachstumsfugen am distalen Femur

A. M. Weinberg, C. Castellani, C.Werner und J. Mayr

Kinderchirurgische Klinik, Universität Graz, Auenbruggerplatz 34, 8036 Graz, Österreich
(e-mail: annelie.weinberg@t-online.de)

Prognosis of Growth After Treatment of Distal Femur Fractures

Summary. Fractures of the distal end of the femur are rare. Premature partial closure of the physis may occur after metaphyseal fractures. After epiphyseal fractures it has a high incidence of occurrence. The cause of physeal arrest is not known. Stimulation of the physes ends in leg length discrepancy and was seen in 50% of all cases. Spontaneous correction of an axis deviation is possible after antecurvation up to an age of 5 years. But this should be only accepted during therapy of metaphyseal fractures of the distal femur. Side-to-Side deviations remodel in all cases. Aim of therapy in distal epiphyseal fractures should be an anatomical reduction and a definitive retention. Screw osteosynthesis seems to have an advantage.

Key words: epiphyseal – metaphyseal – fractures – femur – growth prognosis

Zusammenfassung. Frakturen des distalen Femurendes sind selten. Partielle hemmende Wachstumsstörungen nach metaphysären Frakturen möglich, bei epiphysären Frakturen mit einer hohen Inzidenz wahrscheinlich. Die Ursachen sind weitgehend unbekannt. Beinlängenalterationen zeigten sich bei 50% der Frakturen. Spontankorrekturen in der Sagittalebene sind bis zum 5. Lbj. bis zu einem Ausmaß von 20° zu erwarten, sollten aber nur bei metaphysären Frakturen in das Behandlungsmanagement einfließen. Seit-zu-Seit Verschiebungen korrigieren sich problemlos. Therapieziel der epiphysären Frakturen sollte die anatomische Reposition und definitive Retention sein, wobei die Schraubenosteosynthese der Kirschnerdraht-Fixation den Vorzug gegeben werden sollte.

Schlüsselwörter: Epiphysäre – metaphysäre Femurfrakturen – Wachstumsprognose – Spontankorrektur

Einleitung

Frakturen des Oberschenkels treten mit eine Häufigkeit von 1,5% – 3% bei der Behandlung von kindlichen Frakturen auf (6, 7). Femurfrakturen werden – entsprechend allen langen Röhrenknochen des kindlichen Skeletts – in Schaftfrakturen (Diaphyse), Frakturen der Metaphyse und Frakturen der Epiphyse eingeteilt (6, 7).

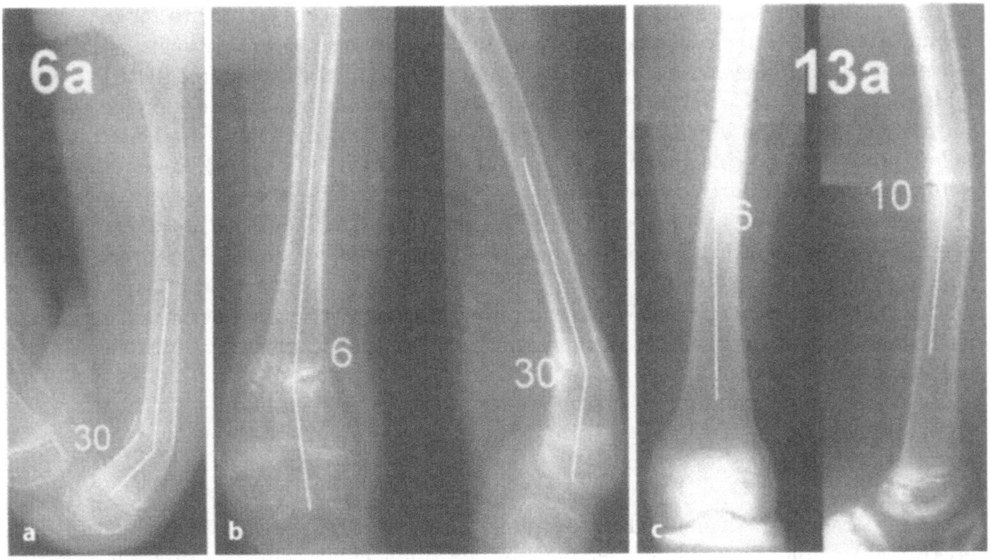

Abb. 1. a: 6-jähriger Bub unter Cortisontherapie gestürzt, dabei zog er sich eine metaphysäre Oberschenkelfraktur zu. b: Ausheilungsergebnis. c: Nachuntersuchungsergebnis nach 6 Jahren

Das distale Femur zeigt folgende Verteilung auf: die metaphysären Frakturen machen 4,6% und die epiphysären Frakturen nur noch 0,1 bis 0,3% aller Femurfrakturen aus (1, 4, 8).

Definitionsgemäß können an der Metaphyse folgende Frakturtypen differenziert werden: die Stauchungsfraktur, die Biegungsfraktur im Sinne einer Grünholzfraktur sowie die komplett durchbrochene Fraktur (7).

An der Epiphyse unterscheidet man nach SALTER die Epiphysiolyse als Typ I, die Epiphysiolyse mit metaphysärem Keil als Typ II, die epiphysäre Fraktur als Typ III sowie die epimetaphysäre Fraktur als Typ IV Verletzung (6). Die Häufigkeitsangaben in den Untergruppen an der Meta- und Epiphyse des distalen Femurs sind in der Literatur sehr unterschiedlich. Dies ist unter anderem darauf zurückzuführen, daß die Inzidenz der distalen Femurfrakturen sehr gering ist und somit in den einzelnen Zentren diese Frakturen eine Rarität darstellen und sich die Häufigkeitsangaben auf sehr kleine Gruppen beziehen (1, 3, 8).

Betrachtet man nun das Wachstum, so verschließt sich die distale Femurfuge zwischen dem 15 - 18 Lebensjahr (7). Die Fuge hat einen Anteil von 70% am Längenwachstum. Grundsätzlich unterscheidet man folgende Wachstumsphänomene, die bei jeder Frakturbehandlung am wachsenden Skelett zu beurteilen sind, zum einen die stimulativen sowie hemmenden Wachstumsstörungen, die partiell oder komplett auftreten, sowie das Phänomen der Spontankorrektur nach belassener Achsenfehlstellung bei Behandlungsabschluß (2, 7, 8).

Unter einer stimulativen Wachstumsstörung wird zunächst die Beinlängenvermehrung verstanden. Die in der Literatur ebenfalls mit einer hohen Varianz zwischen 5 und 59% angegeben wird (1, 4, 7). Befindet sich der Patient kurz vor dem Wachstumsabschluß kann es aufgrund der Stimulation der Wachstumgsfuge zu einem frühzeitigen Verschluß und damit konsekutiv zu einer Beinlängenverkürzung kommen. In der Literatur wurde dieses Phänomen in 11% bis 38,5% aller Frakturen der Meta- bzw. Epiphyse des distalen Femurs beobachtet (1, 3, 7, 8). Die hemmende, partielle Wachstumsstörung kann ein Genu varum, valgum, ante- bzw recurvatum nach sich ziehen, wobei auch hier differente Angaben in der Literatur existieren. Häufiger scheint eine partielle Wachstumsstörung in der Frontalebene aufzutreten (1, 3).

Die Faktoren, die die Inzidenz der Wachstumsstörung bestimmen werden vom primären Dislokationsausmaß (über 1/5 Schaftbreite), aber auch in der Therapie (Genauigkeit der Reposition, die Häufigkeit der Manipulationen insgesamt, stattgehabte Infektion) bestimmt (2, 4, 5).

Die Möglichkeit, belassene Achsabweichung spontan zu korrigieren wird für den distalen Femur in der Literatur wie folgt beurteilt: Eine Spontankorrektur einer Varusfehlstellung wird in einzelnen Fällen immer wieder beschrieben und scheint altersabhängig möglich. Bei Valgusfehlstellung wird eine Korrektur eher bezweifelt. In der Sagittalebene scheint eine gute Korrektur für die Antekurvation von 10 bis 15° altersabhängig bis zum 5. LJ zu bestehen, seitens der Rekurvation werden keine quantitativen Angaben gemacht (1, 2, 3, 4, 5, 7). Ein Rotationsfehler wird möglicherweise durch die Derotationsvorgänge – entsprechend den diaphysären Frakturen - im weiteren Wachstum ausgeglichen. Diesbezügliche existieren für den distalen Femur jedoch keine exakten Angaben (7). Eine Seit-zu-Seit Verschiebung von maximal 1/3 Schaftbreite scheint gut ausgeglichen zu werden (6).

Um die Frage der möglichen Wachstumsprognose nach Verletzung der Wachstumsfugen nach der Behandlung von distalen Femurfrakturen zu beantworten, führten wir eine retrospektive Studie durch.

Material und Methode

Diese Studie umfaßt einen 10 Jahreszeitraum vom 1.1.1990 bis zum 1.1.2000. Es wurden alle Frakturen der Epiphyse, und der Metaphyse in die Studie eingeschlossen. Ausschlußkriterium war ein Alter über 14 Jahre um mögliche Übergangsfrakturen nicht in dem Kollektiv mitzuerfassen. Es wurden radiologische Bilder, als auch die stationären Akten ausgewertet und es wurde eine Nachuntersuchung nach mindestens 2 Jahren durchgeführt. Die Nachuntersuchung umfaßte eine Beinlängenmessung nach der Brettchenmethode sowie eine Funktionsanalyse. Bei Einschränkung der Funktion im Hüftgelenk als auch Abweichung der Achse erfolgte eine radiologische Kontrolle. Die Ergebnisse der Konsolidation wurden mit den Ergebnissen der Nachuntersuchung verglichen.

Ergebnisse

Insgesamt wurden in diesem Zeitraum 502 Femurfrakturen in der Klinik für Kinderchirurgie der Universität Graz (Leiter: Prof. Höllwarth) behandelt, davon lagen 20 Frakturen metaphysär (3,9%) und 10 epiphysär (1,9%). Wiederum analysiert in den einzelnen Gruppen war es 8 mal zu einer Salter-Harris-Typ II Verletzung und 2 mal zu einer Salter-Harris-Typ III Verletzung gekommen.

Die metaphysären Frakturen verteilten sich wie folgt: in 10 Fällen bestand eine Stauchungsfrakturen, 4 mal eine Grünholzfraktur, in 6 Fällen eine komplette Fraktur. Das Alter bei Unfall betrug durchschnittlich 4,8 Jahre (0,6/14). Als Unfallursachen wurden ein Überrolltrauma in 20% (n = 6), ein Verkehrsunfall in 7% (n = 2), ein Sportunfall in 10% (n = 3), ein Spielunfall in 40% (n = 12) sowie in 23% konnte keine eindeutigen Unfallursache retrospektiv zugeordnet werden.

Als Therapie wurde in 22 Fällen (53%) ein Oberschenkel- oder Becken-Bein Gips angelegt, 1mal eine intramedulläre Nagelung durchgeführt, 1 mal ein Fixateur extern angelegt und in 6 Fällen mit Kirschnerdrähten fixiert (6,7%).

Als Ergebnis bei der Konsolidation zeigte sich in 6 Fällen eine belassene Antekurvationsfehlstellung, wobei diese nicht mehr als 20° betrug, in 2 Fällen eine Valgusfehlstellung sowie in 3 Fällen eine Seit-zu-Seit Verschiebung über 1/5 des Schaftes.

Eine Nachuntersuchung konnte insgesamt bei 18 Patienten (60%) durchgeführt werden. Das durchschnittliche Intervall zwischen Unfall und Nachuntersuchung betrug 5,4 Jahre (2/9 Jahre). Das Alter bei der Nachuntersuchung lag im Schnitt bei 9,1 Jahren (3/17).

Die Nachuntersuchung zeigte folgende Achsenfehlstellung: in 2 Fällen eine Antekurvation, in 2 Fällen ein Genu varum, in 1 Fall ein Genu valgum sowie eine Funktionsstörung.

Im Vergleich der Ergebnisse bei Behandlungsabschluß und der Nachuntersuchung zeigte sich, daß sich die Seit-zu-Seit Versetzung in allen Fällen korrigiert hatte, in 4 Fällen fand sich eine

Spontankorrektur einer belassenen Antekurvation. In zwei Fällen hatte sich die Antekurvation nicht korrigiert, wobei diese Kinder über 5 Jahre alt waren. Ein Genum valgum korrigierte sich in 1 Fall, in 1 Fall zeigte sich keine Korrektur. Bei der Analyse der möglichen Wachstumsstörungen wurden in 50% (n = 9) Beinlängendifferenzen im Sinne eines vermehrten Längenwachstums – als Ausdruck eine stimulativen Wachstumsstörung – gefunden. Eine Beinlängenverkürzung zur Gegenseite fand sich in keinem Fall. In 2 Fällen kam es zu einer partiellen Wachstumsstörung, wobei es sich jedes Mal um ein Genu varum handelte. Dies geschah nach einer initial als Salter-Harris-II eingestuften Verletzung und nach einer metaphysären Stauchungsfraktur.

Diskussion

Aus der Untersuchung und den Analysen der Literatur kann zusammengefaßt werden, daß die Inzidenz der Wachstumsstörung nach metaphysären Frakturen scheinbar niedriger ist, als die Wachstumsstörung nach epiphysären Frakturen, die insgesamt als hoch angenommen werden muß (2, 3, 5). Jedoch ist die epiphysäre Fraktur am distalen Femur eine Rarität in den einzelnen Zentren. Um exakte Aussagen machen zu können fehlen epidemiologische Daten und auch multizentrische Studien.

Die Ursachen der Wachstumsstörungen sind nach wie vor nicht bekannt und werden erst möglicherweise durch molekularbiologische Forschungen besser vorhersagbar.

Die Spontankorrektur betrachtend, zeigte sich eine gute Korrektur der Seit-zu-Seit Fehlstellung. In der Frontalebene trat keine sichere Korrektur ein. In der Sagittalebene scheint altersabhängig bis zum 5 Lebensjahr eine Korrektur der Antekurvation bis zu 20° möglich, wobei die Achsfehlstellung aber auch vom Gelenk wegwächst. Seitens des Rotationsfehlers fehlen nach wie vor aussagekräftige Studien (6, 7, 8).

Aufgrund der erarbeiteten Daten und der in der Literatur beschriebenen Problematik, der nicht sicher vorhersagbaren Wachstumsphänomene dieser Frakturen führen wir in unserer Klinik folgenden Behandlungsalgorithmus durch: metaphysäre Frakturen, die eine Stauchungsfraktur bis zum 5. Lbj aufweisen, werden im Oberschenkel oder Beckenbeingips ruhiggestellt, altersabhängig kann eine Fehlstellung bis zu 20° belassen werden. Dennoch unterziehen wir diese Frakturen sekundär einer Keilung. Vollständig durchbrochene Frakturen, die undisloziert sind, werden am 8. Tag radilogisch kontrolliert und ggf. einer Reposition unterzogen. Dislozierte, vollständige Frakturen im Bereich der Metaphyse werden in Narkose reponiert und primär definitiv mit meist einer Kirschnerdrahtosteosynthese operativ versorgt. Epiphysäre Frakturen, die undisloziert sind, werden – da es sich um eine Gelenkfraktur handelt – punktiert, eine Ruhigstellung im Oberschenkelgips eingeleitet, eine radiologische Kontrolle nach 1 Woche ist vorgesehen um ggf. eine sekundäre Dislokation auszuschließen. Tritt eine solche ein wird in Narkose reponiet und definitiv retiniert. Dislozierte Frakturen – mit auch noch so geringem Ausmaß – werden immer primär in einer Narkose exakt reponiert und möglichst durch eine Kompressionsosteosynthese mittels Schraube fixiert. Falls dies nicht möglich ist, kommt eine Kirschnerdrahtspickung zur Anwendung.

Literatur

1. Beck A, Kinzl L, Rüter A, Strecker W (2001) Frakturen mit Beteiligung der distalen Femurepiphyse, Unfallchirurg 104 611 – 616
2. Buess-Watson E, Exner G, Illi O (1994) Fractures about the knee: growth disturbances and problems of stability at long term follow up. Eur J Pediatr Surg 4 218 – 224
3. Ehrlich M (1979) Epiphyseal fractures about the knee, Orth Clin North America 10 91 – 103
4. Lombardo S, Harvey I, Harvey P (1977) Fractures of the distal femoral Epiphysis, J Bone and Joint Surg 59-A 742 – 751
5. Riseborough E, Barrett I, Sharpiro F (1983) Growth disturbances following distal femoral physeal fracture-separations, J Bone and Joint Surg 65-A 885 – 893
6. Rockwood Ch, Wilkins K (1996) Beaty, Fractures in children, J. New York Philadelphia, Lippincottverlag
7. v. Laer (2001) Frakturen und Luxationen im Wachstumsalter Thieme Verlag Stuttgart, New York
8. Zimmermann R, Stöger A, Golser K, Gabl M, Angermann P, Benedetto K (1999) Das Tibiawachstum nach isolierter Femurschaftfraktur im Wachstumsalter, Unfallchirurg 102 365 – 370

Ab wann wird die kindliche Fraktur zur Fraktur des Erwachsenen? Zeitpunkt und Bedeutung des Fugenschlusses

I. Marzi, B. Maier und H. L. Laurer

Klinik für Unfall-, Hand- und Wiederherstellungschirurgie, Klinikum der Johann Wolfgang Goethe-Universität, Theodor-Stern-Kai 7, 60590 Frankfurt am Main (e-mail: marzi@trauma.uni-frankfurt.de)

When Does the Fracture in Childhood Change to the Fracture of the Adult? Timepoint and Clinical Relevance of Epiphyseal Closure

Summary. Surgical treatment of fractures of adolescents is often difficult as the epiphyses are still open or not yet completely closed. The osteosynthesis chosen has to consider the remaining prospective growth of the affected bone and biomechanical needs. Due to high physical maturity with small remaining growth capacity in adolescents, a number of different techniques known from osteosynthesis in adults with minor modifications can be used to treat these fractures.

Key words: Childhood-fracture – surgical treatment – epiphyseal closure

Zusammenfassung. Frakturen im Adolszentenalter stellen aufgrund noch offener oder nur partiell geschlossener Wachstumsfugen bei der chirurgischen Versorgung Problemfälle dar. Die operative Versorgung muss einerseits unter Berücksichtigung der verbliebenen Wachstumspotenz der betroffenen Fugen, andererseits mit ausreichender biomechanischer Stabilität erfolgen. Aufgrund der meist nur geringen verbliebenen Wachstumspotenz der Epiphysenfugen in dieser Entwicklungsphase können häufig Operationsverfahren der Erwachsenentraumatologie, ggf. modifiziert, angewandt werden.

Schlüsselwörter: Kindliche Frakturen – operative Therapie – Epiphysenschluss

Die Indikation zur ambulanten oder stationären chirurgischen Behandlung bei Kindern erfolgt in einem großen Anteil aufgrund von Verletzungen des wachsenden Skeletts. In den letzten Jahren wurden operative Verfahren entwickelt, die dem Zustand der offenen Epiphysenfuge Rechnung tragend eine möglichst schonende Versorgung dieser kindlichen Frakturen ermöglichen. Das therapeutische Dilemma beginnt aber spätestens mit oder nach dem pubertären Wachstumsschub, wenn die radiologische Bildgebung offene Epiphysenfugen darstellt, Körpergewicht oder Entwicklungsstatus des Verletzten ihn aber mehr als Erwachsenen erscheinen lassen. Um eine stabile Retention von Frakturen zu erreichen ist oftmals die Anwendung von Osteosyntheseverfahren der Erwachsenentraumatologie indiziert. Die Unsicherheit über die Folgen einer Verletzung der Wachstumsfugen mit zumindest potentiell möglicher konsekutiver Störung des weiteren Längenwachstums verhindert jedoch oftmals die Anwendung dieser

Osteosyntheseverfahren oder führt zu Unsicherheit beim behandelnden Chirurgen. Dieser Artikel soll an ausgewählten Beispielen aufzeigen, wann eine noch als kindliche Fraktur zu klassifizierende Verletzung bereits mit den gängigen Osteosyntheseverfahren der Unfallchirurgie versorgt werden kann oder muss.

Längenwachstum und Wachstumsschub

Die Entscheidung, ob die Wachstumsfuge im Rahmen der Frakturstabilisierung gekreuzt werden kann, hängt in erster Linie von dem noch zu erwartenden Längenwachstum der Fuge ab. Der prozentuale Anteil der einzelnen Epiphysenfugen am gesamten Längenwachstum der langen Röhrenknochen ist hinreichend bekannt. An der oberen Extremität sind die ellenbogennahen Wachstumsfugen mit je 20 Prozent am Wachstum beteiligt, die proximale Humerusepiphyse und die distale Epiphyse von Radius und Ulna tragen je 80% zum Längenwachstum bei. An der unteren Extremität beträgt die Verteilung am Femur proximal 30% zu distal 70%, während der Unterschenkel mit 55% proximal zu 45% distal eine fast ausgeglichene Verteilung aufweist. Vergleichbare Werte existieren für eine Vielzahl anderer Lokalisationen und knöcherner Strukturen jedoch nicht.

Des Weiteren ist bei der Auswahl des Operationsverfahrens zu bedenken, dass der pubertäre Wachstumsschub bei Mädchen zwischen dem 12. und 14. Lebensjahr rund zwei Jahre früher erfolgt als bei Jungen, und dass auch die definitive Verknöcherung der Fuge mit 16 bis 18 Jahren bei Mädchen im Vergleich zu Jungen, bei denen die Fugen mit 18 bis 21 Jahren vollständig verknöchern, früher abgeschlossen ist.

Aus der Summe dieser Informationen kann jedoch nicht immer mit Sicherheit auf das individuell noch verbleibende Längenwachstum des frakturierten Knochens geschlossen werden, so dass die Entscheidung zur richtigen Osteosynthese schwierig sein kann. Der behandelnde Arzt steht vor der Frage, ob nun eine kindgerechte Osteosynthese (zum Beispiel elastische Titannägel) mit der Gefahr der nicht ausreichenden Stabilität und einer sekundären Dislokation den Vorzug vor dem Operationsverfahren der adulten Traumatologie (z.B. Verriegelungsmarknagel) mit einer definitiven Versorgung ohne Rücksicht auf die noch offene Wachstumsfuge erhalten soll.

Übergangsfraktur der distalen Tibia

Die wohl am häufigsten beschriebene knöcherne Verletzung bei beginnend oder partiell geschlossener Wachstumsfuge stellen die Übergangsfrakturen der distalen Tibia dar, die je nach Verlauf der Frakturlinie und Anzahl der Fragmente als Twoplane, Triplane I oder Triplane II bezeichnet werden. Im Regelfall verknöchert die Fuge zwischen dem 13. und 15. Lebensjahr und ein relevantes Längenwachstum ist bei der Mehrzahl der so verunfallten Kinder nicht mehr zu erwarten. Die anatomische Gelenkrekonstruktion mit dem Ziel des Erhalts der vollen Funktionalität steht im Zentrum der therapeutischen Bemühungen. Hierzu ist die übungsstabile Osteosynthese indiziert (Abbildung 1). Im Regelfall kann eine Osteosynthese ohne Kreuzung der Fuge durchgeführt werden, aufgrund der oben genannten Wachstumscharakteristik dieser Fuge verbunden mit dem Alter der Patienten ist aber vor allem bei kleinen Fragmenten auch eine Osteosynthese durch die Fuge durchführbar.

Wirbelsäulenfraktur

Das Behandlungskonzept bei kindlichen Wirbelsäulenfrakturen unterscheidet sich primär nicht von den Erfordernissen der Erwachsenentraumatologie. Die operative Stabilisierung zum Erhalt

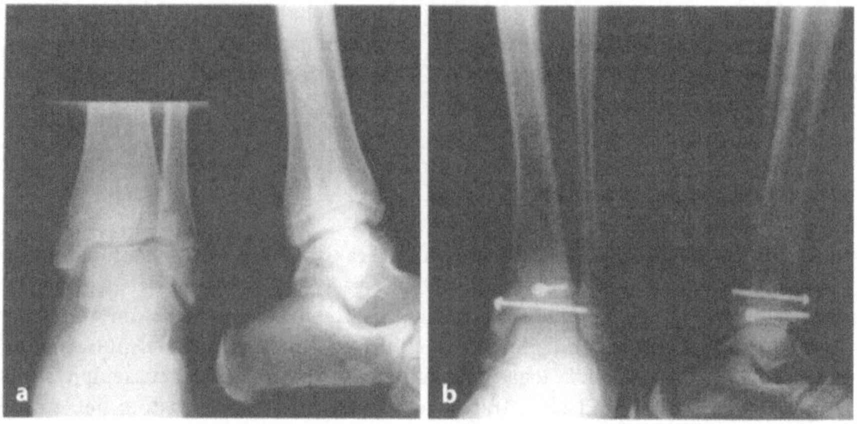

Abb. 1. Übergangsfraktur der distalen Tibia, Typ Triplane I. R.I., 12 J., w, beim Klettern vom Baum auf linken Fuß gestürzt. (**a**) vor und (**b**) nach geschlossener Reposition und Osteosynthese

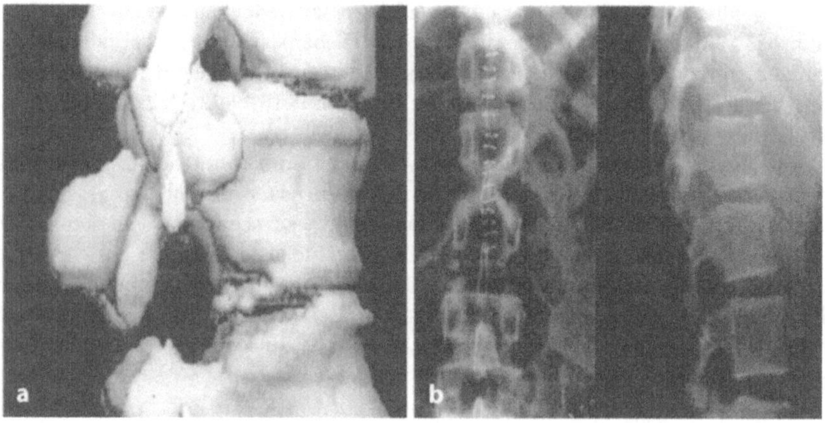

Abb. 2. Luxationsfraktur BWK12/LWK1. A.B., 15 J., w., PKW Unfall im Kleinwagen auf dem Mittelsitz. (**a**) praeoperative CT-Rekonstruktion und (**b**) postoperativ nach Zuggurtung mit PDS-Band und Erhalt der Bandscheibe

neurologischer Funktionen oder zur Verhinderung neurologischer Defizite ist oberste Maxime bei der Entscheidung zur operativen Therapie und Wahl des Verfahrens. Lediglich gewisse Modifikationen des Versorgungsregimes lassen sich im Behandlungsfall bei Kindern vornehmen. So kann aufgrund der guten Knochenqualität und der schnellen Heilungstendenz unter bestimmten Voraussetzungen auf eine zusätzliche ventrale Stabilisierung verzichtet werden, um das Wirbelkörperwachstum nicht zu gefährden. Als andere Möglichkeit bietet sich der Einsatz resorbierbarer Materialien an (Abbildung 2), die das operative Trauma minimieren helfen. Zudem kann bei disco-ligamentären Instabilitäten der HWS und bestimmten HWS-Frakturen mit unverletztem hinterem Längsband die Bandscheibe belassen und auf die Einbringung eines Knochenspans verzichtet werden. Diese letztgenannte Modifikation mit dem Ziel das verletzte Bewegungssegment zu erhalten macht jedoch im Gegensatz zur regulären Stabilisierung der HWS die Metallentfernung der eingebrachten Osteosynthesematerialen notwendig.

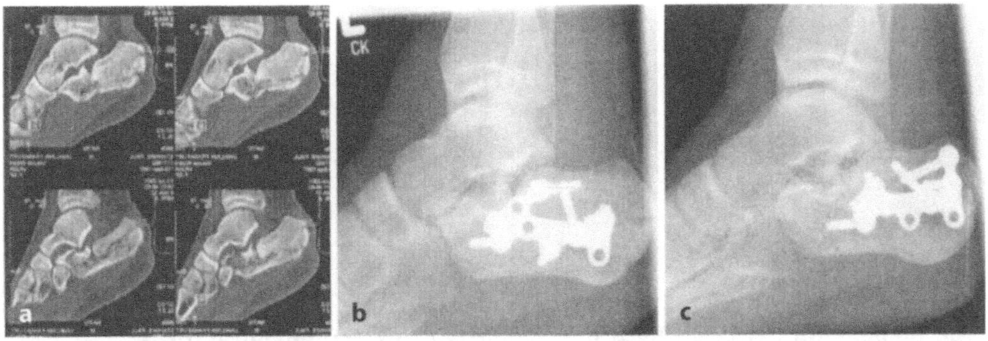

Abb. 3. Calcaneusfraktur beidseits. P.S., 13 J., m., Sprung aus dem Fenster. (a) praeoperative CT-Untersuchung und (b) postoperative Versorgungsbilder.

Calcaneusfraktur

Die dislozierte Verletzung der talo-calcanearen Gelenkfläche stellt auch beim Kind eine absolute Operationsindikation dar. Auch hier sind offene Reposition und Retention entnommen und werden technisch in identischer Weise durchgeführt (Abbildung 3). Bei guter Knochenqualität und gutem Repositionsresultat kann ggf. auf die Einlage eines kortiko-spongiösen Spans verzichtet werden. Auch besteht die Möglichkeit die indizierte Entfernung der eingebrachten Schrauben-Plattensysteme früher vorzunehmen.

Schlußfolgerungen

In jedem Fall ist auch in der pubertären/postpubertären Phase die optimale Reposition und stabile Retention einer Fraktur anzustreben, wobei auch in diesem Alter eine biomechanisch adäquate Versorgung erfolgen muss. Aufgrund der nur noch gering ausgeprägten Wachstumskinetik mit geringem noch zu erwartendem Längenwachstum von Epiphysenfugen in dieser Entwicklungsphase sollte bei der Wahl der chirurgischen Therapie die Sicherheit der Osteosynthese und das optimale funktionelle Ergebnis im Vordergrund stehen. Sind kindliche Operations- und Retentionsverfahren im speziellen Fall als nicht ausreichend sicher und stabil einzustufen, haben sich Operationsverfahren der adulten Traumatologie ohne Rücksicht auf die offenen Wachstumsfugen oftmals als sehr geeignet erwiesen, auch die jungen Patienten mit guten funktionellen Endresultaten zu behandeln. Individuelle Modifikationen der gewählten Operationsmethoden können im Hinblick auf die noch existierenden umfangreicheren Reparationsmechanismen des Kindes bzw. jungen Erwachsenen das operative Trauma minimieren helfen.

Literatur

1. Dailiana, ZH, Malizos KN, Zacharis K, Mavrodontidis AN, Shiamish GA, Soucacos PN (1999) Distal tibial epiphyseal fractures in adoloscents. Am J Orthop 28:309 – 312
2. Hartwig E, Arand M, Krämer S, Schultheiss M, Kinzl L, Kramer M (2000) Temporäre Instrumentation bei Luxationen, Subluxationen und Frakturen der unteren HWS. Unfallchirurg 102:932 – 937
3. Laer Lutz von (2001) Frakturen und Luxationen im Wachstumsalter. 4., neu bearb. und erw. Aufl.-Stuttgart; New York: Thieme

Abstracts

Die biologische Osteosynthese der kindlichen Unterschenkelfraktur – intramedulläre Schienung im Vergleich mit externer Fixation

M. G. Baacke, D. Mann, J. Petermann, L. Gotzen und M. Schnabel

Klinik für Unfall-, Hand- und Wiederherstellungschirurgie, Philipps-Universität Marburg, Baldingerstraße, 35043 Marburg

The Biological Osteosynthesis of the Leg Fracture in Children – Intramedullar Splinting Compared with External Fixator

Zielsetzung: Die kindliche Unterschenkelfraktur galt bis Mitte der 90-er Jahre als Domäne der konservativen Therapie. Mit einer Immobilisationsdauer von 5 – 6 Wochen und der Möglichkeit sekundärer Dislokation kann dieses Verfahren nur bedingt als kindgerecht angesehen werden. Der operative Anspruch eines primär definitiven, immobilisationsfreien, belastungsstabilen und somit kindgerechten Verfahrens wird sowohl von Verfechtern der elastischen Markraumschienung (EMS), als auch von Befürwortern der externen Fixation (EF) erhoben. *Material und Methodik:* Von 6/94 – 96/00 wurden 42 Patienten mit einem Durchschnittsalter von 9 Jahren (5 – 17) mit Frakturen des Unterschenkels operativ behandelt. 3 waren polytraumatisiert, 9 mehrfachverletzt, 30 wiesen eine isolierte Tibiafraktur auf. 32 Typ-A-Frakturen und 10 Typ-B-Frakturen nach AO. 14 Patienten wurden mittels EMS, 28 mit EF stabilisiert. Im Vergleich beider Verfahren wurden OP-Dauer, Durchleuchtungszeiten, Dauer des stationären Aufenthaltes, Art und Dauer postoperativer Immobilisation, sowie Belastbarkeit erfaßt. Im Zeitraum von 3 – 24 Monaten wurden als Komplikation Infekte angesehen, die einer Intervention bedurften, oder sekundäre Dislokationen, die eine Neuanlage oder einen Verfahrenswechsel erforderten. Weiterhin wurden Zeitpunkt und Modalität der Implantatentfernung erfasst. Die Belastbarkeit der stabilisierten Extremität wurde anhand des Frakturtyps festgelegt und war somit verfahrensunabhängig. *Ergebnisse:* Die mittlere OP-Zeit war bei der EF im Mittel um 9 min kürzer als bei der EMS. Die Durchleuchtungszeit zeigte sich bei EMS im Mittel dreimal länger als bei der EF. Der stationäre Aufenthalt war mit ca 5 Tagen nahezu gleich. An Komplikationen wurden 6 oberflächliche Pin-Infekte beobachtet, die keine chirurgische Intervention oder einen Verfahrenswechsel erforderten. Bei einem Patienten wurden eine Neuanlage des Fixateurs bei sekundärer Dislokation erforderlich. Bei der EMS beobachteten wir bei der radiologischen Kontrolle in zwei Fällen eine Rotationsverkürzung, die klinisch jedoch keinen Verfahrenswechsel erforderte. Zweimal wurde bei drohender Hautperforation eine Früh-ME, vor der 8. Woche, erforderlich. Achsenfehlstellungen $> 10^\circ$ oder klinisch evidente Rotationsfehlstellungen wurden nicht beobachtet. Die Entfernung der Implantate wurde bei EMS stationär in Vollnarkose durchgeführt, bei der EF ambulant ohne Analgesie. *Schlußfolgerungen:* Sowohl in der elastischen Markraumschienung, als auch in der externen Monofixation sehen wir den Anspruch an ein kindgerechtes Verfahren durch primär definitive Fixation bei relativer

Risikoarmut erfüllt. Vorteile sehen wir bei der externen Monofixation, da die intraoperative Strahlenbelastung deutlich geringer ausfällt und dem Kind ein weiterer traumatisierender Eingriff mit stationärem Aufenthalt erspart bleibt. In der primären Mobilisationsphase sind die Patienten deutlich schmerzärmer.

Korrektur bis Redaktionsschluss nicht eingegangen.

Die Verletzung der distalen Femurepiphyse: Operative Behandlung einer seltenen Verletzung

A. Beck[1], F. Gebhard[1], A. Rüter[2], W. Strecker[1] und L. Kinzl[1]

[1] Abteilung für Unfallchirurgie, Hand- und Wiederherstellungschirurgie, Universitätsklinikum Ulm, Steinhövelstraße 9, 89075 Ulm
[2] Abteilung für Unfallchirurgie, Hand- und Wiederherstellungschirurgie, Zentralklinikum Augsburg, Stenglinstraße 2, 86156 Augsburg

Vulneration of Distal Femur Epiphysis: Operative Treatment of a Rare Vulneration

Einleitung: In einem Zeitraum von 12 Jahren (1983 - 1994) wurden in einem Krankenhaus der Maximalversorgung 13 Patienten mit Frakturen der noch offenen distalen Epiphysenfuge am Oberschenkel operativ versorgt. Alle Patienten konnten nach Wachstumsabschluß klinisch und radiologisch nachuntersucht werden. *Ergebnisse:* Klinisch waren *alle* Patienten subjektiv beschwerdefrei. Bei keinem Patienten zeigte sich eine eingeschränkte Beweglichkeit im Bereich des Hüft- oder Kniegelenkes, verglichen mit der gesunden Gegenseite, insbesondere fand sich auch kein Streckdefizit im Kniegelenk. 5 der 13 Patienten (38%) wiesen keine Deformitäten auf. Bei den anderen 8 Patienten (62%) fanden sich folgende ein- oder mehrdimensionale Deformitäten (verglichen zum kontralateralen, gesunden Femur): 2 Patienten hatten eine Varus- und 5 Patienten eine Valgusdeformität in einer Größenordnung von bis zu 10 Grad. Sagittale Deformitäten traten nicht auf. Bei 5 Patienten entwickelte sich posttraumatisch eine Verkürzung am Femur (8 - 19 mm), bei 2 Patienten fand sich eine Femurverlängerung von 10 bzw. 15 mm. *Zusammenfassung:* Bei allen Patienten mit Epiphysenfrakturen am distalen Femur empfehlen wir nach Wachstumsabschluß eine klinische und ggf. auch radiologische und/oder sonographische Kontrolle zum Ausschluß bzw. Nachweis eines Fehlwachstums.

Hypertone Kochsalzlösung und Entlastungskraniotomie beim schweren Schädelhirntrauma im Kindesalter

S. Berger[1], M. Schwarz[2] und R. Huth[3]

[1] Klinik und Poliklinik für Kinderchirurgie
[2] Klinik und Poliklinik für Neurochirurgie
[3] Kinderintensivstation der Kinderklinik, Johannes-Gutenberg-Universität Mainz, Langenbeckstraße 1, 55101 Mainz

Hypertonic Saline Solution and Decompressing Craniectomy in Severe Pediatric Head Injury

Einleitung: Hypertone Kochsalzlösungen werden als ‚small volume resuscitation' in der Therapie des Volumenmangelschocks eingesetzt. Tierexperimentelle Untersuchungen konnten auch eine Hirndrucksenkung durch hypertones NaCl nach Schädelhirntrauma (SHT) zeigen. Erste klinische Erfahrungen beim Erwachsenen mit SHT haben eine Wirksamkeit von hypertonem NaCl auf den erhöhten intrakraniellen Druck (ICP) gezeigt, die auch dann noch besteht, wenn Mannitol nach mehrfachem Einsatz keine Wirksamkeit mehr besitzt. Stark hypertone NaCl-Lösungen ($>$ 3%) wurden beim kindlichen SHT bisher nicht eingesetzt. *Material und Methoden:* Bei zwei Jungen (11 J, 12 J) mit isoliertem SHT (jeweils unilateraler temporoparietaler Kontusionsherd) kam es innerhalb von 24 h nach dem Unfall trotz Behandlung gemäß den Richtlinien der brain trauma foundation zu therapierefraktären Hirndruckanstiegen. Die Infusion von 100 ml 20%iger Mannitollösung senkte den ICP nicht deutlich. Eine Infusion von 30 ml 20%iger NaCl-Lösung (jeweils in 30 min über ZVK) senkte den ICP kurzfristig deutlich ab. Wegen einer Größenzunahme des Kontusionsherdes und Mittellinienverlagerung im Kontroll-CT erfolgte eine Entlastungskraniotomie mit Duraerweiterungsplastik. *Ergebnisse:* Der ICP wurde durch die Operation zunächst normalisiert. In der Folge wurde bei Hirndruckanstiegen über 20 mmHg entweder Mannitol oder hypertones NaCl verabreicht. Hypertone NaCl-Lösung führte auch bei wiederholter Anwendung zu einer signifikanten ICP-Reduktion und Verbesserung des zerebralen Perfusionsdruckes. Das Serum-Natrium überschritt 151 mosmol/l zu keinem Zeitpunkt. Beide Patienten zeigten gute Spätergebnisse. *Schlußfolgerung:* Die Entlastungskraniotomie sowie die Gabe von hypertoner NaCl-Lösung sind bislang ultima ratio-Therapieoptionen beim SHT mit therapierefraktären Hirndruckanstiegen. Beide können jedoch nur bei frühzeitigem Einsatz die Entstehung sekundärer Hirnschäden verhindern. Die alternierende Gabe von Mannitol und hypertonem NaCl könnte bei ähnlicher Wirksamkeit beider Substanzen die Gesamtwirkdauer einer osmotischen Hirndrucktherapie bei Kindern mit schwerem SHT verlängern. Nachteilige Effekte der Verabreichung von hypertoner NaCl-Lösung in der angegebenen Dosierung wurden unter engmaschigem Intensiv-Monitoring nicht beobachtet.

Vergleich verschiedener homologer Interponate im Rahmen der mesenterico-portalen Shuntanlage

D. C. Broering[1], W. J. Tiefenbacher[1], R. Ganschow[2], K. Helmke[3], M. Burdelski[2] und X. Rogiers[1]

[1] Chirurgische Klinik, Abteilung für Hepatobiliäre Chirurgie, Universitätsklinikum Hamburg-Eppendorf, Martinistraße 52, 20246 Hamburg
[2] Klinik für Kinder- und Jugendmedizin
[3] Abteilung für Kinderradiologie, Hamburg

Comparison Between Different Homologous Grafts in Mesenterico-Portal Shunts

Hintergrund: Die mesentericoportale Shuntanlage mittels kryopreservierter homologer (kryopreservierte Arterien oder Venen) oder autologer Gefäßtransplantate hat sich als effektives Verfahren zur Therapie der praehepatischen Pfortaderthrombose etabliert. Unklar ist jedoch welche Art des Gefäßtransplantates die geringste Thrombosrate aufweist. *Material und Methode:* Im Zeitraum von Januar 1996 bis Juli 2001 wurden 27 mesentericoportale Shuntoperationen an Kindern mit einer praehepatischen Pfortaderthrombose durchgeführt. Die postoperativen Verläufe wurden prospektiv erfaßt. 18 Shunts wurden mittels eines homologen Vena jugularis interna Interponates, 2 mittels eines kryopreservierten Arteria iliaca Interponates, 4 mittels eines Vena iliaca Interponates, 3 mittels eines Composite grafts (kryopreservierte Vena iliaca plus autologe Vena jugularis interna) und eine mittels der rekanalisierten V. umbilicalis durchgeführt. Die Indikation zur Shuntoperation war bei 17 Kindern eine Pfortaderstenose bei Z.n. Lebertransplantation und bei 10 Kindern eine praehepatische idiopathische Pfortaderthrombose. *Ergebnisse:* Bei beiden Arterieninterponaten kam es nach 3 bzw 6 Monaten zu einer Shuntthrombose. Beide Grafthistologien zeigten Zeichen der Entzündung sowie Gefäßwandnekrosen. Als Salvagetherapie wurde zum einen ein kryopräserviertes V.Iliaca Interponat und zum anderen ein Splenorenaler Shunt angelegt. Bei den 18 homologen V. jugularis Interponaten musste ein Interponat (5,5%) nach einem Jahr aufgrund einer Striktur durch ein heterologes V. iliaca Interponat ersetzt werden. Die Histologie diese Interponates zeigte unspezifische Veränderungen. Die vier heterologen Vv. iliacae Interponate, die Composite Grafts mit jeweils heterologen Venae Iliacae Interponaten und die bei einem Kind rekanalisierte V. Umbilikalis zeigten keine Thrombose. *Schlußfolgerung:* Trotz des kleinen Patientenkollektives sollte die Verwendung von kryopreservierten homologen Arterien Interponaten zur mesentericoportalen Shuntanlage sehr kritisch betrachtet werden. Wenn möglich, sollte die autologe Vena jugularis als Gefaßinterponat dienen.

Intestinale Frühgeborenenchirurgie – eine neue Herausforderung

P. Degenhardt[1], C. H. Bührer[2], J. Wit[1] und H. Mau[1]

[1] Klinik und Poliklinik für Kinderchirurgie
[2] Neonatologische Klinik, Charité, Campus Virchow Klinikum, Augustenburger Platz 1, 13353 Berlin

Intestinal Premature Infant Surgery – a New Challenge

Einleitung: Verbesserte Behandlungsmöglichkeiten der pulmonalen Komplikationen der Frühgeburtlichkeit haben die Überlebenschancen der Gruppe der sehr unreifen Frühgeborenen erheblich verbessert. Wir beobachteten bei diesen Kindern zunehmend abdominelle, chirurgische Erkrankungen, die nicht nur in den Rahmen NEC passen. *Methodik:* Zwischen 1995 und 2000 wurden 35 Kinder mit einem GG unter 1000 g und 19 Kindern mit einem GG von 1000 – 1500 g innerhalb der Neugeborenenphase laparotomiert. Diese wurden retrospektiv ausgewertet. *Ergebnisse:* In dieser Gruppe waren 24 Kinder die wegen einer NEC chirurgisch behandelt wurden, dies entspricht 44,4%. Die Diagnose NEC wurde bezogen auf alle behandelten vlbw Kinder in 9,1% der Fälle gestellt. Während die häufigste Indikation zu einer Laparotomie erwartungsgemäß die NEC (n = 24) darstellt, wurden zunehmend Frühgeborene operiert, die eine fokal intestinale Perforation (n = 10), eine Mekoniumobstruktion (n = 7), einen Volvolus (n = 9) sowie unklare Ileussymptomatik (n = 4) zeigten. Besonders bei den fortgeschrittenen Formen der NEC und bei bereits länger währenden akuten Abdomen zeigte sich eine z.T. ausgeprägte Minderperfusion einzelner Darmabschnitte, die nicht selten zur Resektion von Darmanteilen führte. *Schlußfolgerungen:* Während NEC und Perforation durch wiederholte Röntgenaufnahmen zumeist sicher zu diagnostizieren sind, ist bei sehr unreifen Frühgeborenen mit unspezifischer Ileussymptomatik die Indikation zu einer notfallmäßigen Laparotomie häufig ausschließlich klinisch zu stellen. Dabei sollten Beobachtungen wie z.B. die Veränderungen des Allgemeinzustandes eine wesentliche Rolle spielen. Mittels Enterostomie kann eine Entlastung der Darmtätigkeit erreicht werden, durchblutungsgestörte Darmanteile können belassen werden und können sich unter funktioneller Ausschaltung erholen. Neben verbesserten kinderanästhesiologischen Möglichkeiten stellt das akute Abdomen des sehr unreifen Frühgeborenen für alle beteiligten Disziplinen eine große Herausforderung dar.

Korrelation von IL-6- und CRP-Serum-Spiegeln zur Schwere des Schädelhirntraumas im Kindesalter

T. Elouahidi, K. Rothe und A. Schneider

Klinik und Poliklinik für Kinderchirurgie, Universitätsklinikum Leipzig, Oststraße 21 – 25, 04317 Leipzig

Correlation of IL-6 and CRP Serum Levels to the Seriosity of Head Injuries in Children

Ziel der Studie war die Validierung von Parametern der Akute-Phase-Reaktion zur Schwere und zum Verlauf bei Kindern mit SHT. *Patienten und Methode:* Eingeschlossen wurden 45 Kinder im Alter von 1 1/12 – 14 9/12 Jahren nach SHT. Ausschlusskriterien waren primäres

Krampfleiden, Infektionen und Kortisontherapie. Bestimmt wurde IL-6- und CRP-Serumspiegel am Unfalltag, dem 1., 3. und 7. posttraumatischen Tag. *Ergebnisse:* Maximalwerte von IL-6 treten bereits 4 - 6 Stunden posttraumatisch auf. Im Verlauf sinken diese auf Normalwerte innerhalb von 48 - 72 Stunden. Dagegen ist das CRP am Unfalltag nicht erhöht und erreicht erst nach 48 - 72 Stunden sein Maximum. Kinder mit einem GCS < 8 Punkte wiesen am Unfalltag signifikant höhere IL-6-Spiegel auf, verglichen mit Kindern mit einem GCS > 8 Punkte ($p = 0{,}01$). Die IL-6-Spiegel waren ebenfalls bei Kindern mit einem PRISM Score > 10 deutlich höher als bei Kindern mit einem PRISM Score < 10 Punkte. Die Spitzen CRP-Spiegel korrelierten mit den IL-6-Spiegeln am Unfalltag ($r = 0{,}49$, $p < 0{,}001$). Bezüglich Mortalität und Outcome erreichte die Korrelation für das CRP keine Signifikanz. *Zusammenfassung:* IL-6-Spiegel steigen 4 - 6 Stunden posttraumatisch signifikant an während CRP-Spiegel erst nach 48 - 72 Stunden ihr Maximum erreichen. Die Messung des Serum-IL-6 bei Aufnahme kann als prediktiver Parameter der Schwere des SHT gelten.

Korrektur bis Redaktionsschluss nicht eingegangen.

Interdisziplinäre Behandlungskonzepte zur Korrektur komplexer urogenitaler Fehlbildungen während einer Nierentransplantation im Kindesalter

J. Fuchs[1], J. Strehlau[2], P. Szavay[1], B. Nashan[3] und G. Offner[2]

[1] Kinderchirurgische Klinik
[2] Kinderklinik
[3] Klinik für Chirurgie und Transplantationsmedizin, Medizinische Hochschule Hannover, Carl-Neuberg-Straße 1, 30625 Hannover

Interdisciplinary Treatment Concept for the Correction of Complex Urogenital Malformations During a Kidney Transplantation in Childhood

Einleitung: Die Nierentransplantation ist die Therapie der Wahl auch bei komplexen urogenitalen Fehlbildungen und Dysplasien im Kindesalter mit Übergang in die terminale Niereninsuffizienz. Das Transplantatüberleben wird hier nicht allein durch eine effektivere Immunsuppression, sondern wesentlich durch die operative Gestaltung einer für viele Jahre infektfreien, kontinenten Harnableitung bestimmt. Die Minimierung der Ischämiezeit des Transplantates, die Ureterperfusion, die Übertragung häufig polyresistenter Keime aus dem nativen Harnsystem, Harnkontinenz, kosmetisches Ergebnis und soziale Rehabilitation der Kinder sind bereits vor der Transplantation zu überlegen und bestimmen das operative Vorgehen. *Patienten und Methode:* Von 236 nierentransplantierten Kindern der letzten 10 Jahre hatten 4 Kinder komplexe urogenitale bzw. anorektale Fehlbildungen. Patient 1 und 2 hatten anorektale Fehlbildungen im Sinne einer intermediären Analatresie und Kloakalfehlbildung. Beide Kinder hatten zusätzlich dysplastische Nieren mit Harnleiterektopien in die Urethra. Patient 3 hatte eine Urethra duplex mit Striktur und Ureterfehleinmündung, Patient 4 eine Nierendysplasie mit einem Sinus urogenitalis. Hier erfolgte präoperativ die Urindiversion über eine Ureterostomie. Das Alter dieser Kinder zum Zeitpunkt der Transplantation betrug 1.2, 1.9, 3 und 16 Jahre. Alle Kinder wurden präoperativ peritonealdialysiert. Bei Patient #1 und #2 wurden zunächst die anorektalen Fehlbildungen nach Pena korrigiert. Patient #3 hatte eine Urethrarekonstruktion mit einen Blasenschleimhauttransplantat. Patient #4 erhielt eine Sinuskorrektur. Alle Patienten wurden im Rahmen der Transplantation nephrektomiert. Zeitgleich oder unmittelbar vor der Nierentransplantion wurde bei 2 Patienten eine Enterozystoplastik mit Implantation des Tx-Harnleiters in den Darm realisiert. Bei einem Patient wurde eine Ureterozystoneostomie nach Cohen bei neurogener Blase und eine Mitrofanoff- Plastik während der Transplantation vorgenommen. *Ergebnisse:* Alle Patienten zeigten postoperativ eine regelrechte Transplantatfunktion (glomeruläre Filtrationsrate nach Schwartz$_{post\text{-}Tx}$ bei Entlassung = 68 - 127 ml/min/1,73m^2). Die Entleerung der Urinreservoire erfolgte in 3 Fällen über einen intermittierenden Katheterismus (2× per Mitrofanoff, 1× per via naturalis). Es trat keine Harntransportstörungen in der Tx-Niere auf. Keiner der Patienten entwickelte postoperativ fieberhafte Harnwegsinfekte. *Zusammenfassung:* Auch bei komplexen urogenitalen Fehlbildungen ist eine zeitgleiche, kontinenz herstellende Korrektur während einer Nierentransplantation ohne Beeinträchtigung der Transplantatfunktion möglich. Vorraussetzung ist ein interdisziplinäres Management zwischen Transplantationschirurgen, Kinderchirurgen und Kindernephrologen. Trotz postoperativ hoher Immunsuppression ist eine Enterozystoplastik bei Nierentransplantation vertretbar.

Charakteristika und Prognose epi- und subduraler Hämatome im Kindesalter

U. Gemander, K. Rothe, T. Woller und J. Bennek

Klinik und Poliklinik für Kinderchirurgie, Universitätsklinikum Leipzig, Oststraße 21 – 25, 04317 Leipzig

Characteristics and Prognosis of Epidural and Subdural Hematoma in Childhood

Patienten und Methode: Im Zeitraum von 01/1991 bis 01/2001 wurde an der Klinik und Poliklinik für Kinderchirurgie der Universität Leipzig 58 Kinder mit Epi- oder Subduralhämatom operativ versorgt. Ziel dieser retrospektiven Studie ist die Darstellung der besonderen Charakteristika des kindlichen Epi- oder Subduralhämatoms sowie der Unterschiede zum Erwachsenen. *Ergebnisse:* In unserer Serie sind die meisten Epiduralhämatome nach leichteren Traumen entstanden. 2/3 der Patienten zeigten ein freies Intervall bis zur klinischen Manifestation. Subdurale Hämatome betrafen jüngere Kinder und Säuglinge mit einem hohen Anteil von Kindesmisshandlungen. 18% der Kinder hatten Zusatzverletzungen, 10% waren polytraumatisiert. Von 58 operierten Kindern überlebten 55. Alle 3 verstorbenen Kinder wiesen multiple Hirnkontusionen auf. Die durchschnittliche Nachbeobachtungszeit betrug 5,6 Jahre nach Unfall. 88% wurden als ‚good recovery' gemäß Glasgow Outcome Scale beurteilt, 2 Patienten mussten in die Kategorie ‚moderate disability' und 2 Kinder nach subduralem Hämatom in die Gruppe ‚severe disability' eingeteilt werden. *Schlußfolgerung:* Unsere Analyse zeigt, daß die Langzeitprognose nach Epiduralhämatom im Gegensatz zum Erwachsenen beim Kind sowohl bezüglich Überleben als auch besonders bezüglich Lebensqualität sehr günstig ist. Problematischer ist das Subduralhämatom, wobei der Einfluss der wiederholten Traumatisierung ausschlaggebend sein kann.

Erfahrungen mit bioresorbierbarem Osteosynthesematerial bei der Korrektur angeborener Fehlbildungen des Schädels

Chr. Geyer[1], A. Hemprich[2], G. Gräfe[1] und J. Bennek[1]

[1] Klinik und Poliklinik für Kinderchirurgie
[2] Klinik und Poliklinik für Mund-, Kiefer- und Plastische Gesichtschirurgie, Universität Leipzig, Oststraße 21 – 25, 04317 Leipzig

Experiences with Bioabsorbable Osteosynthesis Material in the Corrections of Hereditary Malformations of the Skull

Die Notwendigkeit einer stabilen Osteosynthese bei der operativen Korrektur von Kraniostenosen und Kraniosynostosen am wachsenden Schädel führte in den letzten Jahren zu veränderten therapeutischen Strategien.

Wir berichten über erste eigene Erfahrungen bei der Korrektur kraniofacialer Malformationen unter Verwendung polymerer bioresorbierbarer Knochenfixationssysteme.

Im Einzelnen handelt es sich um drei Säuglinge mit Kraniosynostose und ein Kind mit Apert-Syndrom.

Die Fixation der nach bifrontaler Kraniotomie korregierte Position der knöchernen Segmente erfolgte durch die Verwendung bioresorbierbarer Fixationssysteme verschiedener Hersteller.

Evaluierung der Patienten erfolgte prä- und postoperativ nach klinischen Kriterien sowie durch bildgebende Verfahren und Fotodokumentation.

Die Nachbeobachtungszeit beträgt im Mittel 8,5 Monate.

Die operationstechnische Verwendbarkeit aller verwendeten System war sicher und schnell.

Bei 3 Kindern wurden weder Infektionen, Instabilitäten, Hämatome, Osteolysen oder entzündliche Reaktionen beobachtet. Ein Patient wies eine lokale Gewebereaktion über einer Platte auf.

Die Verwendung bioresorbierbarer Platten und Schrauben an kindlichen Schädel erscheint effizient und sicher und verspricht therapeutischen Benefit.

Korrektur bis Redaktionsschluss nicht eingegangen.

Ileusprophylaxe durch Fibrinplikatur bei Rezidivlaparotomien

S. Holland-Cunz, A. Boelter und K. L. Waag

Kinderchirurgie, Universitätsklinikum Mannheim, Theodor-Kutzer-Ufer 1 – 3, 68167 Mannheim

Ileus Prophylaxis by Fibrin Plication with Relapse Laparatomies

Zielsetzung: Nach rezidivierenden Laparotomien im Kindesalter mit hoher Wahrscheinlichkeit auf die Ausbildung von Adhäsionen oder Briden wurde bei 75 Patienten in den vergangenen 10 Jahren eine Plikatur des Dünndarmes durchgeführt. Die durch den Chirurgen vorgegebene Anordnung des Dünndarmes wurde mit Fibrinkleber (Tissucol-Firma:

Immuno/Baxter) fixiert. Die Studie untersucht retrospektiv die Indikationen zur Fibrinplikatur, die Früh- und Spätergebnisse. *Material und Methoden:* In 60 Fällen waren die Einschlusskriterien für die Studie erfüllt und die Dokumentationen so vollständig, daß sie in die Erhebung aufgenommen werden konnte. 57 der Patienten konnten mit einem Fragebogen angeschrieben werden und hiervon antworteten inklusive der telefonisch kontaktierten Patienten ca. 85%. Die Parameter wurden nach präoperativen Daten, wie den Grunderkrankungen, den Indikationen zur Laparotomie, den Vor-Operationen, sowie intraoperativen Daten, wie Op-Zeiten, Blutverlust und dokumentierten Besonderheiten, und schließlich nach früh-, sowie spätpostoperativen Daten, wie den Ergebnisse der aktuellen Befragung sortiert.

Die Daten wurden der medizinisch statistischen Abteilung im eigenen Hause vorgelegt und auf signifikante Unterschiede untersucht. *Ergebnisse:* 37% der Patienten, die eine Fibrinplikatur erhielten, waren ehemalige Frühgeborene. Im Durchschnitt waren die Kinder zum Zeitpunkt der Operation knapp drei Jahre alt (zwischen 1,5 Monaten und 11 Jahren). Bei 59 Kindern handelte es sich um einen Wiederholungseingriff, lediglich einmal wurde bei der ersten Laparotomie eine Fibrinplikatur vorgenommen. Die Anzahl der Vor Operationen variierte von einer bis zu maximal sechs Laparotomien, die dem, für diese Untersuchung dokumentierten und ausgewerteten Eingriff vorausgingen. In 17% der Patienten war bereits während einer Vor Operation mit Fibrin plikiert worden, zwei dieser Patienten waren bereits zweimal während wiederholter Laparotomien mit dieser Technik versorgt worden. Die Grunderkrankungen waren sehr vielfältig, in 13% handelte es sich um eine Omphalozele/ Gastroschisis, in 11% um eine Nekrotisierende Enterocolitis, in10% war eine Dünndarmatresie beschrieben, in 10% ein Mekoniumileus, und andere. *Zusammenfassung:* Eine Relaparotomie aufgrund eines Ileusrezidivs war postoperativ nach erfolgter Fibrinplikatur lediglich bei 5% der Kinder notwendig gewesen. Verglichen mit den Beobachtungen anderer Studien konnte die Relaparotomiequote deutlich (um 50%) gesenkt werden. Die Fibrinplikatur ist ein sicheres Verfahren zur Adhäsionsprophylaxe nach Laparotomie. Dem Dünndarm wird durch die vorgegebene Lageanordnung und die temporäre Fixierung mit Fibrinkleber eine optimierte Vorraussetzung für das Wiederingangkommen der Peristaltik gegeben, sowie eine Bridenprophylaxe gewährleistet.

Minimal invasive Thoraxchirurgie beim Kind

N. K. Jesch, S. Glüer, J. Fuchs, C. Petersen und B. M. Ure

Kinderchirurgische Klinik, Medizinische Hochschule Hannover, Carl-Neuberg-Straße 1, 30625 Hannover

Minimal-Invasive Thoracic Surgery in the Child

Zielsetzung: Die minimal invasive Kinderchirurgie ist mittlerweile etabliert. Die Laparoskopie bei Kindern wird in Zentren routinemäßig bei bis zu 60% der abdominellen Eingriffe angewandt, wobei die Bedeutung der Thorakoskopie in der Kinderchirurgie noch unzureichend geklärt ist. Diese soll in der hier vorgestellten Studie untersucht werden. *Material und Methoden:* Im Rahmen einer prospektiven Studie wurden über ein Jahr sämtliche minimal invasiv durchgeführten Eingriffe analysiert. Spezifische Komplikationen und operativtechnische Aspekte wurden mittels standardisierter Erhebungsbögen erfasst. Zum Vergleich wurden konventionelle Thoraxeingriffe desselben Zeitraumes herangezogen. *Resultate:* Von 106 Operationen im Thoraxbereich waren 31 (29.2%) thorakoskopisch. Diese wurden bei Neugeborenen und bei Patienten bis zu einem Alter von 18 Jahren durchgeführt. Es erfolgten 13 verschiedene Eingriffsarten. Am häufigsten war mit 15 (48.4%) Eingriffen die minimal invasive Trichterbrustkorrektur mit thorakoskopischer Assistenz, gefolgt von der Resektion bronchogener Cysten und Tumorgewebes der Lunge (n = 6). Der thorakoskopische Zwerchfellhernienverschluss erfolgte zweimalig, 9 weitere Operationen einmalig. Die Konversionsrate betrug 12.9%. Zu keinem Zeitpunkt trat eine Thorakoskopie-bedingte Komplikation mit einem Nachteil für den Patienten auf. *Zusammenfassung:* Diese Studie zeigt, dass die Thorakoskopie ebenso wie die Laparoskopie mit ausgezeichneter Durchführbarkeit und geringer Komplikationsrate breit eingesetzt werden kann.

Die Mekoniumtransportstörung bei sehr kleinen Frühgeborenen – ein interdisziplinäres Problem

F. Kirchmair[1], C. Bührer[2], H. Hammer[3], T. Hoehnen[2], P. Degenhardt[1], S. Golla[1], B. Stöver[4] und J. Wit[1]

[1] Klinik und Poliklinik für Kinderchirurgie
[2] Klinik für Neonatologie
[3] Klinik für Neonatalogie, Charité, Campus Virchow-Klinikum, Humboldt-Universität Berlin, Augustenburger Platz 1, 13353 Berlin
[4] Institut für Röntgendiagnostik, Abt. Kinderradiologie

The Meconium Transport Disturbance in very small Pretern Infants – an Interdisciplinary Problem

Einleitung: Die Fortschritte der neonatologischen Intensivtherapie ermöglichen das Überleben sehr kleiner Frühgeborener bis in den Bereich um 500 g und 24 SSW hinein in zunehmendem Maße. Dies stellt auch den Kinderchirurgen vor neue Fragestellungen, die durch die Symptome der erheblichen Unreife verschiedener Organsysteme hervorgebracht werden. Sowohl die sehr jungen und sehr leichten, als auch die hypotrophen Frühgeborenen zeigen auf Grund der funktionellen Unreife des Intestinums besondere Formen von Ileus- und Subileuszuständen. Im Einzelfall besteht hier dringender chirurgischer Behandlungsbedarf. *Methode:* Die vorliegende Analyse erfaßt die von 01/2000 bis 12/2001 in den beiden neonatologischen Kliniken behandelten Kinder mit einem Geburtsgewicht unter 1000g. Von diesen ca. 120 Frühgeborenen pro Jahr werden die Daten zu Schwangerschafts- und Geburtsanamnese, früh postnataler Adaptation, Ernährungsregime, Symptomdynamik, konservativen Therapieversuchen, Operationsindikation, Operationssitus, Art der Enterostomie, postoperativem Verlauf und outcome retro- und prospektiv analysiert. *Ergebnis:* Zu einem sehr hohen Prozentsatz weisen alle diese sehr kleinen Frühgeborenen eine abdominelle Symptomatik unterschiedlichen Ausmaßes auf. Wann und unter welchen Umständen die konservative Therapie nicht ausreicht und der klinische Befund zu einer akuten Operationsindikation führt, soll untersucht werden. Intraoperativ fanden wir bei diesen Kindern sogenannte Pseudoobstruktionen überwiegend im Bereich des distalen Dünndarms, aber auch in anderen Darmabschnitten. Langstreckig zähes und an der Darmwand adhärentes

Mekonium wurde als Ursache gefunden, ohne daß die dem eigentlichen Mekoniumileus zugrunde liegende Muskoviszidose vorlag. Unter Anwendung von Acetylcystein konnte intraoperativ, ähnlich der Versorgung des Mekoniumileus, der adhärente und zähe Darminhalt über eine Enterotomie entfernt werden. Die temporären Enterostomien wurden entweder doppelläufig oder im Sinne Bishop-Koop'scher Anastomosen angelegt. *Schlußfolgerung:* Die Mekoniumtransportstörung als Folge der intestinalen Unreife stellt ein zunehmend wichtiges Problem bei der Betreuung der sehr kleinen Frühgeborenen dar. Aus der vorliegenden Analyse können Aussagen zu Erkrankungsrisiko, bisher eingegangener Therapiestrategie und deren Erfolgsrate getroffen werden. Nur die Klärung der Pathogenese kann zu einem kausalen Therapieansatz führen.

Effektivität der Elektrokauterisation in verschiedenen Medien: Gas, Perfluorcarbon, Glycerin und Elektrolytlösung

V. J. Klis[1], O. J. Muensterer[1], R. Metzger[1], H. Till[1] und G. Simbruner[2]

[1] Kinderchirurgische Klinik
[2] Abteilung Neonatologie, Kinderklinik, Universität München, Dr.-von-Haunersches Kinderspital, Lindwurmstraße 4, 80337 München

Efficacy of the Electrocauterization in Different Media: Gas, Perfluorcarbon, Glycerol and Electrolyte Solution

Hintergrund: Bei der intrauterinen fetoskopischen Chirurgie ist eine Elektrokauterisation in der leitfähigen, elektrolytreichen Amnionflüssigkeit nicht möglich. Da die Insufflation von Kohlendioxid in die Fruchtblase zu einer potentiell letalen Hyperkapnie und Azidose des Feten führt (1), müssen andere intrauterine Medien für die sichere, effektive intrauterine Chirurgie gefunden werden. *Zielsetzung:* In einem tierexperimentellen in-vitro Modell wurde die Einsatzfähigkeit und Effektivität der bipolaren Elektrokauterisation in verschiedenen Medien miteinander verglichen. *Methode:* An insgesamt 14 frischen Haut-Knorpelpräparaten des Ohres von New Zealand White Kaninchen wurden unter standardisierten Bedingungen (Einwirkzeit, Gewebedruck, Intensität) mit dem bipolaren Elektrokauter kontrollierte Gewebeläsionen in 4 verschiedenen Umgebungsmedien gesetzt: 1) Luft, 2) Perfluordecalin, einem Perfluorcarbon (PFC), 3) Glycerinlösung und 4) Vollelektrolytlösung (Na^+ 140; K^+ 5; Ca^{++} 2,5; Mg^{++} 1,5; Cl^- 153 mmol/l). Nach Fixierung und Hämalaun-Eosin-Färbung wurden Nekroseindices (NI, Quotient der nativen zur manipulierten Gewebedicke) der bearbeiteten Areale mikroskopisch ermittelt, die Gewebeveränderung qualitativ beschrieben und für die verschiedenen Medien miteinander verglichen. *Ergebnisse:* In den bearbeiteten Arealen zeigten sich deutliche histologische Veränderungen wie die Ausdünnung des Gewebes, eine Aufhebung der Architektur mit verstärkter Anfärbung des Stromas, sowie Zeichen der Kariorhexis. Für die Elektrokauterisation ergab sich kein signifikanter Unterschied der NI bei Glycerin ($1{,}39 \pm 0{,}34$; $p = 0{,}35$) und PFC ($1{,}37 \pm 0{,}20$; $p = 0{,}39$) im Vergleich zu Luft ($1{,}35 \pm 0{,}22$). Kein wesentlicher Kauterisierungseffekt ergab sich in der Elektrolytlösung ($NI = 1{,}05 \pm 0{,}13$; $p < 0{,}001$). *Schlußfolgerung und Ausblick:* Unter den flüssigen Medien bieten PFC und Glycerin gleich gute Voraussetzungen für eine effektive Elektrokauterisation. Die Vorteile für den Einsatz von PFC bei der intrauterinen fetoskopischen Chirurgie sind die

Grenzflächenbildung zu Blut und die inerten biologischen Eigenschaften der Substanz. Im Vergleich zum hyperosmolaren Glycerin ist PFC nicht osmotisch wirksam. Die Durchführbarkeit des Fruchtwasserersatzes mit PFC wurde von uns im Tierexperiment bereits bestätigt.

Niedrige Komplikationsrate der kindlichen Appendizitis bei konventionellem Vorgehen und konsequenter intra- und postoperativer Antibiose

M. Krausch, K. Cupisti, A. Ragger, B. Willberg und U. Willnow

Klinik für Kinderchirurgie, Universitätsklinikum Düsseldorf, Moorenstraße 5, 40225 Düsseldorf

Low Complications Rate of the Appendicitis in Children with Conventional Procedure and Consequent Intra and Postoperative Antibiosis

Einleitung: Die Appendektomie ist der häufigste chirurgische Notfalleingriff im Kindesalter. In der Bemühung, die ohnehin schon niedrige Komplikationsrate dieses Eingriffes noch weiter zu verringern, kommt der perioperativen Antibiose zur Infektbeherrschung entscheidende Bedeutung zu. Die Notwendigkeit einer Antibiose, sowie Art und Dauer sind weiterhin umstritten. *Patienten und Methoden:* Retrospektiv wurden 331 Kinder erfaßt, die zwischen 1991 und 2000 an der Kinderchirurgischen Klinik des Universitätsklinikums Düsseldorf appendektomiert wurden. Das Alter lag zwischen 2 Monaten und 14 Jahren (Median 9 Jahre). *Ergebnisse:* 318 (96%) auswertbare Krankheitsverläufe betrafen 182 Jungen (57%) und 136 Mädchen (43%). In allen Fällen erfolgte die Appendektomie in konventioneller Technik mit primärem Wundverschluß und Intrakutannaht. Die negative Appendektomierate lag bei 14,8%. Katarrhalische Appendizitiden fanden sich in 14,5%, fortgeschrittene Appendizitisformen in 70,7%. 19,4% waren perforiert. Ein Keimnachweis gelang bei 82 von insgesamt 280 intraperitonealen Abstrichen (29%); bei Perforation in 80%. Im Falle intraoperativ nachgewiesener Appendizitis erfolgte in 96% der Fälle eine i.v. Antibiose, in der Regel mit Cefotaxim und Metronidazol über 5 bis 7 Tage. Komplikationen waren jeweils bei initial perforierter Appendizitis ein intraabdomineller und ein epifaszialer Abszess mit intraperitonealem Serom, die eine operative Revision erforderten. Zusätzlich wurden 3 oberflächliche Wundheilungsstörungen beobachtet. Ein postoperativer Ileus trat nicht auf. *Diskussion:* Patientenverteilung, intraoperative Befunde und Histologien entsprechen der Literatur. Die Rate postoperativer infektiöser Komplikationen bei o.g. Vorgehen ist außerordentlich niedrig. Die Relaparotomierate beträgt 0,6% (2 von 318 Patienten) und die Rate oberflächlicher Wundheilungsstörungen 0,9% (3 von 318 Patienten). Alternative Vorgehensweisen unter Verzicht auf Antibiose müssen sich im Ergebnis daran messen lassen. Auch im Literaturvergleich ist die Komplikationsrate bei konsequenter Antibiose im Vergleich zur Appendektomie ohne Antibiose entscheidend geringer. Unter Betrachtung des Kostenfaktors erscheint die Appendektomie mit Antibiose ebenfalls insgesamt günstiger. *Schlußfolgerung:* Die konventionelle Appendektomie unter konsequenter intra- und postoperativer Antibiose ist mit einer geringen Komplikationsrate belastet und als Verfahren der Wahl zu empfehlen.

Chirurgische Therapie des organischen Hyperinsulinismus

S. Märzheuser[1], P. Amendt[2] und H. Mau[1]

[1] Klinik für Kinderchirurgie
[2] Klinik für pädiatrische Endokrinologie, Charité, Campus Virchow-Klinikum, Augustenburger Platz 1, 13353 Berlin

Surgical Treatment of the Organic Hyperinsulinism

Bei der organischen hyperinsulinämischen Hypoglykämie des jungen Säuglings droht die Schädigung des Zentralnervensystems, wenn die Therapie mit Verzögerung einsetzt.

Wir praktizieren in der Charité seit 1981 eine bereits frühzeitig einsetzende interdisziplinäre Kooperation zwischen pädiatrischen Endokrinologen und Kinderchirurgen und eine gemeinsame Behandlungsstrategie.

Wir präsentieren die gemeinsam gewonnenen Erfahrungen mit perioperativer Diagnostik und Therapie bei 18 Patienten.

Im Beobachtungszeitraum kristallisierte sich zunehmend ein diagnostisches Konzept heraus, mit dem anhand weniger aussagekräftiger Parameter schnell eine Diagnosestellung möglich war, um so zügig eine Normoglykämie zu erzielen.

Die folgenden sieben Parameter dienten als Leitlinien für diagnostisches und therapeutisches Vorgehen.

1. Die Differentialdiagnosen der Hypoglykämie müssen aufgrund der drohenden zerebralen Schädigung zügig abgeklärt werden.
2. Nach Beweis einer Hyperinsulinämie erbringen weitergehende Stimulations- und Hemmtests keinen wesentlichen Informationsgewinn.
3. Durch Ultraschall, CT, MRT oder Angiographie lassen sich kleine Insulinome nicht sicher lokalisieren.
4. Die transhepatische Portalvenenkatheterisierung mit etagenweiser Hormonbestimmung kann beim Versuch der Differenzierung fokaler und diffuser Prozesse zu Fehlinterpretationen führen.
5. Führt ein medikamentöser Therapieversuch mit Diazoxid oder Somatostatinanaloga bei adäquater Glucosezufuhr und altersgerechter Fastentoleranz nicht zur Normoglykämie, sollte die chirurgische Intervention zügig erwogen werden.
6. Regelmässige intraoperative Blutzuckerbestimmungen bilden eine gute Entscheidungshilfe für Kinderarzt und Kinderchirurgen.
7. Trotz zügiger Diagnose und Therapie konnten Hirnschaden und Diabetes mellitus Entwicklung nicht bei allen Patienten vermieden werden.

In der perioperativen Betreuung lag die Aufgabe des Pädiaters in der metabolisch-hormonellen Diagnostik und dem Versuch prä- und intraoperativ eine Normoglykämie des Patienten zu gewährleisten. Der Kinderchirurg wurde zur apparativen Diagnostik (Portalvenenkatheterisierung) hinzugezogen. Die Festlegung des Operationszeitpunkts, der Operationsstrategie und die postoperative Behandlung erfolgten in enger Absprache beider Fachdisziplinen am Patientenbett.

Die angewendete Operationstechnik wird an Beispielen demonstriert.

Dringliche Ösophagogastroduodenoskopie beim Neugeborenen – obere gastrointestinale Blutung bei duodenalem Web

M. L. Metzelder, C. Böllinger und G. H. Willital

Kinderchirurgische Klinik, Westfälische Wilhelms-Universität Münster, Albert-Schweitzer-Straße 33, 48149 Münster

Urgent Esophagogastroduodenostomy in the Newborn – Upper Gastrointestinal Bleeding with Duodenal Web

Angeborene Atresien und Stenosen des proximalen Duodenums können in bis zu 50% der Fälle bei Vorliegen eines Polyhydramnion pränatal sonographisch diagnostiziert werden. Postnatal weisen galliger Reflux sowie das sogenannte ‚double bubble' Zeichen in der Röntgenaufnahme des Abdomens nach Luftinsufflation auf das Vorliegen einer Atresie hin. Um so problematischer ist die Diagnostik von Stenosen bzw. von mucosalen duodenalen Webs mit zentraler Öffnung, die aufgrund ihres ventilartigen Verhaltens unspezifische Symptome und Gedeihstörungen bis in das spätere Kindesalter verursachen können. Unklar ist, in wieweit die zentrale Öffnung innerhalb des mukosalen Webs Folge der chronischen prästenotischen Druckerhöhung ist. Bei einem neugeborenen Mädchen führte die therapeutische Ösophagogastro-duodenoskopie bei exzessiver oberer Gastrointestinalblutung und Teerstühlen zu einer Verdünnung und Entfernung eines den Magen fast vollständig ausfüllenden Koagels. Die anschließende Intubation des Duodenums zeigte ein für die diffuse Blutung ursächliches mukosales duodenales Web mit kleiner zentraler Öffnung. In gleicher Sitzung erfolgte die Laparotomie mit partieller Resektion des Web und Wiederherstellung der Kontinuität mittels Duodeno-duodenostomie. Nach Analyse des eigenen Krankengutes sollte unseres Erachtens der Ösophagogastroduodenoskopie in der Neugeborenenphase ein höherer Stellenwert in der Diagnostik und Behandlung von vital bedrohlichen Sekundärkomplikationen durch Atresien und Stenosen beigemessen werden.

Falldarstellung: Dysontogenetische Leberzyste – differentialdiagnostische Besonderheiten – Management

M. L. Metzelder, C. Böllinger und G. H. Willital

Kinderchirurgische Universitätsklinik, Westfälische Wilhelms-Universität Münster, Albert-Schweitzer-Straße 33, 48149 Münster

Case Description: Dysontogenetic Hepatic Cyst – Differential Diagnosis – Management

Das Behandlungskonzept von dysontogenetischen Leberzysten richtet sich nach Lokalisation, Ausdehnung, Größenzunahme und der damit verbundenen Sekundärpathologie in der unmittelbaren Umgebung.

Die Diagnostik umfaßt standardisierte nicht-invasive und invasive bildgebende Verfahren.

Bei einem 11-jährigen Mädchen mit intermittierenden abdominellen Beschwerden im rechten Ober- und Unterbauch und der Verdachtsdiagnose einer chronisch rezidivierenden Appendizitis zeigte die abdominelle Sonographie eine unmittelbar der Gallenblase benachbarte zystische Raumforderung der Leber.

Anhand dieser Falldarstellung werden am Beispiel einer unmittelbar zwischen Gallenblase und Ductus choledochus gelegenen Leberzyste die Schwierigkeiten der weiterführenden bildgebenden Verfahren und die Grenzen der laparoskopischen Exploration in der differentialdiagnostischen Abgrenzung zu angeborenen extrahepatischen Gallenwegsanomalien aufgezeigt und diskutiert.

Argon Beamer-Anwendung in der laparoskopischen Behandlung rezidivierender dysontogenetischer Milzzysten

L. Meyer-Junghänel, H. Giest und J. Waldschmidt

Kinderchirurgie, St. Joseph-Krankenhaus, Gontermannstraße 41, 12201 Berlin

Use of the Argon Beamer in the Laparoscopic Treatment of Relapsing Dysontogenetic Spleen Cysts

Zur minimal invasiven Behandlung dysontogenetischer Milzzysten gibt es bis auf wenige Fallberichte wenig Erfahrungen. Langzeitergebnisse liegen noch nicht vor.

Wir operierten ein 13-Jahre altes Mädchen mit einer zunehmenden abdominellen Raumforderung im linken Oberbauch verursacht durch wachsende dysontogenetische Zysten des kaudalen Milzpols. In der ersten Operation wurden laparoskopisch mit der Neodym:YAG-Laserfaser sowie dem Ultraschallmesser sämtliche Zystenwände reseziert und die Resektionsfläche mit Fibrinkleber und Omentum majus gedeckt.

Innerhalb weniger Tage kam es zu rezidivierenden wachsenden Zysten, die drei Monate später erneut laparoskopisch mit dem Ultracision reseziert wurden. Diesmal erfolgte die Koagulation der Resektionsfläche der Milz mit dem 5-mm Argon Beamer Instrument. Seit Juni 99 kam es zu keinem Rezidiv.

Jede laparoskopische Anwendung des Argon Beamers ist mit dem Risiko einer Argongas-Embolie verbunden. Risiko und Präventionsmaßnahmen werden diskutiert.

Unter Berücksichtigung dieser Problematik ist der Argon Beamer ein hilfreiches laparoskopisches Instrument.

Appendizitis im Neugeborenenalter

R.-P. Möritz[1], F. Linke[1], W. Krämer[2] und W. Coerdt[3]

[1] Klinik für Kinderchirurgie
[2] Kinderklinik
[3] Abteilung Kinderpathologie, Institut für Pathologie, Johannes Gutenberg-Universität Mainz, Langenbeckstraße 1, 55131 Mainz

Appendicitis in the Newborn

Die neonatale Appendizitis ist sehr selten. Das klinische Erscheinungsbild stellt sich nicht spezifisch dar und entspricht einem Neugeborenenileus, einer systemischen Entzündungsreaktion, der nekrotisierenden Enterokolitis oder der Peritonitis. Die Differentialdiagnose gestaltet sich schwierig und wird oft erst bei der Laparotomie gestellt.

Es werden vier eigene Fälle dokumentiert. Betroffen waren drei weibliche und ein männliches Neugeborenes, die in der 28. bis 34. SSW mit dem Gewicht von 1250 bis 1895 g (Median 1526 g) geboren wurden. Es lag eine Perforation vor. Die Mortalität beträgt null Prozent. Anhand der diagnostischen Schwierigkeiten, der speziellen Verläufe und der histologischen Befunde wird das Krankheitsbild diskutiert.

Am häufigsten wird die Neugeborenenappendizitis bei Frühgeborenen und allgemeiner Unreife gesehen. Ein pathogenetisches Zusammenspiel von immunologischer Unreife, lokaler Durchblutungsstörung, intraluminaler Druckerhöhung führt zur lokalen Infektion und ischämischen Wandnekrose bis hin zur Perforation mit diffuser Peritonitis. Eine Kombination mit abdominellen Hernien wurde beschrieben. Die Seltenheit demonstriert das notwendige Vorhandensein begünstigender Risikofaktoren.

Neben der Klinik und Paraklinik sind eine diffizile Ultraschalluntersuchung und die Röntgendiagnostik wegweisend. Die Schwere und Progredienz des Befundes verlangen bei kurzfristiger Verlaufskontrolle oft den raschen chirurgischen Eingriff. Die Prognose ist auf Grund der Fortschritte der neonatologischen Intensivmedizin im Allgemeinen und in Abhängigkeit von Komplikationen und zusätzlichen Fehlbildungen gut.

3-dimensionale Darstellung von Organstrukturen und Bewegungsabläufen als Methode zur Planung von Korrekturosteotomien

W. Müller und U. Bühligen

Klinik und PK für Kinderchirurgie, Universitätsklinikum Leipzig, Oststraße 21 – 25, 04317 Leipzig

3-Dimensional Imaging of Organ Structures and Motions as a Method for the Planning of Corrective Osteotomies

Problemstellung: Weiterentwicklungen medizinischer Gerätetechnik ermöglichen neue Herangehensweisen in der Verarbeitung von Untersuchungsergebnissen. Einmal gewonnene Daten eines Patienten lassen sich mit adaptierten Softwareanwendungen weiterbearbeiten, ohne dass wiederholte Untersuchungen am Patienten notwendig sind. Aus der Datenübernahme von MRT- und CT- Untersuchungen in Computerprogrammen lassen sich 3-dimensionale Bildsequenzen erstellen, die zu Bewegungsabläufen rekonstruiert werden können. Dargestellt werden kann jedes Organ, jeder Knochen oder einzelne Gewebsschichten. *Methode:* Patienten mit Bewegungseinschränkungen nach Traumafolgen im Bereich der Extremitäten werden in definierten Bewegungseinstellungen mittels Magnetresonanztomographie (MRT) untersucht. Nach Bearbeitung der Daten werden die Bewegungsabläufe mittels Computeranimation zu einer komplexen 3-dimensionalen Bewegungsphase zusammengefasst. Der untersuchte Extremitätenabschnitt lässt sich 3-dimensional in der Bewegungsphase im Raum frei drehen. Störungen des Bewegungsablaufs werden so sichtbar gemacht. Einzelne Schnittbilder stellen Gewebsbereiche oder Organe frei drehbar dar. Die Ursache von Bewegungsstörungen lässt sich daraus besser ermitteln. *Schlußfolgerungen:* Geeignet ist dieses Verfahren in der klinischen Anwendung zur Darstellung von Gewebs- und

Organstrukturen, zur Planung von Korrekturoperationen, einschließlich einer Nutzung zu postoperativen Verlaufskontrollen. Knöcherne Bewegungsstörungen werden in ihrer Ursache analysierbar. die eine genauere Verifizierung der Ursachen der Bewegungsstörungen zulassen. Zur Planung von Korrekturosteotomien ergeben sich daraus deutliche Vorteile in bezug auf die Erstellung der Operationstaktik und der Dokumentation des Gesamtergebnisses. Im Computerprogramm kann die Operation simuliert werden. Das verbessert Präsentationsmöglichkeiten in Forschung und Lehre im Rahmen der ärztlichen und studentischen Ausbildung. Ebenso können Demonstrationen im Operationsgespräch mit Patienten und deren Angehörigen die Problematik verdeutlichen.

Postoperativer Adhäsionsileus im Kindesalter – Erste Erfahrungen mit einer Barrieremethode zur Adhäsionsprophylaxe

U. Rolle, A. Schneider, K. Rothe und J. Bennek

Klinik und Poliklinik für Kinderchirurgie, Universitätsklinikum Leipzig, Oststraße 21 – 25, 04317 Leipzig

Postoperative Adhesive Ileus in Childhood – First Experiences with a Barrier Method for Adhesion Prophylaxis

Postoperative Adhäsionen stellen in der Kinderchirurgie ein relevantes Problem dar. Mikrochirurgische Techniken und laparoskopische Chirurgie reduzieren die Inzidenz postoperativer Adhäsionen. Als weitere Methoden der Prophylaxe postoperativer Adhäsionen wurden systemisch oder lokal applizierte Medikamente oder auch sogenannte Barrieremethoden angewendet. Im Tierexperiment wurde die Effektivität von TachoComb® bei der Prophylaxe postoperativer Adhäsionen demonstriert. *Patienten und Methode:* Im Zeitraum 01/1996 – 01/2001 wurden der Klinik und Poliklinik für Kinderchirurgie 42 Patienten mit postoperativem Adhäsionsileus chirurgisch behandelt. Die vorliegende Untersuchung evaluiert die Ätiopathogenese der postoperativen Adhäsionen und die operative Therapie in dieser Patientengruppe. Insbesondere wurden die einzelnen Patienten mit dem Einsatz von TachoComb® als Barrieremethoden berücksichtigt. *Ergebnisse:* Postoperative Adhäsionen waren bei mehr als 70% der Patienten nach Appendektomien aufgetreten (Gruppe 1). Bei diesen Kindern zeigte sich allerdings keine Abhängigkeit der Inzidenz des Adhäsionsileus von den pathologisch-anatomischen Stadien der Appendizitis bzw. von der Ausprägung einer lokalen oder generalisierten Peritonitis. Die verbliebenen 30% der Patienten (Gruppe 2) bildeten eine heterogene Gruppe mit unterschiedlichen Ursachen postoperativer Adhäsionen. Das waren Operationen aufgrund chronisch-entzündlicher Darmerkrankungen, Volvulus oder nach stumpfem Bauchtraumata, wobei bei allen Patienten eine begleitende Peritonitis aufgetreten war. Die Therapie war bei beiden Gruppen die laparoskopische oder offen chirurgische Adhäsiolyse. Bei Patienten mit rezidivierendem Adhäsionsileus wurde TachoComb® als Barrieremethode zur Adhäsionsprophylaxe erfolgreich angewendet. Diese Patienten stammten aus beiden Gruppen (n = 8) und werden kasuistisch vorgestellt. *Schlußfolgerung:* Postoperative Adhäsionen im Kindesalter, die chirurgisch behandelt werden müssen, können in speziellen Fällen mit TachoComb® als Barrieremethode erfolgreich therapiert werden.

Monitoringverfahren bei Kindern mit erhöhtem intrakraniellem Druck

K. Rothe[1], U. Rolle[1], F. Chabaan[2] und J. Bennek[1]

[1] Klinik und Poliklinik für Kinderchirurgie
[2] Universitätskinderklinik, Universitätsklinikum Leipzig, Oststraße 21 - 25, 04317 Leipzig

Monitoring in Children with Increased Intracranial Pressure

Obligate Verfahren sind das klinische Monitoring (Pupillenreaktion, Reaktion auf Außenreize und klinische Maßnahmen), ein Basismonitoring (EKG, MAP, ZVD, $etCO_2$, SpO_2, Körpertemperatur) und die klinische Chemie (Blutgase, Blutzucker, Laktat, Na^+, Osmometrie). Entscheidend für ein therapeutisches Management ist der zerebrale Perfusionsdruck (CPP = MAD-ICP), mit direkter Messung des intrakraniellen Druckes. Fakultative Verfahren wie die transkranielle Dopplersonographie, elektrophysiologische (EEG, AEP, SSEP) und metabolische Untersuchungen ($SvjO_2$, $PtiO_2$, NIRS) ergänzen die Palette. Der Wert der fakultativen Verfahren ist abhängig von der individuellen Situation des Patienten, von lokalen Gegebenheiten und der jeweiligen Erfahrung der Untersucher. *Patienten und Methode:* An der eigenen Klinik wurde der intrakranielle Druck mit Raumedic-Neurovent-Mikrochip-Präzisionskathetern intraventrikulär nach Bohrlochtrepanation und Ventrikelpunktion gemessen. Bei Patienten mit Schlitzventrikeln im CT verwendeten wir den Neurovent-P-Mikrochip-Präzisionskatheter intraparenchymatös. Eine Bewertung erfolgte auf der Grundlage der Anwendung und Beobachtung von 10 Kindern (mittleres Alter 6 8/12 Jahre, GCS < 8 Punkte) im Zeitraum von 01/1999 - 01/2001. *Ergebnisse:* Die Liegedauer der Katheter betrug im Mittel 7 Tage. Die ICP-Werte waren über die gesamte Messdauer verlässlich und stabil, die Hirnpulskurve am Monitor gut modelliert. Bei 8 Patienten lagen die mittleren ICP-Werte zwischen 20 und 30 Torr, bei 2 Patienten traten ICP-Werte über 50 Torr auf. Die beiden letzteren Patienten verstarben. Neben der zuverlässigen, kontinuierlichen Hirndruckmessung erlaubte der Neurovent-Katheter die Drainage von Liquor cerebrospinalis zu diagnostischen und therapeutischen Zwecken. Auch im Falle einer Ventrikelkompression durch Zunahme des Ödems zeigte der an der Katheterspitze external integrierte Druckabnehmer stabile Werte an. Bei beiden Messkathetern war die Nullpunktstabilität nach 7 Tagen Messdauer kleiner als 3 mmHg. *Schlußfolgerung:* Die einfache und risikoarme Implantation sowie die hohe Messgenauigkeit und Zuverlässigkeit des Monitorings mit den Vorteilen eines ‚external surface pressure transducers' empfehlen die Katheter für eine breite Anwendung in der Kinderneurochirurgie.

Prognostische Risikofaktoren bei schädelhirnverletzten polytraumatisierten Kindern und Jugendlichen

H. Rupprecht[1], A. Mechlin[2], R. Carbon[3] und K. Bär[1]

[1] Chirurgische Klinik Klinikum Hof, Eppenreuther Straße 9, 95032 Hof
[2] Dermatologische Klinik Klinikum Nürnberg
[3] Chirurgische Universitätsklinik Erlangen

Prognostic Risk Factors in Head-Injured and Multiply Traumatized Children and Juveniles

Zielsetzung: Verringerung der Letalität durch frühzeitiges Erkennen der Risikofaktoren. *Material/Methodik/Ergebnisse:* Die Analyse von 220 Kindern und Jugendlichen mit dem Hannoveraner Polytraumaschlüssel (HPTS) ergab durch Subtraktion der für ein Schädelhirntrauma (SHT) vergebenen Punkte von der Gesamtzahl aller für die verschiedenen verletzten Regionen verteilten Punkte etwa den gleichen Durchschnittswert für alle Gruppen, das heißt, das SHT machte den wesentlichen Anteil an der Gesamtverletzungsschwere aus. Der Vergleich zwischen dem Glasgow Coma Scale (GCS) und dem HPTS zeigte eine Abfall der Letalität mit Anstieg des GCS und Abfall des HPTS. Bei einem GCS von 12 - 15 und einem HPTS-Wert von 1 - 11 verstarb kein Patient. In der Schwerverletztengruppe (HPTS 31 - 40) war bei einem GCS von 12 - 15 kein Todesfall zu verzeichnen. Jedoch verstarben 18% bei einem GCS von 7 - 11 sowie 68% bei einem primären GCS von 3 - 6. Schädelfrakturen spielten dabei eine auffällige prognostische Rolle. Die Letalität lag bei beim SHT III° ohne Fraktur bei 37% und stieg im Falle einer zusätzlichen Fraktur auf 80%. Insgesamt wiesen alle Schädelfrakturen ohne simultane Hirnblutung eine Sterblichkeit von 25% auf, lag aber eine intrakranielle Blutung vor, erhöhte sich die Letalität auf über 70%. Offene Frakturen endeten bei insgesamt 67% der Patienten tödlich. Trat die offene Fraktur ohne Blutung auf, verstarben nur 33%, aber 83% bei einer begleitenden Blutung. 39 von 46 unserer Patienten mit Fraktur hatten ein SHT III°. Bei 11 Kindern primär als ‚Commotio' mit Begleitfraktur eingestuft, erbrachte das native CCT in 8 Fällen weitere Läsionen. Bei systolischem Blutdruck ≤ 80 mm Hg sind über ein Drittel verstorben; bei nicht meßbaren RR-Werten hat kein Kind überlebt. Die bereits präklinische Volumengabe stellt einen der entscheidenden Faktoren zur Prognoseverbesserung dar. *Schlußfolgerungen:* Aggressive präklinische Volumentherapie. Bei Fraktur immer CCT

Einsatzmöglichkeiten der Transmissionssonographie in der Kinderchirurgie

V. Sander[1], B. Tillig[1], O. Keitmann[2], R. Oppelt[3] und H. Ermert[2]

[1] Kinderchirurgische Klinik, Ruhr-Universität Bochum, Widumer Straße 8, 44627 Herne
[2] Institut für Hochfrequenztechnik, Ruhr-Universität Bochum, Bochum
[3] Siemens AG, Corporate Technology, Erlangen

Potentialities of Transmission Sonography in Pediatric Surgery

Zielsetzung: Bereits in den 1930er Jahren wurde die Transmissionssonografie als Alternative zur konventionellen Röntgenuntersuchung entwickelt. Mit diesem Verfahren können unter

Nutzung von transmittierten Schallwellen in Echtzeit ähnliche Bildinformationen wie mit der Röntgendurchleuchtung erziehlt werden. Aufgrund bisheriger technischer Unzulänglichkeiten hat sich dieses Verfahren bisher jedoch noch nicht in der klinischen Praxis etabliert. Ziel der Untersuchungen war die Überprüfung der Einsatzmöglichkeiten der Transmissionssonografie in der Kinderchirurgie im Vergleich zur konventionellen Röntgendiagnostik und der Echosonografie. *Material und Methoden:* Für die aktuellen Untersuchungen wurde ein von der Siemens AG, Corporate Technology, in Zusammenarbeit mit dem Institut für Hochfrequenztechnik der Ruhr-Universität Bochum entwickelter, prinzipiell neuartiger Prototyp einer Ultraschall-Transmissionskamera angewendet. Die Studie beinhaltet die Anwendung der Transmissionssonografie zur Darstellung von Verletzungen im Bereich des Sehnen- und Bandapparates der Extremitäten von Kindern sowie die Darstellung innerer Organe bei Neugeborenen und Säuglingen im Vergleich zur konventionellen Sonografie und Röntgendiagnostik. *Ergebnisse:* Mit Hilfe der Transmissionssonografie können Bewegungsabläufe im Bereich der Sehnen und Gelenke bei Kindern dargestellt und dokumentiert werden. Bei Neugeborenen und Säuglingen ist es möglich, die abdominellen Organe darzustellen, wobei durch Einsatz von Kontrastmittel die Aussagefähigkeit der Untersuchung noch wesentlich erhöht werden kann. Die Hauptvorteile der Transmissionssonografie gegenüber dem konventionellen Röntgen und der Echosonografie bestehen darin, daß eine ‚Durchleuchtung' des Körpers in Echtzeit ohne Belastung durch ionisierende Strahlen möglich ist. Die bisherigen Untersuchungen haben gezeigt, daß bei der Transmissionssonografie ein deutlich höherer Weichteilkontrast erreicht werden konnte. *Zusammenfassung:* Die Transmissionssonografie ist ein neues digitales Verfahren zur Bildgebung. Sie bietet eine Erweiterung des Anwendungsspektrums und hat im Vergleich zur konventionellen Echosonografie und Röntgendiagnostik in einzelnen bekannten Anwendungsbereichen Vorteile. Für die routinemäßige klinische Anwendung dieser Methode sind weitere technische Verbesserungen hinsichtlich der Bildqualität und des Anwendungsmodus (Applikation) sowie weitere klinische Studien erforderlich.

Korrektur bis Redaktionsschluss nicht eingegangen.

Einsatz der Laser-induzierten Thermotherapie zur Thermoablation von Osteoidosteomen

B. Schupfner[1], P.-U. Tunn[1], C. Stroszczynski[2] und P. M. Schlag[1]

[1] Klinik für Chirurgie und Chirurgische Onkologie
[2] Abteilung für Diagnostische Radiologie, Robert-Rössle-Klinik, Universitätsklinikum Charité, Humboldt-Universität Berlin, Campus Berlin-Buch, Lindenberger Weg 80, 13125 Berlin

Use of the Laser-Induced Thermotherapy for the Thermoablation of Osteoid Osteoma

Ziel: Die Standardtherapie von Osteoidosteomen stellt derzeit die Resektion dar mit der damit verbundenen Morbidität, dem operativen Aufwand und einer je nach Lokalisation variablen Einschränkung der Belastbarkeit. Die LITT ist ein minimal invasives Verfahren zur bildgestützten lokalen Tumorablation. Zielsetzung dieser Pilotstudie ist die Evaluation der LITT in einem neuen Indikationsbereich unter Berücksichtigung methodenimmanenter Besonderheiten im Heilungsverlauf thermisch induzierter Läsionen im Rahmen der MRT-Verlaufskontrolle. *Patienten und Methode:* Bisher wurden 6 Patienten mit symptomatischen Osteoidosteomen mittels LITT therapiert. Der Nachbeobachtungszeitraum beträgt zwischen

5 und 16 Monaten. Das Durchschnittsalter der Patienten lag bei 16 Jahren. Die Tumorlokalisationen waren 2× das Femur, 2× die Tibia, 1× der Humerus, 1× die Grundphalanx des 3. Fingers. Die Plazierung des Laserapplikators erfolgt über einen CT-kontrolliert eingebrachten Bohrkanal. Die Thermoablation vollzieht sich mit 5 Watt/cm Applikatorlänge über 15 Minuten in Intubationsnarkose. Postinterventionell wurden MRT-Kontrollen in konventionellen T1- und T2-gewichteten Spinechosequenzen vor und nach Bolusapplikation von 0,2 ml/kg KG Gd-DTPA (Magnevist^R) durchgeführt. *Ergebnisse:* Bei allen 6 Patienten resultierte unmittelbar postinterventionell eine vollständige Schmerzfreiheit. In einem Fall (Osteoidosteom des distalen Femur) kam es im Anschluß an die LITT zu einer Periostitis. Rezidive wurden bisher nicht beobachtet. MRT-Zeichen einer vollständigen Ablation bildeten die Abnahme der Signalintensität in den T2-w Aufnahmen sowie ein Rückgang des Enhancements im Nidus. Thermoinduzierte Markraumläsionen stellten sich in den KM-gestützten Aufnahmen als scharf umschriebene, hypointense Läsionen dar. *Schlußfolgerung:* Die LITT von Osteoidosteomen ist eine effektive minimal invasive Methode, die mit geringer Morbidität einhergeht und wiederholbar ist.

Veränderungen des Flusses an kindlichen Ureterstenosen nach in vitro Ballondilatation

W. Sigge und J. Hellwinkel

Klinik für Kinderchirurgie, Medizinische Universität Lübeck, Ratzeburger Allee 160, 23538 Lübeck

Changes of the Flow in Ureteral Stenosis of Children After In Vitro Balloon Dilatation

Zielsetzung: In der Literatur finden sich nur wenige Informationen zur in vivo Dilatation an Ureteren. Verschiedene Dilatatoren wurden (anterograd oder retrograd) mit erheblichen Unterschieden bezüglich Dilatationszeiten und -frequenzen und dem applizierten Dilatationsdruck eingesetzt; die Erfolgsrate lag im Bereich von 45 – 85%, die Komplikationsrate wurde als niedrig angegeben. Obwohl insbesondere der positive Effekt der Ballondilatation wiederholt beschrieben wurde, gilt die Resektionsbehandlung kindlicher Ureterstenosen immer noch als unbestrittener Standard. Mit der vorgelegten Untersuchung sollte das Verfahren der ureteralen Ballondilatation verbessert werden, um eine standardisierte Methode zu etablieren. Es galt festzustellen wie viele Einzeldilatationen einer gewählten Dilatationszeit notwendig sind, bis keine weitere Durchflussverbesserung zu erreichen ist. Geklärt werden musste, ob zeitnah nach einer Dilatation eine neue Verschlechterung des Flusses folgt. Mit histologischen Untersuchungen sollte das Auftreten struktureller Schäden der Ureterwand in der Folge der Ballondilatation erfasst werden. *Material und Methoden:* Verwendet wurden 17 durch Tiefgefrierung asservierte Operationsresektate von Ureterabgangsstenosen (n = 11) sowie von primär obstruktiven Megaureteren (n = 6) von Kindern. Das Lebensalter der Patienten zum Zeitpunkt der Resektion der Obstruktion betrug 2 bis 66 Monate. Nach Durchführung von Vorversuchen wurden Ballondilatationskatheter mit Außendurchmesser von 2 und 3 mm der Firma Medi Tech, Boston Scientific Corporation, verwendet. Nach einer Ausgangsflussmessung erfolgten 5 Dilatationen von jeweils 60 Sekunden Dauer im Abstand von 16 min., die Flussmessung wurde jeweils 1, 5 und 10 min.

nach jeder der Dilatationen durchgeführt. Der Dilatationsdruck lag bei 1 bis 4 atm.; er wurde bei jedem Präparat initial so gewählt, dass der Dilatationskatheter bei gefülltem Ballon nicht mehr im Stenosebereich vor oder zurück bewegt werden konnte, und blieb im Versuch der jeweiligen Ureterstenose konstant. *Ergebnisse:* Die ausgeprägteste Verbesserung des Durchflussvolumens zeigte sich bereits nach der ersten Dilatation. Das höchste Durchflussvolumen wurde mit 3 Dilatationen von je 60 Sekunden erzielt. Innerhalb der kurzen Nachbeobachtungszeit von 10 min. nach der jeweiligen Bougierung zeigten sich Teileinbußen des zuvor erreichten Minutendurchflussvolumens; diese war mit 10% des zuvor erzielten Durchflussvolumens nach 3 Ballondilatationen in gleicher Sitzung am geringsten. Die anschließende histologische Untersuchung zeigte bei keiner der 17 kindlichen Ureterstenosen eine Zerreißung der Wandschichten oder der Kontinuität. *Zusammenfassung:* An Resektionspräparaten kindlicher Ureterabgangsstenosen und prävesikaler Ureterstenosen wurden mit Ballondilatationskathetern (Fa. Medi Tech, Boston Scientific Corporation) mit äußerem Durchmesser von 2 oder 3 mm durch drei einminütige Dilatationen in einer Sitzung bleibende Steigerungen des Ausgangdurchflussvolumens von 60 – 70% erreicht. Die histologische Untersuchung ergab keine strukturellen Schäden. Das Fehlen der Schäden beweist, dass die hier verwendeten Dilatationskatheter und -drücke keine Gefahr für den kindlichen Ureter darstellten.

Digitale Sektormanometrie als Diagnostik bei Funktionsstörungen des Enddarms bei Kindern

H. J. Stenchly und G. H. Willital

Klinik und Poliklinik für Kinder- und Neugeborenenchirurgie, Universitätsklinik Münster, Albert-Schweitzer-Straße 33, 48149 Münster

Digital Sector Manometry for the Diagnosis of Dysfunction of the Rectum in Children

Einleitung/Fragestellung: Manometrische Untersuchungen bei Kindern und Jugendlichen sind ein Bestandteil der Diagnostik bei Funktionsstörungen des Enddarms. *Frage:* Gibt es eine Verbesserung der Registrierbarkeit manometrischer Druckwerte im Enddarmbereich im Hinblick auf die Höhen- und Seitenlokalisation? *Technik:* Durch die digitale Sektormanometrie ist es möglich, eine Lokalisationsdiagnostik der Funktionsstörung des Enddams, z.B. bei inkontinenten oder sonstigen funktionsgestörten Patienten, durchzuführen. Die digitale Sektormanometrie ist eine für das Kind kaum belastende Untersuchung durch Einführung und Bewegung einer millimeterdünnen Sonde mit 4 radiär angeordneten Meßelementen. Es erfolgt eine Druckregistrierung zirkulär über 360° im Millimeter-Abstand. Dadurch läßt sich ein sehr genaues Gesamtbild über die Kontraktilität und auch über die Relaxationsfähigkeit machen. Darüberhinaus ist es möglich die digitale Sektormanometrie zu koppeln mit digitalen Engrammen, die dann mit bestimmten Erkrankungsbildern korreliert werden können im Sinn einer Trend-Diagnose: Sphinkterachalasie, Analstenose, Aganglionose, graduell unterschiedliche Inkontinenzstufen, Überfließinkontinenz und rektales Inertia-Syndrom. *Ergebnisse:* Über einen Zeitraum von 5 Jahren wurde neben der konventionellen Manometrietechnik bei insgesamt 85 Kindern die Sektormanometrie mit unterschiedlichen

Techniken durchgeführt und eine digitale Sektormanometrie eingesetzt. Hierbei ließen sich folgende diagnostische Verbesserungen feststellen:

a) Lokalisation einer perirektalen Muskelschwäche ventral oder dorsal oder rechts lateral oder links lateral
b) Ausdehnung dieser Muskelschwäche als Höhenangabe im perianalen und perirektalen Bereich
c) Unilaterale Narbenbildungen um den Enddarmbereich bei fehlenden unilateralen perirektalen Muskelkontraktionen
d) Komplexe simultane Überwachung des Erfolges von aktivem und passivem Schließmuskeltraining

Subtotale Splenektomie – operatives Vorgehen

G. Stöhr[1] und S. Eber[2]

[1] Klinik für Allgemeinchirurgie, Georg-August-Universität, Robert-Koch-Straße 40, 37075 Göttingen
[2] Kinderspital Zürich, Universitäts-Kinderklinik, Steinwiesstrasse 75, 8032 Zürich, Schweiz

Subtotal Splenectomy – Surgical Procedure

Die hereditäre Sphärozytose ist in Mitteleuropa die häufigste angeborene hämolytische Anämie, sie stellt die wichtigste Indikation zur elektiven Splenektomie beim Kind dar. Dabei muß kritisch zwischen Nutzen des Eingriffs und lebenslang erhöhtem Komplikationsrisiko abgewägt werden. Thrombembolische Ereignisse und lebensbedrohliche Infektionen sind mögliche Folgen einer kompletten Splenektomie, insbesondre bei Kindern. Die partielle Resektion minimiert zwar das Auftreten von Komplikationen, führt aber schnell zum Rezidiv, wie Untersuchungen zeigen. Im Rahmen einer Beobachtungsstudie erfolgt die subtotale Milzentfernung unter Erhalt von 10 ml perfundierten Restgewebes zur nahezu vollständigen Aufhebung der Hämolyse und Erhaltung einer immunologischen und phagozytären Milzrestfunktion.

Im Video werden die einzelnen Operationsschritte demonstriert.

Die subtotale Splenektomie stellt hinsichtlich der operationstechnischen Durchführung und des postoperativen Verlaufes ein sicheres Verfahren dar. Erythrozytenzahl, Hämoglobinwerte und das Hämolyseverhalten normalisieren sich rasch. Die nachweisbare Organfunktion der Restmilz ist in Hinblick auf thrombembolische und infektiöse Komplikationen als der entscheidende Vorteil gegenüber der totalen Milzentfernung zu werten. Trotz positiver Zwischenergebnisse kann jedoch erst der Langzeitverlauf zeigen, inwieweit die subtotale Splenektomie als geeignetes Standardverfahren in der chirurgischen Behandlung hämolytischer Anämien gelten kann.

Tumorresektion unter extrakorporalem Bypass und in Hypothermie bei Wilmstumor und Thrombose der V. cava inferior – Fallbeschreibung und Literaturübersicht

P. Szavay[1], J. Fuchs[1], M. Schrappe[2], T. Wahlers[3] und D. Bürger[4]

[1] Abteilung Kinderchirurgie
[2] Abteilung Pädiatrische Hämatologie und Onkologie, Medizinische Hochschule Hannover, Carl-Neuberg-Straße 1, 30625 Hannover
[3] Klinik für Chirurgie, Herzchirurgie, Friedrich-Schiller-Universität Jena, Jena
[4] Kinderchirurgische Abteilung, DRK-Kinderkrankenhaus Siegen, Siegen

Tumor Resection Under Extracorporal Bypass and in Hypothermia with Wilms' Tumor and Thrombosis of the V. Cava Inferior – Case Description and References

Einleitung: Die Resektion eines Nephroblastoms kann trotz präoperativer Chemotherapie durch einen Tumorthrombus in der V. cava inferior bis in den rechten Vorhof kompliziert sein. Die mediane Sternotomie und Operation im kardiopulmonalen Bypass und in Hypothermie sind geeignet um eine komplette Tumorentfernung durchzuführen. Wir berichten über einen Fall und die Literaturübersicht. *Patienten und Methode:* Wir berichten über eine jetzt 10-jährige Patientin mit einem Nephroblastom Stadium III der linken Niere mit ausgedehnter Infiltration der V. cava inferior. Bei Erstdiagnose war die Patientin 2 10/12 Jahre alt. Nach präoperativer Chemotherapie gemäß Protokoll SIOP-93-01 führten wir die Operation unter Einsatz der Herz-Lungen-Maschine in Hypothermie durch. Postoperativ wurde eine Radiatio mit 15 Gray durchgeführt, anschließend eine postoperative Chemotherapie über 4 Monate. *Ergebnisse:* Bei der Patientin konnte eine subtotale Tumorresektion erreicht werden. Die extrakorporale Bypasszeit betrug 110 Minuten, die Zeit des Kreislaufstillstandes 24 Minuten. Postoperativ wurde das Kind 48 h beatmet. Postoperativ bestanden keine Hinweise auf ein Post-Perfusionssyndrom. Nach Durchführung der Radiatio kam es zu einer passageren Pancolitis und einem Bridenileus, der eine erneute Laparotomie erforderlich machte. Hiernach und im Rahmen der dann durchgeführten Chemotherapie war der Verlauf komplikationslos. Das Kind befindet sich nun nach Abschluss der Therapie seit 6 Jahren in Remission. *Zusammenfassung:* Durch den Einsatz der Herz-Lungen-Maschine und der Hypothermie können auch komplizierte, intravasal organübergreifende Tumore reseziert werden. Bei ausgedehnter Thrombose in die V. cava inferior scheint das beschriebene Vorgehen auch im Vergleich mit der Literatur adäquat zu sein. Eine exakte Operationsplanung durch präoperative CT und Angiografie ist essentiell ebenso wie die intraoperative Vorbereitung der Tumorresektion um Bypasszeiten kurz zu halten. Operationen an der HLM erfordern zudem eine optimale interdisziplinäre Zusammenarbeit.

Intrauteriner Verschluß einer Laparoschisis bei Kaninchenfeten

H. Till[1], O. J. Muensterer[1], V. J. Klis[1], S. Klotz[2] und P. Wang[1,3]

[1] Kinderchirurgische Klinik, Universität München, Dr. von Haunersches Kinderspital, Lindwurmstraße 4, 80337 München
[2] Tiermedizinische Fakultät, Universität München, Ismaningerstraße 22, 81675 München
[3] Department of Pediatric Surgery, First Hospital, Beijing University, Beijing, China

Intrauterine Occlusion of a Laparoschisis in Fetus of the Rabbit

Hintergrund: Morbidität und Mortalität der Laparoschisis (LS) sind im wesentlichen durch die intrauterine Schädigung des Darms im extrakorporalen Milieu der Amnionflüssigkeit und des vermindertes Volumen der Peritonealhöhle begründet. Der intrauterine Verschluss dieser Fehlbildung stellt somit einen theoretisch sinnvollen Therapieansatz dar. *Zielsetzung:* In einer Pilotstudie entwickelten wir ein Modell zur intrauterinen Anlage und Reparation der LS bei Kaninchenfeten. *Methode:* Bei New Zealand White Kaninchen wurde am 27. Schwangerschaftstag (Termin 31 Tage) der Uterus durch mediane Laparotomie dargestellt. Unter Tokolyse mit Terbutalin erfolgte die Eröffnung der Amnionhöhle und die Darstellung des Feten. Die experimentelle Laparoschisis wurde durch einen paraumbilikal longitudinalen rechten Unterbauchschnitt und ein Hervorluxieren von fetalen Darmanteilen geschaffen. Nach dem Verschluß des Uterus und dem Ersatz der Amnionflüssigkeit erfolgte in einer zweiten Operation die erneute Darstellung des fetalen Abdomens, die Reposition des prolabierten Darmes, ein allschichtiger Verschluß der fetalen Bauchwand und die wasserdichte Adaptation von Amnion, Chorionmembran und Myometrium. *Ergebnisse:* Die Anlage und der Verschluß der LS im fetalen Kaninchenmodell sind technisch reproduzierbar möglich. Von 16 operierten Feten überlebten 12 (fetale echokardiographische Kontrolle, Herzfrequenz über 100/min). Bei den überlebenden Feten war in der Untersuchung nach deren Opferung die Bauchwand sicher verschlossen und der Darm makroskopisch intakt und durchgängig. Der Verschluß des Uterus einschließlich der Eihäute in dieser Technik zeigte selbst nach Amnioinfusion mit 20 ml Methyleneblaulösung (physiologisches Fruchtwasservolumen 3 – 5 ml) keine Undichtigkeit. Bei 2 der durch die Manipulation verstorbenen Feten kam es zum Vorzeitigen Einsetzen der Geburt mit Ablösung der Plazenta, bei 2 weiteren Feten wurden beim Bauchdeckenverschluß die Nabelgefäße verletzt. *Schlußfolgerung:* Dieses Tiermodell demonstriert die technische Durchführbarkeit der intrauterinen Korrektur einer LS und erlaubt in Zukunft die systematische Studie von pathophysiologischen Abläufen der intrauterinen Darmschädigung. Spezifische technische Schwierigkeiten hierbei sind die gezielte Wehenhemmung, der Erhalt der intakten fetalen Gefäßversorgung und der wasserdichte Verschluß der Eihäute. In nachfolgenden Studien muß der Nutzen einer intrauterinen Korrektur im Vergleich zum postnatalen Verschluß evaluiert werden.

Risikoadaptierte Chirurgie des Säuglingsneuroblastoms

R.-B. Tröbs[1], D. Körholz[2] und J. Bennek[1]

[1] Klinik und Poliklinik für Kinderchirurgie
[2] Universitätsklinik für Kinder und Jugendliche, Universitätsklinikum Leipzig AöR, Oststraße 21 – 25, 04317 Leipzig

Risk-Adapted Surgery of the Neuroblastoma in Infants

Zielsetzung: Das Neuroblastom ist der häufigste solide Tumor des Kindesalters. Das biologische Verhalten dieser Tumoren ist durch ein Spektrum zwischen Regression, Differenzierung und aggressivem Wachstum gekennzeichnet. Die Untersuchung soll den Stellenwert der Operation im multimodalen Behandlungskonzept bei Säuglingsneuroblastomen charakterisieren. *Material und Methode:* Retrospektive Analyse aller zwischen 1963 und Juli 2001 in unserer Einrichtung wegen eines Neuroblastoms behandelten Säuglinge. Erfasst wurden Klinik, Tumorsitz und -ausbreitung sowie das Langzeitüberleben in Abhängigkeit von Tumorstadium und Behandlung. *Resultate:* 30 Kindern mit unifokalen stehen 19 disseminierte Tumoren (Stad. 4/4S) gegenüber. Die Stadien 4 bzw. 4S zeigen charakteristische Metastasierungsmuster. Patienten mit den Stadien 1 und 2 wiesen gegenüber den Stadien 3 bzw. 4S und 4 eine bessere Überlebensrate auf. Unabhängig von der Radikalität überlebten Kinder nach kompletter bzw. inkompletter Resektion des Tumors in gleicher Weise. *Zusammenfassung:* Neuroblastome des Säuglings zeichnen sich durch eine günstige Prognose aus. Die Operation ist im Kontext einer Regressionstendenz von Tumoren günstiger Biologie und der Möglichkeiten der Chemotherapie zu sehen. Bei disseminierten Tumoren dient die Operation zunächst zur Diagnosesicherung, dem Staging und der Risikostratifizierung mittels molekularbiologischer Marker (MYCN, 1p36 Deletion u.a.). Die Resektion lokalisierter Tumoren darf Organfunktionen (Niere, Leber, Darm) nicht gefährden.

Verwendung der Elektrostimulation bei Kindern mit anorektalen Fehlbildungen zur Erhöhung des analen Sphinktertonus

J. Tsokas, A. Springer und G. H. Willital

Klinik und Poliklinik für Kinder- und Neugeborenenchirurgie, Universitätsklinikum Münster, Albert-Schweitzer-Straße 33, 48149 Münster

Use of the Electrostimulation in Children with Anorectal Malformations for the Increasing of the Anal Sphincter Tone

Einleitung: Bereits 1963 entwickelte Cadwell eine Methode der anorektalen Muskelstimulation mit Hilfe der Elektrostimulation. Bis heute existieren fast ausschließlich Studien bei Erwachsenen in Zusammenhang mit Verletzung des Kontinenzorganes. Bei Neugeborenen, Säuglingen und Kleinkindern, bei denen eine anorektale Fehlbildung operativ korrigiert wurde, fehlen bisher Erfahrungen über diese Methode des Sphinktertrainings. Die Indikation zur Durchführung einer solchen Behandlung ist gegeben zur 1.) Kräftigung einer vorhandenen, aber hypoplastischen Schließmuskulatur, 2.) Stärkung der Muskulatur als Vorbereitung einer plastischen analen Rekonstruktion und 3.) Erhaltung und Besserung des postoperativen Korrekturergebnisses. Neugeborene mit intermediärer Analatresie und Aplasie des 5. Steißbeinwirbels haben mit der angeführten Methode eine gute Prognose. Bei Fehlen von mehreren Steißbeinwirbeln sind die Ergebnisse der Elektrostimulation wegen Aplasie des Sphinkters limitiert. *Methode:* In unserer Abteilung wurden folgende Formen der anorektalen Stimulation durchgeführt: 1.) Muskelstimulation mit dem externen Schrittmacher über operativ implantierte Elektroden (Höge-Osypka Elektroden) und 2.) Muskelstimulation der Sphinkterregion und des Beckenbodens mit dem analen plug. *Ergebnisse:* Von 1987 bis 1999 wurde eine Muskelstimulation bei 43 Patienten durchgeführt. In 35 Fällen wurde eine intermittierende Stimulation mit dem analen plug, in 8 Fällen mit den implantierten Elektroden durchgeführt. Der Therapieerfolg wurde mit der anorektalen Manometrie und dem intraanalen Ultraschall dokumentiert. Nach 12 – 36monatiger Behandlung zeigten die Verlaufskurven bereits eine Zunahme der Muskelfunktion. Eine Verbesserung der Muskelkontraktilität fand sich bei Verwendung der implantierten Elektroden in 80 Prozent der Fälle, in 35 Prozent bei Verwendung des analen plugs. *Zusammenfassung:* Die positive Wirkung der Elektrostimulation auf die Kontinenzsituation ist unumstritten. Das Erreichen einer vollständigen Kontinenz ist bei den Fällen, bei denen ein hypotropher, aber funktionstüchtiger Muskel vorliegt, mit großer Wahrscheinlichkeit zu erwarten. Anorektale Stimulation mit Elektroden und dem analen plug bieten eine sinnvolle Ergänzung im Muskelaufbautraining des verbliebenen Kontinenzorgans bei Kindern mit Analatresien.

Notfallmäßige Laserokklusion großer AV-Fisteln bei kardialer Dekompensation

J. W. Waldschmidt

Abteilung Kinderchirurgie, St. Joseph Krankenhaus, Bäumerplan 24, 12101 Berlin

Emergency Laser Occlusion of Large AV Fistulas with Cardial Decompensation

Problematik: Periphere AV-Fisteln können bereits in den ersten Lebenstagen mit einer extremen Erhöhung des HZV einhergehen, so daß die Neugeborenen trotz aller neonatologischen intensivmedizinischen Maßnahmen akut am Herzversagen sterben. Nur durch eine notfallmäßige Okklusion der Fistel können die Kinder davor bewahrt werden. *Kasuistik:* Reifes Neugeborenes; männlich; primäre Sektio; 40 + 0 SSW: Apgar 9/9/10. Pränatal sonographischer Nachweis eines Tumors am Hinterkopf. V.a. Teratom (23 SSW). Zunächst guter Allgemeinzustand, $7 \times 8 \times 2$ cm großer pulsierender angiomatöser Tumor links parietooccipital. Am zweiten Lebenstag kontinuierliche Verschlechterung bei ausgeprägter hämodynamischer Wirksamkeit des Hämangioms. Rechtsherzversagen, Intubation, Digitalisierung, Beatmung, Kathecholamine. Trotzdem dekompensierte Herzinsuffizienz mit extremer Hepatomegalie, Aszites, Niereninsuffizienz. *Diagnostik:* Sonographie, FKDS, NMR, Angiographie. *Differenzialdiagnose:* Sepsis, Vitium cortis, Kardiomegalie bei M. Pompe, AV-Fisteln der Lunge und anderer parenchymatöser Organe. *Therapeutische Möglichkeiten:* Kompression des Hämangioms, Sklerosierungsversuch, perkutane arterielle Embolisation, operative Dissektion, Lasertherapie. *Verlauf:* Notfallmäßige Laserokklusion der AV-Fistel mit der ITT-Technik (Nd:YAG Laser 1064 nm, 5 W, cw). Sofortige Rückbildung aller Symptome, Extubation am zweiten postop. Tag. Nach zwei weiteren Sitzungen vollständige Regression des Hämangioms. *Diskussion:* Angeborene periphere arteriovenöse Fisteln können in Einzelfällen bereits im Neugeborenenalter mit schweren Komplikationen einhergehen. Gefürchtet ist vor allem die nicht therapierbare Herzinsuffizienz. Kann die Fistel nicht durch Kompression, Sklerosierung oder andere konventionelle Maßnahmen verschlossen werden, dann ist die notfallmäßige Lasertherapie angezeigt. Wir haben sie erfolgreich bei den AV-Malformationen der Extremitäten, des Kopfes und der Leber durchführen können.

Gekreuzte Ektopie des Hodens: Chirurgische Korrektur durch Laparoskopie

J. W. Waldschmidt, L. M. J. Meyer-Junghänel und H. G. Giest

Abteilung Kinderchirurgie, St. Joseph Krankenhaus, Bäumerplan 24, 12101 Berlin

Crossed Ectopia of the Testis: Surgical Correction by Laparoscopy

Einführung: Die transverse bzw. gekreuzte Hodenektopie ist eine seltene Anomalie. Es besteht eine für beide Hoden eigenständige Gefäßversorgung, so daß die Voraussetzung für eine definitive Korrektur gegeben ist. *Krankheitsbild:* Es besteht ein einseitig leeres Skrotum. Beide Hoden befinden sich auf einer Seite. In der Regel ist damit eine ipsilaterale Hernie verbunden. Der zweite Hoden kann im Skrotum gelegen sein, sich aber auch inguinal oder im Leistenkanal befinden. Die Diagnose wird meist intraoperativ während der Herniotomie gestellt. *Operatives Vorgehen:* Wird bei einer Herniotomie eine gekreuzte Hodenektopie angetroffen, dann sollte die Korrektur dieser Anomalie grundsätzlich in der gleichen Sitzung vorgenommen werden. Hierfür eignet sich besonders das laparoskopische Vorgehen. Die Herniotomie wird um eine Laparoskopie erweitert. Der Optiktrokar wird am Nabel eingeführt, die beiden Arbeitstrokare im diagonal-kontralateralen Bauchquadranten. Nach sorgfältiger Identifikation aller Strukturen und Ausschluss von anderen Anomalien wie dem Vorliegen eines rudimentären Uterus und anderer embryonaler Relikte wird der gegenseitige Hoden laparoskopisch in den Bauchraum verlagert und zur Gegenseite geführt. Dann wird laparoskopisch ein Leistenkanal geformt und der Hoden durch den neugeschaffenen Leistenkanal in das gegenseitige Skrotalfach verlagert. Anschließend wird die Herniotomie beendet. *Diskussion:* Die gekreuzte Hodenektopie wird meist zufällig bei einer Herniotomie diagnostiziert. Sie muß von einer Polyorchidie abgegrenzt werden. Hierbei ist die Laparoskopie von großem Vorteil. Auch lässt sich laparoskopisch der gegenseitige Leistenkanal formen, so daß der ektope Hoden auf dem natürlichen anatomischem Weg ins gegenseitige Skrotum verlagert werden kann. Beim ‚cross-over'-Verfahren und bei der transseptalen Pexie nach OMBREDANNE ist die Vaskularisation der Hoden gefährdet. Das kann mit dem eigenen laparoskopischen Vorgehen verhindert werden.

Laserassistierte thorakoskopische Perikardektomie beim Kind

J. W. Waldschmidt

Abteilung Kinderchirurgie, St. Joseph Krankenhaus, Bäumerplan 24, 12101 Berlin

Laser-Assisted Thoracoscopic Pericardiectomy in the Child

Problematik: Massive, zur Herztamponade führende Perikardergüsse bedürfen einer dauerhaften effektiven Entlastung. Die Dekompression durch serielle Punktionen und Ventildrainagen ist meist nur von kurzer Dauer. Die Fensterung des Perikards ist dann die adäquate therapeutische Maßnahme. *Indikationen:* Seröser Erguss, Chyloperikard, Pericarditis constrictiva. *Operationstechnik:* Rechtsseitige Standardthorakotomie mit einem Optiktrokar und zwei Arbeitstrokaren. 5 mm-Instrumentarium, Gewebedurchtrennung und Koagulation mit dem Nd:YAG Laser 1064 nm. *Diskussion:* Die Perikardektomie gehört zu den Standardeingriffen in der Thoraxchirurgie. Unabhängig von den Ursachen des Perikardergusses ist eine dauerhafte Entlastung erforderlich, wenn die Perikardtamponade droht. Das thorakoskopische Vorgehen ist abhängig zu machen vom Grundleiden, von den Ursachen des Ergusses und von den begleitenden Veränderungen an den Thoraxorganen. Auch im Kindesalter erweist sich das minimalinvasive Vorgehen als sehr vorteilhaft. R. Inderbitzy empfiehlt als Zugang die linksseitige Thorakoskopie. Der Perikardbeutel wölbt sich hier meist ballonartig vor und ist dadurch gut von Epikard abzuheben. Rechts spannt es sich dagegen über das Epikard aus, so daß Verletzungen des Herzens vorkommen können. Trotzdem muß der rechtsseitige Zugang gewählt werden, wenn linksseitig ein Fibrothorax vorliegt. Nach Identifikation des N. phrenicus wird das Fenster ventral des Nervenverlaufs angelegt. Dafür verwenden wir den Laser, da beim Kind wegen der kurzen Distanzen die Gefahr einer Herzrhythmusstörung bei Verwendung der HF-Diathermie zu befürchten ist. Beim chronischen Perikarderguss ist die Fensterung durch eine thorako-abdominale-Kathederableitung zu ergänzen.

Neue Aspekte zur Ätiologie der kindlichen Appendizitis

C. Wit[1], I. Morgenstern[1], A. Richter[1] und M. Vogel[2]

[1] Klinik für Kinderchirurgie, Otto-Heubner-Zentrum für Kinder- und Jugendmedizin
[2] Institut für Pathologie, Charité, Campus Virchow-Klinikum, Humboldt- Universität Berlin, Augustenburger Platz 1, 13353 Berlin

New Aspects of the Etiology of Appendicitis in Children

Einleitung: Es gibt zahlreiche Erklärungsversuche zur Ätiologie der Appendicitis. Dabei spielt die Koprostase im Appendixlumen als Ursache späterer entzündlicher Veränderungen eine tragende Rolle. Es lag nahe, nach strukturellen Ursachen der Motilitätsstörung zu suchen und dabei die Kaskade der Peristaltikentstehung näher zu betrachten. *Methode:* Insgesamt wurden

700 Fälle einer Appendicitis retrospektiv klinisch aufgearbeitet und das histopathologische Substrat nach einem Score nachbetrachtet mittels der Elastica-van-Gieson-Färbung wurden die kontraktilen Bindegewebsstrukturen untersucht. Immunhistochemisch gelang es, Cajalzellen erstmals in der Appendix nachzuweisen und zu quantifizieren. *Ergebnisse:* Schon die normale Appendixwand zeigt erhebliche Defizite in den Strukturen der Bindegewebslamellen und in den nachgewiesenen und quantifizierten Cajalzellen. Die chronisch rezidivierende Appendix lässt sich histologisch nachweisen. *Schlußfolgerung:* Strukturdefizite in der Peristaltikkaskade der Appendix sind die Ursache für die Motilitätsstörung und eine Erklärung für Koprostase und Sekretverhalt. Alle klinisch fassbaren Veränderungen bei Appendicitis finden letzten Endes darin ihre Erklärung. Die Appendix ist ein Rudiment des Zökum mit deutlichen Strukturdefiziten in der Peristaltikkaskade im Vergleich zum übrigen Dickdarm. Daher sollte man die Indikation zur Appendektomie eher großzügig stellen und auch die chronisch rezidivierende Appendicitis im Kindesalter akzeptieren.

Plastische Chirurgie

Verbrennungen der Genito-Analregion

Sekundär rekonstruktive Eingriffe nach Verbrennungen im Ano-Genitalbereich

D. Drücke, M. Lehnhardt, L. Steinsträsser, S. Langer, H. H. Homann und H. U. Steinau

Klinik für Plastische Chirurgie und Schwerbrandverletzte, Handchirurgie-Zentrum, BG-Kliniken Bergmannsheil Bochum, Universitätsklinik, Bürkle-de-la-Camp-Platz 1, 44789 Bochum

Reconstruction of the Genital and Peri-anal Burn Injuries

Summary. The incidence of burns of the genitalia and peri-anal region which may cause a reconstructive intervention is very low. In the most cases the use of split thickness skin grafts yields a sufficient permanent wound closure. Upcoming problems such as painful scare formation require a reconstructive intervention (Z-plasty, full thickness skin grafting, pedicled flaps etc.). In case that the anal sphincter is involved with the consequence of incontinence or major damage of the genitalia occurred, sophisticated operative solutions are necessary.

Key words: Burns – anal – genitalia – reconstruction

Zusammenfassung. Schwerwiegende ano-genitale Verbrennungen, die aufwendige Rekonstruktionen erfordern, sind sehr selten. In der Regel ist zur Primärversorgung und auch als definitve Bedeckung die Spalthauttransplantation ausreichend. Eine Sonderstellung in dieser Verletzungsart nehmen die iatrogenen Schädigungen ein. Ist die Indikation zur Rekonstruktion aufgrund spezifischer Problematiken gegeben, ist das gesamte Spektrum von Vollhauttransplantaten, Z-Plastiken bis hin zu aufwendigen Lappenplastiken erforderlich. Dies gilt insbesondere für ausgedehnte Verletzungen des äusseren Genitale oder tiefsten analen Verbrennungen mit Verlust des sensiblen Anoderms und Inkontinenz.

Schlüsselwörter: Verbrennungen – anal – genital – Rekonstruktion

Einleitung

Isolierte Verbrennungen der Ano-Genitalregion treten eher selten auf. Meist stellen sie eine Begleitverletzung im Rahmen schwerer Brandverletzungen dar. Die Inzidenz dieser Verletzung wird in der Literatur uneinheitlich angegeben. Viele sekundäre rekonstruktive Eingriffe dieser anatomischen Region beziehen sich auf sogenannte „Paraverbrennungen". Akne inversa/ Hidradenitis supportiva und die Fournier'sche Gangrän sind Diagnosen die mit der Notwendigkeit von aufwendigen Rekonstruktionen assoziiert sind. Ist aufgrund der Schwere der Verbrennung eine Rekonstruktion in dieser Region erforderlich ist das gesamte Spektrum der Lappenplastiken gefragt. Der Verlust des sensiblen Anoderms spielt im Ausmaß der Rekonstruktion eine wesentliche Rolle. In unserer Klinik wurden in den Jahren 1999 – 2001 insgesamt 262 Patienten wegen schwerer Verbrennungen behandelt. Hiervon wiesen 19 (6,5%) Patienten schwerwiegende Verbrennungen der Ano-Genitalregion auf. Im gleichen Zeitraum erfolgten in unserer Klinik aufwendige rekonstruktive Eingriffe nach ano-genitaler Verbrennung bei 10 Patienten.

Die Möglichkeiten und Erfordernisse der rekonstruktiven Chirurgie nach Verbrennungen der Ano-Genitalregion werden im Folgenden dargestellt.

Genese, Unfallmechanismus

Unter den Verletzungsarten der Verbrennungen der Ano-Genitalregion ist in unserem Patiengut die Verbrühung mit heissem Wasser am häufigsten vertreten. Hierbei ist der ältere pflegebedürftige, häufig demente, Patient zu nennen, der meist im heissen Bad verunfallt. In dieser Patientengruppe leisten periphere Neuropathien der Verletzung sehr oft Vorschub. Explosionsverletzungen führen meist zu schweren Affektionen der Ano-Genitalregion und erfordern häufiger aufwendige Rekonstruktionen in diesem Bereich. Bei Flammenverbrennungen haben wir die Beobachtung gemacht, dass auch bei schweren Verbrennungen die Ano-Genitalregion durch den besonderen Schutz der Unterwäsche diese Region vor schwereren Verletzungen geschützt ist. Besonders erwähnenswert sind die iatrogenen Schäden durch die Verwendung von Elektrokoagulatoren. Bei unsachgemässen Gebrauch und Gerätdefekten treten meist isolierte Verletzungen der Gesäss-Region auf. Die Kontaktzeit aller Verletzungsmechanismen, die zu schwerwiegenden Schäden führen ist allgemeinhin kurz.

Indikationen zur Rekonstruktion

Die Notwendigkeit zu rekonstruktiven Eingriffen ergibt sich aus der Problematik der Ausgangssituation. Liegen nach schwereren Verbrennungen dieser Region narbige Kontrakturen vor, die Schmerzen, Kontinenzprobleme, Erektionsstörungen und/oder Kohabitationsstörungen verursachen, ist die Indikation zur Rekonstruktion gegeben. Passagere ektope Hodenlagen werden durch die Rekonstruktion des Scrotums rückgängig gemacht und bei Hodenverlust besteht je nach Wunsch des Patieten die Möglichkeit von Hodenprothesen. Tritt in den Narbenarealen ein Karzinom auf ist nach Resektion selbstverständlich die Indikation zur Rekonstruktion gegeben. Im Bereiche druckbelasteter Zonen, wie z.B. die Sitzbeinhöcker, sollten ebenfalls eine ausreichende Weichgewebsbedeckung hergestellt werden. Eine Sonderstellung nehmen iatrogene Schäden in diesem Bereich ein. Ist es z.B. bei der Verwendung von Elektrokoagulationsgeräten zu einer Verbrennung gekommen, sollte den Patienten, auch schon aus forensischer Sicht, eine lange Krankheitsdauer mit schlecht heilenden Wunden erspart werden. Wenn möglich ist die Exzision der verbrannten Areale mit nachfolgendem primären Wundverschluß oder lokaler Lappenplastik anzustreben. Ist eine Spalthauttransplatation das Mittel der ersten Wahl sollte die Entnahmestelle zu keinem weiteren Stigma der Patienten werden.

Rekonstruktionsverfahren

In der Regel ist bei Verbrennungen der Ano-Genitalregion eine Spalthauttransplantation zur Primärdeckung, aber auch zur definitiven Versorgung, ausreichend. Prinzipiell ist bei sehr schwerwiegenden Verbrennungen der Analregion eine protektive Anlage eines doppelläufigen Anus praeter transversalis zu empfehlen.

Bei narbigen Verziehungen kommen häufig Z-Plastiken und/oder Vollhauttransplantationen zum Einsatz. Die Vollhauttransplantation bei Rekonstruktionen des Penisschaftes hat sich unter der spindelförmigen Anordnung der Transplantate bewährt. Bei Narbenkarzinomen der Vulva sind nach Exzision Verschiebe-Schwenklappenplastiken der ideale Partner zur Rekonstruktion. Liegen im Perineal-Bereich problemhafte Narben vor, stellen Advancement-Lappenplastiken aus der Oberschenkel- oder Unterbauchregion eine gute Behandlungsmöglichkeit dar. Komplexe Schädigungen des männlichen Geschlechtsorgans erfordern aufwendige Rekonstruktionen mit Ersatz der Harnröhre und des Scrotums. Hierbei ist die freie Radialis-Lappenplastik zum Harnröhrenersatz zu nennen und der Scrotumersatz kann mit einer Gracilis-Lappenplastik bewerkstelligt werden. Isolierte Problematiken der perianalen Region sind mit einer problemlosen Rekonstruktion mittels Bizeps-femoris-Vorschiebeplastik zu lösen. Freie mikrochirurgische Lappenplastiken sind eher selten erforderlich. Die rekonstruktiven Möglichkeiten bei Verlust des sensiblen Anoderms mit nachfolgender Inkontinenz sind nicht Thema dieses Vortrags.

Zusammenfassung

Schwerwiegende ano-genitale Verbrennungen, die aufwendige Rekonstruktionen erfordern, sind sehr selten. In der Regel ist zur Primärversorgung und auch als definitve Bedeckung die Spalthauttransplantation ausreichend. Eine Sonderstellung in dieser Verletzungsart nehmen die iatrogenen Schädigungen ein. Ist die Indikation zur Rekonstruktion aufgrund spezifischer Problematiken gegeben, ist das gesamte Spektrum von Vollhauttransplantaten, Z-Plastiken bis hin zu aufwendigen Lappenplastiken erforderlich. Dies gilt insbesondere für ausgedehnte Verletzungen des äusseren Genitale oder tiefsten analen Verbrennungen mit Verlust des sensiblen Anoderms und Inkontinenz.

Defektdeckung bei pyogenen Gelenkinfektionen (gemeinsam mit Traumatologen und Orthopäden)

Gelenksinfektion durch radiogenen Defekt: Prävention und therapeutische Optionen

H.-H. Homann, M. Lehnhardt, S. Langer, D. Drücke und H.-U. Steinau

Klinik für Plastische Chirurgie, Schwerbrandverletzte, Handchirurgiezentrum, Operatives Referenzzentrum für Gliedmassentumoren, Universitätsklinik Bergmannsheil, Ruhr-Universität, Bürkle-de-la-Camp-Platz 1, 44789 Bochum

Exposed Irradiated Joint: Prevention and Therapeutical Options

Summary. Exposed irradiated joints are characterized by bone and cartilage necrosis with a chronically infected joint space. The indication for treatment results from possible infection spreading and more often because of severe pain. The usual concept of sequential debridement, joint replacement and regional flap coverage, is often impossible due to the radiodermitis and bone necrosis in the neighbourhood of the joint. Even free flaps are associated with a higher failure rate, because of the irradiation of the recipient vessels long vein grafts are often needed. If regional flap coverage is desired, distant flaps with long, not irradiated pedicles must be choosen. Prevention due to special considerations during the first surgery is essential.

Key words: Radiation-induced injury – joint infection

Zusammenfassung. Radiogene Gelenkinfektionen sind gekennzeichnet durch Knochen- und Knorpelnekrosen welche meist mit chronischen Infektionen einhergehen. Die Indikation zur Therapie dieser Wunden ergibt sich zum einen aus der Prävention einer Infektausbreitung, zum anderen aus der Notwendigkeit der Schmerzbekämpfung, da diese Erkrankungen erhebliche Schmerzen hervorrufen. Das derzeitig bestehende Behandlungskonzept besteht in einem mehrzeitigen Debridement, bei statischen Erfordernissen einem Gelenkersatz oder sonst einer Arthroplastik und der Defektdeckung durch gestielte Lappen aus unbestrahlten Regionen oder aber dem freien Gewebetransfer mit Anschluß an nicht bestrahlte Empfängergefäße unter Zuhilfenahme langer Veneninterponate. Der Prävention durch korrekte Operationstechnik beim Ersteingriff kommt entscheidende Bedeutung zu.

Schlüsselwörter: Strahlenschaden – Gelenkinfektion – Radioderm

Seit Entdeckung der Röntgenstrahlung sind die schädlichen Wirkungen der Strahlung bekannt. Waren in früheren Zeiten auch gutartige Erkrankungen wie zum Beispiel der Morbus Dupuytren, Hirsutismus oder Akne Indikationen zur Bestrahlung werden die Indikationen zur Strahlentherapie jetzt strenger gestellt. Bei steigendem Lebensalter und Zunahme maligner Erkrankungen ergibt sich jedoch die Indikation zur Bestrahlung bei Tumorleiden häufiger.

Durch energiereichere Bestrahlung gelingt eine bessere Tiefendosisverteilung, die Strahlenfolgen sind jedoch dadurch auch in tieferen Gewebsabschnitten zu finden. Prinzipiell bedingen Photonen eine Zerstörung chemischer Bindungen die im Falle einer DNA-Schädigung zum Zelltod führen. Über die Fibroblastenschädigung kommt es zur Gefäßreduktion im bestrahlten Gewebe und zu mangelnder Gewebekontraktilität. Dadurch bedingt besteht eine verminderte Durchblutung bei erhöhter Blutungsneigung. Aufgrund der relativen Reistenz des Nervengewebes gegenüber ionisierender Strahlung verbleibt die Schmerzwahrnehmung im bestrahlten Gewebe. Die Indikation zur Sanierung der radiogenen Gelenkinfekte ergibt sich zum einen aus der Wunde mit möglichen infektiösen Problemen und bestehender Blutungsneigung, zum anderen jedoch zu erheblichem Maße aufgrund der meist vorhandenen Schmerzen.

Hauptlokalisationen für radiogene Gelenkinfektionen stellten im eigenen Krankengut das Schultergelenk dar gefolgt von den großen Gelenken der unteren Extremität. Gründe hierfür liegen in der mangelnden Weichteilbedeckung und der häufig indizierten Strahlenbehandlung bei Weichteilsarkomen und bei Mammakarzinomen mit axillären Lymphknotenmetastasen.

Das derzeitige Behandlungskonzept besteht aus einem mehrfachen Debridement unter Einbeziehung der Knochen. Der so entstandene Gelenk- bzw Skelettdefekt wird nach statischen Erfordernissen ersetzt. An der unteren Extremität sollte ein Gelenkersatz oder eine Arthrodese angestrebt werden, wohingegen an der oberen Extremität über Arthroplastiken meist eine befriedigende Funktion ereicht wird. Die Defektdeckung im Gelenkbereich gelingt nicht durch Hauttransplantationen, da diesen zum einen der Wundgrund fehlt, zum anderen eine zu geringe Gewebeelastizität der zu erwartenden Narben besteht. Lokale Lappenplastiken können ebenfalls meist nicht eingesetzt werden, da die verfügbaren Gewebeanteile im Bestrahlungsfeld liegen. Neben den gestielten Fernlappenplastiken aus unbestrahlten Regionen, bieten sich freie, in mikrochirurgischer Technik verpflanzte Hautmuskellappen an. Hierbei muß die Indikation zur Verwendung langer Veneninterponate großzügig gestellt werden, um nicht bestrahlte Anschlussgefäße zur Verfügung zu haben.

Amputationen bilden leider nicht selten die einzige Möglichkeit zur Sanierung radiogener Gelendestruktionen. Aufgrund der beschriebenen bevorzugten Lokalisation, sind dies dann häufig Inter-thorako-skapuläre Amputationen an der oberen Extremität oder aber Hemipelvektomien bei Hüftgelenkbefall. Auch durch diese Massnahmen konnte im eigenen Krankengut keine definitive Heilung in allen Fällen erzielt werden, diese Eingriffe unterliegen ausserdem einer hohen Mortalität. Trotzdem ist bei richtiger Indikationsstellung die Sanierung des Gelenkinfektes und die Beherrschung der Schmerzen möglich, die häufig noch durchzuführenden Sekundäreingriffe bestehen dann in Hauttransplantationen um das häufig verbleibende Radioderm zu behandeln. Im Falle weiter distal gelegener Gelenkinfekte, z.B. am Kniegelenk, sind bei vorliegender Amputationsindikation stumpfverlängernde Massnahmen in das Behandlungskonzept einzubeziehen, so wurden in den letzten drei Jahren alleine vier Unterschenkelumkehrplastiken (Borggeve-Operation) nach Segmentresektionen des Kniegelenkes und Teilen des Oberschenkels im eignen Krankengut vorgenommen.

Der Prävention kommt bei initialen Tumoroperationen in Gelenknähe eine entscheidende Bedeutung zu. Neben der korrekten Schnittführung welche bei der Primäroperation die Möglichkeit einer lokalen Lappenplastik zur Gelenkbedeckung lässt, sind sofortige Weichteilrekonstruktionen mittels aller verfügbaren plastisch-chirurgischen Techniken erforderlich. Dies umsomehr, wenn adjuvante onkologische Massnahmen geplant sind, oder sich aus der Tumorentität, des Gradings oder aber der Tumorgröße ergeben könnten.

Der pyogene Infekt nach Gelenkersatzoperationen: Inzidenz und ökonomische Auswirkungen

S. Arens, F. Kutscha-Lissberg, U. Hebler, C. Wingenfeld, T. Kälicke und G. Muhr

Chirurgische Klinik und Poliklinik, Berufsgenossenschaftliche Kliniken „Bergmannsheil", Universitätsklinik, Bürkle-de-la-Camp-Platz 1, 44789 Bochum (e-mail: stephan.arens@ruhr-uni-bochum.de)

Pyogenic Infection Following Arthroplasty: Incidence and Economic Consequences

Summary. Infection following arthroplasty is a rare but significant and threatening complication. The incidence is about 2%. Treatment of an infected joint replacement may be demanding, time consuming and expensive. For the treating institution there is a risk of substantial financial losses due to inadequate reimbursement. Calculated on the basis of ~150,000 implanted joint protheses/a, an infection rate of 2% and treatment costs of ~50,000 €/infected case the economic burden is an estimated 150 million €/a in Germany. This amount should justify a sound evaluation of costs related to infection in arthroplasty, which should be the effort of the health insurance organisations. Additionally specific research in the field of infection prevention must be sponsored. The system of reimbursement should be adequately adopted and corrected.

Key words: Arthroplasty – infection – infection rate – economic impact

Zusammenfassung. Die Infektion einer Endoprothese ist mit einer Rate von ~2% eine seltene, aber schwere und bedrohliche Komplikation. Sie erfordert aufwendige, teils langdauernde und teure Behandlungsstrategien. Für die behandelnde Klinik besteht die Gefahr der betriebswirtschaftlichen Unterdeckung. Die auf der Basis von 150.000 implantierten Endoprothesen/a, einer Infektrate von 2% und Behandlungskosten von ca. 50.000 €/ Fall geschätzte volkswirtschaftliche Belastung von 150 Millionen €/Jahr in Deutschland rechtfertigt die Forderung, eine profunde Evaluation der Kosten voran zu treiben. Hier sind in erster Linie die Kostenträger gefordert. Darüber hinaus muß gezielt die spezifische Forschung, besonders im Bereich der Prävention solcher Infekte, gefördert werden. Die Vergütungssysteme müssen entsprechend adaptiert und korrigiert werden.

Schlüsselwörter: Endoprothese – Infektion – Infektionsrate – Kosten

Der Gelenkersatz ist eine der erfolgreichsten und häufigsten Operationen der orthopädischen Chirurgie und hat seit der Etablierung der Hüftendoprothetik durch Sir John Charnley (1911 – 1982) eine imposante Verbreitung erfahren. Im Jahre 1996 wurden weltweit mehr als 1,2 Millionen Endoprothesen von der Industrie abgesetzt. Der Hauptanteil wird dabei von Hüft- und Knieendoprothesen eingenommen, gefolgt von Schulterprothesen und, insgesamt noch relativ wenigen, Ellenbogen- und Sprunggelenkprothesen [Holz 1997]. In aller Regel sind die erfolgreich mit Endoprothesen versorgten Patienten höchst zufrieden und dankbar. Kommt es jedoch zu einer Infektion am Implantat, leiden sie unter erheblichen Belastungsschmerzen aufgrund der eintretenden Lockerung. Es bilden sich meist lokale septische Probleme mit persistierenden Weichteilfisteln bis hin zu vital bedrohenden Folgen systemischer Infektauswirkungen und Sepsis. Neben dem Funktionsverlust des betroffenen Gelenkes droht im schlimmsten Fall die Amputation oder Exartikulation der Extremität. Die Unzufriedenheit dieser Patienten darüber, dass eine sonst so erfolgreiche und routinemäßig durchgeführte Operation bei ihnen fehlgeschlagen ist, mündet nicht selten im Vorwurf eines Behandlungsfehlers und kann so auch für den Chirurgen zu einer bedrückenden Belastung werden. Charnley selbst konstatierte: „The impact of an infected joint prothesis is devasting".

Therapieoptionen bei infizierten Endoprothesen

Die konservative Therapie im Sinne einer alleinigen Antibiotikagabe ist bei pyogenen Infekten am Implantat nicht adäquat. Die Antibiotikatherapie ist lediglich eine Begleittherapie der operativ-chirurgischen Behandlung. Die operative Revision des Implantates mit Debridement und Spülung ohne Explantation ist allenfalls im Rahmen eines akuten und frühen Infektes nach Implantation zu rechtfertigen und sollte mindestens den Austausch leicht wechselbarer Polyäthylen-Komponenten umfassen. In aller Regle kann eine pyogene Infektion der Gelenkprothese nur durch den Ausbau des Implantates zur Ausheilung gebracht werden. Dabei besteht unter gewissen Bedingungen die Möglichkeit, einzeitig einen Prothesenwechsel durchzuführen oder nach temporärer Implantation eines antibiotikahaltigen Platzhalters (Spacer) zweizeitig einen neuen Gelenkersatz zu implantieren. Nicht selten bleibt jedoch insbesondere nach mehrmaligen Wechseloperationen nur noch die stark funktionseinschränkende Möglichkeit auf eine Gelenkprothese zu verzichten und eine Resektionsarthroplastik oder eine Arthrodese durchzuführen. Als ultima ratio ist die Amputation oder Exartikulation anzusehen, wenn auch durch aufwendige plastisch-rekonstruktive Maßnahmen ein Extremitätenerhalt nicht mehr möglich ist. Die Therapie infizierter Endoprothesen ist aufwendig und komplex. „Standard-Lösungen" gibt es nicht, so dass die individuell notwendigen Therapiekonzepte eine umfangreiche Erfahrung des Behandlers erfordern. Darüber hinaus müssen umfangreiche logistische Voraussetzungen erfüllt sein. Dies gilt nicht nur für die operativ-technische Ausstattung der Abteilung. Wichtig ist die interdisziplinäre Kooperation zwischen Chirurgen, Infektiologen, Plastischen Chirurgen und nicht zuletzt Intensivmedizinern und Internisten, da im betroffenen Patientengut meist eine erhebliche Komorbidität anzutreffen ist.

Inzidenz

Die in der Literatur angegebene Inzidenz von Infektionen nach Gelenkersatz bewegt sich im Bereich von 0,5 – 2,5% für Hüftendoprothesen [Hanssen et al. 1996; Fisman et al. 2001; Garvin und Hanssen 1995, Tsukayama et al. 1996; Abudu et al. 2002] und 0,5 – 5% für Knieendoprothesen [Bengston und Knutson 1991; Robertsson et al. 1999 und 2001; Segawa et al. 1999; Abudu et al. 2002]. Für Schulterendoprothesen mit 0 – 15,4% Infektrate [Sperling et al. 2001] und Ellenbogengelenkersatz mit 3,3 – 9% [Kasten and Skinner 1993, Yamaguchi et al. 1998; Wolfe et al. 1990] variieren die Angaben noch mehr. Die teilweise erhebliche Spannweite der angegebenen Infektraten, selbst innerhalb einer anatomischen Region, beruht einerseits auf den divergierenden Indikationsspektren für den Gelenkersatz in den publizierten Patientenkollektiven (z. B.: Gelenkersatz bei Trauma oder elektiv). Andererseits sind hierfür jedoch auch Probleme der Diagnosestellung der Infektion anzuschuldigen. Tobim [1999] weist beispielsweise darauf hin, dass mit aufwendigeren mikrobiologischen Methoden Mikroorganismen am Implantat auch bei einem hohen Prozentsatz von sogenannten „aseptischen Lockerungen" nachgewiesen wurden. Viele dieser Fälle würden somit bei falsch negativen konventionell erhobenen mikrobiologischen Befunden als nicht infiziert gewertet und folglich die Infektraten nach unten verfälschen. Häufigste Ursache für Unsicherheiten der Infektionsraten an Endoprothesen ist jedoch die Zugrundelegung uneinheitlicher und nicht allgemein akzeptierter Infektdefinitionen. Grundlage für klinische Studien sollte heute die Definition des CDC sein [Mangram et al. 1999]. Um aktuelle Daten zu den Infektraten bei Hüft- und Knieendoprothesen in Deutschland zu erfragen, haben wir uns an das Nationale Referenzzentrum für Surveillance von nosomomialen Infektionen in Berlin gewendet. Die im Rahmen der prospektiven multizentrischen KISS-Studie unter Anwendung der CDC-Infektdefinition erhobenen (gepoolten) Infektraten betragen für 28.921 Hüftendoprothesen 1,94% und für 9.331 Knieprothesen 1,09% [Zuschneid 2002]. In Übereinstimmung mit der Literatur [Berbari et al. 1998] halten wir es für gerechtfertigt die Gesamtinfektionsrate nach Gelenkersatzoperationen mit ~2% einzuschätzen.

Ökonomische Konsequenzen

Die ökonomischen Konsequenzen der Infektion an Endoprothesen betreffen nicht nur die Kostenträger (Krankenkassen, Berufsgenossenschaften), sondern im betriebswirtschaftlichem Sinne auch die behandelnden Krankenhäuser und letztendlich die gesamte Volkswirtschaft. Unser Versuch, von den direkten Kostenträgern (Krankenkassen, BGs) eine Zahlenangabe zu erhalten, mit der die durchschnittlichen Kosten einer Endoprotheseninfektion in ihren Kalkulationen angesetzt werden, war erstaunlicherweise frustran. Von verschiedensten Vertretern der Kostenträger in Deutschland wurde uns wiederholt versichert, dass Zahlen über die Kosten einer Endoprotheseninfektion nicht existieren und auch nicht ermittelbar wären.

Um größenordnungsmäßig die betriebswirtschaftlichen Kosten der Endoprotheseninfektion zu ermitteln, haben wir exemplarisch einige repräsentative Fälle aus der eigenen Klinik untersucht und hier die zusätzlichen Behandlungskosten für (Spezial-)Implantate, OP-Zeit, Röntgenuntersuchungen, mikrobiologische Analysen, Bluttherapie und Antibiotikabehandlung kalkuliert. Betriebswitschaftliche Kosten sind von einer Vielzahl einzelner Faktoren abhängig und können daher nicht ohne Einschränkung auf Kliniken mit anderer Struktur oder Vorhalteleistung übertragen werden. In fünf von sechs Fällen zeigte der fallweise Vergleich der Ausgaben gegenüber den von den Kostenträgern erstatteten Kosten eine Unterdeckung von bis zu 9.500 €. In diesen Fällen betrugen die Kosten für die Klinik zwischen 21.000 und 35.000 € pro Fall. Lediglich bei einer 90 jährigen Dame mit schwerst infizierter Knie-TEP, bei der unmittelbar die Amputation notwendig war, konnte über eine mehrtägige Liegedauer ein Gewinn für die Klinik von mehreren tausend Euro erwirtschaftet werden. Es zeigte sich, dass in Fällen mit wiederholten Revisionseingriffen im Sinne von Spacer- und Implantatwechseln, bei Implantation von Spezialprothesen und bei aufwendigen rekonstruktiven Verfahren sowie Therapie mit teuren Antibiotika regelmäßig die betriebswirtschaftliche Kostendeckung verfehlt wurde. Solange solche zur Infektsanierung notwendigen Eingriffe unterbleiben, bzw. hinausgezögert werden und sich die Behandlung lediglich auf die Gabe ausgewählt preisgünstiger Antibiotika und oberflächlicher Revisionsoperationen (Weichteildebridement und Spülung) beschränkt, ist es jedoch durchaus möglich, mit einer infizierten Endoprothese ein betriebswirtschaftlich günstiges Ergebnis zu erzielen, bevor dann anderorts die kostenträchtigere definitive Behandlung eingeleitet wird. Unklar bleibt, wie sich die Deckung der betriebswirtschaftlichen Kosten nach Einführung der neuen Vergütungssysteme darstellt. Die Berechnung unserer ausgewählten Fälle nach DRG-Prinzipien zeigte weiter eine, wenn auch geringere Unterdeckung für die Klinik.

Die volkswirtschaftlichen Kosten umfassen neben den Behandlungskosten im Rahmen der stationären Therapie u.a. auch die Ausgaben für ambulante Weiterbehandlung, Rehabilitationsmaßnahmen, Pflege im häuslichen und stationären Bereich einschließlich Hilfsmittel, Arbeitsausfall, Rentenleistung und nicht zuletzt Minderung der Lebensqualität. Zahlen zu der Größenordung der volkswirtschaftlichen Kosten einer Endoprotheseninfektion sind uns aus der deutschsprachgen Literatur nicht bekannt. Für die USA wurden jedoch von Sculco [1995] und Fisman et al. [2001] auf der Basis von Daten der Medicare volkswirtschaftliche Kosten für eine Endoprotheseninfektion von ca. 50.000 $ kalkuliert. Angesichts der oben genannten Kosten allein für die stationäre Behandlung erscheint es gerechtfertigt diese Zahl unter Gleichsetzung von US-Dollar und Euro für die hiesigen Verhältnisse zu übernehmen, ohne dabei zu übertreiben. Bei einer angenommenen Infektionsrate von 2% benötigt man zur annähernden Berechnung der volkswirtschaftlichen Kosten aller in Deutschland in einem Jahr auftretenden Infektionen an Endoprothesen lediglich die Anzahl der hier eingesetzten Implantate. Aber auch hier bereitet die Ermittlung der tatsächlichen Anzahl Schwierigkeiten, da nicht wie in anderen Ländern auf ein Endoprothesenregister zurückgegriffen werden kann. Wenig nachprüfbare Angaben der Implantateindustrie und einiger Ärztekammern [Franz et al., 2000] sprechen von ca. 150.000 implantierten Endoprothesen in Deutschland. Diese Größenordung deckt sich allerdings mit Angaben aus den Niederlanden und Schweden, wo allein bei Hüftendoprothesen eine Häufigkeit von ca. 140 HTEP/10^5 Einwohnern vorliegt [Ostendorf et al. 2001]. Übertragen auf Deutschland mit 82,2 Millionen Einwohnern bedeutet dies bereits eine Anzahl von ca. 115.000 implantierten Hüftendoprothesen pro Jahr, so dass die Angabe von insgesamt 150.000 implantierten Endoprothesen pro Jahr in Deutschland realistisch erscheint.

Auf der Basis dieser Zahlen ist eine vorsichtige Schätzung der Kosten von Infektionen nach Endoprothesen in Deutschland möglich und lässt sich wie folgt berechnen:

2% Infektionen bei ca. 150.000 Endoprothesen = 3.000 Endoprotheseninfekte/a
3.000 × 50.000€ = *150 Millionen €* volkswirtschaftliche Gesamtkosten/a.

Schlußfolgerungen

Die Infektion einer Endoprothese ist mit einer Rate von ~2% eine seltene, aber schwere und nicht selten bedrohliche Komplikation. Sie erfordert aufwendige, teils langdauernde und teure Behandlungsstrategien, die bevorzugt in spezialisierten Kliniken mit ausreichend hoher Fallzahl durchgeführt werden sollte. Für die behandelnde Klinik besteht rasch die Gefahr der betriebswirtschaftlichen Unterdeckung durch unzureichende Vergütungssysteme. Die volkswirtschaftliche Belastung von geschätzten 150 Millionen €/Jahr in Deutschland und die zu erwartende, demographisch bedingte Zunahme der Fälle rechtfertigt die Forderung, eine profunde Evaluation der Kosten voran zu treiben. Hier sind in erster Linie die Kostenträger gefordert. Darüber hinaus muß gezielt eine spezifische Forschung, nicht nur zur ökonomischen Evaluation, sondern auch im Bereich der Prävention solcher Infekte, gefördert werden. Um letztendlich eine Unter- oder gar Nicht-Versorgung von Patienten mit infizierten Endoprothesen in der Zukunft zu vermeiden, müssen die Vergütungssysteme entsprechend adaptiert und korrigiert werden.

Literatur

Abudu A, Sivardeen KAZ, Grimer RJ, Pynsent PB, Noy M (2002) The outcome of perioperative wound infection after total hip and knee arthroplasty. International Orthopaedics (SICOT) 26:40–43
Bengston S, Knutson K (1991) The infected knee arthroplasty. A 6-year follow-up of 357 cases. Acta Orthop Scand 62:301–311
Berbari EF, Hanssen AD, Duffy MC, Steckelberg JM, Ilstrup DM, Harmsen WS, Osmon DR (1998) Risk factors for prosthetic joint infections: case-control study. Clin Infect Dis 27:1247–1254
Fisman DN, Reilly DT, Karchner AW, Goldie SJ (2001) Clinical effectiveness and cost-effectiveness of 2 managed strategies for infected total hip arthroplasty in the elderly. Clin Inf. Dis 32:419–430
Franz R, Czornack F, Sander K, Purath W, Letzel J, Schlosser T (2000) Hüftendoprothetik bei Coxarthrosen. Erfahrungsbericht der Fachgruppe Orthopädie an der Sächsischen Landesärztekammer. Ärzteblatt Sachsen 12:12–15

Garvin KL, Hanssen DD (1996) Current concepts review: Infection after total hip arthroplasty - past, present, and future. J Bone Joint Surg [Am] 77-A: 1576 - 1588
Hanssen AD, Osmon DR, Nelson CL (1996) Instructional Course Lecture: Prevention of deep periprosthetic joint infection. J Bone Joint Surg [Am] 78-A: 458 - 471
Holz U (1997) Gelenkersatz - Entwicklung und derzeitiger Stand. in: Oestern HJ und Probst J (Hrsg): Unfallchirurgie in Deutschland, Bilanz und Perspektiven
Kasten MD, Skinner HB (1993) Total elbow arthroplasty. An 18-year experience. Clin Orthop Rel Res 290: 177 - 188
Mangram AJ, Horan TC, Pearson ML, Silver LC, Jarvis WR (1999) Guideline for Prevention of Surgical Site Infection, Centers for Disease Control and Prevention (CDC). Am J Infection Control 27: 97 - 134
Ostendorf M et al. (2001) THR in the Netherlands and Sweden: past, present and future. JBJS [Br] 83-B: Supp II: 157
Robertsson O, Dunbar MJ, Knutson K, Lewold S, Lidgren L (2001) The routine of surgical management reduces failure after unicompartmental knee arthroplasty. J Bone Joint Surg [Br] 83-B: 45 - 49
Robertsson O, Dunbar MJ, Knutson K, Lewold S, Lidgren L (1999) The Swedish knee arthroplasty register: 25 years experience. Bull Hosp Jt Dis 58: 133 - 138
Sculco TP (1995) The economic impact of infected joint arthroplasty. Orthopedics 18: 871 - 873
Segawa H, Tsukayama DT, Kyle RF, Becker DA, Gustilo RB (1999) Infection after total knee arthroplasty. A retrospective study of the treatment of eighty-one infections. J Bone Joint Surg [Am] 81-A: 1434 - 1445
Sperling JW, Kozak TK, Hanssen AD, Co.eld RH (2001) Infection After Shoulder Arthroplasty. Clin Orthop Rel Res 382: 206 - 216
Tobin E (1999) Prosthetic joint infections: controversies and clues. Lancet 353: 770 - 771
Tsukayama DT, Estrada R, Gustilo RB (1996) Infection after total hip arthroplasty. A study of the treatment of hundret and six infections. J Bone Joint Surg [Am] 78-A: 512 - 523
Wolfe SW, Figgie MP, Inglis AE, Bohn WW, Ranawat CS (1990) Management of infection about total elbow protheses. J Bone Joint Surg [Am] 72-A: 198 - 212
Yamaguchi K, Adams RA, Morrey BF (1998) Infection after total elbow arthroplasty. J Bone Joint Surg [Am] 80-A: 481 - 491
Zuschneid I (8.4.2002) Persönliche Mitteilung des Nationalen Refernzzentrums für Surveillance von nosokomialen Infektionen, Berlin

Chirurgische Korrektur der Gynäkomastie

Hormonelle Regulationsstörung der Gynäkomastie

J. Pfeilschifter

Berufsgenossenschaftliche Kliniken Bergmannsheil, Universitätsklinik, Medizinische Klinik und Poliklinik, Bürkle-de-la-Camp-Platz 1, 44789 Bochum
(e-mail: Johannes.Pfeilschifter@ruhr-uni-bochum.de)

Hormonal Context of Gynecomastia

Summary. Gynecomastia develops when there is an increase in the ratio of estrogen to androgens. Whereas mild forms of gynecomastia are frequently encountered in the male population, any breast enlargement that is prominent, painful, progressive or of recent onset always requires a careful evaluation, as it may be an important clue to disease elsewhere. Underlying causes are plenty and include drugs, congenital and aquired disorders of androgen and estrogen production, various tumors, renal failure, cirrhosis of the liver, and thyrotoxicosis. Evaluation includes a careful patient's history, physical examination of sexual characteristics and the breast tissue, and measurements of serum LH, FSH, testosterone, estradiol, hCG-β, TSH and tests of liver and kidney function.

Key words: Gynecomastia – Androgens – Estrogen, Hypogonadism

Zusammenfassung. Ursache einer Gynäkomastie ist ein Ungleichgewicht zwischen Androgenen und Östrogenen. Während milde Formen häufig sind, verlangt eine ausgeprägte, schmerzhafte, progrediente oder rasch auftretende Vergrößerung der Brustdrüse stets eine sorgfältige Abklärung, da sie ein Hinweis für eine zugrunde liegende Erkrankung sein kann. Die Ursachen sind vielfältig und umfassen Medikamente, kongenitale und erworbene Störungen der Androgen- und Östrogenproduktion, verschiedene Tumore, sowie Niereninsuffizienz, Leberzirrhose und Hyperthyreose. Die Abklärung beinhaltet eine sorgfältige Anamnese, die Untersuchung der Sexualmerkmale und der Brust sowie die Messung von LH, FSH, Testosteron, Östradiol, HCG-β, TSH und der Leber- und Nierenwerte.

Schlüsselwörter: Gynäkomastie – Androgene – Östrogene – Hypogonadismus

Definition

Als Gynäkomastie wird die gutartige Vergrößerung der männlichen Brustdrüse bezeichnet. Nimmt man als Minimalkriterium tastbares Drüsengewebe (Stadium I), handelt es sich um eine der häufigsten „Erkrankungen" des Mannes überhaupt, denn dieses Kriterium erfüllen bis zu 40% aller Männer mit einer besonderen Häufung bei Krankenhauspatienten. Die folgende Darstellung bezieht sich denn auch nur auf ausgeprägtere Formen der Proliferation, bei denen die Vergrößerung des Brustdrüsengewebes sichtbar ist (Stadium II) oder sogar eine starke Vergrößerung der Brust vorliegt, die der pubertierender Mädchen gleichkommt (Stadium III). Solche ausgeprägte Formen der Gynäkomastie führen nicht nur zu einer kosmetischen Entstellung, sondern sie sind häufig auch Indikatoren einer bekannten oder manchmal erst über die Gynäkomastie sich manifestierenden Grunderkrankung, die in das Gleichgewicht zwischen männlichen und weiblichen Sexualsteroiden eingreift. Abzugrenzen von der echten Gynäkomastie ist die Pseudogynäkomastie, eine Ansammlung vermehrten Fettgewebes ohne Drüsenkörper, die nicht Gegenstand dieser Darstellung ist.

Ursachen der Gynäkomastie

Einer echten Gynäkomastie liegt ein Ungleichgewicht zwischen männlichen und weiblichen Sexualsteroiden zugrunde. Sowohl eine Erniedrigung des Testosterons, als auch eine Erhöhung von Östrogenen oder ein vermindertes Ansprechen auf männliche Sexualsteroide können zu einer Gynäkomastie führen. Entscheidend ist nicht der Absolutwert, sondern das Verhältnis der Sexualsteroide zueinander. Zum Beispiel führt ein primärer Hypogonadismus über den Anstieg von LH und die LH-induzierte Steigerung der Östradiolbildung weitaus häufiger zu einer Gynäkomastie als ein sekundärer Hypogonadismus, bei dem LH erniedrigt ist und das Ungleichgewicht zwischen Androgenen und Östrogenen daher nicht so ausgeprägt ist.

Die Hauptursachen der Gynäkomastie lassen sich grob in 4 verschiedene Formen einteilen:

1. Tumor-assoziierte Formen
2. Medikamentös induzierte Formen
3. Störungen der Funktion der Gonaden oder der Hypophyse
4. Gynäkomastie-begünstigende Grunderkrankungen

Tumor-assoziierte Formen

Beta-HCG-produzierende Tumore bewirken über eine Erhöhung der Östradiolproduktion in den Leidigzellen eine Gynäkomastie. Häufig handelt es sich um Keimzelltumore der Hoden (embryonale Karzinome, Teratokarzinome, Chorionkarzinome). Es kommen aber auch extragonadale Tumore als Quelle einer paraneoplastischen Choriongonadotropinbildung in Frage.

Östradiolbildende Tumore finden sich in Form von Leidigzelltumoren oder Sertolizelltumoren in den Hoden. Sie sind bis zu 10% maligne und können in jedem Lebensalter auftreten.

Nebennierenrindenkarzinome können entweder über die direkte Bildung von Östradiol oder über die periphere Aromatisierung exzessiv gebildeter Nebennierenandrogene (Dehydroepiandrosteron, Androstendion) im Fettgewebe zu einer Gynäkomastie führen.

Hepatozelluläre Karzinome können über eine vermehrte Aromatase-Aktivität zu einer Gynäkomastie führen.

Medikamentös induzierte Formen

Spironolakton, ein Androgenrezeptorantagonist, ist in höheren Dosierungen ein häufiger Auslöser einer Gynäkomastie. *Methotrexat* ist ebenfalls ein häufiger Verursacher eine Gynäkomastie. Digitalispräparate können eine östrogenartige Wirkung haben. Chemotherapeutika, die zu einer Schädigung der Hodenfunktion führen, können eine Gynäkomastie verursachen. Daneben können zahlreiche andere Medikamente vor allem aus dem Kreis der Hypertensiva und Antidepressiva, aber auch aus anderen therapeutischen Gruppen eine Gynäkomastie auslösen. In vielen Fällen ist dabei der Mechanismus unklar. Die Inzidenz ist oft gering und es handelt sich eher um Einzelfallberichte.

Marijuana kann eine Gynäkomastie auslösen. Verantwortlich sind wohl Phytoöstrogene in dem Extrakt, da dies bei der reinen Wirksubstanz, dem Tetrahydrocannabinol, nicht zu beobachten ist.

Störungen der Funktion der Gonaden und der Hypophyse

Primäre Schädigungen der Hoden sind eine wichtige Ursache einer Gynäkomastie. Zu den besonders erwähnenswerten Formen gehört das *Klinefelter-Syndrom* (XXY), da hier ein besonders hohes Risiko für die Entwicklung eines *Mamma-Karzinoms* zu bestehen scheint. Obwohl, wie oben dargestellt, wesentlich seltener, können alle Formen eines sekundären Hypogonadismus zu einer Gynäkomastie führen. Seltene Ursachen sind eine Androgenrezeptorresistenz und kongenitale Formen einer Störung der Sexualhormonsynthese. Natürlich kann auch die gewollte oder ungewollte Einnahme Östrogen-haltiger Präparate zu einer Gynäkomastie führen.

Weitaus häufiger als diese umschriebenen Störungen der Bildung oder Wirkung der Sexualsteroide sind subtilere Verschiebungen des Gleichgewichts zwischen männlichen und weiblichen Sexualsteroiden. Beispiele hierfür sind der Überschuss an plazentaren Östrogenen *neonatal* oder das Ungleichgewicht der einsetzenden Mehrsynthese an Sexualsteroiden in der *Pubertät*. Im *Alter* kommt es bei einem Teil der Männer zu einem graduellen Abfall des Testosterons bis in den hypogonaden Bereich hinein. Die Zunahme des Fettgewebes mit steigendem Alter führt bei vielen Männern zu einer vermehrten Konversion von Androgenen in Östrogene durch eine Aromatisierung im Fettgewebe. Beides begünstigt eine Gynäkomastie.

Gynäkomastie-begünstigende Grunderkrankungen

Zu den Organerkrankungen, die zu einer Gynäkomastie führen können, zählt die *Niereninsuffizienz*. Bei der *Leberzirrhose* finden sich erhöhte Östradiolspiegel. Eine *Überfunktion der Schilddrüse* kann ebenfalls eine Gynäkomastie verursachen. Vermutet wird als Ursache vor allem eine vermehrte Konversion von Androgenen in Östrogene durch den Schilddrüsenhormon-Exzess.

Abklärung

Jede ausgeprägte und unklare Form einer Gynäkomastie sollte Anlass zu einer Abklärung der Ursache des Missverhältnisses zwischen männlichen und weiblichen Sexualsteroiden geben (Tabelle 1). Bei *rasch* auftretenden Formen mit *Schmerzen* in der Brust und den Brustwarzen ist die Abklärung ein *„Muß"*.

Die *Anamnese* gibt Auskunft über mögliche *Grunderkrankungen*, über *Medikamente* und toxische Einflüsse, sowie über *Libido* und *Potenz*.

Die *Inspektion* dient über die Beurteilung der Gynäkomastie hinaus der Beurteilung von *Hodengröße und -konsistenz*, des Genitale, der männlichen *Sexualbehaarung* und möglicher Grunderkrankungen. Ein großer Teil der seltenen Leidigzelltumore lässt sich tasten. Nebennierenkarzinome manifestieren sich meist erst dann, wenn sie schon sehr groß sind. Oft sind sie dann tastbar. Eine *Adipositas* als Mitursache einer Gynäkomastie sollte dokumentiert werden.

Bei der Palpation des Brustgewebes sollte man auf die Abgrenzung von Drüsengewebe gegenüber Fettgewebe und auf Karzinom-verdächtige Verhärtungen achten. Bei einer gleichzeitigen Galaktorrhoe wird man an ein Prolaktinom denken. Schmerzen beim Palpieren und eine Berührungsempfindlichkeit der Brustwarzen sollten dokumentiert werden. Asymmetrien, auch ausgeprägter Form, sind möglich.

Das *laborchemische Minimalprogramm* umfasst die *Leber- und Nierenwerte*, das basale *TSH, Testosteron, Östradiol, LH, FSH und β-HCG*. Prolaktin und Alpha-Fötoprotein sind weitere nützliche Parameter. Eine Hyperprolaktinämie führt allerdings nicht direkt, sondern nur

Tabelle 1. Checkliste Gynäkomastie Erstuntersuchung

Anamnese

- ✔ Dauer der Gynäkomastie?
- ✔ Schmerzen? Progredienz?
- ✔ Einnahme begünstigender Medikamente?
- ✔ (Spironolakton, Methotrexat, Digitalis, Antihypertensiva, Psychopharmaka)
- ✔ Marijuana-Konsum?
- ✔ Einnahme von Antiandrogenen? Applikation externer Östrogene?
- ✔ Störung von Nieren- oder Leberfunktion bekannt?
- ✔ Störung der Schilddrüse bekannt?
- ✔ Veränderungen von Libido und/oder Potenz?

Untersuchung

- ✔ echte Gynäkomastie oder Pseudogynäkomastie?
- ✔ Ausmaß der Gynäkomastie
- ✔ symmetrisch?
- ✔ schmerzhaft?
- ✔ Verhärtungen?
- ✔ Galaktorrhoe?
- ✔ Body Mass Index
- ✔ Hodengröße, -konsistenz?
- ✔ Resistenz im Hoden tastbar?
- ✔ Auffälligkeiten des Genitale?
- ✔ Behaarungstyp?
- ✔ Zeichen einer Leberzirrhose?
- ✔ Zeichen einer Schilddrüsenfunktionsstörung?
- ✔ Nebennieren-Tumor tastbar?

Labor

- ✔ LH, FSH
- ✔ Testosteron
- ✔ Östradiol
- ✔ HCG-β
- ✔ Prolaktin
- ✔ TSH
- ✔ Kreatinin, Harnstoff
- ✔ GPT, GOT, AP, γ-GT

bildgebende Verfahren

- ✔ (Hodensonographie)
- ✔ ev. Ultraschall/Mammographie der Brust

indirekt über die Suppression von LH und FSH oder assoziiert mit einem Ausfall von LH und FSH bei einem Makroadenom der Hypophyse zu einer Gynäkomastie, so dass bei einer Hyperprolaktinämie-assoziierten Gynäkomastie Auffälligkeiten von LH, FSH und Testosteron vorliegen. Weiterführende laborchemische Untersuchungen wie eine Chromosomenanalyse oder Bestimmungen zusätzlicher hypophysärer Hormone sind nur bei konkreten Verdachtsmomenten indiziert.

An *ergänzenden Untersuchungsverfahren* ist die *Sonographie der Hoden* an erster Stelle zu nennen. Sie ist schnell und einfach durchzuführen und erfasst nichttastbare Hodentumore mit einer hohen Sensitivität und Spezifität. Bei einem unauffälligen Tastbefund spricht aber nichts dagegen, die Laborbefunde abzuwarten und erst bei Auffälligkeiten des β-HCG oder des Östradiols eine Sonographie durchzuführen. Eine Computertomographie der Nebennieren oder eine MRT-Untersuchung der Hypophyse ist ohne klinischen Verdacht erst bei entsprechenden laborchemischen Hinweisen indiziert. Bei stärkerer Gynäkomastie sind auch die *Sonographie des Brustgewebes* und/oder eine *mammographische Untersuchung* der Brust sinnvoll, um maligne Formen präoperativ abzugrenzen.

Therapie

In der Pubertät sind leichte und mäßige Vergrößerungen der Brustdrüse häufig. Sie verlangen zunächst nur eine Beobachtung und bilden sich in der Mehrzahl der Fälle innerhalb von 1 – 2 Jahren spontan zurück. Findet man eine umschriebene systemische Ursache der Gynäkomastie, führt die spezifische Behandlung dieser Ursache oft zu einer Rückbildung einer mild oder mäßig ausgeprägten Gynäkomastie. Dies gilt für die Beendigung einer Medikamentenexposition ebenso wie für die Therapie von Störungen der Sexualfunktion und eine Tumoroperation. Lässt sich die Störung primär nicht beheben, wird eine chirurgische Therapie nicht gewünscht oder liegt der Gynäkomastie ein inoperabler Tumor zugrunde, kommen Östrogenrezeptorantagonisten wie Tamoxifen (z.B. 2×10 mg täglich) oder Aromatasehemmer (z.B. Testolacton 3×150 mg täglich) als spezifische Therapie in Frage. Die Effektivität dieser Medikamente ist allerdings sehr variabel. In allen Fällen, in denen die Gynäkomastie ausgeprägt ist, schon längere Zeit bestanden hat und sich bereits eine Fibrose entwickelt hat, wird man liberal eine chirurgische Therapie anstreben.

Literatur

Braunstein GD (1993) Gynekomastia. N Engl J Med 328:490 – 495
Hands LJ, Greenall MJ (1991) Gynecomastia Br J Surg 78:907
Thompson DF, Carter JR 1993 Drug-induced gynecomastia. Pharmacotherapy 13:37 – 45

Narbenbildung nach Verbrennung

Abtragung von Verbrennungsnarben mit dem Erbium: YAG-Laser

A. Eberlein, H. Schepler und B. Hartmann

Abteilung für Schwerbrandverletzte mit Plastischer Chirurgie, Unfallkrankenhaus Berlin, Warener Straße 7, 12683 Berlin

Treatment of Burn Scars Using the Erbium: YAG-Laser

Der Erbium: YAG-Laser bietet aufgrund seiner Wellenlänge von 2940 nm, die einem Absorptionsmaximum von Wasser entspricht, optimale Voraussetzungen für eine exakte schichtweise oberflächliche Ablation der Haut bei minimaler thermischer Schädigung des umgebenden Gewebes. Deshalb wird dieser Laser seit August 2001 im Schwerbrandverletztenzentrum des Unfallkrankenhauses Berlin regelmäßig zur Korrektur von Verbrennungsnarben eingesetzt.

Dabei haben die bisherigen Erfahrungen gezeigt, dass sich mit dem Erbium: YAG-Laser prinzipiell pigmentgestörte und prominente Narben behandeln lassen, wobei der Laser weniger geeignet ist zur Behandlung großer funktionsbehindernder Narben, sondern vielmehr zur Besserung von feinen Niveau-Unterschieden wie Transplantaträndern, feinen Narbensträngen oder Befunden nach Overgrafting.

Auch bei flächigen reliefgestörten Verbrennungsnarben lassen sich Verbesserungen erzielen, wobei jedoch in Abhängigkeit von der Verbrennungstiefe 2 unterschiedliche Techniken angewendet werden.

Bei Befunden nach überwiegend oberflächlicher Verbrennung kann eine flächige superfizielle Abtragung, vergleichbar der inzwischen etablierten Technik zur Behandlung altersbedingter Hautfalten, dem sog. Laser-skin-resurfacing, erfolgen.

Bei einem Zustand nach tiefer Verbrennung dagegen muß davon ausgegangen werden, dass Hautanhangsgebilde wie Schweiß- und Talgdrüsen und vor allem Haarfollikel durch die Verbrennung weitgehend oder vollständig zerstört wurden. Bei diesen Narben kann nach einer tiefen Laserbehandlung die Reepithelisierung nur von unbehandelten Randbereichen aus erfolgen, was bei größeren Behandlungsarealen einen zeitverzögerten und komplikationsträchtigen Wundheilungsprozess bedingt.

Deshalb haben wir in unserer Abteilung für ehemals tiefe Verbrennungen eine zweitzeitige Behandlungstechnik entwickelt, bei der in dem zu behandelnden Areal die Narbe nur in 3 – 5 mm breiten Streifen abgetragen wird, zwischen denen jeweils feine Stege intakter Epidermis belassen bleiben als Ausgangsbasis für eine zeitgerechte Reepithelisierung und Repigmentierung. Diese zunächst belassenen Streifen werden einige Wochen später in einer zweiten operativen Sitzung abgetragen.

Mit dieser Methode lassen sich mit dem Erbium: YAG-Laser auch großflächige reliefgestörte Narben nach tiefen Verbrennungen verbessern bei gleichzeitig komplikationsloser und zeitgerechter Wundheilung.

Die Beurteilung der Narbenbildung mit objektivierbarer computerunterstützer viscoelastischer Messung

H.-O. Rennekampff, J. Rabbels, M. Pfau und H. E. Schaller

Klinik für Hand, Plastische, Rekonstruktive und Verbrennungschirurgie, BG-Unfallklinik, Universität Tübingen, Schnarrenbergstraße 95, 72076 Tübingen

Viscoelastic Assessment of Scarring with an Objective Computer-based Instrument

Summary. In a prospective study we compared the subjective scar assessment by the Vancouver Scar Scale with an objective viscoelastic measurement. Donor sites from the thigh primarily dressed with vaseline gauze (F), biobrane or occlusive dressing(O) were evaluated 0.5 years postoperatively by VSS and with the Cutometer (Courage and Khazaka). VSS of donor sites was 2.74 ± 0.91 (F), 4.25 ± 0.77 (B) and 2.57 ± 0.72(O) (mean ± sem). All ratings were significant compared to normal mirror-sided skin. Viscoelastic measurements by the Cutometer were near normal compared to uninjured skin. No correlation was found between subscale VSS pliabilty rating and Cutometer readings.

Key words: Scar – Vancouver Scar Scale – Cutometer – Viscoelasticity

Zusammenfassung. Ziel der prospektiven Arbeit war es das Ausmaß der Narbenbildung in Spalthautentnahmestellen mittels Vancouver Scar Scale (VSS) einer objektiven viscoelastischen Messung gegenüberzustellen.

Spalthautentnahmestellen am Oberschenkel, die primär mittels Fettgaze (F), Biobrane (B)oder okklusiver Folie (O) behandelt wurden, wurden mindestens 0,5 Jahre nach der Hautentnahme gegenüber der gesunden kontralateralen Haut evaluiert. Die Narbenbildung wurde mittels VSS und einem Cutometer (Courage und Khazaka, Köln), das die viscoelastischen Eigenschaften der Haut misst, bestimmt. Der VSS der Spalthautentnahmestellen hatte einen Mittelwert (± SEM) von 2,74 ± 0,91 (F), 4,25 ± 0,77 (B) and 2,57 ± 0,72(O) (alle signifikant gegenüber gesunder Haut). Für die Viscoelastizität fanden sich keine wesentlichen Unterschiede zu gesunder Haut. Eine signifikante Korrelation zwischen VSS-Einzelparameter Dehnbarkeit und Cutometerergebnissen bestand nicht.

Schlüsselwörter: Narbe, Vancouver Scar Scale, Cutometer, Viscoelastizität

Einführung

Die Ausbildung einer flächigen Narbe ist oftmals die Folge einer partiellen dermalen Verletzung oder eines Vollhautdefektes. Diese Hautdefekte können durch Verbrennungen, nach Trauma oder chirurgisch zum Beispiel bei Spalthautentnahmestellen entstehen. Die klinische Beurteilung schätzt die Schwere dieser Komplikation anhand von Texturveränderung, Pigmentverschiebung und Blutumlaufstörung ein. Auch für die Beurteilung von adjuvanten Therapien in der Nachbehandlung von Narben ist diese Einschätzung wichtig. Somit wird klar, dass die objektive, valide und verlässliche Einschätzung der Nabenbildung einen bedeutenden Faktor darstellt.

Der Vancouver Scar Scale (2, 15) ist der Standard für die Beurteilung der Narbenbildung. Die ordinale Zuordnung des Vancouver Scar Scales (VSS) umfasst die Parameter Elastizität, Höhe der Narbe, Durchblutung und Pigmentation. Nachteilig am VSS ist die subjektive Beurteilung der Narbe seitens des Untersuchers und die Variabilität zwischen verschiedenen Untersuchern (4, 15). Die biophysikalische Messung der selben Parameter kann deshalb eine Verbesserung darstellen.

Für die Messung der Hauteigenschaften wurde eine Reihe von Instrumenten entwickelt (1, 3, 8, 16). Sie haben in der Dermatologie und Kosmetik Eingang gefunden. Um die Elastizität der Haut zu messen sind u.a. das Cutometer (Courage und Khazaka, Köln) (3), das Dermaflex (Cortex Technology, Hadlund) (9) und das Derma Torque Meter (Dia-Stron Ltd., Broomall, USA) (1) verfügbar. Diese Geräte messen die Verformbarkeit der Haut unter Last, sowie die Rückstellkräfte. Hierüber lassen sich dann elastische und visköse Parameter der Haut analysieren. Neben der Objektivität ist ein weiterer Vorteil dieser Messinstrumente, dass sie nicht invasiv arbeiten.

Die Anzahl an Wundauflagen, die für die klinische Anwendung zur Verfügung stehen, nehmen ständig zu. Seitens der Industrie werden die Vorteile wie schnellere Abheilung und reduzierte Schmerzen während der Behandlung herausgestrichen. Eine verkürzte Heilungszeit schlägt sich dann auch in einer reduzierten Narbenbildung nieder (14). Demgegenüber stehen die oft hohen Kosten der Wundauflagen bzw deren hoher pflegerischer Aufwand.

Aus diesen Gründen erschien es sinnvoll, verschiedene auf dem Markt befindliche Wundauflagen in einer prospektiven Studie auf die Abheilungszeit und insbesondere die resultierende Narbenbildung zu untersuchen. Spalthautentnahmestellen sind oberflächliche Wunden mit einer standardisierten Tiefe und einer gemeinhin günstigen Heilungstendenz. Sie eignen sich daher als gutes klinisch-experimentelles Modell für die Untersuchung von Wundheilungsvorgängen. Für die Messung der Narbenbildung sollte ein objektives computergestütztes Verfahren der Viskoelastizitätsmessung mit dem Cutometer zur Anwendung kommen.

Material und Methode

Patientengut

In einer prospektiven Studie an der Klinik für Hand-, Plastische-, Rekonstruktive und Verbrennungschirurgie an der BG-Unfallklinik Tübingen wurden nach Aufklärung und schriftlicher Einwilligung die Patienten, die sich einer Spalthauttransplantation unterziehen mussten, eingeschlossen. Die Spalthautentnahme erfolgte mit einem Aesculap Dermatom mit standardisierter Schichttiefe von 0,3 mm. Die Spalthaut wurde am Oberschenkel abgenommen. Die Spalthautentnahmestelle wurde randomisiert mit Fettgaze (Branolind®, Hartmann AG, Heidenheim), okklusiver Folie (Barrierflex®, Johnson & Johnson Medical GmbH, Norderstedt) oder Biobrane® (Bertek Pharmaceuticals Inc., Sugar Land, USA) abgedeckt. Die Pflege der Entnahmestellen erfolgte wie klinisch üblich. In den reepithelisierten Arealen wurde die Fettgaze bzw. das Biobrane zurückgeschnitten. Flüssigkeitsansammlungen (Serom, verflüssigtes Hämatom) unter der okklusiven Folie wurden steril abpunktiert und die Punktionsstelle versiegelt. Bei Leckagen der Folie wurde die Folie entfernt und eine neue Barrierflex Folie steril aufgebracht.

Erhebung der Daten

Die Entnahmestellen wurden als geheilt eingestuft wenn 95% der ursprünglichen Wundfläche reepithelisiert waren.

Tabelle 1. Vancouver Scar Scale nach (16) mit Gewichtung

Elastizität	normal, geschmeidig, nachgiebig, hart, adhärent (0 – 4 Punkte)
Höhe	flach, 1 – 2 mm, 3 – 4 mm, 5 – 6 mm, >6 mm (0 – 4 Punkte)
Durchblutung	normal, rosa, rot, livide/blau (0 – 3 Punkte)
Pigmentierung	normal, gering ↕, mäßig ↕, stark ↕ (0 – 3 Punkte) |

Tabelle 2. Parameter zur Erfassung der elastischen Eigenschaften der Haut

Ue	die Zeit, in der die elastische Deformation erfolgt, d. h. der steile Kurvenanstieg
Uv	die Zeit, in der die visköse Deformation erfolgt, d. h. der flache Kurvenanstieg
Uf	die Zeit, in der die gesamte Deformation erfolgt, d. h. der gesamte Kurvenanstieg
Ur	die Zeit, in der die unmittelbare Rückstellung der Haut nach Beendigung des Vakuums erfolgt, d. h. der steile Kurvenabfall
Ua	die Zeit, in der die gesamte Rückstellung erfolgt, d. h. der gesamte Kurvenabfall
Ua/Uf	Bruttoelastizität
Ur/Ue	Nettoelastizität
Uv/Ue	Anteil der Viskoelastizität am elastischen Anteil der Kurve
Ur/Uf	Anteil der Elastizität an der Gesamtkurve

Zur Messung der postoperativen Narbenbildung wurde der Vancouver Scar Scale (VSS) angewandt (15). Sechs bis acht Monate nach der Reepithelisierung wurde die Narben von einem Untersucher (JR) bewertet. Beurteilt wurde die Elastizität der Narbe, die Höhe, die Durchblutung und die Pigmentation (Tabelle 1).

Die Messung der Elastizität der Narbe erfolgte mit dem Cutometer (Cutometer SEM 575, Courage und Khazaka, Köln). Über ein Handstück mit 5 mm Öffnung wird über ein Vakuum die Haut eingesogen und eine Hautdehnung induziert. Die Haut wird um einige Millimeter angehoben, um nach Ablassen des Soges wieder in ihre ursprüngliche Lage zurückzufallen. Ein angeschlossener Computer steuert den Sog und misst gleichzeitig verschiedene Parameter der plastischen und elastischen Deformation der Narbe (Tabelle 2).

Auswertung

Die Daten wurden in anonymisierter Form computergestützt (JMP Software 3.2.2, SAS Institute Inc.) verarbeitet. An Stichproben wurde die Differenz der Meßwerte ermittelt und mit dem 1-Stichproben-t-Test überprüft, ob der Mittelwert der Differenzen mit dem hypothetischen Wert Null verträglich ist. Die Gruppen der verschiedenen Verbandstoffe wurde mit ANOVA verglichen.

Ergebnisse

Zur Auswertung der Abheilungszeit der Entnahmestellen kamen 19 Patienten mit Branolind, 19 Patienten mit Biobrane und 21 Patienten mit Barrierflex Folie. Die entsprechenden Zeiten bis zur Heilung sind in Abbildung 1 dargestellt. Ein signifikanter Unterschied bestand nur zwischen Branolind und Barrierflex Gruppe.

Zur Nachuntersuchung der Narbenbildung erschienen 9 Patienten der Branolind Gruppe, 8 der Biobrane Gruppe und 7 der Barrierflex Gruppe. Die Bestimmung des Vancouver Scar Scales erbrachte für Branolind einen Wert von $2{,}74 \pm 0{,}91$ ($p < 0{,}007$ gegenüber gesunder Haut), für Biobrane einen Wert von $4{,}25 \pm 0{,}77$ ($p < 0{,}001$), und für Barrierflex einen Wert von $2{,}57 \pm 0{,}72$ ($p < 0{,}02$). Signifikante Unterschiede zwischen den einzelnen Verbandsstoffgruppen bestanden nicht.

Die Messung der Viscoelastizität der Narbe im Vergleich zur gesunden Haut (gH) der kontralateralen Extremität erbrachte die folgenden Ergebnisse. Für die Fettgaze Branolind betrugen die Werte für Ua/Uf 0,78 (gesunde Haut 0,80 ;nicht signifikant), Ur/Ue 0,77 (gH 0,80; ns), Uv/Ue 0,37 (gH 0,29 ; ns) und Ur/Uf 0,57 (gH 0,62; ns), für Biobrane betrugen die Werte Ua/

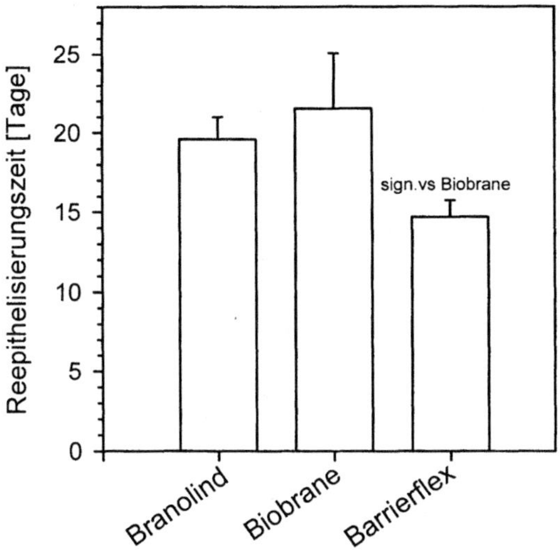

Abb. 1. Heilungszeit der Verbandsstoffgruppen; Mittelwert ± SEM

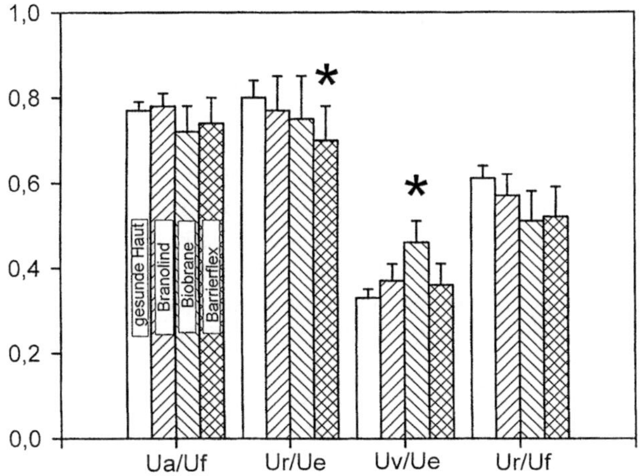

Abb. 2. Viscoelastische Parameter für die Verbandsstoffe im Vergleich zu gesunder Haut, Ua/Uf, Ur/Ue, Uv/Ue, Ur/Uf (siehe *Abb. 2*); Mittelwert ± SEM, * p < 0,05 gegenüber gesunder Haut

Uf 0,72 (gH 0,78 ; ns), Ur/Ue 0,75 (gH 0,76; ns), Uv/Ue 0,46 (gH 0,31; p < 0,03) und Ur/Uf 0,51(gH 0,59 ; ns), für okklusive Folie maßen Ua/Uf 0,74 (gH 0,75 ; ns), Ur/Ue 0,70 (gH 0,85; p < 0,04), Uv/Ue 0,36 (gH 0,40; ns) und Ur/Uf 0,52 (gH 0,61 ;ns). Im Vergleich der Verbandsstoffgruppen untereinander zeigten sich nur geringe Unterschiede (Abb. 2).

Weiterhin wurden die Vancouver Scar Scale Werte mit den Werten des Cutometers verglichen. Hierbei wurde festgestellt, dass zwischen dem VSS und Ua/Uf bzw. Ur/Uf keine signifikante Korrelation bestand. Zwischen dem VSS und Ur/Ue bzw. Uv/Ue fand sich eine signifikante Korrelation (p < 0,05). Zwischen dem Einzelparameter „Elastitzität" des VSS und Ua/Uf, Ur/Ue, Uv/Ue bzw. Ur/Uf bestand keine signifikante Korrelation.

Diskussion

Die Ergebnisse dieser Arbeit zeigen, dass es möglich ist, die Narbenbildung mittels eines biophysikalischen Instrumentes quantitativ und nicht-invasiv zu messen. Neben dem verwendeten Cutometer kann die Messung prinzipiell auch mit einem Torquemeter erfolgen.

Während das Cutometer mit einer Arbeitsöffnung von 2 bis 7 mm arbeitet, besteht bei dem Torquemeter die Möglichkeit die Narbe auf einer Fläche mit 2 cm Durchmesser zu evaluieren. Boyce et al bewertet dies als Vorteil in der Beurteilung von großflächigen, derben Narben (4, 5). Andere Arbeiten konnten aber auch mit dem Cutometer präzise, reproduzierbare Ergebnisse in humanen Narbenflächen dokumentieren (17). Für unsere Untersuchung mit geringen Unterschieden gegenüber der gesunden Haut erschien das Cutometer daher eher günstig.

Die Beurteilung der Narben mittels des VSS zeigte, dass ein signifikanter Unterschied im Vergleich zu gesunder Haut vorlag. Die Unterschiede zu gesunder Haut beruhen im wesentlichen auf den Parametern Durchblutung und Pigmentierung (Daten nicht gezeigt). Die Beurteilung der Narbe anhand des VSS ist mehrfach kritisch untersucht worden. Zum einen wurden die Unterschiede zwischen verschiedenen Untersuchern, zum anderen die Gewichtung der Einzelparameter des VSS untersucht (15). Es konnte festgestellt werden, das ein erheblicher Einfluss des Untersuchers auf die Ergebnisse stattfindet. Insbesondere für den Parameter Elastizität war dies deutlich. Hiermit ergab sich die Fragestellung, ob ein Beurteilung mittels viscoelastischer Messung, die unabhängig vom Untersucher ist, eine bessere Einschätzung der Narbe erbringen kann.

Unser Arbeit ist die erste prospektive Studie, die eine viscoelastische Messung der verheilten Entnahmestelle vornimmt. Boyce et al. (5) untersuchten hauttransplantierte Wunden und Areale die mittels Hautersatz verschlossen wurden. Im Vergleich zu gesunder Haut konnte gezeigt werden, dass zwischen 21 und 63 Tagen die Nettoelastizität (Ur/Ue), die Viskoelastizität (Uv/Ue) und die Elastizität an der Gesamtkurve (Ur/Uf) in hauttransplantierten Arealen signifikant unterschiedlich war im Vergleich zu gesunder Haut. Die Bruttoelastizität (Ua/Uf) war nicht verschieden. Ein Jahr nach der Operation fanden sich nur noch Unterschiede in Uv/Ue und Ur / Uf. Die Arbeitsgruppe um Middelkoop untersuchte ebenfalls die Narbenbildung nach Hauttransplantation mittels Cutometer und VSS (17). Auch sie konnte zeigen, das ein halbes Jahr nach Hauttransplantation eine messbare viscoelastische Differenz zu gesunder Haut verblieb. Während der VSS in unserer Studie für alle drei verwendeten Verbandsmaterialien einen signifikanten Wert erbrachte, konnte mit dem Cutometer keine wesentlichen Unterschiede in der Elastizität der Hautentnahmestellen ein halbes Jahr nach Entnahme gemessen werden. Zudem bestand keine Korrelation zwischen dem Einzelparameter Elastizität und der viscoelastischen Messung.

Bei dem in dieser Studie durchgeführten Vergleich zwischen einer Fettgaze, Biobrane und einer okklusiven Folie wurde nur ein geringer Unterschied in der Reepithelisierungszeit festgestellt. Diese Beobachtung decken sich mit anderweitig durchgeführten Untersuchungen. Hansbrough maß einen Zeitraum von 13,78 Tagen für die Abheilung unter Biobrane (10). Dieser Wert liegt deutlich unter dem in unsere Arbeit festgestellten Wert, wobei eine Ursache dieses Unterschiedes nicht deutlich wird. In einer Sammelstatistik wurde ein Spanne von 13 – 19 Tagen angegeben (12). Für Fettgaze werden in der Literatur (7, 9, 11) Werte zwischen 10 und 14 Tagen angegeben. Unserer Untersuchungsbefund mit 19 Tagen lag über diesem Wert. Dieser Unterschied kann darauf zurückgeführt werden, dass die Reepithelisierung erst nach dem Zurückschneiden der Gaze beurteilt werden kann, da die verschorfte Gaze nicht durchsichtig ist. Okklusive Verbände weisen in der Literatur im Vergleich zu Biobrane und Fettgaze durchweg kürzere Abheilungszeiten auf (12, 13). Diese Ergebnisse können wir tendenziell bestätigen, wenn auch in unsere Untersuchung kein signifikanter Unterschied zwischen den drei Wundverbänden bestand. Klinisch stellt sich die Frage, welche praktische Bedeutung eine verbesserte mittlere Abheilungszeit von 2, maximal 3 Tagen hat. Für Verbrennungspatienten mit großflächigen Verbrennungswunden und der Notwendigkeit einer mehrfachen Spalthautentnahme von einer Körperregion kann die schnellere Reepithelisierung einen Vorteil bedeuten. Aus der Behandlung von Verbrennungswunden ist ferner bekannt (14), dass die kosmetische und funktionelle Narbenbildung unmittelbar mit der Heilungsdauer bis zur kompletten Reepithelisierung korreliert. Ein möglichst frühzeitige Reepithelisierung führt zu einer günstigeren Narbenbildung und ist deshalb unbedingt anzustreben. Aufgrund der geringen zeitlichen Unterschiede in der

Abheilung unter den verschiedenen Verbänden und den nicht signifikanten Unterschieden bei der viscoelastischen Messung konnte aus unsere Arbeit kein Rückschluss gezogen werden inwieweit eine kürzere Abheilung in einer verbesserten objektiven Narbenbildung mündet. Diese Untersuchungen sind weiterhin notwendig, da bisherige Studien stets den Vancouver Scar Scale verwendeten.

Für die einmalige Abnahme von Spalthaut scheint ein zeitliche Gewinn in der Abheilung von zwei bis drei Tagen von relativ geringem Nutzen. Für diese Indikation stehen Patientenkomfort, Pflegeaufwand, Kosten und Komplikationen wie Infektionen und Narbenbildung im Vordergrund.

Untersuchungen zur Wundheilung im feuchten Milieu legen ein Zusammenhang zwischen einer verzögerten Abheilung und einer gestörten dermalen Reparation durch Austrocknung der Wunde in der frühen Phase nahe (18). Besonders bei der Anwendung der Fettgaze ließ sich ein dicker, trockener Schorf beobachten, der möglicherweise die Reepithelisierung im Vergleich zu einer feuchten Behandlung mittels okklusiver Folie verzögert. Während Verbände eine Austrocknung verhindern sollen, müssen sie gleichzeitig das anfallende Exsudat aufnehmen oder die Verdunstung der Flüssigkeit durch den Verband erlauben. Die in unsere Untersuchung wiederholt notwendige Punktion von Exsudat unter der okklusiven Barrierflex Folie bestätigt die aus der Literatur bekannte minimale Wasserdampfdurchlässigkeit okklusiver Folien (13). Inzisionsfolien sind als einfach zu handhabende und als preiswerte anzusehende Verbandsmaterial geeignet ein zügiges und wenig schmerzhaftes Abheilen der Wunde zu ermöglichen (12, eigene nicht dargestellte Daten). Leckagen und die damit verbundene Notwendigkeit einer neuerlichen Applikation einer Folie mit hohem pflegerischen Arbeitsaufwand begrenzen den praktischen Einsatz. Sogenannte intelligente Folien wie z.B Hydroderm® haben eine sich den Wundverhältnissen anpassenden Wasserdampfdurchlässigkeit (11). Sie gewährleisten einerseits die feuchte Wundbehandlung und reduzieren andererseits die Flüssigkeitsansammlung und Leckage (eigene unveröffentlichte Ergebnisse).

Zusammenfassend kann festgestellt werden, dass die objektivierbare Messung mit einer biophysikalischen Messmethode wie dem Cutometer ein wichtiges Instrument zur vergleichenden Bewertung der Hautqualität ist. Die fehlende Korrelation zwischen subjektiver Einschätzung der Elastizität und physikalischer Messung unterstreicht diese Feststellung. Insbesondere für die Evaluierung von neuen und sehr teuren Produkten für die Wundbehandlung und den Hautersatz reicht der Vancouver Scar Scale nicht mehr aus, um diese Produkte in ihre Wertigkeit hinsichtlich der Narbenbildung zu prüfen. Eine vom Untersucher unabhängige biophysikalische Messmethode sollte in der Zukunft Verwendung finden.

Literatur

1. Agache PG (1995) Twistometry measuremen of skin elasticity. In: Serup J, Jemec GBE Edt. Handbook of non-invasive methods and the skin. CRC Press Inc. Boca Raton, 319 - 328
2. Baryza MJ, Baryza GA (1995) The Vancouver Scar Scale: an administrative tool and ist inter-rater reliability. J Burn Care Rehabil,16:535 - 538
3. Barel AO, Courage W, Clarys P (1995) Suction method for measurement of skin mechanical properties: the cutometer. In: Serup J, Jemec GBE Edt. Handbook of non-invasive methods and the skin. CRC Press Inc. Boca Raton, 335 - 340
4. Boyce ST (2001) Design principles for composition and performance of cultured skin substitutes. Burns,27:523 - 533
5. Boyce ST, Supp AP, Wickett RR, Hoath SB, Warden GD (2000) Assessment with the dermal torque meter of skin pliability after treatment of burns with cultured skin subsitutes. J Burn Care Rehabil, 21:55 - 63
6. Elsner P, Wilhelm D, Maibach HI (1990) Mechanical properties of human forarm and vulvar skin. Br J Dermatol, 122:607 - 614
7. Feldman DL, Karpinski RHS (1991) A prospective trial comparing biobrane, duoderm and xeroform for skin graft donor sites. Surg Gynecol Obstet, 173:1 - 5
8. Gniadecka M, Serup J (1995) Suction chamber method for measurement of skin mechanical properties: the dermaflex. In: Serup J, Jemec GBE Edt. Handbook of non-invasive methods and the skin. CRC Press Inc. Boca Raton, 329 - 334

9. Griswold JA, Cepica T, Rossi L, Wimmer S, Merrifiels HH, Hester C, Sauter T, Baker CRF (1995) A comparison of xeroform and skin temp dressings in the healing of skin graft donor sites. J Burn Care Rehabil, 16:136 - 140
10. Hansbrough JF (1995) Use of Biobrane for extensive posterior donor site wounds. J Burn Care Rehabil, 16:335 - 336
11. Hansbrough WB, Hansbrough JF, Dore C (June 1994) Successful coverage of donor site wounds with an adhesive polyurethane membrane with high water-vapor permeability. Abstract. 9th Congress Internat Soc Burn Injuries, Paris
12. Horch R, Stark GB (1996) Kollagen-„Faszie" versus Polyurethanfolie bei der Heilung von Spalthautwunden. ellipse, 12:69 - 76
13. Madden MR, Nolan E, Finkelstein JL, Yurt RW Smeland J, Goodwin CW, Hefton J, Staiano-Coico L (1989) Comparison of an occlusive and a semi-occlusive dressing and the effect of the wound excudate upon keratinocyte proliferation. J Trauma, 29:924 - 927
14. McDonald WS, Deitch EA (1987) Hypertrophic skin grafts in burn patients: a prospective analysis of variables. J Trauma, 27:147 - 150
15. Nedelec B, Shankowsky HA, Tredget EE (2000) Rating the resolving hypertrophic scar: Comparison of the Vancouver Scar Scale and scar volume. J Burn Care Rehabil, 21:205 - 212
16. Reuther T, Kerscher M (2001) Nicht-invasive Meßmethoden in der kosmetischen Dermatologie. Z Ästh Op Derm, 2:32 - 37
17. van Zuijlen PPM, van Trier AJM, Vloemans JFPM, Groenevelt F, Kreis RW, Middelkoop E (2000) Graft survival and effectiveness of dermal substitution in burns and reconstructive surgery in a one-stage grafting model. Plast Reconstr Surg, 106:615 - 623
18. Vogt PM, Andree Ch, Breuing K, Liu P, Slama J, Helo G, Eriksson E (1995) Dry, moist and wet skin wound repair. Ann Plast Surg, 34:493 - 500

Mikrozirkulation und Verbrennung

Direkte Visualisierung der Mikrozirkulation in Verbrennungswunden mit OPS imaging – sind Aussagen zur Verbrennungstiefe möglich?

S. Langer[1,2], R. Hatz[1], K. Messmer[1], H. H. Homann[2], F. W. Peter[2] und H. U. Steinau[2]

[1] Institut für Chirurgische Forschung, Klinikum Großhadern, Ludwig-Maximilians Universität München, Marchioninistraße 15, 81377 München
[2] Klinik für Plastische Chirurgie und Schwerbrandverletzte, Handchirurgiezentrum, Operatives Referenzzentrum für Gliedmassentumore, BG Kliniken Bergmannsheil, Ruhr Universität Bochum, Bürkle-de-la-Camp Platz 1, 44789 Bochum (e-mail: Stefan.Langer@ruhr-uni-bochum.de)

Direct Visualization of Microcirculation in Burn Wounds Using OPS Imaging – Possible Analysis of the Depth of a Burn?

Summary. Adjunct diagnostic techniques might help surgeons to accurately analyse the depth of a burn. However, despite all technical innovations an ideal device for such an application has not been established for routine use as yet. OPS imaging implemented into the CYTOSCAN™ A/R is a new, recently introduced technique which allows to obtain high contrast images of the microcirculation without the necessity for fluorescent dyes. The aim of the study was to validate OPS imaging as a tool to study microcirculation in skin after burn injury. OPS imaging was applied by no-touch technique and capillary blood flow was videotaped. Subsequent measurements of the microcirculation were performed at the identical site of the burn. Quantitative analysis of the microcirculation was performed off-line using CapImage. OPS imaging produces high quality images of the microcirculation in a burn wound. Data is given as the number of perfused capillaries per observation area (functional capillary density; FCD) [n/cm^2]. OPS imaging allows for direct in vivo visualization and quantification of the microcirculation in burned skin. Our preliminary results of the use of OPS imaging in assessing the microcirculation in burns appear promising, and we hope that this novel technique will allow to improve the knowledge of the dynamics of the microcirculation in the pathophysiology of thermal injury.

Key words: OPS imaging – microcirculation – burns

Zusammenfassung. OPS imaging ermöglicht die Mikrozirkulation in Verbrennungswunden direkt aufzuzeichnen und quantitativ auszuwerten. An 20 Patienten haben wir die Mikrozirkulation in Verbrennungswunden quantitativ erfasst und mit der Operationsindikation korreliert. 74 zweitgradig verbrannte Areale wurden untersucht. Von 31 operierten Arealen waren 27 durch eine gestörte Mikrozirkulation charakterisiert. Die quantitative Analyse der Mikrozirkulation in Verbrennungswunden könnte als additives Diagnostikum in der Verbrennungsmedizin verwendet werden.

Schlüsselwörter: OPS imaging – Mikrozirkulation – Verbrennung

Einleitung

Die Diagnose der Tiefe von Verbrennungen ist immer noch rein klinisch. Zusätzliche technische Methoden könnten dazu beitragen, die Qualität der Diagnose, die zur Operationsindikation in der Verbrennungschirurgie führt, zu erhöhen. Eine neuartige Technik (OPS imaging) ermöglicht die Mikrozirkulation in Verbrennungswunden direkt aufzuzeichnen und quantitativ auszuwerten. Diese Technik könnte durch die Erfassung der Mikroperfusion der Haut eine Aussage zur Verbrennungstiefe ermöglichen. OPS imaging liegt ein optisches Verfahren zugrunde, welches mittels polarisiertem Licht die Visualisierung von Hämoglobin in den Mikrogefäßen ermöglicht (Groner et al., 1999). Fluoreszenzfarbstoffe werden nicht benötigt. Den Untersuchungen am Patienten gingen standardisierte Validierungsuntersuchungen an Tiermodellen voran (Messmer, 2000).

Methoden

20 Patienten mit zweitgradigen Verbrennungen (MW: 22,2% KOF) wurden direkt nach Zuweisung in unsere Klinik untersucht. Hierzu wurde der Handapparat des Instruments in einem sterilen Endoskopiebeutel an das Krankenbett gereicht. Zwischen der Optik des OPS imaging Instruments und der zu untersuchenden Verbrennungswunde wurde steriles Ultraschallgel (Apotheke BG Kliniken Bergmannsheil) gegeben. Die Mikrozirkulation in Verbrennungswunden wurde auf Videoband aufgezeichnet und off-line mit Hilfe des CapImage Programms (Dr. Zeintl, Heidelberg) computer-assistiert ausgewertet. Die Untersuchung erfolgte in verschiedenen Arealen pro Patient. Die Verbrennungsareale wurden skizziert und fotodokumentiert um zu einem späteren Zeitpunkt die Untersuchung an den identischen Arealen wiederholen zu können. Retrospektiv wurden die mikrozirkulatorischen Daten mit der Indikation zur Operation (getroffen von einem unabhängigen Untersucher) verglichen.

Das Untersuchungsprotokoll wurde von der Ethikkommission der Ruhr-Universität Bochum genehmigt. Therapeutische Konsequenzen wurden aus den mikrozirkulatorischen Daten nicht gezogen.

Ergebnisse

Mit OPS imaging ist es erstmals möglich, die Mikrozirkulation von Verbrennungen am Patienten ohne die Gabe von Fluoreszenzfarbstoffen zu visualisieren. Die erhaltenen Bilder sind qualitativ hochwertig und erlauben eine wiederholte quantitative Analyse während des Heilungsverlaufs. Die Untersuchung nahm 22,5 min (MW) pro Patient in Anspruch. Videosequenzen von 10 – 20 s Areal wurden aufgezeichnet. Die Mikrozirkulation in Verbrennungen war charakterisiert durch gestörte Perfusion (Stase), petechiale Einblutung bis zum völligen Verlust von Kapillarschlingen. Des weiteren war die Morphologie durch Dilatation der Kapillaren und paradoxen Flow gekennzeichnet.

Von 74 untersuchten Verbrennungsarealen wurden 31 als operationspflichtig klassifiziert, nekrektomiert und mit Spalthaut gedeckt. Von diesen 31 Verbrennungsarealen wurden (unabhängig von der Kenntnis der Entscheidung zur Operation) 27 als Areale mit gestörter Mikrozirkulation diagnostiziert. Diese hohe Korrelation lässt auf einen Zusammenhang des Zusammenbruchs der Mikrozirkulation der verbrannten Haut mit der Operationspflicht schliessen.

Diskussion

Aufgrund des inhomogenen Erscheinungsbildes ist die Diagnose einer Verbrennungswunde auch unter erfahrenen Verbrennungschirurgen häufig fehlerhaft (Heimbach et al., 1992). Deshalb ist es nicht verwunderlich, dass seit Jahrzehnten zusätzliche Diagnoseverfahren zur Beurteilung einer Verbrennung entwickelt wurden. Das Zielgewebe dieser Techniken ist zumeist die Mikroperfusion der verbrannten Haut. Dies ist darauf zurückzuführen, dass man schon frühzeitig erkannt hat, dass der Zusammenbruch der Hautdurchblutung mit Nachbrennen und schlechter Prognose assoziiert ist. Insbesondere die Diagnose, welche Verbrennung spontan heilt und welche operiert werden muss, wäre von ausserordentlicher Bedeutung für die Arbeit auf einer Verbrennungsstation.

Zahlreiche Untersuchungstechniken, wie z.B. Fluoreszenztechniken, Thermographie und MRT-Untersuchungen wurden angewendet. Jedoch konnte keine dieser Techniken in den klinischen Alltag integriert werden (Heimbach et al., 1992; Shakespeare, 1992).

Die Versorgung der Haut wird durch die Papillarkapillaren des *Stratum papillare* der Haut gewährleistet, die sich ca. 1 – 2 mm tief in der Haut befinden (Braverman, 1997). Sind diese Kapillaren zerstört, wie es in zweitgradigen Verbrennungen der Fall ist, resultiert daraus eine dramatische Reduktion der Hautdurchblutung. Diese wird für das Nachbrennen und den Ischämie/Reperfusionschaden der Haut nach Verbrennung verantwortlich gemacht.

Die Laser Doppler Fluxmetrie Methode (LDF) scheint die Hautdurchblutung valide erfassen zu können. Jedoch sind derartige indirekte Untersuchungen abhängig von der Kooperation des Patienten und insofern z.B. bei Kindern nur sehr schwierig durchzuführen (Park et al., 1998). Des weiteren sind technische Schwierigkeiten (Kalibrierung, Druckartefakte der Messsonde) verantwortlich, dass LDF nicht routinemässig eingesetzt wird (Obeid et al., 1990).

OPS imaging ist eine Methode, um direkt die Mikrozirkulation in Verbrennungswunden beurteilen zu können. Der Blutfluss in Kapillaren kann anhand der fliessenden Erythrozyten beurteilt werden. Wiederholte Untersuchungen sind möglich, die Untersuchung ist völlig ungefährlich für den Patienten. Die Computer-assistierte Auswertung erlaubt weiterhin die Erhebung von quantitativen Daten. Inwieweit eine Aussage zur Verbrennungstiefe gemacht werden kann bleibt bis zur Beendigung der Studie abzuwarten.

Anmerkung

OPS imaging ist ein geschütztes Warenzeichen der Cytometrics, Inc. Philadelphia, USA. Die Studie wurde ohne finanzielle Unterstützung des Herstellers durchgeführt. Das Mikrozirkulationslabor der Klinik für Plastische Chirurgie wird durch die Vogelsang Stiftung Bochum, die Ruhr-Universität Bochum sowie Philoktet e.V. finanziell unterstützt.

Literatur

Braverman IM (1997) The cutaneous microcirculation: ultrastructure and microanatomical organization. Microcirculation 4: 329 – 340.
Groner W, Winkelman JW, Harris AG, Ince C, Bouma GJ, Messmer K, Nadeau RG (1999) Orthogonal polarization spectral imaging: a new method for study of the microcirculation. Nat Med 5: 1209 – 1212.
Heimbach D, Engrav L, Grube B, Marvin J (1992) Burn depth: a review. World J Surg 16: 10 – 15.
Messmer K (ed) (2000) Orthogonal Polarization Spectral imaging: A new tool for the observation and measurement of the human microcirculation. Prog Appl Microcirc Vol. 24, pp: 1 – 122, Karger Basel.
Obeid AN, Barnett NJ, Dougherty G, Ward G (1990) A critical review of laser Doppler flowmetry. J Med Eng Technol 14: 178 – 181.
Park DH, Hwang JW, Jang KS, Han DG, Ahn KY, Baik BS (1998) Use of laser Doppler flowmetry for estimation of the depth of burns. Plast Reconstr Surg 101: 1516 – 1523.
Shakespeare PG (1992) Looking at burn wounds: the A. B. Wallace Memorial Lecture 1991. Burns 18: 287 – 295.

Intravitalmikroskopische Analyse von Perfusion, Leukozyten-Endothelzell-Interaktion und Neovaskularisation nach Verbrennung: Eine *in vivo*-Studie an SKH-1/hr Haarlosen Mäusen

O. Goertz, S. Langer, H. H. Homann, L. Steinstraesser und H. U. Steinau

Klinik für Plastische Chirurgie und Schwerbrandverletzte – Handchirurgiezentrum, BG-Kliniken Bergmannsheil, Ruhr-Universität Bochum, Bürkle-de-la-Camp-Platz 1, 44789 Bochum
(e-mail: olegoertz@gmx.net)

Intravital Fluorescent Microscopy of Perfusion, Leukocyte Endothelium Interaction and Neovascularization After Burn: An *In Vivo* Study on SKH-1/hr Hairless Mice

Summary. Breakdown of skin microcirculation is supposed to play a key role in pathophysiology of burn injury. The aim of the study was to develop a burn model, which allows repetitive quantitative in vivo analysis of microcirculation after burn injury with special focus on leukocyte endothelium interaction over a longer period of time. Male hairless mice (SKH-1/hr) were used. Deep partial thickness burns were inflicted in no-touch-technique to the ears. Intravital fluorescent microscopy in combination with FITC-dextran as a plasmamarker was used to assess standard microcirculatory parameters. Leukocytes were stained with rhodamine-6-G to study their interaction with the endothelium.

Key words: Hairless mouse – burn model – intravital fluorescent microscopy – FITC-dextran – rhodamine-6-G – microcirculation – leukocyte endothelium interaction

Zusammenfassung. Der Zusammenbruch der Mikrozirkulation der Haut spielt eine wesentliche Rolle in der Pathophysiologie nach Verbrennung. Ziel dieser Studie war es daher, ein Verbrennungsmodell zu entwickeln, das eine über einen längeren Zeitraum wiederholbare quantitative *in vivo*-Analyse der Mikrozirkulation nach Verbrennung erlaubt. Einen wesentlichen Schwerpunkt bildete dabei die Beobachtung der Interaktion der Leukozyten mit dem Gefäßendothel. Am Ohr der männlichen Haarlosen Maus (SKH-1/hr) wurde ohne Gewebekontakt eine zweitgradige Verbrennung gesetzt. FITC-Dextran diente bei der intravitalen Fluoreszenzmikroskopie als Plasmamarker zur Bestimmung mikrozirkulatorischer Standardparameter, und Rhodamin-6-G ermöglichte die Markierung der Leukozyten als Vorraussetzung für die Analyse der Leukozyten-Endothelzell-Interaktion.

Schlüsselwörter: Haarlose Maus – Verbrennungsmodell – Intravitalmikroskopie – FITC-Dextran – Rhodamin-6-G – Mikrozirkulation – Leukozyten-Endothelzell-Interaktion

Hintergrund

Zur Pathophysiologie nach Verbrennung der Haut zählt neben dem direkten Zusammenbruch der Mikrozirkulation entscheidend der Ischämie/Reperfusions-Schaden, für den insbesondere die Leukozyten-Endothelzell-Interaktion verantwortlich gemacht wird. Ziel dieser Studie war es daher, ein Modell zu etablieren, das eine quantitative Analyse der Mikrozirkulation sowie der Interaktion zwischen Leukozyten und Gefäßendothel nach Verbrennungstrauma erlaubt.

Material und Methoden

Als Modell dienten männliche Haarlose Mäuse (*SKH-1/hr; n = 9*) (1, 2). Unter Isofluran-Narkose wurde das Ohr mit drei mikrochirurgischen Haltefäden fixiert und mit einer speziellen Vorrichtung ohne Gewebekontakt ein Verbrennungstrauma gesetzt *(Temperatur: 56 °C, Dauer: 100 s)*. Zur *in vivo*-Fluoreszenzmikroskopie wurden FITC-Dextran *(Molekulargewicht: 150 kDa)* als Plasmamarker und Rhodamin-6-G zur Leukozytenfärbung als Bolus in eine Schwanzvene injiziert. Die mikrozirkulatorischen Parameter wurden mit Hilfe eines Intravitalmikroskops und einer Kamera über einen Videorekorder aufgezeichnet und zu einem späteren Zeitpunkt computer-assistiert (*CapImage®, Dr. Zeintl, Heidelberg)* ausgewertet (3). Die intravitalmikroskopischen Aufnahmen in den identischen mikrozirkulatorischen Arealen erfolgten unmittelbar vor und nach Verbrennung sowie an den Tagen 1, 3, 7 und 14. Folgende mikrozirkulatorische Parameter wurden erfasst: Größe des ischämischen Areals, Durchmesser von Arteriolen und Venolen, Erythrozytenfließgeschwindigkeit, die funktionelle Gefäßdichte als Parameter für die Gewebeperfusion, die Extravasation von FITC-Dextran als Maß für die Ödembildung und die Leukozyten-Endothelzell-Interaktion in Form von am Gefäßendothel entlang rollenden und adhärierenden Leukozyten.

Ergebnisse

Es fand eine signifikante Reduktion des ischämischen Areals *[mm²]* über den Beobachtungszeitraum statt. Am Tag 14 nach Verbrennung war die Perfusion des initial ischämischen Areals auf Grund der einsetzenden Neovaskularisation wieder hergestellt *(MW/SEM: 1,29 ± 0,14, Tag 1; 0,02 ± 0,01, Tag 14)*. Die funktionelle Gefäßdichte *[cm/cm²]* um das verbrannte Areal verringerte sich unmittelbar nach Verbrennung, stieg dann im weiteren Verlauf auf einen Wert oberhalb des Kontrollwertes an, um am Tag 14 nach Verbrennung wieder Ausgangswerte anzunehmen. Beim Blutvolumenfluss der Venolen, errechnet aus dem Gefäßdurchmesser und der Erythrozytenfließgeschwindigkeit $(Q = v/1{,}6 \times p\ (d/2)^2)$, kam es unmittelbar nach Verbrennung zu einem Anstieg um etwa 30%, der nach 24 Stunden wieder um etwa 50% abfiel *(MW/SEM: 6,2E-7 ± 6,2E-8, Ausgangswert; 8,0E-7 ± 8,3E-8 kurz nach Verbrennung; 4,9E-7 ± 4,1E-8, Tag 1; 6,0E-7 ± 9,5E-8, Tag 3)*. Der Kurvenverlauf des Blutvolumenflusses der Arteriolen entsprach in etwa dem der Venolen. Die Extravasation von FITC-Dextran, dessen Fluoreszenzintensität sich proportional zur Konzentration verhält, wurde als Parameter für die Ödembildung verwendet. Es kam unmittelbar nach Verbrennung zu einem massiven Anstieg, der 24 Stunden später wieder stark zurückging und während des gesamten Beobachtungszeitraums auf einem Niveau oberhalb des Ausgangswertes blieb *(MW/SEM: 0,52 ± 0,02, Ausgangswert; 0,87 ± 0,05, kurz nach Verbrennung; 0,65 ± 0,02, Tag 1)*. Die Anzahl der adhärierenden Leukozyten *[n/100 µm und 60 s]* stieg unmittelbar nach Trauma signifikant an und erreichte nach 24 Stunden bereits wieder Ausgangswerte *(MW/SEM: 0,77 ± 0,23, Ausgangswerte; 4,45 ± 1,73, unmittelbar nach Verbrennung; 1,41 ± 0,55, Tag 1)*.

Zusammenfassung

Das vorgestellte Modell am Ohr der Haarlosen Maus erlaubt die Visualisierung und quantitative Analyse der Mikrozirkulation und Leukozyten-Endothelzell-Interaktion nach Verbrennung. Die Parameter lassen sich wiederholt, in den unterschiedlichen Verbrennungszonen sowie im umliegenden gesunden Gewebe bestimmen.

Das vorgestellte Modell kann als Grundlage für weiterführende Studien bezüglich der Mikrozirkulationsstörungen nach Verbrennungstrauma dienen und damit vielleicht einen Beitrag leisten, die Pathophysiologie nach Verbrennung besser zu verstehen.

Literatur

1. Eriksson E et al. (1980) Microvasc Res 19:374 – 379
2. Barker JH et al. (1989) Plast Reconstr Surg 83: 948 – 959
3. Langer S et al. (2001) Transplantation, 71:1249 – 1256

Schädigung des Anogenitalbereiches – Problematik bei Brandverletzung und toxisch epidermaler Nekrolyse

R. Battermann, M. Schulze, M. Möller, H-G. Machens, W. Eisenbeiß und P. Mailänder

Plastische Chirurgie, Handchirurgie, Intensiveinheit für Schwerbrandverletzte, Medizinische Universität, Klinik für Chirurgie, Medizinische Universität Lübeck, Ratzeburger Allee 160, 23538 Lübeck

Impairment of the Anogenital Region – Problems with Burn Injuries and Toxic Epidermal Necrolysis

Einleitung: Ein Gewebeschaden im anogenitalen Bereich bedarf wegen starker Scherkräfte, einer hohen Keimbesiedlung sowie einer Mazeration durch Transpiration besonderer Aufmerksamkeit des Behandlungsteams. Obwohl das klinische Erscheinungsbild von Brandverletzungen und toxisch epidermaler Nekrolyse (TEN) Ähnlichkeiten bezüglich der dermoepidermalen Läsion aufweist, sind die Folgeschäden sehr verschieden. Nach Verbrennung entstehen dermogene Narbenzüge und Stränge, nach TEN treten durch Schleimhautschädigungen eher Verklebungen (Synechien) oder Strikturen auf. Beides bedingt operativer Korrekturen. *Material u. Methode:* In einem Zeitraum von 01/1997 bis 06/2001 wurden retrospektiv Patienten, die wegen Verbrennungen bzw. Epidermolysen stationär auf der Intensiveinheit für Schwerbrandverletzte betreut wurden, bezüglich Schädigungen im anogenitalen Bereich untersucht. *Ergebnisse:* Von 294 behandelten schwerbrandverletzten Patienten hatten 33 (11,2%) Verbrennungen im gluteo-anogenitalen Bereich. Von diesen 33 hatten 29 Patienten Verbrennungen in der Regio glutealis, lediglich 4 Patienten im anogenitalen Bereich. Alle Patienten mit TEN (18 = 100%) hatten eine anogenitale Beteiligung, da das Vollbild der TEN in der Regel mit Schleimhautbefall einhergeht. Die toxisch epidermalen Nekrolysen entsprechen klinisch einer Verbrennnung Grad 2a mit der o.g. Problematik der Wundversorgung. Die Inzidenz der Hautschädigungen im anogenitalen Bereich bei Patienten mit Brandverletzungen hingegen tritt verhältnismäßig selten auf (1,4%). *Zusammenfassung:* Zur Vermeidung von Komplikationen bei Verbrennungen und TEN im Anogenitalbereich ist neben der aufwendigen chirurgischen Versorgung der Wunden auch eine intensive pflegerische Betreuung von größter Notwendigkeit. Bei Brandverletzungen steht im Vordergrund der Behandlung die Rekonstruktion zerstörter Hautareale und Korrekturen von sekundär auftretenden Narbenkontrakturen, auch unter funktionellen Aspekten. Bei der TEN müssen durch sorgfältige Prophylaxe Verklebungen der Schleimhäute, Synechien oder Strikturen präventiv vermieden werden, um therapieaufwendige Folgeschäden zu vermeiden.

Korrektur bis Redaktionsschluss nicht eingegangen.

Ultraschallgestützte Aspirationsmammoplastik und aspirationsassistierte minimal-invasive subkutane Mastektomie bei Gynäkomastie

J. Borges und G. B. Stark

Abteilung Plastische und Handchirurgie, Universität Freiburg, Hugstetter Straße 55, 79106 Freiburg

Ultrasound-Assisted Aspiration Mammoplasty and Aspiration-Assisted Minimal-Invasive Subcutaneous Mastectomy in Gynecomastia

Zielsetzung: Herkömmliche Operationsverfahren zur Behandlung der Gynäkomastie schließen eine periareoläre oder quere Hautresektion ein. Dies resultiert in sichtbaren und stigmatisierenden Narbenbildungen. Rein resektive Verfahren können eine harmonische Brustkontur oft nicht erreichen und führen zu einer periareolären Depression, der „saucer dish"-Deformität. Eine gefürchtete Komplikation sind Mamillennekrosen. Sowohl die weibliche wie auch die männliche Brust bestehen sowohl im Normalfall wie auch insbesondere bei der Gynäkomastie zu einem großen Teil aus Fettgewebe. Die Anwendung der Aspirationslipektomie zur Behandlung der Gynäkomastie hat die rein resektiven Verfahren mit deutlich sichtbaren Hautschnitten weitgehend unnötig gemacht. Durch die Fettabsaugung ist ein gleichmäßiger Übergang der Gewebsreduktion zum umgebenden pektoralen Subkutangebe zu erreichen. Moderne, auch das oberflächliche Subkutanfett einschließende Methoden, induzieren die postoperative Schrumpfung der Haut und haben sich auch bei der Reduktionsplastik der weiblichen Brust bewährt. *Material und Methoden:* Die Operation erfolgt in Tumineszenstechnik mit Kleinscher Lösung und meist in Intubationsnarkose und wird pimär in allen Fällen der Gynäkomastie angewandt (einschließlich Simon IV). Der Übergang zwischen lipomatöser und glandulärer Gynäkomastie ist fließend. Palpatorisch kann meist abgeschätzt werden, ob eine reine Liposuktion ausreicht oder eine zusätzliche Drüsenkörperresektion erforderlich ist. Nach Markierung erfolgt eine inframammäre Stichinzision, über welche die Infiltration, Ultraschallzertrümmerung und aggressive, nach peripher auslaufende Fettabsaugung mit 2 – 4 mm Kanülen erfolgt. Bei vorhandendenem, substantiellem Drüsenkörper wird auch dieser penetriert und entfettet. Bleibt ein retromamillärer Drüsenkörper zurück, wird die Inzision auf 3 cm verlängert. Mit dem Skalpel wir der Drüsenkörper vom Mamillen-Areolenkomplex unter Belassen einer retromamillären Schicht von ca. 0,5 cm abgetrennt und en bloc reseziert. Ist eine scharfe Resektion erforderlich, erfolgt eine Drainage. Alle Patienten erhalten einen Kompressionsgürtel für 6 Wochen. *Ergebnisse:* Zwischen 1993 und 2001 wurden in unserer Abteilung 70 Patienten mit Gynäkomastie operiert. In 24 Fällen erfolgte eine reine Liposuktion, in 46mal war eine zusätzliche Drüsenkörperresektion erforderlich. Hautresektionen erfolgten nur noch in 6 Fällen. Rezidive bzw. operationsbedürftige Residuen traten in 15 Fällen vor allem in der Einführungsphase auf und lassen sich durch aggressive Fettabsaugung und sorgfältige Indikationsstellung zur Restdrüsenkörperresektion vermeiden. Es trat 1 revisionsbedürftiges Hämatom, jedoch keine Haut- oder mamillennekrosen auf. *Zusammenfassung:* Die ultraschallgestützte Asprationslipektomie als exklusive oder adjuvante Technik erlaubt (einschließlich Stadium Simon IV) eine narbenvermeidende und komplikationsarme operative Behandlung der Gynäkomastie. Selbst eine suboptimale Hautschrumpfung hebt sich positiv von den Stigmata ausgedehnter Narbenbildung nach Hautresektion ab. Hautresektionen sind nur in seltenen Ausnahmefällen erforderlich und sollten darüberhinaus vermieden werden.

Therapiekonzept zur Erstbehandlung und plastischen Deckung bei der nekrotisierenden Fasziitis der Genitoanalregion

C. Eckmann[1], H. Shekarriz[1], A. Böhle[2], S. Lüthgens[3] und P. Kujath[1]

[1] Klinik für Chirurgie
[2] Klinik für Urologie, Universitätsklinikum Lübeck, Ratzeburger Allee 160, 23538 Lübeck
[3] Klinik für Hand-, Brust- und Plastische Chirurgie, Krankenhaus Neustadt/Holstein

Therapeutic Concept for First Treatment and Plastic Covering with the Necrotizing Fasciitis of the Anogenital Region

Einleitung: Nekrotisierende Weichteilinfektionen der Genitoanalregion gefährden das Leben der betroffenen Patienten durch den oftmals verzögerten Beginn der Behandlung sowie durch den verzögerten Verlauf der Wundbehandlung bis zum Wundverschluß . Die vorliegende Analyse beleuchtet die Ergebnisse des eigenen Therapiekonzeptes. *Methode:* Das Therapiekonzept umfasst primär ein radikales Debridement mit Nekrosektomie sowie programmierte tägliche Redebridements bis zur Beherrschung der Lokalsituation. Im Rahmen des ersten Redebridements wird ein protektives Kolostoma angelegt (Rückverlagerung nach ca. 3 Monaten). Gegebenenfalls wird der Hoden in den Oberschenkel ausgelagert. Nach Lokalbehandlung mit Polyhexanid wird so früh wie möglich mittels Vakuumversiegelung die Wundheilung beschleunigt und die Wunde verkleinert, bis ein Wundverschluß mittels plastisch-rekonstruktiver Verfahren möglich ist. *Ergebnisse:* Im Zeitraum vom 01.05.1990 bis 30.04.2001 wurden 81 Patienten mit nekrotisierender Fasziitis behandelt. Dabei lag in $n = 20$ Fällen (24,7%) eine primäre Beteiligung der Genitoanalregion vor (12 Männer, 8 Frauen). Das Durchschnittsalter lag bei 61,4 Jahren. 7 Patienten verstarben (1 von 12 Männern, 6 von 8 Frauen). Die Verzögerung bis zur ersten Operation lag im weiblichen Kollektiv signifikant höher als im männlichen (3,4 vs. 1,6 Tage, $p = 0{,}02$). Insgesamt 64 Debridements wurden durchgeführt. 6mal wurde der Hoden temporär ausgelagert. Der Wundverschluß gelang bei allen überlebenden Patienten und wurde durch Sekundärnaht ($n = 13$), Schwenklappen ($n = 9$) und Meshgrafttransplantationen ($n = 6$) erreicht. *Schlußfolgerung:* Nur durch aggressives Debridement und Redebridements lässt sich der foudroyante Verlauf der nekrotisierenden Fasziitis aufhalten. Die Anlage eines protektiven Kolostomas ist zur Beschleunigung der Wundheilung sinnvoll. Mittels plastisch-rekonstruktiver Verfahren kann die Wunde verschlossen werden.

Behandlungsstrategie bei zwei Ausbrüchen von Staphylococcus aureus- und Pseudomonas aeruginosa-Stämmen

M. Fuchs[1], C. Dumont[1], H. Mergeryan[2] und K. M. Stürmer[1]

[1] Klinik für Unfallchirurgie, Plastische und Wiederherstellungschirurgie, Universität Göttingen, Robert-Koch-Straße 40, 37075 Göttingen
[2] Krankenhaushygiene und Infektionskontrolle der Universität Göttingen

Treatment Strategy with Two Outbreaks of Staphylococcus Aureus and Pseudomonas Aeruginosa Strains

Problem: Ursachen für die Zunahme multiresistenter Keime bestehen im Selektionsvorteil durch inadäquate Antibiotikatherapie, inkonsequenter Umsetzung von Hygienemaßnahmen,

Zunahme prädisponierter Risikopatienten, der Ausweitung intensivmedizinischer Maßnahmen, mangelndem Informationsfluß und geringem Problembewusstsein. *Zielsetzung:* Wir stellen unsere Strategie und Qualitätskontrolle zu Diagnostik, Prävention der Keimübertragung, Therapie von Infektionen und schließlich Eindämmung von Ausbrüchen vor und analysieren retrospektiv die ad hoc ergriffenen Maßnahmen bei 2 Ausbrüchen. *Material und Methode:* Bei stetiger Zunahme der Entwicklung von Multiresistenzen kam es von 12/92 - 2/94 auf der interdisziplinär genutzten Intensivstation zu einem Ausbruch in 45 Fällen mit methicillin resistenten Staphylococcus aureus (MRSA) und von 1/98 - 10/98 in 22 Fällen mit multiresistenten Pseudomonas aeruginosa (MRPA). 15× fanden sich MRSA im Drainagesekret, 13× im Wundsekret, 7× im Bronchialsekret, 6× im Rachen- und 4× im Nasenabstrich. Nur bei septischem Krankheitsbild (7×) und tiefem Infekt (22×) war bei MRSA eine gezielte antibiotische Behandlung nach Antibiogramm unverzichtbar. Alle Pat. mit MRPA waren kolonisiert und nur 3× wurde bei klinischem Verdacht auf Infektion gezielt antibiotisch behandelt. Immer erfolgte die unverzügliche Isolierung der Patienten, die konsequente Umsetzung patienten- und stationsbezogener Hygienemaßnahmen, die Reduktion invasiven Monitorings auf ein Minimum, die programmierte Revision infizierter Wunden mit frühzeitiger plastischer Deckung auch kontaminierter Defektwunden und schnellstmöglicher Stabilisierung von Frakturen, bevorzugt mit Fixateur externe. Zur Beurteilung des spezifischen Keimspektrums der Station wurden Keimstatistiken und Überwachungskulturen durchgeführt. Bei „Langliegern" wurden regelmäßig Abstriche von offenen Wunden, vom Tracheal-/Bronchialsekret und aus Drainagen entnommen sowie die Candida-Serologie bestimmt. *Ergebnis:* Trotz gezielter antibiotischer Therapie und lokaler antibakterieller Maßnahmen blieben bei MRSA 30/45 Pat. Keimträger, davon wurden 13 nach Hause entlassen, 17 in ein anderes Krankenhaus verlegt. 7/29 Pat. verstarben an Komplikationen, die mit der Infektion assoziiert waren. Bei MRPA ist kein Patient verstorben. Beide Ausbrüche wurden unter Kontrolle gebracht und eine weitere Verbreitung der Keime auch nach Verlegung auf die Normalstation innerhalb des Klinikums verhindert. *Schlußfolgerung:* Das Auftreten multiresistenter Keime verlangt ein differenziertes Behandlungskonzept bestehend aus chirurgischer Therapie, konsequenten Hygienemaßnahmen und gezielter Antibiotikatherapie bei Infektion. Unser Therapieregime bei Ausbruch von MRSA und MRPA hat sich bewährt. Trotz hoher Kontagiosität der Ausbruchstämme ist es zu keiner weiteren Keimausbreitung über die Station hinaus gekommen, obwohl bei den betroffenen Patienten eine Elimination der Ausbruchstämme im mikrobiologischen Sinn während der stationären Behandlung nicht zu erreichen war. Dem frühzeitigen Erkennen von Resistenzen und Keimträgern kommt durch enge Zusammenarbeit mit dem Mikrobiologen und Hygieniker zentrale Bedeutung zu.

MRSA – Analyse des Ausbruchs auf einer Verbrennungsintensivstation

P. C. Fuchs[1], J. Kopp[1], U. Kleiner[1], H. Häfner[2] und N. Pallua[1]

[1] Klinik für Plastische Chirurgie, Hand- und Verbrennungschirurgie, RWTH Aachen, Pauwelsstraße 30, 52057 Aachen
[2] Zentralbereich für Krankenhaushygiene des Universitätsklinikums Aachen

MRSA – Analysis of an Outbreak on an Intensive Care Unit for Burn Injuries

Methicillinresistente Staphylokokkus aureus (MRSA)-Stämme sind heutzutage eine häufige Ursache für schwere nosokomiale Infekte. Ist die alleinige Kolonisation der Patienten noch nicht mit einer erhöhten Mortalität verbunden, stellt eine manifeste Infektion eine lebensbedrohliche Komplikation dar. Schwerbrandverletzte Patienten haben aufgrund des Verlustes der Schutzfunktion der Haut ein erhöhtes Risiko, dass die Kolonisation in eine Infektion übergeht.

Während einer achtmonatigen Phase (November 2000 – Juni 2001) konnte bei acht unserer Schwerbrandverletzten Patienten MRSA nachgewiesen werden. Dies entspricht einer Prävalenz von 18,6% bei den Brandverletzten in diesem Zeitraum (n = 43). Bei keinem der Patienten war zum Zeitpunkt der Aufnahme eine Kolonisation mit MRSA nachweisbar. Wegen der gleichartigen Resistenzmuster bei diesem gehäuften Auftreten auf der Station führten wir eine DNA-Analyse der nachgewiesenen Stämme mittels Pulsfeld-Gelelektrophorese durch, die den Nachweis von fünf verschiedenen MRSA-Stämmen erbrachte.

Lediglich bei zwei der Patienten wurde eine Infektion nachgewiesen (Blutkultur/Katheterbesiedelung). Bei beiden Patienten manifestierten sich schwere septische Phasen. Bei einem konnte der Infekt erfolgreich mit Vancomycin therapiert werden. Bei dem Zweiten entwickelte sich eine vancomycinresistente Mitralklappenendokarditits, welche erst unter Hinzunahme von Quinupristin/Dalfopristin erfolgreich behandelt werden konnte.

Alle in diese Untersuchung eingeschlossene, MRSA-positive Patienten haben die Verletzung überlebt.

Die Isolationsmaßnahmen auf einer Verbrennungsintensivstation in Einzelboxen stellen einen Schutz vor Kreuzinfektionen dar. Bei dem Ausbruch von MRSA handelte es sich in fünf Fällen um eine „Neuanzüchtung" auf der Station und lediglich in 3 Fällen um eine Kreuzübertragung. Es konnte der Nachweis erbracht werden, dass es sich nicht um „einen" Problemkeim auf der Station handelt.

Auch bei Schwerbrandverletzten handelt es sich meist um eine Kolonisation, die nur selten in eine manifeste Infektion übergeht.

Mit dem Antibiotikum Quinupristin/Dalfopristin (Synercid) steht ein Medikament zur Verfügung, dass auch Infekte mit vancomycinresistenten MRSA therapierbar macht.

Patienten mit Gynäkomastie im Krankengut der Plastischen Chirurgie einer Universitätsklinik

I. Funke, T. Hernandez-Richter, F. W. Schildberg und R. G. H. Baumeister

Chirurgische Klinik und Poliklinik, Klinikum Grosshadern, Ludwig-Maximilians-Universität München, Marchioninistraße 15, 81377 München

Patients with Gynaecomastia Among the Plastic Surgery Patients of a University Hospital

Die Gynäkomastie – definiert als gutartige ein- oder beidseitige Vergrößerung des männlichen Drüsenkörpers – ist keine eigenständige Erkrankung, sondern ein Symptom, das als normale oder pathologische Veränderung entstehen kann. *Patientenkollektiv:* Im Zeitraum 01/1996 bis 07/2001 wurden 74 Patienten mit diesem Leitsymptom in unserer Klinik operiert. Das Alter der Patienten lag zwischen 16 und 78 Jahren, wobei die Altersgruppe der 20 – 40 Jahre alten Männer am häufigsten (44.4%) vertreten war, gefolgt von der Altersgruppe der 40- bis 60-jährigen Patienten. Nur 13.9% der Patienten waren zum Zeitpunkt der

Operation älter als 60 Jahre und 11.1% waren jünger als 20 Jahre. Bei der Hälfte der Patienten lag eine beidseitige Gynäkomastie vor (n = 38; 51.4%). Bei Patienten mit einer einseitigen Gynäkomastie zeigte sich keine präferentielle Lokalisation (rechte Mamma: n = 19, 25.6%; linke Mamma: n = 17, 23%). Als präoperative Diagnostik wurden der Hormonstatus und die Leberwerte routinemäßig bestimmt sowie eine Mammographie durchgeführt. *Diagnosespektrum:* Die Mehrzahl der Patientin hatte eine „idiopathische" Gynäkomastie, (n = 50; 67.6%). Von diesen Patienten lag bei 14.6% (n = 11) eine Pseudogynäkomstie bei Adipositas vor. Bei 17.3% der Patienten (n = 13) erfolgte die Abklärung eines unklaren Tumors, wobei sich in keinem Fall histopathologisch ein Mammakarzinom zeigte, sondern jeweils lipomatöse oder mastopathische Veränderungen bestanden. Bei 8.1% der Patienten (n = 6) war anamnestisch eine Karzinomerkrankung bekannt. Zwei Patienten hatten einen Hypogonadismus; in drei Fällen trat die Gynäkomastie auf Grund einer Leberzirrhose und in einem Fall medikamenteninduziert auf. *Operatives Vorgehen:* Am häufigsten wurde eine subkutane Mastektomie durchgeführt (n = 44; 58.6%), die bei 25.3% der Patienten mit einer Liposuction an der Thoraxwand kombiniert wurde. Die operative Therapie der (Pseudo-) Gynäkomastie allein durch Liposuction wurde bei 14.6% (n = 11) der Patienten durchgeführt. Bei 17.3% (n = 13) der Patienten wurde bei mammographisch suspektem Befund eine Tumorektomie vorgenommen. Zur Erreichung eines ästhetisch befriedigenden Ergebnisses war bei 9.3% (n = 7) der Patienten ein lokaler Hautverschiebelappen oder eine Transposition der Mamille erforderlich.

Die Patientenzufriedenheit nach dem Eingriff ist hoch, da sich die Patienten durch den Verlust ihres männlichen äußeren Erscheinungsbildes durch die Gynäkomastie oft sehr beeinträchtigt fühlen.

Die Kombination von Komponentenseparation und Kunststoffnetz zum Bauchdeckenverschluß

M.G. Geishauser

Abteilung für Plastische Chirurgie, Chirurgische Klinik und Poliklinik, Technische Universität München, Klinikum rechts der Isar, Ismaninger Straße 22, 81675 München

The Combination of Component Separation and Plastic Net for the Abdominal Wall Resurfacing

Problemstellung: Ist der Verschluß von Bauchwanddefekten nicht mittels einer en-bloc-Mobilisation der Bauchwand möglich, so werden häufig regionale- oder Fernlappenplastiken erforderlich. Beim akut aufgetretenen Platzbauch kann zunächst die Granulation abgewartet werden und sekundär eine Spalthauttransplantation erfolgen. Diese Vorgehensweisen führen aber fast regelmäßig zu einer erheblichen Beeinträchtigung sowohl der statischen als auch der dynamischen Eigenschaften der Bauchwandmuskulatur. *Operationstechnik:* Mit der Komponentenseparation stehen sowohl die Rektusmuskeln als auch die laterale Muskulatur der Bauchwand als lokale Lappen zum Bauchdeckenverschluß zur Verfügung. Voraussetzung dafür ist, daß die laterale Bauchwand und vor allem der Musculus obliquus internus erhalten ist. Da dabei die Gefäßarchitektur und die Innervation geschont werden, bleiben die statischen und die dynamischen Eigenschaften der Bauchwand weitgehend erhalten. Dies führt zu einer guten statischen und dynamischen Funktion der Bauchwand. Die Rekonstruktion der inneren Bauchdeckenschichten gelingt zudem fast immer mit autologem Gewebe. Die Rekonstruktion der äußeren Bauchwandschichten führen wir mit einem Kunststoffnetz (Vypro-Netz) durch, wodurch sich die primär erreichbare Stabilität der Bauchdecke wesentlich verbessern lässt. Diese Methode kann zudem bei Teildefekten auch nur segmental eingesetzt werden. *Zusammenfassung:* Mit der Kombination von Komponentenseparations-Methode und der Verstärkung mit Kunststoffnetz können schwierige, sonst nur unter Anwendung von Lappenplastiken verschließbare Bauchwanddefekte versorgt werden. Sie eignet sich damit für den primären Platzbauchverschluß, aber auch für die sekundäre Bauchwandrekonstruktion.

Korrektur bis Redaktionsschluss nicht eingegangen.

Myocutane Gastrocnemiuslappenplastik bei Wundheilungsstörungen nach Knieendoprothetik

F. A. König[1], T. Rudy[2] und W. Schultz[1]

[1] Orthopädische Klinik
[2] Klinik für Unfallchirurgie, Plastische und Wiederherstellungschirurgie, Universitätsklinikum Göttingen, Robert-Koch-Straße 40, 37075 Göttingen

Mycutaneous Gastrocnemius Flap Graft with Wound Healing Disturbances After Knee Endoprosthesis

Zielsetzung: Bei Wundheilungsstörungen nach Knieendoprothetik besteht die Gefahr einer Protheseninfektion. Insbesondere nach multiplen Voroperationen am Kniegelenk sind Weichteildefekte lokal nur schwer zu beherrschen. Anhand einer Serie von 4 Patienten sollen die Möglichkeiten und Grenzen einer Defektdeckung mit einem myocutanen Gastrocnemiuslappen aufgezeigt werden. *Material und Methode:* Die Verläufe von 4 Patienten mit schwerwiegenden Weichteildefekten nach Knieendoprothetik , die eine plastische Weichteildeckung mit einem myocutanen Gastrocnemiuslappen erforderlich machten, wurden retrospektiv analysiert. Der Behandlungserfolg wurde korreliert mit der Anzahl der Voroperationen und dem Zeitpunkt der plastischen Versorgung. *Ergebnisse:* Die 4 Patienten hatten einschließlich der endoprothetischen Versorgung zwei bis sechs Eingriffe am Kniegelenk vor der endgültigen plastischen Deckung. Bei zwei Patienten war eine lokale Verschiebeplastik erfolglos. Alle Wunden waren bakteriell kontaminiert. Zum Zeitpunkt der Lappendeckung bestand bei keinem Fall ein Protheseninfekt. Die endgültige Weichteildekkung erfolgte zwischen dem 38.–79. Tag nach der Prothesenimplantation. Bei drei Patienten kam es zum primären Einheilen des myocutanen Lappens. Bei einem Patienten musste ein weiterer plastischer Eingriff zum vollständigen Wundverschluß am Knie durchgeführt werden. Die Versorgung der Hebedefekte erfolgte sekundär durch Spalthauttransplantation.

Bei einem Patient, der nach Patellektomie am 79. Tag nach Knieprothesen-implantation definitiv versorgt wurde , kam es zu einer persistierenden Fistel mit Protheseninfekt, der schlussendlich eine Arthrodese erforderlich machte. *Schlußfolgerung:* Zur Vermeidung eines Protheseninfektes sollte bei Wundheilungsstörung nach Knieendoprothetik frühzeitig die Indikation zu einer myocutanen Lappenplastik gestellt werden.

Ergebnisse nach perioperativer Periduralanästhesie bei der Behandlung chronischer Wunden

S. Lüthgens, T. Elsner, A. Kisse, A. Häring und J. Hoch

Klinik für Hand-, Brust- und Plastische Chirurgie, Klinikum Neustadt/Holstein, Am Kiebitzberg 10, 23730 Neustadt/Holstein

Results After Perioperative Peridural Anaesthesia in the Treatment of Chronic Wounds

Einleitung: Chronische Wunden stellen eine therapeutische Herausforderung dar, da sie ökonomisch unser Gesundheitssystem belasten und aufgrund des demographischen Faktors und der ansteigenden Multimorbidität eine zunehmende Bedeutung gewinnen werden. Ziel neuer Therapieansätze ist eine Beschleunigung des Wundverschlusses und damit eine Verkürzung des stationären Aufenthalts. Dabei ist der Wert der perioperativen Anlage eines Periduralkatheters (PDK), der über eine Sympathikolyse zu einer verbesserten Wundkonditionierung mit granulierendem Wundgrund führen kann, Gegenstand der wissenschaftlichen Diskussion und nicht umumstritten. *Methode:* Im Rahmen einer Pilotstudie wurde bei geeigneten nicht durch Wirbelsäulenerkrankungen auszuschließenden Patienten mit chronischen Wundheilungsstörungen ein PDK angelegt. Ausschlusskriterien waren eine fehlende Einwilligung des Patienten, schwerwiegende genuine oder medikamentös induzierte Gerinnungsstörungen, bekannte Allergien gegen die verwendeten Anästhetika sowie schwerwiegende Herzrhythmusstörungen. Der PDK wurde präoperativ vor dem ersten Debridement angelegt, täglich mit 10 ml Naropin 0,2% aufgespritzt. Aufgeführt wurde die langfristige und aktuelle Anamnese, der körperliche Befund, die Defektgröße und der klinische Verlauf. *Ergebnisse:* In der Zeit vom 01.01.2000 bis zum 01.09.2001 wurden 51 Patienten mit chronischen Wundheilungsstörungen behandelt. Vorerkrankungen waren arterieller Hypertonus ($n = 19$), Nikotinabusus ($n = 12$), Hyperlipidämie ($n = 9$), KHK ($n = 9$). Davon wurden $n = 25$ in die Studie eingeschlossen. Das Durchschnittsalter betrug 59 Jahre (18 Frauen, 7 Männer). Die vorbestehende Dauer des Defekts lag bei durchschnittlich 16 Wochen. Der PDK verblieb im Durchschnitt für 17 Tage. 2,5 Debridements/Patient wurden durchgeführt. Bei 97% der Patienten gelang der Hautverschluss mittels Meshgrafttransplantation (36/36 eingeheilt). Der Wundverschluß gelang nach durchschnittlich 22 Tagen (Bundesdurchschnitt: 31 Tage). Reaktionen auf die Applikation der Medikamente fanden nicht statt. 5 lokale Infekte traten auf, daraufhin wurden die PDK entfernt. *Schlußfolgerungen:* Die Anwendung eines PDK bei chronischen Wundheilungsstörungen stellt eine effektive und sichere therapeutische Alternative dar. Als Weiterentwicklung wird von uns daher, um das Kontingent zu erweitern, deshalb auch in Zukunft die Ischiadicus-Anästhesie angewendet. Die bisherigen Ergebnisse ermutigen zur Durchführung vergleichender kontrollierter multizentrischer Studien.

Algorithmus der Weichteildeckung in der septischen Unfallchirurgie

D. F. Müller[1], F. G. Huber[2], M. A. Scherer[2] und E. Biemer[1]

[1] Abteilung für Plastische und Wiederherstellungschirurgie
[2] Abteilung für Unfallchirurgie, Technische Universität München, Klinikum rechts der Isar, Ismaninger Straße 22, 81675 München

Algorithm of the Soft Tissue Covering in Septic Casualty Surgery

Die Behandlung von infizierten Extremitätenverletzungen bietet in der heutigen Zeit, gerade durch die ständige Neuzüchtung multiresistenter Keime eine immer größer werdende Herausforderung an die behandelnden Chirurgen. Wurden in den Anfängen der Möglichkeiten auch ausgedehnte Defekte der Extremität durch freie Lappenplastiken decken zu können, relativ strickte Behandlungsschemata aufgestellt, werden diese durch unsere Erfahrungen immer differenzierter. Noch vor 5 Jahren wurden infizierte, weichteildekkungserfordernde Wunden mit multiresistenten Keimen einem aggressiven Lavageprogramm zugeführt, das die Weichteildeckung erst bei nachgewiesener Keimfreiheit erlaubte. Dies resultierte in bisweilen etlichen Lavage- OP's , die zu einer Schwächung des Immunsystems des Patienten führten und dadurch den Verlauf negativ beeinflussten. In den letzten 5 Jahren differenzierten wir daher unser Behandlungsregime. 20 Patienten wurden retrospektiv analysiert. Wir unterteilen nun in 4 Gruppen, die wir wie folgt behandeln:

1. Bei Wunden mit positivem Keimnachweis und ausreichender Weichteilsituation werden Debridements und Lavagen durchgeführt, bis an 2 konsekutiven Tagen, ohne den initialen OP-Abstrich, negative Wundabstriche erzielt worden sind. Dann erfolgt der Wundverschluß.
2. Bei Wunden mit positivem Keimnachweis und notwendiger plastischer Weichteildeckung wird zunächst wie unter 1. verfahren. Sollte jedoch nach der 3. Revision immer noch eine Keimpersistenz vorliegen, wird die plastische Weichteildeckung dennoch durchgeführt und dient somit zur Infekttherapie.
3. Aus o.g. ergibt sich für die Gruppe mit negativem Keimnachwies und ausreichender Weichteilsituation selbstverständlich die sofortige Rekonstruktion.
4. Bei Wunden mit negativem Keimnachweis und notwendiger plastischer Weichteildeckung sollte diese innerhalb von 7 Tagen, wenn möglich so früh wie möglich, durchgeführt werden. Wir sahen, dass diese Wunden ab dem 7. Tag in bis zu 50% kontaminiert waren. Nach dem 10. Tag waren 100% kontaminiert.

Endoskopische intrauterine Chirurgie und Lippen-Kiefer-Gaumenspalten: Neue Entwicklungen und Aussichten

N. A. Papadopulos[1,5], H. F. Zeilhofer[2], M. A. Papadopoulos[3], H. Feussner[4], J.Henke[5], L. Kovacs[1], J. Schaff[6], H-H. Horch[2] und E. Biemer[1]

[1] Abteilung für Plastische und Wiederherstellungschirurgie
[2] Klinik und Poliklinik für Mund-Kiefer-Gesichtschirurgie
[3] Abteilung für Kieferorthopädie, Aristoteles Universität Thessaloniki, Thessaloniki, Griechenland
[4] Chirurgische Klinik und Poliklinik
[5] Institut für Experimentelle Onkologie und Therapieforschung, Klinikum rechts der Isar, Technische Universität München, Ismaninger Straße 22, 81675 München
[6] Abteilung für Hand-, Mikro- und Plastische Chirurgie, Klinikum Dachau, Dachau

Endoscopic Intrauterine Surgery and Cheilognathopalatoschisis: New Developments and Perspectives

Die weitverbreitete Anwendung von hochauflösendem Ultraschall in der pränatalen Diagnostik erlaubt heute eine frühe und sichere Diagnose von kongenitalen Fehlbildungen. Einige davon können chirurgisch korrigiert werden. Obwohl in bestimmten Fällen die fetale Chirurgie funktionelle und ästhetische Vorteile bringen bzw. sogar lebensrettend sein könnte, erfüllen aufgrund der extremen Empfindlichkeit des fetalen Patienten und der fetalen Membranen zur Zeit nur wenige Fehlbildungen die Kriterien zur Durchführung der intrauterinen Chirurgie. Dies wird sich jedoch in den nächsten Jahren ändern, da die pränatale Diagnostik, die Fortschritte der Operationstechniken und die pathosphysiologischen Kenntnisse sich stetig weiter verbessern. Zusätzlich stellt die seit kurzem entwickelte endoskopische intrauterine Chirurgie eine neue schonendere Möglichkeit der intrauterinen Chirurgie dar. Endoskopische Eingriffe können Nachteile der offenen intrauterinen Chirurgie vermeiden und somit die Operationen am Fetus sowohl bei lebensbedrohlichen als auch bei nicht lebensbedrohlichen Fehlbildungen wie der Lippen-Kiefer-Gaumenspalte sicherer machen. Davon kann der Fetus doppelt profitieren: erstens durch eine narbenlose Wundheilung und die kallusarme Knochenheilung, die ein normales Mittelgesichtswachstum erwarten lässt, und zweitens durch die geringere fetale und mütterliche Morbidität.

Aufgrund der bisher erzielten Resultate kann die intrauterine Operation von LKG-Spalten am Menschen zum gegenwärtigen Zeitpunkt nicht empfohlen werden. Das hohe Morbiditäts- und Mortalitätsrisiko für Mutter und Fetus rechtfertigt keinesfalls eine pränatale Operation, zumal in der konventionellen Chirurgie der LKG-Spalten ausgezeichnete funktionelle und ästhetische Ergebnisse risikofrei erzielt werden.

In dieser Arbeit werden erste Ergebnisse einer experimentellen Studie mit den neuen endoskopischen Techniken vorgestellt, wobei die Möglichkeiten für Optimierung und Qualitätssteigerung der intrauterinen Korrektureingriffe besonders herausgestellt werden.

Verschlussmethoden der fetalen Membranen nach Fetoskopie am Kaninchenmodell

N. A. Papadopulos[1,3], S. Klotz[2], J. Henke[2], M. Kloeppel[1], D. Mueller[1], L. Kovacs[1], W. Erhardt[2], J. Schaff[3] und E. Biemer[1]

[1] Abteilung für Plastische und Wiederherstellungschirurgie
[2] Institut für Experimentelle Onkologie und Therapieforschung, Klinikum rechts der Isar, Technische Universität München, Ismaninger Straße 22, 81675 München
[3] Abteilung für Hand-, Mikro- und Plastische Chirurgie, Klinikum Dachau

Closure Methods of the Fetal Membranes after Foetoscopy in a Rabbit Model

Ziel: Die vorzeitige Ruptur der fetalen Membranen (PROM: Preterm Rupture Of the fetal Membranes) stellt für den Fetus und die Mutter ein großes Risiko dar. Integritätsverlust des Uterus und der fetalen Membranen bei iatrogenen Eingriffen, wie bei Amniozentese, Fetoskopie und intrauterine Chirurgie erhöht das Risiko für PROM signifikant. Aus diesem Grund haben wir die Effektivität verschiedener Verschlussmethoden der fetalen Membranen nach Fetoskopie am trächtigen Kaninchenmodell untersucht. *Methodik:* In 10 trächtigen Kaninchen am 22. Trächtigkeitstag (TT; Trächtigkeitsdauer = 32. TT), wurde unter Vollnarkose und nach Laparotomie eine ca. 3 – 4 mm mikrochirurgische Myometrium-Inzision an jeder zweiten Amnionhöhle durchgeführt. Danach erfolgte die Einführung eines 2 mm Trokars und eines 1,2 mm Endoskops in die Amnionhöhle. Eine 2-3 Minuten Exploration der Amnionhöhle wurde mit der Hilfe von 5 – 10 ml Kochsalzlösung (Amnioninfusion) durchgeführt. Die Amnionhöhlen wurden danach ebenfalls mit Hilfe von Lupenbrillen-Vergrößerung durch 3 unterschiedliche Verfahren verschlossen. In Gruppe I (n = 9) wurden die fetale Membranen durch Fibrinklebung humaner Amnionmembran, und in Gruppe II (n = 8) einer Kollagenfolie (TissuFoil E) auf dem Membranendefekt in gleicher Weise verschlossen. In Gruppe III (n = 9) positionierten wir das Kollagen (TissuFleece E) durch den Trokar in dem Membranendefekt und anschließend erfolgte die Klebung mit dem Fibrinkleber. Das Myometrium wurde bei allen Gruppen mit Nylon-Nähten 6/0 verschlossen. Eine 4. Gruppe (positive Kontrollgruppe, n = 8) bestand aus Amnionhöhlen bei denen die Fetoskopie durchgeführt wurde, aber keiner Verschlussversuch. Nicht behandelte Amnionhöhlen hatten als negative Kontrollgruppe gedient. Am 30.TT wurden die Tiere euthanasiert, um die Amnionhöhlenintegrität und Feten zu untersuchen. *Ergebnisse:* Die Gruppe III zeigte im Hinblick auf Integrität der fetalen Membranen die besten Ergebnisse. *Diskussion:* Trotz der offensichtliche Einschränkungen des Kaninchenmodells ist es jedenfalls sinnvoll die Weiterentwicklung dieses Modell zu fördern, um den Heilungsmechanismus der fetalen Membranen weiter zu erforschen als auch weitere chirurgischen Verschlussmethoden zu entwickeln.

Diese intensive Erforschung chirurgischer Verschlussmethoden, die eine geringe postoperativen PROM-Rate aufweisen würde, ist weiterhin die wichtigste Voraussetzung, um den humanen Fetus auch aus der Sicht des Plastischen Kraniofazialen Chirurgen helfen zu können.

Rekonstruktion von großen Thoraxwanddefekten als palliatives Therapiekonzept beim exulzeriertem fortgeschrittenen Mamma-Karzinomen

M. Peiper[1], T. Langwieler[1], C. Thomssen[2], C. F. Eisenberger[1], J. R. Izbicki[1] und W. T. Knoefel[1]

[1] Chirurgische Klinik
[2] Frauenklinik, Universitätsklinikum Hamburg-Eppendorf, Martinistraße 52, 20246 Hamburg

Reconstruction of Large Thorax Wall Defects as a Palliative Therapy Concept in the Exulcerated Terminal Breast Carcinoma

Hintergrund: Die Rekonstruktion komplexer Defekte der Thoraxwand nach ausgedehnten Resektionen bei Patientinnen mit fortgeschrittenen Mammakarzinomen stellt eine chirurgische Herausforderung dar. *Patienten und Methodik:* 6 Patientinnen mit einem lokal fortgeschrittenen Mammakarzinom wurden in unserer Klinik mit einer radikalen Thoraxwandresektion operiert. Hierbei wurden nach der partiellen Rippenresektion die Defekte mit einem M.latissimus dorsi-Schwenklappen und einer rechtsgestielten Omentum majus-Plastik durch eine craniale abdominelle Fasziotomie gedeckt. Postoperativ erfolgte die Hämodilution zur Verbesserung der Netzdurchblutung. Nach Einheilung des Netzes erfolgte in einem zweiten Schritt 5 Tage später die sekundäre Meshgraft-Deckung des Omentum majus nach Spalthaut-Gewinnung vom Oberschenkel. *Ergebnisse:* In allen Fällen kam es zum primären Einheilen der geschwenkten Muskulatur und des gestielten Omentum majus. Die sekundäre Deckung mit Spalthaut ergab in 2 von 3 Fällen eine komplette Deckung des Netzes. In einem Fall zeigte sich eine partielle Nekrose des Netzes. In diesem Fall konnte der Defekt ohne weitere chirurgische Intervention von umliegenden Gewebe gedeckt werden. *Schlußfolgerung:* Die Deckung großer Defekte der Thoraxwand nach ausgedehnter Resektion von lokal fortgeschrittenen Mammakarzinomen mittels geschwenktem M.latissimus dorsi und gestieltem Omentum majus stellt eine gute Palliation mit deutlicher Steigerung der Lebensqualität bei geringer Komplikationsrate dar.

Primäre Verschlusstechniken beim chronischen Sinus pilonidalis: Metaanalyse von Behandlungsergebnissen bei unterschiedlichen Operationsmethoden

S. Petersen[1], R. Koch[2], S. Stelzner[1], T. P. Wendlandt[1] und K. Ludwig[1]

[1] Klinik für Allgemein- und Abdominalchirurgie, Krankenhaus Dresden-Friedrichstadt, Friedrichstraße 41, 01067 Dresden
[2] Institut für medizinische Informatik und Biometrie, Universitätsklinikum Carl Gustav Carus, Technische Universität Dresden, Fetscherstraße 74, 01307 Dresden

Primary Closure Techniques for Chronic Pilonidal Sinus Disease: A Metaanalysis of Treatment Results with Different Surgical Techniques

Fragestellung: Zur Behandlung des chronischen Sinus pilonidalis werden in der Literatur zahlreiche operative Behandlungsmethoden beschrieben. Um die Ergebnisse der unterschiedlichen primären Verschlusstechniken zu evaluieren wurden die publizierten Daten der letzten 35 Jahre im Sinne einer Metaanalyse zusammengefasst. *Material und Methode:* Publikationen mit Angaben zu den Endpunkten Wundinfektionsrate, aseptische Wundheilungsstörungen und Auftreten von Spätrezidiven wurden in die Analyse eingeschlossen. Die primären Verschlusstechniken wurden in 5 Gruppen eingeteilt: Primärverschluss nach geradliniger Exzision in der Medianlinie (1), Primärverschluss nach asymmetrischer Exzision schräg zur Längsachse (2), Exzision mit plastisch-rekonstruktiven Transpositionslappen wie die Rhomboid-Lappenplastik (3), die VY-Lappenplastik (4) und die Z-Lappenplastik (5). Inzidenzen für jeden Endpunkt wurden mittels Quotienten aus der Anzahl der Ereignisse bezogen auf die jeweilige Patientenzahl pro Studie zunächst einzeln abgeschätzt und später zusammengefasst. *Ergebnisse:* Mittels Medline-Recherche wurden 74 Publikationen mit insgesamt 10.090 Patienten in die Berechnung eingeschlossen. Die Analyse der zusammengefassten Daten erbrachte einen uneinheitlichen Effekt der Operationsmethode auf die Wundinfektionsrate. Im Gegensatz dazu fanden sich signifikant weniger Wundheilungsstörungen und niedrigere Rezidivraten sowohl bei der asymmetrisch-schrägen Verschlusstechnik (2) als auch den Transpositionslappentechniken (3 - 5) im Vergleich zum Primärverschluss in der Medianlinie (1). Zwischen den asymmetrischen Verschlusstechniken (2) und der Anwendung von Lappenplastiken (3 - 5) fand sich kein Unterschied. *Schlußfolgerung:* Es fanden sich signifikant bessere Behandlungsergebnisse für die asymmetrisch-schrägen Verschlusstechniken und Transpositionslappen im Vergleich zum Primärverschluss in der Medianlinie. Anhand der bisherigen Datenlage stellt für uns zur primären Versorgung des chronischen Sinus pilonidalis die asymmetrisch-schräge Verschlusstechnik die Methode der Wahl dar, da hier signifikant günstigere Resultate im Vergleich zum medianen Verschluss erzielt werden können. Aufwendige Transpositionslappen erscheinen aus unserer Sicht nicht erforderlich.

Fixierung von Spalthauttransplantaten durch vakuumversiegelte Polyvinylalkoholschwämme

M. Pfau, H. O. Rennekampff und H. E. Schaller

BG-Unfallklinik, Universitätsklinik Tübingen, Schmarrenbergstraße 95, 72076 Tübingen

Fixation of Split-Skin Graft by Vacuum-Sealed Polyvinyl Alcohol Sponges

Einleitung: Die Transplantation von autologer Spalthaut auf eine gewellte, kontaminierte und großen Scherkräften ausgesetzte Empfängerstelle stellt eine Herausforderung für den plastischen Chirurgen dar. Ungünstige Bedingungen am zu deckenden Wundgrund bergen das Risiko eines Transplantatverlustes. Die bisherigen Verbandstechniken wie der Überknüpfverband sind unkomfortabel und zeigten bei kritischen Wundverhältnissen nicht immer zufriedenstellende Ergebnisse. *Methoden:* Wir verwendeten vakuumversiegelte Polyvinylalkoholschwämme als Verband zur Fixierung von transplantierter Spalthaut auf einem kritischen Wundgrund. Die über das angelegte Vakuum erzeugten Kräfte wirken dabei den Scherkräften an beweglichen Empfängerstellen entgegen. Zudem wird keimbesiedeltes Wundsekret abgeleitet und ein modellierender Kontakt zwischen Wundbett und transplantierter Spalthaut hergestellt. *Ergebnisse:* Das Video zeigt den Einsatz des vakuumversiegelten Polyvinylalkoholschwammes bei schwierigen Empfängerverhältnissen. Es werden die Technik der Applikation, postoperatives Management und Entfernen des Vakuumsystems demonstriert. *Schlußfolgerung:* Mit Vakuum versiegelten Coldexverbänden kann die Fixierung von Spalthauttransplantaten insbesondere an ungünstigen Körperregionen mit kritischen Wundverhältnissen verbessert werden. Neben Minimierung von Scherkräften wirken sich die Reduzierung der lokalen Keimbesiedelung, sowie eine Stimulation der Angiogenese positiv auf die Annahmerate der transplantierten Spalthaut aus.

Korrektur bis Redaktionsschluss nicht eingegangen.

Chirurgische Therapie der Gynäkomastie durch ultraschall-assistierte Fettabsaugung (UAL): Vorteile im Vergleich mit konventionellen Verfahren

K. Raptis[1], M. C. Hertl[1], M. Hertl[2], R. R. Olbrisch[1]

[1] Klinik für Plastische Chirugie, Kaiserswerther Diakonie Krankenhaus, Kreuzbergstraße 79, 40489 Düsseldorf
[2] Chirurgische Klink, Universitätsklinikum Essen, Hufelandstraße 55, 45122 Essen

Surgical Treatment of the Gynaecomastia by Ultrasound-Assisted Liposuction (UAL): Advantages Compared with Conventional Techniques

Einleitung: Das operative Ziel bei Gynäkomastie ist die präzise Wiederherstellung der männlichen Brustkontur mit möglichst wenig Narben. Die konventionelle Fettabsaugung (KL) allein oder kombiniert mit einer exzisionellen Andromastektomie (EA) stellt seit Mitte der 80er Jahre eine narbenarme Operationstechnik bei der Behandlung der Gynäkomastie dar. Ab 1998 wurde in unserer Klinik die konventionelle Fettabsaugung durch die UAL ersetzt. Bei der UAL werden nicht nur die Fettzellen, sondern auch die Brustdrüsenkörper durch die Anwendung der Ultraschallenergie entfernt. Das Ziel dieser Untersuchung war herauszustellen, ob die Verwendung von UAL effektiver als die herkömmliche KL ist und dadurch die Notwendigkeit der exzisionellen Andromastektomie reduziert werden kann. *Methoden:* Bei der retrospektiven Untersuchung unserer Patientendaten von Juli 1982 bis Juli 2001 wurden 262 Patienten den folgenden 6 Gruppen zugeordnet:

I-	EA seit 1998 ($n = 24$);	IV –	EA bevor 1998 ($n = 90$);
II-	UAL ($n = 35$);	V –	KL ($n = 24$);
III-	UAL + EA ($n = 15$);	VI –	KL + EA ($n = 74$).

Die Gruppen I–III wurden mit den Gruppen IV–VI mittels t-test (mean ± SEM) verglichen. *Ergebnisse:* Die Altersspanne der Patienten betrug 12 bis 74 Jahre (mean = 29) und war nicht unterschiedlich zwischen den einzelnen Gruppen. Das durchschnittliche Aspirationsvolumen nach UAL war signifikant höher als das bei KL entfernte (985 ± 94 ml vs. 454 ± 56 ml, $p < 0.0001$).Die Therapie einer Gynäkomastie durch alleinige UAL im Zeitraum 1998–2001 war etwa 43% im vergleich zu KL (13%; $p < 0.0001$). Zur Erzielung eines optimalen chirurgischen Ergebnisses war eine EA notwendig bei nur 30% der Patienten mit UAL, jedoch bei 75% mit KL ($p < 0,005$). Das kosmetische Ergebnis war besser in der UAL Gruppe und es waren weniger Nachkorrekturen notwendig. *Schlußfolgerungen:* Die UAL ist signifikant effektiver als KL, um Brustgewebe zu entfernen und stellt einen großen Fortschritt bei der Therapie einer Gynäkomastie dar. Wir empfehlen, zunächst die UAL anzuwenden, da hierdurch eine EA, die durch die resultierenden Narben das kosmetische Operationsergebnis negativ belastet, häufig vermieden werden kann.

Konzept der Defektdeckung bei offenliegender Kniegelenksendoprothese

U. Rohde, L. Kleinschmidt und P. M. Vogt

Klinik für Plastische, Hand- und Wiederherstellungschirurgie, Medizinischen Hochschule Hannover, Podbielskistraße 380, 30659 Hannover

Concept of the Wound Covering in Uncovered Knee Joint Endoprosthesis

Einleitung: Die implantierte Kniegekenksendoprothese mit fehlender Weichteildeckung stellt eine große Herausforderung an die Sanierung und Defektdeckung dar. Bedingt durch den anteromedialen und / oder medianen Zugang zum Knie, finden sich die Weichteildefekte überwiegend parapatellar. Allschichtige Weichteildefekte führen zu sekundären Protheseninfektionen. Die interdisziplinäre Therapie dieser schwierigen Ausgangssituation beinhaltet das radikale Debridement mit Synovektomie und die Defektdeckung mittels Muskellappenplastik. Die gestielte M. gastrocnemius Lappenplastik ist auf Grund der Größe, Ausdehnung, variantenarmen Gefäßversorgung und der gelenknahen Lokalisation des Stieles als Muskellappenplastik der ersten Wahl anzusehen. *Material und Methode:* In den letzten zwei Jahren wurden 13 Patienten (6 Männer, 7 Frauen) mit einem Durchschnittsalter von 57 Jahren mittels M. gastrocnemius Lappenplastik versorgt. Es wurden Defekte unterschiedlicher Äthiologie therapiert. Das Indikationsspektrum betraf offenliegende oder infizierte Endoprothesen, Weichteildefekte und Fisteln bei Osteitis und unzureichend konsolidierter Fraktur, Band- und Sehnendefekte im gesamten Kniegelenksbereich und die Defektdeckung nach extremitätenerhaltener Tumorchirurgie. Die operative Therapie erfolgte jeweils mittels einer individuell und patientengerecht angepaßten Lappenplastik des M. gastrocnemius. *Ergebnisse:* Bis zum Erreichen eines sauberen Wundgrundes wurde in 7 von 13 Fällen ein serielles Debridement durchgeführt. Die Defektdeckung erfolgte jeweils mit der gestielten M. gastrocnemius Lappenplastik. Wir verwendeten einmal den lateralen Kopf, einmal beide Köpfe und 11mal den medialen Kopf des M. gastrocnemius. In alle Fällen konnten durch das operative Verfahren ein stabiler plastischer und funktioneller Defektverschluß erreicht werden. *Schlußfolgerung:* Es bestehen vielseitige Anwendungsmöglichkeiten des M. gastrocnemius Lappens. Auf Grund der Vielseitigkeit der Anwendungsmöglichkeiten des M. gastrocnemius Lappens lassen sich durch Desinsertion, Scarifizierung der Muskelaponeurose, Verlängerung des Lappens unter Mitnahme des distalen Sehnenspiegels, sowie durch Erweiterung des myocutanen Areals weit mehr Defekte als ürsprünglich 1970 von Mc Craw beschrieben decken. Zudem können Defekte der Band- und Sehnenstrukturen im Bereich des Knies funktionell ersetzt werden.

Interdisziplinäre Salvage Operationen für freiliegende Gelenkimplantate – Ist die Vacuum-Spültherapie eine sinnvolle Ergänzung?

U. von Fritschen, A. Peek und K. Exner

Klinik für Plastische Chirurgie, Wiederherstellungs- und Handchirurgie, Markuskrankenhaus, Wilhelm-Epstein-Straße 2, 60431 Frankfurt am Main

Interdisciplinary Salvage Operations for Exposed Joint Implants – Is the Vacuum Irrigation Treatment a Sensible Supplementation?

Zielsetzung: Revisionsoperationen bei infizierten Prothesen weisen inzwischen gute Resultate auf. Ausgedehnte Wundnekrosen mit exponierten Implantaten stellen trotz ihrer Seltenheit jedoch weiterhin ein erhebliches Problem mit zum Teil dramatischen Konsequenzen für den betroffenen Patienten dar – insbesondere wenn eine intermittierende Explantation zur Infektsanierung nicht möglich ist. Bei dem in dieser Situation notwendigen mehrzeitigen Debridement ist es aufgrund des Defektes bisher nicht möglich ein abgeschlossenes System zu schaffen, sodass eine weitere Kontamination erfolgen kann. Wir berichten über unser interdisziplinäres Behandlungskonzept durch Traumatologie, Orthopädie und Plastischer Chirurgie und unsere Resultate. *Material und Methode:* Nach Knieendoprothese und Anlage eines Fixateur interne der Wirbelsäule entwickelten 9 Patienten ausgedehnte Wundnekrosen mit Dehiszens und freiliegendem Implantat, die einer plastischen Deckung bedurfte. Das Behandlungsprotokoll umfasste nach radikalem Debridement eine Schaumstoff-Vacuumtherapie als intermittierende Spül-Saugbehandlung mit Antibiotika für 2–5 Wochen. Bei Keimfreiheit und sauberen Wundverhältnissen nach seriellem Debridement/Jetlavage schloss sich die Deckung mit lokalen oder freien Muskellappen an. Selektionskriterien für den Erhalt des Implantates waren das Alter des Infektes, Ausschluss einer Osteitis/Prothesenlockerung und der Allgemeinzustand des Patienten.

In den letzten 3 Jahren wurden 9 Patienten nach diesem Konzept behandelt. 2 Fixateur Interne der Wirbelsäule, 4 Knieendoprothese und in 3 Fällen einer Knie-Tumor-Prothese durchgeführt und prospektiv untersucht. Bei den 4 Knieprothesen wurde das Material entfernt. Dies verbot sich bei den anderen 5 Fällen (3 Tumorprothesen der Knie und 2 instabile, metastasierte Wirbelsäulen). *Ergebnisse:* Der Erhalt der Extremität war in allen Fällen möglich. Von den 4 explantierten Prothesen wurden 2 sekundär reimplantiert und auf Wunsch der Patienten 2 Arthrodesen durchgeführt. Nach 6–31 Monaten waren alle Patienten infektfrei und 7 verfügten über ein funktionierendes Implantat. *Zusammenfassung:* Bisher gibt es kein standardisiertes Vorgehen bei der Therapie freiliegender, infizierter Endoprothesen. Der erfolgreiche Erhalt von Implantaten bei komplexen Wundverhältnissen erfordert die frühe Diagnose der Infektion, aggressives Debridement und Spülung, sowie frühzeitige adäquate Defektdeckung mit gut durchblutetem Gewebe. Die Patienten sollten in Abteilungen mit Erfahrung in plastisch-rekonstruktiver Chirurgie behandelt werden. Nur die Schaumstoff-Vacuumtherapie bietet die Möglichkeit auch diese Wunden unter sterilen Kautelen einer seriellen Therapie zuzuführen. Diese Untersuchung zeigt, dass in ausgewählten Fällen Vacuum-Spültherapie mit Antibiotika, Debridement und plastischer Defektdeckung bei erhaltenem Implantat eine hohe Erfolgsrate bei geringer Morbidität haben kann.

Thoraxchirurgie

Rezidiveingriffe/Zweiteingriffe bei Bronchialkarzinom

Rezidivtumor – pathologisch-anatomische Befunde

K.-M. Müller[1] und J. Schirren[2]

[1] Institut für Pathologie, Berufsgenossenschaftlichen Kliniken Bergmannsheil, Ruhr-Universität Bochum, Bürkle-de-la-Camp-Platz 1, 44789 Bochum (e-mail: patho-bhl@ruhr-uni-bochum.de)
[2] Klinik für Thoraxchirurgie, Dr. Horst-Schmidt-Kliniken GmbH, Ludwig-Erhard-Straße 100, 65199 Wiesbaden

Recurrent Tumour – Pathological-anatomical Findings

Summary. Based on pathological-anatomical findings, early (2 months) and late (2 years) local and distant recurrencies are presented, considering topographic aspects following surgery of primary pulmonary tumours, metastatic pathways and time intervals. Morphological criteria for differentiating two tumours from metastases, systemic recurrencies of the basic disease following early micrometastatic spread, as well as the grading of tumour regression in surgical samples following radio chemotherapy are shown.

Key words: Recurrent long tumour – secondary tumour – systemic tumour recurrence – tumour regression

Zusammenfassung. Basierend auf pathologisch-anatomischen Befunden werden unter Berücksichtigung 1. von topografischen Aspekten nach Operationen von pulmonalen Primärtumoren, 2. nach Ergebnissen zu Metastasierungswegen und 3. abhängig von Zeitphasen frühe (2 Monaten) und späte (2 Jahre) Lokal- und Fernrezidive dargestellt. Morphologische Kriterien zur Unterscheidung von Zweittumoren gegenüber Metastasen, systemische Rezidive der Grunderkrankung als Folge einer frühzeitigen Mikrometastasierung sowie die Graduierung der Tumorregression in Operationspräparaten (Grad I – III) nach Radio-Chemotherapie werden aufgezeigt.

Schlüsselwörter: Rezidivtumor Lunge – Zweittumoren – systemisches Tumorrezidiv – Tumorregression

Der Begriff des Tumorrezidives (lat.: recidere = zurückfallen) ist im Thorax-chirurgischen Diagnosespektrum vorwiegend auf Befunde nach primärer operativer Tumortherapie ausgerichtet. Weiter gefasst wird im medizinischen Sprachgebrauch unter diesem Begriff aber ganz allgemein das Wiederauftreten einer Erkrankung nach therapeutischen Bemühungen verstanden. Bei der Charakterisierung eines Rezidivtumors gehen topographische Gesichtspunkte, Zeitphasen, neue Untersuchungsergebnisse der Mikrometastasierung und die synchrone oder metasynchrone Entwicklung multipler Tumoren ein (Abb. 1).

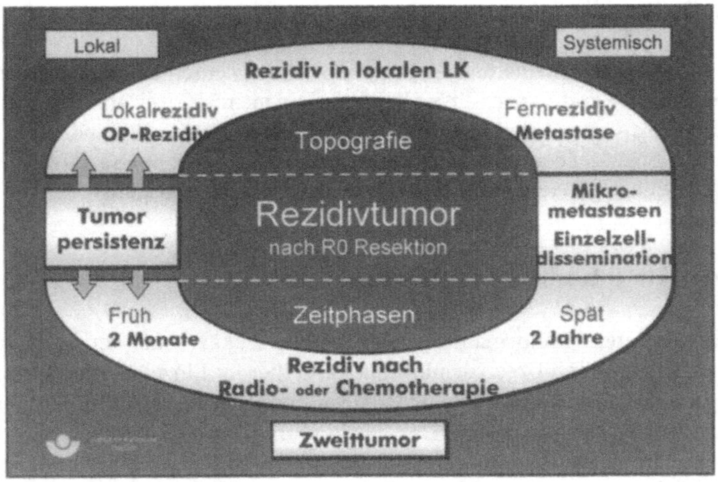

Abb. 1

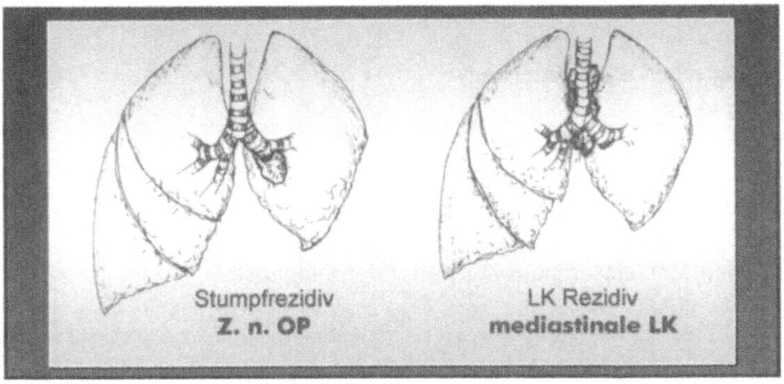

Abb. 2. Lokalrezidiv

Tumorrezidiv – Residualtumor

Unter diesem Begriff wird die erneute Tumorentwicklung nach einer vorausgegangenen Tumorentfernung im Bereich von bronchialer Abtragung und Perikard bei zentralen Tumoren, der Thoraxwand und von Zwerchfell bei peripheren Neoplasien geführt. Die Ableitung ist einfach, wenn bei der sorgfältigen Aufbereitung von Operationspräparaten Tumorreste im Resektionsbereich gefunden werden. Aber auch nach R0-Resektionen sind lokale Rezidive im verbliebenen bronchialen Abtragungsbereich möglich, wenn bereits eine lymphogene Metastasierung erfolgt ist. So muss man grundsätzlich bei nachgewiesenen Lymphknoten-Metastasen trotz einer pathologisch-anatomisch bestätigten R0-Resektion von lymphogenen Mikrometastasen in der Bronchialwand als möglichen Ausgangspunkten von lokalen Rezidivtumoren ausgehen (Abb. 2). Nach den Empfehlungen der UICC wird für die Diagnose eines lokalen Tumorrezidives nach R0-Resektion ein krankheitsfreies Intervall von mindestens zwei Monaten gefordert.

Zeitphasen – Frührezidiv/Spätrezidiv

Als sogenanntes Frührezidiv wird die erneute lokale Tumorentwicklung innerhalb von wenigen Monaten bis zu zwei Jahren geführt. Rezidive nach einem Zeitraum von mehr als zwei Jahren werden mehr oder weniger willkürlich als sogenannte Spätrezidive geführt. Nach neueren Befunden über eine vergleichsweise häufige Einzelzelldissemination von Tumorzellen sind Spätrezidive aus sogenannten dormant cells auch nach 10 und mehr Jahren uns heute durchaus geläufig.

Topographische Gesichtspunkte – Lokalrezidiv/Fernrezidiv

Je nach Topographie der erneuten Tumormanifestation werden Lokal- und Fernrezidive unterschieden. Im Thorax-chirurgischen Untersuchungsgut kann hier im Einzelfall die sichere Abgrenzung von Ausgangspunkten im Bereich von broncho-pulmonalen Reststrukturen oder aus Lymphknoten-Metastasen problematisch sein. Der ‚Rezidivtumor' in regionären Lymphknoten entspricht loco-regionären Lymphknoten-Metastasen und somit der ‚Rezidivtumor' in nicht regionären und/oder anderen Organen dem Begriff einer Fernmetastase (Abb. 2).

Martini et al. haben 1985 folgende Unterscheidungskriterien bei der Diagnose multipler primärer Lungentumoren aufgelistet:

metachrone Tumoren:
a) unterschiedliche histologische Differenzierung
b) gleichartige Histologie bei
   freiem Intervall zwischen den beiden Tumoren von mindestens zwei Jahren oder
   Entwicklung aus einem Carcinoma in situ oder
   Zweittumor in anderem Lappen oder kontralateraler Lunge, aber:
   1. kein Tumor in Lymphgefäßen
   2. keine extrapulmonalen Metastasen zum Zeitpunkt der Diagnose

synchrone Tumoren:
a) Tumoren voneinander getrennt entwickelt
b) Histologie
   verschiedenartige Differenzierung
   gleichartige Differenzierung, aber in unterschiedlichen Segmenten, Lappen oder Lungen, wenn
   Ausgangspunkt von einem Carcinoma in situ
   kein Tumor in Lymphgefäßen im Bereich beider Tumoren
   keine extrapulmonalen Metastasen zum Zeitpunkt der Diagnose.

Zweittumor/Mehrfachtumoren

Bei einem Zweittumor liegen definitionsgemäß zwei oder mehrere synchron oder metachron entstandene primäre Tumoren in dem selben Organ vor. Hierzu wird dem Pathologen immer wieder die Frage gestellt, ob und nach welchen Kriterien zwischen einem ‚echten' Tumorrezidiv des behandelten Primärtumors oder einem eindeutig bestimmbaren Zweittumor unterschieden werden kann. Eine vergleichsweise zuverlässige diesbezügliche Differenzierung ist dann möglich, wenn die ‚wiederkehrende' Tumorerkrankung in einem anderen Lungenlappen oder kontralateral entwickelt ist und ein histologisch-phänotypisch deutlich anderes Wachstumsmuster aufweist. Als synchrone Zweittumoren werden Neubildungen bezeichnet, die zum Zeitpunkt des Nachweises des ersten Tumors bereits klinisch, während der Operation oder im Rahmen der pathologisch-anatomischen Aufbereitung des Untersuchungsgutes gesichert

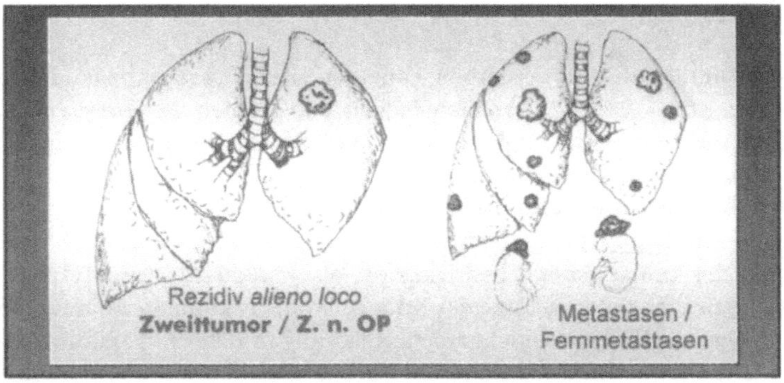

Abb. 3. Rezidiv der Tumorerkrankung

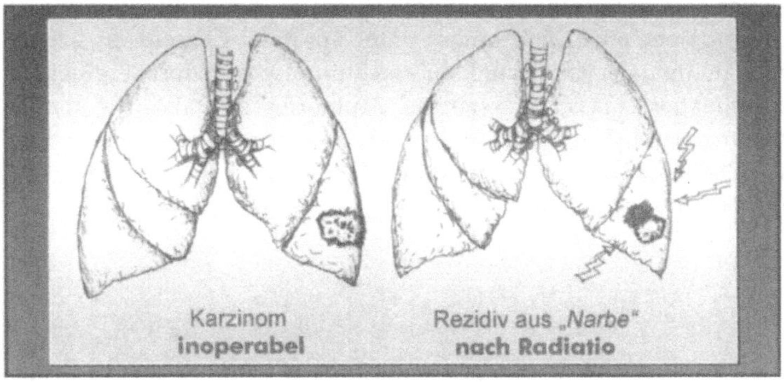

Abb. 4. Rezidiv nach nicht-chirurgischer Tumortherapie

werden können. Wiederholt wurden von verschiedenen Autoren Kriterien zur Unterscheidung von synchronen oder metachronen Zweittumoren gegenüber Tumorezidiven erarbeitet.

Entscheidende Kriterien sind:

Die histologisch verifizierten Tumoren zeigen unterschiedliche histologisch phänotypische Wachstumsformen. Die Tumoren sollen nicht in dem selben Segment entwickelt sein und dürfen keine Tumorausbreitung im Bereich gemeinsamer Lymphbahnen aufweisen (Abb. 3).

Hinweise für extrapulmonale Metastasen zum Zeitpunkt der Diagnose sind nicht fassbar.

Rezidiv nach Radio- oder Chemotherapie

Die Diagnose von Tumorrezidiven der Lungentumoren nach nicht-invasiver Radio- oder Chemotherapie ist vergleichsweise einfach, da eine lokale Zuordnung im Regelfall möglich ist (Abb. 4). Die zuverlässige Beurteilung der Tumorregression bzw. Tumorvernichtung durch Radio- und Chemotherapie ist nur durch mikroskopische Untersuchungen mit Angabe des von uns entwickelten Regressions-Gradings möglich (Grad 1 = keine Tumorregression, Grad 2 = Tumorreste, Grad 3 = vollständige Tumornekrose).

Rezidiv der Tumorerkrankung

Nach unseren Befunden im Obduktionsgut versterben Patienten nach operativ behandelten bösartigen Lungentumoren in etwa 70% nicht an den Folgen von lokalen Tumorrezidiven, sondern an der systemischen Ausbreitung der Tumorerkrankung (Abb. 3). Die in den letzten 10 Jahren gewonnenen Untersuchungsergebnisse mit immunhistochemischen und molekularbiologischen Verfahren der Befunde zur Tumor-Einzelzelldissemination bzw. der Entwicklung von Mikrometastasen haben dazu geführt, dass grundsätzlich immer noch nahezu jeder bösartige Lungentumor zum Zeitpunkt der klinisch möglichen Diagnose als systemische Tumorerkrankung zu werten ist. Bei systematischer Untersuchung des Knochensystems konnten wir auch bei makroskopisch fehlenden Hinweisen für eine Knochenmetastasierung in 70% der Verstorbenen mit bösartigen Lungentumoren ossäre Mikrometastasen belegen. Neben variabel ausgeprägten Metastasierungen in die mediastinalen und paracervikalen Lymphknoten bilden hämatogene Metastasen in Leber, Skelettsystem und Gehirn die entscheidenden Komplikationen der Grunderkrankung als mehr oder weniger eindeutig bestimmbare Todesursachen.

Zusammenfassend hat sich in den letzten Jahren die Fragestellung lokaler Tumorrezidive nach operativer Versorgung eines pulmonalen Primärtumors unter kurativer Zielsetzung schwerpunktmäßig auf die Erfassung pulmonaler Zweit- und Mehrfachtumoren und die allerdings nur mit aufwendigen Verfahren immer besser fassbare systemische Tumordissemination bereits zum Zeitpunkt der Diagnosestellung verlagert. Diese Gesichtspunkte müssen neben der postoperativen Kontrolle des Lokalbefundes nach operativen Maßnahmen intensiver in das multimodale Therapiekonzept einbezogen werden.

Fazit für die Praxis

Aus welchen Gründen erscheint es sinnvoll, aus den aufgeführten nach unterschiedlichen Gesichtspunkten benutzten Rezidivbegriffen doch einige klare Gesichtspunkte hervorzuheben?

Den Thoraxchirurgen bewegt in erster Linie der lokale Rezidivtumor, weshalb bestimmte operative Standards weiterhin Bedeutung haben:

Ein ‚ausreichender' Sicherheitsabstand zwischen tumorbefallenen broncho-pulmonalen Arealen und der Abtragungsregion.

Ausreichende Lymphknotendissektion

Intraoperative Schnellschnittuntersuchung bei makroskopisch unklaren Verhältnissen.

Auch für die Tumornachsorge ist im Bereich der Thoraxchirurgie das Interesse zunächst auf den Lokalbefund unter Aspekten einer erneuten chirurgischen oder strahlentherapeutischen Therapie ausgerichtet.

Beim wesentlich weiter gefassten Begriff des Rezidivs der Tumorerkrankung werden dann die anderen Fachgebiete der Onkologie unter den wichtigen Aspekten adjuvanter chemo- und radiotherapeutischer Gesichtspunkte einbezogen. Im Fachgebiet der Thoraxchirurgie wird also das Tumorrezidiv weiterhin vorwiegend auf den Lokalbefund nach operativer Tumorresektion unter kurabler Zielsetzung ausgerichtet sein – im Sinne eines ‚local recurrence'. Für das systemisch-metastatische Tumorrezidiv der Grunderkrankung hat sich aber durchaus passend zur ursprünglichen Übersetzung des aus dem Lateinischen abgeleiteten Wortes Rezidiv die Bezeichnung ‚Tumorrelaps' mehr und mehr durchgesetzt.

Literatur

1. Ghiribelli C, Voltoni L, Paladini P, Luzzi L, Di Bisceglie M, Gotti G (1999) Treatment and survival after lung resection for non-small cell lung cancer in patients with microscopic residual disease at the bronchial stump. European journal of Cardio-thoracic Surgery 16: 555 – 559
2. Moss TJ (1999) Clinical relevance of minimal residual cancer in patients with solid malignancies. Cancer and Metastasis Reviews 18: 91 – 100

3. Dartevelle P, Khalife J (1985) Surgical Approach to local Recurrence and the second primary lesion, in : International Trends in General Thoracic Surgery, Lung Cancer Volume I: 156 - 163, Delarue NC, Eschapasse H, W.B. Saunders Company
4. Martini N, Ginsberg RJ (1985), Postresection Follow-Up, in: International Trends in General Thoracic Surgery, Non-Small Cell Lung Cancer S. 759 - 762, Delarue NC, Eschapasse H, W.B. Saunders Company
5. Delauriers J, Ferraro P (1985), Late Complications in: International Trends in General Thoracic Surgery, Non Small Cell Lung Cancer, S. 763, Delarue NC, Eschapasse H, W.B. Saunders Company
6. Martini N, Ghosn P, Melamed MR (1985) Local Recurrence and New Primary Carcinoma After Resection in: Lung Cancer, Delarue NC, Eschapasse H (Hrsg.), W.B. Saunders Company
7. Braun S, Pantel K (2000) Diagnostik und klinische Bedeutung von disseminierten Tumorzellen im Knochenmark. Dtsch Med Wschr, 2000 125: 1237 - 1239
8. Müller KM, Krismann M und Wiethege T (1996) Chirurgische Radikalität des Chirurgen und Realität des Pathologen, S. 770 - 774, Langenbecks Arch Chir Suppl II (Kongressbericht)

Was kann die Thoraxchirurgie beim Rezidiv-/Zweitcarcinom des nicht kleinzelligen Bronchialcarcinoms leisten?

P. Wex, E. Utta und V. Haas

Klinik für Thorax- und Gefäßchirurgie, Klinik Löwenstein, Zentrum für Pneumologie, Thorax- und Gefäßchirurgie, 74245 Löwenstein

Postresection Follow up and Survival for Non-Small Cell Lung Cancer with Recurrence to the Lung

Summary. From 1990 to 2000, 2268 (29.9%) of 9600 lung cancer patients underwent resection for stage I to IIIA non-small cell lung cancer. Reinterventions were done in one hundred (3.5%) patients, for locoregional recurrence in 27, metachronous cancer in 42, metastasis or a third tumor in 31. A third intervention was performed in 23 patients and a fourth in two. The in-hospital mortality rate was 9%. The overall survival was 31.9% at five and 17.9% at ten years. The 5-year survival after the first intervention (reintervention) was 26% (11%) for local recurrence, 80.3% (27%) for metachronous cancer, 7% (0%) for recurrence of synchronous cancers and 0% (0%) for lung metastasis after a solitary primary lung cancer.

Key words: Lung cancer – follow up – recurrence – survival

Zusammenfassung. Zwischen 1990 und 2000 wurden 2268 Pat. mit einem Lungencarcinom primär reseziert. Reoperationen (3,5%) wurden bei 100 Pat. durchgeführt. Krankenhausletalität 9%. Atyp.- u. Segmentresektionen führten zu einem Lokalrezidiv in 20% der Fälle. Die Größe des Eingriffes beeinflußte das Langzeitüberleben nicht. Je länger das Zeitintervall zwischen Primär- und Folgeeingriff, desto günstiger war die Langzeitprognose. Pat. mit metachronen Tumoren haben einen Überlebensvorteil gegenüber Pat. mit einem lokalen Tumorrezidiv. Synchrone und solitäre Primärtumoren mit Tumorneumanifestationen haben eine schlechte Prognose und sind als frühzeitig metastasierende Tumoren anzusehen.

Schlüsselwörter: Lungencarcinom – Lokalrezidiv/Zweitcarcinom – Metastase – Prognose

Einleitung

5 Jahre nach chirurgischer Primärtherapie eines Lungencarcinoms leben noch 69% der Patienten mit einem postoperativen Tumorstadium I, 45% mit Stadium II und nur 20% mit einem Stadium IIIA [1, 2, 3]. Selbst im frühen Tumorstadium I entwickeln 30% der Patienten im Verlauf ein locoregionales Tumorrezidiv, einen metachromen Zweittumor oder Metastasen [1]. Loco-regionale Tumorrezidive entwickeln sich innerhalb zwei Jahren postoperativ, metachrome Zweittumoren im späteren Verlauf und Metastasen in einem kurzen Zeitintervall nach dem Primäreingriff.

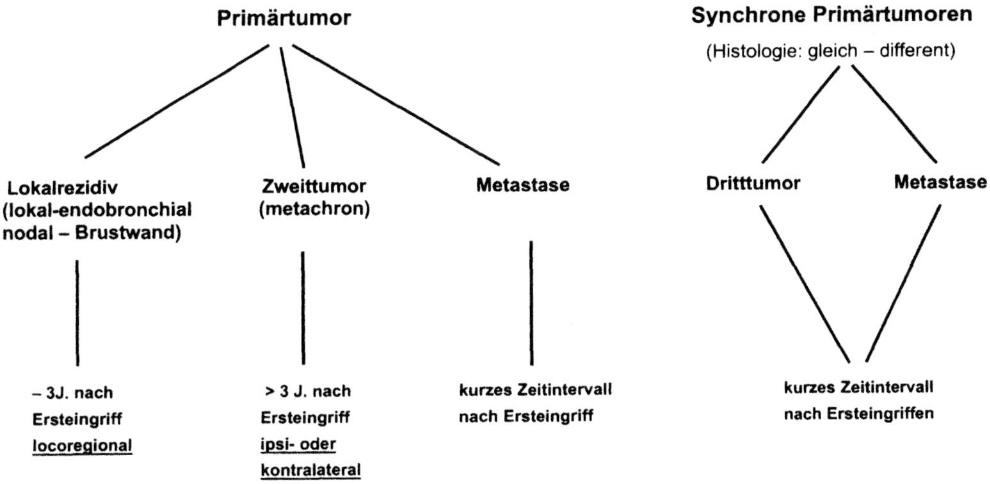

Abb. 1. Einteilungskriterien

Synchrone Primärtumoren nehmen eine Sonderstellung ein, weil sie potentiell als Metastase oder Rezidiv rekurrieren können (Abb. 1).

Material und Methoden

Zwischen 1990 und 2000 wurde bei 9600 Patienten ein Lungencarcinom diagnostiziert, 2868 Patienten wurden primär operiert. Das entspricht einer Eingriffsquote von 29,9%. Bei 100 Patienten wurden Reoperationen vorgenommen. Die Reinterventionsrate betrug 3,5%. 24 Patienten unterzogen sich einem Dritt- und zwei Patienten einem Viertеingriff. Die Wiedereingriffe erfolgten 27-mal wegen lokaler Tumorrezidive und 42-mal wegen metachroner Zweittumoren. 18-mal war eine solitäre pulmonale Metastase und 13-mal eine Metastase, bzw. ein Tumorrezidiv nach primär synchronen Lungentumoren Anlass zur Reintervention. Locoregionale Tumorrezidive wurden innerhalb drei Jahren nach dem Ersteingriff, Zweittumoren 3 – 10 Jahre und danach diagnostiziert. Der Zweittumor lag 25-mal kontra- und 20-mal ipsilateral. Metastasen und Dritttumoren nach synchronen Primärtumoren manifestierten sich innerhalb 3 Jahren nach den Ersteingriffen. Insgesamt hatten metachrone Tumoren ein im Mittel 3-mal größeres Zeitintervall von 67,5 Monaten zwischen Erst- und Folgeeingriffen. Die Zeitintervalle für die drei anderen Tumorentitäten betrugen 15,2 Monate für Rezidivtumoren, 22,2 Monate für Dritttumoren nach synchronen Primärtumoren und 17,7 Monate für Metastasen nach solitärem Primärtumor (Tabelle 1).

Tabelle 1. Zeitintervalle zwischen Primär- und Folgeeingriffen

Tumormanifestationen		Zeitintervall (~ Monate)
Primärtumor – Rezidive	1st – 2nd	15,2 (4 – 36) – 35 (15 – 79)
Metachrone Tumoren	2nd – 3rd	67,5 (23 – 171) – 74 (33 – 228)
Synchrone Primärtumoren	3rd – 4th	22,2 (6 – 50) – 77 (15 – 91)
Primärtumor – Metastase	1st – 2nd	17,7 (4 – 31) – 33 (12 – 96)

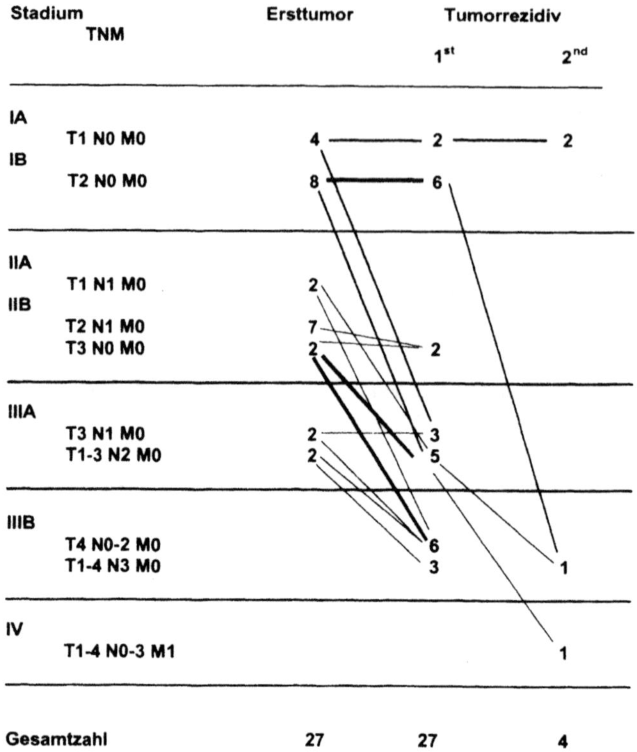

Abb. 2. Tumorrezidive (n = 27) – Postoperatives Staging (pTNM)

Ergebnisse

Vier pathologischerseits und vom zeitlichen Ablauf her unterscheidbare Gruppen wurden hinsichtlich operativer Prozeduren, postoperativer Tumorstadien und des Langzeitüberlebens analysiert und verglichen.

Loco-regionale Tumorrezidive

Wurde beim Ersteingriff weniger als eine Lobektomie (atypische Lungenresektion, Segmentektomie) vorgenommen, – das war 9-mal (33%) der Fall, so folgte beim Tumorrezidiv in der Regel eine Lappenresektion. Wurde beim Ersteingriff lobektomiert, – das war 15-mal (56%) der Fall, so folgte beim Zweiteingriff überwiegend eine Restpneumonektomie oder weniger häufig eine Brustwandresektion. Bei primär nicht lobektomierten Patienten wurde beim Reeingriff ein unverändertes Tumorstadium I (29,6%) gefunden. Dies belegt, dass beim Ersteingriff onkologisch unvollständig reseziert worden war. Lag beim Ersteingriff aber ein höheres Tumorstadium IIA – IIIA vor, – also mit tumoröser Lymphknotenmanifestation, so erschien hinsichtlich des Auftretens eines lokalen Tumorrezidives der Lymphknotenstatus bedeutsamer als die Wahl die Operationsverfahrens (Abb. 2).

Metachrone Tumoren

Vergleicht man metachrone Zweittumoren mit loco-regionalen Tumorrezidiven, so zeigten sich wesentliche Unterschiede hinsichtlich operativer Prozeduren und vorliegender Tumorstadien.

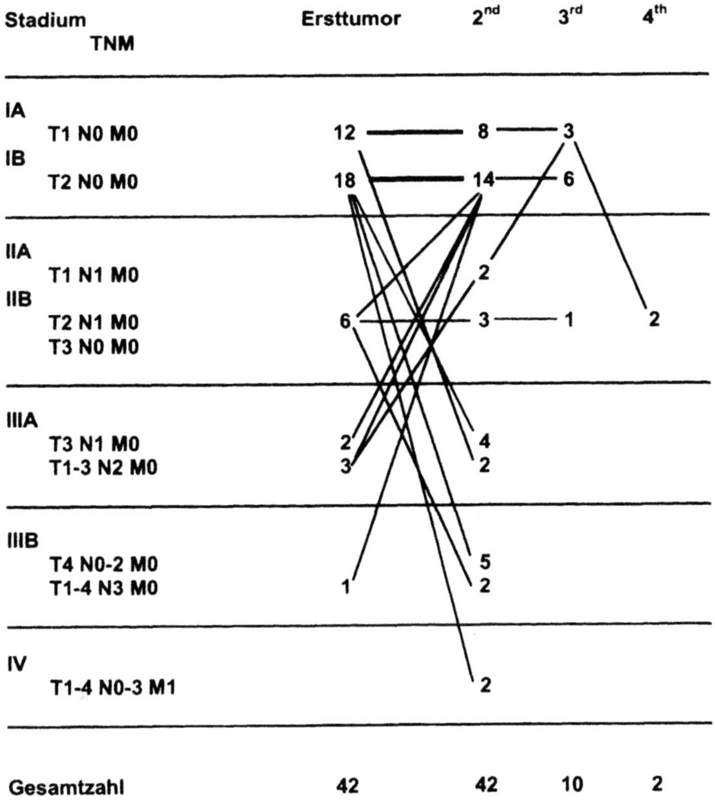

Abb. 3. Metachrone Zweittumoren (n = 42) – Postoperatives Staging (pTNM)

Nur 5-mal (11,9%) wurde beim Ersteingriff weniger als eine Lobektomie ausgeführt. Stattdessen wurde häufiger lobektomiert und zwar 37-mal (88%). Zweittumoren waren 22-mal (52,4%) in der kontralateralen Lunge lokalisiert. Infolgedessen wurde beim Wiedereingriff in der Regel aus funktionellen Gründen 20-mal (47,6%) parenchymsparend operiert. Lag der Zweittumor aber ipsilateral, – das war 20-mal (47,6%) der Fall, so war 15-mal (35,7%) eine Restpneumonektomie erforderlich. Ein frühes Tumorstadium I wurde bei metachronen Tumoren in 71% der Fälle (Abb. 3) versus 44% beim lokalen Tumorrezidiv gefunden. Daraus folgt, dass Tumorrezidive eine onkologisch ungünstigere Ausgangssituation als metachrone Tumoren aufwiesen.

Synchrone Primärtumoren mit Dritttumoren und Metastasen nach solitärem Primärtumor

In beiden Gruppen lag in jeweils 50% der Fälle primär ein Adenocarcinom vor, wurden überwiegend in 80% der Fälle Lobektomien oder parenchymsparende Eingriffe vorgenommen. In 12 von 13 Fällen wurden synchrone Primärtumoren in beiden Lungen beobachtet und wiesen 11-mal den gleichen und nur 2-mal einen differenten Zelltyp auf. 18 Metastasenmanifestationen, – 12-mal ipsi- und 6-mal kontralateral hatten denselben Zelltyp wie der Primärtumor. 12 von 18 Patienten der Metastasengruppe und 6 von 11 Patienten mit primär synchronen Lungentumoren entwickelten innerhalb 4 Jahren nach dem Ersteingriff Dritttumoren bzw. Metastasen.

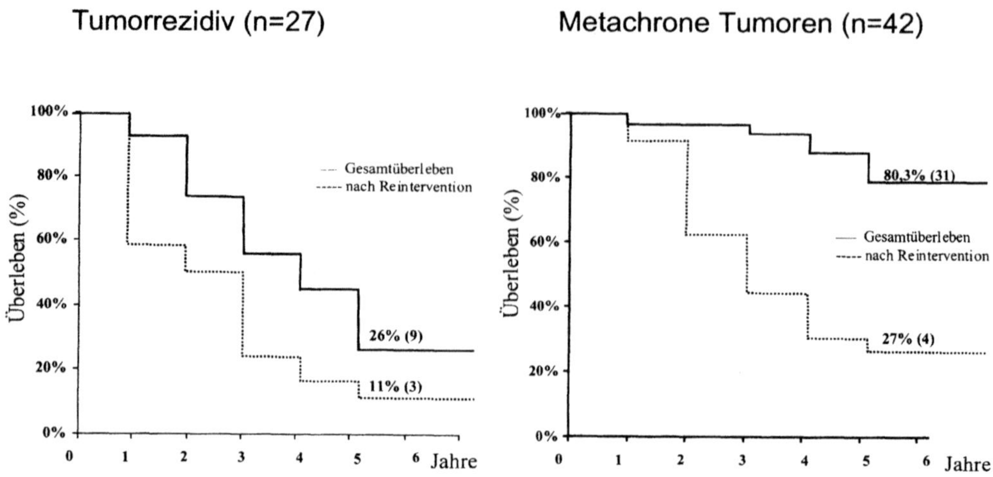

Abb. 4. Überlebensvergleich von Patienten mit Reoperationen bei loco-regionalem Tumorrezidiv und metachronen Tumoren. Zahlen in Parenthesen bezeichnen Patienten lebend im Verlauf (at risk)

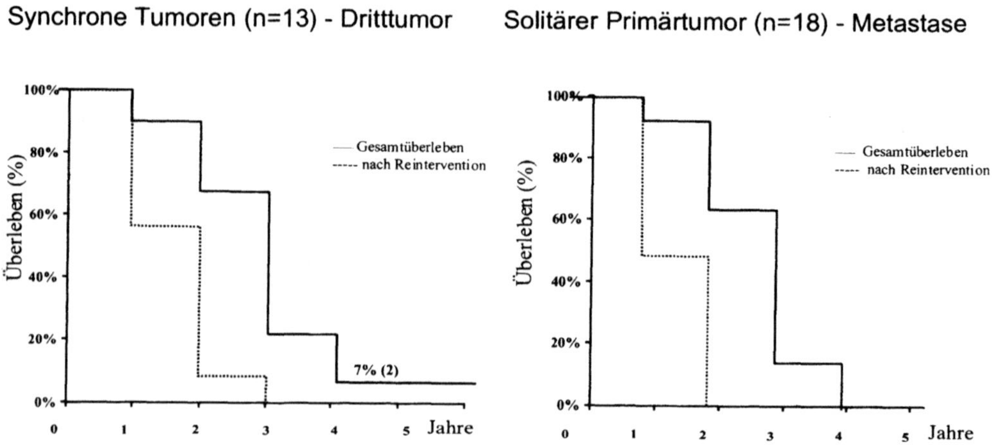

Abb. 5. Überlebensvergleich von Patienten mit Reoperationen wegen Metastasen/Dritttumoren. Zahlen in Parenthesen bezeichnen Patienten lebend im Verlauf (at risk)

Verlauf und Überlebenswahrscheinlichkeit

Postoperative Komplikationen wurden bei 32 Patienten beobachtet. Letale Komplikationen waren 5-mal ein ARDS, 2-mal eine Bronchusstumpfinsuffizienz und jeweils einmal eine Lungenembolie und ein Re-Insult. Die Krankenhausletalität betrug 9%.

Alle Patienten konnten vollständig nachverfolgt werden. Der Vergleich der Überlebenswahrscheinlichkeit nach Kaplan-Mayer, – eingeschlossen 9 perioperative Todesfälle, – ergibt folgendes Bild: Patienten mit einem locoregionalen Tumorrezidiv haben eine kürzere Überlebenszeit als Patienten mit metachronen Tumoren, auch nach einer Reintervention. Der Gesamtüberlebensvorteil war um so größer, je länger das Zeitintervall zwischen Primär- und Folgeeingriff war (Abb. 4). Patienten mit synchronen Primärtumoren profitierten nur marginal von einer Reintervention. (Abb. 5). Dem gegenüber hatten Patienten mit metachronen Tumoren einen deutlichen Überlebensvorteil. Synchrone Primärtumoren mit erneuter Tumormanifestation und Primärtumoren mit pulmonaler Metastase im Verlauf unterschieden sich nur unwesentlich hinsichtlich ihres Gesamtüberlebens und nicht nach Reinterventionen (Abb. 5). Drei Jahre nach dem Zweit-, bzw. Drittteingriff waren 54,5% der Patienten mit primär synchronen Lungentumoren und 66,6% der Patienten der Metastasengruppe an einer systemischen Metastasierung verstorben.

Die aktualisierte 5-Jahres-Überlebensrate des Gesamtkollektivs ab Ersteingriff beträgt 31,9%, – die 10-Jahres-Überlebensrate 17,9%.

Diskussion

Reinterventionen beim Lungencarcinom sind selten. Ihr Anteil, bezogen auf die Gesamtzahl durchgeführter Lungenresektionen wird mit 0,2 – 4% angegeben [4, 5]. Peripher-atypische Resektionen und Segmentektomien, – also weniger als eine Lobektomie, – sollten beim Primärtumor nur in Ausnahmefällen durchgeführt werden. Sie sind mit einer hohen lokalen Rezidivquote von 20 – 30% behaftet [1, 5, 6], somit onkologisch von fraglichem Nutzen. Eine additive systematische Lymphknotendissektion wird standardmäßig gefordert und ist die derzeit noch genaueste Stadiierungsmaßnahme [1]. Die perioperative Krankenhausletalität beträgt in dem hier vorgestellten Kollektiv 9% und liegt damit im Bereich einer in der Literatur berichteten perioperativen Letalität von 2,3 – 13% [1, 5, 6, 7, 8]. Wurde eine Restpneumonektomie in mehreren Arbeiten als Bezugsgröße für die perioperative Letalität genommen, so lag diese zwischen 3,6 und 15,2% [9, 10]. Die 5-Jahres-Überlebensrate wurde für alle Formen der Reinterventionen mit 15,5 bis 59% [1, 5, 6, 7, 8] angegeben. Eine von Martini [1] berichtete 5-Jahres-Überlebensrate von 59% fällt insofern heraus, als nur das frühe Tumorstadium I untersucht wurde. Nach Restpneumonektomien wurde die 5-Jahres-Überlebensrate mit 18,3 bis 35% [9, 10] berichtet. Aus den vergleichsweise identischen Angaben zur Operationsletalität und zur 5-Jahres-Überlebensrate folgt, dass die Größe eines Eingriffes weder zu einer erhöhten perioperativen Letalität führte, noch einen wesentlichen Einfluss auf das Langzeitüberleben hatte.

Bezogen auf die einzelnen Tumorentitäten fanden Deschamps [11] und Antakli [12] für metachrone Lungentumoren eine doppelt so hohe 5-Jahres-Überlebensrate wie für primär synchrone Lungentumoren, wohin gegen Okada [13] gleich gute Langzeitergebnisse für diese Tumoren berichtete. In unserem Krankengut haben metachrone Tumoren einen deutlichen 5-Jahres-Überlebensvorteil gegenüber synchronen Primärtumoren. Ein 5-Jahres-Überlebensvorteil kann auch belegt werden für metachrone Tumoren gegenüber loco-regionalen Tumorrezidiven und weicht nicht ab von den Ergebnissen anderer Autoren [1, 7, 8]. Die Länge des Zeitintervalls zwischen Erst- und Folgeeingriff erwies sich als wesentlicher Prognosefaktor, d.h. je länger das Zeitintervall war, desto besser war die Langzeitprognose. Synchrone Lungentumoren mit einer erneuten Tumormanifestation unterscheiden sich in unserem Kollektiv nicht von Primärtumoren mit konsekutiver Lungenmetastase hinsichtlich des Langzeitüberlebens und haben eine schlechte Prognose. Synchrone Primärtumoren der Lunge gleicher Histologie sehen wir demnach nicht als unabhängige multifokale Tumormanifestationen, sondern eher als frühzeitig metastasierende Primärtumoren an, bei denen eine Reoperation palliativer Natur ist. Von daher erscheint ein primär operativer Ansatz für diese Tumorkonstellationen nicht zweckmäßig. Neoadjuvante Maßnahmen sollten geprüft werden.

Literatur

1. Martini N, Bains ML, Burt ME et al. (1995) Incidence of local recurrence and second primary tumors in resected stage I lung cancer. J Thorac Cardiovasc Surg 109: 120
2. Mountain CF (1997) Revisions in the international system for staging lung cancer. Chest 111: 1710
3. Naruke T, Tomoyuki G, Tsuchiya R, Suemasu K (1988) Prognosis and survival in resected lung carcinoma based on the new international staging system. J Thorac Cardiovasc Surg 96: 440

4. Schulte HD, Irlich G, Wassner UJ (1976) Reinterventionen beim Bronchialcarcinom. Langenbecks Arch Chir 342:219
5. Jensik RJ, Penfield Faber L, Kittle CF, Meng RL (1981) Survival following resection for second primary bronchogenic carcinoma. J Thorac Cardiovasc Surg 82:658
6. Wex P, Ebner H, Dragojevic D (1987) Ergebnisse der Reintervention beim Bronchialcarcinom. Prax Klin Pneumol 41:778
7. Voltolini L, Paladini P, Luzzi L et al. (2000) Iterative surgical resections for local recurrent and second primary bronchogenic carcinoma. Eur J Cardio-thorac Surg 18:529
8. Doddoli C, Thomas P, Ghezo et al. (2001) Surgical management of metachronous bronchial carcinoma. Eur J Cardio-thorac Surg 19:899
9. Verhagen AF, van de Wal HJ, Cox AL, Lacquet LK (1989) Surgical treatment of multiple primary lung cancer. Thorac cardiovasc Surg 37:107
10. Regnard JF, Icard D, Magdeleinat P et al. (1999) Completion pneumonectomy: experience in eigthy patients. J Thorac Cardivasc Surg 117:109
11. Deschamps C, Pairolero PC, Trastek VF, Payne WS (1990) Multiple primary lung cancers : results of surgical treatment. J Thorac Cardiovasc Surg 99:769
12. Antakli T, Schaefer RF, Rutherford JE, Read RL (1995) Second primary lung cancer. Ann Thorac Surg 59:863
13. Okada M, Tsubota N, Yoshimura M, Miyamoto Y (1998) Operative approach for muliple primary lung carcinomas. J Thorac cardiovasc Surg 115:836

Abstracts

Massive Hämoptysen bei benigner Grunderkrankung – Notfallmanagement und Ergebnisse der operativen Therapie

S. Eggeling[1], J. Böttger[1], F. Petri[2], P. Romaniuk[3] und K. Gellert[1]

[1] Klinik für Allgemein-, Viszeral- und Thoraxchirurgie
[2] Abteilung für Pneumologie, Klinik für Innere Medizin, Oskar-Ziethen-Krankenhaus, Fanninger Straße 32, 10365 Berlin
[3] Institut für kardiovaskuläre Diagnostik, Universitatsklinikum Charité, Schumannstraße 22, 10117 Berlin

Massive Haemoptysis in Benign Disease – Emergency Management and Results of Surgical Treatment

Einleitung: Massive Hämoptysen (Hämoptoe) sind ein alarmierendes klinisches Symptom mit einer Mortalität bis 75%. Neben Gefäßarrosionen durch maligne Tumoren sind vor allem entzündliche pulmonale Prozesse sowie vaskuläre Fehlbildungen Ursache massiver Hämoptysen. In einer retrospektiven Analyse unseres Krankengutes (1986 – 2001) werden das Notfallmanagement sowie die Ergebnisse der operativen Therapie von massiven Hämoptysen bei benigner Grunderkrankung dargestellt. *Patienten und Methode:* Im Untersuchungszeitraum wurden 139 Patienten mit lebensbedrohlichen, massiven Hämoptysen aufgenommen, 32 Patienten (23%) wiesen Hämoptysen bei maligner Grunderkrankung auf und wurden von der Analyse ausgeschlossen. 107 Patienten (76.9%) wurden bei benigner Grunderkrankung behandelt, von 83 Patienten konnten nach median 6,1 Jahren auch die Spätergebnisse erhoben werden. *Ergebnisse:* Bei allen 107 Patienten (47,3 Jahre, m : w 1,5 : 1) wurden bei Aufnahme eine Bronchoskopie sowie eine Röntgen-Thoraxaufnahme durchgeführt, 103 Patienten erhielten ein CT. Die bronchoskopische Blutstillung gelang fiberbronchoskopisch bei 7, starr bronchoskopisch bei 18 Patienten. 2 Patienten verstarben noch in der Rettungsstelle. Bei 63 Patienten mit bronchoskopisch nicht stillbarer Blutung erfolgte die interventionelle Bronchialarterienembolisierung (erfolgreich primär 53, davon Rezidivblutung nach über 10 Tagen bei 11 Patienten). 27 Patienten mit einer lokalisierbaren Blutungsursache und CT-morphologischem Substrat wurden notfallmäßig primär operativ versorgt. Sekundär wurden weitere 49 Patienten nach Stabilisierung der hämodynamischen Verhältnisse sowie nach Abschluß der Diagnostik operiert. Hauptursachen der Blutung waren destruierende Bronchiektasen (31), aktive oder inaktive Tuberkulose (22), Aspergillome (11) sowie unspezifische Lungenabszesse (5) und destruierende Pneumonien (4). Des weiteren fanden sich ursächlich vaskuläre Fehlbildungen, wie Lungensequestrationen (9), AV-Malformationen (4) oder penetrierende Aortenaneurismen (2). Die Gesamtmortalität betrug 14,0% (15), wobei in der Regressionsanalyse Patientenalter über 60 Jahre, bestehende Antikoagulation, Schock bei stationärer Aufnahme und die Notwendigkeit einer Notoperation bei akuter Blutung positiv mit der Mortalität korrelieren. Im follow-up hatten 2/57 (3,5%) der operierten Patienten therapiebedürftige 'Rezidiv'blutungen ohne Mortalität (erneute Tuberkulose,

Bronchiektasie der Gegenseite), während 5/26 (19,2%) der konservativ behandelten Patienten erneute Episoden massiver Hämoptysen aufwiesen. 3 dieser Patienten verstarben sekundär an der Rezidivblutung. *Diskussion:* Das Management lebensbedrohlicher Hämoptysen ist eine interdisziplinäre Aufgabe. Erstes Ziel ist der Schutz der nicht betroffenen Lunge vor der Aspiration und die Stabilisierung des Kreislaufes. Hierdurch kann der Patient stabilisiert, die Diagnostik komplettiert und die Operationsmorbidität und -mortalität gesenkt werden. Mittel der Wahl ist die interventionelle Bronchialarterienembolisierung, während bronchoskopische Techniken in aller Regel zwar diagnostischen, jedoch keinen therapeutischen Nutzen aufweisen. Bei stattgehabter Blutung und morphologisch-pathologischem Korrelat ist die operative Therapie im Bezug auf die Langzeitergebnisse der konservativ-interventionellen Therapie überlegen.

Integriertes PET-CT zum Staging von Lungentumoren

S. Korom[1], D. Lardinois[1], H. C. Steinert[2], T. Hany[2], G. K. v. Schulthess[2] und W. Weder[1]

[1] Abteilung für Thoraxchirurgie, Universitätsspital Zürich, Rämistrasse 100, 8091 Zürich
[2] Klinik und Poliklinik für Nuklearmedizin, Universitätsspital Zürich, Schweiz

Integrated PET-CT for the Staging of Pulmonary Tumours

Einleitung: Die Positronenemissionstomographie (PET) mit Fluordeoxyglucose (FDG) gibt wichtige Zusatzinformation beim Staging des nichtkleinzelligen Bronchialkarzinoms (NSCLC). Limitationen der FDG-PET sind unspezifische FDG-Anreicherungen vor allem in Entzündungsherden und die wenig präzise anatomische Zuordnung. Wir berichten über erste Erfahrungen mit einem integrierten PET-CT-Untersuchung. *Material u. Methoden:* Von 3/01 bis 9/01 wurden 25 Patienten (Alter: 48 – 80; 14m, 11w) mit Lungentumoren in die Studie aufgenommen. Neben dem konventionellen Staging erfolgte eine PET-CT mit einem neu entwickelten Scanner (Discovery LS, GE Medical Systems, USA). Hierfür wurden den Patienten wie üblich FDG i.v. appliziert, die CT erfolgte als low dose Untersuchung (40 mAs) ohne Kontrastmittel. Postoperativ wurden die Bilder der PET und der PET-CT separat von den Operateuren mit den klinischen, intraoperativen und histologischen Befunden korreliert. *Resultate:* Ein Patient wurde wegen einer anderen Histologie ausgeschlossen. Die Anzahl der Patienten in den c-Stadien I, II, IIIA, IIIB und IV war 7, 1, 4, 6 und 6. Ein Primärtumor (Adenokarzinom) zeigte keine FDG-Anreicherung. Bei 18 Pat. (75%) ergaben sich durch die PET-CT-Untersuchung – gegenüber PET und CT isoliert – Zusatzinformationen, insbesondere bei der Beurteilung der Tumorinfiltration, der anatomischen Zuordnung von Lymphknotenmetastasen und der Abgrenzung des Tumors von peritumoröser Atelektase.

In 21 Pat. (88%) war die TNM-Klassifikation in der PET-CT korrekt. Wie bei der konventionellen PET waren die Limitationen der PET-CT der Nachweis von Mikrometastasen (n = 2) und der Pleurakarzinomatose (n = 1). In 25% der Patienten wäre eine zusätzliche Kontrastmittelgabe zur Darstellung der Gefäße wünschenswert gewesen. *Schlußfolgerung:* Die kombinierte PET-CT beim präoperativen Staging des NSCLC ist eine vielversprechende Methode, die die Informationen beider Verfahren vereint und die Aussagekraft erhöht.

Korrektur bis Redaktionsschluss nicht eingegangen.

Operationspflichtige Hämoptysen. Analyse eines Krankengutes von 1990–2000

L. H. L. Lampl

1. Chirurgische Klinik, Klinikum Augsburg, Stenglinstraße 2, 86199 Augsburg

Hemoptyses Necessitating Operations: Analysis of Patients from 1990–2000

Massive Hämoptysen, die einer operativen Therapie bedürfen, sind seltene Ereignisse. Bei Lungenverletzungen steht im allgemeinen die Blutung in die Thoraxhöhle im Vordergrund. *Material und Methoden:* Von 1990 bis 2000 beobachteten wir in unserer Klinik 23× massive Hämoptysen (kreislaufwirksam oder über 600 ml pro Tag). Ätiologie: Fehlbildungen der Bronchialarterien 4, Morbus Osler 2, Bronchiektasen 7, Aspergillome 4, gedeckte Ruptur eines thorakalen Aortenaneurysmas (TAA) 3, Arrosionsblutung Bronchuskarzinom 2, iatrogen (TEA Arteria pulmonalis) 1. *Therapie:* Anatomische Lungenresektion 15, bronchoskopisch interventionelle Blutstillung 2, Aneurysmaresektion 3, Embolisation Pulmonalarterie 1, bei 2 Tumorarrosionsblutungen bestand keine chirurgische Interventionsmöglichkeit. *Resultate:* Bei den 5 Patienten, die unmittelbar notfallmäßig im Schock operiert werden mussten, verstarben 3 (1× Exitus in tabula nach pulmonaler TEA bei protrahierter Hypoxämie, 2× Multiorganversagen 9. bzw. 12. postoperativer Tag nach Resektion eines TAA). Alle anderen Patienten hatten einen unauffälligen postoperativen Verlauf, ebenso der Patient, bei dem eine bronchialarterielle Fehlbildung embolisiert wurde und die beiden bronchoskopisch interventionell behandelten Patienten. *Fazit:* Operationspflichtige Hämoptysen machen in unserem Krankengut weniger als 1% aller Indikationen zur Thorakotomie aus. Die Ursachen sind vielfältig. Die technisch einfachste Möglichkeit zur Exklusion der blutenden Seite ist das Einbringen eines venösen Thrombektomiekatheters über einen einläufigen Tubus.

Parenchymsparende Resektionen endobronchialer Früh- und Zweitkarzinome auf der Basis autofluoreszenz-bronchoskopischer Befunde

B. Passlick[1,2], M. Lindner[1], D. Geiger[3], F. Stanzel[3], K. Häussinger[3] und Thetter[1,2]

[1] Klinik für Thoraxchirurgie, Asklepios-Fachkliniken München-Gauting, Robert-Koch-Allee 2, 82131 Gauting
[2] Chirurgische Klinik, Klinikum Innenstadt, Ludwig-Maximilians-Universität, Nußbaumstraße 20, 80336 München
[3] Pneumologische Klinik, Asklepios-Fachkliniken München-Gauting, Robert-Koch-Allee 2, 82131 Gauting

Parenchyma-sparing Resections of Endobronchial Early and Secondary Lung Cancers Guided by Autofluorescence Bronchoscopy

Zielsetzung: Endobronchiale Frühkarzinome und endobronchiale Zweitkarzinome sind röntgenologisch kaum darstellbar und intraoperativ nicht palpierbar. Sie erfordern daher eine besonders exakte präoperative Operationsplanung. Bislang erfolgte die Operationsplanung ausschließlich auf Grund von Befunden, die mittels der konventionellen Weißlichtbronchoskopie erhoben wurden. Ziel der vorliegenden Arbeit ist die Darstellung der Operationstechnik bei endobronchialen Karzinomen, die mit Hilfe der Autofluoreszenzbronchoskopie nachgewiesen wurden. *Methoden und Ergebnisse:* Die Autofluoreszenzbronchoskopie ermöglicht eine deutlich verbesserte Darstellung des Ausmaßes der endobronchialen Tumorausdehnung. Diese neue Untersuchungstechnik beruht darauf, daß es im Bereich von endoluminalen Neoplasien zu einer Auslöschung des Autofluoreszenz der Schleimhaut kommt und so bereits präoperativ das notwendige Ausmaß der Resektion exakt festgelegt werden kann. Die exakte Darstellung ermöglicht dem Chirurgen parenchymsparende Resektionen (Segmentbronchus-, Zwischenbronchus-, Segmentmanschettenresektionen) unter Schonung von nicht tumorbefallenen Arealen des Bronchialbaums. Die Rekonstruktion des Bronchialsystems erfolgt durch die Reanastomisierung von Segmentbronchien unter Bildung von Neokarinen bzw. manschettenförmigen Anastomosen. Die Lokalisationstechnik mittels Autofluoreszenzbronchoskopie, die Resektionsverfahren und die Rekonstruktion des Bronchialsystems werden bei verschiedenen Patienten mit endobronchialen Frühkarzinomen und bei Patienten mit endobronchialen Zweitkarzinomen dargestellt. *Schlußfolgerung:* Die Autofluoreszenzbronchoskopie ermöglicht eine verbesserte Lokalisation endobronchialer Karzinome, so daß in Kombination mit Rekonstruktionen auch der distalen Abschnitte des Bronchialsystems gesundes Lungenparenchym weitgehend erhalten werden kann. Der Erhalt von gesundem Lungengewebe erscheint auf dem Hintergrund des häufigen Auftretens von Zweitkarzinomen (30% nach 5 Jahren) bei diesen Patienten besonders wichtig.

Video-assistierte thorakoskopische Resektion (VATS) intrapulmonaler Rundherde nach CT-gesteuerter peritumoraler Drahtmarkierung

P. M. Schneider[1], C. Wesselmann[2], A. Baier[2], J. Olivier[1], S. E. Baldus[3], K. Lackner[2], K. Wassermann[4] und A. H. Hölscher[1]

[1] Klinik und Poliklinik für Viszeral- und Gefäßchirurgie
[2] Institut und Poliklinik für Radiologische Diagnostik
[3] Institut für Pathologie
[4] Klinik III für Innere Medizin, Sektion Pneumologie, Joseph-Stelzmann-Straße 9, 50931 Köln

Video-assisted Thoracoscopic Surgery (VATS) of Intrapulmonary Nodules After CT-Guided Wire Marking

Die Resektion subpleuraler, intrapulmonaler Rundherde mittels video-assistierter thorakoskopischer Resektion (VATS) kann wegen der fehlenden Palpationsmöglichkeit Probleme beim Auffinden insbesondere kleiner Läsionen bereiten.

In einem ca. 8 Minuten Videoclip wird die Technik der präoperativen CT-gesteuerten peritumoralen Markierung intrapulmonaler Rundherde mit dem Lungen-Marker-System (Somatex) mit nachfolgender VATS mittels Endo-GIA dargestellt. Damit können Rundherde ohne aufwendiges Suchen rasch identifiziert und durch externen Drahtzug günstig für die Resektion exponiert werden.

Das neu entwickelte Lungen-Marker-System (Somatex) erscheint hervorragend geeignet für die schnelle Identifikation, Exposition und Resektion intrapulmonaler Rundherde mittels VATS.

Jet-Ventilation

K. Wiedemann[1], P. Biro[2], U. Klein[3] und R. Gottschall[4]

[1] Abteilung für Anaesthesiologie und Intensivmedizin, Thoraxklinik-Heidelberg, Amalienstraße 5, 69126 Heidelberg
[2] Institut für Anaesthesiologie, Universitätsspital Zürich, Zürich, Schweiz
[3] Abteilung für Anaesthesiologie und Intensivmedizin, Südharzkrankenhaus Nordhausen, Nordhausen, Deutschland
[4] Klinik für Anaesthesiologie und Intensivmedizin, FSU Jena, Jena

Jet-Ventilation

Jet-Ventilation (JV) bedeutet die gepulste Abgabe von Gasportionen hoher kinetischer Energie durch englumige Röhren in die nach außen offenen Luftwege. Dabei werden große Gasvolumina freigesetzt, wodurch ein suffizienter Gaswechsel bei vergleichsweise niedrigen Atemwegsdrucken möglich ist. Daraus ergeben sich die zwei herausragenden Vorteile dieser Ventilationsform:

- Die lose Koppelung zwischen Beatmungsgerät und beatmetem System genügt; eine gasdichte Verbindung ist entbehrlich.
- Die relative Ruhigstellung von Atemwegen und Lunge bei hochfrequenter Jet-Ventilation ist möglich, weil auch mit Hubvolumina unterhalb des physiologischen Totraumvolumens der Gaswechsel gesichert ist.

In der endoskopischen Laserchirurgie trägt zudem der hohe Gasfluß zu Kühlung und Schmauchentfernung bei.

Das vorliegende Lehr-Video soll die Jet-Ventilation einem breiten Kreis von Nutzern und operativen Partnern nahebringen.

Im ersten, theoretischen Teil werden in Animation und am Lungenmodell die Grundlagen und Grenzen der JV vermittelt. Im zweiten, klinischen Teil werden die derzeit etablierten Anwendungen zu diagnostischen und therapeutischen Eingriffen in der endoskopischen Larynx- und Trachealchirurgie und zur starren Bronchoskopie in allen Altersklassen dargestellt.

Die Idee der losen Koppelung zwischen Jet-Ventilator und Atemwegen wird am Beispiel der Tracheateilresektion besonders verdeutlicht. Der Vorteil des faktischen Stillstands des Eingriffsgebietes unter Hochfrequenz-Jet-Ventilation wird an videoassistierter Thoraxchirurgie an der beatmeten Lunge und an der stereotaktischen Bestrahlung pulmonaler Malignome gezeigt.

Durch moderne Jet-Ventilatoren mit umfangreichen Sicherheitsvorkehrungen, eingriffsgerechten Jet-Applikatoren, erleichterter Überwachung des Gaswechsels durch Kapnografie, Pulsoximetrie und transcutane Blutgasmessung einerseits, der Atemwegsdrucke andererseits, ist Jet-Ventilation heute sicher und wirksam auch unter ungewöhnlichen klinischen Umständen einsetzbar.

Allgemeine Themen

Digitaltechnik in der Chirurgie

Qualitätsmanagement unter Einsatz von Informationssystemen

G. R. Thurmayr und R. Thurmayr

Institut für Medizinische Statistik und Epidemiologie, Technische Universität München, Ismaningerstraße 22, 81675 München

Quality Management with Information Systems

Summary. Three information systems are described, whose data are simultaneously used for quality management and others tasks. They show, that the completeness of documented diagnoses is dependent of their appraisal of the physicians. The support of coding by information technology brings an essential improvement. The compliance of physicians with rules has to be reviewed in regular intervals. Quality assurance of a process should be made in short intervals, to be able to intervene in time. Individual efficiency control stimulates each participant to improve his work. These examples show, that information systems can undertake quality management and other tasks besides. Such systems are important, when hospitals attend KTQ-certification.

Key words: Quality Management – Information Systems – KTQ-Certification

Zusammenfassung. Es werden drei Informationssysteme beschrieben, deren Daten für Qualitätsmanagement (QM) und für weiteren Aufgaben gleichzeitig eingesetzt werden. Sie zeigen, dass die Vollständigkeit der dokumentierten Diagnosen von der Bewertung durch die Ärzte abhängt, und dass die Unterstützung der Kodierung durch IT eine wesentliche Verbesserung bringt. Die Compliance der Ärzte bei internen Leitlinien muß in regelmäßigen Abständen überprüft werden. Ebenso soll Qualitätssicherung von Prozessen in kurzen Abständen erfolgen, um zeitnah eingreifen zu können. Eine individuelle Qualitätssicherung spornt jeden Teilnehmer zu Verbesserungen an. Demnach unterstützt ein Informationssystem sehr wohl das QM. Solche Systeme sind von Wichtigkeit, wenn die Krankenhäuser das KTQ-Zertifikat anstreben.

Schlüsselwörter: Qualitätsmanagement – Informationssysteme – KTQ-Zertifikat

Einleitung

Die Fortschritte der Medizin und die Alterszunahme der Bevölkerung brachten das deutsche Gesundheitssystem an den Rand der Unbezahlbarkeit. Mit dem Gesundheitsstrukturgesetz 1993 und den nachfolgenden Gesetzen versuchte man die Kostenflut durch Ausnutzung der Reserven im Gesundheitssystem unter Beibehaltung der hohen Versorgungsqualität einzudämmen, denn hohe Versorgungsqualität verhütet kostenträchtige Komplikationen. Daher wurde den Kliniken durch die Gesundheitsreform 2000 in den §§ 136a, 136b und 137 des SGB V Qualitätsmanagement (QM) mit dem Ziel die Ergebnisqualität zu verbessern zur Auflage gemacht. Da ein umfassendes QM, das zur Erreichung dieses Zieles notwendig wird, immer einen zusätzlichen Aufwand bedeutet, entsteht die berechtigte Frage: ‚Wie kann das Qualitätsmanagement durch Informationssysteme unterstützt werden'?

Material

Die Aktivitäten einer Institution werden durch das Management auf ein vorgegebenes Ziel hin geplant, organisiert und administriert. Qualitätsmanagement ist auf die durch die Aktivitäten erreichte Qualität ausgerichtet. Qualität muss in der Routine messbar sein. QM in der Medizin richtet sich auf alle Institutionen in der Medizin (Krankenhäuser, Niedergelassene, REHA-Einrichtungen, Gesundheitsämter usw.).

Nach Donabedian [1] erfolgt die Evaluation von Qualität in der Medizin in drei Kategorien: Strukturqualität (Ressourcen, einschließlich Arbeitsumgebung, Ausbildung und Anzahl der Mitarbeiter, ihre Weiterbildung und ihre technische Qualifikation, Art des Gesundheitssystems), Prozessqualität (alle während einer Behandlung unternommenen und unterlassenen Prozeduren) und Ergebnisqualität (Ergebnis der medizinischen Behandlung: Morbidität, Mortalität, Lebensqualität, Zufriedenheit der Patienten und Mitarbeiter, Kosten). Da diese Qualitäten von den verschiedenen Abteilungen des Krankenhauses häufig kontrovers betrachtet werden, bedeutet dies für ein Krankenhaus, dass Ärzte, Pflegeleitung und Verwaltung sich darüber einigen, wie die Erwartungen von Patienten, Angestellten und Finanzverwaltung optimal erfüllt werden können.

Das QM orientiert sich vorwiegend am Ablauf der Prozesse und versucht eine ständige Verbesserung durch Wiederholung des Zyklus von Planen, Ausführen, Überprüfen und Verbessern zu erreichen (PDCA-Zyklus [2]).

Wichtige Aufgaben eines Qualitätsmanagements in der Medizin sind die Ablauforganisation für die Effektivität und Qualität der Patientenversorgung, das Riskmanagement (Schadensprävention), die Qualität und die Struktur der Leistungserbringung, der Einbau interner Leitlinien und evidenz-basierter Medizin in den klinischen Workflow, Public Relation, Marketing und Corporate Identity/Leitbilderstellung sowie die Aus- und Weiterbildung.

Sieben Werkzeuge nach K. Ishikawa [3] unterstützen das QM: Aggregierte Problemlisten decken Probleme auf, Histogramme analysieren Probleme, Paretodiagramme legen die Prioritäten von Problemen fest, Ursache-Wirkungs-Diagramme (Fischgrätdiagramme) ordnen die Ursachen von Problemen, Korrelationsdiagramme decken Ursache-Wirkungsrelationen auf, Qualitätskontrollkarten überwachen statistische Prozesse in Form einer Supervision und Brainstorming hilft als kreative Technik bei Problemlösungen.

Ein Informationssystem ermöglicht die Speicherung, Bearbeitung und Abrufbarkeit von Informationen durch einen Verbund von Dateien, Prozeduren und Geräten. Man unterscheidet vier Typen von QM-Informationssystemen: 1. Datenerfassungssysteme mit Schnittstelle zu zentraler Weiterverarbeitung, z.B. Basisdokumentation, GSG- Dokumentation. 2. Isolierte Dokumentationssysteme mit Qualitätskontrolle, z.B. operative Gynäkologie, Geburtshilfe. 3. Informationssysteme mit Qualitätsmanagement, z.B. Chirurgie, und als 4. Typ Krankenhaus-Informationssysteme mit integriertem Qualitätsmanagement. Die angeführten Beispiele der Typen 1 – 3 sind im Klinikum re. d. Isar realisiert, jedoch mit Einführung des Klinikinformationssytem SAP abgelöst worden.

Methode

Seit Jahren nimmt die Geburtshilfe im Klinikum an der Bayerischen Perinatal Studie teil, bei der Daten über frühere und jetzige Schwangerschaft, über Geburt und Wochenbett und über das Neugeborene mit einem Erhebungsbogen und später an einem PC erfasst werden. Diese Daten werden anonymisiert an die Bayerische Landesärztekammer gesandt und dort zusammen mit denen der weiteren Studienteilnehmer ausgewertet. Das Ergebnis wird jährlich an die Klinik zurückgesandt und zeigt ähnlich wie bei den Tracerdiagnosen der Chirurgie [4], in welchem Perzentil sich jedes Qualitätsmerkmal der Klinik gegenüber allen an der Erhebung teilnehmenden Kliniken befindet. Der Zulässigkeitsbereich eines Merkmals ist grau unterlegt, somit fallen unzulässige Werte sofort auf. Dieser externe Qualitätsbericht kam für eine laufende Steuerung des Ablaufs zu spät, so dass die Daten sofort kontinuierlich in den Klinikumscomputer eingegeben und monatlich zu einem monatlichen Qualitätsbericht ausgewertet wurden. Der interne Qualitätsbericht wurde in der Klinikkonferenz besprochen und daraus die entsprechenden Konsequenzen gezogen. Die gesammelten strukturierten Daten benützte man weiterhin dazu, daraus einen automatischen Arztbrief zu erstellen, der nur wenig ergänzenden Klartext benötigte. Außerdem wurden die kodierten Diagnosen und Operationen in die gesetzlichen Diagnosen und Operationsschlüssel umkodiert, in die personenbezogene Basisdokumentation überführt und daraus die gesetzlich vorgeschriebenen anonymisierten jährlichen Statistiken erstellt.

Ähnlich war das Informationssystem der operativen Gynäkologie aufgebaut. Mit einem Fragebogen wurden Diagnose, Operation, postoperative Komplikationen und konservative Behandlung erfasst und mit einem zweistelligen Kode kodiert. Auch hier konnte ein automatischer Arztbrief erstellt werden, der jedoch mehr Klartext benötigte als in der Geburtshilfe und zwar für Histologie, Entlassungsdaten und Behandlungsempfehlungen. Zur internen Qualitätskontrolle entstanden jährliche Statistiken in Form von Tabellen und Diagrammen, die dann in der Klinikskonferenz besprochen, zu entsprechenden Schlüssen und falls notwendig zu internen Leitlinien führten [5].

Das Abteilungsinformationssystem der Chirurgie war mehr auf das postoperative Management ausgelegt. Es bestand aus einem eigenständigen Server mit Arbeitsplätzen auf den Stationen und klinikseigenen Leistungsstellen. So wurde aufgrund der Befunde bei einigen Operationen die Operationstauglichkeit bestimmt. Die Operationen wurden am Vortag angemeldet, daraus der Operationsplan erstellt und auf die Stationen weitergeleitet. Zeitweise wurde der Operationsbericht für die gängigen Operationen der Allgemeinchirurgie (Appendix, Mamma, Struma, Rektum, Leistenhernie usw.) aufgrund stark strukturierter Daten automatisch mit wenig zusätzlichen Klartexteingaben erzeugt. Die Erfassung des verbrauchten Operationsmaterials erleichterte zusätzlich die Lagerhaltung. Die Operation wurde unmittelbar nach der Operation im Operationssaal über einen speziellen Hierarchiebaum durch Markieren kodiert und automatisch in den entsprechenden Operationsschlüssel umgesetzt. Diagnosen, Operationen und postoperative Komplikationen kamen in die klinikübergreifende Basisdokumentation, als Grundlage für die jährlichen Statistiken z.B. zur Besprechung in der Klinikskonferenz und sonstigen wissenschaftlichen Auswertungen.

Die Informationssysteme ermöglichten also eine vielseitige Auswertung der Daten bis hin zum Qualitätsmanagement.

Ergebnisse

Bei der klinikinternen, individuellen Leistungserfassung und geburtshilflichen Qualitätskontolle wurden Daten über frühere und jetzige Schwangerschaft, über Geburt und Wochenbett sowie über das Kind erfaßt. Für den Vergleich zum Vormonat entstanden monatlich Tabellen dieser Daten. Der Trend der Werte konnte auf einer Art Kontrollkarten einfach abgelesen werden. Eine

Kontrollkarte zeigte je Qualitätsmerkmal die durchschnittliche Häufigkeit und die Konfidenzbereiche der Vorjahre und der laufenden Monate des aktuellen Jahres in Kurvenform. Zur Erleichterung der Trends war der Häufigkeitswert und seine Konfidenzbereiche des letzten Vorjahres über alle zwölf Monate des laufenden Jahres als Linie durchgezogen. In der monatlichen Klinikskonferenz wurden neben den Problemfällen auch die Tabellen und Diagramme besprochen. So sah man, daß die Anzahl der Risikogeburten in den ersten Jahren nach Neubesetzung des Lehrstuhls deutlich zunahm und sich in den nächsten Jahren auf gleichem Niveau hielt.

Eine individuelle Qualitätskontrolle der Geburtshelfer konnte nach deren Einverständnis dadurch erreicht werden, dass aus den Daten für jeden Geburtshelfer die Häufigkeiten der operationsprädisponierenden Risiken (Beckenendlage, Mehrlingsschwangerschaft usw.) sein Operationsmanagement (Art der Entbindung) und ‚fetal outcome' (wie pH-Wert der Nabelschnur unter 7,20) bestimmt und den Werten aller Geburtshelfer der Klinik mit Anzeige der Abweichungsrichtung tabellarisch gegenübergestellt wurden. Aus dem Verhältnis von operativen Entbindungen zu operationsprädisponierenden Risikopatienten und dem fetal outcome konnte er das Ergebnis seines Entbindungsverhaltens ablesen. Diese Auswertung wurde erstmalig im Jahre 1987 durchgeführt und 1990 wiederholt. Es zeigte sich, dass das Qualitätsmanagement sehr erfolgreich war, denn der Prozentsatz der Neugeborenen mit pH $<$ 7,20 sank im Klinikdurchschnitt von 13,2 auf 7,1 in diesem Zeitraum. Zusätzlich war die Streuung innerhalb der Geburtshelfer geringer geworden [6]. Diese individuelle Leistungserfassung mit wesentlicher Qualitätsverbesserung führte zum Gewinn des Golden Helix Award.

Ein weiteres Beispiel für die Wichtigkeit wiederholter Qualitätskontrollen bestätigt den Einsatz einer klinikinterne Leitlinie. Die schriftliche Anweisung besagte, dass bei sekundärer Sektio eine Antibiotikaprophylaxe durchzuführen ist. Die Prophylaxe wurde daraufhin in 65% der betroffenen Patientinnen durchgeführt und die Rate der Harnwegsinfekte fiel auf 5%. Die Kontrolle nach einem Jahr zeigte ein Absinken der Prophylaxe auf 45% und einen Anstieg der Harnwegsinfekte auf 17%. Eine Wiederholung der Anweisung veränderte die Werte erneut auf 85% und 8%, um auch das zweite Mal nach einem weiteren Jahr auf 70% Prophylaxe abzusinken ohne daß die Harnwegsinfektion (5%) erneut zunahm.

Die Vollständigkeit der auf einem Erhebungsbogen dokumentierten Diagnosen ($n = 3863$) ließ sich mit einer Doppelerhebung durch Ärzte und durch Dokumentationsassistentinnen ermitteln, denen die Krankenakte zur Verfügung stand. Man sah, dass Ärzte schwerwiegende Erkrankungen mit 79% Vollständigkeit, nicht bedrohliche mit 63%, Nebendiagnosen mit 21% und postoperative Komplikationen mit 12% angaben, während Dokumentationsassistentinnen bei allen Merkmalen 96%-ige Vollständigkeit mit sehr geringen Schwankungen (92–98%) erreichten.

Die Qualitätsverbesserung der durch Ärzte kodierten Abrechnungsdaten (Fallpauschalen, Sonderentgelte, Hauptdiagnose, Hauptoperation) konnte im Lauf von eineinhalb Jahren beobachtet werden. Bei Einführung des neuen Abrechnungssystems 1995 wurde von den Ärzten manuell auf Papierebene kodiert und fehlende Angabe oder Widersprüche zwischen den Abrechnungsdaten zentral durch ein wissensbasiertes Programm ermittelt. Anfangs ergaben die Daten eine Vollständigkeit von 40% und eine Richtigkeit der Kodierung von 2%. Nach dreimonatiger Übungszeit lagen die Werte bei 58 und 5% und nach Bereitstellung eines Kodierprogramms auf dem Arbeitsplatz im Arztzimmer bei 72 und 10%. Nach zwei Trainingsmaßnahmen veränderten sich die Werte auf 71 und 52%. Die Implementierung der zentral genutzten Wissensbasis in das Kodierprogramm brachte eine Vollständigkeit von 95% und eine Richtigkeit von 88% [7].

Diskussion

Die beiden Qualitätsmaßnahmen zur Dokumentation zeigen, dass die Verbesserung der Abrechnungsdaten nach Vollständigkeit und Richtigkeit der Kodierung durch Einsatz eines Kodierprogramms, Training des Kodiervorgangs und Einsatz eines wissensbasierten Programms erreicht wird. Das wissensbasierte Programm bewirkte eine deutliche Verbesserung von Vollständigkeit und Richtigkeit, das Kodierprogramm verbesserte die Vollständigkeit und das Training die Richtigkeit. Wichtig ist, dass dem Anstieg der Vollständigkeit erst mit Zeitverzögerung die Richtigkeit folgt, und dass die Ärzte bei der Kodierung am besten mit einem wissensbasierten Programm unterstützt werden.

Die zweite Untersuchung zur Dokumentation läßt erkennen, daß Ärzte Krankheiten zunehmend nach Bedrohlichkeit für den Patienten vollständiger dokumentieren und Nebendiagnosen und Komplikationen für die Dokumentation eher unwichtig halten. Dies widerspricht dem DRG-System, das ab 1.1.2004 verpflichtend in den Krankenhäusern eingeführt werden muß, da Nebendiagnosen und Komplikationen vorwiegend die Schwere der Krankheit und damit die Höhe der Vergütung bestimmen. Die Ärzte können durch Programme darauf hingewiesen werden, welche Nebendiagnosen und Komplikationen bei gegebener Diagnose/Operation den Schweregrad erhöhen [8].

In der Geburtshilfe wurden eine jährliche externe und eine monatliche interne Qualitätssicherung durchgeführt. Die Klinik bevorzugte die interne Kontrolle, da sie zeitnah mit den Problemfällen in der Klinikkonferenz besprochen und sofort auf Auffälligkeiten reagiert werden konnte. Die Wichtigkeit einer zyklischen Qualitätssicherung zeigt auch die Compliance der Ärzte bei der Antibiotikaprophylaxe und deren Folgen. Einen eindeutig positiven Effekt erbrachte die individuelle Leistungserfassung der Geburtshelfer, die auf Managementfehler bei der Geburt hinwies und zur Verbesserung des pH-Wertes der Nabelschnurarterie bei der Nachkontrolle führte.

Alle diese Qualitätsmanagementmaßnahmen wurden im Rahmen von Informationssystemen durchgeführt, deren Daten auch für andere Zwecke verwendet wurden wie für medizinische Basisdokumentation, oder für die automatische Berichterstellung. Diese Tatsache beantwortet die Frage, dass Qualitätsmanagement von Informationssystemen unterstützt und damit die geforderte Verbesserung der Ergebnisqualität erreicht werden kann.

Der Gesetzgeber hat Qualitätsmanagement vorgeschrieben und die Form der Durchführung den Spitzenverbänden überlassen. Daraufhin beschlossen die Bundesärztekammer, die Deutsche Krankenhausgesellschaft, die Spitzenverbände der gesetzlichen Krankenkassen, der Deutsche Pflegerat und Vertreter der konfessionellen Krankenhäuser unterstützt vom Bundesministerium für Gesundheit, und wissenschaftlich begleitet vom Institut für Informationsverarbeitung in Tübingen ein Pilotprojekt in der Routine mit 25 Krankenhäusern, das von 1.1.2000 bis 31.12.2001 lief [9]. Mit der Bezeichnung KTQ (Kooperation für Transparenz und Qualität im Krankenhaus) ist es ein umfassendes Qualitätsmanagement- und Zertifizierungskonzept für alle Kliniken. Es besteht aus 69 Kriterien, davon 24 Kriterien mit PDCA- Zyklus, für die Kategorien Patientenorientierung, Mitarbeiterorientierung, Sicherheit im Krankenhaus, Informationswesen, Krankenhausführung und Qualitätsmanagement. Kliniken die dieses KTQ- Zertifikat erwerben wollen, müssen zunächst eine Selbstbewertung nach den KTQ-Katalog durchführen. Unabhängige Visitatoren erstellen ihrerseits einen Bericht nach dem KTQ-Katalog. Die Zertifizierungsstelle synthetisiert daraus einen strukturierten Qualitätsbericht und ein Zertifikat zur Veröffentlichung für den Krankenhausvergleich. Da der Ausgang dieses Pilotprojektes als positiv betrachtet wird, kann es ab 1.1.2003 nach Verbesserung der KTQ- Kataloge in Routine freiwillig von anderen Krankenhäusern übernommen werden und als Training für das einzuführende interne Qualitätsmanagement genutzt werden. Denn nach Vorstellung der Spitzenverbände werden der Wettbewerb und das Überleben der Krankenhäuser in Zukunft auf Grund von Qualität und Transparenz stattfinden.

Literatur

1. Donabedian A (1996) Evaluating the quality of medical care. Milbank Mem Fund 9 44: 166 – 206
2. Deming EW (1986) Out of the crisis. Cambridge: MIT
3. Ishikawa AK (1983) What is total quality control? Prentice Hall
4. Scheibe O (1996) Qualitätssicherung mit Tracerdiagnosen. In: Scheibe O (eds) Qualitätsmanagement in der Medizin. Handbuch für Klinik und Praxis. ecomed IV-1.2.0: 1 – 3
5. Thurmayr R, Graeff H, von Hugo R, Schöffel J (1991) Qualitätssicherung in der operativen Gynäkologie. In: Zander J, Graeff H (eds) Kirschnersche allgemeine und spezielle Operationslehre: Gynäkologische Operationen. Springer 79 – 91
6. Schneider KTM, Oettle W et al. (1991) Klinikinterne, individuelle Leistungserfassung und geburtshilfliche Qualitätssicherung. Geburtshilfe und Frauenheilkunde 51: 431 – 436
7. Thurmayr GR: Prüfung der Datenqualität, erreichbar mit einem wissensbasierten System (1996). In: Scheibe O (eds): Qualitätsmanagement in der Medizin. Handbuch für Klinik und Praxis. ecomed VI-3: 1 – 7
8. Thurmayr GR, Thurmayr R (2001) Eine Analyse des DRG- Groupers. biomedical journal 58: 7 – 10
9. Kolkmann FW, Scheinert HD, Schoppe C, Walger M (2000) KTQ – a project on hospital accreditation. Z Ärztl Fortbild Qualitätssich 94: 651 – 657

Abstracts

10 Jahre ‚Einsatzchirurgie' der Bundeswehr

H. P. Becker, R. Schwab, N. Schröder und W. Titius

Abteilung für Allgemein-, Viszeral- und Thoraxchirurgie, Bundeswehrzentralkrankenhaus Koblenz, Rübenacherstraße 170, 56072 Koblenz

Ten Years ‚Emergency Surgery' of the German Armed Forces

Seit 1960 hat die Bundeswehr weit über 120 humanitäre Hilfsaktionen in mehr als 50 Ländern weltweit durchgeführt. Mit der zunehmenden Bereitschaft der politischen Führung die Bundeswehr in Missionen der Vereinten Nationen (UN) und NATO zu integrieren, steigt die Frequenz der Teilnahme an Einsätzen im Rahmen von humanitäten, friedenssichernden und friedensschaffenden Maßnahmen. Regelmäßige Auslandseinsätze sind seit nunmehr 10 Jahren für den Chirurgen der Bundeswehr ein fester Bestandteil des Berufsbildes.

Um den besonderen Anforderungen an den Chirurgen im ‚Out of Area'-Einsatz gerecht zu werden, wurde der Begriff ‚Einsatzchirurgie' geprägt. Sie ist die Chirurgie unter eingeschränkten Rahmenbedingungen außerhalb des gewohnten, heimatlichen Umfelds ohne Rückgriffmöglichkeiten auf hoch spezialisierte Einrichtungen der Maximalversorgung. Ziel der Einsatzchirurgie ist es, im Behandlungsergebnis den heimatlichen Standard weltweit exportierbar zu machen. In den letzen 10 Jahren, zwischen Kambodscha 1991/92 und den aktuellen Balkan-Einsätzen in Bosnien-Herzegowina, Mazedonien und im Kosovo wurden in Feldlazaretten der Bundeswehr mehr als 5.000 operative Eingriffe durchgeführt. Das Spektrum der Einsatzchirurgie reicht hierbei von der Maximalbehandlung nach modernsten wissenschaftlichen Erkenntnissen im Einzelfall, bis zur Sichtung und Notfallchirurgie im Massenanfall.

Ziel des Posters ist das Spektrum der Einsatzchirurgie aufzuzeigen, daraus Schlüsse für die Weiterbildung zu ziehen und eine Philosophie für die moderne Militärchirurgie in Deutschland zu definieren.

Im Heimatland hat auch der Chirurg der Bundeswehr, eingebunden in das zivile Gesundheitssystem und in Krankenhäuser der Maximalversorgung, zur Sicherung des höchst möglichen Standards, dem Trend der immer höheren Spezialisierung in der Chirurgie zu folgen. Im Einsatz ist ein weit größeres Behandlungsspektrum abzudecken. Die Anforderungen an den Chirurgen im Spagat zwischen Spezialist im Heimatland und Generalist im Einsatz erfordert die Weiterbildung der Bundeswehr-Chirurgen in zumindest zwei Schwerpunkten.

Die kontinuierliche Weiterentwicklung der ‚Einsatzchirurgie' in den letzen 10 Jahren, soll hinsichtlich der fachlichen Forderungen und der infrastrukturellen Ausstattung bis hin zum aktuellen modularen Feldlazarett mit modernster apparativer Ausstattung, auf dem Poster plakativ vor Augen geführt werden.

Brauchen chirurgische Kliniken Qualitätsmanagement (qm) zum Nachweis von Excellence und Leadership?

P. Buechler, H. Friess, M. W. Mueller und M. W. Buechler

Abteilung für Allgemeine Chirurgie, Viszerale- und Unfallchirurgie, Universität Heidelberg, Im Neuenheimer Feld 110, 69120 Heidelberg

Do Surgery Hospitals Need Quality Management for the Proof of Excellence and Leadership?

Hintergrund: Qualitätssicherungsmaßnahmen sind seit dem GSG von 1988 gesetzlich verankert, deren Bedeutung durch die GKV-Gesundheitsreform 2000 deutlich gestärkt und die Verantwortung zur Sicherung und Weiterentwicklung der Qualität den Leistungserbringer übertragen worden. Seit Jahren unterhält die DGC verschiedenste Qualitätssicherungsprogramme. Qualitätssichernde Maßnahmen befassen sich hauptsächlich mit Aspekten der Struktur-, Prozess- und vor allem Ergebnisqualität. Eine wichtige Neuregelung für Krankenhäuser ist die Verpflichtung zur Einführung und Weiterentwicklung eines einrichtungsinternen Qualitätsmanagement-Systems. Im Gegensatz zur Qualitätssicherung ist Qualitätsmanagement (QM) ist eine Managementmethode, die Qualität in den Mittelpunkt der Bemühungen des gesamten Klinikpersonals rückt. Ein funktionierendes QM-System ist charakterisiert durch ständiges Bestreben, die Bedürfnisse der Patienten, Angehörigen, Mitarbeiter und zuweisenden Ärzte (Stakeholders) einer Klinik zu berücksichtigen. Die Einführung eines funktionierenden QM-Systems bis spätestens 01.01.2005 ist nicht nur für alle Einrichtungen des Gesundheitswesens gesetzlich vorgeschrieben, sondern kann auch für eine Steigerung der Effizienz und Effektivität sehr nützlich sein. *Ziel:* Im Rahmen dieses Vortrages sollen die wesentlichen Merkmale von QM-Systemen im allgemeinen, die Abgrenzung zur Qualitätssicherung und der weitere Weg zum sog. Total Quality Management (TQM) einer chirurgischen Klinik erläutert werden. Weiterhin werden die wichtigsten QM-Systeme, das der European Foundation for Quality Management (EFQM), der DIN EN ISO 9001:2000, sowie die Zertifizierungen nach KTQ und nach DIN EN ISO 9001:2000 vergleichend dargestellt. Darüber hinaus werden die unterschiedlichen Zielsetzungen dieser Systeme herausgestellt. Weiterhin wird auf die Notwendigkeit einer institutionelle Einbindung moderner QM-Systeme im Rahmen eines bereichsübergreifenden Management-Konzepts einer Klinik (z.B. Balanced Scorecard, Corporate Identity etc.) und im besonderen von chirurgischen Kliniken eingegangen. *Schlußfolgerung:* Ein funktionierendes QM in chirurgischen Kliniken ist essentiell, um neuen gesetzlichen Anforderungen und Forderungen der Politik und Krankenkassen erfolgreich und proaktiv zu begegnen. Als zentraler klinischer Leistungserbringer muss die Chirurgie im Rahmen der QM-Implementierung anderen Abteilungen einen Schritt voraus sein, um nicht von diesen (z.B. Anästhesie) bevormundet zu werden.

Verzahnung von Informationsmanagement und indikatorgestütztem Qualitätsmanagement im Krankenhaus

U. A. Clauer[1], J. Stausberg[2] und R. R. Diehl[3]

[1] Klinik und Poliklinik für Allgemein- und Transplantationschirurgie
[2] Institut für Medizinische Informatik, Biometrie und Epidemiologie, Universität Essen
[3] Klinik für Neurologie mit klinischer Neurophysiologie, Alfried-Krupp-Krankenhaus, Alfried-Krupp-Straße 2, 45117 Essen

Interlocking of Information Management and Indicator-Assisted Quality Management in Hospital

Der Gesetzgeber verpflichtet die Krankenhäuser zu internem Qualitätsmanagement und externer Qualitätssicherung, so im Sozialgesetzbuch V und im Infektionsschutzgesetz. Hierzu stehen Verfahren der Zertifizierung von technischen und medizinischen Standards (ISO 9000:2000, EFQM, KTQ) sowie der Erfassung und Meldung unerwünschter Ereignisse (z.B. Qualitätssicherung bei Fallpauschalen und Sonderentgelten) zur Verfügung. Zunehmend gewinnt bei diesen Verfahren die Entwicklung und Anwendung von Indikatoren an Bedeutung, wie sie als leistungsbezogene Methode des Qualitätsmanagements im medizinischen Umfeld durch die Joint Commission on Accreditation of Healthcare Organizations (JCAHO) beschrieben worden sind. *Zielsetzung:* Ziel dieses Vorhabens war die Entwicklung eines indikatorgestützten Qualitätsmanagements postoperativer und postinterventioneller Komplikationen, bei welchem als wesentliche Anforderung die Integration in ein vorhandenes Klinisches Arbeitsplatzsystem (KAS) sowie eine krankenhausweite Umsetzung im Rahmen einer Basisdokumentation vorgegeben war. Bei der Auswahl von Indikatoren mussten daher neben medizinischen Aspekten auch informationstechnische Aspekte berücksichtigt werden. *Methoden:* Ein aus Sicht der Fachabteilungen erarbeiteter Katalog von Indikatoren wurde mit einer Analyse des vorhandenen KAS in Beziehung gesetzt. Hierzu wurden die Indikatoren in einer Entscheidungsmatrix nach ihrer Bedeutung, der zu erwartenden Prävalenz, der Erfassbarkeit der Daten, der Kopplung mit bestehenden Dokumentationsabläufen, den Möglichkeiten des Dokumentationscontrollings sowie einer Einschätzung von Interventionsmechanismen bewertet und eine Teilmenge für eine erste Umsetzungsphase ausgewählt. Für diese Indikatoren wurde dann sowohl ein informationstechnisches als auch ein Organisationskonzept entworfen, in denen die zu erfassenden Merkmale, Verantwortlichkeiten für Dokumentation und Intervention, die durchzuführenden Berechnungen sowie die für den jeweiligen Indikator festgelegten Interventionsgründe und -mechanismen definiert sind. *Ergebnisse:* Mit diesem Ansatz sind gute Voraussetzungen für eine vollständige und valide Erfassung von Komplikationen durch die Integration in die Routineverfahren der Dokumentation gegeben. Hieraus ergeben sich gleichzeitig synergistische Effekte für die Umsetzung der German Diagnosis Related Groups (G-DRGs) ab dem 1.1.2003, da hier Komplikationen und Begleiterkrankungen als Merkmal für den Ressourcenverbrauch auch ökonomisch von hoher Bedeutung sind.

Korrektur bis Redaktionsschluss nicht eingegangen.

Welche Unsicherheiten ergeben sich bei der Einführung der DRG's?

A. Gabler und H. Zühlke

Abteilung für Allgemein-, Viszeral- und Gefäßchirurgie, Paul-Gerhardt-Stift, Paul-Gerhardt-Straße 42 – 45, 06886 Lutherstadt Wittenberg

Which Uncertainties Result from the Introduction of DRGs?

Die Deutsche Krankenhauslandschaft befindet sich in einem gewaltigen Umbruch durch Einführung der DRG's. Krankenkassen und Krankenhausgesellschaften haben sich am 27. Juni 2000 darauf geeinigt, das System der Australien Refined Diagnosis Related Groups (AR-DRG) in Deutschland einzuführen unter dem Entscheidungsdruck des Bundesministeriums für Gesundheit, das den Zeitrahmen bis zum 30.06.2000 vorgegeben hatte. Die Zeit reichte nicht für die Erstellung eines eigenen Konzeptes aus. Das bildete die Grundlage, auf im Ausland bereits erfolgreich angewandte Programme zurückzugreifen. Die Einführung vollpauschalierter Vergütungen verlagert einen großen Teil des Risikos auf die Leistungserbringer. Zukünftig schreibt der Behandelnde die Rechnung. Somit ist eine exakte Dokumentation essentiell für die Funktionsfähigkeit der DRG's und damit für das Überleben der betreffenden Einrichtung. Für den Arzt bedeutet das auf jeden Fall eine zusätzliche Belastung: Neben ihren Pflichten in der Patientenversorgung werden die Mediziner zukünftig mit beträchtlichen Dokumentationsaufgaben beschäftigt. Unter dem erheblichen Rationalisierungsdruck dieses Entgeltsystems gilt es, diagnostische und therapeutische Maßnahmen auf das absolut Notwendige zu beschränken. Das muß von einer ganzheitlichen Betrachtungsweise zur strikt fallbezogenen Diagnostik und Therapie führen, was wiederum unbedingt zu einem Überdenken und der Neuformulierung rechtsverbindlicher Normen führen muß.

Künftig besteht der Wettbewerbsvorteil eines Krankenhauses in einer Leistungsoptimierung, die die Kosten unter die mit dem neuen System erreichbaren Vergütungen fallen lässt. Zwei Faktoren sollten im Rahmen dieser Zielstellung berücksichtigt werden: Zum Einen ist eine möglichst kurze, der Erkrankung gerade angemessene Verweildauer anzustreben, zum Anderen ist ein weitestgehend standardisierter, dem Fall angemessener ökonomischer und damit kostengünstiger Ressourceneinsatz zu erreichen. Daraus ergeben sich eine Vielzahl von Fragen: Was ist z. B. eine angemessene Verweildauer? Wie schlägt sich der ökonomische Ressourcenverbrauch auf den wissenschaftlichen Fortschritt nieder? Wie verteilen sich Folgekosten?

Da zusätzlich eine direkte Konkurrenz der Krankenhäuser untereinander erreicht wird, muß das Ziel einer jeden Behandlungseinrichtung in der Steigerung der Nachfrage seiner Leistungen bei den Patienten bestehen. Vorraussetzungen dafür sind eine hohe Ergebnisqualität und hohes Serviceniveau aus Patientensicht im Vergleich zu den Konkurrenten. Das setzt z.B. eine gewisse personelle Konstanz mit steigender Qualifizierung und Spezialisierung voraus. Hieraus müssen sich Probleme für Ausbildungseinrichtungen und für kleinere Behandlungseinrichtungen in der Gewährleistung funktionstüchtiger Dienstsysteme ergeben, die sicherlich nicht allein durch die gewährten Zuschläge zu lösen sind. Das Thema birgt gerade auch aus Sicht einer chirurgischen Assistenzärztin viel Brisanz und bedarf einer intensiven Diskussion.

Optimierung der ärztlichen Dokumentation von Diagnosen und Prozeduren. Erfahrungen aus einem digitalen Schwerpunktkrankenhaus

S. Hentsch, P. Heumann, D. Stengel, H. Dahshan, T. Köpfer, J. Cramer, K. Bauwens und A. Ekkernkamp

Klinik für Unfall- und Wiederherstellungschirurgie, Unfallkrankenhaus Berlin, Warener Straße 7, 12683 Berlin

Optimizing of the Medical Documentation of Diagnoses and Procedures. Experiences of a Digital Centre Hospital

Zielsetzung: Neben der tägliche Patientenversorgung muß der klinisch tätige Arzt unverhältnismäßig viel Zeit aufbringen, um den gestiegenen Dokumentationsaufwand zu bewältigen, ohne dass ihm hierbei adäquate Hilfsmittel zur Verfügung stehen. Ziel war es, eine Verbesserung der Dokumentation in Hinblick auf die Einbindung von Leitlinien in den klinischem Arbeitsablauf, Qualitätssicherung, Forensik und nicht zuletzt den Leistungsnachweis gegenüber den Kostenträgern unter dem Aspekt der bevorstehenden DRG-Einführung durch Optimierung von Klinikabläufen unter Einbindung moderner EDV zu erreichen. *Methodik:* Die bekannten klinischen Dokumentationsabläufe wurden nach Schulung EDV-versierter ärztlicher Mitarbeiter in 3 Segmente gegliedert: Aufnahme-/Entlassungsdokumentation, Verlaufsdokumentation und Codierung von Interventionen. Am Anfang stand eine deskriptive Erfassung und IST-Analyse von Arbeitsabläufen mit der zum damaligen Zeitpunkt in unserer neu errichteten Klinik zur Verfügugn stehenden kommerziellen Soft- und Hardware.Danach wurde in Zusammenarbeit mit dem Medizin-Controlling die Software auf klinikinterne Spezifika (Spektrum der Tracerdiagnosen) angepaßt. Hauptzielkriterium war die Vereinheitlichung der Diagnose- und Prozedurenschlüssel, Nebenzielkriterium die benötigte Dokumentationszeit. *Ergebnisse:* Wir fanden qualitative und quantitative Dokumentationslücken v.a. bei DRG-relevanten Nebendiagnosen (z.B. Diabetes mellitus mit Komplikationen) und nichtoperativen Interventionen (z.B. zentralvenöse Zugänge). Durch Entwicklung spezieller, auf unser Patientenspektrum angepasster ICD/OPS-Registerkarten, die über Windowsoberfläche und einfache drag/drop-Menüs abgerufen werden können, konnte innerhalb eines Jahres die Transparenz des Leistungsspektrums durch einheitliche Codierung deutlich erhöht werden. Dies wurde durch so einfache Instrumente wie die Wahl eines ärztlichen Dokumentationsbeaufragten pro Station und die sofortige Weiterleitung von Entlassungsprotokollen per Mausklick an die Rechnungsabteilung ohne Zwischenausdruck unterstützt. Die Internet-Vernetzung des Dokumentationssystems erlaubt zudem den Zugriff auf Online-Sekundärquellen (z.B. Cochrane-Libary) und ergänzt die reine Dokumentation um beste Evidenz. *Zusammenfassung:* Der zunehmende Dokumentationsaufwand im Krankenhaus kann durch die Erkennung von Schwachstellen bestehender Arbeitsabläufe, die optimale Nutzung vorhandener Ressourcen in Kombination mit der Einführung neuer EDV-gestützter Hilfsmittel verringert werden.

Evaluierung des ‚Case Mix Index' und Fehleranalyse der Diagnosen- und Prozedurendokumentation einer chirurgischen Klinik. Ein einfaches Verfahrensmodell

J. M. Langrehr[1], R. Lohmann[1,2], K. Birkner[2] und P. Neuhaus[1]

[1] Klinik für Allgemein-, Viszeral- und Transplantationschirurgie, Charité Virchow-Klinikum, Humboldt-Universität Berlin, Augustenburger Platz 1, 13353 Berlin
[2] Lohmann & Birkner, Health Care Consulting GmbH, Berlin

Evaluation of the Case Mix Index and Mistake Analysis of the Diagnoses and Procedure Documentation of a Surgical Hospital. An Easy Model of Procedure

Hintergrund: Die Qualität der Dokumentation von Leistungen wird in den nächsten Jahren über den wirtschaftlichen Erfolg jeder chirurgischen Abteilung in Deutschland entscheiden. Die aktuellen Kodierregeln sind sehr komplex, die Anzahl der in einer Abteilung auftretenden Hauptdiagnosen, Nebendiagnosen und Prozeduren ist jedoch fast immer sehr überschaubar. Damit ist auch die Anzahl der sich ergebenden DRG-Eingruppierungen im Regelfall nicht hoch. *Fragestellung:* Gibt es ein einfaches Verfahren, das das Spektrum einer Abteilung erfasst, die Abschätzung des Case Mix Index (CMI) und des daraus resultierenden virtuellen DRG-Abteilungsbudgets zulässt und gleichzeitig als Grundlage für abteilungsspezifische Schulungsmaßnahmen dienen kann? *Material und Methoden:* Einhundert konsekutive Fälle einer allgemeinchirurgischen Station wurden gemeinsam von Chirurgen, Kodierexperten und Medizininformatikern ausgewertet. Dazu wurden zuerst die Daten, die zu einem Fall im Krankenhausinformationssystem erfasst wurden analysiert. Im ersten Schritt wurden diese Daten pro Fall DRG-gruppiert und jedem Patienten zugeordnet (Version A). Dann wurden zu jedem Patienten die Entlassungsbriefe und OP-Berichte ausgewertet. Die falschen Diagnosen und Prozeduren wurden gestrichen um ein Vorgehen z.B. des MDK bei einer Prüfung zu simulieren. Mit diesen Ergebnissen wurde der Fall erneut gruppiert (Version B). Anschließend wurden alle im Entlassungsbrief und OP-Bericht ersichtlichen Diagnosen und Prozeduren dokumentiert und die Hauptdiagnose entsprechend der Anamnese und den speziellen Kodierrichtlinien festgelegt und erneut gruppiert (Version C). *Ergebnisse: Diskussion*: Der Unterschied von –0,22 zwischen tatsächlicher Kodierung (Version A) und abgezogenen Fehlern (Version B) ergibt ein Budgetverlust (3000 Fälle, Basisrate: DM 4000,–) von DM 2,64 Mio. im Jahr. Eine perfekte Kodierung (Version C) erhöhte das Budget im Vergleich zur Version B um DM 5,52 Mio. Die Fälle, bei denen es zu einer Fehlkodierung kam wurden analysiert und den Stationsärzten in Form einer Praxisgerechten, einseitigen Kodieranleitung zur Verfügung gestellt.

Schichtdienst und Chirurgie – ein Paradoxon

B. Mann

Chirurgische Klinik I, Universitätsklinikum Benjamin Franklin, Freie Universität Berlin, Hindenburgdamm 30, 12200 Berlin

Shift Work and Surgery – a Paradox

Einleitung: Die Arbeitsbelastung von Chirurgen in Krankenhäusern war schon immer höher, als die anderer Disziplinen und ist mit den im Bundes Angestellten Tarif (BAT) festgelegten

Arbeitszeiten nicht vereinbar. Gerichtsurteile in Spanien und Deutschland, deren exemplarische Bedeutung noch zu klären ist, haben eine Diskussion in Gang gesetzt, ob die Einführung eines Schichtdienstes in Chirurgischen Kliniken dieses Dilemma lösen könnte. *Ausgangssituation:* Verantwortliches chirurgisches Handeln beinhaltet neben der Operation eine ausführliche Anamnese- und Befunderhebung, ein persönliches Aufklärungsgespräch, und nahtlos die postoperative Überwachung, Betreuung und Beratung. In einer Universität kommt dazu die Lehrtätigkeit und hier ist prinzipiell auch Zeit für Wissenschaft im Rahmen der tariflich festgesetzten Arbeitszeit vorgesehen. *Modellberechnung:* Exemplarisch ist für unsere Klinik mit 28 Mitarbeitern die durchschnittliche Arbeitszeit und ihre Auswirkungen bei BAT konformer Besetzung ohne und mit Schichtdienst dargestellt. Im praktizierten Modus leisten 28 Kollegen Arbeitszeiten, die laut BAT auf fast 43 Mitarbeiter verteilt sein sollte. In einem Zwei-Schicht Modell müßte die Mitarbeiterzahl entsprechend BAT verdoppelt werden. *Schlußfolgerung:* Bereits heute wäre es schwierig, eine ausreichende Zahl entsprechender Kollegen für ein Schichtdienstmodell zu rekrutieren. In absehbarer Zeit verbietet die Bevölkerungsstruktur in Deutschland solche Planungen. Die Bemühungen sollten dahin gehen, die in der Chirurgie tatsächlich geleisteten und notwendigen Arbeitsstunden adäquat zu vergüten. Flexible realitätsnahe Tarifverträge würden der chirurgischen Tätigkeit und Verantwortung gerecht und sind zukunftsträchtiger, als weiterhin alle im Angestelltenverhältnis erbrachten Leistungen in eine uniforme 38.5 h Woche pressen zu wollen (Tabelle 1).

Tabelle 1

Tätigkeit	Zeitraum	Arbeitszeit	*Personalschlüssel*	OA/CA	FA	Ass/ AiP
Früh-Visite	7.00 – 7.40 Uhr	40 min	Intensiv	1	1	2
Früh-Raport	7.40 – 8.00 Uhr	20 min	Poliklinik	0.5		1
OP/Station	8 h	480 min	Notfallaufnahme	0.5		1
Fortbildung	1/2 h	30 min	7 Stationen	7	5	9
			Summe	9	6	13
Studentenunterricht/ Vorlesungen	1/2 h	30 min	Bereitschaftsdienst	1	1	3
interdisziplinäre Konferenzen	1/2 h	30 min	*Arbeitsbelastung heute*			
Spät-Raport/ Röntgenbesprechung	15.30 – 16.00 Uhr	30 min	wöchentliche AZ			
			pro Mitarbeiter*	59 h		
			ges. Abteilung*	1652 h		
Spät-Visite	1/2 h	30 min	*entsprechend BAT benötigte Stellen**	*42.9*		
	Sa/So/FT halbe Besetzung					
Raport	9.00 – 9.30 Uhr	30 min				
Visite	1 h	60 min				
	5 AT/Woche	57.5 h				
	2 WE/Woche	1.5 h				
	Summe/Woche	59 h				

Schichtdienstmodell (zwei Schichten)			h	anwesende Mitarbeiter	h/Woche
Tagschicht	Mo – Fr	7.00 – 19.00 Uhr	12	28	1680
	Sa/So/FT	7.00 – 19.00 Uhr	12	6	144
Nachtschicht	Mo – So	18.30 – 7.30 Uhr	13	4	364
					2188
				entsprechend BAT benötigte Stellen	*56.8*

* Arbeitszeit für Mitarbeiter im Urlaub oder frei nach Dienst wird vom Rest der Belegschaft mitgeleistet.

Simulation von Operationstechniken als Ausbildungskonzept in der Viszeralchirurgie

P. M. Markus, O. Horstmann und H. Becker

Abteilung für Allgemeinchirurgie, Georg-August-Universität Göttingen, Robert-Koch-Straße 40, 37075 Göttingen

Simulation of Surgical Techniques as a Training Concept in Visceral Surgery

Einleitung: Durch Simulation von Operationstechniken werden im Rahmen eines Weiterbildungskurses Viszeralchirurgie Naht-, Resektions- und Rekonstruktionstechniken am Gastrointestinaltrakt vermittelt. Bislang gibt es keine Untersuchungen darüber, ob der Teilnehmer überhaupt einen persönlichen Nutzen von einem solchen Kurs hat, und ob er Gelerntes in der eigenen Klinik umsetzen kann. *Methode:* Vor-, nach und 5 Jahre nach erstmaligem Ausrichten des Weiterbildungskurses Gastrointestinaler Chirurgie in Norderstedt wurden die Teilnehmer (n = 295) hinsichtlich der Standardtechnik in der eigenen Klinik, der Ausbildungssituation und dem persönlichen Nutzen aus diesem Kurs befragt. *Ergebnisse:* 47% der Teilnehmer gaben an, erst im 5. bzw. 6 Ausbildungsjahr eine Magenanastomose ausgeführt zu haben, für den Dünndarm traf dies mit 9%, fürs Colon mit 21% zu. 22% der Teilnehmer kamen aus einer Klinik, in der wenig bis gar nicht assistiert wurde, immerhin 5% der Teilnehmer sind nach eigener Aussage ganz auf sich alleine gestellt. 27% der Teilnehmer gaben die fortlaufende, einreihige Nahttechnik als Standard der eigenen Klinik an, 36% nähten einreihig Einzelknopf, 37% zweireihig. 27% der Teilnehmer hatten sich nach dem Kurs zugetraut, selbständig eine Anastomose zu nähen. 85% gaben an, die praktischen Übungen wären in der eigenen Klinik von Nutzen bzw. großem Nutzen gewesen, 99% gaben an, diesen Kurs weiterzuempfehlen. Ausgewählte Techniken z.B. die cross-section GE wurden in 38% nach dem Kurs in der eigenen Klinik angewandt. Gründe für die Ablehnung anderer neuer Techniken lagen nur bei 7% bei den Teilnehmern selber, in 41% ließen sich die Vorgesetzten nicht überzeugen. *Schlußfolgerung:* Die Simulation von Operationstechniken ermöglicht das Trainieren operativer Fähigkeiten außerhalb des eigenen Operationssaales. In der subjektiven Einschätzung profitieren retrospektiv 5 von 6 Teilnehmern. In Anbetracht einer teilweise unzureichenden Ausbildungssituation an deutschen Kliniken, kann ein solcher Kurs einen sinnvollen Beitrag zur Weiterbildung leisten.

Reicht das Teaching-Volumen für den Bestandeserhalt?

F. Matthews, D. Frisse und O. Schöb

Abteilung für Chirurgie, Spital Limmattal, Schlieren, Urdorferstraße 100, 8952 Schlieren, Schweiz

Can the Teaching Volume Sustain the Demand for Surgeon

Zielsetzung: Die Ausbildung zum Chirurgen bedarf ausreichendes operatives Teaching. Voraussetzung hierfür ist die Durchführung von Operationen in Teaching-Assistenz. Nehmen die Fachärzte diesen Ausbildungsauftrag wirklich wahr? *Methode:* In der Schweiz absolvieren jährlich zirka 100 Chirurgen ihre Weiterbildung, was gerade ausreichend ist, um den Bestand aller chirurgisch berufstätigen Fachärzte und Subtitel-Träger zu erhalten. Die gemäss Weiterbildungsordnung zum Erlangen des Facharzttitels benötigten Eingriffe werden mit der Anzahl tatsächlich durchgeführter Teaching-Operationen verglichen. Hierfür wird die Operationsstatistik der schweizerischen ‚Arbeitsgemeinschaft für Qualitätssicherung in der Chirurgie' (AQC) analysiert, in welcher seit 1995 mehrere öffentliche Kliniken systematisch Operationsdaten kodieren. Exemplarisch werden ausgesuchte häufige Operationen aus dem allgemeinchirurgischen Operationskatalog betrachtet. *Resultate:* Den AQC-Kliniken entstammen jährlich 6 Absolventen. Die Teaching-Soll/Teaching-Ist/Gesamt Gegenüberstellung dieser Kliniken ergibt: Appendektomien S: 60/I: 63/G: 359, Laparoskopische Cholezystektomien S: 78/I: 62/G: 462, Hemikolektomien S: 30/I: 5/G: 46, Varizenstripping S: 150/I: 122/G: 497, Hüft-Teilprothesen S: 60/I: 20/G: 110. *Schlußfolgerungen:* Trotz ausreichender Fallzahlen an Gesamtoperationen entstehen im Teachingbereich Engpässe bei bestimmten Eingriffen, bei noch genügender Anzahl jährlicher Absolventen. Dies legt die Schlußfolgerung nahe, dass die momentane Ausbildungsdauer die vorgesehene Weiterbildungszeit überschreitet, wobei uns keine Daten über die effektive durchschnittliche Weiterbildungszeit vorliegen. Wir antizipieren einen Rückstau und eine Reduktion der Absolventenzahlen mit nachfolgender Bestandsverminderung, bzw. einen Trend zur frühzeitigen Spezialisierung in chirurgische Fachbereiche ohne vorherige allgemeinchirurgische Ausbildung.

Datenmanagement in der Hand des Chirurgen

A. Michael, A. Altendorf-Hofmann und J. Scheele

Klinik für Allgemeine und Viszerale Chirurgie, Klinikum der Friedrich-Schiller-Universität Jena, Bachstraße 18, 07740 Jena

Data Management Under the Control of the Surgeon

In zunehmendem Maße wird auch das Umfeld unserer chirurgischen Tätigkeit durch die Informationstechnologie bestimmt. Bestrebungen wie die Zertifizierungen und die Einführung der diagnose related groups (DRGs) bestätigen diese Entwicklung in besonderem Maße. Dabei ist der Arzt darauf angewiesen, daß die erforderlichen Computerprogramme auf die klinische Arbeit abgestimmt sind, sowohl hinsichtlich der Benutzeroberfläche als auch der Datenstruktur. Dabei bestimmt die Datenstruktur ein möglichst optimales Verhältnis von Eingabeaufwand und retrieval.

In den Funktionsbereichen chirurgische Endoskopie und Sonographie der Klinik für allgemeine und viszerale Chirurgie der Friedrich-Schiller-Universität Jena werden seit 1997 eigenentwickelte Datenbanken genutzt. Pro Jahr werden ca. 10 000 Untersuchungen eingegeben. Das Dokumentationssystem weist aufgrund seiner Einfachheit und praxisbezogenen Oberfläche eine sehr hohe Akzeptanz auf. Es wird eine sorgfältige Auswahl der klinischen und verwaltungstechnischen Daten erfasst. In das Dokumentationssystem ist eine elektronische Bildaufnahme integriert. Im Ergebnis liegen hochwertige Befunddokumente vor. Der übersichtliche Zugriff auf die durchgeführten Untersuchungen zeigt seinen Wert bei der klinischen Arbeit oder der Tumordokumentation. Die weitreichenden Auswertungsmöglichkeiten sowie unmittelbar realisierbare Anpassungen kommen bei neuen Anforderungen wie der Kostenträgerrechnung zum Tragen. Durch die Integration einer Standardschnittstelle zum Klinikinformationssystem können für die Vorbereitung der Einführung der DRGs Prozedurdaten übertragen werden. Der zunehmende Kostendruck, die schnelle Anpassungsfähigkeit des Datenbanksystems sowie die Integration in das Klinikinformationsystem machen eine solche Eigenentwicklung als Alternative zu kommerziellen Lösungen interessant.

Ausgehend von diesen eigenen Erfahrungen werden die Grundlagen eines Datenbankmanagementsystems dargestellt. Die Integration einer elektronischen Bildaufnahme wird erläutert und die Einbindung in das Klinikinformationssystem durch eine standardisierte Schnittstelle wird vorgestellt. Es wird gezeigt, wie ein Desktop-Datenbanksystem auf ein Client-Server-System mit zentralem Datenbankserver und MS-Access als Client überführt werden kann. Es erfolgt ein Ausblick auf die Möglichkeiten eines Datenbankservers für das weitere Informationsmanagement der Klinik durch Einbindung in ein Intranet.

Optimale Diagnosendokumentation im Zeitalter der DRG

M. Mieth, F. Wolkener und T. Kraus

Chirurgische Universitätsklinik Heidelberg, Kirschnerstraße 1, 69120 Heidelberg

Optimal Documentation of Diagnosis in the Era of DRG

Einleitung: Die bevorstehende Einführung eines DRG-basierten Abrechnungssystems in Deutschland soll der Forderung nach höherer Transparenz und Wirtschaftlichkeit im stationären Versorgungssektor Rechnung tragen. Eine maximale Dokumentationsqualität unter Erfassung aller potentiell relevanten Diagnosen erscheint als optimaler Lösungsweg zur Erzielung maximaler Erträge. Ziel der vorliegenden Studie war, die Abrechungsrelevanz unterschiedlicher Dokumentationstiefen klinischer Patientendaten zu ermitteln und abzuschätzen, wie erreichbare Qualitätssteigerungen personell zu realisieren sind. *Methodik:* In einer prospektiven Querschnittserhebung wurden klinische Daten von 402 viszeralchirurgischen Patienten erhoben und die theoretischen Ertragsvolumina einer Minimaldokumentation (Dokumentation durch Stationsärzte in der klinischen Routine) und Maximaldokumentation (Einsatz eines unabhängigen Dokumentars) unter Verwendung des Australian-Refined DRG-Systems verglichen. Hierfür wurden verschiedene Dokumentationsqualitäten definiert. Zur Detektierung von Bereichen besonderer Relevanz wurden die betrachteten Fälle 23 Behandlungsgruppen zugeordnet. *Ergebnisse:* In 267 Fällen (66%) bestimmte nur eine Hauptdiagnose den Ertrag, in 137 Fällen (34%) wurde der Ertrag maßgeblich durch die Dokumentation weiterer Diagnosen erhöht. Die Hälfte dieses theoretischen dokumentationsbedingten Ertragsgewinnes konnte nur durch den Einsatz eines zusätzlichen, von der Patientenbehandlung unabhängigen ärztlichen Dokumentars erzielt werden. Dabei scheint es eine Effizienz-Obergrenze zu geben, da höchste Gewinne keine maximale Anzahl an dokumentierten Diagnosen erfordern. Besonders bei gravierenden Pathologien und komplexen Operationen erbrachte die maximale Dokumentation Ertragsgewinne. *Schlußfolgerungen:* Eine hohe Dokumentationstiefe hat einen bedeutenden Einfluss auf das Ertragsvolumen ärztlicher Leistung in Hinblick auf eine leistungsgerechte Vergütung in Zeiten der

DRGs. Die Höhe der theoretischen Ertragsgewinne einer Maximaldokumentation unterstreicht die Notwendigkeit einer maximalen Dokumentationsqualität. Diese maximale Dokumentationsqualität und Effizienz scheint in der klinischen Routine nicht durch alleinige Dokumenationsarbeit des behandelnden Stationsarztes erreichbar.

Software-Agenten in der Chirurgie

M. T. J. Mohr[1] und S. Hoffmann[2]

[1] Abteilung für Unfallchirurgie, Klinikum der Universität Regensburg
[2] Institut für Experimentelle und Angewandte Physik, Universität Regensburg, Franz-Josef-Strauß-Allee 11, 93053 Regensburg

Solftware Agents in Surgery

Zielsetzung: Software-Agenten als heterogene Programmgruppe sollen in Zukunft in der Lage sein, den gesamten, ehemals interaktiv durch die Notwendigkeit menschlichen Inputs gekennzeichneten Workflow einer ambulanten oder stationären Behandlung, beispielsweise in der Chirurgie, automatisiert abzubilden, die Dokumentation perfekt zu übernehmen und durch ausgefeilte Kontrollmechanismen dazu beizutragen, Datenredundanz und -fehler auf ein Minimum zu reduzieren und die Effizienz und Qualität des medizinischen Arbeitsablaufes signifikant zu steigern. *Material und Methoden:* Der bürokratische, dokumentatorische und organisatorische Aufwand wird durch neue Legislativen nicht weniger. Computer-gestützte Tools, die derlei Aufgaben ohne Überwachung in einer auch nur nahezu erträglichen Form erledigen, sind kaum vorhanden oder selbst für universitäre Institutionen unerschwinglich. Der multiplattformtaugliche kommerzielle Software-Agent *SoAS 2.5* der deutsch-österreichen Firma Inter@ctive Science, ursprünglich zur automatisierten Online-Erstellung und -wartung von Website-Contents generiert, wird auf einer Reihe von Hardware-Komponenten (Web-Tablets, Flatscreens, konventionelle Netzwerke, PDAs etc.) eingesetzt. Die Speicheranforderungen der überwiegend in C++ realisierten Software-Lösung sind gering, Betriebssystem-Unabhängigkeit ist Voraussetzung (Windows, UNIX, MacOs etc.). *SoAS 2.5* wird dazu benutzt, folgende Aufgaben entsprechend des üblichen chirurgischen Behandlungs-Workflows automatisch zu erledigen: (1) Prästationäre Vorbereitung eines ambulanten Besuches oder stationären Aufenthaltes; (2) automatisierte Einbestellung des Patienten; (3) Diagnosesicherung und Datenübermittlung an die Krankenkassen; (4) Erstellen von Untersuchungs- und Behandlungsvorschlägen nach dem aktuellen Kenntnisstand der Chirurgie; (5) Operationsplanung; (6) Kontrolle der Nachbehandlung (Medikation, Physiotherapie); (7) Entlassung und Vorbereitung der poststationären Versorgung; (8) komplette Dokumentation des gesamten bisherigen Workflows einschließlich Epikrise und Kommunikation mit dem Weiterbehandelnden. *Ergebnisse:* Im stationären (512 Patienten) wie im ambulanten (351 Patienten) Einsatz war *SoAS 2.5* in der Lage, allen Anforderungen gerecht zu werden und den entsprechenden Zeit- und Kostenaufwand für den dadurch eingesparten ‚humanen Workflow' zu reduzieren. Ein statistisch ausgewerteter Fragebogen (Auswertungsklassifikation: [1 = trifft gar nicht zu] bis [8 = trifft voll zu]) mit 50 vollständig beantworteten Fragen zum Kompetenz-Handling von *SoAS 2.5* zeigt als Ergebnis eine Zufriedenheit der insgesamt 37 Benutzer zu 86% mit der Konsequenz, dieses Produkt auch weiterhin einzusetzen.

Zusammenfassung: Software-Agenten sind in der Lage, Teilprozesse des medizinischen Workflows vollständig automatisiert abzuarbeiten, eine nahezu perfekte Dokumentation nach standardisierten Kriterien vorzuhalten und damit den Zeit- und Kostenaufwand organisatorischer Arbeiten um mehr als 50% zu reduzieren. Aufgrund dieser bisher ungekannten Kosten-Effizienz eignen sich derartige Systeme hervorragend für die Arbeitsprozesse in der ambulanten und stationären Chirurgie.

Entwicklung ‚arztgerechter' EDV – Werkzeuge – Problematik aus Sicht der IT

H. Puhl[3], M. Walter[1,3] und A. Ekkernkamp[1,2]

[1] Klinik für Unfall- und Wiederherstellungschirurgie, Unfallkrankenhaus Berlin, Warener Straße 7, 12683 Berlin
[2] Klinik für Unfall- und Wiederherstellungschirurgie, Ernst-Moritz-Arndt Universität Greifswald, Greifswald
[3] Knowledge Intelligence AG, Robert-Bosch-Straße 7, 64293 Darmstadt/Köln

Development of Suitable Data Processing Tools for Doctors Problems Seen from the IT

Ziel: Ärzte sehen Ihre Arbeit am Computer vornehmlich als vorweggenommene Verwaltungstätigkeit, die sie von ihrer eigentlichen Arbeit abhält und sie behindert. Ziel war es, ein Werkzeug zu entwickeln, das einen ärztlichen Arbeitsprozess – die klinische Untersuchung und Befundung im Rahmen der Anamnese und Visite – in seiner ganzen Komplexität abbildet. Die anfallenden Daten sollten effektiv aufgenommen, weiterverarbeitet und die ärztliche Arbeit unterstützt werden. Gleichzeitig sollte es jedoch möglich sein, statistische Auswertungen über die ermittelten Befunddaten durchzuführen, die es erlauben, detaillierte wissenschaftliche Fragestellungen anhand von Routinedaten zu bearbeiten. *Material und Methode:* Zur Anwendung kam ein mobiler Computer (Psion), der eine Eingabe über Sprache, Tastatur und Bildschirm (‚touchscreen') erlaubt. Das benutzte Betriebssystem ist speziell auf den mobilen Einsatz ausgerichtet. Der Prozess der klinischen Befundaufnahme wurde als ‚elektronisches Formular' abgebildet, das die Teilprozesse der Beschwerdeaufnahme und klinischen Untersuchung gliedert. Das Datenformat für das erstellte Formular ist XML, was die hierarchische Strukturierung von Daten erlaubt und gleichzeitig eine Bearbeitung durch Ärzte ohne Programmierkenntnisse ermöglicht. Im Rahmen eines 4- und eines 8-wöchigen Einsatzes auf chirurgischen Normalstationen wurde das System evaluiert. *Ergebnisse:* Die strukturierte Ablage von Daten setzt ihre Standardisierung voraus. Die Eingabe von Freitext oder Spracheingaben sind deshalb für eine spätere Auswertung ungeeignet. Da keine durchgängige Klassifikation für Beschwerden, Symptome und die klinische Untersuchung existiert, wurde diese auf der Grundlage der ICPC (International Classification of Primary Care) entwickelt. Die Daten können sowohl hinsichtlich klinischer Fragestellungen als auch hinsichtlich ökonomisch relevanter Informationen ausgewertet werden. *Zusammenfassung:* Um ärztliche Arbeitsprozesse durch EDV sinnvoll unterstützen zu können ist es notwendig, die dabei anfallenden Daten zu strukturieren. Mobile Computer eignen sich im Einsatz in Krankenhäusern vor allem zur Dateneingabe. Das vorgestellte System wird von den Ärzten genutzt, da es aufgenommene Daten sinnvoll weiterverarbeiten kann, detaillierte Auswertungen ermöglicht und somit den Arbeits- bzw. Dokumentationsaufwand insgesamt deutlich vermindert.

Vorbereitung auf das DRG System – eine Aufgabe für das Qualitätsmanagement

E. Rembs, P. Harrer und V. Zumtobel

Chirurgische Klinik, St. Josef Hospital, Ruhr-Universität Bochum, Gudrunstraße 56, 44791 Bochum

Preparation for the DRG System – A Job for the Quality Management

Die Einführung des DRG Systems kann als Risiko oder als Chance beurteilt werden. Die Fragen der Zukunft im Hinblick auf das neue Entgeltsystem lauten: Wo wollen wir stehen? Wie erreichen wir unsere Ziele? Welche Maßnahmen sind zu ergreifen? Anhand des Akronyms Puzzle wird die Bedeutung des ärztlichen Qualitätsmanagements diskutiert. *Phänomen:* Wie sieht die Realität vor dem Hintergrund der geplanten DRG- Einführung aus? In vielen Kliniken sind Aktionismus, Unruhe und Panik zu beobachten. *Untersuchungen:* Folgende Aufgaben werden bearbeitet: Klärung des Informationsbedarfes und -bereitstellung, Analyse von Kodierqualität und Indikatordiagnosen, Ermittlung von kostenintensiven und preiswerten Fallgruppen, Erstellung von DRG Mengengerüsten. Schon jetzt erfolgt die Teilnahme an einem Benchmarking-Projekt. *Ziele:* Eine Hauptaufgabe ist die Prüfung und Sicherstellung einer adäquaten Kodierungsqualität in den Fachabteilungen. In den nicht operativen Kliniken besteht hier erheblicher Nachholbedarf. Die medizinischen Behandlungen erfordern eine Prozeßoptimierung (Ablauforganisation, Op-Reorganisation, clinical pathways) sowie eine Verbesserung der interdisziplinären Kooperation. *Zentralprojekt:* Erster Schritt in unserem Krankenhaus war der Aufbau einer offenen und kontinuierlichen Kommunikationsstruktur. Eine Projektgruppe (abteilungs- und hierarchie-übergreifend) beschäftigt sich seit 15 Monaten mit der Vorbereitung auf das DRG-System und bearbeitet die o.g. Fragestellungen. Ein funktionstüchtiges und leistungsstarkes Krankenhaus-informationssystem ist bereits vorhanden und wird kontinuierlich weiterentwickelt. *Lösungen:* Bedingt durch das gegenwärtige Abrechnungssystem sind in der chir. Klinik die Prozesse Dokumentation und Kodierung schon seit langem effektiv gestaltet. Sämtliche Daten (OP-Bericht, Entlassungsbericht, ICD und ICPM) liegen am Entlassungstag vor. Die Kodierqualität wird durch den Experten täglich überwacht und falls erforderlich werden ICD und ICPM ergänzt bzw. korrigiert. Die Methoden und Kriterien des Qualitätsmanagements müssen nur entdeckt und angewendet werden. Qualitätsmanagement beinhaltet neues Denken sowohl auf der Fach- und Sachebene als auch auf der mentalen Ebene. Investitionen in Menschen und Strukturen sind erforderlich. *Entscheidungen:* Für die Sicherung der Zukunftsfähigkeit des Krankenhauses sind sowohl Maßnahmen zur Organisations- als auch Personalentwicklung erforderlich. Dieser Prozeß muß durch daß Management aktiv unterstützt, gefördert und geleitet werden.

Korrektur bis Redaktionsschluss nicht eingegangen.

Telemedizin: Die Videokonferenz im Dienste der Chirurgie und in der Chirurgischen Ausbildung?

P. Richter, M. Richter und U. Laffer

Chirurgische Klinik, Spitalzentrum Biel, Vogelsang 84, 2500 Biel, Schweiz

Telemedicine – The Video Conference Used in Surgery and in the Surgical Training

Zielsetzung: Das Interesse an Videokonferenzlösungen in der Medizin nahm in den letzten Jahren, insbesondere durch die technische Entwicklung und den vermehrten Einsatz in der Industrie, immer mehr zu. Durch das 1999 in verschiedenen Schweizer Kliniken lanzierte Projekt ‚Videokonferenz' der Schweizer Niederlassung des Pharmakonzerns ‚GlaxoSmith-Kline' wollten wir den Nutzen der Videokonferenz im Dienste der Chirurgischen Ausbildung feststellen. *Material und Methode:* Es werden mit der zur Verfügung gestellten Videokonferenzanlage ‚Sony Contact 1500' zwischen den Chirurgischen Kliniken der beteiligten Schweizer Spitälern laufend Fortbildungsveranstaltungen durchgeführt. Die Übertragung erfolgt über sechs ISDN-Linien, die die erforderliche Leitungskapazität von 384 kb/s zur Verfügung stellen. *Resultate:* Seit Mai 2000 werden regelmässig Fortbildungsveranstaltungen per Videokonferenz zwischen den Spitälern übertragen. Die erhofften Ziele qualitativ hochstehende Fortbildung zu gewährleisten und den Vorbereitungsaufwand für die Fortbildungen durch die Zusammenarbeit zu reduzieren konnten erfüllt werden. *Zusammenfassung:* Die Verwendung der Videokonferenz zu Ausbildungszwecken in der Chirurgie hat sich bei uns sehr bewährt. Die Einführung gemeinsamer Fortbildungsveranstaltungen mehrerer Klinken hat Arbeitszeit für die Vorbereitung eingespart und dies mit einem verhältnismässig geringen finanziellen Aufwand. Die technische Durchführung ist einfach, bei der Beachtung einiger weniger gestalterischen Vorgaben ist die Qualität der übertragenen Präsentationen ausreichend gut. Durch die der Medizin von aussen auferlegten Einschränkungen im finanziellen und zeitlichen Bereich wird es immer schwieriger Fortbildungen, Kongresse und Expertentreffen zu besuchen – hier könnte die Videokonferenz der Schlüssel zur Lösung sein um diesen limitierenden Faktoren zu entgehen. Wir werden die Möglichkeiten der Videokonferenz an praktischen Beispielen demonstrieren.

Ein einfaches Computerprogramm zu Erfassung von 9 intensivmedizinischen Scores in der Tagesroutine

C. G. Schneider[1], A. Nierhaus[2], I. Nielsen[2], B. Montag[2], D. Frings[2] und J. R. Izbicki[1]

[1] Abteilung für Allgemeinchirurgie
[2] Klinik für Anästhesiologie und Intensivmedizin, Universitätsklinikum Hamburg-Eppendorf, Martinistraße 52, 20246 Hamburg

An Easy Computer Program for the Recording of a Intensive Medical Scores in Daily Routine

Hintergrund: Die einheitliche Bewertung der Erkrankungsschwere und des Behandlungsaufwandes wird nicht mehr allein im Rahmen wissenschaftlicher Erhebungen, sondern zunehmend auch als Instrument der Qualitätssicherung und Basis zur ökonomischen Bedarfsermittlung genutzt. Von den dafür genutzten Score-Systemen sind der APACHE II, SAPS II und TISS-28 die am weitesten verbreiteten. Da die den Scores zugrunde liegenden Datenmengen teilweise große Schnittmengen aufweisen, wurde eine computerunterstützte Datenerfassung entwickelt. *Methoden:* Das Programm wurde als relationale Datenbank mit activeX Graphikmodulen konzipiert und mit Visual Dbase 7® auf der Plattform Windows95® als 32-bitApplikation erstellt. Die Runtime-Version hat eine Größe von 1,3 MB. Die Daten werden im dbf-Format abgelegt und können über ein ODBC-Interface ausgegeben oder eingelesen werden. Bei manueller Eingabe der Daten erfolgt die Prüfung auf Integrität und Plausibilität während des Vorgangs. Die erhobenen Daten erlauben die Berechnung der folgenden Scores: APACHE II, SAPS II, MPM II, MODS, SOFA, SepsisSeverityScore, Elebute, TISS 28 und PolyTraumaSchlüssel. Die Einsatzfähigkeit des auf Laptop-Computern installierten Programmes wurde durch 10 Assistenzärzte auf 2 chirurgisch/anästhesiologischen Intensivstationen 3 Monate lang getestet. In diesem Zeitraum wurden die Daten von 58 Patienten, die für mindestens 3 Tage auf der Intensivstation behandelt wurden, erfaßt. Die zur Dateneingabe benötigte Zeit wurde dokumentiert und das Programm am Ende der Testphase mittels eines standardisierten Fragebogens beurteilt. *Ergebnis:* Die Benutzerfreundlichkeit des Programms wurde mit im Median mit 4,5 (Range 2 – 5, schlecht (1) – sehr gut (6)) beurteilt. Nach einer Einarbeitungszeit von 84 Minuten ± (22,5 Minuten SD, entsprechend 3 Patiententagesdatensätzen) betrug die im Mittel benötigte Zeit/Tagesdatensatz 12 Minuten (± 4,3 Minuten SD). *Diskussion:* Das vorgestellte Computerprogramm ist zu täglichen Erhebung von Scorewerten zur Beurteilung und Dokumentation von Erkrankungsschwere und Behandlungsaufwand geeignet. Der dazu benötigte Zeitaufwand (ca. 1 Std./5 Patienten/ Tag) kann durch Erfassung entsprechender Parameter durch das Pflegepersonal und Reduktion der zu erhebenden Scores reduziert werden. Bisher unklar ist, welchen Einfluß täglich zur Verfügung gestellte Scorewerte auf die klinische Entscheidungsfindung haben.

Korrektur bis Redaktionsschluss nicht eingegangen.

10 Jahre Integration einer rechnergestützten chirurgischen Routinedokumentation in ein Krankenhausinformationssystem

J. Stausberg[1], H. Lang[2], I. Hawig[1] und K. Albrecht[3]

[1] Institut für Medizinische Informatik, Biometrie und Epidemiologie
[2] Klinik und Poliklinik für Allgemein- und Transplantationschirurgie, Universitätsklinikum Essen
[3] Klinik für Chirurgie und Zentrum für Minimal Invasive Chirurgie, Kliniken Essen-Mitte, Evang. Huyssens-Stiftung, Henricistraße 92, 45136 Essen

Ten Years of Integration of a Computer-Assisted Surgical Routine Documentation in a Hospital Information System

Hintergrund: Im Jahre 1989 wurde am Universitätsklinikum Essen das Operative Zentrum II (OZ II) als innovatives Neubauvorhaben realisiert. In enger räumlicher Nähe sind dort die Kliniken und Polikliniken für Allgemein- und Transplantationschirurgie, für Neurochirurgie und für Unfallchirurgie sowie die Intensivstation der Abteilung für Anästhesiologie und Intensivmedizin untergebracht. Zur Gewährleistung einer effizienten Diagnostik befinden sich im OZ II wesentliche Teile des Zentralinstituts für Röntgendiagnostik sowie das

Bereitschaftslabor der Abteilung für Klinische Chemie und Laboratoriumsdiagnostik. Auf therapeutischer Seite unterstützen das Institut für Transfusionsmedizin und die Physikalische Therapie die operative Behandlung. *Integrierte Operationsdokumentation:* Mit Realisierung des OZ II wurde ein Informations- und Kommunikationssystem eingeführt (OZ II-System), welches integrativ alle Abteilungen und Mitarbeitergruppen im Neubau unterstützt. Stationen, Polikliniken, Operationsbereiche und Leistungsstellen sind mit Rechnerarbeitsplätzen ausgestattet. Kernfunktionalität ist eine Operationsdokumentation, die in den operativen Behandlungsprozess mit Anmeldung, Planung, Dokumentation und Bericht eingebunden ist. Von Beginn an ist eine Schnittstelle zur zentralen Patientenverwaltung realisiert. Mit dem 1.1.1996 wurde die im Universitätsklinikum flächendeckend rechnergestützte Dokumentation der Daten nach § 301 SGB V in das OZ II-System integriert. Medizincontrolling und Qualitätsmanagement werden ebenfalls seit 1996 durch ein parallel betriebenes Data Warehouse unterstützt. Aktuell werden alle Behandlungsfälle bereits routinemäßig in die AR-DRGs gruppiert. *Ergebnisse:* Eine Ablösung des zwar funktional bewährten aber technologisch überholten Systems ist zum 1.1.2002 geplant. Aus diesem Anlass wird eine Analyse der Operationsdaten aus der Allgemeinchirurgie vorgenommen, die sich auf eine vollständige Erfassung von demographischen Daten, Diagnosen, Prozeduren, Operationszeiten und Operateuren stützt. Seit der ersten Dokumentation am 4.9.1990 sind bislang mehr als 33000 Operationen mit über 36000 Eingriffen erfasst worden. Diagnosen liegen kodiert in ICD-9 sowie Version 1.3 und Version 2.0 der ICD-10-SGB-V vor. Prozeduren wurden bis Mitte 1995 mit einer an den Scheibe-Schlüssel angelehnten Klassifikation kodiert, anschließend mit dem ICPM in Version 1.0 und 1.1 sowie seit 2001 mit dem OPS-301 in Version 2.0. Aus den Daten lassen sich Veränderungen im Krankheitsspektrum, dem therapeutischen Vorgehen sowie der Prozesssteuerung ableiten. *Ausblick:* Die Erfahrungen am OZ II zeigen, dass die Integration einer klinisch orientierten Operationsdokumentation in die rechnergestützte Basisdokumentation eines Universitätsklinikums gelingen kann und von beiderseitigem Nutzen ist. Es gilt daher für die Zukunft, dieses erfolgreiche Konzept auch in Zeiten der Kostenkontrolle und Erlösausrichtung zu verfolgen, um den Aufwand der Datenerfassung zu minimieren und gleichzeitig die täglichen Aufgaben in der Chirurgie zu unterstützen.

Mobile Datenerfassung als Grundlage einer DRG-gerechten Dokumentation

M. Walter[1,3], H. Puhl[3] und A. Ekkernkamp[1,2]

[1] Klinik für Unfall- und Wiederherstellungschirurgie, Unfallkrankenhaus Berlin, Warener Straße 7, 12683 Berlin
[2] Abteilung für Unfall- und Wiederherstellungschirurgie der Ernst-Moritz-Arndt-Universität Greifswald, Greifswald
[3] Knowledge Intelligence AG, Robert-Bosch-Straße 7, 64293 Darmstadt

Mobile Data Recording as the Basis of a DRG-Suitable Documentation

Ziel: Schätzungen zufolge werden in deutschen Kliniken die Diagnosen und Prozeduren bis zu 40% fehlerhaft und unvollständig codiert. Eine vollständige Überführung der Verlaufsdokumentation in klassifizierbare Diagnosen ist jedoch für den Krankenhausarzt angesichts fehlender Zeit und über 6.000 Diagnosecodes des ICD 10 ohne EDV Unterstützung nicht möglich. Ziel war es, durch den Einsatz mobiler Datenerfassung eine vollständigere Codierung ohne zeitlichen Mehraufwand für den Arzt zu erreichen, und die Auswirkungen unter wirtschaftlichen Gesichtspunkten zu untersuchen. *Material und Methode:* Eingesetzt wurde ein Softwareprogramm, das speziell auf Handheld-Computer ausgerichtet ist und die tägliche Verlaufsdokumentation (Anamnese und Visite) und dabei ermittelten Diagnosen erfasst. Dieses Programm wurde im Rahmen einer prospektiv randomisierten Studie zur Auswirkung mobiler Dokumentation auf die Anzahl der erfassten Nebendiagnosen eingesetzt. Die hierbei erhobenen Daten wurden unter DRG Gesichtspunkten ausgewertet. Hierzu wurden mit Hilfe eines australischen Groupers das jeweilige Fallgewicht - ein Parameter, der als Multiplikator des Basisfallpreises in der DRG Berechnung direkt in die Bestimmung des Fallpreises eingeht, und der Clinical Complexity Level (CCL) - ein Parameter, der die Nebendiagnosen eines Falles gewichtet - bestimmt. *Ergebnisse:* Die mittels mobiler Datenerfassung erhobenen Daten von 39 Patienten erbrachten einen um 27% höheren durchschnittlichen CCL-Wert (1,23) sowie ein um 28% höheres Fallgewicht (1,59) in der Gruppe der mobil dokumentierten Fälle gegenüber 38 konventionell erfassten Fällen (0,97/ 1,24). Bei einem angenommenen Basisfallwert von 4000,- DEM ergab sich eine Differenz von durchschnittlich 1400,- DEM pro Fall. *Zusammenfassung:* Mobile Datenerfassung erbringt durch eine vollständigere Erfassung der Nebendiagnosen einen wirtschaftlichen Vorteil gegenüber der konventionellen, papiergestützten Dokumentation.

Mens sana in corpore sano – Zur Geschichte der Ruderregatta im Rahmen des Kongresses der Deutschen Gesellschaft für Chirurgie

K. Wendl[1] und B. Weiß[2]

[1] Abteilung für Unfall- und Wiederherstellungschirurgie, BG-Unfallklinik Ludwigshafen, Ludwig-Guttmann-Straße 23, 67071 Ludwigshafen
[2] Chirurgische Klinik, Universitätsklinik Mannheim, Theodor-Kutzer-Ufer 1 – 3, 68167 Mannheim

Mens Sana in Corpore Sano – About the History of the Boat Race During the Congress of the German Surgical Society

Seit 5 Jahren ist die Ruderregatta fester Bestandteil des Rahmenprogrammes des Kongresses der Deutschen Gesellschaft für Chirurgie.

Diese Veranstaltung geht zurück auf eine Idee von Prof. Dr. Dr. h.c. M. Trede und Prof. Dr. Dr. h.c. Ch. Herfarth aus dem Jahr 1996, als im Rahmen des regelmäßigen Wissenschaftstreffens der benachbarten Universitätskliniken Mannheim und Heidelberg erstmals ein Ruderrennen stattfand. Dies war der Anlaß für Prof. Dr. Dr. h.c. Ch. Herfarth, als Präsident des 115. Kongresses der Deutschen Gesellschaft für Chirurgie 1998 in Berlin, die erste Ruderregatta für Chirurginnen und Chirurgen zu inaugurieren. Anhand von Bildern soll der Ursprung der Regatta in Mannheim und Heidelberg und die ersten 4 Regatten in Berlin und München dargestellt werden.

Definition und Kalkulation von chirurgischen G-DRGs: Status quo und zukünftige Entwicklungen

R. Bartkowski[1] und E. Fellmann[2]

[1] ID Gesellschaft für Information und Dokumentation im Gesundheitswesen mbH
[2] Chirurgische Abteilung, Jüdisches Krankenhaus, Berlin

Definition and Calculation of Surgical G-DRGs: Status Quo and Future Perspectives

Fragestellung: Die zukünftige vollständig pauschalisierende Abrechnung von Krankenhausbehandlungen in Deutschland soll auf der Basis der australischen DRGs eingeführt werden. Der bisherige Entwicklungsstand lässt noch erheblichen Anpassungsbedarf an die deutschen Versorgungsstrukturen erkennen. *Material und Methode:* Zu untersuchende Zielgröße ist die Kosten-Homogenität der abrechenbaren DRGs, deren Gesamtzahl auf 800 begrenzt ist. Dabei erfolgt die Leistungsdefinition mit den amtlichen deutschen Klassifikationen für Diagnosen (ICD-10) und Prozeduren (OPS-301), deren Eignung für diese Zwecke evaluiert wird. Bei der Kosten-Bewertung werden die australischen Daten für durchschnittliche Verweildauer und Relativgewichte (cw) mit Ergebnissen deutscher Statistiken gemäß § 301 SGB V verglichen. *Ergebnisse:* Die allgemein zum Vergleich herangezogenen australischen Daten von 1997/1998 offenbaren einen für deutsche Versorgungsstrukturen extrem hohen Anteil an tagesklinischen Behandlungen sowie implausibel kurze Verweildauern bei typischen Marker-Diagnosen wie Sprunggelenksfrakturen oder Dickdarm-Resektionen. Der Schweregrad von Erkrankungen (z.B. Tumorstadien) sowie kostenrelevante Behandlungsverfahren (Operationserweiterungen, Implantate, Medikamente) werden dabei nicht ausreichend berücksichtigt. *Schlußfolgerungen:* Die australischen Vergleichszahlen für Relativgewichte (cw), Verweildauer und Casemix-Index (CMI) können nur durch vollständige Neukalkulation auf deutsche Verhältnisse übertragen werden. Erst dann können Varianzanalysen vorgenommen werden, mit denen die vorzunehmende Einteilung in ca. 800 DRGs statistisch begründbar wird. Mit entsprechenden multivariaten Analysen sind die bisher zugrunde liegenden Kostenfaktoren zu überprüfen (Relevanz von Nebendiagnosen, Alter) und gegebenenfalls zu ergänzen. So kann die leistungsgerechte Vergütung von kostenrelevanten Zusatzleistungen auch in einem DRG-System sichergestellt werden.

New Imaging – funktionelle Bildgebung und Bildmerging

Nanotechnologie und ihre Konsequenzen für die Chirurgische Onkologie

A. Jordan

Centrum für Biomedizinische Nanotechnologie (CBN), c/o Charité, Klinik für Strahlenheilkunde, Spandauer Damm 130, 14050 Berlin (e-mail: andreas.jordan@charite.de)

Consequences of Nanotechnology in Surgical Oncology

Summary. Nanotechnology in medicine is often associated with the vision of the so-called nano-robots, which may be able to do many different non-invasive interventions within the human body. Looked at more closely, it appears that the overall futuristic impression of nanotechnology in medicine is much more practical. E.g. superparamagnetic iron oxide nanoparticles are in use for a long time as contrast agents in magnetic resonance imaging. Nanoparticular pharmaceutics or medical products are used for new therapeutic approaches, which are able to enter specifically certain types of tumor tissues or tumor cells, so that the local effectiveness of former systemic therapies may be improved.

Key words: Nanotechnology – Nanoparticles – Experimental Oncology

Zusammenfassung. Nanotechnologie in der Medizin wird oft in Verbindung gebracht mit der Vision sogenannter Nanoroboter, die in der Lage sein könnten, im Körper nicht-invasive Interventionen verschiedenster Art durchzuführen. Bei näherer Betrachtung stellt sich heraus, dass der eher futuristische Gesamteindruck zur Nanotechnologie in der Medizin erheblich konkreter ist. So finden superparamagnetische Eisenoxid-Nanoteilchen schon lange Verwendung als Kontrastmittel in der Magnetresonanztomographie. Nanopartikuläre Pharmaka bzw. Medizinprodukte werden zunehmend für neue Therapieansätze entwickelt, die in der Lage sind spezifisch bestimmte Tumorgewebe bzw. Tumorzellen zu erreichen und so die lokale Wirksamkeit ansonsten systemischer Therapien zu verbessern

Schlüsselwörter: Nanotechnologie – Nanopartikel – Experimentelle Onkologie

Einführung in die Nanotechnologie

Seit Richard P. Feynman (Nobelpreisträger f. Physik 1965) seine berühmte Rede am 29.12.1959 am California Institute of Technology (CalTech, U.S.A.) hielt mit dem inzwischen berühmten Ausspruch ‚*There is plenty of room at the bottom*' [1] hat die Geschichte der Nanotechnologie in den Neunziger Jahren eine neue Dynamik erhalten. Die wörtliche Übersetzung des obigen Ausspruchs ‚Unten ist jede Menge Platz' bezieht sich auf die Möglichkeiten der Informationsspeicherung und -verarbeitung sowie der Veränderung von Materie in allerkleinster Dimension, eben im Nanometermaßstab (10^{-9} m = 1 Millionstel Millimeter). Die Abgrenzung der Nanotechnologie zur Molekularbiologie ist fließend. Gemeinhin wird behauptet, daß der Kontrolle einzelner Moleküle und Atome die Zukunft gehört und deshalb die Nanotechnologie eines Tages die Bedeutung der heutigen Molekularbiologie erlangen wird.

In der Nanotechnologie geht es vorwiegend um die Nutzung neuer Werkstoffeigenschaften, die einerseits auf der geometrischen Größe und andererseits auf den oft verblüffenden und neuartigen materialspezifischen Besonderheiten von Nanostrukturen basieren. Daher werden die Eigenschaften von Nanosystemen von den technologischen Möglichkeiten her diskutiert und gehen z.B. nicht von speziellen Zielen in der Informationstechnik und den Biowissenschaften aus. Bei der Eroberung dieser Nanometer-Dimension hat das inzwischen erreichte Innovationstempo dazu geführt, daß langfristige physikalische, chemische und biomedizinische Forschung mit immer schnellerer Dynamik im globalen Wettbewerb gesteigert wird, während schon erste Produktgruppen die Weltmärkte betreten, deren Verkaufserfolge ihre Ursachen in der Realisation nanoskaliger Architektur mit neuen makroskopischen Funktionen haben.

Nanotechnologie: nur eine Vision ?

Noch steckt die Nanotechnologie in der interdisziplinären Grundlagenforschung. Allem voran steht die zunächst naiv erscheinende Vorstellung, man könne eines Tages mit nanochirurgischen Werkzeugen (‚Nanorobotern') präziser, spezifischer und ohne operativen Eingriff ‚von innen' zum Orte des Geschehens gelangen um dort gezielt in das Krankheitsgeschehen eingreifen zu können. Auf der Internet-Seite des U.S.-amerikanischen ‚*Foresight-Institute*' (Palo Alto, PO Box 61058, CA 94306 U.S.A) finden sich hierzu eine Reihe von Impressionen, von denen jede allerdings nachwievor weit von einer Realisierung entfernt ist. Natürlich sind noch in keinem Forschungslabor solche Nanoroboter realisiert worden. Gehören deshalb nanotechnologische Entwicklungen für medizinische Anwendungen generell in den Bereich des ‚Science Fiction'? Die klare Antwort lautet: Nein. So gibt es bereits Teillösungen für solche ‚*nanodevices*', zum anderen befinden sich bekannte Präparate bereits seit Jahren in der medizinischen Anwendung, die nach heutigem Verständnis bereits zur Nanotechnologie gehören. Letztere sind die sogenannten Nanopartikel oder Nano-Carrier, auf die weiter unten noch näher eingegangen wird. Im Hinblick auf den bekannten langen Vorlauf von der Idee bis zum klinisch einsetzbaren Medizinprodukt oder Pharmazeutikum gehen diese Entwicklungen auf eine Zeit zurück, in der noch niemand den Begriff Nanotechnologie überhaupt kannte.

Die Herstellung von ‚Nanorobotern' ist zwar noch in weiter Ferne. Dennoch wurden für diesen ehrgeizigen Ansatz immerhin schon Teillösungen erarbeitet, wie z.B. der nanomolekulare Antrieb, der von der Montemagno Arbeitsgruppe an der Cornell University (Nanobiotechnology Center, Ithaca, New York 14853, U.S.A.) entwickelt wurde [2]. Hierbei handelt es sich um einen in vitro Hybrid-Aufbau aus organisch molekularen Komponenten und anorganischen Bauteilen in nanoskaliger Dimension. Angetrieben wird der Motor mittels ATP, das dem Umgebungsmedium kontinuierlich zugegeben wird. Unter Berücksichtigung des ATP-Verbrauchs und der erzielten Verdrängungskraft ergibt sich eine Effektivität des Nanomotors von 50 – 80%! Solche hocheffizienten Nanopropeller wären prinzipiell geeignet, um die oben genannten Nanoroboter durch Gefäße zu bewegen z.B. zur Detektion und Zerstörung einzelner Krebszellen oder die von Kapseln, Partikeln oder anderen Apparaten auf ein äußeres Signal hin abgegebenen Antikrebs-Wirkstoffe in der Umgebung zu verteilen.

Aus Sicht eines Ingenieurs, Physikers oder Chemikers klingen solche Resultate ermutigend auch vor dem Hintergrund von denkbaren Anwendungen in der Medizin. Auf der anderen Seite werden bei solchen Überlegungen biologische Grundgegebenheiten oftmals kaum berücksichtigt (z.B. Aktivierung des Immunsystems, Blutfluß, Blutdruck) und dadurch auch die Zeit bis zum Einsatz in der Medizin gemeinhin gewaltig unterschätzt. Ein noch fundamentaleres Problem besteht in der nicht vorhandenen ‚Intelligenz' solcher ‚*nanodevices*'. Selbst im Idealfall eines von außen steuerbaren und mit Wirkstoffen beladenen Nanovehikels fehlt die wohl wichtigste

Eigenschaft: die selbsttätige Erkennung von Krankheitsherden bzw. die Erkennung von malignen Zellen und die dann womöglich zu treffende Auswahl und Durchführung entsprechender Inaktivierungsmaßnahmen. An dieser Stelle wird deutlich, wie weit die Nanotechnologie, so wie sie das *Foresight Institute* darstellt, tatsächlich noch von einer Anwendung in der Medizin entfernt ist [3]. Im Hinblick auf die Anwendung der Nanotechnologie in der Medizin wurde bisher von den meisten Wissenschaftlern, die sich ausschließlich der Nanotechnologie verschrieben haben, eine bedeutende Fachrichtung kaum beachtet, die sich seit Jahrzehnten mit genau dem Problem beschäftigt, mit welchen Methoden Wirkstoffe ‚intelligent', d.h. selbsttätig, selbsterkennend und spezifisch, an den jeweiligen Wirkort gebracht werden können. In den jeweiligen Fachdisziplinen spricht man in diesem Zusammenhang von ‚*Drug Targeting*' und ‚*Controlled Release*'. Schon lange versucht man hier mit Partikeln bzw. ‚*Carriern*' (Trägermaterialien) Wirkstoffe und Nukleinsäuren zum Beispiel für die Krebstherapie gezielt in den Tumor zu bringen. Aufgrund dieser unterschiedlichen Betrachtungsperspektiven sind in der Vergangenheit die meisten nanobiotechnologischen Entwicklungen mehr aus dieser Fachrichtung gekommen als aus der relativ jungen Nanotechnologie. Neuere Entwicklungen berücksichtigen zunehmend diesen Erfahrungsschatz.

Wesentliche Entwicklungen werden in folgenden Anwendungsfeldern in den nächsten 5 – 10 Jahren erwartet [4, 5]:

- Nanoskalige Sensoren (Detektion physiologischer Parameter ‚von innen' zur Diagnostik und zur Steuerung von Therapiemaßnahmen von außen)
- ‚*Nanodevices*' (implantierbare oder intravenös/intraarteriell applizierbare Biochips zur von außen kontrollierbaren zeitlich gesteuerten Abgabe von Wirkstoffen, Nanomotoren zur Gefäßmanipulation ‚von innen', zur Detektion und Zerstörung von Krebszellen und anderer pathologischer Veränderungen werden im Körper Nanoventile, Nanopumpen, Nanomanipulatoren und Nanosensoren eingebracht, die mittels einer externen Elektronik gesteuert werden)
- Nanopartikel/Nano-Carrier (Transport nicht-viraler Vektoren über die gezielte Gestaltung nanopartikulärer Systeme, neue Träger zur von außen steuerbaren spezifischen Beladung, Transport und Deposition biologischer Wirkstoffe und Therapeutika sowie zur Erkennnung von kleinsten Tumorläsionen mittels Carrier-gebundener Isotope oder Verwendung von superparamagnetischen Teilchen, die mittels Magnetresonanztomographie detektiert werden)
- *Interfaces*/Beschichtungen zwischen biologischen und anderen Materialien (nanostrukturierte Werkstoffe zur Beschichtung von Prothesen, künstlichen Implantaten/Devices zur Reduktion der Abstoßungsreaktion und in der rekonstruktiven Chirurgie, Tissue Engineering, Organersatz)

Da im Bereich der Nanopartikel bzw. Nano-Carrier bereits die meisten klinischen Erfahrungen und konkretesten Vorstellungen zum Einsatz in der Medizin bestehen, wird im folgenden dieses Anwendungsgebiet exemplarisch näher beschrieben.

Nanopartikel für die Tumordiagnostik

Eine der ersten Entwicklungen in der Tumordiagnostik, die heute bereits zu nanotechnologischen Produkten zählen, sind die eisenoxid-haltigen Nanoteilchen, besser bekannt als ‚*Ultra-Small Superparamagnetic Iron Oxides*' (USPIO). Ihre Entwicklung begann vor über 20 Jahren, als noch niemand etwas von den neuen Möglichkeiten ahnte, die die Nanotechnologie erst sehr viel später bereitstellen würde. Es handelt sich dabei vorwiegend um Dextran-stabilisierte Nanopartikel in einer wäßrigen Suspension mit einer Kerngrößenverteilung zwischen 3 und 10 nm, die zur Detektion von Leberläsionen [6] eingesetzt werden (z.B. Resovist®, AMI-25®,

Endorem®, Ferucarbotran®). Prinzip der Methode ist die durch Magnetit verursachte Senkung der Signalintensität (Verkürzung der T2-Relaxivität). Nach Applikation des Kontrastmittels führt die Funktion des reticuloendothelialen Systems (RES) zur Phagocytose der Teilchen und deren (eigentlich unspezifischen) Ablagerung im gesunden Leberparenchym, während Tumorläsionen ohne RES-Funktion sich in der signalreduzierten Umgebung besser abheben, weil hier keine Aufnahme der Teilchen erfolgt. Neuere klinische Untersuchungen zeigen, daß die SPIO-kontrastmittelgestützte Magnetresonanztomographie gerade im direkten Vergleich mit Voraufnahmen ohne Kontrastmittel gegenüber der Computertomographie (Spiral CT) und der MRT ohne SPIO zu einer beträchtlichen Steigerung der Spezifität und Sensitivität führen z.B. bei der Detektion und Beurteilung von Leberläsionen [7]. Inzwischen wurden vergleichbare oder mit anderen Hüllen versehene nanoskalige Eisenoxidteilchen auch für weitere diagnostische Zwecke evaluiert, wie z.B. für die MR-Angiographie [8, 9], MR-Lymphographie [10, 11], in Liposomen verpackt als ‚Sonden' für die Verteilung von tumorspezifischen Wirkstoffen [12], zum Nachweis der Funktion der Blut-Hirn-Schranke [13], zur Detektion einzelner Tumorzellen und Makrophagen [14], sowie von artherosklerotischen Plaques [15], zum kontrastmittelgestützten Staging von Rektumkarzinomen [16], zur Darstellung von Mikrogefäßen bei experimentellen Mammakarzinomen [17], zur Darstellung von Stenosen (präklische Evaluation) [18], zur Verfolgung von Stoffen während der gastrointestinalen Passage [19] und schließlich auch zur Detektion von Genexpression in einem ausgewählten in vivo Modellsystem [20].

Nanopartikel in der Tumortherapie

Gleichermaßen vielfältig wie die Anwendungen in der Tumordiagnostik stellen sich die Nano-Carrier in der Tumortherapie dar.

Von der Idee einer partikelgestützen Chemotherapie war bereits Paul Ehrlich begeistert zu Beginn des 20. Jahrhunderts [21]. Während in der Diagnostik vorwiegend die eisenoxidhaltigen Teilchen dominieren, wurden in den letzten Jahren eine Fülle von neuartigen Polymerpartikeln als Carrier hergestellt, die in der Lage sind vor allem bestimmte Wirkstoffe durch den Körper an den Zielort zu bringen. Solche Strategien des *‚controlled release'* haben ebenfalls eine lange Tradition und befinden sich z.T. schon im Stadium der klinischen Evaluation. Eine vergleichbar lange klinische Erfahrung wie bei den SPIO Kontrastmitteln gibt es auf dem Therapiesektor allerdings nicht.

Die wohl ältesten Nanoteilchen für Therapiezwecke sind die nanoskaligen Liposomen, in denen sich Wirkstoffe, vor allem Chemotherapeutika, aber auch Nukleinsäuren für die Gentherapie verkapseln lassen. Man erreicht damit je nach Zusammensetzung, Oberflächengestaltung und (hydrodynamischer) Größe der Teilchen eine Dispersivität in Wasser ansonsten unlöslicher Wirkstoffe, so daß eine Applikation über Körperflüssigkeiten möglich wird, eine ebenfalls oberflächenabhängige Verlängerung der Bluthalbwertszeit und eine reduzierte systemische Toxizität, weil das Zeitfenster für eine Anreicherung in der gewünschten Zielregion durch die ‚Tarnung' gegenüber dem Immunsystem erheblich verlängert wird [22]. Durch Veränderung der chemischen Zusammensetzung kann das Liposom in Abhängigkeit von einem äußeren Reiz, z.B. durch pH-, Temperatur-, Enzymeinwirkung oder elektromagnetische Felder „durchlässig" werden und so seinen Inhalt an die Umgebung abgeben. Hierdurch ergibt sich eine gewisse Steuerbarkeit, die allerdings wesentlich von der regionalen Anreicherung der Liposomen in vivo abhängt. Probleme bei der klinischen Anwendung liegen auch in der Stabilität der Liposomen unter in vivo Bedingungen. Zur Verlängerung der Zirkulationszeit im Blut wurden eine Reihe von Strategien entwickelt. So führt die Verkleinerung der Liposomen ebenso wie bestimmte Oberflächenveränderungen zu einer verminderten Aufnahme durch das RES. Dabei kommt es zur Bindung bestimmter Plasmaproteine an die Oberfläche solcher Teilchen (Opsonierung), die zu einer Destabilisierung der Nanoliposomen und vor allem zu ihrer Erkennung und Elimination durch Makrophagen führt, die dann ihrerseits diese „Fremdkörper"

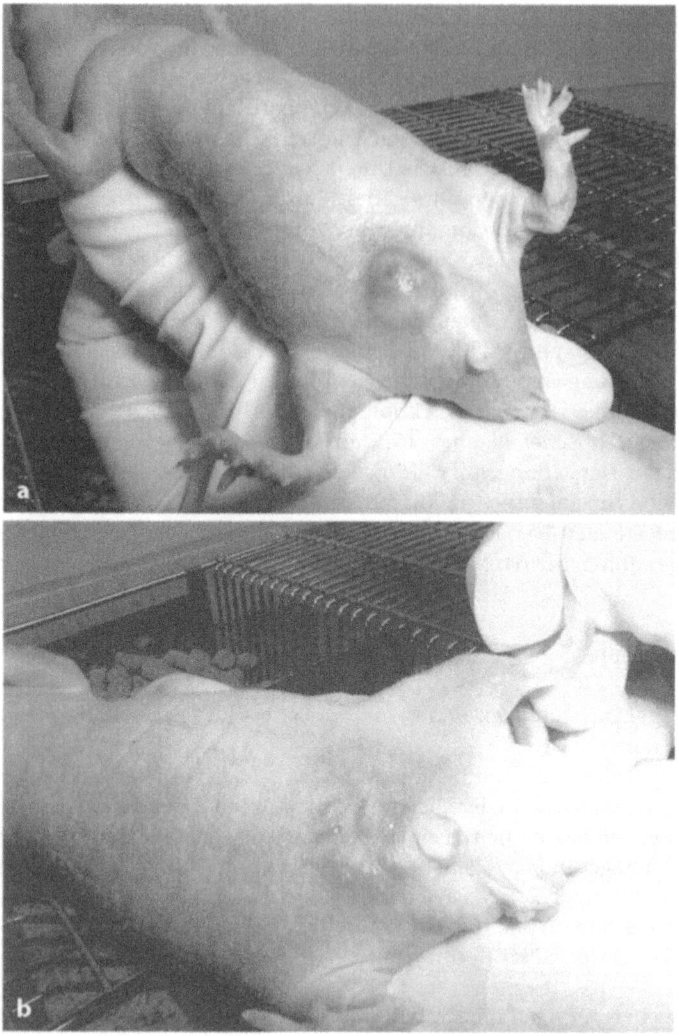

Abb. 1. Ergebnis einer Magnetflüssigkeitshyperthermie (Magnetic Fluid Hyperthermia, MFH) in vivo: Xenotransplantat eines humanen Glioblastoms. (a): 60 Tage nach Transplantation, unbehandelter Tumor, Volumen: 200 mm³; (b): 138 Tage nach MFH (intratumorale Nanopartikel-Infiltration, 5×10^{-2} mg Ferrit/mm³ Tumorvolumen, 24 h später Magnetwechselfeldbehandlung, Frequenz: 500 kHz, Feldstärke: 13 kA/m, 1×30 min, intratumorale Gleichgewichtstemperatur: 44°C): kein Tumor, keine Anzeichen eines Rezidivs, leichte Pigmentierung der Haut durch immer noch vorhandene, lokale Eisenoxid-Nanopartikel, Narbenbildung

in Leber und Milz abtransportieren. Dieser Vorgang kann einige Minuten, aber auch Stunden nach der Injektion erfolgen. Länger zirkulierende Liposomen sind mit einer Kohlenhydratoberfläche versehen und haben nur noch eine Größe von etwa 100 nm oder kleiner. Auch in diesem Fall führt die Verkleinerung in den Nanometermaßstab unter der Voraussetzung einer ausreichend hohen Monodispersivität der Präparation auch unter physiologischen Bedingungen zu einer medizinisch nutzbaren Veränderung des Partikelverhaltens. Neben diesen biologisch veränderten Eigenschaften findet man in der Nanodimension auch dramatische Veränderungen chemischer und physikalischer Eigenschaften.

Jüngste Entwicklungen mit Polybutylcyanoacrylat-Nanoteilchen, zeigen, wie solche raffiniert gestalteten Nanopartikel über Oberflächenmodifikationen (in diesem Fall mit Polysorbat 80) die

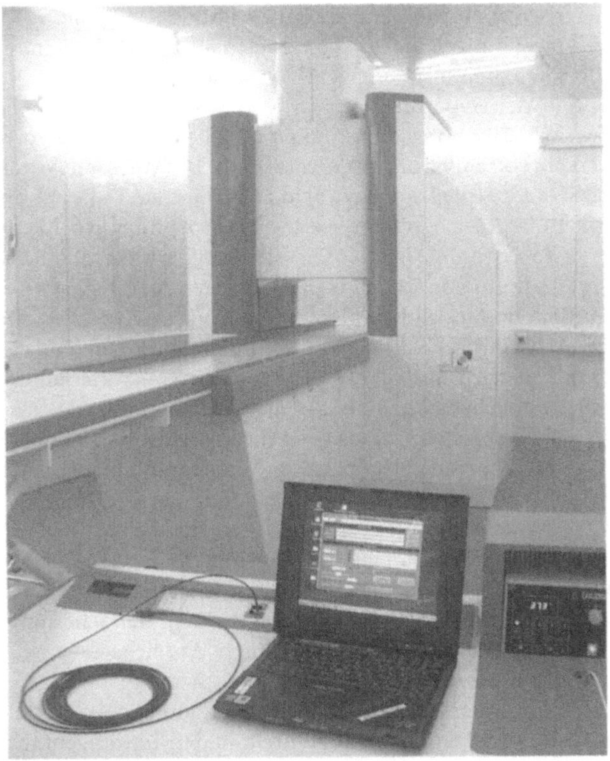

Abb. 2. Erstes klinisches Magnetwechselfeld-Therapiesystem für die Magnetflüssigkeits-Hyperthermie (MFH-300F®), das zur Zeit am Universitätsklinikum Charité, Klinik für Strahlenheilkunde (Direktor: Prof. Dr. Dr.h.c. R. Felix) aufgebaut worden ist. Das Gerät erzeugt ein homogenes magnetisches Wechselfeld mit einer Frequenz von 100 kHz und einer Feldstärke bis 15 kA/m. Gezielt in einem Tumor deponierte oder in Tumorzellen angereicherte eisenoxidhaltige Nanopartikel, die speziell für diese Anwendung entwickelt wurden, können durch das magnetische Wechselfeld auf bis zu 47° aufgeheizt werden, während unbeladenes Gewebe sich kaum erwärmt. Die Temperaturmessung erfolgt mittels fluorooptischer Meßsonden. Die Gleichgewichtstemperatur in der Zielregion wird über die Magnetfeldstärke reguliert (Abdruck mit freundlicher Genehmigung der MFH Hyperthermiesysteme GmbH, Berlin)

Blut-Hirn-Schranke überwinden können und zu einer erstaunlichen Anreicherung und Doxorubicin-Freisetzung in Glioblastomen der Ratte führen [24, 25]. Als Mechanismus wird angenommen, daß Polysorbat 80 zu einer Adsorption von Apolipoprotein E aus dem Blutplasma führt, wodurch die Nanoteilchen sich dann wie ‚*Low Density Lipoprotein (LDL)*' Partikel verhalten und an entsprechende LDL Rezeptoren endothelialer Zellen binden. Erneut spielt hier die Größe der Teilchen, - eben die Nanodimension - eine entscheidende Rolle, um gezielt in das Zellgeschehen eingreifen zu können.

Ebenso wie die Carrier zum Transport und Deposition von chemischen Wirkstoffen, sind auch Nanopartikel für die Carrier-gestützte Strahlentherapie entwickelt worden. In der Regel bestehen solche Nanopartikel-Radiopharmaka wiederum aus Polymerteilchen mit möglichst einheitlicher Partikelgrößenverteilung, die für die einheitliche und definierte biologische Anreicherung ebenso entscheidend ist wie deren Oberflächengestaltung und Art der Kopplung mit Chelatbildern, in die ihrerseits die Isotope eingebaut werden. Eine zusätzliche Stabilisierung solcher Komplexe erreicht man durch bifunktionelle Liganden, wie z.B. DTPA. Klinisch bedeutsame, über Komplexbildung gekoppelten Isotope sind z.B. ^{67}Ga, ^{99m}Tc , ^{211}At, ^{111}In und ^{186}Re. Im Prinzip können für die Carrier gestützte Radiotherapie die gleichen Strategien angewendet werden, wie beim *Drug Targeting*. Allerdings bedingt die geringere Stabilität solcher

Konjugate eine eher über den Nanometerbereich hinausgehende Partikelgröße (‚*Microspheres*'), so daß bei den nuklearmedizinischen Anwendungen bisher kaum systematische Untersuchungen mit Nanopartikeln und deren mögliche Potentiale durchgeführt wurden.

Für die dritte Säule der Tumortherapie, der Hyperthermie, wurde inzwischen ebenfalls eine Nanopartikel-gestützte Methode entwickelt. Der unter dem Namen ‚Magnetflüssigkeitshyperthermie' publizierte Ansatz [26] benutzt ein von außen angelegtes magnetisches Wechselfeld, um regional deponierte oder angereicherte Nanopartikel aus Eisenoxid zu erwärmen. Dabei ist die gegenüber größeren Eisenoxid-Partikeln erheblich höhere Leistungsabsorption pro Masse ebenso eine Folge der Nanoskaligkeit der Teilchen [27], wie das Verhalten in vivo hinsichtlich der wärmegestützten Infiltration in das Interstitium von isogen transplantierten Mammakarzinomen [28]. Mit letzterem Ansatz wurden in Modelltherapien mit alleiniger Hyperthermie (eigentlich Thermoablation) (30 min, 47°C i.t.) 44% komplette Remissionen gefunden. Die Weiterentwicklung der Nanoteilchen mit neuen Hüllstrukturen ermöglicht eine differentielle Endocytose, d.h. einer bis zu 8-fach höhere Teilchenaufnahme in maligne Zellen im Vergleich zu Normalzellen desselben Gewebetyps (z.B. Glioblastom versus Gliazellen) [29]. Abb. 1a und 1b zeigen den Therapieerfolg der MFH an einem humanen Glioblastom-Xenotransplantat (Details s. Legende).

Auch an dieser Stelle haben die Methoden der Nanotechnologie zu einer entscheidenen Weiterentwicklung der Teilchen geführt, weil die einheitliche und kontrollierbare Veränderung solcher Nanopartikeloberflächen der Schlüssel zu diesem unterschiedlichen Aufnahmeverhalten ist und darüberhinaus auch die biotechnologische Weiterentwicklung geprägt hat. Allerdings läßt sich bisher die erforderliche Nanoteilchenzahl noch nicht durch Anreicherung nach intravenöser Applikation erzielen. Auch bei der geplanten ersten klinischen Erprobung der neuen Methode beim Glioblastom und bei Hirnmetastasen sollen die Nanoteilchen mittels interstitieller Applikation, d.h. stereotaktisch navigationsgestützt direkt in den Tumor gebracht werden. Das weltweit erste klinische Therapiesystem (Magnetwechselfeldapplikator MFH®-300F) ist bereits am Universitätsklinikum Charité, Klinik für Strahlenheilkunde, aufgebaut und befindet sich derzeit in der Phase der physikalischen Charakterisierung und technischen Erprobung (Abb. 2). In Analogie zu den Tierversuchsergebnissen sollen die Nanoteilchen dann bei einer Temperatur um 45° in das Interstitium infiltrieren und anschließend die Oberflächenstruktur der Teilchen zu einer differenziellen Endocytose in die Glioblastomzellen führen. In 5 bis 6 aufeinanderfolgenden Sitzungen wird die Zielregion dann wiederholt und in Kombination mit konventioneller Strahlentherapie hyperthermiert [30].

Literatur

1. Feynman RP (1959) There is plenty of room at the bottom. Rede vom 29.12.1959 auf dem ‚Annual Meeting of the American Physical Society' am California Institute of Technology (CIT), Pasadena, CA 91125
2. Soong RK, Bachand GD, Neves HP, Olkhovets AG, Craighead HG, Montemagno CD (2000) Powering aninorganic nanodevice with a biomolecular motor. Science 290:1555
3. Morris K (2001) Macrodoctor, come meet the nanodoctors. The Lancet 357:778
4. Craighead H, Leong K (1999) Applications: Biotechnology, Medicine, and Healthcare. In: Roco, MC, Williams, RS, Alivisatos, P (1999) Nanotechnology Research Directions: IWGN Workshop Report. Vision for nanotechnology Research and delopment in the next decade. Interagency Working Group on Nanoscience, Engineering and Technology (IWGN), The White House, Washington D.C., U.S.A
Internet-Publikation: http://itri.loyola.edu/nano/IWGN.Research.Directions/, 107 – 120
5. Drug Delivery Systems, Appendix A3. In: National Nanotechnology Initiative. The initiative and Its Implementation Plan. Nantional Science and Technology Council, Committee on Technology, Subcommittee on Nanoscale Science, Engineering and Technology.The White House, Washington D.C., U.S.A., 86 – 87
Internet-Publikation: http://www.whitehouse.gov/WH/EOP/OSTP/html/OSTP Home.html
6. Stark DD, Weissleder R, Elizondo G, Hahn PF, Saini S, Todd LE, Wittenberg J, Ferrucci JT (1988) Superparamagnetic iron oxide: clinical application as a contrast agent for MR imaging of the liver. Radiology 168:297 – 301
7. Reimer P, Jähnke N, Fiebich M, Schima W, Deckers F, Marx C, Holzknecht N, Saini S (2000) Hepatic lesion detection and characterization: value of nonenhanced MR imaging, superparamagnetic iron oxide-enhanced MR imaging andf spiral CT-ROC Analysis. Radiology 217:152 – 158

8. Taupitz M, Schnorr J, Abramjuk C, Wagner S, Pilgrimm H, Hunigen H, Hamm B (2000) New generation of monomer-stabilized very small superparamagnetic iron oxide particles (VSOP) as contrast medium for MR angiography: preclinical results in rats and rabbits. J Magn reson Imaging 12:905 - 911
9. Knollmann FD, Bock JC, Rautenberg K, Beier J, Erbert W, Felix R (1998) Differences in predominant enhancement mechanisms of superparamagnetic iron oxide and ultrasmall superparamagnetic iron oxide for contrast-enhanced portal magnetic resonance angiography. Preliminary results of an animal study original investigation. Invest Radiol 33:637 - 643
10. Elste V, Wagner S, Taupitz M, Pfefferer D, Kresse M, Hamm B, Berg R, Wolff KJ, Semmler W (1996) Magnetic resonance lymphography in rats: effects of muscular activity and hyperthermia on the lymph node uptake of intravenously injected superparamagnetic iron oxide particles. Acad Radiol 3:660 - 668
11. Bellin MF, Roy C, Kinkel K, Thoumas D, Zaim S, Vanel D, Tuchmann C, Richard F, Jacuim D, Delcourt A, Challier E, Lebret T, Cluzel P (1998) Lymph node metastasis: safety and effectiveness of MR imaging with ultrasmall superparamagnetic iron oxide particles-initial clinical experience. Radiology 207:799 - 808
12. Päuser S, Reszka R, Wagner S, Wolf KJ, Buhr HJ, Berger G (1997) Liposome-encapsulated superparamagnetic iron oxide particles as markers in an MRI-guided search for tumor-specific drug carriers. Anticancer Drug Des 12:125 - 135
13. Rousseau V, Denizot B, Pouliquen D, Jallet P, Le Jeune JJ (1997) Investigation of blood-brain barrier permeability to magnetite-dextran nanoparticles (MD3) after osmotic disruption in rats. MAGMA 5:213 - 222
14. Moore A, Weissleder R, Bogdanov A (1997) Uptake of dextran-coated monocrystalline iron oxides in tumor cells and macrophages. J Magn reson Imaging 7:1140 - 1145
15. Schmitz SA, Coupland SE, Gust R, Winterhalter S, Wagner S, Kresse M, Semmler W, Wolf KJ (2000) Superparamagnetic iron oxide-enhanced MRI of artherosclerotic plaques in Watanabe heriditable hyperlipidemic rabbits. Invest Radiol 35:460 - 471
16. Maier AG, Kersting-Sommerhoff B, Reeders JW, Judmaier W, Schima W, Annweiler AA, Meusel M, Wallengren NO (2000) Satging of rectal cancer by double-contrast MR imaging using the rectally administered superparamagnetic iron oxide contrast agent ferristene and iv gadodiamide injection: results of a multicenter phase II trial. J Magn Reson Imaging 12:651 - 660
17. Turetschek, K, Huber S, Floyd E, Helbich T, Roberts TP, Shames DM, Tarlo KS, Wendland MF, Brasch RC (2001) MR imaging characterization of microvessels in experimental breats tumors by using a particulate contrast agent with histopathologic correlation. Radiology 218:562 - 569
18. Johannson LO, Bjornerud A, Ahlstrom HK, Ladd DL, Fujii DK (2001) A targeted contrast agent for magnetic resonance imaging of thrombus: implications of spatial resolution. J Magn Reson Imaging 13:615 - 618
19. Weitschies W, Kötitz R, Trahms L, Cordini D (1997) High resolution monitoring of the gastrointestinal transit of magnetically marked capsule. J Pharm Sci 86:1218 - 1222
20. Weissleder R, Moore A, Mahmood U, Bhorade R, Beneviste H, Chiocca EA, Basilion JP (2000) In vivo magnetic resonance imaging of transgene expression. Nature Medicine 6:351 - 354
21. Ehrlich P (1906) Collected studies in immunology. Wiley, New York, 44 - 47
22. Storm G, Crommelin DJ (1997) Colloidal systems for tumor targeting. Hybridoma 16:119 - 125
23. Martin FJ (1999) Arshady R (1999) Stealth Liposomes. In: Arshady R (Ed) Microspheres, Microcapsules and Liposomes. Volume 2: Medical and Biotechnology Applications. Citus Books, London, 435 - 461
24. Kreuter J (2002) Apolipoprotein-mediated transport of nanoparticle-bound drugs across the blood-brain barrier. J Drug Targeting 10:317 - 325
25. Kreuter J (2001) Nanoparticle systems for brain delivery of drugs. Adv Drug Deliv Rev 47:65 - 81
26. Jordan A, Scholz R, Wust P, Fähling H, Felix R (1999) Magnetic fluid hyperthermia: Cancer treatment with AC magnetic field induced excitation of biocompatible superparamagnetic nanoparticles. J Magn Magn Mater 210:413 - 419
27. Jordan A, Wust P, Fähling H, John W, Hinz A, Felix R (1993) Inductive heating of ferrimagnetic particles and magnetic fluids: physical evaluation of their potential for hyperthermia. Int. J. Hyperthermia 9:51 - 68
28. Jordan A, Scholz, R, Wust P, Fähling H, Krause J, Wlodarcyk W, Sander B, Vogl Th, Felix R (1997) Effects of Magnetic Fluid Hyperthermia (MFH) on C3H mammary carcinoma in vivo. Int J Hyperthermia 13:587 - 605
29. Jordan A, Scholz R, Wust P, Schirra H, Schiestel T, Schmidt H, Felix R (1999) Endocytosis of dextran an silan-coated magnetite nanoparticles and the effect of intracellular hyperthermia on human mammary carcinoma cells in vitro. J Magn Magn Mater 194:185 - 196
30. Jordan A, Scholz R, Maier-Hauff K, Johannsen M, Wust P, Nadobny J, Schirra H, Schmidt H, Deger S, Loening S, Lanksch W, Felix R (2001) Presentation of a new magnetic field therapy sytstem for the treatment of human solid tumors with magnetic fluid hyperthermia. J Magn Magn Mater 225:118 - 126

Neuorientierung in der onkologischen Chirurgie – differenzierte Radikalität im Rahmen multimodaler Konzepte (Deutsche Krebsgesellschaft und CAO)

Neoadjuvante Therapieprinzipien orientiert an Responseprädiktion und Evaluation

U. Fink, K. Ott, W. Weber und J. R. Siewert

Chirurgische Klinik und Poliklinik, Technische Universität München, Klinikum rechts der Isar, Ismaninger Straße 22, 81675 München

Neoadjuvant Strategies Guided by Response Prediction and Evaluation

Summary. Only patients with a clinical and pathohistological response to neoadjuvant therapy have a significantly improved survival. Therefore the identification of predictors for response and procedures for the early identification of nonresponders appear to be mandatory. Preliminary data of biochemical investigations of target enzymes for several cytostatics (e.g. TS, ERCC1) appear to be promising. Early changes of the tumor metabolism in the FDG-PET enable the identification of nonresponders with a negative predictive value of 88 – 95%. In near future these findings should lead to consequences in the design and realization of clinical studies.

Key words: Neoadjuvant therapy – predictors for response – early evaluation of nonresponder by FDG-PET

Zusammenfassung. Von einer neoadjuvanten Therapie profitieren nur Patienten, die auf die Vorbehandlung klinisch und pathohistologisch angesprochen haben. Daher steht die Suche nach Responseprädiktoren bzw. Verfahren zur Früherkennung von Non-Respondern im Zentrum der klinischen Forschung. Erste Ergebnisse von molekularbiologischen Untersuchungen von Zielenzymen für verschiedene Zytostatika (z.B. TS, ERCC1) an Biopsaten sind ermutigend. Frühe Änderungen des Tumorstoffwechsels in der FDG-PET ermöglichen die Identifizierung von Non-Respondern mit einem negativen prädiktiven Wert von 88 – 95%. Zukünftig sollten diese Erkenntnisse zu Konsequenzen bei der Planung und Durchführung klinischer Studien führen.

Schlüsselwörter: Neoadjuvante Therapie – Prädiktoren für Response – Frühevaluation von Non-Respondern mit FDG-PET

Seit mehr als 25 Jahren werden innerhalb multimodaler Therapiekonzepte präoperative neoadjuvante Therapieverfahren, d.h. neoadjuvante Chemotherapie bzw. Radio-/Chemotherapie eingesetzt, um die Prognose von Patienten mit lokal fortgeschrittenen bzw. klinisch noch okkulten systemisch metastasierten Primärtumoren zu verbessern. Der Stellenwert der neoadjuvanten Therapieverfahren wird kontrovers diskutiert. Anhänger der Vorbehandlung führen als wesentliche Hypothese an, dass im Falle des Ansprechens eine Verkleinerung des

Primärtumors eintritt, was die Aussicht auf eine komplette Resektion steigert und dadurch die lokale Kontrolle verbessert; gleichzeitig soll eine frühe systemische Chemotherapie zu einer gesteigerten Wirkung auf okkulte Mikrometastasen führen. Alle bisher publizierten Studien zeigen, dass nur Patienten, die auf die neoadjuvante Therapie ansprechen und anschließend R0-reseziert werden können, von der multimodalen Therapie mit einer signifikanten Verlängerung des Überlebens profitieren. Es gibt jedoch Hinweise, dass Non-Responder auch nach histologisch kompletter chirurgischer Tumorentfernung (R0-Resektion) eine signifikant schlechtere Prognose haben als Patienten nach primärer Resektion. In den bisher wenigen repräsentativen Phase-III-Studien, in denen der Stellenwert einer präoperativen Chemotherapie gegenüber einer primären Operation bei Ösophaguskarzinomen vergleichend untersucht wurde, profitierten in erster Linie Responder, insbesondere mit histopathologischem Response gegenüber primär operierten Patienten mit R0-Resektion. Dagegen hatten Patienten, die nicht auf die Vorbehandlung angesprochen hatten, eine deutlich schlechtere Prognose [1]. Kritiker der neoadjuvanten Therapie führen verschiedene hypothetische und klinisch belegte Argumente gegen eine Vorbehandlung von wenig Chemotherapie-empfindlichen Tumoren (z.B. Ösophaguskarzinome, Magenkarzinome, nicht-kleinzellige Bronchialkarzinome) an. Dazu gehören unter anderem, dass sich große Tumoren (T3/T4-Tumoren) biologisch anders verhalten als frühe Tumoren (T1/T2-Tumoren), d.h. der Residualtumor nach Down-Staging tumorbiologisch die ungünstigen Eigenschaften eines T3/T4-Tumors behält hinsichtlich Onkogenaktivierung, Metastasierungspotential und Resistenzproblematik. Nach primärem Ansprechen auf die Chemotherapie kann es z.B. nach einer partiellen Remission zu einer beschleunigten Repopulierung durch resistente Zellen kommen. Klinisch bedeutsame Beobachtungen sind, dass die therapiebedingte Toxizität bei Non-Respondern erhöht ist und auch postoperativ die Morbidität und Mortalität gesteigert ist. Weitere Gegenargumente sind die Dauer der Vorbehandlung von durchschnittlich 3 – 4 Monaten vor der geplanten Lokaltherapie, die meist mit erheblichen subjektiven und objektiven Kosten belastet ist. Derzeit noch nicht zu beantworten ist die entscheidende Frage, ob das Ansprechen auf eine neoadjuvante Therapie nur eine primär prognostisch günstigere Subgruppe determiniert und ob in dieser Subgruppe überhaupt eine neoadjuvante Therapie indiziert ist.

Entscheidende Verbesserungen können demnach nur durch eine Individualisierung der neoadjuvanten Therapie erreicht werden, wenn es möglich ist, das Ansprechen vor Therapiebeginn vorauszusagen bzw. frühzeitig im Ablauf der neoadjuvanten Therapie Responder von Non-Respondern korrekt zu unterscheiden. In den letzten Jahren wurden dazu zwei verschiedene Wege beschritten: einmal die Responseprädiktion vor Therapiebeginn anhand molekularer Marker an Biopsien, zum anderen die Responsefrühevaluation durch quantitative Messung des Tumorstoffwechsels, z.B. mit Hilfe der ^{18}FDG-PET unter laufender Therapie.

Response-Prädiktion

Den molekularbiologischen Untersuchungen liegt die Hypothese zugrunde, dass Patienten, die wahrscheinlich auf eine Chemotherapie ansprechen oder nicht ansprechen werden, vor Therapiebeginn durch Messung von biochemischen Responsedeterminanten in Primärbiopsien identifiziert werden können. Die Chemotherapie-Ergebnisse können dann durch Selektion wirksamer Zytostatika für jeden Patienten maßgeschneidert somit ‚tumor – tailored' verbessert werden.

Die bisher vorliegenden Ergebnisse sind alle derzeit noch als präliminär zu bewerten, zumal sie bisher nur in retrospektiven Untersuchungen erhoben werden konnten. Bei Ösophaguskarzinomen und Magenkarzinomen wurden als potentielle Biomarker vorzugsweise Targetenzyme für bestimmte Enzyme untersucht, wie die Thymidylatsynthase für 5-Fluorouracil-haltige Therapien, und die DNA Repair Enzyme, wie beispielsweise ERCC1, wodurch Resistenzen gegen Cisplatin und Strahlentherapie erkannt werden können.

Während in den Anfangszeiten der molekularbiologischen Untersuchungen die Durchführung technisch sehr aufwendig und die Ergebnisse relativ ungenau waren, sind in den letzten Jahren deutliche Fortschritte erzielt worden. So ist es heute möglich, zunächst mittels Mikrodissektion die relevanten Tumorabschnitte zu isolieren, daraus die RNA zu isolieren, mit Hilfe der Reverse-Transcriptase die cDNA zu gewinnen und mit der real-time PCR via Tagman quantitative Daten hinsichtlich der Genexpression zu gewinnen.

Die weiteren Ausführungen sollen sich auf die Untersuchung an Tumoren des oberen Gastrointestinaltraktes beschränken. Bei Adenokarzinomen des Ösophagus und der Kardia ist eine Überexpression der Thymidylatsynthase mit einer signifikant schlechteren Überleben korreliert. Gleiches trifft für eine ERCC1-Überexpression zu [7]. Auch bei primärer Radio-Chemotherapie mit Cisplatin/5-FU sind eine Überexpression der Thymidylatsynthase sowie von ERCC1 Prädiktoren für ein signifikant schlechteres Überleben [5]. Metzger et al. konnten ein Drittel der Patienten korrekt voraussagen, die nicht auf die Therapie ansprachen [4]. Patienten mit Magenkarzinomen, die mit Cisplatin/5-Fluorouracil vorbehandelt worden waren, hatten ebenfalls bei einer Thymidylatsynthase-Überexpression bzw. erhöhten Werten von ERCC1 eine schlechtere Prognose [2, 3].

Die bisher vorliegenden Untersuchungen waren in aller Regel retrospektiv durchgeführt worden. Die Befunde erscheinen ermutigend, sie müssen jedoch in prospektiven Studien erhärtet werden. Immerhin zeichnen sich Wege ab, die zu einer rationeller begründeten Therapiewahl führen können und die Möglichkeit eröffnen Responder von Non-Respondern anhand von Biopsien vor Therapiebeginn bereits zu identifizieren. Allerdings bestehen noch verschiedene Probleme. Am wichtigsten ist die Beantwortung der Frage, ob die Genexpression in den meist oberflächlichen Biopsien repräsentativ für den gesamten Tumor ist.

Frühe Responseevaluation

Die Untersuchungen des Tumorstoffwechsels mit Hilfe der PET stellt einen neuen Ansatz für die Bestimmung des Tumoransprechens dar. Klinisch wird derzeit in erster Linie das Glukoseanalogon ^{18}F-Fluorodeoxyglukose (FDG) eingesetzt. Die Aufnahme von FDG ins Gewebe erfolgt analog dem Transport von Glukose. Nach Phosphorylierung durch die Hexokinase wird ^{18}FDG-6-Phosphat im Gegensatz zu Glukose-6-Phosphat nicht weiter metabolisiert, so dass es zu einer starken Anreicherung von FDG im Tumorgewebe kommt. Neben der bildlichen Darstellung der Tumorausbreitung ermöglichen PET-Untersuchungen mit FDG auch eine quantitative Beurteilung der Stoffwechselaktivität des Tumorgewebes. Zur Quantifizierung werden dabei in der Regel sogenannte ‚standardized uptake values' (SUV) eingesetzt. Dabei handelt es sich um eine Messung der Aktivitätskonzentrationen im Tumorgewebe zu einem definierten Zeitpunkt (statische Emissionsaufnahmen von 20-minütiger Dauer, 40 Minuten nach Injektion von 250–370 Mbq FDG). Dieser Messwert wird dann auf die applizierte Aktivitätsmenge und auf das Körpergewicht oder die Körperoberfläche des Patienten bezogen, und so zwischen verschiedenen Patienten standardisiert. Die so standardisierte FDG-Aufnahme korreliert in der Regel gut mit der exogenen Glukoseutilisation des Tumorgewebes. Ohne spezifische Therapie ist der Glukosestoffwechsel von malignen Tumoren im zeitlichen Ablauf stabil und kann mit hoher Reproduzierbarkeit mittels FDG-PET untersucht werden. Bereits Veränderungen der Stoffwechselaktivität von 20% können mittels FDG-PET zuverlässig nachgewiesen werden [9].

Unser Arbeitskreis stellte sich die Frage, ob ein früher Abfall der SUV unter neoadjuvanter Therapie (als metabolischer Response definiert) mit dem klinischen histopathologischen Ansprechen korreliert. Wir stellten uns die Frage, ob durch unterschiedliche Abnahmen der SUV-Werte im Tumor schon nach zwei Wochen Chemotherapie Responder, wichtiger jedoch noch Non-Responder korrekt identifiziert werden können. In einer ersten Pilotstudie wurden 24 Patienten mit lokal fortgeschrittenen Adenokarzinomen des gastroösophagealen Überganges mit der Kombination Cisplatin/5-FU/Paclitaxel behandelt. Die PET-Untersuchung erfolgte vor

Therapiebeginn sowie nach dem zweiten Therapiekurs, somit nach 14 Tagen. Nachfolgend wurden die Veränderungen der SUV mit der Verringerung der Tumorgröße bzw. der histopathologischen Tumorregression nach Abschluss der Therapie korreliert. In einer ROC-Analyse erwies sich eine Reduktion der SUV-Werte um mindestens 35% im Vergleich zum Ausgangswert als optimaler Schwellenwert zur Unterscheidung von ansprechenden bzw. nicht-ansprechenden Patienten. Dieser Schwellenwert wurde als Kriterium für ein metabolisches Ansprechen in der nachfolgenden Phase-II-Studie überprüft, die zunächst nochmals retrospektiv bei 40 Patienten durchgeführt wurde. Die Ergebnisse wurden im letzten Jahr im Journal of Clinical Oncology publiziert [8]. Dabei ergab sich hinsichtlich der klinischen Non-Responder sowie der histopathologischen Non-Responder jeweils ein negativer prädiktiver Wert von 95%. Demnach konnten Patienten, die auf die Therapie nicht ansprechen werden, mit einer Wahrscheinlichkeit von über 90% bereits 14 Tage nach Therapiebeginn identifiziert werden. Die klinische Bedeutung der metabolischen Response in der PET zeigte sich auch in den Überlebensdaten, da Non-Responder global wie nach R0-Resektion eine signifikant schlechtere Prognose hatten als Patienten mit einer metabolischen Response. Nach einer gegenüber der Publikation längeren Verlaufsbeobachtung von jetzt 34 Monaten median (6 - 76 Monate) betrugen die geschätzten 2-Jahres-Überlebensraten global für PET-Responder 80% gegenüber 42% bei Non-Respondern ($p = 0{,}001$), nach R0-Resektion 85% gegenüber 42% ($p = 0{,}02$). In einer nachfolgend durchgeführten prospektiven Phase-II-Studie betrug der negative prädiktive Wert für kein histopathologisches Ansprechen (Regressionsgrad I, d.h. weniger als 10% vitale Tumorzellen) 96%. Nach vorläufigen Daten erscheint es auch bei geeigneten Patienten mit Magenkarzinomen möglich zu sein, Non-Responder auf die Vorbehandlung durch einen geringeren Abfall der SUV-Werte unter 35% mit einem negativen prädiktiven Wert von 88% und einer Treffsicherheit von 83% frühzeitig zu erkennen [6].

Zusammenfassend ist bei geeigneten Patienten mit lokal fortgeschrittenen Adenokarzinomen des Ösophagus und Magens mit Hilfe der FDG-PET eine korrekte Identifizierung von Non-Respondern bereits nach zwei Wochen Chemotherapie mit einem negativen prädiktiven Wert von 88 - 95% möglich. Aufgrund der jetzt vorliegenden Datenlage sollten daher Non-Responder mit potentiell R0-resektablen Tumoren unverzüglich operiert werden. Wir haben aufgrund unserer Erfahrungen an über 100 Patienten die Konsequenz gezogen und führen Patienten mit Barrett-Karzinomen ohne metabolischem Response unmittelbar der Operation zu. Schwieriger ist die Entscheidung bei Non-Respondern mit lokal fortgeschrittenen Tumoren, bei denen neben einer primären, häufig palliativen Resektion auch alternative Therapien, wie beispielsweise eine definitive Radio-/Chemotherapie zum Einsatz kommen können.

Literatur

1. Ancona E, Ruol A, Santi S, Merigliano S, Sileni VC, Koussis H, Zaninotto G, Bonavina L, Peracchia A (2001) Only pathologic complete response to neoadjuvant chemotherapy improves significantly the long term survival of patients with resectable esophageal squamous cell carcinoma: final report of a randomized, controlled trial of preoperative chemotherapy versus surgery alone. Cancer 91:2165 - 2174
2. Lenz HJ, Leichman CG, Danenberg KD, Danenberg PV, Groshen S, Cohen H, Laine L, Crookes P, Silberman H, Baranda J, Garcia Y, Li J, Leichman L (1996) Thymidylate synthase mRNA level in adenocarcinoma of the stomach: a predictor for primary tumor response and overall survival. J Clin Oncol 14:176 - 182
3. Metzger R, Leichman CG, Danenberg KD, Danenberg PV, Lenz HJ, Hayashi K, Groshen S, Salonga D, Cohen H, Laine L, Crookes P, Silberman H, Baranda J, Konda B, Leichman L (1998) ERCC1 mRNA levels complement thymidylate synthase mRNA levels in predicting response and survival for gastric cancer patients receiving combination cisplatin and fluorouracil chemotherapy. J Clin Oncol 16:309 - 316
4. Metzger R, Schneider PM, Baldus E, Warnecke-Eberz U, Schaefer H, Staar S, Brabender J, Engert A, Pfitzner T, Dienes HP, Mueller R-P, Hoelscher AH (2001) Quantitative ERCC1 RNA expression identifies non-response to Cis-Platinum based neoadjuvant radiochemotherapy for esophageal Cancer. Proc Am Soc Clin Oncol 20:A 515
5. Moore-Joshi M, Danenberg P, Harpole D (2000) Low Thymidylate Synthase and ERCC1 Gene Expressions Are Associated with Increased Survival After Neoadjuvant 5-FU/Cisplatin/Radiotherapy for Esophageal Adenocarcinoma. Proc Am Soc Clin Oncol. 19:A944
6. Ott K, Dittler HJ, Helmberger H, Becker K, Bochtler H, Stein HJ, Siewert JR, Fink U (2000) Preoperative chemotherapy of high-dose 5-FU plus folinic acid plus beweekly cisplatin without (Group A) or with

paclitaxel (Group B) in patients with locally advanced adenocarcinoma of the esophagus. Proc Am Soc Clin Oncol. 19: A 1122

7. Theisen J, Fink U, Danenberg K, Ott K, Siewert JR, Danenberg P (2000) Gene expression as predictor of response in neoadjuvant treated patients with esophageal adenocarcinoma. Proc Am Assoc Cancer Res. 41: A 4072
8. Weber W, Ott K, Becker K, Dittler HJ, Schwaiger M, Siewert JR, Fink U (2001) Prediction of response to preoperative chemotherapy in adenocarcinoma of the esophagogastric junction by metabolic imaging. J Clin Oncol 19: 3058 – 3065
9. Weber WA, Ziegler SI, Thodtmann R, Hanauske AR, Schwaiger M (1999) Reproducibility of metabolic measurements in malignant tumors using FDG PET. J Nucl Med 40: 1771 – 1777

Sepsis – Prädiktion und neue therapeutische Ansätze

Fokussanierung, Antibiotikatherapie – und dann? Die Rolle von rhAPC in der Sepsis

C. Spies[1], H. Otter[1], H. Zuckermann-Becker[2] und W. J. Kox[1]

[1] Klinik für Anaesthesiologie und operative Intensivmedizin
[2] Klinik für Allgemein-, Viszeral-, Gefäß- und Thoraxchirurgie, Universitätsklinikum Charité, Campus Mitte, Schumannstraße 20/21, 10117 Berlin (e-mail: claudia.spies@charite.de)

Surgery and Antibiotic Therapy to Cure the Septic Focus – and After That?

Summary. Severe sepsis and septic shock are still the leading causes of death in the surgical ICU. The only curative therapies of sepsis are still surgery as well as antibiotic therapy to cure the focus. In addition a supportive therapy (analgesia and sedation, mechanical ventilation, titrated volume substitution and positive inotropes/vasopressor support, parenteral and enteral nutrion, renal replacement therapies) should be started as early as possible. A new promising approach in sepsis therapy is the application of rhAPC. The PROWESS study revealed a significantly lower 28 day mortality in patients with severe sepsis who received drotrecogin alfa (activated) compared to patients not treated with drotrecogin alfa (activated). Guidelines for the use in severe sepsis and septic shock in surgical patients (risk of bleeding, costs) are strongly recommended.

Key words: Severe sepsis – septic shock – rhAPC – ICU

Zusammenfassung. Die schwere Sepsis und der septische Schock mit Multiorganversagen sind die führenden Todesursachen auf operativen Intensivstationen. Die einzige kurative Therapie der Sepsis ist immer noch die operative Fokussanierung plus die antimikrobielle Therapie. Zusätzlich sollte mit einer supportiven Therapie (Analgesie/Sedierung, mechanische Beatmung, differenzierte Volumen- und Vasopressor-/Inotropika-Therapie, (par)enterale Ernährung, Nierenersatz-verfahren) so früh wie möglich begonnen werden. Ein neuer Ansatz in der Therapie der schweren Sepsis ist die Gabe von rhAPC. So konnte in der PROWESS-Studie gezeigt werden, dass Drotrecogin alfa (aktiviert) zu einer signifikanten Senkung der 28-Tage-Gesamtletalität bei Patienten mit schwerer Sepsis führt. Therapierichtlinien für die Anwendung von Drotrecogin alfa (aktiviert) bei operativen Patienten (Blutungsrisiko, Kosten) sind dringend zu empfehlen.

Schlüsselwörter: Schwere Sepsis – septischer Schock – rhAPC – Intensivstation

Epidemiologie der schweren Sepsis

Die schwere Sepsis und der septische Schock mit Multiorganversagen sind die führenden Todesursachen auf der operativen Intensivstation [1, 2]. Seit 1979 ist die Inzidenz der Sepsis um das 2,5-fache gestiegen, vermutlich aufgrund von Immunsuppression (z.B. maligne Erkrankungen, Organtransplantationen), immer älter werdenden chronisch kranken Patienten (z.B. Diabetes mellitus, Nierenversagen) und immer invasiveren Methoden (z.B. intravaskuläre Katheter, prothetische Herzklappen, vaskuläre Interponate oder Schrittmacher). In den letzten 30 Jahren ist es durch die Entwicklung von supportiven Massnahmen bei der Wiederbelebung von Patienten mit septischem Schock zu einem therapeutischen Fortschritt gekommen. Allerdings entwickeln die Patienten trotz initialen Überlebens ein Multiorganversagen; die Letalität ist hoch geblieben [2]. In einer kürzlichen Übersichtsarbeit [3] wurde eine Gesamtletalität von 49,7% beschrieben mit einem signifikanten Trend zu einer verminderten Letalität in dem Zeitraum von 1958 bis 1997, dieses Ergebnis sollte jedoch mit Vorsicht betrachtet werden [3]. Trotz intensiver gemeinsamer Anstrengungen von Klinikern, Wissenschaftlern, Industrie und Politik zeigen neuere Analysen in Europa eine Letalität der schweren Sepsis von 43% [4]. Dabei nimmt die Letalität proportional zur Anzahl der Organdysfunktionen zu.

Die Neuerkrankungsrate der Sepsis wird in den USA mit 500.000 – 751.000 Patienten pro Jahr angegeben [5]. Es entstehen hier insgesamt Behandlungskosten von etwa 16,7 Mrd. US$ pro Jahr. In Deutschland erkranken jährlich etwa zwischen 44.000 und 95.000 Patienten neu an einer Sepsis [4]. Eine auf drei großen universitären deutschen Intensivstationen durchgeführte retrospektive Datenerhebung ergab, dass direkt auf der Intensivstation anfallende Kosten (Arzneimittel, Labor, Mikrobiologie, Verbrauchsmaterialien, Behandlungsverfahren, Personal und Tagespflegesätze) für einen Patienten mit schwerer Sepsis im Mittel bei 23.297 Euro liegen [6]. Überlebende verursachten weniger Kosten als versterbende Patienten (21.984 Euro gegenüber 25.446 Euro). Betrachtet man die anfallenden Krankheitskosten der schweren Sepsis in Deutschland insgesamt, d.h. direkte sowie indirekte Kosten (Arbeitsunfähigkeit, Frühberentung oder vorzeitigen Tod), ergibt sich eine Belastung des Gesundheitswesens und der Gesellschaft von 5 bis 11 Mrd. Euro im Jahr [7]. Vor diesem Hintergrund sind neue Therapieoptionen in der Behandlung von Patienten mit Sepsis dringend notwendig. Diese Therapien müssen zu einer deutlichen Verbesserung der Langzeitprognose und der Lebensqualität der Patienten beitragen.

Definition der schweren Sepsis und des septischen Schocks

Die klassische Definition der Sepsis mit einem infektiösen Fokus und klinischen Folgeerscheinungen geht zurück auf Schottmüller [8]. 1992 wurden auf der Konsensuskonferenz des American College of Chest Physician/Society of Critical Care Medicine [9] die Sepsis, die schwere Sepsis und der septische Schock definiert (Tabelle 1).

Die Problematik dieser Definitionen konnte in einer kürzlichen Studie gezeigt werden, in der Patienten mit Sepsis (Peritonitis plus Kriterien eines ‚systemic inflammatory response syndrome' (SIRS)) [10] eine relativ gute Prognose mit einer Letalität von 7% hatten, wohingegen Patienten, die einen septischen Schock nach einer Peritonitis entwickelten, eine schlechte

Tabelle 1. Kriterien für Sepsis und septischen Schock nach der Konsensuskonferenz des American College of Chest Physician/Society of Critical Care Medicine [9]

Sepsis:	systemische Antwort auf eine Infektion (zwei der nachfolgenden Kriterien: Temperatur $>38^\circ$ oder $<36^\circ$; Herzfrequenz >90 Schläge/min; Atemfrequenz >20/min oder $PaCO_2$ >32 mmHg; Leukozyten $>12{,}000/mm^3$ oder $<4{,}000/mm^3$ oder $>10\%$ unreife (stabkernige) Granulozyten)
Schwere Sepsis:	Sepsis mit Organdysfunktion, Hypoperfusion oder Hypotension assoziiert mit Perfusionsdefiziten (z.B.: Laktatazidose, Oligurie oder akute Bewusstseinsänderung)
Septischer Schock:	schwere Sepsis mit sepsis-induzierter Hypotension bzw. mit einer notwendigen Behandlung mit Vasopressoren/Inotropika zur Stabilisierung des Blutdrucks trotz ausreichender Volumensubstitution

Prognose mit einer Letalität von 82% hatten [11]. Aus diesem Grund sind diese Definitionen nach unserer Meinung zu weit gefasst, um Patienten bestimmten Behandlungsprotokollen zuzuordnen. Für die Sepsis mögen einige Therapieregime zu früh einsetzen, denn das Outcome ist gut und deshalb die Therapie zu teuer, um mit ihr frühzeitig zu beginnen. Andererseits könnte es zu spät sein, auf den septischen Schock und eine Multiorgandysfunktion zu warten und damit den Erfolg einer spezifischen Therapie zu limitieren.

Neuere Konzepte favorisieren das PIRO Modell der Sepsis, das sich aus den Initialen:

P = Predisposition (z.B. Vorerkrankungen, Genetik)
I = Insult (z.B. Infektion, Trauma, Ischämie)
R = Response
O = Organdysfunktion

zusammensetzt [Annual Meeting of the Society for Critical Care Medicine 2002]. Die Idee dahinter ist, Patienten aufgrund einer besseren Charakterisierung einer effizienteren Therapie zuzuführen.

Therapie der schweren Sepsis und des septischen Schocks

Wenn die Diagnose eines septischen Schocks vermutet wird, sollte unverzüglich mit der Therapie begonnen werden. Ein langanhaltender Schock führt zu einem erhöhten Risiko für eine folgende Multiorgandysfunktion. Neben einem intraarteriellen und zentralvenösen Zugang ist die Diskussion über das Monitoring des septischen Schocks kontrovers [12]. Nach unserer Meinung ist ein ausgeweitetes Monitoring bei Patienten im septischen Schock obligat, jedoch sind die verschiedenen Möglichkeiten des Monitorings wie zum Beispiel der Pulmonalarterienkatheter oder alternative Techniken wie die transpulmonale Farbverdünnungsmethode oder die Echokardiographie als Alternativen zu diskutieren. Im septischen Schock wird trotz systemisch stabiler hämodynamischer Verhältnisse von einem verminderten Blutfluss im Splanchnikus-Gebiet berichtet. Deshalb wurden neue Techniken zum Monitoring des Hepatosplanchnikus-Gebietes während der letzten Dekade entwickelt [13]. Der Wert dieser Techniken bleibt unklar.

Die einzige *kurative Therapie* der Sepsis ist immer noch die operative Sanierung des Fokus plus die antimikrobielle Therapie [8]. Bei der antibiotischen Therapie sollte bedacht werden, dass ursächlich vermehrt grampositive Keime vorkommen und der häufigste Ursprungsort der Sepsis nicht mehr das Abdomen, sondern die Lunge ist [3]. Dabei muss berücksichtigt werden, dass nur in etwa 60% der klinisch dokumentierten Sepsis-Fälle ein Keimnachweis gelingt und dieser Nachweis keine Relevanz für die Prognose hat [14, 15].

Die *supportive Therapie* beinhaltet Analgesie, Sedierung, mechanische Beatmung, differenzierte Volumen- und Vasopressor/Inotropika-Therapie, parenterale und enterale (Immun-) Ernährung und kontinuierliche Nierenersatzverfahren sowie Antipyretika [16]. Die differenzierte Volumentherapie ist bei der Sepsis obligat und Patienten mit einem Schock, der durch Volumensubstitution beherrschbar ist, haben ein exzellente Prognose [17]. Kolloide und Kritalloide werden kontrovers diskutiert [18], während der Einsatz von Albumin nicht mehr empfohlen wird [19]. Ein Hämatokrit von 30% wurde lange als erstrebenswert für eine optimale Patientenversorgung erachtet. Solange wie das Herzzeitvolumen aber erhöht ist und trotz geringerem Hämatokrit aufrechterhalten werden kann, könnte eine Hämodilution von bis zu 20% bei obligat non-hypoxischen Zuständen eine verbesserte Gewebeoxygenierung implizieren [20]. Der ideale Hämatokrit ist bisher jedoch noch nicht gefunden. Ein erhöhtes supranormales Sauerstoffangebot durch Katecholamingabe ist nicht erstrebenswert, wie Hayes et al. [17] zeigen konnten: Die Letalität von Patienten mit erhöhtem supranormalem Sauerstoffangebot unter Katecholamintherapie war 50% verglichen mit 30% bei Patienten, bei denen nur ein niedriger Herzzeitindex ($< 2{,}8$ l/min/m^2) mit Katecholaminen behandelt wurde. Das optimale Herzzeitvolumen für jeden individuellen Patienten kann jedoch noch nicht bestimmt werden [22], aber

Tabelle 2. Frühe zielgerichtete Therapie der schweren Sepsis und des septischen Schocks
→ZVD 8 – 12 mmHG
→MAD 65 – 90 mmHg
→$S_{CV}0_2 > 70\%$

	Standard-Therapie	frühe, zielgerichtete Terapie	p
Krankenhausletalität			
• Pat. mit schwerer Sepsis	19 (30%)	9 (14,9%)	0,06
• Pat. mit septischem Schock	40 (56,8%)	29 (42,3%)	0,04
28-Tage-Sterblichkeit	61 (49,2%)	40 (33,3%)	0,01
60-Tage-Sterblichkeit	70 (56,9%)	50 (44,3%)	0,03

Rivers et al. (2001) N Engl J Med 345: 1368 – 1377

eine kardiale Dysfunktion ist defintiv mit einer schlechteren Prognose assoziert [23, 24]. Heutzutage wird als Vasopressor bevorzugt Noradrenalin, bei Bedarf als positives Inotropikum Dobutamin supportiv eingesetzt [25]. Phosphodiesterase-Hemmer können im Hinblick auf eine verbesserte Hepatosplanchnikus-Funktion bevorzugt verwendet werden [26]. Es wird nicht mehr empfohlen, niedrig dosiertes Dopamin zur Prävention eines akuten Nierenversagens zu verwenden [25]. Die Infusion von Stressdosen Hydrokortison (10 mg/h i.v. via Perfusor) kann eine Vasopressortherapie verkürzen, wohingegen hochdosierte Kortikosteroidgabe im septischen Schock abzulehnen sind [27]. Der Einsatz von anderen vasoaktiven Substanzen wie N-Acetylcystein und Prostazyklinen ist noch kontrovers zu betrachten, obwohl sie die Perfusion im Hepatosplanchnikus-Gebiet verbessern können [28 – 30].

Bei Betrachtung aller supportiven Therapien kommt es aber *wesentlich darauf* an, dass sie *frühzeitig* etabliert werden. Eine kürzlich publizierte Studie von Rivers et al. [31] konnte zeigen, dass sich eine zielgerichtete frühzeitige Therapie mit den Zielvariablen eines zentralvenösen Drucks (ZVD) von 8 – 12 mmHg, eines mittleren arteriellen Blutdrucks (MAD) zwischen 65 – 90 mmHg und einer zentralvenösen Sauerstoffsättigung ($S_{cv}0_2$) > 70% unter einer differenzierten Volumen- und Katecholamintherapie in den ersten 6 Stunden nach Aufnahme in einer Erste Hilfe Einrichtungen signifikant auf die Prognose auswirkt (Tabelle 2).

Adjuvante Therapien könnten immunmodulatorische Therapien sein, um eine inflammatorische ‚Host'-Reaktion und eine Immunparalyse sowie sekundäre Organversagen zu vermeiden. Das Versagen früherer immunmodulatorischer Therapien, die das Outcome der Sepsis verbessern sollten, bringt viele Fragen über die Relevanz der untersuchten Mediatorblockaden, der präklinischen experimentellen Modelle und der heterogenen Zusammensetzung der Patienten mit Sepsis mit sich [32]. In die Sepsisstudien wurden hauptsächlich Patienten mit dem klinischen Nachweis einer Infektion assoziiert mit der Entwicklung einer Organdysfunktion aufgrund des infektiösen Prozesses eingeschlossen [33]. Wegen der erkannten Notwendigkeit diese Patienten früh während des klinischen Verlaufes einzuschliessen, waren positive mikrobiologische Kulturen oft nicht verfügbar. In mehreren der kürzlich publizierten Studien hatte nur ein kleiner Teil der Patienten von 30% positive Blutkulturen [34]. Es gibt grundlegende Unterschiede in den intrazellulären Signalkaskaden, die durch gramnegative und grampositive Infektionen initiiert werden; ebenfalls können sich Unterschiede durch den Ursprungsort der Infektion ergeben [32]. Immunologisch gezielte Ansätze bei selektierten Patienten erbrachten positive Ergebnissen wie zum Beispiel die anti-TNF-Therapie zur Vorbeugung einer Jarisch-Herxheimer Reaktion oder die Gabe des rekombinanten N-terminalen Fragments von humanem ‚bactericidal/permeability-increasing' Protein bei Meningokokkensepsis.

Aufgrund der Tatsache, dass die intensivmedizinische Behandlungsdauer bei Patienten mit Sepsis (ITS-Letalität > 50%) im Median 14 Tage länger ist als bei Patienten, die keine Sepsis entwickeln (ITS-Letalität 20%), sind die Kosten für Patienten mit Sepsis erhöht, die eine Behandlung nach internationalen Standard-Algorithmen erfordern [33]. Die erhöhten Kosten für Patienten mit septischem Schock könnten multimodale individuelle Ansätze profitabel machen und sollten dazu dienen, die Progression einer Infektion zum septischen Schock und Multiorgandysfunktion in diesem Jahrhundert zu limitieren.

Inflammation und Hämostasestörung: die Rolle des Protein-C-Systems in der schweren Sepsis

Neue Erkenntnisse der letzten Jahre zeigen, dass die Aktivierung des Gerinnungssystems ein nahezu universelles Phänomen in der Sepsis ist und eine sehr enge Beziehung zwischen dem Gerinnungssystem, der Fibrinolyse und der Inflammation in der Sepsis besteht [34]. So werden im Rahmen der septischen Entzündungsreaktion schnell proinflammatorische Zytokine wie Tumor-Nekrose-Fakor (TNF) und Interleukin-1 (IL-1) freigesetzt. Diese Zytokine stimulieren die Expression von Gewebethromboplastin (‚Tissue Factor') in den Monozyten und vermutlich auch in den Endothelzellen mit nachfolgender Aktivierung des extrinsischen Gerinnungssystems und Bildung von Thrombin, welches zur Umwandlung von Fibrinogen zu Fibrin führt. Die Ablagerung von Fibrin in der Endstrombahn führt zu einer Mikrozirkulationsstörung mit konsekutiver Ischämie. Diese wiederum stimuliert die Freisetzung weiterer proinflammatorischer Zytokine wie beispielsweise IL-1, IL-6, IL-8 und TNF. Andererseits stimuliert Thrombin die Kumulation von Entzündungszellen dort, wo Gewebeläsionen vorliegen, indem es die Expression von E-Selektin und P-Selektin auf den Endothelzellen anregt. Diese Adhäsionsproteine bewirken ein ‚Rollen' von neutrophilen Granulozyten an der Gefäßwand, was zu einer weiteren Gewebeschädigung beiträgt. Durch Thrombin wird weiter TAFI (thrombin-activatable fibrinolysis inhibitor) aktiviert, ein neben PAI-1 (plasminogen activator inhibitor) weiterer potenter Inhibitor der Fibrinolyse. Letztlich resultiert auf Ebene der Mikrozirkulation ein Circulus vitiosus aus Gerinnung, Fibrinolysehemmung und Entzündung mit Mikrothrombenbildung, Ischämie und konsekutiver Organdysfunktion. Die Homöostase ist gefährdet.

Um die Homöostase wiederherzustellen, erfolgt unter physiologischen Bedingungen als kompensatorische Gegenregulation nach Bindung von Thrombin an Thrombomodulin am Endothel die Konversion von Protein C zu aktiviertem Protein C. Nach seiner Aktivierung entfaltet dieses endogene Protein antithrombotische, profibrinolytische und antiinflammatorische Eigenschaften: seine antithrombotische Aktivität ist die Folge einer Deaktivierung der aktivierten Gerinnungsfaktoren Va und VIIIa. Die profibrinolytische Aktivität von endogenem aktivierten Protein C ist das Resultat einer direkten und indirekten Hemmung zweier Fibrinolyse-Inhibitoren, PAI-1 sowie TAFI. Die antiinflammatorische Wirkung von endogenem aktivierten Protein C ist das Ergebnis einer Reihe unterschiedlicher Mechanismen. Hierzu gehören u.a. die Herabregulierung der Expression des stark proinflammatorisch wirkenden Zytokins Tumor-Nekrose-Faktor (TNF), die Hemmung der Neubildung von Migrationsinhibitionsfaktor (MIF), die Herabsetzung der Bindungsfähigkeit der Leukozyten an Adhäsionsproteine im Endothel, die Drosselung der durch Thrombin vermittelten Entzündungsreaktion und die Reduktion der NF-κB vermittelten Transkription von Genen für weitere entzündungshemmende Proteine.

Da sowohl Thrombomodulin als auch EPCR, die beiden Elemente, die für die Umwandlung von Protein C in seine aktive Form erforderlich sind, von Endothelzellen exprimiert werden, ist ein intaktes Endothel die Grundvoraussetzung für die Aktivierung von endogenem Protein C. Es gibt Hinweise darauf, dass bei Patienten mit schwerer Sepsis eine endotheliale Dysfunktion auftritt und daher eine Aktivierung von Protein C nicht effektiv erfolgen kann [35]. Eine Sepsis ist also begleitet von einem Unvermögen des Körpers, die Homöostase über das endogene Protein-C-System wiederherzustellen.

Ein neuer Ansatz in der Sepsis-Therapie: Rekombinant humanes Aktiviertes Protein C

Mittlerweile ist es gelungen, das humane endogene aktivierte Protein C biotechnologisch (rekombinant) herzustellen. Da rekombinant humanes aktiviertes Protein C in der Klasse der Gerinnungshemmer (coagulation inhibitors, kurz ‚cogins') der erste Vertreter (alfa) ist, wurde es mit dem Generic-Namen Drotrecogin alfa (aktiviert) bezeichnet. Drotrecogin alfa (aktiviert) ist also biotechnologisch hergestelltes (rekombinantes) humanes aktiviertes Protein C.

Klinische Phase II Studie

Im Rahmen einer multizentrischen, doppelblinden, randomisierten, placebokontrollierten Phase-II-Studie wurden die Sicherheit, die Veränderungen der hämostatischen Parameter, der wirksame Dosierungsbereich und die Therapiedauer für Drotrecogin alfa (aktiviert) an 131 Patienten (84 Männer und 47 Frauen) mit schwerer Sepsis untersucht. In der Tendenz zeigte sich bei den mit Drotrecogin alfa (aktiviert) behandelten Patienten nach 28 Tagen eine Reduktion des relativen Sterberisikos um 15%. Darüber hinaus wurden positive Trends hinsichtlich der Verkürzung der Krankenhausliegezeit und der Liegezeit auf der Intensivstation beobachtet.

Bei allen mit Drotrecogin alfa (aktiviert) behandelten Patienten zeigte sich eine gleich bleibende Dosis-Wirkungsbeziehung im Hinblick auf die prozentuale Abnahme der D-Dimer-Konzentration ($p < 0{,}001$) und der IL-6-Konzentrationen ($p = 0{,}021$) nach Infusionsende. In der Behandlungsgruppe, die Drotrecogin alfa (aktiviert) in einer Dosierung von 24 µg/kg/h über 48 bzw. 96 Stunden infundiert bekam, wurden keine Blutungsereignisse beschrieben.

Die Ergebnisse bezüglich der Wirksamkeit (höchsten Reduktionen der D-Dimer- und der IL-6-Konzentrationen) in Verbindung mit dem beschriebenen Sicherheitsprofil waren ausschlaggebend für die Empfehlung, Drotrecogin alfa (aktiviert) in einer Dosierung von 24 µg/kg/h über 96 Stunden in Phase-III-Studien zu verwenden.

PROWESS

Auf der Grundlage der präklinischen Daten und der in der Phase-II-Studie belegten antithrombotischen und antiinflammatorischen Aktivität von Drotrecogin alfa (aktiviert) wurde eine Phase-III-Studie mit dem Titel ‚*PRO*tein C *W*orldwide *E*valuation in *S*evere *S*epsis' (PROWESS) durchgeführt. Diese randomisierte, placebokontrollierte, multizentrische Doppelblindstudie wurde an 164 Prüfzentren in 11 Ländern durchgeführt. Eingeschlossen wurden 1690 Patienten mit schwerer Sepsis jedweder Ursache. Eine schwere Sepsis lag vor, wenn eine klinisch bekannte oder vermutete Infektion mit einem SIRS (mindestens 3 Kriterien) einherging und mindestens eine sepsis-induzierte akute (< 24 Stunden) Organdysfunktion bestand.

Bei den mit Drotrecogin alfa (aktiviert) behandelten Patienten wurde eine statistisch signifikante Senkung der 28-Tage-Gesamtletalität (24,7% versus 30,8%; $p = 0{,}005$) festgestellt. Die im Rahmen der PROWESS-Studie erzielte relative Risikoreduktion um 19,4% bedeutet, dass 1 von 5 Patienten, die unter Standardtherapie allein an schwerer Sepsis verstorben wären, durch die zusätzliche Behandlung mit Drotrecogin alfa (aktiviert) überlebte.

Drotrecogin alfa (aktiviert) weist antithrombotische Eigenschaften auf. Folglich kann es in Zusammenhang mit der Anwendung von Drotrecogin alfa (aktiviert) zu Blutungsereignissen kommen. Innerhalb der 28-tägigen Studienphase kam es bei 3,5% der mit der Studienmedikation behandelten Patienten und bei 2,0% der Patienten der Placebogruppe zu schwerwiegenden Blutungsereignissen ($p = 0{,}06$). Obwohl diese Tendenz nicht statistisch signifikant war, weisen diese Ergebnisse auf ein erhöhtes Blutungsrisiko hin. Zu beachten ist, dass der Unterschied hinsichtlich der Inzidenz an schweren Blutungen zwischen den beiden Studiengruppen hauptsächlich während der Anwendung der Studienmedikation festzustellen war (1,0% versus 2,4%, $p = 0{,}024$). Drotrecogin alfa (aktiviert) ist die erste und bisher einzige adjuvante Sepsistherapie, für die in einer großen Multicenter Phase III Studie eine Reduktion der 28-Tage Letalität der Sepsis belegt werden konnte.

Tabelle 3. Behandlungsrichtlinien für die Therapie mit aktiviertem Protein C (APC). Indikation für den Einsatz von Drotrecogin alfa (aktiviert). PIRO = Prädisposition, Insult, ‚Response', Organdysfunktion, SIRS = ‚Systemic Inflammatory Response Syndrome'. Für diese Abbildung besteht ein Copyright [36].

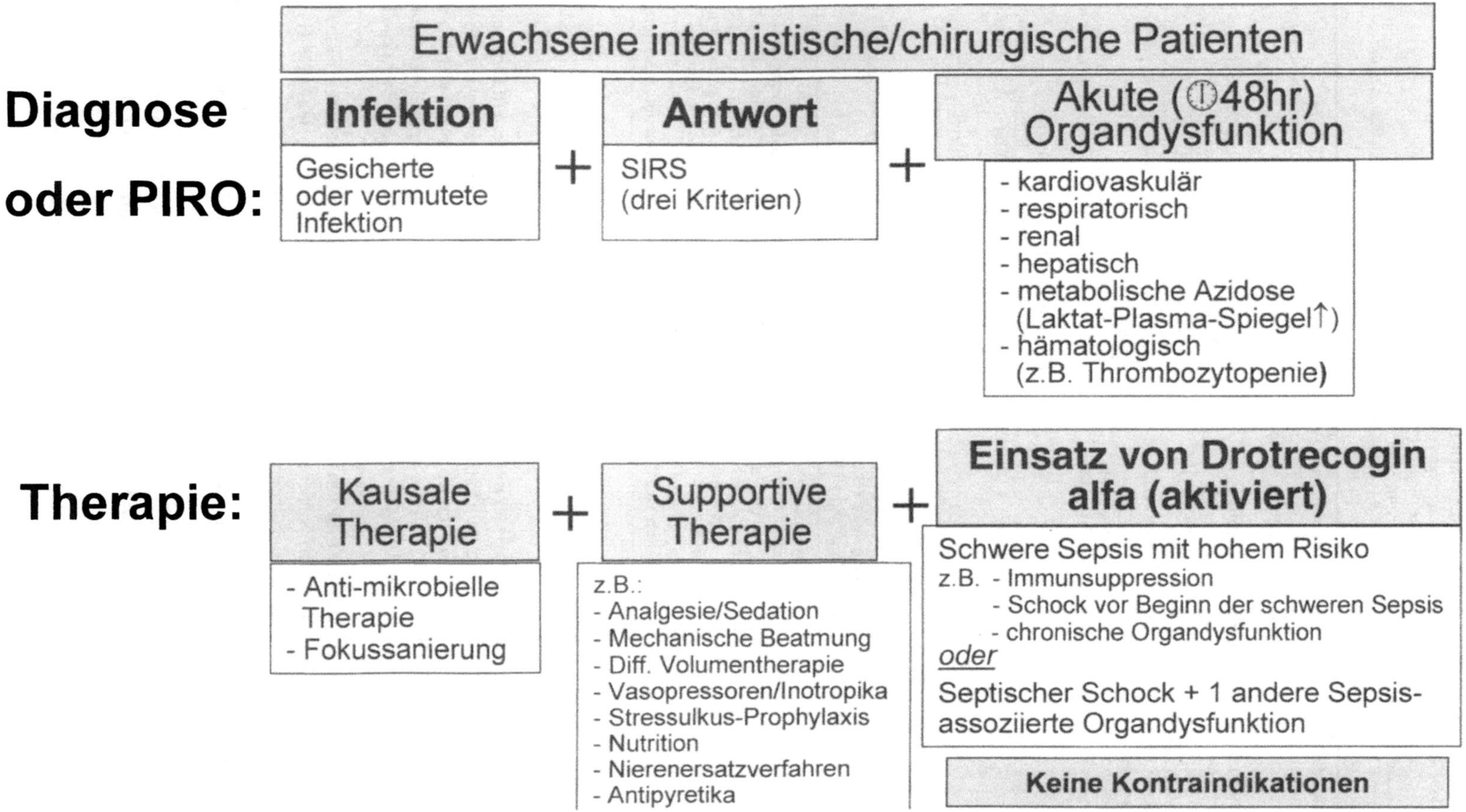

Tabelle 4. Behandlungsrichtlinien für die Therapie mit Drotrecogin alfa (aktiviert). Kontraindikationen und Risiko-Nutzen-Abwägung für den Einsatz von rekombinantem humanen APC.
INR = International normalized ratio, ASS = Acetylsalicylsäure.
Für diese Abbildung besteht ein Copyright [36].

Kontraindikationen	Risiko-Nutzen-Abwägung
• Akute Blutung oder erhöhtes Risiko für eine lebensbedrohliche Blutung • Intrakranielle oder rückenmarksnahe Operation (< 2 Monate) • Hirninfarkt mit hämorrhagischer Infarzierung (< 3 Monate) • Intrakranielle Neoplasie/Läsion Zeichen einer zerebralen Herniation • Legen (< 12 h) oder Entfernen eines Periduralkatheters (< 4 h) • Bekannte Überempfindlichkeitsreaktion auf rhAPC oder Komponenten dieses Produktes	• Heparintherapie (> 10 IE/kg/h) • Thrombozyten < 30/nl ohne und < 50/nl nach chirurgischem Eingriff • Prothrombinzeit INR > 3.0 • Gastrointestinale Blutung (< 6 Wochen) • Thrombolytische Therapie < 3 d • Einnahme von oralen Antikoagulanzien oder Gabe eines Glykoprotein IIb/IIIa-Antagonisten (< 7 d) • Einnahme von ASS > 650 mg/d (< 3 d) oder anderer Plättchen-Inhibitoren (< 5 – 7 d) • Ischämischer Hirninfarkt (< 3 Monate) • Intrakranielle arteriovenöse Malformation oder Aneurysma • Chronische Lebererkrankung • Zustände, in denen eine Blutung ein signifikantes Risiko hat oder wegen ihrer Lokalisation schwierig zu stillen ist • Schwangerschaft und Stillzeit

Tabelle 5. Behandlungsrichtlinien für die Therapie mit Drotrecogin alfa (aktiviert) 24 μg/kg/h für 96 h. Praktische Umsetzung des Einsatzes von rekombinantem humanen APC.
Für diese Abbildung besteht ein Copyright [36].

• kontinuierliche intravenöse Infusion für 96 h
• für Prozeduren mit einem möglichen Blutungsrisiko sollte rhAPC 2 h vor der Prozedur gestoppt werden; nach grossen invasiven Eingriffen Beginn der Infusion nach 12 h; nach unkomplizierten kleinen Eingriffen unmittelbarer Beginn der Infusion möglich, wenn eine adäquate Hämostase erreicht ist
• nach einem Infusionsstop sollte rhAPC mit einer Infusionsrate von 24 mg/kg/h wieder gestartet und fortgesetzt werden (Bolusdosen aufgrund Infusionsstop sind nicht notwendig), bis die vollen 96 h erfüllt sind oder inflammatorischer Prozess nachweisbar rückläufig
• Dosisanpassungen hinsichtlich Alter, Geschlecht, hepatischer oder renaler Funktion sind nicht erforderlich

Ausblick

Drotrecogin alfa (aktiviert) ist unter dem Handelsnamen Xigris® seit kurzem in Deutschland (Fa. Lilly GmbH) zur Behandlung von Patienten mit schwerer Sepsis zugelassen. Damit stellt sich konkret die Frage, welche Patienten mit Drotrecogin alfa (aktiviert) behandelt werden sollen? In den USA haben sich zum Teil klinik-eigene Standard-Behandlungsprotokolle etabliert. Diese Praxis scheint ein praktikabler Weg zu sein, solange keine Leitlinien der Fachgesellschaften vorliegen.

Auch wir haben für unser Klinikum interne Behandlungsprotokolle formuliert (Tabellen 3 – 5) [36]. Es handelt sich dabei um wissenschaftlich begründete und praxisorientierte Handlungsempfehlungen. Im Bereich der Intensivmedizin werden wir aufgrund der Ergebnisse der PROWESS Studie Drotrecogin alfa (aktiviert) zur Behandlung von Patienten mit schwerer Sepsis einsetzen, wenn eines der folgenden Kriterien erfüllt wird und keine Kontraindikationen vorliegen:

1. Akut aufgetretene (< 24 Stunden) schwere Sepsis mit hohem Risiko zu versterben (wie z.B.: Immunsuppression, Schock vor Beginn der schweren Sepsis, chronischer Organdysfunktion)

oder

2. Akut aufgetretener (< 24 Stunden) septischer Schock mit mindestens einer weiteren sepsis-assoziierten Organdysfunktion.

Literatur

1. Thiemermann C, Spies C, Radermacher P, Briegel J. Neue therapeutische Ansätze. In: Burchardi H, Briegel J, Eckhart J, Hasenfuß G, Hermann HP, Holtz J, Meier-Hellmann A, Möllhoff T, Radermacher P, Roessler M, Spies C, Thiemermann C, Werdan K (2000) Expertenforum: Hämodynamisch aktive Substanzen in der Intensivmedizin. Anästhesiol Intensivmed 41:614 - 626 [Review]
2. Brun-Buisson C (1995) for the French ICU Group for Severe Sepsis. Incidence, risk factors, and outcome of severe sepsis and septic shock in adults: a multicenter prospective study in intensive care units. JAMA; 274:968 - 974
3. Friedman G, Silva E, Vincent JL (1998) Has the mortality of septic shock changed with time. Crit Care Med 26:2078 - 2086
4. Davies A, Green C, Hutton J, Chinn C (2001) Severe Sepsis: A European estimate of the burden of disease in ICU. Intensive Care Med 27:S280 - S289:284
5. Angus DC (2001) Epidemiology of sepsis: an update. Crit Care Med 29:1303 - 1310
6. Moerer O, Hofmann M, Herklotz A, Schmid A, Schneider H, Buchardi H (2001) Direct costs of severe sepsis patients in three German intensive care units based on retrospective electronic patient record analysis of resource use. Intensive Care Med; 27 (Suppl):S280 - S289:283
7. Schmid A, Burchardi H, Clouth J, Schneider H (2001) Burden of illness im-posed by severe sepsis in Germany, Poster presentation, ISPOR, Abstract ID 1620
8. Schottmüller H (1914) Wesen und Behandlung der Sepsis. Verh Dtsch Ges Inn Med 31:257 - 296
9. Members of the American College of Chest Physician/Society of Critical Care Medicine Consensus Conference Committee. American College of Chest Physician/Society of Critical Care Medicine Consensus Conference Committee (1992) Definition for sepsis and organ failure and guidelines for the use of innovative therapies in sepsis. Crit Care Med 20:864 - 874
10. Bone RC (1996) Sir Isaak Newton, sepsis, SIRS and CARS. Crit Care Med 24:1125 - 1128
11. Brede K, Kern H, Morciniec P, Beller S, Kox WJ, Spies C (2001) The prognostic value of immune modulating parameters on the progression from peritonitis to septic shock. Shock; 15:95 - 100
12. Connors AF, Speroff T, Dawson NV, Thomas C, Harrell FE, Wagner D et al. (1996) The effectiveness of right heart catheterization in the initial care of critically ill patients. SUPPORT Investigators. J Am Med Assoc 276:889 - 897
13. Brinkman A, Calzia E, Trager K (1998) Monitoring the hepato-splanchnic region in the critically ill patient. Measurement techniques and clinical relevance. Intensive Care Med 24:542 - 556
14. Cohen J, Abraham E (1999) Microbiologic findings and correlations with serum tumor necrosis factor-alpha in patients with severe sepsis and septic shock. J Infect Dis 180:116 - 121
15. Rangel-Frausto MS, Pittet D, Costigan M, Hwang T, Davis CS, Wenzel RP (1995) The natural history of the systemic inflammatory response syndrome (SIRS). A prospective study. JAMA 273:117 - 123
16. Guidelines for the management of severe sepsis and septic shock (2001) The International Sepsis Forum. Intensive Care Med; 27 Suppl 1:S1 - 134
17. Hayes M, Timmins AC, Yau EHS, Palazzo M, Hinds CJ, Watson D (1994). Elevation of systemic oxygen delivery in the treatment of critically ill patients. New Engl J Med 330:1717 - 1722
18. Choi PT, Yip G, Quinonez LG, Cook DJ (1999) Crystalloids vs. colloids in fluid resuscitation: a systematic review. Crit Care Med 27:200 - 210
19. Tjoeng MM, Bartelink AK, Thijs LG (1999) Exploding the albumin myth. Pharm World Sci; 21:17 - 20
20. Cain SM (1994) Oxygen delivery and intentional hemodilution. In: Hogan MC et al. Oxygen transport to tissue XVI. Plenum Press, New York; pp. 271 - 278
21. Shoemaker WC, Appel PL, Kram HB, Waxman K, Lee T-S (1988) Prospective trial of supranormal values of survivors as therapeutic goal in high-risk surgical patients. Chest 94:1176 - 1186
22. Vargas Hein O, Tessmann J-P, Misterek K, Enders A, Sanft C, Schaffartzik W, Fitzner R, Schröder K, Spies C (1997) Troponin T as myocardial ischemia marker to guide therapy with positive inotropes in septic shock patients. Crit Care; 1 (Suppl 1):P110 (abstract; 3rd poster award at the 17th International Symposium on Intensive Care and Emergency Medicine, Brussels, March 1997)
23. Spies C, Haude V, Fitzner R, Schröder K, Overbeck M, Runkel N, Schaffartzik W (1998) Serum Cardiac Troponin T as a prognostic marker in early sepsis. Chest 113:1055 - 1063
24. Müller-Werdan U (1998) Akute septische Kardiomyopathie. Der Internist 39:467 - 478
25. Meier-Hellmann A, Sakka S, Reinhart K (1999) Supportive therapy of the sepsis syndrome. Clin Chem Lab Med 37:333 - 339
26. Kern H, Schröder T, Kaulfuss M, Kox WJ, Spies C (2000) Influence of enoximone and dobutamine upon liver perfusion and function in fluid optimized septic patients. Crit Care 4 (Suppl 1):S26 - S27.
27. Briegel J, Forst H, Haller M, Schelling G, Kilger E, Kuprat G, Hemmer B, Hummel T, Lenhart A, Heyduck M, Stoll C, Peter K (1999) Stress doses of hydrocortisone reverse hyperdynamic septic shock: a prospective, randomized, double-blind, single-center study. Crit Care Med 27:723 - 732
28. Spies C, Reinhart K, Witt I, Meier-Hellmann A, Hannemann L, Bredle D, Schaffartzik W (1994) Influence of N-acetylcysteine on indirect indicators of tissue oxygenation in septic shock patients. Crit Care Med 22:1738 - 1746
29. Rank N, Michel C, Härtel C, Lenhart A, Welte M, Meier- Hellmann A, Spies CD (2000) N-acetylcysteine increases liver blood flow and improves liver function in septic shock patients: Results of a prospective, randomized double-blind study. Crit Care Med 28:3799 - 3807

30. Scheeren T, radermacher P (1997) Prostacyclin (PGI_2): new aspects of an old substance in the treatment of critically ill patients. Intensive Care Med 23: 146 – 158
31. Rivers E, Nguyen B, Havstad S, Ressler J, Muzzin A, Knoblich B, Peterson E, Tomlanovich M (2001) Early goal-directed therapy in the treatment of severe sepsis and septic shock. N Engl J Med. 345: 1368 – 1377
32. Abraham E (1999) Why immunomodulatory therapies have not worked in sepsis. Intensive Care Med 25: 557 – 566
33. Edbrooke DL, Hibbert CL, Kingsley JM, Smith S, Bright NM, Quinn JM (1999) The patient-related costs of care for sepsis patients in a United Kingdom adult general intensive care unit. Crit Care Med 27: 1760 – 1767
34. Natanson C, Esposito CJ, Banks SM (1998) The sirens' songs of confirmatory sepsis trials: selection bias and sampling error. Crit Care Med 26: 1927 – 1931
35. Esmond RW (2001) The patenting of tools for drug discovery and development. J Clin Pharmacol Suppl: 112S – 115S
36. W. Kox, C. Spies (2002) Checkup Anästhesiologie, Standards Anästhesie, Intensivmedizin, Schmerztherapie, Notfallmedizin. (im Druck)

Vom Reflux zum Barrett-Karzinom: The German Barrett Cancer Project

Lymphadenektomiestrategien beim invasiven Barrett Carcinom

H. J. Stein, M. Feith und J. R. Siewert

Chirurgische Klinik und Poliklinik, Klinikum rechts der Isar, Technische Universität München, Ismaningerstraße 22, 81677 München (e-mail: stein@nt1.chir.med.tu-muenchen.de)

Lymphadenectomy in Invasive Barrett's Cancer

Summary. Similar to squamous cell esophageal cancer, the lymph node status constitutes the major prognostic factor after complete tumor resection (R0-resection) in patients with adenocarcinoma of the distal esophagus (the so-called Barrett's cancer). Lymphatic spread in patients with Barrett's cancer, however, appears to follow certain rules. Lymphatic spread is closely correlated to the pT-category of the primary tumor, starts only after infiltration of the submucosa und is initially limited to the regional lymph nodes. Distant lymph node metastases are almost exclusively found in patients with multiple positive regional nodes, skipping of regional lymph nodes is rare. These observations set the stage for tailored lymphadenectomy-strategies based on the ‚sentinel-lymphadenectomy' concept.

Key words: Esophageal Cancer -Barrett's Cancer -Lymphadenectomy

Zusammenfassung. Wie beim Plattenepithelcarcinom stellt auch beim Adenocarcinom des Ösophagus (dem sogenannten Barrett Carcinom) der Lymphknotenstatus den wesentlichen prognostischen Faktor nach R0-Resektion dar. Die lymphatische Metastasierung scheint hier jedoch gewissen Regeln zu folgen. Die Metastasierung ist eng mit der Primärtumorkategorie (pT-Kategorie) korreliert, beginnt erst bei Tumorinfiltration in die Submucosa, und betrifft in der Regel zunächst regionale Lymphknotenstationen. Distante Lymphknotenmetastasen finden sich praktisch nur bei Patienten mit einer Vielzahl positiver regionaler Lymphknoten, ‚Skip-Metastasen' sind selten. Damit sind die Vorraussetzungen für stadiengerechte und maßgeschneiderte Lymphadenektomie-Strategien basierend auf den Konzepten der ‚Sentinel-Lymphadenektomie' gegeben.

Schlüsselwörter: Barrett Carcinom -Ösophaguscarcinom -Lymphadenektomie

Die Inzidenz des Ösophaguscarcinoms nimmt derzeit in Deutschland dramatisch zu. Dies ist vor allem auf eine Zunahme des Adenocarcinoms (in der angelsächsischen Literatur Barrett Carcinom') zurückzuführen, welches sich praktisch immer auf dem Boden einer spezialisierten intestinalen Metaplasie im distalen Ösophagus (dem sogenannten Barrett Ösophagus) bei Patienten mit langjähriger gastroösophagealer Refluxkrankheit entwickelt. Obwohl es sich hierbei aus epidemiologischer, pathogenetischer und tumorbiologischer Sicht um eine völlig andere Tumorentität als beim Plattenepithelcarcinom des Ösophagus handelt (1), wird häufig bei

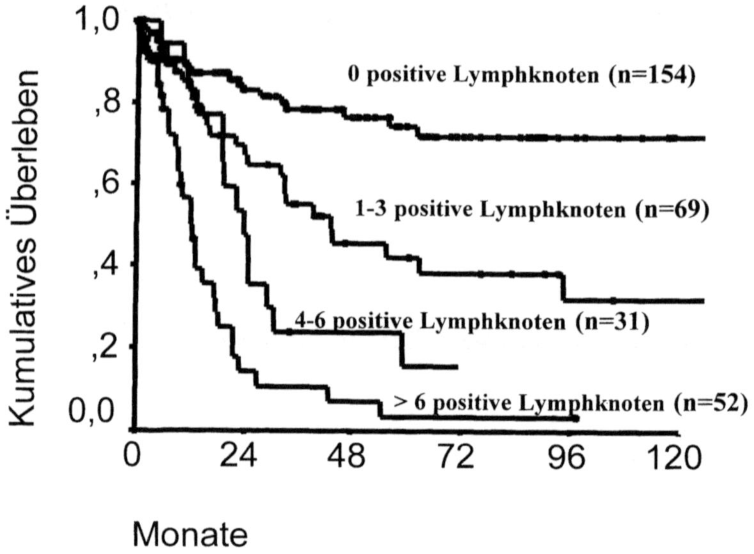

Abb. 1. Einfluß der Anzahl positiver Lymphknoten auf das Langzeitüberleben beim R0-resezierten Barrett Carcinom (Patientengut der Chirurgischen Klinik und Poliklinik, Klinikum rechts der Isar der TU München)

der Selektion des Therapiekonzepts und beim Ausmaß der chirurgischen Resektion und Lymphadenektomie nicht zwischen Adenocarcinom und Plattenepithelcarcinom des Ösophagus differenziert. Eine Reihe von Untersuchungen zeigt jedoch deutliche Unterschiede im lymphatischen Metastasierungsverhalten zwischen Adeno- und Plattenepithelcarcinom des Ösophagus. Ein individualisierter Zugang zur Lymphadenektomie beim Adenocarcinom des Ösophagus erfordert eine differenzierte Analyse der lymphatischen Metastasierung.

Prognosefaktor Lymphknotenstatus

Wie beim Plattenepithelcarcinom des Ösophagus, stellt der Lymphknotenstatus auch beim Adenocarcinom des distalen Ösophagus den wesentlichen prognostischen Faktor nach R0-Resektion dar (2, 3). Dabei hat auch das Ausmaß des Lymphknotenbefalls (Anzahl der befallenen Lymphknoten sowie der Lymphknoten-Quotient) einen entscheidenden Impakt auf das Langzeitüberleben (Abb. 1). Obwohl nur bei etwa 60% der Patienten mit Barrett Carcinom zum Zeitpunkt der Resektion Lymphknotenmetastasen vorliegen, wird basierend auf der Erfahrung mit dem Plattenepithelcarcinom des Ösophagus, auch bei der Resektion des Adenocarcinoms im distalen Ösophagus derzeit eine ausgedehnte mediastinale Lymphadenektomie, Lymphadenektomie im oberen abdominellen Compartment, sowie in machen Zentren auch eine cervikale Lymphadenektomie durchgeführt (sogenannte ‚3-Feld Lymphadenektomie') (4, 5) (Abb. 2).

Morbidität der Lymphadenektomie

Während eine komplette Resektion des Primärtumors beim Barrett Carcinom praktisch immer durch einen rein transhiatalen/transmediastinalen Zugang möglich ist (1), erfordert die Lymphadenektomie im oberen Mediastinum eine zusätzliche Thorakotomie. Dies stellt eine beträchtliche Erweiterung des operativen Eingriffs mit Erhöhung der postoperativen Morbidität

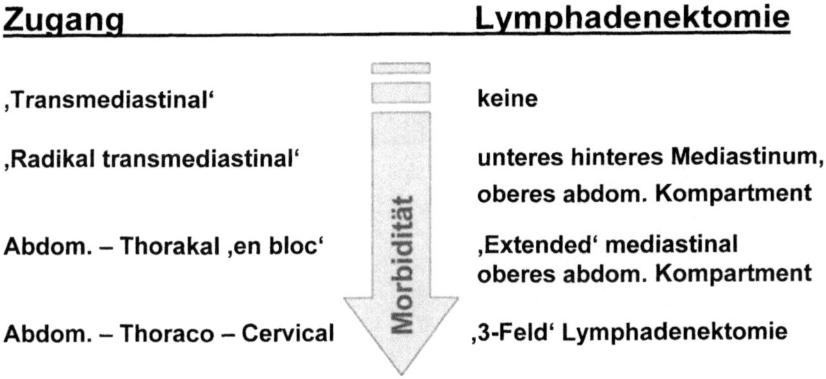

Abb. 2. Derzeit propagierte Resektions- und Lymphadenektomie-Strategien beim Barrett Carcinom und deren Morbidität

(pulmonale Komplikationen, Recurrensparesen) dar. Auch die ausgedehnte Lymphadenektomie im oberen abdominellen Compartment führt zu einer deutlichen Zunahme der postoperativen Morbidität (Abszesse, Pankreasfisteln), vor allem dann wenn zur Komplettierung der Lymphadenektomie entlang der arteria lienalis und retropankrean eine Splenektomie oder eine Pankreaslinksresektion durchgeführt wird. Eine ausgedehnte cervikale Lymphadenektomie ist mit Recurrensparese-Raten bis zu 70% behaftet (5).

Diese mit der Lymphadenektomie verbundene Morbidität könnte einem großen Teil der Patienten erspart bleiben, wenn das Vorliegen von Lymphknotenmetastasen und die Lokalisation des Lymphknotenbefalls bereits präoperativ vorausgesagt werden könnte. Mittels klassischer bildgebender Verfahren ist dies derzeit nicht möglich. Ein stadiengerechter und individualisierter Einsatz der Lymphadenektomie beim Barrett Carcinom muß deshalb derzeit auf der Analyse der vorhandenen Daten zur Prävalenz und Lokalisation von Lymphknotenmetastasen in Relation zur Primärtumorkategorie (T-Kategorie) basieren.

Topographisches Verteilungsmuster der Lymphknotenmetastasen

In einer Analyse von mehr als 300 R0-resezierten Barrett Carcinomen im eigenen Patientengut fanden sich Lymphknotenmetastasen bei 64% der Patienten. Die häufigste topographisch-anatomische Lokalisation der Lymphknotenmetastasen war rechts und links paracardial, im unteren hinteren Mediastinum und entlang der kleinen Kurvatur (Abb. 3). Lymphknoten im Trachealbifurkationsbereich, oberen Mediastinum und am Truncus coeliacus waren bei weniger als 10% der Patienten befallen und traten nahezu ausschließlich bei Patienten mit fortgeschrittenen Tumorstadien und zahlreichen positiven paratumoralen Lymphknoten auf.

Wann beginnt die Lymphknotenmetastasierung?

Es besteht eine strenge Korrelation zwischen dem Vorhandensein von Lymphknotenmetastasen, deren Zahl und der Primärtumorkategorie (pT-Kategorie). Im eigenen Krankengut fanden sich bislang Lymphknotenmetastasen bei keinem der Patienten mit hochgradiger Dysplasie oder Mucosacarcinom (pT1-Kategorie). Beim Submucosacarcinom (pT1-Kategorie) liegt die Prävalenz einer Lymphknotenmetasierung bei ca 20% (6). Hier besteht deutlicher Unterschied zum Plattenepithelcarcinom, welches bereits sehr früh eine ausgedehnte lymphatische Metastasierungstendenz zeigt (7).

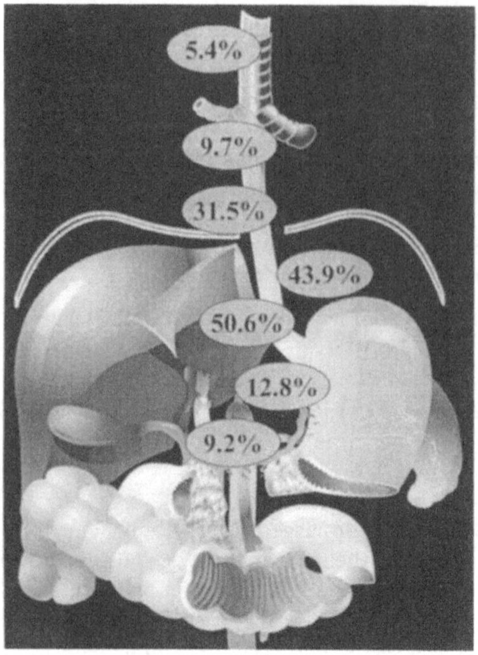

Abb. 3. Topographisch anatomisches Verteilungsmuster der Lymphknotenmetastasen beim resezierten Barrett Carcinom (Patientengut der Chirurgischen Klinik und Poliklinik, Klinikum rechts der Isar der TU München)

Wo beginnt die Lymphknotenmetastasierung?

Aufschluss über die erste Phase der Lymphknotenmetastasierung kann die Analyse der topographischen Lokalisation des positiven Lymphknotens bei Patienten mit nur einer Lymphknotenmetastase geben. Im eigenen Patientengut fand sich bei mehr als 95% von 42 derartigen Patienten der positive Lymphknoten im unteren hinteren Mediastinum, rechts oder links paracardial oder entlang der kleinen Magenkurvatur und arteria gastrica sinistra, d.h. in der anatomischen Region des Primärtumors. Bei nur 2 dieser 42 Patienten fand sich der einzige positive Lymphknoten außerhalb der unmittelbaren Tumorregion. Ein Überspringen der topographisch anatomisch benachbarten regionalen Lymphknotenregionen (sogenannte ‚skip Metastasierung') erscheint damit beim Barrett Carcinom, im Gegensatz zum Plattenepithelcarcinom, extrem ungewöhnlich zu sein.

Wie häufig sind lymphatische ‚Skip-Metastasen'?

Zur genaueren Charakterisierung der lymphogenen Skip-Metastasen wurde im eigenen Patientengut das potentielle Lymphabflußgebiet der Barrett Carcinome als ‚regional' (unteres hinteres Mediastinum, paracardiale Region, kleine Magenkurvatur und entlang der arteria gastrica sinistra), ‚distant mediastinal' (Trachealbifurkationsbereich, oberes Mediastinum) und ‚distant coeliacal' (entlang der arteria hepatica, arteria lienalis und truncus coeliacus) definiert. Ein Überspringen der regionalen Lymphknotenstationen, d.h. ‚distant mediastinale' oder ‚distant coeliacale' Lymphknotenmetastasen ohne Nachweis von positive Lymphknoten in den regionalen Lymphknotenstationen, fand sich nur bei 3,2% bzw 2,6% der Patienten. Erst bei Vorliegen von mehr als 3 Lymphknotenmetastasen in den regionalen Lymphknotenstationen zeigten sich auch bei mehr als 20% der Patienten Lymphknotenmetastasen in den distanten Lymphknotenregionen. Die lymphatische Metastasierung beim Barrett Carcinom erscheint damit bei mehr als 95% der Patienten geregelt abzulaufen. Zunächst erfolgt ein Befall regionaler

Lymphknotenstationen, erst bei ausgedehnter regionaler lymphatischer Metastasierung sind auch weiter tumorfern gelegene Lymphknoten befallen. Dieses Verhalten unterscheidet sich markant zum Plattenepithelcarcinom und bildet die theoretische Grundlage für den Einsatz stadienadaptierten und maßgeschneiderten Lymphadenektomie-Strategien (8).

‚Sentinel Lymphadenektomie' beim Barrett Carcinom

In den letzten Jahren hat das sich Prinzip des Sentinel-Lymphknotens insbesondere beim Mammacarcinom und Melanom durchgesetzt. Das Prinzip basiert auf der Vorstellung, daß Tumoren regionale Lymphknoten schrittweise befallen und die ersten Lymphknoten im Lymphabflußgebiet (‚Sentinel' oder ‚Wächter' Lymphknoten) Aufschluss über das gesamte regionale und distante Lymphabflußgebiet liefern können. Für Carcinome des Ösophagus ist das Prinzip des Sentinel-Lymphknotens bislang nicht etabliert. Grund hierfür sind frühere Berichte aus Japan, welche eine hohe Prävalenz von ‚Skip Metastasen' beim Plattenepithelcarcinom des Ösophagus aufgezeigt und damit das Prinzip des Sentinel-Lymphknotens für diese Tumorentität im Frage gestellt haben.

Anhand oben angeführter Daten könnte das Sentinel Lymphadenektomie-Konzept beim Barrett Carcinom jedoch tragfähig sein. Im Gegensatz zum Plattenepithelcarcinom des Ösophagus beginnt die lymphatische Metastasierung beim Barrett Carcinom erst spät, d.h. bei Infiltration der Submucosa bzw. Muscularis propria, und betrifft zunächst die regionalen Lymphknoten. Eine weiter distante lymphatische Metastasierung konnte praktisch nur bei Patienten mit zahlreichen regionalen Lymphknotenmetastasen nachgewiesen werden. Anhand eigener Erfahrungen muß bei Patienten mit einem ausgedehntem locoregionalen und distanten Lymphknotenbefall von einer systemischen Metastasierung ausgegangen werden, d.h. diese Patient profitieren ohnehin nicht mehr von einer ausgedehnten Lymphadenektomie. Im Gegensatz dazu ist bei Patienten ohne locoregionale Lymphknotenmetastasen auch das Vorhandensein distanter Lymphknotenmetastasen unwahrscheinlich, so daß auch hier auf

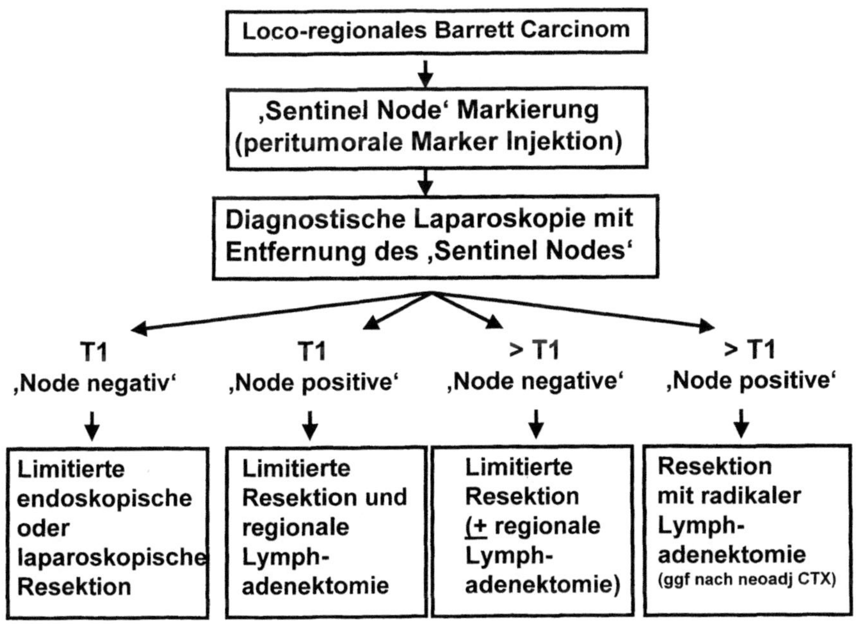

Abb. 4. Mögliches Konzept für stadienadaptierte Resektion und Lymphadenektomie beim Barrett Carcinom

eine ausgedehnte Lymphadenektomie verzichtet und dem Patienten die damit verbundene Morbidität erspart werden kann.

Voraussetzung für die klinische Erprobung der ‚Sentinel Lymphadenektomie' beim Barrett Carcinom ist, daß die erste Lymphknotenstation im Abflußgebiet (der Sentinel Lymphknoten) identifiziert und ohne große Morbidität zur histopathologischen Untersuchung entfernt werden kann. Anhand erster Erfahrungen mit der Sentinel Lymphadenektomie beim Magencarcinom (9, 10) könnte dies auch beim Barrett Carcinom durch peritumorale Injektion von Farbstoff oder lymphbahngängige Tracer mit konsekutiver laparoskopischer Identifizierung und Bergung der entsprechenden Lymphknoten möglich sein (11). Sollten sich diese Beobachtungen beim Barrett Carcinom in derzeit laufenden prospektiven Studien bestätigen, wird auch hier eine stadienadaptierter Einsatz der Lymphadenektomie möglich. Abb. 4 zeigt ein derartiges, bislang theoretisches, Konzept.

Literatur

1. Siewert JR, Stein HJ, Sendler A, Molls M, Fink U (2002) Esophageal cancer: Clinical management. In Kelsen, D A, et al (editors) Gastrointestinal Oncology: Principles and Practice. Lippincott Williams & Wilkins, Philadelphia, pp 261 - 288
2. Siewert JR, Stein HJ, Feith M, Brücher BLDM, Bartels H, Fink U: (2001) Tumor cell type is an independent prognostic parameter in esophageal cancer: Lessons learned from more than 1000 consecutive resections at a single institution in the Western world. Ann Surg 234:360 - 369
3. Stein HJ, Feith M (2001) Cancer of the esophagus. In Gospodarowicz M et al (Editor) Prognostic Factors in Cancer, Wiley-Liss Inc, New York, pp 237 - 249
4. Siewert JR, Stein HJ, Böttcher K (1996) Lymphadenektomie bei Tumoren des oberen Gastrointestinaltrakts. Chirurg 67, 977 - 988
5. Siewert JR, Stein HJ (1999) Lymphadenectomy for esophageal cancer. Langenbeck's Arch Surg 384:141 - 148
6. Stein HJ, Feith M, Müller J, Werner M, Siewert JR (2000) Limited resection for early adenocarcinoma in Barrett's esophagus. Ann Surg 232:733 - 742
7. Feith M, Werner M, Rosenberg R, Roder JD, Stein HJ (2000) Lymph node ‚micrometastases' and ‚microinvolvement' in esophageal carcinoma. Onkologie 13:330 - 333
8. Stein HJ, Feith M, Siewert JR (2000) Individualized surgical strategies for cancer of the esophagogastric junction. Ann Chir Gyn 89:191 - 198
9. Maruyama K, Sasako M, Kinoshita T, Sano T, Katai H (1999) Can sentinel node biopsy indicate rational extent of lymphadenectomy in gastric cancer surgery? Langenbeck's Arch Surg 384:149 - 157
10. Kitagawa Y, Fujii H, Mukai M, Kubota T, Otani Y, Kitajima M (2002) Radio-guided sentinel node detection for gastric cancer. Br J Surg 89:604 - 608
11. Stein HJ, Feussner H (2001) The role of laparoscopy in preoperative lymph node staging of esophageal cancer. Surg Endosc 15:528 - 532

Chirurgische Aspekte chronischer Wundheilstörungen – vom Ulcus cruris bis zur Anastomosenfistel

Die chronische Anastomosenfistel: Spezielles Problem der Anastomosenwundheilung

A. Dignass

Medizinische Klinik mit Schwerpunkt Hepatologie, Gastroenterologie, Endokrinologie und Stoffwechsel, Universitätsklinikum Charité, Campus Virchow-Klinikum, Augustenburger Platz 1, 13353 Berlin

Chronic Anastomotic Fistula: A Special Problem of Anastomosis Healing

Summary. Chronic anastomotic fistulas represent a complex clinical problem following various surgical gastrointestinal interventions. The etiology of anastomotic fistula includes multiple factors. Risk factors include patient- and surgery-dependent factors and those that are influenced by pre- and perioperative therapeutic measures. Therapeutic strategies include optimization of concomitant risk factors, medical strategies to improve wound healing, and endoscopical or surgical interventions.

Keywords: Fistula – anastomosis – wound healing

Zusammenfassung. Chronische Anastomosenfisteln repräsentieren ein klinisch komplexes Problem nach verschiedenen gastrointestinalen Eingriffen. Die Ätiologie der Fistelentstehung ist multifaktoriell. Risikofaktoren für chronische Anastomosenfisteln können in drei Kategorien eingeteilt werden: 1. patientenabhängige Risikofaktoren, 2. chirurgisch bedingte Risikofaktoren, 3. durch die prä- und perioperative Begleittherapie bedingte Risikofaktoren. Die therapeutischen Strategien bei chronischen Anastomosenfisteln beinhalten einerseits eine Optimierung des Risikoprofils, medikamentöse Strategien zur Wundheilungsoptimierung, interventionell endoskopische Strategien und chirurgische Maßnahmen.

Schlüsselwörter: Fistel – Anastomose – Wundheilung

Pathogenese der Anastomosenfistel

Chronische Anastomosenfisteln können nach einer Vielzahl gastrointestinaler chirurgischer Eingriffe mit Anastomosenanlage entstehen [1]. Nach erfolgter gastrointestinaler Anastomosenanlage kann über eine Anastomoseninsuffizienz zunächst eine akute Anastomosenfistel und später eine chronische Anastomosenfistel entstehen. Die Entstehung der Anastomoseninsuffizienz und der Anastomosenfisteln wird durch das Vorhandensein lokaler und systemischer Risikofaktoren und der dadurch bedingten Wundheilungsstörung begünstigt (Abb. 1) [1].

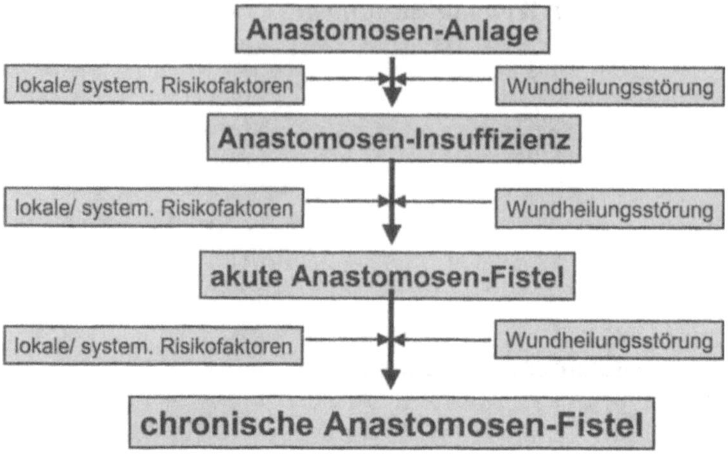

Abb. 1. Pathogenese der chronischen Anastomosenfistel

Epidemiologie der Anastomosenfisteln

Klinisch relevante gastrointestinale Anastomosenprobleme werden nach Literaturangaben in 0 – 20% beobachtet, wobei die Inzidenz in den letzten Jahren abnehmend ist [1, 2]. Ein diagnostisches Problem stellen nicht erkennbare Anastomosenfisteln dar, die in 40 – 51% nach gastrointestinalen Anastomosen auftreten können [2 – 4]. Ein erhöhtes Risiko für gastrointestinale Nahtinsuffizienzen besteht insbesondere nach Oesophagektomien, Pankreatikojejunostomien, chirurgischen Eingriffen bei Morbus Crohn, tiefer Rektumresektion sowie bei Notfalleingriffen und gleichzeitig bestehender Perforation, Ileus, Peritonitis oder vorbestehender Radiatio/Chemotherapie [1 – 4]. Risikofaktoren, die Nahtinsuffizienzen nach gastrointestinalen Eingriffen begünstigen, können sowohl patientenabhängig, durch den chirurgischen Eingriff oder durch die prä- und perioperative Begleittherapie beeinflusst werden (Abb. 2). In diesem

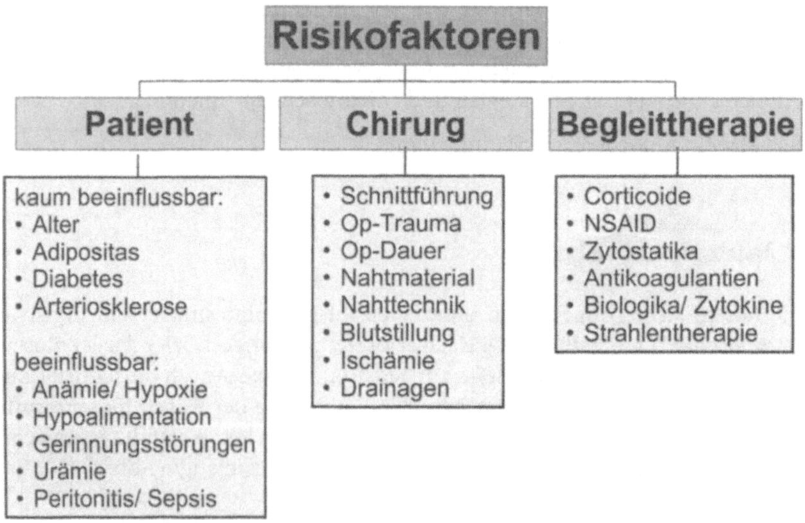

Abb. 2. Risikofaktoren für Nahtinsuffizienzen und Fisteln

Zusammenhang muss betont werden, dass nahezu kaum prospektive Daten zur Pathogenese, Diagnostik und Therapie chronischer Anastomosenfisteln existieren. Im wesentlichen basiert die klinische Erfahrung auf Kasuistiken, kleinere Fallbeobachtungen und der klinischen Erfahrung. So ist es auch nicht verwunderlich, dass bei Durchsicht der Literatur erhebliche Unterschiede in der Inzidenz von Anastomoseninsuffizienzen und Komplikationen nach Anlage gastrointestinaler Anastomosen stehen und keine festen Richtlinien zu den diagnostischen und therapeutischen Vorgehensweisen existieren. Beispielhaft sei hier unter anderem die Häufigkeit von Komplikationen im Rahmen intestinaler Anastomosenanlagen bei Morbus Crohn-Patienten genannt. In der Literatur finden sich Komplikationsraten nach Morbus Crohn-bedingten Resektionen in 10 – 50% sowie Mortalitätsraten zwischen 0,6 und 8% [5 – 10]. Um so mehr trifft dies für mögliche ätiologische Faktoren Crohn-bedingter Anastomosenprobleme zu. Die Chirurgische Klinik der Universität Heidelberg konnte in einer prospektiven Untersuchung in den 80er Jahren an einem großen Patientenkollektiv von 429 Patienten mit größeren Morbus Crohn-bedingten Operationen zeigen, dass postoperative Komplikationen in 9,7% aller Operationen, Insuffizienzen gastrointestinaler Anastomosen bei ca. 2% der Patienten und eine Mortalität von 0,5% beobachtet werden [10]. Dieses Patientenkollektiv wurde mittels standardisierter OP-Techniken versorgt, wobei eine sparsame Resektion im gerade makroskopisch Gesunden, minimale chirurgische Eingriffe, z.B. Strikturoplastik, End-zu-End-Anastomosen, einreihige Naht, sowie resorbierbares Nahtmaterial und möglichst keine Drainagen angestrebt wurden. Die Auswertung dieser prospektiven Untersuchung zeigte, dass lediglich eine längerdauernde präoperative Steroidtherapie ein erhöhtes Risiko für gastrointestinale Anastomosen aufwies. Keinen Einfluss auf die Inzidenz gastrointestinaler Anastomosenkomplikationen hatten die Faktoren Geschlecht, Erkrankungsdauer, Zahl der Voroperationen, perioperative parenterale Ernährungssituation, perioperative Steroidtherapie, Art des Crohn-Befalls bzw. -Erkrankungstyps (perforierend, inflammatorisch), Zahl der angelegten Anastomosen sowie entzündlicher Befall am Absetzungsrand.

Einfluss von Steroiden auf die intestinale Anastomosenheilung

Post et al. [10] konnten zeigen, dass eine präoperative Steroidtherapie die Inzidenz gastrointestinaler Anastomosenprobleme bei Crohn-bedingten Operationen erhöht. Auch zahlreiche tierexperimentelle Untersuchungen belegen, dass Steroide die intestinale Anastomosenfestigkeit in Tierexperimenten verringert [11 – 13]. Dies gilt aber auch für die Festigkeit intestinaler Anastomosen beim Menschen [10, 14]. Als mögliche Mechanismen einer steroidbedingten Wundheilungsstörung wird eine Modulation von Entzündungsprozessen, Hemmung der Fibroblastenproliferation, Störung des Kollagenmetabolismus, Hemmung der Angiogenese sowie Hemmung der Wundkontraktion und Reepithelialisierung diskutiert [14, 15]. Wir konnten kürzlich zeigen, dass das systemisch wirksame Steroid Prednisolon und auch das topisch wirksame Steroid Budesonid die intestinale epitheliale Restitution und Proliferation dosisabhängig signifikant hemmen und somit erstmalig eine direkte Hemmung der intestinalen epithelialen Wundheilung durch Steroide in vitro demonstrieren [15].

Diagnostik bei Verdacht auf Anastomosenfistel

Die wesentlichen Säulen in der Diagnostik akuter und chronischer Anastomosenfisteln sind die röntgenologische Darstellung der Anastomosenfistel mit Hilfe wasserlöslicher Kontrastmittel, der direkte endoskopische Nachweis der Fistel, die transabdominelle Sonographie oder Endosonographie sowie die Computertomographie und Kernspintomographie. Vorteile der Endoskopie sind die direkte Beurteilung der Durchblutungssituation im Bereich der Anastomose sowie eine direkte Interventionsmöglichkeit bei nachgewiesener Fistel. Problematisch

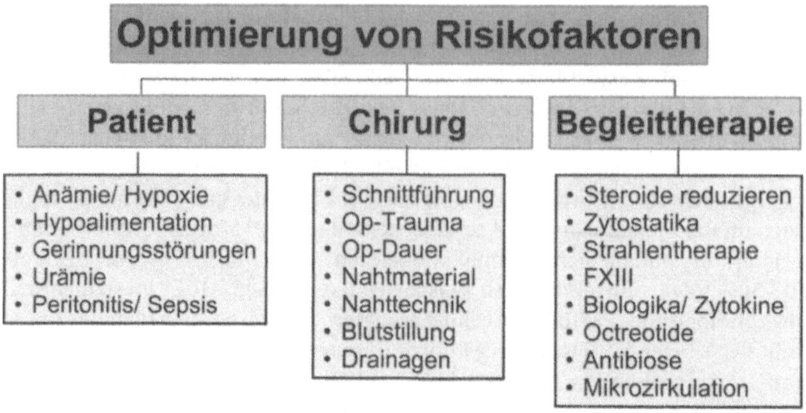
Optimierung von Risikofaktoren
Patient
Chirurg
Begleittherapie
• Anämie/ Hypoxie
• Hypoalimentation
• Gerinnungsstörungen
• Urämie
• Peritonitis/ Sepsis
• Schnittführung
• Op-Trauma
• Op-Dauer
• Nahtmaterial
• Nahttechnik
• Blutstillung
• Drainagen
• Steroide reduzieren
• Zytostatika
• Strahlentherapie
• FXIII
• Biologika/ Zytokine
• Octreotide
• Antibiose
• Mikrozirkulation

Abb. 3. Verhinderung von Nahtinsuffizienzen und Fisteln

ist eine erhöhte Infektionsgefahr und Möglichkeit einer Defektvergrößerung. Diagnostisch hilfreich kann gelegentlich die Probepunktion von Flüssigkeitsansammlungen im Bereich vermuteter Fisteln sein, der Nachweis von Amylase oder Lipase ist z.B. bei Verdacht auf eine pankreatogene Fistel wegweisend.

Therapie der chronischen Anastomosenfistel

Die Therapie der chronischen Anastomosenfistel basiert auf vier Säulen:

1. Prophylaxe von Wundheilungsstörungen (Risikooptimierung)
2. konservative Therapie
3. interventionelle Therapie
4. chirurgische Therapie.

Eine Verringerung der Frequenz von Nahtinsuffizienzen und konsekutiven Fisteln kann durch eine Optimierung des Risikoprofils erfolgen. Möglichkeiten einer derartigen Optimierung sind in Abb. 3 zusammengefasst.

Klinisch inapparente oder wenig symptomatische Anastomosenfisteln werden häufig konservativ angegangen und über einen längeren Zeitraum regelmäßig kontrolliert ohne weitere spezifische therapeutische Maßnahmen.

Die nicht chirurgische interventionelle Therapie kann sowohl endoskopisch, medikamentös als auch durch lokale radiologische oder sonographisch gesteuerte Drainagen erfolgen. Eine endoskopische Fisteltherapie kann z.B. durch direkte Fibrininjektion in den Fistelkanal erfolgen oder durch Verschluss von Fistelöffnungen durch ummantelte Stents, die z.B. erfolgreich in der Therapie von oesophagotrachealen Fisteln eingesetzt werden [16 – 18].

Eine medikamentöse Stimulation der Wundheilung wird in den letzten Jahren in verschiedenen experimentellen Untersuchungen intensiv beforscht, für die klinische Praxis sind diese Therapiemaßnahmen derzeit jedoch nicht als Standard anzusehen [19 – 28]. Es wird u.a. versucht, durch verschiedene Wachstumsfaktoren die epitheliale Restitution und Proliferation zu stimulieren, die intestinale Entzündung zu hemmen, die Angiogenese, Hämostase und Matrixbildung zu stimulieren und eine Beschleunigung der Wundkontraktion zu erzielen.

Eine gewisse klinische Relevanz besitzt die Substitution des Blutgerinnungsfaktors Faktor 13 (F XIII) bei intestinalen Wundheilungsstörungen und Anastomosenproblemen. Faktor 13 spielt eine wesentliche Rolle in der Wundheilung von Bindegeweben durch Stabilisierung von Fibrin und extrazellulären Matrixvernetzungen [29, 30]. Darüber hinaus verbessert Faktor 13 die endotheliale Schrankenfunktion und stimuliert auch die intestinale epitheliale Restitution in vitro [31, 32]. Arbeiten japanischer Arbeitsgruppen konnten zeigen, dass die Substitution von Faktor 13 die Heilung intestinaler Nahtinsuffizienzen und Fisteln nach gastrointestinalen chirurgischen Eingriffen begünstigt [33]. Eine weitere japanische Arbeitsgruppe konnte zeigen, dass Faktor 13 auch die Fistelheilung bei Morbus Crohn begünstigt [34].

Literatur

1. Wolf AM, Henne-Bruns D (2002) Anastomoseninsuffizienz im Gastrointestinaltrakt: Diagnostik und Therapie. Chirurg 73[4] 394 - 407.
2. Fielding JF, Lumsden K (1973) Large-bowel perforations in patients undergoing sigmoidoscopy and barium enema. Br Med J 1:471 - 473
3. Goligher JC, Graham NG, De Dombal FT (1970) Anastomotic dehiscence after anterior resection of rectum and sigmoid. Br J Surg 57:109 - 118
4. Young HL, Wheeler MH (1984) Results of a prospective randomized double-blind trial of aprotinin in colonic surgery. World J Surg 8:367 - 373
5. Hulten L (1988) Surgical treatment of Crohn's disease of the small bowel or ileocecum. World J Surg 12:180 - 185
6. Greenstein AJ, Lachman P, Sachar DB, Springhorn J, Heimann T, Janowitz HD, Aufses AH, Jr (1988) Perforating and non-perforating indications for repeated operations in Crohn's disease: evidence for two clinical forms. Gut 29:588 - 592
7. Herfarth HH, Mohanty SP, Rath HC, Tonkonogy S, Sartor RB (1996) Interleukin 10 suppresses experimental chronic, granulomatous inflammation induced by bacterial cell wall polymers. Gut 39:836 - 845
8. Post S, Kunhardt M, Herfarth C (1995) [Subjective assessment of quality of life, pain and surgical success after laparotomy for Crohn disease]. Chirurg 66:800 - 806
9. Buhr HJ, Kroesen AJ, Herfarth C 1995 [Surgical therapy of recurrent Crohn disease]. Chirurg 66:764 - 773
10. Post S, Betzler M, von Ditfurth B, Schurmann G, Kuppers P, Herfarth C (1991) Risks of intestinal anastomoses in Crohn's disease. Ann Surg 213:37 - 42
11. Furst MB, Stromberg BV, Blatchford GJ, Christensen MA, Thorson AG (1994) Colonic anastomoses: bursting strength after corticosteroid treatment. Dis Colon Rectum 37:12 - 15
12. Phillips JD, Kim CS, Fonkalsrud EW, Zeng H, Dindar H (1992) Effects of chronic corticosteroids and vitamin A on the healing of intestinal anastomoses. Am J Surg 163:71 - 77
13. Slavin J, Nash JR, Kingsnorth AN (1992) Effect of transforming growth factor beta and basic fibroblast growth factor on steroid-impaired healing intestinal wounds. Br J Surg 79:69 - 72
14. Anstead GM 1998 Steroids, retinoids, and wound healing. Adv Wound Care 11:277 - 285
15. Jung S, Fehr S, Harder-d'Heureuse J, Wiedenmann B, Dignass AU (2001) Corticosteroids impair intestinal epithelial wound repair mechanisms in vitro. Scand J Gastroenterol 36:963 - 970
16. Fekete F, Gayet B, Panis Y (1992) [Contribution of fibrin glue to the reinforcement of esophageal anastomoses]. Presse Med 21:157 - 159
17. Kram HB, Clark SR, Ocampo HP, Yamaguchi MA, Shoemaker WC (1991) Fibrin glue sealing of pancreatic injuries, resections, and anastomoses. Am J Surg 161:479 - 481
18. Pross M, Manger T, Reinheckel T, Mirow L, Kunz D, Lippert H (2000) Endoscopic treatment of clinically symptomatic leaks of thoracic esophageal anastomoses. Gastrointest Endosc 51:73 - 76
19. Jones MK, Tomikawa M, Mohajer B, Tarnawski AS (1999) Gastrointestinal mucosal regeneration: role of growth factors. Front Biosci 4:D303 - D309
20. Murphy MS (1998) Growth factors and the gastrointestinal tract. Nutrition 14:771 - 774
21. Mustoe TA, Pierce GF, Morishima C, Deuel TF (1991) Growth factor-induced acceleration of tissue repair through direct and inductive activities in a rabbit dermal ulcer model. Journal of Clinical Investigation 87:694 - 703
22. Sturm A, Sudermann T, Schulte KM, Goebell H, Dignass AU (1999) Modulation of intestinal epithelial wound healing in vitro and in vivo by lysophosphatidic acid. Gastroenterology 117:368 - 377
23. Werner S, Munz B (1998) [Molecular biology contributions to wound healing and practical applications]. Langenbecks Arch Chir Suppl Kongressbd 115:678 - 682
24. Wright NA (1998) Aspects of the biology of regeneration and repair in the human gastrointestinal tract. Philos Trans R Soc Lond B Biol Sci 353:925 - 933
25. Dignass A, Lynch-Devaney K, Kindon H, Thim L, Podolsky DK (1994) Trefoil peptides promote epithelial migration through a transforming growth factor beta-independent pathway. J Clin Invest 94:376 - 383
26. Dignass AU, Tsunekawa S, Podolsky DK (1994) Fibroblast growth factors modulate intestinal epithelial cell growth and migration. Gastroenterology 106:1254 - 1262
27. Dignass AU, Podolsky DK (1993) Cytokine modulation of intestinal epithelial cell restitution: central role of transforming growth factor beta. Gastroenterology 105:1323 - 1332
28. Dignass AU (2001) Mechanisms and modulation of intestinal epithelial repair. Inflamm Bowel Dis 7:68 - 77
29. Muszbek L, Yee VC, Hevessy Z (1999) Blood coagulation factor XIII: structure and function. Thromb Res 94:271 - 305

30. Muszbek L, Adany R, Mikkola H (1996) Novel aspects of blood coagulation factor XIII. I. Structure, distribution, activation, and function. Crit Rev Clin Lab Sci 33: 357 – 421
31. Noll T, Wozniak G, McCarson K, Hajimohammad A, Metzner HJ, Inserte J, Kummer W, Hehrlein FW, Piper HM (1999) Effect of factor XIII on endothelial barrier function. J Exp Med 189: 1373 – 1382
32. Çario E, Goebell H, Dignass AU (1999) Factor XIII modulates intestinal epithelial wound healing in vitro. Scand J Gastroenterol 34: 485 – 490
33. Mishima Y, Nagao F, Ishibiki K, Matsuda M, Nakamura N (1984) [Factor XIII in the treatment of postoperative refractory wound-healing disorders. Results of a controlled study]. Chirurg 55: 803 – 808
34. Oshitani N, Nakamura S, Matsumoto T, Kobayashi K, Kitano A (1996) Treatment of Crohn's disease fistulas with coagulation factor XIII. Lancet 347: 119 – 120

Abstracts

Vakuumversiegelung bei chronischen Weichteildefekten mit freiliegendem Knochen?

G. Amtsberg, P. Hinz und A. Ekkernkamp

Abteilung für Unfallchirurgie, Klinik für Chirurgie, Ernst-Moritz-Arndt-Universität, Friedrich-Löffler-Straße 23b, 17487 Greifswald

Vacuum Sealing in Chronic Soft Tissue Defects with Uncovered Bone?

Durch die besondere Situation am Unterschenkel, die geringe ventrale Weichteildeckung und die spezielle Gefäßversorgung, kommt es hier nach Frakturen immer wieder zu Wundheilungsstörungen. In der Unfallchirurgie nimmt der ältere Mensch einen immer größeren Stellenwert ein. Hier lassen sich die allgemein geltenden chirurgischen Vorgehensweisen, besonders in dieser Region, nicht immer anwenden. So kommt der Chirurg oft an seine Grenzen, welche es mit Alternativen zu überwinden gilt.

Ein 79-jähriger Patient zog sich eine Luxationsfraktur des rechten oberen Sprunggelenkes zu. Diese wurde operativ versorgt, jedoch musste eine vorzeitige Metallentfernung wegen einer postoperativen Infektion vorgenommen werden. In der Folgezeit heilte die Fraktur in einer Fehlstellung aus, am medialen Malleolus entstand eine Defektwunde. Postoperativ wurde der Patient nach 1/2 Jahr in unserer Spezialsprechstunde vorgestellt. Eine präoperativ veranlasste Angiographie des rechten Beines erbrachte eine Einarterienversorgung. Nebenbefundlich bestand ein insulinpflichtiger Diabetes mellitus und eine KHK.

Eine Arthrodese des rechten oberen Sprunggelenkes und eine Hautverschiebeplastik ist daraufhin durchgeführt worden. Postopertativ bildete sich eine Teilnekrose (5×4 cm) des Hautlappens mit darunter freiliegendem Knochen aus. Plastisch-rekonstuktive Maßnahmen sind bei den Voraussetzungen nicht möglich gewesen, als Alternative bliebe bei Fortbestehen und möglicher Infektionsausbildung nur die Unterschenkelamputation. Wir entschlossen uns zur Nekrektomie/Jet-Lavage, Anfräsen der Corticalis und Vakuumversiegelung. Trotz der schlechten Durchblutungssituation bildete sich ausreichend neues Granulationsgewebe, so dass folgend Spalthaut transplantiert werden konnte.

Durch die beschriebene Vorgehensweise, besonders durch die hohe Effiziens der Vakuumversiegelung, kam es zu einem vollständigen Wundverschluss. Eine Amputation konnte verhindert werden. Der Patient läuft heute beschwerdefrei mit einem Arthrodesenschuh. Die Behandlungszeit betrug 1/4 Jahr.

Lebensqualität von Patienten mit chronischen Ulcera cruris

E. S. Debus[1], E. Spech[1], H. H. Faller[2], M. Sailer[1], U. E. Ziegler[1] und A. Thiede[1]

[1] Abteilung für Allgemeinchirurgie, Chirurgische Universitätsklinik Würzburg, Josef-Schneider-Straße 2, 97080 Würzburg
[2] Institut für Psychotherapie und Med. Psychologie, Universität Würzburg

Life Quality of Patients with Chronic Ulcera Cruris

Zielsetzung: Die Lebensqualitätsforschung (LQ-Forschung) nimmt in der Medizin einen zunehmenden Stellenwert ein. Zu dieser Frage liegen bei Patienten mit chronischen Wunden jedoch bis heute nur wenig Daten vor. Wir beschäftigten uns daher mit der Frage, wie sich die Lebensqualität bei Patienten mit chronisch venösen, arteriellen und diabetischen Ulcera cruris von der LQ bei Patienten mit den entsprechenden Grunderkrankungen und der alterskorrigierten Normalbevölkerung unterscheidet. *Patienten und Methoden:* Im Rahmen einer prospektiven Studie wurden Patienten aus der Würzburger Wundsprechstunde und mehreren stationären und ambulanten medizinischen Einrichtungen aus dem Würzburger Raum in die Studie eingeschlossen. In jeder Gruppe wurden n = 50 Patienten befragt. Die Studienteilnehmer wurden anhand der allgemein-gesundheitsbezogenen LQ-Fragebögen NHP (Nottingham Health Profile) und MOS SF-36 (Medical Outcomes Study Short Form-36) befragt. Für die Ulcuspatienten wurde ein krankheitsspezifischer LQ-Fragebogen entwickelt. Zur Abschätzung der sich verändernden LQ im Krankheitsverlauf wurden die Ulcuspatienten nach 4 Wochen und 3 Monaten erneut befragt. *Ergebnisse:* Die Patienten mit CVI waren in allen untersuchten Bereichen der LQ mit großem Abstand am wenigsten eingeschränkt; die Patienten mit arteriellen Ulcera und die dialysepflichtigen Patienten mit Ulcuc cruris zeigten die schlechteste LQ. Die am stärksten beeinträchtigten Bereiche der LQ waren in allen Gruppen die durch Schmerzen bedingte engeschränkte Mobilität. *Zusammenfassung:* Die grossen LQ-Unterschiede der chronisch venösen Ulcuspatienten verglichen mit dem Kontrollkollektiv lassen die Notwendigkeit der Verhinderung der Ulcusentstehung erkennen. AVK Patienten dagegen leiden bereits in de Anfangsstadien ihrer Erkrankung unter einer erheblichen Enschränkung ihrer LQ. Dies trifft insbesondere auch für die dialysepflichtigen Diabetiker zu, bei denen die Dialysepflicht als solche schon eine erhebliche Einschränkung der LQ bedeutet. Die Verschlechterung der LQ in verschiedenen Bereichen des täglichen Lebens (Mobilität, Schlaf, Einschränkung der sozialen Kontakte) wie auch des psychischen Wohlbefindens, der Vitalität und Emotionen lassen die Forderung nach einer ganzheitlichen Sichtweise des Patienten und seiner Psyche wie auch der verstärkten Beachtung der LQ in der heutigen Medizin zu.

Die Behandlung komplizierter Wundinfektionen infolge schwerer Peritonitis durch Vacuumtherapie

S. Kriwanek, P. Beckerhinn, C. Armbruster, M. Schermann und R. Roka

1. Chirurgische Abteilung Rudolfstiftung Wien, Juchgasse 25, 1030 Wien, Österreich

The Treatment of Complex Wound Infections Following Heavy Peritonitis Caused by Vacuum Treatment

Hintergrund: Wundinfektionen treten nach Peritonitis gehäuft auf. In seltenen Fällen können sie allerdings infolge von Haut oder Bauchdeckennekrosen insbesondere beim Vorliegen intestinaler Fisteln schwierige therapeutische Probleme darstellen. *Methode:* Bei insgesamt 13 Patienten traten nach schweren intraabdominellen Infektionen komplizierte Wundinfektionen auf. Ursachen der Peritonitis waren 5 mal Organperforationen, 4 mal postoperative Komplikationen, 2 mal ausgedehnte Bauchdeckenabszesse und 1 mal eine nekrotisierende Pankreatitis. Alle Patienten entwickelten mindestens ein Organversagen und waren Intensivpflege bedürftig. Die Indikation für die Anlage einer Vacuumtherapie waren Bauchdekkendefekte durch Nekrosen (7 Patienten) oder infolge offener Abdominalbehandlung (6 Patienten). Bei 5 Patienten lagen zusätzlich zum Bauchdeckendefekt intestinale Fisteln vor. Die Vacuumtherapie (V.A.C. System) wurde nach erfolgter Nekrosektomie und bei Beginn der Granulation der Bauchdecke eingeleitet. Die Verbände wurden alle 48 bis 72 Stunden gewechselt. Beendet wurde die Therapie, wenn nach Abklingen der Infektion und Verkleinerung der Wundflächen eine konventionelle Behandlung mit Verbänden bzw. ein Bauchdecken oder Hautverschluss möglich waren. *Ergebnisse:* 11 von 13 Patienten mit komplizierten Wundinfektionen überlebten die Peritonitis. Bei 2 Patienten kam es nach primär erfolgreicher Behandlung der intraabdominellen Infektion und Anlage der Vacuumtherapie zu einem Wiederaufflammen der Peritonitis, die nicht beherrscht werden konnte. Bei allen überlebenden Patienten konnte die Vacuumtherapie erfolgreich abgeschlossen werden. Die durchschnittliche Behandlungsdauer betrug 27 Tage, im Mittel waren 10 Verbandwechsel pro Patient notwendig. Alle intestinalen Fisteln verschlossen sich unter Vacuumtherapie spontan. Der Haut und Bauchdeckenverschluss erfolgte bei 3 Patienten nach Abschluss der Vacuumtherapie, bei 8 Patienten zu einem späteren Zeitpunkt. *Schlußfolgerung:* In der Behandlung komplizierter Wundinfektionen nach schwerer Peritonitis stellt die Vacuumtherapie eine Bereicherung der Behandlungsmöglichkeiten dar.

Grenzen der Vacuseal-Behandlung

M. Kruschewski, B. Mann, P. Dollinger und H. J. Buhr

Chirurgische Klinik I, Universitätsklinikum Benjamin Franklin, Freie Universität Berlin, Hindenburgdamm 30, 12200 Berlin

Limits of the Vacuseal Treatment

Hintergrund und Zielsetzung: Seit der kommerziellen Verfügbarkeit des sogenannten vacuum assisted closure (VAC) in den USA 1995 sind zahlreiche Publikationen erschienen, die über eine immer breitere Anwendung und somit Ausweitung der Indikation berichten. Hierunter fallen neben traumatischen auch chronische, häufig superinfizierte Wunden, die unter herkömmlichen Methoden, wie Kochsalzverbänden oder Verbänden mit enzymatischen Salben bzw. Calciumalginat, nur schlecht oder gar nicht abheilen, insbesondere bei Diabetes mellitus. Aber auch postoperative Weichteildefekte (Karzinomchirurgie) und Wunden im Bereich schwer zu versorgender anatomischer Regionen, wie z.B. Sakral-Dekubitalulcera, werden so zunehmend therapiert. Über Grenzen der Anwendung finden sich in der Literatur keine Angaben. Daher ist es das Ziel dieser Studie, auf eine besondere Problematik bei der Vacuseal-Behandlung hinzuweisen und somit eine klare Kontraindikation zu definieren. *Krankengut und Methode:* Prospektive Beobachtungsstudie aller seit 8/97 durchgeführten und online dokumentierten Vacuseal-Behandlungen. *Ergebnisse:* Bei 23 Patienten (10 Männer, 13 Frauen) mit einem Altersmedian von 58,4 Jahren wurden insgesamt 55 Vacuseal-Behandlungen durchgeführt, davon bei 13 Patienten (57%) mehrfach. In 70% der Fälle war die untere Extremität betroffen. Bei 3 Patienten wurde ein ausgedehnter Defekt in der Leiste versorgt, wobei die Vasa femoralia zunächst freilagen. Nach Auftreten einer arteriellen Arrosionsblutung wurde in 2 Fällen versucht, die Gefäße mit einem gestielten Rektuslappen zu decken. Dennoch kam es auch hierunter zu rezidivierenden Blutungen, so daß letztlich in allen Fällen zur definitiven Versorgung, um ein Verbluten zu verhindern, ein Gefäßverschluß mit konsekutiver Oberschenkelamputation erfolgen mußte. Eine 67-jährige Patientin verstarb im weiteren Verlauf an den Folgen einer Sepsis. *Schlußfolgerungen:* (1) Die Vacuseal-Technik ist zur Behandlung chronischer und komplizierter Wunden verschiedener Lokalisation und Ursache eine geeignete Methode. (2) Beim Überbrücken von größeren arteriellen Gefäßen kommt es zu rezidivierenden Arrosionsblutungen. (3) Diese können auch durch Muskeldekkung nicht sicher verhindert werden. (4) Die Vacuseal-Behandlung ist für derartige Fälle nicht geeignet. (5) Die ‚Überpatchung' größerer Gefäße mittels VAC stellt somit eine Kontraindikation für diese Methode dar.

Möglichkeiten der Wundkontrolle mit Hilfe der quantitativen Videothermographie (VideoTRM)

M. Ch. Niewiera, U. Klinge, K. Junge, F. Ulmer und V. Schumpelick

Chirurgische Klinik, Universitätsklinikum, RWTH Aachen, Pauwelsstraße 30, 52074 Aachen

Potentialities of the Wound Control by Quantitative Videothermography (VideoTRM)

Implantation von Meshes ist in der Hernienchirurgie unverzichtbar, insbesondere im Hinblick auf neuerliche Hinweise auf einen systemischen Defekt im Kollagenmetabolismus. Die implantierten alloplastischen Materialien können eine akute inflammatorische Gewebsreaktion in den ersten Woche induzieren. Als klinische manifeste Auswirkung dieser inflammatorischen Fremdkörperreaktion sind die fast regelhaft nachweisbaren Serome im Wundbereich und die in ca. 30% nachweisbaren subfebrilen Temperaturen in den ersten fünf Tagen anzusehen. Ziel dieser Untersuchung war es mit der quantitativen Video TRM mit einer neuen digitalen Aufnahmetechnik und einem speziellen Bildbearbeitungsprogramm (FEG Textiltechnik, Aachen) wie Wunden mit und ohne alloplastische Materialien sich im Vergleich darstellen. *Material und Methoden:* Bei der quantitativen Videothermografie (video TRM) handelt es sich um ein Meßverfahren, das ähnlich einer normalen Kamera arbeitet. Dabei wird die von einem Körper ausgehende oberflächliche Wärmestrahlung auch quantitativ erfaßt. Es ist davon auszugehen, daß jeder entzündliche Prozess mit entsprechenden Hyperämie zu einer Steigerung der Wärmeabgabe einhergeht. Das zu untersuchende Objekt muß nicht berührt werden und der Objekt-Kamera-Abstand kann bis zu 3 m betragen, so daß diese Methode auch bei offenen Wunden angewendet werden kann. Temperaturunterschiede von 0,15° können registriert werden. Die Größe der zu messenden Fläche kann von 1 cm^2 bis zum gesamten Körper variieren und graphisch dargestellt werden. Die gemessenen Temperaturen werden in Abhängigkeit des Häufigkeit in verschiedenen Farbstufen abgebildet und weiterverarbeitet. Es wurden bei Patienten mit Rezidivnarbenbrüchen das Abdomen mit der gesamten Wundfläche nach Implantation eines Meshes sowie die Wundfläche von Patienten ohne Mesh Implantation mit Hilfe der Infrarotkamera aufgezeichnet. Anschließend wurden die Ergebnisse untereinander sowie mit einer gesunden Kontrollgruppe verglichen. *Ergebnisse:* In der Darstellung des Bauchraumes mittels Video TRM fand sich um die Meshes ein ‚heißer' Saum, der bei Darstellung der Bilder in der Videokamera schon direkt optisch auffällig war. Die weiteren Auswertung im Vergleich zur Umgebung zeigte eine statistisch signifikante Zunahme der regionären Wärmeabgabe als Hinweis auf eine gesteigerte Durchblutung sowohl intra- als auch interindividuell. Prinzipiell ist es möglich mit der Infrarotkamera einen Wundverlauf darzustellen. Es ist ein gutes, nichtinvasives, schnelles und leicht bedienbares diagnostisches Verfahren zur Ergänzung zu der zur Zeit zur Verfügung stehenden Diagnostischen Untersuchungen. Sensitivität und Spezifität müssen noch durch weitere Studien untersucht werden.

Korrektur bis Redaktionsschluss nicht eingegangen.

Laparoskopische Exzision als Standard in der Behandlung der chronischen Urachusfistel

M. P. Patrzyk[1], J. Bernhardt[1], K. Ludwig[2], C. D. Heidecke[1] und L. Wilhelm[1]

[1] Abteilung für Viszeral-, Thorax- und Gefäßchirurgie, Klinik und Poliklinik für Chirurgie, E.-M.-Arndt-Universität Greifswald, F.-Löffler-Straße 23, 17487 Greifswald
[2] Klinik für Chirurgie, Klinikum Rostock-Südstadt, Südring 81, 18059 Rostock

Laparoscopic Excision as the Standard in the Treatment of the Chronic Vesicoumbilical Fistula

Hintergrund: Rezidivierende Entzündungen im Nabelbereich infolge einer persistierenden Urachusfistel sind verhältnismäßig selten. Oft resultiert aber bei inkonsequenter chirurgischer Therapie bei den meist jungen Menschen ein langer und komplizierter Heilungsverlauf mit unbefridigendem kosmetischem Ergebnis. *Methode:* Wir berichten über 4 Patienten mit rezidivierenden Nabelinfektionen aufgrund einer persistierenden Urachusfistel, die wir zwischen 1997 und 2001 operierten. 2 Patienten waren auswärts bereits ein Mal voroperiert, bei einem Patienten führten wir eine Fistulographie durch. Die operative Therapie erfolgte ausschließlich in Form der laparoskopischen Exzision des Urachus unter Nutzung von 3 Trokaren, wobei der infizierte Nabel nicht tangiert wurde. *Ergebnisse:* Bei allen 4 Patienten heilte die Nabelwunde innerhalb einiger Tage ohne Komplikationen. Bis jetzt wurden keine Rezidive der Nabelinfektionen festgestellt. *Schlußfolgerung:* Das laparoskopische Vorgehen erscheint als Mittel der Wahl bei der Behandlung der rezidivierenden Urachusfistel.

Korrektur bis Redaktionsschluss nicht eingegangen.

Akne inversa (Pyodermia fistulans sinifica) – Therapeutisches Konzept

H. Shekarriz, O. Schwandner, P. Kujath, C. H. Eckmann, I. Klempien und H.-P. Bruch

Klinik für Chirurgie, Medizinische Universität zu Lübeck, Ratzeburger Allee 160, 23538 Lübeck

Acne Inversa (Pyodermia Fistulans Sinifica) – Therapeutic Concept

Zielsetzung: Die Akne inversa ist eine häufige Erkrankung und stellt für die Betroffenen (vor allem bei der schweren genito-perinealen Form) eine erhebliche gesundheitliche sowie soziale Einschränkung dar. Die Diagnose wird selten rechtzeitig gestellt. Häufig kommt es aufgrund der Ähnlichkeit mit anderen Erkrankungen (Furunkel, Karbunkel, Darmfistel usw.) zur verzögerten oder inadäquaten Behandlung der Patienten. Anhand von 4 ausgewählten Patienten aus letzter Zeit wird das therapeutische Konzept der schweren genito-perinealen Akne inversa vorgestellt. *Material und Methoden:* Eine 21-jährige Frau und 3 Männer im Alter von 19, 55 bzw. 68 Jahren wurden bei schwerer genito-perinealer Akne inversa einer operativen Sanierung unterzogen. Nach entsprechender Vorbereitung der Patienten (Darmspülung), wurde in der Allgemeinnarkose zuerst eine passagere Stuhldeviation durch laparoskopische Anlage eines doppelläufigen Ileostoma durchgeführt. Anschließend erfolgte die radikale Exzision der betroffenen Hautareale samt Subcutis und Hautanhangsgebilde bis auf die Muskelfascie sowie an den Rändern ca. 1 cm in die gesunde Haut hinein. Nach abgeschlossener Granulation der Wundfläche wurde die Wunde durch direkte Naht und/oder Spalthauttransplantation gedeckt. Die passagere Ileostomie dient einer ungestörten Wundheilung sowie der Anheilung der nachfolgend durchgeführten Spalthauttransplantation. Die Rückverlagerung des Ileostoma erfolgte nach definitiver Heilung der Wunde nach ca. 3 bis 4 Monaten. Alle Befunde wurden im Verlauf fotografiert und dokumentiert. *Ergebnisse:* Die mittlere Erkrankungsdauer bis zur ersten Operation (radikale Exzision) betrug 2 Jahre (3 Monate bis 5 Jahre). Alle Patienten waren konservativ vorbehandelt. Histologisch wurde die Diagnose der Akne inversa in allen Fällen bestätigt. Im Durchschnitt waren 2 Wunddebridements vor dem definitiven Wundverschluss notwendig. Bei 2 Patienten wurde eine Defektdekkung durch mehrzeitige Spalthauttransplantationen erreicht. Bei den anderen konnte eine Sekundärnaht nach offener Wundbehandlung durchgeführt werden. Alle Wunden sind vollständig verheilt. Alle 4 Patienten sind mit dem Ergebnis der operativen Therapie sowohl funktionell als auch kosmetisch zufrieden. Bei einer derzeit noch kurzen Nachbeobachtungszeit von durchschnittlich 9 Monaten sind alle Patienten rezidivfrei. *Zusammenfassung:* Die radikale Exzision der betroffenen Hautareale mit gleichzeitiger laparoskopischer Stomaanlage und nachfolgender plastischer Deckung ist unserer Erfahrung nach bei der schweren genitoperinealen Akne inversa ein effektives Therapieverfahren. Die Rezidivfreiheit ist der entscheidende langfristige Erfolgsfaktor der chirurgischen Therapie. Eine engmaschige Nachsorge der Patienten ist daher notwendig.

Antimikrobieller Wirksamkeitsnachweis von Terpinoiden für die topische Wundbehandlung

A. Tarabichi[1], M. Böhm[1], B. Grabein[2], B. Beyer[1] und M. M. Heiss[1]

[1] Chirurgische Klinik und Poliklinik, Klinikum Großhadern, München
[2] Max von Pettenkofer-Institut für Mikrobiologie, Ludwig-Maximilians-Universität, Marchioninistraße 15, 81377 München

Antimicrobiologic Proof of Efficiency of Terpinoids for the Topical Wound Treatment

Zielsetzung: Zahlreiche aus Pflanzen gewonnene ätherische Öle zeigen antimikrobielle Wirksamkeiten gegenüber Mikroorganismen. Die physiologische Bedeutung liegt in der Abwehr von mikrobiellem oder parasitärem Befall. In einer mikrobiologischen in vitro-Studie sollten die minimalen Hemmkonzentrationen von 5 Destillaten ätherischer Öle und einem Mischpräparat gegenüber typischen Wundkeimen ermittelt werden. *Material/Methodik/ Ergebnisse:* Es wurden Verdünnungsreihen der ätherischen Öle: Oleum Menthae piperitae, Oleum Cajeputi, Oleum Eucalypti, Oleum Juniperi, Oleum Gaultheriae und eines Mischpräparates, das diese ätherischen Öle in einer definierten Zusammensetzung enthält, unter Einsatz des Lösungsvermittlers Tween 80® hergestellt und die minimalen Hemmkonzentrationen (MHK) gegenüber typischen Wundkeimen (15 grampositive und gramnegative Bakterienspecies sowie 4 Candida-Stämme) ermittelt. Die meisten Präparate zeigten eine Wirksamkeit im Bereich der vorgegebenen Verdünnungsreihen zwischen 4,0% und 0,03%. Pseudomonas aerogenosa wurde ausschließlich vom Eukalyptusöl bei einer Konzentration von 2% gehemmt aber nicht von den restlichen Präparaten. Das Problemkeim MRSA wurde von mehreren Präparaten gehemmt. Beim Vergleich der MHK zeigte das Mischpräparat eine höhere Effektivität gegenüber den Einzelpräparaten, da die MHK dieses Präparats gegenüber den meisten Mikroorganismen unter 1,0% lag. Im Vergleich zeigte dies, dass im Mischpräparat synergistische Effektivitäten bestehen. *Schlußfolgerung:* Verschiedene ätherische Öle zeigen antimikrobielle Wirksamkeit, die ihnen einen Platz zwischen Antibiotika und Antiseptika verschafft. Auch wenn die Wirkung eher als antiseptisch einzustufen ist, unterscheiden sie sich von üblichen Antiseptika durch geringere Zytotoxizität bzw. gute Gewebeverträglichkeit, was ihren Einsatz in der lokalen Wundbehandlung sinnvoll macht. Mischpräparate können zudem synergistische Effektivitäten in ihrer antimikrobiellen Wirksamkeit aufweisen.

Entwicklung einer neuen Methode zur endoskopischen Therapie der Anastomoseninsuffizienz nach tiefer anteriorer Rektumresektion

R. Weidenhagen, U. Grützner, F. Spelsberg und R. Merkle

Chirurgische Klinik und Poliklinik, Klinikum Großhadern, Ludwig-Maximilians-Universität München, Marchioninistraße 15, 81377 München

Development of a New Method for the Endoscopic Treatment of Anastomotic Leakage After Anterior Resection of the Rectum

Einleitung: Die Endoskopie bietet neben der Diagnostik der Anastomoseninsuffizienz auch unmittelbar therapeutische Interventionsmöglichkeiten. Die endoskopische Spülung, Débridement und momentane Drainage lässt sich mit dem Endoskop problemlos durchführen, jedoch dauert diese Behandlung auch nur für die Untersuchungsdauer an. Der Sekretstau vor dem Schließmuskel mit dem daraus resultierenden Rückstau in die Insuffizienzhöhle führt in der Zeit zwischen zwei Behandlungen (in der Regel mindestens ein Tag) zum Anstau infizierten Sekretes und Gases und somit zu einer kontinuierlichen Behinderung der Wundheilung. *Fragestellung:* Ziel war es ein Behandlungsverfahren zu entwickeln, mit dem bei der endoskopischen Therapie der Anastomoseninsuffizienz nach tiefer anteriorer Resektion die Umsetzung der Grundprinzipien der septischen Wundbehandlung im Sinne einer kontinuierlichen Drainage mit gleichzeitiger mechanischer Verkleinerung und Debridement gewährleistet sind. *Methodik:* Ansatz zur Lösung des Problems den präsphinktären Sekretstau und die damit verbundene Behinderung der Wundheilung zu beseitigen war die Modifikation eines in der Behandlung offener chronischer Wunden etablierten Behandlungsverfahrens. Die sogenannte V.A.C. Therapie wurde zur Wundbehandlung erstmals 1997 vorgestellt. Hierbei wird ein offen-poringer Polyurethanschwamm auf eine offene Wunde aufgelegt, gegenüber der Umgebung mit einer Klebefolie abgedichtet und über einen in den Schwamm eingelegten nicht kollabierenden Schlauch ein subatmosphärischer Druck auf den Schwamm und das angrenzende Gewebe übertragen. Eine Anwendung in Körperhöhlen, insbesondere in infizierten Insuffizienzhöhlen wurde bisher nicht durchgeführt. Einige grundlegende Modifikationen waren hierzu notwendig. *Ergebnis:* Mit dem entwickelten System ist es möglich, endoskopisch gestützt einen mit einem Redon System verbundenen Polyurethanschwamm in eine Insuffizienzhöhle einzulegen. Eine kontinuierliche transsphinktäre Drainage mit gleichzeitiger mechanischer Verkleinerung und Debridement der Insuffizienzhöhle wurde erzielt. Bei den ersten klinischen Anwendungen zeigte sich eine rasche Säuberung und Verkleinerung der Insuffizienzhöhlen mit gleichzeitigem Rückgang der Entzündungszeichen bei allen behandelten Patienten. *Schlußfolgerung:* Die neu entwickelte Methode ist ein minimal invasives und kostengünstiges Verfahren zur sphinktererhaltenden Behandlung von großen Anastomoseninsuffizienzen nach tiefer anteriorer Rektumresektion.

Digitale Patientenakte – Science Fiction oder Realität?

Die digitale Patientenakte (DPA) in der Rettungsstelle – Entwicklung, Probleme und Zukunft

E. Schöll[1], Stefan Eggli[2] und H. Zimmermann[1]

[1] Notfallzentrum Chirurgie
[2] Orthopädische Chirurgie, Inselspital Bern, 3010 Bern, Schweiz (e-mail: heinz.zimmermann@insel.ch)

Digital Patient Files for the Emergency Room: Development, Problems, and Future

Einleitung

Das Management von Notfallpatienten erfordert unsere ungeteilte medizinische Aufmerksamkeit, damit die Diagnostik und Therapie effizient, kompetent und auch patientenbezogen durchgeführt werden kann. Eine Fülle wichtiger Informationen muss innerhalb kürzester Zeit verarbeitet und in diagnostische und therapeutische Entscheidungen umgesetzt werden. Sei es am Unfallort, im Rettungswagen, Helikopter oder auch auf der Notfallaufnahme im Krankenhaus – für handschriftliche oder digitale Dokumentation bleibt hier meist nicht viel Spielraum.

Trotzdem sind es gerade diese initialen Minuten welche unter Umständen über das Outcome des Patienten entscheiden. Eine lückenlose Datenerfassung der Rettungskette im Verhältnis zur Zeit ist daher für das Verständnis des späteren Therapieresultates essentiell. Ausserdem geben uns die Daten der Notfallpatienten Aufschluss über Inzidenz, Kosten und volkswirtschaftliche Auswirkung von Notfällen. Die amerikanische Traumadatenbank ist ein Beispiel für eine solche

Tabelle 1. Einteilung der medizinischen Datenerhebung in 5 Phasen: Notfalleintritt, Notfallzentrum, Spezialklinik, Rehabilitation und Therapieabschluss

Zeit	Phase	Dokumentation	Kommunikation	Medium
0′ – 30′	Notfalleintritt erste med. Versorgung	Papierformulare Handheld-Computer	Telefon oder Funk direkt oder via RLS	NOA-Datenbank (NOtfallAnmeldung)
30′ – 6 h	Notfallzentrum Befunde Bildgebung Notfallversorgung Scoring	Computer	Ethernet (Intranet) der Klinik	Kategorisierte Text-Datenbank Labordatenbank Bilddatenbank Statistiksoftware
6 h – Tage	Spezialklinik Definitivversorgung	Computer, konventionell	Sekretariat	Papier- und Computerarchiv
Tage – Wochen	Rehabilitation	Computer, konventionell	Sekretariat und KG-Archiv	Papier- und Computerarchiv
Wochen – Jahre	Therapieabschluss	Statistiken	Konferenzen	Datenbanken
	und Outcome	Q-Management	Journals	

flächendeckende Dokumentation [6]. Wir haben die Datenerhebung von Notfallpatienten in eine präklinische und in mehrere klinische Phasen unterteilt, welche jedoch nicht unabhängig voneinander betrachtet werden dürfen (Tabelle 1).

Die präklinische Phase mit der Notfallanmeldung (NOA) findet vor der Aufnahme im Krankenhaus statt und kann von wenigen Minuten bis zu 2 – 3 Stunden dauern. Sofern der Patient mit einer Rettungsorganisation in die Klinik gebracht wird, gibt es hier eine Fülle handschriftlich auszufüllender Rettungsformulare, die auf dem Weg in die Klinik oder erst auf der Ambulanz im Spital ausgefüllt werden. Die essentielle Information für das Notfallteam in der Klinik wird jedoch bereits per Funk oder Telefon übermittelt, so dass die Primärdaten dort ebenfalls sofort sichtbar sind. Neuere Datentransfer-Modelle der Deutschen Telekom in Regensburg und Dresden nehmen diese medizinischen Notfalldaten mittels Handheld-Computer (MedicalPad®) auf und übermitteln sie per Funk an die Rettungsleitstelle (RLS), von wo aus sie dann in die Zielklinik gelangen.

In der klinischen Phase des Notfallzentrums werden sowohl Textinformation als auch gemessene Bio-Parameter, Bildinformationen sowie graphische Darstellungen physiologischer Funktionen wie das EKG innerhalb kurzer Zeit dokumentiert. Diese Daten müssen klar kategorisch strukturiert sein, um sie jederzeit verfügbar zu haben. Aus ihnen wird am Ende der definitive Bericht automatisch zusammengestellt.

Die Klassifizierung nach bestimmten Bewertungsschemata und Scores (AIS, ISS, ICD, GCS etc.) sollte zur essentiellen Aufgabe der Notfallmediziner gehören, darf die Arbeit jedoch nicht behindern. Viele Computersysteme bieten hier nur Teilaspekte an und werden daher nicht verwendet.

Anschliessend an die Behandlung im Notfallzentrum wird der Patient auf seine Definitiv-abteilung verlegt oder in die ambulante Behandlung entlassen.

Natürlich ist die Dokumentation in der Medizin nichts neues, sie ist eine Voraussetzung für unser suffizientes ärztliches Handeln und für die Qualitätssicherung. Daher ist Sie heute aus dem Gesundheitswesen nicht mehr wegzudenken und ist zudem gesetzlich vorgeschrieben. In der Regel haben wir es mit einem Hybrid zwischen computergestützter, bildgebender und handschriftlicher Krankengeschichte zu tun. Diese ganzen Patientenakten werden später meist gebündelt in Klinikarchiven gelagert, wo sie nur sehr umständlich zugänglich sind. Neben diesen traditionellen Archiven haben verschiedene Kliniken eigene digitale Datensysteme, welche Teilinformationen des Patienten speichern. Es erfordert daher oft grossen Aufwand, alle Bild-, Text- und Untersuchungsinformationen eines Patienten zu finden und so darzustellen, dass effizient damit gearbeitet werden kann. Krämer beschreibt dieses Problem wachsender Datenerhebung auf der einen und Datenmissmanagements auf der anderen Seite als 'Paradoxon zwischen Informationsflut und -mangel' [20]. Klinikinformationssysteme, welche den gesamten klinischen Verlauf abbilden, sind bislang noch wenig ausgereift.

Seit 2.5 Jahren werden in der Notfallaufnahme des Inselspitals der Universität Bern die medizinischen Daten der Notfallpatienten elektronisch erfasst und in einer relationalen Datenbank gespeichert. Das System wurde primär als Text- und Statistikdatenbank eingeführt und anhand der klinischen Erfordernisse ständig weiterentwickelt. Heute haben wir es mit einer komplexen digitalen Patientenakte (DPA) zu tun, welche es uns ermöglicht, die initiale Notfallinformation, Textverarbeitung, Bilder, Statistik und Ressourcenplanung miteinander zu verbinden.

Methodik

In Zusammenarbeit mit verschiedenen Abteilungen des Inselspitals Bern (Schweiz), des Brigham and Woman Hospital (Harvard University, Boston/MA, USA), des Dokumentationszentrums der Maurice E. Müller Fondation (Bern, Schweiz), der Arbeitsgemeinschaft für Osteosynthesefragen (Davos, Schweiz) sowie der Softwarefirma Qualidoc AG (Trimbach, Schweiz) erfolgte die allmähliche Entwicklung und Anpassung der oben genannten Datenbankapplikation. Die entstandene Software Qualicare™ ist eine adaptierbare klinische Front-End-Applikation, die bei uns im Netzwerkbetrieb auf 23 Computern läuft. Es können sowohl Windows-Systeme, Macintosh und Linux-Workstations gleichzeitig auf die Datenbank zugreifen, was es uns ermöglichte, mit bereits bestehender Hardware zu arbeiten. Als Entwicklungsumgebung wurde 4thDimension™ (ACI, Frankreich/USA) verwendet. Die 4D Server-Plattform kann hunderte simultaner Anwender verwalten und in 255 Tabellen momentan bis zu 128 GB Daten abspeichern. Eine OBDC-Schnittstelle ermöglicht kompatiblen Anwendungen (Word®, Excel®, MS Query® etc.) den direkten Zugriff auf die Daten. Ebenso ist ein direkter Zugriff auf Oracle-Datenbanken möglich. Über eine HL7-Schnittstelle (health level 7) werden Patientendaten mit anderen zentralen Informationssystemen (KIS/SIS) ausgetauscht und die Datenbank so in die bereits bestehende Informatikinfrastruktur des Inselspitals eingebettet. Als Server wird ein Compaq Proliant 400, Windows NT 6.0, 576 MB RAM eingesetzt. Im folgenden wird kurz auf die einzelnen Softwaremodule sowie die Dateneingabe eingegangen.

Notfallanmeldung (NOA)

Die Notfallmeldung ist das initiale Ereignis für den Beginn der Rettungskette. Diese kann von der Rettungsleitstelle, einem niedergelassenem Arzt oder dem Patienten selbst bzw. seinen Angehörigen kommen. Vom Eingang der Anmeldung bis zum Eintreffen des Patienten in der Klinik werden unter Umständen bereits medizinische Daten erhoben und Therapiemassnahmen durchgeführt (Abb. 1). Wir bezeichnen diesen Abschnitt als präklinische Phase. Diese essentiellen medizinischen Informationen werden per Telefon oder in einer späteren Entwicklungsphase per Funk übermittelt und bereits jetzt in die zentrale Datenbank aufgenommen. Hierdurch gewinnt die Notfallmannschaft im Spital einen ersten Überblick über die angemelde-

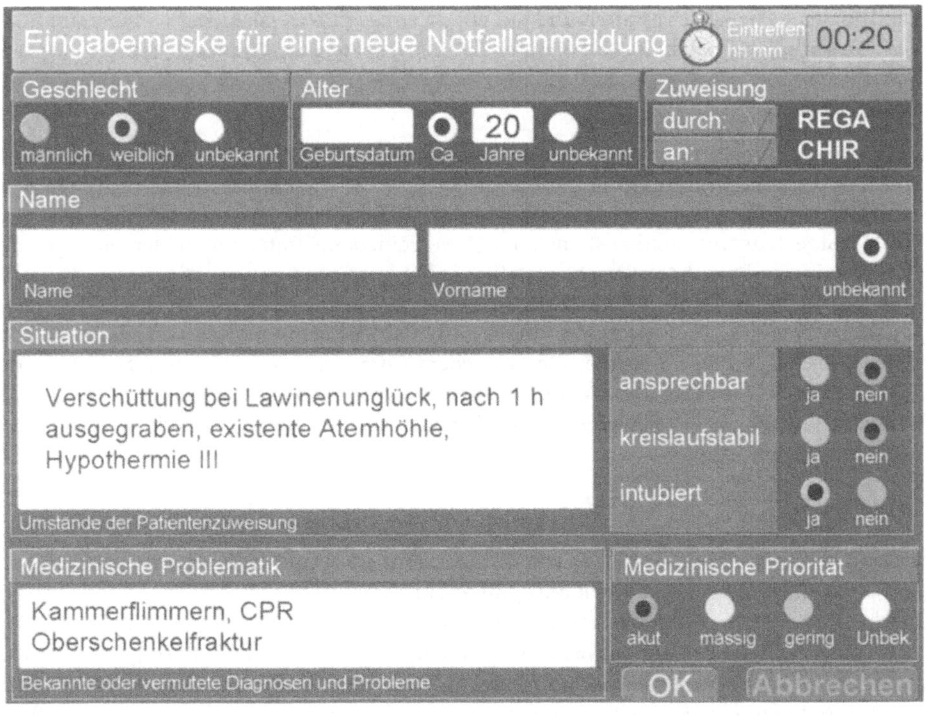

Abb. 1. Das Eingabelayout für eine Notfallanmeldung (NOA). Das Personal in der Zielklinik kann sich einen raschen Überblick über die Situation verschaffen

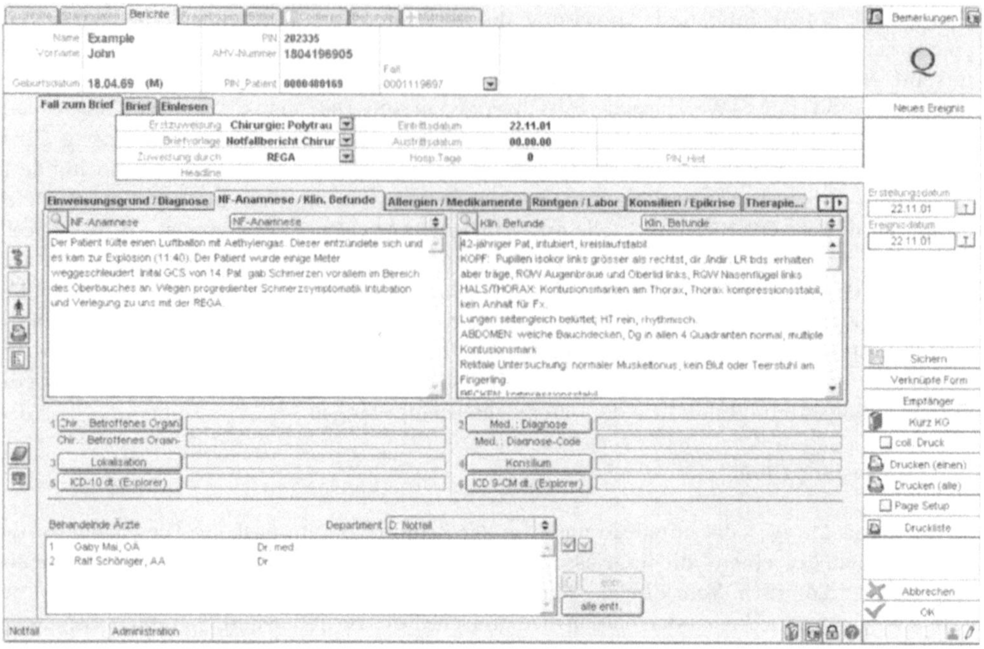

Abb. 2. Strukturierte Darstellung der klinischen Kategorien in der Notfallaufnahme. Aus diesen Brieftextfeldern setzt sich später der Bericht zusammen

ten Fälle und kann die Ressourcen entsprechend bereitstellen. Die Anmeldungen werden hierzu nach medizinischer Priorität gestaffelt und auf einem Grossbildschirm in der Notfallaufnahme angezeigt. Dieser Beginn der digitalen Patientenakte ist zu späteren Zeitpunkten reproduzierbar.

Krankengeschichte

Wenn der Patient eingetroffen ist, werden Anamnese und klinische Daten erhoben und kategorisch zu dem bereits bestehenden Fall abgelegt. Jede Untersuchungseinheit verfügt hierzu über einen Netzcomputer, der vom behandelnden Arzt bedient wird. Der Text wird entweder per Hand oder vorgefertigtem Textbausteinen in 15 verschiedene Datenbankfelder eingegeben, woraus am Ende der komplette Bericht erstellt wird (Einweisungsgrund, Diagnosen, Notfallanamnese, Klinische Befunde, Allergien, Medikation, Röntgenbefunde, Laborbefunde, Konsilien, Epikrise, Therapie, Procedere, Impfungen, Arbeitsunfähigkeit und Verlauf) (Abb. 2). Die Labordaten sind bei vorliegendem Resultat auf jedem Computer elektronisch abzurufen. Alle diese oben genannten Datenbankfelder sind selektiv auswertbar, so dass zu Studienzwecken und zur Qualitätskontrolle jede mögliche klinische Konstellation aus der Menge der Berichte herausgesucht werden kann.

Bilder

Bildmaterial ist für unser Verständnis von Krankheiten und Verletzungen essentiell. Daher gehören Fotos und Röntgenaufnahmen untrennbar zur DPA.

Klinische Bilder vom Patienten werden vor Ort mit digitalen Kameras (Kodak DC260, Olympus Camedia C900) aufgenommen. Die von uns verwendete Bildauflösung beträgt ca. 256 dpi (dots per inch) bei einer Bildgröße von 1,2 bis 1,5 Millionen Pixeln. Konventionell angefertigte Röntgenbilder können ebenfalls mit den oben genannten Kameras fotografiert werden. Sie werden im Graustufen-Modus abgespeichert und sind je nach Bildausmassen bis zu

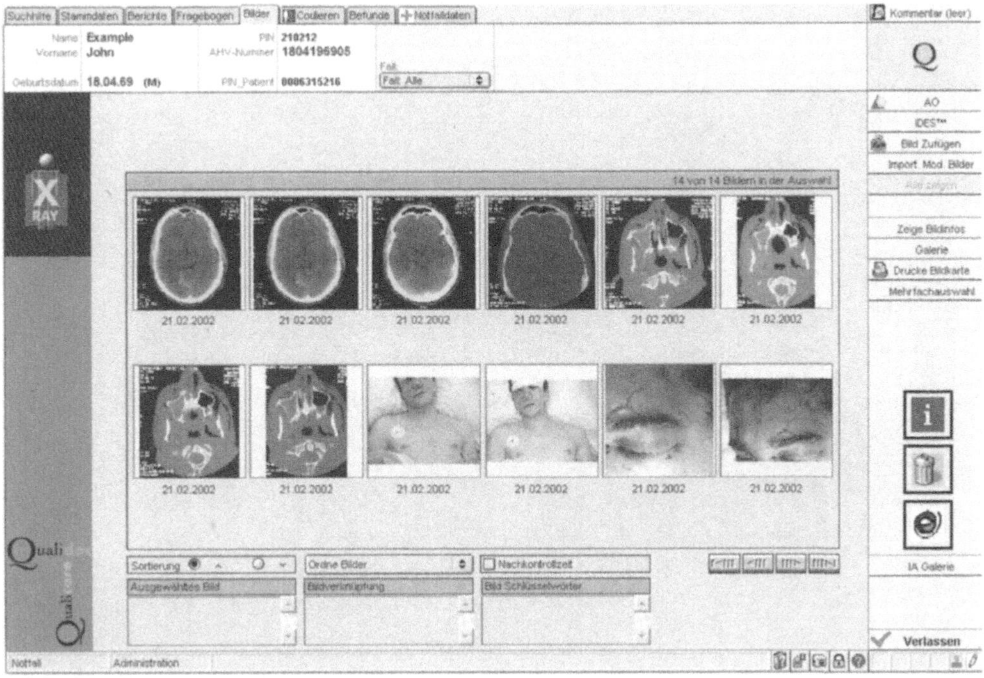

Abb. 3. Übersichtliche Darstellung des Falles mit Röntgenbildern und Fotos. Per Doppelklick werden die Bilder vergrössert

1 MB gross. Das Notfallzentrum verfügt ausserdem über eine digitale Röntgenanlage (Fujifilm FCR AC-3CS). Diese Bilder sind im DICOM-Format gespeichert und besitzen eine Größe von max. 16 MB. Sie können vom Server des Röntgenzentrums heruntergeladen und im JPEG-Format (joint photograph expert group) komprimiert werden. Die entsprechende Schnittstelle zum automatischen Import der Bilder existiert momentan jedoch nicht.

Die Speicherung des digitalen Bildmaterials erfolgt auf einer externen Festplatte welche als Client über das Netzwerk des Klinikums mit dem Server der Patientendatenbank verbunden ist. Die Bilder werden nach Patient und Aufnahmedatum abgelegt (Abb. 3), ein Pfad zur eigentlichen Bilddatei auf der Festplatte wird automatisch generiert. Die Bilder selbst können mit weiteren Schlüsselworten versehen und zum entsprechenden Untersuchungsbefund verknüpft werden. Hierdurch lassen sich in kurzer Zeit Bilder gleicher klinischer Befunde von verschiedenen Patienten auffinden, eine Arbeit, welche sonst erfahrungsgemäß sehr viel Aufwand beansprucht.

Beim Morgenrapport des Notfallzentrums werden die Bilder mit einem Beamer gegen die Wand projiziert, um den entsprechenden Fall zu demonstrieren.

ICD-Erfassung

Die Notfalldatenbank muss mit anderen Zentren vergleichbar sein. Aus diesem Grund wurden gebräuchliche Klassifikationen darin implementiert. Die Internationale Einteilung von Erkrankungen und Therapien (ICD 9/10) wurde in Form eines Browsers mit der Patientendatenbank verknüpft. Auf diese Weise lassen sich die Krankheiten und Prozeduren verschlüsseln und können zu administrativen Zwecken auch exportiert werden.

Ressourcenplanung

Mit diesem Modul können die Kapazitäten der Klinik verwaltet werden, um Termine für ambulante Nachkontrollen der Notfallpatienten zu vergeben. Hierbei können jegliche mögliche

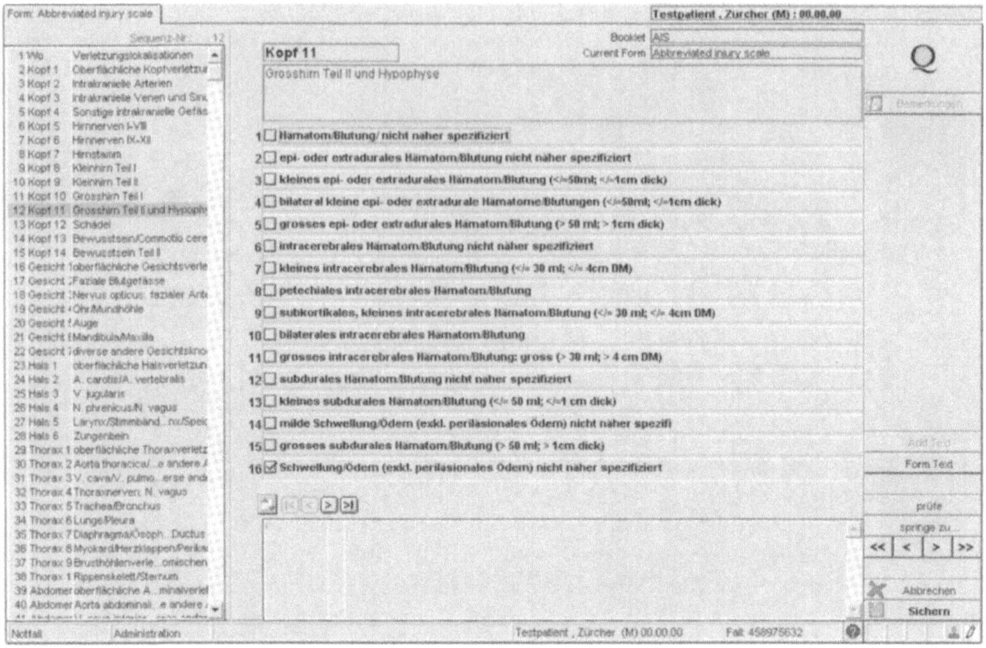

Abb. 4. Polytraumata werden nach der Abbreviated Injury Scale (AIS) eingestuft, aus der sich der Injury Severity Score (ISS) errechnen lässt. Diese Klassifikation lässt das prospektive Outcome abschätzen

Konstellationen vordefiniert werden (Abwesenheit von Personal, Zusatzuntersuchungen, Blutentnahmen, Röntgenkontrollen, Zeitbedarf etc.). Die Software generiert eine Auswahl möglicher Termine. Das Wochen- oder Tagesprogramm für einen Arzt oder eine bestimmte Sprechstunde lassen sich ebenfalls darstellen. Die Listen können in Kombination mit bereits vorhandenen Daten ausgedruckt werden (Diagnosen, Therapien). Analog dazu besteht ein OP-Planer, der Patienten, die zu Interventionen anstehen, verwaltet. Die jeweiligen Probleme und Vorgaben werden eingegeben, so dass alle perioperativen Parameter (Lagerung, Anästhesie, Assistenten usw.) berücksichtigt werden. Es lässt sich dann das Wochen- oder Tagesprogramm darstellen. Die Terminstatistik errechnet sich direkt aus den resultierenden Daten.

Das Problem eines häufigen Personalwechsels in unserer Klinik birgt jedoch die Schwierigkeit, dass dieses Modul im Augenblick nur marginal genutzt wird. Eine breitflächige Anwendung ist in nächster Zeit vorgesehen.

Email-Modul

Geschriebene Berichte werden innerhalb des Departements verschickt, um sie elektronisch visieren zu lassen. Die Berichtskopien können per Email anderen Departementen zugestellt (Intranet) oder an externe Adressen versandt werden. Nach der Visierung besteht die Möglichkeit, die Berichte elektronisch einzufrieren, um sie vor Veränderungen zu schützen.

Standardisierte Erfassungen

Wissenschaft und Qualitäts-Management sind heute untrennbar mit der Medizin verknüpft. Diesbezüglich haben amerikanische Traumatologie-Zentren die Dokumentation solcherart institutionalisiert, dass mittlerweile grosse Datenbanken entstanden sind, die nicht nur wissenschaftlichen Zwecken sondern auch lizenzrechtlichen Bestimmungen der Kliniken dienen [6].

Notfallmanagement erfordert ein primäres Scoring, das uns Auskunft über das prospektive Outcome des Patienten gibt. Der bekannteste physiologische Score ist heutzutage wahrscheinlich die Glasgow-Coma-Scale [29, 30]. Anatomische Trauma-Scores wie die AIS (Abbreviated Injury Scale) und der daraus resultierende ISS (Injury Severity Score) [1, 2, 4, 13, 19, 27] sind weitaus komplexer zu bestimmen und benötigen meist ein Handbuch oder ein speziell dafür geschriebenes Computerprogramm. Gerade bei polytraumatisierten Patienten darf für das Grading jedoch nicht viel Zeit verloren gehen. Daher wurde in die Datenbank die AIS-Einteilung aufgenommen und kann ebenso wie der ISS jederzeit bestimmt werden (Abb. 4). In Abänderung zum angloamerikanischen System, welches die grossen Verletzungsgruppen alphabetisch ordnet, haben wir jedoch eine organbezogene anatomische, Einteilung gewählt. Damit ist das Auffinden der entsprechenden Verletzungen um ein vielfaches schneller. Darüber hinaus sind wir in der Lage, jederzeit statistische Auswertungen der Verletzungsmuster vorzunehmen.

Neben diesen Standarderfassungen können aber auch jegliche andere Fragebögen in der Datenbank frei definiert und pro- sowie retrospektiv erfasst werden. Die Software erlaubt die Integration von Fragebögen mit bis zu 300 Fragen zu je 32 Antworten. Diese Möglichkeit einer individuellen Abstimmung auf den Betrieb der Klinik ist wegen der unterschiedlichen personellen und zeitlichen Ressourcen der einzelnen Spitäler notwendig.

Nennenswerte laufende Studien unseres Notfallzentrums sind unter anderem eine umfassende Bauchtrauma-Studie, D-Dimer-Erfassungen bei thrombembolischen Erkrankungen, OSG-Verletzungen sowie eine Prävalenzerhebung für Hepatopathien. Ausserdem werden ständig Qualitätsstudien und Befragungen von Patienten bezüglich ihrer persönlichen Zufriedenheit durchgeführt. Diese Studien können zu einem späteren Zeitpunkt wiederholt und mit den vorangegangenen Resultaten verglichen werden.

Sicherheit

Medizinische Daten müssen geschützt werden. Dies gilt nicht nur für die unberechtigte Einsichtnahme Dritter, sondern auch für den Datenverlust.

Unsere Datenbank ist passwortgeschützt, wobei die Kennworteingabe verschiedene Zugriffsebenen ermöglicht: normaler Benutzer, Daten-Auswerter, Administrator. Der Zugriff auf die Daten sowie die Lese- und Schreibrechte werden selektiv gesteuert. Die Passwörter sind Personen- aber nicht Arbeitsplatz-bezogen und jegliche Änderung in der Datenbank durch den Benutzer wird mittels einer Log-Datei dokumentiert. Hierdurch ist nicht nur eine exakte Wiederherstellung versehentlich gelöschter oder veränderter Daten möglich sondern ebenfalls die eindeutige Zuordnung des dateneinsichtsberechtigten Anwenders. Da neben dieser Datensicherheit im Sinne der Wahrung des Patientengeheimnisses auch die Frage nach der Verhinderung von Datenverlust steht, wurde ein ausgefeiltes Backup-Konzept mit periodischen Spiegelungen und Kopien der Datenbank erarbeitet.

Resultate

Seit dem 27.01.2000 ist der Notfallserver auf das Insel-Intranet geschaltet und läuft seither im 24-Stunden-Betrieb 365 Tage im Jahr. Gelegentliche monatliche Wartungsarbeiten müssen jeweils in die frühen Morgenstunden verlegt werden, um eine ständige Verfügbarkeit der Datenbank zu gewährleisten. Wir benötigen zur Pflege der Daten einen Systemadministrator, der Upgrades durchführt, das einwandfreie Funktionieren der Spiegelung und der Schnittstellen gewährleistet sowie regelmässige Bereinigungen von leeren Datensätzen veranlasst. Die Datenbank umfasst mittlerweile 1,1 GB (Stand 19.04.02), was gemessen am initialen Volumen der Datenbank von 100 MB einem täglichem Datenzuwachs von 1,23 MB entspricht (verknüpftes Bildmaterial nicht mitgerechnet).

Unsere Netzwerkcomputer in den Untersuchungsräumen sind über das klinikinterne Netzwerk (TCP/IP, Ethernet) mit dem Server verbunden, bei einer Netzwerkgeschwindigkeit

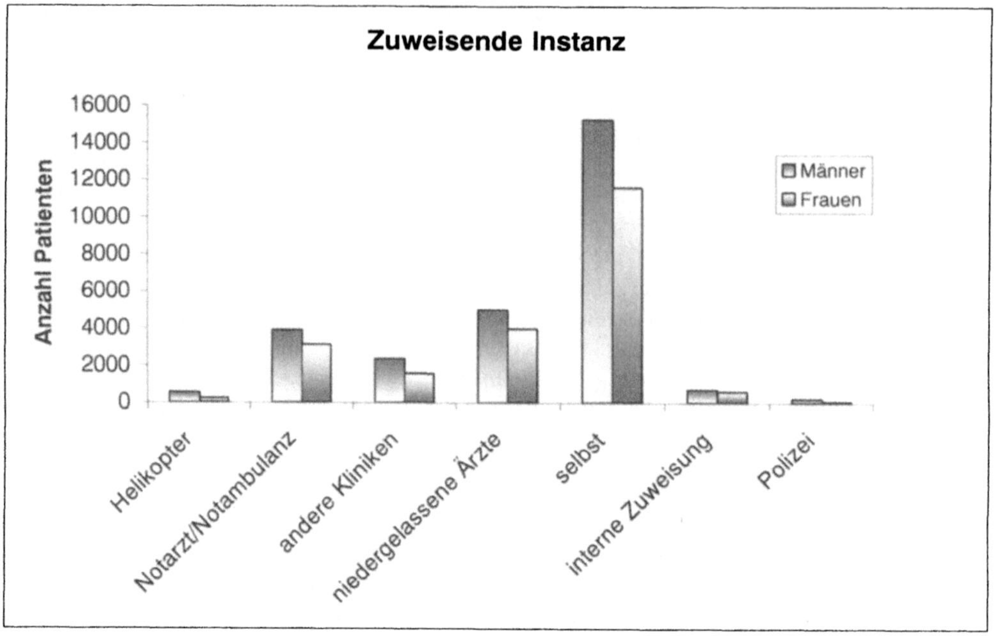

Abb. 5. Die Einweisung in die Notfallaufnahme erfolgt in erster Linie aus eigener Veranlassung. Ca. 50 Prozent dieser Patienten kommt unangemeldet, so dass das Ressourcen-Management mit NOA hier nicht greift

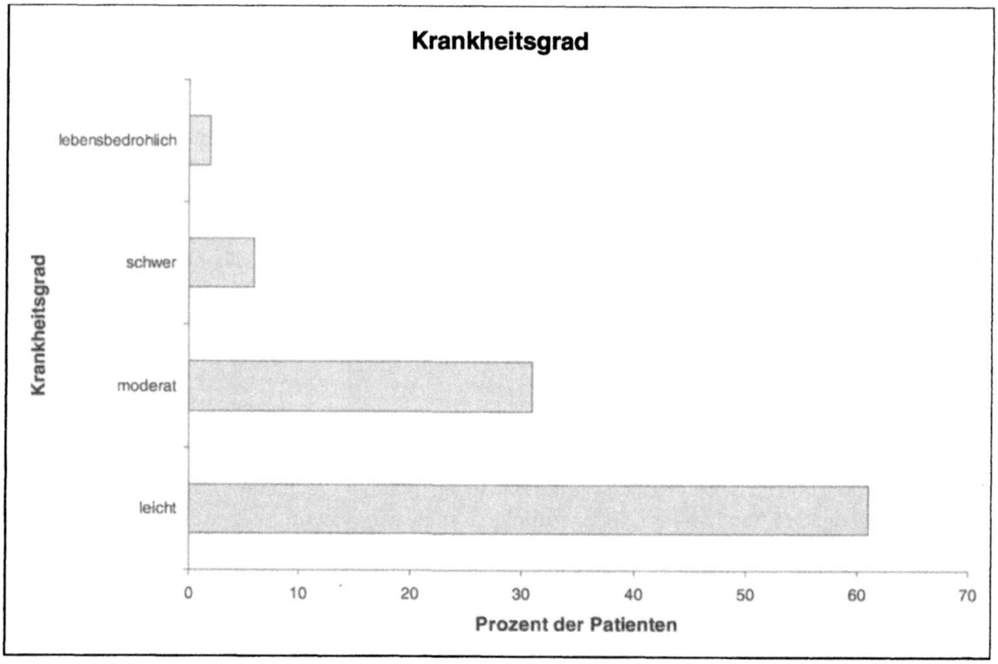

Abb. 6. Initialer Verletzungs- und Krankheitsgrad chirurgischer Patienten

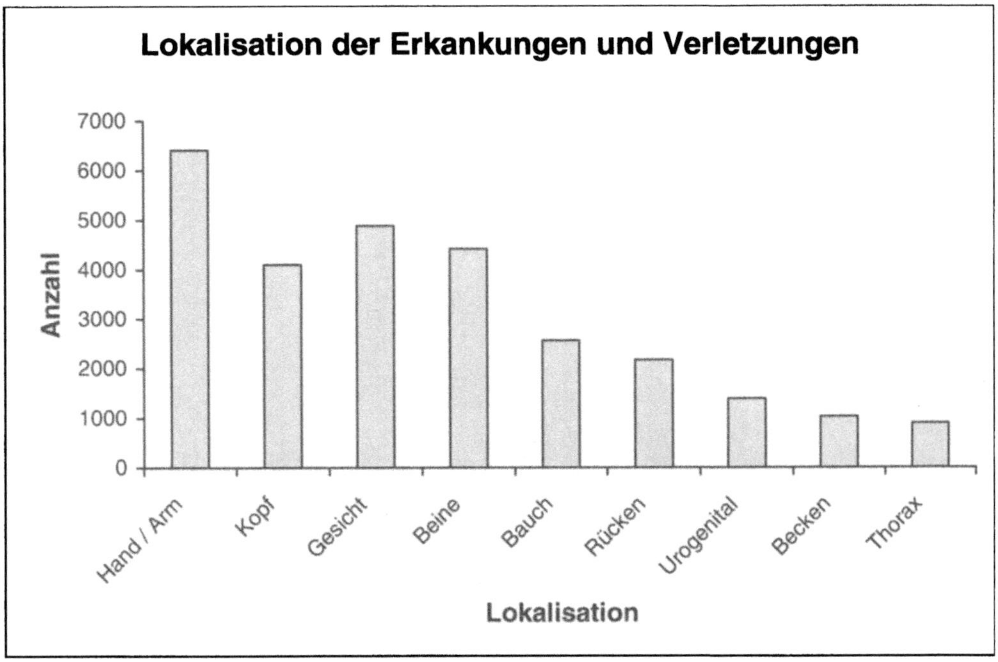

Abb. 7. Erkrankungs- und Verletzungshäufigkeit nach Körperregionen

von 10 - 100 Mbit/sec. Die mittlere Zugriffsgeschwindigkeit auf die digitale Patientenakte eines Patienten ist damit ca. 2 - 3 Sekunden. Diese kurze Latenz kommt Patienten bei einem wiederholten Notfalleintritt zugute, da die vorbestehende relevante klinische Information sofort abrufbar ist. Die Krankheitsverläufe lassen sich vom Beginn der präklinischen Notfallmeldung bis zur Definitivversorgung der Verletzungen und Erkrankungen genau nachvollziehen. Damit haben wir die Möglichkeit, umfassende statistische Daten zu generieren, wie die folgenden Beispiele zeigen sollen.

Alle einweisenden Instanzen lassen sich mit den Auswertungsmöglichkeiten mühelos graphisch darstellen (Abb. 5). Die Zuweisung und damit der Beginn der Aufnahme ins System war zum grössten Teil selbstinitiiert. Die Anmeldung der Notfälle erfolgte vorrangig telefonisch, bis zu 50% der Patienten suchten unangemeldet die Notfallambulanz auf.

Der initial eingeschätzte Verletzungs- oder Krankheitsgrad chirurgischer Patienten ist in Abb. 6 dargestellt. Hierbei ist zu sagen, das etwa zwei Drittel aller Erkrankungen, wegen denen das Notfallzentrum aufgesucht wird, als leicht einzustufen sind. Absoluter Spitzenreiter der Erkrankungslokalisationen waren Hand- und Armläsionen (Abb. 7).

An gespeicherten Datensätzen gibt es in der Datenbank 47611 Patienten (21358 Frauen, 26253 Männer) mit insgesamt 48979 Berichten (30352 chirurgisch, 18654 internistisch). Es wurden 45920 standardisierte Fragebögen erfasst, die für fortlaufende statistische Erhebungen und Qualitätskontrollen benötigt werden [8 - 12]. Da die Bilder erst seit Anfang 2002 mit in die Datenbank integriert werden, haben wir hier momentan nur 550 digital gespeicherte Fotodokumentationen. Diese Fotos dienen uns sowohl zur besseren Darstellung des Falles beim Morgenrapport, als auch zur Verlaufskontrolle und zu wissenschaftlichen Zwecken.

Deskriptiv statistisch findet sich sowohl beim chirurgischen als auch beim internistischen Patientenkollektiv ein deutlicher Altersgipfel zwischen dem 20. und 35. Lebensjahr mit einem nachfolgend stetigen Abfall und einem erneuten leichten Anstieg in der 7. Dekade. Jüngere Patienten erscheinen dabei doppelt so häufig auf der chirurgischen Ambulanz, während im höheren Lebensalter das Verhältnis internistisch zu chirurgisch in etwa ausgeglichen ist (Abb. 8).

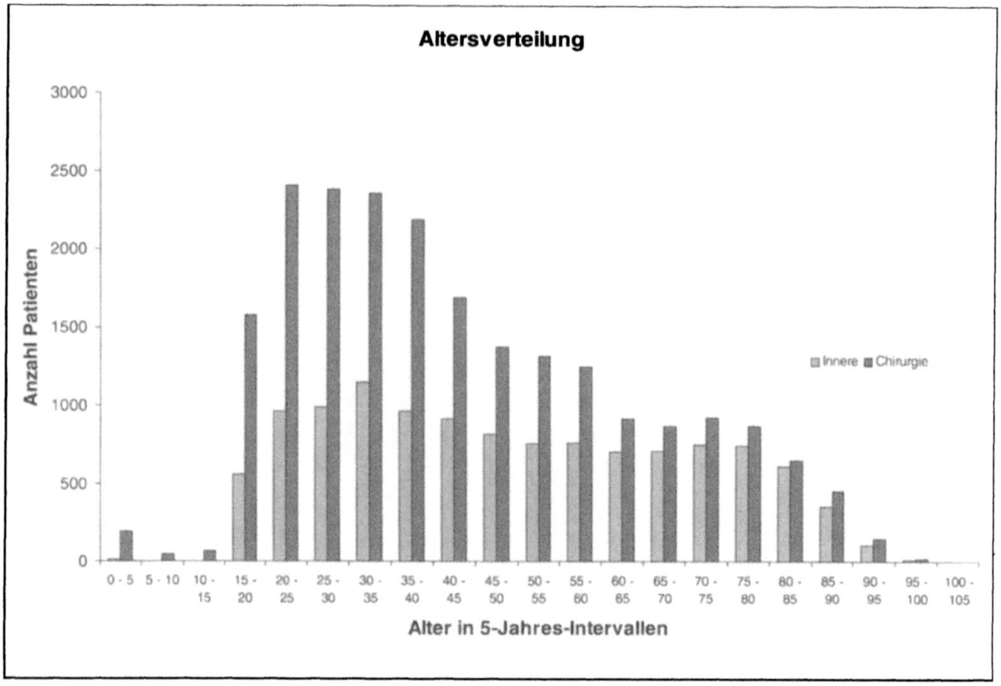

Abb. 8. Altersverteilung internistischer und chirurgischer Patienten

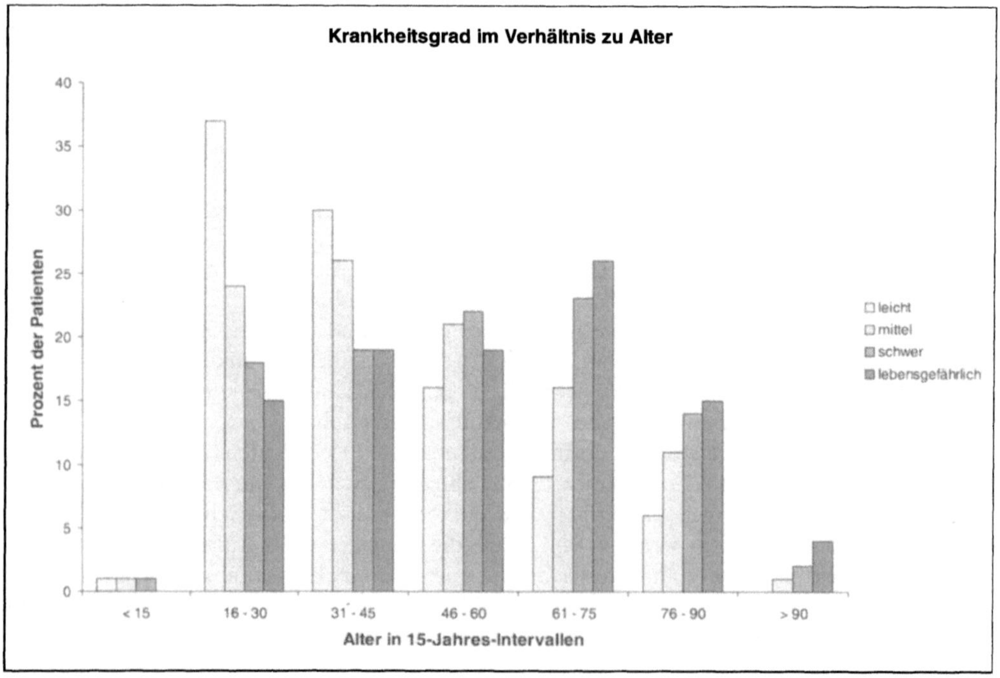

Abb. 9. Die Häufigkeit schwerer und lebensbedrohlicher Krankheiten steigt mit höherem Lebensalter

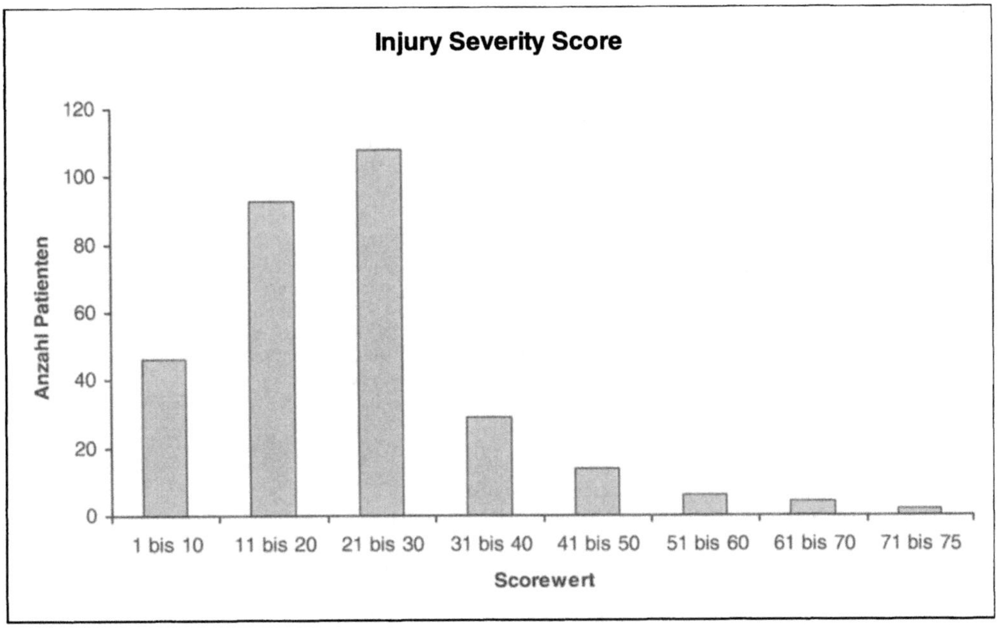

Abb. 10. Die meisten initial als Polytrauma eingestuften Patienten sind später geringer eingestuft als initial. Etwa ein Drittel der Patienten liegt sogar noch unter der Score-Grenze um als Polytrauma zu gelten [16]

Interessant ist, dass das Lebensalter offenbar proportional zur Häufigkeit der Erkrankungsschwere ist. Hier finden sich reziproke Kurven bei jungen und alten Patienten. Wenn man die Krankheitskategorien leicht, moderat, schwer und lebensgefährlich jeweils auf 100% setzt, heisst das, dass ältere Menschen häufiger lebensgefährlich oder schwer erkranken als junge (Abb. 9).

Seit wir die AIS und den ISS bestimmen, wurden 302 Patienten derart erfasst. Aus den Zahlen geht hervor, dass die meisten initial als Polytrauma eingestuften Patienten eine ISS zwischen 10 und 30 (Min 3, Max 75, Median 22) haben (Abb. 10). Die Verletzungslokalisation dieser Patienten lag mit 25% deutlich am häufigsten im Bereich des Zephalokraniums, gefolgt von Thorax- (17%), Bein- (16%), und Armverletzungen (15%). Gesichts- und Wirbelsäulenverletzungen (je 8%) sowie Abdomen-Beckenverletzungen (7%) waren der kleinere Teil der Einschätzung für eine Polytraumatisierung. Halsverletzungen (1%) sind dagegen eher selten. Die Polytraumata waren altersmässig vorrangig in der dritten bis 6. Dekade zu finden. Aufgrund dieser Erhebungen haben wir das initiale Schockraum-Team schwerpunktmässig umstrukturiert, so dass wir nun von Anfang an mit einer interdisziplinären Crew das Unfallopfer betreuen können.

In der Tabelle 2 wird ein repräsentativer Fall dargestellt, der verdeutlicht, dass alle Fachdisziplinen von der DPA auf dem Notfallzentrum profitieren, indem interdisziplinär Ressourcen bereitgestellt und Daten erhoben werden.

Schwierigkeiten bei der Einführung des Systems

Unser Notfallzentrum besitzt eine hohe Personalfluktuation, da die Vertreter der einzelnen Fachdisziplinen meist nur für einige Monate bei uns eingeteilt sind. Dies bringt es mit sich, dass mitunter grosse Vorbehalte gegenüber dieser umfassenden -und teilweise ungewohnten – Art der Datenerfassung geäussert werden. Diese Vorbehalte sind teilweise berechtigt, da andere Datensysteme auf den einzelnen Kliniken existieren können, mit denen ein Datenaustausch nicht gewährleistet ist. Ein wiederholtes Schreiben des Eintrittsberichtes ist meist die Folge.

Tabelle 2. Anhand eines repräsentativen Falles wird das Funktionieren der Rettungskette und das entsprechende Software-Modul im System dargestellt

Modul	Situation	Bemerkung
NOA	42-jähriger Mann, 11:40 Uhr bei Äthylengas-Füllung eines Gross-Ballons Explosion ausgelöst, einige Meter durch die Luft geschleudert. GCS 14, kreislaufstabil, intubiert. Transport durch REGA (Flugrettung) nach 10 min.	Vor Eintreffen des Patienten Grossbild-schirm-Visualisierung auf dem Notfallzentrum.
Text-EPA	Eintreffen REGA 12:40 Uhr. Befundaufnahme durch ein interdisziplinäres Team Patient intubiert, kreislaufstabil, Pupillen mittelweit/rund: links > rechts, beidseits erhaltene Lichtreaktion, div. RQW im Gesicht, Hals, Thorax und Abdomen mit flächigen Kontusionsmarkern, Thorax kompressionsstabil, Lungen seitengleich belüftet Weiche Bauchdecken, ohne äussere Verletzungen. Becken stabil. Rektale Untersuchung unauffällig Obere und untere Extremität unauffällig.	Kategorisiere Erfassung der Problematik durch mehrere Anwender verschiedener Fachdisziplinen Neurochirurgie Viszeralchirurgie Orthopädie Mund-Kiefer-Gesichts-Chirurgie HNO
Bild-EPA	12:50 Uhr: Abdomen-Sono: keine freie Flüssigkeit, keine Organläsion. Röntgen: Wirbelsäule, Becken, Thorax ohne Frakturen, kein Pneu oder Erguss. Schädel-CT: Frakturen des Sinus frontalis beidseits, Orbitaboden links, mediale Wand der Orbita rechts, Sinus ethmoidalis beidseits, Lamina lateralis proc. pterygoidei links. Thorax-CT: Emphysem, multiple kleine Atelektasen, V.a. Lungenkontusion beider Unterlappen, kein Pneu, kein Hämatothorax. Abdomen-CT: freie Luft prähepatisch, V.a. Dünndarmperforation.	Die implementierte Auswertung der Bildgebung erlaubt eine umfassende Analyse des Geschehens durch alle beteiligten Spezialisten.
Ressourcen	14:50 Uhr: Laparotomie: Es zeigt sich eine Dickdarmperforation, welche übernäht wird. Verlegung auf die Intensivüberwachung. Normalstation nach einer Woche.	Sofortige Information und Bereitstellung von Ressourcen der Definitivkliniken.

Zum anderen ist die Software gerade in der Anfangszeit nicht immer selbsterklärend gewesen, was zum Teil zu fehlerhafter Datenerfassung und Unmut geführt hat. Handbücher werden nach unserer Erfahrung nicht gelesen.

Rezidivierende Netzwerkunterbrüche führen zum Einfrieren von Arbeitsstationen und werden auch bei ‚Unverschulden' der Software immer dem neuen System angelastet. Solche Unterbrüche kommen auch bei idealen Bedingungen heute hin und wieder vor.

Unsere Erfahrungen in der Anwendung einer medizinischen Datenbank zeigen, dass eine regelmässige Schulung des Personals für einen optimalen Gebrauch der Anwendung und um Fehler in der Dateneingabe zu vermeiden unabdingbar ist. Nicht nur die hohe Personalfluktuation im ärztlichen Bereich sondern auch die Scheu vor unbekannten Software-Applikationen machen Unterweisungen notwendig. Weiterhin ist es unumgänglich, einen Systemadministrator auszubilden, der die eingegebenen Daten mit speziellen Methoden überprüft und gegebenenfalls korrigiert.

Einzelnen Module wie zum Beispiel die Agenda werden von uns auch heute noch nicht vollumfänglich genutzt. Hier spielen sowohl Animositäten von Seiten der Anwender als auch Adaptationsschwierigkeiten an die speziellen Gegebenheiten des Notfalles eine Rolle. Schwierigkeiten bei der Akzeptanz mancher Anwender bereiten auch die Kenntnisse anderer kompetitiver Softwareapplikationen, welche diese in anderen Spitälern kennen- und schätzen gelernt haben.

Seitens unserer Spitalleitung wurde das Software-Projekt anfänglich sehr misstrauisch als Versuchspilot behandelt. Im Zuge laufender Umstrukturierung der Informatik des Inselspitals vermutete man hier einen gewissen Störfaktor beim Versuch, die DPA spitalweit zu vereinheitlichen. Auch wenn hier noch nicht alle Voreingenommenheiten beseitigt werden konnten, stösst das System mittlerweile doch auf eine grössere Akzeptanz, da es seine Lauffähigkeit inzwischen unter Beweis gestellt hat.

Diskussion

Der Begriff ‚digitale Patientenakte oder -Krankengeschichte' hat heute einen festen Platz in der medizinischen Dokumentation [16, 18, 20–22, 25, 31]. Nicht nur die Konsistenz und die Qualität der Daten hat gegenüber herkömmlicher Archivierung der Papier-Krankengeschichte deutliche Vorteile, sondern auch die Möglichkeit ständiger Qualitätssicherung geht mit der Digitalisierung einher. Genau wie die konventionelle Krankengeschichte sollte die DPA aus verschiedenen Medien (Texte, Bilder, Messwerte, Kurven) bestehen [22], die jedoch sehr viel schneller zugänglich sind, sofern die Hard- und Software es erlaubt. Gerade hier beginnt jedoch der Diskussionspunkt für viele Kliniken, die gut funktionierende herkömmliche Archivlösungen nur sehr ungern gegen das finanzielle und organisatorische Abenteuer einer Digitalisierung eintauschen. Da sind zum einen die äusserst heterogenen Benutzeransprüche unterschiedlicher medizinischer Fachrichtungen. Zum anderen sind gelegentliche Systemunterbrüche infolge von diversen Netzwerk- oder Hardwareproblemen unvermeidlich. Weiterhin sind rezidivierende Schulungen für ein solches System unvermeidlich, da die Benutzer einer DPA in erster Linie die Assistenzärzte sind, welche die Kliniken nach kaum mehr als einem Jahr verlassen. Für die Einführung und den Betrieb einer DPA ist ein medizinisch versierter Systemadministrator unabdingbar.

Hohe Einführungs- und Folgekosten sind bei diesem unbekannten Terrain der DPA mit fraglichem Ausgang für viele Entscheidungsträger ein Hindernis. Es gibt zwar immer mehr Kliniken mit einem strukturiertem medizinischem Datenmanagement, bei genauerem Hinsehen, wird man jedoch feststellen, dass sehr häufig doppelt dokumentiert wird und ein Hybrid zwischen einer DPA und einem konventionellen Archiv besteht. Die Angst vor dem Unbekannten sollte jedoch nicht darüber hinwegtäuschen, dass die Medizin eine der wenigen volkswirtschaftlichen Disziplinen ist, bei der noch kein einheitliches Datenkonzept existiert. Andere industrielle Bereiche bilden ihre Arbeitsprozesse bereits seit langem informatiktechnisch ab. Auch wenn die Vorzüge einer DPA im allgemeinen anerkannt werden, die Entscheidung dafür mit den damit unweigerlich verbundenen Service- und Hardwarekosten wird aus den genannten Gründen oft gescheut.

Viele Kliniken haben mittlerweile eigene unabhängige text- oder bildbasierte Lösungen entwickelt. Die PACS (picture archiving and communication systems) welche bereits vor 30 Jahren entwickelt wurden [5, 14, 24, 28, 32], beschränken sich trotz langjähriger Weiterentwicklung hauptsächlich auf die digitale Erfassung und Verwaltung von Bildinformationen in der Radiologie [17], ein simultaner Zugriff auf die geschriebene Patienteninformation ist oft nicht möglich. Textbasierte Datenbanken hingegen sind nicht selten Eigenkreationen ambitionierter Mediziner auf der Grundlage einer Access- oder Filemaker-Datenbank, welche jedoch aufgrund mangelnder Programmiererfahrung oft nur geringen Ansprüchen genügen.

Die bereits bestehenden Software-Lösungen in medizinischen Teilbereichen werden in den seltensten Fällen abgelöst, sofern es nicht zu einem absehbaren Datencrash kommt. Die Migrations-Kosten für die gespeicherten Daten in das ablösende System sind aufwendig und der Prozess ist langwierig. Ausserdem sind die Anwender mit dem bestehenden System vertraut. Um die Heterogenität medizinischer Datenbanken zu überbrücken, werden diese heutzutage mit Schnittstellen verbunden. Die bekannteste Schnittstellen-Lösung ist hierbei HL7 (health level 7).

Wir sind der Ansicht, dass die bunte Landschaft bestehender und funktionierender Datenbanksysteme die Vielfalt medizinischer Fachrichtungen gut abbildet. Nicht selten ist die Reduktion auf ein kleinstes gemeinsames Vielfaches einer All-in-one-Applikation ein Zugeständnis aller Beteiligten. Diesbezüglich sind Chip-Systeme als Versuch einer portablen Patientenakte ein guter aber begrenzter Ansatz [23] medizinischer Datenspeicherung.

Der Beginn der Datenarchivierung sollte jedoch so früh wie irgend möglich einsetzen, da bereits in der präklinischen Phase essentielle Daten erhoben werden, die das spätere Outcome besser einschätzen lassen [3, 7, 15, 26]. Wir sind dabei, für diese Akutdatenaufnahme ein Triage-System einzuführen. Momentan werden die Daten hierfür noch per Telefon übermittelt. Eine Weiterentwicklung zur Funkübermittlung durch die Rettungsleitstelle ist geplant. Die weitere Datenakquisition geschieht vor Ort mittels Computer im Untersuchungszimmer sowohl Text als auch bildbasiert. Solcherart entwickelt sich die DPA lückenlos von Beginn an. Durch die Einbindung des gesamten Systems in die anderen Klinikbereiche kann die DPA auch in anderen Kliniken weitergeführt werden.

Zusammenfassung

Vor zweieinhalb Jahren wurde im Notfallzentrum des Inselspitals der Universität Bern eine digitale Patientenakte eingeführt, die sowohl Text- als auch Bildinformationen speichert. Wir haben hier eine lückenlose Dokumentation der initialen Krankengeschichte und können daher klare Aussagen über den prospektiven Verlauf der Erkrankung machen. Die Dokumentation schliesst ein internationales Scoring (AIS, ISS) mit ein. Eine Anbindung an das spitalweite Informationssystem ist gegeben. In naher Zukunft planen wir eine Erweiterung auf den präklinischen Bereich mittels funkbasierten Systemen.

Literatur

1. Baker SP and O'Neill B (1976) The injury severity score: an update. J Trauma 16:882 – 885
2. Baker SP, O'Neill B, Haddon W Jr, and Long WB (1974) The injury severity score: a method for describing patients with multiple injuries and evaluating emergency care. J Trauma 14:187 – 196
3. Cabrera MF, Arredondo MT, Rodriguez A, and Quiroga J (2001) Mobile technologies in the management of disasters: the results of a telemedicine solution. Proc AMIA Symp 86 – 89
4. Champion HR, Copes WS, Sacco WJ, Lawnick MM, Keast SL, Bain LW Jr, Flanagan ME, and Frey CF (1990) The Major Trauma Outcome Study: establishing national norms for trauma care. J Trauma 30:1356 – 1365
5. Choplin RH, Boehme JM, and Maynard CD (1992) Picture arciving and communication systems: an overview. Radiographics 12:127 – 129
6. Committee on Trauma (1999) Trauma Registry. In American College of Surgeons (ed), Resources for optimal care of the injured patient, pp. 63 – 68. Chicago, American College of Surgeons. Ref ID:32
7. DeJarnette R, Holleran R, Von Rotz NP, Downing C, Willhite J, and Storer D (1993) Pulse oximetry during helicopter transport. Air Med J 1:93 – 96
8. Exadaktylos A, Eggli S, and Zimmermann H (2001) The kick with the stick. Br J Sports Med 35:276 – 277
9. Exadaktylos A, Jonas C, Eggli S, Kohler HP, and Zimmermann H (2001) Violence in Bern. Swiss Med Wkly 131:527
10. Exadaktylos AK, Bournakas T, Eggli S, Zimmermann H, and Iizuka T (2002) Maxillofacial injuries related to work accidents: a new concept of a hospital-based full electronic occupational trauma surveillance system. Occup Med (Lond) 52:45 – 48
11. Exadaktylos AK, Hauser S, Luterbacher J, Marti U, Zimmermann H, and Studer UE (2002) The Moon and the Stones. Can the Moon's Attractive Forces Cause Renal Colic? J Emerg Med 22:303 – 305
12. Exadaktylos AK, Sclabas G, Schmid SW, Schaller B, and Zimmermann H (2001) Do we really need routine computed tomographic scanning in the primary evaluation of blunt chest trauma in patients with „normal" chest radiograph? J Trauma 51:1173 – 1176
13. Greenspan L, McLellan BA, and Greig H (1985) Abbreviated Injury Scale and Injury Severity Score: a scoring chart. J Trauma 25:60 – 64
14. Gur D, Fuhrman CR, and Thaete FL (1993) Requirements for PACS: users' perspective. Radiographics 13:457 – 460
15. Hatlestad D (2001) Pain management in the field. Emerg Med Serv 30:64 – 70
16. Hess T, Deimel D, Fischer R, and Duchow J (1999) EDV-gestützte Organisation und Dokumentation in der Orthopädie. Ein Erfahrungsbericht nach 5 Jahren Einsatz. Orthopäde 28:212 – 217

17. Huang HK (1991) PACS research and development: a review and perspective. In Huang HK, Ratib O, Bakker A, and Witte G (eds), Picture archiving and communications systems (PACS), pp. 1 - 7. Berlin, Springer-Verlag. Ref ID: 41
18. Januzik SJ (1986) Application of microcomputers in the emergency department: experience with a computerized logbook. Ann Emerg Med 15: 1200 - 1202
19. Kramer CF, Barancik JI, and Thode HC Jr (1990) Improving the sensitivity and specificity of the abbreviated injury scale coding system. Public Health Rep 105: 334 - 340
20. Krämer K-L (1999) Dokumentation. Voraussetzung für Qualitätsmanagement. Orthopäde 28: 191 - 200
21. Krämer T, Rapp R, and Krämer K-L (1999) Von der Planung zur Realisierung einer elektronischen Patientenakte. Orthopäde 28: 218 - 226
22. Lowe H (1999) Multimedia Electronic Medical Record Systems. Acad Med 74: 146 - 152
23. Naszlady A and Naszlady J (1998) Patient health record on a smart card. Int J Med Inf 48: 191 - 194
24. Ratib O (1992) Current views on the functionalities of PACS. Int J Biomed Comput 30: 193 - 199
25. Scholl E, Holm J, and Eggli S (2001) [A new concept for integration of image databanks into a comprehensive patient documentation]. Unfallchirurg 104: 420 - 425
26. Shimosato G, Ibuki T, Hirata M, Shigemi K, and Tanaka Y (2000) [On-line data management system using a portable blood gas analyzer in the operating room]. Masui 49: 319 - 323
27. Smejkal R, Civil I, Unkle D, and Ross SE (1989) Injury severity scoring: a comparison of early clinical versus discharge diagnosis. Accid. Anal Prev 21: 386 - 389
28. Steckel RJ (1972) Daily x-ray rounds in a large teaching hospital using high-resolution closed-circuit television. Radiology 105: 319 - 321
29. Teasdale G and Jennett B (1974) Assessment of coma and impaired consciousness. A practical scale Lancet 2: 81 - 84
30. Teasdale G, Jennett B, Murray L, and Murray G (1983) Glasgow coma scale: to sum or not to sum. Lancet 2: 678
31. Vegoda PR and Dyro JF (1986) Implementation of an advanced clinical and administrative hospital information system. Int J Clin Monit Comput 3: 259 - 268
32. Webber MM, Wilk S, Pirruccello R, and Alken J (1973) Telecomunication of images in the practice of diagnostic radiology. Radiology 109: 71 - 74

Internet: Bilanz der nationalen und internationalen Arzt- und Patienten-Informationssysteme

Internet und Intranet in der Chirurgie

K. Adelhard

Institut für Medizinische Informationsverarbeitung, Biometrie und Epidemiologie, Ludwig-Maximilians-Universität München, Marchioninistraße 15, 81377 München

Internet and Intranet in Surgery

Die Internet Society definierte das Internet als ein globales Netzwerk von einzelnen Netzwerken, das es Computern aller Art ermöglicht, direkt und transparent zu kommunizieren und Dienste in fast allen Teilen der Welt verfügbar zu machen. Da das Internet eine so große Leistungsfähigkeit besitzt, die von vielen Menschen und Organisationen genutzt wird, bezeichnet es auch eine verteilte globale Quelle an Informationen und Wissen sowie ein Mittel der Zusammenarbeit für unzählige Gemeinschaften. Darin spiegelt sich der Dualismus zwischen der technischen Vernetzung von Computern und den daraus entstehenden neuen Formen der Zusammenarbeit und Information. Die einheitliche technische Plattform, wie z.B. Web-Browser zur Information und E-Mail zur Kommunikation, macht internationale Ressourcen am Arbeitsplatz des Arztes genauso verfügbar wie lokale. Das inhaltliche Spektrum reicht von Aus- und Weiterbildungsangeboten bis hin zum Zugriff auf lokale Patientendatenbanken. Die Technologie erlaubt damit auch das Überwinden von Einrichtungsgrenzen und die bessere Verbindung von ambulanten und stationärem Sektor. Zu der Übermittlung von Patientendaten über Internet hat u.a. die Arbeitsgruppe ‚Internet' der Deutschen Gesellschaft für Medizinische Informatik, Biometrie und Epidemiologie eine Stellungnahme abgegeben. Der Kernsatz ist, , dass E-Mail als Kommunikationsmedium für patientenbezogene Informationen im klinischen Bereich nur dann eingesetzt werden darf, wenn zusätzliche *Schutzmaßnahmen* ergriffen werden, durch die die *Vertraulichkeit* der Inhalte, sowie die *Authentizität* der Kommunikationspartner (gemäß dem deutschen Signaturgesetz) sichergestellt werden kann. Die Realität zeigt, dass solche Empfehlungen dringend notwendig sind. Noch immer werden Patientenakten mit Name und Anschrift per E-Mail ohne Sicherheitsvorkehrungen verschickt. Dies sind häufig Patienten, die sich auf diese Weise an (ihnen unbekannte Personen) in Krankenhäusern mit der Bitte um Hilfe, wenden. Demgegenüber stehen seriöse Beispiele für telemedizinischen Anwendungen, in denen Patientendaten über gesicherte Leitungen oder verschlüsselt übertragen werden. Ein solches Beispiel ist die Anwendung der Teleradiologie zwischen dem Klinikum der Universität München und externen Partnern zum Zwecke der Zweit- oder Notfallbefundung. Hier konnte auch die Kosteneffizienz nachgewiesen werden.

Die sichere Kenntnis des Partners ist essentiell wenn personenbezogene Daten übertragen werden sollen.

Die digitale Health Professional Card (Abb. 1) ist ein wichtiger Baustein um dies zu erreichen. Die Ärztekammern planen diese Karte an alle Ärzte in Deutschland herauszugeben. Damit wird eine sichere Identifikation flächendeckend möglich sein, die auch die notwendige Rechts-

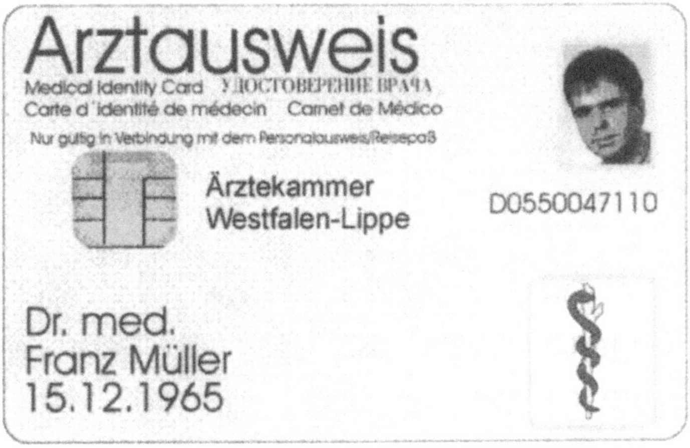

Abb. 1. Die digitale Health Professional Card

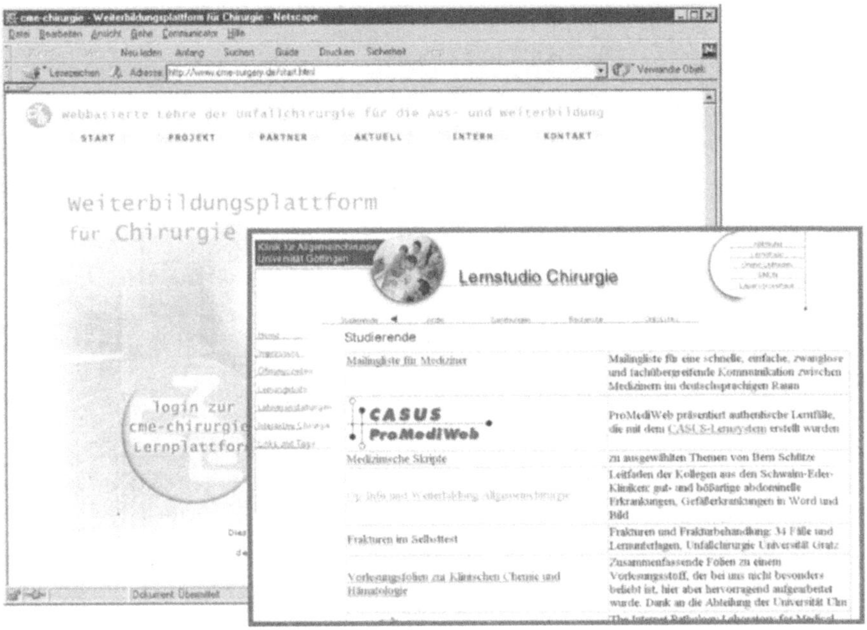

Abb. 2. Aus- und Weiterbildungsangebote im Internet

sicherheit garantiert. Für verwandte Berufe, wie Apotheker oder Heilhilfsberufe, ist diese Infrastruktur noch zu schaffen.

Weitere wichtige Dienstleistungen im Internet sind Angebote zur Aus- und Weiterbildung in der Chirurgie (Abb. 2). Für die Ausbildung in der Lehre sind insbesondere die Virtuellen Hochschulen von Interesse. Hier können sich Studenten neben ihrem ‚normalen' Studium immatrikulieren, um die Möglichkeiten der multimedialen Ausbildung zu nutzen. Continuos Medical Education (CME), die ständige Weiterbildung u.a. in der Chirurgie, kann durch Weiterbildungsangebote im Internet ebenfalls unterstützt werden.

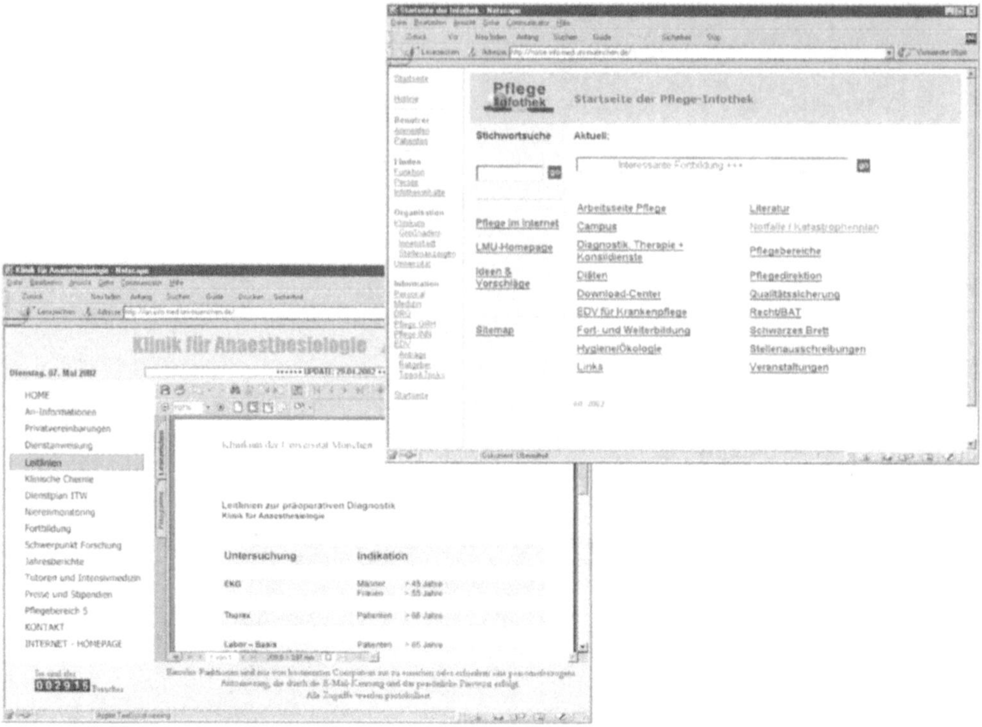

Abb. 3. Lokale Empfehlungen im Intranet

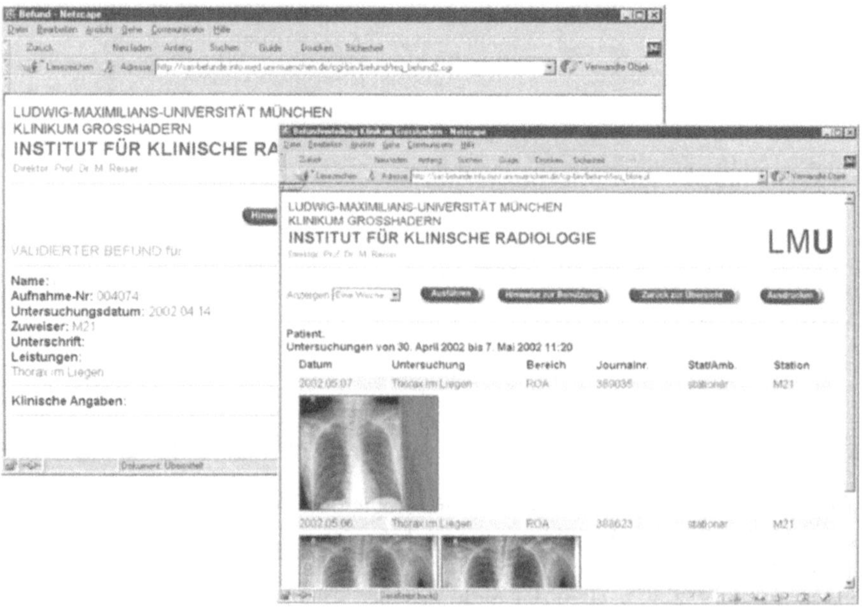

Abb. 4. Patientendaten im Intranet

Lokale Empfehlungen (Abb. 3) stehen damit genauso zur Verfügung wie generelle Leitlinien, wie sie z.B. von der Arbeitsgemeinschaft wissenschaftlich-medizinischer Fachgesellschaften angeboten wird.

Die leichte Verknüpfbarkeit von Informationsquellen kann auch für patientenbezogene Daten genutzt werden. Abbildung 4 zeigt den Zugriff auf radiologische Bilder und Befunde im Intranet des Klinikums der Universität München. Solche Daten können den Ärzte für die Vorbereitung der Visite oder von Operationen dienen.

Internet und Intranet basieren auf den selben Technologien. Der Zugriff auf lokale und weltweite Daten erfolgt mit den selben Werkzeugen. Damit existiert technisch die Möglichkeit Lehrbuchwissen und Patienten extern (Internet) und intern (Intranet) verfügbar zu machen. Sicherheit und Vertraulichkeit müssen bei der Übertragung der vertraulichen Patientendaten technisch und organisatorisch gewährleistet sein. In diesem Gebiet müssen weitere Forschungs- und Entwicklungsaktivitäten unternommen werden, um zu verlässlichen und sozial akzeptablen Lösungen zu kommen. Inter- und Intranet tragen mit ihrer Technologie entscheidend dazu bei, Grenzen von Einrichtungen zu überwinden und die Vernetzung des ambulanten und stationären Sektors zu ermöglichen.

Integrierte klinische Leitlinien

M. Linzbach, H.-P. Eich und C. Ohmann

Koordinierungszentrum für Klinische Studien, Theoretische Chirurgie, Klinik für Allgemein- und Unfallchirurgie, Heinrich-Heine-Universität Düsseldorf, Moorenstraße 5, 40225 Düsseldorf

Integrated Clinical Guidelines

Leitlinien werden heutzutage zu großen Teilen unter der Federführung der medizinischen Fachgesellschaften erarbeitet. Es sei an dieser Stelle erwähnt, dass diese nur aufgrund der vorwiegend auf ehrenamtlicher Basis durchgeführte Arbeit erstellt werden konnten. Eine Finanzierung ist in Deutschland nicht vorgesehen. Die Arbeitsgemeinschaft der Wissenschaftlichen Medizinischen Fachgesellschaften (AWMF) [1] stellt die Leitlinien über ein Internetportal zur Verfügung (ca. 1000 an der Zahl). Über die Leitlinien wird in komprimierter Form das medizinische Wissen zu einer spezifischen medizinischen Fragestellung zur Verfügung gestellt. Allein die Leitlinien des chirurgisch operativen Bereiches machen etwas ein Drittel aller bei der AWMF präsentierten Leitlinien aus. Bezüglich der Qualität ist anzumerken, dass im chirurgischen Bereich vorwiegend Leitlinien der Stufe 1 (von Expertengruppe erarbeitete Leitlinien), zum Teil der Stufe 2 (über Konsensusverfahren qualitätsverbesserte Leitlinien) vorhanden sind. Nur die wenigsten Leitlinien sind evidenzbasierte Leitlinien der Stufe 3, also Leitlinien, die methodischen Qualitätskriterien genügen. Die Aktualität der Leitlinien ist unterschiedlich (chirurgische Leitlinien: 1997 bis aktuell).

Derzeit ist der Einfluss von verfügbaren Leitlinien auf die Patientenversorgung noch gering [2, 3]. Gründe liegen hier sicherlich auch in der Tatsache, dass die Informationen nicht tagesaktuell zur Verfügung gestellt werden können. Leitlinien sind am Arbeitsplatz in der Regel nicht zeitnah verfügbar. Nicht in überall kann direkt zielgerichtet bei der Patientenversorgung auf die relevante Leitlinieninformation zugegriffen werden. Häufig werden proprietäre Lösungen realisiert, die keinen einheitlichen Zugriff auf diverse Systeme ermöglichen. Welche Strategien zum Implementieren von Leitlinien in den praktischen Alltag Erfolg versprechend sein können ist bekannt [4, 5, 6, 7].

Es bleibt also festzuhalten, dass der Nutzen der Leitlinien sich nach wie vor in Deutschland durch Defizite in der Implementierung nicht flächendeckend entfalten kann.

Vorarbeiten

Erste Ziele

Zur deutschlandweiten Integration von Leitlinien unterschiedlichster Leitlinienproduzenten ist eine zentrale Einspeisung von Leitlinieninformation erforderlich. Ziel eines vorbereitenden Pilotprojektes war u.a. die Realisierung einer Suchmaschine zur Integration von Leitlinien in

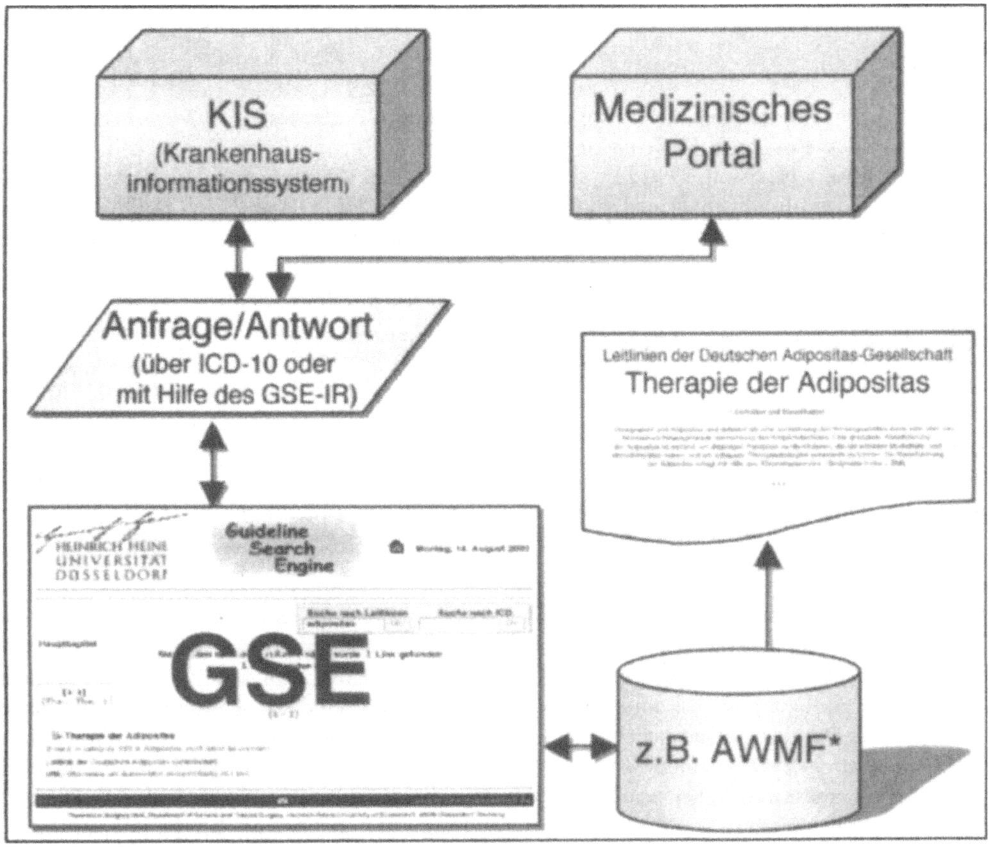

Abb. 1. Informationsfluss der Guideline Search Engine [3]

unterschiedliche Informationssysteme. Ein schneller, aktueller und gezielter Zugriff auf die Leitlinien der Fachgesellschaften sollte ermöglicht werden. Für eine spätere Projektierung sollte die Machbarkeit gezeigt werden.

Realisierung

Realisiert wurde das Vorhaben mit der Guideline Search Engine [GSE] [3]. Die GSE stellt zur Zeit knapp 300 Leitlinien zur Einspeisung in Informationssysteme zur Verfügung. Etwa 100 der Leitlinien haben einen chirurgischen Schwerpunkt.

Um einen effektiveren Zugriff auf die Informationen zu ermöglichen, wurden die Leitlinien mit dem ICD10 verschlüsselt. Die Entscheidung, welche Schlüssel für welche Leitlinien vergeben werden, wurde durch die jeweilige Fachgesellschaft vorgenommen (Abb. 1)

Ergebnis

Insgesamt wurden knapp sechs ICD-Ziffern pro Leitlinie vergeben. Das System wurde implementiert, in das Krankenhausinformationssystem und das DRG-Portal des Klinikums Münster integriert. Darüber hinaus wurde die GSE in ein Presseinformationssystem eingebunden. Um die Machbarkeit der Integration in unterschiedliche Systeme zu zeigen wurde u.a. die Anbindung für das Suchtool Sherlock des Apple OS realisiert. Detaillierte Ergebnisinformationen bitten die Autoren dem Artikel im Ärzteblatt zu entnehmen.

Geplantes Projekt

Aussicht

Aufgrund der gewonnenen Erfahrungen, die mit der GSE gewonnen wurden, ergaben sich mehrere Aspekte, die schließlich in einer konzertierten Aktion mündeten. Zur Realisierung einer deutschlandweiten Lösung bzw. zum weiteren Ausbau eines Leitlinienservers ist der Konsens beteiligter Gruppierungen erforderlich. Darüber hinaus sind Partner erforderlich, die die erforderliche Fachkompetenz haben. Deutschland hat diese Kompetenz, allerdings auf verschiedene Institutionen verteilt. So ist es erforderlich, bei einem Vorhaben dieser Tragweite deutsche und internationale XML-Standards zu beachten. Sofern diese nicht existieren, müssen sie durch kompetente Partner entwickelt werden. Medizinisches Fachwissen ist insbesondere für die Veredelung der Leitlinien durch Zusatzinformation erforderlich. Um eine hohe Qualität dieser Informationen zu ermöglichen sind qualitätssichernde Methoden anzuwenden. Darüber hinaus muss für die Nachhaltigkeit des Projektes ein Partner gewonnen werden, der die Möglichkeiten hat, unabhängig von politischen und wirtschaftlichen Gegebenheiten auch langfristig die Einspeisung zu garantieren. Leitlinien müssen darüber hinaus eindeutig bezüglich ihrer Qualität, Herkunft und Sprache identifizierbar sein.

Hauptziel

Das Ziel der weiterführenden Aktivitäten ist der Aufbau eines Systems, das zentral aufbereitete Leitlinien Informationssystemen (z.B. Krankenhaus- und Patienteninformationssystemen, Praxisinformationssystemen und medizinischen Portalen) zur Verfügung stellt. Das System soll Leitlinien zentral zur Verfügung stellen und die Integration in unterschiedlichste Informationssysteme ermöglichen. Darüber hinaus soll eine neutrale Institution mit der Verteilung der Leitlinieninformation beauftragt werden. Unter Beachtung internationaler und nationaler XML-Standards sollen die Leitlinien mit zusätzlicher Schlüsselinformation versehen werden. Damit sollen in Zukunft Leitlinien eindeutig nach Qualitätsstatus, Sprache, Herkunft und weiteren Kategorien identifizierbar sein. Das System soll darüber hinaus in einer späteren Ausbaustufe die Integration aller Leitlinien der Leitlinienproduzenten, die dies wünschen, auf OpenSource Basis ermöglichen.

Stand der Dinge

Für das Projekt konnten kompetente Partner gewonnen werden. So werden die Arbeitsgemeinschaft der Wissenschaftlichen Medizinischen Fachgesellschaften (AWMF), die Zentralstelle der Deutschen Ärzteschaft zur Qualitätssicherung in der Medizin (ÄZQ), das Deutsche Institut für Medizinische Dokumentation und Information (DIMDI), das Institut für Medizinische Informatik der Universität Münster, das Institut für Theoretische Chirurgie bzw. und das Koordinierungszentrum für Klinische Studien der Heinrich-Heine-Universität Düsseldorf das Projekt tragen. Insbesondere die Integration der vorhandenen Kompetenzen versprechen eine hohe Effizienz bzgl. der Realisierung.

Realisierung

Zur Realisierung wurden mit den Projektpartnern gemeinsam die jeweiligen Schwerpunkte der Aufgaben festgelegt, wobei auf vorhandene Kompetenz aufgebaut werden kann. In mehreren Stufen werden die Leitlinieninformationen von der Entwicklung ausgehend zunächst registriert, schließlich transformiert und mit zusätzlichen Schlüsseln veredelt. Die Dissemination wird dann abschließend durch einen zentralen Server von DIMDI erfolgen. Zur Integration in Krankenhausinformationssysteme sind aufgrund proprietärer Systeme eventuell Anpassungen der Schnittstellen erforderlich. Dies soll beispielhaft realisiert werden (Abb. 2).

Zur Finanzierung wurde von den Partnern ein Antrag formuliert. Vorgespräche zur Förderung wurden bereits geführt.

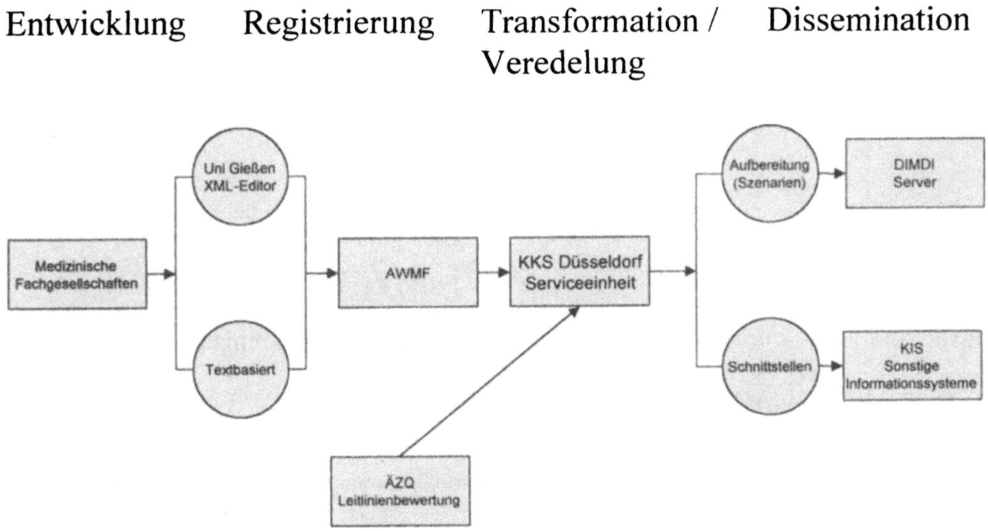

Abb. 2. Kompetente Partner realisieren ein System zur zentralen Einspeisung von Leitlinien in Informationssysteme

Literatur

1. http://www.awmf-online.de
2. Hölzer S, Dudeck J (2001) Medizinische Leitlinien. Strategien zur Implementation. Deutsches Ärzteblatt 98: C532 – C533
3. Linzbach M, Müller ML, Müller W, Ohmann Ch, Prokosch H-U (2001) Suchmaschine 'Guideline Search Engine': Leitlinien im tagesaktuellen Zugriff. Deutsches Ärzteblatt 98: A-2863
4. Davis DA, Thomson MA, Oxman AD, Haynes RB (1995) Changing physician performance. A systematic review of the effect of continuing medical education strategies [see comments]. JAMA; 274: 700 – 705
5. Hölzer S, Fremgen AM, Hundahl SA, Dudeck J (2000) Analysis of medical-decision making and the use of standards of care in oncology [In Process Citation]. Proc AMIA Symp (20 Suppl): 364 – 368
6. Hunt DL, Haynes RB, Hanna SE, Smith K (1998) Effects of computer-based clinical decision support systems on physician performance and patient outcomes: a systematic review [see comments]. JAMA 280: 1339 – 1346
7. Grimshaw JM, Russell IT (1994) Achieving health gain through clinical guidelines II: Ensuring guidelines change medical practice. Qual Health Care 3: 45 – 52

Abstracts

Risikoanalysen – Voraussetzung für Benchmarking der Ergebnisqualität

C. G. Bürk[1], R. Linder[2], H. Shekarriz[1], S. J. Pöppl[2] und H.-P. Bruch[1]

[1] Klinik für Chirurgie
[2] Institut für Medizinische Informatik, Medizinische Universität Lübeck, Ratzeburger Allee 160, 23538 Lübeck

Risk Analyses – Requirement for Benchmarking of the Result Quality

Einleitung: Für jeden Vergleich, der durchgeführt werden soll, müssen die Ausgangsbedingungen überprüft und bei der Bewertung der Ergebnisse berücksichtigt werden. Eine Risikoadjustierung ist notwendig, wenn die Performance verschiedener Krankenhäuser, Abteilungen oder einzelner Chirurgen verglichen werden soll. *Material und Methoden:* Mittels einer Online-Datenbank zur Qualitätssicherung, die den klinischen Verlauf von 23.027 stationär-chirurgischen Fällen für den Zeitraum März 1996 bis Dez. 2000 am Universitätsklinikum Lübeck enthält, wurden Regressionsanalysen zur Evaluierung von Risikofaktoren für die Outcome-Parameter Krankenhaus-Morbidität, -Letalität, -Liegedauer und -Kosten unternommen. *Ergebnisse:* Die logistischen Regressionen für die Morbidität (Auftreten irgendeiner Komplikation) und Letalität ergaben Modellfunktionen mit 18 bzw. 19 signifikanten Einflussgrößen. Neben Alter und ASA-Score waren die 5 wichtigsten Faktoren für das Auftreten von Komplikationen: Die Operation an sich (odds ratio (OR): 3,2; 95%-Konfidenzintervall (CI): 2,7 – 3,8), die Notwendigkeit einer Antibiotika- (OR: 2,8; CI: 2,5 – 3,1) oder Intensivtherapie (OR: 2,4; CI: 2,2 – 2,7) sowie die Bluttransfusion (OR: 2,0; CI: 1,8 – 2,2) und eine Immunschwäche (OR: 1,7; CI: 1,3 – 2,2). Entsprechend waren für die Letalität die postoperative Lungenembolie (OR: 21,2; CI: 9,2 – 49,2), der Myocardinfarkt (OR: 11,8; CI: 6,3 – 22,1), die Sepsis (OR: 8,3; CI: 5,8 – 12,0), ein Organversagen (OR: 3,6; CI: 2,8 – 4,6) und die Notfalloperation (OR: 3,0; CI: 2,2 – 4,0) entscheidend. Auf die Verlängerung der postoperativen Verweildauer wirkten sich am stärksten die Komplikationen Wundheilungsstörung (16,8 Tage; CI: 15,7 – 17,9), Beinvenenthrombose (10,1 Tg.; CI: 5,4 – 14,8), Dekubitus (9,4 Tg., CI: 7,3 – 12,0) und die Reoperation (9,4 Tg.; CI: 7,8 – 11,0) aus. In gleicher Reihenfolge erhöhten diese 4 Faktoren die mittleren Kosten um 4.300, 3.300, 2.300 und 2.000 €. *Schlußfolgerung:* Eine umfassende Qualitätssicherung für alle Patienten ist notwendig, um die häufig benutzten Outcome-Parameter wie Morbidität, Letalität, Verweildauer und Kosten zum Vergleich von Kliniken heranziehen zu können. Administrative Daten allein, wie etwa die zur DRG-Ermittlung verschlüsselten Diagnosen und Prozeduren, sind unzureichend für eine differenzierte Risikoadjustierung.

Die Internet-Präsentation der Abteilung für Kinderchirurgie der Klinik für Chirurgie im Klinikum der Friedrich-Schiller-Universität Jena

Th. Doede, F. Schier und P. Schmidt

Abteilung für Kinderchirurgie, Friedrich-Schiller-Universität, Bachstraße 18, 07740 Jena

The Internet Presentation of the Department of Paediatric Surgery in the Surgical Hospital of the Friedrich-Schiller-Universität Jena

Im Zeitalter der weltweiten Datenübertragung und multimedialen Informationsmöglichkeiten besteht auch in der Medizin zunehmend die Notwendigkeit, die eigene Arbeit und das eigene Fachgebiet im Internet verständlich darzustellen.

Vorgestellt wird die Internet-Präsentation der Abteilung für Kinderchirurgie der Klinik für Chirurgie im Klinikum der Friedrich-Schiller-Universität Jena (http://www.uni-jena.de/kindchir/).

Nach Aufschlagen der Einstiegsseite öffnen sich neun Rubriken : Ärzte und Schwestern, kinderchirurgischer Alltag, so erreichen Sie uns,. Besuchszeiten / Sprechzeiten, Kongresse und Vorlesungen, minimal-invasive Chirurgie, Pressemitteilungen, medizinische Informationen sowie Feedback.

Unter Kongresse und Vorlesungen können insgesamt z.Zt. 28 Vorlesungen betrachtet werden, in kürze rund 35. Diese Vorlesungen entsprechen den Studentenvorlesungen an der Friedrich-Schiller-Universität Jena zum Fachgebiet Kinderchirurgie.

Unter minimal-invasiver Chirurgie sind weitere 21 Vorlesungen betrachtbar.

In der Zeit vom 1.6.2000 bis 27.8.2001 haben 10753 Benutzer die Internet-Präsentation besucht.

Entscheidungshilfen für die Kitteltasche: Neue Strategien zur Implementierung computergestützte Entscheidungshilfen in der Gastroenterologie, Endokrinologie und Intensivstation

H.-P. Eich[1], D. Veniseleas[1], C. Ohmann[1], J. Sancho[2] und S. Clamp[3]

[1] Funktionsbereich Theoretische Chirurgie Klinik für Allgemein- und Unfallchirurgie und Koordinierungszentrum für Klinische Studien, Heinrich-Heine Universität Düsseldorf, Moorenstraße 5, 40225 Düsseldorf
[2] Fundació IMIM, Barcelona, Spanien
[3] Clinical Information Science Unit at Leeds University, Leeds, Grossbritannien

Decision-Support for the Pocket – New Strategies for the Implementation of Computer-Assisted Decision-Support in Gastroenterology, Endocrinology and Intentive Care Unit

Einleitung: Ein Vielzahl von Werkzeugen zur Unterstützung der medizinischen Entscheidungsfindung wurden bisher entwickelt. Diese reichen von einfachen Scores zur Risikoabschätzung bis hin zu umfangreichen Programmen (z. B. für akute Bauchschmerzen). Trotz eines nachgewiesenen klinischen Nutzens konnten sich diese Werkzeuge bisher nicht in der klinischen Routine durchsetzen. Ein Hauptgrund hierfür ist, dass diese Werkzeuge dem Arzt nicht zur Verfügung stehen, wenn sie benötigt werden. In einem durch die Europäische Kommission geförderten Projekt (SMARTIE – Smart Medical Applications Repository for Informed Expert Decision) wurde ein neuer Ansatz gewählt, um Werkzeuge zur Unterstützung der medizinischen Entscheidungsfindung in den Bereichen Gastroenterologie, Endokrinologie und Intensivstation einzuführen und den Arzt mit kritischen Informationen zur Behandlung des Patienten zu versorgen. *Methodik:* Die Wissensakquisition in SMARTIE erlaubt eine Auswahl der best möglichen Werkzeuge. Sie basiert auf einer umfangreichen Literaturrecherche und Konsultation von führenden klinischen Experten. Internationale Experten in speziellen klinischen Gebieten aus welt-weiten und europäischen Organisationen zertifizieren das verwendete Wissen (klinische Studien, klinische Leitlinien, Überlebenstabellen, Prognosescores, Risikofaktor-Analyse, Anwendungen zur Entscheidungsunterstützung). Eine einheitliche Benutzerlobfläche wird über unterschiedliche Computersysteme und Plattformen beibehalten. Dies sind Anwendungen für PDA (z.B. Palm, Compaq), webbasierte und PC-basierte Anwendungen. Nach einer Evaluation der Funktionalität und der Nützlichkeit werden medizinische Nutzergruppen diese Programme (genannt MedNotes) bewerten. Klinische Studien werden in ausgewählten Zentren durchgeführt. Alle entwickelten Programme werden über Internet kostenlos zur Verfügung gestellt (Open-Source Lizenz). *Ergebnisse:* Das Projekt hat eine Laufzeit von 30 Monaten (01.01.2001 bis 31.06.2003). Bis jetzt wurde eine Liste von Werkzeugen zur medizinischen Entscheidungsfindung zusammengestellt und von klinischen Experten bewertet. Erste Prototypen wurden entwickelt und befinden sich in der Testung durch klinische Nutzergruppen. Ein besonderer Schwerpunkt wird auf die Benutzerfreundlichkeit der Anwendungen gelegt. Ein Überblick über die Wissensakquisition, Entwicklung und Bewertung durch klinische Nutzer wird in der Präsentation gegeben. Informationen zum Projekt SMARTIE sind über http://www.smartie-ist.org ab November 2001 abrufbar. *Danksagung:* Das Projekt wird gefördert durch die Europäische Kommission (IST-2000-25429 im fünften Rahmenprogramm).

Von der Idee zur Realisation: Aufbau einer webbasierten Lehre der Unfallchirurgie für die Aus- und Weiterbildung, Schritt eins

A. Euteneier, A. Lauw, T. Oberbeil und W. Mutschler

Chirurgische Klinik und Poliklinik Innenstadt, Klinikum der LMU München, Nußbaumstraße 20, 80336 München

From the Concept to Realization: Implementation of a Web-Based Teaching System of Traumatology for Graduated and Postgraduated Education, Step One

Zielsetzung: Der Artikel beschreibt die Entwicklung des Lehr-/Lernportals www.cme-chirurgie.de – von der Idee zur Realisation – Schritt 1. Erste Erfahrungen, Schwierigkeiten und Ergebnisse aus den Projektbereichen *Konzeption, Infrastruktur, Erstellung von Inhalten, Multimediale Aufarbeitung* und *Evaluation* werden vorgestellt. *Projektbeschreibung* Projektziele:

- Studentenkurs „Unfallchirurgie“ bestehend aus 30 Fällen
- 15 unfallchirurgische Lehrmodule für die ärztliche Weiterbildung

- Ausbau der Autorengruppe durch Integration von Autoren aus weiteren Fachbereichen der Chirurgie
- Weiterführung der Projektergebnisse durch eine Betreibergesellschaft

Projektschritte:
- Setup – Technischer Aufbau – Implementierung Lehr-/Lernplattform Stufe 1 (Schritt 1)
- Kontinuierliche schrittweise Verbesserung und Erweiterung der Lernplattformfunktionen und Ausbau des inhaltlichen Angebots

Ergebnisse: Konzeptionelle Entscheidungen zu Beginn des Projektes betreffen schwerpunktmäßig die Auswahl einer Lernplattform und die dazu benötigte Hardware bzw. Software sowie die Entwicklung bzw. Übernahme mediendidaktischer Konzepte zur Vermittlung der Inhalte im Sinne einer systematischen und problemorientierten Lehre der Unfallchirurgie. Der *Aufbau einer Infrastruktur* umfasst u.a. die Einstellung von Projektmitarbeitern mit sowohl Chirurgie- als auch Multimediakenntnissen und Bereitstellung geeigneter Arbeitsräume mit Computerarbeitsplätzen, die Implementierung des CLIX Campus-Lernplattform ebenso wie des CASUS-Softwareprogramms zur Erstellung fallbasierter Lernfälle, sowie die Etablierung effizienter Kommunikationsstrukturen zwischen den Projektpartnern und Benennung eines Qualitätssicherungsteam.

Zur Vereinfachung der *Erstellung von Inhalten* für die Lehrmodule werden Formularmasken entwickelt. Diese nehmen dem Autor jegliche Formatierungs- und Layoutarbeiten ab und geben eine einheitliche Struktur vor. Die ausgefüllten Formulare werden mittels einer spezifischen Software in XML-Dokumente gewandelt, welchen eine vorab definierte Document Type Definition (DTD) zugrunde liegt. Die XML-Dokumente werden in Verbindung mit einer XSLT-Layoutvorlage (Style-Sheet) in HTML-Dokumente transformiert und durch gängige Browser im Intra- und Internet dem Lerner angezeigt. Die aufwendige Integration von Streaming-Video als wichtigstes neues Medium im Rahmen der *multimedialen Aufarbeitung* erfordert aufgrund der beschränkten Datenbandbreiten im Intra- und Internet Kompromisse zwischen Auflösung/Bildgröße und Datenvolumen. Die Erstellung einer Zielgruppenanalyse mittels Fragebögen und Einzelgesprächen ist eine der ersten Aufgaben im Bereich *Evaluation.* Als primäre Zielgruppe sind Chirurgen und Chirurginnen an den deutschen Universitätskliniken angesprochen. *Zusammenfassung:* Das Gelingen dieses komplexen Projektes wird nur durch eine koordinierte und interdisziplinäre Zusammenarbeit aller Projektmitarbeiter und Institute erreicht. Vor Beginn der eigentlichen Inhaltserstellung müssen strategisch wichtige Entscheidungen geklärt sein. Ein vorab erstellter Projektstrukturplan, die Einrichtung einer optimalen Arbeitsumgebung sowie effiziente Arbeitsabläufe und die Wahl der richtigen Hard- und Software sind dabei wichtige Kriterien für das Gelingen des Projektes.

Das Projekt wird durch das BMBF gefördert, FKZ 08NM139A.

Der Handheld-Computer in der Hand des Chirurgen – Hilfsmittel oder unnötiger Ballast ?

S. Farke, M. Sielaff, T. Abou-Ghazalé und H. Gögler

Chirurgische Klinik, DRK Kliniken Westend, Spandauer Damm 130, 14050 Berlin

The Handheld Computer for the Surgeon – An Aid or an Unnecessary Burden?

Einleitung: Die Anforderungen, die an die Dokumentation der ärztlichen und chirurgischen Tätigkeit gestellt werden, sind immens gewachsen. Gleichzeitig wurde es durch Weiterentwicklung und Miniaturisierung der Computertechnologie möglich, Geräte für die Kitteltasche zu Verfügung zu stellen, die auch Informationsaustausch in großen Netzwerken erlauben. Unser Ziel ist es, ein integriertes System zu entwickeln, das dem Chirurgen die Arbeit erleichtert und den Zeitaufwand für die Dokumentation verkleinert. *Material und Methoden:* Zur Dokumentation sollte ein System erarbeitet werden, das digitale Aufzeichnungen von Diktaten ermöglicht und diese über das bestehende Krankenhausnetzwerk an einen Schreibdienst verschickt. Dazu wurden verschiedene handelsübliche Handheld-PC's (PDA) getestet. Im nächsten Schritt wurde die Umsetzung der Voice-Datei in geschriebenen Text installiert, was durch die ungewohnte Arbeit mit Medien-Wiedergabe-Programmen Eingewöhnungszeit erforderte. Die Textdateien werden für jeden Patienten abgespeichert und jeweils um die neu anfallenden Daten erweitert. Am Ende der stationären Behandlung wird dieser Verlaufsbericht ausgedruckt und der Patientenakte beigelegt. Die Verlaufsberichte können im Krankenhausnetzwerk eingesehen und bei Bedarf auch ausgedruckt werden. Nach Einführung und Erprobung dieses Systems soll in den nächsten Schritten eine Verknüpfung mit der digitalen Patientenakte und der alternative Einsatz von digitalen Diktiergeräten umgesetzt werden. Dann ist auch die Nutzung weiterer Funktionen geplant (Kodierung, Emailverkehr, Labordaten). *Ergebnisse:* Der erste Schritt der Einarbeitung ausgewählter ärztlicher Mitarbeiter in die Computer und die Diktierfunktion war durch Unterschiede im Vergleich zu herkömmlichen Diktiergeräten gekennzeichnet. Das Diktieren war leichter zu erlernen. Die Verbindung zum vorhandenen Windows NT-Krankenhausnetzwerk war technisch im kleinen Rahmen mit nur zwei PDA's unproblematisch, hier erwarten wir bei der Erweiterung auf alle ärztlichen Mitarbeiter größere Probleme. Die Umsetzung der digitalen Sprachdateien in Textdateien durch eine Sekretärin war durch die hohe Motivation der Mitarbeiterin im kleinen Rahmen problemlos. Derzeit werden die diktierten Verlaufsbericht per Netzwerk an die Stationen übertragen und die Dateien mit den Handheld Computern synchronisiert. Diese Vorgänge sind mit größeren Schwierigkeiten als erwartet verbunden, besonders die Synchronisation einer Vielzahl von PDA's erscheint problematisch. Die nächsten Schritte sind die Einbindung in die digitale Patientenakte, die Erweiterung auf alle Chirurgen und andere Abteilungen und die Verwendung weiterer Funktionen des PDA. *Zusammenfassung:* Mit unserem Projekt zur Verbesserung und Erleichterung der Dokumentation durch Handheld-Computer sind Fortschritte hinsichtlich einer zeitnahen und vollständigen Erfassung möglich. Dabei zeigen sich aber bei der Umsetzung größere Schwierigkeiten, als wir erwarteten (Schulung, Technik, Synchronisation etc.). Perspektivisch kann ein funktionierendes Konzept aber eine wertvolle Erleichterung in der täglichen Arbeit sein.

Konzept, Funktionalität und Sicherheit elektronischer Kommunikation zwischen Krankenhäusern und Arztpraxen

O. Freiermuth[1], S. Hunziker[1], U. Lüscher[1], P. Tschudi[2] und M. Heberer[1]

[1] Chirurgische Klinik, Universität Basel, Spitalstrasse 26, 4031 Basel, Schweiz
[2] Hausarztpraxis Hammer, Basel, Schweiz

Concept, Functionality and Safety of Electronic Communication Between Hospitals and Medical Practices

Zielsetzung: Die Kommunikation zwischen Krankenhäusern und Arztpraxen kann heute bereits elektronisch abgewickelt werden. Wir haben in Europa verfügbare elektronische Kommunikationslösungen zwischen Krankenhäusern und Arztpraxen hinsichtlich Kommunikationskonzept, Funktionalität und Datensicherheit verglichen. *Methode:* In der Datenbank Medline wurden Systeme mit elektronischem Austausch patientenbezogener Daten zwischen Krankenhäusern und Arztpraxen in Europa recherchiert. Ferner wurden Informationen von Fachkongressen und Presse herangezogen. Die Informationen wurden qualitativ ausgewertet und verglichen. *Ergebnisse:* Die Recherche ergab nebst dem von uns entwickelten System MeDaCom (Medical Data Communication) 6 weitere Systeme, die derzeit in Europa mit unterschiedlicher Zielsetzung im Einsatz stehen: NETSIGHT, Salford-Diabetes-Information-System, Intermediation platform RITHME, medical net, Health-Info-Net und National Health Service Net. Hinsichtlich Kommunikationskonzept können 4 E-Mail- und 3 Datenbank-Lösungen unterschieden werden. Erstere senden elektronische Post vom Absender an den Empfänger und erfordern Ablage des Dokumentes auf Sender- und Empfängerseite. Dahingegen können bei der gemeinsam genutzten elektronischen Datenbank mehrere Berechtigte Daten erstellen, speichern und wieder abrufen. Somit entsteht ein strukturiertes elektronisches Datenarchiv, in welchem die Daten verwaltet werden.

Hinsichtlich Funktionalität können Zugriff auf Adressenverzeichnis, Patientenanmeldung, Diskussionsforum, Befundübertragung und elektronisches Patientendossier unterschieden werden. Der Zugriff auf Benutzer- und Patientenadressen wird von zwei Datenbank-Lösungen ermöglicht. Die Patientenanmeldung und ein Diskussionsforum werden von zwei Datenbank-Lösungen und jeweils einer E-Mail-Lösung angeboten. Eine Befundübertragung wird von 6 Systemen durchgeführt, jedoch nur die 3 Datenbank-Lösungen verfügen über ein elektronisches Patientendossier. Jede Funktion einer E-Mail-Lösung kann von einer Datenbank-Lösung realisiert werden, jedoch nicht umgekehrt. Die Systemsicherheit wird unabhängig vom Kommunikationskonzept bei 6 Systemen durch Authentifizierung und Zertifizierung des Benutzers sowie Verschlüsselung und Integritätsnachweis der versendeten Daten gewährleistet. *Zusammenfassung:* Die verfügbaren Kommunikationskonzepte können in E-Mail- und Datenbank-Lösungen unterteilt werden. Die Datenbank-Lösungen zeichnen sich durch umfassendere Funktionalität aus. Hingegen bestehen keine relevanten Unterschiede bezüglich der Systemsicherheit.

Ein Tool zur kontinuierlichen online-Evaluation chirurgischer Lehrveranstaltungen

T. Ganslandt, B. Marschall, N. Senninger und C. F. Krieglstein

Klinik und Poliklinik für Allgemeine Chirurgie, Universitätsklinikum Münster, Waldeyerstraße 1, 48149 Münster

A Tool for the Continuous Online Evaluation of Surgical Lectures

Einleitung: Die studentische Ausbildung genießt einen wachsenden Stellenwert und wird nicht zuletzt durch die geplante leistungsbezogene Mittelvergabe zu einem vitalen Interesse der mit der universitären Lehre betrauten Einrichtungen. Eine standardisierte Evaluation der Lehrveranstaltungen stellt hierbei ein unverzichtbares Werkzeug sowohl für die klinikinterne Bewertung und Weiterentwicklung des Lehrkonzepts als auch für die gezielte externe Förderung dar. In der Vergangenheit wurden Evaluationsmaßnahmen in der Regel mit papierbasierten Fragebögen durchgeführt. Nachteile ergaben sich hierbei durch den logistischen Aufwand, die anschließend notwendige Neueingabe in eine Auswertungssoftware sowie den damit verbundenen Zeitverlust. Ziel dieser Arbeit war daher die Etablierung eines Internet-basierten Systems zur anonymisierten online-Evaluation, um eine kontinuierliche und zeitnahe Auswertung zu ermöglichen. *Methoden:* Auf Basis von Open-Source-Software (Linux, Apache, MySQL, Perl) wurde eine Web-Anwendung entwickelt. Die Formulierung der Evaluationsfragen erfolgte mit Hilfe der Extensible Markup Language (XML), wobei mit 6 verschiedenen Fragetypen ein äußerst flexibles Instrument zum individuellen Entwurf der Fragebögen zur Verfügung stand. Die zu evaluierenden Veranstaltungen wurden mittels ihrer verschiedenen Termine, Themen und Teilnehmergruppierungen identifiziert und verwaltet, so daß von der semesterübergreifenden Vorlesung bis hin zum Kleingruppenunterricht ein einfaches Handling gewährleistet war. Der Zugang zum System erfolgte über anonymisierte Nutzerkennungen, wobei die Semesterzugehörigkeit über ein nicht personenbezogenes Kennwort verifiziert wurde. Um ein zeitnahes Feedback zu ermöglichen, wurde jeder Veranstaltungsreihe nur ein definierter Evaluationszeitraum zugewiesen. Mittels eines codierten Nachweises der individuellen quantitativen Evaluationsleistung konnte die Evaluation verpflichtend in die Kriterien zur Scheinvergabe integriert werden. *Ergebnisse:* Im Sommersemester 2001 wurden mittels der online-Erhebung 4 Veranstaltungsreihen mit insgesamt 53 Terminen evaluiert. Dabei wurden bis zu 15 verschiedene Aspekte von der Darstellung der Lehrinhalte bis zum Einsatz visueller Medien erfaßt. Drei der Veranstaltungsreihen waren als Frontalvorlesungen der unterschiedlichen Themengebiete der Allgemein- und Viszeralchirurgie, sowie der Unfall- und Handchirurgie ausgelegt. Bei einer für die Scheinvergabe verpflichtenden Evaluation erreichten 80% der Teilnehmer die Kurskriterien. An der freiwilligen Evaluation der vierten Veranstaltungsreihe, einer Seminarreihe in Kleingruppenunterrichtsform, beteiligten sich 32% der Teilnehmer. *Diskussion:* Die ausgewerteten Daten zeigen, daß das Programm erfolgreich in die Nutzung eingeführt werden konnte. Eine hohe Beteiligung durch die Studierenden, eine wesentliche Reduktion des Evaluationsaufwands und ein zeitnahes Feedback machen es zu einem interessanten Tool um sowohl innovative Lehrprojekte adäquat zu implementieren, als auch bestehenden Curricula hinsichtlich einer qualitätsbezogenen Mittelvergabe zu evaluieren. In diesem Sinne ist in naher Zukunft die fakultätsweite Nutzung zur Lehrevaluation vorgesehen. Darüber hinaus ermöglicht der konfigurierbare Aufbau des Programms weitergehende Nutzungen, die beispielhaft mit einer Nutzerbefragung im Rahmen eines Teleradiologieprojekts umgesetzt wurden.

Multimediale „Symposiaware" bereichert die Aus- und Weiterbildung!

K. A. Gawad[1], A. Mehrabi[2], H. Schwarzer[2], F. Kallinowski[2], J. R. Izbicki[3] und J. M. Rueger[1]

[1] Abteilung für Unfall- und Wiederherstellungschirurgie, Chirurgische Universitätsklinik Hamburg-Eppendorf, Martinistraße 52, 20246 Hamburg
[2] Chirurgische Universitätsklinik Heidelberg, Im Neuenheimer Feld 110, 69120 Heidelberg
[3] Abteilung für Allgemeinchirurgie, Chirurgische Universitätsklinik Hamburg-Eppendorf, Martinistraße 52, 20246 Hamburg

Multimedia "Symposiaware" Enlarges Training and Further Education!

Hintergrund: Die ständige Weiterentwicklung des Internets hat auch die rasche Verbreitung von chirurgischem Wissen auf elektronischem Wege begünstigt. Um eine breite Akzeptanz neuer Medien erreichen zu können müssen sowohl software-seitig als auch inhaltlich qualitativ hochwertige Produkte angeboten werden. Der Frage ob diese Medien und Ihre Inhalte auch einen Mehrwert an Effizienz und Motivation in der Wissensvermittlung haben sollte nachgegangen werden indem zunächst ein Qualitätsprofil zur Entwicklung chirurgischer Lehr-/Lernmodule zusammengestellt und dann anhand einer sogenannten „Symposiumsware" evaluiert wurde. *Methoden:* Zunächst wurden Ärzte an 47 Universitäten mittels eines standardisierten Fragebogens hinsichtlich ihrer Anforderungen an ein multimediales Lehr-/Lernmodul befragt. Verschiedene Bereiche bezogen auf Technik, Inhalt, Präsentationsmodalitäten, Didaktik und Wissensumgebung wurden analysiert. Im zweiten Schritt wurden Ärzte anhand eines standardisierten Fragebogens zu 2 Anwendungen (auf CD-ROM im Originalton und mit den Originaldias in Form einer Diashow implementierten Symposien) zu viszeralchirurgischen und gastroenterologischen Themen befragt. Dabei wurden einerseits allgemeine persönliche Angaben zum Stand der Weiterbildung sowie zu Erfahrungen mit Computern, e-mail und Internet erhoben, andererseits wurde die CD-ROM selbst hinsichtlich Inhalt, Relevanz für Klinik und Weiterbildung sowie zur Qualität evaluiert. *Ergebnisse:* Insgesamt beteiligten sich 320 Ärzte an dem ersten Teil der Befragung. 93% der hier Befragten waren sowohl in der Klinik als auch privat mit Computern ausgestattet. Das Internet wurde von 90% genutzt. Die Mehrzahl der Befragten lehnte eine Volltextpräsentation sowie die Anwendung von Scrollfeldern ab. Vielmehr wurde von allen Befragten eine Integration von Texten, Bilden, Animationen und Videos gewünscht. 95% forderten zudem die Bereitstellung im Internet. Zu den Anwendungen wurden 37 Kollegen befragt von denen 27 in einer chirurgischen und 10 in einer internistischen Klinik tätig waren und sich im Durchschnitt im 5. Jahr (1 – 11) der Weiterbildung/Beschäftigung befanden. Die eigenen Computerkenntnisse wurden nach Schulnoten im Median mit 3 bewertet. 60% waren sowohl in der Klinik als auch Privat mit Computern ausgestattet, die verbleibenden 40% entweder in der Klinik oder Privat. Das Internet wurde von allen Befragten genutzt. Erfahrungen mit Symposiumsware bestanden bei 57%. Die Bewertung der Symposiumsware selbst war durchweg positiv: Die Fragen nach der Relevanz sowie nach der Eignung einer Tonbildschau zur Wissensvermittlung wurden im Median mit gut bewertet. 81% würden die CD-ROM prinzipiell kaufen, 89% würden dafür bis maximal 50 € bezahlen. Qualität, Sprache, Inhalt und Anwenderfreundlichkeit wurden alle mit gut beurteilt. *Schlußfolgerung:* Unter Ärzten ist die Anwendung von Computern und Internet stark verbreitet. Dies führt zu einer guten Akzeptanz von Lehr-/Lernsystemen in der Aus und Weiterbildung. Hierbei wird eine einheitliche Strukturierung der Inhalte sowie eine plattformunabhängige, netzbasierte Wissenspräsentation erwartet. Zur Veranschaulichung sollte eine bild- und videoorientierte Visualisierung erfolgen. Symposiumsware wird insgesamt positiv bewertet. Sie sollte nicht mehr als 50 € kosten und stellt dann eine wertvolle Informationsquelle für Ärzte dar.

Digitale Patienteninformation: die dreidimensionale Computeranimation zur anschaulichen Darstellung komplexer Therapien am Beispiel einer Schilddrüsenoperation

M. Hermann

Kaiserin Elisabeth Spital, Huglg. 1 – 3, 1150 Wien, Österreich

Digital Patients' Information: the Three-Dimensional Computer Animation for the Clear Presentation of Complex Therapies Illustrated by a Thyroid Operation

Der Vorgang einer Schilddrüsenoperation wird anhand einer dreidimensionalen Computeranimation dargestellt. Als Datenträger dienen Festplatte, CD, DVD Internet u.a.. Zur praktikablen Anwendung für Patienten und Ärzte, zum Hausgebrauch, für den Klinikbetrieb und für die Kongresspräsentation wurden die Animationsbilder auf Video überspielt.

Anhand von anatomischen Modellen wurden Kehlkopf, Schilddrüse, Stimmbandnerv, Nebenschilddrüsen und die wichtigen Blutgefäße dreidimensional programmiert und entsprechend plastisch geformt. Drehen des Computermodells, Darstellen aus jeglicher Perspektive, „Hineinfliegen" und räumliches Verändern waren somit möglich. Auf dieser Basis wurden die Operationsschritte in ihrer Abfolge unter besonderer Berücksichtigung des Stimmbandnerven, der Nebenschilddrüse und der Blutgefäße dargestellt, um auf die eingriffstypischen Komplikationen hinzuweisen und operationstechnische Strategien zu ihrer Vermeidung aufzuzeigen. Konkret handelt es sich dabei um die Recurrensparese (durch Schädigung des Stimmbandnerven), den Hypoparathyreoidismus (durch Schädigung der Nebenschilddrüsen) und die Nachblutung (durch Abgehen von Gefäßverschorfungen oder -unterbindungen).

Als Hardware für das 3D Modelling und das Rendering diente ein Power Macintosh G4 2×500 Mhz, 512MB Arbeitsspeicher (RAM). Als Software für Vorarbeiten und Entwurf wurde „Adobe Photoshop" verwendet, für 3D Modelling und Rendering „Maxon Cinema 4D". Die Postproduction fand auf „Adobe Premiere" statt. Die gerechnete Computeranimation wurde auf Digitalband (DVCPro, Broadcast Panasonic) überspielt und vertont.

Korrektur bis Redaktionsschluss nicht eingegangen.

Patientenaufklärung: 3D Computeranimation versus Informationsbogen – eine prospektiv randomisierte Studie zur Bewertung und Akzeptanz der Patienten am Beispiel einer Schilddrüsenoperation –

M. Hermann

Kaiserin Elisabeth Spital, Huglg. 1 – 3, 1150 Wien, Österreich

Patient Information: 3D Computer Animation vs. Information Sheet – A Prospective Randomized Study for the Valuation and Acceptance of the Patients Illustrated by a Thyroid Operation

Der Patient erwartet sich heute eine konsequente präoperative Aufklärung. Der Arzt muss Informationen verständlich vermitteln und das Einverständnis des Patienten erlangen.

Anhand der dreidimensionalen Computeranimation einer Schilddrüsenoperation sollten die Möglichkeiten der neuen Medien zur anschaulichen Übermittlung standardisierte Basisinformationen überprüft und die Akzeptanz im Vergleich zum konventionellen Aufklärungstext dargestellt werden: 80 Patienten, die einen Tag vor Ihrer Schilddrüsenoperation standen, wurden prospektiv randomisiert. Gruppe 1 wurde eine dreidimensionale Computeranimation vorgeführt, Gruppe 2 durch Text über den Vorgang der Operation und die eingriffstypischen Komplikationen aufgeklärt. Die Bewertung erfolgte durch einen Fragebogen mit 5-teiliger Skalierung: ermittelt wurden Verständnis, Wissensvermittlung aus subjektiver und objektiver Sicht, Fachkompetenz, emotionalen Faktoren wie Angst und Vertrauen, und die innere Zustimmung zur Operation.

Das subjektive Verständnis der Operationsschritte und der möglichen Komplikationen, das Vertrauen in eine kompetente Behandlung, die Reduzierung der Angst und die innere Zustimmung zur Operation wurden nach der Computeranimation signifikant besser bewertet als nach der Lektüre des Textes, das reproduzierbare Wissen allerdings nur in geringem Ausmaß. Das grundsätzliche Interesse an präoperativer Information war in beiden Gruppen groß. Der Benefit der computerunterstützten Aufklärung wurde untermauert durch eine zweite Umfrage, bei der die Textgruppe durch nachträgliche Betrachtung der Animation eine signifikante Verbesserung von Informationsgrad, Angst, Vertrauen, Kompetenz und „Innerem Ja“ angab.

Daraus ergibt sich die Schlussfolgerung, dass die Qualität der präoperative Patientenaufklärung durch computeranimierte Darstellung des Eingriffs signifikant verbessert werden kann. Es entspricht dem Zeitgeist, die modernen Medien für die anschauliche Information von Patienten heranzuziehen: das vorliegende Beispiel unterstreicht die hohe Akzeptanz . Das ärztliche Gespräch könnte sich den individuellen Anforderungen und emotionellen Bedürfnissen der Patienten besser widmen. Durch die breite Präsenz von Internet, CD-Rom, DVD, und digitalem Fernsehen ist eine Reorganisation den Aufklärungsprozesses überfällig. Diese Verantwortung liegt weniger beim behandelnden Arzt als bei Krankenhausträgern und Gesundheitssystemen, die aufgerufen sind, moderne Informationssysteme zu realisieren.

Korrektur bis Redaktionsschluss nicht eingegangen.

Tumorspezifische Websites am Beispiel des Pankreaskarzinoms

K. Jacobsen, B. M. Ghadimi, O. Horstmann und H. Becker

Klinik für Allgemeinchirurgie, Universitätsklinikum Göttingen, Robert-Koch-Straße 40, 37075 Göttingen

Tumour-Specific Websits Illustrated by the Pancreas Carcinoma

Einleitung: Zwischen 1997 – 1998 durchsuchten ca. 17 Mio. US-Amerikaner das WWW nach medizinischen Informationen. Dies hat zur Folge, dass bereits jetzt ca. 70% der amerikanischen Kollegen Patienten haben, die mit Informationen aus dem Internet zum Arztbesuch erscheinen. In Deutschland waren im Jahre 2000 einer Umfrage zufolge lediglich 32.5% der Chirurgischen Kliniken im Internet präsent. Eines der Hauptprobleme der bereits bestehenden Websites scheint jedoch der ungenügend oder gar fehlende medizinische Informationsgehalt gleichermaßen für Ärzte bzw. Patienten zu sein. Aus diesem Grund haben wir eine Krankheits-orientierte Website am Beispiel des Pankreaskarzinoms konzipiert. Diese hat zum Ziel unterschiedliche Interessengruppen umfassend über das Pankreaskarzinom zu informieren. *Ergebnisse:* In dieser Website versuchen wir neben Informationen zur Pankreaspathologie, chirurgischen Therapieansätzen sowie konservativen Behandlungsmodalitäten zu geben. Auch von Patienten häufig gestellte Fragen (FAQ = frequently asked questions) werden hier beantwortet. Außerdem stellen wir die bei uns laufenden wissenschaftliche und klinische Projekte vor. Es existiert eine Linksammlung, die sowohl Kollegen, als auch Patienten und Angehörigen z. B. zu Spezialzentren oder Selbsthilfegruppen weiterleitet. Pro Monat hat diese Website 400 – 500 Hits mit steigender Tendenz. Die am häufigsten besuchten Seiten sind die in abnehmender Frequenz „Patientenfragen", Chirurgische Techniken, Grundlagenforschung, Klinische Forschung und konservative Therapieansätze. Die meisten Besucher kamen aus Deutschland, aber auch aus dem Europäischen Ausland und den USA. Es handelte sich um private Netzbesucher aber auch insbesondere um Anfragen aus Großforschungseinrichtungen und der Industrie. *Zusammenfassung:* Wir stellen eine Website vor, die umfassende Informationen über das Pankreaskarzinom anbietet. Diese richtet sich gleichermaßen an Patienten, interessierte Laien, Ärzte und Wissenschaftler. Durch die steigende Tendenz der täglichen Hits auf bis zu 20 pro Tag scheint ein großes Interesse an solchen Tumor-spezifischen Websites zu existieren.

Entwicklung eines nationalen netzbasierten Informationssystems für die Chirurgische Fort- und Weiterbildung – (http://www.med-live.de)

F. Kallinowski[1], A. Mehrabi[1], R. Abu Azab[1], H. Schwarzer[1], K. Gawad[2] und C. Herfarth[1]

[1] Chirurgische Universitätsklinik Heidelberg, Im Neuenheimer Feld 110, 69120 Heidelberg
[2] Chirurgische Universitätsklinik Hamburg-Eppendorf, Martinistraße 52, 20246 Hamburg

Development of a National Network – Based Information System for the Surgical Further Training

Das schnelle Wachstum und die Komplexität des chirurgischen Wissens sowie die Notwendigkeit der ständigen, schnellen und kostengünstigen Aktualisierung der zur Verfügung stehenden Informationen stellen Anforderungen an die in der Fort- und Weiterbildung eingesetzten Medien, die nur durch ein datenbankgestütztes, multimediales und netzwerkfähiges Informationssystem zu erfüllen sind. In diesem Projekt soll eine solche multimediale digitale Bibliothek mit chirurgischen Inhalten vorgestellt werden.

Das CBT-Labor der Chirurgischen Universitätsklinik Heidelberg publiziert die multimediale CD-ROM-Reihe „med.LIVE". Bis dato wurden 73 CD-ROMs mit ca. 70.000 multimedialen Informationseinheiten in einheitlichem Aufbau mit einer Gesamtdatenmenge von ca. 42 GB implementiert. Mit „Objectstore" wurde eine internetbasierte multimediale Wissensbank entwickelt. Die Leistungsfähigkeit des Systems beruht auf der inhaltlich sinnvollen Verknüpfung von Dokumenten und der Zusammenstellung von Präsentationen, die sowohl an die konkrete Informationsanforderung als auch den individuellen Wissensstand des Benutzers angepaßt sind. Mittels multimedialer Komponenten (Bild, Ton, Animationen und Videosequenzen) wird dem Benutzer via Internet (http://www.med-live.de/dbdirect.htm) zeit- und ortsunabhängig das notwendige Wissen und weiter benötigte Informationen geliefert.

Um eine fortlaufende Aktualisierung der Inhalte zu ermöglichen wurde im Juni 2000 die „Virtuelle Fakultät der Medizin e.V." gegründet. Die Virtuelle Fakultät umfasst 814 Professoren aus 60 Fachgebieten an 66 Standorte und aus 38 Hochschulen in Deutschland, Österreich und Schweiz. Mehr als 711 weitere Personen aus der Medizin, Politik und Jurispudenz möchten über die Aktivitäten der Virtuellen Fakultät informiert werden.

In absehbarer Zukunft soll über ein netzbasiertes Autorensystem eine fachübergreifende Erweiterung sowie die Aktualisierung multimedialer Dokumente in der Wissensbank ohne Programmierkenntnisse ermöglicht werden. Simultan erfolgt die Evaluation des Systems zur Rückkopplung des Entwicklungsprozesses. Mit der virtuellen Fakultät ist ein Gremium zur Erstellung und Qualitätssicherung von weiteren multimedialen Lehr- und Fortbildungsinhalten konstituiert.

Multimediale Operationsaufklärung in der klinischen Praxis

St. Klima[1], R. Hube[1], A. Hube[2] und W. Hein[1]

[1] Orthopädische Klinik
[2] Klinik für Anästhesie und Intensivmedizin, Martin-Luther-Universität Halle-Wittenberg, Magdeburger Straße 22, 06112 Halle

Multimedia Operation Information in the Clinical Practice

Seit 1 ½ Jahren wird in unserer Einrichtung dem Patienten vor dem chirurgischen Eingriff ein multimedialer Beitrag am PC gezeigt, der alle Punkte einer Operationsaufklärung berücksichtigt:
1. Krankheitsbild
2. alternative Behandlungsverfahren
3. Ablauf des operativen Eingriffs
4. Risiken der Operation und Folgerisiken
5. Nachbehandlung

Nach diesem, in Bild und Ton sehr patientenorientierten Beitrag erfolgt das Arztgespräch zum bevorstehenden Eingriff, bei dem noch individuelle Fragen und gezielte Probleme geklärt werden. Jeder Beitrag ist etwa 10 bis 15 Minuten lang und ist über den lokalen PC oder über das Netzwerk aufrufbar. Im Anschluß an diesen Aufklärungsfilm erfolgt der Ausdruck eines Aufklärungsbogens, der gemeinsam mit Medizinjuristen erstellt wurde und auf dem der Patient sein Einverständnis zur Operation gibt. Der Aufklärungsbogen beinhaltet wiederum die gesamte Operationsproblematik mit allen relevanten Risiken. Der auf diesem Bogen dokumentierte Bezug zum gesehenen Film und das zusätzliche Arztgespräch ermöglichen eine hohe Reproduzierbarkeit der Aufklärung, was in Streitfragen hilfreich ist. Es bestehen Aufklärungen zu elektiven Eingriffen und invasiven diagnostischen und therapeutischen Maßnahmen und zu Operationen mit aufgeschobener Dringlichkeit sowie zu verschiedenen Anästhesieverfahren und zur Blutübertragung. Dieses Schema der Op-Aufklärung wird vom Patienten mit gutem Echo aufgenommen.

Nach Auswertung von 200 anonymisierten Patienten-Fragebögen zur modifizierten Operationsaufklärung werden vom Patienten folgende Vorteile gesehen:

- sinnvolle Ergänzung zum Arztgespräch
- gute Verständlichkeit durch einfache Sprache und Bilder
- Möglichkeit der Einbeziehung der Angehörigen ins Aufklärungsgespräch
- Wiederholung beliebig oft möglich
- Spezielle Fragen werden durch den Film beantwortet

Für das medizinische Personal bestehen folgende Vorteile:

- Patient stellt im nachfolgenden Gespräch *gezielte* Fragen
- Forderung nach Bedenkzeit des Patienten ist besser nachzukommen
- Zeit für das Gespräch wird gestrafft
- bessere juristische Absicherung

Online Leitfaden Chirurgie http://olc.chirurgie-goettingen.de

S. König, P. Wagner, D. Zeiss, P. M. Markus und H. Becker

Klinik für Allgemeinchirurgie, Georg-August-Universität Göttingen, Robert-Koch-Straße 40, 37075 Göttingen

Online Guide Surgery http://olc.chirurgie-goettingen.de

In den letzten zehn Jahren haben Computer und digitale Anwendungen fast alle Lebens- und Arbeitsbereiche neu strukturiert. Lernprozesse, insbesondere auch in der medizinischen Ausbildung, unterliegen dieser rasanten technischen Revolution. „Web based training" ist ein Schlagwort, das die grandiose Kapazität der „bits and bytes" bisher nur oberflächlich erahnen lässt. Computer im klassischen Sinne dienten vorwiegend der Datenverwaltung, die moderne Vernetzung schafft jedoch neue Dimensionen eines zeitsparenden, effektiven und motivierten Lernens. In diesem Kontext wurde für Medizinstudierende der „Online Leitfaden Chirurgie" entwickelt, der chirurgische Basisfertigkeiten standardisieren und optimal vorbereiten soll.

Themen und praktische Tätigkeiten wie Blutabnahme, Venenverweilkatheter, verschiedene Wundnähte, Knotentechniken, chirurgische Händedesinfektion, Verhalten im OP, Nahtmaterial und Instrumentenlehre wurden als Videosequenzen am Phantom bzw. im OP verfilmt. Das Anschauungsmaterial wurde für die Darstellung im Internet komprimiert und in eine plattformunabhängige Website integriert, die über einen Standard-WWW-Browser ohne komplexe und fehlerträchtige Installationsprozedur auf dem Benutzer-Rechner aufgerufen werden kann. Bildsequenzen mit erläuterndem Text veranschaulichen das technische Prinzip, Streaming-Videos ermöglichen die genaue Darstellung der jeweiligen Abläufe und vermitteln somit einen unmittelbaren Praxisbezug. Um den unterschiedlichen Internetanbindungen (zu Hause, in der Universität) Rechnung zu tragen, werden verschiedene Formate für LAN, DSL und ISDN/Modem zur Verfügung gestellt.

Das Internet stellt eine orts- bzw. zeitunabhängige Lernumgebung dar und schafft daher optimale Voraussetzungen für eine selbstbestimmte Wissensaufnahme. Durch die Publikation im World Wide Web ist der „Online Leitfaden Chirurgie" in kurzer Zeit sehr kostengünstig einer großen Anzahl von Studierenden zugänglich und aus der Sicht des Webmasters leicht zu aktualisieren. Der „Online Leitfaden" wurde als dynamisches Lehrmedium konzipiert, das unter geringem Ressourcenaufwand für die chirurgische Weiterbildung erweitert werden kann.

Bilanz eines Patienten-Informationsangebotes im Internet – Nutzen oder unnötiger Mehraufwand für die Klinik ?

K. S. Lehmann, J.-P. Ritz, C.-T. Germer und H. J. Buhr

Chirurgische Klinik und Poliklinik I, Klinik für Allgemein-, Gefäß- und Thoraxchirurgie, Universitätsklinikum Benjamin Franklin, Freie Universität Berlin, Hindenburgdamm 30, 12200 Berlin

Outcome of a Patients' Information Offer in the Internet – Benefit or Unnecessary Extrawork for the Hospital?

Zielsetzung: Das World Wide Web (WWW) wird zunehmend von Patienten und deren Angehörigen als medizinische Informationsquelle benutzt. Viele Kliniken haben hierauf reagiert und präsentieren sich im Internet. Es existieren zur Zeit jedoch kaum Angaben darüber, wie Patienten mit diesen Informationen umgehen und ob sich der erhöhte personelle und finanzielle Aufwand für die Kliniken rentiert. Ziel dieser Studie war es, das von unserer Klinik erstellte WWW-Angebot zur Therapie von Lebertumoren in Hinblick auf Besucherverhalten und Auswirkungen auf die Klinik zu evaluieren. *Material und Methoden:* Als Ergänzung zu der in unserer Klinik etablierten Lebersprechstunde wurde ein umfangreiches WWW-Informationsangebot erstellt. Die Webseiten wurden bei allen gängigen deutschen Internet-Suchdiensten angemeldet. Zur Auswertung der Seitennutzung wurde eine automatisierte Benutzerzählung mit umfangreicher Statistik verwendet (IP-Adresse, verweisende Seite, Gesamtanzahl Benutzer, Anzahl Benutzer/Tag, besuchte Bereiche, verwendete Browser/Betriebssysteme). Mehrere Seitenaufrufe eines Benutzers wurden als ein Besuch gezählt. Benutzer aus der eigenen Klinik wurden nicht erfaßt. Die erhaltenen Daten wurden mit den Internet-bezogenen Patientenanfragen und den tatsächlich durchgeführten Behandlungen korreliert. *Ergebnisse:* Von November 2000 bis August 2001 wurden monatlich im Mittel 366 $\pm$ 35 (SEM) Besucher gezählt. Der überwiegende Anteil gelangte über Suchkataloge, also thematisch sortierte Verweislisten auf das Angebot, ein etwas geringerer Anteil über sog. Suchmaschinen, wie z.B. Yahoo.de (s. Tabelle). Von insgesamt 3662 Besuchern in 10 Monaten erhielten wir 34 konkrete Anfragen (27 Emails, 7 Vorstellungen in der Sprechstunde). Nur bei 3 Patienten wurde tatsächlich eine chirurgisch therapierelevante Erkrankung festgestellt, alle übrigen Patienten erfüllten die zur Therapie notwendigen Kriterien nicht. *Zusammenfassung:* Unsere WWW-Seiten zur Therapie von Lebertumoren haben sich innerhalb kurzer Zeit zu einem gut besuchten Angebot entwickelt und zu einer steigenden Zahl von Therapienachfragen geführt. Offenbar wurde hier das verständlich erhöhte Informationsbedürfnis bei fortgeschrittenen Tumorerkrankungen befriedigt. Die meisten Patienten mit konkreten Nachfragen erfüllten jedoch die Therapiekriterien nicht, obwohl diese ausdrücklich auf den Seiten und in ausdruckbaren „Merkzetteln" angegeben waren. Dies unterstreicht das Bedürfnis nach einer persönlichen Information und Kommunikation, das durch ein WWW-Angebot alleine offenbar nicht gegeben werden kann. Wir halten ein Internetangebot für spezielle Therpieangebote heute für unabdingbar. Dies ist jedoch mit einem erheblichem personellem und finanziellem Aufwand verbunden und führt nicht zwangsläufig zu einem erhöhten Anteil behandelter Patienten.

Erfaßte Verweise (HTTP-Referer) Verweisende Seite	Anzahl Besucher	Anteil in Prozent
Thematischer Suchkatalog	831	39,2
Suchmaschine	699	33,0
Startseite der eigenen Klinik	417	19,7
Diverse medizinische Links	153	7,2
Unbekannter Verweis	18	0,9

Aufbau einer E-Health Kommunikationsplattform

L. Marti, H. Marlovits und J. Lange

Chirurgische Klinik, Kantonsspital St. Gallen, Rohrschacherstraße, 9007 St. Gallen, Schweiz

Establishing an E-Health Communication Platform

Zielsetzung: Unsere Klinik will durch die Entwicklung der interaktiven Kommunikation über die eigene Internet Seite die Zusammenarbeit mit den Hausärzten verbessern und potentielle Patienten ansprechen. Es soll ein sicherer, rascher Informationsaustausch möglich sein, um unsere Erreichbarkeit zu steigern, Austrittsberichte und Befunde auszutauschen und Anmeldungen in unsere Sprechstunden oder zur Hospitalisation zu ermöglichen. *Methode:* Durch klinikinterne Ärzte wurde eine eigene Internet Seite geschaffen. Wegen der besonderen Brisanz von Datenschutz und -sicherheit haben wir eine Projektgruppe ins Leben gerufen, um ein professionelles E-Health Angebot zu entwickeln, welches die strengen Anforderungen dazu erfüllt. Wir haben externe Firmen, welche auf diesem Sektor tätig sind, zur Zusammenarbeit gewinnen können. Nach Ausarbeitung des entsprechenden Detailkonzepts hat die Spitalleitung die Finanzierung des Projektes sichergestellt. *Umsetzung:* Aktuell sind wir daran die konzeptionelle Planungs- und Entwicklungsarbeit zu leisten. Ab Anfangs 2002 werden wir die entsprechende Hardware beschaffen und die nötige Software und Schnittstellen ausarbeiten. Der Start des Pilotprojektes mit einer „Closed user group" ist ab 31. März 2002 vorgesehen. Ein Kernpunkt des Projekts ist das Sicherheitskonzept mit Lösung der Probleme: 1. der Autorisierung und Identifikation, 2. der technischen Verschlüsselung, 3. des Zugriffschutzes der eigenen Server und Informatiksysteme und 4. der Selektion der Informationsempfänger. Weitere wichtige Bereiche sind Abbildung der klinikinternen Abläufe als elektronische Prozesse und die Gewinnung von interessierten Zuweisern als Pilotversuchsteilnehmer. Vorgesehen im Pilotbetrieb ist die Möglichkeit für den Hausarzt Patienten direkt anzumelden, Austritt- und Operationsberichte von seinen Patienten einzusehen und Spezialistenauskünfte einholen zu können. Die Entstehung eines elektronischen Kommunikationsnetzes zwischen Hausärzten und chirurgischen Kliniken wird die administrativen Abläufe vereinfachen, doppelt durchgeführte Untersuchungen vermindern und eine Zusammenschweißung in einer Interessensgemeinschaft für die Durchsetzung von Anliegen zum Beispiel gegenüber Politikern und Versicherungen stärken. Die Patienten sollen sich bei uns in schwierigen, chirurgischen Fragen beraten lassen, Reklamationen äußern und sich für Sprechstunden anmelden können. Wir werden gerne am Kongress unsere vorläufigen Ergebnisse des Pilotbetriebes vorstellen. *Zusammenfassung:* Die Entwicklung einer interaktiven sicheren Kommunikation über das Internet zwischen Zuweisern und chirurgischen Kliniken wird zu einem zunehmendem Bedürfnis. Wir präsentieren unsere Entwicklung und Umsetzung einer solchen E-Health Lösung.

Qualitätskriterien für die Entwicklung von chirurgischen Lehr-/Lernmodulen

A. Mehrabi[1], Z. Zachariou[2], C. Jahnke[1], D. Leisenberg[1], K. Gawad[3] und F. Kallinowski[1]

[1] Chirurgische Universitätsklinik Heidelberg, Im Neuenheimer Feld 110, 69120 Heidelberg
[2] Abt. für Kinderchirurgie der Chirurgischen Univ.-Klinik Heidelberg
[3] Abteilung für Unfall- und Wiederherstellungschirurgie, Chirurgische Universitätsklinik Hamburg-Eppendorf, Martinistraße 52, 20246 Hamburg

Quality Criteria for the Development of Surgical Teaching Modules

Die Nutzung von Computern am Arbeitsplatz und in der Aus- und Weiterbildung sowie die ständige Weiterentwicklung des Internets haben die rasche Verbreitung von chirurgischem Wissen auf elektronischem Wege begünstigt. Um eine breite Akzeptanz dieser Medien erreichen zu können, muß sowohl software-technisch als auch inhaltlich ein angemessenes Niveau erreicht werden. Qualitativ hochwertige Produkte, die aus der Benutzerperspektive gefordert werden, erhöhen die Chance der Nutzung von Lehr-/Lernsystemen in der Medizin. Beansprucht wird ein Mehrwert an Effizienz und Motivation in der Wissensvermittlung sowie eine benutzerfreundliche Wissensumgebung. Ziel dieser Arbeit war es, ein Qualitätsprofil zur Entwicklung von chirurgischen Lehr-/Lernmodulen zusammenzustellen. 450 Ärzte wurden an 47 Universitäten mittels eines standardisierten Fragebogens befragt. Verschiedene Bereiche, bezogen auf Technik, Inhalt, Präsentationsmodalitäten, Didaktik und Wissensumgebung wurden analysiert. Die Probanden verbrachten im Mittel 70% ihrer Zeit mit klinischen Tätigkeiten, 15% mit Forschung und 15% mit der Lehre. 93% der Befragten waren sowohl in der Klinik als auch privat mit PCs ausgestattet. Das Internet wurde von 90% der Befragten, die e-mail von 82% genutzt. Über 95% der Kollegen arbeiten routinemäßig mit MS Word. Erfahrungen mit PowerPoint wiesen ca. 83% nach. $^3/_4$ der Kollegen haben bereits mit Adobe Photoshop gearbeitet. Nur 27% der befragten waren Macintosh-Nutzer. *Kriterien:* Für die Integration von Texten, Bildern, Animationen, Videos 100%

Für eine Bereitstellung der Inhalte via Internet 95%
Für eine Schnittstelle zu weiteren Informationsystemen 87%
Verlag und Autor sollen für die sachliche Richtigkeit garantieren 81%
Erfahrungen mit Lehr-/Lernprogrammen 73%
Für eine integrierte Wissensüberprüfung 64%
Entwicklung eines Lehr-/Lernsystems 35%

Die Mehrzahl der Befragten war gegen eine Volltextpräsentation sowie die Anwendung von Scroll-Feldern. Um eine benutzerfreundliche Umgebung schaffen zu können, sollte eine Index- bzw. Suchfunktion, Hyperlinks, ein Literaturverzeichnis sowie ein Glossar integriert werden. Unter den Ärzten ist die Nutzung von PCs, e-mail und Internet stark verbreitet. Dies führt zu einer guten Akzeptanz von Lehr-/Lernsystemen in der Aus- und Weiterbildung. Hierbei ist eine einheitliche Strukturierung der Inhalte sowie eine plattformunabhängige netzbasierte Wissenspräsentation erwünscht. Um komplexe medizinische Inhalte verständlicher präsentieren zu können, sollte eine bild- und videoorientierte Visualisierung erfolgen.

Korrektur bis Redaktionsschluss nicht eingegangen.

Wie beurteilen Studierende CBT-Module? Evaluation von CBT-Programmen in der Chirurgischen Ausbildung

A. Mehrabi[1], J. Zumbach[2], D. Leisenberg[1], C. Jahnke[1], Z. Zachariou[1] und F. Kallinowski[1]

[1] Chirurgische Universitätsklinik Heidelberg, Im Neuenheimer Feld 110, 69120 Heidelberg
[2] Institut für Pädagogische Psychologie der Universität Heidelberg, Heidelberg

What are Students' Views of CBT Modules? Evaluation of CBT Programs in Surgical

In der Softwareentwicklung, insbesondere im Bereich des computerunterstützten Lernens, bildet neben der summativen Evaluation die formative Bewertung neu entwickelter Produkte einen essentiellen Bestandteil zur Qualitätssicherung und -optimierung. In dieser Studie wurde eine solche formative Evaluation durchgeführt.

StudentenInnen (n = 77) der Medizin im 2. Klinischen Jahr sollten anhand zweier vorgegebener Trainingsmodule („Diagnose und Therapie der Leistenhernie" und „Distale Radius Fraktur") ihre Bewertungen zu den jeweiligen Software-Produkten abgeben. Hierzu wurden sie aufgefordert, in freien Aufsätzen ihre Erfahrungen und Eindrücke zu technischen, motivationalen und informationalen Aspekten von den Programmen zu schildern sowie etwaige Verbesserungsvorschläge zu äußern.

99% betrachteten die Möglichkeit der Kombination von Text, Ton, Bild, Video und Animationen als hervorstechendes qualitatives Merkmal der CBT-Programme. Insbesondere die Video-Clips wurden von den Studierenden als besonders wichtig bewertet (93%). Auch die Struktur der Programme wurde als besonders gelungen und übersichtlich eingestuft. 78% empfanden den Umgang mit den Trainingsprogrammen als sehr motivierend und begrüßten die Arbeit mit solchen Medien. Sie beschrieben die Präsentationen als sehr lehrreich, angenehm und als „eine entspannte" Informationsaufnahme ermöglichend. 92% der Versuchspersonen gaben an, dass sie selbst auf computerbasierte Trainingsmodule in ihrer Ausbildung zurückgreifen würden.

Als Hauptkritikpunkt und somit verbesserungswürdig wurde die Qualität von Graphiken und Videomaterial bewertet. Darüber hinaus wurde eine adaptive Funktion der Programme an das Vorwissen der Lernenden mit unterschiedlichen Schwierigkeitsgraden gewünscht.

Die Auswertung dieser freien Beurteilungen ergab die nahezu einstimmige Einschätzung, dass die computerunterstützte Ausbildung anhand der untersuchten Programme als sehr effektiv im Sinne einer tiefgehenden Inhaltsvermittlung ist. Aus den Ergebnissen dieser Untersuchung konnte eine Kriterienliste erstellt werden, die als Checkliste zur Optimierung der Entwicklung von computerbasierte Lernprogramme verwendet werden kann.

Genannte positive Aspekte	Nennungen
Effektivität durch den Einsatz von Multimedia	99%
Wertvolle Ergänzung zur traditionellen Ausbildung	83%
Gute Übung durch die Wissensüberprüfung	46%
Klar strukturierte und verständnisschaffende Programme	45%
Programme bieten eine interessante neue Art zu lernen	32%
Sehr detaillierte Informationspräsentation	27%

Korrektur bis Redaktionsschluss nicht eingegangen.

XML in der (tele-)medizinischen Kommunikation: Sektorübergeifende Interoperabilität

M. T. J. Mohr, T. Lange, T. Schall und M. Nerlich

Abteilung für Unfallchirurgie, Klinikum der Universität Regensburg, Franz-Josef-Strauß-Allee 11, 93053 Regensburg

XML in (Tele)medical Communication: Sector-Interdisciplinary Interoperability

Zielsetzung. XML, die eXtensible Markup Language, ist ein textbasiertes Framework, welches den Austausch, die Beschreibung, die Darstellung und die Manipulation von strukturierten Daten erlaubt. Dadurch ist die ideale Voraussetzung gegeben, diese Daten Inter- und Intranet-basiert gerade auch in der Telemedizin mit einer Vielzahl von konventionellen und neuartigen (tele-)kommunikativen Applikationen zu verarbeiten. *Material und Methoden.* XML besitzt im Gegensatz zu HTML keine festen Bezeichner im Sinne einer bestimmten Auszeichnungssprache, sondern repräsentiert ein Framework, welches einen gemeinsamen und komplementären Standard für den Informationstransfer darstellt, ohne dass die bisherigen Standards (EDI [Electronic Data Interchange]) deshalb obsolet werden. Damit ist der Grundstein für eine internationale Kommunikation auf Dokumentenebene gelegt. Neben der Unterstützung des Dokumentenaustausches ermöglicht XML allgemein die flexible Weiterverwendung von Daten und ist somit Grundlage für die Verwendung von Metadaten, was u. a. zu einer erhöhten Interoperabilität unterschiedlicher Anwendungen und mächtigen Retrievalmöglichkeiten führt. Dabei gibt es zwei Hauptszenarien: (1) Beliebige medizinische Dokumente werden für sämtliche verbreiteten Dokumentationsstandards (z. B. xDT, HL7, EDIFACT etc.) durch einen sog. „XML-Konverter" mittels Transfersyntax zur Erstellung eines XML-Dokumentes hindurchgeschleust (sog. „XML-Klammer"); (2) für neuere Applikationen werden bereits sämtliche Dokumente im XML-Format generiert, wodurch sich ein „XML-Healthcare-Framework" erstellen läßt. Art und Zielsetzung eines derartigen XML-Dokumentes (z. B. Epikrise, Befundbericht, Gutachten), Sender und Adressat sowie weitere Inhalte werden durch einheitliche Deskriptoren definiert. Zudem existiert ein erweiternder Datencontainer, um Informationen in anderen Bereichen (sog. „Namespaces") aus unterschiedlichen EDI-Formaten aufnehmen. Dadurch wird eine sektorübergreifende Interoperabilität ermöglicht, die noch dazu unabhängig von der eingesetzten Hardware und Software ist. *Ergebnisse.* Im Rahmen der telemedizinschen Projekte der „High Tech Offensive Zukunft Bayern" (HTO Bayern) nutzen wir die XML-Technologie bereits konsequent zur standardisierten interoperativen telemedizinischen Kommunikation. Sämtliche dabei generierten Dokumente werden a priori auf XML-Basis erstellt, wodurch sich für uns folgende Vorteile ergeben:

1) Effiziente Kommunikation mit konventionellen und neuartigen (tele-)kommunikativen Applikationen
2) Effizientes Content und Knowledge Management
3) Sicherer Datenaustausch unter Beachtung sämtlicher Kriterien des Datenschutzes
4) Signifikante Steigerung der Qualität beim Austausch von Daten
5) Unnötigwerden von Format-Konvertierungen.

Zusammenfassung. Unter der Prämisse einer generalisierten Verwendung von XML als Dokumentations- und Kommunikationsstandard besteht die Möglichkeit zu einem reibungslosen weltweiten Informationsaustausch telemedizinischer Inhalte ohne Notwendigkeit für komplexe Konversionslogistiken. Dies bietet v. a für das Handling chirurgischer Arbeitsabläufe eine entscheidende Aufwandserleichterung.

Datenmanagement auf Basis von XML für die Erstellung und Verwaltung webbasierter chirurgischer Aus- und Weiterbildungsinhalte

T. Oberbeil, A. Euteneier, A. Y. Lauw und W. Mutschler

Chirurgische Klinik und Poliklinik, Klinikum Innenstadt, Universität München, Nußbaumstraße 20, 80336 München

Data Management on the Basis of XML for the Production and Administration of Web-Based Surgical Training Content

Zielsetzung: Für die webbasierte Lehre sollen chirurgische Lehrinhalte erstellt und flexibel verwaltet werden. Die Bereitstellung dieser Informationseinheiten über das Intra- und Internet muß effizient und für den Lernenden in der Anwendung nutzerfreundlich gestaltet werden. *Beschreibung:* Im Rahmen der Entwicklung einer webbasierten Lehre für die Unfallchirurgie stellt sich neben der inhaltlichen Ausgestaltung und der graphischen Umsetzung sehr früh die Frage nach dem strukturellen Aufbau. Diesem kommt mit wachsendem Umfang der Lehrmodule eine zunehmende Bedeutung für die Datenverwaltung zu. Im Gegensatz zur Hypertext Markup Language (HTML) lassen sich mit der eXtensible Markup Language (XML) Informationseinheiten mittels semantischer Tags individuell auszeichnen. Auf diese Weise werden Lehrinhalte in kleinste sinnvolle Bausteine (z. B. Text, Bilder) zerlegt und können mittels Datenbanken zeitsparend verwaltet werden. Parallel dazu können Metainformationen über einzelne Medien angelegt werden. Um den Erstellungsprozess XML-gestützter Datensätze zu optimieren, findet bei den Autoren der Lehrmodule eine Eingabemaske Verwendung, welche selbsterklärend durch die Arbeitsschritte leitet und an definierten Stellen zum Einfügen der Inhalte (Text, multimedialer Inhalt) und Metainformationen auffordert. Eine anschließende Routine wandelt die Daten in XML um. Grundlage unserer Arbeit mit XML ist eine gültige, eigens auf die Bedürfnisse der chirurgischen Aus- und Weiterbildung abgestimmte Dokumententyp-Definition (DTD). Dieser DTD kommt bei der Ausgestaltung der Lehrmodule und insbesondere für die Prozesse der Datenverwaltung eine zentrale Bedeutung zu. Ihre Definition bedingt den Freiheitsgrad in der Strukturierung der Daten, aber auch der späteren Flexibilität des Datenmanagements. Hierbei muß zwischen den Interessen der Autoren an freier Gestaltung und den damit verbundenen Einschränkungen für die Informationsaufbereitung abgewogen werden. Als wichtige Funktionen werden eine Volltextsuche und eine Suche über Metainformationen gefordert. So lassen sich sämtliche mittels XML strukturierte Inhalte in einer Datenbank verwalten und sind umfassenden Suchabfragen zugänglich. Die Lehrmodule lassen sich direkt aus der Datenbank auslesen, es können jedoch auch völlig neue oder nutzer-definierte Zusammenstellungen der Informationseinheiten vorgenommen werden. Dem Nutzer werden die Lehrinhalte über einen Browser in XML oder nach Umwandlung mittels einer Transformationsanweisung (XSLT) als HTML-Dokumente angeboten. *Zusammenfassung:* Als Auszeichnungssprache eignet sich XML in idealer Weise zur Beschreibung und zum Datenaustausch medizinischer Inhalte. Dabei bestimmt die zugrundeliegende DTD die Möglichkeiten der späteren Datenhandhabung. Bei der Entwicklung von Autoren-Templates, Realisierung komplexer Suchfunktionen und der Vielfalt an Darstellungsoptionen kommt XML eine bedeutende Rolle zu.

Digitale Patientenakten: Potential ausgeschöpft?

A. Parasta[1], R. Metzger[1], H. Till[1], P. Kampmann[1] und A. M. Parasta[2]

[1] Kinderchirurgische Klinik, Dr.-v.-Haunersches Kindespital, Ludwig-Maximilians-Universität München, Lindwurmstraße 4, 80333 München
[2] Augenklinik, Klinikum rechts der Isar, Technische Universität München, Ismaninger Straße 22, 81675 München

Digital Patients' Files: Is the Potential Exhausted

Zielsetzung: Elektronische Patientenakten (EPA) bilden zunehmend die Grundlage der ärztlichen Dokumentation. Eine EPA sollte jedoch nicht nur als Archivierungs- bzw. Dokumentationssystem verstanden werden, sondern auch als ein sehr potentes Werkzeug ärztlicher Behandlung und Kommunikation. Sie müssen isoliert betrachtet die Analyse detaillierter Informationen aus den vorhandenen Daten erlauben, genauso wie sie in unterschiedlichen Kommunikationsmodellen offen austauschbar sein müssen, um eine bessere ärztliche Kooperation ermöglichen zu können. Diese Zielsetzung setzt hohe Anforderungen an die Struktur und die Kompatibilität. *Material und Methoden:* Im Hinblick auf die Kommunikationsfähigkeit bestehender Modelle für Patientenakten (PA) wurde die folgende Klassifikation erarbeitet: a) Isolierte PA – lokal- bzw. fachbereichsgebundene einzelne Dokumentationssysteme, b) Virtuelle PA – ermöglichen Dateneinblick durch temporäre Zusammenstellung verteilt vorliegender Daten, c) Webgestützte PA – vergeben temporäre Zugriffsrechte befugter Personen über offene Netze auf fremde Datenquellen, d) Internet PA – Patientenportale die selektierte Daten beinhalten, e) Personengebundene PA – Speichermedien, die medizinische Daten speichern und vom Patienten mitgeführt werden, f) Zentrale PA – Datenspeicherknoten, in dem laufend Daten zusammengetragen werden. *Ergebnisse:* 1. Die Isolierung tiefgehender Informationen aus vorliegenden Daten ist bei allen unterschiedlichen Modellen nur sehr bedingt möglich und wird durch die Detailtiefe der erfassten Daten begrenzt. 2. Daten innerhalb unterschiedlicher Systeme können nur mit einem hohen technischem Aufwand ausgetauscht werden, da sie untereinander keine oder nur rudimentäre Kompatibilität aufweisen. Allgemeingültige Standards zur elektronischen Dokumentation und Kommunikation in der Medizin sind derzeit nicht realisiert. *Zusammenfassung:* Elektronische Informationssysteme bieten viele Möglichkeiten zur Nutzung medizinischer Informationen, die derzeit in ihrer Breite noch nicht genutzt werden, obwohl die technischen Voraussetzungen für eine allgemein kompatible und kommunizierfähige Patientenakte unter dem sicheren Einsatz Internetbasierter Kommunikationsmodelle gegeben sind. Die digitale Verfügbarkeit und Auswertung von Detaildaten fördert die ärztliche Effizienz und Wirtschaftlichkeit durch eine verbesserte Ressourcennutzung. Wissenschaftlich ermöglicht es die einfache Durchführung von multizentrischen Studien und Datenerhebungen und lässt neue Dimensionen klinischer und experimenteller Forschung auf internationalem Niveau erahnen. Voraussetzung ist jedoch eine klare Bedarfs- und Zieldefinition seitens der Ärzteschaft.

Das Manual der endoskopischen Chirurgie auf CD-ROM und im Intranet; Ein Instrument zur Qualitätssicherung in der Chirurgie durch Standardisierung und Transparenz auf organisatorischer, klinischer und pflegerischer Ebene

K. Peitgen und M. K. Walz

Klinik für Chirurgie und Zentrum für Minimal Invasive Chirurgie, Kliniken Essen-Mitte, Ev. Huyssens-Stiftung, Henricistraße 92, 45136 Essen

Manual of the Endoscopic Surgery on CD-ROM and in the Intranet; a Tool for the Quality Assurance in Surgery by Standardization and Transparence on the Organizing Clinical and Nursing Level

Einleitung: Zur Ausbildung und Umsetzung der Minimal Invasiven Chirurgie (MIC) liegen seitens der Chirurgischen Arbeitsgemeinschaft Endoskopie der Deutschen Gesellschaft für Chirurgie (CAE) und der European Association for Endoscopic Surgeons (EAES) Empfehlungen vor. Unklar ist bisher, wie und inwieweit diese in der Praxis umsetzbar sind. *Material und Methode:* Das „Essener Modell" sieht eine strukturierte und kontinuierliche Umsetzung der Ausbildung und Durchführung minimal-invasiver Techniken auf organisatorischer, klinischer und pflegerischer Ebene in Anlehnung an die o.a. Empfehlungen vor. Dies beinhaltet neben der Festlegung der Verantwortungsebenen die Schulung des ärztlichen und pflegerischen Personals, Einführung einer Nomenklatur bei Eingriffen und beim Instrumentarium, die Dokumentation standardisierter Arbeitstechniken, der Operationsstatistiken und der Fort-, Aus- und Weiterbildungsaktivitäten sowie die Inventarisierung des Instrumentariums, um höchstmögliche Standardisierung zu ermöglichen. Hierzu steht im klinikinternen Intranet sowie auf CD-ROM ein Manual zur Verfügung, in dem o.a. Kriterien mulimedial erfasst und dargestellt werden. Die standardisierten Eingriffe können somit durch alle Mitarbeiter durchgeführt werden, nicht-standardisierte Eingriffe werden durch die erfahrensten Operateure durchgeführt und entwickelt. *Ergebnisse:* Die Umsetzung der Richtlinien der CAE und EAES gelingt durch das Manual in dokumentierter und transparenter Form und erlaubt die Durchführung auch komplexer minimal-invasiver Eingriffe in einer Ausbildungs- und Forschungseinrichtung. Alle Mitarbeiter verfügen durch das Manual im Intranet bzw. auf CD-ROM über die notwendigen Informationen, um die logistischen und professionellen Leistungen bei den Operationen zu erbringen. Durch die Bereitstellung des Manual wird gesicherte und dokumentierte Qualität erreicht. *Schlußfolgerung:* Die Empfehlungen der CAE und der EAES können im „Essener Modell" durch ein multimediales Manual im Intranet und auf CD-ROM in dokumentierter Form in die Praxis umgesetzt werden und tragen damit zur Qualitätssicherung sowie zur Erhöhung der Rechtssicherheit in der Durchführung minimal-invasiver Eingriffe bei.

Korrektur bis Redaktionsschluss nicht eingegangen.

Zukunftsorientierte Datenerfassung durch ein elektronisches Dokumentationssystem am Beispiel vernetzter Wundzentren

F. Pfeffer[1], H. Riediger[1], S. Coerper[2], G. Koeveker[3] und U. T. Hopt[1]

[1] Abteilung für Allgemeinchirurgie, Chirurgische Universitätsklinik Freiburg, Hugstetter Straße 55, 79106 Freiburg
[2] Abteilung für Allgemeinchirurgie, Chirurgische Universitätsklinik Tübingen, Hoppe-Seyler-Straße 3, 72076 Tübingen
[3] Abteilung für Allgmeine- und Gefässchirurgie, Städtisches Krankenhaus Sindelfingen, Arthur-Gruber-Straße 70, 71065 Sindelfingen

Forward-Looking Data Recording by an Electronic Documentation System Illustrated by a Network Wound Centre

Die Behandlung chronischer Wunden stellt eine grosse medizinische und ökonomische Herausforderung dar. Trotzdem herrscht ein Mangel an epidemiologischen und ökonomischen Daten. Mit der Entwicklung eines elektronischen Wunddokumentationssystem kann dieser Zustand verbessert und eine Vielzahl therapierelevanter Daten erfasst werden. *Methodik*: Das Dokumentationssystem ist eine selbstentwickelte netzwerkfähige Einzelplatzlösung. Seit 1998 arbeiten zwölf Wundpsrechstunden im „Wundnetz e. V." auf der Basis des Dokumentationssystems zusammen. Die Daten werden über das Internet anonymisiert übertragen und auf einem Server zentral gesammelt und analysiert. Neben digitaler Bildarchivierung und Flächenberechnung werden patienten- und wundbezogene Daten erfasst. *Ergebnisse*: Im Zeitraum zwischen 1998 und 2001 wurden in 12 Wundzentren bei 3086 Patienten 5288 Wunden dokumentiert (Hauptdiagnosen: Diabetisches Fußsyndrom (DFS) n = 1395 (26%); Ulkus cruris n = 1091 (21%) arterielle Verschlusskrankheit (paVK) n = 925 (17%); Druckulzera n = 680 (13%); postoperative Problemwunden n = 589 (11%); andere n = 445 (8%). Die Kaplan- Meier Analyse aller Wunden ergibt bei 1451 abgeheilten und 3507 zensierten Wunden eine mediane Abheildauer von 143 Tagen. Amputierte Wunden sind als nicht abgeheilt gewertet. Nach 80 Wochen ist mit einer kumulativen Abheilwahrscheinlichkeit von 80% zu rechnen. *Zusammenfassung:* Das Wunddokumentationssystem ist in den klinischen Ablauf integriert und ermöglicht eine übersichtliche, anwenderfreundliche und standardisierte Dokumentation. Grosse Datenmengen können zusammengeführt und wissenschaftlich ausgewertet werden. Es ermöglicht so eine Qualitätskontrolle und Evaluation bestehender Therapiekonzepte. Die gezeigten Ergebnisse bestätigen die gute Wundbehandlung in spezialisierten Zentren. Weitere Analysen dieses grossen Patientenkollektives ermöglichen neben einer Risikoanalyse eine verbesserte Versorgung dieser Patienten und möglicherweise eine Reduktion der Kosten im Gesundheitssystem.

Digitale Chirurgie im digitalen Krankenhaus: Erster Schritt in eine bessere Zukunft oder Sackgasse?

D. Richter[1,2], M. Müschenich[1] und A. Ekkernkamp[1,2]

[1] Unfallkrankenhaus Berlin mit Berufsgenossenschaftlicher Unfallklinik e.V., Warener Straße 2, 12683 Berlin
[2] Erwin-Payr-Lehrstuhl für Unfallchirurgie, Ernst-Moritz-Arndt Universität Greifswald, Friedrich-Löffler-Straße 23b, 17487 Greifswald

Digital Surgery in the Digital Hospital: First Step in a better Future or Dead End?

Zielsetzung: Erste Erfahrungen einer digitalen Chirurgie in einem komplett digitalen Krankenhauses sollen anhand eines Vierjahreszeitraums untersucht werden. Wesentliche Kriterien für die Analyse sollen dabei die Vor- und Nachteile durch die digitale Technik geänderter Prozeßabläufen in einer chirurgischen Klinik und ihre Auswirkungen auf die tägliche Arbeit sein. Im zweiten Schritt soll geprüft werden inwieweit die digitale Technik unter den zukünftigen Rahmenbedingungen im Gesundheitswesen einen Wettbewerbsvorteil für die jeweilige Klinik und eine höhere Effizienz für das Gesundheitswesen insgesamt bringen kann. *Material und Methoden:* 1997 wurde ein Schwerpunktkrankenhaus mit 538 Betten in 12 Kliniken und 2 Fachabteilungen mit dem Schwerpunkt der Behandlung Unfallverletzter als digitales Krankenhaus mit modernem Krankenhauskommunikations- und Informationssystem sowie digitaler Radiologie eröffnet. Prinzip des digitalen Systems ist die einmalige Erfassung relevanter Patientendaten, Untersuchungsergebnisse wie auch der bildgebenden Diagnostik, die danach ubiquitär im Krankenhaus allen autorisierten Mitarbeiten zur Verfügung stehen.

In einer Untersuchung wurden die Veränderungen der Arbeitsabläufe in einer unfallchirurgischen Klinik für Erstversorgung, ambulante und stationäre Behandlung sowie den Operationsbetrieb zur Eröffnung des Krankenhauses und nach vierjähriger Erfahrung und Optimierung des Systems analysiert. *Ergebnisse:* In der Eröffnungsphase des Krankenhauses zeigte sich zunächst die Notwendigkeit, gewohnte Arbeitsabläufe zu ändern (z. B. Visiten ohne Röntgenbilder am Krankenbett) und den technischen Gegebenheiten anzupassen. Mängel des Systems, die Notwendigkeit Prozesse parallel analog und digital zu beschreiben und die fehlenden EDV-Kenntnisse des Personals führten initial zu einem erhöhten Arbeitsaufwand mit Mehrbelastung des einzelnen Mitarbeiters. Mehrere Schritte der Optimierung und Adaptation des Systems an die krankenhausindividuellen Anforderungen sorgen vier Jahre nach Eröffnung für Erleichterung und Zeitersparnis in den meisten Arbeitsabläufen. Einmal erfaßte Daten (Untersuchungsbefunde, Arztbriefe, bildgebende Diagnostik, Laborwerte, verschlüsselte Diagnosen, Patientendaten ...) können von allen autorisierten Personen im ganzen Krankenhaus 24 Stunden täglich genutzt werden. Die Leistungsdokumentation wie auch die Kommunikation zwischen Klinik und Administration geschieht ebenfalls digital. Die Kommunikation im Krankenhaus wird durch ein Krankenhauskommunikationssystem gewährleistet. Durch weitere Modifikationen ist eine optimale Erfassung und Dokumentation DRG-relevanter Daten geplant. Als Nachteil sind die zusätzlichen Kosten für die technische Ausstattung und der höhere Bedarf an Systemadministratoren zu sehen. *Zusammenfassung:* Nach einer Initialphase mit Learning Curve für System-Nutzer und -Administratoren konnten im digitalen Krankenhaus viele Arbeitsabläufe vereinfacht und transparenter gemacht werden. Durch digitale Erfassung, Übermittlung und Abrechnung der erbrachten Leistungen besteht eine gute Ausgangsbasis, um sich mit hohe Effizienz den künftigen Anforderungen des diagnose-orientierten Fallpauschalsystems anzupassen. Die in einem Vierjahrezeitraum inzwischen in einem der ersten digitalen Krankenhäuser gewonnen Erfahrungen können dazu beitragen, vermeidbare Fehler und Anlaufschwierigkeiten bei künftigen Anwendern auf ein Minimum zu begrenzen und die Anforderungen einer digitalen Chirurgie an künftige Systeme präziser zu definieren.

Korrektur bis Redaktionsschluss nicht eingegangen.

Die Digitale Interactive Poster-Präsentation (DIPP) die digitale Revolution für Poster und Vortrag

J. Rodrian[1], P. Schemmer[1], R. DeSimone[2] und M. Golling[1]

[1] Chirurgische Universitätsklinik Heidelberg
[2] Herzchirurgische Universitätsklinik Heidelberg, Im Neuenheimer Feld 110, 69120 Heidelberg

The Digital Interactive Poster Presentation (DIPP) – the Digital Revolution for Poster and Lecture

Hintergrund: Die übliche Posterbegehung erlaubt nur einer eingeschränkten Anzahl von Zuhörern an der Präsentation teilzunehmen. Dies beinhaltet vor allem akustische und darstellungstechnische Probleme. Ziel: Die Poster (Vortrags-)präsentation über einen Beamer in *Originalqualität* und individuelles *einzoomen* in Echtzeit *in einen beliebigen Bereich des Posters. Methodik, Material:* Bevorzugt wird die gängige Präsentationsform des Posters auf Power Point (Hintergrund, Methodik, Ergebnisse mit Graphiken/Tabellen, Zusammenfassung, Ausblick) die on-line oder über e-mail dem Veranstalter zugeleitet werden können. Dort werden die Beiträge in das ‚DIPP-Programm' eingespeichert. *Ergebnis:* Im Rahmen des EACTS (Kardiochirurgen) Kongresses 2000 in Frankfurt haben wir erste Erfahrungen mit dieser Technik gesammelt. 93% der Posterautoren übermittelten ihre Daten auf digitalem oder konventionellen Weg an den Veranstalter. 77% benutzten zu Postererstellung PowerPoint. Andere gängige Layoutprogramme wurden ebenfalls auf ihre Qualität hin überprüft, Bilddaten optimiert und eventuelle Inkompatibilitäten (europäische und asiatische Softwareversionen) behoben. Die überarbeiteten Daten wurden in ein einheitliches Datenformat umgewandelt und der vorhandenen Rechnerleistung angepasst. Die digitalen Poster werden mittels Datenprojektor (Beamer) – idealerweise im Querformat – projiziert. Der Referent kann mit Maus oder einem interaktiven Laserpointer *jeden beliebigen Bereich* seines Posters stufenlos *vergrössern* und mit einem Klick wieder zur Gesamtansicht wechseln. *Zusammenfassung:* Die ersten Erfahrungen (EACTS 2000) mit ‚DIPP' haben gezeigt das alle Referenten in der Lage waren ihre Daten auf elektronischem Wege zu übermitteln, unabhängig von Land und Computerausstattung. Die erste Resonanz auf die ‚DIPP' (Zuhörer, Referenten und Vorsitzenden) war sehr positiv. Die ‚DIPP' erlaubt erstmalig eine Darstellung in Originalqualität und einzoomen in Echtzeit. Die Handhabung ist einfach und dürfte sich schnell als Standard bei wissenschaftlichen Veranstaltungen nicht nur als Poster- sondern u. U. auch als Vortragsform etablieren.

Korrektur bis Redaktionsschluss nicht eingegangen.

Online-Vorlesung Kinderchirurgie: Realisierung trotz begrenzter Ressourcen

A. Schmedding, L. M. Wessel und CH. Lorenz

Kinderchirurgische Klinik, Universitätsklinikum Mannheim, Theodor-Kutzer-Ufer 1 – 3, 68167 Mannheim

Online Lecture in Paediatric Surgery: Realization in Spite of Limited Resources

Die Kinderchirurgie ist ein Fach, das nicht an allen Universitäten vertreten ist. An mehreren Universitätsklinika kann es aber von interessierten Studenten als Wahlfach für das praktische

Jahr belegt werden Die Anzahl der Hochschullehrer ist, ebenso wie die Auswahl an deutschsprachiger Literatur für Studenten, kleiner als in anderen chirurgischen Fächern. Um den Wahlfach- und anderen interessierten Studenten ein weiteres Ausbildungsangebot für Kinderchirurgie anzubieten, haben wir begonnen, eine online-Vorlesung zu erstellen. Dabei trugen wir der Tatsache Rechnung, daß das Internet zu einem selbstverständlichen Medium für Studenten geworden ist

Bei der Realisierung mußten wir folgende Voraussetzungen berücksichtigen: (1) die Anzahl der Lehrkräfte ist begrenzt, (2) das Projekt sollte ohne Drittmittel durchgeführt werden, um den Fortbestand nicht von Geldmitteln abhängig zu machen und (3) die Tatsache, dass Studenten eine Vielzahl von Computern im Einsatz haben, viele davon älterer Bauart. Für das Design der Vorlesung haben wir ein CBT-Modell gewählt, in dem die Vorlesungseinheiten in viele kleine Module aufgeteilt werden. Jedes Modul besteht aus Text- und/oder Grafikelementen und läßt sich in etwa auf einer Bildschirmseite darstellen. Die Module sind untereinander mit Hyperlinks verbunden. Ein vorgegebener Pfad leitet die Studenten durch die gesamte Vorlesung. Zusätzlich haben sie die Möglichkeit, sich über Links frei zwischen den Modulen hin- und herzubewegen. Zur Lernkontrolle wurden Fragen eingefügt.

Für die Realisierung wurde aufgrund der Vorgaben HTML benutzt. Die Module wurden mit Standardsoftware erstellt: einem Text-Editor für die Programmierung, einem Grafikprogramm und gängigen Browsern für die Kontrolle des Ergebnisses. Als Hardware kamen ein Standard-PC zum Einsatz, die Bilder wurden entweder mit einer Digitalkamera aufgenommen oder gescannt.

Der Zeitaufwand für die Erstellung einer Vorlesungseinheit war in etwa: 1 Manntag für die Erstellung des Fachtextes und das Heraussuchen der Bilder und je 2 Manntage für die technische Umsetzung sowie die Korrektur. Mit diesem Zeitbedarf ist es möglich, bei 3 Autoren etwa 4 Vorlesungseinheiten je Semester zu erstellen.

Da die online-Vorlesung in unserer Abteilung ein neues Lehrmedium ist und die Anzahl unserer Wahlfachstudenten gering ist, können wir noch keine Nutzungsanalyse vorlegen. Wir konnten jedoch zeigen, dass in einer kleinen Abteilung mit begrenztem Budget und Personal eine online-Vorlesung entsprechend allgemein akzeptierter CBT-Modelle realisiert werden kann.

Korrektur bis Redaktionsschluss nicht eingegangen.

Anwendung von Handheldcomputern zur Leistungserfassung vor dem Hintergrund der DRG Einführung

S. Schwarzer[1], U. H. Hoetker[2] und L. B. Brandt[1]

[1] Klinik für Allgemein-,Thorax- und Gefäßchirurgie Markus Krankenhaus Frankfurt Main, Wilhelm-Eppstein-Straße 4, 60431 Frankfurt am Main
[2] Klinik für Unfallchirurgie Markus Krankenhaus Frankfurt Main

Use of Handheld Computers for Recording the Benefit Connected with the Introduction of DRG

Die Erfassung der im klinischen Alltag erbrachten DRG relevanten (OPS 301 Ver.2.0) enthaltenen ärztlichen Leistungen sollte zeit- und ortsnah erfolgen. Die Anwendung von Handheldcomputern bietet sich aufgrund der niedrigen Hardwarekosten und verfügbarer Schnittstellen zur PC Ebene an.

Die praktische Einführung erfolgte schrittweise in drei Kliniken (Unfallchirurgie, Allgemeinchirurgie, Urologie) mit einer Gesamtuserzahl von 25 Handheldcomputer.

Die erbrachten Leistungen konnten aus vorgefertigten Leistungskatalogen in einer Datenbankanwendung ausgewählt werden und wurde dem Stammdatensatz des Patienten (aus einer zuvor geladenen Abteilungspatientenliste) zugeordnet. Das Leistungsdatum und die Leistungszeit wurde nun automatisch auf dem Handheldcomputer angefügt. Die abteilungsspezifische Sammlung der Leistungsdatensätze erfolgte beim nächsten Abgleich des Handheldcomputers am Stationscomputer über das Intranet. Die erfassten Daten wurden anschließend nach hausinternen DRG bezogenen Codierregeln aufbereitet und dem entsprechenden Patientendatensatz im KIS angefügt.

Eine Beurteilung der klinikbezogenen DRG-Situation für das Jahr 2001 ist somit schon nach Bekanntgabe des entsprechenden DRG Groupers möglich.

Die mit der Einführung von Handheldcomputern verbundenen Vor- und Nachteile und die userspezifischen Wiederstände und Sicherheitsfragen werden dargestellt, sowie ein Ausblick auf die noch zu erwartende Entwicklung erbracht.

Analyse der im Internet vorhandenen Informationen über hereditäre Colon Carcinome (HNPCC)

J. Swol-Ben und K.-W. Jauch

Klinik und Poliklinik für Chirurgie, Universität Regensburg, Klinikum Regensburg, Franz-Josef-Strauß-Allee 11, 93053 Regensburg

Analysis of Internet Information About Hereditary Colorectal Carcinoma

Zielsetzung: Eine von vielen Erkrankungen, für die das Internet als Informationsquelle in Frage kommt, ist erblicher Dickdarmkrebs. Das Ziel der Arbeit ist die Analyse der im Internet auffindbarer Informationen über HNPCC mit folgender Fragestellung: 1. Liefert das Internet bei der Suche nach Informationen über hereditäre Colon Carcinome (HNPCC) verlässliche medizinische Informationen? 2. Geht eine gute technische Umsetzung mit medizinischer Kompetenz eines Projektes einher? *Material und Methode:* Beim Suchen nach HNPCC im Internet werden die am häufigsten genutzte Suchmaschinen eingesetzt. Nach Angabe der Begriffe „HNPCC", „erblicher Dickdarmkrebs" und „hereditary colon cancer" sind für jeden Begriff immer die ersten 50 Treffer gespeichert und weiter mit Hilfe von Software sortiert. Nach festgelegten Kriterien können die ausgesuchte Seiten in die Analyse eingeschlossen werden. Um den statistischen Zusammenhang zwischen der Verteilung von Punktezahl für die Aufarbeitung der medizinischen Information und der technischen Umsetzung zu prüfen wird der Korrelationskoeffizient nach Kendall-Tau-b berechnet. *Ergebnisse:* 21 Web Seiten erfüllten die vorher definierte Einschlusskriterien und wurden in die Analyse eingeschlossen. 8 (30,3%) von den 21 WWW-Seiten haben ihre Domain in Deutschland, 1 in Kanada, 1 in Groß Britannien und 11 in den USA. 13 Adressen sind Projekte, die sich ausschließlich auf Informationen über genetisch bedingte Erkrankungen beziehen, 8 Adressen sind ein Teil der großen Informationsdienste über Krebserkrankungen. 14 Web-Seiten stellen einen institutsbezogenen Informationsdienst dar, 4 sind institutionsunabhängig.

Die höchste Punktezahl (80 Punkte) bekommt das Projekt http://www.cancergenetics.org/, das eine umfangsreiche Information über genetisch bedingte Erkrankungen darstellt (46 Punkte von maximal 56/82%) und auf einer benutzerfreundlichen Oberfläche aufgebaut ist (34 Punkte von maximal 62/54%). Es war ersichtlich, dass trotz steigender Punktezahl für die Aufarbeitung der medizinischen Information, die Punktezahl für die technische Umsetzung zufällig und nicht-linear ansteigt und der Korrelationskoeffizient nach Kendall-Tau-b beträgt 0,29. *Zusammenfassung:* Es lässt sich kein Zusammenhang zwischen Technologie und Informationsgehalt beobachten. Eine Aussage, dass eine gute technische Umsetzung einer WWW-Seite mit medizinischer Kompetenz einhergeht, ist nicht zutreffend. Es werden zwar Beiträge von engagierten Ärzten, die über HTML Kenntnisse verfügen, veröffentlicht, allerdings sind einige Seiten sind schon länger nicht mehr aktualisiert worden, einige werden überhaupt nicht mehr gepflegt. Die Festlegung von Beurteilungskriterien in dem Bereich erweist sich als schwierig. Innovativste Lösungen sind nicht für alle Auftritte geeignet. Im Vordergrund stehen in erster Linie die Abgrenzung der Benutzergruppe, die Definierung der Funktion des Online-Angebotes und das Erfüllen der Erwartungen der Benutzer. Als nächster Schritt ist es sinnvoll, zu untersuchen, wie hoch die Bereitschaft der Patienten und deren Akzeptanz ist, zertifizierte Internetinformationen zu nutzen.

Homepage der Klinik und Poliklinik für Chirurgie der Universität Regensburg. Bilanz nach 18 Monaten (http://www-chirurgie.uni-regensburg.de)

J. Swol-Ben, M. Sicklinger und K.-W. Jauch

Klinik und Poliklinik für Chirurgie, Universität Regensburg, Klinikum Regensburg, Franz-Josef-Strauß-Allee 11, 93053 Regensburg

Homepage of the Surgical Hospital and Outpatients' Clinic of the University of Regensburg. Outcome After 18 Months

Die seit Dezember 1999 bestehende Homepage der Klinik und Poliklinik für Chirurgie der Universität Regensburg hat sich als stabil funktionierende Einheit etabliert. Das Konzept entspricht den bereits publizierten Kriterien und Richtlinien über das Publizieren von medizinischen Informationen im Internet.

Der Speicherplatz für die HTML Dateien wird auf dem WWW Server und für die interaktiven Dienste auf dem CGI-Server des Rechenzentrums der Universität Regensburg bereitgestellt. Um ein einheitliches Layout zu erreichen erfolgt die Programmierung mit Hilfe eines HTML Editors in HTML Code mit JavaScript und CSS. Beim Verschicken der Formulare werden CGI Scripte und bei der statistischen Auswertung des Log Files ein PERL Script verwendet.

Die Aktualisierungen werden nach standarisierten Abläufen vorgenommen. Die Vorlesungs- und die Fortbildungstermine werden seit 3 Semestern im Internet angekündigt. 14 Forschungsgruppen und insgesamt 70 Mitarbeiter haben eigene Präsentationen im Netz. Bislang 11 Kongresse und weitere Veranstaltungen sind ebenfalls online abrufbar. Adressen, Sprechstundenzeiten, Informationen über 12 Selbsthilfegruppen gehören zum Standard. Die wichtigsten Informationen über die Klinik stehen seit September 2000 virtuell als Tätigkeitsbericht 1992 – 1999 zur Verfügung.

Eine Statistik über Zugriffszahlen und Feedback E-mails wird seit Juni 2000 geführt. Am häufigsten sind im Jahr 2000 die Kongressseiten der 77. Tagung der Vereinigung der Bayerischen Chirurgien e. V. und 9. Jahrestagung der DTG mit über 3000 Zugriffen besucht worden. In der kongressfreien Zeit werden am häufigsten die Mitarbeiterseiten angeklickt (2000 - 3000 Zugriffe monatlich).

Innerhalb von 18 Monaten sind insgesamt 215 Feedback E-mails eingegangen. 106 (50%) betreffen die Inhalte der Seiten, weitere 74 (34%) beziehen sich auf technische Einzelheiten und 35 (16%) sind Anfragen von Patienten, Studenten oder Institutionen über die Klinik oder Behandlungsmethoden.

Die Optimierung der Auffindbarkeit über Suchmaschinen runden den Technischen Support des WWW-Projektes ab. Die Internetseiten entwickelten sich in kurzer Zeit zu einem unverzichtbaren Präsentations- und Kommunikationsmedium.

Standardisierte, medizinspezifische Schnittstellen sind notwendig

S. Hunziker[1], H. Tschümperlin[1], O. Freiermuth[1], P. Tschudi[2], O. Kasper[3] und M. Heberer[1]

[1] Chirurgische Klinik, Universität Basel, Spitalstrasse 26, 4031 Basel, Schweiz
[2] Hausarztpraxis Hammer, Basel, Schweiz
[3] Zentrale Informatik Dienste, Kantonsspital Basel, Schweiz

Standardized Specific Medical Interfaces are Necessary

Zielsetzung: In einem modernen Informatikumfeld sind viele Schnittstellen im Einsatz. Die aktuellen Schnittstellen werden in einem grösseren Krankenhaus analysiert. Wir haben gefragt, ob in einer Universitätsklinik speziell für die medizinischen Bedürfnisse geeignete Schnittstellen eingesetzt werden. *Methoden:* Die bestehenden Schnittstellen einer Klinik mit 900 Betten werden nach Anzahl, Technologie und Verwendung von Standards analysiert. In der Analyse sind die direkten Datenbankverbindungen nicht berücksichtigt. *Ergebnisse:* 57 mal werden ASCII-Textdateien (American Standard Code for Information Interchange) verwendet. Dabei definieren die Partner für jede Datei einzeln die Struktur und die Inhalte der zu übergebenden Daten. Ein Standard kommt nicht zur Anwendung. Zweimal wird die Schnittstelle im EDI Format (Electronical Data Interchange) realisiert. EDI ist ein Standard, den die Vereinten Nationen für die elektronische Abwicklung geschäftlicher Vorgänge zwischen Unternehmen, Branchen und Ländern entwickelt haben. Die präzise Struktur des Datenaustauschs ist technisch und vertraglich geregelt. Zweimal ist eine HL7 (Health Level 7) Schnittstelle im Einsatz. Das HL7 Format ist modular aufgebaut. Eine HL7 Nachricht besteht aus verschiedenen Segmenten und Sequenzen, welche je nach Bedarf mehrfach verwendet werden können. Das HL7 Format ist auf die medizinischen Bedürfnisse zugeschnitten, da spezifisch medizinische Prozesse abgebildet werden können. Standards kommen demzufolge insgesamt in 4 von 61 Fällen der verwendeten Schnittstellen zum Einsatz, wobei lediglich zwei einem medizinischen Standard entsprechen. *Zusammenfassung:* Die aktuelle Analyse zeigt, dass Schnittstellenstandards nur in 6.6% der realisierten Schnittstellen verwendet werden. Lediglich bei 3.3% kommt ein medizinspezifischer Standard zur Anwendung. Die potentiellen Vorteile einer Standardisierung bleiben so ungenutzt. Denn durch Standardisierung wird der Aufwand für die Wartung reduziert, die Realisierungszeit in Projekten mit Schnittstellenbedarf wird verkürzt und die Reduktion von Komplexität im Informatikumfeld wird erreicht. Zudem können einmal entwickelte Module bei der Integration von neuen Applikationen wieder verwendet werden. Im medizinischen Umfeld sollte nach Möglichkeit der HL7 Standard eingesetzt werden, weil dieser die spezifische Abbildung von medizinischen Prozessen erlaubt.

Literaturverwaltungsprogramme zur online-Recherche und Zitatverwaltung – eine vergleichende Übersicht über 12 Programme

R. Weidenhagen, B. Beyer, F. Spelsberg und F. W. Schildberg

Chirurgische Klinik und Poliklinik, Klinikum Großhadern, Ludwig-Maximilians-Universität-München, Marchioninistraße 15, 81377 München

Software for the Administration of Publications, for the Online Inquiry and Administration of Quotations – a Comparative Survey About 12 Programs

Literaturverwaltungsprogramme werden zum Erstellen einer Literaturdatenbank mit der automatisierten Erstellung von Publikationsverzeichnissen in wissenschaftlichen Veröffentlichungen und Arbeiten eingesetzt. Literaturreferenzen sind inzwischen standardmäßig in digitaler Form (z. B. Suchergebnisse aus Online- und CD-ROM-Datenbanken) zugänglich. Die Weiterverarbeitung und Verwaltung dieser Daten in digitaler Form stellt eigentlich kein Problem mehr dar. Die hierzu erhältlichen Softwarepakete haben sich in den letzten Jahren stetig weiterentwickelt und an Zahl zugenommen. Die einzelnen Funktionen und Besonderheiten des jeweiligen Produkts sind für den Anwender im Vergleich kaum mehr überschaubar.

Es wurden daher 12 folgende kommerziell erhältliche Produkte verglichen: Biblioscape, Bibliographica, Citation, Endnote, GetARef, Library Master, Liman Pro, Papyrus, ProCite, Reference Manager, Refs und Scribe.

Die Programme wurden hinsichtlich ihrer Datenbankstruktur, Import- und Exportfunktionen, Formatierungs- und Verwaltungsmöglichkeiten, Such- und Sortierfunktionen, Dokumentation, Benutzerfreundlichkeit, Preis, Netzwerkfähigkeit und Web-Integration, Zitierfunktion mit Anbindung an Textverarbeitungen sowie plattformübergreifenden Unterstützung analysiert und vergleichend gegenübergestellt.

Die verglichenen Produkte weisen erhebliche Unterschiede in ihren Funktionen auf. Eine Korrelation zwischen Funktionsumfang und Preis konnte nicht gefunden werden. Es ist sehr schwierig bei der Vielfalt der Programme und deren Möglichkeiten eine einheitliche Empfehlung für ein Produkt auszusprechen, da kein Programm einheitlich in allen Kriterien gut abschneidet. Endnote und Biblioscape sind am intuitivsten zu bedienen und bieten die breitesten Importmöglichkeiten bei gleichzeitig benutzerfreundlicher Integration in Standardtextverarbeitungen.

Der Vorteil von Literaturverwaltungsprogrammen gegenüber reinen Datenbanksystemen liegt in der bereits vorhandenen Datenbankstruktur und der komfortablen Integration in Textverarbeitungssysteme zur Bearbeitung und Erstellung von wissenschaftlichen Texten.

Karrierechancen auch für Chirurginnen – Strukturen gemeinsam nutzen und entwickeln

Ist die Chirurgie männlich? – Diskussion eines Vorurteils

A. Bühren

Deutscher Ärztinnenbund, Hagenerstraße 31, 82418 Murnau (e-mail: aerztinnenbund@aerztinnenbund.de)

Is Surgery Male? – Discussion of Prejudice

Bevor ich Ihnen die Ergebnisse meiner Umfrage bei allen deutschen Lehrstuhlinhabern eines chirurgischen Fachgebietes vorstelle, möchte ich Sie über einige ärztinnenspezifische Basisdaten informieren.

Ärztinnen

Von den rund 375.000 Ärztinnen und Ärzten in Deutschland sind 150.000, also ca. 40% weiblich. Von diesen wiederum sind 75% berufstätig – von den Ärzten 83% – davon wiederum sind 47% in der Klinik tätig und 37% niedergelassen.

Studentinnen

53% aller Medizinstudierenden sind inzwischen weiblich; die Medizin wird demnächst ausgeglichen von Ärztinnen und Ärzten ausgeübt werden und keine Männerdomäne mehr sein. Hintergrund dafür ist: Bei Schülerinnen steht der Traumberuf Ärztin an 2. Stelle, bei Schülern kommt der Traumberuf Arzt unter den 10 Favoriten nicht mehr vor.

Ärztinnen in der Klinik

In Klinik und Wissenschaft ist die Medizin allerdings immer noch durch das fast komplette Fehlen von Frauen in Führungs- und Leitungsfunktionen gekennzeichnet. In den klinischen Fächern sind nur 2,8% der C4-Lehrstühle mit Frauen besetzt und entsprechend 97,2% mit Männern.

Laut des Berufsverbandes der Deutschen Chirurgen (Stand 31.12.2001) sind nur 1,4% der chirurgischen Chefarztpositionen mit Chirurginnen besetzt. Die Unterschiede im Jahreseinkommen sind deutlich: Chefärzte verdienen 245.000 Euro, Chefärztinnen 191.000 Euro (Kienbaum Vergütungsstudie, 2001).

Ärztinnen in Gremien

Marginal – wenn überhaupt – sind Ärztinnen auch in Gremien vertreten.

So wird im Vorstand des Wissenschaftlichen Beirates der Bundesärztekammer die Kompetenz von Wissenschaftlerinnen nicht genutzt.

Gleiches gilt für den Vorstand der Arbeitsgemeinschaft der wissenschaftlich-medizinischen Fachgesellschaften, AWMF.

Auch in den Vorständen wichtiger und großer Fachgesellschaften – wie z. B. die Deutsche Gesellschaft für Chirurgie – und Berufsverbände, die teilweise sogar einen relativ hohen Anteil von Ärztinnen vertreten – wie der Berufsverband der Allgemein- oder Frauenärzte – sind in den Vorstand keine Frauen gewählt worden.

Aber: Im Berufsverband der Deutscher Chirurgen sind inzwischen zwei Chirurginnen aktiv an der Vorstandsarbeit beteiligt, eine mit der speziellen Aufgabe, sich für die beruflichen Belange der Chirurginnen einzusetzen.

Ist die Chirurgie männlich?

Für eine Sitzung zum Thema „Frauen in der Chirurgie" stellte Prof. Schönleben als Präsident des 118. Kongresses der Deutschen Gesellschaft für Chirurgie 2001 die Frage „Ist die Chirurgie männlich?" Diese Frage habe ich anschließend für einen angeforderten Beitrag zum Kongress-Sonderband an – alle ausnahmslos männlich – deutschen Ordinarien, die einen chirurgischen Lehrstuhl inne haben, in einer Umfrage weitergegeben.

Ergebnisse

Von den insgesamt 154 verschickten Fragebögen sind 103 relativ umgehend beantwortet worden. Mit 67% ist dies eine außerordentlich hohe Rücklaufquote.

Das beeindruckend große Interesse zeigte sich auch darin, dass 77% von ihnen nicht nur die sog. harten Daten beantworteten, sondern auch auf die offenen Fragen eingingen. Die vielen persönlichen Äußerungen und Kommentare bieten einen guten Ansatz zum weiteren Nachdenken über die Arbeitsbedingungen von Ärzten und Ärztinnen. Und zwar aktuell zu den Fragen nach der Attraktivität des Arztberufes, der Verweigerung vieler Absolventen des Medizinstudiums, tatsächlich in der kurativen Medizin tätig werden zu wollen und nach der Umgestaltung der Arbeits- und Rahmenbedingungen zugunsten einer zufriedenstellenderen work-life-Balance.

Harte Daten

Die **1.** Frage zu den harten Daten richtete sich auf die **Anzahl der habilitierten Chirurginnen:**
Die plastische Chirurgie hat mit knapp 20% den höchsten Anteil an Ärztinnen unter allen Habilitierten einer Abteilung, gefolgt von der Gefäßchirurgie mit 14%, der Visceralchirurgie mit 8%, der Kinderchirurgie mit 5% und der Herzchirurgie mit 2%. In der Unfallchirurgie gab es zum Befragungszeitraum keine habilitierte Chirurgin. Inzwischen hat sich eine Unfallchirurgin in Homburg/Saar im März d. J. habilitiert. und bereits auch eine unfallchirurgische Abteilung als Chefärztin übernommen. Weiterhin hat sich in Hannover eine Chirurgin in der experimentellen Unfallchirurgie habilitiert.

Mit der **2.** Frage wollte den Prozentsatz sollte der Anteil der **intensiv wissenschaftlich arbeitenden Chirurginnen** ermittelt werden:
In der Kinderchirurgie ist der Anteil mit 21% Ärztinnen am größten, gefolgt von der plastischen Chirurgie mit 17%, der Herzchirurgie mit 13%, der Visceralchirurgie mit 11%, der Gefäßchirurgie mit 10% und der Unfallchirurgie mit 9%.

3. wurde nach dem Anteil der **Oberärztinnen** erfragt:
Der größte Anteil von Oberärztinnen ist mit 17% sowohl in der Gefäß- als auch in der Kinderchirurgie tätig, gefolgt von 11% in der Visceralchirurgie, 8% in der Herzchirurgie, 5% in der plastischen Chirurgie und 3% in der Unfallchirurgie.

Der BDC gibt den Anteil der **Fachärztinnen** unter seinen Mitgliedern mit 11% an.

Wie sieht dies universitär aus?

Den größten Anteil (**4.** Frage nach harten Daten) weist die Kinderchirurgie mit 23% auf, es folgen die Gefäßchirurgie mit 17%, die plastische Chirurgie mit 15% und die Visceralchirurgie mit 13% Fachärztinnen.

Ausnahmsweise ist die Unfallchirurgie nicht einsames Schlußlicht, sondern hat genauso wie die Herzchirurgie einen Anteil von 10%.

Eine weitere Frage lautete:
„Wie viele Chirurginnen halten Sie in Deutschland in Ihrem Fachgebiet für befähigt, einen Lehrstuhl zu führen?“

Von den Visceralchirurgen werden 5 Chirurginnen namentlich genannt. Die am häufigsten genannte Chirurgin wurde inzwischen auf einen Lehrstuhl berufen..

Von den Herzchirurgen wurden 3 Chirurginnen benannt. Von den Unfall- und Gefäßchirurgen je eine.

Den Kinderchirurgen und plastischen Chirurgen war keine deutsche Chirurgin als potentielle Lehrstuhlinhaberin bekannt.

Von den sog. **offenen Fragen** lautete die erste **„Ist die Chirurgie männlich?“**

Die häufigste Antwort war: NEIN

Die restlichen Antworten lassen sich in einem aus den Originalantworten gebildeten Zitat zusammenfassen:

Die Chirurgie ist de facto aufgrund des traditionellen Denkens und der streng hierarchischen Ausübung ein männliches Reservat, die Strukturen rund um die Ausbildung und den Karriereverlauf sind nur auf Männer ausgerichtet, die keine familiären Pflichten übernehmen.

Die **2.** Frage lautete: **„Warum gibt es so wenige Frauen in der Chirurgie ?“**

Geordnet nach Themenschwerpunkten möchte ich hier einige exemplarische Antworten wiedergeben:

1. Schwerpunkt: Hier ist die ganz übereinstimmende Äußerung, dass **Familie und Karriere in der Chirurgie nicht vereinbar** sind.
Hierzu typische Zitate:

„Es ist aber bei der heute sehr komplizierten und wissenschaftlich rasch fortschreitenden Medizin kaum vorstellbar, Familie und Beruf miteinander zu vereinbaren.“

„Eine Frau, die sich in der Chirurgie und der wissenschaftlichen Laufbahn bewegt, hat in der Regel keine Chance, eine Familie zu gründen, oder sie vernachlässigt Beruf oder Ehe und Familie.“

2. Schwerpunkt: Zu den **wissenschaftlichen Leistungen** wurde z.B. Stellung genommen:
„Trotz wiederholter Angebote zur wissenschaftlichen Arbeit an Ärztinnen hat in den letzten 12 Jahren nur 1 Ärztin dieses Angebot angenommen. Außer mehreren Männern war nur diese eine Kollegin bereit, wegen der Personalstruktur bei restrektiven Mitteln neben dem vollen klinischen Programm die Wissenschaft unter Aufopferung nahezu sämtlicher Freizeit zu erbringen.“
Ein anderer dahingehend formuliert:
„Zeitweilig habe ich sogar mehr weibliche als männliche Mitarbeiter, wobei ich den Eindruck habe, dass heute viele Frauen mit Erfolg den Männern den Rang ablaufen.“

3. Schwerpunkt: Fehlende Rollenvorbilder: Hier formuliert z.B. ein Chirurg: „Die geringe Anzahl an leitenden Chirurginnen ist darin begründet, dass eine entsprechende Motivation während des Studiums fehlt, und dass die Chirurgie als eine Domäne der männlichen Ärzte in der Gesellschaft dargestellt wird.“

4. Schwerpunkt: Physische Fähigkeiten: Hier finden sich ganz widersprechende Äußerungen, wie z. B. eine: „Die in der Unfallchirurgie erforderliche völlige Fitness und Kraft kann von einer Frau bei entsprechendem Engagement problemlos antrainiert werden, und liegt nicht über den physiologischen Grenzen."

Ein anderer dahingehend formuliert:

„Speziell in der Unfallchirurgie besteht eine sehr hohe körperliche Belastung, die die Frauen oftmals überfordert."

5. Punkt: Fehlendes Mentorierung und mangelnde Protektion: Ein beispielhaftes Zitat genannt: „ Nur wenigen Frauen war es bisher möglich, die von Männern geschaffenen Netzwerke für sich zu nutzen und dies zu dürfen."

Äußere Barrieren

Die selbstkritische Antwort eines Lehrstuhlinhabers faßt aus meiner Sicht die immer noch bestehenden äußeren Barrieren für Ärztinnen - leitende Chirurginnen zu werden - zusammen: **„Arbeitsinhalte, Organisationsstrukturen und Kommunikationswesen sind von Männern geprägt und werden von ihnen definiert."**

Das Selbstbild der heutigen führenden Chirurgen

Bei der Durcharbeitung der vielen Kommentare und persönlichen Meinungen habe ich mich gefragt:

„Was bedeutet dieses traditionelle konservative Rollenmodell eigentlich im Gegenzug für die chirurgisch tätigen Männer? Was empfinden die Chirurgen selbst bei den Rollenzuschreibungen?" Nachfolgend habe ich zu den Ordinarienaussagen Rückfragen gestellt, die Anregung für eine Diskussion unter Chirurgen sein könnten.

Eine der erklärenden Antworten lautete:
„Die Doppelfunktion von Unfallchirurginnen und Frau, Mutter und den anderen Belastungen sind ohne massive Abstriche an der Lebensqualität schwer zu vereinbaren"

Wie erleben Chirurgen eigentlich ihre eigenen Einbußen an Lebensqualität durch ihre diversen Funktionen?

Eine andere Aussage lautete:
„Es gibt nur wenige Kolleginnen, die eine derart unphysiologische Tätigkeit - bis zum Exzess! - ausüben möchten. Der private Verzicht scheint zu groß!"

Wie ergeht es den Chirurgen damit, den größten Teil ihres Lebens mit unphysiologischer und exzessiver Arbeit zu verbringen und auf Privatleben zu verzichten?

Eine weitere Aussage lautete:
„Das größte Hindernis der Frauen ist aus meiner Sicht immer der bestehende Wunsch nach Eheführung, der Kinderwunsch und der Wunsch nach Familienleben".

Haben Chirurgen nicht den Wunsch, ihre Ehe zu leben und ihre Kinder zu erleben?

Zusammenfassung

Die Kernaussage auf die Frage. „Warum gibt es so wenige Frauen in der Chirurgie?" läßt sich so zusammenfassen:

Dieser harte Beruf in Kombination mit einer hochkompetiven wissenschaftlichen Karriere ist nicht mit Ehe und Familie vereinbar.

Allerdings sind fast alle diese Ordinarien selbst verheiratet – ob nun zum 1. oder 2. Mal – und haben Kinder.

Welche Schlußfolgerung könnte daraus gezogen werden?

Vorsichtig formuliert:

Hier muß zumindest eine Spaltung im Denken konstatiert werden.

– Entsprechend der traditionellen aber nicht mehr zeitgemäßen Geschlechtsrollenzuteilung.

Hiermit möchte ich die Darstellung der Umfrageergebnisse beenden

Was bringt die Zukunft

In absehbarer Zeit werden die Arbeitszeiten aufgrund gesetzlicher Grundlagen geregelt sein, bei allerdings permanent zunehmender Arbeitsverdichtung. Gleichzeitig werden höhere Ansprüche an ein zufriedenstellendes Arbeitsklima gestellt werden und die heutigen Mediziner- und Medizinerinnengeration hat andere Anforderungen an die Vereinbarkeit von Beruf und Privatleben.

Ein wichtiger Einschnitt wird zudem die endgültige Einführung der DRG's sein.

Die Verdienstchancen werden geringer sein, ist deshalb das Interesse an diesem Beruf bereits gesunken?

Zündstoff – Ärztemangel

Eine gravierende Herausforderung für die Aufrechterhaltung der Versorgung der Patienten und Patientinnen ist der sich immer stärker abzeichnende Ärztemangel.

Wie ich eingangs mit den Zahlen darstellte, werden die Ärztinnen in Zukunft zumindest die Hälfte der Ärzteschaft ausmachen. Und sie werden gebraucht.

Damit Ärztinnen aber auch tatsächlich trotz der ihnen zugeschriebenen Rollenverteilung mit fast alleiniger Familienverantwortung berufstätig sein können, sind sofort bessere Rahmenbedingungen in den Kliniken zu schaffen. Und zwar nicht nur für Ärztinnen sondern für alle Ärztinnen und Ärzte, die zusätzlich zu Beruf auch ihre Familienpflichten und -freuden ernst nehmen wollen.

Als vordringlichste Aufgabe für Chefärzte, Krankenhausträger und die Politik ist die Schaffung von Kinderbetreuungseinrichtungen im Sinne von Betriebskindergärten und Horten mit Öffnungszeiten, die auch Schicht- und Bereitschaftsdienste berücksichtigen, zu schaffen.

Weiterhin sollten Frauen bewußt und aktiv gefördert werden, denn das Gesundheitswesen und speziell die Chirurgie kann es sich nicht länger leisten, wichtige und teuer ausgebildete Kompetenz-Ressourcen unausgeschöpft zu lassen.

Im Gesundheitswesen werden zunehmend Unternehmensberatungen für teures Geld eingekauft, um die Effektivität zu erhöhen. Billiger wäre es, sich hier an Beispielen aus der Wirtschaft zu orientieren, die schon länger erkannt hat, dass betriebliche Kinderbetreuung deutlich günstiger ist als beispielsweise der Ausfall von Vätern oder Müttern wegen einer Erkrankung der Tagesmutter. Arbeitszufriedenheit und Konzentration steigen ebenfalls.

Frauenförderung zur Erzielung von Wettbewerbsvorteilen ist in den Chefetagen von Wirtschaftsunternehmen wie VW und Hertie inzwischen zur TOP – DOWN – Maßnahme erklärt worden.

Gleichzeitig sollten flexible Arbeitszeitmodelle, die nach Berechnungen der Bundesärztekammer auf der Assistenz- und FachärztInnenebene für den Arbeitgeber

nicht teurer sind als gängige Vollzeitregelungen, geschaffen werden.

Die kompletten Umfrageergebnisse mit Statistiken finden sich in:
Sonderband zum Chirurgenkongress 2001, Um-Denken in der Chirurgie, „Ist die Chirurgie männlich – Diskussion eines Vorurteils",Marseille Verlag, 177 – 190.

Forscherinnen auch in Spitzenpositionen und wie fördern Frauen Frauen auf diesem Weg?

M. Schrader

Klinik für Plastische Chirurgie, Universität Lübeck, Ratzeburger Allee 160, 23538 Lübeck

Female Researchers in Top Positions how do Women Encourage Women to Take this Road

Und dieser Weg hat eine lange Geschichte.

Diese fünf Kolleginnen (Abb. 1), Frau Dr. Heusler-Edenhuizsen, Frau Prof. Dr. Rabinowitsch-Kempner, Frau Dr. Thurnau, Frau Dr. von Langsdorf und Frau Dr. Meier-Vedell – alle blickten zu diesem Zeitpunkt bereits auf eine 12- bis 20-jährige Berufstätigkeit zurück – initiierten die Bildung des Deutschen Ärztinnenbundes. Sie waren dazu wiederholt von englischen und amerikanischen Ärztinnen aufgefordert worden, die der Medical Women's International Association, gegründet 1919, angehörten.

Dieses Bild zeigt die Mitglieder der Gründungsversammlung des Deutschen Ärztinnenbundes im Jahr 1924 in Berlin (Abb. 2).

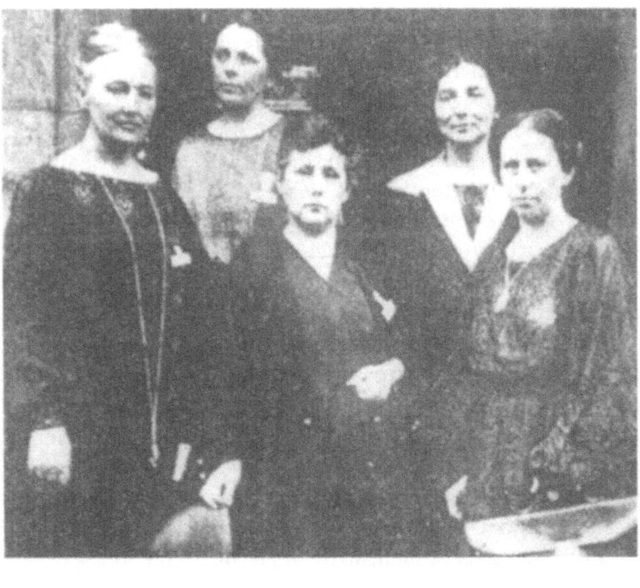

Abb. 1

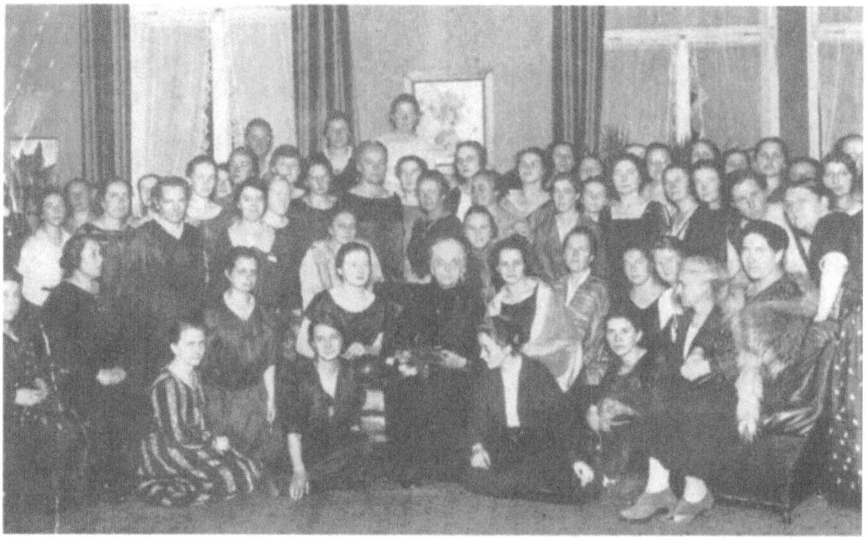

Abb. 2. Die Gründungsversammlung (erste Reihe links Prof. Lydia Rabinowitsch-Kempner, Mitte Dr. Franziska Tiburtius

Bei der Gründung des Deutschen Ärztinnenbundes wurden Aufgaben definiert, die neben sozialhygienischen Aufgaben und Vorschlägen zur sozialhygienischen Gesetzgebung besonders die Förderung junger Kolleginnen zum Ziel hatten. Einen gesellschaftspolitischen Auftrag wollten sie dabei explizit nicht sehen. Der Wunsch, an Veränderungen an der damaligen Gesellschaft zugunsten einer notwendigen Stärkung des Selbstbewußtseins der Frauen teilzuhaben, wurde noch nicht formuliert, obwohl der ärztliche Beruf von einer Ärztin ein ganz besonderes Selbstbewusstsein forderte. Die Situation der Pionierin wurde damit gewissermaßen zum Programm.

Ein Beispiel einer Förderung ist bereits aus dem 18. Jahrhundert überliefert, und zwar die Förderung der ersten deutschen Doktorin der Medizin, Dorothea Erxsleben, durch die Äbtissin und Herzogin Maria Elisabeth. Die Äbtissin schrieb „................ ich weiß, die ganze Welt steht gegen Dich .... aber es wäre eine Sünde mein Kind, wenn Du Deine Gabe nicht nutzen würdest .... Wir müssen die Vorurteile zerstreuen, die auf unserem Geschlecht liegen. ...... Du wirst beweisen müssen, dass eine Frau fähig ist, die Gelehrsamkeit zu beherrschen wie ein Mann .... Du wirst gegen Misstrauen zu kämpfen haben, gegen Hohn, Spott und Neid. Ich werde Dir beistehen. Was in meiner Macht liegt werde ich tun, um Dir zu helfen" (zitiert nach Kaczmarczyk, AKF Information 1/2002). Die Aufgabe der Mentorin als Helferin und Beraterin wird aus dem Gesagten ganz klar. Die Hilfe, der Beistand können mit Aufnahme des Studiums beginnen (Abb. 3). Die Medizinpsychologin Monika Sieverding hat in unserer Zeit festgestellt, dass bereits im Laufe des Studiums bei Studentinnen Selbstunsicherheit, Verzagtheit und Mutlosigkeit sich einstellen. Beim ersten Erlernen bestimmter manueller Fähigkeiten fordern sie nicht, drängeln nicht und sind einfach nicht egoistisch genug (Zitat Kaczmarczyk 2002).

Was haben wir bei Analyse der Daten unserer Mentee's und Mentorinnen im Netzwerk, das wir seit Beginn des neuen Jahrtausends strukturiert organisieren, feststellen können? Das Organigramm veranschaulicht die gewünschten Beratungsziele. Der Weg in die chirurgisch fachorientierte Betreuung ist für uns alltäglich (Abb. 4). Vorbild in den chirurgischen Fächern ist die Operateurin. Sie weist die Mentee in Grundlagen des operativen Vorgehens ein und wird ihr „Geheimnisse" speziellen Vorgehens übermitteln, wenn ein echtes Mentoring, das immer auch die persönliche Zuwendung erfordert, stattfindet. Drei Frauen behandeln eine Patientin mit einer fibrocystischen Mastopathie. Das Bild ist heute nicht mehr ganz ungewöhnlich (Abb. 4).

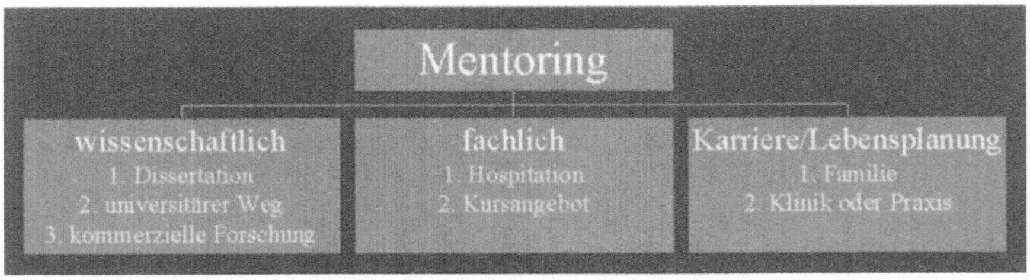
Mentoring
wissenschaftlich
1. Dissertation
2. universitärer Weg
3. kommerzielle Forschung
fachlich
1. Hospitation
2. Kursangebot
Karriere/Lebensplanung
1. Familie
2. Klinik oder Praxis

Abb. 3. Förderungswege, Studentin – Assistentin

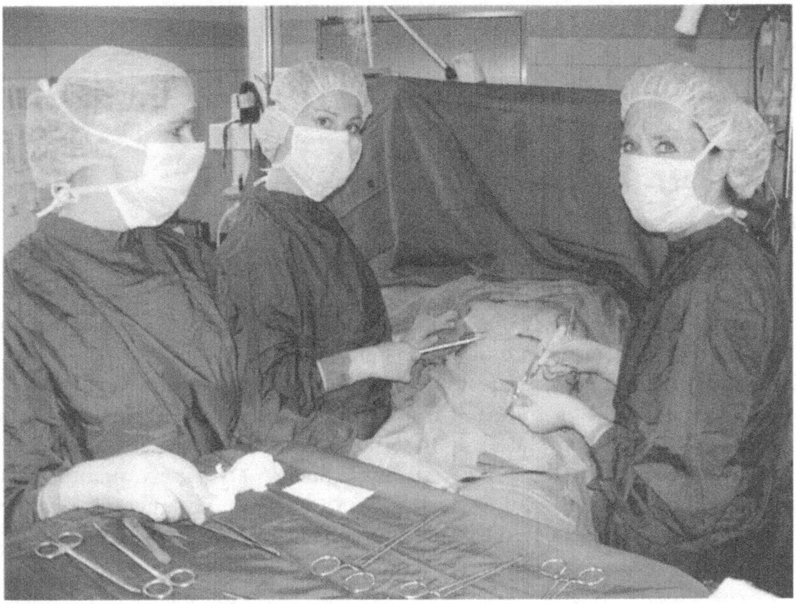

Abb. 4

Der Wunsch nach Unterstützung beim wissenschaftlichen Arbeiten - mit dem Ziel der Dissertation z. B. – oder überhaupt den Weg in eine universitäre Laufbahn zu gehen ist, wie Sie noch sehen werden, bei unseren Mentee's fast im Vordergrund stehend. Als wichtiges Forum der interaktiven Förderung mit Bearbeitung wissenschaftlicher Fragen, besonders auch im gesellschaftspolitischen Kontext, ist seit 1951 der alle 2 Jahre stattfindende wissenschaftliche Kongreß unseres Verband zu nennen. Die Kongressthemen werden im Vorfeld weitgehend verbandsöffentlich diskutiert und, was aus der Sicht der Mentorin am wichtigsten ist, dass durch freie Themen und Postersitzungen eine kritische Evaluation des Vorgetragenen erfolgt. Nicht nur die immer beliebter werdenden Rhetorikkurse können Scheu vor Öffentlichkeit nehmen, sondern ganz besonders auch der freie Vortrag vor Gleich- und Wohlgesinnten kann das Selbstvertrauen festigen. Der vom Deutschen Ärztinnenbund alle 2 Jahre anlässlich des Kongresses verliehene Wissenschaftspreis stellt die höchste Förderung einer jungen Wissenschaftlerin und Ärztin dar, die wir zu leisten vermögen. Diese Form des „Mentorings" ist weit nach außen sichtbar und fördert dadurch in besonderer Weise.

Unterstützung wurde auf 21 Gebieten der Medizin gewünscht. Etwas zusammengefaßt zeigt dieses Diagramm die Gebiete, auf denen bereits Mentee's gefördert werden (Abb. 5).

Die operativen Fächer – in gewisser Weise muß die Dermatologie schon dazugezählt werden – werden am häufigsten gewünscht, gefolgt von der klinischen nicht operativen Medizin und der

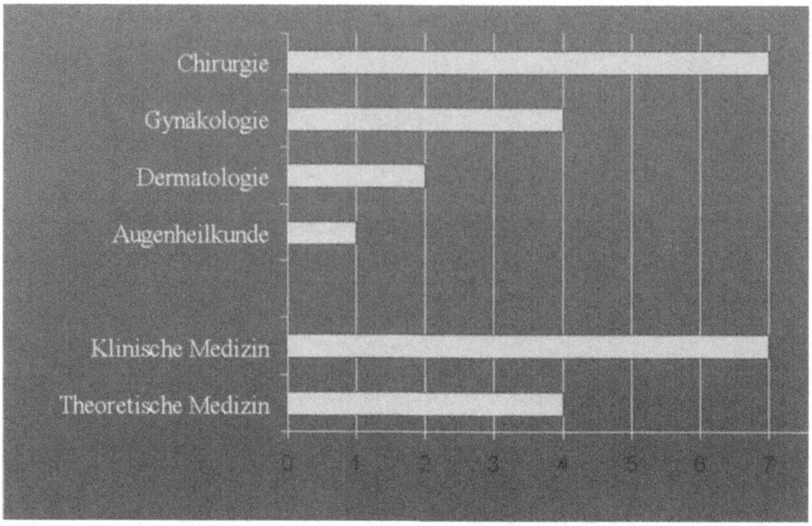

Abb. 5. Gebiete mit Betreuung von Mentee's

theoretischen Medizin. Zu den theoretisch medizinischen Fächern rechnen wir in unserem Netzwerk die Humangenetik, Sozialmedizin und Physiologie.

Die nähere Aufschlüsselung für die Chirurgie zeigt, dass (Tabelle 1) die Mentee's zwischen 25 und 32 Jahre alt sind, nur eine Kollegin mit 41 Jahren wünschte einen Wiedereinstieg in die Chirurgie. Hier wird deutlich, dass fünfmal eine Dissertation und die Betreuung gewünscht wurde, aber auch die Unterstützung in der Karriereplanung, Suche nach einem qualifizierten Ausbildungsweg und Auskünfte zu Bewerbungsstrategien, Alternativen zu einer Tätigkeit in einer Klinik beim Wiedereinstieg oder auch die Frage zum Jobsharing wurden gestellt von der Kollegin, die wiedereinsteigen will.

Die Daten für die Gynäkologie zeigen, dass das Alter der Mentee's sehr ähnlich ist (Tabelle 2).

Hier wurde von einer Kollegin die Durchsetzung in einer Männerdomäne gewünscht. Ist die Gynäkologie noch eine Männerdomäne? An der Spitze sicher, aber hier scheint wirklich etwas in Bewegung zu sein.

Vermeidung von Fehlern in der Karriereplanung: Dieses müsste fast bei jeder an erster Stelle stehen, denke ich, wobei die Selbstbestimmung mit Fantasie erfolgen muß. Zitat aus Struwelpeter für Manager von Fritz Maiwald: „Hinter jeder Kurve unserer Lebensreise wartet eine neue

Tabelle 1 Chirurgie (alle Gebiete) (Alter der Mentee's: 25 – 32 J. (41 J. Wiedereinstieg))

- 5×Wunsch nach Thema und Betreuung einer Promotion
- Unterstützung in Karriereplanung
- Suche nach qualifiziertem Ausbildungsweg
- Auskünfte zu Bewerbungsstrategien
- Alternativen zu einer Tätigkeit in einer Klinik bei Wiedereinstieg (Job sharing?)

Tabelle 2 Gynäkologie (Alter der Mentee's: 25 – 31 J.)

- Durchsetzung in Männerdomäne
- Vermeidung von Fehlern in der Karriereplanung
- Vereinbarung von Familie und Beruf
- Vorteile von Klinik und Praxis
- Unterstützung bei Berufseinstieg

Tabelle 3 Dermatologie

- Stellensuche in der Fachweiterbildung
- Unterstützung bei laufender Habilitation

Augenheilkunde
- Unterstützung in Forschung

Tabelle 4 Klinische Fächer, nicht operativ (Alter der Mentee's: 15 – 54 J.)

- Psychiatrie, Forschung zur Körpersprache in Verbindung von Kunst und Medizin
- Unterstützung auf Berufsweg in eine Universität mit Forschung und Klinik
- Unterstützung bei wissenschaftlicher Karriere
- Unterstützung bei laufender Habilitation

Tabelle 5 Theoretische Medizin (Alter der Mentee's: 22, 24, 37, 39 J.)

- Rollenvorbild
- Rat von Wissenschaftlerin für die eigene Forschung
- Karriereplanung unbedingt von habilitierter Kollegin
- Einführung in einen Forschungsbereich mit Schaffung einer Diskussionsbasis
- Teilnahme an einem wissenschaftlichen Projekt

Überraschung. Wenn wir uns auf diese Überraschung freuen, geht es uns gut. Wenn wir in Angst und Panik geraten, geht es uns schlecht. So einfach – und so schwierig zugleich – ist das". Auf unser Mentoring bezogen ist auch die Karriereplanung, die sich nach einem Vorbild gestalten kann, vor Wechselfällen nicht gefeit. Die Vereinbarung von Familie und Beruf ist, wie wir alle erkannt haben, ein allgemeines gesellschaftliches Problem, das in unserem Land, im Vergleich zu anderen Ländern der EU, noch immer nicht gelöst ist. Jede Mentorin kann nur eigene, auf ihr Leben bezogene Strategien anbieten. Eine direkte Hilfe ist selten möglich.

In den Gebieten Dermatologie und Augenheilkunde (Tabelle 3) spielt die Suche nach wissenschaftlicher Unterstützung ebenfalls eine Rolle.

Bei den klinischen nicht operativen Fächern (Tabelle 4) wurde in der Psychiatrie ein ganz besonderer Wunsch deutlich von einer Kollegin, die sowohl Kunst wie Medizin studiert hatte und sich mit Formen der Körpersprache in Diagnostik und Therapie beschäftigen möchte. Hier haben wir eine Verbindung zur Psychoonkologie in der Gynäkologie gefunden. Sonst waren auch hier die Frage und der Wunsch nach wissenschaftlicher Betreuung im Vordergrund stehend.

In der theoretischen Medizin wurde an erster Stelle das Rollenvorbild gewünscht (Tabelle 5).

Die immer wiederkehrende und eben von Frau Bühren dargestellte Abnahme von Frauen in Führungspositionen lässt bei Betrachtung des Wunsches der Mentee klar werden, dass besonders hier das Mentoring für bereits Aufgestiegene weiter wichtig bleibt. Etwa 100 Jahr nach Beginn der Möglichkeit, nach dem Abitur die Humanmedizin als Studienfach zu wählen, zeigt die Erhebung des Deutschen Ärztinnenbundes durch Frau Dr. Bühren, dass lediglich 42 Professuren durch Professorinnen besetzt sind und 80 C3-Professuren.

Hier die DÄB-Professorinnen-Rangliste – Ärztinnen in der Humanmedizin – Stand 28.03.2002, erarbeitet von Frau Bühren und Mitarbeiterinnen (Tabelle 6).

Insgesamt bedeutet dieses, dass nur etwas mehr als 5% der C4-Professuren durch Ärztinnen besetzt sind, die Zahl der Rollenvorbilder also klein ist. Die wenigen Lehrstuhlinhaberinnen sind weiterhin Pionierinnen. Frau Bühren nennt sie „Eisbrecher", und bei dieser schwierigen Position kann in manchen Fällen das Rollenvorbild nur passiv sein.

Warum hier die berühmte Strudelhofstiege? (Abb. 6)

Tabelle 6

Medizinische Fakultäten	C4-Professuren	C3-Professuren	Rangfolge
1. Universität *Berlin (Charite)*	3	10	1
2. Universität *Hamburg*	3	5	2
3. MHH *Hannover*	3	3	3
Universität *Leipzig*	3	3	3
5. TU *Dresden*	3	2	4
6. Universität *Heidelberg*	3	1	5
7. Universität *Ulm*	2	5	6
8. FU *Berlin*	2	4	7
Universität *Bochum*	2	4	7
10. Universität *Göttingen*	2	3	8
11. Universität *Jena*	1	5	9
12. Universität *Halle-Wittenberg*	1	3	10
TU *München*	1	3	10
14. Universität *Erlangen*	1	2	11
Universität *Greifswald*	1	2	11
Universität *Lübeck*	1	2	11
17. RWTH *Aachen*	1	1	12
Universität *Kiel*	1	1	12
Universität *Köln*	1	1	12
Universität *Magdeburg*	1	1	12
Universität *Mainz*	1	1	12
Universität *Marburg*	1	1	12
Universität *Rostock*	1	1	12
Universität *Tübingen*	1	1	12
25. Universität *Homburg Saar*	1	0	13
Priv. Universität *Witten-Herdecke*	1	0	13
27. Universität *München (LMU)*	0	4	14
28. Universität *Freiburg*	0	3	15
Universität *Regensburg*	0	3	15
30. Universitätsgesamthochschule *Essen*	0	2	16
Universität *Frankfurt*	0	2	16
32. Universität *Bonn*	0	1	17

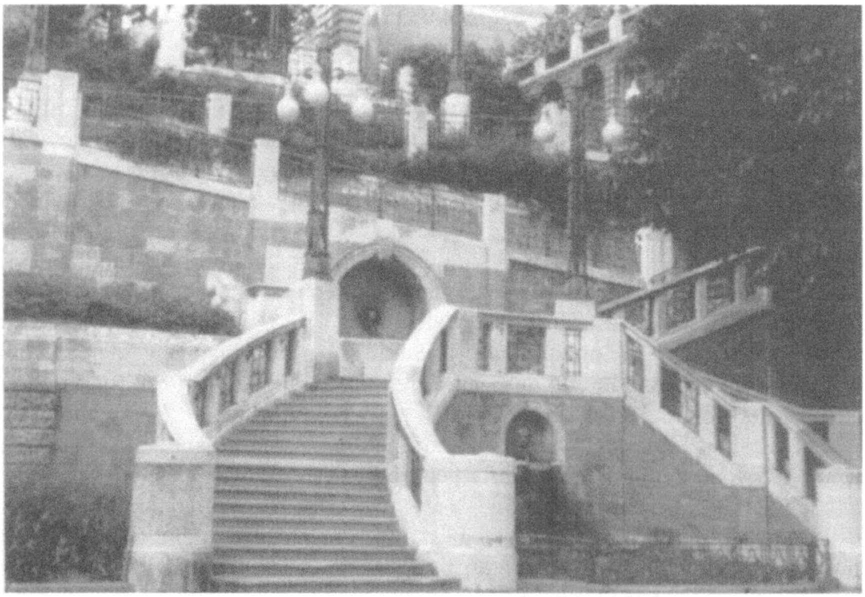

Abb. 6

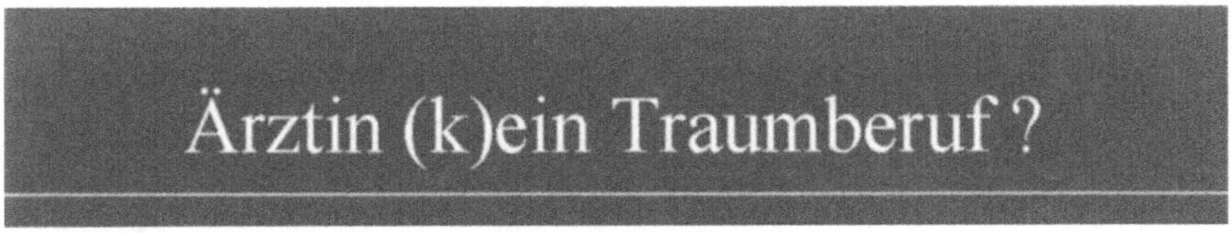

Abb. 7.

Berühmt ist sie geworden durch Heimito von Doderer, sein Gedicht und seinen gleichnamigen Roman. Mentee und Mentorin betreten die Stiege und erklimmen gemeinsam Stufe für Stufe, ein höchstes Ziel im Auge. Der Aufstieg kann durch einen Rollentausch richtig spannend werden, so geschehen für eine Mentee aus Estland. Im Austauschprogramm der Partnerschaftsuniversität in Deutschland gewann sie über die Mikrochirurgie eine Mentorin, für die sie an ihrer Heimatuniversität eine Vorlesungsreihe organisierte. Der Rollentausch war perfekt und stärkte die zwischenmenschlichen und wissenschaftlichen Aktivitäten. Zurückgekehrt an die deutsche Universität wurde die Mentee Doktorandin ihrer Mentorin. Die begleitende Unterstützung in Lebens- und Karriereplanung ist noch nicht abgeschlossen.

Am Schluß steht dieser Titel (Abb. 7).

Er wurde gewählt vom Jungen Forum des Deutschen Ärztinnenbundes anlässlich ihrer Tagung 2002.

82 Jahre nach Gründung des Deutschen Ärztinnenbundes ist der Blick jetzt verstärkt auf alternative Berufsfelder gerichtet, weil der ärztliche Alltag nicht mehr dem Traum entspricht und viele Jahre lang von zu großen Studierendenzahlen gesprochen wurde. Nach der neuesten Entwicklung wird das Verbleiben gerade von Ärztinnen in ihrem Beruf ein wichtiger Faktor im Kampf gegen Minderversorgung der Kranken und dem Ärztemangel werden. Für die Mentorinnen unseres Netzwerkes bedeutet das, den Wert der klinisch und in der Praxis zu leistenden ärztlichen Betreuung vermehrt darzustellen und vorzuleben.

Attraktive Arbeitsstrukturen – Das Modell Sinsheim

B. Kuhnert-Frey

Abteilung für Anästhesie und Intensivtherapie, Kreiskrankenhaus Sinsheim, Alte Waibstadter Straße 2, 74889 Sinsheim

Attractive Job Sharing – The Sinsheim Model

Summary. The head of the anaesthetic department in a teaching district general hospital affiliated to the University Heidelberg, gives an appraisal of her 20 year experience in dealing with organising part-time employment for doctors in her department. The project proved so successful that most doctors in the department changed from full-time to part-time employment. On average two thirds of the doctors choosing part-time employment are female, one third male. The advantages exceeded by far the disadvantages. The greater number of colleagues aids problem-solving. The disadvantages were overcome by organisational means and also by the active participation of the highly motivated colleagues. This project proved it is possible to make hospital work more attractive.

Key words: Part-time employment – working-hours model – lack of doctors

Zusammenfassung. Als Chefärztin für Anästhesie in einem Kreiskrankenhaus berichte ich über mehr als 20 Jahre Erfahrung mit einem Teilzeitarbeitsmodell. Das Modell bewährte sich so, dass im Laufe der Jahre ein Teil der Oberarztstellen, ein Teil der AiP-Stellen und *alle* Assistenzarztstellen in Teilzeitstellen umgewandelt wurden. Durchschnittlich zwei Drittel der Ärzte sind weiblich, ein Drittel ist männlich. Die Vor- und Nachteile werden aufgezählt. Die Vorteile überwiegen die Nachteile bei weitem. Die höhere Anzahl von Mitarbeitern führt zu einer erhöhten Flexibilität, die viele Probleme lösen hilft. Die Kompensation der Nachteile gelingt durch organisatorische Maßnahmen und das Interesse der beteiligten Mitarbeiter. Mit diesem Modell gelingt es, die ärztliche Arbeit im Krankenhaus wieder attraktiver zu gestalten.

Schlüsselwörter: Teilzeitarbeit – Arbeitszeitmodelle – Ärztemangel

„Bei Ihnen würde ich gerne arbeiten, aber nur halbtags.“ Das sagte im Herbst 1980 ein Bewerber um eine Assistenzarztstelle zu mir. Er erklärte: „Ich habe eine kleine Tochter. Ich möchte erleben, wie mein Kind sich entwickelt. Meine Frau ist Lehrerin. Wir wollen uns die Betreuung teilen“. Diese Einstellung imponierte mir. Das war der Anlass, der zur Entwicklung des Sinsheimer Modells führte.

Am 1. Januar 1981 wurde in der Abteilung für Anästhesie und Intensivtherapie im Kreiskrankenhaus Sinsheim die Teilzeitarbeit für Ärzte eingeführt. Sie hat sich so bewährt, dass heute alle Assistenzärzte, ein Teil der Oberärzte und ein Teil der AiP’s in Teilzeit arbeiten.

Struktur des Krankenhauses

Das Kreiskrankenhaus Sinsheim verfügt über rund 300 Betten mit den Hauptabteilungen Anästhesie und Intensivtherapie, Allgemeinchirurgie, Unfallchirurgie, Innere Medizin, Gynäkologie und Geburtshilfe sowie einer Belegabteilung für Hals-Nasen-Ohrenheilkunde. Es ist Akademisches Lehrkrankenhaus der Universität Heidelberg. Die Abteilung für Anästhesie und Intensivtherapie führt jährlich 4.700 Narkosen durch. Die interdisziplinäre Intensivstation mit 12 Betten, die Anästhesie-, Eigenblut- und Schmerzsprechstunde, das Blutdepot mit serologischem Labor und der Arzteinsatz im Rettungsdienst stehen unter anästhesiologischer Leitung. Der Stellenplan weist 12,5 ärztliche Stellen aus.

Grundsätze des Sinsheimer Modells

Wir haben das Prinzip angewandt, dass sich jeweils drei Ärzte zwei Stellen teilen. Zwei Ärzte wurden für jeweils 6 Stunden pro Tag eingestellt (30-Stunden-Woche), ein dritter für 4 Stunden pro Tag (20-Stunden-Woche). Das ergab eine Gesamtzahl von 16 Arbeitsstunden pro Tag, entsprechend zwei Ganztagsstellen. Inzwischen wurde das Modell variiert. Es gibt jetzt auch Ärzte, die 25 Wochenstunden arbeiten, weil sich gezeigt hat, dass die Einarbeitungsphase bei einer kürzeren Arbeitszeit zu lange dauert.

Dir Ärzte werden vor der Einstellung darauf hingewiesen, dass sie flexibel nach Arbeitsanfall eingesetzt werden. Zum Beispiel kann eine Halbtagskraft auch für 6 oder 8 Stunden an einem Tag eingeteilt werden und dafür Freizeitausgleich erhalten. Der Haupteinsatzplan wird vier Wochen im voraus erstellt. Wünsche der Mitarbeiter werden dabei, wenn irgend möglich, erfüllt. Kleine Abweichungen ergeben sich kurzfristig durch Änderung im Arbeitsanfall oder durch Krankheitsausfall. Dadurch anfallende Mehrarbeitsstunden werden in Absprache mit den Mitarbeitern in Freizeit ausgeglichen. Jede Teilzeitkraft leistet bis zu sechs Bereitschaftsdienste pro Monat. Diese werden bezahlt und nicht mit Freizeit abgegolten.

Dazu kommt der sogenannte Fragezeichendienst. An jedem Arbeitstag ist das Dienstende eines Assistenzarztes mit einem Fragezeichen versehen. Das bedeutet, dass dieser Mitarbeiter erst nach Hause gehen kann, wenn alle Routinearbeiten erledigt sind. Alle anderen können relativ pünktlich zum vorgesehenen Dienstschluss gehen. Die durch den Fragezeichendienst entstehenden Überstunden werden durch Freizeit abgegolten.

Einmal im Monat findet eine allgemeine Dienstbesprechung statt. Bei dieser Besprechung besteht Anwesenheitspflicht für alle Ärzte, unabhängig davon, ob sie an diesem Tag zur Arbeit eingeteilt sind oder nicht.

Als die Anzahl der Bereitschaftsdienste in Stufe D ab Januar 1983 auf sechs pro Monat beschränkt wurde, wurde das Modell von der Abteilung für Gynäkologie und Geburtshilfe im Hause übernommen.

Praktische Durchführung

Für den Einsatzplan benutzen wir die Formulare für die monatlichen Einsatzpläne der Pflegekräfte, die wir etwas modifiziert haben (Abb. 1). In diesen Plänen werden zuerst in die senkrechten Spalten die Monatstage eingetragen und die arbeitsfreien Tage markiert. Auch sonstige Termine (wie Fortbildungen, klinische Konferenzen, Besprechungstermine, ein wegen Wartungsarbeiten geschlossener OP-Saal oder Betriebsausflugstage) werden festgehalten. In die waagrechten Spalten werden die Namen der Mitarbeiter aufgelistet. Es werden alle Ärztinnen und Ärzte, AiP's, PJ-Studenten, Famulanten und Hospitanten ausgeführt. Für jeden Mitarbeiter wird für jeden Tag des Monats die Solldienstzeit aufgeführt. Die jeweiligen Einsatzorte (OP-Saal,

Abb. 1

Ärzte — Mai 2002 — Stand 01.05.02

19 AT = 146,3	IST	ÜStd	1	2	3	4	5	6	7	8	9	10	11	12	13	14	15	16	17	18	19	20	21	22	23	24	25	26	27	28	29	30	31
		Vorm.													Bespr																		
Chefärztin	148,4			F	F		B	F1	U4	U4		F1		B	F	F	F	F	U4				B10	F1	F	B10			U4	U4	U4		U4
146,3		0															Examen																
OA	148,4	26		U4	U4			F	B6	F1		F			F	F	F	F	F	B			F	F	B6	F1		B	F1	F	B6		F1
146,3	2,1	28,1						Int	Int	Int		Int			Int	Int	Int	Int	Int				Int	IntOp		Int			Int	Int	Op		Int
OA	124,5	227		F	B6			F	F	F		F	B		F	FA	F	B6	FA				F	F	F	F	B		FA	B6	F1		B6
114	10,5	237,5		Op				Blut	Op	Blut		Op			Op		Blut						Op	Blut	Op	Op					Blut		
OA	121,5	75	B	FA	F			F	F	B6		F			F	F	B6	FA	F		B		F	B6	FA	F			F	F	F	B	FA
114	7,5	82,5			Int			Op	Op	Op		Op			Blut	Op	Op		Op				Op			Blut			OpBlu	Op	OpBlut		
OA	85	15		B6	FA			B6	F1	F1	B	FA			FA	B6	FA	F	F			B	FA	F1	F1	F1			B6	FA	F		F
76	9	24							Int	Op								Op	Op					Op	Int	Int			Op		Int		Op
OA	10,5	-5				B						B3			B3				B3														
14,7	-4,2	-9,2																															
Ass.Ärztin	75	3		FA	FA			F	S3	S3	B2	FA		B7	FA	B3	FA	FA	F	B3			FA	FA	F	FA			B3	FA	FA	B7	F
64,6	10,4	13,4						Op?	Int	Int									Op						Op?								Op
Ass.Arzt	143	12	B7	S	F			S	F	F		F	B7		F	FA	FA	F?	B4		B7		F	S	FA	S	B7		F	F1	FA		B3
126	17	29		Int	Int?			Int	Op	Int		IntOp			Int			IntOp					Int						Op?	Int			
Ass.Ärztin	61	14	B2	FA	F1			B3	FA	FA		F1			FA	F1	S4	F1	F1		B3	B2	FA	FA	B3	FA			F1	B3	FA		F1
57	4	18			Blut							Blut				Op		Op	Blut										Blut				Blut
Ass.Arzt	83,5	2		F1	FA			U1	U1	U1		FA			B3	FA	FA	S	F				FA	F	FA	F	B3	B2	FA	F	S		S4
76	7,5	9,5		Int														Int	Op?					NAW		NAW				Op			ab14
Ass.Ärztin	81	28		FA	FA	B7	B2	FA	B3	FA		FA			F	F	S3	FA	FA			B7	F	FA	S3	F			FA	F	B4		FA
76	5	33													Int	Int	Int						Int			Op?				Int			
Ass.Arzt	121,5	0		FA	S4			F	FA	F		B4	B3		FA	S4	B3	FA	S	B7	F4		S	F	F	B4			S4	F	F	B2	FA
114	7,5	7,5						NAW		Op									Int					Op?	Int					Op	Op?		
Ass.Ärztin	93,5	0		S4	F		B7	FA	FA	F	B7	S		B2	FA	FA	F	B3	FA				U1	U1	U1	U1			U1	U1	U1		U1
76	17,5	17,5			Op					Int							Op																
Ass.Arzt	112	9		B3	B4	B3		U3	U3	U3		U3			U3	U3	U3	U3	U3				B3	B3	FA	FA		B7	S	F	S4		F
114	-2	7																												Op?			NAW
AiP	153,5	35		F	F			F	F	F		S4			F	F	F	FA	S4			F4	S4	F	S4	F		F4	F	FA	F		F
146,3	7,2	42,2		Op	Op			Int	Op?	Op					Op?	IntOp	Int							Op		Op			Op		Op		Op?
AiP	143,3	20		F	F	F4		F	S4	F		FA			FA	F	F	S4	FA				U4	U4	U4	U4			F	S4	F	F4	F
146,3	-3	17		Op	Op			Op		Op?						Op?	Op												Op		Op		Int
AiP	124	13		U3	U3			S4	F1	B4		FA	F4	F4	S4	F	F	F	FA				U3	S4	F	FA			U3	U3	U3		F
114	10	23							Int							Op	Op?	Op							Op								Op
AiP	128,5	23		F1	F1			F	FA	S4	F4	F			F	F1	F1	FA	F	F4			F	F	F1	S4	F4		F1	FA	F1		U3
114	14,5	37,5		Int	Int			Op				Op?			Op	Int	Int		Int				Op?	IntOp	Int				Int		Int		
Rotationsinternist	160,3	-1	F4	F	S		F4	F	F	B4		F			S	S3	F	F	F1				U4	U4	U4	U4			F	S	F		S3
146,3	14	13		?								NAW						NAW															
	0																																
	0	0																															
	0																																
	0	0																															
PJ Studenten																																	
Frau	144,5			F	F			F	F	F		F			F	F	F	FA	F				F	F	FA	F			F	F	F		F
	0																																
	0																																
2002	IST	ÜStd	1	2	3	4	5	6	7	8	9	10	11	12	13	14	15	16	17	18	19	20	21	22	23	24	25	26	27	28	29	30	31

F:7-16 (8,5); F1:7-12.30 (5); F2:7-11.15 (4); F3:7-13.30 (6); F4:8-16 (7,5); S:11.30-20 (8); S1:9.30-16 (6); S2:11.45-16 (4); S3:13-20 (6,5); S4:11.30-19 (7); S5:13:00-22.00; S6:11.30-18.00
F5 7:00-18:00(10),U1:4; U2:5;U3:6;U4:7,7;U5:3;

Intensivstation, Eigenblut- und Schmerz-sprechstunde, Spätdienst für Prämedikationen) werden farbig markiert.

So kann man an jedem Tag auf einen Blick erkennen, welche Mitarbeiter anwesend sind, zu welcher Zeit und an welchem Ort.

Für die Fachärzte haben wir eine Vollarbeitszeit von 7.00 – 18.00 Uhr eingeführt, für die Assistenzärzte von 7.00 – 22.00 Uhr. Diese Zeiten werden durch verschiedene Früh- und Spätdienste abgedeckt.

Die Dienste am Wochenende werden in Tag und Nachtdienst geteilt, so dass die Vorgaben des EuGH-Urteils vom Oktober 2000 schon umgesetzt sind.

Vorteile

Im Laufe der Jahre haben sich folgende Vorteile herausgestellt:

1. Durch die höhere Anzahl der Mitarbeiter wird die Anzahl der Bereitschaftsdienste und Überstunden pro Kopf verringert. Nur dadurch kann in kleinen Abteilungen die BAT-Bestimmung über die Anzahl der Bereitschaftsdienste (nicht mehr als 6 pro Monat in Stufe D) eingehalten werden.
2. Geringere Leerzeiten: Durch genaue Planung der Anwesenheit der Mitarbeiter zu den Arbeitsspitzen sind die Leerzeiten gering.
3. Die Flexibilität beim Ausfall von Mitarbeitern durch Urlaub oder Krankheit ist größer. Wir hatten im letzten Jahr das Problem, dass zwei ganztags Beschäftige gleichzeitig mehrere Wochen wegen Krankheit ausfielen. Diese schwierige Situation konnte dadurch gemeistert werden, dass fast alle Teilzeitkräfte vorübergehend ganztags arbeiteten.
4. Die leichtere Vereinbarkeit von Familie und Beruf ist das Hauptmotiv für Teilzeitarbeit. Sie wird auch von männlichen Kollegen genutzt. Im Durchschnitt sind bei uns 2/3 der Ärzte weiblich, 1/3 ist männlich.
5. Durch die Schaffung zusätzlicher Weiterbildungsstellen wird die Anzahl arbeitsloser Ärzte verringert. Dieser Gesichtspunkt war in den letzten Jahren sehr bedeutsam. Inzwischen kann man diesen Punkt vernachlässigen.
6. Die Effektivität der Arbeit ist größer. Eine Teilzeitkraft leistet während der kurzen Zeit ihrer Anwesenheit mehr als eine Ganztagskraft. Es ist einfach erfrischend, wenn um die Mittagszeit, wenn alle schon etwas abschlaffen, ein ausgeruhter Kollege kommt, mit den Worten: „Da bin ich, was kann ich helfen?"
7. Vielen Kollegen ist schon aufgefallen, dass Mitarbeiter unserer Abteilung sehr häufig Fortbildungen besuchen. Dies ist einfach möglich, weil sie mehr Freizeit haben als ganztags Beschäftigte.
8. Die Mitarbeiter sind zufrieden, da bei der Dienstplangestaltung auf ihre Bedürfnisse weitgehend Rücksicht genommen wird. Das fördert das Betriebsklima.

Nachteile

Es gibt auch einige Nachteile:

1. Informationsverluste durch häufigere Übergaben. Das kann ausgeglichen werden durch exzellente knappe Übergaben, die das Wesentliche enthalten. Alle Vorgänge in der Abteilung und auf der Intensivstation sind gut strukturiert und dokumentiert. Für die Übergaben auf der Intensivstation haben wir ein Protokoll entworfen, auf dem die wesentlichen Dinge zu jedem Patienten verzeichnet werden. (Abb. 2). Das Führen des Protokolls kostet pro Schicht 5 bis 10 Minuten. Diese Protokolle werden abgeheftet. Daraus kann auch ohne Krankenakte der Krankheitsverlauf eines Patienten nachvollzogen werden. Zusätzlich wird bei der Aufstellung

23:10 02.05.02 Übergabe Ärzte Intensiv

		Diagnosen	Verlauf/Procedere	Besonderheiten	Antibiotika/ Tag Labor
1	A.B. 75J .Aufnahme 28.04.02	Akuter Myokardinfarkt Keine bekannten Risikofaktoren	Jetzt Enzymanstieg CK>440 MB>50	Isoket weiter bei retrsternalem Druck	
2	C.D. 42J Aufnahme 28.04.02	Intoxikation mit 1,5 g Insidon und Alkohol	Mit etwas Disoprivan versorgt	Geschäftliche Probleme, nicht versichert	
3	A.E. 05.04.19 Aufnahme 29.04.	Hemicolectomie li bei blutender Divertikulitis VE: KHK, art. Hypertonus, Osteoporose, Z.n. Tbc, Herzinsuffizienz	Komplikationsloser intra-OP-Verlauf.	Schmerztherapie mit PDK, Hb: 9,9	
4	G.H. 05.04.48 Aufnahme 27.04.	chronisch rezidivierende Pankreatitis, akuter Schub, Struma	bisher keine ERCP, Procainperfusor, CRP: 27, morgen Abdomen-CT	MO bei Bed., Lipase rückläu-fig, CRP steigt -> Rocephin, mehrere Versuche einer ZVK-Anlage gescheitert, Diurese schlecht, großes Hämatom am Hals	
5	H.H 19.09.23 Aufnahme 27.04.	Reanimation bei Kammerflimmern bei Hypokaliämie am 27.04.2002 VE: AVK, Herzrhythmusstörungen , RSB, AA	Kaliumsubstitution, Beatmung, Extubation 28.04. 11.30 Uhr, ß-Blocker	Temp.38,1 , eitriges Sekret, Markumarisierung	28.04. lfd Augmentan 3x2,2g
6	O.R. 05.09.36 Aufnahme 26.04.	chronisch infizierte HTEP, Osteomyelitis, **MRSA**, Anämie, Lungenfibrose, COPD, am 25.04. Geschlossene Reposition bei HTEP-Lux, Jetzt V.a. fulminante LE,	D-Dimere 2,6, respiratorisch dekompensiert, Intubation am 26.04. CPAP,Thorax-CT: keine relevante LE; Schädel-CT: oB	Fragmin P forte reduziert bei PTT ~70, CPAP bzw. T-Stück, am Dienstag Hüft-TEP Ausbau geplant	26.04. lfd Zienam 3x1g
7	H.KHK. 04.05.60 Aufnahme 18.04.	Z.n. Hemicolektomie bei CA, Leberfiliae, Z.n. TT+ LZ-Beatmung bei Delir 96, Pancreatitis 97, IDDM ED 64, V.a. **MRSA**	V.a.C2OH Leberschaden, schwier. Intub. bei Fehlbildung, 21.4. Lap. bei Nahtinsuff.+ AP, 22.4.ReLap. + Defektübernähung + Taurolinspülung	CPAP,FiO2 0,3, Peep7, Temp.bis 39, Sepsistherapie, Lagerungstherapie, BL bis 27.04., morgen evtl Extubationsversuch	21.04-25.4.Baypen 3x4g> 21.04.-25.4. Clont 3x0,5g> 25.4. lfd Zienam 3x1g
8					
9	K.I. geb. 28.10.47 Aufnahme: 27.4.	akute, biliäre Pankreatitis bei Cholelithiasis Hypertonus	am 29.4. ERCP mit Papillotomie, morgen Abdomen CT	Lipase rückläufig bekam am 27.04. 23.00 PDK, CRP steigend ~35	27.04. Rocephin 1 x 2 g i.v.
10	S.J. 01.03.57 Aufnahme 24.04.	nekrotisierende Pankreatitis, Pangastritis, C2H5OH- Abusus, Pfortaderthrombose, Sinus pilonidalis	Sono, CT Abdomen gelaufen, Montag KontrollCT: Nekrose unverändert, Pfordader frei	Schmerzfrei Lipase+CRP fallen,	25.4.lfd Zienam 3x0.5 iv
11	R.A. 2.9.55 Aufnahme 29.04.	Angina pectoris	EKG: diskrete Hebung anteroseptal, Enzyme: stumm		
12	K.J. 01.02.31 Aufnahme: 28.04.	Synkope mit Sturz und Commotio cerebri und Kopfplatzwunde, IDDM mit diab. Fuß, Niereninsuffizienz, Marcumar seit Apoplex 04/00, Hyperkaliämie, AA	rasche Normalisierung des Kalium, erhöhter Digoxin-spiegel, anfangs bradycard bis 40/min, CCT: keine Blutung	Blutzucker nachts niedrig (74), Boden-Binder-Konsil unten, Tetanus-Schutz?	

Abb. 2.

der Einsatzpläne darauf geachtet, dass die Mitarbeiter möglichst in Blöcken arbeiten, damit sie die Patienten kennen. Bei einer durchschnittlichen Aufenthaltsdauer der Patienten auf der Intensivstation von drei Tagen ist das möglich. Schon bei der Einstellung wird darauf geachtet, dass der zukünftige Mitarbeiter Wesentliches von Unwesentlichem unterscheiden kann.

2. Die Weiterbildungszeit wird durch Teilzeitarbeit verlängert. Dabei ist darauf zu achten, dass die Anrechnung der Teilzeitarbeit auf die Weiterbildung vor Antritt der Stelle bei der Ärztekammer beantragt werden muss. Dies wird in der Regel genehmigt.
3. Die Einarbeitungszeit wird verlängert. Das kann durch entsprechendes Engagement von Weiterbilder und Weiterzubildendem ausgeglichen werden. Der Teilzeitarzt muss in seiner Freizeit regelmäßig Fortbildungen besuchen sowie Lehrbücher und die Fachliteratur lesen.
4. Die Arbeitszeit für die Mitarbeiter muss strikt und weit vorausschauend geplant werden. Die Aufstellung des Einsatzplans für den kommenden Monat entsprechend den Bedürfnissen der Abteilung und den Wünschen der Mitarbeiter dauert etwa sechs Stunden. Sie wird von dem organisatorisch begabten und interessierten Führungspersonal in der Freizeit erledigt.
5. Das Gehalt ist niedriger als bei Vollzeitkräften. Der finanzielle Verlust ist geringer als es auf den ersten Blick erscheint, denn die Bereitschafts-dienste werden bezahlt und nicht wie in anderen Abteilungen des Krankenhauses durch Freizeit abgegolten. Die Sozialleistungen wie Arbeitslosengeld oder die spätere Rente sind geringer. Das kann durch private Vorsorge ausgeglichen werden.
6. Die Arbeitszeit ist unregelmäßig und variiert nach Arbeitsanfall. Das kann zu Problemen im privaten Bereich führen.
7. Der Stellenplan ist für andere Abteilungen nicht nachvollziehbar. Das kann zu Spannungen führen, da andere Abteilungen dazu neigen, nur die hohe Zahl der Mitarbeiter zu sehen und nicht die Stunden, die durch sie abgedeckt werden können.

Konsequenzen

Im Laufe der Jahre wurde festgestellt, dass die Vorteile der Teilzeitarbeit die Nachteile bei weitem überwiegen. Heute – über 21 Jahre nach Beginn des Experiments – arbeiten in der Abteilung zwei Oberärzte ganztags, die anderen drei Oberärzte 20, 25 und 30 Wochenstunden. Eine Kollegin mit 3,85 Wochenstunden macht nur Bereitschafsdienste. Acht Assistenzärzte arbeiten 15, 20, 25 oder 30 Wochenstunden. Zwei Ärztinnen im Praktikum arbeiten ganztags, eine 25 und eine 30 Wochenstunden. Die Kompensation der Nachteile gelingt nur durch das besondere Engagement der Chefärztin, der leitenden Oberärztinnen und der teilzeitbeschäftigten Mitarbeiter. Wo dieses besondere Engagement fehlt, lässt sich Teilzeitarbeit in großem Stil nicht durchsetzen. Wo es vorhanden ist, profitieren Mitarbeiter und Patienten täglich von den Vorteilen.

Es hat sich gezeigt, dass das Problem der zu knappen Stellenpläne durch dieses Modell nicht lösbar ist.

Mehrkosten

Mehrkosten entstehen selten und sind insgesamt gering. Nach einer Berechnung des Auslandsbüros der Bundesärztekammer Berlin im Mai 1999 betrugen die Mehrkosten maximal 3,9%. (Abb. 3) .Sie entstehen nur, wenn die Entgeltsumme des geteilten Arbeitsplatzes über der Beitragsbemessungsgrenze liegt.

Was kann man Ärztinnen und Ärzten raten, die eine Teilzeitstelle suchen und keine finden?

Mein Vorschlag: Bewerben Sie sich zu zweit und bitten um eine Teilung der Stelle. Überzeugen Sie den zukünftigen Chef, dass er durch die Teilzeittätigkeit keine Nachteile hat, weil Sie die Organisation selbst übernehmen. Erklären Sie ihm die Vorteile. Das wird ihn vielleicht dazu bringen, einen Versuch mit Teilzeitarbeit zu starten.

Bruttoeinkommen vor Teilzeitmodell: 6000 DM

Anzahl Vollzeit-stellen	Anzahl Teilzeit-stellen	Brutto Teilzeit	Summe Ausgaben Arbeitgeber Vollzeit	Summe Ausgaben Arbeitgeber Teilzeit	Mehrbe-lastung DM	Mehrbe-lastung %
1	2	3000	7197	7197	0	0
2	3	4000	14394	14394	0	0
3	4	4500	21591	21591	0	0

Bruttoeinkommen vor Teilzeitmodell: 8000 DM

Anzahl Vollzeit-stellen	Anzahl Teilzeit-stellen	Brutto Teilzeit	Summe Ausgaben Arbeitgeber Vollzeit	Summe Ausgaben Arbeitgeber Teilzeit	Mehrbe-lastung DM	Mehrbe-lastung %
1	2	4000	9483	9596	113	1,2
2	3	5333	18966	19192	226	1,2
3	4	6000	28449	28788	339	1,2

Bruttoeinkommen vor Teilzeitmodell: 10 000 DM

Anzahl Vollzeit-stellen	Anzahl Teilzeit-stellen	Brutto Teilzeit	Summe Ausgaben Arbeitgeber Vollzeit	Summe Ausgaben Arbeitgeber Teilzeit	Mehrbe-lastung DM	Mehrbe-lastung %
1	2	5000	11548	11995	447	3,9
2	3	6667	23096	23930	834	3,6
3	4	7500	34644	35672	1028	3,0

Abb. 3. Beispielrechnung für Mehrkosten bei Umwandlung von Vollzeitstellen in Teilzeitstellen (Auszug aus dem Arbeitspapier „Freistellungsmodell" der Ärztekammer Berlin, Mai 1999)

Ursachen des Mangels an Teilzeitstellen

Die Teilzeitarbeit wird deshalb so selten angeboten, weil Chefärzte und Mitarbeiter zu wenig Kenntnisse und Informationen darüber haben, weil Vorbilder und Erfahrungen fehlen, und weil sie Angst vor dem organisatorischen Aufwand haben. Verwaltungsleiter kennen die Vorteile und wissen, dass keine oder nur äußerst geringe Mehrkosten entstehen. Die Hindernisse liegen also nicht bei der Verwaltung, sondern bei uns Ärzten und in unseren Köpfen.

Beispiele für Teilzeitmodelle

Die in unserer Abteilung praktizierten Teilzeitmodelle haben sich über 21 Jahre entwickelt und sind deshalb sehr differenziert. Zu Beginn der Einführung von Teilzeitarbeit ist es günstiger mit einfacheren Modellen anzufangen wie beispielsweise: Eine Woche arbeiten, eine Woche frei. Oder 2 Wochen arbeiten, 2 Wochen frei. Oder einen Monat arbeiten, einen Monat frei. Oder täglich 5 Stunden Stationsarbeit (Teilzeit heißt nicht nur halbtags). Oder 3 Tage pro Woche Dienst in einer Spezialambulanz. Oder 3 bis 4 Nächte hintereinander Dienst, danach einige Tage frei. Oder nur Samstag- und Sonntag-Dienste oder nur Spätdienste.

Kein Teilzeitmodell passt für alle Krankenhausabteilungen. Jede Krankenhaus-abteilung sollte mit viel Kreativität die passenden Modelle für die eigene Abteilung entwickeln. Dabei müssen die örtlichen Gegebenheiten mit ihren Besonderheiten berücksichtigt werden. Es ist sinnvoll, auch auf Berater aus anderen Berufen oder Berufszweigen zurückzugreifen. Es wäre eine sinnvolle Aufgabe für die Bundesärztekammer, den Marburger Bund und den Deutschen Ärztinnenbund, mit Hilfe von professionellen Organisationsberatern weitere Modelle zu entwikkeln.

Haben Sie den Mut, etwas Neues zu Probieren! Es lohnt sich!

Dramatischer Ärztemangel

Nach den Angaben der Deutschen Krankenhausgesellschaft vom April 2002 fehlen bundesweit 2.000 Klinikärzte. Nach der Ärztestatistik des Bundesärztekammer gab es im Jahr 2001 in Deutschland knapp 38.000 Ärztinnen ohne ärztliche Tätigkeit. Davon beziehen 35% ein Ruhegeld.

Es gibt also 25.000 Ärztinnen im arbeitsfähigen Alter, die nicht ärztlich tätig sind. Das heißt, auf jede freie Stelle kommen 12,5 Ärztinnen ohne ärztliche Tätigkeit. Eine Möglichkeit, diese freien Stellen zu besetzen, wäre die gezielte Anwerbung dieser Ärztinnen mit Arbeitszeitmodellen, die die Vereinbarung von Familie und Beruf ermöglichen. Wir haben ein riesiges Potential an hochmotivierten organisatorisch und menschlich qualifizierten Ärztinnen, die nicht ärztlich tätig sind und die wir mit dem Sinsheimer Modell eventuell zurück an die Klinik bringen können. Packen wir es an!

Gesundheitspolitische Panels (gemeinsam mit dem BDC)

Arbeitszeitgesetz und Schichtdienst – Quantität statt Qualität?

DRG's – zwischen Albtraum und Realität

Qualität und Ökonomie – ein unüberbrückbarer Gegensatz

H.-J. Oestern[1] und T. Schwermann[2,3]

[1] Klinik für Unfall- und Wiederherstellungschirurgie Allgemeines Krankenhaus Celle, Siemensplatz 4, 29223 Celle
[2] Institut für Versicherungsbetriebslehre, Forschungsstelle für Gesundheitsökonomie und Gesundheitssystemforschung, Universität Hannover, Königsworther Platz 1, 30167 Hannover
[3] Arbeitsgemeinschaft Polytrauma der Deutschen Gesellschaft für Unfallchirurgie

Quality and Cost Contradictory Demands

Summary. Polytrauma treatment (40 – 60.000,– €) and trauma killed victims (750.000,– €) are a severe economical problem. The data of the German Trauma Registry show a significant influence of arrival time of the emergency doctor and lethality. There is also a significant increase of the length of stay at the intensive unit in severe thoracic and abdominal trauma (AIS > 3).

The analysis of the audit filter for quality management showed between 1999– 2000 a decrease of the time till first CCT from 41 to 31 minutes and for the first thoracic X-ray from 20 to 16 minutes.

The German Trauma Registry includes till now more than 10.000 polytraumatized patients. There is an increase of 110% between the years 1998 and 2000.

Key words: Polytrauma – Quality control – Economy – Emergency treatment

Zusammenfassung. Die Behandlung von Polytraumen (40.–60.000,– €) und tödlich Verletzte (750.000,– €) stellen einen hohen Kostenfaktor dar. Anhand der Daten des Traumaregisters lässt sich eine Abhängigkeit von Eintreffzeit des Notarztes und Letalität nachweisen. Verlängernd auf die Intensivliegezeit wirkt sich das schwere Thorax- und Abdominaltrauma aus (AIS > 3).

Bei der Analyse des Qualitätsmanagements ließ sich zwischen den Jahren von 1998 – 2000 eine Verkürzung der Zeiten bis zum ersten CCT von 41 auf 31 Minuten und für das erste Thoraxröntgenbild von 20 auf 16 Minuten nachweisen.

Das Polytraumaregister weist jetzt über 10.000 Schwerverletzte aus. Der Anstieg der jährlich hinzukommenden Polytraumen im Register beträgt zwischen den Jahren von 1998 und 2000 110%.

Schlüsselwörter: Polytrauma; Qualitätskontrolle – Ökonomie – Notfallbehandlung

Die Kostenentwicklung beim Polytrauma wird maßgeblich bestimmt durch die 24-stündige Präsenz unterschiedlicher Disziplinen, die für die optimale Polytraumaversorgung notwendig sind. Bei Untersuchungen in verschiedenen Zentren belaufen sich die Kosten für einen Polytraumatisierten auf 40.000,– bis 60.000,– €. Die erwarteten Defizite in Traumazentren belaufen sich unter DRG-Bedingungen auf Werte zwischen 1,5 Mill. und 2,5 Mill. € pro Jahr und Klinik. Dies haben Untersuchungen der Arbeitsgemeinschaft Polytrauma der DGU gezeigt.

Unter Zugrundelegung der von Baum [2] errechneten Kosten für ein tödlich verletztes Unfallopfer in Höhe von 750.000,– €ergeben sich volkswirtschaftliche Gesamtkosten allein für das Jahr 2001 in der Größenordnung von 6,5 Milliarden €.

Präklinik

Die hohen Kosten der Notarztversorgung an der Unfallstelle werden politikerseits in Deutschland immer wieder diskutiert und teilweise ihre Notwendigkeit angezweifelt. Bei einem Minutenpreis von 54,48 € und einer durchschnittlichen Flugdauer von 18 Minuten für die Patienten des Traumaregisters ergeben sich für einen Hubschraubertransport Kosten in Höhe von 981,00 €.

Die Gesamttransportkosten mit Rendezvous-Systemen belaufen sich auf 282,– €, wenn das Notarzteinsatzfahrzeug und der Rettungstransportwagen zum Einsatz kommen und auf 1067,– € bei RTH- und RTW-Transport. Demgegenüber belaufen sich die Kosten für einen Einsatz mit dem Rettungstransportwagen auf 85,89 €.

Schlüsselt man die Rettungstransportmittel gegen Letalität und ISS auf und vergleicht hier die Schwerverletzten, so zeigt sich, dass die Letalität bei Rettungstransportwagen und RTH zwar scheinbar gleich sind, jedoch der ISS bei den Patienten, die mit dem Hubschrauber transportiert wurden, mit 33,1 deutlich höher liegt.

Entscheidend ist das Eintreffen des Notarztes an der Unfallstelle.

Die Letalität betrug hier bei Eintreffen des Notarztes unter 15 Minuten 17%, zwischen 15 und 20 Minuten 18%, kam der Notarzt später als 25 Minuten so betrug die Letalität 21%.

Schockraum

Bei der Analyse des Traumaregisters und bestimmter Kriterien für das Qualitätsmanagement zeigen sich zwischen 1998 und 2000 einige Verbesserungen. Die Zeit von Klinikaufnahme bis zur CCT-Untersuchung sank von 1998 bis 2000 von 41 auf 31 Minuten und die Zeit für das erste Thoraxröntgen von 20 auf 16 Minuten. Geringere Änderungen zeigten sich bei der Intubationsrate des schweren Schädelhirntraumas mit 92 zu 94% und der Zeit zwischen Unfall und Klinikaufnahme, die jeweils identisch, 71 Minuten betrug. Die Zahl der jährlich hinzukommenden Schwerverletzten stieg von 1998 (1194) bis zum jüngsten Auswertungszeitraum des Jahres 2000 auf 2425 Polytraumen.

Klinik

Hauptkostenfaktor in der Klinik sind die Intensivtage, die sich mit rd. 884,– € pro Tag niederschlagen. Fassen wir diese Größe als unabdingbar auf (Personalkosten und apparative Einrichtungen), so zeigen amerikanische Untersuchungen, dass durch Veränderung der Prozess- und Strukturqualität Einsparmaßnahmen möglich sind. DiRusso [8] konnte mit der Anerkennung als Level-I-Krankenhaus nach dem American College of Surgeons ein Einsparvolumen von 6,6 Mill. $ nachweisen. Zwar traten Personalmehrkosten in Höhe von 750.000,– $ durch zusätzlich eingestellte Mitarbeiter auf, die Liegezeit konnte jedoch signifikant vermindert werden. Imani [10] konnte ebenfalls mit der Anerkennung als Level-I-Klinik eine Qualitätsverbesserung und ein Einsparvolumen nachweisen. Wichtige Voraussetzungen waren die Bildung sogenannter Physician Hospital Patient Care Groups (PCG), die Etabilierung eines Case-Managers, der für die Evalutation und Weiterbildung verantwortlich war sowie diensthabende Traumatologen rund um die Uhr und eine Gewinnbeteiligung.

Die Bedeutung derartiger Maßnahmen zeigen Untersuchungen von Calderale [4] in Italien, hier ließen sich über 10.000 vermeidbare Todesfälle nachweisen. Die Gründe werden darin gesehen, dass kein suffizientes präklinisches Konzept vorhanden ist und ebenfalls keine Traumazentren verfügbar sind.

Deutsches Traumaregister

Das seit 1992 etablierte Traumaregister der DGU umfasst z.Zt. mehr als 10.000 Patienten. 8.057 wurden bisher analysiert.

Bei der Analyse der Letalität klinikbezogen zeigt sich im Traumaregister bei den Krankenhäusern der Maximal- und Schwerpunktversorgung letztlich kein signifikanter Unterschied. Die Letalität liegt bei den schwereren Polytraumen (ISS über 25) in den Krankenhäusern der Maximalversorgung etwas höher, weist allerdings eine höhere Verletzungsschwere auf.

Bei der Analyse der Intensivtage, wiederum berechnet im Verhältnis zum Kliniktyp, zeigt sich bei den Krankenhäusern der Schwerpunkt-/Maximalversorgung kein Unterschied, während die Krankenhäuser der Grund- und Regelversorgung keine schwerverletzten Patienten mit einem ISS zwischen 51 und 75 behandelten.

Ein ganz erheblicher Einfluss geht jedoch vom Verletzungstyp aus. Das schwere Thoraxtrauma wirkte sich bei allen Patienten verlängernd auf die Intensivtage aus, während das schwere Abdominaltrauma nur bei den Kliniken der Schwerpunktversorgung und Kliniken der Maximalversorgung zu einer Verlängerung der Liegezeit führte. Auch hier zeigt sich aufgrund der Untersuchungen eine entsprechende Selektion des Patientengutes in der Weise, dass Krankenhäuser der Grund- und Regelversorgung wiederum keine schweren abdominellen Verletzungen behandelten.

Diskussion

Optimierungen der Prozessqualität und Strukturqualität führen zu einer Verbesserung auch der Ergebnisqualität und sparen somit entsprechende Kosten ein. Ein erheblicher Einspareffekt lässt sich durch entsprechende Präventionsmaßnahmen erzielen, die einerseits auf die Schulung auch der Laien bei Erste Hilfe Maßnahmen abzielen, zum anderen die Fahrzeugsicherheit betreffen.

Ein wichtiger Punkt betrifft auch die Traumaforschung, die nach Untersuchungen in den USA einen sehr geringen Stellenwert einnimmt. In der Analyse 1 Mill. $ pro verlängerte Lebensjahre pro 100.000 Einwohner führt die Aids-Forschung mit 3,51 vor der Krebsforschung mit 1,65, am Schluss rangiert das Trauma mit 0,10 [5].

Der positive Einfluss der Luftrettung auf die Mortalität ist in verschiedenen Publikationen dokumentiert [9, 11], während andere Untersuchungen [1, 3, 6] keinen Einfluss auf die Überlebenszeit oder auf die Mortalität nachweisen konnten. Das Problem vieler Publikationen besteht darin, dass keine randomisierten Studien durchgeführt wurden und verschiedene Zeiträume miteinander verglichen wurden.

In einer Untersuchung von Selzer [12] wurden die höchsten finanziellen Verluste ohne subventionierende Ausgleichszahlung beim stumpfen Trauma mit 1,2 Mill. $ vor dem penetrierenden Trauma mit 480.000 $ und dem Verbrennungstrauma mit 400.000 $ beobachtet. Die quantitative Vergleichbarkeit zwischen den Kliniken der Maximalversorgung und den Schwerpunktkliniken wird unterstrichen durch eine Untersuchung zwischen Level-I- und Level-II-Krankenhäusern anhand von 4 schwereren Verletzungen: Thorakalen Aortenrupturen, Leberrupturen, Beckenfrakturen und Lungenkontusionen. Die Letalität betrug bei den Level-I-

Krankenhäusern 16,8%, den Level-II-Krankenhäusern 14,9% und war damit statistisch nicht signifikant [7].

Literatur

1. Arfken CL, Shapiro MJ, Bessey PQ, Littenberg B (1998) Effectiveness of helicopter versus ground ambulance services for interfacility transport. J Trauma 45:785 - 790
2. Baum H, Höhnscheid K-J (1999) Volkswirtschaftliche Kosten der Personenschäden im Straßenverkehr. Berichte der Bundesanstalt für Straßenwesen Heft M 102
3. Brazier J, Nicholl J, Snooks H (1996) The cost an effectiveness of the London Helicopter Emergency Medical Service. J Health Serv Res Policy 1:232 - 237
4. Calderale SM (2002) The Italian Emergency Medical System, 5th European Trauma Congress Vienna 4.–8. May 2002
5. Carrico CJ, Holcomb JB, Chaudry IH, PULSE Trauma Work Group (2002) Scientific Priorities and Strategic Planning for Resuscitation Research and Life Saving Therapy Following Traumatic Injuries: Report of the PULSE Trauma Work Group. Shock 17:265 - 168
6. Chappell VL, Mileski WJ, Wolf SE, Gore DC (2002) Impact of Discontinuing a Hospital-Based Air Ambulance Service on Trauma Patient Outcomes. J Trauma 52:486 - 491
7. Clancy TV, Maxwell JG, Covington DL, Brinker CC, Blackman D (2001) A Statewide analysis of Level I and II Trauma Centers for Patients with Major Injuries. J Trauma 51:346 - 351
8. DiRusso S, Holly Ch, Kamath R, Cuff S, Sullivan T, Scharf H, Tully T, Nealon P, Savino JA (2001) Preparation and Achievement of American College of Surgeons Level I Trauma Verification Raises Hospital Performance and Improves Patient Outcome. J Trauma 51:294 - 300
9. Fischer RP, Flynn TC, Miller PW, Duke JH (1984) Urban helicopter response to the scene of injury. J Trauma 24:946 - 950
10. Imami ER, Clevenger FW, Lampard SD, Kallenborn C, Tepas JJ (1997) Throughput Analysis of Trauma Resuscitations with Financial Impact. J Trauma 42:294 - 298
11. Moront ML, Gotschall CS, Eichelberger MR (1996) Helicopter transport of injured children: system effectiveness and triage criteria. J Pediatr Surg. 31:1183 - 1188
12. Selzer D, Gomez G, Jacobson L, Wischmeyer T, Sood R, Broadie T (2001) Public Hospital-Based Level I Trauma Centers: Financial Survival in the New Millennium. J Trauma 51:301 - 307

Europäisches Thema (gemeinsam mit der Österreichischen Gesellschaft für Chirurgie und der Schweizer Gesellschaft für Chirurgie)

„Polytrauma" – Einsatz wissensbasierter Systeme

Es wurden keine Vorträge eingereicht.

Digitale Erlebniswelt im klinischen Einsatz

Navigationssysteme

Abstracts

Die klinische Präzision von Iso-C-Arm navigierten Bohrungen am proximalen Femur

M. Arand, M. Schempf, L. Kinzl und F. Gebhard

Unfallchirurgische Klinik, Universität Ulm, Steinhövelstraße 9, 89075 Ulm

The Clinical Accuracy of Iso-C-Arm-Navigated Drills on the Proximal Femoral Bone

Zielsetzung: Im Rahmen der vorliegenden Studie wurde die Präzision von Iso-C-Arm basierten Bohrungen am proximalen Femur untersucht. *Material und Methoden:* An neun Kunststoffknochen wurden je zwei Bohrungen mit 135° und 100° Anstiegswinkel zur Schaftachse in Richtung Femurkopf gesetzt. Als Ziel der 3,2 mm Bohrkanäle wurde das Zentrum einer zuvor von cranial in den Femurkopf implantierten 4 mm Stahlkugel gewählt. Die Bohrungen wurden standardisiert mit einer navigierten Bohrmaschine durchgeführt, die in einen Bohrständer integriert wurde. Die jeweilige Stellung des navigierten Bohrers vor Beginn der Bohrung und am tiefsten Punkt des Bohrkanals im Navigationsmodus wurde dokumentiert. Nach Anlage der Bohrkanäle wurde ein CT der Präparate angefertigt und über eine entsprechende Software die Koordinaten des Mittelpunktes des Eintritts und des Endes eines Bohrkanals und der Stahlkugel vermessen. Über Vektorrechnung erfolgte die Kalkulation des kleinsten Abstands zwischen der aus dem Zentrum des Anfangs und Endes des Bohrkanals definierten Geraden und dem Zentrum der Kugel, auf welche die Bohrung gerichtet war. Weiterhin wurden die Koordinaten des Schnittpunktes des Lotes zum Kugelzentrum mit der Geraden kalkuliert (x_v, y_v und z_v), um die Richtung der Abweichung des Bohrkanals vom Zentrum der Kugel zu evaluieren. *Ergebnisse:* Für die 135° Bohrung ergab sich ein Median der kleinsten Abweichung des Zentrums des Bohrkanals und des Zentrums der Kugel von 2,5 mm (1,6 mm – 3,7 mm), bei der 100° Zielbohrung betrug der Median 3,1 mm (1,8 mm – 4,2 mm). Die Richtung der Abweichung zeigte bei allen neun 135° Bohrungen tendenziell primär nach dorsal, während vier der 95 – 100°-Bohrungen primär nach dorsal, drei nach cranial und je eine nach caudal und ventral abwichen. *Schlußfolgerung:* Aus unserer Sicht liegt für die bildwandlergestützte Navigation bei Anwendungen im Bereich des proximalen Femur eine ausreichende Präzision und Reproduzierbarkeit vor. Diese Technik kann in Zukunft am Patienten eingesetzt werden.

Vergleichende Präzisionsuntersuchungen von traditionellen, Iso-C-Arm- und CT-basiert navigierten transpedikulären Zielbohrungen an BWS und LWS

M. Arand, M. Schrempf, L. Kinzl und F. Gebhard

Unfallchirurgische Klinik, Universität Ulm, Steinhövelstraße 9, 89075 Ulm

Comparative Accuracy Studies of Traditional, Iso-C-Arm and CT-Based Navigated Transpedicular Precision Drill on Thoracic and Lumbar Vertebral Column

Zielsetzung: Im Rahmen der durchgeführten experimentellen Untersuchung erfolgt ein Vergleich der Präzision zwischen CT- und Iso-C-Arm Navigation auf der Basis von 3,2 mm standardisierten Pedikelbohrungen an der BWS und LWS. *Material und Methoden:* Die Zielbohrungen erfolgten CT- und bildwandlernavigiert bei jeweils 15 thorakalen Wirbeln (Th6 - Th10) und 15 lumbalen Wirbeln (L1 - L5). Zur Standardisierung der Messungen wurde die Bohrung auf eine zuvor exakt in der Pedikelachse zentral implantierte 4 mm Stahlkugel gerichtet. Um untersucherabhängige Einflüsse auszuschließen wurden alle Bohrungen mit Hilfe eines Bohrständers durchgeführt, in dem sich eine navigierbaren Bohrmaschine (Kolibri®) fest fixiert befand. Zur Ausführung der Bohrungen wurde das Präparat (Sawbones®) in der Position unter dem Bohrständer eingespannt, dass die virtuelle Bohrung exakt auf das Zentrum der implantierten Stahlkugel gerichtet war. Dann erfolgte unter reinem Vorschub die Bohrung, vor und nach der Bohrung wurde die Instrumentenposition in Relation zum Präparat dokumentiert. Die Auswertung hinsichtlich der Präzision der Bohrungen erfolgte optisch sowie bei den perforierten Pedikeln messtechnisch mit einer Schieblehre senkrecht zur Pedikelwand. Bezüglich der Bohrkanallage wurde in drei Gruppen unterteilt: Gruppe A zeigte eine komplett intraossäre Lage des Bohrkanals, Gruppe B zeigte eine leichte Vorwölbung des Wand der Bohrkanals ohne Perforation und bei Gruppe C fand sich eine Perforation, die weiterhin nach Ausdehnung (in mm senkrecht zur Pedikelwand) und Lage (medial, lateral, cranial und caudal) aufgeschlüsselt wurde. *Ergebnisse:* Die fluoroskopisch navigierte Gruppe zeigte thorakal in 12/15 und lumbal in 15/15 rein intraossäre Lagen (Gruppe A). Thorakal fanden sich keine Abweichungen aus der Gruppe B, 3/3 Perforationen thorakal (Gruppe C) waren durchschnittlich 0,3 mm außerhalb des Pedikels (0,1 - 0,8 mm) gelegen. Die CT-basierten Bohrungen zeigten thorakal in 11/15 und lumbal in 15/15 Wirbeln eine rein intraossäre Lage (Gruppe A). Thorakal fanden sich aus der Gruppe B in 3 Fällen eine Vorwölbung ohne Austritt des Bohrkanals aus dem Pedikel (Gruppe B) und in einem Fall eine Perforation um 1,2 mm (Gruppe C). *Schlußfolgerung:* Zwischen Fluoroskopie und Computertomographie als Grundlage der Navigation ergaben sich keine statistisch signifikanten Unterschiede hinsichtlich der Präzision beim gewählten Modell der Pedikelbohrungen. Tendenziell fand sich eine höhere Perforationsquote beim dünneren thorakalen Pedikel.

Stellenwert der dreidimensionalen Rekonstruktion des Pfortadersystems mittels multislice-CT für die mesenterico-portale Shuntoperation bei kongenitaler Pfortaderthrombose

S. Baus[1], H. Shin[1], B. Ure[2], M. Melter[3] und J. Fuchs[2]

[1] Radiologische Klinik
[2] Kinderchirurgische Klinik
[3] Kinderklinik, Medizinische Hochschule Hannover, Carl-Neuberg-Straße 1, 30625 Hannover

Importance of the Three-Dimensional Reconstruction of the Portal Vein System by Multislice CT for the Mesentericoportal Shunt Operation with Congenital Port Vein Thrombosis

Einleitung: Die aktuellen Behandlungsstandards für die extrahepatische Pfortaderthrombose bei Kindern sind die Sklerosierung der Oesophagusvarizen und die konventionellen Shuntoperationen. Der mesenterico-portale Rex Shunt wird mittlerweile als weitere Therapieoption favorisiert. Voraussetzung für die Realisierung der Shuntoperation ist eine detektierbare linke Pfortader und ein nicht thrombosierter Konfluenz zwischen V. mesenterica superior und V. lienalis. Gegenwärtig kommen in der präoperativen Diagnostik die Dopplersonographie und die direkte Splenoportaographie zum Einsatz. Die Entwicklung der multislice-CT ermöglicht eine im Vergleich zur singlesslice-CT deutlich verbesserte Ortsauflösung in der Z-Achse des Patienten bei kürzerer Scandauer. Diese Möglichkeiten können gezielt bei der präoperativen Diagnostik vor Anlage eines Rex-Shunts eingesetzt werden. *Material und Methode:* Bei 6 Kindern mit einer kongenitalen Pfortaderthrombose wurde ein Recessus Rex Shunt angelegt. Das mediane Alter betrug 13 Jahre (6 – 16 Jahre). Alle Kinder hatten Oesophagusvarizen und ein Hyperspleniesyndrom. Präoperativ wurde bei allen Patienten die intra/-extrahepatische Gefäßanatomie durch ein multislice CT mit 3 dimensionaler Rekonstruktion sowie die Dopplersonographie geklärt. *Ergebnisse:* Die radiologische Diagnostik zur Gefäßanatomie hinsichtlich des Konfluenz zwischen V. mesenterica superior und V. lienalis waren bei erheblichen Kollaterallkreisläufen im Bereich der Leberpforte mit den intraoperativen Befunden identisch. Die im CT metrisch bestimmten Distanzen zwischen dem linken Pfortaderast und dem Konfluenz waren vergleichbar mit den intraoperativen Aspekten, so daß bereits präoperativ die notwendige Länge des V. jugularis Interponates bestimmt werden konnte. Die dreidimensionale Visualisierung der komplexen Kollateralisierungen in der Leberpforte mit Hilfe multiplanarer Reformation und der Volume Rendering Technik erlaubten eine für die operative Strategie bedeutsame Vorabeinschätzung und Planung. Die multislice-CT bei Patienten mit kongenitaler Pfortaderthrombose setzt allerdings eine für diese Untersuchung angepasste Kontrastmittelapplikation und Bolustriggerung voraus. Die Dopplersonographie zeigte bei den bisherigen Fällen Vorteile bei der Detektion des linken Pfortaderastes. *Zusammenfassung:* Die multislice CT liefert zuverlässige Aussagen über die extrahepatische Gefäßanatomie und ist weniger invasiv als die direkte Splenoportographie. Der mesentericoportale Rex Shunt stellt die Behandlung der Wahl bei extrahepatischen Pfortaderthrombosen dar. Durch diesen Bypass können die physiologischen Portalvenenflüsse wiederhergestellt werden.

Navigation mit dem Ultraschall-Guide – Einsatz im Rahmen der Thermoablation

M. Birth[1], U. Markert[1], J. Nolde[1], T. Leibecke[2] und H. P. Bruch[1]

[1] Chirurgische Klinik, Ratzeburger Allee 160, 23538 Lübeck
[2] Institut für Radiologie, Medizinische Universität

Navigation with the Ultrasound Guide – Use in Thermoablation

Für die radiofrequente Thermoablation inoperabler Lebermetastasen ist eine exakte Plazierung der Ablationssonden im entsprechenden Zielareal entscheidend. Das percutane aber auch intraoperativ offene und insbesondere laparoskopische Positionieren der Sonden ist jedoch auf Grund ungenügender Zugänglichkeit oft erheblich eingeschränkt, so dass eine in-plane-Punktion unmöglich ist. Freihandpunktionen mit signifikanten Abstand zwischen Ultraschalltransducer und Einstichstelle sind mit einer erheblichen Ungenauigkeit verbunden. Zugleich steigt die Invasivität, da unvermeidliche Fehlpositionierungen erst nach Eintritt der Sonde in die Schallebene verfolgt und korrigiert werden können.

Eine Punktion unter sonographischer Navigation mit Hilfe des US-Guide® vermag diese Limitationen zu überwinden. Im Mai 2001 erfolge an der Klinik für Chirurgie der Universität Lübeck erstmals weltweit der Einsatz dieses Systems unter operativen Bedingungen.

Das Gerät funktioniert analog der von der Schifffahrt bekannten GPS-Navigation.

Über dem Patienten wird ein etwa 50 × 50 × 20 cm großes Magnetfeld erzeugt, indem sich Ultraschalltransducer und Ablationsnadel mit an ihnen befestigten Sensoren befinden müssen. Durch eine Berechnung der entsprechenden Winkel zueinander ist eine out-of-plane-Punktion möglich.

Der klinische Einsatz an bisher 7 Patienten konnte die Praxistauglickeit eindrucksvoll belegen. Von jedem beliebigen Einstichort innerhalb des Magnetfeldes konnte durch Winkelkorrektur und Anzeigen des Abstandes vom Zielort eine millimetergenaue Plazierung der Ablationssonde erfolgen. Es traten keinerlei Komplikationen auf.

Erste Erfahrungen zur Adaption des Systems an laparoskopische Ultraschalltransducer werden vorgestellt.

Robotergestützte arthroskopische vordere Kreuzbandplastik- extra-/intraartikuläre vs. intra-/extraartikuläre Fräsrichtung des femoralen Bohrkanals

K. Butenschön, S. Handke und A. Ekkernkamp

Klinik für Unfall- und Wiederherstellungschirurgie, Unfallkrankenhaus Berlin, Warener Straße 7, 12683 Berlin

Robot-Assisted Arthroscopic Anterior Cruciale Ligament Replacement

Zielsetzung: Ziel der Studie war es zu untersuchen, ob beim Fräsen des femoralen Bohrkanals für die vordere Kreuzbandplastik in extra-/intraartikulärer Richtung eine arthroskopische Kontrolle des Fräsvorgangs möglich ist und so die Komplikationsrate gegenüber der Operation mit umgekehrter Fräsrichtung gesenkt werden kann. *Kurzfassung:* Durch Fräsen des femoralen Bohrkanals durch den Operationsroboters in extra-/intraartikulärer Richtung können sämtliche intraartikulären Arbeitsschritte der vorderen Kreuzbandplastik arthroskopisch kontrolliert und so die Komplikationsrate gegenüber dem Vorgehen in umgekehrter Fräsrichtung gesenkt werden. *Problembeschreibung:* Beim Einsatz des Operationsroboters CASPAR zur Positionierung der Bohrkanäle für die vordere Kreuzbandplastik ist die arthroskopische Kontrolle des Fräsvorgangs des femoralen Bohrkanals von intra- nach extraartikulär nicht möglich. Eine Kollision der Hohlfräse mit intraartikulären Strukturen (PCL, Patella, Tibia, mediale Femurkondyle) kann beim Einsatz des Roboters bei gleichzeitigem Verzicht auf eine Arthrotomie erst nach Beendigung des Fräsvorgangs festgestellt werden. Zur Vermeidung entsprechender Schäden ist die Fixierung des Kniegelenkes in maximaler Beugestellung erforderlich.

Beim Fräsen des femoralen Bohrkanals von extra- nach intraartikulär können vorbeschriebene Kollisionen der Hohlfräse mit intraartikulären Strukturen nur bei einer zu lang geplanten Bohrbahn auftreten. Eine Fixierung des Kniegelenkes ist nicht in forcierter Beugestellung notwendig, so dass der gesamte femorale Bohrvorgang arthroskopisch kontrolliert werden kann. Berichtet wird über 187 Patienten, bei denen unter Einsatz des Operationsroboters CASPAR eine vordere Kreuzbandplastik durchgeführt wurde. Bei 89 Patienten wurde der femorale Kanal ohne gleichzeitige arthroskopische Kontrolle von intra- nach extraartikulär gefräst, bei 98 Patienten wurde der femorale Fräsvorgang von extra- nach intraartikulär gefräst und arthroskopisch kontrolliert. Die Auswertung beider Verfahren zeigt, dass bei dem arthroskopisch kontrollierten Fräsvorgang weder intrartikuläre Schäden durch den Fräsvorgang noch postoperative Sensibilitätsstörungen auftraten, was bei dem Fräsvorgang in intra-/extraartikulärer Richtung in 1 bzw. 12 Fällen beobachtet wurde. In Hinblick auf die postoperativen Frühergebnisse, ausgewertet nach IKDC und KT 1000-Messung beider Gruppen sind keine Unterschiede feststellbar. *Schlußfolgerung:* Sämtliche intraartikulären Arbeitsschritte bei der vorderen Kreuzbandplastik sind auch bei Verwendung des Operationsroboters CASPAR arthroskopisch durchführbar und kontrollierbar. Die Komplikationsrate kann bei Durchführung des femoralen Fräsvorgangs von extra- nach intraartikulär unter arthroskopischer Sicht gegenüber dem nicht arthroskopisch kontrollierbaren Fräsvorgang in umgekehrter Richtung gesenkt werden.

3D Endosonographie – teure Computerspielerei oder hilfreiches Instrument für den Chirurgen ?

S. Farke, T. Abou-Ghazalé, M. Sielaff und H. Gögler

Chirurgische Klinik, DRK Kliniken Westend, Spandauer Damm 130, 14050 Berlin

3D Endosonography – Expensive Computergame or Helpful Tool for the Surgeon?

Zielsetzung: Die anorektale Endosonographie ist eine eingeführte Untersuchung der proktologischen Diagnostik. Durch digitale Aufarbeitung der Bilddaten einer Durchzugsuntersuchung wird eine virtuelle dreidimensionale Darstellung errechnet. Dieses 3D-Bild in Form eines Kubus bietet vielfältige Möglichkeiten der Interpretation. Durch zu einem dreidimensionalen Bild zusammengesetzte Einzelbilder sind Vorteile für den Chirurgen denkbar: 1.

kürzere Untersuchungszeit; 2. neue Einblicke durch viele optische Schnittebenen; 3. Verlaufskontrolle durch Speichermöglichkeit der Bilddaten; 4.Untersuchung durch unerfahrene Mitarbeiter oder Assistenzpersonal. Gleichzeitig sind durch die neue Technik auch Nachteile denkbar: 5. keine klinische Relevanz der 3D-Berechnungen, nur „hübsche" Bilder; 6. hohe Kosten, die etwa den Preis eines hochwertigen herkömmlichen Endosonographie-Gerätes nur für Hard- und Software ausmachen; 7. hoher Ausbildungs- und Schulungsbedarf durch den zusätzlichen Einsatz von Computertechnologie. *Material und Methoden:* Im Rahmen der Einführung der 3D-Darstellung der anorektalen Endosonographie-Daten haben wir die ersten 250 Patienten prospektiv erfasst. Dabei wurden Patienten aus der coloproktologischen Sprechstunde mit funktionellen Störungen (Inkontinenz, Obstipation, Descending Perineum Syndrom), Analfisteln und Tumoren untersucht. Die Untersuchungen wurden von allen Mitarbeitern, die im Untersuchungslabor tätig sind, durchgeführt (AIP bis Oberarzt). *Ergebnisse:* Durch die Arbeit mit den technischen Möglichkeiten der 3D-Endosonographie konnten wir feststellen: 1.Die Untersuchungszeit für die 3D-Untersuchung ist erheblich kürzer als für eine herkömmliche Endosonographie und beträgt nur etwa 3 – 4 Minuten. Bei unseren Untersuchungen wurden aber immer auch die herkömmlichen Endosonographien mit Befunderhebung durchgeführt. 2. Die Möglichkeit, in den dreidimensionalen Kubus aus allen Richtungen hineinzusehen, stellt eine wesentliche Bereicherung und Neuerung der Endosonographie dar. 3. Diese neue Option stellte sich in der Beurteilung von Neubildungen und für die Befundkontrolle durch den Erfahrenen als hilfreich dar. 4. Die Durchzugsuntersuchung kann problemlos durch wenig erfahrene ärztliche Mitarbeiter durchgeführt werden. Auch PJ-Studenten ohne Vorkenntnisse konnten nach kurzer Einweisung in die Technik die Untersuchungen vornehmen. 5. Die 3D-Bilder vermitteln ein der Morphologie des untersuchten Patienten vergleichbareres Bild als die herkömmlichen Bilder, dadurch können auch zusätzliche Informationen gewonnen werden (Fistelverlauf, Tumorinfiltration). 6. Tatsächlich ist die neue Technik teuer, nach der Einführung in unsere Untersuchungspraxis rechtfertigen die Vorteile aus Sicht aller Untersucher aber die hohen Kosten. 7. Unser System der 3D-Endosonographie ist nach kurzer Einarbeitungszeit für den erfahrenen Untersucher bedienbar, die Bedienung ist unkompliziert. *Zusammenfassung:* Die dreidimensionale Berechnung von anorektalen Endosonographie-Daten stellt eine hilfreiche Bereicherung der Methode dar, die Technik ist trotz komplizierter Datenberechnung und Bearbeitung leicht zu bedienen, die Bilder sind durch 3D-Darstellung auch ohne eingehende Endosonographie-Kenntnisse verständlich.

Intraoperative 5-ALA induzierte fluoreszenzoptische Nebenschilddrüsendetektion

J. Gahlen[1], R. Proßt[1], S. Winkler[2] und S. Post[1]

[1] Klinik für Viszeral-, Gefäß- und Thoraxchirurgie, Chirurgische Universitätsklinik Mannheim, Theodor-Kutzer-Ufer 1 – 3, 68167 Mannheim
[2] Abteilung für Endokrine Chirurgie, Chirurgische Universitätsklinik Heidelberg, Im Neuenheimer Feld 110, 69120 Heidelberg

Intraoperative 5-ALA-Induced Fluorescence Optical Detection of Parathyroid Gland

Zielsetzung: 5-Aminolävulinsäure (5-ALA) kann in verschiedenen Geweben eine intrazelluläre ProtoporphyrinIX (PpIX) Akkumulation induzieren. PpIX ist mit Licht einer bestimmten

Wellenlänge (blau) zur Fluoreszenz (rot) anregbar. Experimentell reichert die Nebenschilddrüse (NSD) PpIX nach systemischer 5-ALA Applikation an. Diese fluoreszenzoptische Markierung würde eine intraoperative Visualisierung der Epithelkörperchen, vor allem bei der minimal invasiven Exploration erleichtern. *Material und Methoden:* Weibliche Wag/Rij-Ratten (n = 22, 200 g KG) wurden intraperitoneal mit 5 ml 3%iger 5-Aminolävulinsäure (pH: 6,5; Fa. Medac, Deutschland) in CO_2-Kurznarkose photosensibilisiert. In 3 Gruppen, nach einer definierten Zirkulationszeit von 1, 2 und 4 h erfolgte eine mediane collare Inzision mit Darstellung der Schilddrüsenregion. Der makroskopischen Inspektion folgte die fluoreszenzoptische Anregung des Situs bei 380 – 440 nm (D-Light, Karl Storz, Deutschland) zur Detektion und Markierung der NSD. Die Bildverarbeitung erfolgte mit einer speziellen rot-empfindlichen Kamera und einer PC gestüzten Videoanalyse. Anschlieend wurde zur Evaluation des NSD spezifischen Anreicherungsverhaltens von 5-ALA induziertem PpIX eine quantitative Fluoreszenzanalyse der NSD und der SD durchgeführt. Das entnommene Gewebe wurde histologisch komplett aufgearbeitet. Die unter Fluoreszenz markierten Nebenschilddrüsen wurden mittels HE-Färbung nachgewiesen. *Ergebnisse:* Sämtliche NSD der Versuchstiere (regelhaft 2 / Tier) wurden ausschlielich fluoreszenzoptisch detektiert und histologisch verifiziert. Die quantitative Fluoreszenzanalyse ergab eine maximale PpIX Akkumulation nach einer Sensibilisierungszeit von 4 Stunden (1 h: 2897 a.u.; 2 h: 2424 a.u.; 4 h: 3703 a.u.). Die Diskriminierung der NSD zur SD (Ratio) war jedoch bereits nach 1 h am gröten (1 h: 12,4; 2 h: 5,7; 4 h: 2,5). Histologisch konnten zu den fluoreszenzoptisch detektierten NSD keine weiteren gesichert werden. Falsch positive Befunde wurden nicht beobachtet. *Zusammenfassung:* Die systemische Applikation von 5-ALA führt zu einer PpIX Anreicherung in der NSD der Ratte. Über die fluoreszenzoptische Anregung des Situs können die makroskopisch nur äuerst schwierig erkennbaren NSD (∅ 1 – 3 mm) über ihre grelle rote PpIX Fluoreszenz sicher und schnell detektiert werden. Eine Sensibilisierungszeit von 1 h reicht zur adäquaten Photosensibilisierung aus. Die Methode kann die minimal invasive NSD Exploration sinnvoll ergänzen und eine intraoperative NSD Navigation ermöglichen. Anregungslicht und Detektionskamera können problemlos in das endoskopische Standartinstrumentarium integriert werden.

Quantitative Erfassung der intraoperativen Strahlendosis bei unfallchirurgischen navigationsgestützen Eingriffen der Wirbelsäule

F. Gebhard[1], M. Kraus[1], B. Schneider[2], L. Kinzl[1] und M. Arand[1]

[1] Abteilung für Unfallchirurgie, Hand- und Wiederherstellungschirurgie
[2] Abteilung für Strahlentherapie, Universität Ulm, Steinhövelstraße 9, 89075 Ulm

Quantitative Recording of the Intraoperative Radiation Dose with Traumatologic and Navigation-Assisted Operations on the Spinal Column

Ziel der prospektiven Studie ist die Quantifizierung der intraoperativen Strahlendosis bei Eingriffen an der Wirbelsäule und dem proximalen Femur unter Nutzung der Computer-assistierten Navigation (CAS) im Vergleich zum Standard Vorgehen. *Methodik:* Die in der Studie benutzte Methode basiert auf dem Prinzip der Thermolumineszenz: Kristalle speichern Energie in den Elektronenbahnen und geben diese nach Stimulation wieder ab. Die freigesetzte Lichtmenge ist äquivalent der gespeicherten Strahlung. Die Messungen erfolgen intraoperativ mit Thermolumineszenz Dosimetrie (TLD) an drei Punkten: Strahlenquelle, Empfänger und im Operationsgebiet. Zusätzlich wird die Dauer der Durchleuchtung und die Stärke erfasst. *Ergebnisse:* Bislang wurden 21 Messungen am proximalen Femur und der Wirbelsäule durchgeführt. Davon waren 12 Eingriffe CAS und 9 Eingriffe Standardverfahren. Die Durchleuchtungsdauer betrug bei CAS Eingriffen am Femur 42 und an der WS 99,1 sec. Bei Standardverfahren betrug die Beleuchtungsdauer am Femur 121,8 und an der WS 235 sec. Der Einsatz der CAS führte zu einer Reduktion der Strahlungszeit bei Femuroperationen um 65,5% und bei Wirbelsäulenoperationen um 57,8%. Die Strahlendosis lag dabei im Mittel bei Femuroperationen bei CAS bei 161mGy und konventionell bei 1,5gy. Bei Wirbelsäulenoperationen lag die Strahlendosis im Mittel bei CAS bei 408mGy und konventionell bei 835mGy. *Schlußfolgerung:* Die vorliegenden Ergebnisse zeigen klar, dass der Einsatz der CAS in erster Linie in der Wirbelsäulen Chirurgie , aber auch am proximalen Femur zu einer deutlichen Reduktion der BV Zeiten führt. Darüber hinaus ist auch die Strahlendosis klar reduziert. Diese bedeutet langfristig, besonders für das operative Personal, das täglich dieser Belastung ausgesetzt ist, eine deutliche Einsparungen bezüglich ihrer Jahresdosis.

Erste klinische Erfahrungen bei der Implantation von Oberflächen-Knieendoprothesen mit einem Navigationssystem mit computergeführter Sägelehre

J. Gruß, R. Imig und W. Friedl

Chirurgische Klinik II, Klinikum Aschaffenburg, Am Hasenkopf 1, 63739 Aschaffenburg

First Clinical Experiences with the Implantation Surface Knee Endoprosthesis by a Navigation System with Computer-Navigated Sawing Gange

Einleitung: Bikondyläre Oberflächenersatzprothesen werden seit den 80er Jahren implantiert. Mittlerweile wird bei diesen Implantaten über eine Überlebenswahrscheinlichkeit von 90%

nach zehn Jahren berichtet. Auf Grund dieser guten Ergebnisse werden etwa 50.000 Knieendoprothesen pro Jahr in Deutschland implantiert. Da sowohl das Prothesen-Design als auch das Instrumentarium ausgereift erscheinen, wird durch die Navigation bzw. die Robotik versucht, weitere Verbesserungen in den Standzeiten zu erzielen. *Methodik:* An der Chirurgischen Klinik II in Aschaffenburg wird seit April 2001 das *Galileo-Nav/Galileo-Cas-System* der Firma *Plus Endoprothetik* zur Implantation von Oberflächen-Knieendoprothesen eingesetzt. Bis zum 26.09.01 wurden 28 Patienten mit diesem Verfahren versorgt und prospektiv untersucht. Die durchgeführten prä- und postoperativen Röntgenkontrollen inklusive Einbeinstandaufnahme wurden zur Achsbestimmung herangezogen. Des weiteren wurden die navigationsgestützten Operationsdaten analysiert. *Ergebnisse:* Es zeigte sich nach der Auswertung der Daten in 100% der Fälle ein exaktes postoperatives Alignment nach Maßgabe der Knee Society (170° – 175°) mit einem lat. Knieaußenwinkel von 173° (SA 2°). Dabei lag der Außenwinkel femoral bei 84° (SA 1°) und tibial bei 90° (SA 1°). Präoperativ lag der lat. Knieaußenwinkel bei 181°. *Schlußfolgerung:* Das *Galileo-Nav/Galileo-Cas-System* ermöglicht neben einer genauen Beinachsenwiederherstellung eine genaue Rotationsbestimmung und eine sichere Vermeidung des ventralen Notchings durch den Export der navigierten Daten auf die computergeführte Sägelehre. Die verlängerte OP Zeit und der größere intraoperative Aufwand erscheinen jedoch auf grund der deutlichen Alignmentverbesserung gerechtfertigt. Ob durch diese verbesserten Ergebnisse auch die Standzeiten positiv beeinflusst werden, wird durch Langzeit-Nachuntersuchungen zu überprüfen sein. Absehbar ist, dass die Navigation zu einem zentralen Thema der Endoprothetik werden wird.

Erste klinische Erfahrungen mit der computerassistierten Osteosynthese mit dem LISS (Less invasive stabilisation system)

P. A. Grützner[1], G. Zengh[2], B. Vock[1], L. P. Nolte[2] und A. Wentzensen[1]

[1] Unfallchirurgische Klinik, BG Unfallklinik Ludwigshafen, Ludwig-Guttmann-Straße 13, 67071 Ludwigshafen
[2] M. E. Müller Institit für Biomechanik Bern, Schweiz

First Clinical Experiences with the Computer-Assisted Osteosynthesis by LISS (Less Invasive Stabilisation System)

Mit dem LISS steht ein Osteosyntheseverfahren zur Verfügung das eine minimal invasive, winkelstabile Stabilisierung bei metaphysären Problemfrakturen erlaubt.

Das LISS ist am ehesten mit einem Fixateur interne zu vergleichen. Die Problematik liegt in der Notwendigkeit der exakten, kaum Fehler verzeihenden Implantationstechnik, ein konventionelles „Reponieren gegen die Platte" ist nicht möglich, das Implantat muss exakt auf der Konvexität des Knochens aufliegen.

Die Ziele der Entwicklung der LISS Navigation waren zum einen die röntgenfreie Kontrolle des Repositionsvorganges in navigierten C-Arm Bildern (virtuelle Fluoroskopie), zum anderen die dreidimensionale Darstellung von Instrumenten und Implantaten in diesen Bildern zur Verringerung der oben genannten Problematik.

Nach erfolgreicher Labortestung konnte das Modul in das bestehende Navigationssystem implementiert werden. In der BG Unfallklinik wurden diese Technologie erstmals bei 4 Osteosynthesen mit dem LISS klinisch eingesetzt. Im ersten Schritt wurde jeweils am proximalen und distalen Hauptfragment je eine Referenzbasis mit LED Markern fixiert. Nach Aufnahme von C-Arm Einzelbildern in je 2 Ebenen proximal, distal und im Frakturbereich erfolgte sowohl die Reposition der Fraktur als auch die Stabilisierung des Knochen.

Mit Hilfe der sogenannten virtuellen Zylinder werden aus verschiedenen Röntgenprojektionen dreidimensionale Strukturen, dem Knochenvolumen entsprechend, geschaffen. Hierdurch können die aufgenommenen Röntgenbilder dynamisiert werden und somit der Repositionsvorgang ohne weitere Durchleuchtung direkt kontrolliert werden.

Die Implantate, einschließlich LISS Platte, Schrauben und Instrumente werden in Relation zu den virtuellen Röntgenbilder dreidimensional, der Realität angenähert, in Echtzeit dargestellt. Sowohl das Einschieben der Platte, als auch die Fixation mit Schrauben einschließlich Bohrvorgang und Längenmessung konnte so navigiert erfolgen. Zur Kontrolle der Präzision wurden zum Abschluss C-Arm Bilder in 2 Ebenen vom Frakturbereich aufgenommen und in das System, bei noch fixierten Referenzbasen am Knochen und der Platte aufgenommen. Somit konnte die Übereinstimmung zwischen Röntgenschatten und vom System visualisierter Reposition und Implantatposition überprüft werden.

Bei allen 4 navigierten Eingriffen gelang auf Anhieb die korrekte Reposition der Fraktur und Platzierung der Platte. Nachteilig waren die noch nicht komfortable Bedienung der Software mit der Notwendigkeit eines zusätzlichen Operators am Navigationssystem. *Zusammenfassung:* Durch die navigierte LISS Osteosynthese konnten die Nachteile des minimal invasiven Vorgehens durch die Visualisierung sowohl der Reposition, als auch der Platzierung und der Fixierung des Implantates, entscheidend reduziert werden.

Volumen-Rendering und Computeranimation in der transanalen Endosonographie - Welchen Stellenwert besitzt die 3-dimensionale Endosonographie (3D-EUS) des Analsphinkters bei der Diagnostik von Analfisteln?

C. Isbert, A. J. Kroesen, M. Utzig, C.-T. Germer und H. J. Buhr

Abteilung für Allgemein-, Gefäß- und Thoraxchirurgie, Chirurgische Klinik I, Freie Universität Berlin, Hindenburgdamm 30, 12300 Berlin

Volume Rendering and Computer Animation in the Transanal Endosonography – What is the Importance of the 3D Endosonography (3D-EUS) of the Anal Sphincter in the Diagnosis of Anal Fistula?

Zielsetzung: Die Chirurgische Therapie von Analfistel ist mit einer hohen Rezidiv- und Inkontinenzrate belastet, da präoperativ meist nur unzureichende Informationen über den Fistelverlauf vorliegen. Entsprechend werden diagnostische Verfahren benötigt, welche in der Lage sind, den Fistelverlauf in Relation zum Sphinkterapparat exakt zu definieren und darüber hinaus prospektiv Auskunft über eine mögliche postoperative Beeinträchtigung der Kontinenzleistung zu geben. Ziel der Studie war es, erstmalig Volumen-Rendering und Computeranimation der 3D-Endosonographie (3D-EUS) hinsichtlich ihrer Wertigkeit bei der Detektion des Fistelverlaufes und der Vorhersagbarkeit einer komplikationslosen chirurgischen Spaltung zu evaluieren. *Patienten und Methoden:* 34 Patienten (41 $\pm$ 18,5 Jahre) mit Analfisteln wurden präoperativ 2D- und anschließend 3D endosonographiert (V530D MT, 7 – 10 MHz multifrequenz Rektalsonde S-VRW, Kretz-Technik). Die Klassifizierung der Fisteln erfolgte nach Parks, wobei zusätzlich in verzweigte und nicht verzweigte Fistelsysteme unterschieden wurde. Bei transsphinktärem Verlauf wurde, orientierend am transmuskulären Befall und der inneren Fistelmündung, prospektiv die Fistel in „spaltbar“ und „nichtspaltbar“ klassifiziert. *Ergebnisse:* Intraoperativ wurden 23 Fistel als trans-, 3 als inter- und 5 als extrasphinktär sowie 3 als subcutan/submukös befundet. Bei den transsphinktären Fisteln wurde der Verlauf in 6 Fällen im Bereich des unteren Sphinkterdrittels und in 12 Fällen im Bereich der Pars profunda sowie in 5 Fällen translevatorisch lokalisiert. Ein verzweigtes Fistelsystem lag bei 11 Patienten vor. Bei 11 Patienten erfolgte eine chirurgische Spaltung der Analfistel, bei 23 Patienten wurde die Fistel exkochleiert und fadendrainiert ($n = 15$) oder plastisch gedeckt ($n = 8$). Die 2D-EUS dauerte mit 55 ± 22 Min. länger als die 3-D EUS mit 31 ± 14 Min. ($p < 0{,}01$), wobei die Analyse der 3-D-Rekonstruktion am PC patientenunabhängig erfolgte. Die Spaltbarkeit der Fistel wurde in der 2D-EUS in 8/11 Fällen und in der 3D-EUS in 9/11 Fällen korrekt vorausgesagt, wobei in beiden Untersuchungen in 2 Fällen die Spaltbarkeit nicht korrekt angenommen wurde. Ein verzweigtes Fistelsystem konnte in der 2D-EUS in 7/11 Fällen und in der 3D-EUS in 10/11 Fällen diagnostiziert werden. Mit der 2D-EUS gelang die Fistelklassifikation in 30/34 Fällen und in der 3D-EUS in 32/34 Fällen korrekt. *Schlußfolgerungen:* 1) Die 3D-EUS ist technisch einfach durchführbar und für den Patienten aufgrund der deutlich kürzeren Untersuchungszeit weniger belastend als die 2D-EUS. 2) Die Dedektion des Fistelverlaufes und eines verzweigten Fistelsystems ist mit der 3D-EUS exakter zu erheben als mit der 2D-EUS. 3) Die chirurgische Spaltbarkeit einer transsphinktären Analfistel ist sowohl 2D- als auch 3D-endosonographisch in vergleichbarer Weise vorhersagbar.

Limitationen bei manuell und telemanipulator-assistierten Ziel- und Präzisionsbewegungen in der endoskopischen Chirurgie am bewegten Objekt

S. Jacobs, D. Holzhey, C. Ullmann und V. Falk

Herzzentrum Leipzig, Universität Leipzig, Russenstraße 19, 04289 Leipzig

Limitations for Manual and Telemanipulator-assisted Motiontracking and Accuracy in Endoscopic Surgery at the Moving Object

Chirurgie am bewegten Objekt erfordert eine hohe Präzision und Zielgenauigkeit. Inzwischen sind Techniken entwickelt worden, die eine totalendoskopische Operation (z. B. am schlagenden Herzen) unter Verwendung eines Telemanipulatorsystems ermöglichen. Ziel der Studie war, die Bandbreite an Limitationen für die manuelle und telemanipulator-assistierte Zielbewegungen zu eruieren. *Methoden:* Um Bedingungen, vergleichbar mit einem schlagenden Herzen, zu schaffen, ist ein endoskopischer Trainer bestehend aus einer beweglichen Platte und fixierten Kontaktpunkten entwickelt worden. Die Platte wird von 3 Servomotoren angetrieben und über einen Computer gesteuert. Die Amplitude und die Frequenz kann unabhängig voneinander variiert werden, um verschiedene Bewegungen (Imitation eines ruhenden und schlagenden Herzens) mit unterschiedlicher Schnelligkeit zu simulieren. 20 Probanden wurden aufgefordert Kontaktpunkte auf der Platte in unterschiedlicher Reihenfolge mit steigendem Schwierigkeitsgrad (ID) zu treffen. Sowohl die Zeit zwischen den einzelnen Berührungen (Zielberührung löst Signal aus) als auch die Fehler (Kontaktpunkte werden verfehlt) wurden elektronisch gespeichert. *Zusammenfassung:* Im Vergleich zu manuellen Zielbewegungen benötigt man bei telemanipulator-assisitierten Zielbewegungen am bewegten Objekt mehr Zeit und macht mehr Fehler. Bei hohen Geschwindigkeiten (Frequenz von 60/min) zeigt sich, daß Zielbewegungen aufgrund der technischen Schwierigkeiten mit den momentan verfügbaren Telemanipulatoren nahezu unmöglich werden.

Ergebnisse:

Tabelle 1

Proband		*Zeit (s)*				Fehler		
		v1	*v2*	*v3*	*m*			*m*
All - MW	Hand - rest	335,1	411,4	449,9	306,6	22	61	3,1
All - MW	Hand - stab. 35	372,2	399,0	434,2	334,4	45	53	6,4
All - MW	Hand - stab. 50	366,0	496,6	540,1	373,4	58	120	8,3
All - MW	Hand - unstab. 35	366,0	496,6	540,1	373,4	54	106	7,7
All - MW	Hand - unstab. 50	385,9	591,8	456,0	330,1	101	227	14,4
All - MW	Telemanipulator - rest	1300,2	1076,3	1149,9	1025,1	90	189	12,9
All - MW	Telemanipulator - stab. 35	1038,6	1152,4	1151,5	1017,0	242	397	34,6
All - MW	Telemanipulator - stab. 50	1389,2	1092,1	1053,0	1559,9	242	541	34,6
All - MW	Telemanipulator - unstab. 35	1363,3	1469,4	1342,1	1055,7	263	535	37,6
All - MW	Telemanipulator - unstab. 50	1216,0	991,1	1566,0	971,6	346	608	49,4

Legende: v = Kontaktpunkt, m = Mittelwert

Die 2.5 D Sonographie zur Bestimmung der Beingeometrie

P. Keppler, F. Gebhard, D. Maier und L. Kinzl

Abteilung für Unfallchirurgie, Hand- und Wiederherstellungschirurgie, Universität Ulm, Steinhövelstraße 9, 89075 Ulm

2.5 D Sonography for the Determination of Leg Geometry

Unter einem 2.5 D Ultraschallsystem versteht man die Kombination von einem Sonographiegerät mit einem Navigationssystem. Dadurch können 3D-Vermessungen der Beine vorgenommen werden. Am Ober- und Unterschenkel werden definierte anatomische Konturen mit einem 5 Mhz Linearschallkopf dargestellt und das Sonograpiebild simultan mit den räumlichen Koordinaten abgespeichert. Die Referenzebenen werden an knöchernen Konturen des Ober- und Unterschenkels auf den Ultraschallbildern definiert. Dadurch ist das System unabhängig von der Patientenlagerung. Durch Referenzsensoren am Unterschenkel des Patienten wird eine Unempfindlichkeit gegen Rotationsbewegungen während den Messungen erreicht.

Mit einer speziell entwickelten Software, welche unter der graphischen Benutzeroberfläche Microsoft *Windows 95®* betrieben wird, kann die Ober- und Unterschenkellänge, die Torsion und Beinachse schnell und einfach bestimmt werden.

Messungen an 200 Erwachsenen im Zeitraum von 01/97 bis 06/01ergaben eine Reproduzierbarkeit von $\pm 2°$ bei der Winkelbestimmung bzw. ± 2 mm bei der Längenbestimmung. Referenzmethode zur Überprüfung der Ultraschallmethode war die computertomographische Torsionswinkel- und Längenbestimmung nach der Methode von Waidelich et al. beziehungsweise die Ganzbeinaufnahme im Stehen mit a.p. ausgerichtetem Kniegelenk.

Dabei betrug die mittlere Abweichung bei der Torsionswinkelmessung 4°, bei der Längenmessung 3 mm und bei der Bestimmung des femorotibialen Winkel 2°.

Vorteile der hier vorgestellten neuen 2.5 D Sonographiemethode zur Bestimmung der Beingeometrie sind: Unabhängigkeit von der Patientenlagerung, keine Projektionsfehler, Unempfindlichkeit gegen Rotationsbewegungen, keine Strahlenbelastung, einfache und komfortable Auswertung, reproduzierbare und genaue Messungen.

CT- und C-Arm gestützte Navigation am Acetabulum bei der Implantation zementfreier Hüftprothesenpfannen

St. Klima, R. Hube, M. Hildebrand und W. Hein

Klinik für Orthopädie, Martin-Luther-Universität Halle-Wittenberg, Magdeburger Straße 22, 06112 Halle

CT and C-Arm Assisted Navigation on the Acetabulum with the Implantation of Cementless Hip Prosthesis

In unserer Einrichtung werden jährlich etwa 350 primäre Hüftprothesenimplantationen und 100 Prothesen-Wechseloperationen an der Hüfte durchgeführt. Als Schwerpunktzentrum behandeln wir eine verhältnismäßig hohe Zahl von Patienten mit anatomisch besonderer Situation im Hüftbereich (Hüftdysplasie, Rheumatiodarthritis, Knochentuberkulose, Zustand nach Becken- bzw. Acetabulumfraktur und Umstellungsosteotomie). Bei der Navigation der Pfannenimplantation nutzen wir sowohl das CT- als auch das C-Arm-gestützte System der Fa. MEDIVISION. Bei mehr als 100 navigierten Operationen kommen beide Systeme unter Berücksichtigung ihrer Vor- und Nachteile zum Einsatz.

Als wesentliche Vorteile der C-Arm-gestützten gegenüber der CT-gestützten Methode haben sich gezeigt:
- eine geringere Strahlenbelastung des Patienten
- eine kürzere Vorbereitungszeit
- geringere Mehrkosten (abgesehen von Anschaffungskosten)
- deutliche Zeitersparnis bei der Vorbereitung und Operation
- kürzere Operationszeit (Mittel 9 min gegen 17 Minuten verlängert)
- nicht benötigte Datenaustauschmedien

Diesen Vorteilen stehen Nachteile der C-Arm-Methode gegenüber:
- Tiefe der Pfannenimplantation nicht objektivierbar
- Bestimmung der Pfannengröße mit höherem subjektiven Fehler behaftet
- Objektivierbarkeit der knöchernen Situation am Becken stellt sich schwieriger dar

Beide Methoden weisen Schwächen in der Einsatzvorbereitung und im operativen Ablauf auf:
- Nachteilig ist die Implantatgebundenheit des Systems mit der daraus resultierenden aufwendigen Implementierung zusätzlicher Prothesensysteme.
- Zahlreiche Kabel behindern das Operationshandling.
- Gerade bei Beckendeformitäten infolge kongenitaler Mißbildung oder posttraumatischer Zustände zeigt das System Schwächen.

Wir empfehlen den routinemäßigen Einsatz der C-Arm-gestützten Navigation bei der Hüftpfannenimplantation für Patienten ohne anatomische Besonderheiten im Bereich des Beckens. Bei anatomischen Besonderheiten im Pfannen- und Beckenbereich ist die CT-gestützte Navigation auf Grund der dreidimensionalen Planungsmöglichkeit vorteilfaft. Liegt ein seiteninkongruentes Becken vor, ist die Pfannennavigation derzeit noch mit Risiken einer Fehlimplantation verbunden.

Bildwandler-gestützte 3D-Navigation am Becken- Vergleich mit 2D-C-Arm-Navigation und CT- basierter Navigation

A. B. König[1], H. Wälti[2], A. Schäffler[1], U. Stöckle[1], N. P. Haas[1] und L. P. Nolte[2]

[1] Klinik für Unfall- und Wiederherstellungschirurgie, Charité, Augustenburger Platz 1, 13353 Berlin
[2] M. E. Müller-Institut Universität Bern, Murtenstrasse 35, 3010 Bern, Schweiz

Image Converter-Assisted 3D Navigation on the Pelvis-Compared with the 2D-C Arm Navigation and CT-Based Navigation

Einleitung: Der neue Bildwandler Iso-C 3D® von Siemens® ermöglicht die Rekonstruktion CT-ähnlicher Bilddatensätze aus einer Serie von Bildwandleraufnahmen. Eine manuelle Transformation dieser Daten gestattet es, sie in ein Navigationssystem (Medivision) zu laden und ohne die Erfordernis einer Matching- Prozedur damit dreidimensional zu navigieren. *Ziel:* Testung und Entwicklung des Verfahrens der Bildwandler gestützten 3D-Navigation und nachfolgender Vergleich mit der bisherigen Technik der 2D-Bildwandler-Navigation sowie der CT-basierten Navigation für minimalinvasive Schraubenosteosynthesen am Becken. *Material und Methode:* Mit dem Iso- C-3D® und dem SurgiGATE®-Navigations-System der Firma Medivision® wurden 60 Schraubenplatzierungen in fünf verschiedenen Positionen am Becken-Modell navigiert. Neben der Präzision der Bohrungen wurden Planbarkeit in der 3D-Rekonstruktion, die Bildqualität sowie die Genauigkeit von Scans und virtueller Darstellung bewertet.

Die gewonnenen Daten wurden mit den Ergebnissen der Navigation von jeweils 60 entsprechenden Schraubenplatzierungen mit der 2D-C-Arm Navigation (Ziehm-BV) und der CT-basierten Navigation verglichen (beide Medivision- Navigationssystem).

Alle drei Versuchsreihen wurden unter vergleichbaren Bedingungen wie bei minimalinvasivem Vorgehen durchgeführt. Die Kontrolle der Schraubenplatzierungen erfolgte im CT. *Ergebnisse:* Mit der neuen 3D-C-Arm- Navigation wurden 53 der 60 Schrauben (88%) korrekt platziert. In 6 Fällen kam es zur Verletzung der Kortikalis ohne Perforation (10%). Eine Fehlplatzierung mit Kortexperforation wurde durch ein Software-Problem verursacht. Mit einem Iso-C3D-Scan konnten jeweils bei 20 Sekunden Durchleuchtungszeit 1 bis maximal verschiedene 5 Schraubenplatzierungen navigiert werden.

Mit der 2D-C-Arm- Navigation konnten 51/60 Schrauben (85%) korrekt platziert werden. In 5 Fällen kam es zur abweichenden Platzierung ohne Perforation der Kortikalis (8%) bei 4 Fehlplatzierungen (7%). Mit der CT-basierten Navigation wurden 50/60 Schrauben (83%) korrekt eingebracht. 6 der 60 Schrauben zeigten Abweichungen ohne Kortexperforation, 4 Schrauben (7%) waren fehlplaziert.

Bei insgesamt 180 durchgeführten Schraubenplatzierungen konnte mit dem 3D-Bildwandler die höchste Rate an korrekten Schrauben-Platzierungen am Becken erreicht werden. Im gesamten 3D-Volumen konnte exakt navigiert werden. Die Bildqualität des 3D-Modells ist für die Navigation ausreichend geeignet. *Diskussion:* Die neue 3D-Navigation mit dem Iso-C-3D überzeugte in der Testreihe mit hoher Präzision und Zuverlässigkeit. Obwohl keine intraoperative Matching- Prozedur erforderlich ist, kann es durch die intraoperative Planung zu vorübergehenden Verlängerungen der OP-Zeit kommen. Bei einer Optimierung der Navigations-Software und der Automatisierung der Datenverarbeitung wird eine weitere Verringerung der Fehlerquellen erwartet. Dann wird die 3D-C-Arm-Navigation eine Alternative zu den bisher bewährten Navigationstechniken darstellen, die die Vorteile der BV-Navigation mit CT-ähnlicher Qualität kombiniert. Für den Patienten resultiert dadurch ein Wegfall des präoperativen CT und damit die Einsatzmöglichkeit im akuten Notfall sowie nach intraoperativen Repositionsmanövern.

Verwendung des Robotersystems AESOP bei laparoskopischen Operationen – Vorteil oder Risikoerhöhung für Arzt und Patient?

B. Kraft, C. Jäger, B. Leibl, K. Kraft und R. Bittner

Klinik für Allgemein- und Viszeralchirurgie Marienhospital, Böheimstraße 37, 70199 Stuttgart

Use of the Robot System AESOP in Laparoscopic Surgery – Advantage or Higher Risks for Surgeon and Patient?

Ziel der Studie war es, die Wertigkeit bzw die Risiken des Robotersystems AESOP zu untersuchen. Muss ein erhöhter Zeitverlust, ein Komfortverlust für den Operateur oder evtl sogar ein Sicherheitsverlust für den Patienten in Kauf genommen werden? Kann eine signifikante Kostenreduktion erzielt werden? *Patientengut und Methodik:* In die prospektiv randomisierte zweiarmige Pilotstudie wurde ein Patientenkollektiv von je 120 Patienten mit Cholecystolithiasis bzw. einseitiger Leistenhernie aufgenommen. Die Patienten wurden rekrutiert aus dem laufenden Krankengut des Marienhospitals Stuttgart. Patienten mit zu erwartenden schweren Adhäsionen, Akuteingriffe, incarcerierte und nicht reponible Leistenhernien wurden ausgeschlossen. Die Zahl der Operateure war begrenzt auf 4 in der Anwendung des AESOP erfahrene Oberärzte. Alle Kameraassistenten waren aufgrund unseres grossen Krankengutes versiert mit durchschnittlich über 100 Assistenzen. Ein weiterer Assistent mit Stoppuhr mass Ein-, Ausleitungs- und Operationszeiten. Ausserdem zählte er die gegebenen Kommandos, nicht oder falsch verstandene Kommandos, Zahl der manuellen Kamerakorrekturen sowie der erforderlichen Optikreinigungen. Durch den Operateur erfolgte eine subjektive Beurteilung des intraoperativen Ablaufs. *Ergebnisse:* Für die Vorbereitungszeiten fand sich kein signifikanter Unterschied, bei der reinen Operationszeit ergab sich jedoch eine Differenz von 10,5 min (CCE) bzw 7 min (TAPP) zugunsten der Assistenzgruppe. An den Roboter mussten 13(CCE) bzw 38(TAPP), an den Kameraassistenten nur 1 bzw 3 Kommandos gegeben werden. Ein ähnliches Verhältnis erhielten wir für manuelle Kamerakorrekturen bzw nicht verstandene Kommandos. Lediglich die Zahl der Optikreinigungen war in beiden Gruppen gleich. Bei 7 Cholecystektomien und 3 Leistenbruchoperationen der Robotergruppe war ein zumindest intermittierender Umstieg auf Kameraassistenz erforderlich. Die subjektive Beurteilung des OP-Komforts, der Bildbrillanz, der optimalen Einstellung des OP-Gebietes sowie des Erkennens schwieriger Situationen fiel eindeutig zugunsten der Kameraassistenz aus. Sogar der Schwierigkeitsgrad der Operation wurde in der Robotergruppe höher eingeschätzt. *Schlußfolgerung:* Die regelmässige Verwendung des AESOP erspart zwar einen Assistenzarzt, dafür muss aber ein deutlicher Komfortverlust für den Operateur sowie auch ein Zeitverlust in Kauf genommen werden. Die excellenten Ergebnisse in der Assistenzgruppe führen wir auf die grosse Routine unserer Kameraführer zurück.

Virtual Reality in der Chirurgie – Was bringt das Training mit dem Operationssimulator ?

K. S. Lehmann[1], H. Maaß[2], H. K. Cakmak[2], T. Foitzik[1], G. Bretthauer[2] und H. J. Buhr[1]

[1] Chirurgische Klinik und Poliklinik I, Klinik für Allgemein-, Gefäß- und Thoraxchirurgie, Universitätsklinikum Benjamin Franklin, Freie Universität Berlin , Hindenburgdamm 30, 12200 Berlin
[2] Institut für Angewandte Informatik, Forschungszentrum Karlsruhe GmbH, Karlsruhe

Virtual Reality in Surgery – What are the Benefits of the Operation Simulator?

Zielsetzung: Für die operative Ausbildung in der minimal-invasiven Chirurgie (MIC) müssen neue Trainingsmethoden entwickelt werden, die es dem angehenden Chirurgen erlauben, am Phantom die anatomischen Strukturen, den OP-Ablauf und die „Handgriffe" zu üben, bevor er die Operation erstmals an einem Patienten durchführt. Vergleichbar mit Flugsimulatoren wurde im Rahmen eines Verbundprojektes mit dem Forschungszentrum Karlsruhe ein virtueller endoskopischer Operationssimulator entwickelt. In einer ersten Studie wurde überprüft, ob das Training an diesem Gerät für Berufsanfänger einen Übungseffekt hat, der (zumindest) mit dem am Pelvitrainer (PT) vergleichbar ist. *Material und Methoden:* Als Trainingsgeräte wurden das System Lap-SimOne mit KISMET-Simulationssoftware und Kraftrückkopplung sowie ein Pelvitrainer mit üblichem Instrumentarium benutzt. Zwei Basisübungen wurden in identischer Weise virtuell und als Modell für den Pelvitrainer konstruiert. In der ersten Übung mußten Röhren mit der 30°-Optik so angesteuert werden, daß eine Zahl auf dem Boden der jeweiligen Röhre erkennbar war. In der zweiten Übung mußten Kontaktpunkte, die in verschiedenen Höhen über einer Grundplatte angebracht waren, mit einem Instrument zielgenau berührt werden. Je 10 Probanden ohne laparoskopische Erfahrung führten für 15 min täglich an 4 aufeinander folgenden Tagen ein definiertes Trainingsprogramm durch. Hauptzielparameter war die zur Erfüllung einer Aufgabe benötigte Zeit. Die Ergebnisse sind als Mittelwerte $\pm$ SEM aufgeführt. *Ergebnisse:* Beide Gruppen zeigten je zwei Arten von Lernkurven. Zum einen fand ein Lernen während der Übung mit stärkster Ausprägung am ersten Tag statt. Zum anderen ließ sich ein Tag-zu-Tag-Lernen beobachten, bei dem die mittlere Übungszeit am Folgetag deutlich geringer als am Vortag war. Die Übungszeiten verbesserten sich in den ersten drei Tagen deutlich, danach war eine Plateauphase zu beobachten. Die Lernkurvenverläufe beider Gruppen stellten sich gleich dar., allerdings waren die Übungszeiten der VEST-Gruppe höher als die der PT-Gruppe (Tabelle 1). *Zusammenfassung:* Genauso wie am PT zeigt auch das Training an der Computer-

Simulation einen reproduzierbaren Trainingseffekt. Der parallele Verlauf der Lernkurven an beiden Systemen läßt den Schluß zu, daß der gleiche Lernmechanismus vorliegt. Somit scheint sich der Simulator grundsätzlich für das laparoskopische Training zu eignen. Durch Systemverbesserung und Weiterentwicklung wird in Zukunft die Simulation komplexer Operationsszenarien mit verschiedenen anatomischen und pathologischen Variationen möglich sein (Unterstützt durch das BMBF, Ref.# HapicIO FKZ 01IRA03C).

Tabelle 1 Instrumenten-Zielführung, MW ± SEM [sek]

Trainingstage	Pelvitrainer		Lap-SimOne	
1.	27.76	± 1.28	52.25	± 5.13
2.	16.22	± 0.55	35.59	± 1.80
3.	13.16	± 0.23	30.49	± 1.66
4.	13.05	± 0.28	30.16	± 1.57

Intraoperative digitale Therapiekontrolle von viszeralchirurgischen Eingriffen im offenen MRT

F. P. Müller[1], CH. Schoepp[1], V. Fiedler[2] und P. R. Verreet[1]

[1] Klinik für Allgemein- und Viszeralchirurgie, Lutherplatz 40, 47805 Krefeld
[2] Institut für Röntgendiagnostik, Klinikum Krefeld

Intraoperative Digital Therapy Control of Visceral Operations in the Open MRT

Einleitung: Der wichtigste Prognosefaktor in der Behandlung der Weichteilsarkome ist die R0-Resektion, bei den Analfisteln stellt nur die komplette Sanierung eine Chance auf Rezidivfreiheit dar. Die Ergebnisse des operativen Eingriffs zeigen sich erst im weiteren Follow-up. Eine digitale, intraoperative Online- Überprüfung war bisher nicht möglich. Das offene interventionellen 0,5T MRT wurde konzipiert, um dem Chirurgen (Neurochirurgen) eine intraoperative Kontrolle ihrer Eingriffe, bzw. deren Radikalität durch zweidimensionale „Echtzeit-Bilder„ in bis zu 4 Ebenen zu ermöglichen. Ziel der vorliegenden Studie war es, Sinnhaftigkeit, Praktikabilität und operativ-technischem Zugewinn neben einer vergleichenden Prozeßkostenanalyse exemplarisch an oben genannten Eingriffen zu überprüfen. *Material und Methoden:* In einer Machbarkeitsstudie wurden seit dem 01.08.1998 in einem offen konfigurierten Kernspintomographen (Signa SP, General Electric, 0,5 Tesla) mit einem vertikalen Zugang von 58 cm unter virtueller, radiologischer Kontrolle komplexe Analfisteln und Weichteiltumore operiert. Nach Optimierung der Gerätegeometrie wurden die Eingriffe in Real-time-Bildgebung, teilweise mit Kontrastmittelverstärkung intraoperativ (z. B. Gadolinium) durchgeführt. Die Bildinterpretation erfolgte interdisziplinär gemeinsam mit einem Radiologen. *Ergebnisse:* Insgesamt wurden 32 Operationen durchgeführt. Hierbei handelt es sich neben 14 komplexen Analfisteln um 18 Weichteiltumore mit n = 4 malignen fibrösen Histiozytomen, n = 3 Leiomyosarkomen, n = 3 Hämangiopericytomen, n = 5 Fibrosarkomen und n = 3 Lipomen. Die postoperative Phase verlief bei allen Operationen unauffällig. Die Visualisierung der detektierten Fistelverläufe und Tumorabgrenzung zu Gefäß- und Nervenstrukturen, die Darstellung der Ausdehnung der Fistelstraßen, Abszeßhöhlen und Tumorformationen und die topographische Zuordnung gelingt in beeindruckender Weise und sichert die Schonung funktionell wichtiger morphologischer Sphinkter-, Gefäß- und Nervenstrukturen durch eine konkrete real-time-Visualisierung. So konnten teilweise noch in situ verbliebene Tumorreste im MR-Bild nachgewiesen werden, die dann entsprechend nachreseziert wurden. Der stationäre Aufenthalt der Patienten betrug im Mittel 9 Tage (Range 3 - 15 Tage). In der bisherigen Nachbeobachtungszeit zeigten sich keine Rezidive. *Diskussion:* Die Ergebnisse dieser Studie zeigen durch die Visualisierung topographisch-anatomischer Strukturen im „Interventionellen-MRT" einen deutlichen Zugewinn im Rahmen multimodaler Therapiestrategien beim Weichteilsarkom, wie bei komplexen Analfisteln. Die genannten Operationen erfahren einen deutlichen technischen Zugewinn. Indikatorische Aspekte mit hoher Wertigkeit bestehen in der Fistelchirurgie bei extra- und suprasphinktären Fisteln und pararektalen und supralevatorischen Abszessen. Dennoch sind die Prozeßkosten im offenen MRT hoch, so daß nur ausgewählte, komplizierte Rezidiveingriffe für den digital erfahrenen Chirurgen langfristig eine Indikation darstellen, um Folgekosten möglichst gering zu halten.

Korrektur bis Redaktionsschluss nicht eingegangen.

Dreidimensionale Planung und Roboter gestützte Schaftfräsung bei angeborener Hüftgelenksdysplasie

A. Olk, O. Jannasch und F. F. Hennig

Abteilung für Unfallchirurgie, Chirurgische Klinik, Universität Erlangen-Nürnberg, Krankenhausstraße 12, 91054 Erlangen

Three-Dimensional Planning and Robot-Assisted Shaft Milling in Congenital Hip Dysplasia

Die Roboter gestützt Schaftfräsung im Bereich der Hüftendoprothetik steht schon seit ihrer Einführung in der Diskussion. Es wurde wiederholt und ausführlich das Pro und Contra diesbezüglich diskutiert. Ein endgültiges Fazit kann aber erst in 10 bis 15 Jahren gezogen werden, wenn die ersten Langzeit Ergebnisse bezüglich der Standzeit vorliegen.

Zu den unbestritten Vorteilen der Navigation und der Robotik zählt die dreidimensionale präoperative Planung der Implantation. Hierbei kann mit Hilfe einer dreidimensionalen Planungsstation aus einem standardisierten CT-Datensatz die optimale Prothesengröße und Position bestimmt werden.

Mit Hilfe der Planungsstation „Orthodoc" der Firma Integrated Surgical Systems, USA, ist es möglich verschiedenste Messungen an der virtuellen Planung vorzunehmen. So kann der genaue Antetorsionswinkel des Schenkelhalses vor bzw. nach Implantation der Prothese gemessen werden, man kann aktiven Einfluss auf die Beinlänge nehmen. Aus einer Prothesendatenbank kann eine größenadaptierte Prothese gewählt werden, welche durch Verschiebung, Verkippung und Rotation den individuellen Verhältnissen angepasst wird und somit einen optimalen Sitz bekommt. Die Beurteilung der Kortikalis bzw. Spongiosa Relation zur Endoprothese ist somit Schicht für Schicht beurteil- und justierbar. Der Roboter garantiert nun eine eins zu eins Umsetzung des präoperativen Planes.

Gerade im Bereich der angeborenen Hüftgelenksdysplasie zeigt eine derartige präoperative dreidimensionale Planung große Vorteile. Hier herrschen meist Situationen mit vollkommen veränderten anatomischen Strukturen. Es finden sich oft Antetorsionswinkel bis zu 60° und vollkommen deformierte Markraumhöhlen. Ein nicht beachten dieser Tatsachen kann zu einer Fehlimplantationen und einer falschen Prothesen Wahl führen. Gerade bei beidseitiger Fehlbildung kann nach erfolgter Implantation auf der ersten Seite, die zweite Seite spiegelbildlich implantiert werden. Diese führt zu einer ausgewogenen Mechanik und Balance der Statik des Patienten.

In einem Zeitraum von zwei Jahren wurden 20 ausgeprägte beidseitige Hüftgelenksdysplasien erfolgreich, davon neun zweizeitig auch auf der Gegenseite, endoprothetisch versorgt. Die durchschnittliche Operationszeit betrug 115 min. An Komplikationen ist weder eine Infektion noch eine Nervenschädigung zu nennen. Der Blutverlust war mit ca. 450 ml, im Vergleich zu herkömmlichen konventionellen Operation, nicht erhöht. Die neun beidseitig versorgten Patienten sprechen für ein positives subjektives Gefühl dieser Gruppe. Die Beinlänge entsprach jeweils der präoperativen virtuell geplanten Situation.

Diese detailgenaue und exakte Umsetzung der virtuellen Planung ist ein unbestreitbare Vorteil des Computer gestützten und Roboter assistierten Hüftgelenkersatzes. Diese Vorteile rechtfertigen unserer Meinung nach jederzeit den Einsatz dieser Technologie, bei noch ausstehenden Langzeit Ergebnissen.

Experimentelle Untersuchung zur Femoralen Bohrkanallage in der Computer Assistierten Rekonstruktion des Vorderen Kreuzbandes mit dem CASPAR-System

A. Pashmineh-Azar, C. Hofmann, A. Krüger, J. Petermann und L. Gotzen

Klinik für Unfall-, Hand- und Wiederherstellungschirurgie, Philipps-Universität Marburg, Baldingerstraße, 35043 Marburg

Experimental Study of the Femoral Drilling Hole Position in the Computer-Assisted Reconstruction of the Anterior Cruciale Ligament with the CASPAR System

Zielsetzung: Das Ziel dieser Studie war den Einfluss der femoralen Bohrkanallage von zwei in der Literatur empfohlenen Planungen und einer in unserer Abteilung entwickelten Standardplanung auf Isometrie und Stabilität zu untersuchen. Um eine Reproduzierbarkeit der Bohrkanäle zu gewährleisen, wurden die Bohrkanäle mit einem Computer Assistierten Roboter (CASPAR-System) geplant und durchgeführt. *Material und Methoden:* An 8 humanen Kniepräparaten wurden folgende Planungen mit dem CASPAR-System durchgeführt. I. Neue Standardplanung: Anhand eines definierten Koordinaten-Systems wurde die Lage der femoralen Insertionsstelle nach proximal durch Linea intercondylaris, nach anterior durch das Sulcusdach und nach lateral durch eine Tangente an der lateralen Notchwand bestimmt. II. Planung nach Amis: Kanalzentrum in Proximo-distaler Richtung 38% entlang und 20% senkrecht zu der Blumensaat-Linie. III. Planung nach Bernard et al: Analog zur zweiten Planung 25% entlang und 25% senkrecht zu Blumensaatschen Linie. Die anteriore Translation der Tibia zum Femur wurde mit Hilfe einer Materialtestmaschine beim intakten und rupturierten Zustand des vorderen Kreuzbandes bei $0° - 30° - 60°$ und $90°$ Knieflexion ermittelt. Nach Anlage der Bohrkanäle wurde jeweils die absolute Längenänderung des Transplantates in Abhängigkeit zum Flexionswinkel des Kniegelenkes mit Hilfe eines Isometers gemessen. Anschließend wurde nach tibilaer Fixation des Transplantates die Stabilität der Rekonstruktion (anteriore Translation) untersucht. *Ergebnisse:* Die isometrische Untersuchung nach der I. Planung zeigte eine TLÄ von 0.68 mm (SD $\pm$ 0.5; max. TLÄ 1.3 mm). Die II. Planung zeigte eine TLÄ von 1.8 mm (SD $\pm$ 1.3; max. TLÄ 4.1), wobei bei 7 Kniegelenken eine max. TLÄ über 3.5 mm gemessen wurden. Die III. Planung zeigte eine TLÄ von 2.5 mm (SD $\pm$ 2.5; max. TLÄ 5.6 mm). Jedoch betrug die max. TLÄ von 6 Kniegelenken über 4 mm. Anteriore Translation: I. Planung 5.7 mm (SD ± 0.8), II. Planung 5.9 mm(SD ± 1.1) und III. Planung 6.4 mm (SD ± 1.5). Die Stabilitätsuntersuchung nach der II. Planung zeigte bei 3 Kniegelenken eine anteriore Translation von 3 mm und bei zwei weiteren Kniegelenken von 2 mm im extensionsnahen Bereich zwischen 0° – 30°. *Zusammenfassung:* Bei der I. und III. Planung konnte nach der Rekonstruktion des vorderen Kreuzbandes annährend die gleiche Stabilität wie beim intakten Zustand des vorderen Kreuzbandes erzielt werden. Jedoch zeigte sich bei der III. Planung ein anisometrisches Verhalten des Bandersatzes. Die II. Planung erzielte insgesamt eine verminderte Stabilität und eine vermehrte TLÄ. Die neu entwickelte Standardplanung bietet eine ideale Voraussetzung für eine gute Langzeitprognose des Transplantates.

Mobile digitale Leistungserfassung am Krankenbett in der Chirurgie

M. Raible

Klinik für Unfall-, Hand- und Wiederherstellungschirurgie, Klinikum Kassel, Mönchebergstr. 41–43, 34125 Kassel

Mobile Digital Bedside Recording of Results in Surgery

Ab Mai 2001 wurden alle Arztvisiten und die gesamten pflegerelevanten Leistungen in der Unfallchirurgischen Klinik Kassel zusammen mit einem Software-Entwickler analysiert und digital abgebildet. Neben einer klinikspezifischen Medikamentenliste wurden dazu über 200 ärztliche Leistungen und über 180 pflegerische Tätigkeiten in Auswahllisten hinterlegt. Zusätzlich wurden alle weiteren medizinischen Dienstleister im Krankenhausbetrieb (Röntgen, Labor, Konsil, Physiotherapie) mit ihren speziellen Leistungen am Patienten digital erfasst.

Umgesetzt auf Palm OS-gestützte PDA's ist daraus ein benutzerfreundliches, komfortables und mobiles Dokumentationssystem entstanden.

Die dazu aus der Praxis entwickelte Menüführung entspricht dem tatsächlichen workflow. Alle wichtigen Informationen zum Patienten inklusive der Stammdaten (über eine HL7-Schnittstelle vom KIS) sind im PDA hinterlegt und leicht abrufbar.

Auf dem PDA kann jede Leistung durch menügesteuertes einfaches Anpicken personenbezogen und zeitnah digital gespeichert werden.

Alle so nur einmal zu erfassenden Daten können dann jedem bestehenden EDV-System über eine Schnittstelle (z. B. HL7) zur Verfügung gestellt werden.

Ihre Auswertung ist in jeder denkbaren Form möglich.

In unserer Klinik kommen derzeit folgende Auswertungen zum Einsatz:

- Arztprotokoll
- Meßwertchronologie und Diagramme
- Übergabeprotokoll bei Schichtwechsel
- Pflegeprotokoll und PPR-Systematik
- Aufgabenliste nach Zeit und Arbeitsbereich
- Medikamentenliste und Verbrauchsliste

Nach Abschluß der stationären Behandlung wird für jeden Patienten aus allen Daten eine Krankenakte in übersichtlicher Form zur Archivierung gedruckt.

Entwicklung und klinischer Einsatz eines computergestützten 3-D-Planungssystems für die thermische Ablation von hepatischen Tumoren

J.-P. Ritz[1], A. Roggan[2], C. Isbert[1], K. Lehmann[1], H. J. Buhr[1] und C.-T. Germer[1]

[1] Chirurgische Klinik und Poliklinik I
[2] Institut für Med./ Technische Physik und Lasermedizin, Universitätsklinikum Benjamin Franklin, Freie Universität Berlin, Hindenburgdamm 30, 12200 Berlin

Development and Clinical Use of Computer-Assisted 3D Planning System for the Thermic Ablation of Hepatic Tumors

Einleitung: Thermische Ablationsverfahren wie die laserinduzierte Thermotherapie (LITT) oder Radiofrequenztherapie werden zunehmend für die Behandlung irresektabler Lebertumore eingesetzt. Ein wesentliches Problem dieser Verfahren besteht in der fehlenden Vorhersagbarkeit der entstehenden thermischen Läsionen mit dem Risiko lokaler Rezidive. In vorausgehenden Studien haben wir ein 3-D-Planungssystem zur Vorhersage des Destruktionsvolumens bei der LITT entwickelt. Ziel der vorliegenden Studie war die Überprüfung dieses Modells unter klinischen Bedingungen experimentell und bei Patienten mit Lebermetastasen. *Material und Methode:* Grundlage war die Erstellung einer Gewebedatenbank aus optischen Gewebeparametern (human/tierisch/gesund/tumorös, n = 120 Proben). Dem rechnergestützten (PIII, 850 mHz) Bestrahlungsmodell wurden die Parameter der geplanten LITT (Applikationsdauer, Applikationsenergie, Durchblutung) vorgegeben und ein 3-D-Bild des simulierten Koagulationsausmaßes erstellt. Diese Simulationsergebnisse ($Long_{Sim}$, $Trans_{Sim}$, Vol_{Sim}) wurden mit den tatsächlichen Läsionsvolumina an 15 Hausschweinen korreliert. Die Tiere wurden in 3 Gruppen randomisiert: normale hepat. Perfusion ($LITT_{mono}$), Perfusionsunterbrechung durch Pringle-Manöver ($LITT_{Pringle}$), Mikroembolisation durch Stärkemikrosphären ($LITT_{DSM}$). Zusätzlich wurden die Simulationsergebnisse mit den postinterventionell erhobenen MRT-Daten von 5 Patienten mit irresektablen Lebermetastasen verglichen ($LITT_{Pat}$), die durch eine percutane LITT (Nd:YAG-Laser, 28 Watt, 20 Min.) behandelt wurden. Postinterventionell wurden die Läsionen longitudinal ($Long_{LITT}$) und transversal ($Trans_{LITT}$) vermessen (makroskopisch oder Gd-DTPA-MRT) und die Volumina (Vol_{LITT}) berechnet. *Ergebnisse:* Die Simulation des Koagulationsausmaßes beanspruchte 28,5 (23 – 37) Minuten. Die Perfusionsunterbrechung führte simuliert und in-vivo zu einem Anstieg der Läsionsvolumina um das 4,5-fache (DSM) bzw. 10-fache (Pringle). Die Abweichung der Simulation von den in-vivo-Daten betrug tierexperimentell im Durchmesser maximal 3,1% ± 0,3 ($LITT_{mono}$), 2,6% ± 0,3 ($LITT_{Pringle}$) und 15,6% ± 3,7 ($LITT_{DSM}$), entsprechend 0,2 cm, 0,3 cm und 0,7 cm. Die patientenbezogenen Daten zeigten eine Abweichung von 8,5% (long.), 9,1% (transv.) und 11,2% (Volumen) entsprechend max. 0,9 cm.

Tabelle 1

Applikationsart	$Long_{LITT}$ (mm)	$Long_{Sim}$ (mm)	$Trans_{LITT}$ (mm)	$Trans_{Sim}$ (mm)	Vol_{LITT} (cm3)	Vol_{Sim} (cm3)
$LITT_{mono}$	34,2 ± 3,4	35,5 ± 2,9	18,7 ± 1,8	19,2 ± 1,8	6,3 ± 0,4	6,1 ± 0,2
$LITT_{Pringle}$	54,3 ± 5,2	53,2 ± 4,2	45,8 ± 3,2	46,1 ± 3,3	60,2 ± 2,2	59,8 ± 1,3
$LITT_{DSM}$	46,5 ± 3,3	39,1 ± 4,8	33,2 ± 2,9	30,8 ± 2.4	27,1 ± 3,5	23,4 ± 2,1
$LITT_{Pat}$	38,4 ± 4,4	31,5 ± 4,8	33,7 ± 3,8	27,6 ± 2,3	17,3 ± 2,4	14,1 ± 2,2

Schlußfolgerungen:

1. Das entwickelte 3-D-Bestrahlungsmodell zeigt experimentell eine sehr gute Übereinstimmung zwischen simulierten und in-vivo-Daten mit Vorhersage des Koagulationsausmaßes bei LITT unter normaler und komplett unterbrochener hepatischer Perfusion.

2. Die klinische Anwendung des Planungsprogramms weist bei Lebermetastasen größere Abweichungen auf, die in einem Bereich um 1 cm liegen und bei der Planung der LITT einberechnet werden müssen.
3. Durch den dreidimensionalen Aufbau des Modells wird es erstmals möglich, eine Aussage über die zu erwartende Läsionsgeometrie und die erforderlichen Applikationsparameter für eine sichere Destruktion des Tumorvolumens bei interstitiellen In-Situ-Ablationsverfahren zu machen

Rechnergestützte Endoskopie des Bauchraumes: Teilprojekt im Sonderforschungsbereich 603

C. H. Schick[1], T. Horbach[1], H. Weber[1], F. Vogt[2], G. Greiner[3] und D. Paulus[2]

[1] Chirurgische Klinik mit Poliklinik, Universität Erlangen-Nürnberg, Krankenhausstraße 12, 91054 Erlangen
[2] Lehrstuhl für Mustererkennung des Instituts für Informatik,
[3] Lehrstuhl für graphische Datenverarbeitung des Instituts für Informatik, Erlangen.

Computer-Assisted Endoscopy of the Abdominal Cavern Part of a Project in the Special Research Program 603

Die Entwicklung der chirurgischen Operationstechnik verläuft hin zu minimal-invasiven Verfahren, welche vielfach bereits den Standard darstellen. Die Entwicklung des chirurgischen Instrumentariums ist weitgehend abgeschlossen. Hauptaugenmerk gilt somit dem videoendoskopischen Übertragungssystem sowie der Rechnerunterstützung, welche die Basis bieten für eine computergestützte Chirurgie. Im Projekt werden Probleme der 2-dimensionalen Bildverarbeitung mit Schwerpunkt Bildverbesserung und der 3-dimensionalen Bilddatenverarbeitung zur Visualisierung endoskopischer Szenen aus Sensordaten bearbeitet.

Die Bildqualität wird vornehmlich durch Spiegelungen, sog. Glanzlichter, Verzerrungen, Farbfehler und Schwebepartikel beeinträchtigt. Kamerakalibrierung zur Berechnung der intrinsischen Kameraparameter für die Bildentzerrung, räumliche und zeitliche Filterung sowie Glanzlichterkennung auf der Grundlage des dichromatischen Modells und Farbnormierung bieten die Möglichkeit, das Videobild zu verbessern.

Direkt aufgenommene und rechnergestützt verbesserte Bilder wurden zum Vergleich vorgelegt. Zeitliche Medianfilter und die Farbnormierung durch Farbrotation erzielten die besten Ergebnisse bei subjektiver Bewertung durch erfahrene Operateure.

Zur Visualisierung ganzer endoskopischer Szenen wurde der Bilddatenstrom der von Hand oder vom Roboter (AESOP) geführten Endoskopiekamera aufgenommen. Unter rechnergestützter Ermittlung der Kameraposition und der Abbildungsparameter wurde aus den Bilddaten eine sog. „Lichtfeld-Repräsentation" generiert, eine diskrete Abtastung von Sichtstrahlen, welche es erlaubt eine 3-dimensionale Szenenbetrachtung „aus dem Rechner" zu generieren, d.h. neue Szenenansichten zu berechnen. Es gelang in diesem Rahmen weltweit erstmalig, ein Lichtfeld eines Ausschnitts des Bauchraumes zu erzeugen.

Die Bildverarbeitung in der Endoskopie des Bauchraumes bringt dem Operateur sinnvolle Verbesserungen. Der Bauchraum ist als Lichtfeld darstellbar. Ausblick auf die weitere Entwicklung sind die Modellierung dynamischer Lichtfelder bei sich bewegenden Objekten und der Vergleich von Bilddaten aus CT und MR mit den synthetisierten Bildern als Schritte zur computer-assistierten Chirurgie.

Bildwandler gestützte Navigation in der Beckenchirurgie – Klinische Erfahrungen

U. C. Stöckle, B. König, M. Dahne, M. Raschke und N. P. Haas

Unfallchirurgie, Charité, Campus Virchow-Klinikum, Humboldt Universität Berlin, Augustenburger Platz 1, 13353 Berlin

Fluoroscopy Based Navigation in Pelvic Surgery – Clinical Experiences

Problem: Perkutane Schraubenosteosynthesen bei Becken- und Acetabulumfrakturen sind technisch anspruchsvoll und werden zumeist unter Bildwandlerkontrolle durchgeführt. Hierbei können Durchleuchtungszeiten von mehreren Minuten resultieren. Deshalb werden zunehmend auch CT-basierte Navigationstechniken für Beckenverschraubungen angewandt. Nach Repositionsmaneuvern ist jedoch jeweils ein neuer CT Datensatz erforderlich mit entsprechenden logistischen Problemen. *Ziel:* Nach erfolgreichen Testreihen am Kunststoff Beckenmodell und am Humanpräparat sollte die neue Technik der Bildwandler gestützten Navigation im klinischen Einsatz für perkutane Schraubenosteosynthesen am Becken evaluiert werden. *Material/Methode:* Bei der Bildwandler gestützten Navigation können bis zu vier Bildwandlerprojektionen in das Navigationssystem eingelesen werden. Ein matching ist nicht notwendig. Mit der C-Arm-Navigation wurden 16 SI-Verschraubungen (11× Trauma, 5× SI- Arthrose) und 3 vordere Pfeiler-Schrauben appliziert. Intraoperativ erfolgte neben der Navigation die Kontrolle mit dem C-Arm. Die Schraubenpositionierung wurde im postop. Röntgen und CT kontrolliert. *Ergebnisse:* Alle 15 Schrauben wurden korrekt platziert. Einmal war infolge eingeschränkter Bildqualität die Reposition ungenügend, so daß eine Revision erforderlich war. Dreimal musste bei SI-Schrauben intraoperativ zur konventionellen Technik gewechselt werden, da das Instrumentarium unzureichend war. *Diskussion:* Mit der Bildwandler gestützten Navigation ist bei guter Bildqualität eine sichere Plazierung perkutaner Schrauben am Becken möglich. Limitierend ist neben der Bildqualität noch das Instrumentarium. Bei Sakrumdysplasie ist die CT gestützte Navigation vorzuziehen.

Qualitative Verbesserung der Intraoperativen Radiotherapie (IORT) – Fortschritt durch CT-gestütztes Navigationssystem

C. Tonus[1], G. Strassmann[2], CH. Kolotas[2], N. Zamboglou[2] und H. Nier[1]

[1] Chirurgische Klinik I,
[2] Klinik für Strahlentherapie, Klinikum Offenbach, Starkenburgring 66, 63069 Offenbach

Qualitative Improvement of the Intraoperative Radiotherapie (IORT) – Progress by a CT-Assisted Navigation System

Einleitung, Zielsetzung: Kritiker der intraoperativen Radiotherapie (IORT) bemängeln die Tatsache, daß das verabreichte Bestrahlungsvolumen aufgrund fehlender intraoperativer Bildgebung nicht exakt dokumentierbar ist. Vorgestellt wird ein weltweit erstmals eingesetztes System zur chirurgischen Navigation und Dokumentation der Flabposition für die intraoperative Brachytherapie in Flabtechnik im Falle fortgeschrittener oder rezidivierter Rektumkarzinome. *Methode:* Das System besteht aus einem elektromagnetischen 3D-Digitizer und einer PC-Workstation. Analog zur Neuronavigation werden präoperative Spiral-

CT-Daten der Tumorregion zur Navigation und Dokumentation der Flabposition in den CT-Schnitten verwendet. Die Registrierung erfolgt anhand eines externen Referenzsystems. Am Modellversuch und Patientenbeispiel wird die neue Methode vorgestellt. *Ergebnisse:* Die mittlere Genauigkeit der Digitalisierung der 100 Kugelmittelpunkte am Beckenmodell liegt bei (2,6 ± 0.5) mm - (3.7 ± 0.9) mm. Die mittlere Navigationsgenauigkeit liegt bei (2.4 ± 0.8) mm - (3.3 ± 0.8) mm. Diese Werte entsprechen unseren klini-schen Erfahrungswerten, die auf der Beurteilung des Operateurs beruhen. *Schlußfolgerungen:* Insbesondere aus strahlentherapeutischer Sicht ist die optimierte Flabpositionierung durch das Navigationssystem und die Dokumentation der Dosisverteilung auf der Basis der intraoperativen Flabgeometrie eine wichtige qualitative Verbesserung in Hinblick auf eine individuelle Bestrahlungsplanung. Die Wertigkeit der chirurgischen Navigation im Becken sollte Gegenstand weiterer Untersuchungen sein.

Erleichtert die computerassistierte Navigation den Einbau von Knietotalendoprothesen bei posttraumatischen Achsfehlstellungen?

B. Vock, P. A. Grützner, K. Wendl und A. Wentzensen

Klinik für Unfall-und Wiederherstellungschirurgie Berufsgenossenschaftliche Unfallklinik Ludwigshafen

Does the Computer-Assisted Navigation Help with the Implantation of Total Knee Endoprosthesis in Posttraumatic Angular Limb Deformity?

Ziel: Eine aseptische Lockerung einer Knietotalendoprothese wird begünstigt durch ein inkorrektes Alignment. Dieses zu verhüten wird insbesondere bei posttraumatischen Fehlstellungen schwierig, bei denen eine Ausrichtung an der frakturfernen Achse nicht möglich ist. Es sollen deshalb die Vorteile des Einsatzes eines optoelektronischen Navigationssystems bei posttraumatischen Achsfehlstellungen in Hinblick auf die häufig unzureichende Orientierung an intakten anatomischen Strukturen bei der Implantation von Knietotalendoprothesen dargestellt werden. *Material und Methoden:* Seit Dezember 2000 wird zur Implantation von Knietotalendoprothesen ein optoelektronisches Navigationssystem zum Einsatz gebracht. Die Navigation erfolgt ohne weitere präoperative Planung. Nach Platzierung von dynamischen Referenzbasen an Ober- und Unterschenkel werden die Positionen aller zur Planung relevanter erreichbarer anatomischer Strukturen am Knie- und Sprunggelenk in Bezug zu den dynamischen Referenzbasen direkt mit diodenarmierten Instrumenten bestimmt. Die Lage des Hüftzentrums wird dynamisch als Drehzentrum der am Femur fixierten dynamischen Referenzbasis angegeben. Nach maximalem Ausgleich einer Kontraktur oder Dysbalance durch einen Weichteileingriff wird bei identischer mediolateraler Bandspannung in Streckung und 90-Grad Beugung die endgültige Gelenklinie, die Größe der Implantate, vor allem die Rotationsausrichtung der Komponenten bestimmt. Navigiert werden danach die einzelnen Sägeschablonen am Tibiakopf und Femur fixiert.

Im genannten Zeitraum wurden 10 Knietotalendoprothesen bei ausgeprägten posttraumatischen Achsfehlstellungen implantiert. Unter Vollbelastung wurden durch Ganzbeinaufnahmen postoperativ die Achsverhältnisse bestimmt. *Ergebnisse:* Auch bei posttraumatischen Verformungen von Tibia oder Femur war ein gleichgutes Gesamtalignment erreichbar. *Schlußfolgerung:* Gerade bei posttraumatischen Achsveränderungen wird durch den Einsatz eines optoelektronischen Navigationssystems ein exaktes Gesamtalignment bei Knietotalendoprothesenimplantation gesichert.

Entwicklung eines kostengünstigen Systems zur zweitzeitigen Befundung von Endosonografiebefunden auf einem Standard PC

R. Weidenhagen, K. U. Grützner, T. Strauß und H. O. Steitz

Chirurgische Klinik und Poliklinik, Klinikum Großhadern, Ludwig-Maximilians-Universität München, Marchioninistraße 15, 81377 München

Development of a Cost Effective System for the Offline Analysis of Endosonographic Recordings on a Standard PC

Einleitung: Infiltrationstiefe und Lymphknotenstatus bestimmen die Indikation zur neoadjuvanten Radiochemotherapie des fortgeschrittenen Rektumkarzinoms. Mehrere Studien konnten zeigen, dass die Endosonographie mit hoher Präzision ein präoperatives Staging des Rektumkarzinoms hinsichtlich der Infiltrationstiefe und eingeschränkt dem Lympknotenstatus erlaubt. Die Methode ist jedoch mit ihrer Genauigkeit stark an die Erfahrung des Untersuchers gebunden und die bisherige Einzelbilddokumentation erlaubt keine suffiziente Zweitbefundung.

Ziel war es, ein Dokumentationssystem zu entwickeln, mit dem die Endosonografie dem CT und dem MRT in der Befunddokumentation vergleichbar wird und dadurch die Befundung nicht mehr zwangsläufig an den Untersucher gebunden ist. *Methodik:* Es wurde ein System entwickelt, mit dem der gesamte Untersuchungsvorgang digital auf einem Standard-PC (PIII, 500 Mhz, 128MB RAM, Haupauge WinTV) aufgenommen wird. Die anschließende Archivierung der Untersuchung erfolgt auf CD-ROM. *Ergebnis:* Die Kosten bei vorhandenem PC betragen für die Software 18 €. Das Archivmedium CD ist mit 0,5 € pro Patient und Untersuchung zu veranschlagen. Die Datenmenge beträgt 130 MB pro Untersuchungsminute. Die digitale Aufzeichnung des Untersuchungsvorgangs bietet auf dem PC ein flexibles Durchsehen der einzelnen „Schichten" der Untersuchung – ähnlich wie in CT und MRT möglich. Die entscheidenden Untersuchungsabschnitte wurden zur Befundung ähnlich dem „Film-Mode" der CT durchgesehen. Infiltrationstiefe und Lymphknotenstatus wurden zeitlich unabhängig von der Untersuchung festgelegt. Der Untersucher kann sich während der Untersuchung alleine auf deren artefaktfreie Durchführung konzentrieren. *Diskussion:* Mit dem vorgestellten System ist eine dynamische offline-Analyse von Endosonographiebefunden mit geringem Kostenaufwand möglich. Das System erlaubt eine zweitzeitige Befundung der Untersuchung, so dass diese nicht mehr zwangsläufig an den Untersucher und den Untersuchungsvorgang gebunden ist.

Die digitale Aufzeichnung ist in Qualität, Handhabung und Preis dem Videoband deutlich überlegen und stellt damit eine kostengünstige, komfortable und platzsparende Dokumentationsmöglichkeit dar. Eine Beschränkung der Endosonographie durch die Verfügbarkeit eines erfahrenen Untersuchers wird vermieden.

Entwicklung eines konstengünstigen Systems zur 3D Rekonstruktion für die Endosonographie auf PC-Basis

R. Weidenhagen, K. U. Gützner, T. Strauß und H. O. Steitz

Chirurgische Klinik und Poliklinik, Klinikum Großhadern, Ludwig Maximilians Universität München, Marchioninistraße 15, 81377 München

Development of a Cost Effective System for 3D Reconstruction of Endoluminal Ultrasound on a Standard PC

Einleitung: Mit der 3D-Endosonographie ist die vollständige Darstellung des Rektums mit seinen benachbarten Strukturen in einem sonographischen Bild erstmals möglich. In den letzen Jahren haben eine Reihe von Herstellern von Ultraschallgeräten und Computerfirmen Systeme zur 3D-Rekonstruktion von 2D-Ultraschallbilderen entwickelt. Meist geht jedoch die Anschaffung eines 3D-Systems mit einer Geräte-Neubeschaffung und damit erheblichen Kosten einher. *Fragestellung:* Ziel des vorgestellten Projekts war es, ein Hersteller-unabhängiges System auf PC-Basis zu entwickeln, mit dem eine 3D-Rekonstruktion von Endosonographiebildern eines 2D-Gerätes auf einem PC mit möglichst geringem Kosten-aufwand möglich ist. *Methodik:* Die 2D-Endosonographiebilder (B-K Medical) eines gesamten Untersuchungsvorganges wurden über den Videoausgang des Sonographiegerätes abgegriffen und mittels einer handelsüblichen Video-Karte mittels einer im Internet verfügbaren freien Software (VirtualDub) digitalisiert. Die daraus errechneten Einzelschichten wurden in verschiedene 3D Volume-Rendering Programme importiert. Getestet wurden hierbei die Programme Etdips, VolView, Medal, Osiris und Amira. Die einzelnen Programme wurden in eine vereinfachende Benutzeroberfläche in einer Access Datenbank zur Patienten- und Befundarchivierung integriert. *Ergebnisse:* Die 2D-Bilder konnten im PC in Echtzeit ohne Qualitätsverlust digitalisiert werden. Die daraus errechneten Schichten ließen sich problemlos in alle verwendeten Programme zur 3D Rekonstruktion importieren. Die Kosten für die Software betragen je nach verwendetem Produkt zwischen 0 € (VirtualDub mit Etdips) bis hin zu 3500 €. Die 3D- Darstellung erfolgte bei allen Programmen in axialer, coronarer und sagittaler Schichtung. Frei wählbare Rekonstruktionsebenen, sowie spezielle Rendering Funktionen bis hin zum Bildmerging, wurden vor allem von Amira unterstützt. *Diskussion:* Mit dem vorgestellten System ist es möglich, mit einem im Vergleich zu kommerziellen Systemen sehr geringen Kostenaufwand - ohne Neuanschaffung eines Gerätes- mit einem handelsüblichem Endosonographiegerät 3D-Rekonstruktionen auf einem PC zu erstellen. Die Qualität der errechneten Bilder und die Flexibilität des Systems ist den kommerziell erhältlichen Systemen teilweise deutlich überlegen. Die 3D-Darstellung verbessert durch die simultane Betrachtung von 3 Schnittebenen die Detailerkennung, Strukturzuordnung und Infiltrationstiefenbestimmung von Rektumkarzinomen. Die Wertigkeit von 3D Rekonstruktion in der Endosonographie ist Gegenstand aktueller Untersuchungen.

Sachverzeichnis

Abdominelle Stop-Flow-Perfusion (ASFP) 456
Abdominelles Kompartmentsyndrom
- massive Volumengabe zur Erhaltung des HZV 478
Acetabulumfraktur
- CT- und C-Arm gestütze Navigation bei der Endoprothetik 955
- Klassifikation anhand 3D-rekonstruktiver CT 572
Achalasie
- Therapie durch Myotomie und Semifundoplikatio 363
- Ursache und Therapie des Rezidivs 365
Achillessehnenruptur
- funktionelle Nachbehandlung 564, 618
- konservatives vs. operatives Management 614
- Operation in Lokalanästhesie als Standard 603
- perkutane Nahttechnik 550, 564, 597
- wirtschaftliche Behandlungsverfahren 603
Adrenalektomie
- posteriore retroperitoneoskopische Adrenalektomie 260
Ärztinnenbund
- Forscherinnen in Spitzenpositionen 922
- Stellung der Frau in der Chirurgie heute 917
Akutes Abdomen 221
Analfisteln, 3D Endosonographie des Analsphinkters 952
Anale Inkontinenz 134, 728
Analkarzinom, multimodale Therapie 458
Anastomoseninsuffizienz
- endoskopisch-radiologische Diagnostik 391
- Kollagenstoffwechselstörung 389
- Ösophagusanastomose 353, 383, 391
- Pathogenese und Therapie der chronischen Anastomosenfistel 850
- Therapie nach tiefer anteriorer Rektumresektion 862
- Zinkapplikation vor Sepsisinduktion (Ratte) 477
Anastomosenverfahren nach anteriorer Rektumresektion 157
Aneurysma
- Bauchaorta 642, 649, 651, 655, 656, 660, 661, 668, 674, 677
- Milzarterie 675
- postpankreatisch 133
- Vena cava inferior 670
Angiomyolipom der Leber 83
Ano-Genitalregion
- nekrotisierende Fasciitis 764
- Problematik bei Brandverletzung und toxisch epidermaler Nekrolyse 762
- Verbrennungen 733
Antibiotikatherapie
- lokale Vancomycin-Therapie bei Osteomyelitis 573
- perioperative Antibiotikaprophylaxe bei Cholecystektomie 243
Antimikrobielle Wirksamkeit ätherischer Öle 862
Antireflux-Therapie siehe gastroösophageale Refluxkrankheit
Aorta abdominalis
- perioperative Entzündungsreaktion 665
- Schmerzempfinden und Lungenfunktion unter Periduralanalgesie 664
Apoptoseinduktion durch SC-1 Antikörpergabe 396
Appendizitis
- epidemiologische Aspekte 163
- Identifikation klinisch hilfreicher Symptome 156
- Neugeborenen-/Kindesalter 714, 717, 731
- laparoskopische Appendektomie 204, 234, 249
Arbeitsplatzergonomie im OP 237
Arbeitszeitmodelle, Sinsheimer Teilzeitarbeitsmodell 929
Argon Beamer-Anwendung in der Laparoskopie 717
Arterielle Verschlusskrankheit
- extracorporale Fibrinogen-Absorbtion 663
- funktionelle Diagnostik mit Farbultraschall 623, 667
- intraoperative transluminale Angioplastie 658, 669, 672
- Kombinationseingriffe bei Mehretagenverschlüssen 658, 669, 672
Arthroskopie
- Handgelenk 507
- Schulterarthroskopie bei tendinosis calcarea 549
Autofluoreszenzbronchoskopie 794
Automatic Collision Notification (ACN) 546
Automatischer Unfallmelder 546

Ballondilatation kindlicher Ureterstenosen 723
Barrett-Ösophagus, Bedeutung der Glutathion S-Transferase PI 348
Barrieremethoden zur intestinalen Adhäsionsprophylaxe 719
Bauchaortenaneurysma
- Delirien durch komplizierten intraoperativen Verlauf 651
- endovaskuläre Therapie 642, 649, 655, 656, 668
- Ergebnisse und Komplikationen nach Perforation 661
- Lebensqualität nach Perforation 659
- Morbidität und Mortalität beim alten Patienten 677
- präinterventioneller Verschluss der A. iliaca interna vor Stenting 642, 655
- Prognosefaktoren bei Ruptur 674

Bauchwanddefekte
- Verschluss durch Komponentenseparation und Kunststoffnetz 767
Behandlungsfehlerverfahren bei Mittelhandfrakturen 593
Bennett-Fraktur, minimalinvasive Osteosynthese 586
Biliäre Anastomose
Bildgebende Diagnostik
- Weichteilsarkome 45
Bildverarbeitung in der Endoskopie des Bauchraumes 964
Bildwandler-gestützte 3D Navigation am Becken 956, 965
Bildwandler-gestützte Navigation, Bohrungen am proximalen Femur 943
Biliodigestive Anastomose
- Inspektionsstoma bei komplizierter Anastomose 101
- intraoperative Bestrahlung im Tiermodell 100
- nach Gallengangsverletzung 117
Biofeedback-Schuhsohle zur Teilbelastung 612
Biofilmproduzierende Staphylokokken im Fremdkörperinfektionsmodell 472
Biomaterialien in der Visceralchirurgie, Nahtmaterial 276
Bioresorbierbare Osteosynthese bei Korrektur von Schädelfehlbildungen 710
Bronchialkarzinom
- integriertes PET-CT zum Staging 793
- nicht-kleinzelliges 785
- Resektionen endobronchialer Früh- und Zweitkarzinome 794
- Rezidivtumoren 779, 785

C-Bogen-basierte 3D-Röntgenbildgebung 565
Caerulein-Hyperstimulation im Tiermodell (Maus) 107
Calcaneusfraktur
- Augmentation mit Calziumphosphatzement 551
- Lebensqualität nach Operation 619
- Operationstechnik 556
- operative vs. konservative Behandlung 600
- perioperatives Weichteilmanagement 607
Carotisstenose
- ambulante Therapie 647
- Evaluation des präoperativen EKG-getriggerten Spiral-CT 672
- intraoperatives Monitoring-Verfahren 648
- Plaquemorphologie und Emboliehäufigkeit 631, 650, 662, 672
- Plaquemorphologie der Restenose 651
- primäre Stent PTA 647
- Stentimplantation vs. Carotis-TEA 648
- Stumpfdruckmessung bei Operation in Lokalanästhesie 646
- Ursache postoperativer cerebraler Läsionen nach TEA 680
Cathepsin L-defiziente Maus (Tiermodell) 107
Chemoembolisation inoperabler neuroendokriner Lebermetastasen 310
Chimäre Ratten in der Transplantationschirurgie 416, 417
Cholangiozelluläres Karzinom
- Leberresektion im fortgeschrittenen Stadium 103
Cholezystektomie
- laparoskopisch 259, 322
- - experimentelle Untersuchung verschiedener Robotiksysteme 258
- - komplette Ultraschalldissektion 232
- - Operationstechnik 250
- - Standard bei Cholelithiasis 322
- perioperative Antibiotikaprophylaxe 243
Chronische Obstipation, laparoskopische Kolektomie 230
Coekum-Stent-Interventionsmodell (Ratte) 479
Colitis, Behandlung schwerer Verlaufsformen 67
Colitis ulcerosa
- Koloskopie als Tumorvorsorgeuntersuchung 154
Colon Ascendens Stent Peritonitis (Mausmodell) 481
Colon siehe auch Kolon
Computertomographie
- 3D Rekonstruktion des Pfortadersystems im multislice-CT 945
- 3D-rekonstruktive Verfahren bei Acetabulumfraktur 572, 955
- Angio-CT zur Planung von Endograft-Implantationen 681
- CT- und C-Arm-gestützte navigierte Hüftendoprothetik 578
- Diagnostik des Ösophaguskarzinoms 364
- EKG-getriggertes Spiral-CT bei Carotisstenose 672
- integriertes PET-CT 793
- Notfalldiagnostik 599
- peritumorale Drahtmarkierung pulmonaler Rundherde 795
- Staging des Rektumkarzinoms 451
Cooley-Shunt 125
CT- und C-Arm-gestützte navigierte Hüftendoprothetik 955
- Probleme und Fallstricke 578
CYFRA 21-1 als Tumormarker des Ösophaguskarzinoms 350
Cystadenokarzinom des Pankreas 128

Defäkographie, konventionelle vs. MR-Verfahren 394
Desmoidtumoren des Mesenteriums, Tamoxifentherapie 441
Diagnosis related groups (DRG)
- Case Mix Index 808
- Definition und Kalkulation chirurgischer DRGs 820
- optimale Diagnosendokumentation 812
- Unfallchirurgie 591
- Unsicherheiten bei der Einführung 806
Dialyseshunt
- Pathogenese hyperdynamer Shunts 652
- T-banding zur Flußreduktion hyperdynamer Shunts 671
Digitale Chirurgie im digitalen Krankenhaus 909
Digitale Interactive Poster-Präsentation (DIPP) 910
Digitale Patientenakte 864, 906, 962
Digitale Revolution
- in den Medien 29
- in der Industrie 33
- und Gesellschaft 39
Digitale Sektormanometrie bei Enddarmfunktionsstörungen von Kindern 724
Digitales Röntgen im Schockraum 557
Disseminierte Tumorzellen
- prognostischer Faktor beim Kolorektalen Karzinom 452
Distale Radiusfraktur
- MRT-Diagnostik von Begleitverletzungen des Carpus 600
- Behandlung der Typ A3 Fraktur 584

Divertikelerkrankung
- Diagnostik und Operationsindikation 73, 167, 169
- konventionelle vs. laparoskopische Operation 58, 244
- laparoskopische Resektion 63, 167, 224, 235
Dopplersonographische Beurteilung der Resektabilität von Pankreastumoren 94

Ecarin-Clotting-time vs. aPTT bei Hirudintherapie 666
Echinokokkuszyste
- Lebensqualität nach Entfernung intrahepatischer Zysten 123
Einfluss von Nahttechnik und -spannung auf die Kollagensynthese 361
Einsatzchirurgie der Bundeswehr 803
Elektrokauterisation in verschiedenen Medien 713
Elektronische Kommunikation zwischen Krankenhaus und Arztpraxis 892
Elektrostimulation bei Kindern mit anorektalen Fehlbildungen 728
Endoprothetik
- 3D Planung und robotergestützte Schaftfräsung bei Hüftdysplasie 960
- computerassistierte Implantation von Knieendoprothesen 966
- Diamond-Like Carbon-Gleitpaarungen beim Hüftgelenkersatz 592
- Implantation von Knieendoprothesen mit Navigationssystem 950
- pyogene Infekte nach Gelenkersatzoperationen 738, 777
Endoskopische Therapie / Verfahren
- Anastomoseninsuffizienz nach Rektumresektion 189, 862
- Anastomosenkomplikationen nach Lungentransplantation 188
- koloskopisch assistierte laparoskopische Polypektomie 263
- Magentumoren 236
- Palliativtherapie 178
- Papillenadenom 339
- Polypektomie im Kolon 174, 236
- Tumoren des oberen GIT 328
- Ulkusblutung 385
Endoskopische MRT zum Staging von Magenkarzinomen 367
Endosonographie im Staging des Rektumkarzinoms 451, 967
Endothelin-A-Rezeptorantagonisten im Schweinemodell 124, 431
Endovaskuläre Therapie
- arterielle, postpankreatische Aneurysmata 133
- Bauchaortenaneurysma 642, 649, 655, 656, 668
- Kombinationseingriffe bei arterieller Verschlusskrankheit 658, 669, 672
Entzündungsreaktion
- perioperativ bei Operationen der Bauchaorta 665
- Rolle des Interleukin-10 480
- Verminderung durch Insulin 473
- Zytokinfreisetzung humaner Mesothelzellen 473
Eosinophiles Knochengranulom 609
Eröffnungsveranstaltung
- Ansprache des Präsidenten 17
- Begrüßung durch den Präsidenten 1
- Ehrungen und Preisverleihungen 14, 26
- Totenehrung 13
Essener Protokoll zur Evaluation von Leberlebendspendern 432
Eurotransplant-Senior-Programm 421, 435
Evidence based medicine
- chronisch entzündliche Darmerkrankungen 163
Extracorporale Fibrinogen-Absorbtion bei pAVK 663
Extensible Markup Language 904, 905

Familiäre adenomatöse Polyposis coli (FAP)
- assoziierte Desmoidtumoren 441
Familiäres Pankreaskarzinom 84
Femurfraktur
- beim Kind 585, 695, 704
- distale Fraktur
- - LISS vs. Kondylenplatte 498
- - retrograde Marknagelung 618
- elastische stabile Markraumschienung 585
- periprothetische Fraktur 586
- überbrückende Plattenosteosynthese 562
Fibrinplikatur als Ileusprophylaxe bei Rezidivlaparotomien 710
Fibulare Bandläsion
- Behandlung mit dem Softcastschuh 577
- Ottawa ankle rules 558
Fingerendgliedverletzungen 540
Fingerendphalanxfraktur
- operative und konservative Therapie 519
Fixateur intern (LISS) 498, 586, 606
Fluoreszenzoptische Nebenschilddrüsendetektion 948
Forscherinnen in Spitzenpositionen 922
Fraktur
- Acetabulumfraktur 572
- Calcaneusfraktur 551, 556, 600, 607, 619
- distale Radiusfraktur 583, 600
- distaler Unterarm im Wachstumsalter 505
- Femurfraktur
- - beim Kind 585, 695
- - distale Fraktur 498, 618
- - periprothetische Fraktur 586
- - Schaftfraktur 562, 585
- Fingerendphalanxfraktur 519, 540
- Handfrakturen im Kindesalter 595
- Mittelhandfraktur 532, 574, 593
- Patellafraktur 568
- periostale Mikrozirkulationsstörung im Tiermodell 554
- proximaler Humerus 553, 561
- Scaphoidfraktur 602
- Schenkelhalsfraktur 590, 611, 617
- Sprunggelenkfraktur 596, 569, 570, 608
- Talus 594
- Tibia 606
- Unterschenkel 566
- Wirbelkörper 576, 605
Fremdkörperinfektionsmodell 471
Fesselungsoperation bei Luxation der extensor carpi ulnaris Sehne 613
Fundoplikatio
- Nissen-de Meester vs. Toupet 217, 239
- partielle vs. totale Fundoplicatio 358

Galileo-Cas-System 950
Gallenblasenkarzinom 79, 92, 111

Gallengang
- biliodigestive Anastomose nach Gallengangsverletzung 117
- intraoperative Bestrahlung im Tiermodell (Schwein) 100
- Rekonstruktion von Defekten 96
Gallengangskarzinom 82, 111
Gallengangsverletzung nach Cholezystektomie 117
Gastrektomie
- Pathophysiologie der Magenpouchbildung 265, 269
- Rekonstruktion der Passage 347, 370
Gastric banding
- Komplikationen 192, 193, 198, 200
- Lebensqualität 194
- obstruktives Schlafapnoesyndrom 202
- vertikale bandverstärkte Gastroplastik 195, 200
Gastrointestinale Blutung
- Therapie der Ulkusblutung 385
Gastroösophageale Refluxkrankheit
- ambulante Impedanzvariometrie 379
- Antirefluxplastik bei situs inversus 242
- familiäre Häufung und assoziierte Tumorerkrankungen 352
- laparoskopische Fundoplikatio 184, 227, 239, 255
- nach gastric banding 193, 197
- Ösophagusmotilitätsstörungen 355
- präoperative Diagnostik 251, 379
- Standards und Trends 227
- stationäre Ösophagusdurchzugsmanometrie 366
Gastroösophagealer Übergang
- Langzeitergebnisse der Therapie des Ösophagus-/ Cardiakarzinoms 377
- Lymphknotenmetastasen bei Frühkarzinomen 356
- transhiatal erweiterte Gastrektomie bei Adenokarzinomen 373
Gastrostomie nach Janeway 245
Gefäßchirurgie
- abdominelle Aorta 664, 665
- arterielle Verschlusskrankheit (AVK) 623, 658, 663, 669, 672, 676
- akuter Gefäßverschluss, Morbidität und Mortalität 676
- autologer Gefäßersatz 673
- Bauchaortenaneurysma
- - Delirien durch komplizierten intraoperativen Verlauf 651
- - endovaskuläre Therapie 642, 649, 655, 656, 668
- - Morbidität und Mortalität beim alten Patienten 677
- - Perforation 659, 661
- - Prognose nach Ruptur 674
- Bildgebende Verfahren
- - 3D Rekonstruktion des Pfortadersystems im multislice-CT 945
- - Angio-CT zur Planung von Endograft-Implantationen 681
- - MR-Angiographie als Bypasskontrolle 627, 678
- Carotisstenose
- - endovaskuläre Therapie 647, 648
- - perioperative Diagnostik 646, 648, 672, 680
- - Plaquemorphologie 631, 650, 651, 662, 672
- laparoskopische Operationstechniken 670, 675
- mesenteriale Ischämie nach Revaskularisation einer Extremität 679
- Pathogenese postangioplastischer Restenosierungen 658
- Protheseninfektion 654, 657, 660, 673
- Shuntchirurgie 652, 656, 671, 706
Gefäßprotheseninfektion
- allogene Arterientransplantate 654
- biologische in-situ Rekonstruktion 660
- Rekonstruktion mit autologen V. femoralis Interponaten 673
- Rekonstruktion mit silberimprägnierter Draconprothese 657
Gefäßverschluss, akuter
- Morbidität und Mortalität beim akuten Gefäßverschluss 676
Gelenkinfektion durch radiogenen Defekt 736
Geschichte der Ruderregatta beim Kongress der DGC 819
Gewebedissektion mit Ultraschall 88
Gynäkomastie 766
- hormonelle Regulationsstörung 743
- ultraschallgestützte Aspirationslipektomie 763, 775

Halswirbelsäule, Langerhans-Zell-Granulomatose 609
Hämodialyse
- histopathologische Besonderheiten hyperdynamer Shunts 652
- Life Site System 666
- Pathogenese hyperdynamer Shunts 652
- T-banding zur Flußreduktion hyperdynamer Shunts 671
Hämoptysen, Notfallmanagement 792, 794
Hämorrhoiden
- Longo-Operation 166
Handchirurgie
- ambulante Operationen 536
- Bennett-Fraktur 586
- Fesselungsoperation bei Luxation der extensor carpi ulnaris Sehne 613
- Fingerendgliedverletzungen 540
- Fingerendphalanxfrakturen 519, 540
- Frakturen im Wachstumsalter 595
- Karpometakarpale Luxationen 563
- Lunatum-Nekrose 536
- Lunatumluxation 574
- Mittelhandfrakturen 532, 574, 593
- neurologische Untersuchungstechniken 513
- scapholunäre Dissoziation 615
Handgelenksarthroskopie 507
Handheld-Computer in der Hand des Chirurgen 891, 911
Handwurzelverletzungen
- Stellenwert der MRT 620
Heparin-induzierte Thrombopenie Typ II
- Ecarin-Clotting-time vs. aPTT bei Hirudingabe 666
- Steuerung der Hirudintherapie 666
Hepatozelluläres Karzinom
- Gefäß- und Gallengangsinvasion 635
- interaktiver Online-Test 440
- Lebertransplantation 410
- transarterielle Chemoembolisation 108
Hereditary Non-Polyposis Colorectal Cancer (HNPCC)
- Analyse der im Internet vorhandenen Informationen 912
- Endometriumkarzinom 393
- Rektumkarzinom 392
Hernienchirurgie
- Gewebereaktion bei Netzimplantation 197
- Leistenhernien

- - Belastbarkeit nach Shouldice-Repair 199
- - laparoskopische Reparation (TAPP) 283
- - Lichtenstein vs. Shouldice 345
- - Lichtenstein vs. Shouldice vs. TAPP 220
- - total extraperitoneale Patchplastik (TEPP) 247, 255, 260
- - transabdominelle präperitoneale Netzplastik (TAPP) 283
- Nabelhernien 201
- Narbenhernien 191, 195, 196, 380
- Zwerchfellhernien 219, 252, 263

Hirudingabe und kontinuierliche Hämodiafiltration 666

Hüftgelenkersatz
- CT- und C-Arm-gestützte Navigation 578
- Keramik- vs. Diamond-Like Carbon-Gleitpaarungen 592
- navigationsgestützte Pfannenimplantation 608
- Revisionsendoprothetik nach septischer Lockerung 588
- Trilogy/Mayo - Informations CD-ROM 579

Humeruskopffraktur
- dislozierte Fraktur im Kindesalter 561
- Modulare Proximale Humerus Osteosynthese (MPHO) 553

Hyperparathyreoidismus
- intraoperatives Parathormonmonitoring 306, 320
- primärer Hyperparathyreoidismus 257, 308, 315
- sekundärer Hyperparathyreoidismus 312, 319
- tertiärer Hyperparathyreoidismus 312

Hypertherme Radiochemotherapie beim Ösophaguskarzinom 344

Hypertherme Radiochemotherapie und Sphinkterfunktion 438

Immunmodulation
- Beeinflussung durch Katecholamine 476
- Interferon-alpha in der Behandlung des kolorektalen Karzinoms 142
- Rolle des Interleukin-10 nach Trauma 480

Immuntherapie
- kolorektales Karzinom 142
- Magenkarzinom 375, 396, 442, 465

Implantate
- Fremdkörperreaktion 491
- Tissue-Engineering 491

Indikatoren der Immunfunktion
- monozytäre HLA-DR-Expression 474

Inguinalhernie (siehe Hernienchirurgie)

Innovationen
- ligaturfreie Resektionen mit LigaSure 221
- Lysinurethandimethacrylat als neuer Knochenzement 579
- koloskopisch assistierte laparoskopische Polypektomie 263
- sprachgesteuerte Kameraführung bei Laparoskopie 233
- Ultraschalltechnologie mit 3D-Imaging 589

Inspektionsstoma bei komplizierter biliodigestiver Anastomose 101

Insulinom, zystisches 110

Integrierte Operationsysteme 248, 262

Interferon-alpha in der adjuvanten Behandlung des kolorektalen Karzinoms 142

Interleukin-8-mRNA bei Peritonitis 472

Interleukin-10 in der Immunantwort nach Trauma 480

Internet, vorhandene Informationen hereditärer Kolonkarzinome (HNPCC) 912

Internet und Intranet in der Chirurgie 879, 907

Internet-Präsentation am Beispiel einer kinderchirurgischen Klinik 888

Intestinale Frühgeborenenchirurgie 707

Intraoperative Radiotherapie
- des lokal fortgeschrittenen Rektumkarzinoms 376
- Fortschritt durch CT-gestützes Navigationssystem 965
- von zentralen Gallenwegen im Tiermodell (Schwein) 100

Intraoperative transluminale Angioplastie 658

Intrauterine Chirurgie
- Elektrokauterisation, experimentell 713
- Lippen-Kiefer-Gaumenspalte 771
- Verschluss einer Laparoschisis bei Kaninchenfeten 727
- Verschlussmethoden nach Fetoskopie 772

Intravitalmikroskopie bei Verbrennungen im Tiermodell 759

Ischemic Type Biliary Lesions nach Lebertransplantation 424

Iso-C-Arm navigierte Bohrungen 943, 944

Ist die Chirurgie männlich? - Diskussion eines Vorurteils 917

Jet Ventilation 796

Karpometakarpale Luxationen 563

Kinderchirurgie
- Appendizitis 714, 717, 731
- digitale Sektormanometrie bei Enddarmfunktionsstörungen 724
- dysontogenetische Leberzyste 716
- Elektrostimulation bei anorektalen Fehlbildungen 728
- epi- und subdurale Hämatome 709
- Femurfraktur 585, 695, 703
- Fibrinplikatur als Ileusprophylaxe bei Rezidivlaparotomien 710
- gekreuzte Hodenektopie 730
- Handfrakturen 595
- intestinale Frühgeborenenchirurgie 707
- intramedulläre Schienung kindlicher Schaftfrakturen 526, 689
- Korrektur angeborener Fehlbildungen des Schädels 710
- Korrektur komplexer urogenitaler Fehlbildungen 708
- Laparoschisis, intrauteriner Verschluss im Tierversuch 727
- laserassistierte thorakoskopische Perikardektomie 731
- Laserokklusion großer AV-Fisteln bei kardialer Dekompensation 729
- Mekoniumtransportstörung sehr kleiner Frühgeborener 712
- mesenterico-portale Shuntanlage 706
- Monitoring des intrakraniellen Druckes 720
- Neuroblastom, risikoadaptierte Chirurgie 728
- Online-Vorlesung 911
- organischer Hyperinsulinismus 715
- Ösophagogastroduodenoskopie beim Neugeborenen 716
- Osteosynthese 526
- Polytrauma 683, 721

- Prévotstifte 526, 689
- Prophylaxe postoperativer intestinaler Adhäsionen 719
- roboter-assistierte Hemifundoplikatio nach Thal 225
- Schädel-Hirn-Trauma 683, 705, 707, 709, 721
- subtotale Splenektomie 725
- Thorakoskopie 711
- Transmissionssonographie 721
- Tumorresektion unter extrakorporalem Bypass und Hypothermie 726
- Unterschenkelfraktur
- - intramedulläre Schienung vs. externe Fixation 703
- Ureterstenosen, Ballondilatation 723
- Wachstumsfugenverletzung 695, 699, 704

Klatskin-Tumor 82

Klavikulafraktur
- intramedulläre Schienung mit Titannagel 485

Kniebinnenverletzungen
- Kreuzbandverletzungen 604

Knochenersatzmaterial
- rekombinates humanes Osteogenes Protein 587

Knochenzement, Lysinurethandimethacrylat als neues Produkt 579

Kolonresektion, forcierter Kostaufbau 160

Kolorektales Karzinom
- adjuvante Therapie 142
- disseminierte Tumorzellen 452
- interaktiver Online-Test 440
- Interferon-alpha Therapie 142
- laparoskopische Resektion 246
- Lebensqualität 436
- Lebermetastasen 76, 99
- Metastasenentwicklung nach Operation 228
- Prävention 146
- Risikofaktoren 142
- Wertigkeit des PET in der Nachsorge 458

Kolorektum
- koloskopische, laparoskopisch-assistierte Polypektomie 236
- laparoskopische Chirurgie 58, 63, 167, 171, 256, 260
- perioperative intravasale Fibrinolyse 240

Koloskopie
- Screening für Colitis ulcerosa assoziierte Karzinome 154

Kontrollierte Teilbelastung durch Biofeedback-Schuhsohle 612

Korrektur komplexer urogenitaler Fehlbildungen im Kindesalter 708

Krankenhausinformationssysteme
- chirurgische Endoskopie und Sonographie 811
- digitale Chirurgie im digitalen Krankenhaus 909
- digitale Patientenakte 864, 906, 962
- elektr. Kommunikation zwischen Krankenhaus und Arztpraxen 892, 900
- elektronisches Wunddokumentationsystem 908
- Entwicklung arztgerechter EDV-Werkzeuge 814, 818
- Handheld-Computer in der Chirurgie 891, 911
- Integration von Leitlinien in den Klinikalltag 883
- integrierte rechnergestützte Operationsdokumentation 817
- Internet und Intranet in der Chirurgie 879
- Optimierung der ärztlichen Dokumentation 807
- Qualitätsmanagement 797
- Smart Medical Applications Repository for Informed Expert Decision 888
- Software-Agenten in der Chirurgie 813
- Software zur Erfassung intensivmedizinischer Scores 816
- standardisierte, medizinspezifische Schnittstellen 914
- zweizeitige Befundung der Endosonographie 967

Kreuzbandersatzplastik
- allogene Transplantate 604
- computer-assistierte Rekonstruktion 946, 961

Kryotherapie von Lebertumoren 121

KTQ-Zertifikat 797

Lamedica, multimediales Lern- und Trainingssystem 559

Laparoskopische Chirurgie
- Akutes Abdomen 221
- Appendektomie 204, 234, 249
- Arbeitsplatzergonomie 237
- Argon Beamer-Anwendung 717
- Cholezystektomie 232, 322, 250, 259
- Divertikelkrankheit 58, 63, 167, 224, 235, 244
- Fundoplicatio 184, 217, 227, 239, 242, 255
- Gastrostomie nach Janeway 245
- Kolektomie bei chronischer Obstipation 230
- Kolorektales Karzinom 246
- Kolorektum 171, 231, 240, 256, 260
- koloskopisch assistierte Polypektomie 263
- Korrektur der gekreuzten Hodenektopie 730
- Leberzysten 253
- Lernkurve 222
- Magen-Bypass-Operation 210
- Magen 210, 238
- Milz 241, 242, 675
- Refundoplicatio 223
- Rektumkarzinom 216, 217
- Rendevousverfahren mit Endoskopie 235, 236
- Reparation großer Zwerchfelldefekte 233
- roboterassistierte Eingriffe 225, 670, 957
- Roux-en-Y Magenbypass 210
- Siemens Integriertes Op-System 248
- Sigmaresektion 222, 224
- Training am Operationssimulator 958
- Urachusfistelexcision 860
- Zwerchfellhernien 219, 252, 263

Lappenplastik
- myocutane Gastrocnemiuslappenplastik 768, 776

Laserinduzierte Thermotherapie
- computergestützte 3D Planung 963
- Lebertumore 109, 118
- Osteoidosteome 722

Laserokklusion großer AV-Fisteln bei kardialer Dekompensation 729

Lebensqualität
- Calcaneusfraktur 619
- chronisches ulcus cruris 857
- gastric banding 194
- kolorektales Karzinom 436
- laparoskopische vs. offene kolorektale Chirurgie 219
- Magenhochzugoperation beim Ösophaguskarzinom 360
- nach Operation bei Morbus Crohn 170
- nach Perforation eines abdominellen Aortenaneurysmas 659
- nach Proktokolektomie bei Colitis ulcerosa 158, 161, 172
- nach Resektion einer intrahepatischen Echinokokkuszyste 123

- Rektumchirurgie 154, 155
- Pankreaschirurgie 87
Leber
- Reduktion des Ischämie/Reperfusionsschadens nach totaler
vaskulärer Exklusion im Schweinemodell 124
- Versorgung des IV. Lebersegmentes 89
Leberparenchymdissektionstechniken
- UltraCision vs. Klemmendissektion vs. CUSA 88
Leberresektion
- beim lokal fortgeschrittenen cholangiozellulären Karzinom 103
- mit hypothermer Perfusion ante-, ex- oder in-situ 114
- vs. laserinduzierte Thermoablation bei Lebermetastasen 118
Leberruptur, traumatische 92
Lebertransplantation
- arterialisierte Teillebertransplantation 420
- bei Lebermetastasen neuroendokriner Tumoren 464
- beim hepatozellulären Karzinom 410
- Entnahmetechnik des rechten Leberlappens 414
- Entwicklung primärer Malignome nach Transplantation 398
- Evaluation von Lebendspendern 432
- Expression von CC-Chemokinen 423
- Ischemic Type Biliary Lesions 424
- kalte Ischämie und Regenerationsfähigkeit 428
- Lebendspende 89
- nach Hepatitis C-bedingter Leberzirrhose 418
- Pfortaderrekonstruktion nach Lebendspende 422
- Rekonstruktionstechnik der Lebervenen 430
- Technik der Gallengangsrekonstruktion 429
- Teilung der Spenderleber 414
- Zytokinexpression nach Hirntod 427
Lebertumore
- Angiomyolipom 83
- cholangiozelluläres Karzinom 103
- - Therapie fortgeschrittener Tumore 103
- hepatozelluläres Karzinom 410, 635
- - transarterielle Chemoembolisation 108
- Kryotherapie 121
- laserinduzierte Thermoablation 109, 118
- Metastasen 76
- präoperative Okklusion von Pfortaderästen 97, 113
- prognostische Faktoren bei der Resektion kolorektaler Lebermetastasen 99
- Resektion unter hypothermer Perfusion 114
Leberversagen
- Entgiftung durch Albumin-Peritonealdialyse im Rattenmodell 95
- posttraumatisches Leberversagen 405
Leberzysten, laparoskopische Therapie 253, 716
Leistenhernien
- Lichtenstein vs. Shouldice-Repair 345
- Lichtenstein vs. Shouldice vs. TAPP 220
- postoperative Belastbarkeit 199
- Standards und Trends 283
- total extraperitoneale Patchplastik (TEPP) 247, 255, 260
- transabdominelle präperitoneale Netzplastik (TAPP) 283
Leitlinien, klinische Implementierung 883
Less Invasive Stabilisation System (LISS) 498, 586, 606, 951
Life Site System - Hämodialyseshunt 666
LigaSure Versiegelungssystem 221
Lippen-Kiefer-Gaumenspalte, intrauterine Chirurgie 771
LISS siehe Less Invasive Stabilisation System
Literaturverwaltungsprogramme zur online-Recherche 915
LITT siehe Laserinduzierte Thermotherapie
Lokalrezidiv, Mammakarzinom 52
Longo-Operation 166
Lunatum-Nekrose, ambulante Operation 536
Lunatumluxation 574
Lungentransplantation
- Konservierungslösungen und Transplantatfunktion 425
Lymphknotenentnahme bei HIV-Patienten 461
Lysinurethandimethacrylat (LUDM), ein neuer Knochenzement 579

Magen
- endoskopische laparoskopisch assistierte Tumorresektion 236
- gastric banding 192, 193, 194, 195, 198, 200
- ileocoecales Interponat als Magenersatz 370
- Pathophysiologie der Pouchbildung 265
- primäres Non-Hodgkin Lymphom 349
Magenfrühkarzinom
- lymphogenes Metastasierungsrisiko 378
Magenkarzinom
- Apoptoseinduktion durch Antikörpergabe 396
- Bedeutung der Tumorinfiltration der Pfortader 469
- immunhistochemische Untersuchung von p53 und MMP-2 453
- Immuntherapie 375, 396, 442, 465
- Kardiakarzinom 373
- laparoskopische Resektionen gastraler Tumoren 238
- laparoskopischer Roux-en-Y Bypass 210
- Ming-Klassifikation 374
- neoadjuvante Chemotherapie 384, 455, 461
- Rekonstruktion der Passage nach Gastrektomie 347, 370
- Staging mit endoskopischer MRT 367
- Staginglaparoskopie 225, 381
- Stellenwert freier peritonealer Tumorzellen 455
Mammakarzinom
- Brustwandrekonstruktion 773
- Lokalrezidiv 52
Marknagelung
- Femur, retrograde Nagelung 618
- kindliche Schaftfrakturen 526, 689
- Klavikula 485
Medizinische Datenanalyse 555
Mekoniumtransportstörung sehr kleiner Frühgeborener 712
Melanom, malignes
- endoskopische Leistendissektion 251
MEN siehe Multiple Endokrine Neoplasie
Mesenteriale Ischämie nach Revaskularisation einer Extremität 679
Mesenterico-portale Shuntanlage beim Kind 706
Milz
- dysontogenetische Zysten 717
- laparoskopische Operationsverfahren 241, 242, 675, 717
- subtotale Splenektomie bei Sphärozytose 725
Ming-Klassifikation des Magenkarzinoms 374
Minimal Invasive Chirurgie (MIC)
- Adrenalektomie 260

- Gynäkomastie 763, 775
- Manual der endoskopschen Chirurgie auf CD-ROM 907
- Nebenschilddrüse 257, 315
- Rektumtumor 189
- Schilddrüse 311, 320

Mitgliederversammlung der dt. Gesellschaft für Chirurgie
- Teil I 22
- Teil II 24

Mittelhandfraktur
- Behandlungsfehlerverfahren 593
- Behandlungsstrategie 574
- konservative Behandlung 532

Modulare proximale Humerusosteosynthese 553

Monitoringverfahren bei Kindern mit erhöhtem intrakraniellem Druck 720

Morbus Crohn, Lebensqualität nach Operation 170

Morbus Sudeck, Pathophysiologie 621

MRSA und MRPA, Behandlungsstrategie bei Ausbrüchen 764, 765

MRT-Diagnostik
- 3-dimensionale Darstellung von Organstrukturen 718
- Begleitverletzungen des Carpus bei distaler Radiusfraktur 600
- bei carpalen Verletzungen 620
- bei Magenkarzinomen 367
- bei Weichteilsarkomen 45
- intraoperative Therapiekontrolle 959
- MR-Angiographie zur Bypasskontrolle 627, 678
- postoperative cerebrale Läsionen nach Carotis-TEA 680
- vor Nierenlebendspende 434

MRT-gesteuerte Thermoablation von Lebertumoren 109

Multimediale Operationsaufklärung in der klinischen Praxis 898

Multimedia zur Aus- und Weiterbildung 894, 903, 905

Multiple Endokrine Neoplasie (MEN)
- Therapie des primären Hyperparathyreoidismus 308

Multiresistente Keime, Behandlungsstrategie von Ausbrüchen 764

Myokardszintigraphie
- präoperativ vor großen gefäßchirurgischen Eingriffen 653

Nährstoffverwertung in Tumorpatienten 437

Nahtmaterialien 276

Nanotechnologie in der chirurgischen Onkologie 821

Narbe nach Spalthautentnahme
- objektivierbare computerunterstützte Messung 749

Narbenhernien 195, 196
- Versorgung mit Kunststoffimplantaten 191, 380

Navigationssysteme
- 2,5 D Sonographie zur Bestimmung der Beingeometrie 954
- 3D Planungssystem für LITT 963
- C-Arm navigierte LISS Implantation 951
- CT- und C-Arm gestützte Navigation am Acetabulum 955, 956
- Implantation von Oberflächen-Knieendoprothesen 950
- Iso-C-Arm navigierte Bohrungen am proximalen Femur 943
- transpedkuläre Zielbohrungen im Vergleich (Iso-C-Arm, CT) 944
- Ultraschall-Guide bei der Thermoablation von Lebermetastasen 946

Nebenschilddrüse
- 5-ALA induzierte fluoreszenzoptische Nebenschilddrüsendetektion 948
- intraoperative Parathormonbestimmung 311, 320
- minimal invasive videoassistierte Parathyreoidektomie 257, 315
- Parathyreoidektomie beim Hyperparathyreoidismus 312, 319
- Reduzierung der intraoperativen Strahlendosis 950
- simultane Autotransplantation bei Thyreoidektomie 317

Nekrotisierende Fasciitis der Genitoanalregion, Therapie 764

Neoadjuvante Therapie
- immunologische Effekte nach Radiochemotherapie 467
- Magenkarzinom 384
- Ösophaguskarzinom 395, 460
- perioperative Komplikationsrate beim Ösophaguskarzinom 362

Nervus recurrens in der Schilddrüsenchirurgie 288

Neuroblastom des Säuglings, risikoadaptierte Chirurgie 728

Neuroendokrine Tumoren
- Chemoembolisation inoperabler Lebermetastasen 310
- Lebermetastasen 310, 464

Neurologische Untersuchungstechniken der Hand 513

Neuromonitoring des N. laryngeus recurrens 304, 305, 307, 308, 314, 316

Neuromonitoring in der Rektumchirurgie 368, 371

Nierentransplantation
- Angio-MRT vor der Lebendspende 434
- Einfluss des Spenderalters 421
- Entwicklung primärer Malignome nach Transplantation 398
- Eurotransplant-Senior-Programm 421, 435
- extraperitonealer, pararectaler Zugang 419
- positiver Effekt einer verkürzten Kaltischämiezeit 435
- Responseprädiktion und Evaluation 829
- zelluläre Mechanismen der Abstoßung 415

NMR siehe MRT

Non-Hodgkin Lymphom des Magens 349

Notfallmedizin
- digitale Patientenakte 864
- Effektivität präklinischer Maßnahmen bei Traumapatienten 582
- Ganzkörper-CT in der Notfalldiagnostik 599
- mobliles Datenkommunikationssystem 601
- Optimierung des präklinischen Managements Schwerverletzter 601
- Reduktion der Diagnostikzeiten durch digitales Röntgen 557
- subjektive Einschätzung der Thoraxtraumaschwere 552

Oberes Sprunggelenk
- Begleitverletzungen bei Unterschenkelfrakturen 566
- Frakturversorgung mit dem XS-Nagel 569, 570

- postoperatives Nachbehandlungskonzept bei Frakturen 608
- Therapie der Distorsion anhand der Ottawa ankle rules 558
- Therapie frischer Bandrupturen im Softcastschuh 577
Oberschenkelfraktur siehe Femurfraktur
Obstipation, Therapie durch laparoskopische Kolektomie 230
Online-Evaluation chirurgischer Lehrveranstaltungen 893
OPS-Imaging in der Visualisierung der Mikrozirkulation 756
Optische Reflektometrie als noninvasives Diagnostikum 359
Organischer Hyperinsulinismus des jungen Säuglings 715
Ösophagogastroduodenoskopie beim Neugeborenen 716
Ösophagus
- Barrett-Ösophagus und Glutathion S-Transferase PI 348
- Management der Anastomoseninsuffizienz nach Ösophagektomie 353
- Pseudodivertikel nach cervicalem Ösophagusersatz 360
- thorakoskopische Enukleation eines Leiomyoms 226
Ösophaguskarzinom
- Adenokarzinom
- - abdomino-thorakale Ösophagusresektion im Frühstadium 345
- - Behandlung des Frühstadiums 345
- - immunhistochemische Unterteilung 342
- - Lymphknotenmetastasierung 356, 383, 844
- - neoadjuvante Therapie 356
- - Neovaskularisation und VEGF-Expression 373
- - Operationsverfahren 333, 386, 844
- - Patientencharakteristika und Prognose 482
- - perioperative Bluttransfusionen als prognostischer Faktor 357
- - Übergewicht als Risikofaktor 346
- - Zytokeratin- und Muzinantigene 342
- Adenokarzinom vs. Plattenepithelkarzinom 482
- Anastomoseninsuffizienz nach Ösophagektomie 353, 383, 391
- CT vs. PET in der präoperativen Diagnostik 364
- CYFRA 21-1 als neuer Tumormarker 350
- Regressionsgrading nach neoadjuvanter RCT 460
- Lebensqualität nach Magenhochzugoperation 360
- neoadjuvante Therapie 356, 362, 395, 460
- Plattenepithelkarzinom
- - hypertherme Radiochemotherapie 344
- - neoadjuvante Therapie 395
- - Operationsverfahren 354, 395
- - Patientencharakteristika und Prognose 482
- Response Monitoring nach neoadjuvanter Therapie mittels PET 382
- verzögerte Rekonstruktion nach Ösophagektomie 343
- Wertigkeit bildgebender Verfahren (CT vs. PET) 364
Osteoidosteom, laserinduzierte Thermotherapie 722
Osteomyelitis
- lokale Vancomycin-Hochdosis-Therapie 573
Ottawa ankle rules 558
Palliative endoskopische Maßnahmen 178
Pankreas
- dopplersonographische Beurteilung von Pankreastumoren 94
- duodenumerhaltende Pankreaskopfresektion 116, 118
- Einfluss der Pankreaskopfresektion auf die Pankreasfunktion 106
- heterotopes Pankreasgewebe 91
- Insulinom, zystisches 110
- Pankreaskopfresektion bei chronischer Pankreatitis 106
- Pankreatogastrostomie vs. Pankreatojejunostomie nach partieller Pankreatoduodenektomie 115
- pyloruserhaltende Duodenopankreatektomie 86, 98, 111
- Pylorus-preserving partial pancreatoduodenectomy (PPPD) 86, 98, 111
- Segmentresektion bei benignen und Borderline Tumoren 103
- Small Duct Disease 126
- Trypsinogenaktivierung und Pankreasschädigung bei Cathepsin L-defizienten Mäusen 107
- Verteilung von karzinogen-aktivierenden CYP-Enzymen 121
- Whipple-Op vs. pyloruserhaltende Duodenopankreatektomie 87
- zystische Pankreastumore 90, 110, 122, 128
Pankreas divisum, Therapie 116, 118
Pankreaskarzinom
- Cystadenokarzinom 128
- Diagnoseverzögerung durch elektive Cholezystektomie 93
- erweiterte Staginglaparoskopie 85
- familiäres Pankreaskarzinom 84
- Her2/neu Überexpression 450
- Informationen aus dem Web 896
- K-ras Mutationen 448
- Steigerung des malignen Potentials durch Hypoxie 444
- Verteilung von karzinogen-aktivierenden CYP-Enzymen 121
Pankreassegmentresektion
- als Therapieoption bei benignen und Borderline Tumoren 103
Pankreastransplantation
- Einfluss des Endothelin-A-Rezeptor-Antagonisten 431
- inselzell-spezifische Autoimmunphänomene 433
- Mikrozirkulationsstörungen nach Hirntod 425
- postoperative Glukosetoleranz und Langzeitfunktion 426
Pankreatitis
- Blutungskomplikationen 84
- Mutationen im PRSS1- und SPINK1-Gen 119
- Pankreaskopfresektion bei chronischer Pankreatitis 106
- Small Duct Disease 126
Pankreato-Jejunostomie
- Operationstechniken 102, 104
- vs. Pankreato-Gastrostomie nach partieller Pankreatoduodenektomie 115
Papilla Vateri, Adenomrezidive 112
Papillenadenome 112
- endoskopische Diagnostik und Therapie 339
Parathormonbestimmung, intraoperativ 306, 320
Parathyreoidektomie
- bei Hyperparathyreoidismus 312, 319
- minimal invasive Chirurgie 257, 315

Patellafraktur, XS-Nagel-Osteosynthese 568
Periduralanästhesie, nach Darmresektion im Tierversuch 162
Periprothetische Fraktur 586
Peritonealkarzinose, intraperitoneale Chemotherapie 445
Peritonitis
- Coekum-Stent-Interventionsmodell (Ratte) 479
- Colon Ascendens Stent Peritonitis (Maus) 481
- frühe Immunparalyse 472
- Tiermodelle 479, 481
- Wirksamkeit und Kostenanalyse der Antibiotikatherapie 475
Periostale Mikrozirkulationsstörung nach Fraktur 554
PET siehe Positronen-Emissions-Tomographie
Peutz-Jeghers-Syndrom, Vorsorgeempfehlung 168
Pfortaderthrombose 125
pH-Metrie und Manometrie vor Antirefluxoperation 251
Plastische Chirurgie
- Ano-Genitalregion 733, 764
- Bauchdeckenverschluss 767
- Gynäkomastie 763, 766, 775
- intrauterine Chirurgie der Lippen-Kiefer-Gaumenspalte 771
- Lappenplastiken 768, 776, 777
- perioperative Periduralanästhesie bei chronischen Wunden 769
- Thoraxwandrekonstruktion in der palliativen Mammachirurgie 773
- Vakuumversiegelung bei Spalthauttransplantationen 774
- Verbrennungschirurgie, sekundäre 733, 748
- Weichteildeckung bei septischen Extremitätenverletzungen 770
Polytrauma
- Qualitätsmanagement 937
- SHT als prognostischer Risikofaktor beim Kind 683, 721
Positronen-Emissions-Tomographie
- integriertes PET-CT 793
- präoperative Diagnostik des Ösophaguskarzinoms 364
- Response Monitoring beim Ösophaguskarzinom 382
- Wertigkeit in der Nachsorge des kolorektalen Karzinoms 458
Postoperative Funktionsstörungen nach anorektalen Eingriffen 134
Poststationäres Telemonitoring in der Unfallchirurgie 616
Posttraumatisches Complex Regional Pain Syndrome (CRPS) 621
Posttraumatisches Leberversagen, Diagnostik und Therapie 405
Pouch
- colopouchanale Rekonstruktion 165, 173, 269, 273
- ileoanale Pouchanlage 164, 172
- jejunale Pouchanlage nach Gastrektomie 265, 269
Pouchitis nach Proktokolektomie
- Validierung zweier Scoring Systeme 153
Prädiktivität von Onkobiogrammen bei Weichteilsarkom-Patienten 466
Prévotstifte 526, 689
Procalcitonin, Entscheidungskriterium in der chir. Herdsanierung 470
Proinflammatorische Reaktion, Verminderung durch Insulin 473
Punktionstracheotomie 598
Pseudodivertikel nach cervikalem Ösophagusersatz 360
Pyloruserhaltende Duodenopankreatekomie 86, 98, 111
Pylorus-preserving partial pancreatoduodenectomy (PPPD) 86, 98, 111
Pyodermia fistulans sinifica, therapeutisches Konzept 861
Pyogener Infekt nach Gelenkersatzoperationen 738

Quadricepssehnenruptur, Prognose 560
Qualitätsmanagement
- Einsatz von Informationssystemen 797
- Fehleranalyse der Diagnosen- und Prozedurendokumentation 808
- in der Chirurgie 804
- Risikoanalysen als Voraussetzung der Ergebnisqualität 887
- Verzahnung mit dem Informationsmanagement im Krankenhaus 805
- Vorbereitung auf das DRG-System 815
Qualitätssicherung
- Deutsches Traumaregister 937
- Schenkelhalsfraktur 590, 611
- laparoskopische vs. konventionelle Op bei Divertikelkrankheit 58
- Polytrauma 937
- Risikoanalysen als Voraussetzung der Ergebnisqualität 887

Radiusfraktur, distale
- im Wachstumsalter 505
Recurrensparese nach Rezidivstrumaoperation 297
Referenzpathologie bei Weichgewebssarkomen 463
Refundoplicatio, laparoskopisch 223
Regionale Chemotherapie für abdominelle Tumormanifestationen 456
Rektumchirurgie
- BAR vs. Handnaht und Klammernaht 157
- Colonpouch vs. coloanale End-zu-End Anastomose 173
- digitale Sektormanometrie bei Enddarmfunktionsstörungen 724
- endoskopische Therapie großer Anastomoseninsuffizienzen 189
- intraoperatives Neuromonitoring 368, 371
- Kontinenz 154, 155, 172
- Lebensqualität nach Pouchanlage 154, 158, 172, 173
- Pouchbildung nach Rektumresektion 269, 273
Rektumkarzinom
- adjuvante Therapie 149
- Diagnostik des Rezidivs 468
- Effizienz von Stagingverfahren (CT und Endosonographie) 451
- HNPCC-Syndrom 392, 912
- hypertherme Radiochemotherapie und Sphinkterfunktion 438
- intraoperative Radiotherapie 376
- laparoskopische Therapie 216, 217
- Lokalrezidiv 159, 468
- neoadjuvante Therapie 149, 388, 438, 454, 467
- Optimierung des endosonographischen Stagings 387

- Prognose von pT3-Tumoren in Abhängigkeit von der Tumorlage 372
- Prognosefaktoren beim primär metastasierten kolorektalem Karzinom 387
- standardisiertes Therapieverfahren 439
- Stellenwert der Rektumextirpation 369
- totale mesorektale Exzision 166
- transanale endoskopische Mikrochirurgie 189

Rektumprolaps
- laparoskopische Rektopexie vs. Altemeier-Op 229

Reperfusions-Syndrom nach Extremitätenischämie 567

Response Evaluation nach neoadjuvanter Therapie bei Ösophaguskarzinom 382

Rettungskette 546

Rezidivtumoren der Lunge 779, 785

rhAPC in der Sepsistherapie 834

Roboterchirurgie
- 3D Planung und Schaftfräsung bei Hüftgelenksdysplasie 960
- Kreuzbandersatzplastik 946, 961
- laparoskopische Aneurysmaresektion der Vena cava inferior 670
- laparoskopische Fundoplikation beim Kind 225
- laparoskopische Operationen mit AESOP 957

Robotiksysteme 258

Röntgenbildgebung, dreidimensional 565

Röntgenstereometrieanalyse (RSA)
- digitale vs. konventionelle Verfahren 571

Roux-en-Y Magenbypass 210

SC-1 Antikörper in der Immuntherapie des Magenkarzinoms 396, 465

Scaphoidfraktur, perkutane Osteosynthese 602

Scapholunäre Dissoziation
- Augmentation mit Fadenankerdübeln 615

Schädel-Hirn-Trauma
- epi- und subdurale Hämatome im Kindesalter 709
- Kindesalter 683, 705, 707, 721

Schenkelhalsfraktur
- altersspezifische Analyse der 5-Jahres-Überlebensrate 617
- funktionelles Outcome nach Operation 590, 611

Schichtdienst in der Chirurgie 808

Schilddrüsenchirurgie
- Besonderheiten der Rezidivstrumaoperation 297
- digitale Patienteninformation anhand Computeranimation 895
- intraoperatives Neuromonitoring des N. laryngeus recurrens 288, 304, 305, 307, 308, 314, 316
- minimal-invasive video-assistierte Schilddrüsenchirurgie 311, 320
- Nebenschilddrüsentransplantation bei Thyreoidektomie 317
- Operationsverfahren bei benigner Struma multinodosa 318
- Patientenaufklärung: 3D Computeranimation vs. Informationsbogen 895
- Polymorphismus des Interleukin-6 Promotor Gens 313
- Rezidivstrumaoperation 297
- Schonung des Nervus recurrens 288

Schilddrüsenkarzinom
- Therapie des papillären T1-Tumors 313

Schulter
- tendinosis calcarea, arthroskopische Behandlung 549

Scoring Systeme
- Pouchitis nach Proktokolektomie 153

Sentinel Lymphadenektomie beim Barrett-Carcinom 844

Sepsis
- Anastomosenheilung nach Zinkapplikation (Ratte) 477
- Coekum-Stent-Interventionsmodell (Ratte) 479
- Colon Ascendens Stent Peritonitis 481
- Immunmodulation durch Katecholamine 476
- kurative Therapie 834
- rhAPC in der Therapie der Sepsis 834

Serummyoglobin als Prognoseparameter beim Reperfusions-Syndrom 567

Shuntchirurgie
- Hämodialyseshunts 652, 666, 671
- splenorenaler Shunt bei Leberzirrhose 125

Siemens Integriertes OP-System 248, 262

Sigmaresektion, laparoskopisch 222, 224

Sinsheimer Teilzeitarbeitsmodell 929

Sinus pilonidalis, primäre Verschlusstechniken 773

Smart Medical Applications Repository for Informed Expert Decision 888

Spondylodese
- monosegmental bei instabilen Verletzungen 576
- ventrale Spondylodese nach Frakturen 605

Staginglaparoskopie
- beim Magenkarzinom 225, 381
- beim Pankreaskarzinom 85

Stentimplantation
- bei fortgeschrittenen Neoplasien des oberen GIT 322

Stoma
- Inspektionsstoma bei komplizierter biliodigestiver Anastomose 101

Strahlenschaden
- Gelenkinfektion nach radiogenem Defekt 736

Straßenverkehr
- Automatischer Unfallmelder 546
- Fußwurzel- und OSG-Frakturen bei PKW-Frontinsassen 596

Struma multinodosa, Operationsverfahren 318

Szintigraphie
- Myokardszintigraphie 653

T-banding zur Flußreduktion hyperdynamer Shunts 671

Talusfraktur, Behandlungsergebnisse 594

Tamoxifentherapie von Desmoidtumoren 441

Telemedizin
- Extensible Markup Language 904
- Limitationen in der endoskopischen Chirurgie 953
- Telekonsil, Vorteile und Probleme 581
- Telemonitoring, poststätionär 616
- Televisite zur Verkürzung der stationären Liegedauer 560
- Videokonferenz zu Fortbildungszwecken 816

Tendinosis calcarea, Ergebnisse nach arthroskopischer Therapie 549

Thorakoskopische Chirurgie
- Eingriffe im Kindesalter 711
- Enukleation eines Leiomyoms des Ösophagus 226
- fluoreszenzoptische Nebenschilddrüsendetektion 948
- laserassistierte Perikardektomie beim Kind 731
- video-assistierte Resektion intrapulmonaler Rundherde 795

Thoraxchirurgie
- Jet Ventilation 796

- Management massiver Hämoptysen 792, 794
- Rezidive pulmonaler Primärtumore 779, 785
Thoraxverletzung
- Einschätzung der Verletzungsschwere am Unfallort 552
Thrombose der Vena subclavia nach Portimplantation 446
Thymuskarzinom, Evaluierung der neuen WHO-Klassifikation 309
Tibiafraktur
- LISS PT System 606
Tissue-Engineering
- Implantate 491
- Tissue Fleece 581
Total extraperitoneale Patchplastik (TEPP) 247, 255, 260
Toxisch epidermale Nekrolyse im Ano-Genitalbereich 762
Tracheotomie, Punktionsverfahren 598
Transarterielle Chemoembolisation beim hepatozellulärem Karzinom 108
Transmissionssonographie in der Kinderchirurgie 721
Transplantationschirurgie
- Auftreten primärer Malignome nach Transplantation 398
- Leber 89, 410, 414, 418
- - arterialisierte Teillebertransplantation (Tiermodell) 420
- - Evaluation von Lebendspendern 432
- - Expression von CC-Chemokinen 423
- - Gallengangsrekonstruktion 429
- - Ischemic Type Biliary Lesions 424
- - kalte Ischämie und Regenerationsfähigkeit 428
- - Pfortaderrekonstruktion 422
- - Rekonstruktionstechnik der Lebervenen 430
- - Zytokinexpression nach Hirntod 427
- Lunge 425
- Niere
- - Angio-MRT in der präoperativen Diagnostik 434
- - Einfluss des Spenderalters 421
- - ET-Senior-Programm 435
- - extraperitonealer, pararectaler Zugang 419
- - Pathophysiologie der Abstoßungsreaktion 415
- Pankreas 425, 426, 431, 433
- Toleranzinduktion für Organtransplantate (Tiermodell) 416, 417
Transverso-Longmire Operation 111
Traumatische Leberruptur, Operationsindikation 92
Trypsinogenaktivierung und Pankreasschädigung im Tiermodell (Maus) 107
Tumorresektion unter extrakorporalem Bypass und Hypothermie 726
Tumorstenosen des GIT, endoskopische Therapie 328
Tumoren des kleinen Beckens, Resektionsausmaß und Op-Indikation 443

Ulcus cruris, Lebensqualität 857
Ultraschalltechnologien
- 3D Endosonographie 947, 952, 968
- farbiger Ultraschall zur Diagnostik peripherer Arterienverschlüsse 623, 667
- Panoramic und Real-Time 3D-Imaging 589
- Transmissionssonographie in der Kinderchirurgie 721
- Ultraschall-Guide im Rahmen der Thermoablation 946
Unterarmfraktur im Wachstumsalter 505
Unterschenkelfraktur
- Behandlung der kindlichen Unterschenkelfraktur 703
- Vergesellschaftung mit OSG-Läsionen 566
Urachusfistel, laparoskopische Exzision als Standardtherapie 860

Vakuumtherapie freiliegender Gelenkimplantate 777
Vakuumversiegelung
- Behandlung komplizierter Infektionen nach Peritonitis 858
- freiliegender Knochen bei chronischen Weichteildefekten 856
- nach Spalthauttransplantationen 774
Vancouver Scar Scale 749
Verbrennungen
- Abtragen von Verbrennungsnarben mit dem Erbium:YAG-Laser 748
- Ano-Genitalbereich 733, 762
- direkte Visualisierung der Mikrozirkulation mit OPS-Imaging 756
- intravitalmikroskopische Analyse am Tiermodell 759
- Leukozyten-Endothelzell-Interaktion im Tiermodell 759
- MRSA-Ausbruch auf einer Verbrennungsintensivstation 765
Video-assistierte thorakoskopische Resektion (VATS) 795
Videothermographie zur quantitativen Wundkontrolle 859

Weichteilsarkom
- Bedeutung der Referenzpathologie 463
- bildgebende Diagnostik 45
- lokale Tumorkontrolle im Extremitätenbereich 447
- MAGE-Antigen-Expression 449
- Onkobiogramme als Therapiekontrolle 466
- prätherapeutisches Staging und interdisziplinäre Therapie 457
- prognostische Bedeutung der Tumorkontrolle 466
Weisheit, chirurgische
- if in doubt, cut it out 969
Weiterbildung
- Engpässe im Teachingbereich 810
- Entwicklung eines netzbasierten Informationssystems 897
- Evaluierung von CBT-Programmen 903
- Extensible Markup Language 905
- Hüftprotheseninformationssystem Trilogy/Mayo 579
- Lern- und Trainingssysteme 559, 958
- multimediale Symposiaware zur Aus- und Weiterbildung 894
- Online-Evaluation chirurgischer Lehrveranstaltungen 893
- Online Leitfaden Chirurgie 899
- Online Vorlesung in der Kinderchirurgie 911
- Qualitätskriterien für die Entwicklung chir. Lehr-u. Lernmodule 902
- Simulation von Operationstechniken in der Visceralchirurgie 810

- Training am Operationssimulator 958
- webbasierte Lehre der Unfallchirurgie 889
Wirbelsäulenchirurgie
- monosegmentale Fusionen 576
- Reduktion der intraop. Strahlendosis durch Navigationssysteme 950
- ventrale Spondylodese nach Frakturen 605
World Wide Web
- E-Health Kommunikationsplattform 901, 916
- http://www-chirurgie.uni-regensburg.de 913
- netzbasierte Informationssysteme für die chir. Weiterbildung 897
- online Leitfaden Chirurgie 899
- Patienten-Informationsangebot 900
- tumorspezifische Websites am Beispiel des Pankreaskarzinoms 896
- webbasierte Lehre der Unfallchirurgie 889
Wunde
- antimikrobielle Wirksamkeit von Terpinoiden 862
- chronische Wunden 769
- Einfluss von Faden/Wundlängenverhältnis auf Kollagensynthese 361
- elektronisches Wunddokumentationssystem 908
- Grenzen der Vacuseal-Behandlung 858
- Vakuumversieglung 856, 858
- Videothermographie zur quantitativen Wundkontrolle 859
- Weichteildeckung bei septischen Extremitätenverletzungen 770

XS-Nagel 568, 569, 570

Zenker-Divertikel, Therapie 351, 367, 390
Zwerchfelldefekt
- laparoskopische Reparation 233
- resorbierbarer Zwerchfellersatz im Tierversuch 201
Zwerchfellhernie, laparoskopische Verfahren
- Reparation traumatischer Zwerchfellhernien 219
- Verschluss mit teilresorbierbarem Kunststoffnetz 252
- Versorgung großer paraösophagealer Hernien 263
Zyklische mechanische Dehnung humaner Patellarsehnenfibroblasten 610
Zystische Pankreastumore 90, 110, 122, 128
Zytokin- und Chemokinfreisetzung humaner Mesothelzellen
- Stimulierung durch bakterielle Bestandteile 473

GPSR Compliance

The European Union's (EU) General Product Safety Regulation (GPSR) is a set of rules that requires consumer products to be safe and our obligations to ensure this.

If you have any concerns about our products, you can contact us on ProductSafety@springernature.com

In case Publisher is established outside the EU, the EU authorized representative is:

Springer Nature Customer Service Center GmbH
Europaplatz 3
69115 Heidelberg, Germany

Batch number: 10683525

Printed by Printforce, the Netherlands